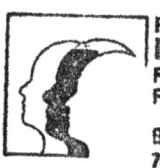

Praxis
Dr. med. Boris Kirschsieper
Facharzt für Nuklearmedizin
Facharzt für Diagnostische Radiologie

Balger Strasse 50   Tel: (07221) 91 27 94
79532 Baden-Baden   Fax: (07221) 91 27 98

Web: www.Praxis-Kirschsieper.de
E-Mail: info@Praxis-Kirschsieper.de

D1691078

Radiologische Diagnostik
der Verletzungen von
Knochen und Gelenken

Radiologische Diagnostik der Verletzungen von Knochen und Gelenken

Ein Leitfaden für Radiologen und Traumatologen

Herausgegeben von

Manfred Thelen
Gebhard Ritter
und Egon Bücheler

Mit Beiträgen von

J. Ahlers
R. Benning
R. Braunschweig
J. Degreif
G. Doll
A. Eckmann
H. K. Genant
R. Günther
G. Gutjahr
K. Hahn
J. Heine
M. Heller
Ch. Hopf
H.-H. Jend
S. Kohlmann
K.-F. Kreitner
P. Mildenberger

F.-U. Oesterreich
W. Reichel
M. Reuter
J. Rudigier
Th. Schaub
H. Schild
K. Schunk
H. Steinert
H. Strunk
A. Teifke
M. Thelen
H.-J. Triebel
J. Tröger
H. Weigand
O. Wörsdörfer
G. Zocholl

672 Abbildungen
in 1380 Einzeldarstellungen
25 Tabellen

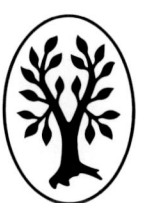

1993
Georg Thieme Verlag
Stuttgart · New York

Einbandentwurf: *Renate Stockinger*

Die Deutsche Bibliothek – CIP-Einheitsaufnahme

Radiologische Diagnostik der Verletzungen von Knochen und Gelenken : ein Leitfaden für Radiologen und Traumatologen ; 25 Tabellen / hrsg. von Manfred Thelen ... Mit Beitr. von J. Ahlers ... – Stuttgart ; New York : Thieme, 1993
NE: Thelen, Manfred [Hrsg.]; Ahlers, Jürgen

Geschützte Warennamen (Warenzeichen) werden *nicht* besonders kenntlich gemacht. Aus dem Fehlen eines solchen Hinweises kann also nicht geschlossen werden, daß es sich um einen freien Warennamen handele.

Das Werk, einschließlich aller seiner Teile, ist urheberrechtlich geschützt. Jede Verwertung außerhalb der engen Grenzen des Urheberrechtsgesetzes ist ohne Zustimmung des Verlages unzulässig und strafbar. Das gilt insbesondere für Vervielfältigungen, Übersetzungen, Mikroverfilmungen und die Einspeicherung und Verarbeitung in elektronischen Systemen.

© 1993 Georg Thieme Verlag,
Rüdigerstraße 14, D-7000 Stuttgart 30
Printed in Germany

Satz: Druckhaus Götz GmbH, D-7140 Ludwigsburg, gesetzt auf Linotron 202
Druck: K. Grammlich, D-7401 Pliezhausen

Wichtiger Hinweis:

Wie jede Wissenschaft ist die Medizin ständigen Entwicklungen unterworfen. Forschung und klinische Erfahrung erweitern unsere Erkenntnisse, insbesondere was Behandlung und medikamentöse Therapie anbelangt. Soweit in diesem Werk eine Dosierung oder eine Applikation erwähnt wird, darf der Leser zwar darauf vertrauen, daß Autoren, Herausgeber und Verlag große Sorgfalt darauf verwandt haben, daß diese Angabe dem Wissensstand bei Fertigstellung des Werkes entspricht.

Für Angaben über Dosierungsanweisungen und Applikationsformen kann vom Verlag jedoch keine Gewähr übernommen werden. Jeder Benutzer ist angehalten, durch sorgfältige Prüfung der Beipackzettel der verwendeten Präparate und gegebenenfalls nach Konsultation eines Spezialisten festzustellen, ob die dort gegebene Empfehlung für Dosierungen oder die Beachtung von Kontraindikationen gegenüber der Angabe in diesem Buch abweicht. Eine solche Prüfung ist besonders wichtig bei selten verwendeten Präparaten oder solchen, die neu auf den Markt gebracht worden sind. Jede Dosierung oder Applikation erfolgt auf eigene Gefahr des Benutzers. Autoren und Verlag appellieren an jeden Benutzer, ihm etwa auffallende Ungenauigkeiten dem Verlag mitzuteilen.

ISBN 3-13-778701-7   2 3 4 5 6

Vorwort

Die Therapie der Verletzungen von Knochen und Gelenken hat besonders im operativen Bereich in den letzten drei Jahrzehnten zunächst eine stürmische Entwicklung, dann kontinuierliche Fortschritte erlebt. Dies geht auf die Erforschung biomechanischer Grundlagen, Entwicklung und Optimierung von Implantaten für die Osteosynthesen sowie die Standardisierung von Operationsinstrumentarien zurück.

Entscheidende Voraussetzung für eine qualitativ hochwertige Versorgung von Verletzungen an Knochen und Gelenken sind primär die exakte und umfassende diagnostische Abklärung, die postoperative Kontrolle sowie die Dokumentation des Operationsergebnisses und des weiteren Heilverlaufes.

Rasche Fortschritte der Technologie haben heute zu einer Qualität der bildgebenden Untersuchungsverfahren geführt, die noch vor wenigen Jahren kaum denkbar war. Es sei hier besonders auf die Entwicklung der Computertomographie und in den letzten Jahren der Magnetresonanz-Tomographie hingewiesen, wodurch nicht nur die Diagnostik am Skelettsystem, sondern auch im Bereich der Weichteile und Gelenkräume erheblich verbessert wurde. Aus unfallchirurgischer Sicht hat die Diagnostik einen so hohen Entwicklungsstand erreicht, daß sie den therapeutischen Möglichkeiten zum Teil vorauseilt.

Die modernen bildgebenden Untersuchungsverfahren sind weitgehend risikolos und verringern die Zahl invasiver diagnostischer Eingriffe oder fehlindizierter Operationen. Die Magnetresonanz-Tomographie kann zum Beispiel auf risikolose Weise in weiten Bereichen die diagnostischen Arthroskopien ersetzen. Sie bieten zusätzlich eine solide Basis für eine umfassende Operationsplanung.

Szintigraphie und Magnetresonanztomographie, vor allem in ihrer Kombination, erlauben eine vorzügliche Diagnostik bei entzündlichen oder tumorösen Veränderungen und bei der Beurteilung der Vitalität von Knochenfragmenten oder Gelenkanteilen.

Dabei darf jedoch nicht vergessen werden, daß auch die klassische Röntgendiagnostik nach wie vor ihren festen Platz behält und bei richtiger Ausschöpfung der Möglichkeiten in der Vielzahl der knöchernen Verletzungen bereits eine zuverlässige Diagnostik erlaubt. Klassisches Röntgen ist weiterhin unerläßlich zur Beurteilung der Frakturheilung und der durchgeführten Osteosynthesen, zur Feststellung von Materialbrüchen, Lockerung von Implantaten und anderem mehr. Diese nimmt daher auch eine hervorragende Stellung im Gesamtkonzept ein.

Das Buch wurde in gemeinsamer Arbeit von Unfallchirurgen, Orthopäden, Radiologen und Nuklearmedizinern erstellt. Es soll den mit der Versorgung von Verletzungen an Knochen und Gelenken Tätigen die ganze Breite der radiologischen Diagnostik und der weiteren bildgebenden Verfahren in ihrem gezielten Einsatz, ihre Leistungsfähigkeit und Aussagekraft aufzeigen. Den Radiologen soll das Buch Kenntnisse der wichtigsten und typischen Verletzungen, der Indikation und Anwendung moderner Operationsverfahren sowie der hierfür eingesetzten Implantate vermitteln und die speziellen Fragestellungen des Unfallchirurgen beantworten helfen.

Allen, die an diesem Buch mitgewirkt haben, auch den fotografischen Mitarbeitern aller beteiligten Kliniken und hier besonders der Fotomeisterin des Fotolabors der Mainzer Radiologie, Frau A. Keuchel, gilt der besondere Dank der Herausgeber.

Mainz/Hamburg, im Frühjahr 1993

M. Thelen, G. Ritter, E. Bücheler

Anschriften

Ahlers, J., Prof. Dr., Klinik und Poliklinik für Unfallchirurgie, Klinikum der Universität, Langenbeckstraße 1, 6500 Mainz

Benning, R., Dr., Medizinisches Zentrum für Radiologie der Philipps-Universität, Baldingerstraße, 3550 Marburg

Braunschweig, R., Dr., Klinik für Radiologische Diagnostik der RWTH Aachen, Pauwelsstraße 30, 5100 Aachen

Bücheler, E., Prof. Dr., Radiologische Klinik des Universitätskrankenhauses Eppendorf, Martinistraße 52, 2000 Hamburg 20

Degreif, J., Dr., Klinik und Poliklinik für Unfallchirurgie, Klinikum der Universität, Langenbeckstraße 1, 6500 Mainz

Doll, G., Dr. Dr., Institut für Klinische Strahlenkunde, Klinikum der Universität, Langenbeckstraße 1, 6500 Mainz

Eckmann, A., Dr., An der Wildbachbrücke 2, 6500 Mainz

Genant, H. K., Dr., MD, Department of Radiology, UCSF Long Hospital, 505 Parnassus, M-292, Box 0628, San Francisco, CA 94143/USA

Günther, R., Prof. Dr., Klinik für Radiologische Diagnostik der RWTH Aachen, Pauwelsstraße 30, 5100 Aachen

Gutjahr, G., Dr., Soodersteige 4, 6200 Wiesbaden

Hahn, K., Prof. Dr., Abteilung für Nuklearmedizin, Klinikum der Universität, Langenbeckstraße 1, 6500 Mainz

Heine, J., Prof. Dr., Orthopädische Klinik und Poliklinik, Klinikum der Universität, Langenbeckstraße 1, 6500 Mainz

Heller, M., Prof. Dr., Klinik für Radiologische Diagnostik, Klinikum der Christian-Albrechts-Universität, Arnold-Heller-Straße 9, 2300 Kiel 1

Hopf, Ch., Priv.-Doz. Dr., Orthopädische Klinik und Poliklinik, Klinikum der Universität, Langenbeckstraße 1, 6500 Mainz

Jend, H.-H., Prof. Dr., Radiologisches Institut, Zentralkrankenhaus Bremen-Ost, Züricher Straße 40, 2800 Bremen 41

Kohlmann, S., Dr., Büttenweg 14, 6501 Essenheim

Kreitner, K.-F., Dr., Institut für Klinische Strahlenkunde, Klinikum der Universität, Langenbeckstraße 1, 6500 Mainz

Mildenberger, P., Dr., Institut für Klinische Strahlenkunde, Klinikum der Universität, Langenbeckstraße 1, 6500 Mainz

Oesterreich, F.-U., Dr., Radiologische Gemeinschaftspraxis Korten/Oesterreich, Rosentalstraße 6, 4950 Minden

Reichel, W., Prof. Dr., Orthopädische Klinik und Poliklinik, Klinikum der Universität, Langenbeckstraße 1, 6500 Mainz

Reuter, M., Dr., Radiologische Klinik des Universitätskrankenhauses Eppendorf, Martinistraße 52, 2000 Hamburg 20

Ritter, G., Prof. Dr., Klinik und Poliklinik für Unfallchirurgie, Klinikum der Universität, Langenbeckstraße 1, 6500 Mainz

Rudigier, J., Prof. Dr., Chirurgische Klinik II (Unfall- und Handchirurgie), Kreiskrankenhaus, Ebertplatz 12, 7600 Offenburg

Schaub, Th., Priv.-Doz. Dr., Institut für Klinische Strahlenkunde, Klinikum der Universität, Langenbeckstraße 1, 6500 Mainz

Schild, H., Prof. Dr., Institut für Klinische Strahlenkunde, Klinikum der Universität, Langenbeckstraße 1, 6500 Mainz

Schunk, K., Dr., Institut für Klinische Strahlenkunde, Klinikum der Universität, Langenbeckstraße 1, 6500 Mainz

Steinert, H., Dr., Abteilung für Nuklearmedizin, Klinikum der Universität, Langenbeckstraße 1, 6500 Mainz

Strunk, H., Dr., Institut für Klinische Strahlenkunde, Klinikum der Universität, Langenbeckstraße 1, 6500 Mainz

Teifke, Andrea, Dr., Institut für Klinische Strahlenkunde, Klinikum der Universität, Langenbeckstraße 1, 6500 Mainz

Thelen, M., Prof. Dr., Institut für Klinische Strahlenkunde, Klinikum der Universität, Langenbeckstraße 1, 6500 Mainz

Triebel, H.-J., Dr., Radiologische Klinik, Universitätskrankenhaus Eppendorf, Martinistraße 52, 2000 Hamburg 20

Tröger, J., Prof. Dr., Abteilung für Pädiatrische Radiologie, Radiologische Universitätsklinik, Im Neuenheimer Feld 153, 6900 Heidelberg

Weigand, H., Prof. Dr., Unfallchirurgische Klinik, St. Markus-Krankenhaus, Wilhelm-Epstein-Straße 2, 6000 Frankfurt 50

Wörsdörfer, O., Prof. Dr., Unfallchirurgisch-orthopädische Klinik, Klinikum Fulda, Pacelliallee 4, 6400 Fulda

Zocholl, G., Dr., Abteilung für Neuroradiologie, Klinikum der Universität, Langenbeckstraße 1, 6500 Mainz

Inhaltsverzeichnis

Radiologische Untersuchungsverfahren

1 Konventionelles Röntgen – Konventionelle Tomographie – Digitale Lumineszenzradiographie ... 3
R. Benning und G. Doll

Konventionelles Röntgen	3	Konventionelle Tomographie	5
Physikalische Grundlagen der		Digitale Lumineszenzradiographie	6
Strahlungserzeugung	3	Wertigkeit der Röntgenverfahren	9
Grundlagen der Bildentstehung	4		

2 Gehaltene Aufnahmen und Funktionsaufnahmen ... 11
G. Zocholl

Halswirbelsäule	11	Kniegelenk	14
Akromioklavikulargelenk	12	Oberes Sprunggelenk	16
Finger	12		

3 Arthrographie ... 18
P. Mildenberger

Allgemeine Anmerkungen	18	Sprunggelenksarthrographie	21
Schultergelenksarthrographie	19	Handgelenksarthrographie	22
Kniegelenksarthrographie	20		

4 Konventionelle Angiographie und digitale Subtraktionsangiographie ... 25
R. W. Günther und R. Braunschweig

5 Computertomographie in der Traumatologie ... 31
G. Zocholl und M. Heller

Schädel	31	Schultergelenk	35
Wirbelsäule	32	Kreuzbänder	35
Becken	33	Fersenbein	36

6 Skelettszintigraphie ... 37
Th. Schaub und K. Hahn

Technik	37	Knochenheilung	44
Indikation und Wertigkeit	38	Therapiekontrolle	47
Trauma	38		

7 Magnetresonanztomographie ... 52
M. Heller

Spinale Traumen	52	Traumatische Aortenläsionen	55
Zerebrale Verletzungen	52	Wertigkeit	56
Gelenkverletzungen	53		

8 Sonographie ... 57
A. Teifke

Darstellung von Strukturen des
Bewegungsapparates und ihrer
Veränderungen ... 58

Indikationen zur sonographischen
Untersuchung des Bewegungsapparates ... 60

9 Fortschritte auf dem Gebiet der Knochendensitometrie ... 62
H. K. Genant

Technische Möglichkeiten ... 62
Klinische Überlegungen ... 64

10 Maßaufnahmen ... 67
A. Eckmann

Untere Extremität ... 67
   Beinlängendifferenzen und Achsenfehler ... 67
   Antetorsionswinkelbestimmung am Femur ... 69

   Bestimmung der Tibiatorsion ... 71
Obere Extremität ... 73
   Bestimmung der Humerustorsion ... 73

Allgemeine Traumatologie

11 Frakturen und Luxationen – Allgemeine Gesichtspunkte ... 77
H. Strunk und G. Gutjahr

Allgemeine Aspekte ... 78
Schlußbetrachtung ... 86

12 Spezielle Fragestellungen am wachsenden Skelett ... 87
J. Tröger

Anatomische Besonderheiten ... 88
   Gefäßversorgung ... 88
   Periostaufbau ... 89
   Gelenkkapselansatz ... 89

Spezielle Frakturen im Kindesalter ... 90
   Schädel ... 90
   Extremitäten ... 91
   Kindesmißhandlung ... 94

13 Frakturen und Stabilitätsbeurteilung bei pathologischen Knochenveränderungen der Wirbelsäule ... 97
W. Reichel, Ch. Hopf und J. Heine

Allgemeine Vorbemerkungen ... 97
   Biomechanische Faktoren der Wirbelsäulenstabilität ... 97
   Wirbelsäulenstabilität und -instabilität ... 97
   Klinische und radiologische Diagnose der Wirbelsäuleninstabilität ... 98
Instabilitäten bei angeborenen und erworbenen Veränderungen der Wirbelsäule ... 100
   Instabilitäten bei angeborenen Fehlbildungen der Halswirbelsäule ... 100
   Instabilitäten bei angeborenen Fehlbildungen im Brustwirbelsäulenbereich ... 101
   Instabilitäten der Lendenwirbelsäule und des lumbosakralen Überganges ... 101
Instabilitäten bei Skoliosen und Kyphosen ... 101
   Skoliosen ... 102
   Kyphosen ... 102

Instabilitäten aufgrund neoplastischer Wirbelsäulenveränderungen ... 103
   Benigne Wirbelsäulentumoren ... 103
   Maligne Tumoren und Metastasen ... 103
Instabilitäten bei entzündlichen Veränderungen der Wirbelsäule ... 104
   Instabilitäten der Wirbelsäule bei bakteriellen und Pilzinfektionen ... 104
   Instabilitäten bei abakteriellen entzündlichen Erkrankungen ... 104
Instabilitäten durch degenerative Wirbelsäulenveränderungen ... 108
   Degenerative Wirbelsäuleninstabilität ... 108
   Unphysiologische Bewegungen und Hypermobilität aufgrund degenerativer Veränderungen der Wirbelsäule ... 108
Instabilität bei Osteoporose ... 109
Instabilitäten aufgrund operativer Maßnahmen ... 110

14 Osteosynthesen (prinzipielle Anmerkungen einschließlich Materialkatalog) 112
J. Ahlers und S. Kohlmann

Materialeigenschaften	112	Verbundosteosynthesen	116
Grundprinzipien der Osteosynthesen	112	Materialkatalog	116
Interfragmentäre Kompression	112	Technische Daten und	
Plattenosteosynthese	113	Indikationsbeispiele	116
Schienung durch Kraftträger	115		

15 Frakturheilung und Komplikationen nach Frakturen 130
J. Ahlers und R. Benning

Primäre Knochenbruchheilung	13	Posttraumatische Infektionen	140
Störungen der Knochenbruchheilung nach Osteosynthesen	131	Formen und Pathophysiologie der Entzündungen	140
Sekundäre Knochenbruchheilung	134	Klinik der akuten Weichteilentzündungen	141
Störungen der sekundären Knochenbruchheilung	136	Radiologische Diagnostik der akuten Entzündungen	142
Knochenbruchheilung bei Marknagelung	136	Therapie der akuten Entzündungen	147
Störungen der Knochenbruchheilung bei Marknagelung	136	Pathophysiologie und Therapie der Gelenkentzündungen	147
Pseudarthrosen	136	Besondere Gesichtspunkte des Gasbrandes	148
Biologisch reaktionsfähige, vitale Pseudarthrosen	13	Zusammenfassende Wertung der posttraumatischen Infektionen	149
Biologisch reaktionsunfähige, avitale Pseudarthrosen	138		

16 Morbus Sudeck 150
R. Benning und H. Steinert

Radiologische Diagnostik	150	Wertung der diagnostischen Verfahren	155
Nuklearmedizinische Diagnostik	151		

Spezielle Traumatologie

17 Schädel (Hirnschädel, Gesichtsschädel) 159
F.-U. Oesterreich und M. Heller

Hirnschädel	159	Radiologische Diagnostik	188
Radiologische Diagnostik	159	Radiologische Standarddiagnostik (Nativdiagnostik)	188
Radiologische Standarddiagnostik (Nativdiagnostik)	159	Konventionelle Tomographie	192
Konventionelle Tomographie	166	Computertomographie	192
Computertomographie	166	Wertung der verschiedenen Verfahren	192
Magnetresonanztomographie	167	Traumatologie	193
Wertung der verschiedenen diagnostischen Verfahren	167	Frakturzeichen	193
Traumatologie	167	Umschriebene Gesichtsschädelverletzungen	195
Pathomechanik der Schädelfrakturen	167	Frakturen des Mittelgesichtes	202
Frakturzeichen	168	Besonderheiten bei Verletzungen des Hirn- und Gesichtsschädels im Kindesalter	209
Frakturtypen	169	Hirnschädel	209
Frakturheilung	185	Frakturen	209
Intra- und extrazerebrale Verletzungen bei Schädelfrakturen	186	Intra- und extrazerebrale Komplikationen	210
Gesichtsschädel	188	Gesichtsschädel	210

18 Wirbelsäule ... 213
M. Heller, H.-H. Jend und O. Wörsdörfer

Radiologische Diagnostik ... 213
  Konventionelle Röntgendiagnostik –
  Digitale Lumineszenzradiographie (DLR) –
  Konventionelle Tomographie ... 213
  Computertomographie (CT) ... 214
  Myelographie ... 214
  Magnetresonanztomographie (MRT) ... 214
Verletzungsmechanismen ... 214
Stabilitätsbeurteilung ... 215
Klassifikationen ... 216
Halswirbelsäule (HWS) ... 218
  Radiologische Diagnostik ... 218
  Traumatologie ... 221
    Stabilitätsbeurteilung ... 221
    Spezielle Frakturen und Verletzungen ... 222
Verletzungen der Brust- (BWS) und
Lendenwirbelsäule (LWS) ... 236
  Radiologische Diagnostik der BWS ... 236
  Radiologische Diagnostik der LWS ... 237
  Traumatologie ... 238
    Stabilitätsbeurteilung der BWS und des
    thorakolumbalen Überganges ... 238
    Stabilitätsbeurteilung der LWS und des
    lumbosakralen Überganges ... 238
    Spezielle Verletzungen ... 239
Besonderheiten bei Wirbelsäulenverletzungen
im Kindesalter ... 250
  Radiologische Diagnostik ... 252
  Traumatologie ... 252
    Stabilitätsbeurteilung ... 252
    Luxationen ... 252
    Frakturen ... 254
Prinzipien der Therapie ... 255
  Radiologie ... 255
  Halswirbelsäule ... 255
  Brust- und Lendenwirbelsäule ... 257

19 Knöcherner Thorax mit begleitenden Weichteilverletzungen ... 261
M. Thelen, K. Schunk und J. Ahlers

Radiologische Diagnostik ... 261
  Thoraxübersichtsaufnahmen ... 261
  Rippenaufnahmen in zwei Ebenen ... 263
  Sternumaufnahmen ... 264
  Durchleuchtung ... 264
  Tomographie ... 264
  Ultraschall ... 264
  Computertomographie ... 264
  Kontrastmitteluntersuchungen ... 264
Traumatologie ... 265
  Rippenfrakturen ... 265
  Sternumfrakturen ... 268
Pneumothorax ... 268
Weichteilemphysem ... 269
Hämatothorax ... 270
Lungenkontusion ... 270
Lungenhämatom („Vanishing lung-
tumor") ... 270
Zwerchfellruptur ... 271
Tracheal-Bronchus-Ruptur ... 271
Ösophagusruptur ... 271
Verletzungen der thorakalen Aorta ... 271
Herzverletzungen ... 272

20 Schultergürtel ... 273
G. Gutjahr, H. Weigand und K. Schunk

Schultergelenk ... 273
  Radiologische Diagnostik ... 273
    Radiologische Standarddiagnostik
    (Nativdiagnostik) ... 273
    Arthrographie ... 281
    Computertomographie ... 283
    Arthrosonographie ... 284
    Magnetresonanztomographie ... 286
    Wertung der verschiedenen diagnostischen
    Verfahren ... 286
  Traumatologie ... 287
    Verletzungen der Rotatorenmanschette ... 287
    Luxationen ... 288
    Frakturen des proximalen Humerusendes ... 294
    Frakturen der Skapula ... 310
Klavikula mit angrenzenden Gelenken ... 316
  Radiologische Diagnostik ... 316
    Darstellung des Klavikulaschaftes ... 316
    Darstellung des lateralen Klavikulaanteiles
    und des Akromioklavikulargelenkes ... 316
    Darstellung des medialen Klavikulaanteiles
    und des Sternoklavikulargelenkes ... 318
  Traumatologie ... 319
    Klavikula ... 319
    Akromioklavikulargelenk ... 320
    Sternoklavikulargelenk ... 321
Besonderheiten bei Verletzungen des
Schultergürtels im Kindesalter ... 323
  Klavikula ... 323
  Akromioklavikulargelenk ... 324
  Sternoklavikulargelenk ... 325
  Skapula ... 325
  Schultergelenk ... 325
  Proximales Humerusende ... 326

21 Ellenbogengelenk ... 331
H. SCHILD und J. RUDIGIER

Radiologische Diagnostik ... 331
   Radiologische Standarddiagnostik
   (Nativdiagnostik) ... 331
   Zeichen und Linien zur Beurteilung der
   Nativröntgenbilder ... 333
   Arthrographie ... 335
   Computertomographie ... 336
   Arthrosonographie ... 336
   Magnetresonanztomographie ... 336
   Wertung der verschiedenen diagnostischen
   Verfahren ... 336
   Traumatologie ... 336
   Luxationen ... 336
   Subluxation des Radiusköpfchens/
   Pronation douloreuse Chassaignac ... 338
   Suprakondyläre Humerusfrakturen ... 338
   Kondyläre Frakturen ... 338
   Interkondyläre Frakturen ... 339
   Frakturen des radialen und ulnaren Kondylus ... 339
   Frakturen des ulnaren und radialen
   Epikondylus ... 339
   Frakturen des Capitulum humeri ... 339
   Frakturen der Trochlea ... 342
   Frakturen des Processus supracondylaris ... 342
   Frakturen der proximalen Ulna ... 344
   Frakturen einer Patella cubiti ... 345
   Frakturen des Processus coronoideus ... 345
   Monteggia-Fraktur ... 345
   Besonderheiten bei Verletzungen des
   Ellenbogengelenkes im Kindesalter ... 346
   Subluxation des Radiusköpfchens/
   Pronation douloreuse Chassaignac ... 346
   Suprakondyläre Humerusfraktur ... 347
   Frakturen des radialen Kondylus ... 349
   Frakturen des ulnaren Kondylus ... 350
   Lösung der distalen Humerusepiphyse ... 350
   Frakturen des Epicondylus ulnaris ... 350
   Frakturen des Epicondylus radialis ... 351

22 Hand ... 353
R. BENNING, J. RUDIGIER und J. DEGREIF

Anatomische Vorbemerkungen ... 353
Handwurzel ... 354
   Radiologische Diagnostik ... 354
   Radiologische Standarddiagnostik ... 354
   Konventionelle Tomographie ... 361
   Arthrographie ... 361
   Computertomographie ... 362
   Magnetresonanztomographie ... 363
   Traumatologie ... 365
   Distaler Radius und Ulna ... 365
   Handwurzel ... 366
   Typische Folgezustände ... 370
Mittelhand und Finger ... 371
   Radiologische Diagnostik ... 371
   Darstellung der gesamten Hand ... 371
   Darstellung der Mittelhand ... 372
   Darstellung der Finger ... 372
   Arthrosonographie ... 374
   Traumatologie ... 374
   Mittelhand ... 374
   Finger ... 376
   Luxationen und Bandläsionen ... 377
Besonderheiten bei Verletzungen der Hand im
Kindesalter ... 377
   Spezielle Gesichtspunkte der
   Röntgendiagnostik kindlicher Verletzungen
   des distalen Unterarms und der Hand ... 377
   Distaler Unterarm und Handwurzel ... 377
   Mittelhand und Finger ... 378

23 Becken, Hüftgelenk und proximales Femurende ... 381
K.-F. KREITNER und H. WEIGAND

Becken ... 381
   Radiologische Diagnostik ... 381
   Radiologische Nativdiagnostik ... 381
   Nuklearmedizinische Untersuchungen ... 386
   Computertomographie ... 386
   Magnetresonanztomographie ... 388
   Wertung der verschiedenen diagnostischen
   Verfahren ... 388
   Traumatologie ... 388
   Beckenrandfrakturen – Einteilung und
   Klinik (Therapie) ... 389
   Beckenringfrakturen – Einteilung und
   Klinik (Therapie) ... 390
   Begleitverletzungen und Komplikationen ... 396
Hüftgelenk ... 400
   Radiologische Diagnostik ... 401
   Nativdiagnostik ... 401
   Computertomographie ... 405
   Magnetresonanztomographie ... 408
   Wertung der verschiedenen diagnostischen
   Verfahren ... 408
   Traumatologie ... 408
   Reine traumatische Hüftluxationen ... 408
   Azetabulumfrakturen ... 411
   Hüftkopfkalottenfrakturen ... 421
Proximales Femurende ... 427
   Radiologische Diagnostik ... 427
   Radiologische Nativdiagnostik ... 429
   Nuklearmedizinische Untersuchungen ... 429
   Computertomographie ... 429

Magnetresonanztomographie 430
Wertung der verschiedenen diagnostischen
Verfahren 430
Traumatologie 431
    Schenkelhalsfrakturen 431
    Pertrochantere Femurfrakturen 436
    Isolierte Frakturen des Trochanter major . . 439
    Isolierte Abrißfrakturen des Trochanter
    minor 441

Subtrochantere Femurfrakturen 441
Besonderheiten bei Verletzungen des Beckens,
des Hüftgelenkes und des proximalen
Femurendes im Kindesalter 442
    Becken 442
    Hüftgelenk 442
    Proximales Femurende 444

24 Kniegelenk, distales Femur und proximale Tibia 450
M. REUTER, M. HELLER und J. AHLERS

Radiologische Diagnostik 450
    Standardprojektionen 450
    Andere Projektionen 451
    Tomographie 454
    Arthrographie 455
    Computertomographie (CT) 456
    Sonographie 458
    Magnetresonanztomographie (MRT) 460
    Weichteilveränderungen und ihre
    Bedeutung als indirekte Frakturzeichen . . 461
Wertung der verschiedenen diagnostischen
Verfahren 463

Traumatologie 464
    Distales Femur 464
    Proximale Tibia 468
    Patella und Streckapparat 482
    Chondrale und osteochondrale Frakturen . 494
    Kniegelenksluxationen 496
Besonderheiten bei Verletzungen des
Kniegelenkes im Kindesalter 497
    Distales Femur 497
    Proximale Tibia 499

25 Sprunggelenk und Fuß 502
H.-J. TRIEBEL und J. AHLERS

Oberes Sprunggelenk 502
    Radiologische Diagnostik 504
        Knöcherne Verletzungen 504
        Bandverletzungen 506
        Computertomographie 514
        Sonographie 514
        Magnetresonanztomographie 514
        Wertung der diagnostischen Verfahren . . . 514
    Traumatologie 515
        Bandverletzungen 515
        Frakturen des oberen Sprunggelenkes . . . 516
        Pilon-tibial-Frakturen 523
        Streßfrakturen 523
        Osteochondrale Frakturen 523
    Besonderheiten bei Verletzungen des oberen
    Sprunggelenks im Kindesalter 525
        Röntgendiagnostik 525
        Traumatologie 526
Fuß 528

Radiologische Diagnostik 528
    Knöcherne Verletzungen 530
    Bandverletzungen 532
    Computertomographie 532
    Sonographie,
    Magnetresonanztomographie 533
    Wertung der diagnostischen Verfahren . . . 533
Traumatologie 533
    Frakturen des Kalkaneus 533
    Frakturen des Talus 536
    Frakturen des Os naviculare 538
    Frakturen der Ossa cuneiformia und des
    Os cuboideum 539
    Frakturen der Ossa metatarsalia 539
    Frakturen der Zehen und der Sesambeine . 540
    Luxationen und Luxationsfrakturen 540
    Andere Verletzungen 541
Besonderheiten bei Fußverletzungen im
Kindesalter 542

Sachverzeichnis 545

Radiologische Untersuchungsverfahren

1 Konventionelles Röntgen – Konventionelle Tomographie – Digitale Lumineszenzradiographie

R. Benning und G. Doll

Wie in allen medizinischen Disziplinen hängt auch in der Skeletttraumatologie eine erfolgreiche Behandlung von der Erfassung der Art und des Ausmaßes der Schäden des Patienten ab. Nach der klinischen Befunderhebung leistet die Röntgenuntersuchung einen wesentlichen und unverzichtbaren Beitrag zur Diagnosestellung.

In der Regel ist jedoch die zur Primärdiagnostik von Verletzungen zur Verfügung stehende Zeit begrenzt, und häufig findet die Untersuchung unter erschwerten Umständen statt. Grundlegende Kenntnisse über Indikation, Anfertigung und Interpretation von Röntgenbildern gehören daher zum unabdingbaren Rüstzeug aller notfallmedizinisch und traumatologisch tätigen Ärzte.

Eine ständige Aktualisierung des eigenen Wissensstandes ist erforderlich. Dies um so mehr als die röntgendiagnostischen Verfahren im Hinblick auf technische Weiterentwicklungen einer starken Dynamik unterliegen. Für den einzelnen Arzt bedeutet die Beschäftigung mit dem Neuen neben der Vertiefung des bereits Bekannten, das Spektrum seines Handelns zu erweitern und seine ärztlichen Entscheidungen auf eine breitere Basis zu stellen.

Deshalb sind in den folgenden Kapiteln zunächst die technischen Grundlagen der in der Skeletttraumatologie zur Anwendung kommenden radiologischen Untersuchungsmethoden dargestellt.

Konventionelles Röntgen

Physikalische Grundlagen der Strahlungserzeugung

Röntgenuntersuchungen arbeiten nach dem Prinzip, einen Körper mit Röntgenstrahlen zu durchdringen und die nach dem Durchtritt durch die einzelnen Gewebestrukturen unterschiedlich geschwächte Strahlung in einem Bild darzustellen.

Als Röntgenstrahlen werden elektromagnetische Wellen mit Wellenlängen zwischen 30 nm und 10^{-5} nm bezeichnet. Sie entstehen, wenn Elektronen mit hoher kinetischer Energie auf eine Bremsfläche auftreffen. Dabei wird die kinetische Energie zu 99% in Wärme, der Rest in Photonenstrahlung umgewandelt, die einem kontinuierlichen Spektrum von Röntgenstrahlen unterschiedlicher Energie und somit Durchdringungsfähigkeit entspricht. Durch die Einbringung von Filtern – vor allem aus Aluminium – in den Strahlengang kann der für Aufnahmen weniger geeignete, niederenergetische Anteil dieses Strahlenspektrums herausgeschieden werden (4).

Die Erzeugung der Photonenstrahlung erfolgt in der Röntgenröhre: In einer Hochvakuumröhre wird eine als Kathode dienende Wolframheizspirale durch Stromdurchfluß auf etwa 2000 °C erhitzt, damit sie in glühendem Zustand Elektronen emittiert. Mit steigender Heizstromstärke (angegeben in mA) erhöht sich die Emission von Elektronen. Durch Anlegen einer Hochspannung zwischen der Glühkathode und einer am anderen Ende der Vakuumröhre gelegenen Anode werden die Elektronen zur Anode hin beschleunigt. Die jeweilige Beschleunigung hängt von der Stärke des Spannungsgefälles zwischen Kathode und Anode ab (angegeben in kV) (11).

Die Elektronen treffen auf eine nur wenige Quadratmillimeter große Anodenfläche, den Fokus, auf und verlieren durch den Aufprall ihre Bewegungsenergie, die – wie bereits dargestellt – in unerwünschte Wärme und nutzbare Photonenstrahlung umgewandelt wird. Aufgrund der massiven Wärmeentstehung wird der technische Aufbau der Röhrenanode stark durch die erforderliche Kühlung bestimmt:

Die Anode ist in Form eines kreisförmigen Drehtellers aus einem gut wärmeableitenden Material ausgelegt, auf dessen Rand mit einer Neigung in Bildrichtung ein Wolframband aufgedampft ist. Man erreicht hierdurch einerseits einen wesentlichen Schärfegewinn, da der bandförmige Fokus in Projektion auf das Röntgenbild zu einem Quadrat zusammenschrumpft. Andererseits kann das Fokusareal bei großer Schärfe stärker belastet werden, da die tatsächliche Oberfläche die optisch wirksame um ein Vielfaches übertrifft (9).

Zusätzlich fällt das schmale Elektronenbündel durch die motorische Rotation des Tellers mit mehreren Tausend Umdrehungen pro Minute permanent auf eine neue, thermisch unbelastete Anodenfläche des Drehtellerrandes. Während der Umdrehung der Anode kann die nicht exponierte Fokusfläche abkühlen, ehe sie erneut den emittierten Elektronen ausgesetzt wird (6). Das bei Inbetriebnahme der Röhre hörbare Summen ist auf das Anlaufen der Drehanode zurückzuführen.

Auf die Eigenschaften der emittierten Röntgenstrahlung kann in zweifacher Weise Einfluß genommen werden (4, 6, 9, 11):

– Über den zur Erhitzung der Kathoden geschlossenen elektrischen Heizkreis wird die Strahlen*menge* variiert. Mit steigender Heizstromstärke (in mA) kommt es

zum vermehrten Austritt von Elektronen aus der Wolframkathode und indirekt zur Vergrößerung der Strahlenquantität. Das Produkt aus Heizstromstärke und Belichtungszeit (mAs-Produkt) bestimmt letztlich die Gesamtmenge der Strahlen und somit den Schwärzungsgrad eines Röntgenfilmes.
- Der Hochspannungskreis zwischen Anode und Kathode regelt die Strahlen*härte* und damit ihre Durchdringungsfähigkeit. Je höher die angelegte Spannung (in kV) des Hochspannungskreises gewählt wird, desto kurzwelliger, energiereicher und damit *durchdringungsfähiger* sind die hervorgerufenen Röntgenphotonen. Abhängig von der Dicke und Dichte des abzubildenden Objektes ist die adäquate Einstellung der Spannung für den Bildkontrast von entscheidender Bedeutung.

Grundlagen der Bildentstehung
Raster

Röntgenbilder sind als Zentralprojektionen vom Anodenfokus ausgehender Röntgenstrahlen aufzufassen (Abb. 1.**1**). Je kleiner demnach die Fläche des Brennpunktes ist, desto schärfer wird das entstehende Bild. Aus den Gesetzen der Optik ist bekannt, daß aus einem Punkt austretende Strahlen sich kegelförmig nach allen Seiten ausdehnen. Die realen Verhältnisse werden daher exakter dargestellt bei kleiner Distanz zwischen Objekt und Film sowie großem Abstand zwischen Röhrenfokus und Film (Abb. 1.**1a**) (11).

Die Strahlen treten jedoch nicht nur ungebrochen durch ein Objekt hindurch. Unter Wechselwirkung zwischen ionisierender Strahlung und Materie (Klassische Streuung, Compton-Streuung) entsteht bei der Durchdringung eines Körpers mit Röntgenstrahlen zusätzlich die unerwünschte Streustrahlung: Hierbei handelt es sich um im Körper abgelenkte oder neuentstandene Photonenstrahlen, die nicht mehr der Richtung des primären Nutzstrahlenbündels entsprechen. Der Anteil der Streustrahlung erhöht sich mit der Größe des durchstrahlten Volumens und der Strahlenhärte. Die Bildqualität wird durch sie aufgrund unerwünschter zusätzlicher diffuser Filmbelichtung vermindert (Grauschleier). Eine Reduktion der Streustrahlung ist durch die Einblendung des Nutzstrahlenbündels auf das erforderliche Minimum, durch Kompression der Körperdicke und durch Verwendung von *Rastern* möglich (6). Ein Raster besteht aus einem zwischen Untersuchungsobjekt und Film positionierten, parallel zum Nutzstrahlenbündel ausgerichteten Gatter aus feinsten, strahlenundurchlässigen Bleilamellen (Abb. 1.**2**). Auf diese Weise gelangen nur Röntgenstrahlen, deren Richtung der Primärstrahlung entspricht, auf die Film-Folien-Kombination. Die ungeordnete, nicht parallele Streustrahlung wird durch die Lamellen am Durchtritt gehindert (Abb. 1.**2**).

Damit die freien Bleilamellen (in der Regel etwa 40 pro cm) nicht als feinste unbelichtete Linien auf dem Film abgebildet werden, besteht an festinstallierbaren Röntgenuntersuchungsgeräten (Bucky-Tisch/Rasterwandstativ) die Möglichkeit, das Raster während der Expositionszeit parallel zur Filmebene zu bewegen. Dadurch werden in jedem Moment der Expositionszeit immer andere Filmanteile durch die Bleilamellen nicht belichtet und die sonst entstehenden Linienpaare gewissermaßen verwischt. Es entsteht eine Aufnahme mit weitestgehender Elimination der Streustrahlung (9).

Anders ist die Situation, wenn die jeweiligen Untersuchungsbedingungen (Bettaufnahmen, polytraumatisierte Patienten) eine Anwendung der festinstallierten Röntgeneinrichtungen nicht erlauben. Hier muß auf mobile Festraster zurückgegriffen werden, die entweder einen Bestandteil der Röntgenkassette selbst darstellen oder aus einer Einschublade bestehen, in die die Röntgenkassetten eingeführt werden. Bei dieser Aufnahmetechnik verbleiben auf den Bildern feinste unbelichtete Linienpaare, durch die nicht bewegten Bleilamellen verursacht. Bei der Anwendung solcher mobilen Rasterkassetten oder -einschubladen ist es von eminenter Bedeutung, daß diese genau senkrecht zum Nutzstrahlenbündel stehen, um die Rasterlamellen exakt auszurichten. Ist dies nicht der Fall, können auch die Primärstrahlen nicht ungebrochen an die Film-Folien-Kombination gelangen (11).

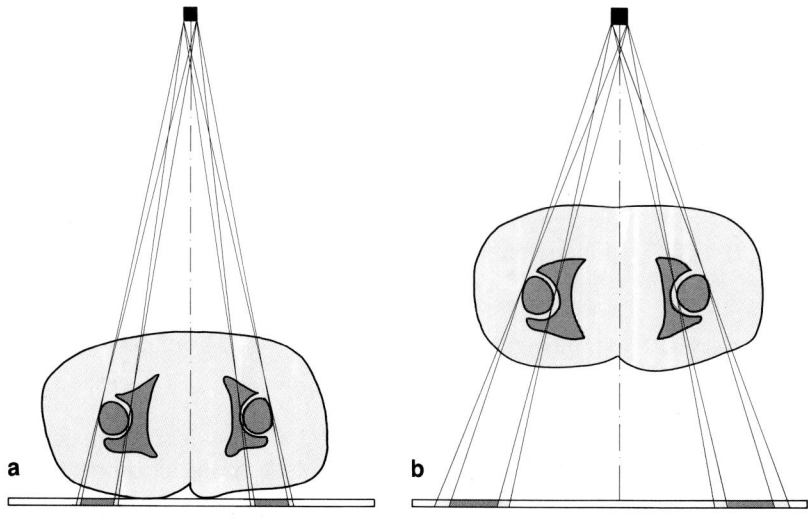

Abb. 1.**1a** u. **b** Schematische Darstellung der Entstehung eines Röntgenbildes als Zentralprojektion von einem Anodenfokus ausgehender Röntgenstrahlen. Auswirkung der Abstandsverhältnisse zwischen Fokus, Objekt und Film auf die Bildgröße und -schärfe, dargestellt an einer Aufnahme der Hüftgelenke:
a Großer Fokus-Objekt-Abstand, kleiner Objekt-Film-Abstand: geringe Abbildungsvergrößerung (dunkelgrau) und geringe Randunschärfe (hellgrau)
b Kleiner Fokus-Objekt-Abstand, großer Objekt-Film-Abstand: erhebliche Vergrößerung der Abbildung (dunkelgrau) und große Randunschärfe (hellgrau)

Röntgenfilmkassetten; Film-Folien-Kombinationen

Obwohl Röntgenstrahlen prinzipiell in der Lage sind, einen Film zu schwärzen, wird bei den in der Skelettdiagnostik üblichen Verfahren dieser Vorgang nicht zur Bildentstehung ausgenutzt. Eine zu hohe Strahlungsenergie wäre hierzu erforderlich. Statt dessen bedient man sich zur Dosisreduktion der folgenden Methode:

Die durch einen Körper hindurchgetretenen Röntgenstrahlen regen eine Fluoreszenzfolie an, welche durch diesen Vorgang zum Leuchten gebracht wird. Ihre Lichtenergie schwärzt dann den Röntgenfilm. In den zur Bildaufnahme benutzten Kassetten liegen die in der Regel beidseitig beschichteten Filme zwischen zwei fluoreszierenden Folien (9). Durch die Auslegung der Fluoreszenzfolien in den Kassetten können sowohl die Detailgenauigkeit als auch die Empfindlichkeit variiert werden. Diese stehen jedoch in einem umgekehrten Verhältnis zueinander (11):

- Hochverstärkende Kassetten besitzen eine relativ dicke Fluoreszenzschicht und eignen sich zur Darstellung relativ dicker Körperpartien, z. B. der Wirbelsäule mit reduzierter Belichtungsdosis. Das Bild wird jedoch grobkörniger.
- Bei der Anwendung sogenannter Detailkassetten hingegen, welche sich durch eine dünne Fluoreszenzschicht mit hoher Auflösung auszeichnen, erzielt man sehr feinzeichnende und detailgenaue Bilder. Sie erfordern jedoch eine höhere Strahlendosis und eignen sich daher nur zur Darstellung von Körperpartien mit geringer durchstrahlter Dicke (z. B. Hände und Füße).
- Eine weitere Variante stellen die Verlaufsfolien dar, bei denen die Fluoreszenzschicht von einem Ende zum anderen unterschiedlich dick aufgebracht ist. Die auftreffende Röntgenstrahlung erfährt in den einzelnen Kassettenregionen eine unterschiedliche Verstärkung. Körperabschnitte ungleicher Dicke bzw. Dichte können mit ihrer Hilfe abgebildet werden, ohne daß dicke Körperpartien unterbelichtet oder dünne überbelichtet erscheinen (z. B. Oberschenkel, Lendenwirbelsäule seitlich).

Konventionelle Tomographie

Ein spezielles Verfahren der konventionellen Röntgentechnik stellt die Tomographie dar. Mit Hilfe tomographischer Aufnahmen werden Schnittebenen durch einen Körper parallel zum Film gezielt aufgenommen. Nicht in dieser Aufnahmeebene gelegene Körperstrukturen erscheinen in ihrer Abbildung unscharf abgebildet und verwischt (4, 9, 11).

Bei der Bildaufnahme werden Röntgenröhre und Film in gegenläufiger Koppelung bewegt, so daß im Körper ein ortsfester Drehpunkt entsteht (Abb. 1.3 a u. b). Dieser Drehpunkt markiert die Tiefe der scharf abgebildeten Schichtebene im Körper. Durch Verlagerung dieses Punktes in der Ebene des Strahlengangs kann die Tiefenlage der Schicht variabel gestaltet werden.

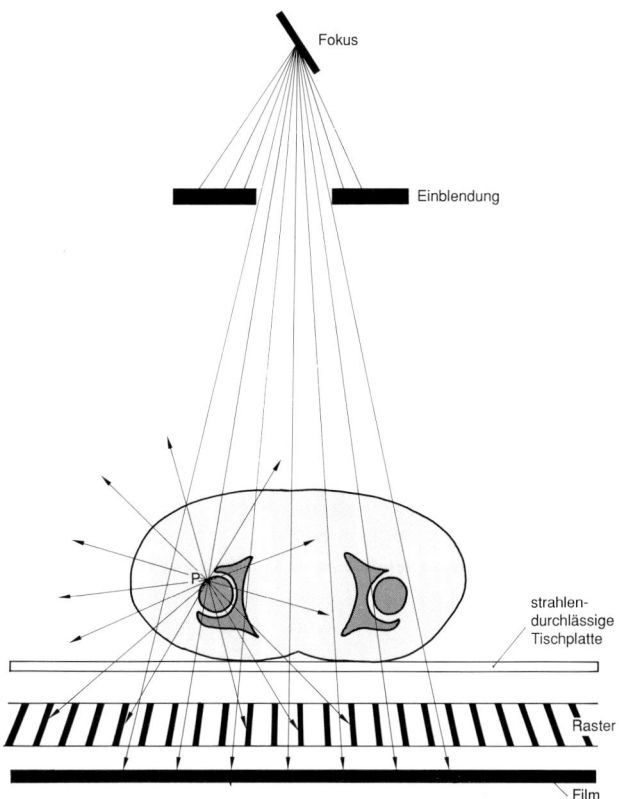

Abb. 1.2 Schematische Darstellung der Wirkungsweise eines Rasters. Die Bleilamellen des Rasters sind parallel zum Nutzstrahlbündel ausgerichtet, d. h. auf einen vorgegebenen Abstand fokussiert. Die von einem beliebigen Punkt P ausgehenden Streustrahlen treffen auf die Bleilamellen, außer sie verlaufen zufällig parallel zum Nutzstrahl

Die Dicke der exakt dargestellten Körperschicht ist über den Winkel, mit dem die Strahlungsquelle das Untersuchungsobjekt bei der Belichtung überstreicht, zu beeinflussen. Hält man diesen Winkel klein, so bringt man bei 4–8 Grad Winkelöffnung Schichtebenen von etwa 1 cm Dicke scharf zur Abbildung, wie dies bei der sogenannten Zonographie der Fall ist. Mit größerem Winkelsektor, im Bereich von 20–30 Grad, verringert sich die fokussierte Dicke der Schicht auf wenige Millimeter. Gleichzeitig kommt es im Vergleich zur Zonographie zu einer zunehmenden Detailgenauigkeit der einzelnen Aufnahmen (9).

Die Belichtungszeiten hängen von der vorgesehenen Dicke der Schichtebene und dem damit verbundenen Ausmaß der Röhrenbewegung ab: Genügen bei der Zonographie entsprechend einer geringen Röhrenmotilität 0,2 Sekunden, so erhöht sich der Belichtungszeitraum bei größerem überstrichenem Winkel zur Erzielung geringerer Schichtdicken auf 1,5 Sekunden und mehr (11).

Die verwischten Strukturen außerhalb der Bildebene rufen gelegentlich störende Schatten oder Artefakte hervor, deren Gestalt von der Bewegung der Röntgenröhre abhängig ist. Ihre weitestgehende Reduktion kann technisch über eine mehrdimensionale Verwischung, wobei der Film gegenüber der Röntgenröhre

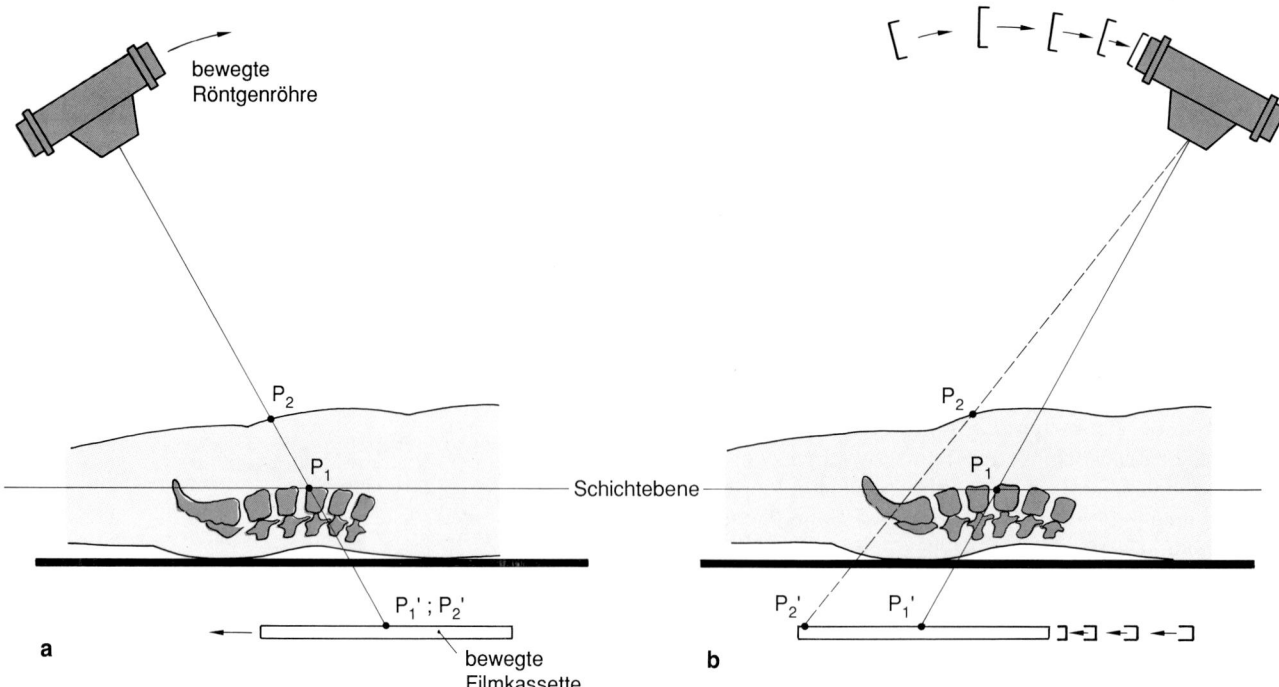

Abb. 1.3a u. b Funktionsprinzip der Tomographie: Röntgenröhre und Film werden in gegenläufiger Koppelung bewegt. Nur die in Höhe des Drehpunktes dieser Bewegung (Schichtebene) gelegenen Strukturen werden scharf abgebildet (z. B. P_1). Nicht in dieser Aufnahmeebene gelegene Strukturen werden über ein unterschiedlich großes Filmareal verwischt (z. B. P_2) und erscheinen dadurch unscharf

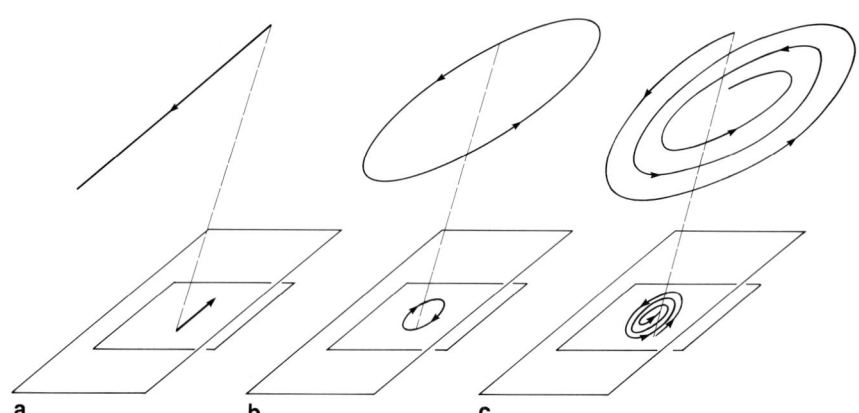

Abb. 1.4a–c Schematische Darstellung der gebräuchlichen Verwischungsformen der konventionellen Tomographie:
a Lineare Verwischung
b Kreisförmige oder elliptische Verwischung
c Spiralförmige Verwischung

kreisförmige, elliptische, hypozykloidale oder spiralförmige Bewegungen ausführt, erreicht werden (Abb. 1.4) (4, 11).

Digitale Lumineszenzradiographie

Die digitale Lumineszenzradiographie stellt das Bindeglied zwischen der konventionellen Röntgentechnik und den rechnergestützten, digitalen bildgebenden Verfahren wie Computertomographie oder Magnetresonanztomographie dar.

Der Patient wird in Form der konventionellen Röntgenverfahren mit den üblichen Projektionen und Lagerungen untersucht. Auch Spezialuntersuchungen, wie z. B. Schichtaufnahmen, können in gewohnter Weise hergestellt werden. Der gravierende Unterschied besteht jedoch in der digitalen Bilderzeugung und Speicherung, welche die konventionellen Röntgenfilme ersetzt. Hierdurch ergibt sich die Möglichkeit, die erhaltene Bildinformation mittels geeigneter Softwareprogramme unter gezielten Fragestellungen nachzubearbeiten und damit besser zu nutzen (1, 2, 8).

Ein Hauptansatzpunkt des Verfahrens liegt in einer veränderten Speicherung der Information. An die Stelle der bisherigen Film-Folien-Kombination tritt nun eine wiederverwendbare Bildplatte mit der Fähigkeit, auftreffende Strahlenenergie entsprechend der Strahlendosis als latente Anregung zu speichern. Man spricht von einer Energiefalle (energy trap). Chemisch ist die Speicherung mit einer Leuchtstoffbeschichtung aus Schwermetallhalogeniden wie z. B. europiumaktivierten Bariumfluoridverbindungen möglich (3, 5, 10).

In der Anwendung ist die Bildplatte wie eine bisher übliche Röntgenkassette einzusetzen. Nach erfolgter Aufnahme gibt man sie in eine Leseeinheit ein. Dort wird sie zeilenweise von einem Rotlichtlaser abgetastet, der die Speicherenergie in Form von blauem Lumineszenzlicht freisetzt. Ein Fotodetektor mißt diese analogen Signale, und nach Digitalisierung in einem Konverter können diese in den Bildprozessor eingegeben werden (Abb. 1.5).

Verschiedene Systeme wurden zur Abtastung und Erzeugung des Strahlenbildes entwickelt (3, 5). Nach dem Modus der Bilderstellung differenziert man zwischen Großflächendetektorverfahren (wie z. B. BV-Fernsehsystem, SP-System, WDR-Film), Zeilen- und Einzeldetektorverfahren. Auch eine Unterscheidung von On-line-Systemen mit ortsgebundener, fester Verbindung von Detektor und auswertendem Computer gegenüber Off-line-Systemen ist möglich (5). Letztere sind durch die Trennung von Detektor und Computer flexibler einzusetzen.

Im Bildprozessor geschieht die Umwandlung der registrierten Daten zu einem digital speicherbaren Bild. Neben der Darstellung auf einem Schirm kann das Röntgenbild auf einem Film wiedergegeben werden. Mit gerätespezifischen Unterschieden besteht die Matrix dieses Filmes aus bis zu 2048 × 2048 Bildpunkten (2). Die Zeitdauer bis zur Erstellung eines Bildes variiert zur Zeit um etwa 3 Minuten (10).

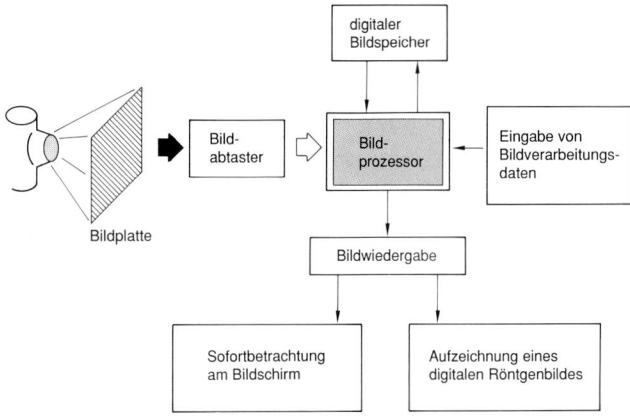

Abb. 1.**5** Funktionsdiagramm der digitalen Lumineszenzradiographie

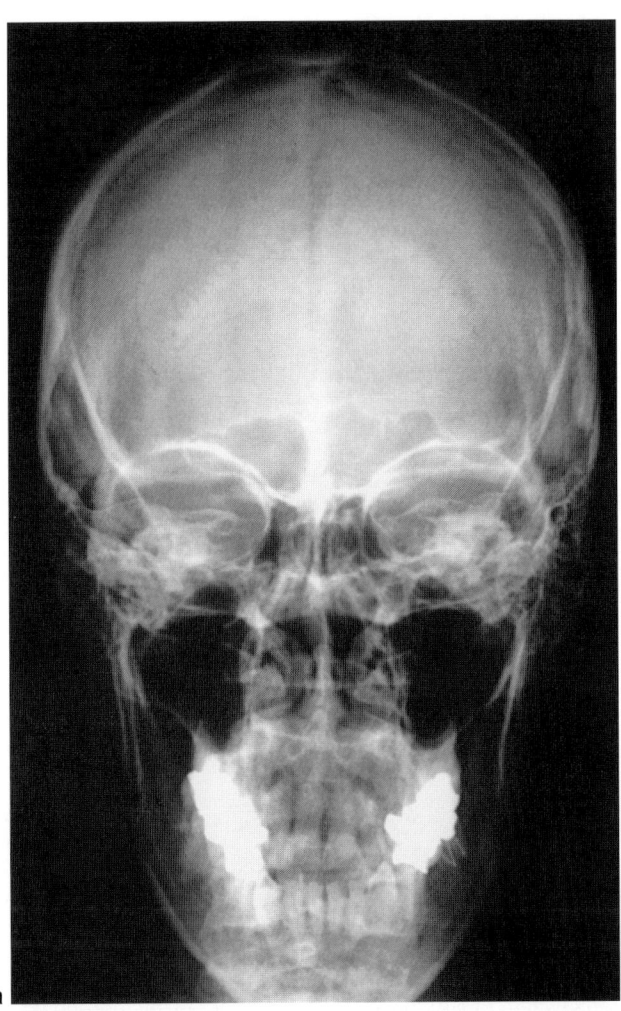
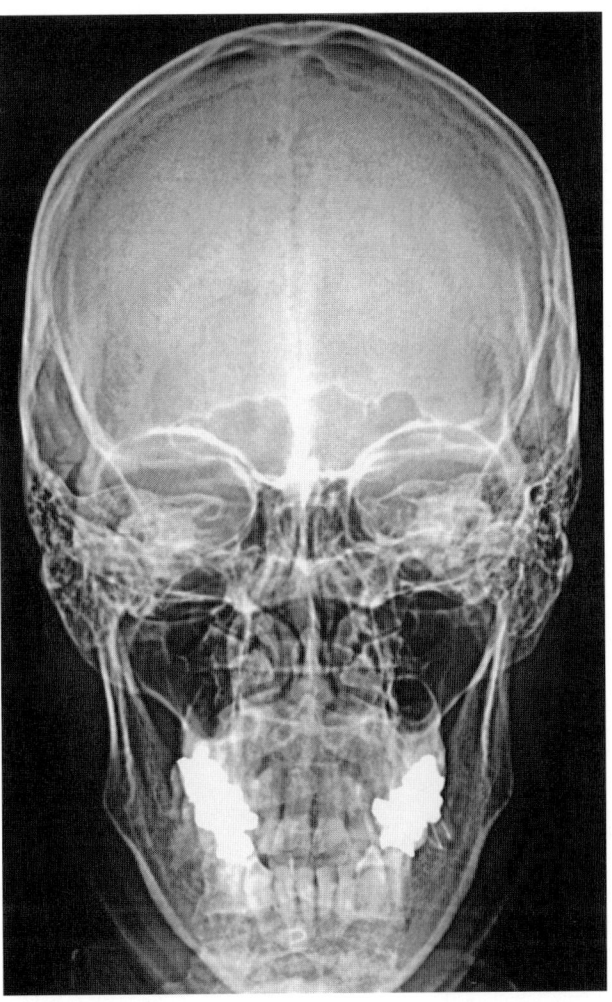

Abb. 1.**6**a u. **b**   Digital erstelltes Bilderpaar eines Schädels:
a Die erste Aufnahme ist ohne Nachbearbeitung aufgezeichnet und entspricht daher dem konventionellen Röntgenbild
b Die weitere Aufnahme wurde einer konturbetonten Filterung unterzogen, so daß die einzelnen knöchernen Begrenzungen des Gesichtsschädels wesentlich besser zur Darstellung kommen

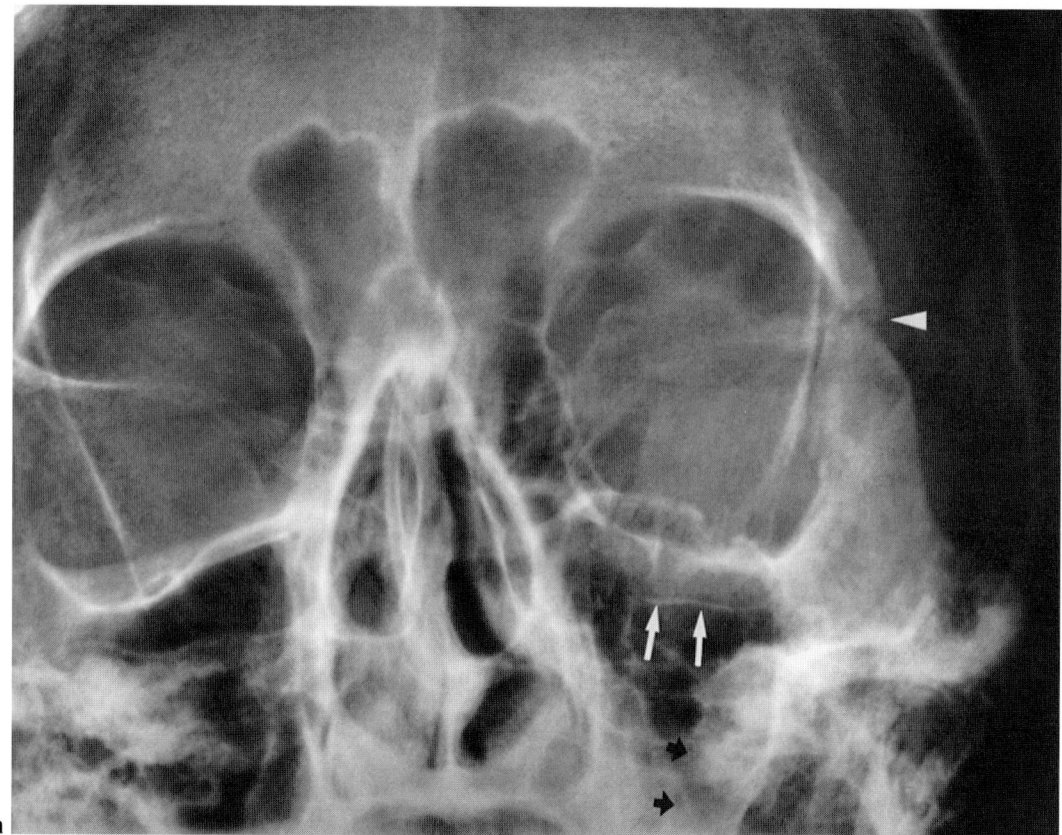

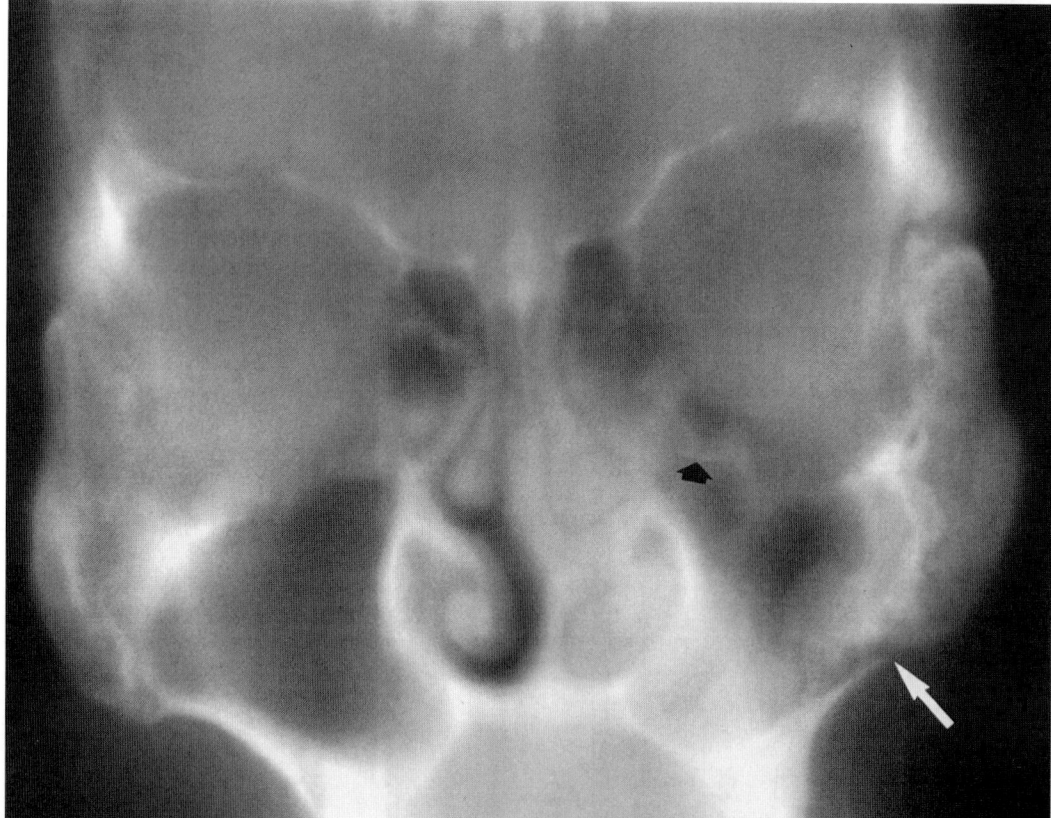

Abb. 1.7a u. b 62jähriger Patient mit Orbitahämatom links nach Gewalteinwirkung bei einem Raubüberfall:
a Halbaxiale Mittelgesichtsaufnahme. Doppelkontur des Orbitabodens (weiße Pfeile), basolaterale Transparenzminderung des Sinus maxillaris (schwarze Pfeile), Sprengung der Sutura frontozygomatica (Pfeilspitze)
b Die konventionelle Mittelgesichtstomographie zeigt eine Orbitabodenfraktur mit in die Kieferhöhle disloziertem Fragment (schwarzer Pfeil), Fraktur der lateralen Kieferhöhlenwand (weißer Pfeil) mit umgebendem Weichteilhämatom, Sprengung der Sutura frontozygomatica, Schwellung der Conchae nasales links

Von jeder Röntgenaufnahme können beliebig viele, in ihren Parametern veränderte Versionen durch Nachbereitung (postprocessing) hergestellt werden (Abb. 1.**6 a** u. **b**). Die jeweiligen Bildbearbeitungsdaten sind auf der Aufnahme mitangegeben. Im Hinblick auf bestimmte Fragestellungen und die Untersuchung bestimmter Körperregionen stehen spezifische Parameterkonstellationen zur Verfügung (3, 5).

Soweit die digitale Lumineszenzradiographie bisher in der klinischen Routine Anwendung gefunden hat, kommen Bildpaare zur Befundung, wobei ein Bild ohne Nachbearbeitung der konventionellen Röntgenaufnahme entspricht und das andere Bild durch Frequenzfilterung kontur- und strukturbetont dargestellt wird (Abb. 1.**6**) (5, 7).

Auch läßt sich der Objektmaßstab der digital erstellten Bilder beliebig verkleinern, wobei die Bildgenauigkeit von der primären Objektgröße und der gerätespezifisch zur Verfügung stehenden Matrix (Anzahl der Bildpunkte) abhängt.

Von Vorteil für die Patienten sind je nach untersuchter Körperregion und Fragestellung geringere Strahlenexpositionswerte mit Dosisreduktion von bis zu 60% (5). Dies ist möglich aufgrund der Tatsache, daß eine qualitativ ausreichende Bilderstellung nunmehr mit Dosen vorgenommen werden kann, die in der konventionellen Röntgentechnik trotz Verstärkerfolien nur eine geringe Filmschwärzung hervorrufen würden.

Mit der digitalen Radiographie steht nunmehr der Weg offen für die Einrichtung radiologischer Abteilungen, die ihre Information auf rein digitaler Basis gewinnen, verarbeiten und archivieren. Raum- und zeitsparende Datenspeicherung, rascher Zugriff auf Informationen und Intensivierung des interdisziplinären Austausches über Vernetzung mit größeren Organisations- und Kommunikationssystemen sind in faßbare Nähe gerückt.

Wertigkeit der Röntgenverfahren

Unter den dargestellten Techniken ist die konventionelle Röntgenuntersuchung in der Traumatologie des Skelettes als Routineverfahren der ersten Wahl anzusehen. Mit einem günstigen Verhältnis zwischen technischem sowie zeitlichem Aufwand und dem Nutzen durch richtungsweisende Befunde in der Diagnosestellung besitzt sie einen sehr hohen klinischen Stellenwert.

Die digitale Lumineszenzradiographie als Variante der konventionellen Röntgentechnik befindet sich zur Zeit in einer Entwicklungs- und Ausbauphase. Die angebotenen Systeme sind zum gegenwärtigen Zeitpunkt noch relativ kostenintensiv und erzielen eine geringere Detailauflösung als die herkömmlichen Röntgenbilder. Sie erlauben jedoch eine Dosisreduktion und bieten über die Bildnachbearbeitung die Möglichkeit, besondere Aspekte des untersuchten Objektes hervorzuheben. Das Nebeneinander von deutlichen Vor- und Nachteilen läßt eine Abschätzung der zukünftigen Bedeutung dieser Technologie nur schwer zu. Zu erwartende technische Weiterentwicklungen zusammen mit sinkenden Kosten sprechen für eine eher zunehmende Rolle der digitalen Lumineszenzradiographie in der radiologischen Diagnostik.

Das Einsatzgebiet der konventionellen Tomographie liegt vor allem in der Gewinnung zusätzlicher Information, wenn die Röntgenübersichtsaufnahme aufgrund von Überlagerung keine hinreichende Bildinterpretation zuläßt (Abb. 1.**7 a** u. **b**). Sie stellt somit ein weiterführendes radiologisches Spezialverfahren dar und ermöglicht eine genauere Zuordnung anatomischer Details, Herausarbeiten von Lagebeziehungen und Ausdehnungen.

Literatur

1 Braunstein, E. M., P. Capek, K. Buchwalter, P. Bland, C. R. Meyer: Adaptive histogram equalization in digital radiography of destructive skeletal lesions. Radiology 166 (1988) 883–885
2 Capp, M. P., H. Roehrig, T. W. Ovitt: Digital Radiology. In Grainger, R. G., D. J. Allison: Diagnostic Radiology. An Anglo-American Textbook of Imaging. Churchill Livingstone, Edinburgh 1986
3 Döhring, W., M. Prokop, B. Berg, F. Buchmann, J. Schmitt: Prinzip und Anwendung der digitalen Lumineszenzradiographie. CHF. Müller, Hamburg. Röntgenstrahlen 56 (1986)
4 Frommhold, W., H. Gajewski, H. D. Schoen: Medizinische Röntgentechnik, 4. Aufl., Bd. I: Physikalische und technische Grundlagen. Thieme, Stuttgart 1979
5 Hintze, A., G. Götten: Digitale Radiographie. Fortschr. Röntgenstr. 145 (1986) 91–97
6 Laubenberger, T.: Technik der medizinischen Radiologie, 5. Aufl. Deutscher Ärzteverlag, Köln 1989
7 Ishida, M., K. Doi, L. Loo et al.: Digital image processing: effect on detectability of simulated low contrast radiographic patterns. Radiology 150 (1984) 565–575
8 McAndrews, N. K.: Radiographic examinations. Radiol. Technol. 60 (1988) 62
9 Schinz, H. R.: Radiologische Diagnostik in Klinik und Praxis, hrsg. von Frommhold, W., W. Dihlmann, H. S. Stender, P. Thurn; Bd. II/1, 7. Aufl. Thieme, Stuttgart 1983–1986
10 Sonoda, M., M. Takano, J. Miyahara, H. Kato: Computed radiology utilizing scanner laser stimulated luminescence. Radiology 148 (1983) 833–838
11 Thurn, P., E. Bücheler: Einführung in die Röntgendiagnostik, 8. Aufl. Thieme, Stuttgart 1986

2 Gehaltene Aufnahmen und Funktionsaufnahmen

G. Zocholl

Gehaltene Aufnahmen und Funktionsaufnahmen sollen traumatische Kapsel- und Bandverletzungen röntgenologisch nachweisen und dokumentieren. Sie dürfen nur durchgeführt werden, wenn vorher Frakturen der an das Gelenk angrenzenden Skelettabschnitte ausgeschlossen worden sind.

Nativaufnahmen des Gelenkes lassen Kapsel- und Bandverletzungen und das Ausmaß der Instabilität nicht erkennen, da der Muskelzug in Ruhe eine kongruente Gelenkstellung sichert. Häufig kommt es jedoch bei physiologischem Gebrauch zu einer Subluxation im Gelenk oder in der Wirbelverbindung. Die gehaltenen Aufnahmen und Funktionsaufnahmen bilden das Gelenk deshalb unter einer definierten Belastung ab, die mit der physiologischen Belastung und oft mit dem Mechanismus des Traumas übereinstimmt.

Aus der auf den Röntgenaufnahmen dokumentierten Aufklappbarkeit, Subluxation und Luxation des Gelenkes oder der Wirbelverbindung wird indirekt das Ausmaß des Bandschadens bestimmt. Für die physiologische Bewegungsamplitude der Gelenke sind zumeist Normwerte bekannt. Zum Seitenvergleich und zum Ausschluß einer individuellen Bandschwäche (z. B. Ehlers-Danlos-Syndrom) sind gehaltene Aufnahmen der unverletzten Gegenseite unverzichtbar (1, 21).

Halswirbelsäule

Diskoligamentäre Verletzungen der Wirbelsäule treten fast ausschließlich im Halsbereich auf, wobei es zur Subluxation oder Luxation in einem Wirbelsäulensegment kommen kann. Ursache ist zumeist ein Schleudertrauma im eigentlichen Sinne oder ein Kontakttrauma des Vorderschädels mit zervikaler Knickverletzung (6). Beim Schleudertrauma führt ein überraschend von hinten kommender Kraftstoß zu einer Scherbewegung zwischen Kopf, Hals und Rumpf. Das reine Kontakttrauma kann in Abhängigkeit von der Haltung des Kopfes im Augenblick der Krafteinwirkung zu einer Hyperflexion, Hyperextension oder Lateralflexion führen. Morphologisch kann es dabei zu einer Zerreißung des Lig. interspinosum, des vorderen und hinteren Längsbandes, der Gelenkkapsel der Wirbelgelenke und unter Umständen der Bandscheibe führen (12).

Untersuchungstechnik

Auf Übersichtsaufnahmen und Schrägaufnahmen der Halswirbelsäule sind diskoligamentäre Verletzungen oft nur aufgrund einer Verbreiterung der prävertebralen Weichteile und einer Störung des Alignments zu vermuten. Hinweisend für eine solche Verletzung kann auch eine sogenannte „tear-drop-fracture" oder eine Abflachung einer Wirbelkörpervorderkante durch eine Kompressionsfraktur sein (4).

Zum Nachweis und zur Beurteilung des Ausmaßes einer diskoligamentären Verletzung dienen Funktionsaufnahmen, die bei Reklination und Inklination der Halswirbelsäule angefertigt werden. Beim frischen Trauma ist die Reklination jedoch kontraindiziert, da es dadurch zu einer Schädigung des Zervikalmarks kommen kann (23).

Die Aufnahmen werden bei einem Fokus-Film-Abstand von 1,5 m am sitzenden oder stehenden Patienten durchgeführt, der seine Halswirbelsäule möglichst weit rekliniert und inkliniert. Bei akut Verletzten ist die Durchführung im Liegen möglich, wobei ein Untersucher manuell den Kopf des Patienten zur Brust hin beugt (4, 23).

12 Radiologische Untersuchungsverfahren

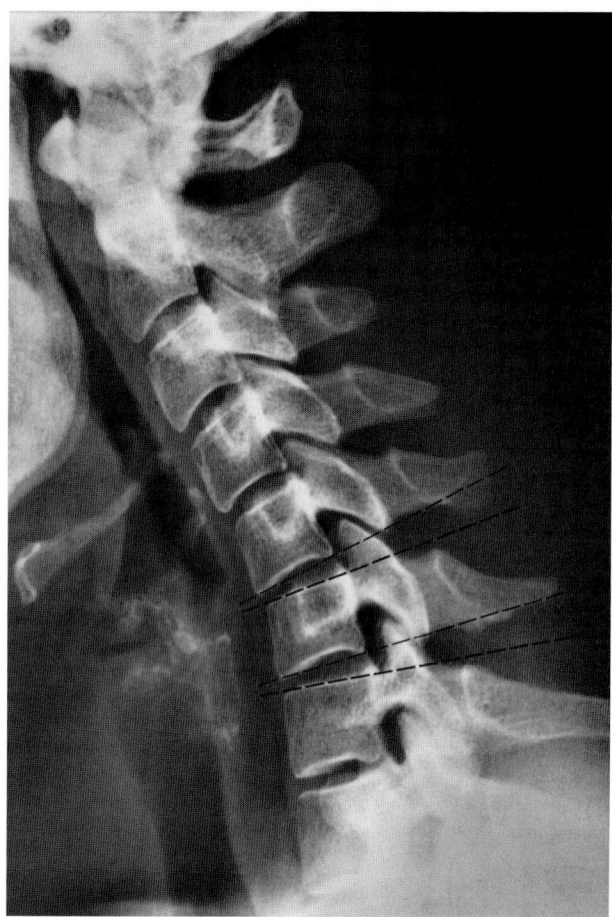

Abb. 2.1 Funktionsaufnahme der Halswirbelsäule in Inklination mit gering vermehrter Aufklappbarkeit in den Segmenten C 5–6 und C 6–7 ohne Subluxation als Zeichen einer Bandzerreißung

Auswertung

Das Ausmaß der Verletzung wird durch den Grad der Subluxation oder Luxation der benachbarten Wirbelkörper im verletzten Segment oder durch das „Aufklappen" des Zwischenwirbelraumes deutlich (Abb. 2.1).

Akromioklavikulargelenk

Die Kapsel-Band-Verletzungen des Akromioklavikulargelenkes entstehen im allgemeinen durch direkte Gewalteinwirkung auf die Schulter, häufig im Rahmen von Sport- und Verkehrsunfällen. Die partielle und vollständige Instabilität sind Operationsindikationen (12).

Es werden drei Schweregrade der Verletzung unterschieden (29):
- Tossy I: Zerrung oder partielle Ruptur der akromioklavikulären Bandverbindung ohne Instabilität;
- Tossy II: vollständige Ruptur der akromioklavikulären Bandverbindung und partieller Einriß des Lig. coracoclaviculare mit Subluxation;
- Tossy III: vollständige Ruptur des Lig. coracoclaviculare und des Lig. acromioclaviculare mit Luxation um Schaftbreite oder mehr.

Untersuchungstechnik

Die Belastungsaufnahme des Akromioklavikulargelenkes erlaubt die Unterscheidung der Gelenkverletzung entsprechend der Einteilung nach Tossy (29). Bei dieser Aufnahme wird eine physiologische Belastung der Akromioklavikulargelenke durch zwei Gewichte (je 10 kp) simuliert, die der stehende Patient beidseits mit herabhängenden Armen halten muß (24). Durch die Gewichtskraft wird das Akromion nach kaudal gezogen, während die Klavikula durch den Zug des M. sternocleidomastoideus nach kranial tritt.

Der Strahlengang richtet sich bei einem Fokus-Film-Abstand von 2 m auf den Schultergürtel des Patienten. Beide Schultern werden auf einem Röntgenfilm (Format 20 × 60 cm) dokumentiert. Dies erlaubt die vergleichende Beurteilung und Messung beider Akromioklavikulargelenke. Zur besseren Unterscheidung von Subluxation und Luxation sollen unter Belastung beide Schulterblätter nach hinten zusammengeführt werden, da hierdurch die Dislokation der Klavikula vergrößert wird (13).

Auswertung

Das Ausmaß der Bandverletzung des Akromioklavikulargelenkes wird in erster Linie aufgrund der Stellung der Klavikula zum Akromion beurteilt (29, 30). Zusätzliche Beurteilungskriterien sind der Abstand zwischen Processus coracoideus und Klavikula und die Weite des Gelenkspaltes, wobei der Abstand Akromion–Klavikula das empfindlichere Maß ist (30).

Bei Grad-I-Verletzungen findet sich auf den Belastungsaufnahmen keine Subluxation der Klavikula, der Gelenkspalt des Akromioklavikulargelenkes ist im Seitenvergleich nicht erweitert und der Abstand zwischen Klavikula und Processus coracoideus ist nicht vergrößert.

Bei der Grad-II-Verletzung besteht eine Subluxation der Klavikula, wobei die Klavikula bis um eine halbe Gelenkhöhe nach kranial tritt. Der Abstand zwischen Klavikula und Processus coracoideus ist vergrößert, der Gelenkspalt meist erweitert (Abb. 2.2a).

Die Sprengung des Akromioklavikulargelenkes, Grad III nach Tossy, ist bewiesen, wenn die Klavikula unter Belastung um mehr als eine halbe Höhe des Gelenkspaltes (–>Vergleich zur Gegenseite) nach kranial tritt (Abb. 2.2b).

Finger

Rupturen der Seitenbänder der Fingergelenke treten bevorzugt am Grundgelenk des Daumens („Ski-Daumen") und der Mittelgelenke der dreigliedrigen Finger auf. Häufiger sind dabei die ulnaren Seitenbänder betroffen (4).

Untersuchungstechnik

Die Stabilität der Seitenbänder wird überprüft, indem ein Untersucher während der Anfertigung der Röntgenauf-

2 Gehaltene Aufnahmen und Funktionsaufnahmen

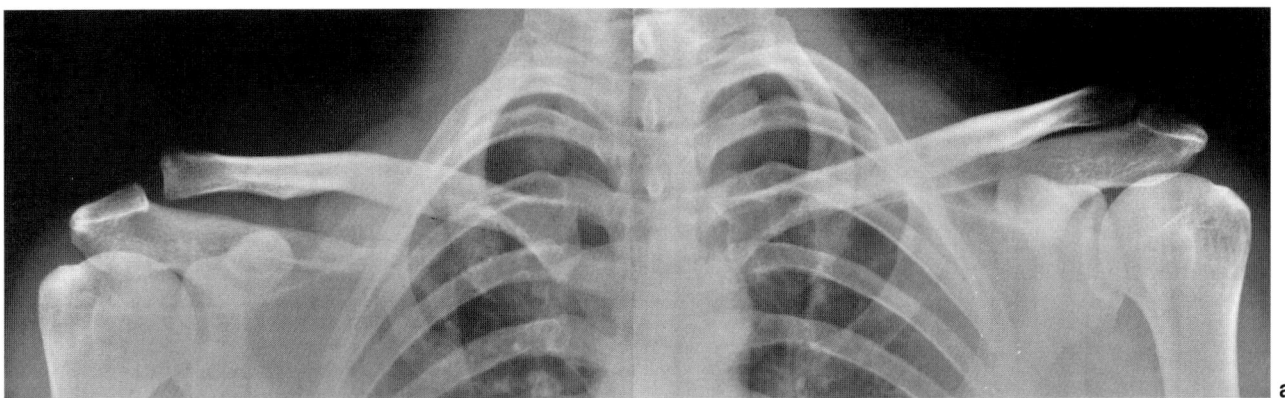

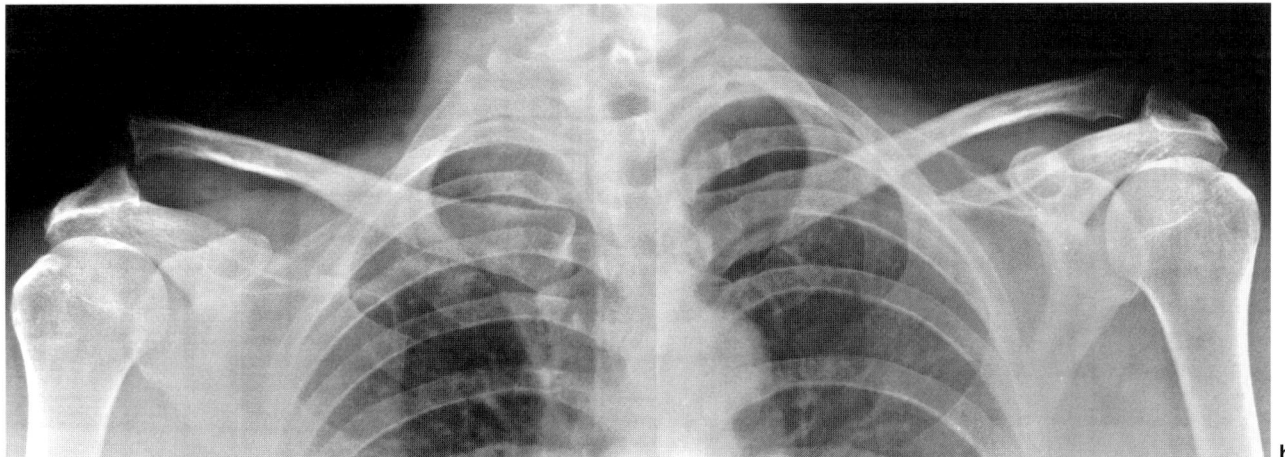

Abb. 2.2a u. b a Verletzung des rechten Akromioklavikulargelenkes (Tossy II) mit Stufenbildung im Gelenk und Vergrößerung der Distanz zwischen Processus coracoideus und Klavikula
b Sprengung des rechten Akromioklavikulargelenkes (Tossy III)

nahme versucht, manuell das betreffende Gelenk aufzuklappen.

Die ulnare Aufklappbarkeit des Daumens wird beim sitzenden Patienten bei gestrecktem Ellenbogen- und Handgelenk in voller Innenrotation des Oberarmes und Pronation des Unterarmes durchgeführt (21). Die Streckseite des opponierten Daumens wird auf die Röntgenfilmkassette gelegt. Eine Hand des Untersuchers fixiert das Handgelenk des Patienten zur Unterlage und bildet mit dem Daumen ein Widerlager radial am Grundgelenk des Patienten. Die zweite Hand des Untersuchers faßt den Daumen des Patienten und übt eine Kraft aus, die versucht, das Gelenk ulnarseits aufzuklappen (Abb. 2.3a). Die Untersuchung des radialen Seitenbandes und der Seitenbänder der dreigliedrigen Finger geschieht in entsprechender Weise (Abb. 2.3b). Der Zentralstrahl zielt auf den Gelenkspalt des untersuchten Gelenkes. Die Hände des Untersuchers sollten durch Bleihandschuhe geschützt sein, allerdings kann dadurch die Empfindlichkeit der manuellen Belastung und die Genauigkeit der Einstellung leiden.

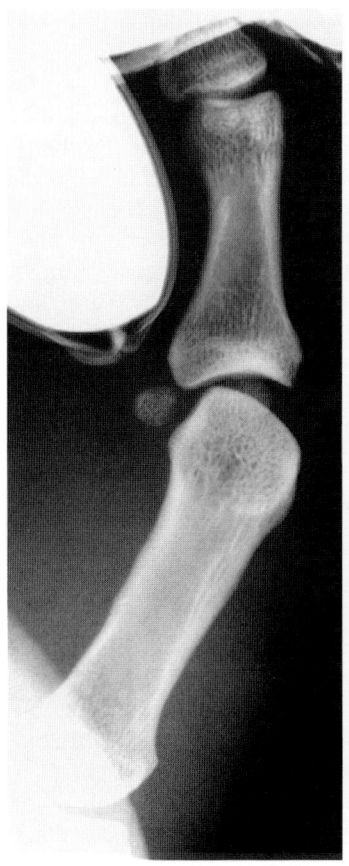
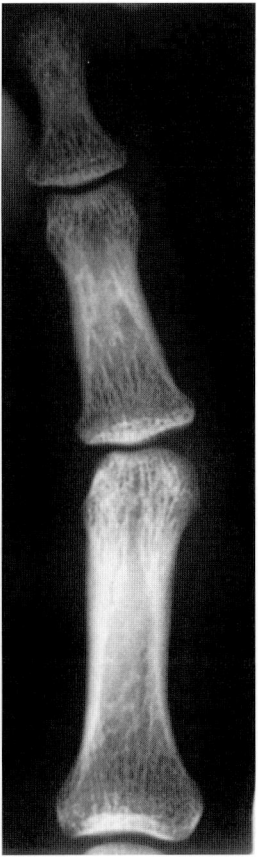

Abb. 2.3a u. b a Gehaltene Aufnahme des Daumengrundgelenkes mit pathologischer, ulnarseitiger Aufklappbarkeit
b Gehaltene Aufnahme des Mittelfingers mit ulnarseitiger Aufklappbarkeit im proximalen Interphalangealgelenk

Auswertung

Da die gehaltenen Aufnahmen der Fingergelenke immer auch an der nicht traumatisierten Hand durchgeführt werden, ist die Diagnose einer Seitenbandruptur im Seitenvergleich aufgrund der Subluxation oder Luxation der betroffenen Seite leicht zu stellen.

Kniegelenk

Die Verletzungsmuster der Bänder des Kniegelenkes umfassen isolierte Rupturen einzelner Kreuz- oder Seitenbänder, Kombinationen von Kreuz- und Seitenbandläsionen bis hin zur kompletten Ruptur der Kreuz- und Seitenbänder. Je nach Verletzungsmuster treten Instabilitäten in einer Ebene sowie Rotations- und kombinierte Instabilitäten auf (10, 18, 31). Die Instabilitäten in einer Ebene unterscheidet man in mediale, laterale, vordere und hintere. Die Rotationsinstabilitäten werden mit abnehmender Häufigkeit nach anteromedialer, anterolateraler, posterolateraler und posteromedialer untergliedert (10).

Bei der Dreh-Gleit-Bewegung des Tibio-femoralgelenkes bei Beugung und Streckung werden die einzelnen Bänder und Kapselanteile in Abhängigkeit von der Stellung des Gelenkes angespannt oder entspannt, wobei oft mehrere Kapselabschnitte und Bänder oder Bandanteile synergistisch bei der passiven Stabilisierung des Gelenkes zusammenwirken.

Isolierte Rupturen eines Bandes, z. B. eines Kreuzbandes, führen so oft nur bei einer bestimmten Gelenkstellung zu einer Instabilität, während das Gelenk in den übrigen Bewegungsphasen durch gleichsinnig wirkende Kapselanteile oder Bänder passiv stabilisiert wird (8, 17, 19).

Durch subtile klinische Untersuchungsverfahren lassen sich die unterschiedlichen Formen der Instabilität diagnostizieren, jedoch sind diese manuellen Erhebungen stark von der Erfahrung des Untersuchers abhängig. Insbesondere kann die Unterscheidung von medialer und lateraler Aufklappbarkeit beim Adipösen sowie vorderer und hinterer Schublade bei gleichzeitiger vorderer und hinterer Instabilität schwierig sein (18). Gehaltene Aufnahmen des Kniegelenkes dienen deshalb der Dokumentation und Quantifizierung eines Bandschadens und seiner Verlaufsbeurteilung prä- und postoperativ.

Untersuchungstechnik

Die Stabilitätsprüfung des Kniegelenks erfolgt in einem Halteapparat mit definierter Belastung im Vergleich zur unverletzten Seite. Mit dem vermutlich am weitesten verbreiteten Halteapparat nach Scheuba (22) ist die Überprüfung der medialen, lateralen, vorderen und hinteren Instabilität sowie die Prüfung der Kreuzbänder mit dem Lachman-Test möglich. Um auch Rotationsinstabilitäten zu erfassen, wären außer gehaltenen Aufnahmen in Neutralstellung zusätzlich gehaltene Aufnahmen in Innen- und Außenrotation des Unterschenkels nötig.

Diese Aufnahmen sind jedoch nur mit technisch aufwendigeren Halteapparaten durchführbar (11, 25, 26), die nicht überall in der Routine zur Verfügung stehen. Um einen Bezugspunkt für die Messung der Verschiebung eines Gelenkabschnittes durch die belastende Kraft zu erhalten, müssen für jede Projektion zusätzlich auch Aufnahmen ohne Belastung angefertigt werden.

Bei der vollständigen Streckung des Kniegelenkes tragen außer dem medialen und lateralen Seitenband die verstärkten Anteile der hinteren Gelenkkapsel zur lateralen Stabilität bei, so daß durch gehaltene Aufnahmen in Streckstellung die laterale Gesamtstabilität (Seitbänder und hintere Gelenkkapsel) überprüft wird. Die isolierte Prüfung der Festigkeit der Seitenbänder erfolgt mit entspannter hinterer Kapsel bei einer Beugung des Kniegelenks von 20–30 Grad (3, 8, 10).

Das Kniegelenk wird für die Überprüfung der medialen und lateralen Gesamtstabilität und der Seitenbandstabilität so in den Halteapparat eingespannt, daß der Drucksupport eine Kraft von 15 kp in Höhe des Kniegelenkspaltes ausübt, während die beiden Widerlager exakt gleich weit vom Gelenkspalt entfernt dem Ober- bzw. Unterschenkel anliegen.

Der vordere und hintere Schubladentest bei einer Beugung von 90 Grad im Kniegelenk überprüft die Gesamtstabilität des vorderen Kreuzbandes und des medialen und lateralen Bandapparates. Empfindlicher beim Nachweis der isolierten vorderen Kreuzbandruptur ist demgegenüber der Lachman-Test, bei dem das Kniegelenk bei 10–20 Grad Beugung im Sinne einer vorderen Schublade belastet wird (19, 31).

Für die Messung der vorderen Instabilität bei 90 Grad Beugung im Kniegelenk wird der Unterschenkel ventral an der distalen Tibiakante und dorsal kniegelenksnah unterstützt, während der Drucksupport eine Kraft von 15 kp von ventral auf die Patella ausübt.

Die hintere Instabilität wird überprüft, indem der distale Unterschenkel und die Femurkondylen dorsal bei einer Beugung von 90 Grad durch Widerlager fixiert werden, während der Drucksupport eine Kraft von 15 kp in Höhe der Tuberositas tibiae von ventral nach dorsal ausübt.

Beim Lachman-Test wird zur Überprüfung des vorderen Kreuzbandes eine Kraft von 15 kp von dorsal auf den proximalen Unterschenkel ausgeübt, während die Widerlager am distalen Unterschenkel und oberhalb der Patella am Oberschenkel liegen.

Die Prüfung des hinteren Kreuzbandes im Lachman-Test geschieht durch Einwirken der Kraft von 15 kp von ventral auf die Tuberositas tibiae, während der Unterschenkel distal und dorsal, der Oberschenkel oberhalb der Fossa poplitea durch Widerlager abgestützt wird.

Auswertung

Zur Bestimmung der medialen und lateralen Aufklappbarkeit (14, 15, 31) wird im a.-p. Röntgenbild je eine Tangente an die Femurkondylen (L1) und die Gelenkflächen des Tibiaplateaus (L2) gelegt (Abb. 2.**4**). Senkrecht

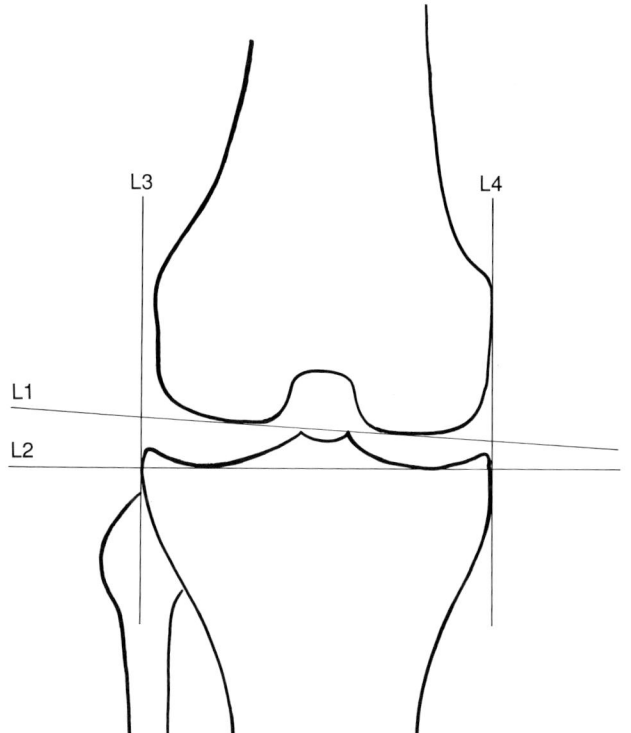

Abb. 2.**4** Messung der medialen und lateralen Aufklappbarkeit am Kniegelenk. Die Distanz zwischen den Schnittpunkten von L1 und L2 mit L3 ist Maß für die laterale, die mit L4 Maß für die mediale Aufklappbarkeit

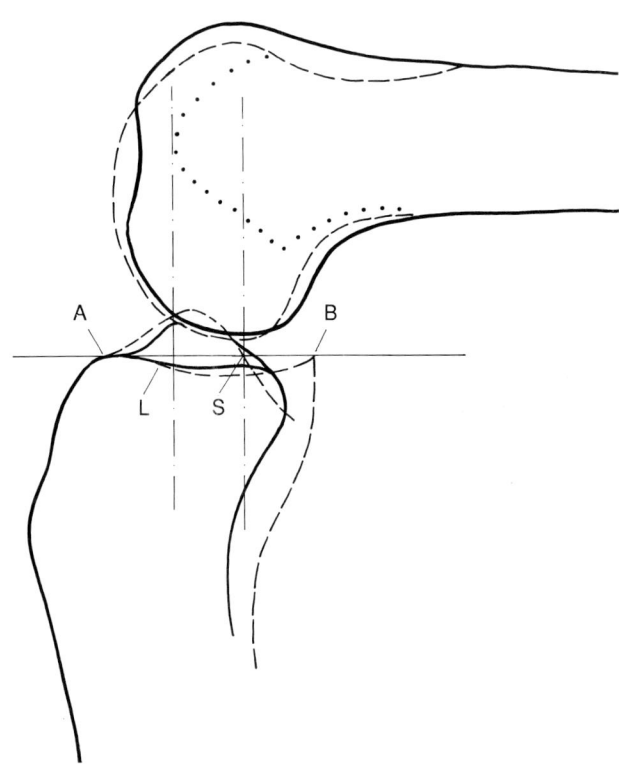

Abb. 2.**5** Messung der vorderen und hinteren Schublade am Kniegelenk. Medialer Femurkondylus und medialer Tibiakopf sind mit einer unterbrochenen Linie dargestellt. Die Referenzlinie AB führt durch den ventralen Fußpunkt der Eminentia intercondylaris media und durch den dorsalsten Punkt des medialen Tibiaplateaus

auf L2 werden Tangenten durch den äußersten medialen (L3) und äußersten lateralen (L4) Punkt des Tibiaplateaus gelegt. Das Ausmaß der Aufklappbarkeit ergibt sich dabei aus dem Vergleich der Distanz der Schnittpunkte L1/L3 und L2/L3 bzw. L1/L4 und L2/L4 auf den Aufnahmen mit und ohne Belastung.

Für die mediale Aufklappbarkeit in 30 Grad Flexion ergeben sich Werte von 5,8–12,1 mm (weiblich 5,2–9,8 mm). Die laterale Aufklappbarkeit ist physiologisch etwas größer und liegt für beide Geschlechter bei 9,2–16,9 mm. Differenzen von 3 mm und mehr im Seitenvergleich gelten als pathologisch.

Das Ausmessen der ventralen und dorsalen Instabilität im Seitbild ist komplizierter als das der medialen und lateralen Aufklappbarkeit. Alle Messungen werden auf eine Referenzlinie bezogen (Abb. 2.**5**), die in der Ebene des Tibiaplateaus liegt und ventral durch den Fußpunkt des Tuberculum intercondylare mediale (A), dorsal durch den hinteren Eckpunkt des medialen Tibiaplateaus (B) verläuft (27). Zur Bestimmung einer einfachen vorderen oder hinteren Instabilität wird sinnvollerweise als ein zentral im Kniegelenk gelegener Referenzpunkt die Facies patellaris des Femurs gewählt (27). Von dort wird ein Lot mit dem Lotpunkt L auf die Referenzlinie AB gefällt. Als Bezugspunkt für die Tibia wird der Schnittpunkt S der Hinterkante des Tuberculum intercondylare mediale mit der Referenzlinie AB gewählt. Die Distanz zwischen dem Lotpunkt L und dem Schnittpunkt S wird in Ruhe sowie unter ventraler und dorsaler Belastung gemessen, woraus sich die Bewegungsamplituden von Femur und Tibia gegeneinander ergeben.

Für die vordere und hintere Schublade sind Bewegungsamplituden von 0–5 mm normal (11, 18). Differenzen von mehr als 3 mm im Seitenvergleich zeigen eine Instabilität durch eine Bandverletzung an (Abb. 2.**6a** u. **b**).

Der Lachman-Test ist bei einer Verschiebung von 10 mm als pathologisch zu bewerten. Teileinrisse der Kreuzbänder zeigen mit einer Verschiebung von 3–7 mm eine geringere, jedoch sicher vermehrte Beweglichkeit (19).

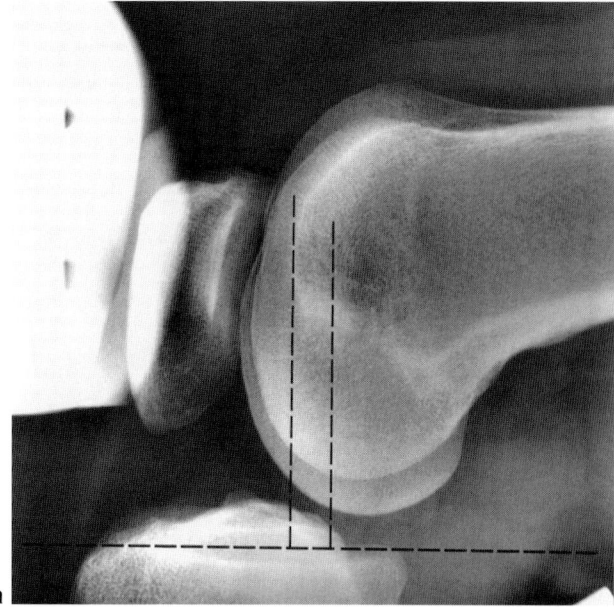 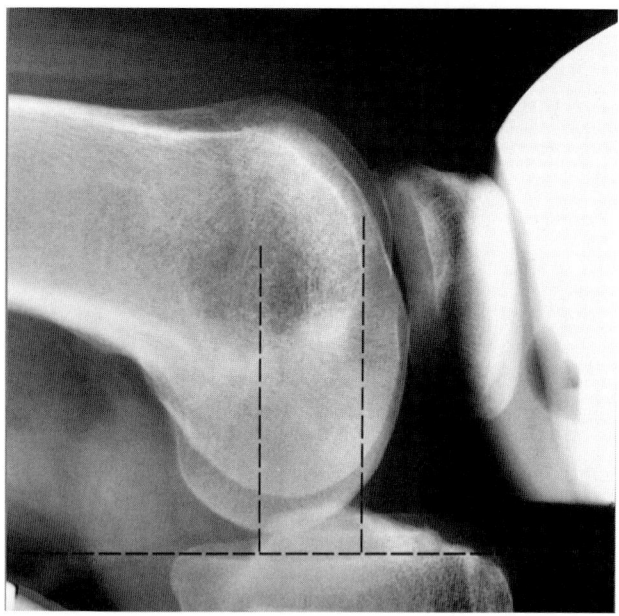

Abb. 2.6a u. b a Vordere Instabilität bei gehaltener Aufnahme bei 90 Grad Beugung im Kniegelenk mit operativ gesicherter Ruptur des vorderen Kreuzbandes
b Normalbefund der Gegenseite bei gleicher Untersuchungstechnik

Oberes Sprunggelenk

Distorsionsverletzungen des oberen Sprunggelenks gehören zu den häufigsten Verletzungen in einer Unfallambulanz. Dabei sind überwiegend (90%) die lateralen Bänder durch ein Supinationstrauma betroffen. Pronationsverletzungen können dagegen zu einem knöchernen Ausriß des kräftigen Lig. deltoideum am Innenknöchel führen.

Der laterale Bandapparat des oberen Sprunggelenks besteht aus drei Bändern: dem Lig. talofibulare posterius (es ist das schwächste dieser Bänder), dem Lig. calcaneofibulare und dem Lig. talofibulare anterius (es ist das kräftigste Band) (2, 16). In 30–33% rupturiert das Lig. talofibulare anterius, in 56–63% ist das Lig. talofibulare anterius und das Lig. calcaneofibulare betroffen (1, 22).

Untersuchungstechnik

Bei der manuell oder apparativ (15) gehaltenen Aufnahme wird unter Belastung der erwähnten Bänder die mögliche seitliche Aufklappbarkeit des oberen Sprunggelenks und die mögliche Subluxation des Talus im oberen Sprunggelenk nach ventral geprüft. Für die leichter zu standardisierende apparative Belastung wird der Unterschenkel in einen Halteapparat (22) eingespannt, in dem die Ferse fest fixiert ist und der proximale Unterschenkel einem Widerlager anliegt, während auf die distale Tibia etwa zwei Querfinger oberhalb des oberen Sprunggelenks eine definierte Kraft (15 kp) in mediolateraler bzw. ventrodorsaler Richtung ausgeübt wird. Die traumatisierte Seite sollte zuerst untersucht werden.

Der Zentralstrahl zielt bei der a.-p. und der seitlichen Aufnahme auf den Gelenkspalt des oberen Sprunggelenks. Die korrekt eingestellte Aufnahme zeigt in der a.-p. Projektion die Talusrolle genau a.-p. getroffen mit einsehbarem medialen und lateralen Gelenkspalt, im Seitbild die mediale und laterale Kante der Talusrolle annähernd übereinander projiziert (Abb. 2.7 und 2.8).

Auswertung

Die laterale Aufklappbarkeit wird auf der a.-p. Aufnahme als Winkel zwischen den Tangenten an der distalen Tibiagelenkfläche und an der Oberkante der Talusrolle gemessen (2) (Abb. 2.7). Als Maß für den Talusvorschub wird die Distanz zwischen dorsaler Zirkumferenz der Talusrolle und einem entsprechenden Punkt der dorsalen Tibiagelenkfläche im Seitbild bestimmt (2) (Abb. 2.8). Eine laterale Aufklappbarkeit von bis zu 5 Grad und ein Talusvorschub von bis zu 5 mm gelten als normal (2) (Werte für Kinder: 14, 22).

Eine Bandverletzung ist bereits bewiesen, wenn auch nur einer der beiden Tests positiv ist. Bei individueller Laxheit der Bänder können die Normwerte vom traumatisierten und vom gegenseitigen Sprunggelenk überschritten werden. Für diesen Fall zeigt eine Differenz der Werte von 5 Grad oder 5 mm eine Bandverletzung an.

Die Ergebniskonstellation der gehaltenen Aufnahmen und das Ausmaß einer Aufklappbarkeit oder eines Talusvorschubs erlauben keinen Rückschluß darauf, welche Ligamente rupturiert sind (7).

Schmerzbedingt kann eine muskuläre Kompensation (Sehnen des M. peronaeus longus und brevis) eine bestehende Instabilität im oberen Sprunggelenk maskieren (5). Um dies zu vermeiden, soll der Patient während der Untersuchung beide Hände vor der Brust ineinander verhaken und kräftig nach außen ziehen. Im Einzelfall

Abb. 2.**7** Gehaltene Aufnahme des linken Sprunggelenkes mit pathologischer seitlicher Aufklappbarkeit im oberen Sprunggelenk von 24 Grad

Abb. 2.**8** Gehaltene Aufnahme des Sprunggelenkes mit pathologischem „Talusvorschub" von 10 mm

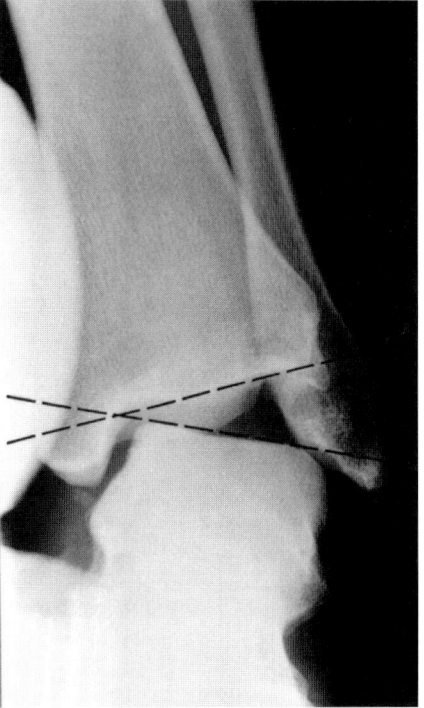
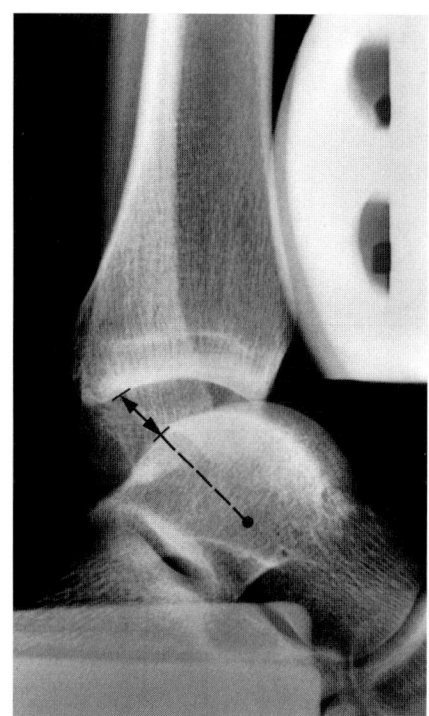

2.7   2.8

kann eine lokale Blockade des N. peronaeus zur Ausschaltung des Schmerzes oder eine Untersuchung in Narkose notwendig sein.

Sind gehaltene Aufnahmen nicht durchführbar (z. B. bei Hämatomschwellung), besteht eine Diskrepanz zwischen dem Ergebnis der gehaltenen Aufnahmen und dem klinischen Befund. Bei Verdacht auf eine Verletzung der Syndesmose sollte innerhalb von 48 Stunden eine Arthrographie des oberen Sprunggelenks durchgeführt werden (21).

Literatur

1 Börner, M., H. Contzen: Technik und Aussagewert von sogenannten gehaltenen Röntgenaufnahmen bei Verletzungen des fibularen Kapsel-Band-Apparates. Unfallchirurgie 8 (1982) 99–104
2 Dengel, H.: Die Wertigkeit von speziellen Röntgenuntersuchungen bei Außenbandläsionen des oberen Sprunggelenks. Radiologe 22 (1982) 461–469
3 Dexel, M., C. Dietschi: Röntgendiagnostik am instabilen Kniegelenk. H. Unfallheilk. 129 (1977) 148–152
4 Dihlmann, W.: Gelenke – Wirbelverbindungen. Thieme, Stuttgart 1982
5 Eggert, A., H. Adolphsen, J. Grüber: Einfluß der Schmerzausschaltung auf die apparative Röntgendiagnostik fibularer Kapselbandverletzungen. Unfallchirurg 88 (1985) 442–445
6 Erdmann, H.: Die Schleuderverletzung der Halswirbelsäule. Die Wirbelsäule in Forschung und Praxis, Bd. 56. Hippokrates, Stuttgart 1973
7 Fröhlich, H., L. Gotzen, U. Adam: Zur Wertigkeit der gehaltenen Aufnahme des oberen Sprunggelenkes. Unfallheilkunde 83 (1980) 457–461
8 Hertel, P.: Zur funktionellen Anatomie und Pathophysiologie des Kniebandapparates. Unfallheilkunde 83 (1980) 381–388
9 Hörster, H., G. Hierholzer: Diagnostik und Therapie frischer und veralteter Bandverletzungen im Bereich des Schultergelenkes. Chirurg 49 (1978) 1–5
10 Holz, U., A. Wentzensen: Einteilung und Diagnostik der Kapselbandverletzungen am Kniegelenk. Unfallchirurgie 6 (1980) 86–93
11 Jacobsen, K.: Radiologic technique for measuring instability in the knee joint. Acta radiol., Diagn. 18 (1976) 113–125
12 Jäger, M., C. J. Wirth: Praxis der Orthopädie. Thieme, Stuttgart 1986
13 Jäger, M., C. J. Wirth: Kapselbandläsionen. Thieme, Stuttgart 1978

14 Klotter, H. J., H. A. Müller, G. Pistor, H. Schild: Zur Diagnostik und Therapie der fibularen Bandverletzung im oberen Sprunggelenk bei Kindern. Akt. Traumatol. 13 (1983) 217–221
15 Langer, R., M. Langer, W. Th. Glöckler, K. A. Schumacher, H. v. Dewitz: Radiologische Diagnostik der fibulo-talaren Bandläsion anhand von handgehaltenen und apparategedrückten Aufnahmen. Röntgen-Bl. 33 (1980) 399–403
16 Ludolph, E., G. Hierholzer, K. Gretenkord: Untersuchungen zur Anatomie und Röntgendiagnostik des fibularen Bandapparates am Sprunggelenk. Unfallchirurg 88 (1985) 245–249
17 Mockwitz, J., J. Tamm, H. Contzen: Erweiterte Diagnostik der Kapselbandverletzung am Kniegelenk. Unfallchirurgie 6 (1980) 94–100
18 Müller, W.: Allgemeine Diagnostik und Soforttherapie bei Bandverletzungen am Kniegelenk. Unfallheilkunde 83 (1980) 389–397
19 Pässler, H. H., S. März: Der radiologische Lachman-Test – eine einfache und sichere Methode zum Nachweis von Kreuzbandschäden. Unfallchirurgie 12 (1986) 295–300
20 Poigenfürst, J.: Technik und Bedeutung gehaltener Röntgenbilder. Chir. Prax. 4 (1960) 467–488
21 Sauser, D. D., R. C. Nelson, M. H. Lavine, C. W. Wu: Acute injuries of the lateral ligaments of the ankle: comparison of stress radiography and arthrography. Radiology 148 (1983) 653–657
22 Scheuba, G., E. Vossköhler: Zur Diagnostik der Bandverletzungen des oberen Sprunggelenks. Unfallchirurgie 9 (1983) 341–344
23 Schinz, H. R.: Wirbelsäule – Rückenmark. Radiologische Diagnostik in Klinik und Praxis, Bd. V 2. Thieme, Stuttgart 1986
24 Schwarz, B., J. Heisel: Ursachen, Therapie und Ergebnisse der operativen Behandlung frischer und veralteter Akromioklavikularsprengungen. Akt. Traumatol. 16 (1986) 97–109
25 Stankovic, P., K. Zürcher, Th. Stuhler, A. Heise: Zur röntgenologischen Diagnostik von Kapselschäden am Kniegelenk. Chirurg 50 (1979) 658–660
26 Stedtfeld, H.-W., M. Strobel: Ein neues Haltegerät für die Anfertigung gehaltener Röntgenaufnahmen des Kniegelenks. Unfallheilkunde 86 (1983) 230–235
27 Stedtfeld, H.-W., M. Strobel: Zur Wahl geeigneter Ausmeßverfahren für gehaltene Röntgenaufnahmen des Kniegelenkes. Unfallheilkunde 86 (1983) 463–471
28 Torklus, D. v., W. Gehle: Die obere Halswirbelsäule. Regionale Morphologie, Pathologie und Traumatologie. Thieme, Stuttgart 1975
29 Tossy, J. D., N. C. Mead, H. M. Sigmund: Acromioclavicular separations. A useful and practical classification for treatment. Clin. Orthop. 28 (1963) 111
30 Vogel, H., J. Thomä, K. H. Jungbluth: Nativdiagnostik der Schultergelenksprengung. Röntgen-Bl. 33 (1980) 564–570
31 Wirth, C. J., M. Jäger, M. Kolb: Die komplexe vordere Knie-Instabilität. Thieme, Stuttgart 1984

3 Arthrographie

P. Mildenberger

Die radiologische Beurteilung von Gelenkbinnenstrukturen, Kapselläsionen oder Bandverletzungen ist in der Regel nicht mit dem Nativbild möglich. Schon 1905 wurde daher über die Röntgenuntersuchung des Kniegelenks nach Luftfüllung berichtet, Komplikationen mit Gasembolien führten jedoch zu nachlassendem Interesse an dem Verfahren.

In den dreißiger Jahren wurde über die Verwendung jodhaltiger Kontrastmittel und auch über die Doppelkontrastdarstellung mit Injektion von Luft und wäßrigem Kontrastmittel berichtet. Klinische Bedeutung erlangte die Arthrographie in den folgenden Jahren neben der Untersuchung des Kniegelenkes auch für die Darstellung des Schultergelenkes und oberen Sprunggelenkes (5, 6, 12).

Heute erfolgen arthrographische Untersuchungen vorwiegend bei Verdacht auf Rotatorenmanschettenverletzungen des Schultergelenkes, Meniskus- oder Kreuzbandläsionen am Kniegelenk sowie bei Verdacht auf Band- oder Syndesmosenrupturen am oberen Sprunggelenk (5–7, 12, 18, 21, 27, 33, 34). Weniger verbreitet ist die Arthrographie des Handgelenkes beispielsweise zur Beurteilung von Diskusverletzungen des distalen Radioulnargelenkes (11, 22–24, 33). Seltene Indikationen allgemeiner Art sind Fragestellungen zur Gelenkbeteiligung von Tumoren oder zum Nachweis oder Ausschluß dysplastischer Veränderungen (4, 14). (Anm: Untersuchungstechnik, Befunde und Ergebnisse sind auch in den entsprechenden speziellen Kapiteln eingearbeitet [s. dort].)

In den letzten Jahren wird die Gelenkuntersuchung durch den Einsatz von digitalen Techniken, Computertomographie, Sonographie, Magnetresonanztomographie und Arthroskopie einer laufenden Weiterentwicklung und Neubewertung unterworfen. Einerseits erweitert die Kombination der konventionellen Arthrographie mit der digitalen Subtraktionstechnik oder der Computertomographie die Indikationsgebiete und verbessert die Ergebnisse (20, 22–24). Andererseits sind durch die Anwendung der nicht invasiven Sonographie und Magnetresonanztomographie wichtige Konkurrenzverfahren mit vergleichbaren Ergebnissen eingeführt worden (16, 26, 28, 29, 30).

Allgemeine Anmerkungen

Arthrographien sind invasive Untersuchungen, die entsprechend anderen invasiven Verfahren in der Radiologie eine entsprechende Aufklärung des Patienten über Indikation, Notwendigkeit, Durchführung, Nebenwirkungen, Komplikationen und alternative Methoden erfordern. Vor Durchführung einer Arthrographie müssen konventionelle Übersichtsaufnahmen angefertigt sein. Für die Untersuchungen werden einheitliche Punktionssets auf einem sterilen Tisch vorbereitet. Hierzu gehören:

– je eine Spritze mit 5 oder 10 ml für Kontrastmittel und Lokalanästhetikum,
– zwei 20-ml-Spritzen für die Luftapplikation,
– Aufziehkanülen,
– mehrere Punktionskanülen mit 1,2 mm (für Schulterarthrographie eine lange 22-G-Lumbalpunktionsnadel),
– ein kurzer Verbindungsschlauch,
– ein steriles, kleines Lochtuch,
– eine Schale mit Desinfektionsmittel, Tupfer und eine Klemme.

Ferner werden zusätzlich Pflaster und in Abhängigkeit vom untersuchten Gelenk elastische Binden bereitgehalten für einen Verband nach erfolgter Punktion. Die Untersucher sollen sterile Operationsmäntel, Operationshauben und Mundschutz tragen. Die Gelenkpunktionen erfolgen unter aseptischen Bedingungen (2, 5). Wichtig ist die Abpunktion eines eventuell vorhandenen Gelenkergusses vor Kontrastmittelinjektion zur Vermeidung eines Verdünnungseffekts und schlechten Oberflächenbelags und auch als therapeutische Maßnahme.

Abhängig vom zu untersuchenden Gelenk, von der Fragestellung und auch der Erfahrung bzw. Neigung des Untersuchers werden als Kontrastmittel Luft, nichtionische wasserlösliche Kontrastmittel oder die Kombination im Sinne einer Doppelkontrastdarstellung angewendet. Die Verwendung alleine von Luft wird von einzelnen Autoren grundsätzlich bevorzugt oder bei vorbestehender Kontrastmittelallergie, bei der Frage nach freien Gelenkkörpern oder zur alleinigen CT-Arthrographie empfohlen (17, 27, 32). Bei der Anwendung jodhaltiger Kontrastmittel haben sich wasserlösliche, nicht-ionische Kontrastmittel aufgrund geringerer entzündlicher Nebenwirkungen und besserer Abbildungseigenschaften durchgesetzt. Der Zusatz von Adrenalin kann zwar zu einer Verbesserung der Bildqualität durch eine Verzögerung der Resorption und Kontrastmittelverdünnung führen, wird aber wegen höherer Nebenwirkungen und fehlendem diagnostischen Zugewinn in Vergleichsstudien nicht empfohlen (3, 13, 15).

Nebenwirkungen und Komplikationen der Arthrographie sind selten. Grundsätzlich sind allergische Reaktionen auf die verwendeten Lokalanästhetika und Kontrastmittel möglich, als Folge der Gelenkpunktion können akute Gelenkentzündungen entstehen (3, 19, 21, 27). Allergische Reaktionen auf die verwendeten jodhaltigen Kontrastmittel sind seltener als bei der intravasalen Anwendung zu beobachten. Gelenkinfektionen sind durch entsprechende Untersuchungstechnik weitgehend zu vermeiden, in einer Zusammenstellung der Nebenwirkungen bei 126 000 Arthrographien sind 4 Infektionen beobachtet worden. Die Häufigkeit leichter Komplikationen liegt im Promillebereich. Am häufigsten sind dies Schmerzen, Druckgefühl, vagale Reaktionen und sterile chemische Synovitiden. Ausgeprägte Kreislaufreaktionen, Luftembolien, Sepsis u. ä. sind Einzelfälle. Tödliche Zwischenfälle wurden nicht beobachtet (8, 19). Insgesamt ist die Arthrographie trotz des invasiven Vorgehens nebenwirkungsarm und ambulant durchführbar.

Schultergelenksarthrographie

Die Abklärung schmerzhafter Funktionseinschränkungen im Schultergelenk ist Hauptindikation zur Schultergelenksarthrographie (Tab. 3.1). Klinisch besteht bei 75% der Patienten der Verdacht auf eine Rotatorenmanschettenruptur (6, 10, 21).

Untersuchungstechnik

Der Patient wird in flacher Rückenlage ohne Unterpolsterung auf einem Untersuchungstisch gelagert, wobei der Arm in leichter Außenrotation entlang des Körpers liegt. Nach sorgfältiger Desinfektion wird in absolut vertikaler Punktionsrichtung der Gelenkspalt im Übergang vom mittleren zum unteren Drittel mit einer 22-G-Lumbalpunktionsnadel nach vorheriger Lokalanästhesie und unter fortlaufender Injektion punktiert. Mit intermittierender Durchleuchtung wird dabei die Punktionsrichtung kontrolliert. Bei korrekter Lage im Gelenk läßt sich der Rest des Lokalanästhetikums bzw. eine kleine Kontrastmittelmenge leicht injizieren, bei knöchernem Widerstand wird die Nadel leicht zurückgezogen (ca. 2 mm) und die Lage erneut kontrolliert. Bei regelrechter Kontrastmittelverteilung werden zur Monokontrastdarstellung etwa 10–12 ml Kontrastmittel, zur Doppelkontrastdarstellung etwa 3–4 ml Kontrastmittel und 10 ml Luft verabreicht. Bei nachfolgender CT-Untersuchung sollte die Kontrastmittelmenge halbiert werden, um Überstrahlungen im CT zu vermeiden. Bei bestehender Kapselschrumpfung kann bei Schmerzen eventuell nur eine geringere Kontrastmittelmenge appliziert werden.

Anschließend wird die Nadel entfernt, die Punktionsstelle nochmals desinfiziert und mit einem Pflaster versorgt. Das Schultergelenk wird dann vorsichtig rotierend bewegt. Unter Durchleuchtung werden Zielaufnahmen in Innenrotation und Außenrotation jeweils in Abduktion und Adduktion aufgenommen. Nachfolgend werden entsprechend den Übersichtsaufnahmen vor Arthrographie noch Standardprojektionen angefertigt. Ist hierbei kein pathologischer Befund zu erheben, erfolgt eine zweite Dokumentationsserie nach Bewegung des Schultergelenkes (6, 10, 21). Die transthorakale Aufnahme wird zusätzlich empfohlen, um bei Rupturen der Rotatorenmanschette die Wahl des Operationszugangs zu beurteilen, da in einigen Fällen der ventrale Zugang unzureichend sein kann (1).

Tabelle 3.1 Indikationen zur Schulterarthrographie

- Verdacht auf totale oder partielle Ruptur der Rotatorenmanschette
- Kapselschrumpfung
- Verletzungen der langen Bizepssehne
- Habituelle Schulterluxationen
- Verdacht auf freie Gelenkkörper
- Beurteilung des Humeruskopfs oder Labrum glenoidale (in Kombination mit CT)

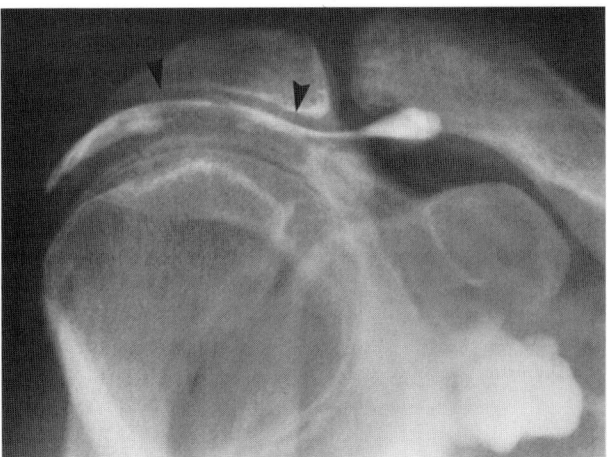

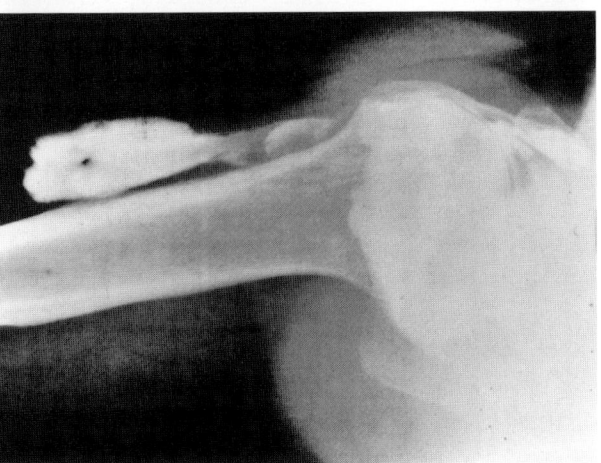

Abb. 3.1 a u. b Schulterarthrographie:
a Nachweis eines Einrisses der Rotatorenmanschette und Kontrastmittelübertritt in die Bursa subacromialis (▶)
b Kontrastmittelaustritt entlang der langen Bizepssehne

Befunde, Ergebnisse und Wertigkeit

Bei einer Ruptur der Rotatorenmanschette (30,7%) ist ein Kontrastmittelübertritt in die Bursa subacromialis und/oder Bursa subdeltoidea nachweisbar (Abb. 3.**1 a** u. **b**). Vor allem in Außenrotation sind die inkompletten Rupturen (8,1%) an der Unterseite der Rotatorenmanschette als Kontrastmitteldepot erkennbar. Noch häufigere Befunde sind jedoch Kapselschrumpfungen (46,6%) mit fehlendem Nachweis der Kontrastmittelfüllung der Bursa subscapularis und des Recessus axillaris. Selten sind Kapselrisse (3%), Kapselerweiterungen (2%), Bizepssehnenläsionen (2%) oder auch freie Gelenkkörper nachweisbar (1, 21). Die Treffsicherheit operativ kontrollierter Befunde liegt um 95%. Eine Verbesserung in der Lokalisation von Rupturstellen ist durch transthorakale Zusatzaufnahmen oder digitale Arthrographien möglich (1, 21, 31). Sonographische Untersuchungen ergeben ähnlich gute Ergebnisse, allerdings mit Einschränkungen in der Indikationsbreite (s. auch Kapitel „Sonographie"). Die Beurteilung der Schulterinstabilität, des glenohumeralen Gelenkes oder des Weichteilmantels erfolgt durch CT-Arthrographie oder MRT. Bei Defekten des Humeruskopfes und des Labrum glenoidale (Abb. 3.2), in etwa 75% nach Luxationen zu beobachten, sind diese Verfahren dabei gleichwertig (17, 21).

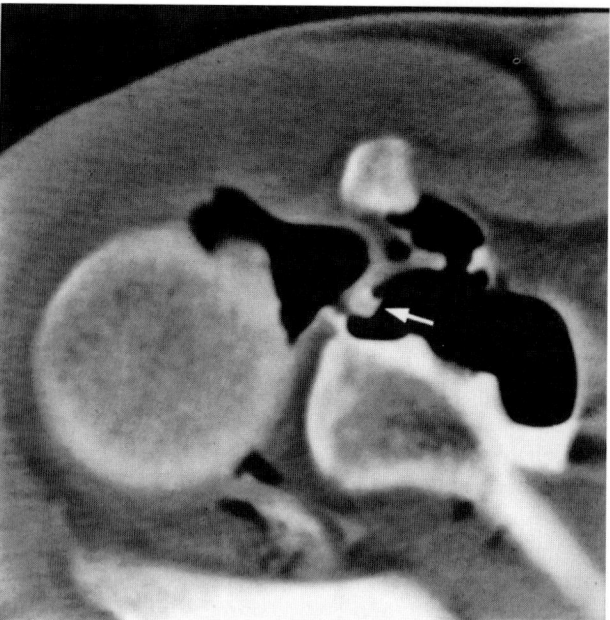

Abb. 3.**2** CT-Arthrographie der Schulter in Doppelkontrasttechnik. Abriß des Labrum glenoidale (→)

Kniegelenksarthrographie

Die Darstellung des Kniebinnenraums erfolgte schon wenige Jahre nach Entdeckung der Röntgenstrahlen; das Kniegelenk war das erste arthrographisch untersuchte Gelenk. Mit Einführung der Doppelkontrastdarstellung in den dreißiger Jahren und der wasserlöslichen Kontrastmittel war die Arthrographie für mehrere Jahrzehnte Standardmethode in der Abklärung von Meniskus- und Bandläsionen. In den letzten Jahren ist durch die nichtinvasive Sonographie und Magnetresonanztomographie einerseits und der Arthroskopie mit unter Umständen gleichzeitiger Operation ein Wandel eingetreten. Die Zuverlässigkeit der Arthrographie, die ambulante Durchführbarkeit und relative Komplikationsfreiheit rechtfertigen aber weiterhin bei gegebener Indikation die Untersuchung (5, 16, 25, 27, 30) (Tab. 3.**2**).

Tabelle 3.**2** Indikationen zur Kniegelenksarthrographie

- Verdacht auf Meniskus- oder Bandläsion
- Unklare oder therapieresistente posttraumatische Beschwerden
- Rezidivierender Gelenkerguß
- Beschwerden nach Meniskusoperation
- Beschwerden nach Frakturen
- Verdacht auf freie Gelenkkörper

Untersuchungstechnik

Nach Anfertigen der Nativaufnahmen erfolgt die Lagerung des Patienten in Rückenlage bei leicht unterpolstertem Kniegelenk. Nach Rasur und Desinfektion wind von lateral (oder medial) retropatellar unter Applikation eines Lokalanästhetikums punktiert. In Abhängigkeit von der Erfahrung und Neigung des Untersuchers werden Monokontrastdarstellungen nur mit Luft als negativem oder wasserlöslichem nicht-ionischem positiven Kontrastmittel oder aber Doppelkontrastuntersuchungen durchgeführt. Die Kontrastmittelmenge variiert dabei zwischen 5 und 15 ml, die der Luft zwischen 20 und 40 ml. Wichtig ist die Abpunktion eines eventuell vorhandenen Gelenkergusses vor Kontrastmittelapplikation, um einen schlechten Beschlag und einen Verdünnungseffekt zu vermeiden, und als therapeutische Punktion.

Nach Applikation des Kontrastmittels wird die Nadel entfernt und ein Verband angelegt. Nach passivem Durchbewegen des Kniegelenkes werden unter intermittierender Durchleuchtungskontrolle gestaffelte Zielaufnahmen des Außen- und Innenmeniskus angefertigt, wobei durch entsprechenden Druck und Zug die Menisken frei projiziert werden. Übersichtsaufnahmen ergänzen die Zielaufnahmen, um eine Beurteilung der Kreuzbänder zu ermöglichen (5, 16, 25, 27, 30).

Befunde, Ergebnisse und Wertigkeit

Von traumatischen Veränderungen zu unterscheiden sind kongenitale Fehlbildungen der Menisken, die von der Hypoplasie über hantelförmige Fehlbildungen, unvollständige Umbildungen bis zu kompletten oder ringförmigen Scheibenmenisken reichen können.

Bei den traumatischen Veränderungen mit Unterbrechung der Meniskuskontur oder Kontrastmitteleintritt in den Meniskus (5) wird unterteilt in:

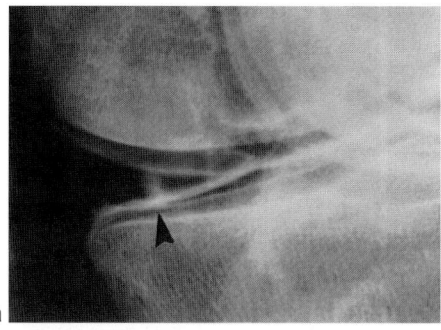

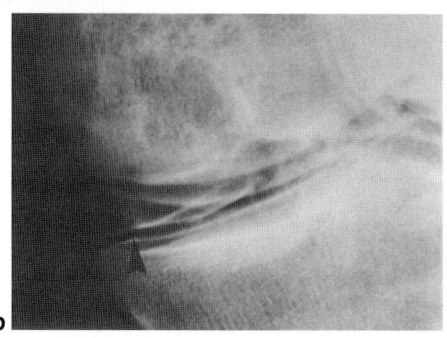

Abb. 3.3a u. b Arthrographie des Kniegelenks mit Einriß des Innenmeniskus; mit Kontrastmittel gefüllt b im Doppelkontrast freiprojiziert (▶)

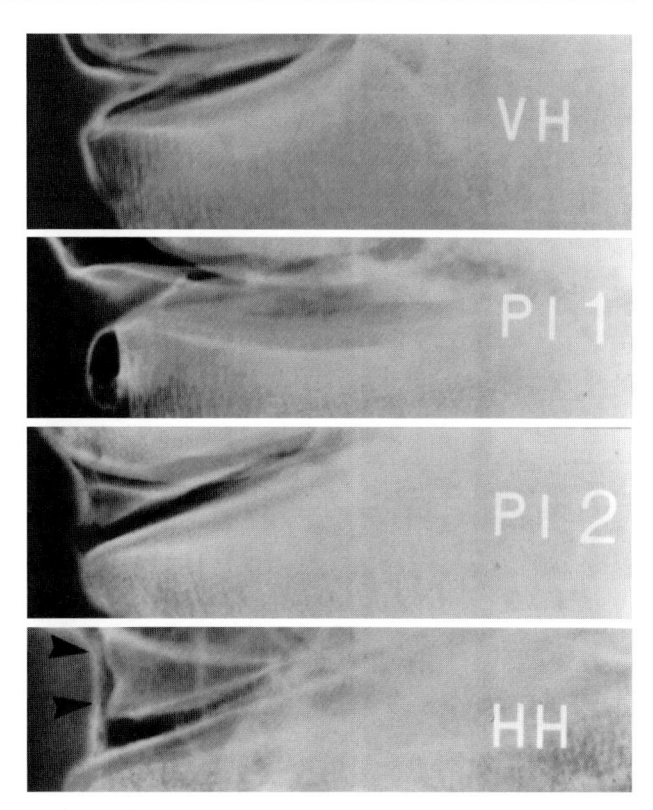

Abb. 3.4 Doppelkontrastarthrographie mit Nachweis eines Totalabrisses (▶) am Hinterhorn (HH) des Innenmeniskus
VH = Vorderhorn, PI 1 = Pars intermedia 1, PI 2 = Pars intermedia 2

- einfachen oder kompletten Längsriß,
- Querriß,
- kombinierten Riß,
- Totalabriß.

Innenmeniskusläsionen überwiegen mit über 80% eindeutig, die Lokalisationen sind vorwiegend Hinterhorn und Pars intermedia. Gerade Verletzungen des Hinterhorns können bei der arthroskopischen oder chirurgischen Meniskusinspektion übersehen werden (Abb. 3.3 a, b und 3.4).

Häufig sind Meniskusverletzungen mit Läsionen des Bandapparates kombiniert, der Anteil der Kombinationsverletzungen als Hinweis auf schwerere Unfälle ist im Lauf der Jahre von 20% auf 48% angestiegen (5, 25). Sportverletzungen, insbesondere solche beim Fußball, liegen 56% der Läsionen zugrunde (27).

Die Treffsicherheit der Arthrographie liegt in operativ kontrollierten Untersuchungen um 95%, wesentliche Unterschiede der Ergebnisse sind zwischen den verschiedenen arthrographischen Untersuchungsmethoden

Tabelle 3.3 Indikationen zur Sprunggelenksarthrographie

- Verdacht auf Außenbandruptur
- Verdacht auf Syndesmosenruptur
- Nachweis freier Gelenkkörper bzw. Knorpeldefekte
- Sehnen(scheiden)verletzungen (M. hallucis longus)

nicht bewiesen. Kreuzbandläsionen werden bevorzugt durch die CT-Arthrographie oder Magnetresonanztomographie abgeklärt. Erste Darstellungen zur MRT der Menisken ergeben ähnlich gute Ergebnisse, wobei allerdings Fehldiagnosen insbesondere am Hinterhorn beobachtet wurden (5, 16).

Sprunggelenksarthrographie

Im Vergleich der Häufigkeit der durchgeführten Schulter- oder Kniegelenksarthrographien zur Häufigkeit von Distorsionsverletzungen am oberen Sprunggelenk ist die Sprunggelenksarthrographie (Tab. 3.3) wenig verbreitet, obwohl schon Anfang der vierziger Jahre die Möglichkeit dieses Untersuchungsverfahrens beschrieben wurde (7, 12, 34).

Untersuchungstechnik

Nach Anfertigung von konventionellen Übersichtsaufnahmen erfolgt die Gelenkpunktion zur Arthrographie des Sprunggelenkes unter aseptischen Bedingungen medial der Sehne des M. tibialis anterior in Höhe des Gelenkspalts. Hierbei ist der Verlauf der A. pedis dorsalis zu beachten (Palpation!). Übereinstimmend wird in der Literatur eine Monokontrastdarstellung mit 4–8 ml wasserlöslichem nichtionischen Kontrastmittel empfohlen. Unmittelbar anschließend erfolgen Übersichtsaufnahmen in Standard- und Schrägprojektionen. Wichtig ist

22 Radiologische Untersuchungsverfahren

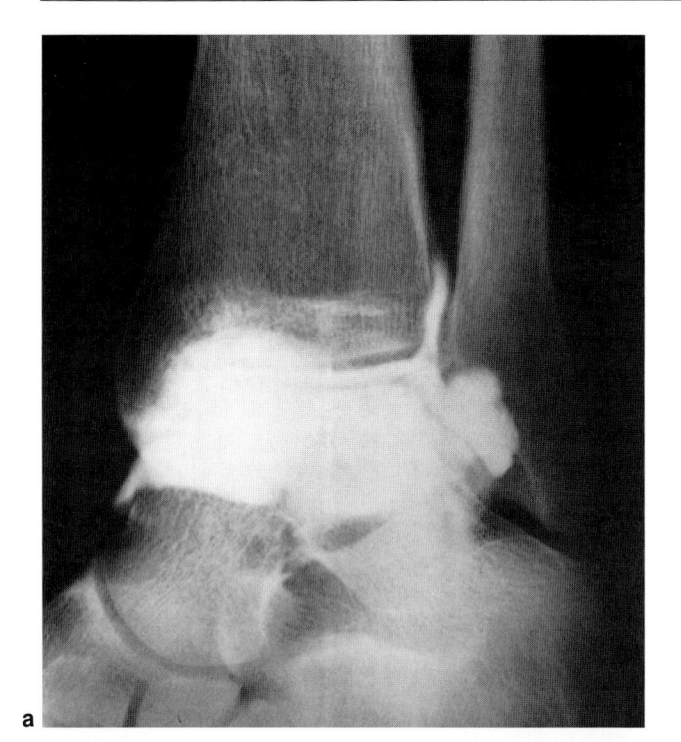

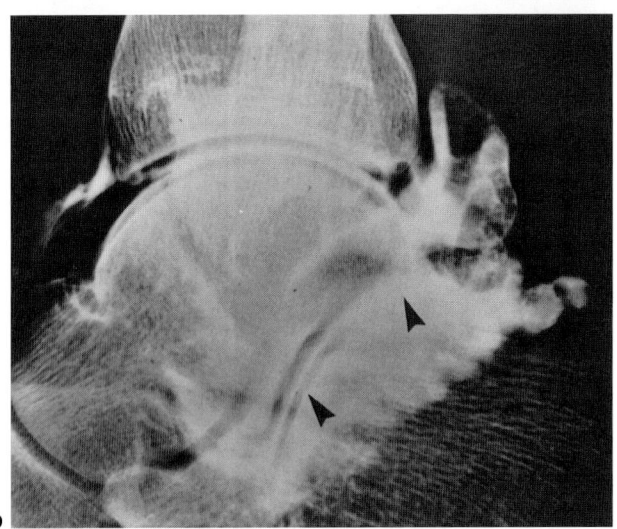

Abb. 3.5 a u. b **a** Normalbefund einer Arthrographie des oberen Sprunggelenks
b Normalbefund einer Arthrographie des oberen Sprunggelenks mit Kommunikation zum unteren Sprunggelenk (▶)

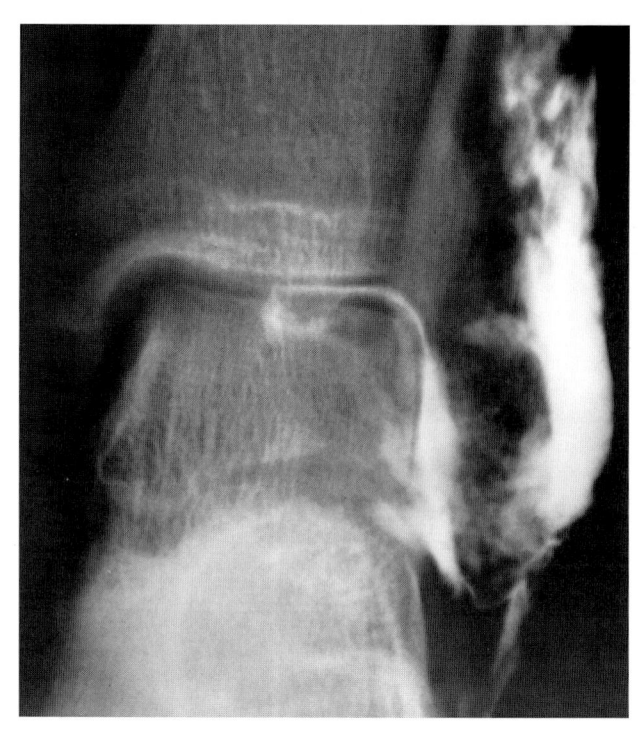

Abb. 3.6 Sprunggelenksarthrographie bei Außenbandruptur mit Kontrastmittelübertritt in die Weichteile lateral der Fibula

es, Sprunggelenksarthrographien frühzeitig nach einem Unfall durchzuführen, da nach 48 Stunden Kapselverklebungen eine Bandruptur maskieren können.

Befunde, Ergebnisse und Wertigkeit

Im normalen Sprunggelenksarthrogramm sind typischerweise mehrere Recessus nachweisbar, die nicht mit Rupturen zu verwechseln sind (Abb. 3.**5 a** u. **b**). Kontrastmittelaustritt über den Außenknöchel hinaus läßt eine Bandruptur vermuten, meist des Lig. fibulotalare anterius. Kontrastmittelübertritt in die laterale Sehnenscheide entspricht immer einem pathologischen Befund (Abb. 3.**6**). Der Rezessus zwischen Tibia und Fibula ist bis zu 2,5 cm lang, ein Kontrastmittelaustritt darüber hinaus weist eine Syndesmosenverletzung nach, die mit anderen Untersuchungsverfahren, solange keine Knochenbeteiligung vorliegt, kaum gefunden wird. Der Anteil isolierter Syndesmosenrupturen liegt bei 6,5% aller Bandverletzungen (7, 12, 34).

Die Treffsicherheit der Arthrographie ist im Vergleich mit gehaltenen Aufnahmen des oberen Sprunggelenks hoch, bei 107 Operationen wurde in allen Fällen der Arthrographiebefund bestätigt, wogegen gehaltene Aufnahmen nur in 48 Fällen einen positiven Befund ergaben (7). Die Sensitivität der Arthrographie im Nachweis einer isolierten Syndesmosenruptur wird mit 90%, die Treffsicherheit mit 78% angegeben (34). Aufgrund des zuverlässigeren Nachweises von Bandrupturen und der Erhebung von Zusatzbefunden wird daher anstelle der im Akutstadium unter Umständen schmerzhaften gehaltenen Aufnahmen die Durchführung einer Arthrographie empfohlen (7, 12, 34).

Handgelenksarthrographie

Die arthrographische Untersuchung des Handgelenks wird nur selten durchgeführt. Frische Verletzungen werden in der Regel mittels konventioneller Übersichtsaufnahmen ausreichend dargestellt, gegebenenfalls sind zusätzliche szintigraphische oder computertomographische Untersuchungen erforderlich. Indikationen zur Arthrographie ergeben sich in der Abklärung von Verletzungen des Discus articularis, der Gelenkkapsel oder der intraossären Bänder (Tab. 3.**4**).

Tabelle 3.4 Indikationen zur Handgelenksarthrographie

- Discus-articularis-Verletzung
- Interossäre Bandverletzung
- Knorpelbeurteilung bei Lunatummalazie
- Differenzierung zwischen Kahnbeinpseudarthrose und -neoarthrose
- Kapselriß

Untersuchungstechnik

Unter aseptischen Bedingungen erfolgt die Punktion des Radiokarpalgelenkes in Lokalanästhesie von dorsal zwischen der Sehne des M. extensor digitorum und M. extensor pollicis longus in Höhe des Gelenkspaltes. Hierzu wird der Arm in Pronationsstellung mit aufgelegtem Ellenbogen gelagert, die Punktionsstelle über dem Radiokarpalgelenk ist als Aussparung zwischen den oben genannten Sehnen zu tasten. Nach Durchstechen der Gelenkkapsel, was einen etwas stärkeren Druck erfordern kann, lassen sich normalerweise etwa 1 bis 2 ml eines wasserlöslichen nicht-ionischen Kontrastmittels leicht injizieren. Beim Kommunizieren mit Gelenkhöhlen der Nachbargelenke können aber auch bis zu 5 ml injiziert werden. Das distale Radioulnargelenk wird in 36% der Fälle vom Radiokarpalgelenk her aufgefüllt, zur Abklärung des Discus articularis kann aber auch eine gezielte Punktion dieses Gelenkraumes erfolgen (9, 11).

Fehlpunktionen können zur alleinigen Darstellung der Handwurzelgelenke führen; einen Kontrastmittelaustritt über den Punktionskanal kann man durch das Loslassen des Kolbens vor Entfernen der Punktionsnadel vermeiden (9, 11, 22).

Nach Entfernen der Punktionsnadel wird das Handgelenk vorsichtig durchbewegt. Anschließend werden Übersichtsaufnahmen in Standardprojektion a.-p. und seitlich sowie zusätzlich Schrägaufnahmen des Os scaphoideum und des Os pisiforme angefertigt (9, 11, 22).

In den letzten Jahren sind modifizierte Untersuchungsverfahren mit dem Einsatz der digitalen Subtraktionstechnik und/oder der Computertomographie eingeführt worden. Die Kontrolle der Kontrastmittelausbreitung erfolgt dabei in DSA-Technik, wobei störende Knochenüberlagerungen entfallen. Zusätzliche Informationen können durch die Beobachtung der Bewegung im Handgelenk unter fortlaufender Durchleuchtung gewonnen werden. Bei unzureichender Darstellung im Monokontrast wird die sequentielle Untersuchung im Doppelkontrast empfohlen (22–24).

Befunde, Ergebnisse und Wertigkeit

Im normalen Arthrogramm ist das Radiokarpalgelenk ein schmaler, bogenförmiger Gelenkbinnenraum, der distal durch kurze Bänder zwischen den Knochen der proximalen Handwurzelreihe begrenzt ist. Normalerweise können verschieden Recessus aufgefüllt werden, regelmäßig stellt sich eine kontrastmittelgefüllte Ausstülpung am Processus styloideus ulnae dar. In 76% der Untersuchungen ist eine Kommunikation mit dem Erbsenbeingelenk, in 36% mit dem Radioulnargelenk und in 33% mit der Handwurzel nachweisbar (Aufstellung bei 11). Zusätzlich können Kommunikationen zur distalen Handwurzel bestehen.

Bei traumatischen Läsionen wird unterschieden zwischen Verletzungen des Discus articularis, der Gelenkkapsel, den Interkarpalgelenken oder dem Nachweis von Frakturen bzw. Pseudarthrosen.

Diskuseinrisse sind in der Regel Folge einer Radiusfraktur an typischer Stelle, bei der durch die Einstauchung des distalen Fragments Zugkräfte am Diskus auftreten, die zu Quer- oder Längseinrissen führen. Bei ausreichender Reposition der Einstauchung können diese Rupturen narbig ausheilen. Im Arthrogramm des Radiokarpalgelenks sind die Einrisse als Kontinuitätsunterbrechung des Diskus erkennbar, es kommt zu einer Auffüllung des Radioulnargelenks mit dem medial des Ulnaköpfchen gelegenen Recessus sacciformis.

Der Kontrastmittelübertritt in die Weichteile wird bei Kapselrissen als Folge von Handgelenksfrakturen oder aber auch bei Distorsionen beobachtet. Bei Eröffnung von Lymphbahnen kann es zur Darstellung von Lymphgefäßen kommen.

Verletzungen der Bandverbindungen zwischen den Handwurzelknochen sind an Kontrastmittelansammlungen in den entsprechenden Zwischenräumen erkennbar, die auch klaffen können.

Arthrographisch können Kahnbeinfrakturen oder knöcherne Absprengungen nachgewiesen werden. Bei Pseudarthrosen ist unter Umständen die Breite der fibrösen Verbindung zwischen den Fragmenten erkennbar. Kontrastmittel zwischen den Fragmenten zeigt die fehlende Verbindung an. Bei völlig fehlender Verbindung der Fragmente bzw. einer Neoarthrose kommt es zum Kontrastmittelübertritt in die Zwischenräume der Handwurzelknochen. Hierbei ist jedoch differentialdiagnostisch zu beachten, daß Kommunikationen zwischen Radiokarpalgelenk und Handwurzelgelenken auch über andere Verbindungswege normal vorhanden sein können. Die Beobachtung der Füllungswege unter Durchleuchtung oder mittels digitaler Arthrographie (in DSA-Technik) kann hier zur Klärung beitragen (11, 22, 24).

Posttraumatische Veränderungen können mit degenerativen Veränderungen des Diskus einhergehen, die durch unscharfe Randkonturen und Verschmälerung des Diskus gekennzeichnet sind. Bei Lunatummalazie werden unregelmäßige Gelenkkonturen, Verschmälerung der Knorpelschicht und Kontrastmittelansammlungen zwischen den benachbarten Handwurzelknochen gefunden. Kombiniert treten hierbei auch Einrisse und Degenerationen des Discus articularis und freie Gelenkkörper auf (11).

Die Kombination der Handgelenksarthrographie mit nachfolgender Computertomographie ergibt sehr hohe Detailauflösung der anatomischen Verhältnisse und Gelenkkommunikationen, allerdings ist die klinische Wertigkeit im Hinblick auf die Therapie noch ungewiß (23).

Literatur

1. Beck, A., X. Papacharalampous, G. Grosser et al.: Die Bedeutung der transthorakalen Aufnahmetechnik bei der Schulterarthrographie. Radiologie 28 (1988) 69
2. Bernau, G: Intraartikuläre Injektionen und Punktionen. Dtsch. Ärztebl. (1987) 977
3. Corbetti, F., V. Malatesta, A. Camposampiero et al.: Knee arthrography: effects of various contrast media and epinephrine on synovial fluid. Radiology 161 (1986) 195
4. De Smet, A. A., E. Levine, J. R. Neff: Tumor involvement of peripheral joints other than the knee: arthrographic evaluation. Radiology 156 (1985) 597
5. Fischedick, O.: Arthrographie des Kniegelenks. In Diethelm, L., F. Heuck: Handbuch der medizinischen Radiologie, Bd. 2. Springer, Berlin 1976 (S. 455)
6. Fischedick, O., H. Haage: Die Kontrastdarstellung der Schultergelenke. In Diethelm, L., F. Heuck: Handbuch der medizinischen Radiologie, Bd. 2. Springer, Berlin 1976 (S. 294)
7. Franke, D., U. Weiher, N. P. Sossinka, K. Fenn: Die Wertigkeit der Arthrographie im Vergleich zur gehaltenen Aufnahme in der Diagnostik von Kapselbandläsionen am oberen Sprunggelenk. Röntgenpraxis 39 (1986) 41
8. Freiberger, R. H., J. J. Kaye, J. Spiller: Arthrography. Appleton-Century-Crofts, New York, 1979
9. Gilula, L. A., D. C. Hardy, W. G. Totty: Distal radioulnar joint arthrography. Amer. J. Roentgenol. 150 (1987) 864
10. Goldman, A. B.: Shoulder Arthrography. Vortrag RSNA, Course No. 304, 29. 11. 1988
11. Haage, H.: Arthrographie des Handgelenks. In Diethelm, L., F. Heuck: Handbuch der medizinischen Radiologie, Bd. 2. Springer, Berlin 1976 (S. 353)
12. Haage, H., O. Fischedick: Arthrographie des Sprunggelenks. In Diethelm, L., F. Heuck: Handbuch der medizinischen Radiologie, Bd. 2. Springer, Berlin 1976 (S. 543)
13. Hall, F. M., R. P. Goldberg, G. Wyshka, R. F. Kilcoyne: Shoulder Arthrography: Comparison of morbiditiy after use of various contrast media. Radiology 154 (1985) 2339
14. Ho, A. M. W., C. E. Blane, Th. F. Kling: The role of arthrography in the management of dysplasia epiphysealis hemimelica. Skelet. Radiol. 15 (1986) 224
15. Ingram, Ch., D. Stocker: Contrast media in double-contrast arthrography of the knee. Brit. J. Radiol. 59 (1986) 143
16. Jung, T., M. Rodriguez, N. Augustiny et al.: 1,5-T-MRI, Arthrographie und Arthroskopie in der Evaluation von Knieläsionen. Fortschr. Röntgenstr. 148 (1988) 390
17. Kieft, G. J., J. L. Bloem, P. M. Rozing, W. R. Obermann: MR imaging of recurrent anterior dislocation of the shoulder: comparison with CT arthrography. Amer. J. Roentgenol. 150 (1986) 1083
18. Mink, J. H., E. Harris, M. Rappaport: Rotator cuff tears: evaluation using double-contrast shoulder arthrography. Radiology 157 (1985) 621
19. Newberg, A. H., Ch. D. Munn, A. H. Robbins: Complications of arthrography. Radiology 155 (1985) 605
20. Newberg, A. H., St. M. Wetzler: Digital subtraction arthrography. Radiology 154 (1985) 238
21. Nöldge, G., X. Papacharalampous, A. Beck et al.: Die Arthrographie der Schulter. Röntgenpraxis 41 (1988) 346
22. Pittman, C. Ch., St. F. Quinn, R. Belsole et al.: Digital subtraction wrist arthrography: use of double contrast technique as a supplement to single contrast arthrography. Skelet. Radiol. 17 (1988) 119
23. Quinn, St. F., R. S. Belsole, Th. L. Greene, J. M. Rayback: Postarthrography computed tomography of the wrist: evaluation of the triangular fibrocartilage complex. Skelet. Radiol. 17 (1989) 565
24. Resnick, D., M. Andre, R. Kerr et al.: Digital arthrography of the wrist. Amer. J. Roentgenol. 142 (1984) 1187
25. Ringertz, H. G.: Arthrography of the knee. Acta radiol., Diagn. 14 (1973) 138
26. Röhr, E.: Sonographie des vorderen Kreuzbandes: Ultraschall 8 (1987) 37
27. Schäfer, H.: Die Arthrographie nach Sportverletzungen des Kniegelenkes. Radiologe 23 (1983) 414
28. Schricker, G.: Klinische Ergebnisse sonographischer Funktionsuntersuchungen bei Kapselbandläsionen am Knie- und Sprunggelenk. Ultraschall 8 (1987) 27–31
29. Schuler, M.: Die Wertigkeit der hochauflösenden CT und der KST im Vergleich zu den Standardverfahren bei der Diagnostik von Meniskusläsionen. Fortschr. Röntgenstr. 146 (1987) 390–397
30. Sohn, Ch., H. Gerngroß, W. Bähren, W. Swobodnik: Sonographie des Meniskus und seiner Läsionen. Ultraschall 8 (1987) 32
31. Stiles, R. G., D. Resnick, D. J. Sartoris, M. P. Andre: Rotator cuff disruption: diagnosis with digital arthrography. Radiology 168 (1988) 705
32. Totty, W. G., W. A. Murphy: Pneumoarthrography: re-emphasis of a neglected technique. J. Canad. Ass. Radiol. 35 (1984) 264
33. Wirth, C. J., M. Kessler: Sinnvoller Einsatz der radiologischen Diagnostik bei Sportverletzungen und Sportschäden. Radiologe 23 (1983) 389
34. Wrazidlo, W., E.-L. Karl, K. Koch: Die arthrographische Diagnostik der vorderen Syndesmosenruptur am oberen Sprunggelenk. Fortschr. Röntgenstr. 148 (1988) 492

4 Konventionelle Angiographie und digitale Subtraktionsangiographie

R. W. Günther und R. Braunschweig

Unfälle im Straßenverkehr und im Arbeitsbereich, vor allem aber Schuß- und Stichverletzungen können mit komplizierten Weichteil- und Gefäßläsionen einhergehen.

Der Nachweis oder Ausschluß von Gefäßverletzungen erfolgt in der Regel mit der Angiographie, heute meist als digitale Subtraktionsangiographie. Läsionen großer Gefäße wie etwa der Aorta können auch mit der Computertomographie und der Magnetresonanztomographie diagnostiziert werden.

Gefäßläsionen sind sowohl bei geschlossenen wie bei perforierenden Verletzungen zu erwarten. Bei zunehmender Ausprägung der Weichteilverletzung erhöht sich die Wahrscheinlichkeit der begleitenden Gefäßläsion.

Daher bestimmen der Verletzungsmechanismus und der klinische Befund (Blutung, Durchblutungsstörung) die Indikation zur Gefäßdarstellung. Die Wahl der Untersuchungstechnik wird durch die Verletzungslokalisation und die technische Ausrüstung beeinflußt.

Verletzungsmechanismus und -häufigkeit

Angiologische Begleitläsionen finden sich bei Knochen- und Gelenktraumata und häufig im Zusammenhang mit

Tabelle 4.1 Häufigkeit (in %) der Mechanismen von Gefäßläsionen

Autor (Anzahl der Patienten)	Stumpfes Trauma	Schuß- und Stichverletzungen (kombiniert)	Stichverletzungen (isoliert)	Andere
Gomez u. Mitarb. (n = 72)		91,7	6,9	
Hartling u. Mitarb. (n = 61)			100,0	
McCorkell u. Mitarb. (n = 119)	67,0	44,0	80,0	
McDonald u. Mitarb. (n = 114)	14,0	65,0	21,0	
O'Gorman u. Mitarb. (n = 488)	6,8	82,0	15,0	
Richardson u. Mitarb. (n = 677)		20,0	14,0	
Reid u. Mitarb. (n = 534)		56,0	41,0	3,0
Robbs u. Mitarb. (n = 265)	28,0	7,0	63,0	2,0
Rose u. Moore (n = 297)	27,0	54,0	17,0	1,0
Sclafani u. Mitarb. (n = 1200)	34,0	48,0	16,0	1,5
Sirinek u. Mitarb. (n = 316)	1,2	10,4	7,0	
Snyder III (n = 177)		89,0	14,0	
Gesamtsumme n = 4280 Patienten				

Schuß- oder Stichverletzungen. Weitere Verletzungsmechanismen von Gefäßen können stumpfe Gewalteinwirkungen mit ausgedehnten Weichteilzerstörungen sein. In einer eigenen Literaturzusammenstellung von 4280 angiographisch untersuchten Unfallpatienten unterschiedlicher Selektion ergaben sich in bis zu 92% kombinierte Schuß- und Stichverletzungen, durchschnittlich ca. 30% isolierte Stichverletzungen und ca. 25% stumpfe Gewalteinwirkungen als Ursache einer möglichen Gefäßläsion (Tab. 4.1). Lediglich in ca. 2% der untersuchten Fälle waren andere Verletzungsmechanismen Grund der durchgeführten angiographischen Untersuchung.

Die Häufigkeit arterieller Verletzungen im Zusammenhang mit Frakturen und Knochendislokationen ist je nach Krankengut unterschiedlich. McCorkell u. Mitarb. fanden in 68,4% Gefäßläsionen bei Patienten mit Knochen- und Gelenkverletzungen, Gomez u. Mitarb. geben hingegen lediglich eine Inzidenz von 23,6% in ihrem Krankengut an.

Beim polytraumatisierten Patienten ist an die Möglichkeit zusätzlicher Gefäßläsionen zu denken, die nicht in unmittelbarer Beziehung zur erlittenen Knochen- und Weichteilverletzung stehen, wie etwa der Aortenruptur beim Dezelerationstrauma (Abb. 4.4).

Zur Klassifikation der Arterienverletzungen hat sich nachstehende Einteilung bewährt (nach Linder):

Direkte Verletzungen:
1. Scharfes Trauma
   a) Schnitt, Stich, Schuß,
   b) iatrogen (Angiographien, Operationen, intraarterielle Injektionen);
2. Stumpfes Trauma
   a) Kontusion,
   b) Kompression (Hämatom, Frakturen).

Indirekte Verletzungen:
1. Arteriospasmus (segmental, generalisiert),
2. Überdehnungsriß,
3. Dezeleration (Aorta thoracalis).

Chronische Folgezustände:
1. Arterienthrombose,
2. arterielles Aneurysma,
3. arteriovenöse Fistel,
4. Embolie.

Venöse Gefäßbefunde im Bereich der Extremitäten spielen im Rahmen traumatischer Knochen- und Gelenkverletzungen eine untergeordnete Rolle und sind selten Indikation einer akuten phlebographischen Untersuchung der Extremitäten. Besteht jedoch der Verdacht der venösen Gefäßkomplikation, sollte aufgrund der hohen Mortalitätsrate nicht adäquat versorgter Venenläsionen von bis zu 20% (1) auf eine entsprechende Darstellung nicht verzichtet werden. Häufig geübtes Therapieverfahren beim intraoperativen Nachweis venöser Verletzungen ist die Venenligatur (1), seltener die Venennaht oder -segmentresektion (3).

Bei abdominellen Gewalteinwirkungen ist an Verletzungen der V. portae und der V. cava inferior zu denken. Leitsymptom ist die ausgeprägte Schocksymptomatik, die in Abhängigkeit zur Volumensubstitution in bis zu 60–70% der Fälle letale Folgen hat (5, 9, 14, 24). Eine angiographische Diagnostik ist wegen der Dringlichkeit der chirurgischen Intervention nicht angebracht.

Tabelle 4.2 Häufigkeitsverteilung röntgenologischer Gefäßbefunde bei Knochen- und Gelenktraumata

Autor (Anzahl der Patienten)	Aneurysma falsum	Traumatische Thrombose oder sonstige Okklusion (z. B. Spasmus, Intimaeinrollung)	A.-v. Fistel
O'Gorman u. Mitarb. (n = 130)	3 (2,4%)	60 (46,2%)	9 (6,9%)
Reid u. Mitarb. (n = 19)	9 (47,0%)	5 (26,0%)	1 (5,0%)
Sirinek u. Mitarb. (n = 52)	11 (21,1%)	20 (38,4%)	7 (13,4%)

Tabelle 4.3 Häufigkeit (in %) klinischer Befunde bei Gefäßverletzungen (mit Mehrfachnennungen)

Autor (Anzahl der Patienten)	Pulsabschwächung	Hämatom	Ischämie	Pulsverlust	Aktive Blutung
Menzoian u. Mitarb. (n = 368)	91,0	55,0	100,0	89,0	
O'Gorman u. Mitarb. (n = 130)	68,0	24,0			17,0
Turcotte u. Mitarb. (n = 37)	75,0	44,0	41,0	35,0	19,0

Indikationen zur Gefäßdarstellung

Neben anamnestischen Daten über den Unfallhergang, dem Ergebnis der klinischen Inspektion und dem Ausmaß der Knochen- und Weichteilverletzung begründen klinische Befunde wie Pulsverlust, massive Blutung, Hämatomentwicklung und Schocksymptomatik den klinischen Verdacht auf einen Gefäßbefund (Tab. 4.3).

Grundsätzlich muß zwischen dem notfallmäßigen Einsatz der Angiographie zur Klärung einer akuten Blutung und/oder Durchblutungsstörung und der angiographischen Darstellung traumatisch bedingter Folgeerscheinungen am Gefäßsystem nach einem zeitlichen Intervall unterschieden werden.

Die Indikation zur Arteriographie ergibt sich bei Verdacht auf folgende Befunde:
1. Gefäßverschluß
   a) Gefäßkompression und/oder -verlegung (Abb. 4.1),
   b) Intimaeinrollung (Abb. 4.2a u. b),
   c) Thrombose;
2. Gefäßabriß mit und ohne Blutung, zunehmendes Hämatom (Abb. 4.3),
3. Gefäßruptur (z. B. Aorta) (Abb. 4.4),
4. Aneurysma;
5. a.-v. Fistel;
6. präoperative Darstellung der Gefäßsituation vor Korrekturoperation (Abb. 4.5).

Abb. 4.1 Femoralisangiographie bei distaler Femurtrümmerfraktur mit Verlagerung und Kompression der A. femoralis

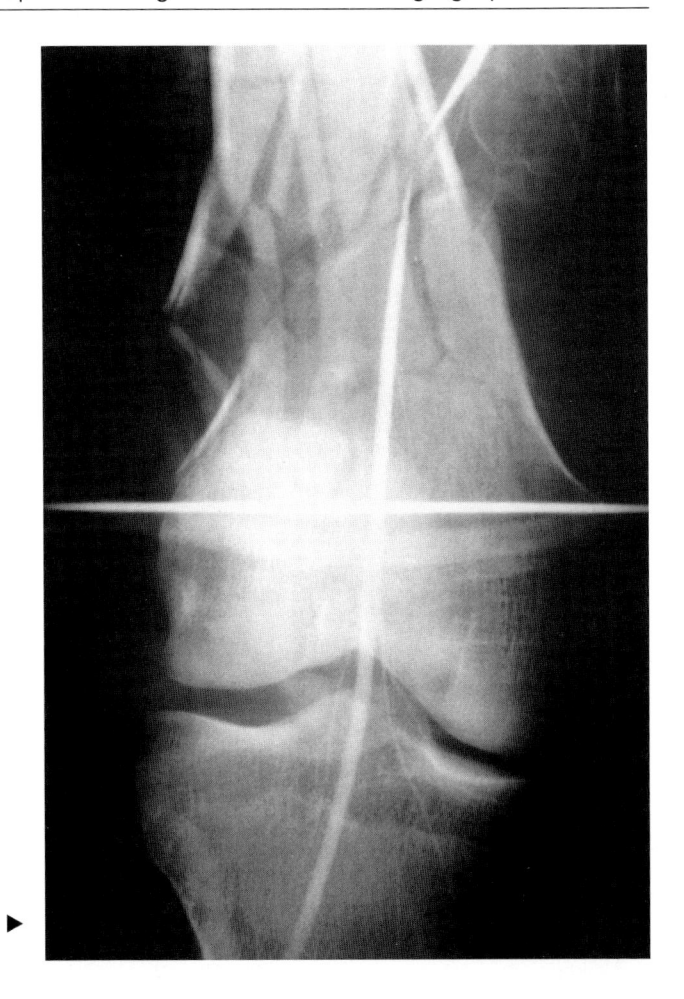

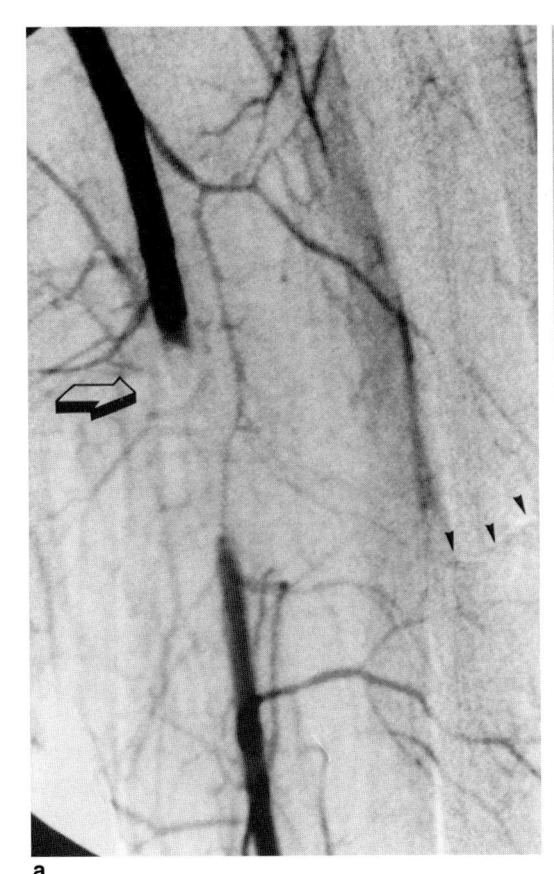

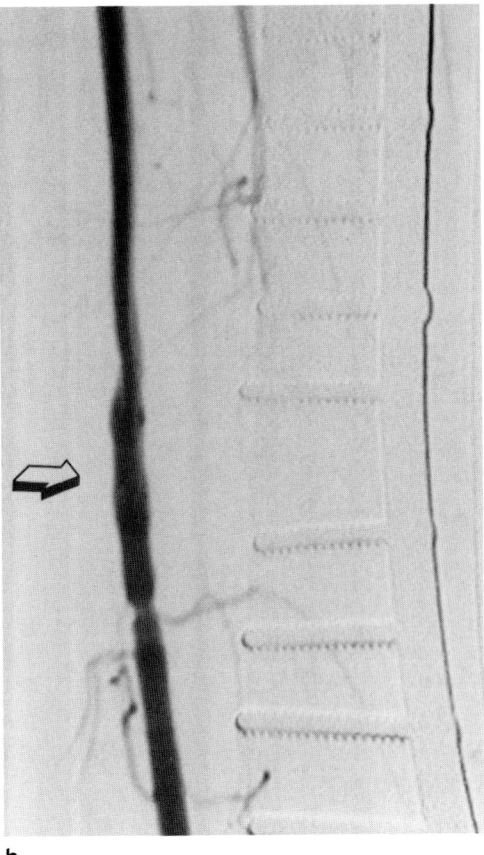

Abb. 4.2a u. b Femoralisangiographie bei distaler Femurfraktur:
a Kurzstreckiger Verschluß der A. femoralis superficialis (Pfeil) – Operativ bestätigter Abriß der A. femoralis superficialis mit Intimaeinrollung
b Gute Durchgängigkeit nach Veneninterponat

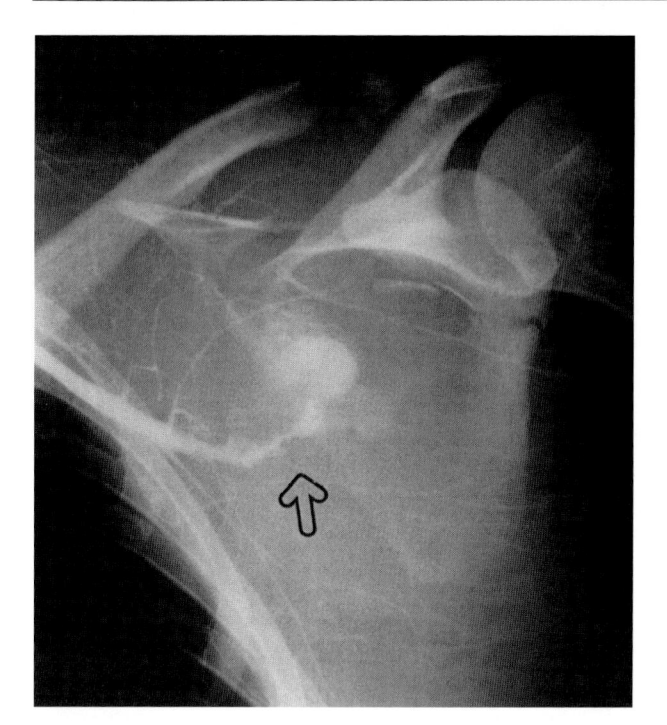

Abb. 4.**3** Transfemorale Angiographie bei Skapula- und Klavikulafraktur mit Abriß der A. axillaris und massivem Kontrastmittelaustritt (→)

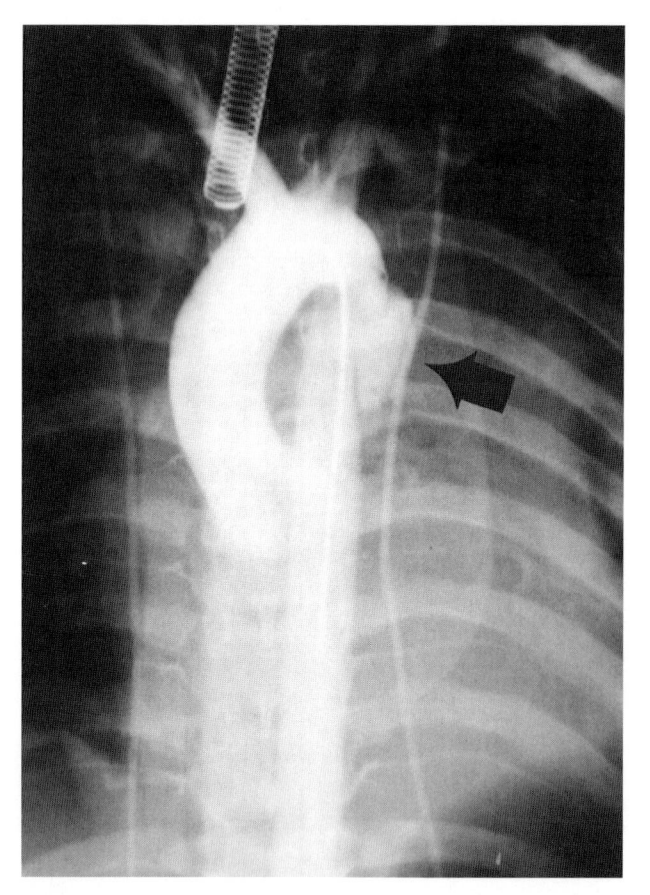

Abb. 4.**4** Polytraumatisierter Patient mit Verbreiterung des oberen Mediastinums. Transfemorale Aortographie: Aortenruptur an typischer Stelle (Pfeil)

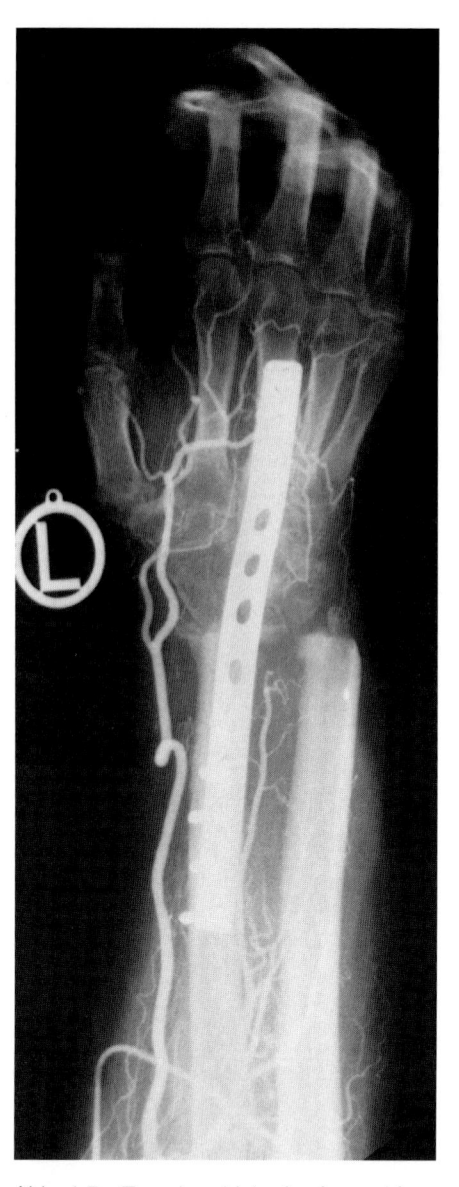

Abb. 4.**5** Transbrachiale Angiographie zur Darstellung der Gefäßverhältnisse nach Replantation einer abgetrennten Hand: Durchgängigkeit der A. radialis und Verschluß der A. ulnaris

Akute Gefäßverletzung

Herausragende Leitsymptome der akuten Gefäßverletzung sind die lokale Pulsabschwächung oder der Pulsverlust und die massive Hämatomentwicklung (4, 7, 10–12, 15, 20, 22).

Weitere Verdachtsmomente für eine Gefäßverletzung ergeben sich aus der Lokalisation der Wunde und dem Verletzungsmechanismus.

Unterschiedlich wird die Indikation zur Angiographie bei klinisch eindeutigen Gefäßläsionen beurteilt.

Während vereinzelt in der röntgenologischen Gefäßdarstellung lediglich eine Verzögerung der Therapie gesehen wird (22), ist allgemein die Angiographie zur exakten Darstellung der Lokalisation und Ausdehnung der vermuteten Gefäßverletzung anerkannt, auch wenn in etwa 20% Gefäßbefunde erfaßt werden, die einer operativen Intervention nicht bedürfen (2).

Hingegen ermöglicht die Angiographie im Fall eines operationspflichtigen Befundes die präoperative Festlegung des erforderlichen chirurgischen Vorgehens.

Chronische Gefäßläsionen

Bei inadäquater Interpretation klinischer Daten muß in bis zu 50% von Knochen- und Gelenkverletzungen mit einer Diagnoseverzögerung der begleitenden Gefäßläsionen gerechnet werden (21).

Zu den posttraumatisch entstandenen Gefäßläsionen zählen:

- Aneurysma spurium (Synonyma: Pseudoaneurysma, Aneurysma falsum, pulsierendes Hämatom),
- arteriovenöse Fistel.

Die Indikation zur Angiographie in einem zeitlichen Intervall nach einer Knochen- und/oder Gelenkverletzung ergibt sich aus den obengenannten entsprechenden klinischen Befunden.

Im Rahmen der präoperativen Darstellung der Gefäßverhältnisse nach ausgedehnten Knochenläsionen kann auch eine Extremitätenphlebographie erforderlich sein (Abb. 4.6).

Untersuchungstechnik

Zur Verfügung stehen die Blattfilm-Serienangiographie und die digitale Subtraktionsangiographie (DSA). Sie sind in ihrer Aussage mit wenigen Einschränkungen nahezu gleichwertig. Im Notfall kann auch ein Einzelbild ausreichend sein (13).

Im Abdominalbereich bestehen wegen des überlagernden Darmes und der Darmbewegungen, die erhebliche Artefakte hervorrufen, Einschränkungen.

Grundsätzlich empfiehlt sich bei arteriellen Läsionen ein intraarterielles Untersuchungsverfahren. Sofern möglich, erfolgt der arterielle Zugang transfemoral. Bei ausgeprägten Hämatombildungen, etwa bei Beckenfrakturen, wird der Katheter transaxillär oder transbrachial vorgeschoben. Auch eine Überkreuztechnik bei transfemoraler Sondierung der kontralateralen Becken- und Beinarterien ist bekannt.

Als Katheter sind 5- oder 7-F-Katheter (Cobra-, Sidewinder- und Headhunter-Konfiguration) empfehlenswert.

Zur Darstellung der Aorta genügt eine Übersichtsangiographie unter Verwendung eines 5- oder 7-F-Pigtail-Katheters. Für alle anderen Läsionen ist eine selektive Sondierung des betroffenen Gefäßes ratsam. Eine alleinige intravenöse DSA ist unzureichend.

Röntgenbefunde

Die Angiographie ermöglicht eine genaue Darstellung und Lokalisation von Gefäßläsionen wie etwa Gefäßverschluß, Gefäßverlagerung, Blutung oder kompressionsbedingter Blutstromverzögerung (z. B. Kompartmentsyndrom).

Abhängig vom Typ der arteriellen Verletzung lassen sich folgende Röntgenbefunde nachweisen:

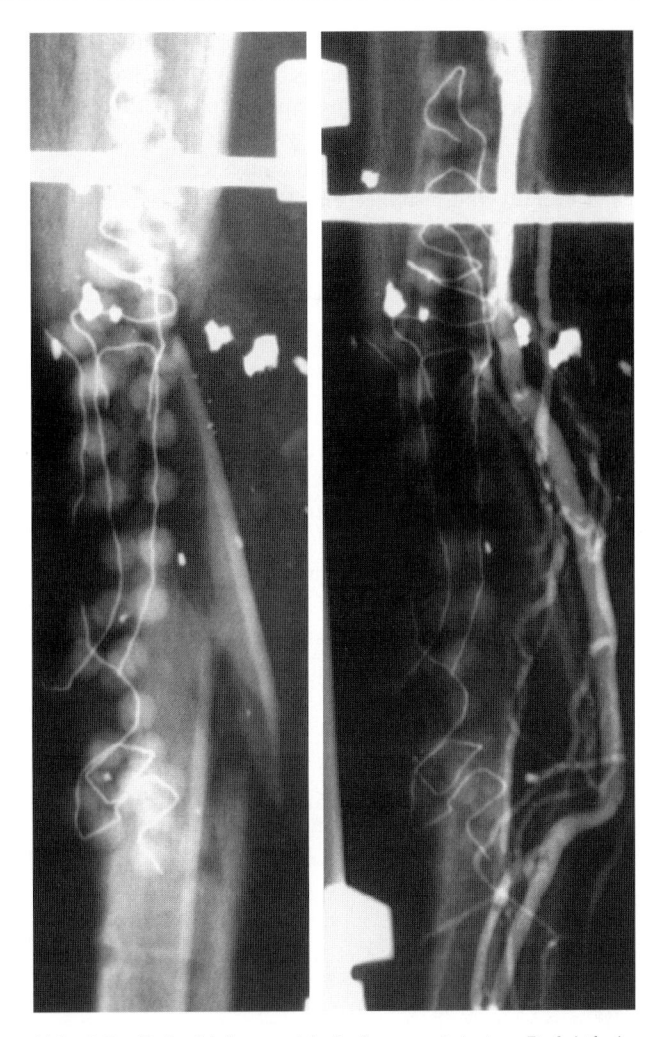

Abb. 4.6 Beinphlebographie bei ausgedehnten Defektfrakturen von Tibia und Fibula (Fixateur externe, Zustand nach Einführen einer Refobacin-Palacoskette). Wegen des ausgedehnten Defektes und der unklaren Venenverhältnisse präoperative Darstellung der Venenanatomie vor Spongiosaauffüllung

1. Sichere Zeichen (Abb. 4.2–4.4):
   Lumenverlegung, Füllungsdefekt, Dissektion, arteriovenöser Kurzschluß, Kontrastmittelaustritt.
2. Indirekte Zeichen (Abb. 4.1):
   Engstellung der Gefäße, Verlagerung des Gefäßverlaufes, Blutflußverlangsamung.

Differentialdiagnostische Schwierigkeiten bei der Interpretation direkter Zeichen bestehen selten. Problematisch kann lediglich die Differenzierung zwischen Intimaeinrollung, quetschungsbedingter Thrombose und einem Arterienabriß bei sistierender Blutung sein. Die Situation wird in der Regel operativ geklärt.

Bei den indirekten Zeichen sind Gefäßengstellung und -verlagerung unspezifische Kriterien und können auf eine operationswürdige Gefäßläsion hinweisen. Hier ist dem klinischen Erscheinungsbild besondere Aufmerksamkeit zu widmen. Gleiches gilt für die Blutstromgeschwindigkeit, die als unspezifisches Zeichen wesentlich von der allgemeinen Kreislaufsituation bestimmt wird.

Bei regelrechten systemischen Blutdruckverhältnissen ist bei abgeschwächten Fußpulsen im Vergleich zu den Oberschenkelarterien auch an ein Kompartmentsyndrom oder einen Gefäßspasmus zu denken.

Die Angiographie besitzt zum Nachweis traumatischer Gefäßveränderungen eine Sensitivität von 98% und eine Spezifität von 90% (15). Falsch positive Befunde können sich selten aus der Fehlinterpretation bereits vorbestehender Gefäßschäden ergeben (20).

Die Häufigkeit falsch negativer Befunde ist mit 0,2–0,6% gering (13, 21).

Wertigkeit

Die Angiographie ist bei Verdacht auf eine traumatisch bedingte Gefäßläsion die Methode der Wahl zur Klärung der Art, des Ausmaßes und der Lokalisation der Läsion sowie der Festlegung des operativen Vorgehens. Bei aortalen Läsionen kann auch die CT eingesetzt werden.

Grundsätzlich empfiehlt sich eine intraarterielle Darstellung, da sonst wesentliche Befunde übersehen werden können.

Neben den diagnostischen Möglichkeiten bietet die Angiographie darüber hinaus den Zugangsweg für die superselektive therapeutische Embolisation bei Blutungen in operativ schlecht zugänglichen Regionen.

Literatur

1 Gaspar, M. R., R. L. Treimann: Injuries to major veins. Amer. J. Surg. 100 (1960) 171–175
2 Gomez, G. A., D. J. Kreis jr., L. Ratner, A. Hernandez, E. Russell, D. B. Dove, J. M. Civetta: Suspected vascular trauma of the extremities: the role of arteriography in proximity injuries. J. Trauma 26 (1986) 1005–1008
3 Graham, J. M., K. L. Mattox, D. V. Feliciano, M. E. DeBakey: Vascular injuries of the axilla. Ann. Surg. 195 (1982) 232–238
4 Hartling, R. P., J. P. McGaham, F. W. Blaisdell, K. K. Lindfors: Stab wounds to the extremities: indications for angiography. Radiology 162 (1987) 465–467
5 Ivatury, R. R., M. Nallathambi, D. H. Lankin, I. Wapnir, M. Rohman, W. M. Stahl: Portal vein injuries. Ann. Surg. 206 (1987) 733–737
6 Linder, F., J. F. Vollmar: Der augenblickliche Stand der Behandlung von Schlagaderverletzungen und ihrer Folgezustände. Chirurg 36 (1965) 55–63
7 Love, L., Th. Braun: Arteriography of peripheral vascular trauma. Amer. J. Roentgenol. 102 (1968) 431–440
8 Matalon, T. S. A., CH. A. Athanasoulis, M. N. Margolies, A. C. Waltman, R. A. Novelline, A. J. Greenfield, A. E. Miller: Hemorrhage with pelvic fractures: efficacy of transcatheter embolization. Amer. J. Roentgenol. 133 (1979) 859–864
9 Mattox, K. L., R. Espada, A. C. Beall jr.: Traumatic injury to the portal vein. Ann. Surg. 181 (1975) 519–521
10 McCorkell, S. J., J. D. Harley, M. S. Morishima, D. K. Cummings: Indication for angiography in extremity trauma. Amer. J. Roentgenol. 145 (1985) 1245–1247
11 McDonald, E. J. jr., Ph. C. Goodman, D. P. Winestock: The clinical indications for arteriography in trauma to the extremity. Radiology 116 (1975) 45–47
12 Menzoian, J. O., J. E. Doyle, N. L. Cantelmo, F. W. Logerfo, E. Hirsch: A comprehensive approach to extremity vascular trauma. Arch. Surg. 120 (1985) 801–805
13 O'Gorman, R. B., D. V. Feliciano, C. G. Bitondo, K. L. Mattox, J. M. Burch, G. L. Jordan: Emergency center arteriography in the evaluation of suspected peripheral vascular injuries. Arch. Surg. 119 (1984) 568–573
14 Petersen, S. R., G. F. Sheldon, R. C. Lim jr.: Management of portal vein injuries. J. Trauma 19 (1979) 616–620
15 Reid, J. D. S., H. C. Redman, J. A. Weigelt, E. R. Thal, H. Francis III: Wounds of the extremities in proximity to the major arteries: value of angiography in the detection of arterial injury. Amer. J. Roentgenol. 151 (1988) 1035–1039
16 Richardson, J. D., G. C. Vitale, L. M. Flint: Penetrating arterial trauma. Arch. Surg. 122 (1987) 678–683
17 Robbs, J. V., L. W. Baker: Major arterial trauma: review of experience with 267 injuries. Brit. J. Surg. 65 (1978) 532–538
18 Rose, St. C., E. E. Moore: Emergency trauma angiography: accuracy, safety and pitfalls. Amer. J. Roentgenol. 148 (1987) 1243–1246
19 Sclafani, S. J. A., R. Cooper, G. W. Shaftan, A. S. Goldstein, S. Glanz, D. H. Gordon: Arterial trauma: diagnostic and therapeutic angiography. Radiology 161 (1986) 165–172
20 Sirinek, K. R., H. V. Gaskill III, W. I. Dittmann, B. A. Levine: Exclusion angiography for patients with possible vascular injuries of the extremities – a better use of trauma center resources. Surgery 94 (1983) 598–603
21 Snyder III, W. H.: The validity of normal arteriography in penetrating trauma. Arch. Surg. 113 (1978) 424–428
22 Turcotte, J. K., J. B. Towne, V. M. Bernhard: Is arteriography necessary in the management of vascular trauma of the extremities? Surgery 84 (1978) 557–562
23 Vollmar, J. F.: Rekonstruktive Chirurgie der Arterien. Thieme, Stuttgart 1982 (S. 103 ff)
24 Wiencek, R. G., R. F. Wilson: Inferior vena cava injuries – the challenge continues. Amer. Surgn. 54 (1988) 423–428

5 Computertomographie in der Traumatologie

G. Zocholl und M. Heller

Die Computertomographie besitzt aufgrund ihrer axialen Schnittebene, ihrer überlagerungsfreien Darstellung, der Möglichkeit der Beurteilung der Weichteile und der meist einfachen Lagerung des Patienten eindeutige Vorteile gegenüber der konventionellen Röntgendiagnostik. Dem steht eine längere Untersuchungszeit, die derzeit noch geringere räumliche Auflösung sowie die Anfälligkeit gegenüber Bewegungs- und Metallartefakten gegenüber (2).

Die Computertomographie kann die konventionellen Verfahren in der Traumatologie nicht ersetzen, hilft aber in einzelnen Bereichen, die Diagnostik zielgerichtet voranzutreiben. Sie sollte jedoch dann vorrangig vor der konventionellen Bildgebung eingesetzt werden, wenn zu erwarten ist, daß operationsentscheidende Aspekte besser als durch die konventionellen Verfahren zu diagnostizieren oder aber Organ- und Weichteilverletzungen zu vermuten sind, die nur computertomographisch erfaßt werden können. Die Computertomographie dient in der Traumatologie der Akutdiagnostik lebensbedrohlicher Verletzungen, der Verlaufskontrolle, der Operationsplanung vor Osteosynthesen sowie der postoperativen Verlaufskontrolle.

Um die daraus erwachsenden Anforderungen erfüllen zu können, müssen CT-Scanner und Untersuchungsraum bestimmte Bedingungen erfüllen. Der Scanner muß eine universelle diagnostische Eignung besitzen, und es muß eine schnelle Verfügbarkeit der Methode und ein für den Patienten sicherer Untersuchungsablauf gegeben sein (2). Universelle diagnostische Eignung bedeutet, daß ein Ganzkörper-Scanner vorhanden sein muß. Dessen Gantry-Öffnung sollte einen Durchmesser von wenigstens 50 cm besitzen, damit

- die Systeme zur Erhaltung und Überwachung der Vitalfunktionen während der Untersuchung unbeeinträchtigt bleiben,
- auch adipöse oder bewegungseingeschränkte Patienten untersucht werden können und
- eine ausreichende Bewegungsfreiheit für die Lagerung bei speziellen Untersuchungstechniken vorhanden ist.

Der CT-Scanner sollte außerdem Übersichtstopogramme mit hoher Auflösung liefern können, um in der Akutphase beim polytraumatisierten Patienten konventionelle Röntgenaufnahmen zu ersetzen (2).

Die schnelle Verfügbarkeit setzt die unmittelbare räumliche Anbindung der Computertomographie an die Unfallaufnahme voraus. Außerdem muß das medizinische und das medizintechnische Personal jederzeit verfügbar sein. Der Untersuchungsablauf der Computertomographie sollte so zielgerichtet wie möglich erfolgen, gegebenenfalls unter Verzicht auf eine Nativ- oder auf eine Kontrastmittelserie. Die Scan- und Rechenzeiten des CT-Scanners sollten nach dem Stand der Technik so klein wie möglich sein, um kurze Untersuchungszeiten zu gewährleisten.

Die Computertomographie besitzt vielfältige Anwendungsmöglichkeiten in der Traumatologie, auf die in den speziellen Kapiteln dieses Buches hingewiesen wird. Hier kann die Bedeutung der Computertomographie nur anhand einiger, für den klinischen Alltag relevanter Beispiele aufgezeigt werden.

Schädel

Bei der Untersuchung des Schädel-Hirn-Verletzten stehen die native Röntgendiagnostik und die Computertomographie an erster Stelle. Oft erbringt die Nativdiagnostik bereits den Frakturnachweis, der bei lebensbedrohlichen Zuständen mit den klinischen Zeichen eines epiduralen Hämatomes für eine Operation ausreicht. Zudem erlaubt sie das rechtzeitige Erkennen von Frakturen der Halswirbelsäule.

Die Computertomographie ist indiziert zum Nachweis von Verletzungen des Gehirns, Verlagerung von Hirnanteilen und Blutungen. Der Einsatz der Computertomographie hat die Prognose bei Schädel-Hirn-Traumen wesentlich gebessert (18). Die häufig gleichzeitig bestehenden Verletzungen des Gesichtsschädels sind durch die in der Akutphase angefertigten Nativaufnahmen meist nicht ausreichend beurteilbar. Ursache hierfür ist nicht selten die technisch schlechte Qualität dieser Aufnahmen.

Untersuchungstechnik und Befunde

Die Lagerung für die computertomographische Untersuchung des Hirnschädels erfolgt in einer besonderen Halterung bei Rückenlage des Patienten. Durch Kippung der Gantry wird die Schichtebene parallel zur Schädelbasis eingestellt. Die Untersuchung wird in 8- bis 10-mm-Schichten von kaudal nach kranial durchgeführt, wobei der Schädel meist in 10–12 Schichten vollständig erfaßt wird.

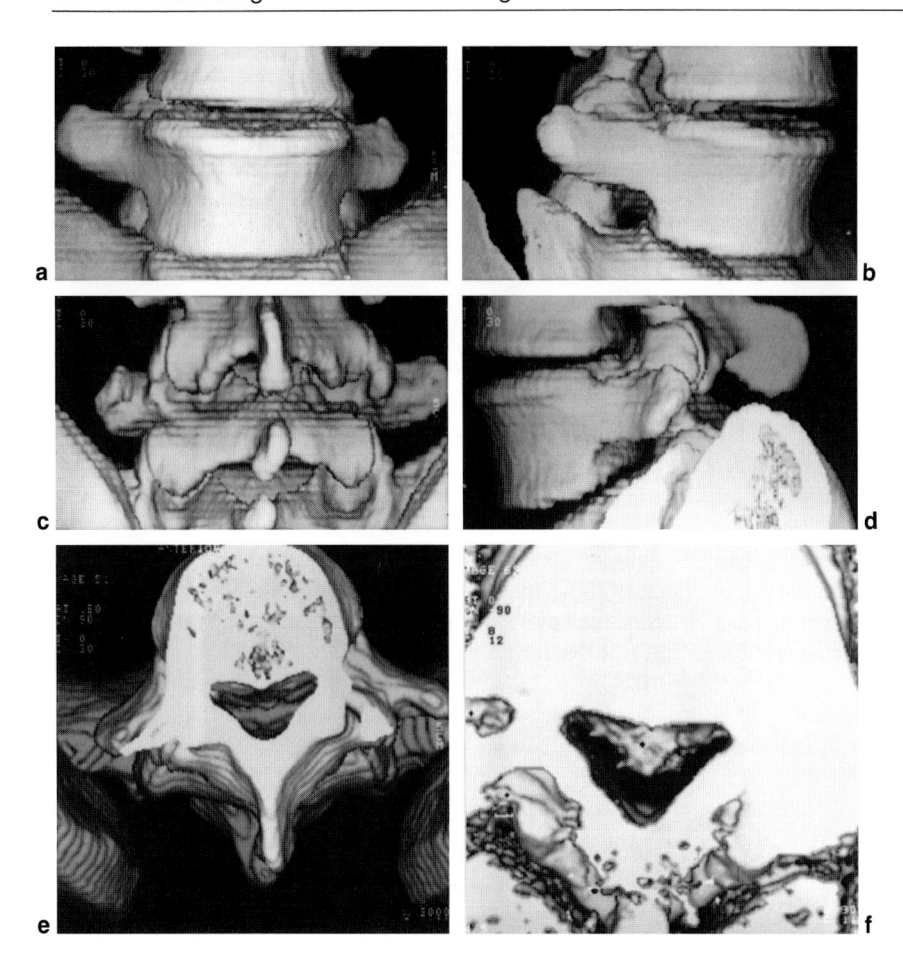

Abb. 5.**1a–f** Beispiel für dreidimensionale Rekonstruktion eines Lendenwirbelkörpers in verschiedenen Ansichten:
a Ventralansicht,
b Seitenansicht,
c Dorsalansicht,
d Schrägansicht,
e Einblick in den Spinalkanal von oben,
f traumatischer Bandscheibenvorfall nach Sturz vom Pferd.
Die Rekonstruktionsbilder zeigen das in den Spinalkanal prolabierte Bandscheibenmaterial

Verletzungen des Gesichtsschädels können bei entsprechender Lagerung und Gantry-Kippung in koronaren und axialen Schichten untersucht werden. So lassen sich z. B. Frakturen der seitlichen Orbitawände und des Orbitabodens mit hoher Sicherheit überlagerungsfrei darstellen. Zum Nachweis auch kleiner Fragmente und diskreter Konturstufen sollten dünne Schichtdicken gewählt werden, z. B. 4 oder 2 mm. Um komplexe Verletzungen in ihrer räumlichen Ausdehnung vor einer operativen Rekonstruktion oder Umstellungsosteotomie übersichtlich darzustellen, ist trotz höherer Strahlenbelastung eine Untersuchung mit einer Schichtdicke von 1 mm gerechtfertigt, die es erlaubt, präzise Rekonstruktionen zu erstellen.

Wirbelsäule

Die Zahl der Wirbelsäulenverletzungen nimmt mit zunehmendem Verkehrsaufkommen weiterhin zu. Wirbelfrakturen treten am häufigsten im Bereich der Halswirbelsäule und des thorakolumbalen Überganges auf; letztere können in 40% mit neurologischen Ausfällen einhergehen (3).

Die Klassifizierung der Wirbelkörperfrakturen erfolgt nach ihrem Entstehungsmechanismus. Reine Extensions- und Flexionstraumen wirken sich vor allem an der Halswirbelsäule aus, Flexions-Kompressions-Kräfte im thorakalen Bereich und reine Kompressionstraumen an der Lendenwirbelsäule sowie am Atlas. Die therapeutisch und prognostisch entscheidende Wirbelkörperhinterkante und der knöcherne Spinalkanal sind auf den a.-p. und seitlichen Übersichtsaufnahmen oft nicht ausreichend dargestellt. Die seitliche Tomographie verbietet sich meist wegen der dazu notwendigen Umlagerung des Patienten.

Demgegenüber ist die axiale Computertomographie einfach durchzuführen und stellt den Spinalkanal mit seinem Inhalt und den umgebenden Weichteilen vollständig dar (7, 8). Zudem erlaubt die Computertomographie die Beurteilung der Stabilität der Frakturen (7, 9). Sagittale, koronare oder paraxiale Rekonstruktionen können helfen, das Ausmaß der Verletzung besser zu erfassen (Abb. 5.**1a–f**). Da die Computertomographie jedoch in einem zumutbaren Zeitraum nur begrenzte Abschnitte der Wirbelsäule untersuchen kann, sind konventionelle Röntgenaufnahmen der betreffenden Wirbelsäulenregion Voraussetzung für einen gezielten Einsatz.

Untersuchungstechnik

Der Wirbelsäulenverletzte sollte mitsamt der Unfallmatte von der Transportliege auf den CT-Untersuchungstisch umgelagert werden, um seine stabile Lagerung nicht unnötig zu verändern. Im Umgang mit polytraumatisierten Patienten ist zu beachten, daß 10% der neurologischen Symptome erst nach dem Unfallereignis verursacht werden (16).

Das Übersichtstopogramm erlaubt im Vergleich mit den konventionellen Röntgenaufnahmen die Lokalisierung der traumatisierten Wirbelkörper und die notwendige Anpassung der Gantry-Kippung parallel zu den Grund- und Deckplatten. Während der Untersuchung muß der Patient absolut ruhig liegen, da anderenfalls die Folge der axialen Schichten eine Fraktur verfehlen kann und Rekonstruktionen wertlos werden.

Dünne Schichten sind notwendig, um auch feine Frakturlinien oder knöcherne Fragmente zu erkennen. Die Beurteilung der Schnitte erfolgt im Knochen- und Weichteilfenster, damit begleitende Weichteilverletzungen (Hämatome) diagnostiziert werden können.

Befunde der Halswirbelsäule

Durch die Anpassung der Gantry-Kippung kommen Wirbelkörper, Bogenwurzeln und hintere Bogenanteile in einer Ebene zur Darstellung. Frakturen, die die Kontinuität dieses geschlossenen Ringes unterbrechen, sind daher leicht zu erkennen. Typische Frakturen der Halswirbelsäule wie die Berstungsfraktur des Atlas (sog. „Jefferson-Fraktur"), die durch axiale Gewalteinwirkung entsteht, oder die sog. „Hangmans-fracture" mit Abbruch des Bogens des zweiten Halswirbelkörpers sind daher computertomographisch gut darstellbar. Horizontal verlaufende Frakturen, z. B. des Dens axis, entziehen sich dagegen weitgehend der Darstellung auf den axialen Schnitten, können aber durch die Rekonstruktion entdeckt werden (8).

Befunde der übrigen Wirbelsäulenabschnitte

Frakturen der Quer- und Dornfortsätze sind computertomographisch gut darzustellen, haben aber klinisch eine geringe Bedeutung, da sie die Stabilität der Wirbelsäule nicht gefährden. Die Schädigung der Intervertebralgelenke durch Hyperflexion oder Hyperextension kann durch konventionelle Aufnahmen und Funktionsaufnahmen meist ausreichend geklärt werden. Liegt eine fixierte Luxation durch ein Verhaken der Gelenkfortsätze vor, zeigt die Computertomographie die klaffenden, gesprengten Gelenke, unter Umständen Frakturen der Gelenkfortsätze und die Luxation der Wirbel.

Frakturen der Wirbelbögen finden sich in nahezu 50% aller Wirbelsäulenverletzungen (11). Die axiale Schnittführung der Computertomographie stellt diese Strukturen besser dar als jedes andere Verfahren. Luxationen der Wirbelkörper und Dislokationen der Wirbelbögen können in ihrem Bezug zum Spinalkanal übersichtlich dargestellt werden.

Computertomographisch lassen sich Wirbelkörperfrakturen in koronare, sagittale und in Trümmerfrakturen unterteilen. Bei den sagittalen Frakturen liegt immer auch eine Bogenfraktur vor. Berstungsfrakturen treten bevorzugt in den thorakolumbalen Wirbeln auf (Abb. 5.2). Zur Beurteilung ihrer Stabilität muß das Ausmaß der intravertebralen Frakturen dargestellt werden; dies ist durch die Computertomographie besser als durch die konventionelle Schicht möglich (8, 9).

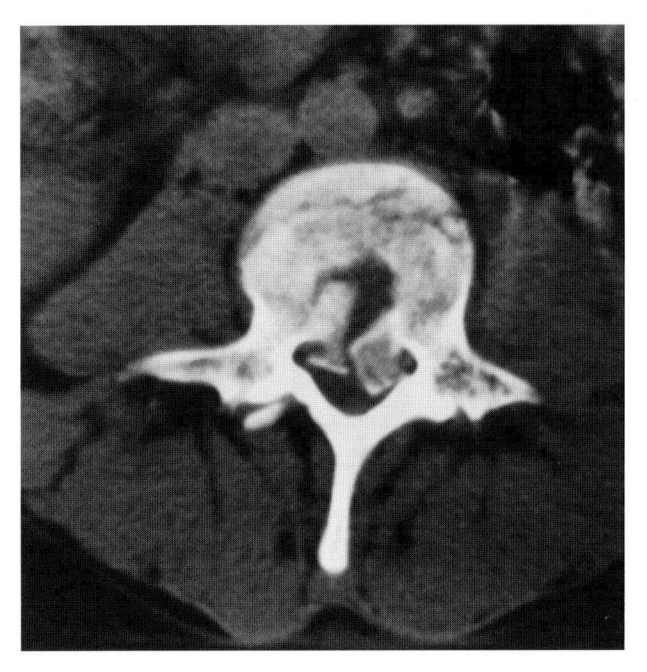

Abb. 5.**2** Berstungsfraktur eines Lendenwirbelkörpers mit Aussprengung großer Fragmente der Wirbelkörperhinterkante in den Spinalkanal, der von diesen fast vollständig verlegt wird; 4-mm-Schicht

Flexionstraumen mit Ruptur des Anulus fibrosus und der dorsalen Bandführung können dazu führen, daß die Wirbelkörperhinterkante in den Spinalkanal gedrückt wird. Das Ausmaß der Fragmentverlagerung läßt sich bei ausgeprägten Veränderungen anhand der axialen Schnitte erkennen, die dadurch bedingte Beeinträchtigung der Weite des Spinalkanales ist dagegen besser in den sagittalen Rekonstruktionen zu beurteilen.

Liegt der Scheitelpunkt der Flexion in der Mitte der Wirbelkörpervorderkante, kann der Wirbelkörper horizontal zerreißen (sog. „Seat-belt-" oder „Chance-fracture"). Diese Fraktur ist computertomographisch unter Umständen nur durch die Rekonstruktion zu erfassen.

Auch millimetergroße knöcherne Fragmente, die durch die konventionelle Tomographie kaum zu erfassen sind, werden durch die Computertomographie noch dargestellt. Ihre intra- oder extradurale Lage ist ohne intrathekale Kontrastmittelgabe zwar nicht sicher, aber von der jeweiligen Lokalisation der Fragmente doch in gewissem Umfang zu bestimmen (8).

Becken

Frakturen des Beckens sind meist Folge schwerer Traumata und häufig von Organ- und Weichteilverletzungen begleitet. Um die einzelnen Abschnitte des Beckenringes bei diesen Patienten zu untersuchen, reicht in der Regel die Übersichtsaufnahme in der a.-p. Projektion nicht aus. Dafür sind Schrägaufnahmen (z. B. Ala- und Obturatoraufnahmen) und oft auch konventionelle Schichtuntersuchungen notwendig, die eine Umlagerung des Patienten erfordern (s. auch Kapitel 23).

34 Radiologische Untersuchungsverfahren

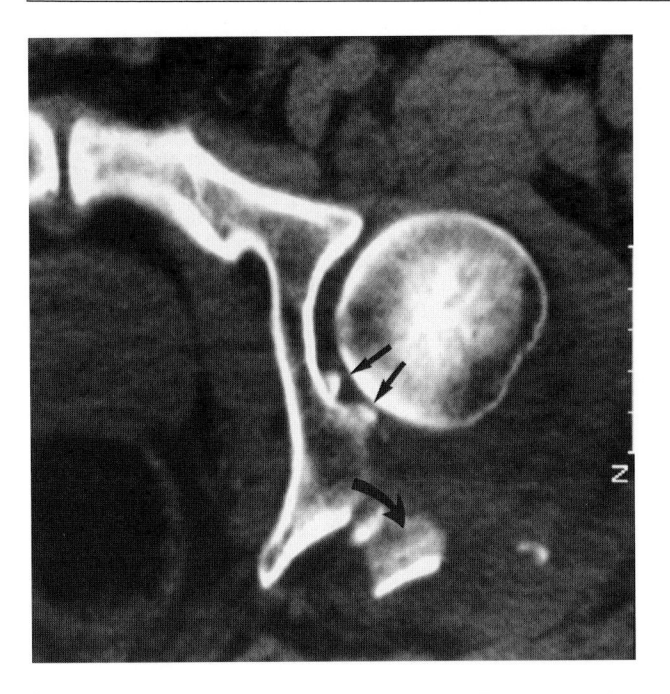

Abb. 5.**3** Linkes Hüftgelenk mit dislozierter Fraktur des hinteren Pfannenrandes (geschwungener Pfeil) und interponierter Fragmente im Gelenkspalt (Pfeile); 4-mm-Schicht

Im Gegensatz dazu erfolgt die Lagerung bei der Computertomographie unproblematisch auf dem Rücken, schräge oder verkippte Positionierungen beeinträchtigen die Beurteilbarkeit nicht oder nur unwesentlich (4).

Untersuchungstechnik

Das digitale a.-p. Topogramm dient zur ersten Orientierung und zur Zuordnung der computertomographischen Schnittebenen. Das gesamte Becken sollte in 4- oder 8-mm-Schichten zusammenhängend untersucht werden. Ist damit eine Fraktur nicht ausreichend nachzuweisen, müssen 2-mm-Schichten mit hochauflösender Bildverarbeitung angefertigt werden. Sagittale, koronare und paraxiale sowie 3-D-Rekonstruktionen können helfen, das Frakturausmaß, die Fragmentdislokation oder interponierte Fragmente genau darzustellen.

Zur Abklärung von Verletzungen der Beckenorgane ist die intravenöse, intravesikale oder rektale Gabe von Kontrastmitteln erforderlich.

Befunde

Es werden Frakturen des vorderen und hinteren Beckenringes, der Beckenschaufel und des Hüftgelenkes unterschieden.

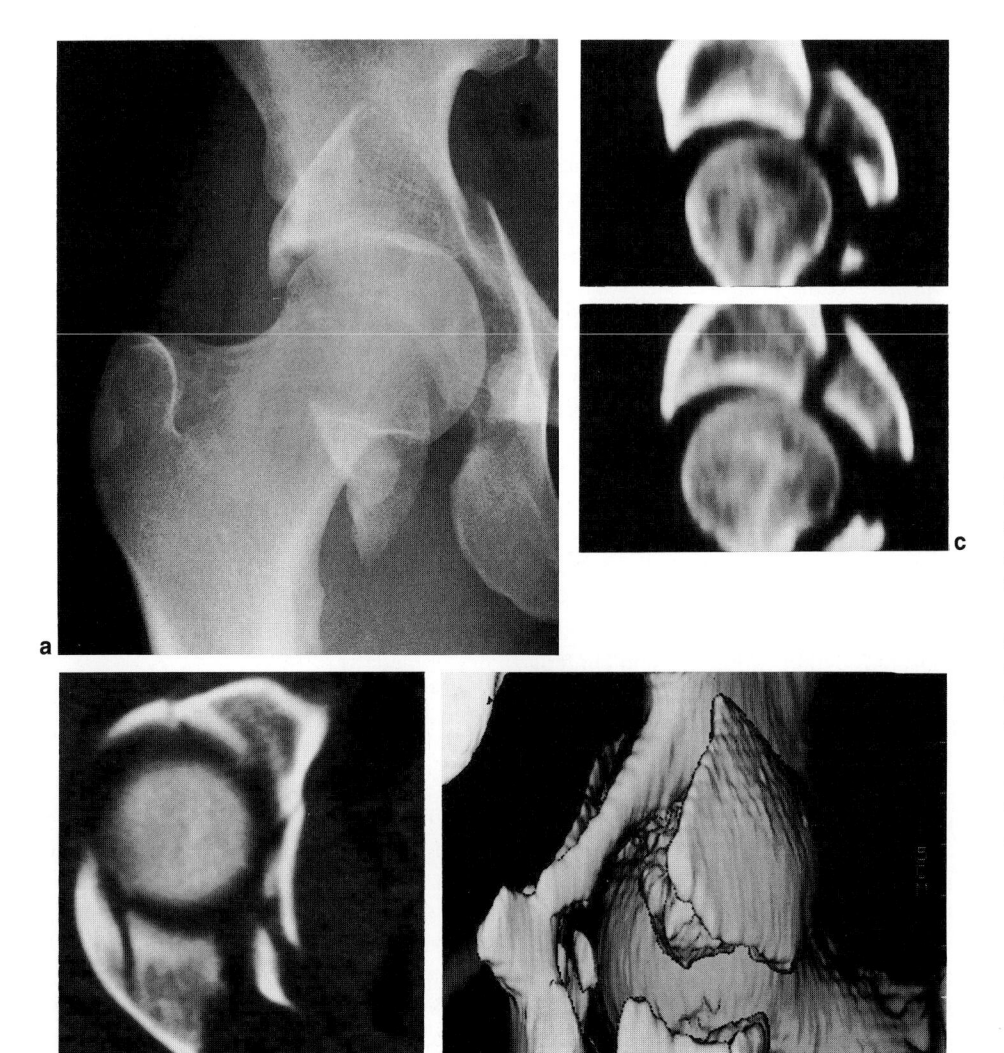

Abb. 5.**4a–d** Zentrale rechtsseitige Pfannenfraktur mit Abriß des hinteren Pfeilers. Die Übersichtsaufnahme zeigt alle wesentlichen Charakteristika der Fraktur. Die bessere Detaildarstellung erfolgt jedoch durch die ergänzende Tomographie und deren Rekonstruktionen. Besonders plastisch stellt sich der Abriß des hinteren Pfeilers in der dreidimensionalen Rekonstruktion dar:
a Konventionelle Übersichtsaufnahme
b Transversale Computertomographie
c Sagittale Rekonstruktion
d Dreidimensionale Rekonstruktion,
Blick auf das Hüftgelenk von dorsal

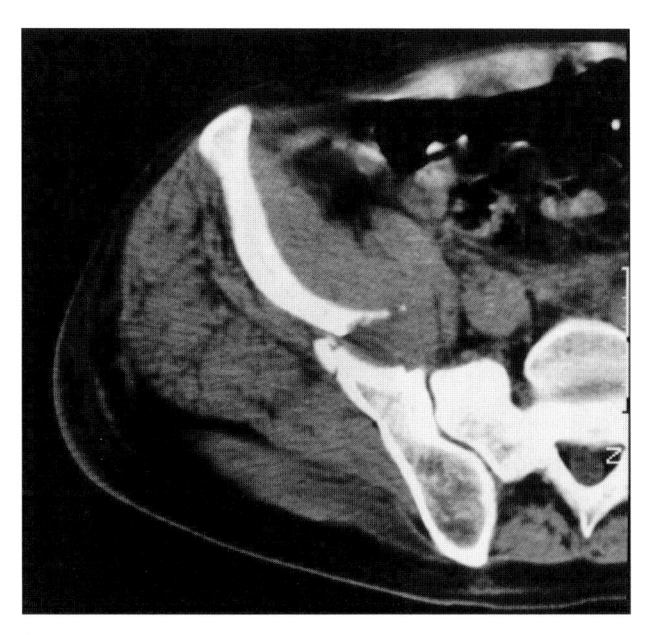

Abb. 5.5 Fraktur des Os ilium mit Dislokation nach ventromedial; 8-mm-Schicht

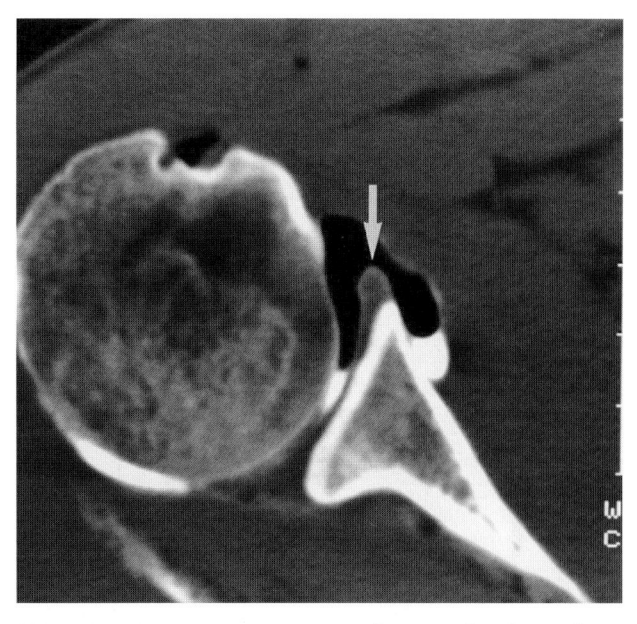

Abb. 5.6 Arthro-CT der rechten Schulter im Doppelkontrast; 4-mm-Schicht. Normalbefund, Vorderrand des Labrum glenoidale (Pfeil)

Verletzungen des vorderen Beckenringes werden mit der Beckenübersichtsaufnahme oft ausreichend erfaßt. Eine Fragmentdislokation in sagittaler Richtung oder fragliche, in die Hüftgelenke einstrahlende Frakturlinien sind dagegen auf axialen CT-Schnitten deutlich besser zu erkennen. Gleichzeitig erfaßt die Computertomographie Weichteilveränderungen wie Blutungen im Symphysenbereich, die Hinweis auf eine Verletzung der Harnblase oder der Urethra sein können.

Auch bei Frakturen des Hüftgelenkes macht die Computertomographie die konventionelle Röntgendiagnostik nicht überflüssig. Sie ist ihr aber beim Vorliegen unverschobener Frakturen, intraartikulärer Fragmente (Abb. 5.3) und bei der Diagnose von Verletzungen des Hüftkopfes sowie hinsichtlich der Gesamtinformation überlegen (4). Die computertomographische Systematik der Hüftpfannenfrakturen (14) lehnt sich dabei an die konventionelle Klassifikation von Judet u. Letournel (10) an (Abb. 5.4).

Die Diagnose von Abrißfrakturen des Os ilium durch Sehnen- oder Muskelzug ist durch das Übersichtsbild meist eindeutig zu stellen. Bei Verletzungen der Beckenschaufel durch direkte, äußere Krafteinwirkungen können mehrere Fragmente entstehen und Dislokationen auftreten, die in der Übersichtsaufnahme in a.-p. Projektion nicht ausreichend zu beurteilen sind, aber computertomographisch umfassend darzustellen sind (Abb. 5.5).

Kreuzbeinfrakturen werden durch die konventionelle Diagnostik nur in etwa 30% erkannt (15). Es werden Quer- und Längsfrakturen unterschieden, letztere verlaufen durch die Massae laterales. Auch bei Verletzungen der Iliosakralgelenke ist die Computertomographie deutlich überlegen (5, 17) und weist bereits geringe Grade der Traumatisierung in Form von Vakuumphänomenen im Gelenkspalt nach.

Schultergelenk

Grobe knöcherne Verletzungen des Schultergelenkes sind durch die konventionelle Diagnostik einschließlich der Arthrographie meist ausreichend abzuklären. Kleine knöcherne Absprengungen, Rupturen der Rotatorenmanschette und Verletzungen des Labrum glenoidale der Gelenkpfanne lassen sich jedoch wesentlich übersichtlicher durch die Computertomographie darstellen (12) (Abb. 5.6).

Untersuchungstechnik

Um die weichteildichten Strukturen des Gelenkraumes gegeneinander abzugrenzen, ist eine Untersuchung im Mono- oder Doppelkontrast notwendig, so daß die Arthro-Computertomographie des Schultergelenkes meist in Verbindung mit einer konventionellen Arthrographie durchgeführt wird.

Kreuzbänder

Durch konventionelle Röntgenaufnahmen sind Bandverletzungen nur bei einem knöchernen Ausriß des Bandes, indirekt aufgrund einer Luxationsstellung oder durch eine pathologische Beweglichkeit bei gehaltenen Aufnahmen erkennbar (s. auch Kapitel 24). Die Bandstrukturen selber sind jedoch aufgrund der ungenügenden Dichtedifferenz nicht von den übrigen artikulären Weichteilen abgrenzbar. Erst die Computertomographie mit ihrer hohen Dichteauflösung erlaubt die direkte Darstellung der Bänder. Diese kann bei unklarem klinischen Bild und konventionellem Röntgenbefund, z.B. bei partiellen Bandrupturen oder isolierter Ruptur des vorderen Kreuzbandes, sinnvoll zur definitiven Abklärung der Ligamente eingesetzt werden.

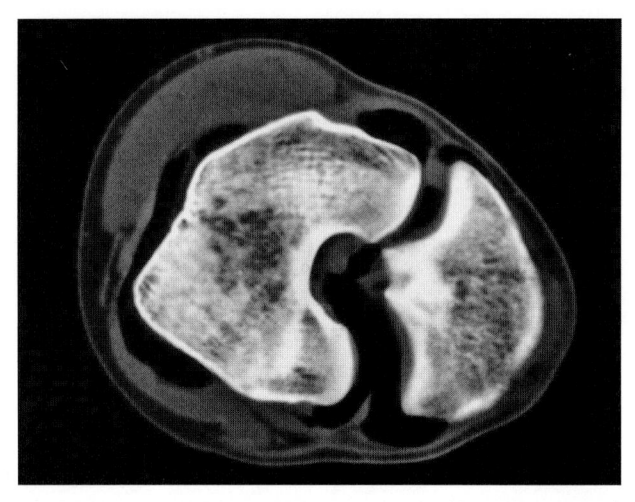

Abb. 5.7 Arthro-CT des Kniegelenkes im Monokontrast mit Luft; 2-mm-Schicht, Seitenlage. Alte, vollständige Ruptur des vorderen Kreuzbandes

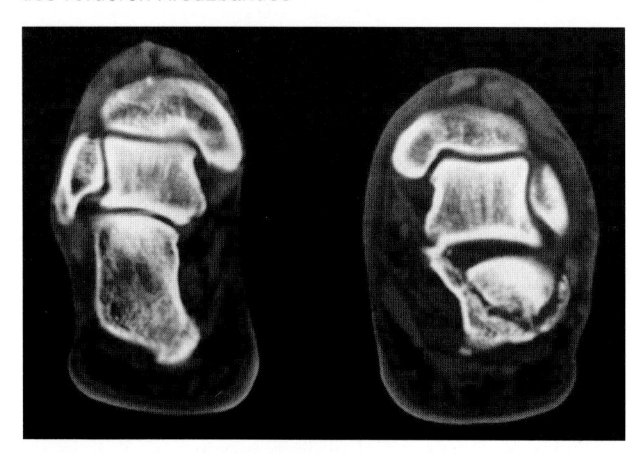

Abb. 5.8 CT des Rückfußes; 4-mm-Schicht. Kalkaneusfraktur rechts mit Einstauchung eines großen Fragmentes, das die hintere Talusgelenkfläche trägt, in den Fersenbeinkörper mit deutlicher Höhenminderung und Verbreiterung des Fersenbeines. Es besteht eine deutliche Distanzierung und Inkongruenz der Gelenkflächen im unteren Sprunggelenk im Vergleich zur Gegenseite

Untersuchungstechnik und Befunde

Durch die intraartikuläre Insufflation von 40–60 ml Luft wird der Dichteunterschied zwischen den Kreuzbändern und den umgebenden Gelenkweichteilen angehoben. Um die Kreuzbänder in ihrer Längsausdehnung computertomographisch darstellen zu können, ist für beide jeweils eine besondere Lagerung des Patienten notwendig.

Bei frischen Läsionen kann ein Einriß oder eine vollständige Ruptur vorliegen. Computertomographisch findet sich im ersten Fall eine nahezu unveränderte Bandkontur mit Hypodensien im Verlauf des Bandes. Innerhalb von 2–4 Wochen nach dem Trauma kommt es zu einer Schrumpfung des verletzten Kreuzbandes (13).

Häufig findet sich ein Abriß der Kreuzbänder am Ansatz oder eine Verdünnung des Bandes bei erhaltenem Ursprung und Ansatz. Knöcherne Ausrisse und vollständige Rupturen (Abb. 5.7) sind seltener. Das vordere Kreuzband ist wesentlich häufiger als das hintere betroffen (13).

Fersenbein

Frakturen des Kalkaneus sind mit 60% die häufigsten Knochenverletzungen des Rückfußes. In etwa 75% ist dabei das untere Sprunggelenk beteiligt (6), das aufgrund seiner komplexen räumlichen Struktur durch die konventionelle Diagnostik oft nur unzureichend darzustellen ist. Für die Planung einer operativen Rekonstruktion ist jedoch eine möglichst genaue Kenntnis der Größe, Lokalisation und der Zahl der Fragmente sowie des Ausmaßes der Dislokation der Gelenkflächen notwendig. Die Computertomographie ist besser als jedes andere Routineverfahren in der Lage, diese Information zu liefern.

Untersuchungstechnik und Befunde

Die Computertomographie kann bei entsprechender Lagerung des Fußes und gegebenenfalls Kippung der Gantry den Kalkaneus in einer oder mehreren Ebenen exakt und überlagerungsfrei darstellen (Abb. 5.8). Es ist hierbei sinnvoll, ausreichend kleine Schichtdicken zu wählen (z. B. 4 mm), um bei Bedarf Rekonstruktionen erstellen zu können. Vorteil der Computertomographie gegenüber den konventionellen Verfahren ist weiterhin, daß ein sog. „Impingement" der Sehnen des M. flexor hallucis longus und des M. peronaeus longus und brevis durch Frakturfragmente diagnostiziert werden kann (6).

Literatur

1 Bongartz, G., H. Müller-Miny, M. Reiser: Computertomographische Darstellung von Schultergelenkverletzungen. Radiologe 28 (1988) 73–78
2 Borchers, H.-D., H.-H. Jend: Technische Anforderungen und Strahlenschutz. In Heller, M., H.-H. Jend: Computertomographie in der Traumatologie. Thieme, Stuttgart 1984
3 Brant-Zawadzki, M., R. B. Jeffrey, H. Minagi, L. H. Pitts: High resolution CT of thoracolumbar fractures. Amer. J. Roentgenol. 138 (1982) 699–705
4 Heller, M., H.-H. Jend: Beckenverletzungen. In Heller, M., H.-H. Jend: Computertomographie in der Traumatologie. Thieme, Stuttgart 1984
5 Heller, M., H.-H. Jend, D. Kötter: Computertomographische Untersuchungen posttraumatischer Läsionen der Sakroiliakalgelenke. H. Unfallheilk. 164 (1984) 201–203
6 Heuchemer, Th., G. Bargon, G. Bauer, W. Mutschler: Vorteile in Diagnose und Einteilung der intraartikulären Kalkaneusfrakturen durch die Computertomographie. Fortschr. Röntgenstr. 149 (1988) 8–14
7 Imhof, H., P. Hajek, W. Kumpan, M. Schratter, M. Wagner: CT in der Akutdiagnostik von Wirbelsäulentraumen. Radiologe 26 (1986) 242–247
8 Jend, H.-H., M. Heller: Wirbelsäulenverletzungen. In Heller, M., H.-H. Jend: Computertomographie in der Traumatologie. Thieme, Stuttgart 1984
9 Jend, H.-H., M. Heller: Stabilitätsbeurteilung bei Wirbelsäulenfrakturen. Fortschr. Röntgenstr. 151 (1989) 63–68
10 Letournel, E., R. Judet: Fractures of the acetabulum. Springer, Berlin 1981
11 Miller, M. D., J. A. Gehweiler, S. Martinez, O. P. Charlton, R. H. Daffner: Significant new observations on cervical spine trauma. Amer. J. Roentgenol. 130 (1978) 659–663
12 Rafii, M., H. Firooznia, C. Golimbu, J. Minkoff, J. Bonamo: CT Arthrography of capsular structures of the shoulder. Amer. J. Roentgenol. 146 (1986) 361–367
13 Reiser, M., N. Rupp, P. M. Karpf, St. Feuerbach, O. Paar: Erfahrungen mit der CT-Arthrographie der Kreuzbänder des Kniegelenkes. Fortschr. Röntgenstr. 137 (1982) 372–379
14 Saks, B. J.: Normal acetabular anatomy for acetabular fracture assessment: CT and plain film correlation. Radiology 159 (1986) 139–145
15 Schild, H., H. A. Müller, K. Klose, J. Ahlers, N. Hüwel: Anatomie, Röntgenologie und Klinik der Sakrumfrakturen. Fortschr. Röntgenstr. 134 (1981) 522–527
16 Wales, L. R., R. K. Knopp, M. S. Morishima: Recommendations for evaluation of the acutely injured cervical spine: A clinical radiologic algorithm. Ann. Emerg. Med. 9 (1980) 422–428
17 Warmuth-Metz, M., R. Schmitt, G. Schindler, B. Gay: Die Computertomographie in der traumatologischen Diagnostik des hinteren Beckenrings. Fortschr. Röntgenstr. 148 (1988) 289–294
18 Zimmermann, R. A., L. T. Bilaniuk, T. Genneralli, D. Bruce, C. Dolinskas, B. Uzzell: Cranial computed tomography in diagnosis and management of acute head trauma. Amer. J. Roentgenol. (1978) 27–34

6 Skelettszintigraphie

T. Schaub und K. Hahn

Technik

Radiopharmaka

An erster Stelle der nuklearmedizinischen Diagnostik in der Traumatologie steht die *Skelettszintigraphie*. Hierfür werden mit *Technetium 99m markierte Phosphatkomplexe* eingesetzt. Technetium 99m (^{99m}Tc), ein reiner Gammastrahler mit einer Halbwertszeit von 6 Stunden, kann als ideales Radiopharmakon angesehen werden, weil es aufgrund seiner physikalischen Eigenschaften nur zu einer so geringen Strahlenbelastung führt, daß bei entsprechender Indikation diese Untersuchungen auch bei Kindern durchgeführt werden können. Die Anreicherungsmechanismen sind noch nicht völlig geklärt; die entscheidenden Faktoren dürften jedoch die Durchblutung und die Adsorption an die Hydroxyapatitkristalle des Knochens sein (14, 15, 24, 29). Nach intravenöser Injektion des ^{99m}Tc Phosphatkomplexes wird dieser innerhalb von 2–3 Stunden nach Injektion in den Knochenstoffwechsel eingeschleust; die restlichen Aktivitätsmengen werden über die Nieren in die Blase ausgeschieden.

Da die Skelettszintigraphie zwar eine hohe Sensitivität aufweist, jedoch trotz Kenntnis der Klinik und der Röntgenbefunde die Ursache der gesteigerten Knochenstoffwechselvorgänge nicht immer bestimmt werden kann, werden im Einzelfall *Zusatzuntersuchungen* mit *Gallium-67-zitrat* oder mit *Indium-111-* bzw. *^{99m}Tc-markierten Granulozyten* erforderlich, die allerdings mit einem größeren Aufwand und einer höheren Strahlenbelastung des Patienten verbunden sind.

Gallium-67-zitrat reichert sich in entzündlichen und in neoplastischen Prozessen an (40); die Ausscheidung der Substanz erfolgt über die Leber in den Darm und über die Nieren in die Harnblase.

Eine spezifische Darstellung von entzündlichen Prozessen ist mit Hilfe der Granulozytenszintigraphie möglich. Hierfür werden die Granulozyten mit Indium-111- oder mit ^{99m}Tc-markierten monoklonalen Antikörpern markiert. Neben der Speicherung der radioaktiven Granulozyten in den entzündlichen Prozessen findet sich eine physiologische Anreicherung im retikuloendothelialen System (RES) von Knochen, Leber und Milz (16, 46, 65).

Gerät

Für nuklearmedizinische Skelettuntersuchungen sollte eine moderne Großfeldkamera mit hochauflösendem Kollimator verwendet werden. Bei der Untersuchung kleiner Strukturen, z. B. im Bereich der Handwurzel, ist zusätzlich ein Pinhole Kollimator erforderlich. Mit Hilfe eines an die Gammakamera angeschlossenen Rechnersystems ist eine Quantifizierung der Untersuchungsergebnisse möglich. Für die Darstellung des Gesamtskelettes haben sich Ganzkörper-Untersuchungsgeräte als außerordentlich effektiv erwiesen, bei denen gleichzeitig die ventrale und dorsale Körperregion erfaßt und dokumentiert werden kann. Speziell im Bereich des Schädels und des Rumpfskelettes hat die nuklearmedizinische Emissions-Computertomographie (ECT), die auch als Single-Emissions-Computertomographie (SPECT) bezeichnet wird, aufgrund ihrer besseren Ortsauflösung und Sensitivität Vorteile (94). Sie ist jedoch mit einem deutlich höheren apparativen und zeitlichen Aufwand verbunden.

Untersuchungstechnik

Bei bekannten lokalisierten Prozessen sollte die Knochenszintigraphie in der Drei-Phasen-Technik, die aus einem Radionuklidangiogramm, einer Frühaufnahme und den üblichen Spätaufnahmen besteht, durchgeführt werden.

Die Radionuklidangiographie, als erste Phase, erlaubt die Beurteilung der arteriellen Durchblutung eines bekannten Knochenprozesses.

Die Informationen, die die *Frühaufnahmen* liefern, setzen sich aus arterieller und venöser Durchblutung sowie beginnender Knochenstoffwechseldarstellung zusammen. Gleichzeitig kann in den ersten beiden Phasen die Nierendurchblutung und -ausscheidung bzw. die Hirndurchblutung untersucht werden (30).

Die *Spätaufnahmen* 2–3 Stunden nach der Injektion erlauben die Beurteilung des Knochenstoffwechsels. Dazu werden Aufnahmen des gesamten Skelettes in dorsaler und ventraler Projektion durchgeführt. Bei pathologischen Prozessen werden zusätzlich Aufnahmen in weiteren Ebenen und – falls erforderlich – Pinhole- oder SPECT-Aufnahmen angefertigt.

Die intravenös applizierte Aktivitätsmenge beträgt beim erwachsenen Patienten 555 MBq (= 15 mCi) einer ^{99m}Tc-Phosphonat-Verbindung.

Bei Gallium-67-zitrat-Untersuchungen erfolgen Aufnahmen der betroffenen Skelettregion 24, 48 – und falls erforderlich – 72 Stunden nach Injektion (41).

Die Granulozytenszintigraphie wird nach Entnahme, Markierung und Reinjektion von patienteneigenen Granulozyten durchgeführt (16, 46).

Markierte Antigranulozytenantikörper können direkt injiziert werden.

Zum Nachweis einer Prothesenlockerung kann gleichzeitig mit der Röntgenkontrastmittelarthrographie eine Radionuklidarthrographie durchgeführt werden (77, 95).

Indikation und Wertigkeit

Trauma

Unkomplizierte Fraktur

Aufgrund der einsetzenden Hyperämie und der späteren Kallusbildung sind Frakturen knochenszintigraphisch nachweisbar. Sie zeigen in allen drei Phasen eine Mehranreicherung. Unmittelbar nach dem Trauma kann eine Minderanreicherung beobachtet werden (22, 31), da die Durchblutung im Frakturbereich gestört ist und die reparativen Knochenumbauvorgänge noch nicht eingesetzt haben. 24 Stunden nach dem Trauma sind 95%, nach 48 Stunden 100% der Frakturen als Mehranreicherung nachweisbar (22, 60). Etwas niedrigere Nachweisraten in den ersten 3 Tagen nach dem Trauma finden sich bei Patienten über 65 Jahren (60, 62).

Eine Ausnahme bilden die Wirbelfrakturen, die erst nach 2–3 Tagen nachweisbar werden; nach 10 Tagen zeigen alle eine Mehranreicherung (48, 60, 92). Schädelfrakturen sind ebenfalls im planaren Knochenszintigramm nur schlecht nachzuweisen (33, 91).

Mit der SPECT läßt sich sowohl bei diesen als auch speziell im Wirbelsäulenbereich eine bessere Sensitivität und Lokalisation erreichen (7, 17).

Okkulte Fraktur

Von besonderer Bedeutung ist die Skelettszintigraphie im Rahmen des Nachweises okkulter Frakturen (Abb. 6.1 a–c bis 6.3 a–c) bei polytraumatisierten Patienten, im Handwurzelbereich (10, 19, 69, 81), der Wirbelsäule (69, 81), der Rippen, des Beckens (72) und des Sprunggelenkes (81).

Ein weiterer Schwerpunkt ist der Nachweis und die Altersbestimmung osteoporotischer Frakturen, die besonders in den Rippen, der Wirbelsäule (Abb. 6.4 a–c), im Sakrum, im Schenkelhals und Tibiakopf röntgenologisch leicht übersehen werden (36, 58, 81).

Ein negatives Knochenszintigramm 72 Stunden bzw. 10 Tage nach dem Trauma schließt in den genannten Fällen eine frische Knochenverletzung aus (22, 60, 92).

Bei Mehranreicherungen im Gelenkbereich ist eine subtile Untersuchungstechnik erforderlich, um eine Fraktur – diese zeigt eine fokale Mehranreicherung im Knochen – von einer „traumatischen Synovitis" (74, 76) differenzieren zu können. In jedem Fall ist eine radiologische Korrelation erforderlich.

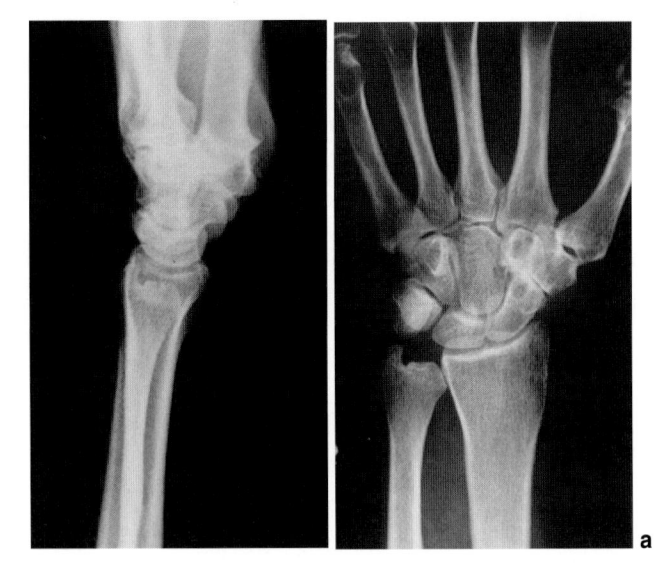

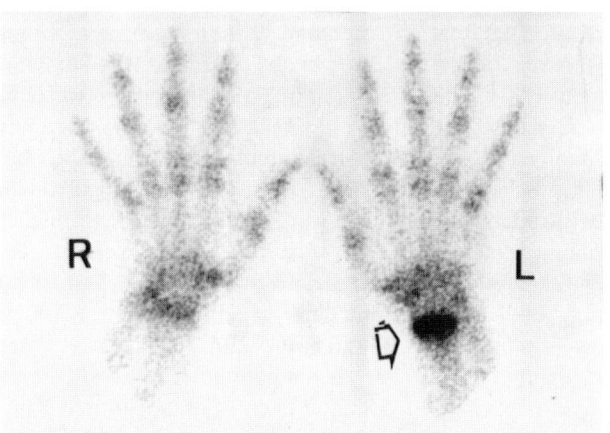

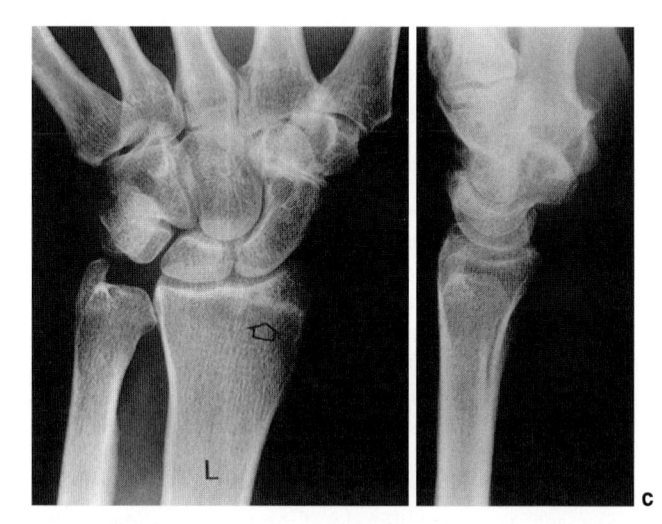

Abb. 6.1 a–c   Okkulte Radiusfraktur:
Während die Röntgenaufnahmen vom Unfalltag (a) nur eine fragliche Verdichtung im Processus styloideus radii zeigen, die nicht der Fraktur entsprach, ist szintigraphisch (b) die distale Radiusfraktur gut zu erkennen. Die Röntgenverlaufskontrolle (c) zeigt die reaktive Sklerose im Bereich der richtigen Fraktur

6 Skelettszintigraphie 39

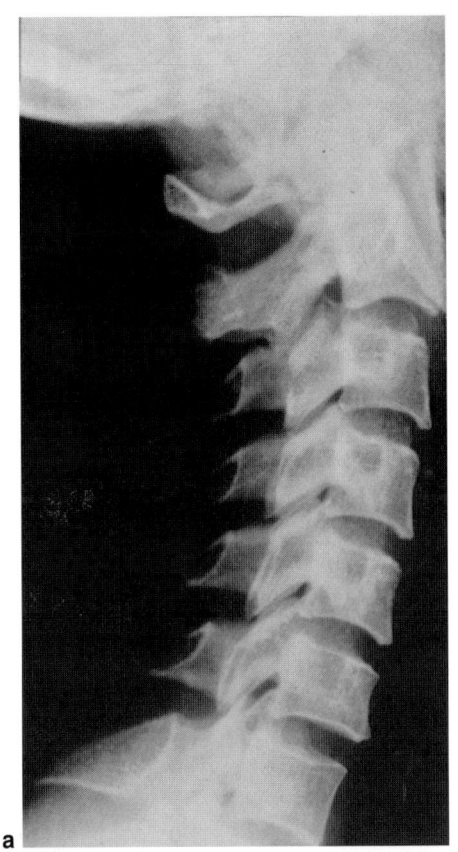

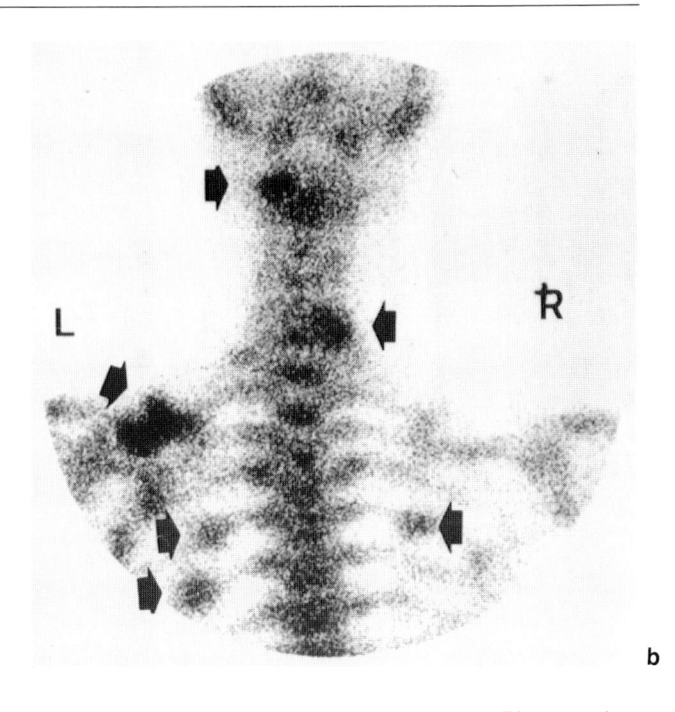

Abb. 6.**2a** u. **b** Okkulte Wirbelsäulen- und Rippenverletzungen:
Röntgenologisch (**a**) war bei dem 24 Jahre alten Patienten nach einem Polytrauma nur eine Steilstellung der HWS nachzuweisen. Szintigraphisch (**b**) sind multiple Wirbelsäulen- und Rippenverletzungen zu erkennen

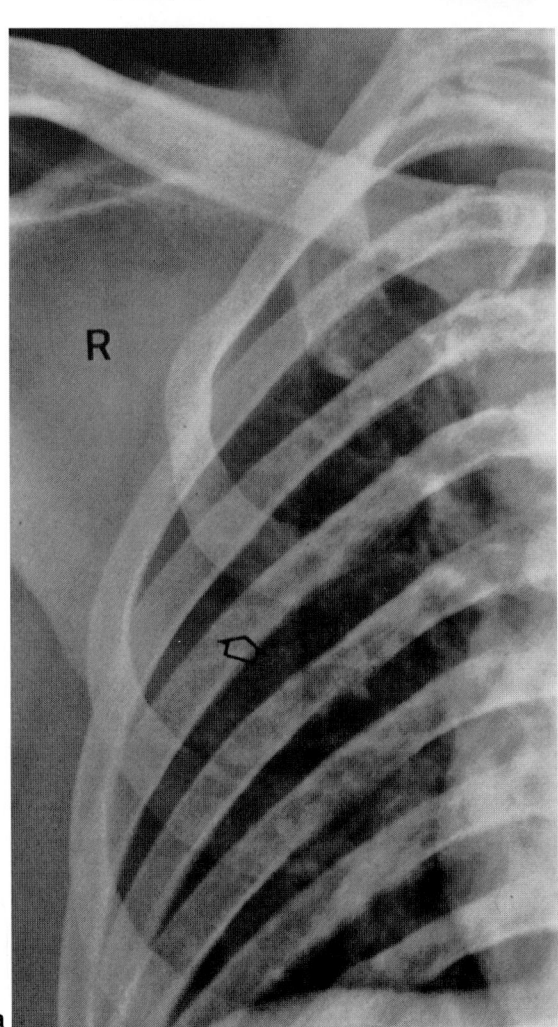

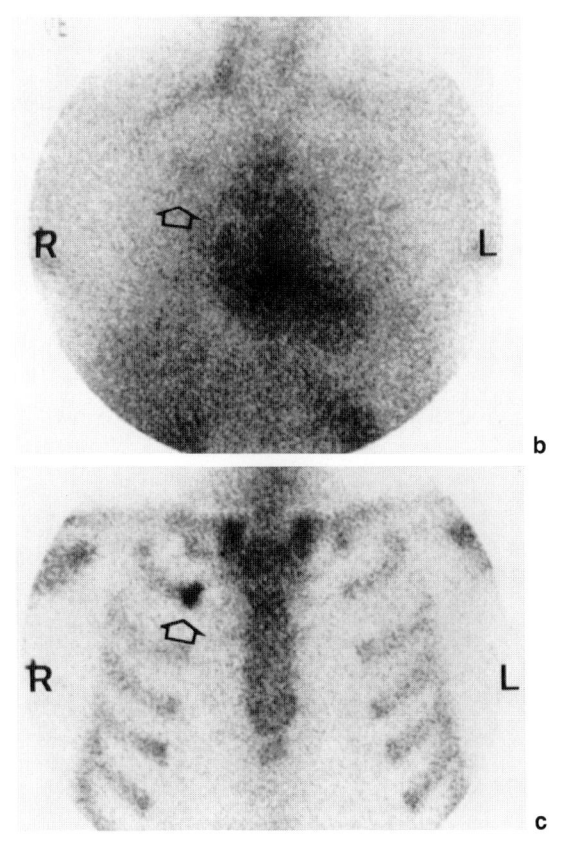

◀ Abb. 6.**3a–c** Okkulte Rippenfraktur:
Auf der Röntgenaufnahme (**a**) ist die Fraktur der 2. Rippe rechts nicht zu sehen. Szintigraphisch ist auf der Frühaufnahme (**b**) die Hyperämie und auf der Spätaufnahme (**c**) der vermehrte Knochenstoffwechsel der frischen Fraktur leicht zu erkennen

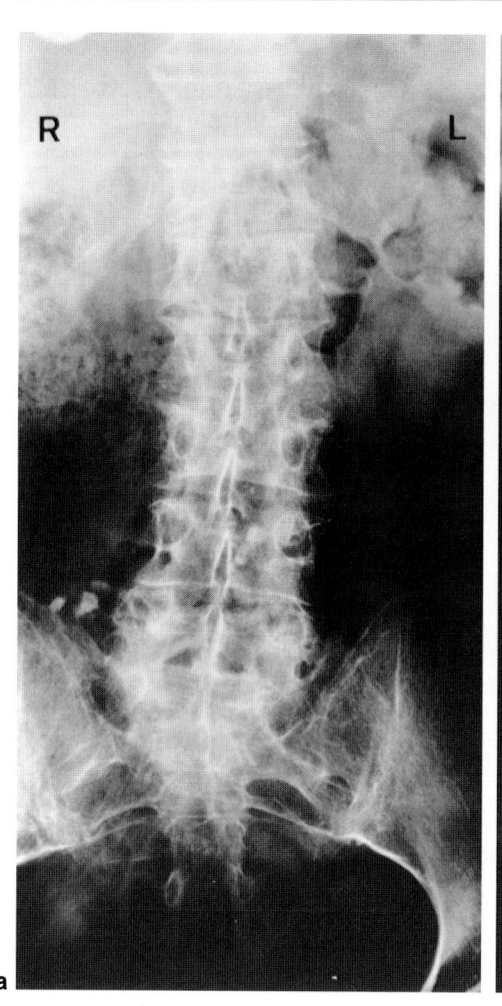

Abb. 6.**4a–c** Frische osteoporotische Wirbelkörperfraktur:
Bei dieser 61jährigen Patientin waren röntgenologisch (**a** u. **b**) multiple Wirbelkörperfrakturen nachweisbar. Das Szintigramm (**c**) zeigt, daß nur in LWK 3 eine frische Fraktur vorlag

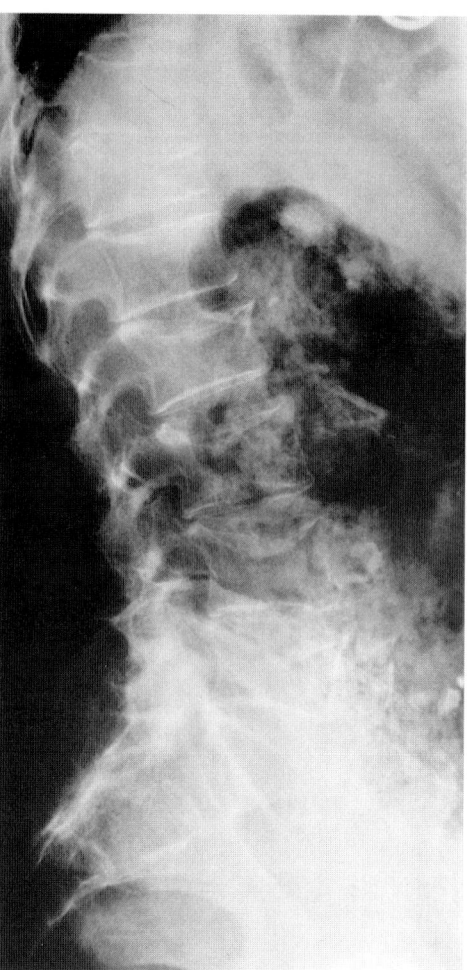

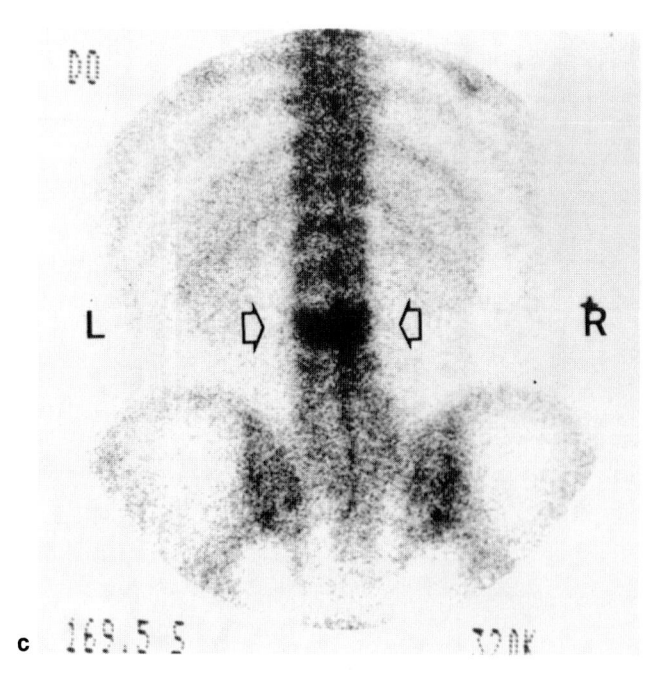

Kindliche Fraktur

Bei der Untersuchung des kindlichen Skeletts ist sowohl eine subtile Technik als auch die Kenntnis der szintigraphischen Normalbefunde erforderlich (37, 38, 91), da sonst entweder Befunde übersehen oder aber sich schließende Wachstumsfugen als Fraktur fehlgedeutet werden (Abb. 6.**5 a** u. **b**).

Röntgenologisch bereitet der Nachweis von reinen *Epiphysenfrakturen* (Abb. 6.**6 a** u. **b**) und der *Epiphysiolysis capitis femoris* oft erhebliche Schwierigkeiten. Szintigraphisch sind sie durch die Mehranreicherung in der betroffenen Wachstumsfuge früh zu erkennen (27, 93).

Eine weitere Indikation ist der Nachweis röntgenologisch initial oft nicht faßbarer *Frakturen im Kleinkindalter (toddler's fracture)* (45).

Nach einer *plastischen Biegungsfraktur (bowing fracture)* ist szintigraphisch eine ausgeprägte Mehranreicherung im gesamten betroffenen Knochen zu erkennen (12, 67).

Streßläsionen

Eine übermäßige Beanspruchung des Knochens führt nach Knochenadaptionsvorgängen schließlich zur schmerzhaften *Ermüdungs- oder Streßfraktur* (78), die szintigraphisch durch eine Hyperämie und eine Mehran-

6 Skelettszintigraphie 41

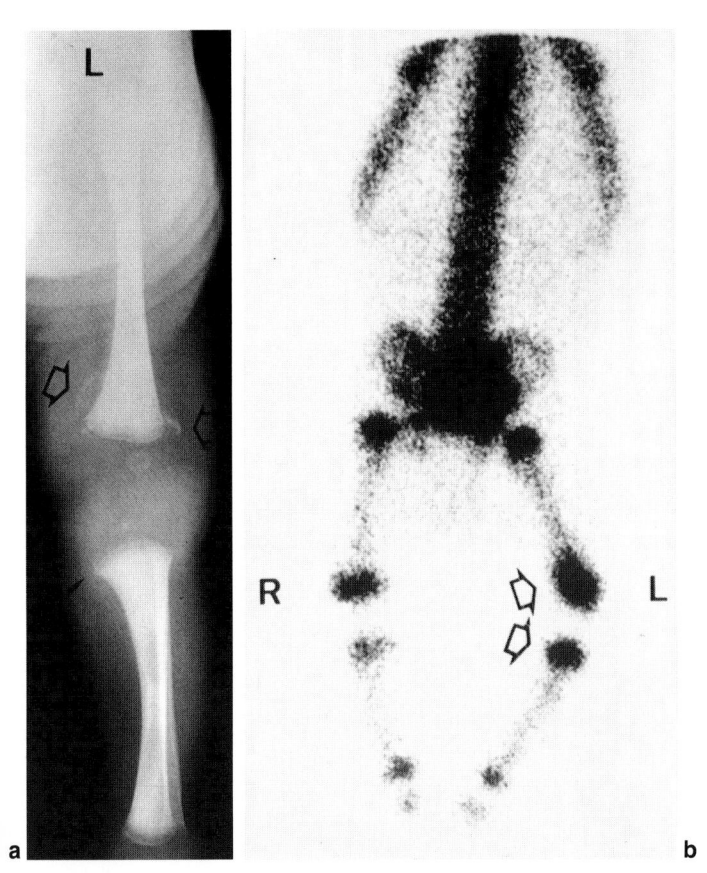

Abb. 6.5a u. b Kindliche Metaphysenfraktur:
Die Röntgenaufnahmen (**a**) dieses Neugeborenen zeigen eine Periostabhebung am distalen Femur nach metaphysärer Fraktur. Die proximale Tibiafraktur ist leicht zu übersehen. Das Szintigramm (**b**) zeigt im Bereich beider Frakturen einen vermehrten Knochenumbau

reicherung im Knochenszintigramm (Abb. 6.7a u. b) nachgewiesen wird. Nach ihrer Ausdehnung können mehrere Stadien der fokalen Läsionen unterschieden werden (62). Dazu muß die Untersuchung als Drei-Phasen-Szintigramm mit Aufnahmen des betroffenen Knochens in mindestens zwei Ebenen durchgeführt werden (43, 62, 79). Röntgenveränderungen lassen sich in der Regel erst Wochen nach Eintreten der Beschwerden nachweisen.

Am häufigsten betroffen sind in absteigender Frequenz Tibia, Tarsus, Metatarsus, Femur und Becken, wobei jedoch in Abhängigkeit von der Belastung prinzipiell jeder Knochen betroffen sein kann (59, 62). Szintigraphisch sind oft mehrere Läsionen nachweisbar, weshalb das gesamte Skelett untersucht werden sollte.

Zu den Streßfrakturen sind auch *belastungsbedingte Spondylolysen* zu rechnen. Im frühen oder aktiven Stadium zeigen diese knochenszintigraphisch eine Mehranreicherung noch vor dem Nachweis im Röntgenbild. Alte nicht mehr knöchern reagierende Spondylolysen, die röntgenologisch leicht erkannt werden, sind szintigraphisch stumm (70, 79). Bei Verdacht auf eine streßbedingte Knochenläsion im Bereich der Wirbelsäule sollte das Knochenszintigramm, möglichst als SPECT (17), nach der Röntgenuntersuchung eingesetzt werden.

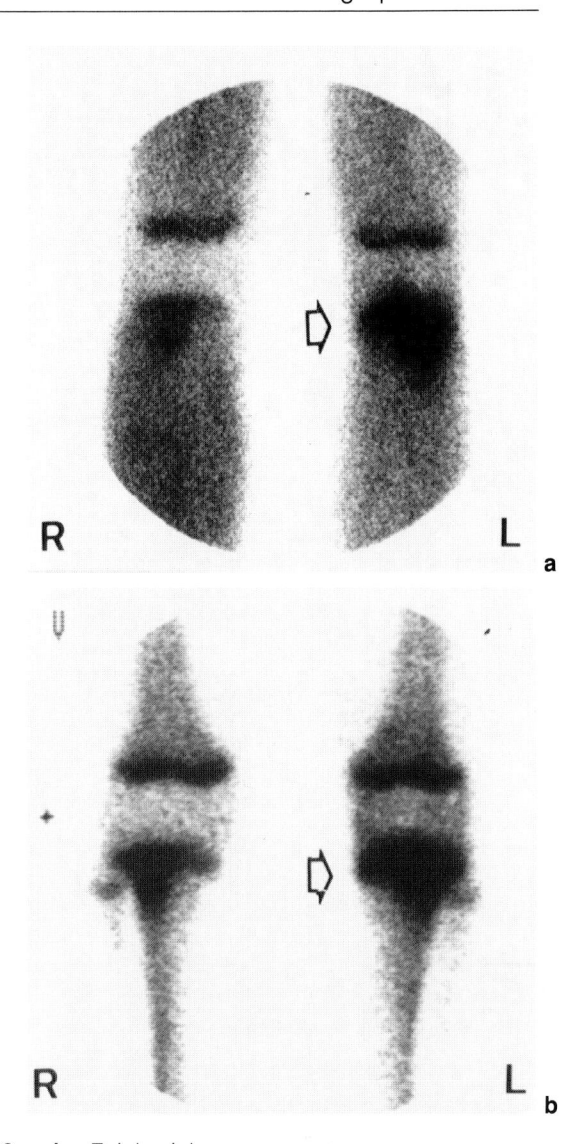

Abb. 6.6a u. b Epiphysiolyse:
Bei diesem 16jährigen Jungen zeigt die Frühaufnahme (**a**) eine Hyperämie in der proximalen Tibiaepiphysenfuge links, die mit einem vermehrten Knochenumbau auf der Spätaufnahme (**b**) korreliert. Dabei handelte es sich um eine röntgenologisch primär nicht zu erkennende traumatische Epiphysiolyse.

Ein unauffälliges Knochenszintigramm schließt eine Streßläsion als Schmerzursache aus.

Wegen ihrer Prognose sind von der eigentlichen Streßfraktur *muskulotendinöse Reizzustände bzw. Periostreaktionen nach Belastung* abzugrenzen. Diese wurden zum Teil bisher unter dem Begriff „shin splint" als Vorläufer der Streßfraktur betrachtet; es scheint sich jedoch um Periostreaktionen aufgrund von Rissen der Sharpey-Fasern zu handeln, die von der Sehne durch das Periost in die Kortikalis ziehen. „Shin splints" zeigen in den Perfusions- und Frühaufnahmen keine Hyperämie und stellen sich elongierter und diffuser als die eigentlichen Streßfrakturen dar (43, 62, 79).

Unter dem Begriff *Enthesiopathie* werden traumatische Veränderungen des Sehnen- oder Bandansatzes verstanden. Dabei lassen sich szintigraphisch Mehranreicherungen erkennen, bevor die Veränderungen röntgenologisch erfaßt werden (62).

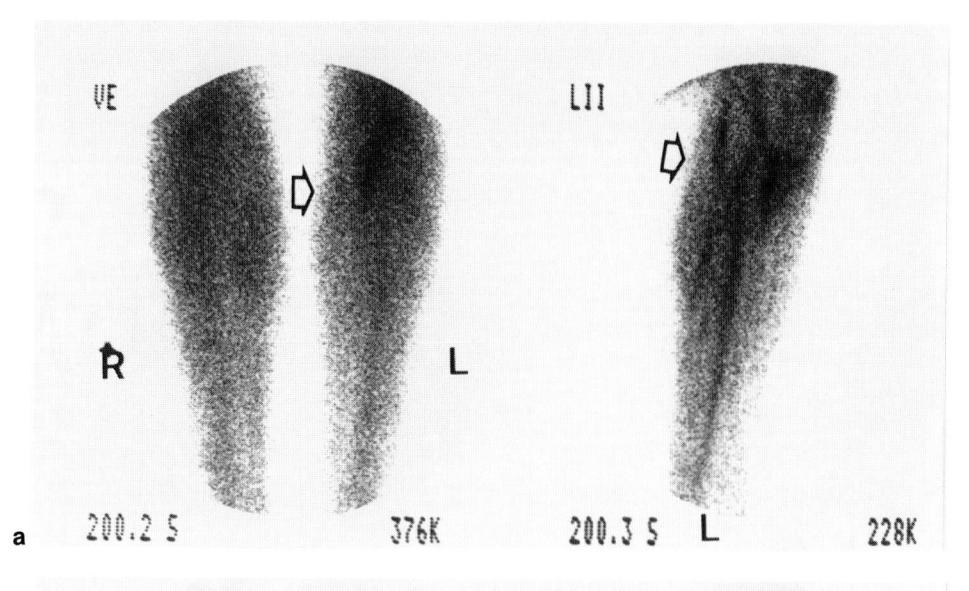

Abb. 6.7a u. b Tibiastreßfraktur:
Die Frühaufnahmen (**a**) zeigen bei diesem 18jährigen Langstreckenläufer eine Hyperämie in der proximalen Tibia dorsal, die mit dem verstärkten Knochenumbau auf den Spätaufnahmen (**b**) korreliert. Der Befund entspricht einer Tibiastreßfraktur. Aufnahmen in zwei Ebenen sind erforderlich, um den Befund lokalisieren zu können

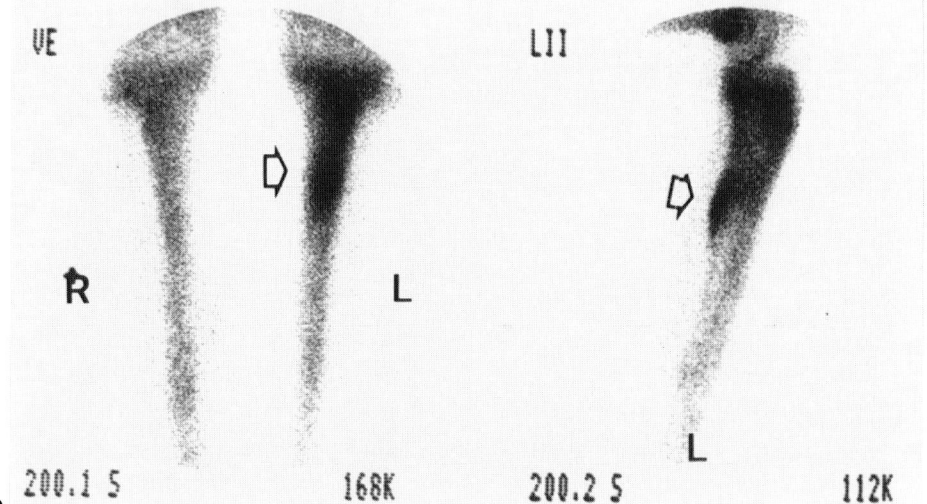

Bei der Epicondylitis radialis konnten jedoch im Drei-Phasen-Knochenszintigramm nur bei etwa einem Drittel der Patienten diskrete Veränderungen beobachtet werden (50).

Eine weitere Ursache für belastungsbedingte Schmerzen der unteren Extremität ist das *Kompartmentsyndrom*. Bei ihm findet sich entsprechend der Ischämie eine verminderte Anreicherung in der distalen Tibia mit umgebender Mehranreicherung (62).

Elektrisches Trauma/Kältetrauma

Bei elektrischen Traumen werden aufgrund der Nekrose und der fehlenden Durchblutung szintigraphisch Minderanreicherungen im Knochen beobachtet (13, 26). Das Szintigramm ist hier, wie auch beim Kältetrauma (54), der Röntgenuntersuchung zur Vitalitätsbeurteilung des Knochens überlegen.

Weichteilläsionen

Akute Bandläsionen sind szintigraphisch durch eine vermehrte Anreicherung im Bereich der Bandinsertionen nachweisbar (19, 80).

Bei der *Rhabdomyolyse* aufgrund exzessiver Belastung sind szintigraphisch Mehranreicherungen im betroffenen Muskel nachzuweisen (61). Die höchsten Aktivitäten werden innerhalb der ersten 24–48 Stunden beobachtet. Die betroffenen Muskeln stellen sich nach einer Woche wieder normal dar (61).

Als Nebenbefunde können *periphere Gefäßverschlüsse* und *Verletzungen der Nieren und ableitenden Harnwege* nachgewiesen werden (9, 30, 91).

Kindesmißhandlung

Bei einer vermuteten Kindesmißhandlung hat das Szintigramm im Vergleich zur Röntgenuntersuchung des gesamten Skelettes mehrere Vorteile (30, 33, 86, 91). Es besitzt, mit Ausnahme der Schädelverletzungen, die höhere Sensitivität (Abb. 6.**8a**, **b** und 6.**9a**, **b**). Die Strahlenbelastung ist niedriger, und in Kombination mit Perfusionsaufnahmen des Schädels und Frühaufnahmen der Nieren lassen sich mit derselben Untersuchung gleichzeitig subdurale Hämatome und traumatisch bedingte Nierenfunktionsausfälle nachweisen (30, 91).

6 Skelettszintigraphie   43

a

b

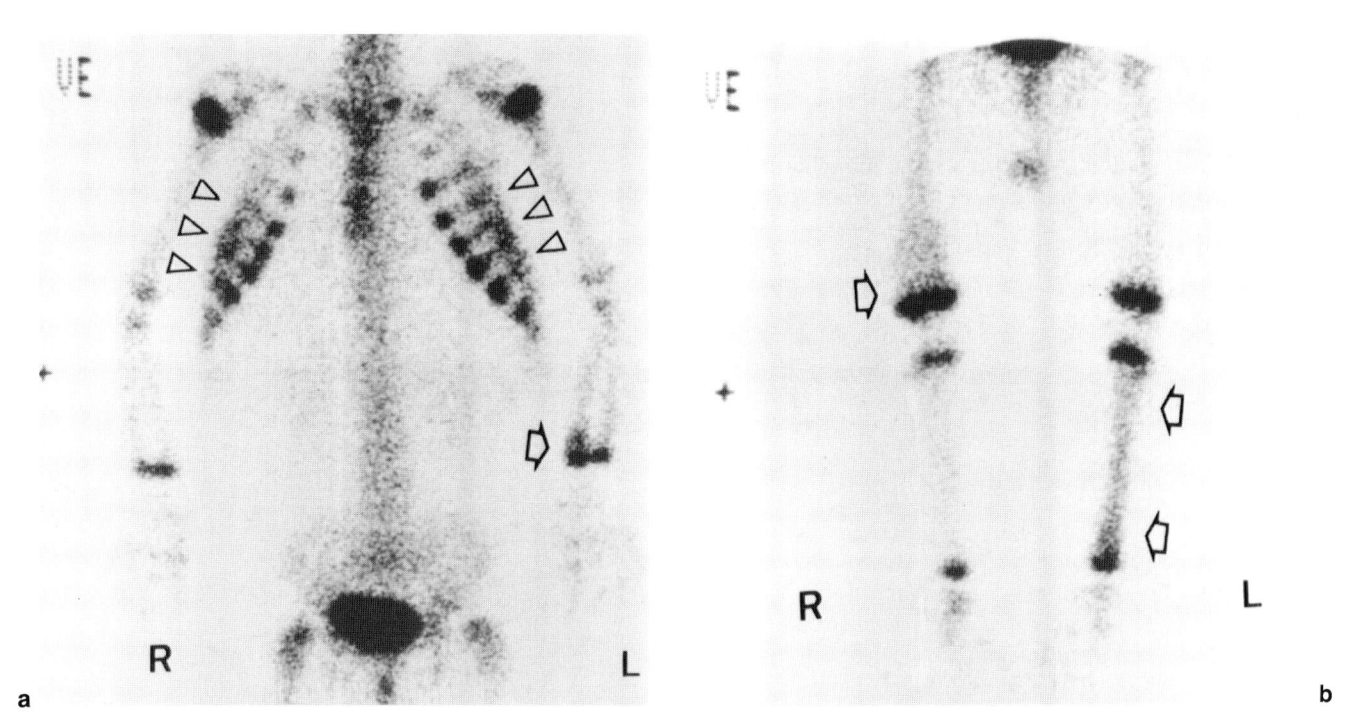

Abb. 6.8a u. b Verschieden alte Frakturen bei Kindesmißhandlung:
Das Knochenszintigramm dieses 2jährigen Mädchens zeigt einen vermehrten Knochenumbau im Bereich der distalen Femurfraktur rechts, der Tibiaschaftfraktur links, einer distalen Unterarmfraktur links und mehrerer lateraler Rippenfrakturen beidseits. Die unterschiedliche Speicherintensität spricht für unterschiedlich alte Frakturen

a

b

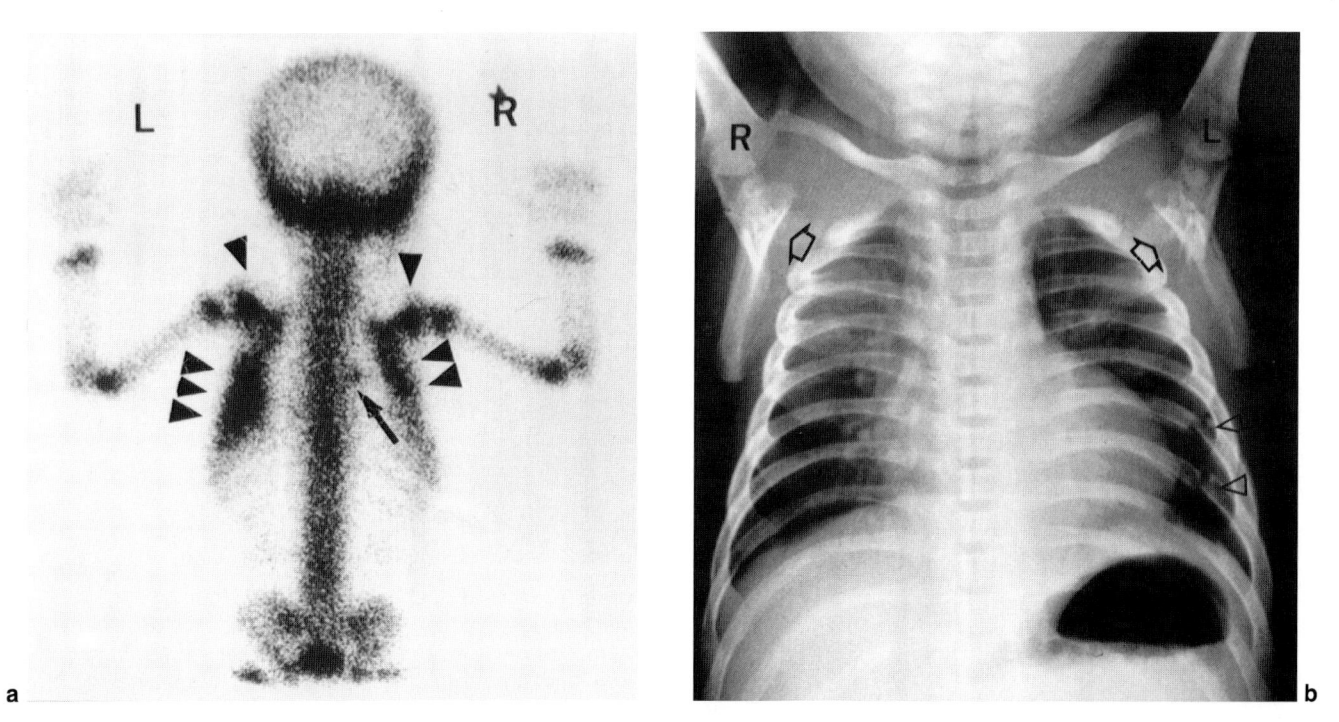

Abb. 6.9a u. b Rippen- und Skapulafrakturen bei Kindesmißhandlung:
Das Szintigramm (a) zeigt im Gegensatz zum Röntgenbild (b) das volle Ausmaß der beidseitigen lateralen Rippenserienfrakturen, der Skapulafrakturen beidseits und eine weitere kostovertebrale Fraktur rechts

Relativ charakteristische Befunde bei einer Kindesmißhandlung sind beidseitige kostovertebrale Rippenfrakturen, die szintigraphisch als paravertebrale Mehranreicherungen zu erkennen sind (86).

Die Rate falsch negativer szintigraphischer Befunde läßt sich durch eine subtile Aufnahmetechnik speziell bei metaphysären Frakturen senken (91).

Zusätzlich zum Schädel werden klinisch und szintigraphisch suspekte Skelettareale röntgenologisch untersucht.

Knochenheilung

Normaler Heilungsverlauf

Im normalen Heilungsverlauf ist innerhalb der ersten 2–4 Wochen eine *diffuse Aktivitätsanreicherung* im Bereich der Fraktur zu erkennen. Nach 8–12 Wochen stellt sich die Fraktur als *scharf abgrenzbare Anreicherung* dar. Das Aktivitätsmaximum wird in der Fraktur 2–12 Wochen nach der Fraktur erreicht. Danach nimmt die Anreicherung kontinuierlich ab (49, 57, 62). Abhängig von der Lokalisation ist das Knochenszintigramm frühestens nach 5 Monaten wieder *normal* (61), wobei röntgenologisch die Fraktur durchgebaut ist, szintigraphisch jedoch noch Umbauvorgänge nachweisbar sind (49).

90% der Wirbel-, Rippen- und distalen Extremitätenfrakturen sind 2 Jahre nach dem Trauma szintigraphisch unauffällig. Nach 3 Jahren sind es bereits mehr als 95% (62). Dennoch kann im Einzelfall speziell beim älteren Patienten und bei Frakturen der Röhrenknochen bis zu 50 Jahre nach dem Trauma eine durch adaptive Vorgänge bedingte Mehranreicherung im Knochenszintigramm beobachtet werden (62, 80). Dies muß bei Szintigrammen, die zum Beispiel zur Metastasensuche angefertigt wurden, bedacht werden.

Die *Implantation von Osteosynthesematerial* (Abb. 6.**10a** u. **b**) führt auch bei normalem Heilungsverlauf zu einer deutlichen Verzögerung bei der Normalisierung des Skelettszintigramms (3, 32). 3 Jahre nach dem Trauma sind noch mehr als 50% der Frakturen als Anreicherung nachweisbar (62).

Heilungskomplikationen

Verzögerte Heilung/Pseudarthrose

Die statischen Spätaufnahmen sind bei der Beurteilung, ob eine normale, eine verzögerte oder eine Pseudoarthrose vorliegt, umstritten. Bei Schenkelhalsfrakturen (3) und Tibiafrakturen (4) wurde 6 Wochen nach Fraktur eine Differenzierung zwischen normaler Heilung und verzögerter Heilung mit Hilfe von Frakturindizes berichtet. Dazu werden über ein an die Gammakamera angeschlossenes Rechnersystem Quotienten der Impulsdichten über der Fraktur und der gesunden Gegenseite errechnet. Wie die meisten Autoren sind wir der Meinung, daß statische Aufnahmen allein keine Aussagen erlauben, da die Überschneidungen normaler und pathologischer Befunde zu

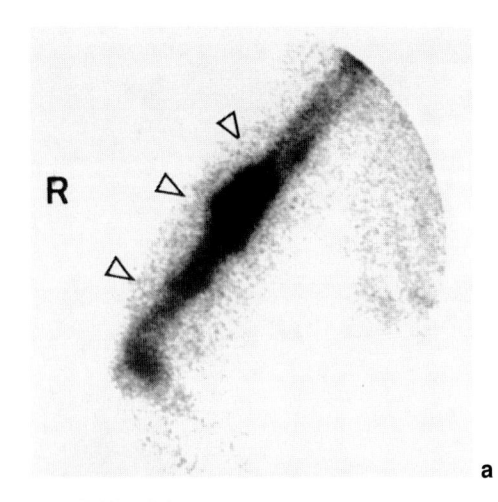

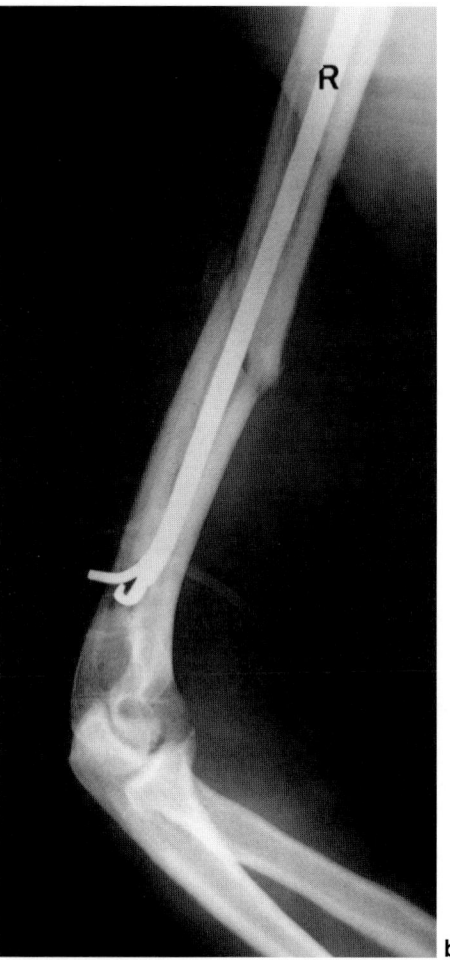

Abb. 6.**10a** u. **b** Knochenreaktion bei Marknagelung: Das Szintigramm (**a**) läßt deutlicher als die Röntgenaufnahme (**b**) die ausgeprägte Knochenreaktion im Frakturbereich und am distalen Humerus nach Marknagelung erkennen

groß sind (31, 65, 87). Bei Frühaufnahmen (87) ist die Differenzierung im Vergleich mit der normalen Gegenseite jedoch möglich (Abb. 6.**11a**, **b** und 6.**12a–c**).

6 Skelettszintigraphie 45

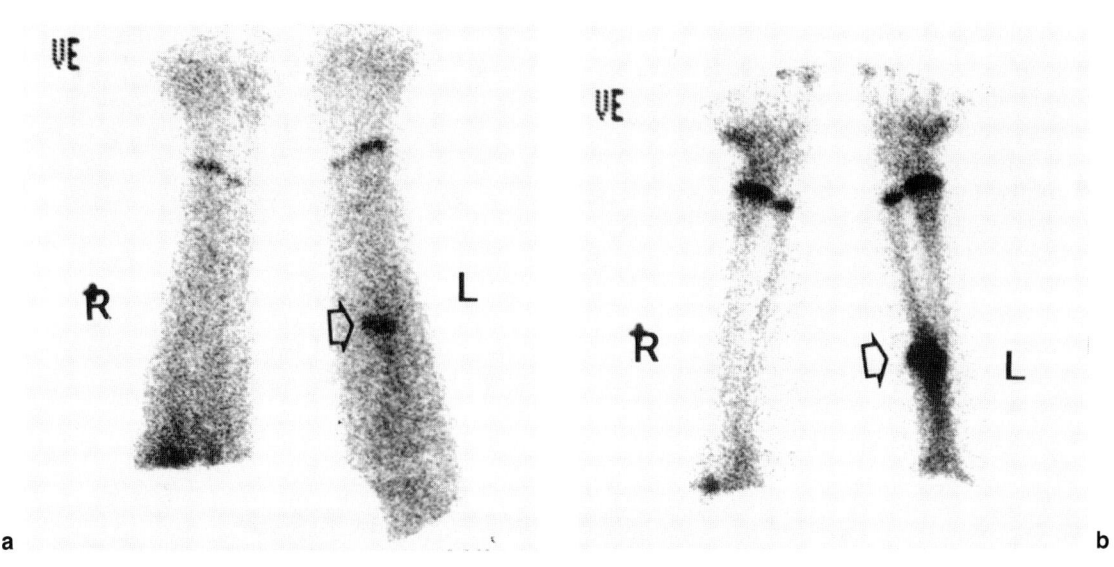

Abb. 6.11 a u. b   Heilende Pseudarthrose:
Die Radiuspseudarthrose dieses 11jährigen Jungen zeigt sowohl eine deutliche Hyperämie auf den Frühaufnahmen (a) als auch einen deutlich vermehrten Knochenstoffwechsel auf den Spätaufnahmen (b), als Zeichen der knöchernen Reaktion

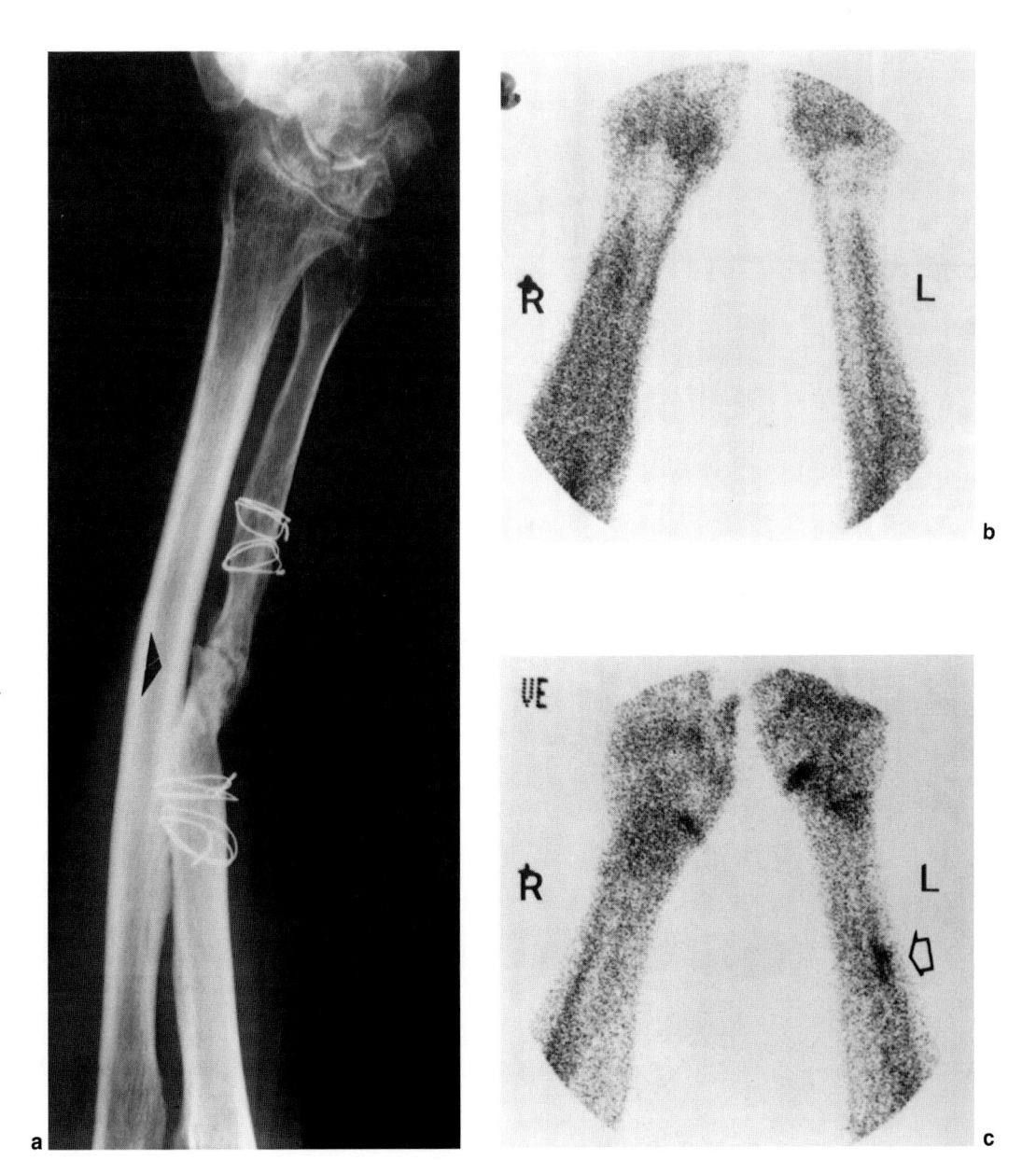

Abb. 6.12 a–c   Reaktionslose Pseudarthrose:
Die nach operativer Versorgung röntgenologisch (a) nachweisbare Pseudarthrose der linken Ulna dieses 68jährigen Mannes zeigt szintigraphisch auf den Frühaufnahmen (b) keine Hyperämie und auf den Spätaufnahmen (c) nur einen gering vermehrten Knochenstoffwechsel. Sie ist damit reaktionslos

Avaskuläre Nekrose

Bei *Schenkelhalsfrakturen* eignet sich die Drei-Phasen-Szintigraphie zum Nachweis einer traumatisch bedingten avaskulären Nekrose, da die Substanz durchblutungsabhängig im Knochen angereichert wird. Die Anreicherung korreliert gut mit der präoperativen Tetrazyklinmarkierung (90), nach der bei erhaltener Durchblutung Tetrazyklin im Hüftkopfpräparat nachgewiesen werden kann. Kurz nach der Fraktur erkennt man zwar szintigraphisch eine fehlende Anreicherung im Femurkopf, diese ist jedoch zum Teil reversibel (21). Im Laufe der Revaskularisierung wird eine zunehmende Mehranreicherung beobachtet (90). SPECT-Untersuchungen sind bei dieser Fragestellung sinnvoll (89).

Entsprechende knochenszintigraphische Befunde können bei *Navikulare-* (5, 73) und *Lunatummalazien* (63, 69) und bei *Talusnekrosen* (Abb. 6.13 a–c) erhoben werden. Im Handwurzelbereich sind zusätzlich Pinhole-Aufnahmen sinnvoll.

Beim *Knochenmarksszintigramm* mit ^{99m}Tc Micro Colloid reichert sich die intravenös injizierte Substanz in den Zellen des retikuloendothelialen Systems in Leber, Milz und Knochenmark an. Als Nachweismethode einer Hüftkopfnekrose ist das Verfahren jedoch zu unsicher, da speziell beim älteren Patienten auch normalerweise die Anreicherung im Femurkopf fehlen kann (2, 88).

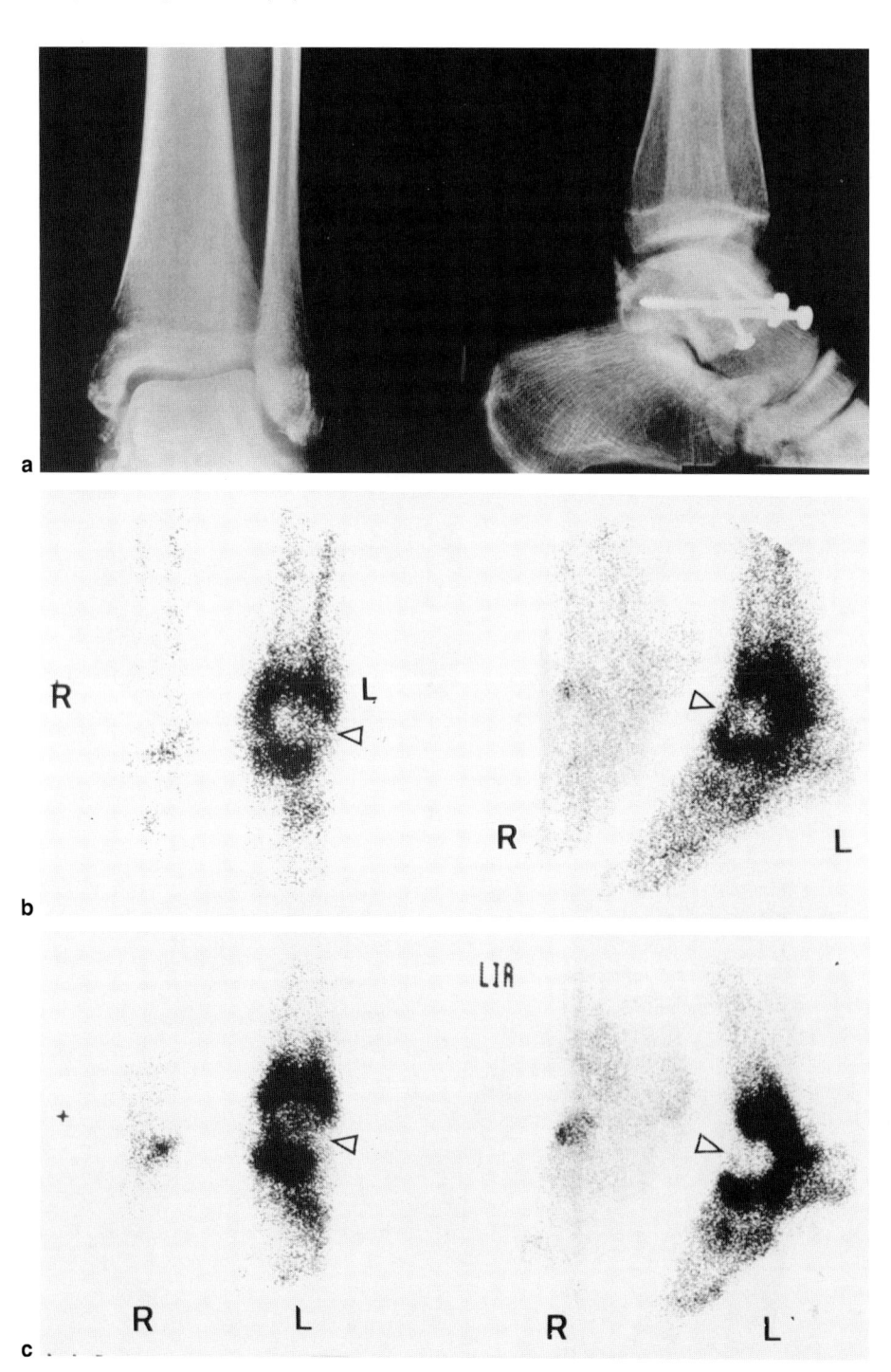

Abb. 6.**13 a–c** Avaskuläre Nekrose des Talus: Obwohl sich röntgenologisch (**a**) die operativ versorgte Talusfraktur regelrecht darstellt, ist szintigraphisch auf den Frühaufnahmen (**b**) keine Durchblutung des Processus anterior tali mehr nachweisbar. Der Knochenstoffwechsel fehlt (**c**). In der Peripherie erkennt man eine Hyperämie und einen vermehrten Knochenumbau. Der Befund entspricht einer vorderen Talusnekrose mit reaktiven Veränderungen in den angrenzenden Knochen

Infektion

Der *Nachweis einer Infektion im Bereich einer Fraktur* ist knochenszintigraphisch *nicht* sicher möglich, da bereits die Fraktur zu einer Hyperämie und vermehrten Knochenanreicherung führt. Dieses Problem ist nur durch eine *Zusatzuntersuchung* mit Gallium-67-zitrat oder Indium-111- bzw. ^{99m}Tc-markierten Granulozyten zu lösen.

Eine relative Galliummehranreicherung bei der kombinierten ^{99m}Tc-Knochen- und Gallium-67-Szintigraphie (75, 76) spricht für eine zusätzliche Infektion.

Die Spezifität wird bei subakuten und chronischen Infekten mit 80% bzw. 83% angegeben. Differentialdiagnostische Schwierigkeiten bereitet die Anreicherung von Gallium-67-zitrat im Bereich nicht infizierter Frakturen (39), Streßfrakturen (55), Pseudoarthrosen (35) und Endoprothesen (44) sowie nach Antibiotikatherapie (76).

Über bessere Ergebnisse mit einer Sensitivität von 86–100% und einer Spezifität von 82–100% werden mit der kombinierten ^{99m}Tc-Knochen- und Indium-111-Granulozytenszintigraphie berichtet (18, 64, 65, 71), wobei jedoch in einer neuen Arbeit über schlechtere Ergebnisse berichtet wird (46). In einer Arbeitsgruppe fanden sich bei subakuten und chronischen Infekten keine Vorteile im Vergleich zum Gallium-67-zitrat (1).

Probleme bereiten die Präparation der Leukozyten, die Strahlenbelastung für die Lymphozyten (16), die spektrale Überlappung von Indium-111 und ^{99m}Tc (23) sowie gelegentlich die Anreicherung von Leukozyten im Fraktur-Granulationsgewebe (71).

Anstelle der mit Indium-111 markierten Granulozyten werden seit kurzem auch mit ^{99m}Tc Hexa-Methyl-Propylen-Amin-Oxin (HMPAO) (46) oder mit ^{99m}Tc Anti-Granulozyten-Antikörper (46) markierte Granulozyten eingesetzt, die in ersten Ergebnissen denen der mit Indium-111 markierten entsprechen. Vorteilhaft ist die ständige Verfügbarkeit von ^{99m}Tc und die schnellere Präparation der Granulozyten mit HMPAO. Bei Anti-Granulozyten-Antikörpern ist keine Präparation erforderlich. Die Frage der Antikörperbildung beim Patienten ist jedoch nicht völlig geklärt (46).

Morbus Sudeck

Die Diagnose der reflektorischen sympathischen Dystrophie (RSDS/Morbus Sudeck) kann klinisch und röntgenologisch Schwierigkeiten bereiten, da zum einen die Befunde initial normal sein können und zum anderen eine Demineralisierung sowohl durch einen Morbus Sudeck als auch durch eine Inaktivitätsosteoporose bedingt sein kann (34, 51) (s. auch Kapitel über Morbus Sudeck).

Im Drei-Phasen-Knochenszintigramm lassen sich drei Erkrankungsstadien unterscheiden: Zuerst ist eine Hyperämie und eine vermehrte periartikuläre Anreicherung nachweisbar (Abb. 6.14 a–c). Im zweiten Stadium normalisiert sich die Durchblutung, während die periartikuläre Anreicherung persistiert. Im dritten Stadium ist die Durchblutung reduziert und die Anreicherung normal oder im „ausgebrannten" Zustand ebenfalls vermindert (20).

Bei Kindern und Paraplegikern wurde über eine verminderte Anreicherung berichtet (20).

Als Erklärung für die vermehrte Perfusion und den periartikulär erhöhten Knochenstoffwechsel wird eine vermehrte Knochendurchblutung (34) und eine geringe periartikuläre Entzündung mit Proliferation des Bindegewebes und der kleinen Gefäße (84) angeführt.

Ein unauffälliges Drei-Phasen-Szintigramm schließt einen Morbus Sudeck aus (34, 42, 84).

Wachstumsstörungen nach Trauma

Knochenszintigraphisch lassen sich Wachstumsstörungen aufgrund eines vorzeitigen Epiphysenfugenschlusses früh nachweisen. Mit Hilfe eines an die Gammakamera angeschlossenen Rechnersystems kann auf Monitor eine interessierende Region (Region of interest = ROI) – in diesem Fall eine Wachstumsfuge – elektronisch markiert und deren Aktivität quantifiziert werden (11, 93). Axiale Pinhole-Aufnahmen (47) oder SPECT-Aufnahmen (83) erlauben im Vergleich mit planaren Aufnahmen eine bessere Beurteilung.

Therapiekontrolle

Osteosynthese

Bei der Osteosynthese wird knochenszintigraphisch nach 2 Wochen ein Gipfel in der Aktivität registriert, der von der Kallusbildung abhängig ist. Diese ist bei Plattenosteosynthese, Marknagelung und Fixateur externe unterschiedlich (32, 52).

Aufgrund des Implantates zeigen nach 3 Jahren weniger als 50% der Patienten eine normale Anreicherung im Szintigramm (61).

Ein zusätzlicher Infekt kann allein mit dem Knochenszintigramm nicht differenziert werden; dazu ist eine weitere nuklearmedizinische Zusatzuntersuchung (s. oben) erforderlich.

Spondylodese

Eine Komplikation nach der Implantation von Osteosynthesematerial zur Spondylodese mit Anlage von Spanstraßen ist die Entwicklung einer Pseudoarthrose. Diese läßt sich röntgenologisch nur schwer erkennen. Knochenszintigraphisch zeigt sich im Bereich der Pseudoarthrose meist eine fokale Mehranreicherung (66). Diese läßt sich mit der SPECT (85) besser erkennen und lokalisieren. Es kommen jedoch auch vereinzelt Pseudoarthrosen mit diffus fleckiger Anreicherung vor. Ein Jahr nach Operation ist die Diagnose leichter zu stellen. Pseudoarthrosen bei homogener Anreicherung (66) und falsch negative Befunde sind Ausnahmen, während andererseits Pseudoarthrosen mit pathologischem knochenszintigraphischem Befund klinisch asymptomatisch sein können (85).

Endoprothese

Nach Implantation von zementierten und stärker noch bei zementfreien Prothesen ist im Knochenszintigramm

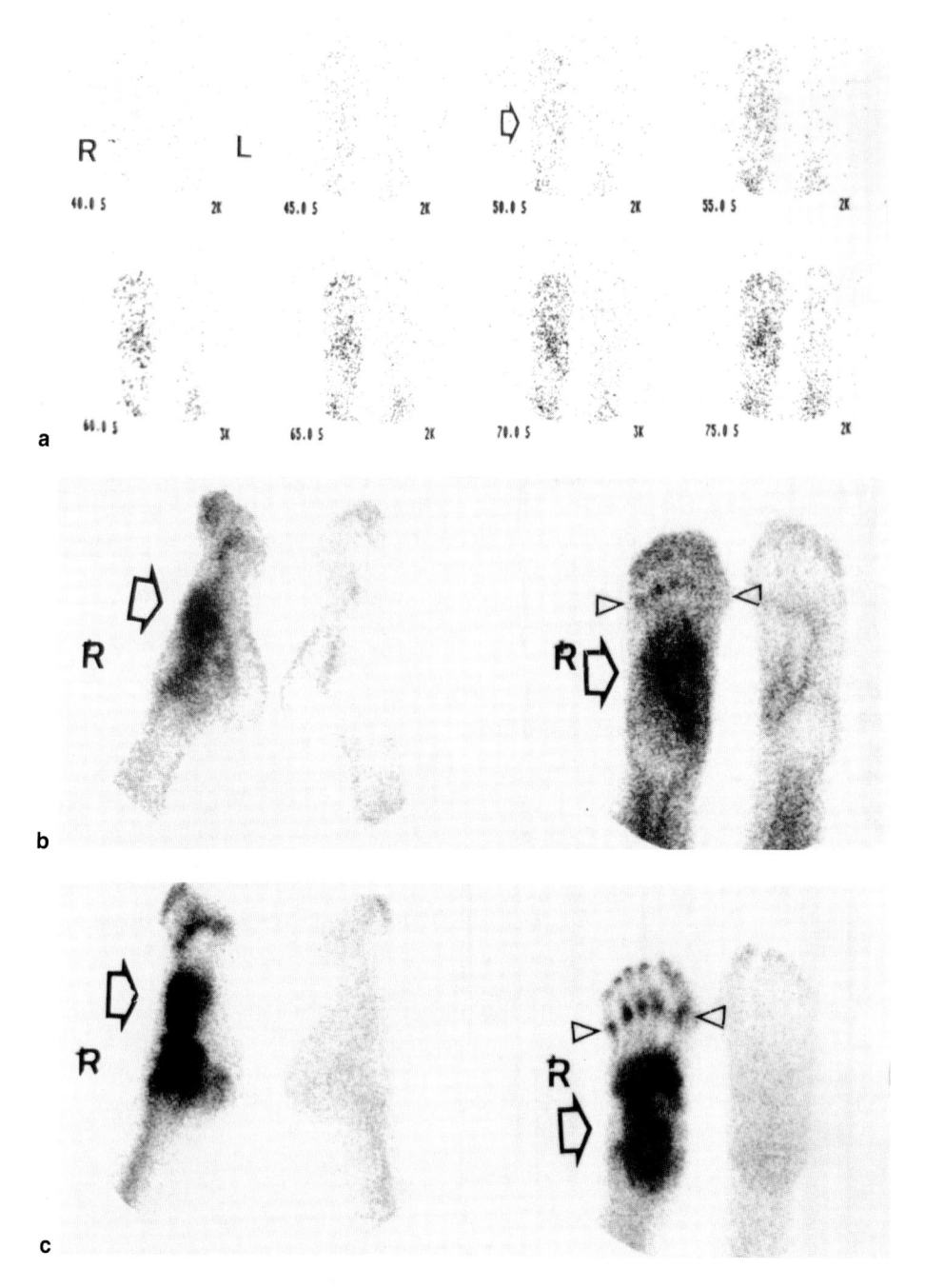

Abb. 6.14a−c Morbus Sudeck: Das Drei-Phasen-Szintigramm dieser 72jährigen Frau mit Morbus Sudeck des rechten Fußes zeigt den klassischen Befund der vermehrten Perfusion im Radionuklidangiogramm (**a**), der periartikulär betonten Hyperämie auf den Frühaufnahmen (**b**) und entsprechend den vermehrten Knochenumbau auf dem Spätszintigramm (**c**)

eine Mehranreicherung zu erkennen. In der Regel sieht man bei zementierten Prothesen nach 6−8 Monaten wieder eine normale Anreicherung (28); bei zementfreien Prothesen bleibt abhängig von der Adaption des Knochens an die Prothese eine geringe Mehranreicherung bestehen. Eine Mehranreicherung ist unspezifisch und kann sowohl bei mechanisch als auch bei infektiös bedingten Lockerungen beobachtet werden (6). Das Szintigramm muß dabei immer mit Röntgenaufnahmen korreliert werden (Abb. 6.**15 a−c**) (6, 75). Bei der Lockerung von Hüftgelenksendoprothesen ist die Methode im Bereich des Prothesenschaftes empfindlicher als im Bereich der Pfanne (6, 28).

Das Verfahren läßt sich auch zur Kontrolle von Kniegelenksendoprothesen einsetzen (82).

Zusätzlich können Komplikationen im Rahmen der Endoprothetik, wie Streßfrakturen (56) und heterotope Verkalkungen (28, 75) szintigraphisch früh erkannt werden.

Eine infektiös bedingte Prothesenlockerung (Abb. 6.**16 a** u. **b**) läßt sich nur mit Hilfe von Galliumzitrat (76) oder Granulozyten-Zusatzuntersuchungen (46, 64) differenzieren. Bei beiden Verfahren kommen jedoch falsch positive Befunde aufgrund von Frakturen (44), nicht infektiöser Synovitis oder Bursabildung (75) oder einer Spektrenüberlappung (23) vor. Falsch negative Befunde findet man speziell bei chronischen Infekten und Antibiotikatherapie (1).

Eine invasivere Technik zur Diagnostik einer Prothesenlockerung ist die kombinierte röntgenologisch-szintigraphische Arthrographie (77, 95).

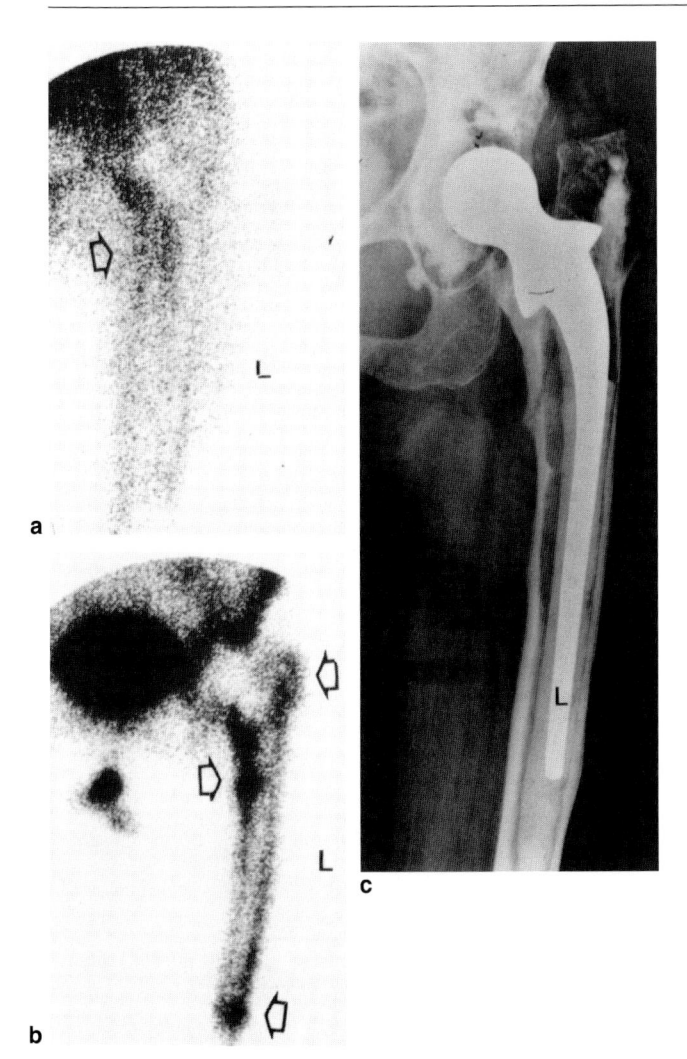

Abb. 6.**15a−c** Hüftgelenksprothesenlockerung:
Bei dieser 44jährigen Frau sieht man szintigraphisch auf den Frühaufnahmen (**a**) medial des proximalen Prothesenschaftes eine Hyperämie. Die Spätaufnahmen (**b**) zeigen einen vermehrten Knochenumbau im Bereich der Aufhellungssäume auf dem Röntgenbild (**c**)

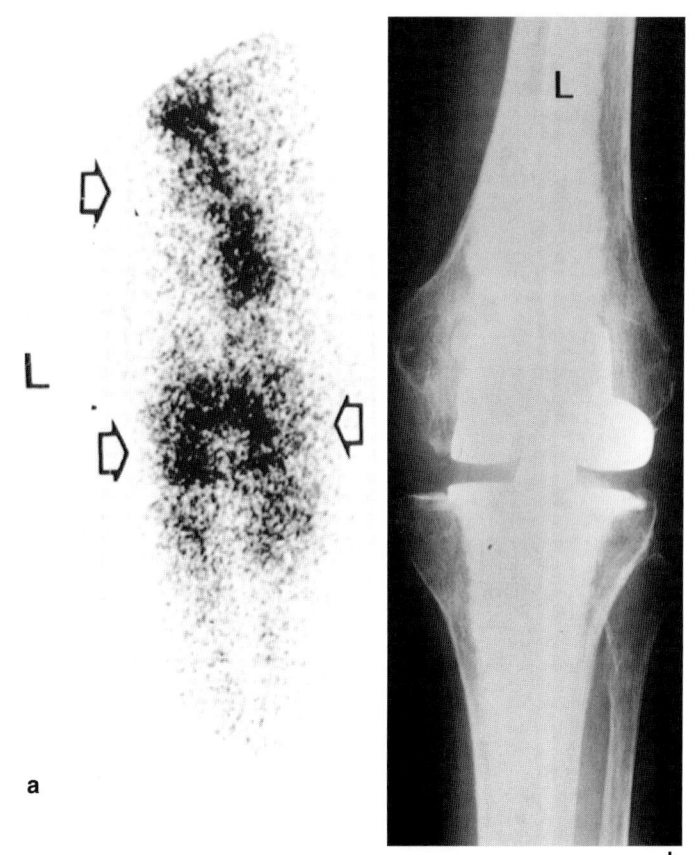

Abb. 6.**16a** u. **b** Kniegelenksprotheseninfekt:
Das Gallium-67-Szintigramm (**a**) dieser 72jährigen Frau mit Kniegelenksscharnierprothese zeigt eine deutliche Anreicherung im Tibiateil der Prothese bei Protheseninfekt. Das Röntgenbild (**b**) war unauffällig

Elektrische Stimulation

Die Knochenszintigraphie läßt sich in der Therapiekontrolle bei elektrischer Stimulation der Frakturheilung einsetzen. Frakturen mit Mehranreicherung heilen normal im Gegensatz zu Frakturen mit fehlender Anreicherung (25).

Knochentransplantation

Trotz sich zum Teil widersprechender Ergebnisse (8) läßt sich durch Verlaufskontrollen bei mikrovaskularisierten Knochentransplantaten, besonders in Kombination mit einer SPECT-Untersuchung, die Durchblutung und Vitalität des Transplantates aufgrund seiner Anreicherung beurteilen (53, 68). Ein avitales Transplantat zeigt wegen seiner fehlenden Durchblutung keine Anreicherung (68).

Literatur

1 Al-Sheik, W., G. N. Sfakianakis, M. Mnaymneh, A. Heal, R. C. Duncan, A. Burnett, F. S. Ashkar, A. N. Serafini: Subacute and chronic bone infections: diagnosis using In111, Ga67 and Tc99m MDP bone scintigraphy and radiography. Radiology 155 (1985) 501−506
2 Alberts, K. A., M. Dahlborn, J. Hindmarsh, H. Ringertz, B. Soederborg: Radionuclide scintimetry for diagnosis of complications following femoral neck fractures. Acta orthop. scand. 55 (1984) 606−611
3 Alberts, K. A., M. Dahlborn, H. Ringertz: Sequential scintimetry after femoral neck fracture. Methodologic aspects and prediction of healing complications. Acta orthop. scand. 58 (1987) 217−222
4 Auchincloss, J. M., I. Watt: Scintigraphy in the evaluation of potential fracture healing, a clinical study of tibial fractures. Brit. J. Radiol. 55 (1982) 707−713
5 Bellemore, M. C., J. L. Cummine, E. F. Crocker, D. B. Carseldine: The role of bone scans in the assessment of prognosis of scaphoid fractures. Aust. N. Z. J. Surg. 53 (1983) 133−137
6 Bessler, W., W. Schaub: Röntgenologische und szintigraphische Beurteilung von Hüftgelenkstotalendoprothesen. Fortschr. Röntgenstr. 130 (1979) 546−551
7 Bieler, E. U., K. Fox, E. Rummeny, P. Pfannenstiel: Die Einzelphotonen-Emissions-Computertomographie (SPECT) bei Patienten mit benignen und malignen Erkrankungen der Wirbelsäule. Fortschr. Röntgenstr. 145 (1986) 182−188
8 Bos, K. E.: Bone scintigraphy of experimental composite bone grafts revascularized by microvascular anastomoses. Plast. reconstr. Surg. 64 (1979) 353−360
9 Brill, D. R.: Radionuclide imaging of nonneoplastic soft tissue disorders. Semin. nucl. Med. 11 (1981) 277−288
10 Brismar, J.: Skeletal scintigraphy of the wrist in suggested scaphoid fracture. Acta Radiol. 29 (1988) 101−107

11 Bylander, B., L. I. Hansson, J. Kärrholm, Y. Naversten: Scintimetric evaluation of posttraumatic and postoperative growth disturbance using 99m Tc MDP. Acta Radiol. 24 (1983) 85–96

12 Cail, W. S., T. E. Keats, M. D. Sussman: Plastic bowing fracture of the femur in a child. Amer. J. Roentgenol. 130 (1978) 780–782

13 Cameron, G. G., N. D. Greyson, W. A. Cumming, G. R. Lloyd, J. R. Birch: The case of missing vault: a 'cold' bone lesion following electrical burn. Clin. nucl. Med. 6 (1981) 30–33

14 Charkes, N. D.: Mechanisms of skeletal tracer uptake. J. nucl. Med. 20 (1979) 794–796

15 Charkes, N. D.: Skeletal blood flow: implications for bone scan interpretation. J. Nucl. Med. 21 (1980) 91–98

16 Coleman, R. E.: Radiolabeled leukocytes. Nucl. Med. Ann. (1982) 119–141

17 Collier, B. D., R. P. Johnson, G. F. Carrera, G. A. Meyer, J. P. Schwab, T. J. Flatley, A. T. Isitman, R. S. Hellman, J. S. Zielonka: Painful spondylolysis or spondylolisthesis studied by radiography and SPECT. Radiology 154 (1985) 207–211

18 Datz, F., D. Thorne: Effect of chronicity of infection on the sensitivity of the In111WBC scan. Amer. J. Roentgenol. 147 (1986) 809–853

19 Deininger, H. K.: Die Skelettszintigraphie als Ergänzung der traumatologischen Röntgendiagnostik. Radiologe 21 (1981) 35–45

20 Demangeat, J. L., A. Constaninesco, B. Brunot, G. Foucher, J. M. Farcot: Three phase bone scanning in reflex sympathetic dystrophy of the hand. J. nucl. Med. 29 (1988) 26–32

21 Drane, W. E., T. G. Rudd: Femoral head viability following hip fracture. Prognostic role of radionuclide bone imaging. Clin. nucl. Med. 10 (1985) 141–146

22 Eißner, D., J. Tröger, S. Scheel, K. Hahn, I. Walter: Szintigraphische Frühbefunde bei traumatischen Röhrenknochenläsionen – Tierexperimentelle Studien. Radioaktive Isotope in Klinik und Forschung, Bd. 14 (1980) 127–133

23 Fernandez-Ulloa, M., J. D. Hughes, K. B. Krugh, D. Chin: Bone imaging in infection: artefacts from spectral overlap between a Tc99m tracer and 111In leukocytes. J. nucl. Med. 24 (1983) 589–592

24 Fogelman, I., W. Martin: Assessment of skeletal uptake of 99mTc diphosphonate over a five day period. Europ. J. nucl. Med. 8 (1983) 489–490

25 Forsted, D. L., M. K. Dalinka, E. Mitchell, C. T. Brighton, A. Alavi: Radiologic evaluation of the treatment of nonunion of fractures by electric stimulation. Radiology 128 (1978) 629–634

26 Fruhwald, F., J. Wickenhauser, T. H. Rath: Skelettszintigraphie bei Starkstromverletzungen des Schädels. Röntgen-Bl. 5 (1984) 192–194

27 Gelfand, M. J., J. L. Strife, E. J. Graham, A. H. Crawford: Bone scintigraphy in slipped capital femoral epiphysis. Clin. nucl. Med. 8 (1983) 613–615

28 Gelman, M., R. E. Coleman, P. M. Stevens, B. W. Davey: Radiography, radionuclide imaging and arthrography in the evaluation of total hip and knee replacement. Radiology 128 (1978) 677–682

29 Genant, H. K., G. J. Bautovich, M. Singh, K. A. Lanthrop, P. V. Harper: Boneseeking radionuclides: an in vivo study of factors affecting skeletal uptake. Radiology 113 (1974) 373–382

30 Gilday, D. L., J. M. Ash, M. D. Green: Child abuse – its complete evaluation by one radiopharmaceutical. J. nucl. Med. 21 (1980) P10

31 Gregg, P. J., M. K. Barsoum, C. B. Clayton: Scintigraphic appearance of the tibia in the early stages following fractures. Clin. Orthop. 175 (1983) 139–146

32 Greiff, J.: Bone healing in rabbits after compression osteosynthesis studied by Tc99m polyphosphate scintimetry and autoradiography. J. nucl. Med. 22 (1981) 693–698

33 Greinacher, I., J. Tröger: Das sogenannte „Battered child syndrom" aus der Sicht des Kinderröntgenologen. Radiology 22 (1982) 342–351

34 Greyson, N. D., P. S. Tepperman: Three phase bone studies in hemiplegia with reflex sympathetic dystrophy and the effect of disuse. J. nucl. Med. 25 (1984) 423–429

35 Hadjipavlov, A., R. Lisbona, L. Rosenthall: Difficulty of diagnosing infected hypertrophic pseudarthrosis by radionuclide imaging. Clin. nucl. Med. 8 (1983) 45–49

36 Hahn, K., P. Otte, D. Eißner: Nuklearmedizinische Befunde bei der Stammosteoporose. Z. Orthop. 121 (1983) 415–416

37 Hahn, K., M. Reither: Nuklearmedizinische und sonographische Diagnostik in der Pädiatrie. Deutscher Ärzte-Verlag, Köln 1984

38 Harcke, H. T.: Bone scintigraphy in children: trauma. Ann. Radiol. 26 (1983) 675–681

39 Hartshorne, M. F., G. Graham, J. Lancaster, D. Berger: Gallium 67/Technetium 99m methylene diphosphonate ratio imaging: early rabbit osteomyelitis and fracture. J. nucl. Med. 26 (1985) 272–277

40 Hoffer, P.: Gallium: mechanisms. J. nucl. Med. 21 (1980) 282–285

41 Hoffer, P.: Gallium and infection. J. nucl. Med. 21 (1980) 484–488

42 Holder, L. E., S. E. Mackinnon: Reflex sympathetic dystrophy in the hands: clinical and scintigraphic criteria. Radiology 152 (1984) 517–522

43 Holder, L. E., R. Michael: The specific scintigraphic pattern of 'shin splints in the lower leg': concise communication. J. nucl. Med. 25 (1984) 865–869

44 Horoszowski, H., A. Ganel, M. Kamhin, S. Zaltzmann, I. Farine: Sequential use of Tc99m MDP and 67 Gallium citrate imaging in the evaluation of painful total hip replacement. Brit. J. Radiol. 53 (1980) 1169–1173

45 Hossein-Foucher, C., H. Venel, P. Lecouffe, H. Ythier, R. Legghe, X. Marchandise: Diagnostique scintigraphique de la fracture spiroide du tibia du jeune enfant. Ann. Radiol. 31 (1988) 157–162

46 Hotze, A., W. Rüther, B. Briele, A. Bockisch, F. Möller, J. Ruhlmann, H. J. Biersack: Vergleich von 99mTc-HMPAO-markierten Leukozyten, 99mTc-Antigranulozyten-Antikörper und 99mTc-Nanokolloid bei orthopädischen Patienten mit Verdacht auf ossäre Infektion. NUC-compact 19 (1988) 176–181

47 Howman Giles, R., M. Trochei, K. Yeates, R. Middleton, I. Barrett, J. Scougall, D. Whiteway: Partial growth plate closure: apex view on bone scan. J. pediat. Orthop. 5 (1985) 109–111

48 Kleinfeld, F., H. Barthelt: Skelettszintigraphische Untersuchungen von Wirbelfrakturen. Unfallheilkunde 84 (1981) 14–19

49 Klug, W., W. G. Franke, M. Schulze: Tierexperimentelle szintigraphische Verlaufskontrolle der Frakturheilung. NUC-compact 14 (1983) 217–223

50 Koppers, B., K. Riel: Drei Phasenszintigraphie bei der Epicondylitis humeri radialis. Fortschr. Röntgenstr. 137 (1982) 147–151

51 Kutzner, J., K. Hahn, W. Grimm, K. H. Brod: Skelettszintigraphische Untersuchungen bei der Sudeck'schen Knochendystrophie. Fortschr. Röntgenstr. 121 (1974) 361–369

52 Lewallen, D. G., E. Y. S. Chao, R. A. Kasman, P. J. Kelly: Comparison of effects of compression plates and external fixateurs on early bone healing. J. Bone Jt Surg A 66 (1984) 1084–1091

53 Lipson, R. A., H. Dief, N. D. Greyson, H. Kawano, A. E. Gross, F. Langer, P. F. Halloran: Bone scanning in assessing viability of vascularized skeletal tissue transplants. Clin. Orthop. 160 (1981) 279–289

54 Lisbona, R., L. Rosenthall: Assessment of bone viability by scintiscanning in frostbite injuries. J. Trauma 16 (1976) 989–992

55 Lisbona, R., L. Rosenthall: Observations on the sequential use of 99mTc phosphate complex and 67Ga imaging in osteomyelitis, cellulitis and septic arthritis. Radiology 123 (1977) 123–129

56 Lothke, P. A., R. Y. Wong, M. L. Ecker: Stress fracture as a cause of chronic pain following revision total hip arthroplasty. Report of two cases. Clin. Orthop. 206 (1986) 147–150

57 Lund, B., J. O. Lund, H. Sörensen, B. Lund: Evaluation of fracture healing in man by serial 99m Tc Sn pyrophosphate scintimetry. Acta orthop. Scand. 49 (1978) 435–439

58 Manco, L. G., R. Schneider, H. Pavlov: Insufficiency fractures of the tibial plateau. Amer. J. Roentgenol. 140 (1983) 1211–1215

59 Matheson, G. O., D. B. Clement, D. C. McKenzie, J. E. Taunton, D. R. Lloyd-Smith, J. G. MacIntyre: Stress fractures in athletes. A study of 320 cases. Amer. J. Sports Med. 15 (1987) 46–58

60 Matin, P.: The appearance of bone scans following fractures, including immediate and long term studies. J. nucl. Med. 20 (1979) 1227–1231

61 Matin, P., G. Lang, R. Carretta, G. Simon: Scintigraphic evaluation of muscle damage following extreme exercise: concise communication. J. nucl. Med. 24 (1983) 308–311

62 Matin, P.: Basic principles of nuclear medicine techniques for detection and evaluation of trauma and sports medicine injuries. Semin. nucl. Med. 18 (1988) 90–112

63 Maurer, A. H., L. E. Holder, D. A. Espinola, H. D. Rupani, E. F. S. Wilgis: Three phase radionuclide scintigraphy of the hand. Radiology 146 (1983) 761–775

64 McCarthy, K., M. G. Velchik, A. Alavi, G. A. Mandell, J. L. Esterhai, S. Goll: Indium 111 labelled white blood cells in the detection of osteomyelitis complicated by a pre existing condition. J. nucl. Med. 29 (1988) 1015–1021

65 McDougall, I. R., C. A. Keeling: Complications of fractures and their healing. Semin. nucl. Med. 18 (1988) 113–125

66 McMaster, M. J., M. V. Merrick: The scintigraphic assessment of the scoliotic spine after fusion. J. Bone Jt Surg. B 62 (1980) 65–72

67 Miller, J. H., J. A. Osterkamp: Scintigraphy in acute plastic bowing of the forearm. Radiology 142 (1982) 742

68 Moskowitz, G. W., F. Lukash: Evaluation of bone graft viability. Semin nucl. Med. 18 (1988) 246–254

69 Nielsen, P. T., J. Hedeboe, P. Thommesen: Bone scintigraphy in the evaluation of fractures with the carpal scaphoid bone. Acta orthop. scand. 54 (1983) 303–306

70 Penell, R. G., A. H. Maurer, A. Bonakdarpour: Stress injuries of the pars interarticularis: radiologic classification and indications for scintigraphy. Amer. J. Roentgenol. 145 (1985) 763–766

71 Propst-Procter, S. L., M. D. Dillingham, I. R. McDougall, D. Goodwin: The white blood scan in orthopedics. Clin. Orthop. 168 (1982) 157–165
72 Reichelt, H. G.: Sacroiliacale Distorsion bzw. Subluxation – ein medizinisch gefestigter Begriff? Roentgendiagnostik – Knochenszintigraphie. Chirurg 56 (1985) 461–465
73 Reinus, W. R., W. F. Conway, W. G. Totty, L. A. Gilula, W. A. Murphy, B. A. Siegel, P. M. Weeks, V. L. Young, P. R. Manske: Carpal avascular necrosis: MR imaging. Radiology 160 (1986) 689–693
74 Rosenthall, L., Hillro, S. Chuang: Observations on use of 99m Tc phosphate imaging in peripheral bone trauma. Radiology 119 (1976) 637–641
75 Rosenthall, L., R. Lisbona, M. Hernandez, A. Hadjipavlou: 99mTc PP and 67Ga imaging following insertion of orthopedic devices. Radiology 133 (1979) 717–721
76 Rosenthall, L., R. Kloiber, B. Damteu, H. Al-Majid: Sequential use of radiophosphate and radiogallium imaging in the differential diagnosis of bone, joint and soft tissue infection: quantitative analysis. Diagn. Imag. 51 (1982) 249–258
77 Rosenthall, L., A. E. Aldis, O. H. Hill: Combined radionuclide and radiographic hip arthrography for evaluating hip arthroplasty. Europ. J. nucl. Med. 10 (1985) 531–534
78 Roub, L. W., L. W. Gumerman, E. N. Hanley, M. W. Clark, M. Goodman, D. L. Herbert: Bone stress: a radionuclide imaging perspective. Radiology 132 (1979) 431–438
79 Rupani, H. D., L. E. Holder, D. A. Espinola, S. I. Engin: Three-phase radionuclide bone imaging in sports medicine. Radiology 156 (1985) 187–196
80 Ryerson, T. W.: Positive bone scan 50 years post fracture. Clin. nucl. Med. 1 (1976) 251–252
81 Schmidt, Ch., H. K. Deininger: Die maskierte Fraktur im Röntgenbild und ihr Nachweis durch die Skelettszintigraphie. Radiologe 25 (1985) 104–107
82 Schneider, R., M. Soudry: Radiographic and scintigraphic evaluation of total knee arthroplasty. Clin. Orthop. 205 (1986) 108–120
83 Sharkey, C. A., H. T. Harcke, G. A. Mandell, L. A. Cooley: SPECT techniques in the evaluation of growth plate abnormalities about the knee. J. Nucl. Med. Tech. 14 (1986) 13
84 Simon, H., D. H. Carlson: The use of bone scanning in the diagnosis of reflex sympathetic dystrophy. Clin. nucl. Med. 5 (1980) 116–121
85 Slizofski, W. J., B. D. Collier, T. J. Flatley, G. F. Carrerra, R. S. Hellman, A. T. Isitman: Painful pseudarthrosis following lumbar spinal fusion: detection by combined SPECT and planar bone scintigraphy. Skeletal. Radiol. 16 (1987) 136–141
86 Smith, F. W., D. L. Gilday, J. M. Ash, M. D. Green: Unsuspected costo-vertebral fractures demonstrated by bone scanning in the child abuse syndrome. Pediat. Radiol. 10 (1980) 103–106
87 Smith, M. A., E. A. Jones, R. K. Strachan et al.: Prediction of fracture healing by quantitative radionuclide imaging. J. Bone Jt. Surg. 69 (1987) 441–447
88 Spencer, R. P., Y. S. Lee, J. J. Sziklas, R. J. Rosenberg, M. K. Karimeddini: Failure of uptake of radiocolloid by the femoral heads: a diagnostic problem. J. nucl. Med. 24 (1983) 116–118
89 Stroemqvist, B., J. Brismar, L. I. Hansson et al.: Emission tomography in femoral neck fracture for evaluation of avascular necrosis. Acta orthop. scand. 54 (1983) 872–877
90 Stroemqvist, B., J. Brismar, L. I. Hansson, K. G. Thorngren: External and biopsy determination of preoperative Tc 99m MDP femoral-head labeling in fracture of the femoral neck: Concise communication. J. nucl. Med. 25 (1984) 854–858
91 Sty, J. R., R. J. Starshak: The role of bone scintigraphy in the evaluation of the suspected abused child. Radiology 146 (1983) 369–375
92 Tiedjen, K. U., R. Franke, F. D. Wortmann: Das Verhalten frischer Wirbelkörperfrakturen im Skelettszintigramm. Fortschr. Röntgenstr. 140 (1984) 452–456
93 Walter, E., U. Feine, K. Anger, P. Schweizer, W. Neugebauer: Szintigraphische Diagnostik und Verlaufskontrolle bei Epiphysenfugenverletzungen. Fortschr. Röntgenstr. 132 (1980) 309–315
94 Weber, D. A.: Options in camera technology for the bone scan. Semin. nucl. Med. 18 (1988) 78–89
95 Wellmann, H. N., D. S. Schauwecker, W. N. Capello: Evaluation of metallic osseous implants with nuclear medicine. Semin. nucl. Med. 18 (1988) 246–254

7 Magnetresonanztomographie

M. Heller

Die Magnetresonanztomographie (MRT) ist ein etabliertes Verfahren zur bildgebenden Diagnostik von Krankheiten des zentralen Nervensystems und des Bewegungsapparates.

Trotz verbesserten Auflösungsvermögens, der Einführung schneller Aufnahmesequenzen (z. B. Gradientenecho-Verfahren) einerseits, der stetigen Verkürzung der üblichen Meßmodes (Spinecho-Methode) andererseits ohne Minderung der Bildqualität ist die Anwendung der Magnetresonanztomographie bei traumatologischen Fragestellungen limitiert. Dies betrifft insbesondere die Notfallsituationen, obgleich besondere, allerdings nicht sehr verbreitete Niedrigfeldsysteme gerade für diese Applikationen entwickelt worden sind.

Die eingeschränkte Anwendbarkeit hat ihre Ursachen in:

1. hohen, somit nicht metall- und elektronikneutralen Magnetfeldern,
2. sehr tiefen die Patienten aufnehmenden Bohrlöchern und daher eingeschränktem Zugang zu dem Patienten und somit relativ erschwerter Überwachung des Vitalzustandes,
3. der nicht universellen Anwendbarkeit für alle Traumafolgen,
4. der meist fehlenden räumlichen Nähe zu den Unfallzentren aufgrund baulicher Erfordernisse sowie
5. der noch fehlenden permanenten Verfügbarkeit von Fachpersonal zur Untersuchung und diagnostischen Auswertung.

Abgesehen von diesen scheinbaren Nachteilen, die für Notfallsituationen zutreffen, besteht eine Reihe von Indikationen, Traumafolgen mit der Magnetresonanztomographie diagnostisch abzuklären. Dabei sind vor allem zwei Möglichkeiten der Magnetresonanztomographie ausschlaggebend für die diagnostische Überlegenheit gegenüber den bekannten bildgebenden Verfahren wie z. B. der Computertomographie, der konventionellen Röntgendiagnostik, der Arthro- oder Myelographie:

1. der hohe Gewebekontrast des MR-Bildes und die daraus resultierende hohe diagnostische Empfindlichkeit und Differenzierbarkeit pathologischer Prozesse,
2. die beliebig wählbaren Bildebenen, die der zu untersuchenden Körperregion und Fragestellung angepaßt werden können.

Medizinische Metallimplantate stellen mit wenigen Ausnahmen (Herzschrittmacher, stark eisenhaltige und damit ferromagnetisch wirksame Legierungen) keine Kontraindikation zur MR-Tomographie dar (6).

Die Indikationen zur Magnetresonanztomographie in der Traumatologie ergeben sich aus bisher unbefriedigend mit den oben genannten Verfahren beantwortbaren Fragestellungen nach Verletzungsfolgen oder aus der höheren diagnostischen Empfindlichkeit der Methode.

Wichtigste Fragestellungen sind daher:

- spinale Traumen,
- zerebrale Verletzungen,
- komplexe Gelenkverletzungen und
- traumatische Aortenläsionen.

Spinale Traumen

Mit der Magnetresonanztomographie gelingt der direkte Nachweis von Verletzungen des Rückenmarks. Der Bildkontrast zwischen spinalen Blutungen und normalem Spinalmark ist ausreichend hoch, um die exakte Lokalisation einer traumatischen Schädigung vornehmen zu können (Abb. 7.**1 a** u. **b**, 7.**2 a** u. **b**).

Differente Verletzungsmuster im MR-Bild erlauben eine prognostische Aussage (5). Ossäre, diskale und ligamentäre Verletzungen sind darstellbar. Somit ist die diagnostische Information, die sich durch die Magnetresonanztomographie gewinnen läßt, im Vergleich zu der aller konkurrierenden bildgebenden Verfahren am umfangreichsten und präzisesten. Die MRT läßt sich auch zur postoperativen Kontrolle nach Metallimplantation einsetzen (Abb. 7.**2**).

Im Einzelfall kann es jedoch nach wie vor indiziert sein, eine computertomographische und/oder myelographische Untersuchung durchzuführen. Die Computertomographie ist Verfahren der Wahl für den Nachweis knöcherner Verletzungen. Nervenwurzelausrisse werden myelographisch oder computertomographisch-myelographisch nachgewiesen.

Zerebrale Verletzungen

Die Diagnostik von Schädel-Hirn-Traumen erfolgt in der Regel computertomographisch. Die Verbreitung der Computertomographie-Geräte, die kurzen Untersuchungszeiten und die vorhandenen diagnostischen Erfahrungen machen die Computertomographie unverzichtbar. Im Nachweis hämorrhagischer (Abb. 7.**3 a–c**) und

7 Magnetresonanztomographie   53

Abb. 7.**1**a u. **b**   Ältere thorakale Wirbelsäulenfraktur:
a Protonengewichtetes sagittales Spinechobild. Gibbusbildung. Stenose des Spinalkanals durch nach dorsal disloziertes Fragment. Das anteriore Fragment ist nach kaudal abgeglitten (Pfeil)
b T2-gewichtetes sagittales Spinechobild (identische Schichtebene zu **a**). Das Spinalmark wird abgrenzbar innerhalb des signalreichen Liquor. Älteres signalreiches Hämatom (Pfeil) oberhalb der traumatischen Spinalkanalstenose

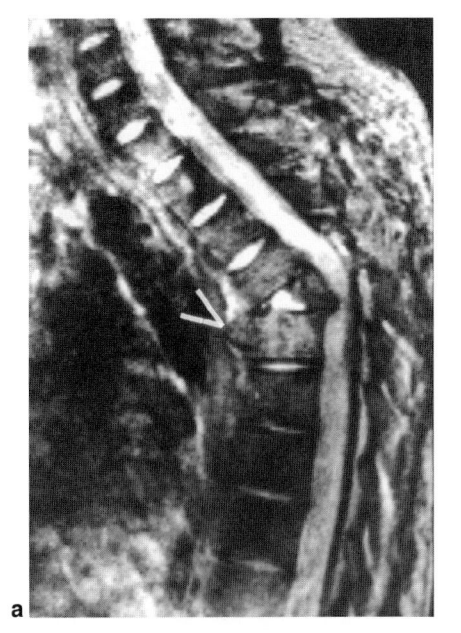

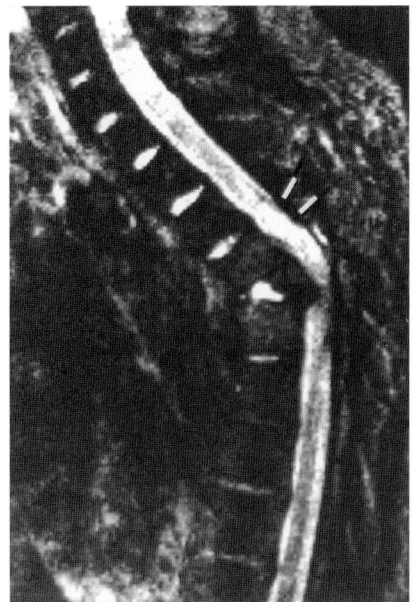

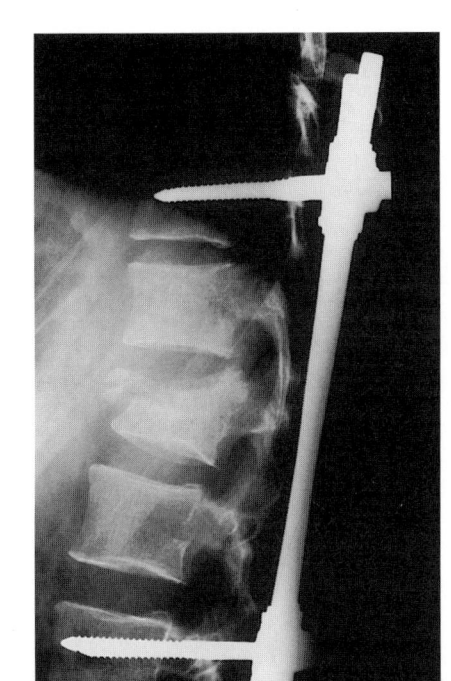

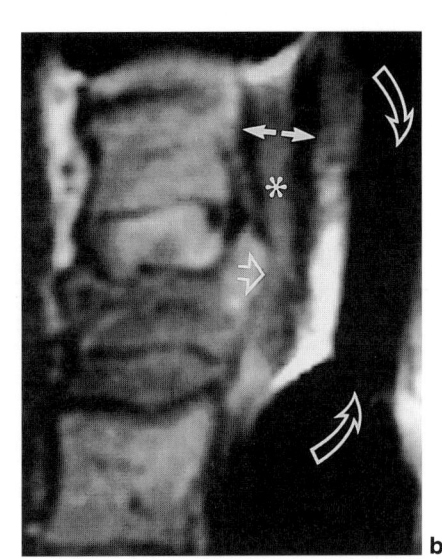

Abb. 7.**2**a u. **b**
Wirbelsäulenkompressionsfraktur und Aufrichtung über einen Fixateur interne:
a Die Übersichtsaufnahme zeigt das situationsgerecht eingebrachte Instrumentarium. Der Spinalkanal wird noch eingeengt
b Die Magnetresonanztomographie zeigt eine Einengung des Spinalraumes ↔ und eine Impression des Myelons (∗) durch prolabiertes Knochen- und Bandscheibengewebe (▷). Trotz des implantierten CD-Instrumentariums ist magnetresonanztomographisch eine verwertbare Darstellung des Spinalkanals möglich.

vor allem nichthämorrhagischer Läsionen des Gehirns erweist sich allerdings die Magnetresonanztomographie der Computertomographie überlegen (3, 11). Vermutete traumatische Läsionen des Hirnstamms sollten gar primär mit der Magnetresonanztomographie abgeklärt werden (2). Subarachnoidalblutungen dagegen werden mit der Computertomographie häufiger entdeckt, während der Nachweis sub- und epiduraler Hämatome mit beiden Verfahren gleich treffsicher gelingt (1).

Gelenkverletzungen

Der hohe Gewebekontrast der Magnetresonanztomographie ermöglicht die Differenzierung der Binnenstrukturen eines Gelenks und damit den Nachweis ihrer Verletzungen. Die bisher umfangreichsten Erfahrungen liegen für die Diagnostik von Verletzungen des Kniegelenkes und der Schulter vor. Der regelhaft auftretende traumatische Gelenkerguß erleichtert die Diagnostik, da er einerseits eine Anhebung des intraartikulären Kontrastes bewirkt und andererseits zu einer Distanzierung der Strukturen des Gelenkraumes führt. Die Zusammenset-

54 Radiologische Untersuchungsverfahren

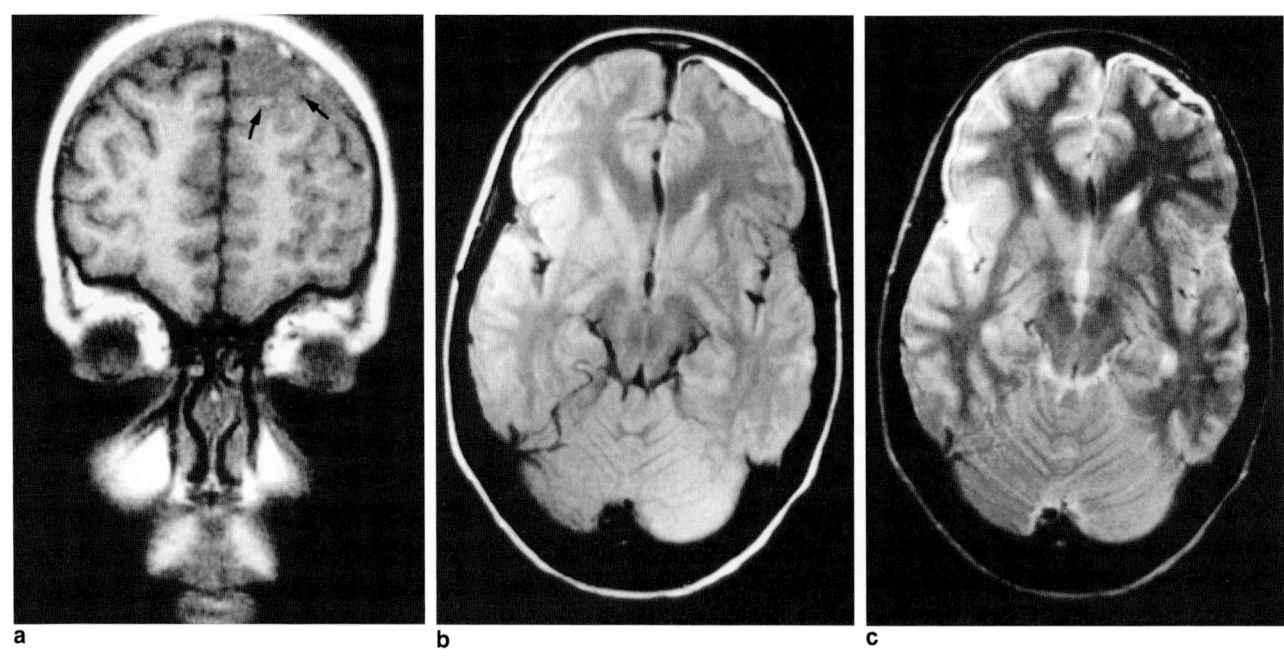

Abb. 7.**3a–c** Chronisches subdurales Hämatom frontal links:
a T1-gewichtetes koronares Spinechobild. Das Hämatom ist nicht abgrenzbar. Unscharfe, verstrichene Rinden-Mark-Grenze links parasagittal hochfrontal (Pfeile)
b Protonengewichtete Transversalschicht (Spinecho-Mode). Signalreiches, inhomogenes subdurales Hämatom. Impression des linken Frontalpoles
c T2-gewichtete Transversalschicht (identische Schichtebene wie **b**). Zunahme der Signalintensität des Hämatoms. Marginaler Signalverlust durch Hämosiderinablagerungen

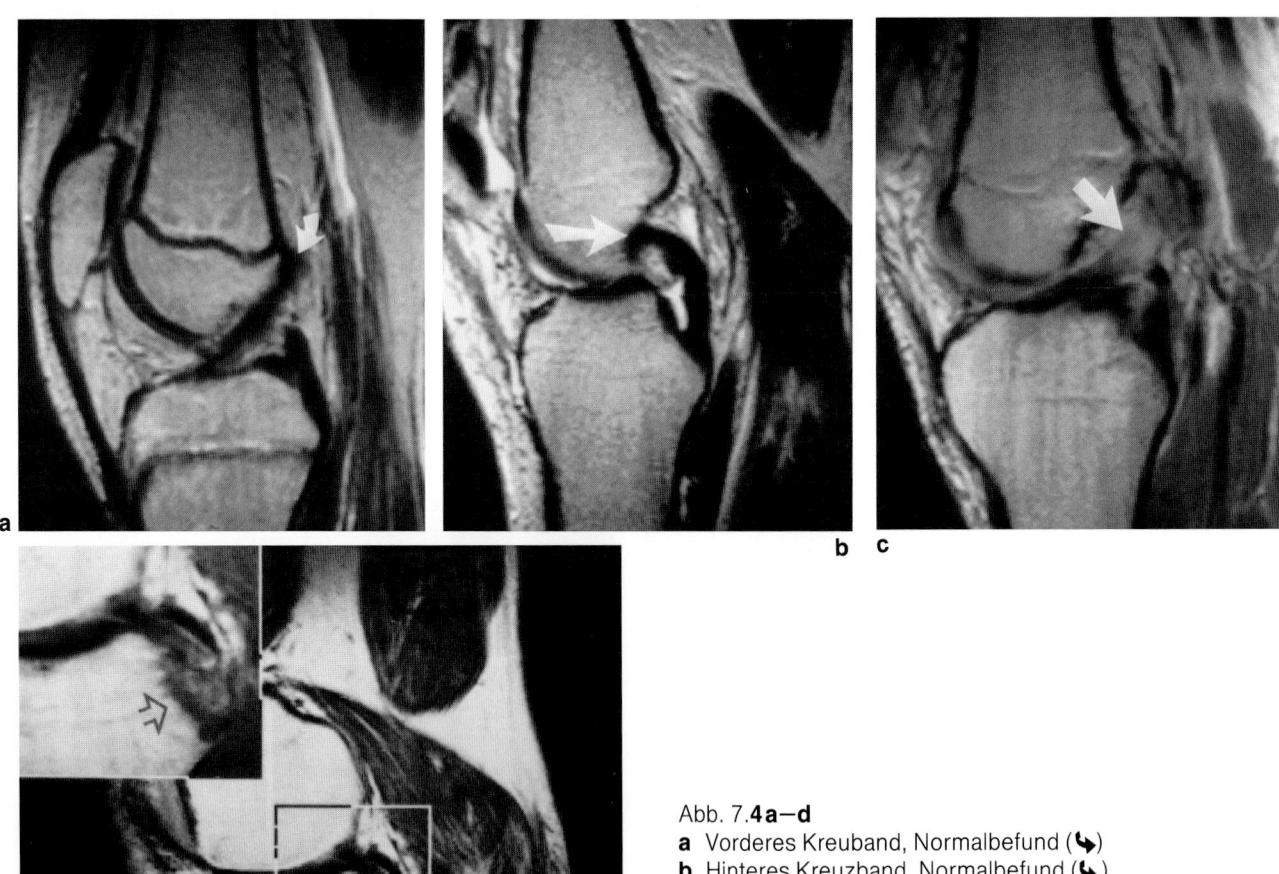

Abb. 7.**4a–d**
a Vorderes Kreuband, Normalbefund (↘)
b Hinteres Kreuzband, Normalbefund (↘)
c Ruptur des vorderen Kreuzbandes nach Skiunfall, arthroskopisch gesichert
d Ruptur des hinteren Kreuzbandes. Sagittale T1-gewichtetes Spinechobild. Kontinuitätsunterbrechung des signalarmen hinteren Kreuzbandes. Ossärer Ausriß (Pfeil)

Abb. 7.5 Frische Kniegelenksverletzung mit traumatischem Meniskuseinriß (→)

Abb. 7.6 Traumatische Schulterluxation. Abriß des ventralen Limbus (→), Schultergelenkserguß. Die Befunde sind in der FFE-Sequenz besonders deutlich zu charakterisieren

Abb. 7.5

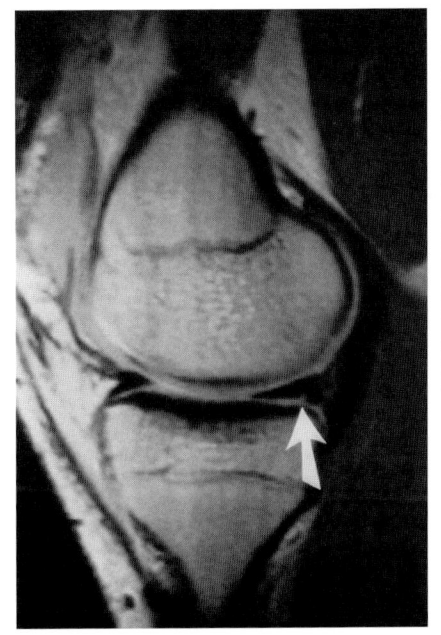

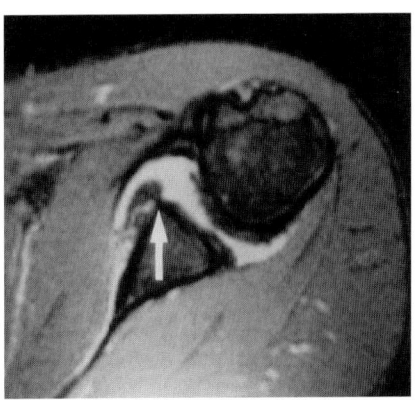

Abb. 7.6

zung von Gelenkergüssen (serös – blutig) oder von Flüssigkeiten innerhalb der Weichteile kann magnetresonanztomographisch analysiert werden, d. h., es gibt z. B. für Hämatome spezifische, altersabhängige Signalcharakteristika, welche allerdings auch von der Feldstärke eines Magnetresonanztomographie-Gerätes und der gewählten Aufnahmesequenz abhängig sind (10).

Der Nachweis von traumatischen Läsionen der Kreuzbänder (Abb. 7.4 a–d) gelingt mit hoher Sicherheit (8) ebenso wie der von Meniskusrissen (Abb. 7.5) (4). Mit Einschränkungen sind rein kartilaginäre Verletzungen darstellbar, osteokartilaginäre Aussprengungen können dagegen sicher erkannt werden.

Indikationen zur Untersuchung der Schulter sind Verletzungen des Glenoids (Abb. 7.6), z. B. im Rahmen rezidivierender Luxationen, oder Rupturen der Rotatorenmanschette. Vorhandene sogenannte Hill-Sachs-Defekte werden dabei sicher erkannt.

Darüber hinaus sind prinzipiell auch Syndesmosenverletzungen des oberen Sprunggelenkes diagnostizierbar (7).

Die Erfahrungen in der Frühdiagnostik der idiopathischen Hüftkopfnekrose lassen erwarten, daß auch die traumatische Nekrose frühzeitig entdeckt werden kann. Dies ist auch für z. B. Talus-, Navikulare- und andere Knochennekrosen gültig. Da die Fraktur eines der genannten Knochen an sich allerdings seine Bildcharakteristik verändert, ergeben sich Probleme für eine Unterscheidung zwischen Frakturfolge und Nekrose.

Traumatische Aortenläsionen

Die Erfahrungen, die bislang mit der Magnetresonanztomographie beim thorakalen Aortenaneurysma gewonnen werden konnten (9), zeigen, daß der sichere Nachweis auch traumatischer Aortenaneurysmata auf nichtinvasivem Wege durch diese insgesamt wenig zeitaufwendige

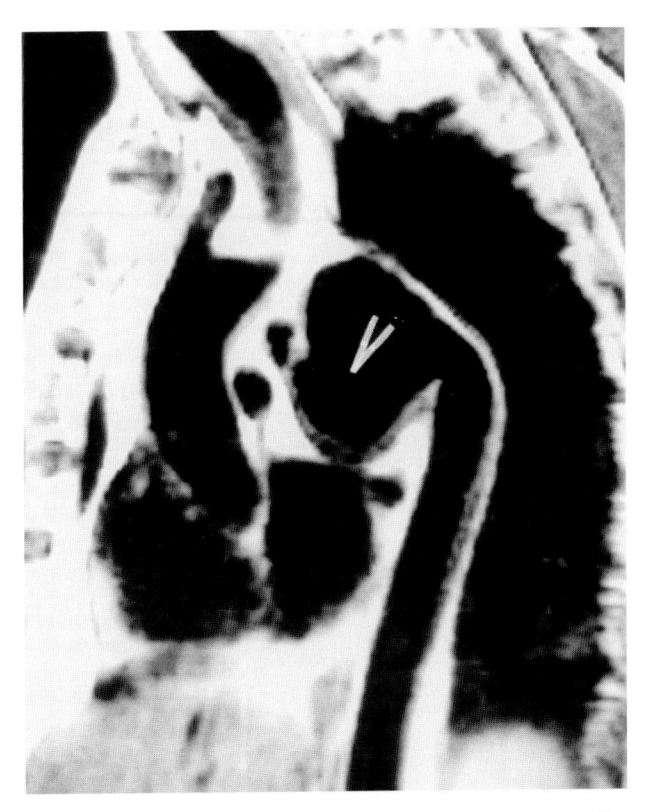

Abb. 7.7 Traumatisches Aortenaneurysma. Sagittale EKG-getriggerte Spinechoaufnahme. Aneurysmatische Aussakkung des Aortenbogens bzw. der Aorta descendens (Pfeil)

und belastende Untersuchung gelingt (Abb. 7.7). Da die Probleme der Intensivüberwachung während der Magnetresonanztomographie-Untersuchung trotz der oben aufgeführten relativen Einschränkungen insgesamt als gelöst zu betrachten sind, kann die Frage nach einem Aortenaneurysma grundsätzlich mittels der Magnetresonanztomographie beantwortet werden.

Wertigkeit

Welche endgültige Rolle die Magnetresonanztomographie innerhalb der Traumadiagnostik spielen wird, hängt von verschiedenen Faktoren ab:

- der Zahl, Verbreitung und Verfügbarkeit der Geräte,
- der diagnostischen Erfahrung und
- der Lösung methodischer und organisatorischer Probleme.

Dabei besteht keinerlei Zweifel an den großen diagnostischen Potentialen der Magnetresonanztomographie.

Für die Traumadiagnostik kann heute gelten, daß Verletzungen des Rückenmarks allgemein, computertomographisch nicht nachweisbare, vermutete nichthämorrhagische zerebrale Traumata insbesondere des Hirnstamms und der hinteren Schädelgrube und traumatische Aortenaneurysmen Indikationen zur Magnetresonanztomographie sind.

Komplexe Gelenkverletzungen, Rupturen der Kreuzbänder, Meniskuseinrisse und suspekte posttraumatische Knochennekrosen können Indikation zur Magnetresonanztomographie sein.

Literatur

1 Gentry, L. R., J. C. Godersky, B. Thompson, V. D. Dunn: Prospective comparative study of intermediate-field MR and CT in the evaluation of closed head trauma. Amer. J. Roentgenol. 150 (1988) 673–682
2 Gentry, L. R., J. C. Godersky, B. H. Thompson: Traumatic brain stem injury: MR Imaging. Radiology 171 (1989) 177–187
3 Jenkins, A., G. Teasdale, M. D. Hadley, P. MacPherson, J. O. Rowan: Brain lesions detected by magnetic resonance imaging in mild and severe head injuries. Lancet 1986/II, 445–446
4 Koepchen, J., H. J. Fischer, W. Becker, W. Arnold: Meniskusdarstellung in der MR-Tomographie mit Oberflächenspulen. Fortschr. Röntgenstr. 146 (1987) 617–622
5 Kulkarni, M. V., C. B. McArdle, D. Kopanicky, M. Miner, H. B. Cotler, K. F. Lee, J. D. Harris: Acute spinal cord injury: MR Imaging at 1.5 T. Radiology 164 (1987) 837–843
6 Maas, R., H. Kooijman, M. Heller, J. H. Langkowski, E. Grabbe: Risiken und Bildartefakte in der MRT (1.5 Tesla) durch metallische Fremdkörper: Untersuchungen an Phantomen und 60 Patienten. Fortschr. Röntgenstr. 147 (1987) 365–374
7 Oesterreich, F.-U., M. Heller, R. Maas, J. H. Langkowski, T. Hemker: Magnetresonanztomographie der Füße und Sprunggelenke. Fortschr. Röntgenstr. 148 (1988) 169–175
8 Reiser, M., N. Rupp, K. Pfändner, S. Schepp, P. Lukas: Die Darstellung von Kreuzbandläsionen durch die MR-Tomographie. Fortschr. Röntgenstr. 145 (1986) 193–198
9 Spielmann, R. P., B. Sehlz, J. Schofer, G. Witte, M. Heller, E. Bücheler: Kernspintomographie des thorakalen Aortenaneurysmas. Fortschr. Röntgenstr. 149 (1988) 571–575
10 Spielmann, R. P., H.-J. Triebel, R. Maas, J. H. Langkowski, P. Franz, M. Heller, E. Bücheler: MRT extrakranieller Hämatome bei 1.5 T mit Spinecho- und Gradientenecho-Sequenzen. Fortschr. Röntgenstr. 150 (1989) 449–453
11 Zimmerman, R. A., L. T. Bilaniuk, D. B. Hackney, H. I. Goldberg, R. I. Grossman: Head injury: early results of comparing CT and high-field MR. Amer. J. Roentgenol. 147 (1986) 1215–1222.

8 Sonographie

A. Teifke

Die Sonographie ist seit Jahren in vielen Fachrichtungen fest etabliert. Die Möglichkeiten zur Untersuchung des Bewegungsapparates mit Hilfe dieser Technik wurden dagegen erst in jüngerer Zeit erkannt. Gründe hierfür mögen vor allem die Ultraschallreflexion durch Knochenstrukturen und die noch nicht ausreichende gerätetechnische Entwicklung gewesen sein. Erst hochfrequente Schallköpfe von 5 bis 10 MHz erbringen die notwendige hohe Auflösung zur Beurteilung von Gelenken und Weichteilen.

Bis dahin diente die Ultraschalluntersuchung in der Traumatologie hauptsächlich dem Nachweis intraabdomineller Blutungen und Organläsionen bei stumpfem Bauchtrauma. Heute wird sie zunehmend auch zum Nachweis von Verletzungen der Knochen, Gelenke, Bänder, Sehnen und Muskeln angewendet.

Anregung zur Weiterentwicklung des Ultraschalleinsatzes bei orthopädischen bzw. unfallchirurgischen Fragestellungen waren die Untersuchungen von Graf (3), der erfolgreich sonographisch Hüftfehlanlagen bei Säuglingen darstellen konnte.

Die konventionelle Röntgennativdiagnostik stellt Knochenstrukturen ausgezeichnet, Weichteile dagegen nur mit eingeschränkter Beurteilungsmöglichkeit dar. So kann z.B. auf Gelenkergüsse oder Bandläsionen nur indirekt geschlossen werden (Fettpolsterzeichen, Gelenkinstabilität bei gehaltenen Aufnahmen usw.). Zum Nachweis einer Rotatorenmanschettenruptur (Abb. 8.1a u. b) oder etwa einer Meniskusläsion ist die invasive, nicht völlig risikofreie Arthrographie oder Arthroskopie erforderlich. Die seit kurzem bei diesen Fragestellungen angewendete Computertomographie oder Magnetresonanztomographie sind aufwendig und kostspielig.

Demgegenüber besitzt die Sonographie die Vorteile, fast überall verfügbar, beliebig wiederholbar und relativ kostengünstig zu sein. Darüber hinaus ist die Methode nicht invasiv und kommt ohne Strahlenbelastung aus. Dynamische Untersuchungen sind möglich. Notwendige Voraussetzung für die Anwendung sind genaue anatomische Kenntnisse und ausreichende Erfahrung des Untersuchers.

Die Weiterentwicklung der Ultraschalltechnik in der Diagnostik des Bewegungsapparates ist noch voll im Gange. Experimentelle Arbeiten, Erfahrungsberichte, Fortbildungsveranstaltungen und erste spezielle Lehrbücher stehen nebeneinander. Allgemeingültige Kriterien werden zum Teil noch erarbeitet. Es ist jedoch zu erwarten, daß die Sonographie ihren festen Platz neben dem

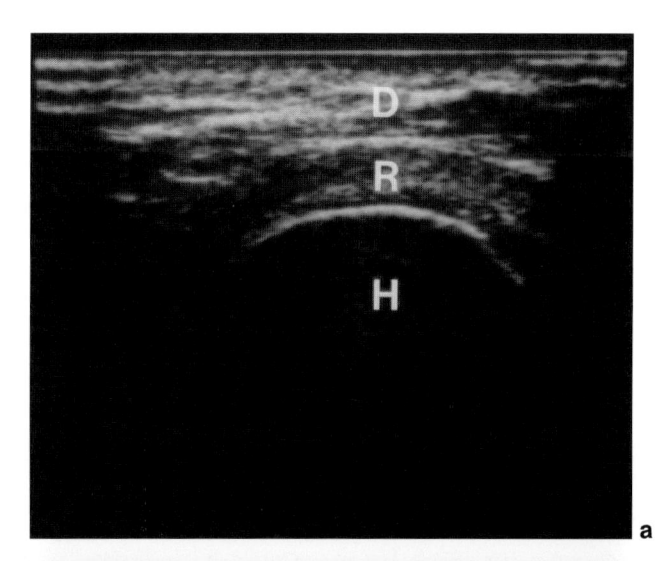

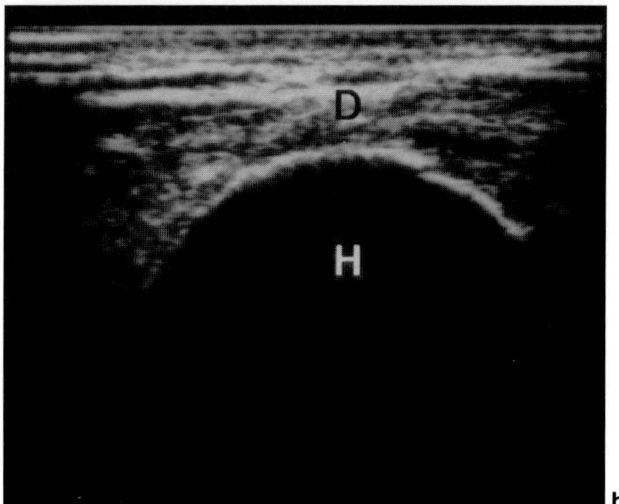

Abb. 8.1a u. b Lateraler Horizontalschnitt der Schulter:
a Normalbefund. Zwischen dem M. deltoideus und dem Humeruskopf stellt sich die unauffällige Rotatorenmanschette dar
b Großer Defekt der Rotatorenmanschette. Der M. deltoideus liegt dem proximalen Humerus direkt an
R = Rotatorenmanschette, D = M. deltoideus, H = Humerus

Röntgenbildverfahren hinsichtlich der hier besprochenen Thematik einnehmen wird.

Im folgenden soll ein kurzer allgemeiner Überblick über die sonographische Darstellung der verschiedenen Strukturen des Bewegungsapparates sowie ihrer Veränderungen und das derzeitige Indikationsspektrum gegeben werden. Im übrigen wird auf den Einsatz der Methode in den jeweiligen speziellen Kapiteln hingewiesen.

Untersuchungstechnik

Zur Untersuchung des Bewegungsapparates mit Reflexionssonographiegeräten eignen sich Linearschallköpfe mit einer Frequenz von 5 und 7,5 MHz. Die Adaption an die verschieden geformten Gelenkoberflächen bei unterschiedlich dickem Weichteilmantel wird durch eine Vorlaufstrecke verbessert. Zur Beurteilung der Gelenke werden zahlreiche Schnitte in verschiedenen Ebenen angefertigt und die Veränderungen der Gelenkstrukturen während der Bewegung beobachtet.

Durch die Transmissionssonographie können Gelenkstrukturen ausgezeichnet dargestellt werden. Dieses technisch sehr aufwendige Verfahren befindet sich jedoch noch in der Entwicklung und steht nur an wenigen Zentren zur Verfügung.

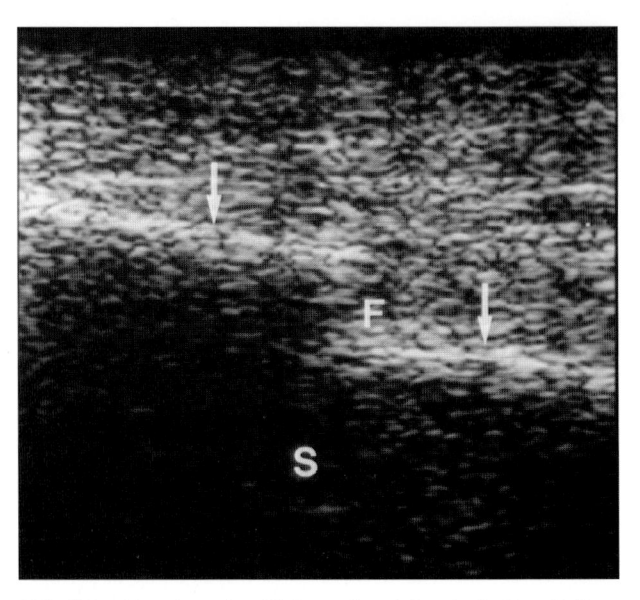

Abb. 8.2 Knochenoberfläche, die sich als heller Reflexsaum mit dorsaler Schallauslöschung darstellt. Konturunterbrechung und Stufenbildung durch Fraktur
↓ = Kortikalis, F = Fraktur, S = dorsaler Schallschatten

Darstellung von Strukturen des Bewegungsapparates und ihrer Veränderungen

Knochen

An der Grenze zwischen Weichteilgewebe und Knochen wird ein Großteil der Ultraschallwellen reflektiert, der transmittierte Anteil ist zu klein, um noch Schallsignale aus nachfolgendem Gewebe zu liefern. Knochenkonturen erscheinen somit als heller Reflexsaum mit anschließendem Schallschatten. Formveränderungen, Unregelmäßigkeiten, Verdünnungen bzw. Infraktionen der Kortikalis können erkannt werden, eine Beurteilung der dahinterliegenden Strukturen ist jedoch nicht möglich (7) (Abb. 8.2). Sogenannte Pseudosuren können vorgetäuscht werden, wenn eine gekrümmte Knochenoberfläche nur tangential vom Ultraschallstrahl getroffen wird. Bei Änderung des Einfallwinkels der Schallwellen verschwinden sie jedoch und die Kontinuität der Knochenoberfläche wird erkennbar (10).

Periost

Das nicht pathologisch veränderte Periost ist sonographisch nicht abgrenzbar. Eine Periostreaktion stellt sich als eine von der Kortikalis abgehobene Lamelle dar (7).

Knorpel

Der Gelenkknorpel entspricht im Ultraschall einem schmalen echoarmen bis echofreien Saum zwischen der subchondralen Knochengrenzlamelle und den anliegenden Weichteilen (Abb. 8.8 a u. b). Zur Diagnostik einer Kniegelenksarthrose kann die Knorpeldicke bestimmt werden (5). Geringe Unregelmäßigkeiten der Knorpeloberfläche sind bisher nicht darstellbar.

Synovia

Die Synovia ist sonographisch normalerweise nicht zu erkennen. Die durch operative Eingriffe, Traumen oder rheumatische Erkrankungen verdickte Synovialmembran kann sich jedoch im Einzelfall als echoarme, der Knochenkontur anliegende Formation darstellen. Sie wird dann in der Regel von einem Erguß begleitet.

Synovialzysten dagegen sind sonographisch unschwer zu erkennen (Abb. 8.3). Sie werden durch ihre scharf begrenzte Zystenwand von der Umgebung abgegrenzt, ihre Echogenität ist abhängig vom Fibringehalt unterschiedlich (14). Eine ultraschallgesteuerte Punktion ist möglich.

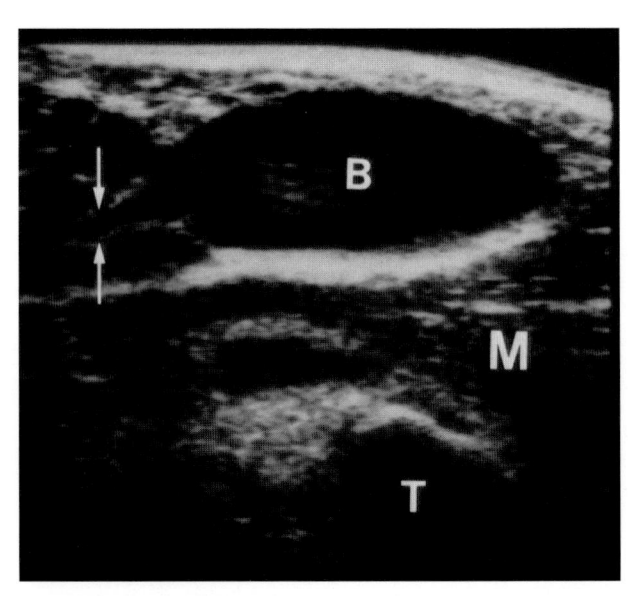

Abb. 8.3 Große Baker-Zyste an typischer Stelle. Dorsaler Längsschnitt durch die Kniekehle
B = Baker-Zyste, → = Zystenstiel, M = Muskulatur, T = Tibiakopf

Sehnen und Bänder

Sonographisch entsprechen Sehnen und Bänder scharf begrenzten Bandstrukturen, deren Echogenität vom Einfallswinkel des Schallstrahls abhängt. Dort, wo die Ultraschallwellen senkrecht auftreffen, erscheint die Sehne echoreich, dort wo sie mehr tangential auftreffen, echoarm (10) (Abb. 8.4). Im Längsschnitt erkennt man wellenförmig angeordnete Binnenechos, die den Peritendinea interna entsprechen. Außen werden die Sehnen durch das schmale echoreiche Peritendineum externum eingehüllt (6) (Abb. 8.4 und 8.5). Sehnenscheiden lassen sich nicht gegen das umgebende Gewebe abgrenzen. Bursen können gelegentlich als echoarme Lamellen identifiziert werden (Abb. 8.4). Sonographisch sind die Achilles-, Patellar- und lange Bizepssehne gut beurteilbar, die Kreuzbänder können nur teilweise darstellt werden (1, 6, 8, 9).

Ein Konturdefekt und eine Verbreiterung der Sehne weisen auf eine Ruptur hin. Bei der kompletten Ruptur kann bei dynamischer Untersuchung eventuell eine Lücke zwischen den distrahierten Sehnenenden erkannt werden. Zusätzlich findet sich oft eine echoarme bis echodichte Flüssigkeitsansammlung als Ausdruck eines Hämatoms. Bei Ausheilung der Ruptur können die retrahierten Sehnenstümpfe durch eine Narbe verbunden werden.

Degenerative Veränderungen – diese gehen Rupturen meistens voraus – führen zu umschriebenen Strukturinhomogenitäten mit echoreicheren Arealen. Zur Vermeidung einer Fehlinterpretation durch Artefaktbildung sollten derartig veränderte Areale möglichst in zwei Ebenen dokumentiert werden. Gelegentlich können auch Verkalkungen mit dorsalem Schallschatten im Sehnenverlauf dargestellt werden.

Sehnenimpressionen können durch paratendinöse Strangbildungen bei Überlastungsschäden verursacht werden.

Ödematös geschwollene Sehnen erscheinen insgesamt echoärmer; bei begleitender Tenovaginitis findet sich ein umgebender Flüssigkeitsraum.

Entsprechend den gehaltenen Aufnahmen im Rahmen der röntgenologischen Darstellung ist auch sonographisch der indirekte Nachweis einer Kapsel-Band-Läsion am Knie-, Sprung- oder Schultergelenk durch Funktionsuntersuchungen möglich (11) (Abb. 8.6a u. b).

Meniskus

Der Meniskus läßt sich im dorsalen Längsschnitt als homogenes Dreieck darstellen. Frische Risse führen zu sehr dichten Reflexveränderungen (12, 13). Degenerative Veränderungen werden ähnlich, jedoch als weniger scharf begrenzt, kleiner und meist multipel auftretend beschrieben (13).

Fettgewebe

Das Reflexmuster des Fettgewebes ist individuell unterschiedlich. Im allgemeinen ist es echoarm und von unre-

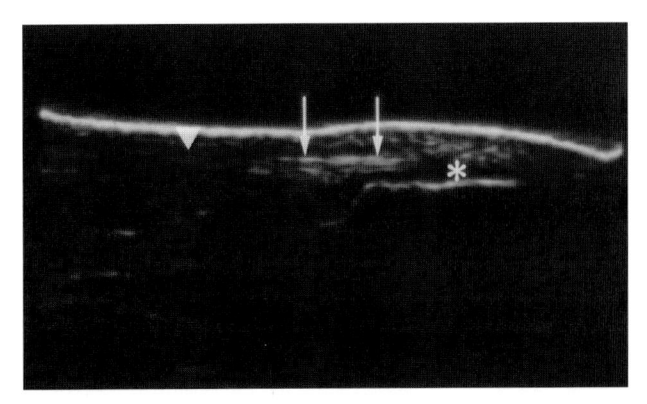

Abb. 8.4 Abhängigkeit der Echogenität vom Einfallswinkel der Schallstrahlen
▼ = echoarmer Abschnitt der Achillessehne bei schrägem Einfallswinkel der Schallstrahlen, ↓ = echoreicher Abschnitt bei senkrechtem Einfallswinkel, ★ = Bursa subachillea

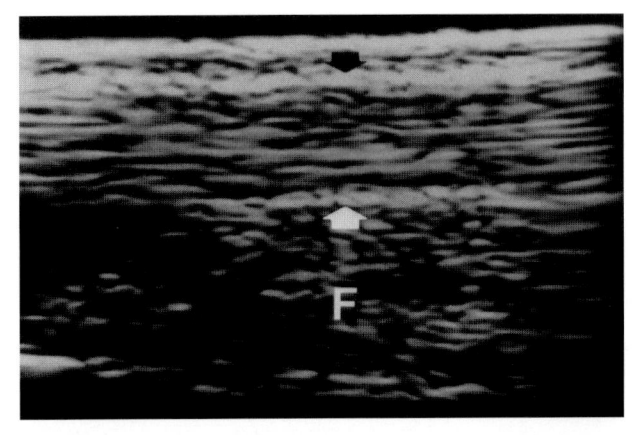

Abb. 8.5 Längsschnitt der normalen Achillessehne. Detailvergrößerung von Abb. 8.6. Typische längsgerichtete Binnenechos und echoreiche Begrenzung
➥ = Peritendineum externum, F = Fettgewebe

gelmäßig angeordneten Bindegewebssepten durchsetzt (Abb. 8.5). Eventuell vorhandene elastische oder kollagene Fasereinlagerungen lassen es echoreicher erscheinen (4).

Muskelgewebe

Im echoarmen Muskelgewebe stellen sich die Muskelsepten im Querschnitt als Punkte, im Längsschnitt als im Verlauf der Muskelfasern ausgerichtete parallel angeordnete reflexreiche Linien dar (Abb. 8.8b). Zum Muskelansatz und -ursprung hin verdichten sich diese Septen zu Sehnen.

Unvollständige Muskelrisse führen zu einer blutigen Durchtränkung des geschwollenen Muskels, der dadurch schwerer von seiner Umgebung abzugrenzen ist. Im weiteren Verlauf entwickelt sich eine abgegrenzte Flüssigkeitsansammlung mit dorsaler Schallschwächung, die oft über Wochen bestehen bleibt (Abb. 8.7). Bei größeren kompletten Muskelrupturen findet sich ein blutgefüllter Faszienschlauch, in dem eventuell die frei flottierenden Muskelstümpfe zu erkennen sind. Muskelverletzungen heilen unter Bildung reflexreichen Bindegewebes, manchmal mit Einlagerung schallschattengebender Verkalkungen (2).

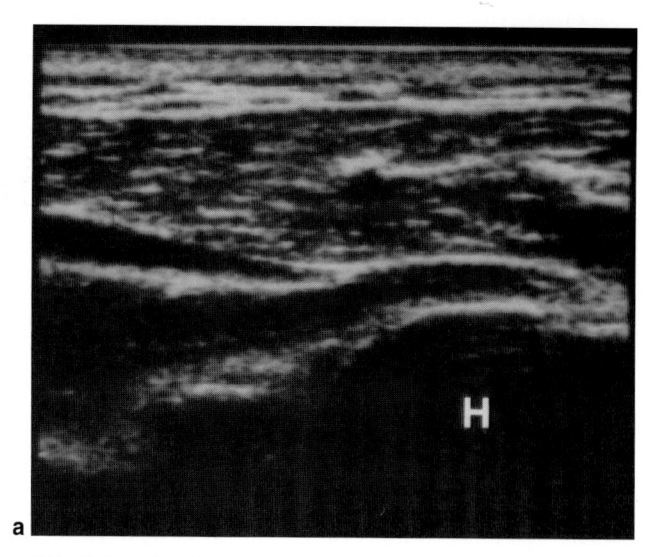

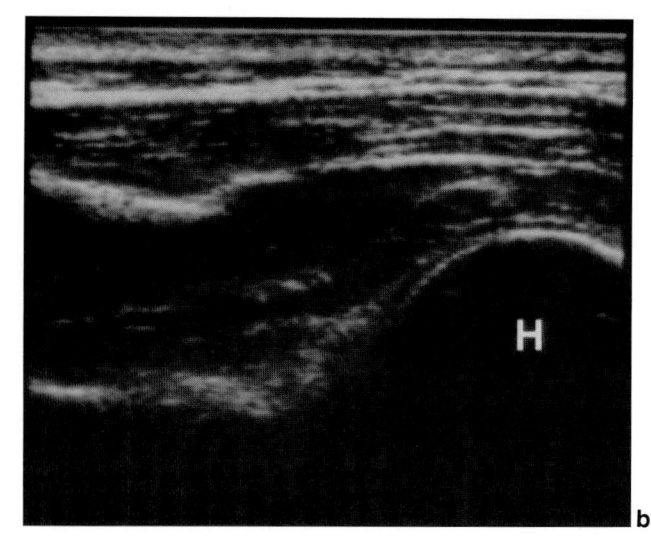

Abb. 8.6a u. b Funktionsuntersuchung der Schulter im dorsalen Horizontalschnitt bei Instabilität. Dorsale Subluxation unter Provokation:
a Neutralstellung
b Durch Druck von ventral wird der proximale Humerus nach dorsal verschoben   H = Humerus

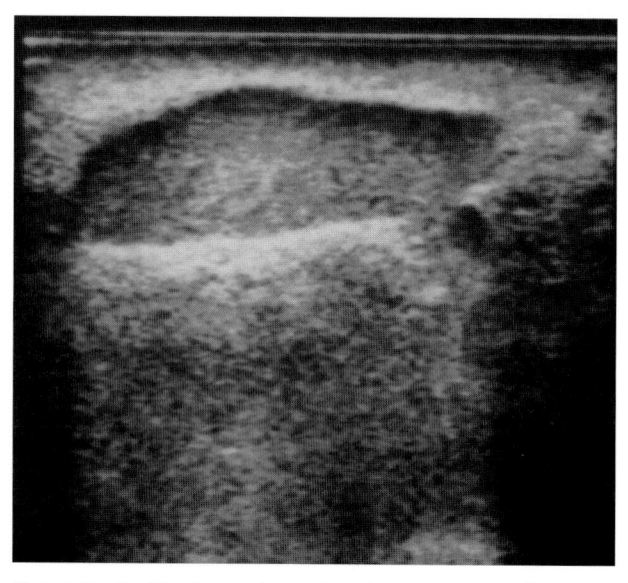

Abb. 8.7 2 Wochen altes glatt begrenztes, echoarmes Hämatom in der Oberschenkelmuskulatur mit dorsaler Schallverstärkung

Erguß

Im Ultraschall können palpatorisch und röntgenologisch noch nicht faßbare Gelenkergüsse nachgewiesen werden. Sie finden sich an typischer Stelle, folgen der Schwerkraft und werden bei Bewegung und Kompression verformt. Ihr Reflexmuster ist variabel: echoarm bei Reizerguß und frischem Hämarthros, echoreich bei älterem Hämarthros oder oft bei Empyem (Abb. 8.**8a** u. **b**).

Indikationen zur sonographischen Untersuchung des Bewegungsapparates

Schultergelenk
– Instabilität,
– Rotatorenmanschettenruptur,
– Supraspinatussyndrom,
– Bizepssehnenveränderungen,
– Hill-Sachs-Delle, Limbusdefekt, Frakturen,
– Sprengung des Schultereckgelenks,
– Arthritis, Empyem, Erguß.

Ellenbogengelenk
– Arthritis,
– Bursitis,
– Synovialzyste,
– freier Gelenkkörper,
– Radiusköpfchenluxation, Subluxation.

Hand
– Arthritis,
– Tenovaginitis,
– Karpaltunnelsyndrom.

Hüftgelenk
– Hüftdysplasie,
– Koxitis,
– Koxarthrose,

Gefäße

Gefäße bilden sich im Ultraschall als echofreie tubuläre Strukturen ab und dienen der Orientierung bei der Untersuchung des Bewegungsapparates. Arterien sind durch ihre Pulsation zu identifizieren.

Arteriosklerotische Veränderungen führen zu Wandunregelmäßigkeiten unterschiedlicher Echogenität und Größe. Aneurysmen stellen sich als umschriebene Lumenerweiterung mit oder ohne intraluminalen Abscheidungsthrombus dar. Zeichen der verschließenden Venenthrombose sind fehlende Kompressibilität des Gefäßes und fehlender dopplersonographischer Flußnachweis.

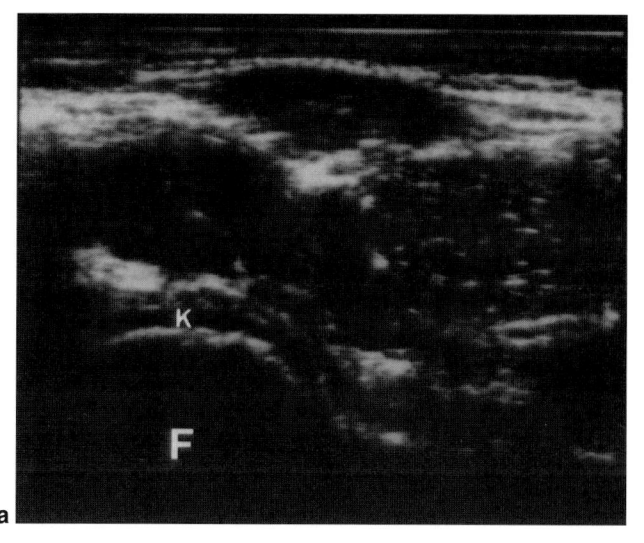

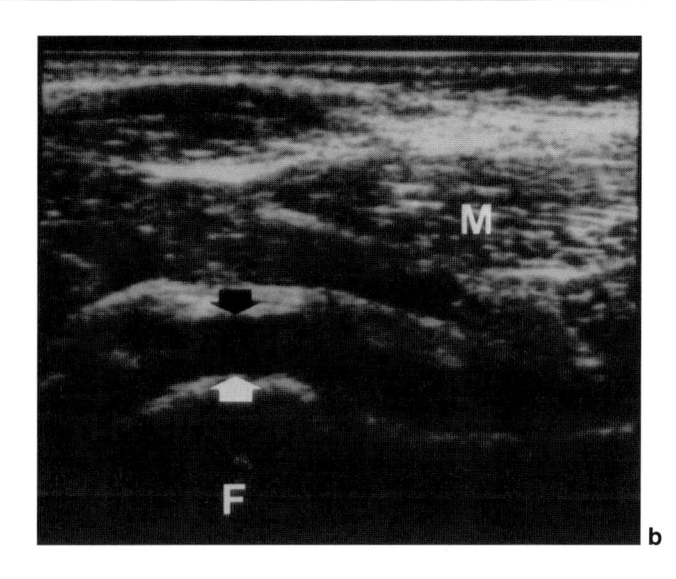

Abb. 8.8a u. b Gelenkerguß:
a Normalbefund. Der echoarme Saum zwischen der Knochenoberfläche und der Gelenkkapsel entspricht Knorpel
b Verbreiterung der echoarmen Zone durch zusätzlichen echoarmen Erguß (durch ← markiert)
F = Femur, K = Knorpel, M = ventrale Hüftmuskulatur

- Hüftkopfnekrose,
- Morbus Perthes,
- Epiphysiolysis capitis femoris.

Kniegelenk
- Gonitis, Bursitis,
- Chondropathie,
- Meniskusverletzung,
- Seitenbandläsion, Instabilität,
- Veränderung des Lig. patellae,
- Erguß,
- Synovialzyste,
- Corpus liberum.

Sprunggelenk
- Arthritis,
- Tenosynovitis,
- Synovialzyste,
- Bursitis,
- Kapsel-Band-Verletzung.

Weichteile
- Muskelverletzung, -erkrankung,
- degenerative, entzündliche Sehnenveränderung, Sehnenruptur, Kontrolle nach Sehnennaht,
- Hämatom,
- Abszeß,
- Tumor,
- Fremdkörper,
- Gefäßerkrankung,
- Bursaverletzung.

Literatur

1 Blei, C. L., R. P. Nirschl, E. G. Grant: Achilles tendon: US diagnosis of pathologic conditions. Radiology 159 (1986) 765
2 Fornage, B. D., D. H. Touche, P. M. Segal, M. D. Rifkin: Ultrasonography in the evaluation of muscular trauma. J. Ultrasound Med. 2 (1983) 549
3 Graf, R.: Die anatomischen Strukturen der Säuglingshüfte und ihre sonographische Darstellung. Morphol. med. 2 (1982) 29
4 Harland, U.: Darstellung von Tumoren des Bewegungsapparates im Ultraschall. In Stuhler, T., A. Feige: Ultraschalldiagnostik des Bewegungsapparats. Springer, Berlin 1987 (S. 107)
5 Helzel, M. V., G. Schindler, B. Gay: Sonographische Messung der Gelenkknorpeldicke über den tragenden Femurkondylenanteilen. Vergleich zur Arthrographie und Pneumoarthrocomputertomographie. In Stuhler, T., A. Feige: Ultraschalldiagnostik des Bewegungsapparats. Springer, Berlin 1987 (S. 276)
6 Kainberger, F. M., P. Hübsch, P. Burton, M. F. Lischka, F. Frühwald, R. Windhager: Normale Anatomie des Bindegewebes. Ultraschall Klin. Prax. 3 (1988) 9
7 Mende, U., K. Rieden, A. Braun, U. Weischedel, K. zum Winkel: Die real-time-Sonographie. Ein wichtiges bildgebendes Verfahren bei Diagnostik und Therapieplanung von Skelettmetastasen. Fortschr. Röntgenstr. 145 (1986) 573
8 Middleton, W. D., W. R. Reinus, W. G. Totty, G. Melson, W. A. Murphy: US of the biceps tendon apparatus. Radiology 157 (1985) 211
9 Röhr, E.: Experimentelle Untersuchung zur sonographischen Darstellung der Kreuzbänder. Fortschr. Röntgenstr. 143 (1985) 467
10 Sattler, H., U. Harland: Arthrosonographie. Springer, Berlin 1988
11 Schricker, T., N. M. Hien, C. J. Wirth: Klinische Ergebnisse sonographischer Funktionsuntersuchungen bei Kapselbandläsionen am Knie- und Sprunggelenk. Ultraschall 8 (1987) 27
12 Selby, B., M. L. Richardson, B. D. Nelson, D. O. Graney, L. A. Mack: Sonography in the detection of meniscal injuries of the knee: evaluation in cadavers. Amer. J. Roentgenol. 149 (1987) 549
13 Sohn, C., H. Gerngroß, W. Bähren, W. Swobodnik: Sonographie des Meniskus und seiner Läsionen. Ultraschall 8 (1987) 52
14 Tran, T. K., H. Vogel, M. H. Nabavi: Sonographie des Kniegelenks. Radiologe 27 (1987) 57

9 Fortschritte auf dem Gebiet der Knochendensitometrie

H. K. Genant

In den letzten 15 Jahren ist es zu einer raschen Fortentwicklung nichtinvasiver Techniken zur Bestimmung des Knochenmineralgehaltes gekommen. Diese Entwicklung ist zum Teil verantwortlich für ein zunehmendes wissenschaftliches, klinisches und öffentliches Interesse an dem Gebiet der Osteoporose. Wir haben jetzt die Möglichkeit, sowohl das gesamte Skelettsystem wie auch einzelne Knochenabschnitte mit einem hohen Maß an Zuverlässigkeit und Validität zu untersuchen. In der Forschung hat uns die Knochendensitometrie geholfen, den Komplex der Osteoporose zu verstehen, in der Klinik ist uns mit der Knochendensitometrie ein wichtiger erster Schritt in Richtung Osteoporosetherapie gegeben. Ziel der vorliegenden Studie war es, die gegenwärtigen Möglichkeiten der vorhandenen Knochendensitometriemethoden aufzuführen und die neueren technischen Entwicklungen zu beschreiben, die ihren klinischen Nutzen verbessern.

Technische Möglichkeiten

Zur Zeit werden prinzipiell drei Grundtechniken zur nichtinvasiven Knochendichtebestimmung des Skeletts benutzt:

1. Ein-Energie-Photonenabsorptionsmessung (SPA = single photon absorptiometry),
2. Zwei-Energie-Photonenabsorptiometrie (DPA = dual photon absorptiometry) und
3. quantitative Computertomographie (QCT)
(Tab. 9.1 a).

Andere Verfahren, wie z. B. Neutronenaktivationsanalyse und Compton-Streuung, haben keine wesentliche klinische Bedeutung.

Die Ein-Energie-Photonenabsorptionsmessung (SPA) kann zur Bestimmung der Knochenmasse im peripheren Skelett mit einem hohen Anteil an kortikalem Knochen genutzt werden, wie z. B. im Bereich des mittleren Radiusschaftes. Eine Quantifizierung durch SPA ist relativ schnell, billig und mit einer niedrigen Strahlenbe-

Tabelle 9.1 Vergleich von Knochendensitometrie-Techniken

a) Standard-Knochendensitometrie-Techniken			
Technik	SPA	DPA	QCT
Lokalisation	prox. Radius (kortikal)	Wirbelsäule, Hüfte (gesamt)	Wirbelsäule (trabekulär)
Empfindlichkeit	1X	2X	3–4X
Präzision	2–3%	2–4%	2–5%
Genauigkeit	5%	4–10%	5–20%
Zeit	15 min	20–40 min	10–20 min
Dosis	10 mrem	5 mrem	100–1000 mrem
b) Neuere Entwicklungen in der Knochendensitometrie			
Technik	SPA (rektolin.)	DXA	QCT (autom.)
Lokalisation	distaler Radius, Kalkaneus (gesamt)	Wirbelsäule, Hüfte (gesamt)	Wirbelsäule (Hüfte) (trabekulär/gesamt)
Empfindlichkeit	2X	2X	3–4X
Präzision	1–2%	1–2%	1–2%
Genauigkeit	5%	3–5%	5–10%
Zeit	10–20 min	5 min	10 min
Dosis	5–10 mrem	1–3 mrem	100–300 mrem

lastung verbunden, dabei zuverlässig und valide. Mit der rektilinearen Photonen-Absorptionsmessung (SPA-R) kann die Knochendichte zusätzlich an Knochen mit einem größeren Anteil trabekulärer Strukturen wie z. B. Kalkaneus oder ultradistalem Radius gemessen werden (1–3).

Die Zwei-Energie-Photonenabsorptiometrie (DPA) ist eine Weiterentwicklung der Ein-Energie-Photonenabsorptiometrie. Obwohl üblicherweise eine Knochendichtemessung im Bereich der Wirbelsäule und Hüfte durchgeführt wird, kann mittels DPA eine Quantifizierung der totalen Körperknochenmasse oder jedes beliebigen Segmentes durchgeführt werden. Eine übliche DPA-Untersuchung ist zwar sehr zeitaufwendig, dies wird jedoch durch die niedrige Strahlenbelastung und die gute Zuverlässigkeit und Validität wettgemacht.

QCT erlaubt die direkte Knochendichtemessung an trabekulären oder integralen Knochenabschnitten, vor allem im Bereich der Wirbelsäule. In experimentellen Untersuchungen wurde die QCT ebenfalls zur Quantifizierung im Bereich des peripheren Skeletts und der Hüfte genutzt.

Mehrere neue Entwicklungen zur Knochendichtebestimmung sind noch in der klinischen Erprobung, jedoch mit vielversprechenden Resultaten. Neuere Software- und Hardwareentwicklungen der quantitativen Computertomographie (QCT-A) haben zu einer deutlichen Verbesserung durch Kontrolle der technischen Parameter und Automatisierung des Meßprozesses geführt (4, 5). Die dadurch bedingte Verringerung der Untersuchungszeit, Reduktion der Strahlenbelastung und halbautomatische Analyse machen diese Technik zu einem wertvollen klinischen Instrument. In ähnlicher Weise haben technische Modifikationen der DPA, wie z. B. der Gebrauch einer Röntgenröhre mit Zwei-Energie-Peaks (DPA-X) anstelle einer Isotopenquelle, Verbesserungen der Detektorkonfiguration und Automatisierung des Analyseprozesses zu einer deutlichen Verringerung der Untersuchungszeit und Verbesserung der Reliabilität dieser Technik geführt (6–12). In beiden Fällen war durch diese neuen Entwicklungen eine deutliche Reduktion der Untersuchungskosten möglich (Tab. 9.**1b**).

Die Begriffe Sensitivität, Reliabilität (Zuverlässigkeit) und Validität (Gültigkeit) in Tab. 9.**1** werden in diesem Zusammenhang zur Beschreibung der Meßcharakteristiken dieser Untersuchungstechniken benutzt.

- Sensitivität bedeutet die Möglichkeit, einen abnormen Patienten oder eine abnorme Bevölkerungsgruppe von einer normalen Gruppe abzugrenzen bzw. die Genauigkeit mit der serienmäßige Veränderungen im Verlauf bei einem Patienten oder einer Bevölkerungsgruppe entdeckt werden können.
- Reliabilität (Zuverlässigkeit) bedeutet die Wiederholbarkeit eines Meßwertes in Reihenstudien und wird im allgemeinen als Standardabweichung der ermittelten linearen Regression der Knochendichte über die Zeit ausgedrückt.
- Validität (Gültigkeit) bedeutet, daß der gemessene Wert tatsächlich dem aktuellen Mineralgehalt entspricht und wird im allgemeinen ausgedrückt als Standardabweichung der Bestimmung der linearen Regression der Knochendichte verglichen mit dem wahren Kalziumgehalt.

Eine weitere Abstufung der einzelnen Techniken könnte ebenso über die jeweilige Fähigkeit, ein Frakturrisiko vorherzusehen, erfolgen.

Fortschritte der Zwei-Energie-Photonenabsorptiometrie (DPA)/ Zwei-Energie-Radiodensitometrie (DER)

Obwohl auf Röntgenstrahlen basierende Techniken zur Knochendichtebestimmung etwa gleichzeitig mit der auf 153Gd basierenden Methode entwickelt wurden (13–15), haben sie bis vor kurzem keine wesentliche Bedeutung erlangt. 1987 wurde der erste kommerziell erhältliche, mit Röntgenstrahlen arbeitende Zwei-Energie-Knochendensitometer eingeführt. Der Hologic QDR-1000 (16) unterschied sich deutlich von den üblichen DPA-Scannern, insbesondere durch den Ersatz der 153Gd-Isotopenquelle durch eine Röntgenröhre, eine wählbare Röntgengeneratorspannung in Verbindung mit einem integrierenden anstelle eines Photonen zählenden Detektors und einem internen Kalibrierungsrad.

Das Lunar DPX (17) ist ein mit Röntgenstrahlen arbeitendes Gerät, das einen hoch gefilterten Röntgenstrahl sowie einen Energien unterscheidenden, Photonen zählenden Detektor besitzt. Das Norland XR 2600 benutzt eine Röntgenröhre in Verbindung mit zwei Photonen zählenden Detektoren, einen für jede Energie, und erlaubt die Veränderung der Röntgenstrahlintensität zur Anpassung an die Patientendicke.

Durch den vermehrten Strahlenfluß einer Röntgenröhre verglichen mit einer Isotopenquelle konnte bei all diesen neuen Scannern die Untersuchungsgeschwindigkeit und die Einblendung des Röntgenstrahles verbessert werden mit einer resultierenden Verringerung der Untersuchungszeit und verbesserter Ortsauflösung. Alle drei Scanner repräsentieren eine neue Gruppe von Knochendensitometern, und zahlreiche Akronyme, wie z. B. DER (Dual-Energy Radiography = Zwei-Energie-Radiodensitometrie), DRA (Dual-Energy Radiographic Absorptiometry), QDR (Quantitative Digital Radiography), DEXA (Dual-Energy X-ray Absorptiometry), wurden vorgeschlagen. In Übereinstimmung mit Pacifici u. Mitarb. (8) schlagen wir den Gebrauch DER (Dual Energy Radiography) für diese neue Gerätefamilie vor.

In unserem Institut haben wir die Möglichkeiten des Hologic-QDR-1000-DER-Systems im Verlauf der letzten 9 Monate untersucht und mit einem auf 153Gd basierenden Norland-2600-DPA-Scanner verglichen. Die Kurzzeit-Reliabilität in vivo betrug 1,2% für die Messung der Dichte im Bereich des Schenkelhalses mittels DER. Die in vitro Langzeit-Reliabilität wurde von 1,3% (DPA) auf 0,44% (DER) verbessert. Die Untersuchungszeit wurde sowohl für die Wirbelsäule wie für die Hüfte von 20–40 Minuten auf 6–7 Minuten reduziert. Die intraossäre Fettsensitivität betrug unverändert 12 mg/cm² Abnahme der Knochensalzdichte (BMD) bei 10% Fett pro Volumenänderung, und für beide Verfahren zeigte sich keine Änderung der BMD, wenn die Phantomdicke um 1,5 inch zunahm. Die Korrelation zwischen DPA und DER war hoch: r = 0,98 für die Wirbelsäule und r = 0,95 für den Schenkelhals. Die Korrelation der DPA im Vergleich zur quantitativen Computertomographie (QCT) (r = 0,83) und DER im Vergleich zur QTC (r = 0,85) war ebenfalls gut. In Übereinstimmung mit anderen Untersuchungen (6–12) meinen wir daher, daß die Anwendung der DER einen deutlichen Fortschritt auf dem Gebiet der Knochendensitometrie darstellt.

Fortschritte auf dem Gebiet der QCT

Drei technische Entwicklungen sind besonders erwähnenswert: Verbesserungen der Scanner-Hardware, neues Design der Kalibrierungsstandards und automatisch arbeitende Software. Seit den ersten Studien mit EMI-Scannern Mitte der 70er Jahre wurde das Scanner-Design wesentlich verändert. Heute werden vorwiegend Scanner der dritten und vierten Generation im klinischen Betrieb benutzt. Die meisten der heutzutage genutzten Ganzkörper-Scanner können für die QCT verwandt werden. Leider gibt es immer noch Ausnahmen, und die Untersuchungsqualität variiert von Scanner zu Scanner. Die Geräte der dritten Generation haben eine relativ gut kollimierte Detektoröffnung. Deshalb sind sie, verglichen mit den Geräten der vierten Generation, deutlich weniger anfällig gegenüber durch Streuartefakte bedingte Quantifizierungs- und Kalibrierungsfehler. Eine Übersicht mit technischen Daten der zur Zeit erhältlichen Scanner wurde kürzlich veröffentlicht (18).

Deutliche Verbesserungen wurden auch beim Design der QCT-Phantome erzielt (5, 19). Wäßrige Di-Kalium-Hydrogen-Phosphat-Lösungen, die in den herkömmlichen QCT-Phantomen benutzt wurden, sind zeitlich nur begrenzt haltbar, bedingt durch Gasblasen, Ausfällung des gelösten Materials und Verunreinigungen. Daher wurden solide Referenzphantome durch Image Analysis, General Electric, Siemens und Chugai entwickelt, die prinzipiell haltbarer, widerstandsfähiger und weniger schadensanfällig sind. Mehrere Arbeitsgruppen haben sich mit den Verfahren beschäftigt, die zur Kreuzkalibrierung zwischen verschiedenen Kalibrierungsphantomen und zwischen verschiedenen Scannern notwendig sind (18, 20, 21). Bis jetzt ist nicht geklärt, welches Phantommaterial oder Design die größte Reliabilität besitzt.

Die neue Software zur Bildauswertung mit der Verwendung von konturverfolgenden Algorithmen erlaubt eine anatomisch angepaßte Plazierung einer Region of interest (ROI) im Bereich der Wirbelsäule und eine automatische Durchführung der Kalibrierung (5, 22). Die automatische Wahl der ROI verhindert einen Untersuchereinfluß und sorgt so für eine bessere Reproduzierbarkeit, insbesondere bei wechselnden Untersuchern. In Untersuchungen der Wirbelsäule können mit konturverfolgenden Algorithmen die kortikale Begrenzung der Wirbelkörper, der Spinalkanal und die dorsalen Elemente markiert und so die optimale Lage und Größe der ROI bestimmt werden. Die anteriore oder gesamte trabekuläre Dichte der Wirbelkörper sowie auch die gesamte integrale Knochendichte (trabekulär und kortikal) kann automatisch ausgewählt werden. Automatische Bildauswerteverfahren sind nun kommerziell erhältlich.

Mit einer anderen, von Siemens entwickelten Technik (23) kann automatisch auf der lateralen digitalen Lokalisationsaufnahme die durch die Wirbelkörpermitte gelegte QCT-Schicht ausgewählt werden und verspricht dadurch schnellere Untersuchungen und eine weitere Reduktion von untersucherbedingten Positionierungsfehlern.

Bis heute gibt es nur wenige Untersuchungen zur klinischen Anwendung der QCT der Hüfte (24, 25). Die komplexe Anatomie des proximalen Femurs erschwert eine selektive Messung ausgewählter Knochenkompartimente mit standardisierten Projektionstechniken. Neuere Verbesserungen der Bildverarbeitung geben jedoch auch hier die Möglichkeit, ortsspezifische QCT-Messungen durchzuführen (26). Trabekuläre, kortikale oder integrale Knochenabschnitte können durch Verwendung zwei- oder dreidimensionaler Reformatisierungstechniken untersucht werden.

Klinische Überlegungen

Um ausreichende Information zur Therapieentscheidung zu gewinnen, ist es wichtig, die geeignete Methode oder Meßkombination auszuwählen. Zum Beispiel kann die Messung der kortikalen Knochendichte des Radius, als ein Maß der Gesamtknochenmasse, eine ausreichende Risikoeinschätzung für gewisse Frakturen ermöglichen. Sie ist aber relativ wenig sensitiv zur Früherkennung des postmenopausalen Knochenverlustes und zur Verlaufskontrolle von Knochendichteänderungen (27–29). Im Gegensatz dazu zeigen Untersuchungen des ultradistalen Radius eine verbesserte Sensitivität zur Verlaufskontrolle (30, 31). Eine Quantifizierung der Knochenmasse des Kalkaneus erwies sich als ausgezeichneter Vorhersagewert für eine Vielzahl von Frakturen, basierend auf Daten zur Frakturprevalenz und -inzidenz (32–35). Die Wertigkeit zur Verlaufskontrolle von Knochendichteveränderungen wurde jedoch noch nicht ausreichend bestimmt. Eine direkte Untersuchung der Wirbelsäule entdeckt frühzeitig menopausalen Knochenverlust, ist sensitiv zur Verlaufskontrolle und ist geeignet zur Bestimmung des Wirbelfrakturrisikos (36–39); allerdings scheint dieser Meßort zur Vorhersage des Hüftfrakturrisikos weniger geeignet als direkte Messungen am proximalen Femur (40–44).

Die Frage bleibt jedoch, ob die Knochendensitometrie, egal welche Methode, allgemein in die medizinische Praxis eingeführt werden soll. Wir wissen mehr über Vor- und Nachteile jeder Methode als je zuvor; zudem findet sich eine weiter fortschreitende schnelle Verbesserung der bestehenden Technik und Entwicklung neuer Methoden. Obwohl die Anwendung der Knochendensitometrie kontrovers diskutiert wird (9, 31, 45–48), halten wir eine Untersuchung bei folgenden vier ausgewählten klinischen Fragestellungen für indiziert (49):

1. Untersuchung von Patienten mit metabolischen Erkrankungen, die bekanntermaßen den Knochen beteiligen;
2. Untersuchung von perimenopausalen Frauen zur Einleitung einer Östrogentherapie;
3. Diagnose oder Bestimmung der Befundausprägung einer Osteoporose;
4. Verlaufskontrolle einer Erkrankung oder Therapie.

Wir wissen jedoch, daß mehrere Voraussetzungen erfüllt sein müssen, bevor diese Empfehlungen wirklich befolgt werden können. Das Wissen um die richtige Anwendung und Interpretation der Knochendensitometrie sowie um die entsprechende medikamentöse Therapie ist unter Ärzten nicht allgemein verbreitet. Auch entsprechen die Geräte zur Knochendensitometrie und die technische Durchführung der Untersuchung nicht immer einem qualitativ hohen Standard. Darüber hinaus steht der Mangel an medizinischem und technischem Fachwissen zur Zeit einer allgemeinen Einführung der empfohlenen klinischen Anwendung entgegen. Trotzdem glauben wir, daß diese Empfehlungen bald allgemeine Anwendung finden, da es zu einer zunehmenden Informationsverbreitung über Osteoporose, einer schnellen Durchsetzung der neuen Methoden und einer Kostenbegrenzung dieser Verfahren kommen wird.

Literatur

1 Nilas, L., H. Norgaard, J. Podenphant, A. Gotfredsen, C. Christiansen: Bone composition in the distal forearm. Scand. J. clin. Lab. Invest. 47 (1987) 41
2 J. M. Vogel, J. T. Anderson: Rectilinear transmission scanning of irregular bones for quantification of mineral content. J. nucl. Med. 13 (1972) 13–18
3 Wahner, H. W., R. Eastell, B. L. Riggs: Bone mineral density of the radius: where do we stand? J. nucl. Med. 26 (1985) 1339–1341
4 Steiger, P., S. Steiger, P. Ruegsegger, H. K. Genant: Two- and three-dimensional quantitative image evaluation techniques for densitometry and volumetrics in longitudinal studies. In Genant, H. K.: Osteoporosis update 1987. University of California Press, Berkeley 1987 (p. 171–180)
5 Kalender, W. A., E. Klotz, C. Suess: Vertebral bone mineral analysis: An integrated approach with CT. Radiology 164 (1987) 419–423
6 Glüer, C. C., P. Steiger, R. Selvidge, C. Hayashi, H. K. Genant: Performance of X-ray and isotope-based dual-energy bone densitometries (abstract). J. Bone Mineral Res. 3 (1988) S126
7 Kelly, T. L., D. M. Slovik, D. A. Schoenfeld, R. M. Neer: Quantitative Digital Radiography versus Dual Photon Absorptiometry of the lumbar spine. J. clin. Endocrinol. 67 (1988) 839–844
8 Pacifici, R., R. Rupich, I. Vered, K. C. Fischer, M. Griffin, N. Susman, L. V. Avioli: Dual Energy Radiography (DER): A preliminary comparative study. Calcif. Tiss. int. 43 (1988) 189–191
9 Riggs, B. L., H. W. Wahner: Bone densitometry and clinical decision-making in osteoporosis. Ann. intern Med. 108 (1988) 293–295
10 Sartoris, D. J., J. A. Stein, E. Ramos, R. Lambiase, C. Ho, M. Andre, D. Resnick: Quantitative dual-energy digital radiography of the spine: comparison to dual-photon absorptiometry and quantitative computed tomography (abstract). Presented at the Sixth International Workshop on Bone and Soft Tissue Densitometry, Buxton, England, September 22–25, 1987 (p. 77)
11 Sorenson, J. A., H. A. Hanson, R. B. Mazess: Precision and accuracy of dual-energy X-ray absorptiometry (abstract). J. Bone Mineral 3 (suppl. 1) (1988) 230
12 Wahner, H. W., W. L. Dunn, M. L. Brown, M. F. Hauser, R. L. Morin: Comparison of quantitative digital radiography and dual photon absorptiometry for bone mineral measurement of the lumbar spine. In J. Dequeker, P. Geusens, H. W. Wahner: Bone Mineral Measurement by Photon absorptiometry: Methodological Problems. Leuven University Press, Belgium 1988
13 Dalen, N., K. E. Olsson: Bone mineral content and physical activity. Acta orthop. scand. 45 (1974) 170–174
14 Jacobson, B.: X-ray spectrophotometry in vivo. Amer. J. Roentgenol. 91 (1964) 202–210
15 Gustavsson, L., B. Jacobson, L. Kusoffsky: X-ray spectrophotometry for bone mineral determinations. Med. biol. Engng Comput. 12 (1974) 113–118
16 Stein, J. A., J. L. Lazewatsdy, A. M. Hochberg: Dual-energy X-ray bone densitometer incorporating an internal reference system. Radiology 165P (1987) 313
17 Mazess, R. B., B. Collick, J. Trempe, H. Barden, J. Hanson: Performance evaluation of a dual-energy X-ray bone densitometer. Calcif. Tiss. int. 44 (1989) 228–232
18 Cann, C. E.: Quantitative CT applications: comparison of current scanners. Radiology 162 (1987) 257–261
19 Reiser, U. J., H. K. Genant: New water and bone equivalent solid phantom materials used for calibration in quantitative CT. 70th Annual Scientific Assembly of the Radiological Society of North America, Washington/D. C., Nov. 25–30, 1984
20 Fujii, Y., T. Tsunenari, M. Tsutsumi, A. Miyauchi, H. Yamada, M. Fukase, Y. Yoshimoto, Y. Okuno, H. Kusakabe, K. Miyoshi, M. Fukunaga, R. Morita, T. Fujita: Quantitative computed tomography: Comparison of two calibration phantoms. JBM 6 (1988) 17–20
21 Steiger, P., C. C. Glueer, H. K. Genant: Simultaneous calibration in QCT: A comparison of commercial calibration phantoms. Calcif. Tiss. 44 (1989) 146
22 Steiger, P., S. Steiger, J. E. Block, C. C. Glueer, H. K. Genant: Bone mineral density of different vertebral compartments in pre-, early post-, and postmenopausal women. J. Bone Mineral Res. 3 (suppl.) (1988) S124
23 Kalender, W. A., H. Brestowsky, D. Felsenberg: Bone mineral measurements: Automated determination of the midvertebral CT section. Radiology 168 (1988) 219–221
24 Sartoris, D. J., M. Andre, C. Resnick, D. Resnick: Trabecular bone density in the proximal femur: quantitative CT assessment. Radiology 160 (1986) 707–712
25 Reiser, U. J., H. K. Genant: Determination of bone mineral content in the femoral neck by quantitative computed tomography. Radiological Society of North America, Washington/D. C. 1984
26 Glüer, C. C., H. K. Genant: Quantitative computed tomography of the hip. In Genant, H. K.: Osteoporosis update 1987. University of California Press. Berkeley 1987 (p. 187–195)
27 Mazess, R. B., W. W. Peppler, R. W. Chesney, T. A. Lange, U. Lindgren, E. Smith: Does bone measurement on the radius indicate skeletal status? concise communication. J. nucl. Med. 25 (1984) 281–288
28 Reinbold, W. D., H. K. Genant, U. J. Reiser, S. T. Harris, B. Ettinger: Bone mineral content in early-postmenopausal and postmenopausal osteoporotic women: comparison of measurement methods. Radiology 160 (1986) 469–478
29 Pocock, N. A., J. A. Eisman, M. G. Yeates, P. N. Sambrook, S. Eberl, B. G. Wren: Limitations of forearm bone densitometry as an index of vertebral or femoral neck osteopenia. J. Bone Mineral 1 (1986) 369–375
30 Christiansen, C., B. J. Riis: Comparison of noninvasive techniques for measurements of bone mass in postmenopausal women. In Genant, H. K.: Osteoporosis update 1987. University of California Press, Berkeley 1987 (p. 81–85)
31 Riis, B. J., C. Christiansen: Measurement or spinal or peripheral bone mass to estimate early postmenopausal bone loss? Amer. J. Med. 84 (1988) 646–653
32 Wasnich, R. D., P. D. Ross, L. K. Heilbrun, J. M. Vogel: Prediction of postmenopausal fracture risk with bone mineral measurements. Amer. J. Obstet. Gynecol. 153 (1985) 745–751
33 Wasnich, R. D., P. D. Ross, L. K. Heilbrun, J. M. Vogel: Selection of the optimal skeletal site for fracture risk prediction. Clin. Orthop. 216 (1987) 262–269
34 Ross, P. D., R. D. Wasnich, J. M. Vogel: Definition of a spine fracture threshold based upon prospective fracture risk. Bone 8 (1987) 271–278
35 Ross, P. D., R. D. Wasnich, J. M. Vogel: Detection of prefracture spinal osteoporosis using bone mineral absorptiometry. J. Bone Mineral 3 (1988) 1–11
36 Cann, C. E., H. K. Genant, F. O. Kolb, B. F. Ettinger: Quantitative computed tomography for prediction of vertebral fracture risk. Bone 6 (1985) 1–7
37 Genant, H. K., C. E. Cann, B. Ettinger, G. S. Gordan: Quantitative computed tomography of vertebral spongiosa: a sensitive method for detecting early bone loss after oophorectomy. Ann. intern Med. 97 (1982) 699–705

38 Genant, H. K., P. Steiger, J. E. Block, B. Ettinger, S. T. Harris: Quantitative computed tomography: update 1987 (Editorial). Calcif. Tiss. int. 41 (1987) 174–186
39 Genant, H. K., J. E. Block, P. Steiger, C. C. Glüer, R. Smith: Quantitative computed tomography in assessment of osteoporosis. Semin. nucl. Med. 17 (1987) 316–333
40 Firooznia, H., M. Rafii, C. Golimbu, M. S. Schwartz, P. Ort: Trabecular mineral content of the spine in women with hip fracture: CT measurement. Radiology 159 (1986) 737–740
41 Harma, M., P. Karjalainen, V. Hoikka, E. Alhova: Bone density in women with spinal and hip fractures. Acta orthop. scand. 56 (1985) 380–385
42 Melton, L. J. III, H. W. Wahner, L. S. Richelson, W. M. O'Fallon, B. L. Riggs: Osteoporosis and the risk of hip fracture. Amer. J. Epidemiol. 124 (1986) 254–261
43 Mazess, R. B., H. S. Barden, M. Ettinger et al.: Spine and femur density using dual-photon absorptiometry in US white women. Bone and Mineral 2 (1987) 211–219
44 Mazess, R. B., H. Barden, M. Ettinger, E. Schultz: Bone density of the radius, spine, and proximal femur in osteoporosis. J. Bone Mineral 3 (1988) 13–18
45 Cummings, S. R., D. Black: Should perimenopausal women be screened for osteoporosis. Ann. intern. Med. 104 (1986) 817–823
46 Hall, F. M., M. A. Davis, D. T. Baran: Bone mineral screening for osteoporosis. New Engl J. Med. 316 (1987) 212–214
47 Wasnich, R. D.: Fracture prediction with bone mass measurements. In Genant, H. K.: Osteoporosis update 1987. University of California Press. Berkeley 1987 (p. 95–101)
48 Slemenda, C. W., C. Johnston: Bone mass measurement: which site to measure. Amer. J. Med. 84 (1988) 643–645
49 Genant, H. K., J. E. Block, P. Steiger, C. C. Glüer, B. Ettinger, S. T. Harris: Commentary: appropriate use of bone densitometry. Radiology 170 (1989) 817–822

10 Maßaufnahmen

A. Eckmann

Unter Maßaufnahmen sind Röntgenaufnahmen zu verstehen, die speziell zu Meßzwecken, also zur Erfassung und Quantifizierung von Längenunterschieden, Achsen- oder Rotationsfehlstellungen bzw. deren Ausschluß, angefertigt werden.

In der Traumatologie liegt ihre klinische Bedeutung allein in der Nachbehandlungsphase. So hängen Indikationsstellung und Erfolg von Korrekturosteotomien unter anderem von einer exakten Bestimmung der Achsen- und Längenfehler ab.

Hauptanwendungsbereich ist dabei die untere Extremität, da insbesondere hier die durch posttraumatische Fehlstellungen bedingten Funktionseinschränkungen, Überlastungsschäden an Muskulatur bzw. Bandapparat und sekundären Arthrosen zu einer erheblichen Beeinträchtigung der Patienten führen können.

Bei den Maßaufnahmen gewinnt neben den konventionellen Verfahren die Computertomographie eine zunehmende Bedeutung. Sie ermöglicht ohne spezielle Zusatzausrüstungen eine zuverlässige, rasche und relativ einfache Durchführung diverser Messungen, vor allem von Rotationsfehlerbestimmungen. Die Strahlenbelastung ist dabei in der Regel geringer als bei konventionellen radiologischen Verfahren.

Untere Extremität

Beinlängendifferenzen und Achsenfehler

Anatomische Vorbemerkungen
(Abb. 10.1)

Die mechanische Achse bzw. Traglinie des Beines verbindet beim Stehen Hüftkopf- und Sprunggelenkszentrum und verläuft normalerweise sowohl in der Frontal- als auch der Sagittalebene durch die Mittelpunkte von Hüftkopf, Kniegelenk und oberem Sprunggelenk. In der frontalen Ebene weicht sie unter physiologischen Bedingungen gegen die Senkrechte um etwa 3 Grad nach medial ab, in der sagittalen verläuft sie lotrecht (19).

Abb. 10.1 Schematische Darstellung der Achsenverhältnisse der unteren Extremität (nach Endler u. Mitarb.)
L = Lot, T = Traglinie, FA = anatomische Femurachse, FK = Tangente an den kaudalen Begrenzungen der Femurkondylen, TK = Tangente durch den lateralen und medialen Rand der Tibiakopfgelenkfläche, SA = Achse des oberen Sprunggelenks

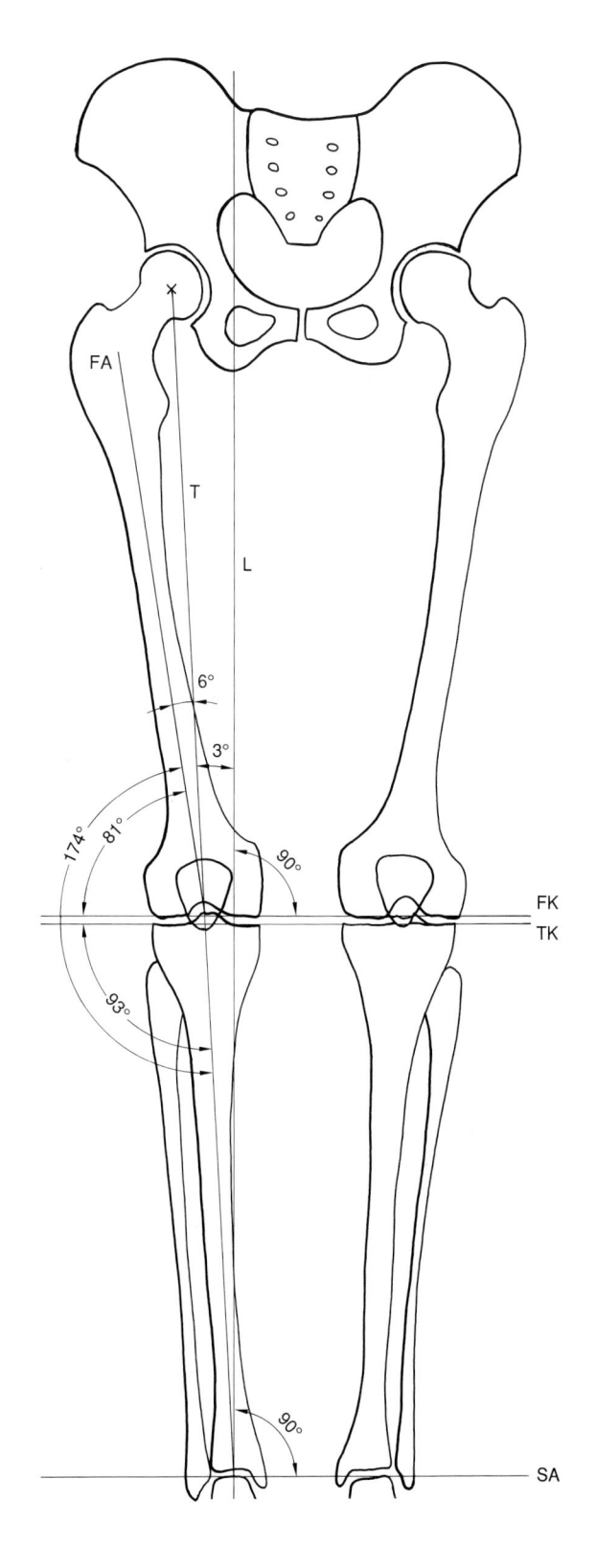

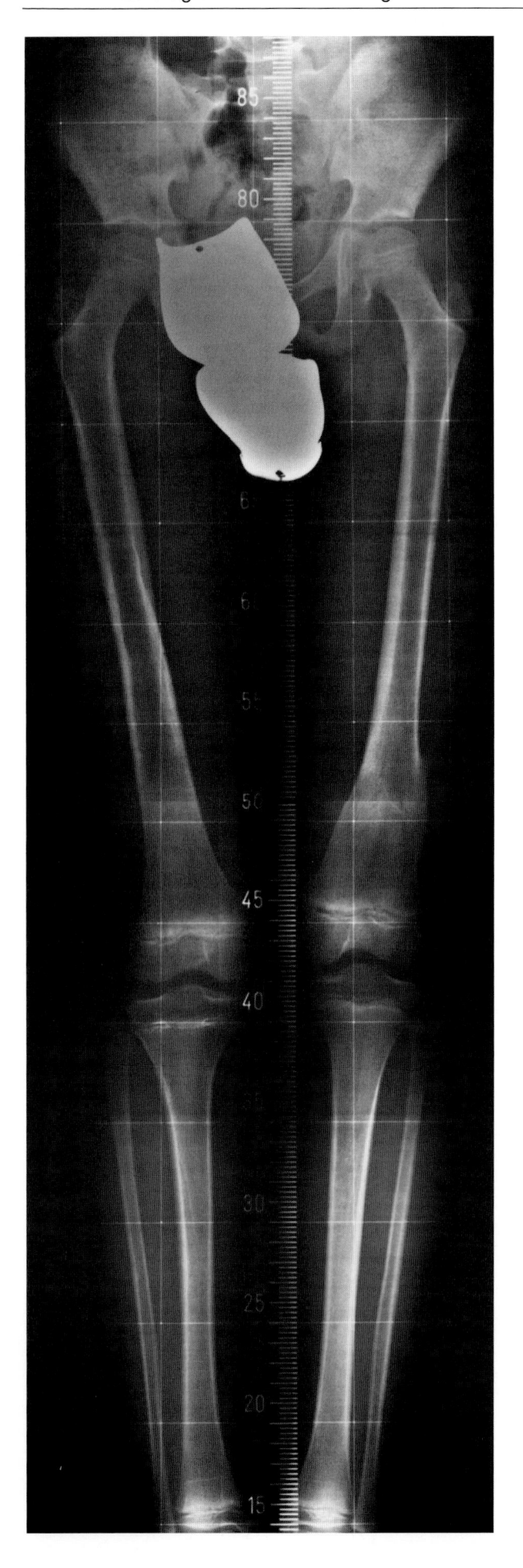

Die anatomische Achse des Femurschaftes ist im Normalfall, abhängig vom Antetorsions- und Kollodiaphysenwinkel (s. unten), in der Frontalebene gegen die mechanische Achse bzw. die Traglinie des Beines um etwa 5–7 Grad und damit gegen das Lot um ca. 8–10 Grad nach medial geneigt. Bei der Tibia stimmen dagegen anatomische und mechanische Achse überein. Zwischen anatomischer Femurschaft- und Tibiaachse besteht also ein Außenwinkel von im Mittel etwa 174 Grad (19, 21).

Eine entlang der unteren Begrenzungen der Femurkondylen gelegte Tangente verläuft normalerweise etwa horizontal. Hierzu parallel liegt eine durch den lateralen und medialen Rand des Tibiakopfplateaus verlaufende Gerade. Beide Linien bilden zur anatomischen Femurschaftachse jeweils einen Außenwinkel von 75–85 Grad und zur Tibiaachse von 85–100 Grad (21).

In der Frontalebene entspricht die Oberkante der Talusrolle der Querachse des oberen Sprunggelenks. Sie steht, wenn sich der Fuß in Neutralstellung befindet, senkrecht zur Unterschenkellängsachse und damit auch zur Traglinie des Beines (19).

Radiologische Diagnostik

Eine gleichzeitige Erfassung von Achsenfehlstellungen und Längendifferenzen des Beines im Seitenvergleich ist mittels Ganzbeinaufnahmen (sog. Teleradiographie) möglich. Hierbei werden unter Verwendung entsprechend dimensionierter Kassetten und Filme Aufnahmen der gesamten unteren Extremität im a.-p. Strahlengang angefertigt. Der Patient steht dabei mit gestreckten Beinen vor dem Stativ. Der Film-Fokus-Abstand sollte etwa 2,5 bis 3 m betragen. Um trotz der Dickenunterschiede zwischen Hüfte, Ober- und Unterschenkel eine ausgewogene Belichtung der Filme zu erreichen, sind entweder spezielle Ausgleichsfolien und/oder ein Rotationsfilter erforderlich.

Während Achsenfehler auf den Aufnahmen direkt gemessen werden können, sind bei Längenmessungen trotz des relativ großen Film-Fokus-Abstandes die durch die Strahlendivergenz bedingten Vergrößerungseffekte zu berücksichtigen. Falls nicht gleichzeitig auf den Aufnahmen ein Maßstab mit abgebildet wird, lassen sich die reellen Distanzen bei Kenntnis von Film-Fokus-Abstand und Objekt-Film-Abstand aus den auf der Aufnahme gemessenen Distanzen trigonometrisch errechnen.

Für die Auswertung (Beispiel in Abb. 10.2) sind auf der Aufnahme zunächst beidseits die Hüftkopfzentren, Knie- und Sprunggelenksmittelpunkte zu markieren. Dann werden jeweils die Traglinien (Hüftkopfmittelpunkt – Mittelpunkt des oberen Sprunggelenks), Femurschaft- und Tibiaachsen sowie die Tangenten an den

◀ Abb. 10.2 Ganzbeinaufnahme: Unter varischer Achsenabknickung und etwa 1 cm betragender Verkürzung verheilte distale Femurschaftfraktur links

kaudalen Begrenzungen der Femurkondylen und die Sprunggelenksquerachsen (Tangente an der Oberkante der Talusrolle) eingezeichnet. Anschließend können eventuell vorliegende Achsenfehlstellungen (sowohl im Bereich der Diaphysen als auch der Gelenke) sowie Längenunterschiede im Seitenvergleich ermittelt und quantifiziert werden. Die Messung von Beinlängendifferenzen erfolgt dabei entlang der Traglinie.

Bei komplexeren Achsenfehlstellungen können zusätzlich auch Ganzaufnahmen eines Beines in seitlicher Projektion angefertigt werden. Dabei ist das plattenferne, nicht mit abzubildende Bein durch maximale Beugung im Hüft- und Kniegelenk aus dem Strahlengang herauszuhalten.

Sollen lediglich Längenmessungen an den unteren Extremitäten durchgeführt werden, bieten sich als Alternativen die Orthoradiographie (hier werden am liegenden Patienten kleinformatige Röntgenaufnahmen von Hüft-, Knie- und Sprunggelenk mit einem gleichzeitig parallel daneben gelegten Meßstab angefertigt, anhand dessen die entsprechenden Distanzen einfach berechnet werden können) (4, 10) oder auch die Anfertigung frontaler CT-Topogramme (1, 9, 13) an.

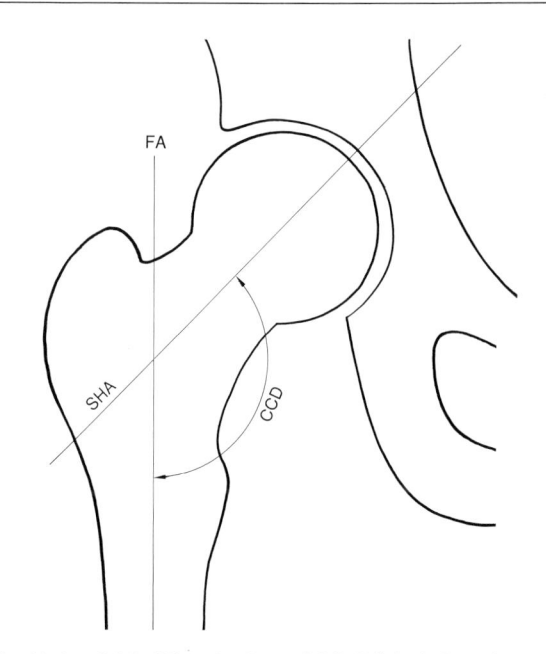

Abb. 10.3 CCD-Winkel: Der CCD-Winkel ist der nach medial offene Winkel zwischen Schenkelhalsachse (SHA) und Femurschaftachse (FA)

Antetorsionswinkelbestimmung am Femur

Anatomische Vorbemerkungen

Als CCD-Winkel bzw. Collo-Diaphysen- oder Schenkelhals-Schaft-Winkel wird der nach innen offene Winkel zwischen den Längsachsen von Schenkelhals und Oberschenkelschaft bezeichnet (Abb. 10.3). Beim Erwachsenen beträgt er im Normalfall zwischen 120 und 130 Grad. Im Säuglings- und Kleinkindesalter ist er etwas größer (etwa 140–150 Grad) und nimmt dann bis zur Pubertät hin auf die Erwachsenenwerte ab (19).

Bei einer Verminderung des CCD-Winkels liegt eine Coxa vara vor. Diese kann entweder angeboren sein oder als erworbene Form einseitig nach Frakturen oder bilateral bei dystrophischen Knochenerkrankungen auftreten.

Bei einem vergrößerten CCD-Winkel handelt es sich um eine Coxa valga, wobei es ebenfalls angeborene und erworbene (u. a. auch posttraumatische) Formen gibt. Eine Coxa valga geht häufig mit einer zusätzlichen Antetorsionsfehlstellung einher.

Der Antetorsionswinkel bzw. AT-Winkel des Femurs ist definiert als der Winkel zwischen der Schenkelhalsachse und seiner lotrechten Projektion auf die Kondylenachse (17). Betrachtet man also den Femur in axialer Richtung, schließen die Projektionen von Schenkelhals- und Kondylenquerachse den AT-Winkel ein (Abb. 10.4).

Der Verlauf der Schenkelhalsachse ist durch zwei Punkte, nämlich die Zentren von Femurkopf und Schenkelhalsbasis, festgelegt. Die Kondylenquerachse verläuft als Parallele zu einer Tangente entlang der dorsalen Kondylengrenzen durch den Mittelpunkt der Femurkondylen.

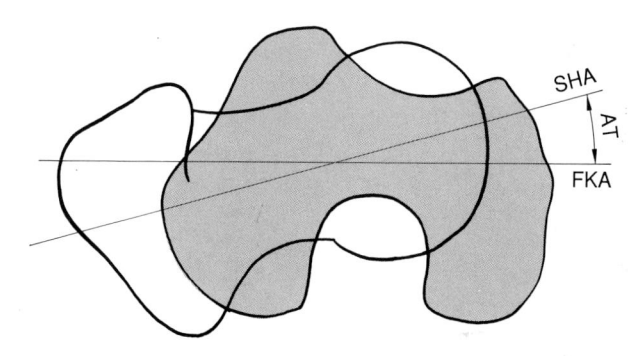

Abb. 10.4 AT-Winkel: Der AT-Winkel ist als der Winkel zwischen Schenkelhalsachse (SHA) und Femurkondylenquerachse (FKA) in der Transversalebene definiert

Der normale AT-Winkel beträgt beim Erwachsenen etwa 10 bis 15 Grad. Beim Säugling beläuft er sich auf ca. 35 Grad, sinkt dann mit zunehmendem Alter und erreicht zwischen dem 15. und 20. Lebensjahr die Werte des Erwachsenen (19). Pathologische AT-Winkel können kongenital (in Kombination mit einer Hüftdysplasie-/luxation oder einer Coxa vara), posttraumatisch nach Femurfrakturen oder im Rahmen osteodystrophischer Erkrankungen auftreten.

Während eine orientierende Grobabschätzung durch sog. Faux-Profil-Aufnahmen nach Lequesne (Schrägprojektion des Hüftgelenks von ventromedial, wobei das Becken um etwa 25 Grad nach dorsal gedreht wird) (20) möglich ist, sind für präoperative Bestimmungen vor Umstellungsosteotomien exakte Messungen erforderlich. Hierzu werden einerseits die konventionell-radiologischen Verfahren nach Rippstein (25), Dunlap (5) oder Ryder u. Crane (29) angewendet, zum anderen kann der AT-Winkel computertomographisch ermittelt werden (s. unten). Axiale Projektionen des Femurs (6) gehen mit einer relativ hohen Strahlenbelastung einher, ohne daß gegenüber den anderen Methoden eine genauere Bestimmung des AT-Winkels gelingt (28). Technisch aufwendiger sind durchleuchtungsgesteuerte (26) oder kinematographische Verfahren (31).

Die konventionell-radiologische Bestimmung des AT-Winkels wird im deutschsprachigen Raum in der Regel nach dem von Rippstein angegebenen Verfahren durchgeführt (25). Dieses ist prinzipiell mit denen von Dunlap u. Mitarb. (5) oder Ryder u. Crane (29) identisch, der Unterschied besteht lediglich im Ausmaß der Abduktion des Oberschenkels bei der axialen Aufnahme (s. unten).

Radiologische Diagnostik

AT- und CCD-Winkel-Bestimmung nach Rippstein

AT- und CCD-Winkel sind Winkel im Raum, die aus anatomischen Gründen auf den gebräuchlichen konventionellen Röntgenaufnahmen nicht in ihrer wahren Größe, sondern in einer mehr oder weniger davon abweichenden projizierten Größe abgebildet werden. Bei dem Verfahren nach Rippstein (25) sind zwei unterschiedliche Aufnahmen erforderlich, auf denen zunächst direkt die projizierten AT- und CCD-Winkel gemessen werden. Aus diesen Werten lassen sich dann über trigometrische Beziehungen die reellen AT- und CCD-Winkel errechnen.

Zum einen wird eine a.-p. Beckenübersichtsaufnahme (Oberschenkel hierzu in Mittelstellung zwischen Innen- und Außenrotation) angefertigt, auf der beidseits die projizierten CCD-Winkel gemessen werden. Die zweite Aufnahme stellt eine fast axiale Projektion in Femurschaftrichtung dar, wobei der Femur um etwa 20 Grad abduziert wird. Hüft- und Kniegelenke sind um jeweils 90 Grad gebeugt, die Unterschenkel parallel zur Körperlängsachse ausgerichtet. Die Positionierung des Patienten erfolgt hierbei mittels eines speziellen, individuell verstellbaren Beinhaltegerätes. Auf dieser Aufnahme wird der projizierte AT-Winkel als der Winkel zwischen der Schenkelhalsachse und einer Parallelen zur Metallschiene des Beinhaltegerätes bestimmt (Abb. 10.5).

Aus den gemessenen, projizierten AT- und CCD-Winkeln (Beispiel in Abb. 10.6 a u. b) können dann anhand vorliegender Umrechnungstabellen die reellen AT- und CCD-Winkel ermittelt werden. Die ursprüngliche Tabelle von Rippstein wurde zwischenzeitlich mehrfach überarbeitet und korrigiert (12, 23).

Für die Genauigkeit des Verfahrens wird ein Fehlerbereich von etwa +/− 5 Grad angegeben (23, 25). Durch Lagerungsfehler (z. B. aufgrund von Bewegungseinschränkungen, Schmerzen oder schlechter Kooperation des Patienten) können jedoch erheblich größere Abweichungen bei der AT-Winkel-Bestimmung entstehen (12), so daß für exakte Ergebnisse eine sorgfältige und genaue Positionierung Voraussetzung ist. Zusätzlich sei darauf verwiesen, daß auch bei stark erhöhten AT-Winkeln (mehr als 30 Grad) der Meßfehler deutlich zunimmt (12). Als alternative Methoden könnten dann, falls eine computertomographische Messung nicht möglich ist, durchleuchtungskontrollierte oder unter Umständen kinematographische Verfahren angewendet werden.

Computertomographische AT-Winkel-Bestimmung

Mit der Computertomographie ist der AT-Winkel direkt und einfacher als mit den konventionellen Verfahren zu ermitteln (11, 14, 24, 32, 33). Zudem ist die Strahlenbelastung geringer (14).

Für die Bestimmung sind lediglich einzelne axiale CT-Schnitte im Femurkopf-/Schenkelhalsbereich sowie in der Mitte der Femurkondylen erforderlich. Die Schenkelhalsachse wird auf den Aufnahmen meist entweder als Gerade durch Femurkopfzentrum und Mitte des Schenkelhalses im Isthmusbereich oder als Gerade entlang der Mittellinie zwischen ventraler und dorsaler Kontur des Schenkelhalses ermittelt. Eine genauere Bestimmung ist möglich, wenn man sich an der klassischen anatomischen Definition der Schenkelhalsachse orientiert und diese als Verbindungslinie zwischen Femurkopfmittelpunkt und Zentrum der Schenkelhalsbasis festlegt (24).

Die Richtung der Querachse durch die Femurkondylen läßt sich am einfachsten und genauesten durch eine Tangente entlang der dorsalen Kondylenbegrenzungen (etwa in Höhe der Kondylenmitte) bestimmen (24).

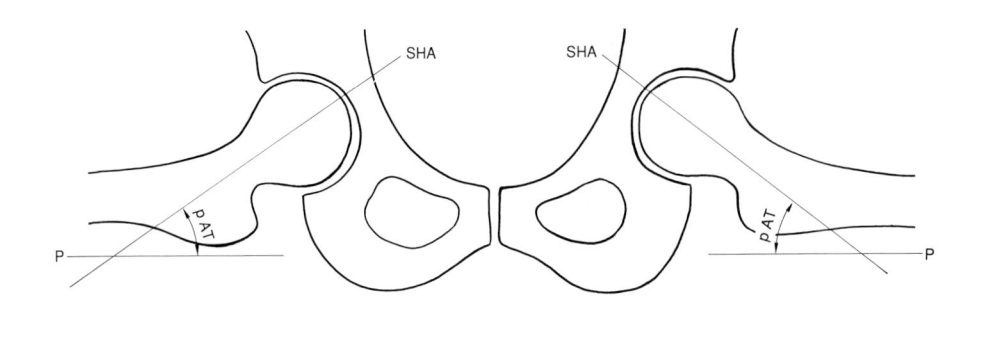

Abb. 10.5 AT-Winkel-Bestimmung nach Rippstein: Der projizierte AT-Winkel (p AT) wird als der Winkel zwischen der Schenkelhalsachse (SHA) und einer Parallelen (P) zur Metallschiene des Beinhaltegerätes (MS) gemessen

Die Untersuchung erfolgt in Rückenlage bei gestreckten Beinen. Dabei sind die Beinlängsachsen parallel zur CT-Längsachse auszurichten. Nach Anfertigung eines frontalen Topogrammes werden am proximalen und distalen Femur die erforderlichen Schnitte, wobei sich eine Schichtdicke von etwa 8–10 mm empfiehlt, angefertigt. Anschließend werden auf den Aufnahmen die entsprechenden Achsen festgelegt (Abb. 10.7a u. b), deren Winkel zur Horizontalen gemessen und daraus der AT-Winkel berechnet. Die Bestimmung der Schenkelhalsachse kann dabei, insbesondere bei steilverlaufendem Schenkelhals, durch elektronische oder photographische Addition zweier Aufnahmen in unterschiedlicher Schnitthöhe (Femurkopfmitte, Schenkelhals[-basis]) erleichtert werden. Die Untersuchungsdauer beträgt etwa 5–10 Minuten, für die Auswertung werden etwa 15 Minuten benötigt.

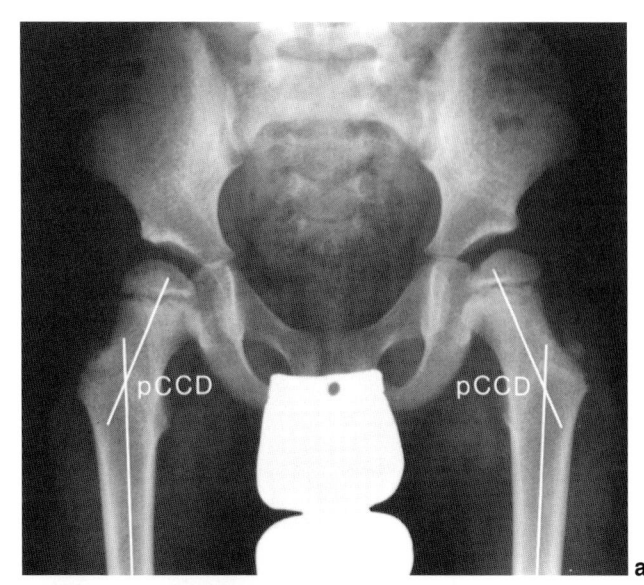

Abb. 10.6a u. b AT-Winkel-Bestimmung nach Rippstein:
a Auf der a.-p. Aufnahme des Beckens wird der projizierte CCD-Winkel (p CCD) gemessen
b Die Messung des projizierten AT-Winkels (p AT) erfolgt auf der axialen Aufnahme entsprechend der schematischen Darstellung in Abb. 10.5

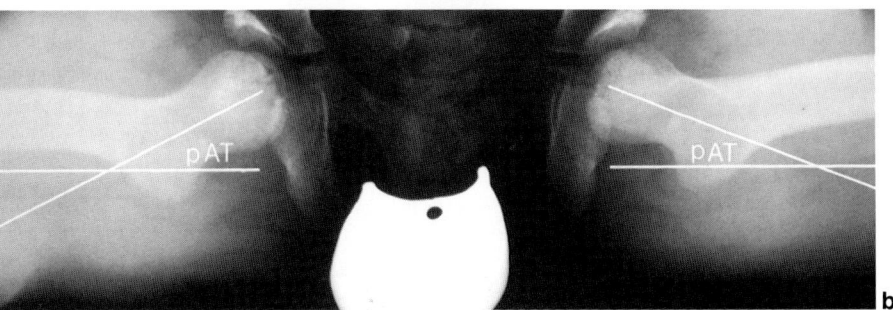

Der mittlere Meßfehler der computertomographischen AT-Winkel-Bestimmung liegt bei etwa 2–3 Grad (14).

Bestimmung der Tibiatorsion

Anatomische Vorbemerkungen

Als Tibiatorsionswinkel wird der Winkel zwischen den Querachsen von Knie- und oberem Sprunggelenk bezeichnet (Abb. 10.8). Unter physiologischen Bedingungen liegt eine laterale Torsion vor, d. h. die distale Gelenkachse der Tibia ist gegenüber der proximalen etwas nach außen rotiert. Der Torsionswinkel, der normalerweise bilateral weitgehend symmetrisch angelegt ist, beträgt im Mittel etwa 20–30 Grad (15, 19). Die interindividuelle Variationsbreite ist allerdings beträchtlich und reicht von ca. 0–45 Grad.

Stärkere Torsionsfehler, die entweder posttraumatisch oder kongenital bedingt sein können, führen über die geänderte Statik zu Fehlbelastungen im Knie- und Sprunggelenk und gelten als präarthrotische Defor-

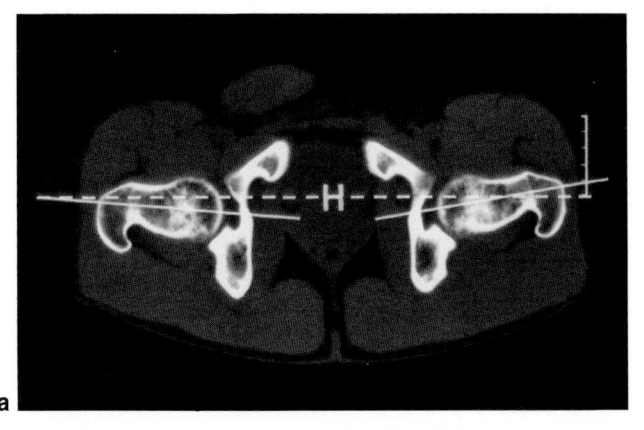

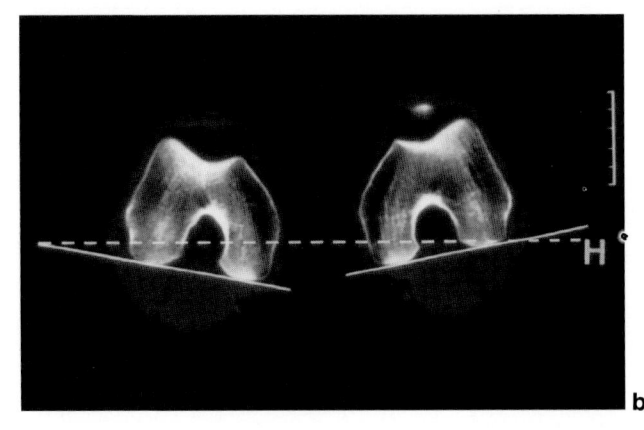

Abb. 10.7a u. b Computertomographische AT-Winkel-Bestimmung:
a Nach Festlegung der Schenkelhalsachse (—) wird deren Winkel zur Horizontalen (H) gemessen
b Als distale Bezugslinie dient eine Tangente entlang der dorsalen Begrenzungen der Femurkondylen (—), wobei ebenfalls der Winkel zur Horizontalen (H) ermittelt wird
Der AT-Winkel errechnet sich dann als die Differenz zwischen diesen gemessenen Winkeln

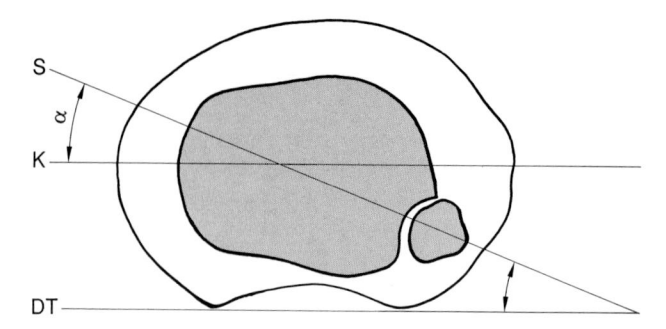

Abb. 10.8 Schematische Darstellung der Tibiatorsion: Der Tibiatorsionswinkel stellt den Winkel zwischen den Querachsen von proximaler und distaler Gelenkfläche dar, wobei die proximale Achse in etwa parallel zu einer Tangente entlang der dorsalen Tibiakonturen durch den Tibiakopf verläuft
S = Sprunggelenksquerachse, K = Kniegelenksquerachse, DT = dorsale Kondylentangente

mität. Voraussetzung für eine erfolgreiche operative Korrektur ist die exakte Ermittlung des Drehfehlers, wobei posttraumatische Fehlstellungen wegen der großen physiologischen Variationsbreite immer nur im Vergleich mit der gesunden Gegenseite zu bewerten sind.

Radiologische Diagnostik

Verschiedene klinische und konventionelle röntgenologisch-geometrische Verfahren sind für die Bestimmung von Torsionsfehlern der Tibia angegeben worden. In der Regel lassen sich damit jedoch nur grobe Messungen vornehmen, wobei mit Abweichungen von bis zu etwa 15 Grad zu rechnen ist (15). Von den vorgeschlagenen konventionell-radiologischen Methoden (7, 22, 27), die technisch schwierig und/oder nicht wesentlich genauer als klinische Bestimmungen sind, hat keine eine größere praktische Anwendung erlangt, so daß hier nicht näher darauf eingegangen werden soll.

Mit der Computertomographie läßt sich die Tibiatorsion (8, 15, 16, 18, 33) dagegen relativ einfach und rasch bei zudem geringer Strahlenbelastung ermitteln.

An der proximalen Tibia hat sich als Bezugslinie für die Messungen eine Tangente entlang der dorsalen Tibiakanten oberhalb des Fibulaköpfchens als technisch am günstigsten erwiesen (18), auch wenn diese nicht genau mit der anatomischen Kniegelenksquerachse übereinstimmt. Ähnlich gut reproduzierbar ist eine oberhalb des Fibulaköpfchens durch den hier elliptisch geformten Tibiakopf gelegte lange Achse (18), deren Festlegung jedoch etwas schwieriger ist. Die gelegentlich auch verwendete Tangente am Hinterrand der Femurkondylen (8) ist wegen der Rotationsmöglichkeiten im Kniegelenk bei Bandinstabilitäten problematisch.

Als distale Bezugslinie weist die auf den computertomographischen Querschnittsbildern leicht zu konstruierende und nicht von der Fußstellung abhängige Gerade durch den Pilonmittelpunkt und das Fibulazentrum oder auch die Mitte der Incisura fibularis der Tibia unmittelbar oberhalb des Sprunggelenks die beste Reproduzierbarkeit auf (16, 18). Eine durch die Malleolenmittelpunkte gelegte Achse kann mit vergleichbarer Genauigkeit (16) verwendet werden.

Die Untersuchung wird in Rückenlage bei gestreckten Beinen durchgeführt, wobei auf eine stabile Positionierung zu achten ist. Es werden einzelne axiale CT-Schnitte durch den Tibiakopf oberhalb des Fibulaköpfchens sowie im Bereich des distalen Unterschenkels unmittelbar über dem Sprunggelenksspalt angefertigt (in der Regel genügen dabei jeweils 2 bis 3 Schnitte). Bei der anschließenden Auswertung werden auf den Aufnahmen proximale und distale Bezugsachsen bestimmt, deren jeweilige Winkel zur Horizontalen ermittelt und daraus der Torsionswinkel errechnet (Abb. 10.9 a u. b). Für die Untersuchung sind etwa 5 bis 10 Minuten, für die Auswertung noch einmal etwa 15 Minuten anzusetzen.

Die Angaben zur Meßgenauigkeit der computertomographischen Bestimmung der Tibiatorsion schwanken zwischen +/− 5 bis 9 Grad (15, 18), wobei unter anderem Osteophyten oder zu stark abgerundete Knochenkonturen die Messungen beeinträchtigen können.

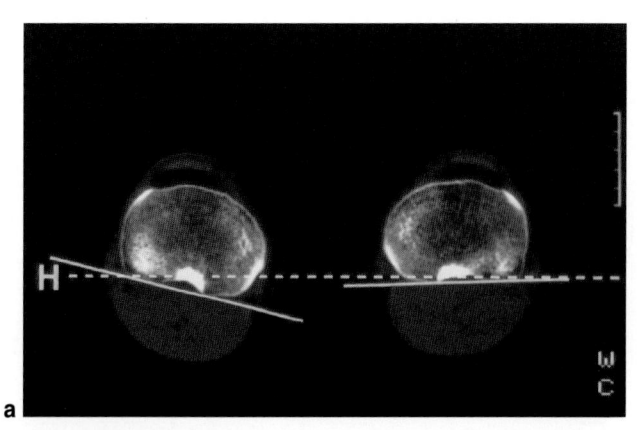

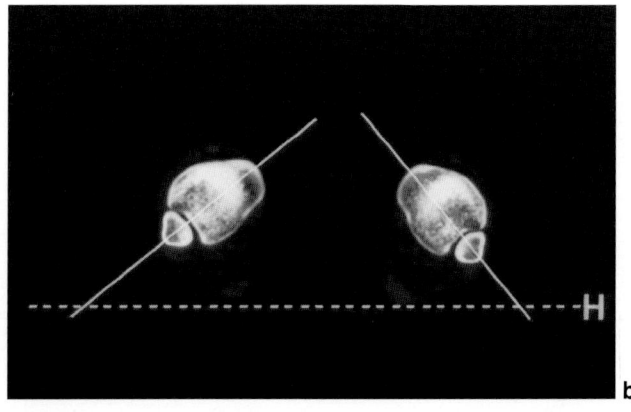

Abb. 10.9a u. b Computertomographische Bestimmung der Tibiatorsion:
a Im Tibiakopfbereich (oberhalb des Fibulaköpfchens) wird eine Tangente an die dorsalen Tibiakonturen (—) gelegt und der Winkel zur Horizontalen (H) gemessen
b Die distale Achse (—) wird durch den Pilonmittelpunkt und die Mitte der Incisura fibularis gelegt
Die Differenz zwischen proximal und distal gemessenem Winkel ergibt den Tibiatorsionswinkel (im vorliegenden Beispiel beidseits ca. 52 Grad)

Obere Extremität

Auch an den oberen Extremitäten können prinzipiell Ganzaufnahmen (analog der Ganzbeinaufnahme) zur Beurteilung von Längen- und Achsenfehlern angefertigt werden. Sie sind jedoch kaum von klinischer Bedeutung, da die meisten Fehlstellungen durch Standardprojektionen ausreichend zu erfassen sind. Deshalb soll hier nur auf die Bestimmung der Humerustorsion eingegangen werden.

Bestimmung der Humerustorsion

Torsionsmessungen am Humerus sind vor Rotationsosteotomien bei habituellen Schulterluxationen und zur präoperativen Bestimmung des Drehfehlers vor Korrekturosteotomien bei posttraumatischen Humerusfehlstellungen von Bedeutung.

Anatomische Vorbemerkungen

Der anatomische Torsionswinkel des Humerus ist definiert als der Winkel zwischen Kopf-Hals- und Ellenbogenachse in der Transversalebene. Meist liegt dabei eine Retroversion vor, d. h. die Kopf-Hals-Achse ist gegenüber der distalen Gelenkachse etwas nach innen rotiert. Während die interindividuelle Variationsbreite der Humerustorsion sehr groß ist und einen Bereich von insgesamt etwa 50 Grad umfaßt, sind Seitendifferenzen beim Gesunden offensichtlich nur gering (3).

Die Angabe von Normalwerten ist wegen der zum Teil etwas unterschiedlich definierten anatomischen Bezugspunkte bzw. -linien problematisch, für klinische Fragestellungen ist primär der Vergleich mit der gesunden Gegenseite entscheidend.

Radiologische Diagnostik

Die klinische Bestimmung der Humerustorsion gelingt nur ungenau. Eine konventionell-röntgenologische Messung ist prinzipiell zwar möglich (30), geht jedoch wegen anatomisch und technisch bedingter Probleme mit einer schlecht abschätzbaren Fehlerbreite einher.

Computertomographisch lassen sich Torsionsfehler am Humerus relativ einfach ermitteln (3).

Da im computertomographischen Querschnittsbild jedoch geeignete Bezugspunkte zur Festlegung der korrekten anatomischen Kopf-Hals-Achse fehlen, werden als Fixpunkte am proximalen Humerus das Zentrum der Humeruskopfgelenkfläche und der dazu am nächsten gelegene, also tiefste Punkt des Sulcus intertubercularis verwendet. Die Richtung einer durch diese beiden Punkte gelegten Geraden wird von leichten Schnitthöhendifferenzen kaum beeinflußt. Die distale Bezugsachse wird als Winkelhalbierende zwischen je einer dorsal und ventral an Trochlea- und Kapitulumgelenkflächen (also distal von Fossa olecrani und coronoidea) verlaufenden Tangente festgelegt. Der so zwischen diesen beiden Bezugsachsen gemessene Winkel ist zwar um etwa 45 Grad größer als der korrekte anatomische Humerustor-

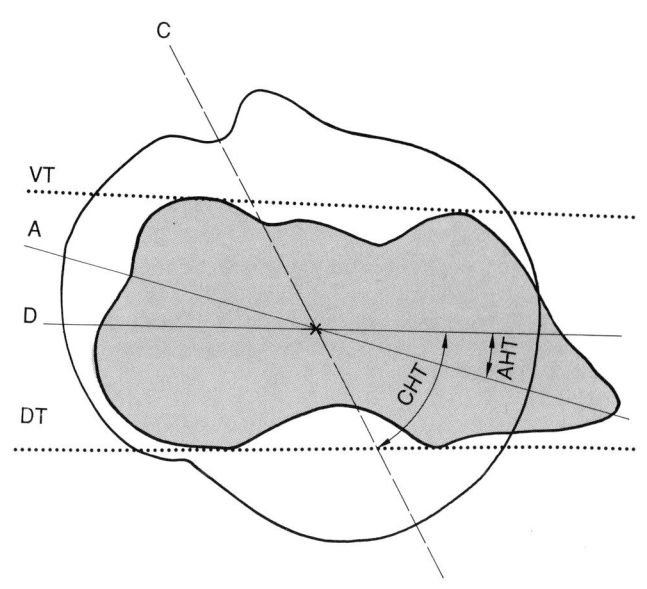

Abb. 10.**10** Schematische Darstellung der Humerustorsion: Die anatomische Kopf-Hals-Achse (A) ist gegenüber der distalen Gelenkachse (D) etwas nach innen rotiert. Bei der computertomographischen Torsionsbestimmung wird als proximale Bezugslinie die Verbindung Sulcus intertubercularis – Humeruskopfzentrum (C) gewählt. Der so gemessene Torsionswinkel (CHT) entspricht nicht dem korrekten anatomischen Torsionswinkel (AHT). Die distale Gelenkachse (D) wird für die computertomographische Messung als Winkelhalbierende zwischen je einer Tangente an den ventralen (VT) und dorsalen (DT) Konturen auf Höhe der Trochlea ermittelt

sionswinkel (3), das Verfahren ermöglicht aber aufgrund der guten Reproduzierbarkeit (Meßfehler bei sorgfältiger Durchführung bis etwa 3 Grad) jedoch eine zuverlässige Bestimmung posttraumatischer Seitendifferenzen oder Kontrollmessungen vor/nach Rotationsosteotomien.

Für die Untersuchung ist der Patient so zu lagern, daß der Humerus parallel zur CT-Längsachse verläuft. Benötigt werden am proximalen und distalen Humerus meist nur je 2 bis 3 Schnitte, wobei sich eine Schichtdicke von ca. 4 mm empfiehlt. Nach Einzeichnen der entsprechenden Bezugsachsen kann dann der eingeschlossene Winkel ermittelt werden (Abb. 10.**10**).

Literatur

1 Aitken, G. F., O. Flodmark, D. E. Newman, R. F. Kilcoyne, W. P. Shuman, L. A. Mack: Leg length determination by CT digital radiography. Amer. J. Roentgenol. 144 (1985) 613–615
2 Cramer, B. M., H.-A. Kramps, U. Laumann, A.-R. Fischedick: CT-Diagnostik bei habitueller Schulterluxation. Fortschr. Röntgenstr. 136 (1982) 440–443
3 Dähnert, W., W. Bernd: Computertomographische Bestimmung des Torsionswinkels am Humerus. Z. Orthop. 124 (1986) 46–49
4 Delouvrier, J. J., H. Nahum: Longueur des membres. Precisions des methodes orthoradiographiques. J. Radiol. 62 (1981) 647–651
5 Dunlap, K., A. J. Shands, L. C. Hollister, J. S. Gaul, H. A. Streit: A new method for determination of torsion of the femur. J. Bone Jt Surg. 35 A (1953) 289–311
6 Dunn, D. M.: Anteversion of the neck of the femur. A method of measurement. J. Bone Jt Surg. 34 B (1952) 181–186
7 Duvauferrier, R., G. Blanc, M. Fouche, P. Catier: Une methode radiologique de mesure de la torsion du squelette jambier. Ann. Radiol. 23 (1980) 605–608

8 Elgeti, H., R. Grote, G. Giebel: Bestimmung der Tibiatorsion mit der axialen Computertomographie. Unfallheilkunde 83 (1980) 14–19
9 Glass, R. B. J., A. K. Poznanski: Leg-length determination with biplanar CT scanograms. Radiology 156 (1985) 833–834
10 Green, W. T., G. M. Wyatt, M. Anderson: Orthoroentgenography as a method of measuring bones of the lower extremities. J. Bone Jt Surg. 28 (1946) 60–65
11 Grote, R., H. Elgeti, D. Saure: Bestimmung des Antetorsionswinkels des Femur mit der axialen Computertomographie. Röntgen-Bl. 33 (1980) 31–42
12 Grunert, S., R. Brückl, B. Rosemeyer: Die röntgenologische Bestimmung des reellen CCD- und AT-Winkels nach Rippstein und Müller. Teil 1: Korrektur der Umrechnungstabelle und Untersuchung der Einflüsse von Lagerungsfehlern. Radiologe 26 (1986) 293–304
13 Helms, C. A., S. McCarthy: CT scanograms for measuring leg length discrepancy. Radiology 151 (1984) 802
14 Hernandez, R. J., M. O. Tachdjian, A. K. Poznanski, L. S. Dias: CT determination of femoral torsion. Amer. J. Roentgenol. 137 (1981) 97–101
15 Jacob, R. P., M. Haertel, E. Stüssi: Tibial torsion calculated by computerised tomography and compared to other methods of measurement. J. Bone Jt Surg. 62 B (1980) 238–242
16 Jend, H.-H., M. Heller, H. Schöntag, H. Schöttle: Eine computertomographische Methode zur Bestimmung der Tibiatorsion. Fortschr. Röntgenstr. 133 (1980) 22–25
17 König, G., W. Schult: Der Antetorsions- und Schenkelhalswinkel des Femur. Enke, Stuttgart 1973
18 Laasonen, E. M., P. Jokio, T. S. Lindholm: Tibial torsion measured by computed tomography. Acta radiol. Diagn. 25 (1984) 325–329
19 Lanz, T. v., W. Wachsmuth: Praktische Anatomie, Bd. I/4: Bein und Statik. Springer, Berlin 1972
20 Lequesne, M.: Die Erkrankungen des Hüftgelenks beim Erwachsenen. I. Bau, Funktion und Untersuchung des Hüftgelenks. Fol. rheum. 17a (1967)
21 Lusted, L. B., T. E. Keats: Atlas of roentgenographic measurement, 4. ed. Year Book, Chicago 1978
22 Mebs, G., H. T. Schrems: Eine röntgenologische Methode zur Bestimmung des Torsionswinkels der Tibia. Arch. orthop. Unfall-Chir. 76 (1973) 1–8
23 Müller, M. E.: Die hüftnahen Femurosteotomien, 2. Aufl. Thieme, Stuttgart 1971
24 Murphy, S. B., S. R. Simon, P. K. Kijewski, R. H. Wilkinson, N. T. Griscom: Femoral anteversion. J. Bone Jt Surg. 69 A (1987) 1169–1176
25 Rippstein, J.: Zur Bestimmung der Antetorsion des Schenkelhalses mittels zweier Röntgenaufnahmen. Z. Orthop. 86 (1955) 345–360
26 Rogers, S. P.: Observations on torsion of the femur. J. Bone Jt Surg. 16 A (1934) 284–289
27 Rosen, H., H. Sandick: The measurement of tibiofibular torsion. J. Bone Jt Surg. 37 A (1955) 847–855
28 Ruby, L., M. A. Mital, J. O'Connor, U. Patel: Anteversion of the femoral neck. J. Bone Jt Surg. 61 A (1979) 46–51
29 Ryder, CH. T., L. Crane: Measurung femoral anteversion: the problem and a method. J. Bone Jt Surg. 35 A (1953) 321–328
30 Saha, A. K.: Rezidivierende Schulterluxation. Büch. Orthop. 22 (1978) 15–21
31 Schwetlick, W.: Eine Methode zur Bestimmung des Schenkelhalsneigungs- und Antetorsionswinkels durch die Röntgenkinematographie. Z. Orthop. 104 (1968) 288–291
32 Weiner, D. S., A. J. Cook, W. A. Hoyt, C. E. Oravec: Computed tomography in the measurement of femoral anteversion. Orthopedics 4 (1978) 299–306
33 Widjaja, P. M., J. W. L. M. Ermers, S. Sijbrandij, H. Damsma, A. C. Klinkhamer: Technique of torsion measurement of the lower extremity using computed tomography. J. Comput. assist. Tomogr. 9 (1985) 466–470

Allgemeine Traumatologie

11 Frakturen und Luxationen – Allgemeine Gesichtspunkte

H. Strunk und G. Gutjahr

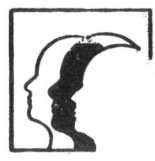

Eine Fraktur entsteht, wenn die Elastizitätsgrenze eines Knochens durch direkt oder indirekt einwirkende Gewalt überschritten wird. Die Anzahl der Frakturen und das Auftreten verschiedener Frakturformen ist dabei abhängig von Art und Größe der einwirkenden Kraft. Unter einer Luxation versteht man eine komplette Lösung der gelenkbildenden Knochenanteile aus der Gelenkanatomie mit Dehnung und/oder Zerreißung des Kapsel-Band-Apparates, ebenfalls durch direkte oder indirekte Gewalteinwirkung.

Besteht klinisch der Verdacht auf eine Fraktur oder eine Luxation, ist grundsätzlich eine Röntgenuntersuchung indiziert. Neben dem Nachweis bzw. Ausschluß einer knöchernen Verletzung geben die Röntgenaufnahmen Auskunft über die Art der Fraktur oder Luxation, unter Umständen auch über deren Alter, über die normale oder pathologische Beschaffenheit des Knochens jenseits des eigentlichen Fraktur- oder Luxationsgeschehens sowie (eingeschränkt) über die Weichteilverhältnisse.

Auch bei klinisch eindeutigem Befund ist die Anfertigung von Röntgenaufnahmen erforderlich, um knöcherne Begleitverletzungen im Rahmen einer Luxation oder aber ein Luxationsgeschehen bei gleichzeitig entstandener Fraktur nachzuweisen oder auszuschließen. So kennt man bei klinisch imponierender Luxation des Ellenbogengelenkes z. B. die erst radiologisch nachgewiesene Absprengung aus dem Epicondylus humeri (Abb. 11.1 a–c), die begleitende Fraktur des Tuberkulum majus oder eine zusätzliche Radiusfraktur. Ein vorher nicht erkanntes abgesprengtes Fragment kann im Zuge der Reposition einer Luxation in den Gelenkspalt gelangen; es kann später unter Umständen nativ-röntgenologisch bei Kontrollaufnahmen nicht mehr nachweisbar sein und schließlich gegebenenfalls zur Sekundärarthrose oder sogar zur Ankylose führen.

Vor jeder Röntgenuntersuchung muß immer die eingehende klinische Untersuchung stehen, ansonsten können z. B. Zweitverletzungen fernab des primär

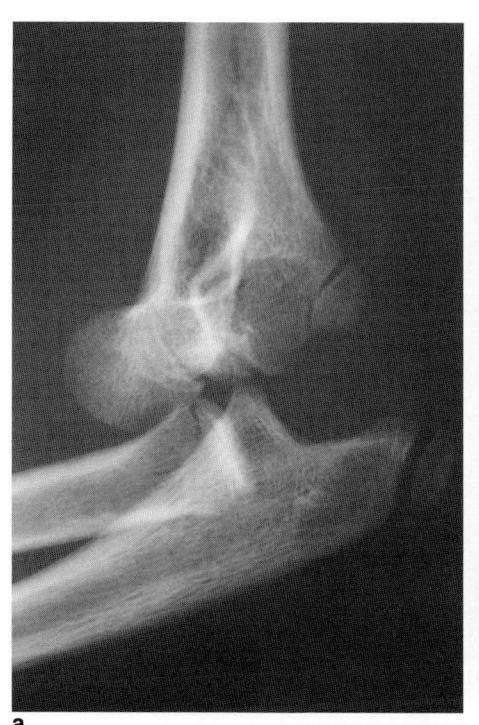

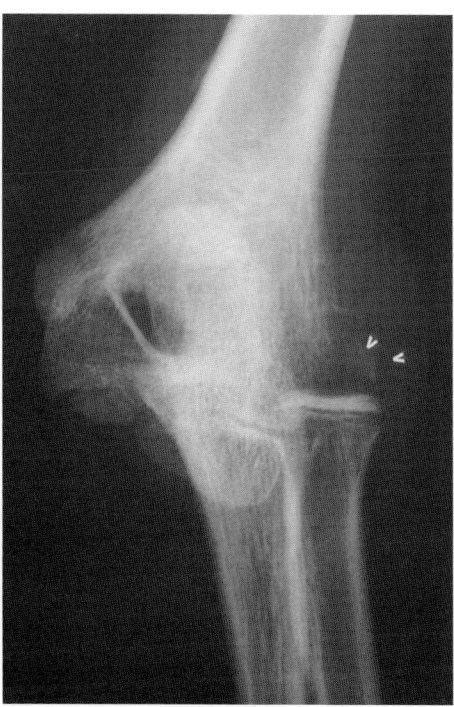

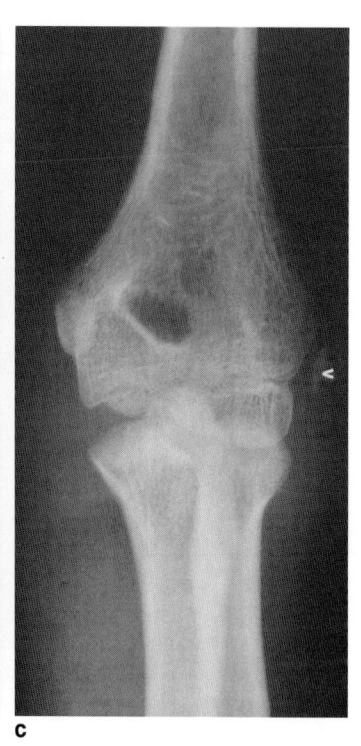

Abb. 11.1 a–c Hintere Ellenbogenluxation:
a Bestätigung der klinischen Verdachtsdiagnose durch Röntgenaufnahme
b In schräger Projektion Nachweis einer knöchernen Absprengung (Pfeile)
c Nach Reposition Nachweis der Läsion als Absprengung aus dem Epicondylus radialis (Pfeil)

erkannten und augenfälligen Geschehens leicht dem Nachweis entgehen; so sind etwa Luxationen und Frakturen im Bereich der Hüfte bei Verletzungen im Kniegelenks- oder Oberschenkelbereich wie auch z. B. begleitende Wirbelbrüche bei Kalkaneusfrakturen durchaus keine extreme Rarität (s. dort). Andererseits ist es allerdings selbstverständlich, daß bei einem polytraumatisierten Patienten das Erkennen und die Beherrschung lebensbedrohlicher Zustände im Vordergrund stehen, bevor sich die Aufmerksamkeit auf weitere Einzelverletzungen richtet.

Dieses Kapitel will lediglich einige wenige Gesichtspunkte des Gesamtthemas andeuten, jedwede speziellen Ausführungen, Details und systematische Aufarbeitung wird der Leser in den dafür vorgesehenen Kapiteln finden.

Allgemeine Aspekte

Allgemeine Aspekte bei der Diagnostik von Frakturen und Luxationen sind unter anderem verknüpft mit den Fragestellungen nach

- der Frakturform und der Fragmentstellung,
- möglichen begleitenden Zweitfrakturen oder Luxationen,
- notwendigen weiterführenden Aufnahmetechniken,
- unter Umständen nachweisbaren sogenannten Weichteilzeichen und nach
- den Besonderheiten von Knochenverletzungen im Wachstumsalter.

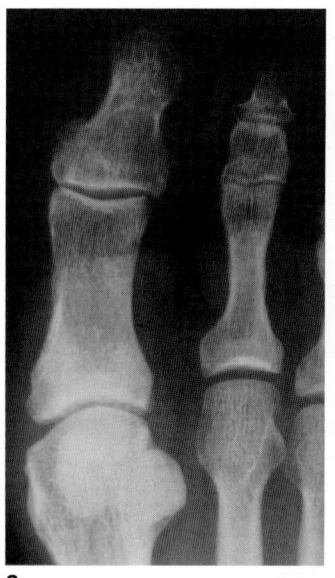

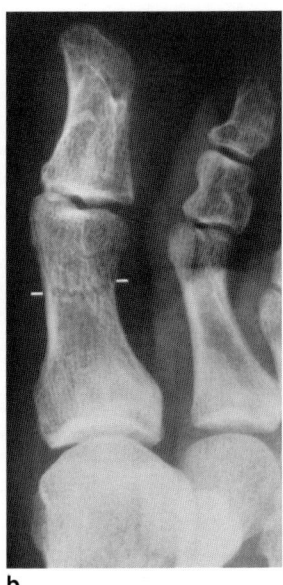

Abb. 11.**2**a u. b   Fraktur der proximalen Phalanx der rechten Großzehe:
a In der a.-p. Projektion ist die Fraktur kaum zu erkennen
b Deutlicher Nachweis einer unverschobenen Fraktur in der seitlichen Aufnahme (Markierung)

Frakturformen und Fragmentstellung

Grundsätzlich müssen Aufnahmen der betroffenen Region in mindestens zwei, möglichst senkrecht zueinander stehenden Ebenen angefertigt werden, wenn der Zustand des Patienten es nur immer erlaubt. Bei der Darstellung in nur einer Ebene kann ein Bruch durch

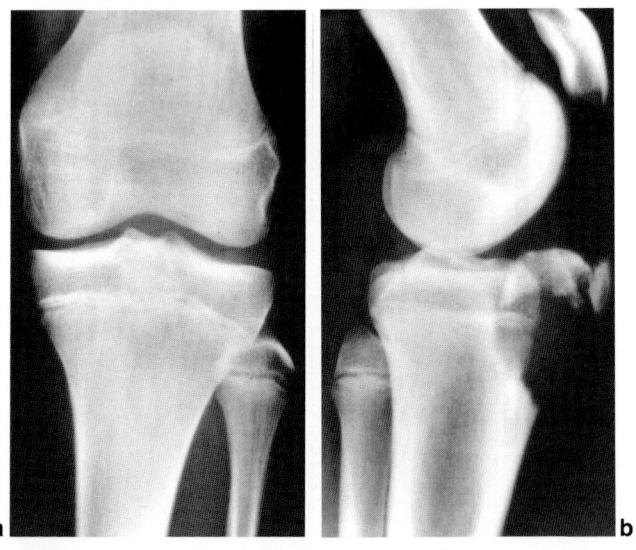

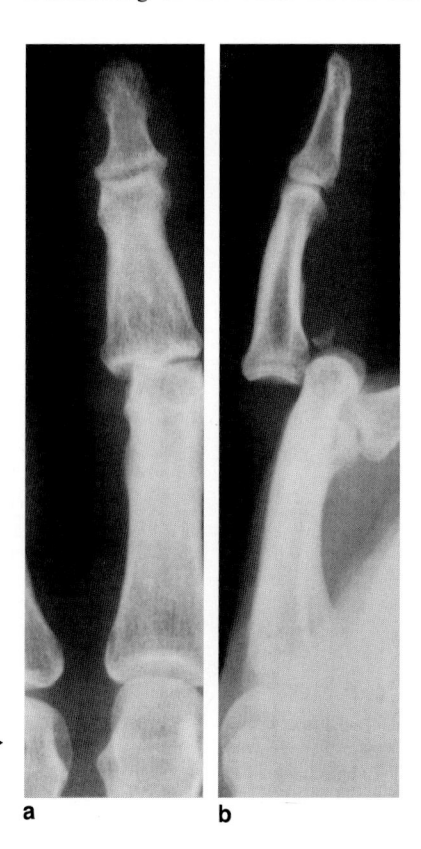

Abb. 11.**3**a u. b   Ausriß der Tuberositas tibiae links:
a Durch Überlagerung kann die Verletzung in der a.-p. Projektion leicht übersehen werden
b Die seitliche Aufnahme zeigt den eindeutigen Befund

Abb. 11.**4**a u. b   Dorsale Luxation im proximalen Interphalangealgelenk des linken Mittelfingers:
a Die dorsovolare Aufnahme läßt den Verdacht auf eine Luxation zu, aber erst
b die laterale Projektion zeigt das ganze Ausmaß der Verrenkung mit zusätzlicher kleiner schalenförmiger Absprengung

11 Frakturen und Luxationen – Allgemeine Gesichtspunkte 79

Überlappung der Fragmente (Abb. 11.**2 a** u. **b**) oder durch Überlagerung (Abb. 11.**3 a** u. **b**) leicht übersehen werden, weiterhin ist eine genaue Beurteilung der Dislokation sowie der Achsenstellung nur bei Aufnahmen in mindestens zwei Ebenen möglich (Abb. 11.**4 a** u. **b**).

Die *Frakturform* wird im wesentlichen durch die Gewalteinwirkung und die Festigkeit des Knochens bestimmt. Im allgemeinen ist die Druckfestigkeit des Knochens größer als die Zugfestigkeit. Dies ist der Grund dafür, daß sehr viele Frakturen durch Zerrung des Knochengefüges zustande kommen, wobei der Bruch senkrecht zur Zugrichtung erfolgt (14). Eine Übersicht der wichtigsten Frakturtypen zeigt Abb. 11.**5 a–n**.

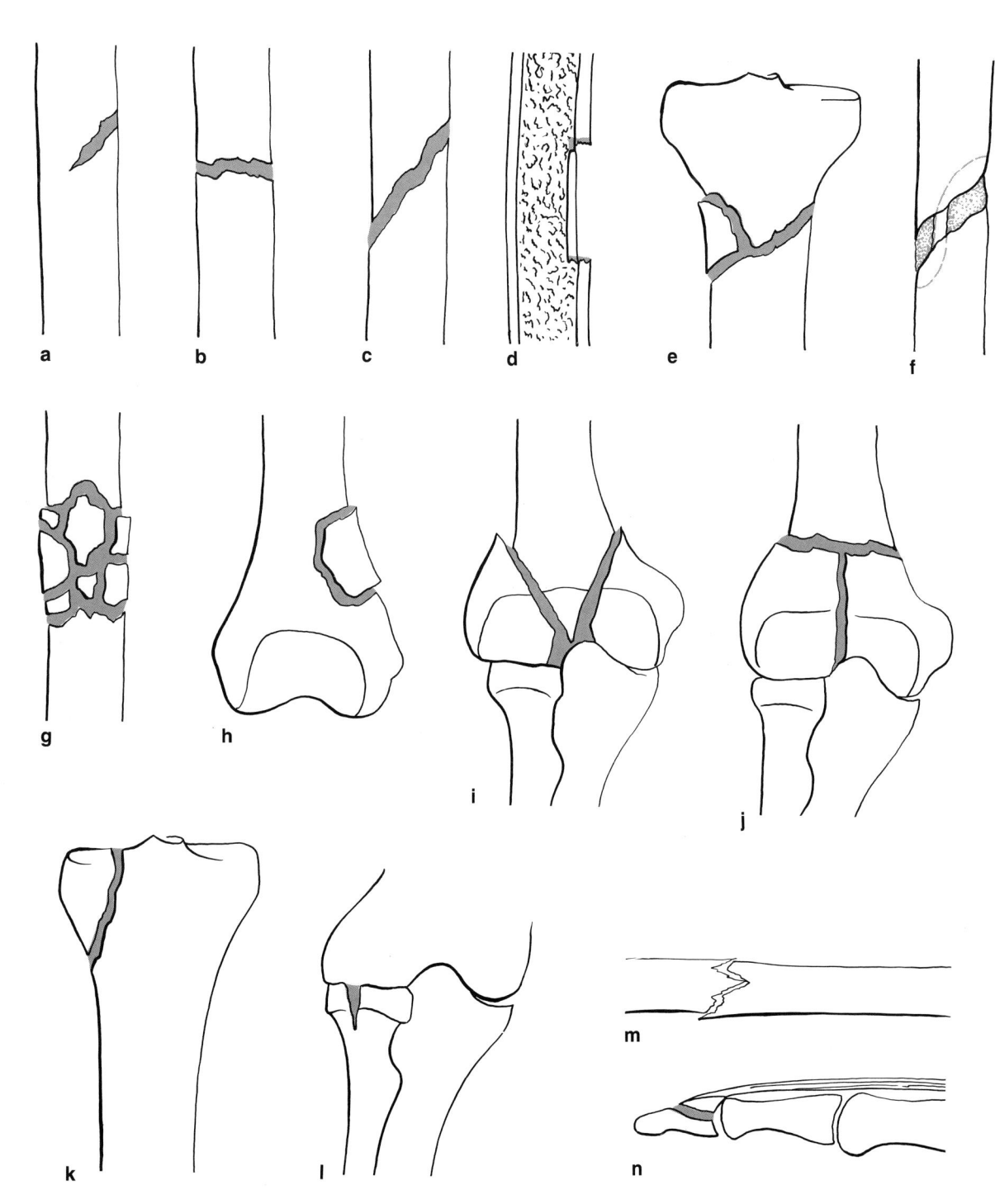

Abb. 11.**5 a–n** Frakturformen (nach Reifferscheid):
a Fissur
b Querfraktur
c Schrägfraktur
d Impressionsfraktur
e Schrägfraktur mit Biegungskeil
f Spiralfraktur
g Trümmerfraktur
h Stückfraktur
i Y-förmige Fraktur
j T-förmige Fraktur
k Abbruchfraktur
l Meißelfraktur
m Stauchungsfraktur
n Abrißfraktur

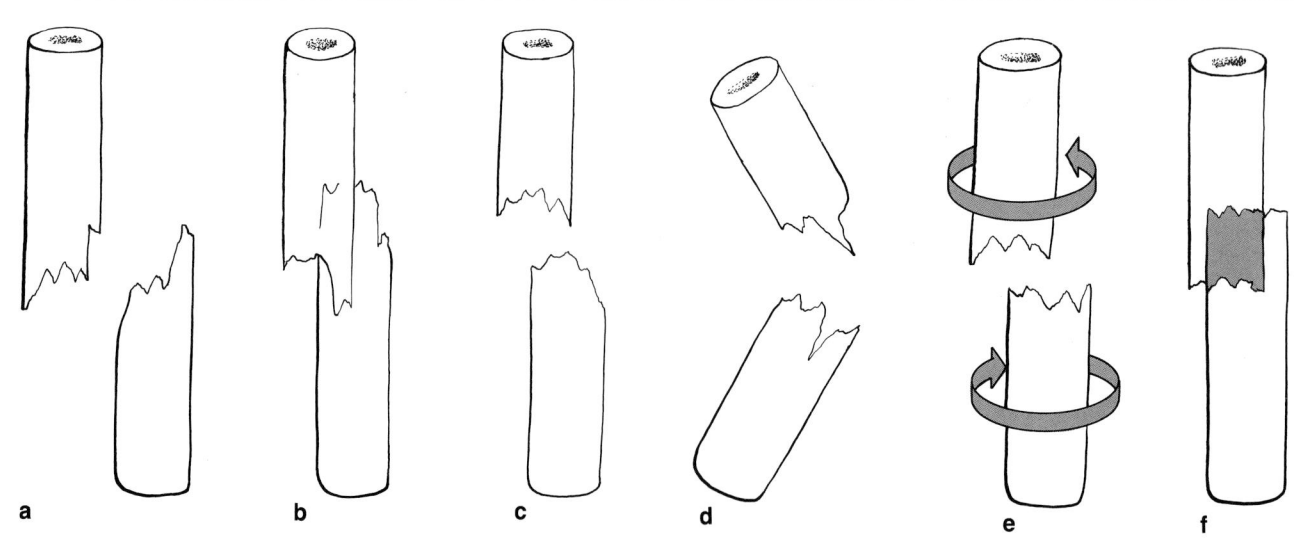

Abb. 11.**6a—f** Möglichkeiten der Fragmentdislokation (Fragmentstellung) (nach Burri):
a Dislocatio ad latus: Verschiebung der Fragmente in seitlicher Richtung
b Dislocatio ad longitudinem cum contractione: Verschiebung der Fragmente in Längsrichtung mit Verkürzung
c Dislocatio ad longitudinem cum distractione: Verschiebung der Fragmente in Längsrichtung mit Verlängerung
d Dislocatio ad axim: Verschiebung der Fragmente mit Achsenknickung
e Dislocatio ad peripheriam: Verschiebung der Fragmente mit Drehfehler
f Dislocatio cum implantatione: Verschiebung mit Ineinanderstauchung der Fragmente

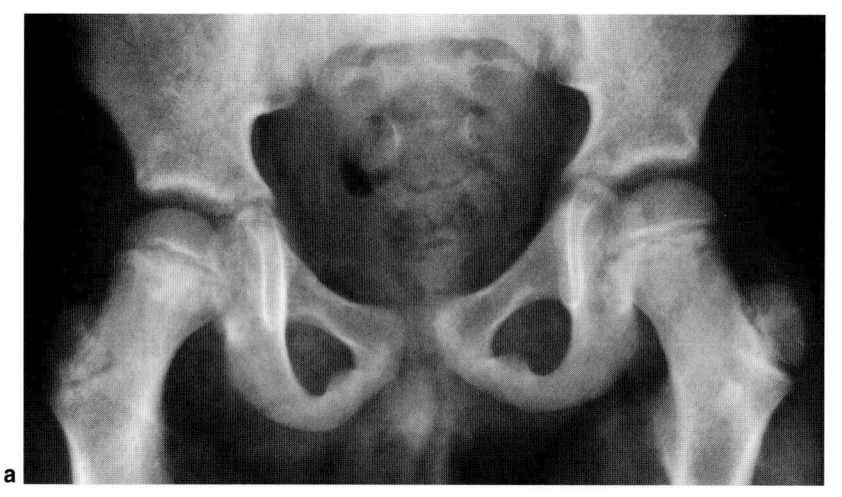

Abb. 11.**7a u. b** Epiphysenlösung des linken Femurkopfes:
a Der Befund kann auf der a.-p. Aufnahme leicht dem Nachweis entgehen
b Auf der sogenannten Lauenstein-Aufnahme wird er offensichtlich

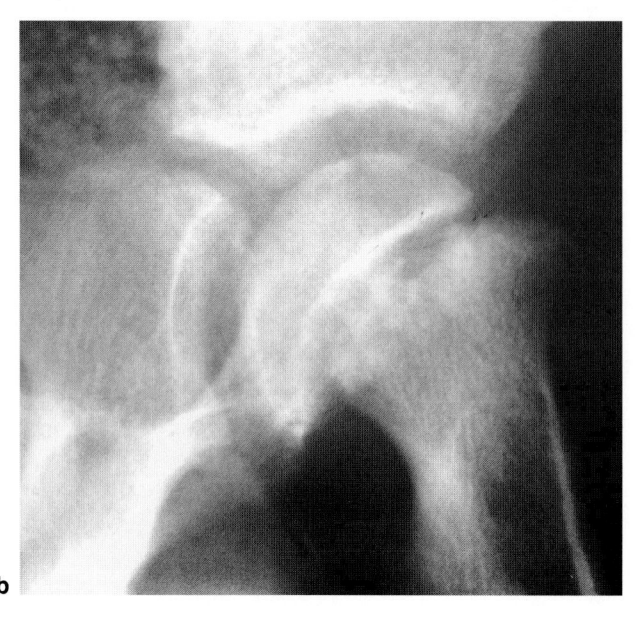

Entsprechend der Verschiebung der Fragmente gegeneinander – hervorgerufen durch die primäre Krafteinwirkung, muskulären Zug, ligamentäre Verhältnisse, Lagerung, Belastung etc. – lassen sich verschiedene Typen der Dislokation unterscheiden, wobei ein Knochenbruch mehrere Formen gleichzeitig aufweisen kann. Möglichkeiten der *Fragmentstellung* zeigt Abb. 11.**6 a–f** auf.

Weitere Beispiele für die Notwendigkeit der Darstellung in mindestens zwei oder aber auch mehr Ebenen sind Oberschenkelhalsfrakturen mit größeren Achsenabweichungen in anteroposteriorer Richtung, wobei in der „Routine"-a.-p.-Projektion das tatsächliche Ausmaß häufig nicht zu erkennen ist. Ferner etwa die posteriore Hüftkopfluxation, bei der durch Überschneidung der Hüftpfannen- und -kopfkontur in der a.-p.-Projektion die Luxation übersehen werden kann; erst auf zusätzlichen Aufnahmen, wie Ala- und Obturator- oder axialen Pro-

11 Frakturen und Luxationen – Allgemeine Gesichtspunkte

Abb. 11.**8** a u. **b**　**a** A.-p. Aufnahme eines normalen Schultergelenkes
b A.-p. Aufnahme einer hinteren Schulterluxation
Die Aufnahmen verdeutlichen, wie schwierig die Diagnose einer hinteren Schulterluxation bei Vorliegen nur einer Ebene sein kann (s. dazu Kapitel 20 „Schultergürtel")

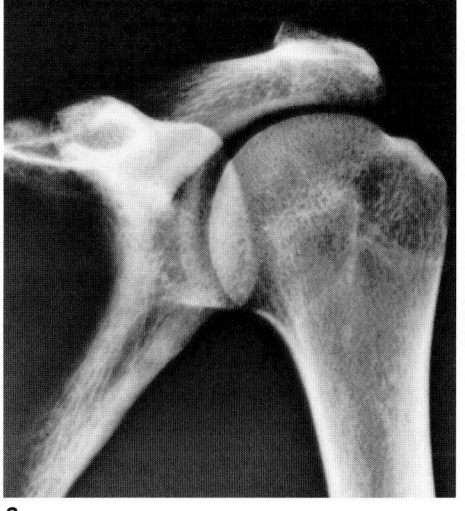

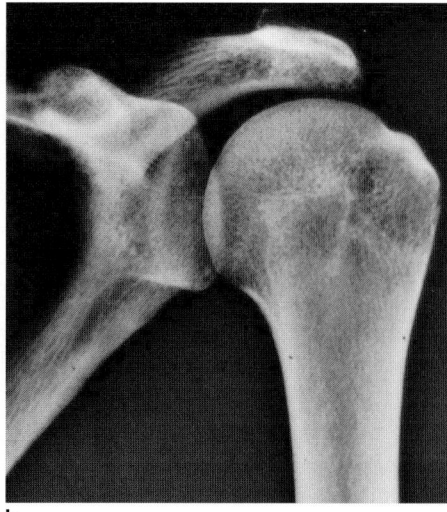

jektionen wird sie dann sicher diagnostiziert. In ähnlicher Weise können Epiphysenlösungen des Femurkopfes im frühen Stadium nicht mit der a.-p., sondern erst mit sogenannten Lauenstein-Aufnahmen – evtl. sogar erst im Seitenvergleich – erkannt werden (Abb. 11.**7 a** u. **b**). Bei Verletzungen der Schulter ist insbesondere die Beurteilung einer proximalen Humerusfraktur und die Erkennung einer hinteren Schulterluxation (4) ohne eine Röntgenaufnahme in zweiter Ebene mitunter schwierig (Abb. 11.**8 a** u. **b**).

Auch bei Aufnahmen in zwei senkrecht zueinander stehenden Ebenen können jedoch Frakturen dem Nachweis entgehen, wenn die Bruchlinie so schräg verläuft, daß sich die beiden Fragmentenden in beiden Ebenen überlappen; auf unter Umständen nur leicht gedrehten Aufnahmen ist die Fraktur dann dagegen klar erkennbar (Abb. 11.**9 a–c**). Weitere bekannte Beispiele in dieser Richtung stellen Frakturen im Bereich der Handwurzel (9) (Abb. 11.**10 a** u. **b**) sowie Aufnahmen zum Nachweis einer Spondylolyse dar.

Zur Beurteilung eines Rotationsfehlers müssen Röntgenaufnahmen langer Röhrenknochen zumindest ein angrenzendes, besser allerdings beide angrenzenden Gelenke mit darstellen.

Mitunter sind Infraktionen oder unverschobene Frakturen direkt nach dem traumatischen Geschehen nicht vom normalen Trabekelmuster zu differenzieren bzw. als solche zu erkennen. Die Kontrollaufnahmen nach 1–2 Wochen hingegen zeigen infolge der Hyperämie und Demineralisation dann einerseits die Frakturlinie selbst sowie – vor allem bei Frakturen im Wachstumsalter – eine periostale Reaktion (Abb. 11.**11 a** u. **b**).

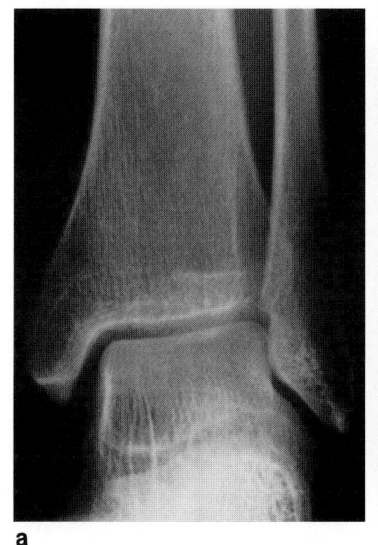

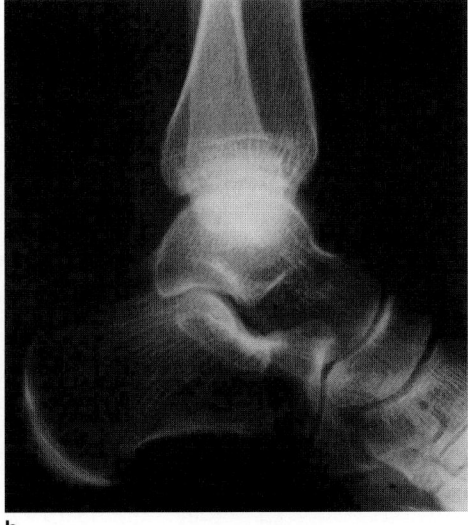

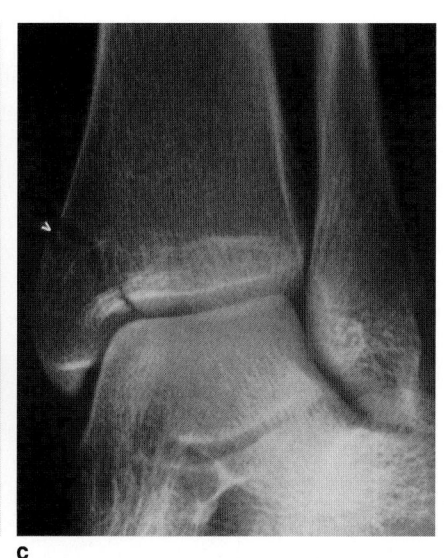

Abb. 11.**9 a–c**　Linksseitige Innenknöchelfraktur:
Trotz Anfertigung von Röntgenaufnahmen in zwei senkrecht zueinander stehenden Ebenen, **a** der a.-p. Projektion und **b** der lateralen Projektion des oberen Sprunggelenkes kann die Fraktur leicht übersehen werden; erst auf **c** der nur leicht außenrotierten Aufnahme ist die Bruchlinie (Pfeil) klar zu erkennen

82   Allgemeine Traumatologie

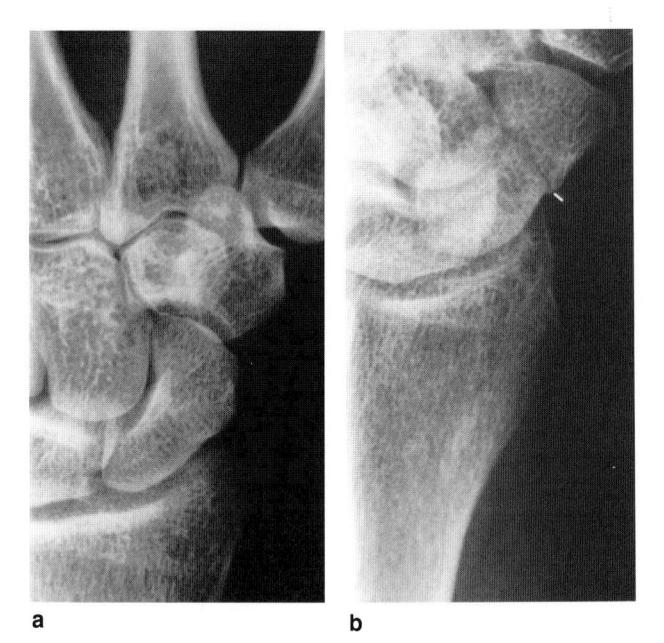

Abb. 11.10 a u. b Fraktur des Os naviculare:
a Dorsovolare Aufnahme: Kein Nachweis eines Frakturgeschehens
b Leicht gedrehte Zusatzaufnahme: Deutlich imponierende Frakturlinie im mittleren Drittel des Os naviculare

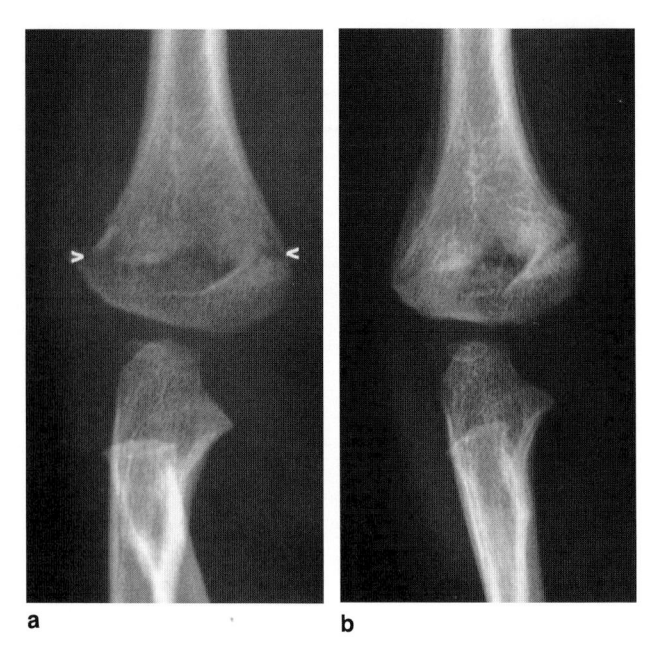

Abb. 11.11 a u. b Linksseitige unverschobene suprakondyläre Humerusfraktur im Kindesalter:
a Nachweisbarer Frakturspalt am Unfalltag (Pfeile)
b Deutliche periostale Reaktion auf der Kontrollaufnahme nach einer Woche

Begleitende Zweitfrakturen oder Luxationen

Wird lediglich ein kleiner Abschnitt des verletzten Knochens abgebildet, erfassen die Aufnahmen gelegentlich nicht eine Zweitverletzung desselben Knochens in einem anderen Abschnitt oder eine Läsion in einem benachbarten Skelettanteil.

Bei Verletzungen des Unterschenkels oder aber des Unterarmes kann zum Beispiel die Schaftfraktur des einen Knochens mit einer Läsion des benachbarten Knochens in anderer Höhe kombiniert sein. Es seien genannt die

– *Monteggia-Fraktur:* es handelt sich um die Kombination einer Ulnafraktur mit einer Luxation des Radiusköpfchens (Abb. 11.**12**),
– *Galeazzi-Fraktur:* hierbei ist eine Fraktur des Radius im Schaftbereich mit einer distalen Ulnaluxation verbunden (Abb. 11.**13**),
– *Maisonneuve-Fraktur:* es liegt eine hohe Fibulafraktur mit totalem Bandriß im Bereich des oberen Sprunggelenkes inklusive der Membrana interossea und eine mediale Knöchelfraktur vor.

Abb. 11.**13** Mit einer Gipsschiene passager versorgte Galeazzi-Fraktur. Der Radius ist etwa am Übergang vom proximalen zum mittleren Schaftdrittel frakturiert, die Ulna ist im distalen Radioulnargelenk luxiert und zeigt einen Vorschub

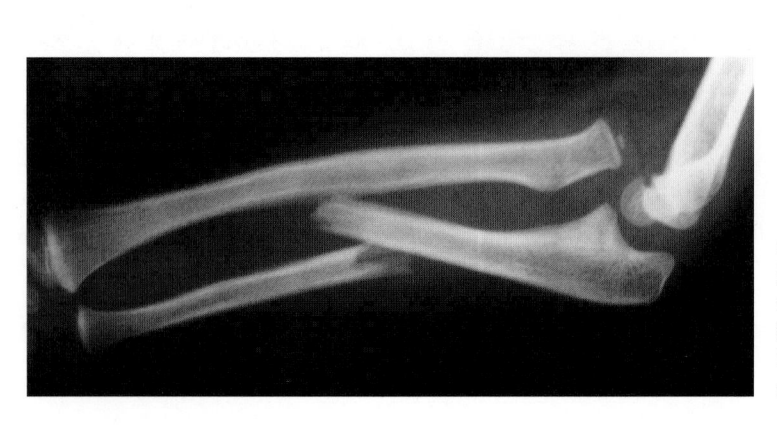

Abb. 11.**12** Monteggia-Fraktur als Kombination einer Ulnafraktur etwa in Schaftmitte mit einer Luxation des Radiusköpfchens

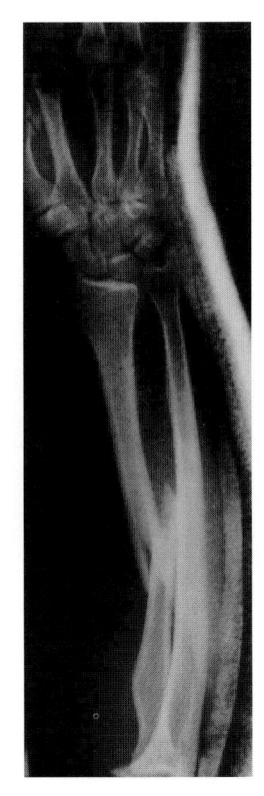

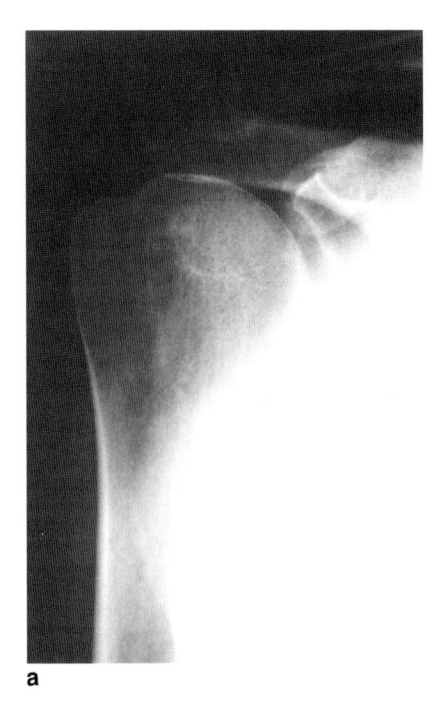

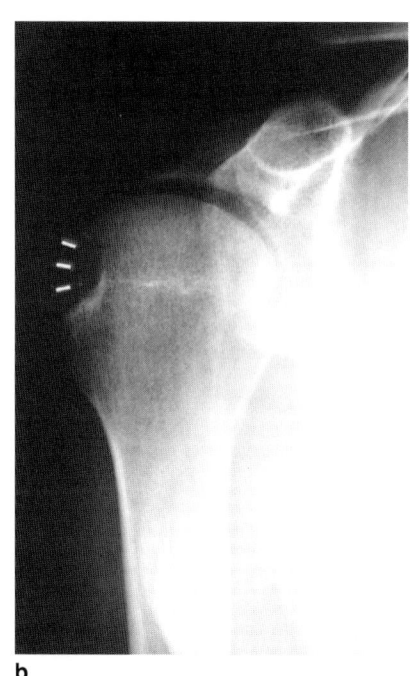

Abb. 11.**14a–c** Hill-Sachs-Läsion nach rezidivierender vorderer Schulterluxation:
a A.-p. Aufnahme in Mittel- bzw. Neutralstellung: der Defekt ist nicht zu erkennen
b Nachweis der Läsion (Markierungen) in der a.-p. Projektion bei starker Innenrotation des Humerus und in **c** der computertomographischen Darstellung (Markierungen)

Die Fraktur eines langen Röhrenknochens ist mitunter mit einer Luxation im benachbarten Gelenk vergesellschaftet, so zum Beispiel eine proximale Humerusfraktur mit einer Schulterluxation. Auch aus diesem Grunde ist es sinnvoll, bei Röntgenaufnahmen langer Knochen die benachbarten Gelenke mit abzubilden.

Insbesondere bei Mehrfachverletzten und/oder Bewußtlosen sollten „klinische" Kombinationsverletzungen wie zum Beispiel BWS-/Sternum-Frakturen oder aber LWS-/Kalkaneus-Frakturen ausgeschlossen werden. In diesen Fällen sollten daher generell Schädel, Thorax, Becken und gegebenenfalls die Wirbelsäule einer Röntgenuntersuchung unterzogen werden.

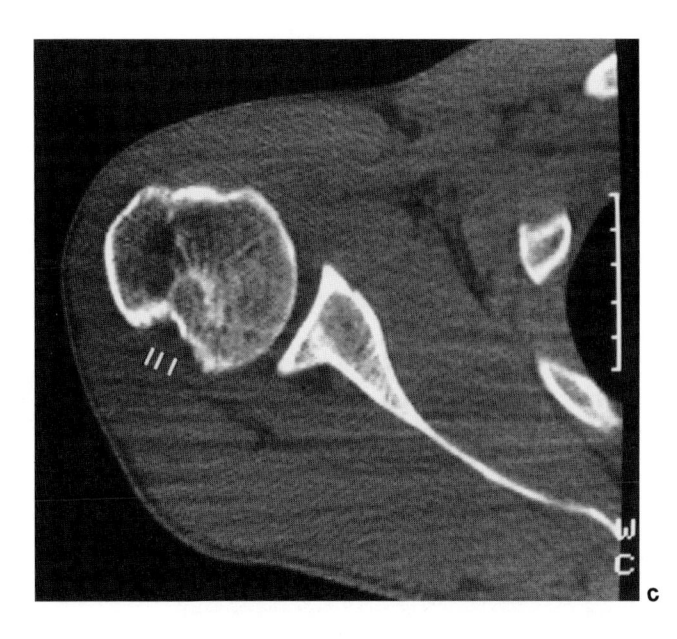

Weiterführende Aufnahmetechniken

Gelegentlich sind spezielle Aufnahmetechniken erforderlich, um etwa das Einstrahlen einer Frakturlinie in den Gelenkspalt nachzuweisen, um knöcherne Begleitverletzungen im Gefolge einer Luxation, kleine knöcherne Absprengungen im Gelenkbereich, Bandläsionen etc. diagnostizieren zu können. Nur wenige Beispiele hierfür sollen sein:

- Aufnahmen des Schultergelenkes in maximaler Innenrotation des Humerus zum Nachweis einer sogenannten Hill-Sachs-Läsion im Gefolge einer anterioren Schulterluxation (Abb. 11.**14 a–c**) bzw. zum Nachweis einer nicht dislozierten Fraktur des Tuberculum majus (7); bei unklaren Befunden im Rahmen der Nativdiagnostik kann hier außerdem die Computertomographie wertvolle Informationen liefern (10),
- Schrägaufnahmen des Kniegelenkes sowie die sogenannte Aufnahmetechnik nach Frik zum Nachweis oder Ausschluß einer Läsion der Femurkondylen bzw. einer Verletzung im Bereich der Area intercondylaris/ Eminentia intercondylaris (8),
- Patellagleitaufnahmen bzw. axiale Darstellung der Patella in drei verschiedenen Winkeleinstellungen bei 30, 60 und 90 Grad Kniebeugung (en défilé) zum Nachweis kleinerer Absprengungen aus der Patella (5) (Abb. 11.**15 a–c**) und für wichtige Zusatzinformationen über die einzelnen Abschnitte der patellaren Gelenkfläche,
- Aufnahmen des Rückfußes in 60 Grad Innenrotation als modifizierte Untersuchungstechnik der axialen Projektion des Kalkaneus, wobei zudem der Zentralstrahl senkrecht verläuft: zur exakten Beurteilung der Mitbeteiligung oder Verwerfung des unteren Sprunggelenkes bei Frakturen des Kalkaneus oder Talus sind sie häufig unabdingbar (Abb. 11.**16 a** u. **b**); unter Umständen muß eine computertomographische Untersuchung weiterhelfen (1, 2, 13, 15),

84 Allgemeine Traumatologie

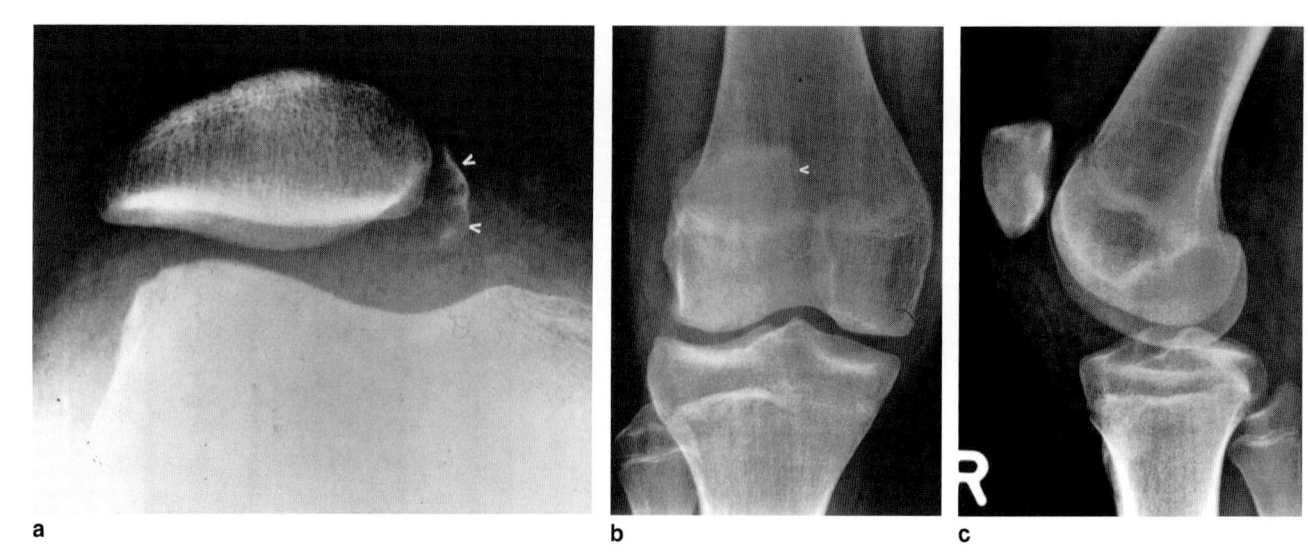

Abb. 11.**15a−c** Knöcherne Absprengung aus dem medialen Pol der rechten Patella:
a Patella-Gleitaufnahme: Deutlicher Nachweis der knöchernen Läsion (Pfeile)
b A.-p. Aufnahme: Aufgrund dieses Bildes kann lediglich der Verdacht auf ein Verletzungsgeschehen der Patella geäußert werden (Pfeil)
c Die seitliche Aufnahme bietet gar keinen Anhalt für eine knöcherne Verletzung

- sogenannte gehaltene Aufnahmen oder Streßaufnahmen zur Dokumentation einer zusätzlichen oder isolierten Bandverletzung (Abb. 11.**17a** u. **b**),
- Aufnahmen der Halswirbelsäule in Ante- und Retroflexion zum Nachweis oder Ausschluß einer Subluxation (12).

Spezielle Aufnahmetechniken im Zusammenhang werden in den einzelnen Kapiteln ausführlich behandelt.

Bei unklaren oder negativen Befunden im normalen Nativröntgenbild und fortbestehenden Beschwerden nach einem Trauma ist gegebenenfalls außerdem eine konventionelle Tomographie und/oder eine szintigraphische Skelettuntersuchung indiziert, die Computertomographie kann zusätzlich bei komplexen Frakturen, bei der Beurteilung von Frakturheilung und posttraumatischer Osteonekrose weitere Aufschlüsse geben.

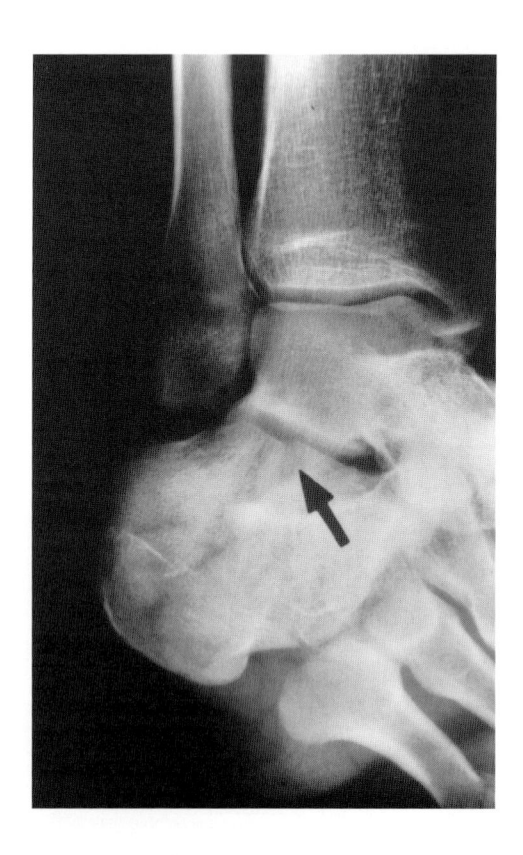

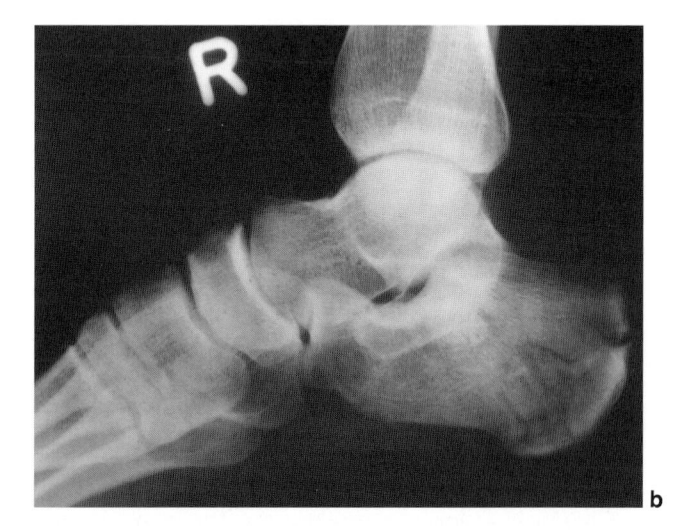

Abb. 11.**16a** u. **b** Kalkaneusfraktur:
a Nachweis einer Mitbeteiligung des hinteren unteren Sprunggelenkes mit Verwerfung der Gelenkfläche (Pfeil) in der Röntgenaufnahme des Rückfußes bei 60 Grad Innenrotation
b Die seitliche Aufnahme des Kalkaneus bietet keinen Hinweis auf ein Einstrahlen der Fraktur in das untere Sprunggelenk

11 Frakturen und Luxationen – Allgemeine Gesichtspunkte

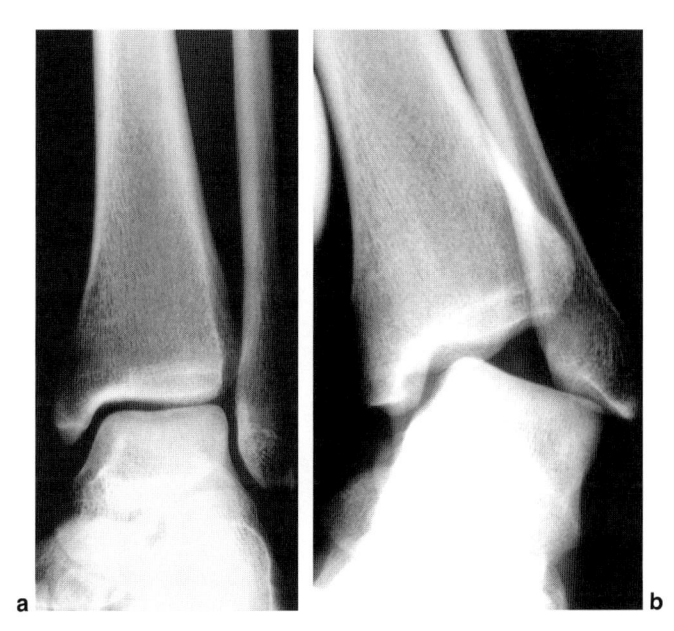

Abb. 11.17 a u. b Verletzung des lateralen Bandapparates im oberen Sprunggelenk:
a Normale a.-p. Aufnahme: Kein Nachweis einer frischen knöchernen Verletzung
b „Gehaltene" Aufnahme: Die pathologisch vermehrte laterale Aufklappbarkeit im oberen Sprunggelenk beweist die Bandverletzung

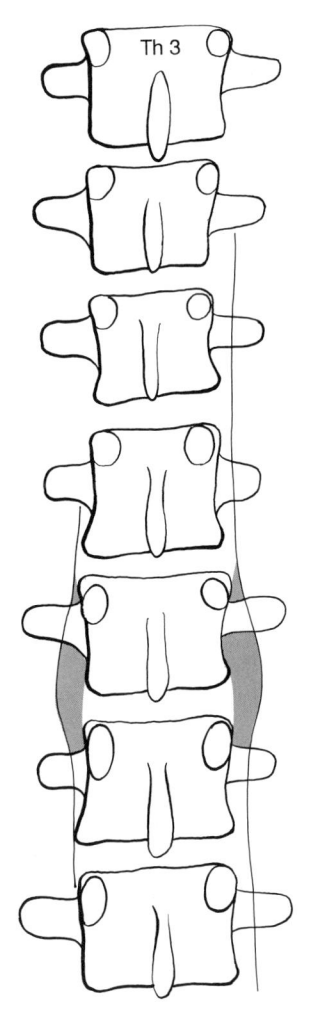

Abb. 11.18 Fraktur des 7. Brustwirbelkörpers: Verdrängung/Verbreiterung der linksseitigen und Sichtbarwerden der rechtsseitigen Paravertebrallinie aufgrund eines traumatischen perivertebralen Hämatoms (nach Dihlmann)

Weichteilzeichen

Bedauerlicherweise wird oft nicht bedacht, daß Verletzungen des Skeletts zum Teil typische Weichteilveränderungen hervorrufen können. Gerade dieser Tatsache aber sollte der befundende Arzt stets gegenwärtig sein, denn diese „indirekten" Frakturzeichen gewinnen besonders dann an Bedeutung, wenn der „direkte" Frakturnachweis schwierig oder zunächst nicht möglich ist. Auf den Röntgenaufnahmen muß naturgemäß das Weichteilgewebe gut beurteilbar sein (gegebenenfalls Betrachtung mit heller Lampe). Bestimmte Weichteilzeichen sind so unbedingt verdächtig auf das Vorliegen einer bestimmten Fraktur, die zunächst noch nicht nachgewiesen werden konnte, daß auf jeden Fall weitere oder Kontrolluntersuchungen erfolgen müssen.

Typische Weichteilzeichen sind z. B. verdrängte oder sichtbar gewordene Fettansammlungen/Fettkörper, Frakturhämatome, traumatische Gelenkergüsse oder das Lipohämarthros (s. u. a. Kapitel „Ellenbogengelenk" und Kapitel „Kniegelenk"). Exemplarisch soll hier die Verdrängung bzw. Verbreiterung der sogenannten Paravertebrallinie aufgrund eines durch eine Wirbelfraktur hervorgerufenen perivertebralen Hämatoms erwähnt werden (Abb. 11.18). Die Paravertebrallinie stellt die tangential getroffene Grenze zwischen dem posteromedialen Rand der linken Lunge und der sie bedeckenden Pleura auf der einen Seite und dem dichteren perivertebralen Bindegewebe auf der anderen Seite dar. Sie ist linksseitig parallel der Wirbelsäule von etwa Th 4 bis Th 11 zu erkennen. Auf der rechten Seite tritt sie (im Normalfall[!]) praktisch nie in Erscheinung (6).

Knochenverletzungen im Wachstumsalter

Ein wichtiger Gesichtspunkt bei Frakturen im Wachstumsalter ist der Nachweis bzw. Ausschluß einer Epiphysenverletzung. Hierbei lassen sich drei Hauptgruppen unterscheiden, die Hinweise für ein konservatives oder operatives Vorgehen und auch die Prognose geben:

1. Die Bruchlinie verläuft durch die bereits verkalkte Matrix der Epiphysenfuge und berührt den eigentlichen Wachstumsbereich nicht; nach exakter Reposition ist die Prognose gut;
   a) einfache Epiphysenlösung (Typ Salter-Harris I),
   b) Teillösung der Epiphyse mit metaphysärem Fragment (Typ Salter-Harris II/Typ Aitken I).
2. Die Frakturlinie kreuzt die Epiphysenfuge; bei ungenauer Reposition kann es zur teilweisen Verknöcherung mit anschließendem exzentrischen Wachstum kommen;
   a) Teillösung der Epiphyse mit epiphysärem Fragment (Typ Salter-Harris III/Typ Aitken II),
   b) Teillösung der Epiphyse mit epiphysär-metaphysärem Fragment (Typ Salter-Harris IV/Typ Aitken III).
3. Einstauchung der Gelenkflächen mit (Teil-)Zerstörung des eigentlichen Wachstumsbereiches; die Verknöcherung der Epiphysenfuge mit konsekutivem exzentrischen Wachstum ist die Regel (Typ Salter-Harris V).

Bei nicht eindeutigen Röntgenbefunden zum Nachweis einer Fraktur oder zur Klärung der Frage nach einer Luxation oder Subluxation sind insbesondere beim wachsenden Skelett Vergleichsaufnahmen der Gegenseite und Kontrollaufnahmen nach 1−2 Wochen (Abb. 11.**11 a** u. **b**) sehr nützlich.

In diesem Zusammenhang sei noch auf die speziellen Kapitel, die jeweils in einem gesonderten Abschnitt auf die Besonderheiten der Verletzungen im Kindesalter der entsprechenden Skelettregion eingehen, sowie auf das Kapitel „Spezielle Fragestellungen am wachsenden Skelett" hingewiesen.

Schlußbetrachtung

Insgesamt gesehen können die meisten Frakturen und Luxationen bei Berücksichtigung einiger Grundregeln unter Verwendung und mit Interpretation konventioneller Röntgenaufnahmen erkannt und differenziert werden. Bei unklaren Befunden kann in aller Regel unter Zuhilfenahme der konventionellen Tomographie, der Skelettszintigraphie, der Computertomographie und in neuerer Zeit der Magnetresonanztomographie eine exakte Diagnose gestellt werden.

Subtile Röntgendiagnostik − möglicherweise unter Verwendung mehrerer Techniken − stellt auch bei Frakturen und Luxationen einen Grundpfeiler zu adäquater Therapie und letztlich einen die Prognose beeinflussenden Faktor dar.

Literatur

1 Anthonsen, W.: An oblique projection for roentgen examination of the talo-calcanean joint, particularly regarding intra-articular fracture of the calcaneus. Acta Radiol. 24 (1943) 306−310
2 Broden, B.: Roentgen examination of the subtaloid joint in fractures of the calcaneus. Acta Radiol. 31 (1949) 85−91
3 Burri, C.: Unfallchirurgie. Springer, Berlin 1976
4 Cisternino, S., L. Rogers, B. Stufflebam, G. Kruglik: The trough line: A radiographic sign of posterior shoulder dislocation. Amer. J. Roentgenol. 130 (1978) 951−954
5 Coleman, H.: Recurrent osteochondral fracture of the patella. J. Bone Jt Surg. 30-B (1948) 153
6 Dihlmann, W.: Gelenke-Wirbelverbindungen. Thieme, Stuttgart 1982
7 Hill, H., M. Sachs: The grooved defect of the humeral head. Radiology 35 (1940) 690−700
8 Kennedy, J., R. Grainger, R. McGaw: Osteochondral fractures of the femoral condyles. J. Bone Jt Surg. 48-B (1966) 436
9 Kob, A., A. Lang, M. Thelen, H. Schild: Radiologische Diagnostik bei Verletzungen der Handwurzel. Röntgen-Bl. 41 (1988) 215−220
10 Madler, M., B. Mayr, P. Baierl, C. Klein, P. Habermeyer, R. Huber: Wertigkeit von konventioneller Röntgendiagnostik und Computertomographie im Nachweis von Hill-Sachs-Defekten und knöchernen Bankart-Läsionen bei rezidivierenden Schultergelenkluxationen. Fortschr. Röntgenstr. 148 (1988) 384−389
11 Reifferscheid, M.: Chirurgie. Thieme, Stuttgart 1977
12 Taylor, A., W. Blackwood: Paraplegia in hyperextension cervical injuries with normal radiographic appearance. J. Bone Jt Surg. 30−B (1948) 245
13 Vollrath, Th., Ch. Eberle, W. Grauer: Computertomographie intraartikulärer Kalkaneusfrakturen. Fortschr. Röntgenstr. 146 (1987) 400−403
14 Willenegger, H.: Frakturenlehre. In Allgöwer, M.: Allgemeine und spezielle Chirurgie. Springer, Berlin 1976
15 Zocholl, G., K. Wenda, A. Jungbluth: Röntgendiagnostik der Fersenbeinfrakturen bei Beteiligung des unteren Sprunggelenks. Röntgen-Bl. 41 (1988) 167−171

12 Spezielle Fragestellungen am wachsenden Skelett

J. Tröger

Das Skelett ändert bis zum Abschluß des Wachstums ständig Größe und Form. Der kontinuierliche Abbau von Knorpel und die gleichzeitige Knochenneubildung reduzieren den Knorpelanteil und führen zur Zunahme der Knochenmasse. Nach Abschluß des Wachstums verbleibt von der relativ großen embryonalen Knorpelmasse nur der Gelenkknorpel.

Während des Wachstums bestehen über 800 primäre und sekundäre Ossifikationszentren und entsprechende Verschmelzungsbereiche: Epiphysenfugen (Synonyme: Physe, Wachstumsfuge), Apophysenfugen und Synchondrosen. Gute anatomische Kenntnisse (10, 11, 16) helfen differentialdiagnostische Schwierigkeiten in der Abgrenzung gegenüber Frakturen und Absprengungen (Abb. 12.1) zu vermeiden. Aufnahmen der unverletzten Gegenseite sind bei der Erstdiagnostik meist entbehrlich.

Strukturelle Änderungen während des Wachstums, besonders im Bereich von Periost und Gefäßarchitektur, beeinflussen die morphologische Reaktion des kindlichen Knochens nach Verletzung. Das kindliche Skelett besitzt besonders in den ersten Lebensjahren eine ausgeprägte spontane Korrekturfähigkeit, so daß oft erhebliche posttraumatische Fehlstellungen folgenlos und ohne Therapie ausheilen (Abb. 12.2 a u. b).

Andererseits können anfangs diskrete posttraumatische Veränderungen durch die Wachstumsvorgänge zu ausgeprägten Deformierungen führen (Abb. 12.3 a u. b). Die Kenntnis dieser großen spontanen Korrekturfähigkeit einerseits und die mögliche Progredienz einer anfangs diskreten Veränderung andererseits verlangen eine kontinuierliche klinische Überwachung eines Patienten nach einer Verletzung und eine sorgfältige diagnostische und therapeutische Planung. „Über-Therapie" oder aber versäumte therapeutische Maßnahmen können damit vermieden werden.

Bestimmte Verletzungstypen und Verletzungsursachen treten nur oder überwiegend in der Kindheit auf. Oft lenkt die subtile Information durch den Radiologen das weitere diagnostische und therapeutische Vorgehen des Klinikers.

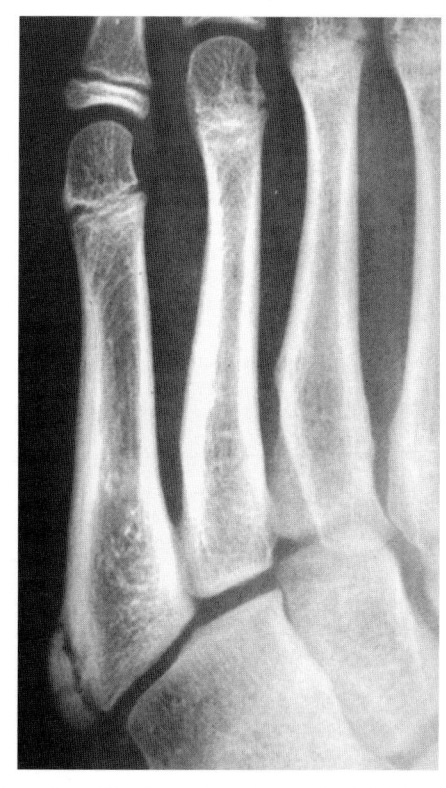

Abb. 12.1 8 Jahre altes Mädchen. Apophyse des Metatarsale V. Doppeltes Ossifikationszentrum. Keine Fraktur

88 Allgemeine Traumatologie

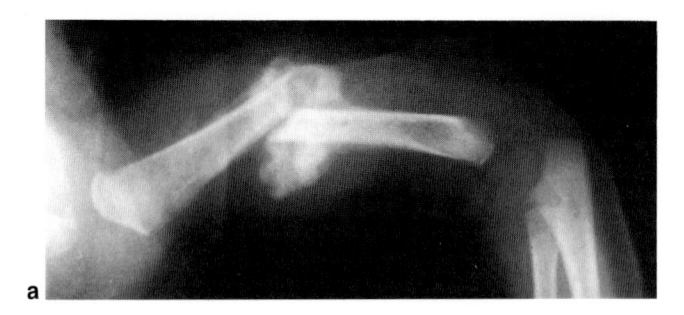

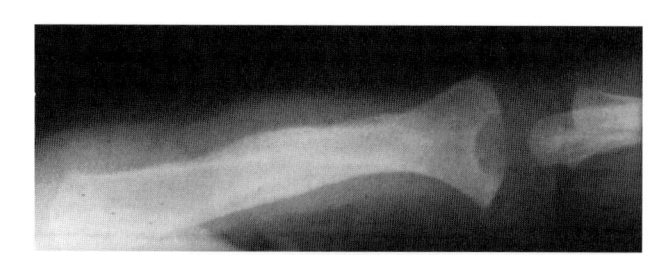

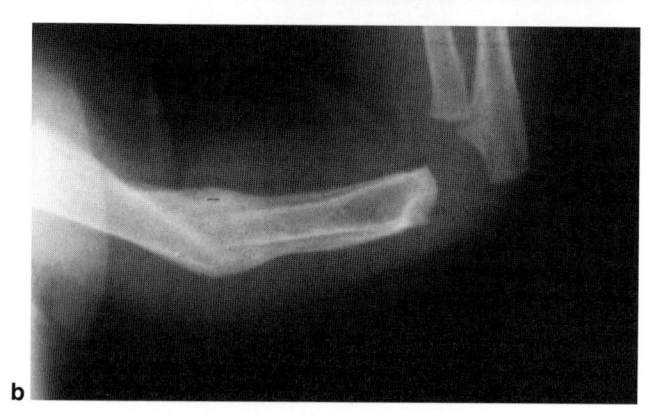

Abb. 12.**2**a u. **b** Männlicher Säugling. Geburtstraumatische Humerusfraktur rechts:
a Ausgangsbefund: Stabilisierung in Fehlstellung bei ausgeprägter Kallusbildung
b Nach 8 Wochen beginnende spontane Achskorrektur. Später achsgerechte Stellung ohne Verkürzung

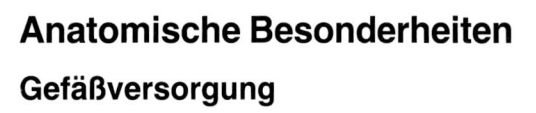

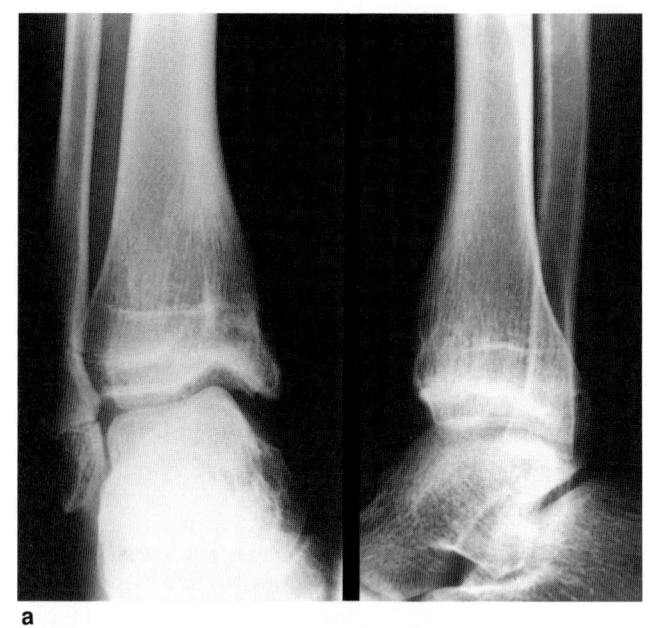

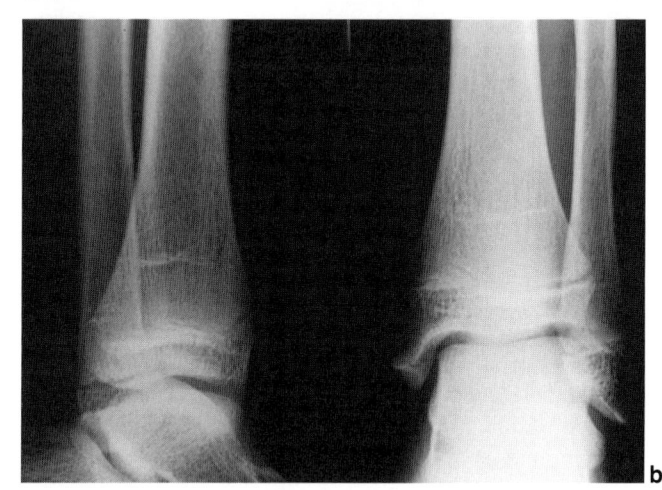

Abb. 12.**3**a u. **b** 13 Jahre alter Junge. Vor 3 Jahren Trauma des rechten Sprunggelenkes. Die Röntgenaufnahmen vom Unfalltag wurden als unauffällig befundet (übersehene Epiphysenfraktur? Epiphysenkontusion mit Gefäßalteration?). Nach 2 Jahren partielle Synostose der Epiphysenfuge mit Achsfehlstellung
b Gesunde Gegenseite. „Wachstumslinie"

Anatomische Besonderheiten

Gefäßversorgung

Während des Wachstums ändert sich die Gefäßversorgung des kindlichen Röhrenknochens (19). Gleichsinnige Veränderungen betreffen offenbar auch die übrigen Zonen der enchondralen Ossifikation: die Apophysenregion und die Synchondrosen (3).

Fetaler Typ

Intrauterin und im 1. Lebensjahr wird die Epiphyse durch kommunizierende Gefäße aus der Metaphysenregion versorgt. Diese Gefäße durchqueren die Wachstumsfuge und sind bei einer Epiphysenlösung verletzbar (Abb. 12.**4** a).

Kindlicher Typ

Am Ende des 1. Lebensjahres obliterieren die die Wachstumsfuge durchquerenden Gefäße, und die Epiphyse erhält eine separate Gefäßversorgung (Abb. 12.**4 b**). Dadurch wird eine reine Epiphysenlösung die Gefäßversorgung nicht mehr beeinträchtigen. So können selbst ausgeprägte Epiphysiolysen, wenn das Stratum germinativum nicht verletzt wird, völlig folgenlos bleiben. Andererseits kann die epiphysäre Blutversorgung auch außerhalb der Epiphyse traumatisch gestört werden.

12 Spezielle Fragestellungen am wachsenden Skelett   89

Abb. 12.**4a–c** Gefäßversorgung der langen Röhrenknochen. Schematisierte Darstellung unter Vernachlässigung peripherer, kleiner Gefäße:
a Fetaler Versorgungstyp (im 1. Lebensjahr in **b** übergehend). Gefäße kreuzen die Wachstumsfuge
b Kindlicher Versorgungstyp. Die Epiphyse besitzt eine separate Gefäßversorgung. Die Wachstumsfuge ist gefäßfrei
c Adulter Versorgungstyp. Die verschiedenen Anteile des Röhrenknochens werden durch gemeinsame Gefäße versorgt

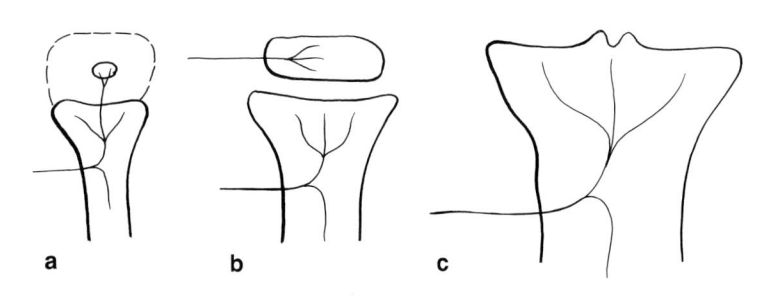

Erwachsenentyp

Mit Abschluß des Wachstums und damit Obliteration der Wachstumsfuge werden wieder alle proximalen und distalen Röhrenknochenabschnitte gemeinsam versorgt (Abb. 12.**4 c**).

Periostaufbau

Histologischer Aufbau und Fixierung des Periosts ändern sich in den Jahren des Wachstums erheblich (Abb. 12.**5 a** u. **b**) (4). Je jünger ein Kind ist, um so zellreicher ist die Innenschicht (Kambiumschicht). Diese Innenschicht ist stark osteoblastisch aktiv und sehr gefäßreich. Außerdem ist das Periost des jungen Kindes im Schaftbereich nur mit wenigen, oberflächlichen Fasern in der Kortikalis verankert, während im Bereich der epiphysenfugennahen Metaphyse tiefe Sharpeysche Fasern zu einer festen Verankerung führen. Das im Diaphysenbereich nur wenig fixierte Periost kann beim jungen Kind demnach schon bei geringeren Verletzungen (auch Drehung u. a.) von der Kortikalis abgelöst werden. Aus der gefäßreichen Kambiumschicht kann es zu einer ausgeprägten Blutung kommen, die dann durch diese osteoblastisch hoch aktive Kambiumschicht knöchern organisiert wird. Aus den oben erwähnten Gründen können periostale Knochenneubildungen bei Säuglingen sehr ausgeprägt sein (Abb. 12.**16**).

Mit zunehmendem Alter wird das Periost zellärmer, gefäßärmer und faserreicher. Gleichzeitig wird es auch im Diaphysenbereich mit tiefreichenden Sharpeyschen Fasern verankert. Die Verletzbarkeit des Periosts und die Fähigkeit zur periostalen Knochenneubildung nehmen deshalb mit zunehmendem Alter ab.

Gelenkkapselansatz

Die Gelenkkapsel inseriert im Bereich der Grenze zwischen Wachstumszone und Metaphyse. Dieser Knorpel-Knochen-Bereich ist gegenüber Zug wesentlich weniger widerstandsfähig als die inserierende Gelenkkapsel (7). Zugbelastungen führen deshalb bei Kindern in diesem Bereich zur metaphysären Ausrißfraktur („Metaphysenkantenabsprengung" Abb. 12.**17**) mit Epiphyseolyse (Abb. 12.**6 a–d**) (17).

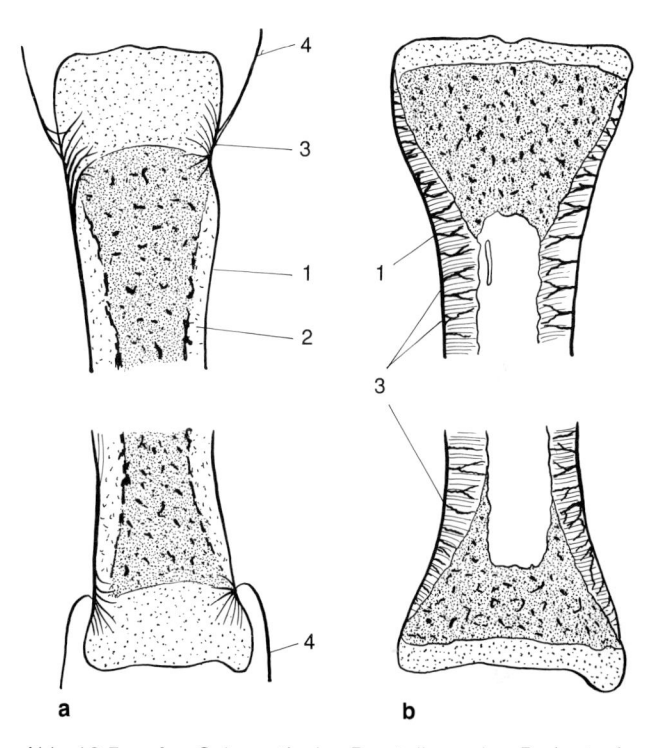

Abb. 12.**5a u. b** Schematische Darstellung des Periostaufbaus und seiner Verankerung in Abhängigkeit vom Alter (nach Caffey):
a Junge Kinder haben eine zellreiche, gefäßreiche und osteoblastisch aktive Innenschicht (Kambiumschicht) – –; die Außenschicht ist gefäßarm – –. Das Periost ist nur mit wenigen Fasern in die Kortikalis fixiert. Eine feste Fixierung findet sich im Ansatzbereich der Gelenkkapseln.
b Im Erwachsenenalter ist das Periost zellarm, gefäßarm und sehr faserreich. Die osteoblastische Aktivität ist gering. Das Periost ist mit tiefen Sharpey-Fasern in der Kortikalis verankert.
1 = fibröser Periostanteil
2 = osteoblastisch aktiver, zell- und gefäßreicher Anteil
3 = Sharpey-Fasern
4 = Gelenkkapsel

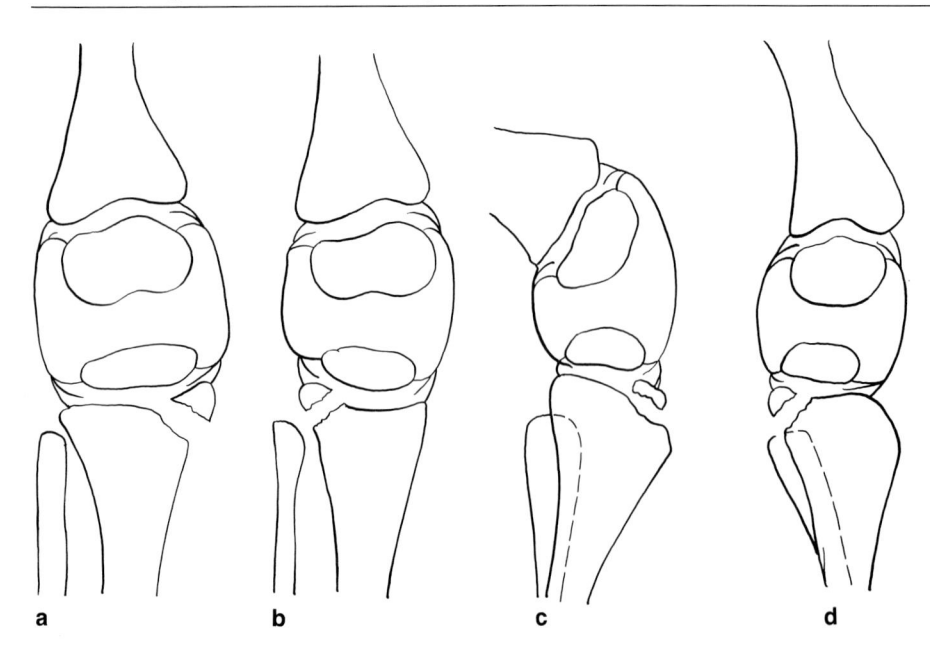

Abb. 12.**6a–d** Schematische Darstellung der Metaphysenkantenabsprengung:
a Lateralbewegung: mediale Absprengung
b Medialbewegung: laterale Absprengung
c Überbeugung: ventrale Absprengung
d Überstreckung: dorsale Absprengung

Spezielle Frakturen im Kindesalter

Viele Verletzungen des kindlichen Skeletts werden entsprechend den diagnostischen und therapeutischen Richtlinien der Erwachsenentraumatologie behandelt. Da jedoch die Zonen der enchondralen Ossifikation gegenüber Zug- und Scherkräften besonders vulnerabel sind, unterscheiden sich auch zahlreiche Skelettverletzungen des Kindes von denen des Erwachsenen. Außerdem gibt es besondere Verletzungsursachen, denen nur das Kind ausgesetzt ist (z. B. Mißhandlung, Geburtsverletzung). Die Kenntnis dieser Verletzungen ist für Diagnostik und Therapie von entscheidender Bedeutung.

Spezielle Aspekte der Traumatologie im Kindesalter sind auch in den entsprechenden Kapiteln der jeweiligen Region abgehandelt.

Schädel

Geburtstraumatische Schädelfraktur

Klinisch muß stets sorgfältig nach den Zeichen eines subduralen oder des wesentlich selteneren epiduralen Hämatoms gesucht werden.

Die Schädelfrakturen des Neugeborenen treten meist nach Zangengeburt, in seltenen Fällen jedoch auch nach Spontangeburt auf. Meist lassen sich lineare, parietale oder okzipitale Frakturen nachweisen. Impressionsfrakturen oder sogenannte „Tischtennisballfrakturen" bedürfen der Lagekorrektur (Abb. 12.**7 a** u. **b**) (8). Diese Tischtennisballfrakturen („ping-pong-fracture") treten bei Zangengeburten oder auch bei Dysproportionen des Beckens während spontaner Geburt auf. Ebenso können sie schon intrauterin durch Druck (z. B. einer Extremität) entstehen. Eine Weichteilschwellung über dem imprimierten Bereich beweist die peripartale Entstehung (9). Häufig ist gleichzeitig ein Kephalhämatom nachweisbar.

Residuen dieser auch ohne Fraktur auftretenden Kephalhämatome können als meist schalenförmige Verkalkungen (Abb. 12.**8**) noch lange nachweisbar sein.

Schädelfraktur des Kindes

Die Röntgenübersichtsaufnahmen des Schädels sind meist nicht hilfreich bezüglich der eigentlichen Therapie der Schädelverletzung. Der Nachweis einer Schädelfraktur oder der Ausschluß einer Schädelfraktur korrelieren nicht mit dem klinischen Befund und haben keinen Einfluß auf die weitere Behandlung (2).

Phillips (14) schlägt eine weiterführende, bildgebende Diagnostik (heute meist CT oder MRT!) in folgenden klinischen Situationen vor:

– Bewußtlosigkeit oder zunehmende Verschlechterung der Bewußtseinslage,
– implantierter Shunt,
– Verdacht auf Impressionsfraktur,
– Blutung aus dem Ohr,
– Liquorfluß aus Ohr oder Nase,
– Flächenblutungen retroaurikulär (meist Hinweis für Schlageinwirkung),
– bilaterale orbitale Blutung und
– unklare fokale neurologische Zeichen.

Leonidas (13) fand Schädelfrakturen gehäuft im ersten Lebensjahr. Die Kombination von Kephalhämatom, Schläfrigkeit und Alter unter einem Lebensjahr ergab immer im Schädelröntgen eine Fraktur. Es muß jedoch nochmals darauf hingewiesen werden, daß der Nachweis oder der Ausschluß einer Schädelfraktur an sich keinen Einfluß auf die weitere Behandlung hat. Deshalb sollten zumindest leichtere und mittlere Traumata ohne entsprechende klinische Zeichen weder einer Röntgenübersichtsaufnahme noch einer weiterführenden Untersuchung mittels CT oder MRT zugeführt werden.

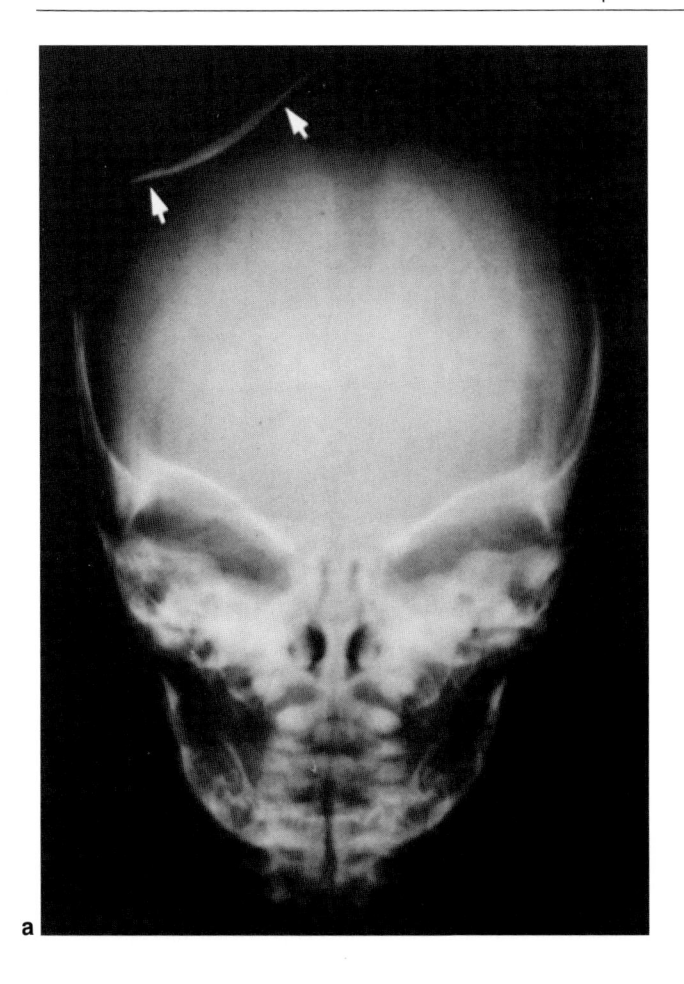

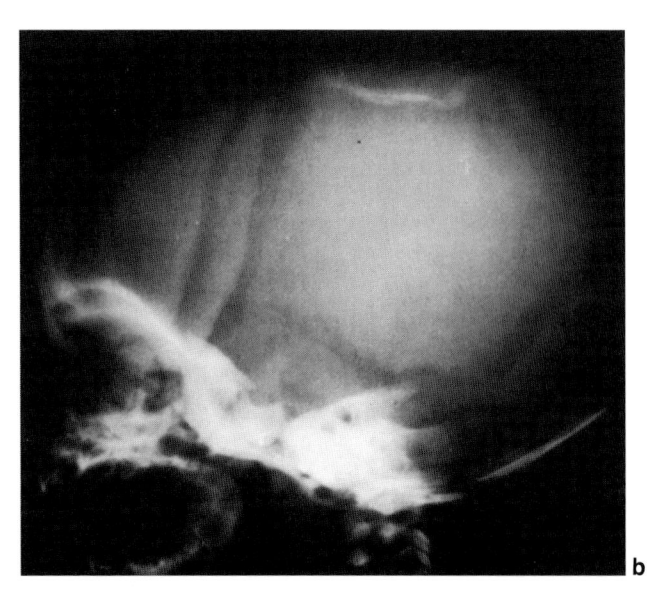

Abb. 12.7 a u. b Geburtstraumatische Impressionsfraktur („Tischtennisballfraktur") nach Zangengeburt

Wachsende Fraktur

Wachsende Frakturen (Synonym: leptomeningeale Zyste) treten nach Schädelfrakturen überwiegend in den ersten Lebensjahren auf. Zum Zeitpunkt der Fraktur muß ein Durariß entstanden sein. Gleichzeitig ist eine Hirnverletzung anzunehmen. Durch den Durariß entsteht ein pulsierendes Liquordepot, das zu einer Erweiterung des Frakturspaltes führt (Abb. 12.**9**). Die Frakturspalterweiterung beginnt frühestens 6 Wochen nach dem Trauma. Klinisch läßt sich eine Lücke tasten, die durch weiches, pulsierendes Gewebe ausgefüllt ist (5).

CT und/oder MRT dienen der präoperativen Darstellung der liquorgefüllten leptomeningealen Zyste und der Hirnverletzung.

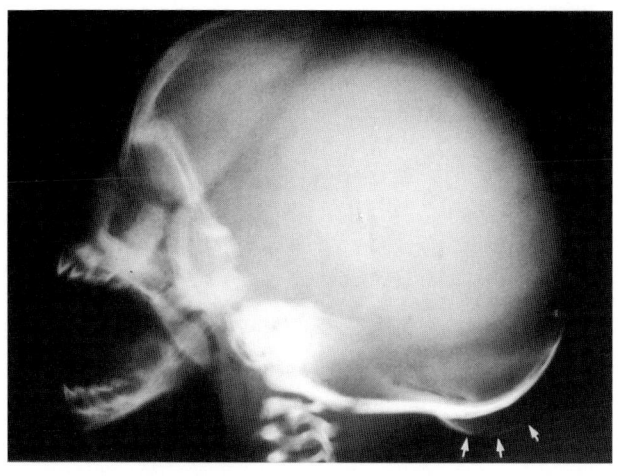

Abb. 12.**8** 6 Monate alter Junge: Okzipitales, schalenförmig verkalktes Kephalhämatom

Extremitäten

Inkomplette Frakturen

Die besondere Textur des kindlichen Skeletts führt zu einer hohen Anzahl von inkompletten Frakturen.

Bei den *Grünholzfrakturen* kommt es auf der einen Seite zu einer geringen Dislokation der gebrochenen Kortikalis und zur Periostzerreißung. Die frakturierte Kortikalis der Gegenseite wird durch den kräftigen, intakten Periostschlauch an der Dislokation gehindert (Abb. 12.**10**).

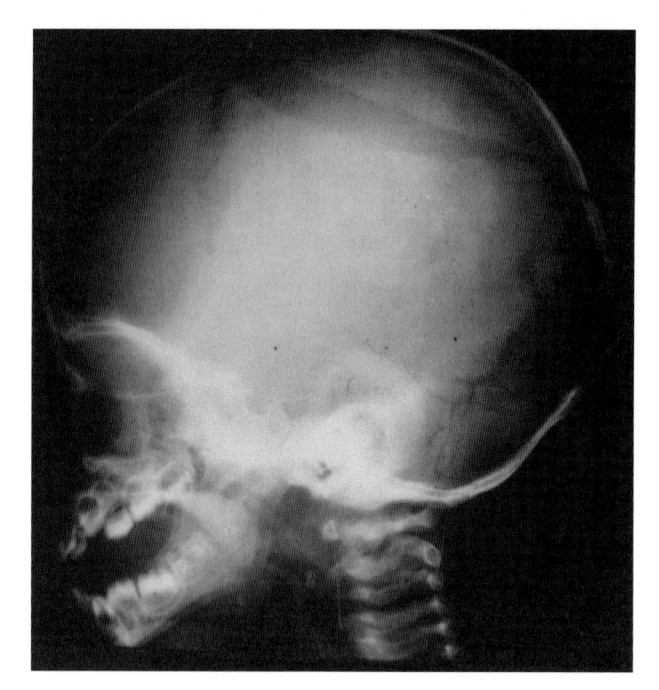

Abb. 12.**9** 9 Monate altes Mädchen: 3 Monate nach Schädelfraktur weit klaffender Frakturspalt

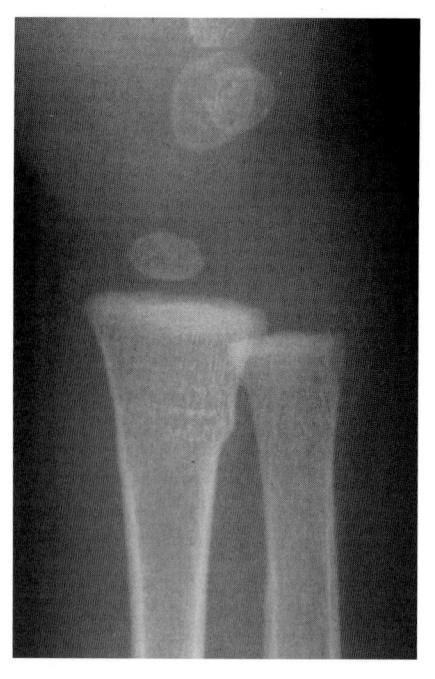

Abb. 12.**10** 21 Monate alter Junge: Grünholzfraktur des distalen Radius. Konturveränderung ulnar, während die Gegenseite unauffällig erscheint

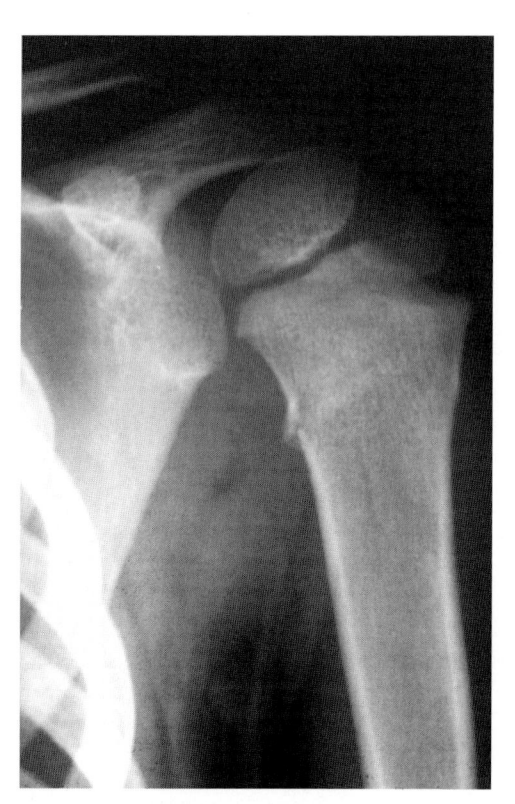

Abb. 12.**11** Knapp 3 Jahre alter Junge: Wulstbruch der proximalen Humerusmetaphyse

Wulstfrakturen entstehen meist durch Stauchung in der Metaphyse. Das Röntgenbild ist durch eine deutliche Vorwölbung der Kortikalis einer Seite und durch sehr diskrete Veränderungen der Gegenseite gekennzeichnet (Abb. 12.**11**).

„*Bowing fractures*" führen durch Biegung des Röhrenknochens und plastische Fixierung dieser Biegung an der überbogenen Seite zur röntgenologisch nicht sichtbaren Mikrofraktur (Abb. 12.**12**); zusätzlich können Grünholzfrakturen auftreten (1).

Verletzungen der Wachstumsfuge

Salter u. Harris (15) haben die Verletzungen mit Beteiligung der Wachstumsfuge klassifiziert (Abb. 12.**13**). Diese Klassifikation bietet auch eine gute Abschätzungsmöglichkeit der Prognose.

Typ I besteht in einer ausschließlichen Epiphysenlösung ohne Knochenbeteiligung. Die Prognose ist gut.

Typ II weist eine partielle Epiphysenlösung mit einem metaphysären Fragment auf. Die Prognose ist ebenfalls gut.

Bei Typ I und II erfolgt die Epiphysenlösung im metaphysären Bereich der Fuge, in dem eine Zellproliferation nicht mehr stattfindet. Deshalb sind klinisch bedeutsame Wachstumsstörungen, wie oben erwähnt, nicht zu erwarten.

Typ III besteht in einer in den Gelenkbereich ziehenden epiphysären Fraktur mit Dislokation des frakturierten Fragmentes. Die Prognose hängt von der exakten Reposition, insbesondere einer glatten Gelenkflächenrekonstruktion ab.

Typ IV ist durch eine Schrägfraktur, die vom Gelenkspalt ausgeht und die Wachstumsfuge überquert, gekennzeichnet. Ein metaphysäres Fragment ist nachweisbar. Auch hier hängt die Prognose von der exakten Reposition mit Wiederherstellung einer glatten Gelenkfläche ab. Eine vorzeitige Fusion des gelösten Anteils der Wachstumsfuge wird zwangsläufig zu einem asymmetrischen Wachstum dieses Röhrenknochenanteils führen.

Typ V stellt eine partielle Quetschung der Wachstumsfuge mit der Gefahr eines partiellen, vorzeitigen Verschlusses dar. Diese partielle Synostose führt dann zu einem asymmetrischen Wachstum des Röhrenknochens.

Toddlers fracture

Diese Frakturen treten bei Kleinkindern zwischen dem 1. und dem 3. Lebensjahr auf. Eine feine schräg oder spiralig verlaufende Frakturlinie, häufig im Bereich der Tibia, ist nachweisbar (Abb. 12.**14**). Die klinischen Zeichen bestehen in Überwärmung und Schmerzhaftigkeit, eine Schwellung ist meist nicht vorhanden (6).

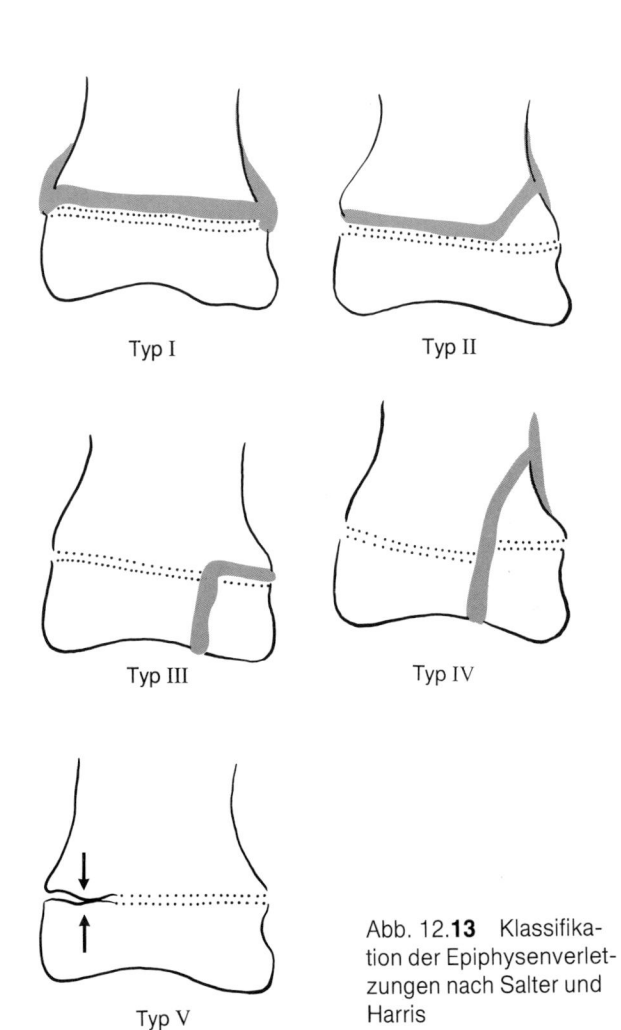

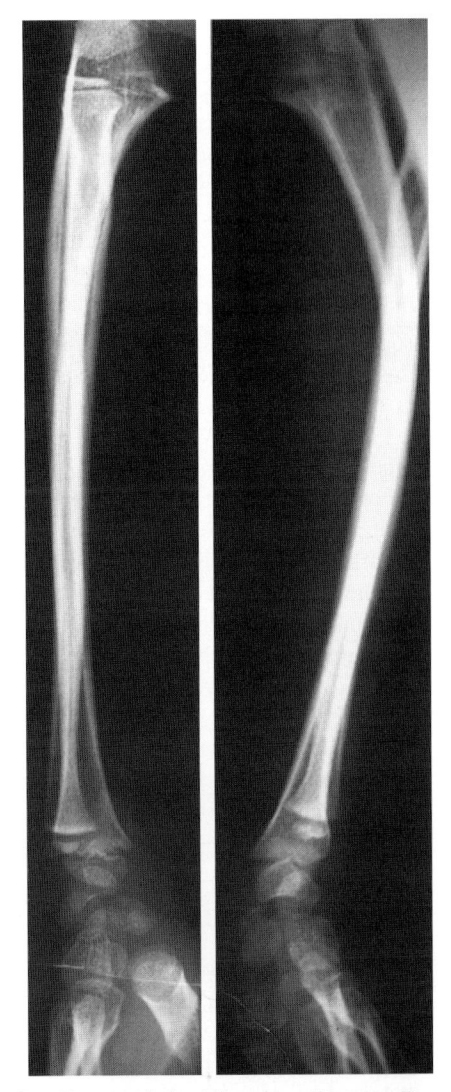

Abb. 12.**12** „Bowing-Fracture" der Ulna. Luxation des Radiusköpfchens

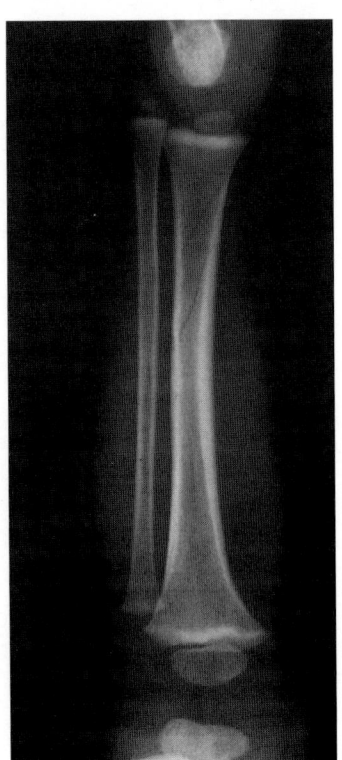

Abb. 12.**13** Klassifikation der Epiphysenverletzungen nach Salter und Harris

Abb. 12.**14** 1 Jahr altes Mädchen: Feine Spiralfraktur der Tibia. Klinisch Schonung des Beines, jedoch keine Schwellung

Posttraumatische Wachstumsstörungen

Wachstumsschub

Grundsätzlich kann jede Alteration der Wachstumsfuge zu einem – möglicherweise durch die Hyperämie bedingten – Wachstumsschub führen. Diese Wachstumsbeschleunigung ist meist passager, und es schließt sich eine korrigierende Wachstumsverzögerung an.

Wachstumsverzögerung

Prognostisch bedeutsam ist die posttraumatische Wachstumsverzögerung, die die gesamte Wachstumsfuge oder nur einen Teil der Wachstumsfuge betreffen kann (Abb. 12.3 a u. b). Diese Wachstumsverzögerung ist meist die Folge einer vorzeitigen Obliteration der Wachstumsfuge (Synostose). Betrifft sie die gesamte Wachstumsfuge, resultiert eine Verkürzung des betreffenden Knochens. Betrifft sie einen Teil der Wachstumsfuge, resultiert ein asymmetrisches Wachstum (Abb. 12.3 a u. b). Beide Situationen setzen eine Verletzung der Wachstumsfuge voraus und verschlechtern die Prognose der entsprechenden Frakturen. Zentrale, partielle Verschmelzungen führen zum „Cupping", der sogenannten Zapfenepiphyse (Abb. 12.15). Das Ausmaß der resultierenden Wachstumsstörung hängt selbstverständlich vom Alter des Kindes und damit von der noch vorhandenen Wachstumspotenz ab.

Kindesmißhandlung

Hierunter soll nur die Anwendung physikalischer Gewalt gegen Kinder durch Pflegepersonen, meist ein Elternteil, verstanden werden (Synonyme: „Battered-Child"-Syndrom, „Child abuse"). Der Radiologe spielt in der Erkennung der Kindesmißhandlung eine wesentliche Rolle. Die Diskrepanz zwischen der nachgewiesenen Verletzung – meist des Skeletts – und den Angaben der Pflegepersonen bezüglich eines Traumas sind ein entscheidendes Verdachtsmoment. Die wichtigsten Hinweiszeichen für eine Mißhandlung sind in Tab. 12.1 dargestellt. Die Kinder weisen oft mehrere Skelettverletzungen auf, die klinisch nicht selten „stumm" sind. Aus diesem Grunde hat die Skelettszintigraphie einen hohen diagnostischen Stellenwert (18). Die Gewalteinwirkung kann sehr vielfältig sein, und es resultieren, neben den unten beschriebenen Skelettverletzungen, auch Weichteilverletzungen, wie subdurale Hämatome mit Augenhintergrundsblutungen, Darmwandhämatome, Rupturen parenchymatöser Organe und andere Verletzungen.

Tabelle 12.1 Befunde, die an eine Mißhandlung denken lassen

1. Multiple, unterschiedlich alte (unterschiedlich gefärbte) Hämatome, vor allem mit Hautverletzungen
2. Subdurales Hämatom, Augenhintergrundsblutungen, Hirnkontusion
3. Diskrepanz zwischen klinischen und radiologischen Befunden (schwere Verletzungen) und anamnestischen Angaben der Pflegepersonen (Trauma wird verneint bzw. ein geringfügiges Trauma angegeben)
4. Multiple, oft zweizeitig oder mehrzeitig entstandene Skelettverletzungen bei normaler Knochenstruktur
5. Alter unter 3 Jahren (die Hälfte der Mißhandlungen wird an Säuglingen begangen)
6. Im Krankenhaus treten weder neue Hämatome noch neue Skelettverletzungen auf

Abb. 12.15   Abb. 12.16

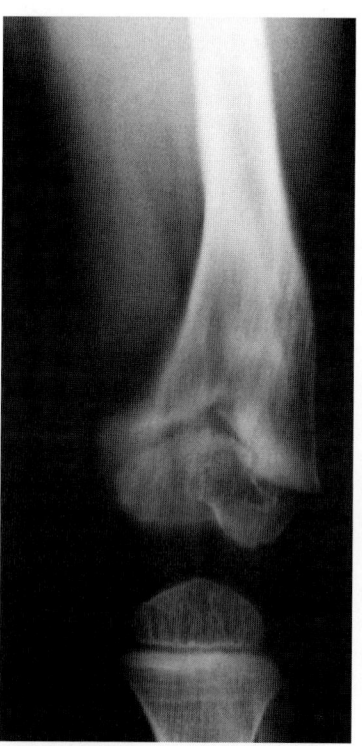

Abb. 12.**15** 14 Jahre alter Junge: Zapfenepiphyse nach Fraktur des distalen Femurs

Abb. 12.**16** 6 Monate altes Mädchen: Breite periostale Knochenneubildung nach Mißhandlung, gleiches Kind wie in Abb. 12.**17**

Fraktur

Frakturen, die bei normaler Knochenstruktur und ohne eine entsprechende Traumaanamnese auftreten, sind stets suspekt für eine Mißhandlung. Besonders häufig sind Rippenfrakturen als Serienfrakturen oder als Einzelfrakturen, Akromialfrakturen nach Stauchung des Oberarmes, Schädelfrakturen und Röhrenknochenschaftfrakturen.

Periostale Knochenneubildung

Aufgrund der oben beschriebenen Besonderheiten des kindlichen Skeletts treten periostale Knochenneubildungen besonders leicht und besonders ausgeprägt auf (Abb. 12.**16**). Diese periostalen Knochenneubildungen erlauben in der Anfangsphase eine relativ exakte Datierung des Traumas (17). Sie sind zwischen dem 5. und 8. Tag nach dem Trauma im Röntgenbild erstmals zu erkennen. Da die Mehrzeitigkeit der Verletzung zur Charakteristik der Kindesmißhandlung gehört, ist der Versuch einer Datierung des Traumas von großer Bedeutung. Die differentialdiagnostischen Erwägungen der periostalen Knochenneubildungen sind in Tab. 12.**2** dargestellt.

Metaphysenkantenabsprengung

Wie oben erwähnt, ist die Gelenkkapsel gegenüber Zugbelastung erheblich widerstandsfähiger als der Knorpel-Knochen-Bereich, in dem die Fasern verankert sind. Bei Überdehnung oder abrupter, hoher Belastung (z. B. Schleuderbewegung mit an den unteren Extremitäten fixiertem Kind: „Peitschenhiebbewegung") reißt der feste Bandapparat ein metaphysäres Knochenfragment heraus und löst gleichzeitig die Epiphyse (Abb. 12.**17**). Da die Epiphyse eine hohe, spontane Repositionsrate aufweist, kehrt sie in ihr altes Bett zurück, und radiologisch ist oft nur die Kantenabsprengung erkennbar. Gelegentlich wird auch ein halbkreisförmiges Segment herausgerissen („bucket handle deformity") (Abb. 12.**17**). Die Metaphysenkantenabsprengungen bei normaler Knochenstruktur und bei Fehlen eines adäquaten Traumas sind praktisch beweisend für eine Mißhandlung.

Tabelle 12.**2** Differentialdiagnose der periostalen Knochenneubildung bei Säugling und Kleinkind

1. Akzidentelles Trauma
   Die Pflegepersonen geben das frische Trauma an
2. Geburtsverletzung
   Alter der Verletzung und Geburtsmodus erklären die Verletzung
3. Verletzung nach forcierter Physiotherapie
   Zeitlicher Zusammenhang und Art der Therapie (z. B. Behandlung von Kontrakturen) erklären den Befund
4. Infantile kortikale Hyperostose
   Stets vor dem 5. Monat. Die Mandibula ist meist mitbefallen. Die Epiphysen und meist auch die Metaphysen sind unauffällig. Die periostale Knochenneubildung ist der Kortikalis direkt aufgelagert
5. Prostaglandin-Langzeittherapie
   Die periostalen Verkalkungen ähneln denen der infantilen kortikalen Hyperostose
6. Skorbut
   Demineralisation. Askorbinsäurebestimmung in Blut und Urin
7. Menkes-Syndrom (Kupferstoffwechselstörung), Rachitis, Osteomyelitis, Osteogenesis imperfecta, kongenitale Schmerzunempfindlichkeit, Lues

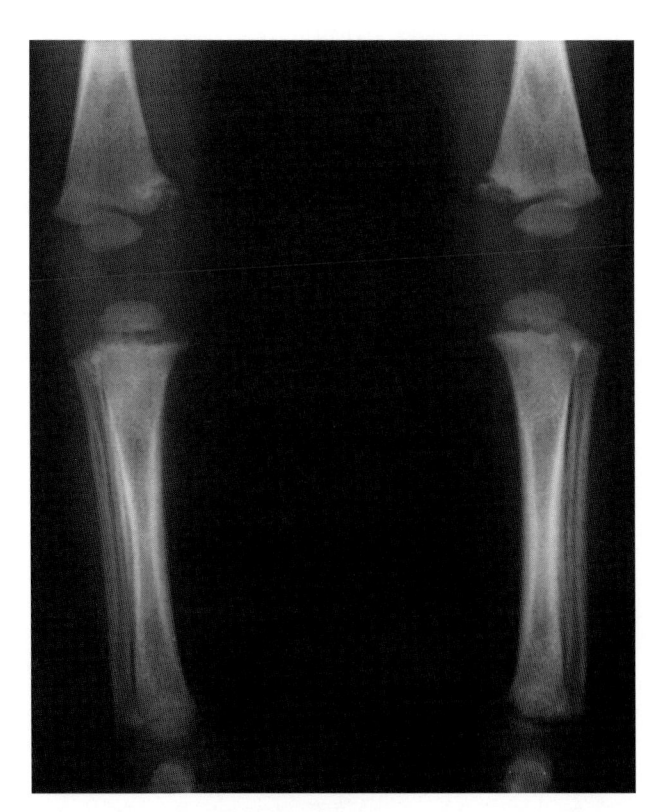

Abb. 12.**17** 6 Monate altes Mädchen: Kantenabsprengungen beider distaler Femurmetaphysen und beider proximaler Tibiametaphysen. Ringförmiger Ausriß der linken distalen Tibiametaphyse (bucket-handle deformity), gleiches Kind wie in Abb. 12.**16**

Literatur

1. Bordon, S.: Traumatic bowing of the forearm in children. J. Bone Jt Surg 56-A (1974) 611
2. Boulis, Z. F., R. Dick, N. R. Barnes: Head injuries in children - aetiology, symptoms, physical findings and X-ray wastage. Brit. J. Radiol. 51 (1978) 851
3. Brooks, M.: The Blood Supply of Bone. Butterworths, London 1971
4. Caffey, J.: Pediatric X-Ray Diagnosis, Vol. II. Year Book Medical Publishers, Chicago 1978
5. Choux, M.: Incidence, diagnosis, and management of skull fractures. In Raimondi, A. J., M. Choux, C. Di Rocco: Head Injuries in the Newborn and Infant. Springer, New York 1986
6. Dunbar, J. S., H. F. Owen, M. B. Nogrady, R. McLeese: Obscure tibial fracture of infants – The Toddler's fracture. J. Canad. Ass. Radiol. 15 (1964) 136
7. Harsha, W. N.: Effects of trauma upon epiphyses. Clin. Orthop. 10 (1957) 140
8. Harwood-Nash, D. C., E. B. Hendrick, A. R. Hudson: The significance of skull fractures in children: A study of 1187 patients. Radiology 101 (1971) 151
9. Kassner, E. G., J. O. Haller: Birth Trauma, Perinatal Asphyxia, and Iatrogenic Repiratory Distress. Springer, New York 1985
10. Keats, Th. E.: Atlas of Normal Roentgen Variants That May Simulate Disease. Year Book Medical Publishers, Chicago 1988
11. Köhler, A., E.-A. Zimmer: Grenzen des Normalen und Anfänge des Pathologischen im Röntgenbild des Skeletts. Thieme, Stuttgart 1989
12. Laer von, L.: Klinik der posttraumatischen Wachstumsstörungen. In Pförringer, W., B. Rosemeyer: Perimed, Erlangen 1987
13. Leonidas, J. C., W. Ting, A. Binkiewicz, R. Vaz, M. Scott, St. G. Pauker: Mild head trauma in children: when is a roentgenogram necessary. Pediatrics 69 (1981) 139
14. Phillips, L. A.: A Study of the Effect of High Yield Criteria for Emergency Radiography. US Dept of Health, Education and Welfare, Public Health Service, Food and Drug Administration. Bureau of Radiological Health, Rockville 1978
15. Salter, R. B., W. R. Harris: Injuries involving the epiphyseal plate. J. Bone Jt Surg. 45-A (1963) 587
16. Schwoerer, I.: Röntgentafel: Die Skelettentwicklung des Menschen. Thieme, Stuttgart 1975
17. Tröger, J.: Das mißhandelte Kind. Radiologische und radiologisch-tierexperimentelle Untersuchungen. Habil.-Schrift, Medizinische Fachbereiche der Universität Mainz 1977
18. Tröger, J., O. Schofer: Traumatische Skelettveränderungen. In Hahn, K.: Pädiatrische Nuklearmedizin, Bd. III. Kirchheim, Mainz 1985
19. Trueta, J.: The three types of acute hematogenous osteomyelitis. A clinical and vascular study. J. Bone Jt Surg. 41-B (1959) 671

13 Frakturen und Stabilitätsbeurteilung bei pathologischen Knochenveränderungen der Wirbelsäule

W. Reichel, Ch. Hopf und J. Heine

Durch die moderne Röntgendiagnostik und experimentelle biomechanische Studien wurden Stabilitätsbeurteilungen der Wirbelsäule möglich. Typische Verletzungs- und Schädigungsmuster wurden erfaßt und ihre Prognose dargestellt. So wurden stabilisierende und stabilitätserhaltende Elemente identifiziert.

Allgemeine Vorbemerkungen

Biomechanische Faktoren der Wirbelsäulenstabilität

Die Wirbelsäule ist aus einzelnen Bewegungssegmenten aufgebaut. Zu einem Bewegungssegment gehören zwei benachbarte Wirbelkörper, die von diesen Wirbelkörpern eingeschlossene Bandscheibe, die Wirbelbogengelenke sowie der Bandapparat.

Die Stabilität der Wirbelsäule hängt einerseits von der strukturellen Intaktheit der einzelnen Bewegungssegmente und andererseits von der Funktionalität der umgebenden muskulären und anatomischen Strukturen ab (u. a. knöcherner Thorax, Bauchraum mit definierten Druckverhältnissen).

Die einzelnen Bewegungssegmente sind in den verschiedenen Wirbelsäulenabschnitten unterschiedlichen äußeren und inneren Belastungen ausgesetzt. Die Krafteinwirkungen treten in Form von Druck-, Zug-, Torsions- und Scherkräften auf. Folge derartiger Krafteinwirkungen können einerseits Bewegungen der Wirbelsäule und andererseits Deformierungen einzelner bzw. mehrerer Wirbelkörper sein.

Beim Einwirken eines axialen Druckes auf ein Bewegungssegment wird die Bandscheibe komprimiert. Der Anulus fibrosus wölbt sich durch die Steigerung des intradiskalen Druckes nach außen. Eine weitere Drucksteigerung führt zur Deformierung der Wirbelkörpergrund- oder Wirbelkörperdeckplatte und anschließend zu deren Fraktur – noch vor einer Bandscheibenzerreißung (42).

Bei der Druckbelastung eines Wirbelsäulensegmentes müssen von den Wirbelbogengelenken ca. 25% der Kraft übernommen werden. Bei zerstörten Wirbelbogengelenken (z. B. bei Tumoren oder nach einer operativen Entfernung) verschiebt sich der gesamte Druck in Richtung auf die Bandscheibe (26).

Torsionskräfte werden nur in einer Größenordnung bis zu 30% der axialen Kräfte toleriert. Bei Applikation von Torsionskräften treten an den posterolateralen Begrenzungen der Bandscheibe ausgeprägte Spannungen auf (15). Aufgrund der anatomisch vertikalen Orientierung der Wirbelbogengelenke werden im Lumbalbereich beim Auftreten von Torsionskräften besonders hohe Druck- und Zugspannungen beobachtet. Die zervikalen Wirbelbogengelenke widerstehen wegen der annähernd horizontalen Positionierung der Gelenkfacetten Torsionskräften in geringerem Maße. In diesem Wirbelsäulenabschnitt sind daher die Gelenkkapseln, Bänder und Bandscheiben beim Auftreten von Torsionskräften größeren Spannungen ausgesetzt.

Scherkräfte werden von den Bandscheiben, den Wirbelbogengelenken und dem Bandapparat gemeinsam kompensiert. Eine Überlastung der anatomischen Strukturen im Sinne von Scherkräften führt zu Frakturen der Wirbelbögen. Dehnungs- und Zugkräfte hingegen werden von den Bändern des Bewegungssegmentes abgefangen.

Auf die Wirbelsäule ausgeübte Kräfte bewirken Bewegungen in den strukturellen Elementen. Die möglichen Bewegungen (Vor- und Rückbeugung, Seitbeugung, Rotation) sind immer als gekoppelte Bewegungen aufzufassen. Die Seitbeugung z. B. geht immer mit einer geringen Vorwärtsbewegung und Rotation des Einzelwirbels einher (15).

Wirbelsäulenstabilität und -instabilität

Wirbelsäulenstabilität könnte man vereinfacht als einen Zustand der Wirbelsäule definieren, bei dem unter physiologischer Belastung weder anomale Spannungen und Drücke noch überdurchschnittliche oder pathologische Bewegungen in den Bewegungssegmenten auftreten und bei dem die neurologischen Strukturen geschützt werden (19). Diese Definition wird in ihrer Aussagefähigkeit durch mögliche Veränderungen der normalen Wirbelsäulenbeweglichkeit in verschiedenen Altersabschnitten eingeschränkt. White u. Panjabi (54) definieren die Instabilität der Wirbelsäule als den Verlust der Fähigkeit, normale Beziehungen zwischen den Wirbeln unter physiologischen Belastungen in der Art und Weise aufrechtzuerhalten, daß es zu keiner Schädigung oder Irritation des Rückenmarkes oder zu keiner zunehmenden Deformierung oder Schmerzen kommt.

Wirbelsäuleninstabilität ist hingegen der Zustand, bei dem die anatomischen Elemente der Bewegungssegmente oder ihrer Hilfsstrukturen verletzt oder zerrissen sind. In diesem Falle führen physiologische Belastungen, die normalerweise toleriert werden, zu exzessiven unphysiologischen Wirbelsäulenbewegungen und zu Verschiebungen der einzelnen Wirbelsäulensegmente, so daß schließlich Deformierungen entstehen können.

Eine akute Instabilität kann beispielsweise nach einer Wirbelfraktur beobachtet werden, eine schleichend verlaufende Instabilität kann Folge einer zunehmenden Deformierung sein.

Klinische und radiologische Diagnose der Wirbelsäuleninstabilität

Eine Wirbelsäuleninstabilität kann durch eine große Anzahl von angeborenen, neoplastischen, entzündlichen, traumatischen, degenerativen und iatrogenen Faktoren ausgelöst werden.

Die klinische Diagnose der Wirbelsäuleninstabilität ist offensichtlich, wenn eine schwere Schädigung anatomischer Elemente des Bewegungsapparates vorliegt. Dabei reichen häufig Röntgenaufnahmen in zwei Ebenen zur Diagnose aus. In Abb. 13.1 ist als Beispiel ein völliger Zusammenbruch eines Wirbelkörpers als Folge einer Metastasierung dargestellt.

Zur Beurteilung des quantitativen und qualitativen Ausmaßes einer Instabilität sollten Informationen vorliegen über:

1. Anamnese (spontane, schleichende, zunehmende oder konstante Instabilität, Unfall, bekannte Tumorerkrankung);
2. Klinik und Auftreten neurologischer Ausfälle (einschließlich deren Höhenlokalisation);
3. Art einer eventuellen Schädigung der anatomischen Strukturen (Röntgenaufnahme, Computertomogramm, Szintigraphie).

Nach Klärung der oben genannten Punkte können bei stabil erscheinenden Wirbelsäulenverhältnissen Funktionsaufnahmen (Röntgenaufnahmen in maximaler Inklination bzw. Reklination zum Ausschluß einer fraglichen Instabilität herangezogen werden.

Denis (12) sowie McAffee u. Mitarb. (37) entwickelten nach computertomographischen Untersuchungen von Wirbelsäulenverletzten eine Dreisäulentheorie hinsichtlich des Aufbaus und der Funktion der Wirbelsäule. Sie unterteilten die Wirbelsäule in drei Abschnitte:

1. die vordere Säule (vordere zwei Drittel des Wirbelkörpers, vordere zwei Drittel der Bandscheibe und Lig. longitudinale anterius),
2. die mittlere Säule (hinteres Drittel des Wirbelkörpers, hinteres Drittel der Bandscheibe, Lig. longitudinale posterius),
3. hintere Säule (Wirbelbogengelenke, Gelenkkapseln, hintere Wirbelbogenanteile, Ligg. interspinalia und supraspinalia).

McAffee u. Mitarb. (37) schlossen aus den computertomographischen Untersuchungen, daß letztlich die mittlere Säule für das Ausmaß der Verletzung, die neurologische Situation und die Instabilität die größte Bedeutung hat.

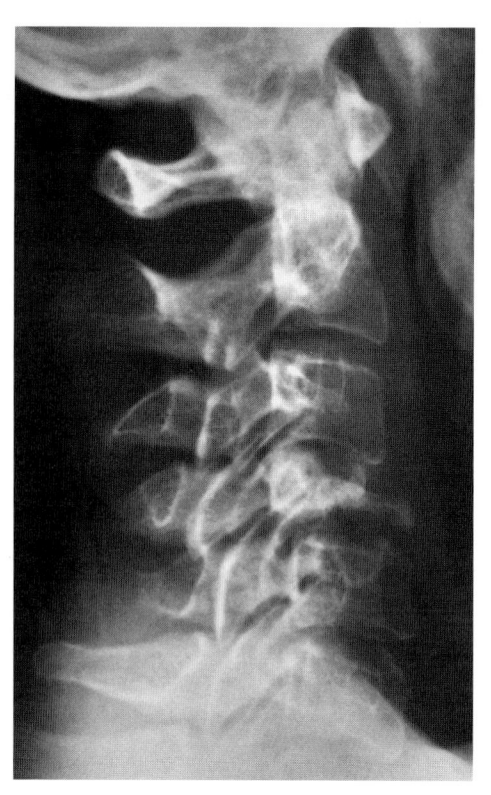

Abb. 13.1 Völliger Zusammenbruch des 4. Halswirbelkörpers durch eine Karzinommetastase: Klinisch wiesen geringe Schmerzen in der Halswirbelsäule, beginnende Hypästhesien und eine Muskelschwäche im linken Arm auf den Befund hin

Die radiologische Diagnostik einer Wirbelsäuleninstabilität ist durch ein stufenweises Vorgehen gekennzeichnet (20).

Lokalisation der primären Läsion

Neben Standardröntgenaufnahmen in zwei Ebenen werden zur Erfassung einer Läsion des Knochens die Ganzkörperszintigraphie und die NMR-Untersuchungstechnik eingesetzt. Gerade die Entwicklung der letztgenannten Methoden erlaubt eine Längsrekonstruktion der Wirbelsäule und des Rückenmarkes in ausgezeichneter Qualität (2) (Abb. 13.2).

Weitergehende Diagnostik

Bei der Suche nach weiteren betroffenen Skelettanteilen liefern Röntgenübersichtsaufnahmen gute Informationen. Frühe Veränderungen können jedoch röntgenologisch unerkannt bleiben (Abb. 13.3 a u. b). Ein solitärer osteolytischer Herd nämlich kann noch durch genügend physiologische Knochensubstanz verdeckt werden. Beim Vorliegen von eindeutig segmentbezogenen neurologischen Veränderungen muß die Diagnostik mit Hilfe von computertomographischen Untersuchungen im betroffenen Segment fortgesetzt werden. Ist eine neurologische Symptomatik nicht eindeutig einem Segment zuzuordnen, sollte die Myelographie eingesetzt werden.

Beurteilung der Ausdehnung und des Schweregrades des Prozesses

Zur Beurteilung der Ausdehnung einer knöchernen Destruktion und des Befalls des angrenzenden Weichteilgewebes eignet sich am besten die Computertomographie. Mit dieser Untersuchungsmethode kann (eventuell kombiniert mit intravenöser oder intrathekaler Kontrastmittelapplikation) eine ausgezeichnete Beurteilung der Wirbelsäule, des Spinalkanales und der paravertebralen Strukturen erfolgen (31).

In der Diagnostik der Osteoporose haben sich die CT-ermittelte Knochendichte sowie die Diphotonenabsorptionsspektroskopie bewährt. Mit beiden Methoden kann im 5- bis 10-%-Bereich Knochenmineralverlust bestimmt werden. Trotz der genannten Untersuchungstechniken ist es gelegentlich erforderlich, die Diagnose histologisch zu sichern. Bei herdförmigen Wirbelsäulenprozessen kann eine exakte Diagnose oftmals nur durch invasive Untersuchungstechniken gestellt werden (57).

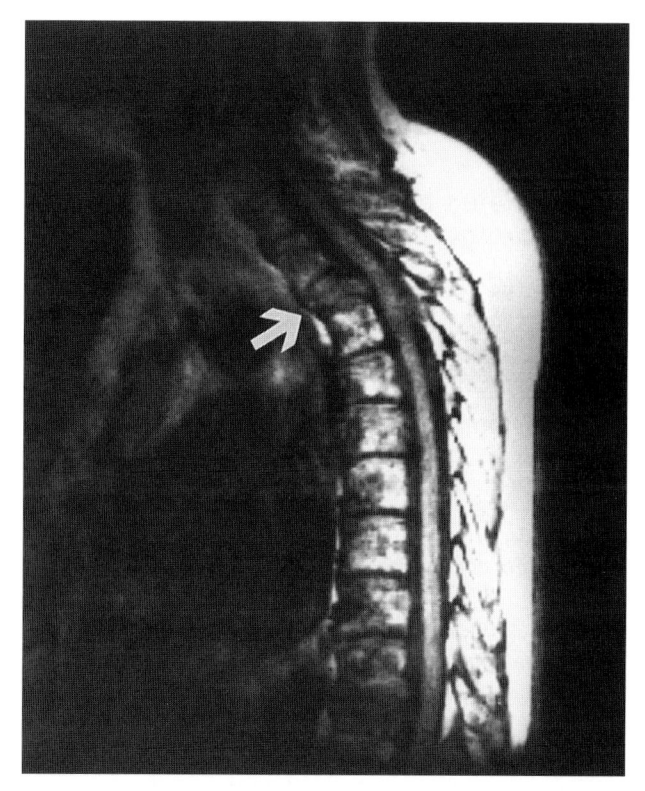

Abb. 13.2 MR-Tomographie der unteren Hals- sowie mittleren und oberen Brustwirbelsäule: Es wurde eine seitliche Längsrekonstruktion der aufgeführten Wirbelsäulenabschnitte durchgeführt. Ein Zusammenbruch des 1. Brustwirbelkörpers ist erkennbar. Dieser wölbt sich nach dorsal vor. Das Rückenmark ist aber noch nicht wesentlich eingeengt. Neurologische Ausfälle lagen noch nicht vor

Abb. 13.3a u. b Seitliche Röntgenübersichtsaufnahme (a) und Computertomographie (b) der LWS: Nativradiologisch fand sich zunächst ein unauffälliger Befund. Aufgrund einer klaren L5-Symptomatik wurde eine Computertomographie durchgeführt. Es fand sich ein zystischer Tumor des 4. Lendenwirbelkörpers, der nach dorsal durchgebrochen war. Die Skelettszintigraphie war ebenfalls negativ. Histologisch konnte nach Ausräumung des Tumors ein Plasmozytom verifiziert werden. Die weitere Suchdiagnostik war negativ, so daß noch von einem solitären Befund ausgegangen werden konnte

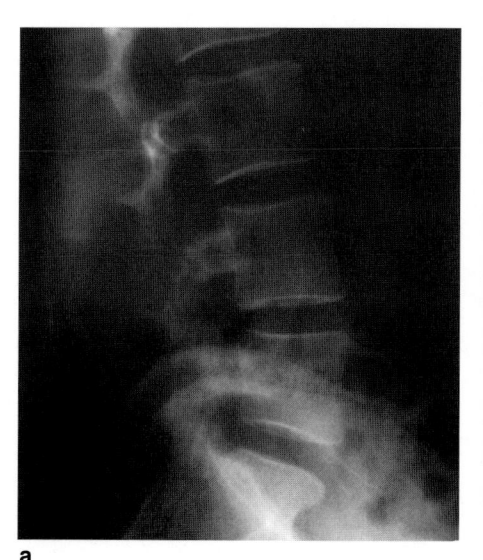

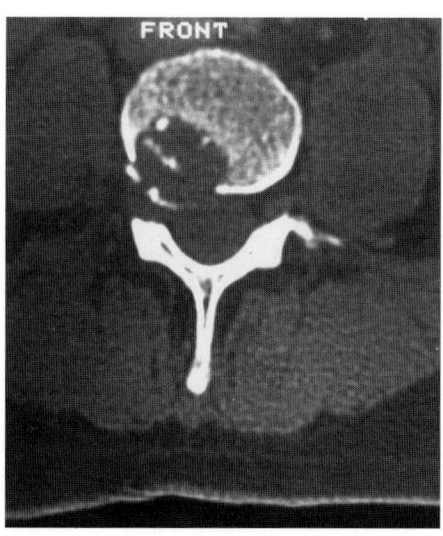

Allgemeine Traumatologie

Instabilitäten bei angeborenen und erworbenen Veränderungen der Wirbelsäule

Instabilitäten bei angeborenen Fehlbildungen der Halswirbelsäule

Knöcherne Entwicklungsstörungen finden sich insbesondere im Bereich der Halswirbelsäule. Sehr häufig werden sie auch im lumbosakralen Übergang beobachtet.

Basiläre Impression

Die angeborene basiläre Impression (Synonym: okzipitale Hypoplasie) weist im Gegensatz zu der erworbenen basilären Impression (beispielsweise bei PCP, Osteomalazie, Osteogenesis imperfecta, fibröser Dysplasie, Morbus Paget, Hyperparathyreoidismus) nur eine geringe klinische Bedeutung auf. Die Diagnose einer basilären Impression liegt nahe, wenn im Röntgenbild bei geöffnetem Mund die lateralen atlantoaxialen Gelenke nicht darstellbar sind. Ein weiterer Hinweis ist die McGregor-Basallinie, die vom Hinterrand des harten Gaumens zum tiefsten Punkt der Okzipitalschuppe auf dem Seitbild verläuft. Physiologischerweise wird von ihr tangential die Densspitze berührt. Bei der europäischen Bevölkerung spricht man von einer basilären Impression, wenn die Densspitze die McGregor-Linie um mehr als 6,4 mm überragt (6). Eine weitere Markierungslinie stellt die Linie nach McRae dar (Abb. 13.**4**).

Im Gegensatz zu den erworbenen basilären Impressionen kommt es bei der angeborenen nicht zu einer Invagination, d. h. zu einer Einstülpung des Dens und seiner Umgebung in das Foramen magnum.

Atlantoaxiale Instabilität

Das oftmals mit einer Denshypoplasie vergesellschaftete Os odontoideum kann eine atlantoaxiale Instabilität zur Folge haben. Weiterhin kann eine solche Instabilität durch segmentüberbrückende knöcherne Fortsätze eines Processus paracondylicus bedingt sein. Bei diesem Processus handelt es sich um die ursprünglich vorhandenen Querfortsatzanteile eines ehemals bestehenden entwicklungsgeschichtlichen Proatlaswirbels als Folge einer Differenzierungsstörung der oberen Halswirbelsäule. Weiterhin können Processus epitransversarii dem Atlas eine Schiefstellung aufzwingen, so daß eine Schiefhalsstellung resultiert. Diese Lateraldislokation kann mit negativen Folgen für die Kopfdurchblutung einhergehen (53). Fielding u. Hawkins (16) wiesen darauf hin, daß sich hinter einer Schiefstellung des Atlas auch eine Rotationsinstabilität verbergen kann.

Hypermobilität im Bereich der Halswirbelsäule

Hypermobilitäten im Kindesalter treten nicht selten auf. Röntgenologisch findet man bei Funktionsaufnahmen in Inklinationsstellung eine Stufenbildung, die besonders häufig im Segment C2/C3 mit Ventralverschiebung des Axis auftritt. Von Cattel u. Filitzer (7) wurde dies als „Pseudoluxation" bezeichnet. Diese Instabilität verschwindet normalerweise nach dem 10. Lebensjahr. Als radiologischer Anhalt für einen Normalbefund werden die Rückbildung der Stufenbildung bei aufrechter Kopfhaltung sowie die radiologische Integrität der Gelenkflächen gewertet. Nach von Torklus u. Gehle (53) kann auch eine Lateraldislokation des Dens unter 2 mm noch physiologisch sein.

Okzipitozervikales Klippel-Feil-Syndrom

Das okzipitozervikale Klippel-Feil-Syndrom stellt ein Mißbildungssyndrom dar, das sich aus knöchernen Fehlbildungen im Bereich des okzipitozervikalen Überganges

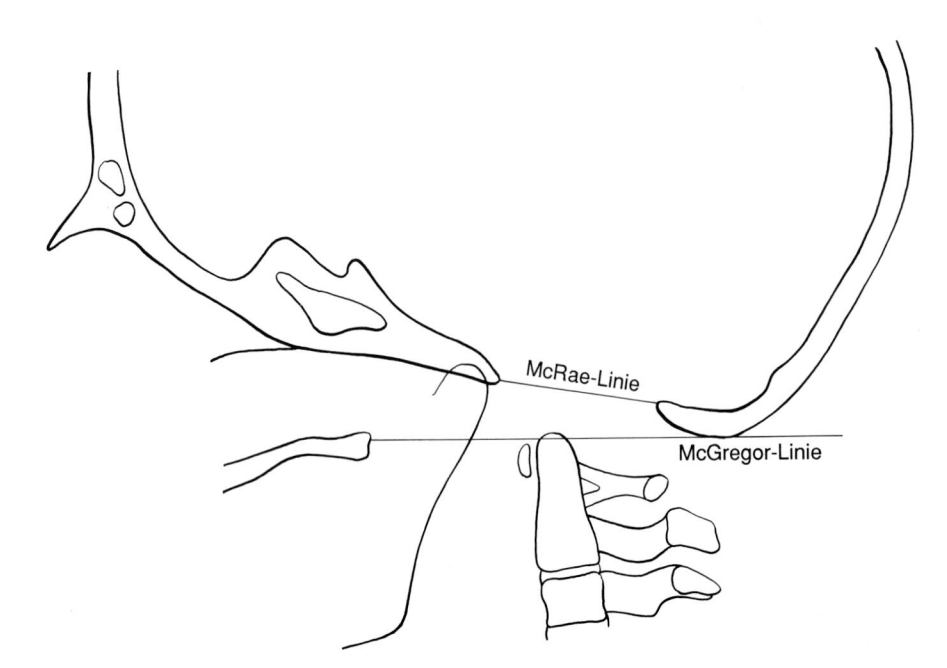

Abb. 13.**4** Seitliche Skizze der Schädelbasis entsprechend einer exakt seitlich eingestellten Röntgenaufnahme: Die Linie nach McRae stellt die Verbindung vom Vorderrand zum Hinterrand des Foramen magnum dar. Die Densspitze sollte diese Linie nicht überragen. Die McGregor-Linie ist die Verbindungslinie der oberen Hinterkante des harten Gaumens mit dem tiefsten Punkt der Hinterhauptschuppe. Die Densspitze sollte diese Linie nicht mehr als 6,4 mm überragen

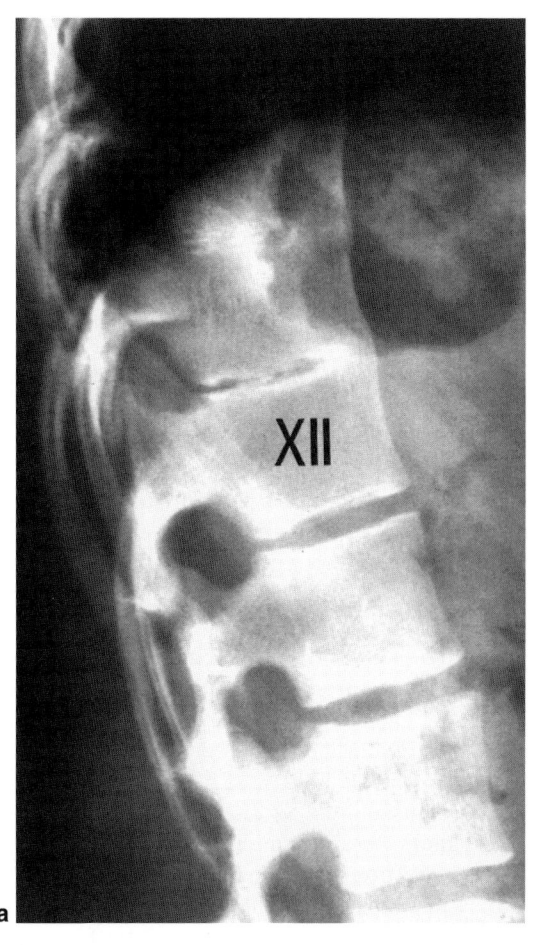

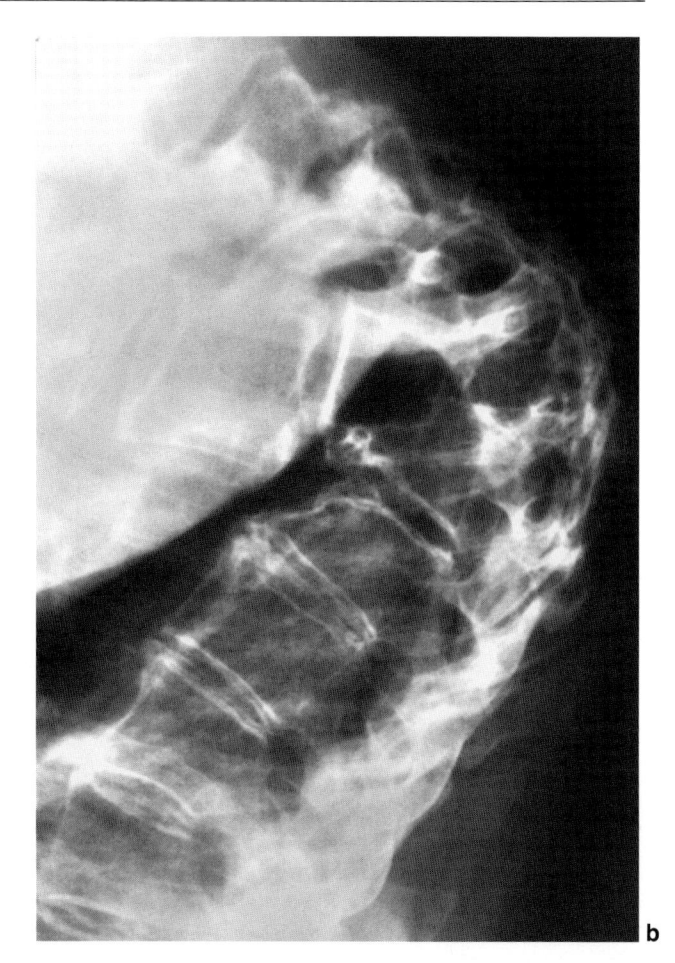

13 Frakturen und Stabilitätsbeurteilung bei pathologischen Knochenveränderungen

Abb. 13.5a u. b Entwicklungs- und Anlagestörungen der Wirbelsäule:
a Segmentationsstörung des 10. bis 12. Brustwirbelkörpers. Die Bandscheiben sind nur rudimentär vorhanden
b Ausgeprägte Keilwirbelbildung im oberen BWS-Bereich (s. Text). Eine schwerste Kyphose mit konsekutiver Instabilität hat sich entwickelt

und der Halswirbelsäule zusammensetzt. Klinisch relevant ist die Stenose des knöchernen Neuralrohres, die zu Durchblutungsstörungen und Tetraplegien führen kann (43). Kombinationen dieser Erkrankung mit Skoliosen, einer Sprengelschen Deformität und Erkrankungen des kardiovaskulären Systems sind häufig.

Instabilitäten bei angeborenen Fehlbildungen im Brustwirbelsäulenbereich

Als typische Störungen im Bereich der Wirbelkörper der Brustwirbelsäule können Keil- (Abb. 13.5 a u. b), Halb- und Blockwirbelbildungen angesehen werden. Diese Fehlbildungen führen in ausgeprägten Fällen zu Instabilitäten.

Instabilitäten der Lendenwirbelsäule und des lumbosakralen Überganges

Die Lendenwirbelsäule und insbesondere der lumbosakrale Übergang sind der häufigste Sitz von Varianten des knöchernen Stützorganes Wirbelsäule. Besonders zahlreich finden sich hier Übergangswirbel. Dabei ist entweder der 1. Sakralwirbel nicht knöchern mit dem Os sacrum verbunden (Lumbalisation) oder der 5. Lendenwirbel ist schon an das Os sacrum fixiert (Sakralisation).

Eine exakte Differenzierung dieser beiden Formen ist nur durch das Abzählen sämtlicher Wirbelelemente, beginnend bei C 1, möglich. Beschwerden können dabei ausgehen von Wirbeln, deren Gelenkfortsätze gelenkig mit den Massae laterales des Kreuzbeines verbunden sind. Lumbalgieforme Beschwerden sind Folge dieser Veränderung. Asymmetrische Übergangswirbel können lumbale Skoliosen und Instabilitäten hervorrufen.

Auf das Auftreten von Spaltbildungen im Sinne einer Spina bifida im Bereich des lumbosakralen Überganges muß hingewiesen werden. Diese können als alleinige Bogenschlußstörung oder in Verbindung mit Meningo- oder Myelomeningozelen in Erscheinung treten.

Instabilitäten bei Skoliosen und Kyphosen

Es gibt drei Arten von Krümmungen im Bereich der Wirbelsäule. Es handelt sich dabei um die Skoliose, die Kyphose und die Lordose. Als Skoliose (Abb. 13.6) wird

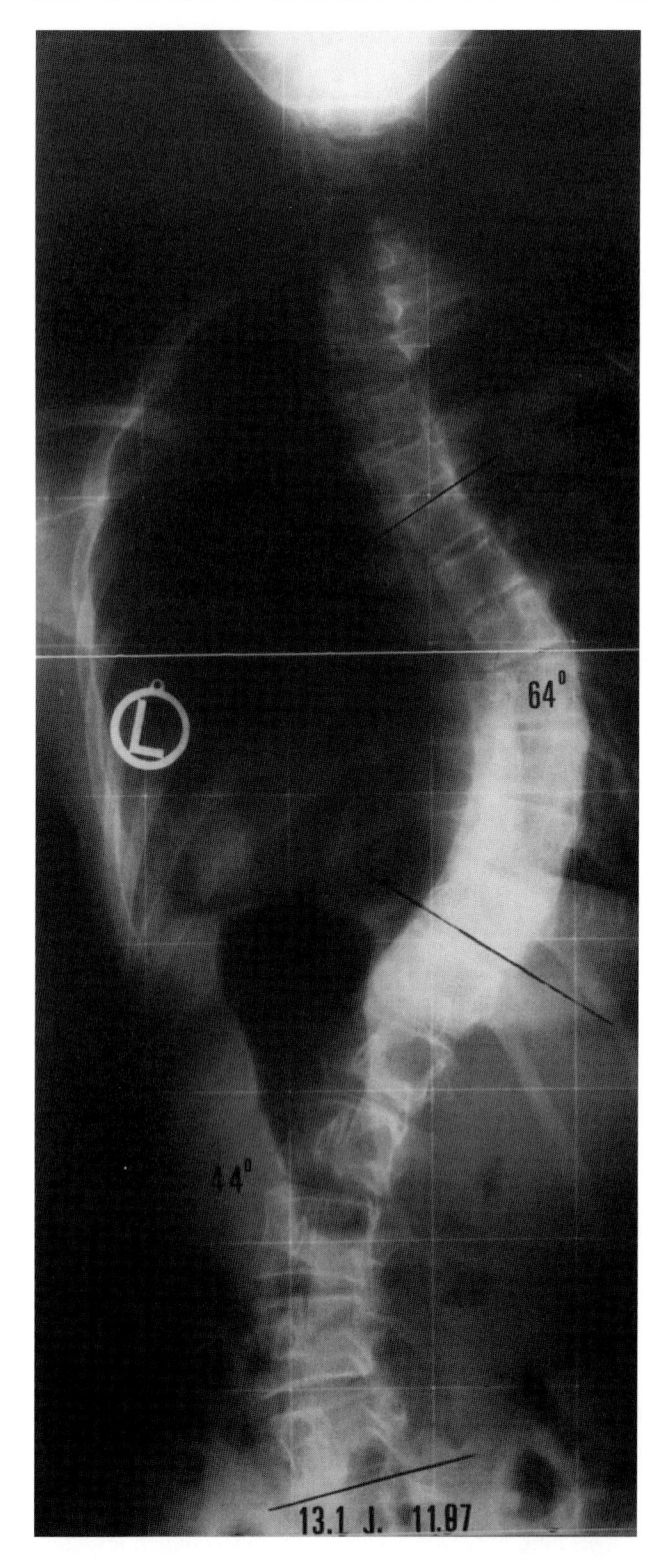

Abb. 13.6 Idiopathische Skoliose: Die Torsion der rechtskonvexen thorakalen Primärkrümmung ist am Verlauf der Dornfortsätze und der asymmetrischen Projektion der Pedikel erkennbar

eine pathologische, fixierte Seitverbiegung der Wirbelsäule bezeichnet, die mit einer Rotation der Wirbelkörper einhergeht. Kyphose und Lordose sind physiologische Krümmungen in der Sagittalebene. Nur verstärkten Ausprägungen dieser Krümmungen kommt ein pathologischer Wert zu.

Skoliosen

Bei dem größten Teil der Skoliosen ist die Ätiologie nicht bekannt. Am häufigsten finden sich die sog. idiopathischen Skoliosen mit einem Anteil von 85−90% aller Skoliosen, gefolgt von den kongenitalen Skoliosen (2−5%) und den neuromuskulären Skoliosen (2−3%). Dickson (13) hält die Skoliose für eine in die Frontalebene gedrehte Kyphose. Nach Heine (22) ist mit einer erheblichen Progredienz der Krümmung zu rechnen, wenn ein Winkel über 50 Grad nach Cobb (8) überschritten wird. Bei dieser Meßmethode wird an der Deckplatte des oberen Neutralwirbels und der Grundplatte des unteren Neutralwirbels der Krümmung jeweils eine Gerade angelegt. Auf diese Gerade wird ein Lot gefällt. Der Winkel, der durch die beiden Lote gebildet wird, ist der Skoliosewinkel.

Nach Ogilvie (40) entsteht bei einer Seitverschiebung der Wirbelsäule aus der Mittellinie, wie sie bei dekompensierten Skoliosen zu beobachten ist, ein Drehmoment, das eine Deformierung der Wirbelsäule bewirkt.

Bei neuromuskulären Skoliosen findet sich ein asymmetrischer muskulärer Tonus. Das Ungleichgewicht der muskulären Funktion ist in diesem Fall die Ursache der Skoliose. Eine Ausnahme bilden neuromuskuläre Skoliosen unter anderem auch deshalb, da die Progredienz dieser Skolioseform erhöht ist und auch nach Ende des Wachstums in hohem Maße weiterbesteht.

Kyphosen

Die Klassifizierung der BWS-Kyphose in pathologische und physiologische Formen unterliegt auch heute noch keiner strengen Definition. Roaf (44) hält eine kyphotische Rundrückenbildung im Bereich der Brustwirbelsäule von 20−40 Grad für physiologisch. Nach Rocher u. Perez-Casas (45) liegt ein Rundrücken der Brustwirbelsäule von 35 Grad bei gesunden Erwachsenen im Normbereich. Entsprechend der Definition von Stagnara u. Mitarb. (51) ist ein kyphotischer Winkel von 30−50 Grad in der Brustwirbelsäule physiologisch. Allerdings herrscht in letzter Zeit darüber Übereinstimmung, daß Kyphosewinkel über 50 Grad als eindeutig pathologisch zu beurteilen sind. Operative Maßnahmen sind allerdings erst bei hartnäckigen Rückenbeschwerden und Kyphosewinkeln über 70 Grad in der Brustwirbelsäule angezeigt. Hier scheint die Grenze zu progredienten, mit konservativen Mitteln nicht beeinflußbaren Veränderungen und somit zur Instabilität zu liegen.

Als häufigste Ursache einer verstärkten Kyphosierung in der Brustwirbelsäule gilt der Morbus Scheuermann. Geachtet werden muß bei einer Kyphosierung der Wirbelsäule aufgrund eines Morbus Scheuermann außerdem auf eine eventuell vorhandene Spondylolyse in der Lendenwirbelsäule (23, 39). Im thorakolumbalen Übergang ist eine Kyphosierung der Wirbelsäule immer pathologisch.

Instabilitäten aufgrund neoplastischer Wirbelsäulenveränderungen

Wirbelsäulentumoren befallen die Wirbelkörper häufiger als die dorsalen Anteile der Wirbelsäule. Betroffen sind also in erster Linie die gewichttragenden Säulen der Wirbelsäule.

Benigne Wirbelsäulentumoren

Gutartige Primärtumoren treten in verschiedenen Altersstufen auf. Das eosinophile Granulom (oder Histiozytosis X) ist vor allem bei Kindern und Jugendlichen zu beobachten. Es zählt wie die aneurysmatische Knochenzyste (Abb. 13.7 a–c) und die fibröse Dysplasie zu den sogenannten tumorartigen Knochenerkrankungen. Das Osteoidosteom tritt zwischen dem 5. und dem 40. Lebensjahr auf (4). Osteoblastome finden sich in erster Linie bei Jugendlichen und jungen Erwachsenen. Über 40% aller publizierten Fälle finden sich in der Wirbelsäule (36). Das Osteoklastom (Riesenzelltumor) tritt zwischen der 1. und 4. Lebensdekade auf. Das Hämangiom gilt als der häufigste gutartige Wirbelsäulentumor.

Maligne Tumoren und Metastasen

Maligne Primärtumoren der Wirbelsäule treten im Vergleich zu Wirbelkörpermetastasen wesentlich seltener auf (14).

Das Plasmozytom (Abb. 13.8) stellt den häufigsten primär malignen Knochentumor der Wirbelsäule dar. Es tritt im Regelfall multipel auf, der solitäre Befall eines Wirbels ist selten. Der Altersgipfel dieser Erkrankung liegt jenseits des 50. Lebensjahres. Weitaus weniger häufig finden sich Ewing-Sarkome, Retikulumzellsarkome und Osteosarkome. Diese malignen Tumoren treten in erster Linie bei Jugendlichen und jungen Erwachsenen auf.

Chondrosarkome und Chordome haben ihren Häufigkeitsgipfel nach dem 30. Lebensjahr.

Nach Jaffé (27) kann bei 70% aller Patienten, die an einem Tumor erkrankt sind, mit Wirbelsäulenmetastasen gerechnet werden. Fast alle malignen Tumoren können zu einer Metastasierung in der Wirbelsäule führen. Dabei handelt es sich teilweise um osteolytische, teilweise um osteoblastische Prozesse. Nach Braun u. Mitarb. (5) treten rein osteoblastische Tumoren ohne osteolytische Komponente nur selten auf.

Osteolytische Metastasen stammen von Primärtumoren wie Hypernephromen (Abb. 13.9 a–c), Mamma- und Schilddrüsenkarzinomen. Osteoblastische Metastasen werden beispielsweise von Prostata- und Mammakarzinomen hervorgerufen. Der Morbus Hodgkin führt zu einer Sonderform der Knochenmetastasierung. Beim Auftreten von Metastasen im Kleinkindesalter muß an ein Neuroblastom gedacht werden. Bei der Beurteilung drohender tumorbedingter Instabilitäten muß auf bekannte Erkenntnisse aus der Biomechanik,

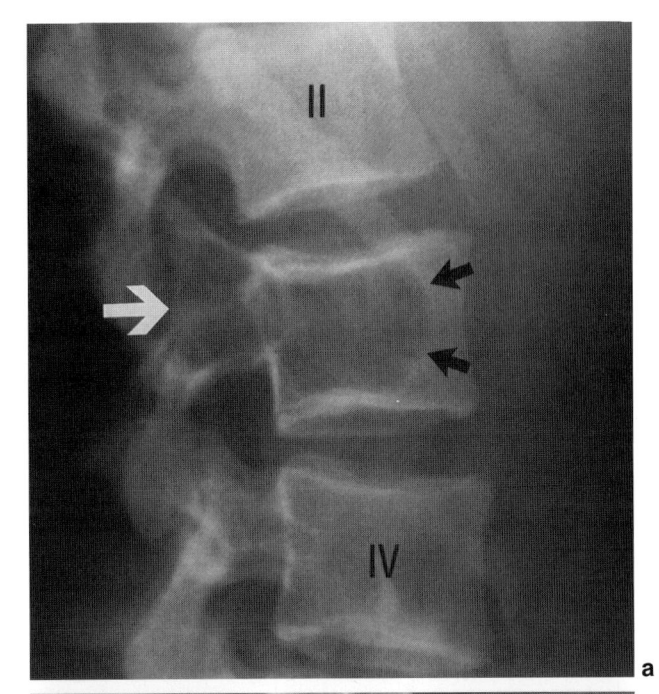

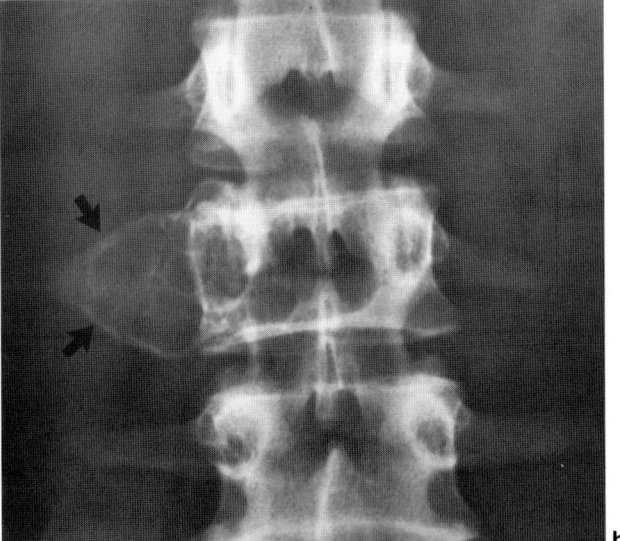

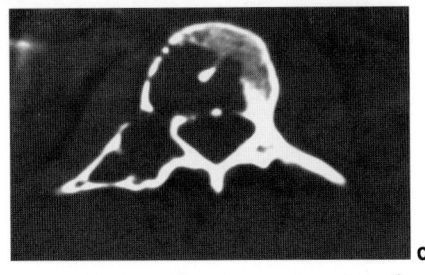

Abb. 13.**7a–c** Aneurysmatische Knochenzyste des 3. Lendenwirbelkörpers:
a Die Seitaufnahme der Lendenwirbelsäule läßt das Ausmaß des Tumors erahnen. Differentialdiagnostisch ist dieser Befund jedoch nicht eindeutig. Eine fibröse Dysplasie käme z. B. ebenfalls noch in Frage
b Wesentlich typischer ist hingegen die a.-p. Aufnahme
c Die Computertomographie zeigt die Größenausdehnung des an sich gutartigen Tumors. Es liegt eine geringe Schwäche der vorderen, aber hochgradige Schwächung der mittleren und hinteren Tragsäule (s. Text) vor. Mit einer ausgeprägten Stabilitätsgefährdung ist zu rechnen.
Die operative Intervention ist notwendig

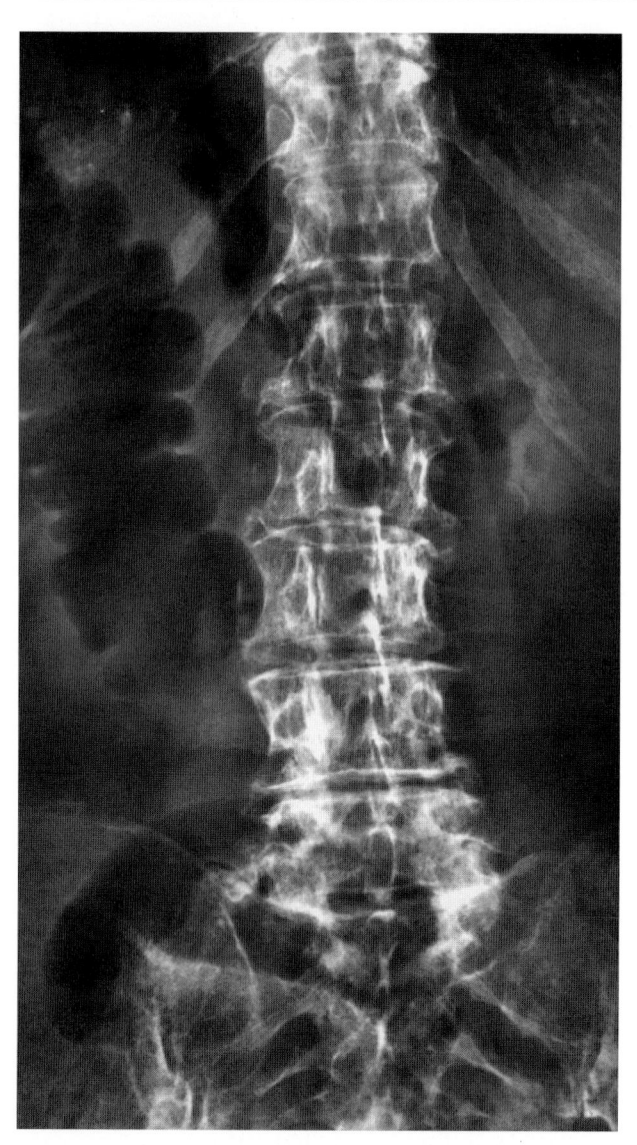

Abb. 13.**8** Diffuses Plasmozytom der Wirbelsäule: Auf der a.-p. Aufnahme der Lendenwirbelsäule sind zum Teil zystische Veränderungen, zum Teil Arrosionen erkennbar. An der grobsträhnigen Veränderung der Wirbelkörper kommt die Begleitosteoporose zur Darstellung

der Klinik und der Traumatologie zurückgegriffen werden.

Eine Rückenmarkskompression mit neurologischen Ausfällen stellt eine Indikation zur sofortigen operativen Behandlung dar. Ein ventraler Eingriff mit einer Ausräumung des Wirbelkörpers und mit Überbrückung des Defektes kommt in erster Linie bei benignen Tumoren, malignen Primärtumoren und solitären Metastasen in Betracht.

Bei einer multiplen Metastasierung kommt als weniger belastender Eingriff die Laminektomie mit partieller Tumorausräumung von dorsal einschließlich der Instrumentation des betroffenen Wirbelsäulenabschnittes mit geeigneten Implantaten in Frage.

Instabilitäten bei entzündlichen Veränderungen der Wirbelsäule

Instabilitäten der Wirbelsäule bei bakteriellen und Pilzinfektionen

Häufig treten entzündliche Veränderungen in der Wirbelsäule auf. Das Tuberkelbakterium als wichtigster Erreger einer Spondylitis wird in den letzten Jahren durch unspezifische Erreger wie den Staphylococcus aureus (Abb. 13.**10 a** u. **b**) und Pilze abgelöst. Typischerweise wird der vordere Tragpfeiler der Wirbelsäule häufiger als der hintere befallen. Der Wert der Frühdiagnose dieser kontinuierlich verlaufenden Erkrankung wird unterstrichen.

Bei der Erstdiagnose einer Spondylitis weisen am ehesten die Veränderungen des Bandscheibenraums auf ein entzündliches Geschehen hin. Es folgen lytische Veränderungen und Destruktionen der angrenzenden Wirbelkörper mit zunehmender Verschiebung der Wirbelkörper gegeneinander und Verzahnung miteinander. Eine progrediente Kyphosierung oder Lordosierung im betroffenen Wirbelsäulenabschnitt weist eindringlich auf eine fortgeschrittene Instabilität hin.

Instabilitäten bei abakteriellen entzündlichen Erkrankungen

Neben der rheumatoiden Arthritis als wichtigster nichtbakterieller Erkrankung können eine Vielzahl anderer Erkrankungen zu Instabilitäten der Wirbelsäule führen.

Bei der rheumatoiden Arthritis sind insbesondere das atlantoaxiale Gelenk und die Halswirbelsäule befallen. Es resultieren granulomatöse Umwandlungen der stabilisierenden Bänder (3). Die Gefügelockerung der oberen Halswirbelsäulensegmente wird als krankheitsspezifische Veränderung der polyarthritischen Halswirbelsäule bezeichnet (10, 21, 47). Meikle u. Wilkinson (38) fanden bei über 50% der von ihnen untersuchten Fälle eine Demineralisation des Knochens. Bei 37% der Patienten lag ein vergrößerter atlantoaxialer Abstand vor, bei 22% zeigte sich eine Seitverbiegung der Halswirbelsäule und bei 26% ergab sich eine Subluxation der unteren Halswirbelsäulensegmente (Abb. 13.**11**).

Eine atlanto-axiale Dislokation kann durch Röntgenfunktionsaufnahmen der seitlichen Halswirbelsäule in maximaler Ante- bzw. Retroflexion nachgewiesen werden (Abb. 13.**12**). Ein Hinweis auf eine atlantoaxiale Dislokation liegt vor, wenn der Abstand zwischen Hinterrand des Atlasbogens und Dens 3 mm überschreitet. Pathologisch-anatomisch ist bei Dislokationen bis 5 mm das Lig. transversum noch intakt. Mit einer Integrität dieses Bandes ist meist bis zu einer Dislokation von 8 mm zu rechnen. Bei dieser Dislokation findet sich höchstens ein leichtes Impingement des Myelons und eventuell der A. vertebralis. Pathologisch-anatomisch geben bei Verschiebungen über 10 mm nur noch die Fasciculi longitudinales, die kraniale Fortsetzung des Lig. longitudinale posterius, und die kräftige Membrana tectoria einen gewissen Halt. Die retrodentale Distanz ist hierbei auf die Hälfte und weniger verkürzt. Die Reposition des

Abb. 13.**9a–c** Hypernephrommetastasen der oberen Lendenwirbelsäule und unteren Brustwirbelsäule:
a Auf der Seitaufnahme des thorakodorsalen Überganges erkennt man die zusammengebrochenen Lendenwirbelkörper I + II
b dokumentiert den Befund in der seitlichen Tomographie
c Die Knochenszintigraphie zeigt die deutliche Nuklidmehrspeicherung im vorgenannten WS-Abschnitt. Eine szintigraphisch deutliche Minderperfusion der linken Niere weist auf den Primärtumor hin

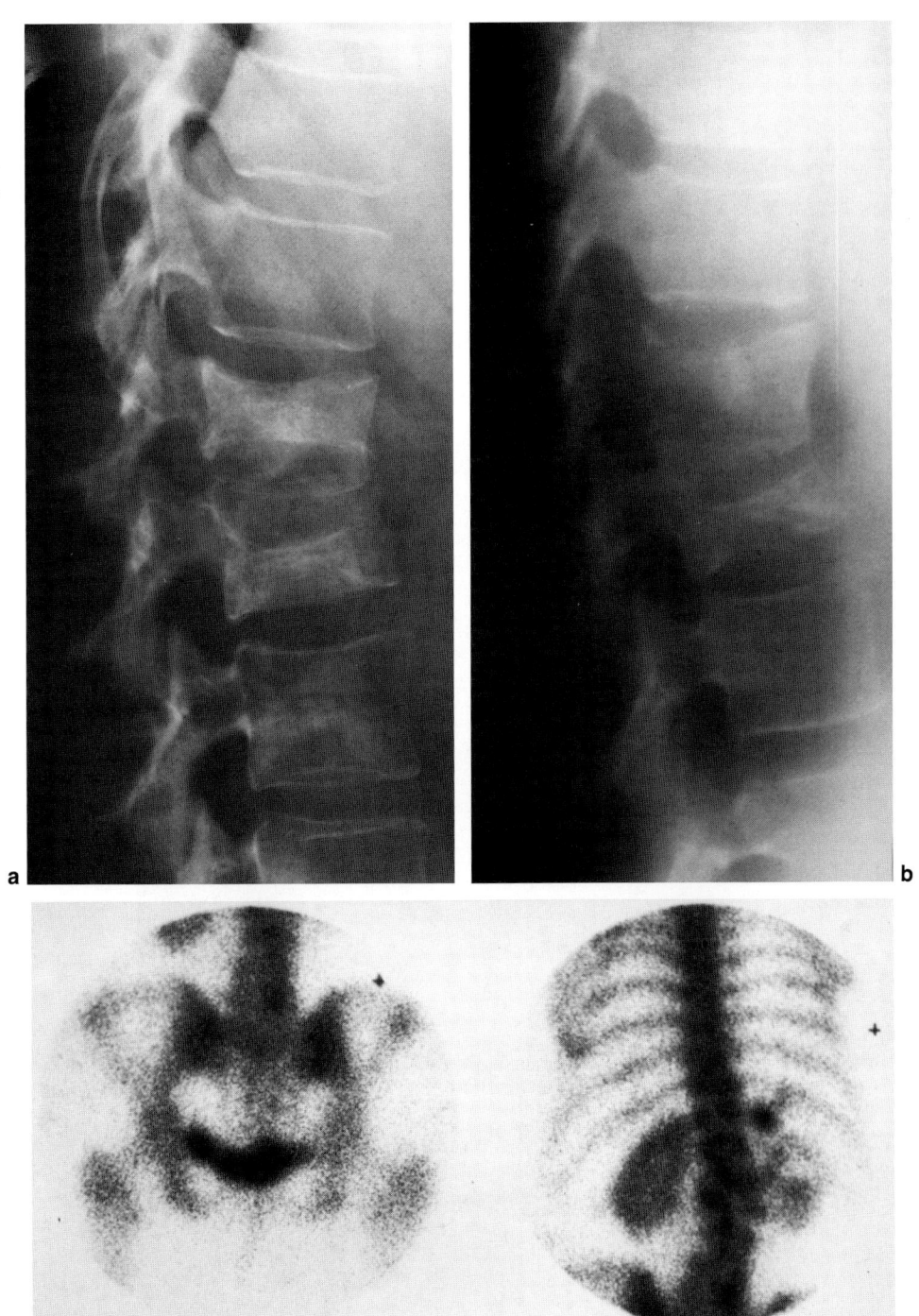

Atlas und eine Spondylodese erscheinen dringend nötig. Die atlantoaxiale Dislokation bei rheumatoider Arthritis ist gravierend. Schwere Lähmungen und Todesfälle werden berichtet (9, 11).

Bei der Spondylitis ankylopoetica als zweiter wichtiger nichtbakterieller Erkrankung der Wirbelsäule können Pseudoarthrosen in der verknöcherten Wirbelsäule sowie Deformierungen im Sinne von erheblich verstärkten Kyphosierungen der Brustwirbelsäule und des thorakolumbalen Überganges auftreten (50).

Erworbene atlantookzipitale Gefügelockerung

Atlantookzipitale Dislokationen sind seltener als die atlantoaxialen Gefügelockerungen. Hingegen ist die basiläre Impression keinesfalls ein seltenes Geschehen. Bei der basilären Impression handelt es sich um eine trichterförmige Einstülpung des Dens sowie seiner Umgebung in das Schädelinnere. Diese kann bei der rheumatischen Arthritis, aber auch beim Morbus Paget, bei der Osteogenesis imperfecta, der Osteomalazie, dem Hyperparathyreoidismus sowie der fibrösen Dysplasie beobachtet werden. Der Verdacht auf eine basiläre Impression besteht, wenn sich auf dem a.-p. Röntgenbild bei geöffnetem Mund die lateralen atlantoaxialen Gelenke nicht darstellen.

106 Allgemeine Traumatologie

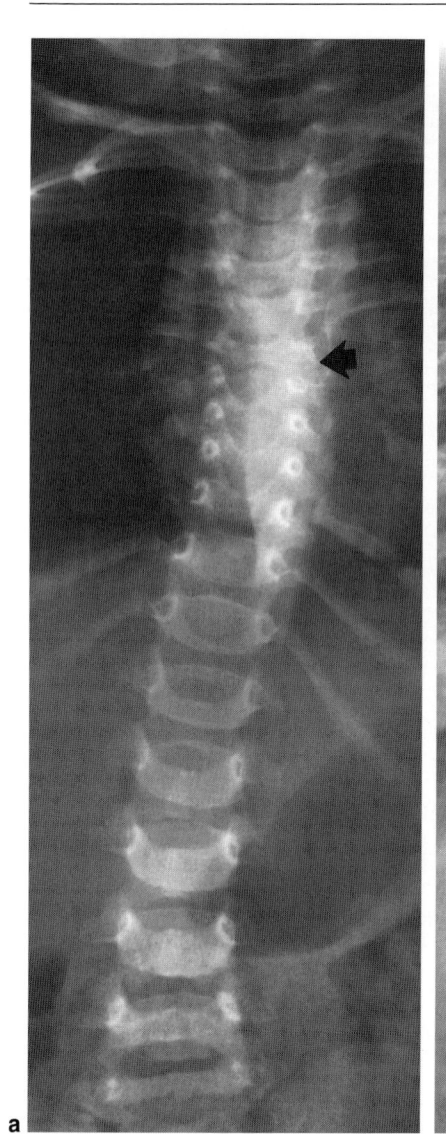

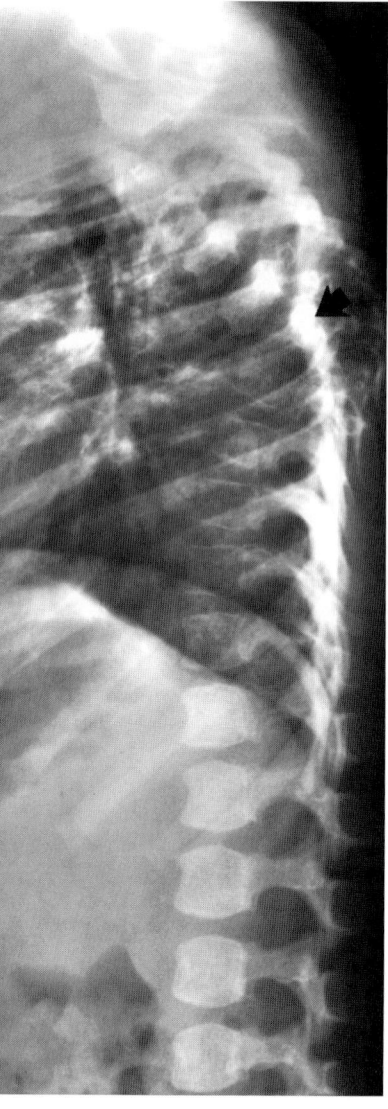

Abb. 13.**10a** u. **b** Instabilität bei Säuglingsspondylitis von Th 6: Bei dem zweijährigen Kind trat plötzlich eine schwere progrediente Kyphose auf. Röntgenologisch fand sich auf der a.-p. Aufnahme (**a**) eine Seitverbiegung der Wirbelsäule. Auf der Seitaufnahme (**b**) stellten sich eine Keilwirbelbildung und Bandscheibenraumverschmälerung bei Th 6 dar. Die histologische Untersuchung nach der operativen Ausräumung ergab eine unspezifische Spondylitis; durch die mikrobiologische Untersuchung konnte Staphylococcus aureus als Keim nachgewiesen werden

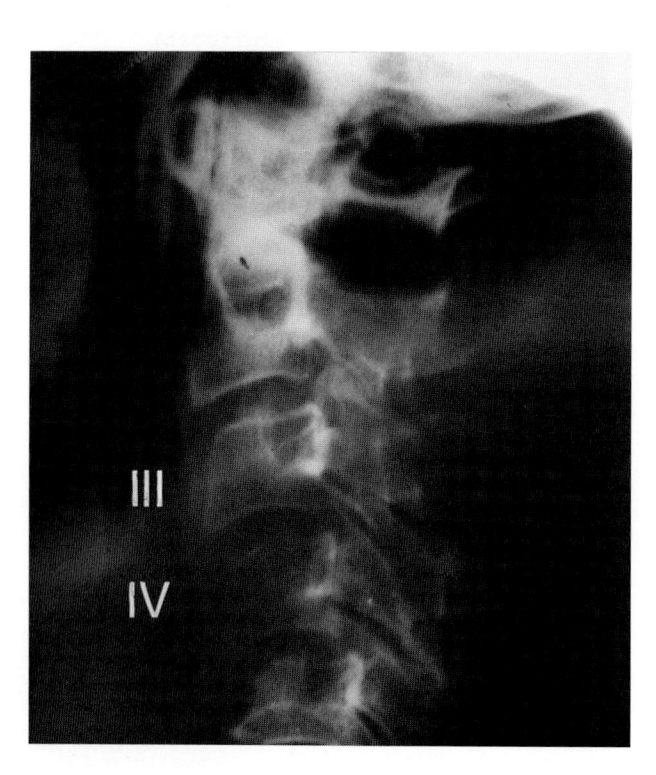

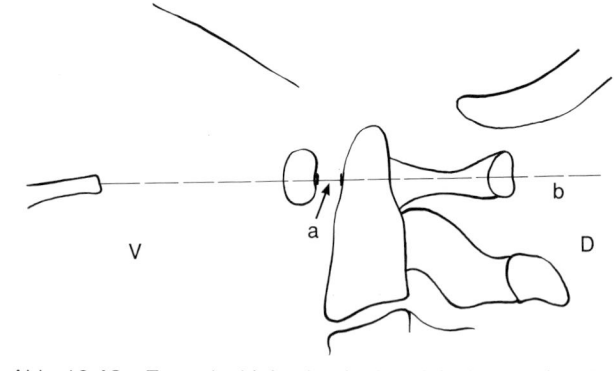

Abb. 13.**12** Zentrale Linie durch den Atlasbogen (b). Der Abstand zwischen Hinterrand des Atlasbogens und Dens ist mit a gekennzeichnet. Ein Hinweis auf eine atlantoaxiale Dislokation ergibt sich, wenn dieser Abstand auf Funktionsaufnahmen der seitlichen HWS 3 mm überschreitet (s. Text)

◄ Abb. 13.**11** Gefügelockerung im Bereich der Halswirbelsäule bei rheumatoider Arthritis: Es ist ein deutliches Abgleiten des 4. HWK auf dem 5. HWK nach vorn erkennbar. Geringer ausgeprägt deutet sich ein ähnlicher Befund auch ein Segment höher an

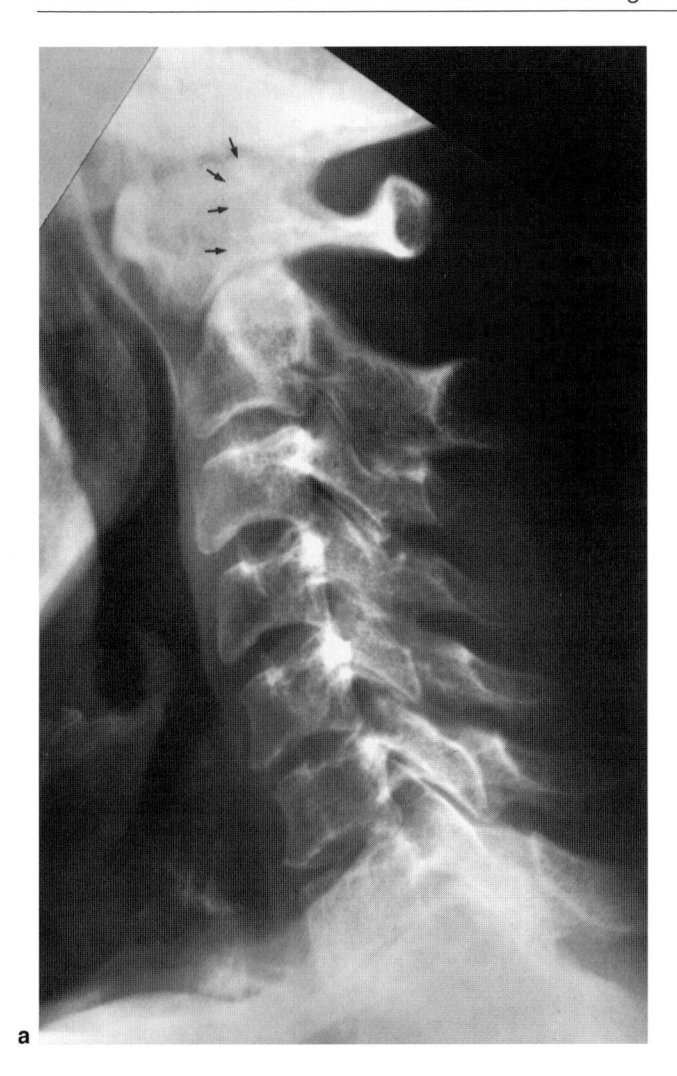

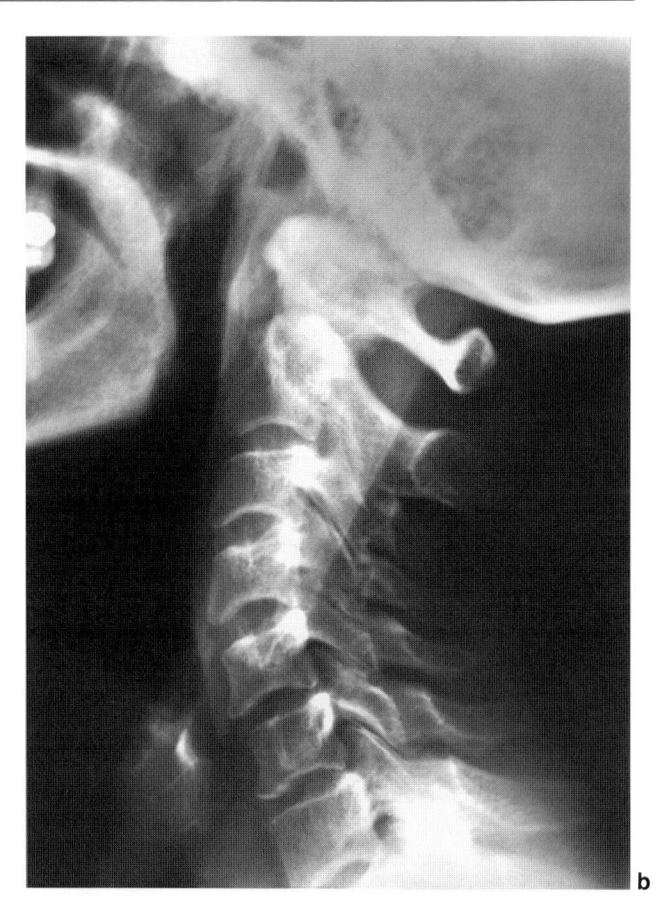

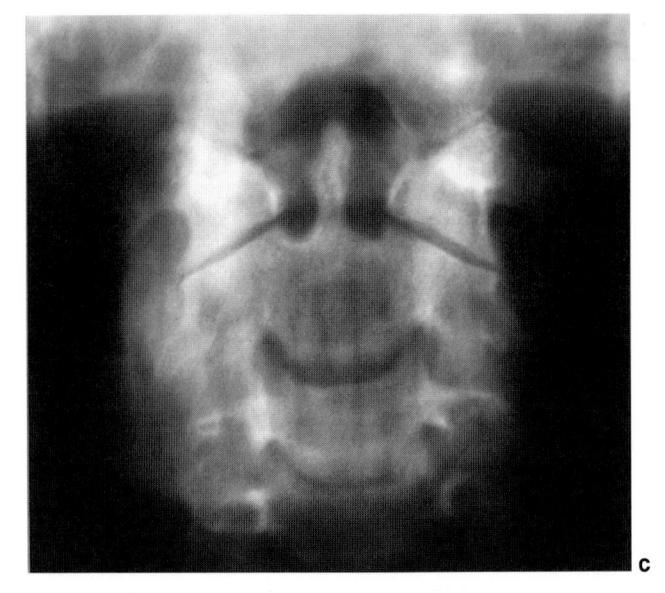

13 Frakturen und Stabilitätsbeurteilung bei pathologischen Knochenveränderungen

Erworbene atlantoaxiale Dislokation

Ist der Dens auf der Übersichts- bzw. Funktionsaufnahme nicht klar erkennbar, sollten a.-p. und seitliche Schichtaufnahmen angefertigt werden. Gerade Veränderungen an der oberen Halswirbelsäule sind auf einfachen Übersichtsaufnahmen nur in weniger als der Hälfte der Fälle zu erkennen (1, 35).

So fand sich z. B. in den Röntgenbildern der in Abb. 13.**13a–c** gezeigten Patientin mit atlantoaxialer Dislokation zusätzlich eine erhebliche Resorption des Dens im Rahmen einer rheumatoiden Arthritis. Diese Veränderung ist als weiterer Instabilitätsfaktor zu werten.

Die Indikation zur operativen Behandlung besteht:

1. bei Verschiebungen um 10 mm und beginnenden neurologischen Ausfällen,
2. bei Verschiebungen deutlich über 10 mm,
3. bei persistierenden Beschwerden und nicht suffizient durchführbarer äußerer Fixation.

Abb. 13.**13a–c** Seitliche Funktionsaufnahme einer Patientin mit destruktiver rheumatoider Arthritis:
a Auf der Röntgenaufnahme in maximaler Anteflexion ist ein deutliches Abgleiten des Atlasbogens auf dem Axis nach vorn um über 10 mm erkennbar. Der Dens pellotiert weit nach dorsal
b Bei maximaler Retroflexion findet eine Reposition statt
c Die a.-p. Schichtaufnahme bringt einen durch den chronischen Entzündungsprozeß resorptiv veränderten Dens zur Darstellung. Dieser stellt einen weiteren Instabilitätsfaktor dar

Instabilitäten durch degenerative Wirbelsäulenveränderungen

Degenerative Wirbelsäuleninstabilität

Das Problem der degenerativen Wirbelsäuleninstabilität wird äußerst kontrovers behandelt. Knutsson (30) meint, daß anomale Translationsbewegungen, die er auf Funktionsaufnahmen in maximaler Ante- und Retroflexion bei Patienten mit Rückenschmerzen fand, die frühesten Anzeichen einer degenerativen Schädigung seien. Viele Autoren gehen dabei von der Vorstellung aus, daß die Bandscheibe im Rahmen ihrer Degeneration (Turgorverlust des Nucleus pulposus, Elastizitätsverlust, Kollaps mit Höhenminderung usw.) zur Einsteifung eines Bewegungssegmentes oder zur Instabilität führt (19, 49). Kirkaldy-Willis u. Farfan (29) halten die „Instabilität bei degenerativen Veränderungen" hingegen für einen zeitlich begrenzten Zustand.

Die Existenz degenerativer Instabilitäten wird aber weiterhin in Frage gestellt (19). Zudem bestehen noch ausgeprägte Meinungsdifferenzen über mechanische und radiologische Kriterien degenerativer Gefügelockerungen. Da die Ausprägung derartiger Instabilitäten oft nicht übermäßig auffällig ist, sind exakte Messungen meist nicht möglich. Der mit degenerativer Instabilität verbundene Schmerz führt weiter zu einer Fixierung der Wirbelsäulenbewegungen, so daß die abnorme Beweglichkeit oft nicht zu beobachten ist. Letztlich muß darauf hingewiesen werden, daß erhebliche Differenzen zwischen unterschiedlichen Untersuchern in der Bewertung von Funktionsaufnahmen bestehen. Gegenwärtig gibt es keine allgemein akzeptierte Klassifikation für degenerative Instabilitäten. Entsprechend der Literatur können folgende vier Typen unterschieden werden:

Es handelt sich um die translationale, rotatorische, retrolisthetische und die postoperative Instabilität.

Die am häufigsten angewandten diagnostischen Tests sind Funktionsaufnahmen in maximaler Flexion und Extension sowie in maximaler Seitneigung nach rechts und links. Fünf Kriterien können dabei festgestellt werden, die auf eine segmentale Instabilität hinweisen:

1. eine Vorwärtsbewegung des Wirbelkörpers um mehr als 3 mm bei Anteflexion (30);
2. Asymmetrie und Bandscheibenraumkollaps zwischen maximaler Inklination und Extension (29);
3. exzessive Retrolisthesis in maximaler Extension (32);
4. Hypermobilität eines Bewegungssegmentes; man versteht darunter eine Beweglichkeit im Bewegungssegment, die die 90-%-Perzentile einer Person definierten Alters überschreitet;
5. das Vorliegen sogenannter „traction spurs" (34); hierbei handelt es sich um eine nach ventral gerichtete Randzackenbildung der Wirbelkörpergrund- und deckplatte der angrenzenden Wirbelkörper.

Unphysiologische Bewegungen und Hypermobilität aufgrund degenerativer Veränderungen der Wirbelsäule

Meist wird eine abnorm gesteigerte Beweglichkeit in einem Bewegungssegment als Ausdruck eines fortgeschrittenen Bandscheibenschadens angesehen (ausgenommen sind dabei einige Fälle mit oftmals familiärer primärer Bandlaxizität).

Eine degenerativ bedingte Instabilität mit radiologischen Zeichen der Hypermobilität liegt nach der Literatur bei ca. 15% der Patienten vor (15). Dabei wird von den Autoren insbesondere einer Drehkomponente ein hoher Wert beigemessen. Wie oben dargestellt, ist der radiologische Nachweis einer derartigen Hypermobilität nicht einfach.

Patienten mit derartigen Instabilitäten können unter hochgradigen therapieresistenten Schmerzen und neurologischen Ausfällen leiden (17). Eine Hypermobilität kann bei Fortschreiten des Degenerationsprozesses zur Wirbelverschiebung nach vorn und zur Entwicklung einer Pseudospondylolisthesis führen.

Instabilität bei lumbalem Drehgleiten

Das Drehgleiten ist ein charakteristischer röntgenologischer Befund bei Lumbalskoliosen (22). Es ist bei Thorakalskoliosen unbekannt. Bei dem Drehgleiten handelt es sich um ein seitliches Abgleiten eines Wirbelkörpers über den darunterliegenden, das gleichzeitig mit einer Rotation verbunden ist. Die Tendenz zu einer Verdrehung der Wirbelkörper gegeneinander ist am größten in Höhe der Neutralwirbel, also auf Höhe der Übergänge in die kraniale und kaudale Gegenkrümmung. In diesem Bereich sind die Wirbelkörper am stärksten gegeneinander geneigt, die Bandscheibe erleidet hier die größte mechanische Beanspruchung. Kommt es schließlich zum Verschleiß der Bandscheibe, setzt der Drehgleitprozeß ein (Abb. 13.**14**).

Die Beschwerden werden häufig durch eine relative spinale Stenose und eine Nervenwurzeleinengung, bedingt durch die hypertrophierten Gelenkfacetten, verursacht.

Farfan (15) glaubt, daß der Drehgleitprozeß durch eine gewaltsame Rotation in Bewegung gesetzt wird. In der Folgezeit kommt es zu einer Nachgiebigkeit der Bandscheibe und zu einer Vermehrung der Rotation.

Instabilität bei Spondylolyse und Spondylolisthesis

Eine Spondylolyse, also eine Spaltbildung in der Pars interarticularis des Wirbelbogens, existiert bei 5–7% der Bevölkerung (24, 46, 52). Bei 50–60% der Erkrankten kommt es insbesondere während des Wachstums zu einem Gleiten des betroffenen Wirbels (52) (Abb. 13.**15**). Bei manchen Eskimostämmen wird eine Häufigkeit der Spondylolisthesis bis zu 50% beobachtet (28).

Nach Wiltse u. Mitarb. (55) erfolgt eine Unterteilung in fünf Formen (1. dysplastische, 2. Fraktur in der

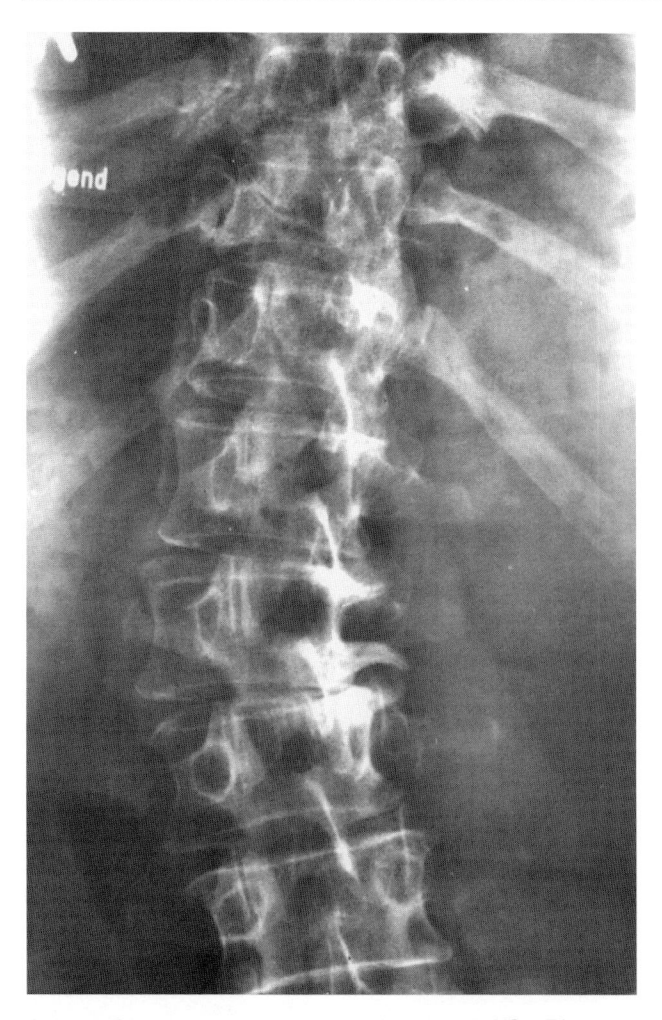

Abb. 13.14 Drehgleiten im Bereich der LWS: Die a.-p. Röntgenaufnahme läßt eine lumbale Skoliose mit beträchtlicher Torsion erkennen. Es liegt eine deutliche Seitverschiebung des 1. Lendenwirbelkörpers vor. Dieser ist rotiert und scheint zur Seite hin abzugleiten. Diese Rotationsverschiebung des 1. Lendenwirbelkörpers stellt das typische Drehgleiten dar

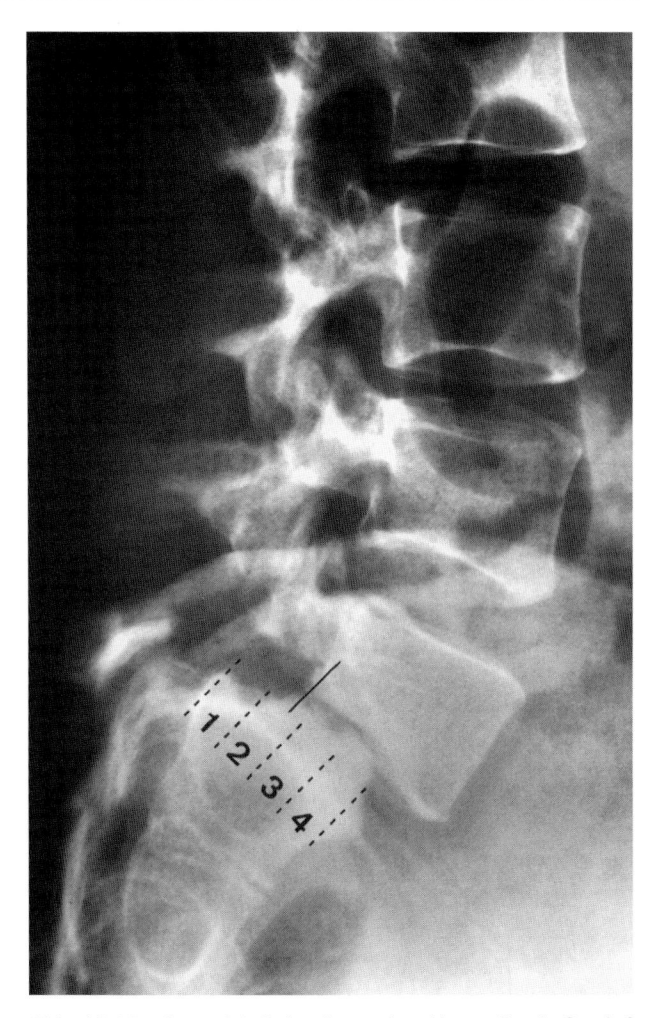

Abb. 13.15 Spondylolisthesis nach „Meyerding" Grad 2 (s. unten) bei L5/S1: Wirbelkörper, Pedikel und obere Gelenkfortsätze haben sich deutlich nach vorn verschoben. Der Dornfortsatz, die hinteren Wirbelbogenanteile und die distalen Gelenkfortsätze wurden zurückgelassen. Bei einer derart ausgeprägten Verschiebung stellt sich der Defekt der Interartikularportion auch schon auf der Seitaufnahme dar. Die Einteilung der Spondylolisthesen erfolgt nach dem Schema von Meyerding. Dabei wird der Wirbelkörper des unter dem Gleitwirbel gelegenen Wirbels auf der Seitaufnahme in 4 gleichgroße Abschnitte eingeteilt und diese von dorsal nach ventral mit 1–4 numeriert (s. Markierung). Die Spondylolisthese ist nach Meyerding dem Grad des Abschnittes zuzuordnen, in dem sich die Hinterkante des abgleitenden Wirbels befindet

Pars interarticularis, 3. bedingt durch Ermüdungsfrakturen, 4. Fraktur außerhalb der Pars interarticularis, 5. pathologische) entsprechend der vermutlichen Genese der Erkrankung.

Pseudospondylolisthesen, die vor allem bei älteren Patienten beobachtet werden, entstehen durch degenerative Veränderungen in den Bandscheiben und den Wirbelbogengelenken. Betroffen ist in erster Linie das Segment L4/L5.

Pedunkuläre Spondylolisthesen finden sich entweder bei Frakturen der Wirbelbogenwurzeln oder bei Systemerkrankungen. Häufig wird vor allem bei der Osteogenesis imperfecta eine Verlängerung der Pars interarticularis beobachtet.

Instabilität bei Osteoporose

Das Vorliegen einer Osteoporose ist nicht mit einer Instabilität der Wirbelsäule gleichzusetzen. Es handelt sich hierbei um eine Osteopathie ungeklärter Ursache. Eine lokalisierte oder universelle Verminderung der mineralisierten Knochensubstanz ist bei der Osteoporose feststellbar. Bei einem Verlust an kalzifiziertem Knochen in einer

Größenordnung von 30–40% werden Deckplatteneinbrüche der Wirbel beobachtet. Es entstehen sogenannte Fischwirbel. Weiter kann es zu pathologischen Frakturen kommen. Ein klarer Anhaltspunkt, ab wann es zu einer Frakturbildung kommen wird, ist nicht mit Sicherheit anzugeben.

Bei schon primär vorhandener Kyphose oder Skoliose kann die an einem Wirbelkörper oder einem Bewegungssegment angreifende Kraft enorm anwachsen. Eine progrediente Deformität oder pathologische Wirbelfraktur tritt in diesen Fällen früher auf.

Die häufig im Bereich der Brustkyphose erkennbaren osteoporotisch bedingten Keilwirbel sind unter diesem Aspekt zu sehen.

Instabilitäten aufgrund operativer Maßnahmen

Nach ausgedehnten Laminektomien und Entfernungen der Wirbelbogengelenke, insbesondere in Verbindung mit Bandscheibenausräumungen, können Instabilitäten in dem entsprechenden Bewegungssegment auftreten, da eine Schwächung der mittleren und der dorsalen Tragsäule die Folgen sind. Sind mehrere Segmente von einem solchen Eingriff betroffen, so erhöht sich das Instabilitätsrisiko erheblich. Hopp u. Tson (25) beobachteten nach Operationen einer spinalen Stenose bei 17% der Patienten eine Instabilität.

Weiter kann eine Instabilität auch in den benachbarten Segmenten auftreten, die an eine Spondylodesenstrecke angrenzen. Da durch die Spondylodese die Zahl der beweglichen Segmente reduziert wird, werden die benachbarten Segmente mehr beansprucht. Ein Verschleiß der Wirbelbogengelenke und die Überlastung des Kapsel-Band-Apparates kann folgen. Es können dann in den benachbarten Segmenten Ventral-, Dorsal- und Lateraldislokationen entstehen. Unabhängig davon ist aber die Spondylodese verbunden mit einer ausgiebigen operativen Dekompressionen (Abb. 13.16), trotz der negativen Folgezustände, bei einigen Operationsindikationen (Tumoren) unabdingbar und der primären Instabilität ohne Operation überlegen (41).

Häufigste Komplikation nach einer Laminektomie vor Wachstumsabschluß ist eine hochgradige Kyphose (33). Yashuoka u. Mitarb. (56) fanden bei einer Untersuchung von 26 Patienten, daß das Alter der operierten Patienten sowie die Lokalisation der Laminektomie einen erheblichen Einfluß auf die Ausbildung der Kyphose hatten. Eigene Fallbeobachtungen zeigten Tetraparesen nach auswärtig vorgenommenen Laminektomien im Kindesalter. Eine Laminektomie im Jugendalter muß infolgedessen immer mit einer Spondylodese kombiniert werden.

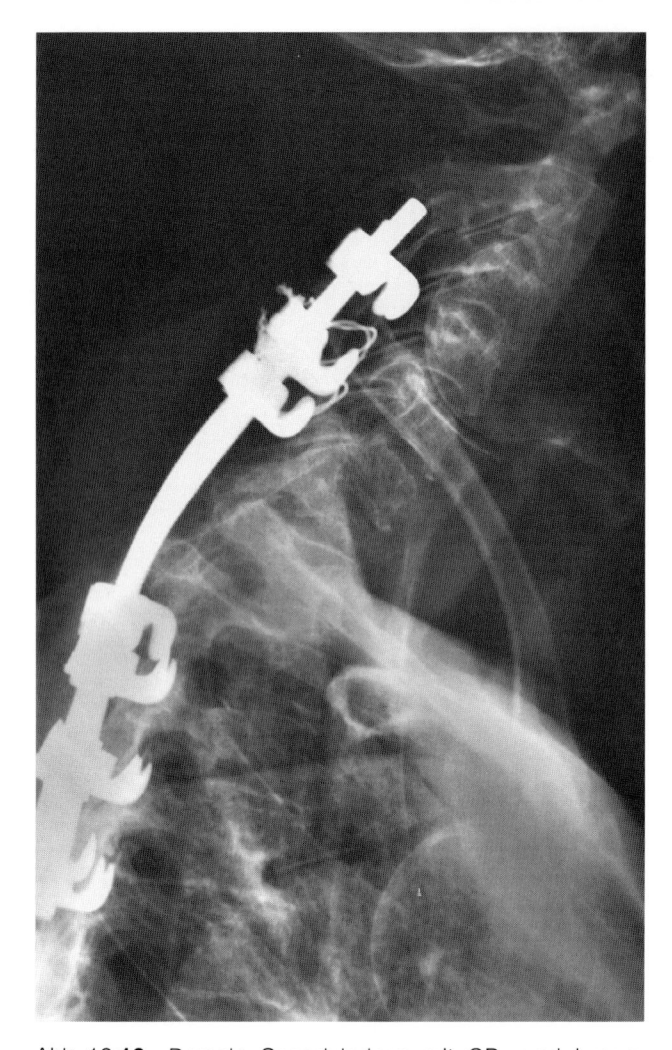

Abb. 13.**16** Dorsale Spondylodese mit CD- und Luque-Instrumentarium: Bei der Patientin lagen multiple Metastasen eines Mammakarzinoms vor. Insbesondere kam es zu einer zunehmenden Instabilität am zervikothorakalen Übergang. Diese zunehmende Kyphosierung wurde mit einer dorsalen Spondylodese (Kombination aus CD- und Luque-Instrumentarium) stabilisiert

Literatur

1 Anderson, L. D., B. L. Smith, J. De Torre, J. T. Littleton: The role of polytomography in the diagnosis and treatment of cervical spine injuries. Clin. Orthop. 165 (1982) 64
2 Biehl, Th., M. Reiser, M. Kratzer: Der Einsatz der Kernspintomographie für die Diagnostik von Tumoren an der Wirbelsäule. Orthop. Prax. 22 (1986) 816
3 Bland, J. H.: Rheumatoid arthritis of the cervical spine. J. Rheumatol. 1 (1974) 327
4 Bradford, D. S.: Spinal instability: Orthopaedic perspective and prevention. Clin. Neurosurg. 27 (1980) 591
5 Braun, A., M. Büff, U. Mende: Die Diagnostik metastatischer Destruktionen der Lendenwirbelsäule und ihre klinische Bedeutung. Med. Orthop. Techn. 105 (1985) 682
6 Burwood, R. J., J. Watt: Assimilation of the atlas and basilar impression: A review of 1500 Skull and cervical spine radiographs. Clin. Radiol. 25 (1974) 327
7 Cattel, H. S., D. L. Filitzer: Pseudosubluxation and other normal variations in the cervical spine in children. J. Bone Jt Surg. 47-A (1965) 1295
8 Cobb, J. R.: Outline for the study of scoliosis. Amer. Acad. Orthop. 5 (1948) 261
9 Cohen, C.: Fatal dislocation of cervical spine in rheumatoid arthritis. Geront. Clin. 11 (1969) 239
10 Colon, P. W., J. C. Isdale, B. S. Rose: Rheumatoid arthritis of the cervical spine. Ann. rheum. Dis. 25 (1966) 120
11 Davis, F. W., H. E. Markley: Rheumatoid arthritis with death from medullary compression. Ann. intern. Med. 35 (1951) 451
12 Denis, F.: The threecolumn spine and its significance in the classification of acute thoracolumbar spinal injuries. Spine 8 (1983) 817
13 Dickson, R. A.: The pathogenesis of idiopathic scoliosis. J. Bone Jt Surg. 66-B (1984) 8
14 Diethelm, D.: Die Tumoren der Wirbelsäule im Röntgenbild. Radiologe 5 (1965) 477
15 Farfan, H. F.: Biomechanik der Lendenwirbelsäule. Hippokrates, Stuttgart 1979
16 Fielding, W., R. J. Hawkins: Atlanto-axial rotatory fixation. J. Bone Jt Surg. 59-A (1977) 37
17 Friedrich, M.: Lumbale Distraktionsorthese. Med.-orthop. Techn. 104 (1984) 151
18 Frymoyer, J. W., D. W. Selby: Segmental instability: Rational for treatment. Spine 10 (1985) 280
19 Frymoyer, J. W., M. H. Krag: In Dunshier, S. B., H. H. Schmiden, J. Frymoyer, A. Hahn: The Unstable Spine. Grunde Strattin, Orlando 1986
20 Galanski, M., G. Lingg, D. Uhlenbrock, A. Roessner, A. Karbowski: Die Wertigkeit bildgebender Verfahren bei vertebralen und paravertebralen Geschwülsten. Orthop. Prax. 22 (1986) 809
21 Gschwend, N.: Die operative Behandlung der chronischen Polyarthritis. Thieme, Stuttgart 1977
22 Heine, J.: Die Lumbalskoliose. Bücherei des Orthopäden, Bd. 26. Enke, Stuttgart 1980
23 Hensinger, R. N., T. L. Greene, L. Y. Hunter: Back pain and vertebral changes simulating Scheuermann's kyphosis. Spine 6 (1982) 341
24 Hoeffken, W., H. Wolfers: Spondylolisthesis und Pseudospondylolisthesis. In Diethelm u. a.: Handbuch der Medizinischen Radiologie, Bd. VI/2: Röntgendiagnostik der Wirbelsäule, 2. Teil. Springer, Berlin 1974 (S. 740)
25 Hopp, E., P. M. Tson: Postdecompression lumbar instability. Clin. Orthop. 227 (1988) 143
26 Hoppenstein, R.: Immediate spinal stabilization using an acrylic prothesis (preliminary report). Bull. Hosp. Joint Dis. 33 (1972) 66
27 Jaffé, H. L.: Tumors and Tumorous Conditions of the Bones and Joints. Lea & Febiger, Philadelphia 1958
28 Kettlekamp, D. B., G. D. Wright: Spondylosis in the Alaskan Eskimo. J. Bone Jt Surg. 53-A (1971) 563
29 Kirkaldy-Willis, W. H., H. F. Farfan: Instability of the lumbar spine. Clin. Orthop. 165 (1982) 110
30 Knutsson, F.: The instability associated with disc herniation in the lumbar spine. Acta Radiol. 25 (1944) 593
31 Lee, B. C. P., E. Wazam, A. Newman: Computed tomography of the spine and spinal cord. Radiology 128 (1978) 95
32 Lehmann, T., R. Brand: Instability of the lower lumbar spine. Orthop. Trans. 7 (1983) 97
33 Lonstein, J. E.: Post – laminectomy kyphosis. Clin. Orthop. 128 (1977) 93
34 Macnab, I.: The traction spur – an indicator of segmental instability. J. Bone Jt Surg. 53-A (1971) 663
35 Maravilla, W. R., P. R. Cooper, Sklar, F. H.: The influence of thinsection tomography on the treatment of cervical spine injuries. Radiology 127 (1978) 131
36 Marsh, B. W., M. Bonfiglio, L. P. Brady, W. F. Enneking: Benign osteoblastoma: range of manifestations. J. Bone Jt Surg. 52-A (1970) 1467
37 McAffee, P. C., H. A. Ynan, B. E. Fredrickson, J. P. Lubicky: The value of computed tomography in thoracolumbar fractures. J. Bone Jt Surg. 65-A (1983) 461
38 Meikle, J. A., M. Wilkonson: Rheumatoid involvement of the cervical spine radiological assesment. Ann. rheum. Dis. 30 (1971) 154
39 Niethard, F.: Scheuermann's disease and spondylosis. Orthop. Trans. 7 (1983) 103
40 Ogilvie, J. W.: Biomechanics. In: Scoliosis and other Spinal Deformities. Saunders, Philadelphia 1987 (p. 7)
41 O'Neil, J., V. Gardner, G. Armstrong: Treatment of tumors of the thoracic and lumbar column. Clin. Orthop. 227 (1988) 103
42 Perey, O.: Fracture of the verebral end-plate in the lumbar spine: An experimental investigation. Acta orthop. scand. (Suppl.) 25 (1957)
43 Pizzutillo, P.: Klippel-Feil-syndrome. In Bailey R. W. et al.: The Cervical Spine. Lippincott, Philadelphia 1983
44 Roaf, R.: Vertebral growth and its mechanical control. J. Bone Jt Surg. 42-B (1960) 40
45 Rocher, Y. R., A. Perez Casas: Anatomia functional des aparato Locomoter de la innervacion perifericia. Bailly-Bailliere, Madrid 1965
46 Rowe, G. G., M. B. Roche: The etiology of separate neural arch. J. Bone Jt Surg 35-A (1953) 102
47 Schilling, F., J. P. Haas, M. Schachel: Die spontane atlanto-axiale Dislokation bei chronischer Polyarthritis und Bechterew. Fortschr. Röntgenstr. 99 (1963) 518
48 Schmitt, H., E. Fischer: Die okzipitale Dysplasie. Stuttgart 1960
49 Schmitt, E.: Ursachen, Diagnosen und Grundsätze der Behandlung des Kreuzschmerzes. Med.-orthop. Techn. 105 (1985) 143
50 Simmons, E. H., C. Goodwin: Spondylodiscitis: A manifestation of ankylosing spondylitis. Orthop. Trans. 7 (1983) 460
51 Stagnara, P., J. C. DeMauroy, P. Dran: Reciprocal angulation of the vertebral bodies in the sagittal plane: two references for the evaluation of kyphosis and lordosis. Spine 7 (1982) 335
52 Taillard, W.: Les spondylolisthesis. Masson, Paris 1957
53 Von Torklus, D., W. Gehle: Die obere Halswirbelsäule. Thieme, Stuttgart, 1987
54 White, A. A., M. Panjabi: Clinical Biomechanics of the Spine. Lippincott, Philadelphia 1978
55 Wiltse, L. L., P. H. Newman, I. Macnab: Classification of spondylosis and spondylolisthesis in children. Clin. Orthop. 117 (1976) 92
56 Yashuoka, S., H. Peterson, E. R. Laws: Pathogenesis and prophylaxis of post – laminectomy deformity of the spine after multiple level laminectomy; difference between children and adults. Neurosurgery 9 (1981) 145
57 Zichner, L., A. Enderl, E. Schmitt: Zur Diagnostik herdförmiger Wirbelsäulenerkrankungen. Orthop. Prax. 22 (1986) 832

14 Osteosynthesen
(prinzipielle Anmerkungen einschließlich Materialkatalog)

J. Ahlers und S. Kohlmann

Ziel jeder operativen Knochenbruchbehandlung ist die Wiederherstellung von Anatomie und Funktion der verletzten Extremität unter Verhinderung der *Frakturkrankheit*. In Verbindung mit der funktionellen Minderbeanspruchung von Knochen, Gelenken und Muskeln kommt es zur Ödembildung, Atrophie der Weichteile, Knochenabbau und Gelenksteife. Voraussetzungen für einen problemlosen Heilungsverlauf sind eine möglichst frühzeitige aktive und schmerzfreie Beanspruchung der verletzten Extremität ohne Gefährdung der Bruchheilung. Darüber hinaus soll durch eine Osteosynthese die Dauer der stationären Behandlung verkürzt und eine möglichst rasche Wiederherstellung der Knochentragefähigkeit erzielt werden. Erreicht wird dies durch eine stabile Osteosynthese, d. h. eine mechanisch einwandfreie Fixation der frakturierten Knochen.

Bei jeder operativen Stabilisierung müssen die mechanischen Belange den biologischen Erfordernissen, insbesondere bei Frakturen mit gefährdeter Vaskularität, untergeordnet werden (9), d. h., es darf unter Beachtung der genannten Vorbedingungen nur die Osteosynthese zur Anwendung kommen, die bei einer ausreichenden mechanischen Wirksamkeit den geringsten biologischen Schaden hervorruft. Das Ergebnis einer operativen Knochenbruchbehandlung kann daher nicht alleine anhand postoperativer Röntgenaufnahmen beurteilt werden, da eine Aussage über die biologische Leistungsfähigkeit nicht möglich ist.

Eine exakte anatomische Reposition ist bei einer Plattenosteosynthese – gerade bei Mehrfragment- oder Stückbrüchen – vielfach nur unter Inkaufnahme ausgedehnter Devastierung oder Deperiostierung einzelner Fragmente zu realisieren. Es kommt zu zusätzlichen, zum Teil erheblichen iatrogenen Schädigungen von Knochendurchblutung und Vaskularität. Bei jeder Indikationsstellung zu einer Osteosynthese muß daher die Art des Verfahrens bedacht werden.

Prinzipiell unterscheidet man zwischen Frakturen, die unbedingt operiert werden müssen (z. B. Gelenkfrakturen, offene Frakturen, Verletzungen der Wachstumsfuge), Frakturen, die nicht operiert werden dürfen (z. B. Wirbelfrakturen ohne neurologische Begleitverletzungen, eine Vielzahl kindlicher Bruchformen) sowie Brüche, die operiert werden können (z. B. Brüche des Unterschenkels oder des Oberarmschaftes).

Materialeigenschaften

An die Implantate werden hohe Anforderungen an mechanische Eigenschaften, Korrosionsresistenz, Gewebsverträglichkeit, Atoxizität, Festigkeit, Abrieb und Verschleiß gestellt. Sie sollen in ihrer Belastbarkeit und Biegefestigkeit den inneren und äußeren Kräften standhalten.

Zur Korrosionsvermeidung bestehen die metallischen Implantate aus elektromagnetisch inaktiven Materialien. Bei der Verwendung ungeeigneter Metalle kommt es zur elektrochemisch bedingten Schädigung oder Zerstörung des Implantates *(Korrosionsbruch)*. Zusätzlich gelangen die vom Implantat abgelösten Metallionen in das umliegende Gewebe und fallen dort als Metallsalze aus. Sie wirken vom Interzellularraum auf die Gewebezellen ein und rufen eine *Metallose* hervor *(Allergisierung)*.

Die Bedeutung der Verschleiß- und Abriebfestigkeit liegt in der Gefahr der *Kontaktkorrosion*, die zur örtlichen Materialverformung führen kann. Die Kontaktstelle von Schraubenkopf und Platte ist besonders gefährdet.

Diese Voraussetzungen sind bei rostfreiem Stahl (V4A), Kobalt-Chrom-Molybdän-Legierungen (Vitallium) sowie Titan gegeben. Titan zeigt zwar die gleichen Festigkeitswerte wie Stahl, ist aber in seinen sonstigen mechanischen Eigenschaften etwas unterlegen. Von Vorteil ist aber die extrem geringe Allergisierungsrate, weshalb Titanimplantate zunehmend häufiger eingesetzt werden.

Grundprinzipien der Osteosynthesen

Die mechanischen Prinzipien der Osteosynthesen lassen sich in zwei wesentliche Gruppen unterteilen:

– interfragmentäre Kompression,
– Schienung durch Kraftträger (S. 115).

Interfragmentäre Kompression

Grundsätzlich wird durch eine interfragmentäre Kompression die Reibung zwischen den Fragmenten erhöht. Bei der *statischen Kompression* wird der Druck einmal aufgebaut und bleibt aufrechterhalten, während bei einer *dynamischen Kompression* der notwendige Druck auf die Frakturebene durch die Bewegung (Muskelarbeit) erneuert und sogar noch verstärkt wird. Die statische interfragmentäre Kompression, d. h. die flächenhafte, auf die gesamte Ausdehnung der Frakturflächen einwirkende Kraft, wird mittels Zugschrauben erreicht. Voraussetzung hierfür ist das Gleiten der Schraube in dem *Gleitloch* der Kortikalis unter dem Schraubenkopf und in einem festen Sitz der Schraube in einem präzise vorgeschnittenen Schraubengewinde der gegenüberliegenden Kortikalis *(Gewindeloch)*. Im epi- und metaphysären Bereich wird dieses Prinzip durch *Spongiosaschrauben* erreicht.

Die Verwendung verschiedener Schraubentypen (Spongiosa- bzw. Kortikalisschraube) ergibt sich aus der unterschiedlichen Härte und Widerstandsfähigkeit der einzelnen Knochenabschnitte. Kortikalis- und Spongiosaschrauben lassen sich an der unterschiedlichen Gewindesteigung und Flankenstärke unterscheiden (Abb. 14.15 a–f).

Der Kugelkopf aller Schrauben ist an der Unterseite sphärisch ausgebildet und variiert je nach Schraubenstärke in seiner Größe. Die sphärische Unterseite gewährleistet auch bei einer Winkelstellung bis zu 27 Grad einen optimalen Ringkontakt im Loch der Platte bzw. des Knochens. Kleine Schrauben mit geringem Durchmesser weisen einen mehr flachen, linsenförmigen Kopf auf. In den Schraubenköpfen ist ein Innensechskant mit einer Schlüsselweite von 3,5 bzw. 2,5 mm eingelassen. Schrauben mit kleinerem Durchmesser besitzen einen Kreuzschlitz.

Spongiosaschraube

Die Spongiosaschraube weist einen relativ dünnen Kern mit tiefem Gewinde auf. Die Gewindestrecke beträgt bei der großen AO-Schraube 16 bzw. 32 mm (Abb. 14.14 a–d). Der Gewindeteil mit einem Durchmesser von 6,5 mm besitzt eine Kerngröße von 3 mm, die kleine Spongiosaschraube (4,0 mm) hat eine Kerngröße von 1,9 mm. Das Prinzip liegt darin, daß der Gewindeteil der Schraube ausschließlich jenseits der Frakturlinie faßt. Die Schraube besitzt ein selbstschneidendes Gewinde. Durch die Kompression der Spongiosa beim Eindrehen erhält die Schraube eine hohe Festigkeit.

Das gleiche Gewindemuster weist die *Epiphysenschraube* (Abb. 14.14 a) auf, die einen höher ausgebildeten Kopf besitzt. Dadurch wird das Einwachsen von Knochen in den Schraubenkopf verhindert. Dagegen zeigt die *Malleolarschraube* das Gewindeprofil der Kortikalisschraube. Als Besonderheit besitzt diese Schraube jedoch ein selbstschneidendes kurzes Gewinde sowie eine dreieckige Schraubenspitze.

Eine Sonderform der Spongiosaschraube ist die Schraube mit durchgehendem Gewinde (Abb. 14.14 b). Da sie das Prinzip der interfragmentären Kompression nicht erfüllen kann, wird sie zur Fixation bzw. zur Abstützung eingesetzt.

Kortikalisschraube

Die Kortikalisschraube besitzt ein durchgehendes Gewinde (Abb. 14.15 c–f). Die Standardschraube besitzt einen Gewindedurchmesser von 4,5 mm bei einem Kerndurchmesser von 3 mm, die kleine Kortikalisschraube einen Gewindedurchmesser von 3,5 mm. Schrauben mit Durchmessern von 2,7, 2,0 und 1,5 mm sind für spezielle Indikationen vorgesehen (z. B. Fuß- und Handskelett).

Der bestmögliche Halt ergibt sich durch eine Schraube, die entweder senkrecht zur Knochenachse oder bei einem dritten Fragment in der Winkelhalbierung zwischen der Senkrechten zur Schaft- bzw. Frakturebene eingebracht wird. Wird die Kortikalisschraube als Fixationsschraube verwendet, erfolgt die Verankerung in beiden Kortikalis.

Dynamische Kompression

Zur dynamischen Kompression wird das auch in der Technik übliche Prinzip der *Zuggurtung* angewendet. Jeder exzentrisch belastete Knochen wird auf Biegung beansprucht. Die typische Verteilung der Spannungen (Zug- und Druckkräfte) führt zum Klaffen des Bruches auf der Zugseite und seinem Ausknicken auf der Druckseite. Werden die Zugkräfte durch eine Zuggurtung aufgenommen und die Druckkräfte vom Knochen abgestützt, so ist die Tragfähigkeit des Knochens wiederhergestellt. Die axiale interfragmentäre Kompression wird dabei durch die Vorspannung der Platte oder der Drähte erzeugt und durch die Belastung, d. h. die Muskelspannung, verstärkt. Derartige Osteosynthesen sind um so wirkungsvoller, je stärker die Belastung ist. Bei fehlender knöcherner Abstützung ist das Prinzip der Zuggurtung nicht mehr erfüllt, da die Platte oder der Draht auf Biegung beansprucht werden und brechen können. Die Zuggurtung durch einen Draht ist indiziert, wenn der Zuggurt die einwirkende Zugkraft aufnehmen kann und alle Biege- bzw. Scherkräfte durch die interfragmentäre Reibung alleine infolge einer ausreichenden Fragmentverzahnung oder einer zusätzlichen Schienung durch Spickdrähte ausgeschaltet werden.

Plattenosteosynthese

Man unterscheidet verschiedene Plattenformen. Die *geraden Platten* werden im Schaft- bzw. metaphysären Bereich, die *speziellen Platten* im epi- und metaphysären Gelenkbereich verwendet. Die *Winkelplatten* wurden für das proximale und distale Femurende entwickelt. Jede Platte kann eine oder mehrere Funktionen übernehmen. Bei der *statischen Kompression* komprimiert die Platte die Fraktur axial durch die bei der Operation vorgegebene Zugspannung, bei der *dynamischen Kompression* nimmt die Platte alle Zugspannungen auf, so daß nur noch eine axiale Druckspannung besteht. Zuggurtungsplatten sind indiziert bei Osteotomien, Fehlstellungen bzw. Pseudoarthrosen. Eine häufige Plattenfunktion ist die der *Neutralisation*. Durch eine in die Platte eingelassene Zugschraube wird eine statische interfragmentäre Kompression erzeugt. Die Platte schient die Fraktur und entlastet die Zugschraubenosteosynthese durch weitgehende Neutralisierung schädigender Kräfte (Torsion-, Scher- und Biegungskräfte). Die *abstützende Funktion* wird bei Frakturen eingesetzt, bei denen die Platte die Kortikalis, die Gelenkebene oder eine Spongiosaplastik vor dem Zusammensintern stützen soll. Die Indikation ergibt sich besonders bei meta- und epiphysären Impressionsfrakturen.

Plattenformen

Rohrplatten

Rohrplatten entsprechen im Querschnitt einem Halb-, Drittel- oder Viertelrohr (Abb. 14.**3 a–c** und Abb. 14.**4 b–d**). Sie besitzen nur eine geringe Steifigkeit und kommen dort zum Einsatz, wo sie rein auf Zug beansprucht werden. Ihr Vorteil liegt in einer relativ guten Verbindung mit dem Knochen, wodurch eine stabilisierende Wirkung auf die Rotation dadurch erreicht wird, daß sich die Ränder dieser Platte in den Knochen eingraben. Die Halbrohrplatte wird mit 4,5-mm-Schrauben, die Drittelrohrplatte mit 3,5-mm-Schrauben fixiert. Die Indikation zur Halbrohrplatte ist beispielsweise bei Mehrfragmentfrakturen des Olekranons, die der Drittelrohrplatte bei Frakturen des Malleolus lateralis und die der Viertelrohrplatte bei Brüchen der Ossa metacarpalia gegeben.

Spanngleitlochplatten

Die Spanngleitlochplatte (DCP) ist die Weiterentwicklung der Rundlochplatte (Abb. 14.**3 d** u. **e** und Abb. 14.**4 a**). Je nach Lokalisation der Fraktur werden breite, schmale oder kleine bzw. Miniplatten eingesetzt. Aufgrund der speziellen Schraubenlochgeometrie ist die Anwendung vielseitiger. Neben einer axialen Kompression ohne zusätzlichen Spannvorgang und die Möglichkeit der schrägen Einbringung der Schraube mit einer dadurch deutlich verbesserten Anpassung der Platte an die Fraktursituation kann die Platte alle möglichen Funktionen übernehmen. Das Prinzip des ovalen Schraubenloches beruht auf dem sphärischen Gleitprinzip. Der Schraubenkopf gleitet in einem schiefen Zylinder. Die angestrebte Lage des Schraubenkopfes ist diejenige am Treffpunkt von horizontalem und schrägem Zylinder. Die neutrale Bohrbuchse erlaubt das Setzen der Schraube in neutraler Stellung, d. h. am Schnittpunkt der beiden Hohlzylinder, wobei die Buchse das Schraubenloch um 0,1 mm auf dem Spannweg senkt. Dadurch wird beim Anziehen der Schrauben in Neutralstellung die Platte in Längsachse leicht vorgespannt und die axiale Kompression etwas vermehrt. Die exzentrische Bohrbuchse bringt die Schraube 1,0 mm von dem neutralen Punkt in Richtung des schrägen Hohlzylinders weg von der Fraktur. Durch das Anziehen der Schrauben wird die Platte und damit der Knochen um die Strecke von 1,0 mm verschoben. Man erhält mit einer Schraube in Spannstellung eine axiale Kompression von 60–80 kp. Werden höhere Werte erwünscht, wie z. B. am Femurschaft, ist ein Plattenspanngerät notwendig, um die gewünschten höheren Werte von 120–150 kp zu erzielen. Die LC DCP ist ein Implantat, das durch eine wellige Struktur die Kontaktfläche zwischen Plattenunterseite und Knochenoberfläche möglichst klein halten soll. Dadurch kann die als Stressprotection bezeichnete Knochenstrukturveränderung verringert werden.

Spezielle Platten

Spezielle Platten, sogenannte Gelenkkopfplatten, sind für den epi- bzw. metaphysären Bereich entwickelt worden. Ein Ende der Platten ist T-, L-, Kleeblatt- oder rinnenförmig gestaltet. Ihre Indikation ist die Abstützung, wobei sie die gelenknahe Kortikalis und die sehr häufig vorgenommene Spongiosaplastik vor dem Zusammensintern schützt. T-Platten als doppelt abgewinkelte Platten passen sich der Anatomie am Oberarmkopf und Schienbeinkopf an (Abb. 14.**20c**). Das längsovale Loch erlaubt eine vorläufige Plattenfixation mit nachfolgender geringer Verschiebung zur endgültigen Fixierung. Die L-förmig gestaltete Platte gestattet eine beidseitige Adaption der Platte am Schienbeinkopf (Abb. 14.**20d**).

Die *Kleeblattplatte* ist für die distale intraartikuläre Tibiafraktur entwickelt worden (Abb. 14.**8b**). Auch sie hat ein längliches Plattenloch zur passageren Schraubenfixation. Das Kopfende der Platte kann mit einer Zuschneidezange mühelos abgeklemmt werden.

Kreuzplatten (Kobraplatten) werden bei Hüftarthrodesen eingesetzt (Abb. 14.**7c**).

Die *Kondylenabstützplatte* findet lediglich bei speziellen Kondylenfrakturen am distalen Femur Verwendung. Ihr körperfernes Ende ist Y-förmig ausgebildet (Abb. 14.**7d**).

Verlängerungsplatten sind gerade Spezialplatten, schmal oder breit, mit versetzten Plattenlöchern, die für Osteosynthesen nach Verlängerungsosteotomien eingesetzt werden (Abb. 14.**10a**).

Die *Löffelplatte* mit dem rinnenförmigen Profil wird bei Pilon-tibiale-Frakturen mit großem dorsalem Fragment und einer ventralen Trümmerzone eingesetzt (Abb. 14.**8a**).

Kleine T-Platten sind für den distalen Radius entwickelt worden. Der horizontale T-Schenkel steht entweder rechtwinklig oder in einer Winkelstellung von 70 Grad (Abb. 14.**9b, f** u. **g**).

Rekonstruktionsplatten haben seitliche Einschnitte, so daß diese Platten leichter gebogen werden können. Die Schraubenlöcher sind oval (Abb. 14.**11a** u. **d**).

Die *Y-Platte* ist ähnlich wie die Rekonstruktionsplatte. Sie ist seitlich eingeschnitten und ermöglicht so eine gute Anpassung. Sie hat ovale Löcher. Ihre Indikation sind spezielle Frakturen des distalen Humerus (Abb. 14.**11c**).

Die Halswirbelplatten werden für Verblockungen an den Halswirbeln und bei Frakturen am Kalkaneus eingesetzt. Sie sind H-förmig bzw. doppelt H-förmig gestaltet (Abb. 14.**12c–h**).

Winkelplatten

Winkelplatten weisen ein U-förmiges Klingenprofil sowie einen festen Winkel (95 bzw. 130 Grad) zwischen Klinge und Schaft auf (Abb. 14.**5a–c** und Abb. 14.**13a–f**). Sie werden als Zuggurtungs- oder Neutralisationsplatten im distalen bzw. proximalen Femurbereich eingesetzt. Der starre Winkel zwischen Klinge und Platte erhöht die Festigkeit der Platte, bedeutet aber gleichzeitig eine Erschwerung ihrer Anwendung, da die Klinge in der Mitte des Schenkelhalses und im Neigungswinkel des Femurschaftes bzw. im vorderen Bereich der Femurkondyle liegen muß. Darüber hinaus muß der Schaft der Winkelplatte mit dem Schaft des Femurs übereinstimmen. Ein nachträgliches intraoperatives Korrigieren der Plattenlage ist nicht mehr möglich. Ein wesentlicher Teil dieser Probleme ist mit der *dynamischen Hüftschraube (DHS)* bzw. *-Kondylenschraube* (DCS) gelöst worden. Da nun der Plattenschaft in jeder Stellung zur Schraube am Femur befestigt werden kann, spielt die Antekurvation des Femurschaftes bei dieser Art der Osteosynthese keine Rolle mehr (Abb. 14.6b). Einen festen Winkel weisen auch die *Osteotomieplatten* auf, die bei Erwachsenen eingesetzt werden (Abb. 14.13 a–d). Winkelplatten für Adoleszenten, Kinder und Kleinkinder (Abb. 14.13e) haben in T-förmiges Klingenprofil. Die Hüftplatten für Adoleszenten haben einen Schaft-Klingen-Winkel von 90 Grad, die Kinderhüftplatten von 80, 90 und 100 Grad und die Kleinkinderhüftplatten einen Winkel von 90 Grad.

Schienung durch Kraftträger

Bei der Schienung durch Kraftträger handelt es sich um ein grundsätzlich anderes biochemisches Prinzip der Frakturbehandlung. Die Fragmentschienung durch einen ausreichend dimensionierten bzw. tragfähigen Kraftträger kann entweder in der Markhöhle *(intramedullär)* oder außerhalb der Markhöhle (Fixateur externe) und der Weichteile (Fixateur externe ohne Kompression) angewendet werden *(extramedullär)*.

Marknagelung

Der grundsätzliche Unterschied zu einer interfragmentären Kompression besteht darin, daß durch eine intramedulläre Schienung kein interfragmentärer Druck durch das Implantat aufgebaut wird. Der Druckaufbau erfolgt lediglich durch die Belastung des Knochens. Mit der Einführung des AO-Universalmarknagels ist es nun auch bei der Marknagelung möglich, bestimmte Bruchformen (Quer- und leichte Schrägbrüche) zu komprimieren. Damit können nun zwei biomechanisch zusätzlich unterschiedliche Verfahren kombiniert und die Vorteile beider Methoden genutzt werden *(Kompressionsnagelung)*.

Die intramedulläre Frakturstabilisierung durch den Marknagel wurde 1939 erstmals durch Küntscher (5) vorgenommen und hat sich als biomechanisch günstiges Verfahren etabliert. Die Querschnittsformen der Marknägel sind aufgrund der Markraumanatomie der langen Röhrenknochen kleeblattförmig gestaltet worden. Zur elastischen Verklemmung des Nagels ist das Nagelrohr geschlitzt. Je nach Hersteller ist der Schlitz durchgehend oder auf vier Fünftel der Gesamtlänge des Nagels angelegt (Abb. 14.1b–d). Fast alle Nägel weisen Bohrungen zum Einbringen von Verriegelungsschrauben auf (Abb. 14.1c). Die Marknägel werden in verschiedenen Durchmessern und Längen angeboten. Die Wandstärke der Nägel variiert je nach Hersteller. Darüber hinaus stehen solide Marknägel zur Verfügung, die ohne Aufbohren der Markhöhle eingebracht werden können.

Indikationen zur Marknagelung sind die Schaftfrakturen langer Röhrenknochen. Aufgrund der anatomischen Besonderheit eignen sich besonders Femur und Tibia für dieses Operationsverfahren.

Mit der *Verriegelungsnagelung* wurde eine erhebliche Erweiterung der Indikationsstellung erzielt (Abb. 14.1b). Hier besteht die Möglichkeit auch Brüche oberhalb und unterhalb der Schaftmitte ausreichend stabil zu versorgen. Ferner können die sehr problematischen Stück- bzw. langstreckigen Trümmerfrakturen durch das Verfahren der Verriegelungsnagelung operativ versorgt werden.

Die *dynamische Verriegelung* wird bei Frakturen eingesetzt, die im proximalen oder distalen Schaftbereich lokalisiert sind. Hier besteht aufgrund der Markraumform keine ausreichende Nagelverklemmung mehr, so daß Rotations- bzw. Achsenfehlstellungen auch in der postoperativen Phase entstehen können. Durch das Einbringen der Verriegelungsschrauben besteht ein Verbund Kortikalisrohr-Nagelrohr, der ein seitliches Abkippen und eine Rotationsabweichung weitgehend verhindert. Bei dieser Form der Verriegelungsnagelung läuft unter Längsbelastung der Extremität der Kraftfluß ungehindert über das Knochenrohr und entspricht damit hinsichtlich der Biomechanik vollständig der einfachen konventionellen Marknagelung. Die Erhöhung der Stabilität durch Ausklinkdrähte ist dagegen unzureichend, da die Verankerung der Drahtspitzen im distalen spongiösen Bereich nur gering ist (Abb. 14.1a). Die *statische Verriegelung* ist notwendig, wenn keine Längsstabilität des Knochenrohres mehr besteht (Trümmer- und Defektbrüche bzw. Etagenbrüche langer Röhrenknochen). Durch das Einbringen der Verriegelungsschrauben proximal und distal der Fraktur kommt es zu einer völligen Veränderung der Biomechanik. Der Kraftfluß verläuft nun über die proximalen Schrauben auf den intramedullären Kraftträger und unter Aussparung des frakturierten Knochens bis zu den distalen Verriegelungsschrauben und erreicht dort wieder das Kortikalisrohr. Nach einer ausreichenden knöchernen Konsolidierung der Frakturzone wird durch das Entfernen der proximalen oder distalen Schrauben eine Änderung des Kraftflusses erreicht *(Dynamisierung des Kraftflusses)*. Durch die Erweiterung der Indikationsbereiche gelangt die Marknagelung in Bezirke, die bisher der Plattenosteosynthese oder aber dem Fixateur externe vorbehalten waren (3, 7).

Bündelnagelung – Ender-Nagelung

Ein weiteres intramedulläres Stabilisierungsverfahren stellt die Bündelnagelung nach Hackethal (4) dar (Abb. 14.2a) bei proximalen Frakturen bzw. Schaftfrakturen des Humerus. Durch das Einbringen mehrerer drehrunder massiver Stifte wird infolge der Verklemmung der einzelnen Stifte eine ausreichende Stabilität der Fraktur erreicht. Auf dem gleichen Prinzip beruht die Frakturstabilisierung des proximalen Femurendes durch Federnägel nach Simon-Weidner-Ender, die oberhalb des Condylus medialis des Femurs eingebracht werden (Abb. 14.**2b**) (2).

Fixateur externe

Der Fixateur externe findet seine Indikation vorwiegend bei höhergradig offenen Frakturen, Frakturen mit Weichteilschäden oder langstreckigen Frakturen (Abb. 14.**16a** u. **b** sowie Abb. 14.**18a** u. **b**). Als extramedulläres Schienungsprinzip wird der Fixateur externe dann angewendet, wenn aufgrund der Montageanordnung keine Kompression auf den Bruch erzeugt wird. Läßt die Frakturform jedoch (z. B. Querbruch) eine Kompression zu, kann durch Änderung der Montageanordnung Druck auf den Bruchbereich erzielt werden. Je nach Konstruktion des äußeren Rahmengestelles unterscheidet man Klammer-, Rahmen- (Abb. 14.**16b**), Zweipunkt- und Monofixateur (Abb. 14.**18b**).

Fixateur interne

Bei dem Fixateur interne entsteht zwischen dem Längsträger und der Verankerungsvorrichtung z. B. an den Wirbeln im montierten Zustand keine Beweglichkeit. Er benötigt außer einer stabilen Plazierung der Schanzschen Schrauben in der Bogenwurzel keine weitere Knochenabstützung. Über den Gewindestab sind Distraktion, Kompression und Neutralfixation möglich (Abb. 14.**17a** u. **b**) (1).

„Minimalosteosynthesen"

Eine nicht funktionsstabile Form der Knochenschienung ist die Frakturadaptation durch Kirschner-Drähte. Dieses Verfahren wird bei kindlichen Brüchen, aber auch bei Frakturen angewendet, deren Knochenbruchheilung zeitlich schnell abläuft. Indikationen hierbei sind Frakturen im Bereich der Hand. In diesen Fällen ist eine weitere äußere Ruhigstellung notwendig. Die Drahtumschlingung von Frakturen (Goetze-Cerclagen) führt zu keiner ausreichenden Frakturstabilisierung, sondern lediglich zu einer Fragmentadaptation, weshalb eine weitere äußere Frakturruhigstellung (z. B. Gipsverband) notwendig ist (Abb. 14.**19a** u. **b**).

Verbundosteosynthesen

Die Verbundosteosynthese ist ein Verfahren, bei dem Metall und Knochenzement kombiniert zur Gewinnung einer belastungsstabilen Überbrückung von Knochendefekten verwendet werden. Hierbei werden die am Knochen wirksamen Zug- oder Biegekräfte durch das Metall und die Druckkräfte vorwiegend vom Knochenzement übernommen. Der Zement kann eine innige Verzahnung zum Spongiosagerüst eingehen und damit eine gute Spannungsverteilung erzielen. Bleibt der Verbund der beiden Werkstoffe allerdings die alleinige Brücke zwischen den belasteten Knochenfragmenten, kommt es zu einer Materialermüdung. Dies bedeutet, daß in all den Fällen, in denen eine Belastung auf Jahre hinaus zu erwarten sein wird, die knöcherne Defektüberbrückung durch autologe Spongiosaplastiken angestrebt werden muß (8). Dies gilt speziell für Verbundosteosynthesen, die bei Trümmerbrüchen osteoporotischer Knochen als Ausnahmeindikation vorgenommen werden, aber auch für Spontanfrakturen bei Tumoren oder Metastasen mit einer längeren Überlebenszeit.

Literatur

1 Dick, W.: Innere Fixation von Brust- und Lendenwirbelfrakturen. Huber, Bern 1987
2 Ender, J.: Der frische Schenkelhalsbruch. H. Unfallheilk. 97 (1967) 3–12
3 Giebel, G., H. Tscherne, H.-J. Oestern: Fraktur- und Osteotomieheilungsstörungen. Eine Analyse aseptischer Komplikationen. Chirurg 55 (1984) 725–730
4 Hackethal, K. H.: Die Bündelnagelung. Springer, Berlin 1961
5 Küntscher, G.: Die Marknagelung von Knochenbrüchen. Langenbecks Arch. Chir. 200 (1940) 443–455
6 Müller, M. E., M. Allgöwer, R. Schneider, H. Willenegger: Manual der Osteosynthese. Springer, Berlin 1977
7 Schweiberer, L., A. Betz, D. Nast-Kolb, B. Bischoff: Spezielle Behandlungstaktik am distalen Unterschenkel. Unfallchirurg 90 (1987) 253–256
8 Spier, R., C. Burri: Frakturheilung bei Verbund-Osteosynthesen unter Mitverwendung autologer Knochentransplantate. Akt. Traumatol. 4 (1974) 253–256
9 Tscherne, H.: Prinzipien der Primärversorgung von Frakturen mit Weichteilschäden. Orthopäde 12 (1983) 9–22

Materialkatalog

Technische Daten und Indikationsbeispiele

Nägel

1. Marknägel

1.1. *Unterschenkelmarknägel* (Abb. 14.**1c**)
vorgebogen, entsprechend der Tibiarekurvation (Herzogkrümmung)
Profil   kleeblattförmig, mit Längsschlitz
Durchmesser   9– 16 mm
Länge   220–420 mm

Indikation: Unterschenkelfrakturen in Schaftmitte, mit Verriegelungsschrauben auch im metaphysären Bereich

1.2. *Oberschenkelmarknägel* (Abb. 14.**1d**)
vorgebogen, entsprechend der Femurantekurvation
Profil   kleeblattförmig, mit Längsschlitz
Durchmesser   10– 19 mm
Länge   300–480 mm

Indikation: Oberschenkelfrakturen, entsprechend 1.1.

1.3. *Oberarmmarknägel*
Profil   wie oben
Durchmesser   6–11 mm
Länge   18–27 mm

14 Osteosynthesen 117

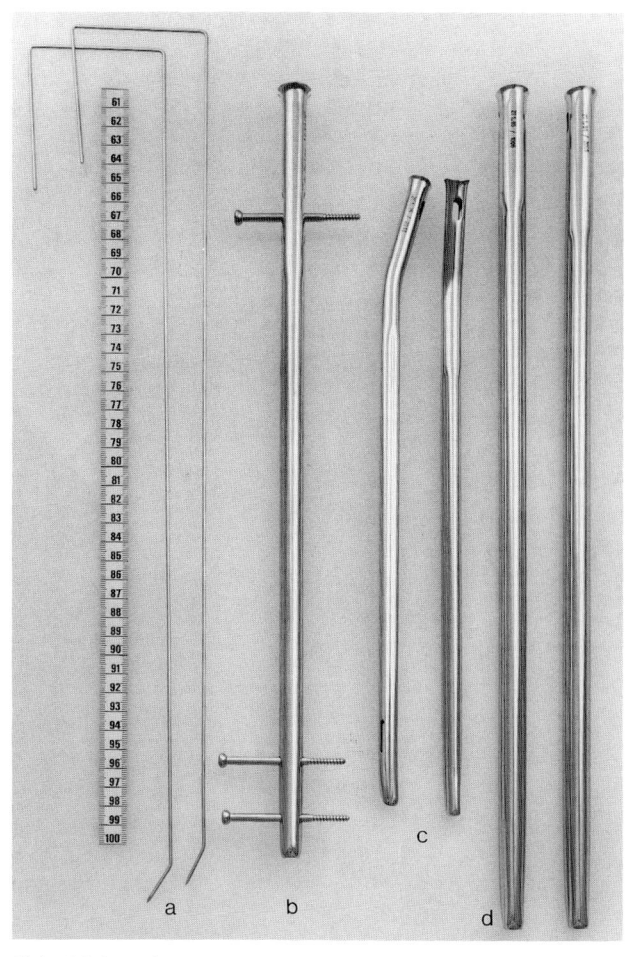

Abb. 14.**1a–d**
a Ausklinkdrähte
b Oberschenkelmarknagel mit Verriegelungsschrauben
c Unterschenkelmarknagel s. 1.1.
d Oberschenkelmarknagel s. 1.2.

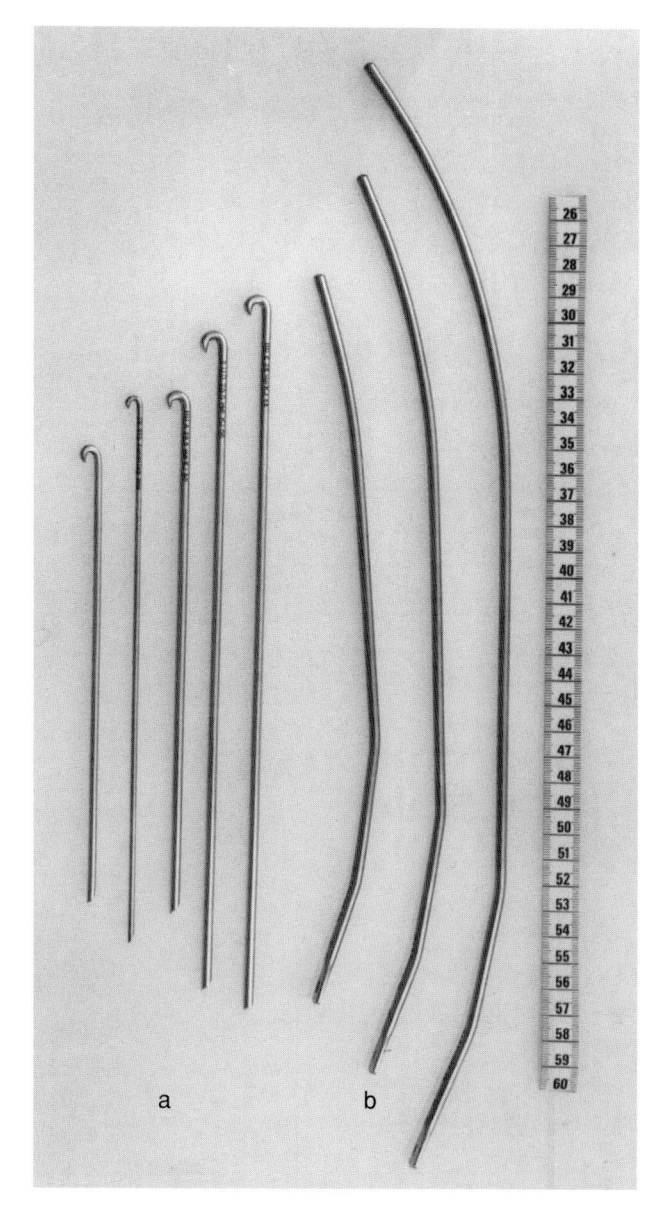

Abb. 14.**2a** u.**b**
a Rush-pins s. 1.4.
b Federnägel s. 1.5.

Indikation: Oberarmfrakturen, selten

1.4. *Runde Marknägel mit Haken* (Abb. 14.**2a**)
(Rush-pins)
Profil   rund
Durchmesser   2,4–6,4 mm
Länge   25–490 mm

Indikation: Adaptationsosteosynthesen

1.5. *Federnägel nach Prim. Dr. Ender* (Abb. 14.**2b**)
Profil rund, leicht gebogen
Durchmesser   4,5 mm
Länge   340–490 mm

Indikation: per- und subtrochantäre Schenkelhalsfrakturen

Platten

2. Gerade Platten

2.1. *Halbrohrplatte* (Abb. 14.**3c** und 14.**4b**)
Profil   11 × 1 mm
Länge   39 × 199 mm
Anzahl der Löcher   2–12 Löcher
Lochabstand   16 und 26 mm

Indikation: als Zuggurtungsplatte an Radius und Fibula

2.2. *Drittelrohrplatte* (Abb. 14.**3b** und 14.**4c**)
Profil   9 × 1 mm
Durchmesser   12 mm, ⅓ Rohr
Länge   25–145 mm
Anzahl der Löcher   2–12 mm
Lochabstand   12 resp. 16 mm

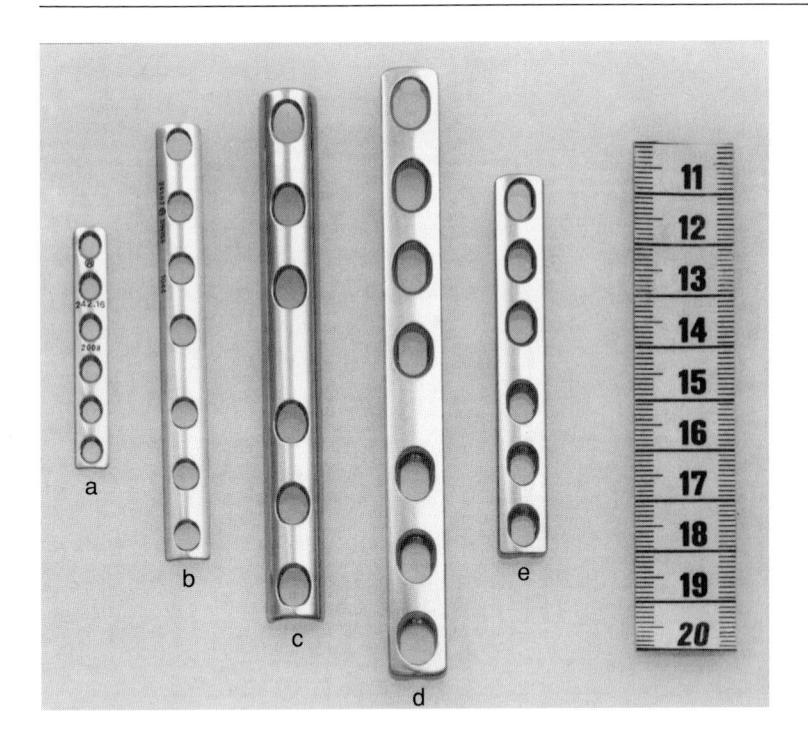

Abb. 14.**3a–e**
a Viertelrohrplatte s. 2.3.
b Drittelrohrplatte s. 2.2.
c Halbrohrplatte s. 2.1.
d DC-Platte für 3,5-mm-Schrauben s. 2.10.
e DC-Platte für 2,7-mm-Schrauben s. 2.11.

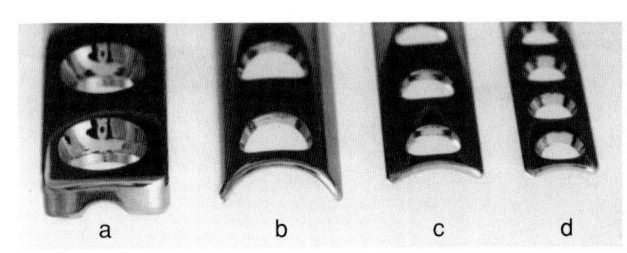

Abb. 14.**4a–d** Profilaufnahmen
a Schmale DC-Platte s. 2.7.
b Halbrohrplatte s. 2.1.
c Drittelrohrplatte s. 2.2.
d Viertelrohrplatte s. 2.3.

Indikation: Abstützplatte für Fibula, Mittelhand, Mittelfuß

2.3. *Viertelrohrplättchen* (Abb. 14.**3a** und 14.**4d**)
Profil	7 × 1 mm, leicht hohl
Länge	23–63 mm
Anzahl der Löcher	3–8 (Löcher leicht oval)
Lochabstand	8 mm

Indikation: Handchirurgie

2.4. *Gerades Miniplättchen für 2-mm-Schrauben* (Abb. 14.**9i**)
Profil	1,2 × 5 mm
Länge	17–35 mm
Anzahl der Löcher	3–6
Lochabstand	5 mm

Indikation: Handchirurgie

2.5. *Jochbeinplättchen für 2-mm-Schrauben* (Abb. 14.**9j**)
Profil	5 × 0,8 mm
Länge	22–32 mm
Anzahl der Löcher	4–6
Lochabstand	5 mm

Indikation: Jochbeinfraktur

2.6. *Breite Spann-Gleitloch-Platte = DC-Platte* (Abb. 14.**10b**)
Profil	16 × 4,5 mm
Länge	103–295 mm
Anzahl der Löcher	6–18
Lochabstand	16 und 25 mm

An beiden Plattenenden befinden sich Nuten zum Einhängen des Plattenspanners

Indikation: als Zuggurtungsplatte am Femur und bei Humeruspseudarthrosen

2.7. *Schmale Spann-Gleitloch-Platte für 4,5-mm-Kortikalisschrauben bzw. 6,5-mm-Spongiosaschrauben* (Abb. 14.**10c**)
Profil	12 × 3,6 mm
Länge	39–263 mm
Anzahl der Löcher	2–16
Lochabstand	16 und 25 mm

An beiden Plattenenden befinden sich Nuten zum Einhängen des Plattenspanners

Indikation: als Neutralisations- oder Zuggurtungsplatte an Tibia und Ulna

2.8. *Wirbelsäulen-Kerbenplatte* (Abb. 14.**11b**)
Profil	6 × 11 mm
Länge	64–168 mm
Löcher	5–13

Indikation: dorsale Spondylodesen an der Brustwirbelsäule, interkorporale Stabilisierung

2.9. *Wirbelsäulenplatte* (Abb. 14.**12a u. b**)
Die Schraubenlöcher sind schlitzartig und haben wellenförmige Randeinkerbungen
Breite	16 mm
Länge	55–230 mm
Anzahl der Löcher	2–9

Indikation: wie 2.8.

2.10. *DC-Platte für 3,5-mm-Schrauben* (Abb. 14.**3 d**)
Profil 10 × 3 mm
Länge 25–145 mm
Anzahl der Löcher 2–12
Lochabstand 12 resp. 16 mm

Indikation: Ulna- und Radiusschaft

2.11. *DC-Platte für 2,7-mm-Schrauben* (Abb. 14.**3 e**)
Profil 8 × 2 mm (bis 6-Loch-Platte)
8 × 2,5 mm (ab 7-Loch-Platte)
Länge 20–100 mm
Anzahl der Löcher 2–12
Lochabstand 8 resp. 12 mm

Indikation: Kiefer- und Handchirurgie

2.12. *EDC-Platte*
Profil 8 × 2 mm
Länge 36 und 52 mm
Anzahl der Löcher 4 und 6
(Außenlöcher quer oder 45° schräg)
Lochabstand 8 resp. 12 mm

Indikation: Kieferchirurgie

2.13. *Mini-DC-Plättchen für 2-mm-Schrauben*
Profil 5 × 1 (1,5) mm
Länge 22–42 mm
Anzahl der Löcher 4–8
Lochabstand 7 mm

Indikation: Handchirurgie

3. Winkelplatten

3.1. *130°-Winkelplatten* (Abb. 14.**5 b**)
Dicke 5,6 mm
Breite 16,0 mm
Schaftlänge 60–200 mm
Klingenlänge 50–110 mm
Klingenprofil 16 × 6,5 mm U-Profil
Winkel zwischen Schaft und Klinge 130°
Anzahl der Schraubenlöcher 4–12
Lochabstand 16 mm

Indikation: Schenkelhals- und pertrochantäre Femurfraktur

3.1.1. Besonderheit:
130°-Schenkelhalsplatte (Abb. 14.**5 c**)
Dicke 5,6 mm
Breite 16,0 mm
Klingenlänge 70–110 mm
Klingenprofil 16 × 6,5 mm U-Profil
Winkel zwischen Schaft und Klinge 130°
Anzahl der Schraubenlöcher 1 Rundloch

Indikation: mediale Schenkelhalsfraktur

3.2. *130°-Winkelplatte für kleinwüchsige Erwachsene und Jugendliche* (Abb. 14.**13 e**)
Dicke 5,3 mm
Breite 14 mm
Schaftlänge 60–152 mm

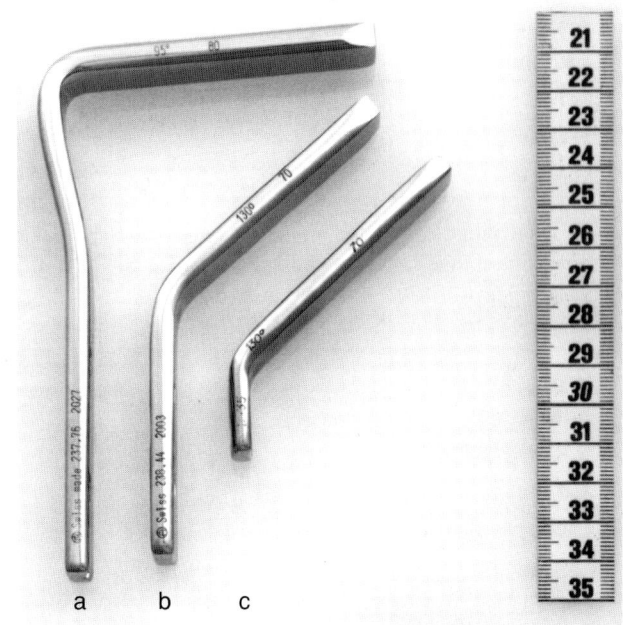

Abb. 14.**5 a–c**
a 95°-Kondylenplatte s. 3.3
b 130°-Winkelplatte s. 3.1.
c 130°-Schenkelhalsplatte s. 3.1.1.

Klingenlänge 50–80 mm
Klingenprofil 11,7 × 5 mm T-Profil
Winkel zwischen Schaft und Klinge 130°
Anzahl der Schraubenlöcher 4–9
Lochabstand 16 mm

Indikation: Schenkelhals- und pertrochantäre Femurfraktur

3.3. *95°-Kondylenplatte* (Abb. 14.**5 a**)
Dicke 5,6 mm
Breite 16 mm
Schaftlänge 92–204 mm
Klingenlänge 50–80 mm
Klingenprofil 16 × 6,5 mm U-Profil
Winkel zwischen Schaft und Klinge 95°
Anzahl der Schraubenlöcher 5–12
(die beiden klingennahen Schraubenlöcher sind als Rundlöcher für Spongiosaschrauben ausgearbeitet)
Lochabstand 16 mm

Indikation: Frakturen im proximalen und distalen Femurbereich, intertrochantere Valgisationsosteotomie

3.3.1. Besonderheit:
95°-Kondylenplatte für kleinwüchsige Erwachsene und Jugendliche
Dicke 5,3 mm
Breite 14 mm
Schaftlänge 92–156 mm
Klingenlänge 40–70 mm
Klingenprofil 5 × 11,7 mm U-Profil
Winkel zwischen Schaft und Klinge 95°
Anzahl der Schraubenlöcher 5–9
Lochabstand 16 mm

Indikation: Frakturen im proximalen und distalen Femurbereich, intertrochantäre Valgisationsosteotomie

3.4. *Winkelplatte für intertrochantere Femurosteotomie* (Abb. 14.**13 a–d**)

Dicke	5,6 mm
Breite	16 mm
Schaftlänge	Gesamthöhe 94 mm
Klingenlänge	60–110 mm
Klingenprofil	16 × 6,5 mm U-Profil
Winkel zwischen Schaft und Klinge	90°, 100°, 110°, 120°, 130°
Bogentiefe	10–20 mm
Anzahl der Schraubenlöcher	4
Lochabstand	16 mm

Indikation: Umlagerungsosteotomie bei Schenkelhalspseudarthrosen

3.5. *90°-Platte mit T-Profil für Jugendliche*

Dicke	4,5 mm
Breite	14 mm
Schaftlänge	Gesamthöhe 77,5 mm
Klingenlänge	40 und 50 mm
Bogentiefe	10 und 15 mm
Klingenprofil	11,5 × 4,5 mm T-Profil
Winkel zwischen Schaft und Klinge	90°
Anzahl der Schraubenlöcher	3 (1 Rundloch im Bogen)
Lochabstand	16 mm

Indikation: intertrochantäre Femurosteotomie

3.6. *Hüftplatten für Kinder*

Dicke	3,5 mm
Breite	11,3 mm
Schaftlänge	Gesamthöhe 74,5 mm
Klingenlänge	35 und 45 mm
Bogentiefe	8 mm
Klingenprofil	11,2 × 4,5 mm T-Profil
Winkel zwischen Schaft und Klinge	80°, 90°, 100°
Anzahl der Schraubenlöcher	3
Lochabstand	16 mm

Indikation: Derotations- und Varusosteotomie bei Kindern bis zu 10 Jahren

3.7. *Hüftplatten für Kleinkinder bis zu 5 Jahren*

Dicke	2 mm
Breite	11 mm
Schaftlänge	Gesamthöhe 46 mm
Klingenlänge	25 und 32 mm
Bogentiefe	7 und 12 mm
Klingenprofil	8 × 2 mm T-Profil
Winkel zwischen Schaft und Klinge	90°
Anzahl der Schraubenlöcher	3
Lochabstand	10 mm

Indikation: Derotations- und Varusosteotomie bei Kindern bis zu 5 Jahren

3.8. *Mini-Kinder-Hüftplättchen*

Dicke	1,1 mm
Breite	11 mm
Schaftlänge	Gesamthöhe 49 und 54 mm
Klingenlänge	30 und 35 mm
Winkel zwischen Schaft und Klinge	115°
Anzahl der Schraubenlöcher	2
Lochabstand	20 mm

Indikation: Umstellungsosteotomie bei Kleinkindern

3.9. *Dynamische Hüftschraube – DHS* (Abb. 14.**6 b**)

Profil	5,8 × 19 mm
Plattenlänge	46–270 mm
Zylinderlänge	25 und 38 mm
Zylinderdurchmesser außen	12,6 mm
Winkel zwischen Platte und Schraube	135°–150°

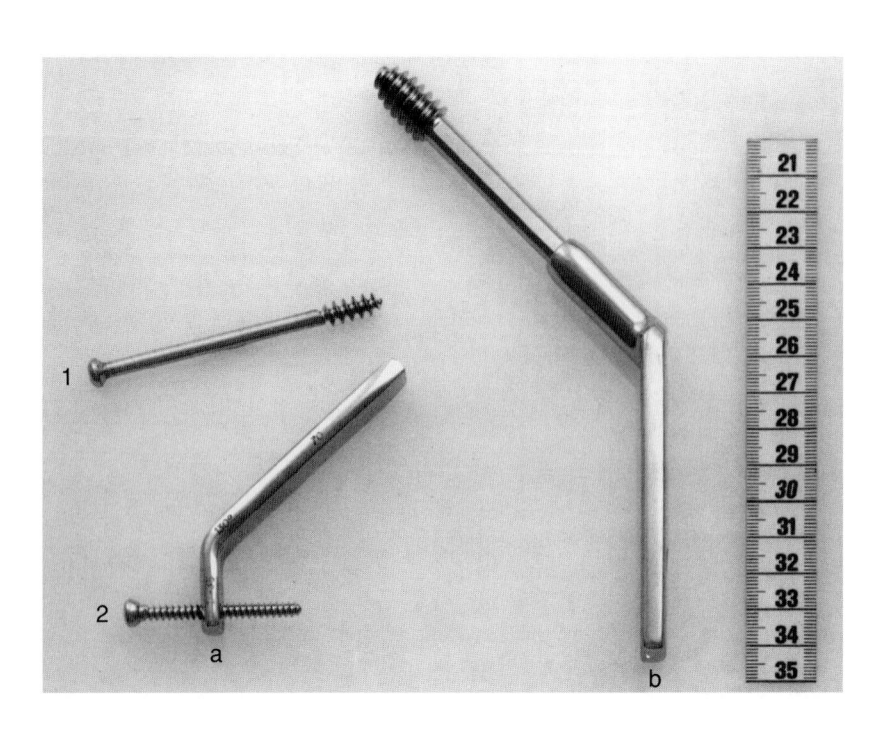

Abb. 14.**6 a** u. **b**

a 130°-Schenkelhalsplatte mit Kortikalis-Fixationsschraube (1) und Spongiosazugschraube (2) mit kurzem Gewinde s. 3.1.1.

b 130°-dynamische Hüftschraube s. 3.9.

Anzahl der Löcher 2–16
Lochabstand 16 mm
Schraubenlänge 50–145 mm
Schraubengewindedurchmesser 12,5 mm
Schraubengewindelänge 22 mm
Schraubenschaftdurchmesser 8 mm

Indikation: Schenkelhalsfraktur

3.10. *Dynamische Kondylenschraube – DCS*
Profil 5,4 × 16 mm
Plattenlänge 100–260 mm
Zylinderlänge 25 mm
Winkel zwischen Platte und Schraube 95°
Anzahl der Löcher 6–16
Lochabstand 16 mm
Schrauben wie bei DHS

Indikation: perkondyläre Femurfraktur

3.11. *Schenkelhalsnägel mit Schaftplatten*
Nagellänge 50–160 mm
Nagelaußendurchmesser 11,0, 12,7, 18,0 mm
Plattenprofil Dicke 2,5, 4,8, 5,0 mm
Breite 16–17 mm
Plattenlänge 50–135 mm
Anzahl der Löcher 3–8
Winkel zwischen Platte und Nagel einstellbar
115°–155°

Indikation: Schenkelhalsfraktur

3.12. *Hakenlaschen mit Spanngleitlöchern* (Abb. 14.**13 f**)
Profil 9–12 × 1,5–2 mm
Laschenlänge 22–40 mm
Anzahl der Löcher 3
Winkel zwischen Schaft und Lasche 115°

Indikation: Varisations- und Derotationsosteotomie bei Kleinkindern

3.13. *Gabelplatte nach Marquardt*
Profil leicht hohl 2 × 16 mm
2 Gabelzinken Länge 50 mm
Bogentiefe 17 mm
Winkel zwischen Schaft und Gabel 85°
Anzahl der Löcher 3

Indikation: Tibiakopf-Umstellungsosteotomie

4. Besondere Platten

4.1. *Breite Verlängerungsplatte*
Profil 16 × 4,5 mm
Länge 179–249 mm und 135–165 mm
Verlängerung 50–120 mm und 30–60 mm
Anzahl der Löcher 10 und 8
Lochabstand 12 mm

Indikation: Osteosynthese nach Verlängerungsosteotomie

4.2. *Schmale Verlängerungsplatte* (Abb. 14.**10 a**)
Profil 12 × 3,6 mm
Länge 135–185 mm
Verlängerung 30–80 mm

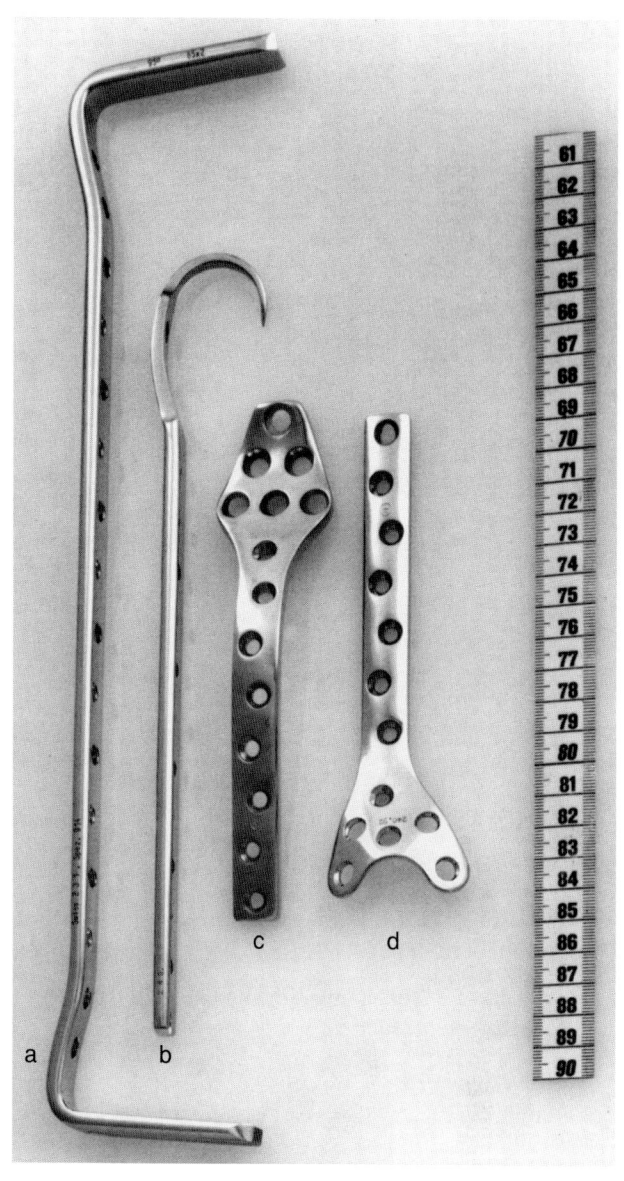

Abb. 14.**7 a–d**
a Zweiseitige 95°-Kondylenplatte (Spezialanfertigung nach Maß)
b Hakenplatte s. 4.3.
c Kreuzplatte s. 4.4.
d Kondylenabstützplatte s. 4.5.

Anzahl der Löcher 8
Lochabstand 12 mm

Indikation: wie 4.1.

4.3. *Hakenplatte* (Abb. 14.**7 b**)
Profil proximales Ende abgekröpft und mit Haken versehen
Länge 123 mm
Anzahl der Löcher 2 und 4

Indikation: zur Fixation des Trochanter major am Oberschenkelschaft

4.4. *Kreuzplatte bzw. Kobraplatte* (Abb. 14.**7 c**)
Profil aufgeweitetes Plattenende
Länge 170–218 mm
Anzahl der Löcher 8–11

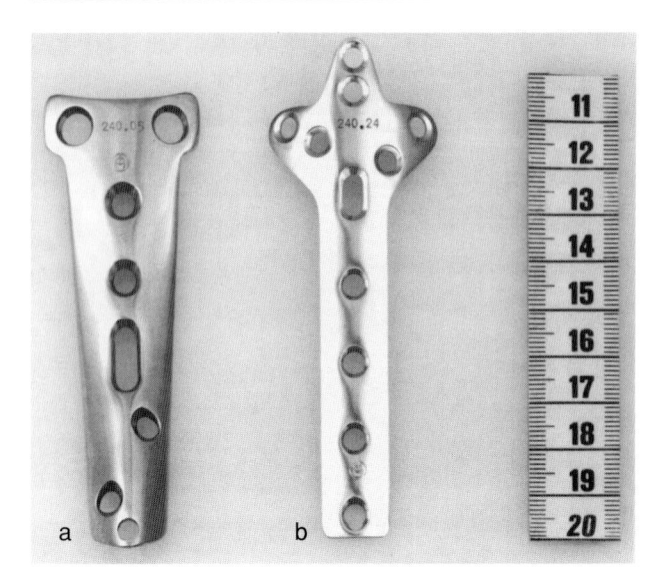

122   Allgemeine Traumatologie

Abb. 14.**8** a u. **b**
a Löffelplatte s. 4.13.
b Kleeblattplatte s. 4.14.

Indikation: für Hüftarthrodese

4.5. *Kondylenabstützplatte* (Abb. 14.**7 d**)
für linkes und rechtes Bein
Profil   kolbiges, Y-förmiges Plattenende
Anzahl der Löcher   7 und 9

Indikation: Abstützung der Femurkondylen bei Mehrfragmentbrüchen

4.6. *Mini-Kondylenplättchen für 1,5- und 2-mm-Schrauben*
Profil   0,8 × 3,5 mm   1 × 5 mm
Länge   26 mm   29 mm
Anzahl der Löcher   5
Lochabstand   5 mm

Indikation: Phalangen in der Handchirurgie

4.7. *T-Platte* (Abb. 14.**20 c**)
Profil   gerundet
Länge   68–148 mm
Anzahl der Löcher   3, 8, 11, 12

Indikation: Humerus und Tibiakopf

4.8. *T-Abstützplatte* (Abb. 14.**20 a** u. **b**)
Profil   doppelt abgebogen
Länge   81–112
Anzahl der Löcher   4–6

Indikation: Tibiakopfabstützung

4.9. *Kleine T-Platte* (Abb. 14.**9 g**)
a) rechtwinklig, b) schiefwinklig
Profil   1,2 × 10 mm
Länge   a) 39–78 mm, b) 39 und 67 mm
Anzahl der Löcher   Schaft a) 3–6, b) 3 und 5
Kopf   a) 3 und 4, b) 3

Indikation: Hand- und Fußchirurgie

4.10. *Mini-T-Plättchen für 1,5- und 2,0-mm-Schrauben*
Profil   0,9 × 3,8 mm und 5 × 1,2 mm, leicht hohl
Länge   50 mm
Anzahl der Löcher   Schaft 10
Kopf   3 und 4
Lochabstand   5 mm

Indikation: wie 4.9.

4.11. *L-Abstützplatte* (Abb. 14.**20 d**)
Profil   kurzer Schenkel links oder rechts
Länge   86 mm
Anzahl der Löcher   4

Indikation: Tibiakopfabstützung

4.12. *Laterale Tibiakopf-Abstützplatte*
Profil   kurzer Schenkel ist nach links oder rechts
         ventrolateral gebogen
Anzahl der Löcher   5–9

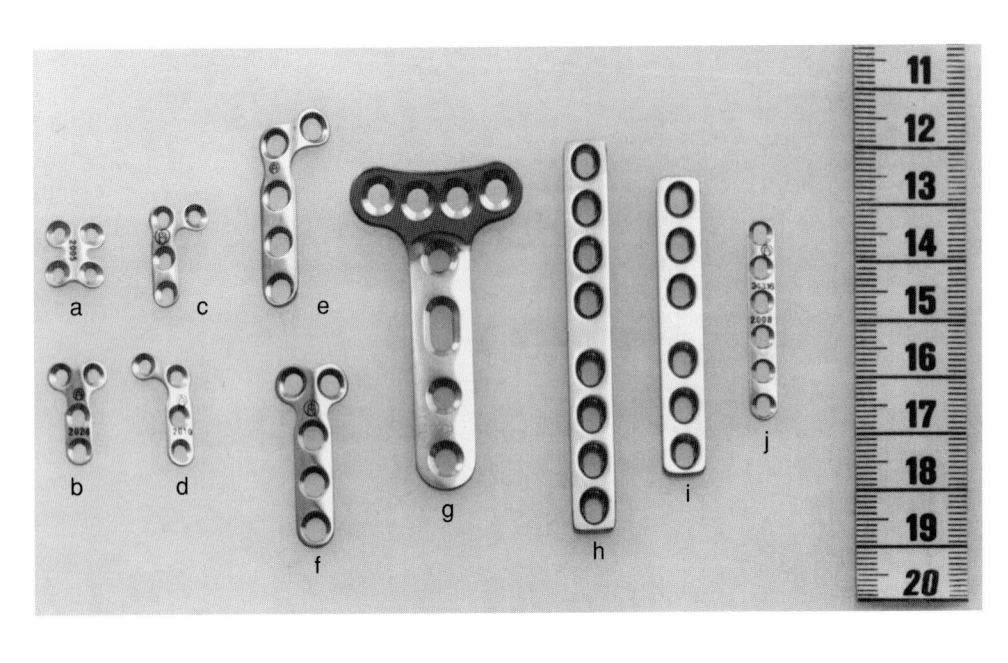

Abb. 14.**9 a–j**
a Mini-H-Plättchen s. 4.2.7.
b–d Fingergelenkkopf-Plättchen für 2-mm-Schrauben s. 4.10.
e u. **f** Fingergelenkkopf-Plättchen für 2,7-mm-Schrauben s. 4.9.
g Kleine T-Platte s. 4.9.
h DC-Plättchen für 2,7-mm-Schrauben s. 2.11.
i Mini-DC-Plättchen s. 2.4.
j Jochbeinplättchen s. 2.5.

14 Osteosynthesen 123

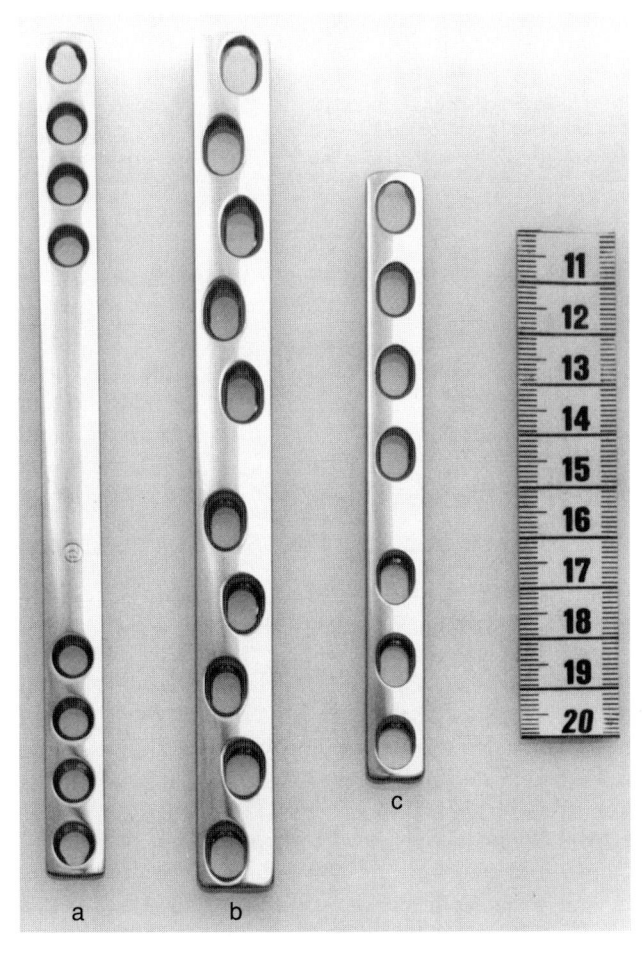

Abb. 14.10a–c
a Schmale Verlängerungsplatte s. 4.2.
b Breite DC-Platte s. 2.6.
c Schmale DC-Platte s. 2.7.

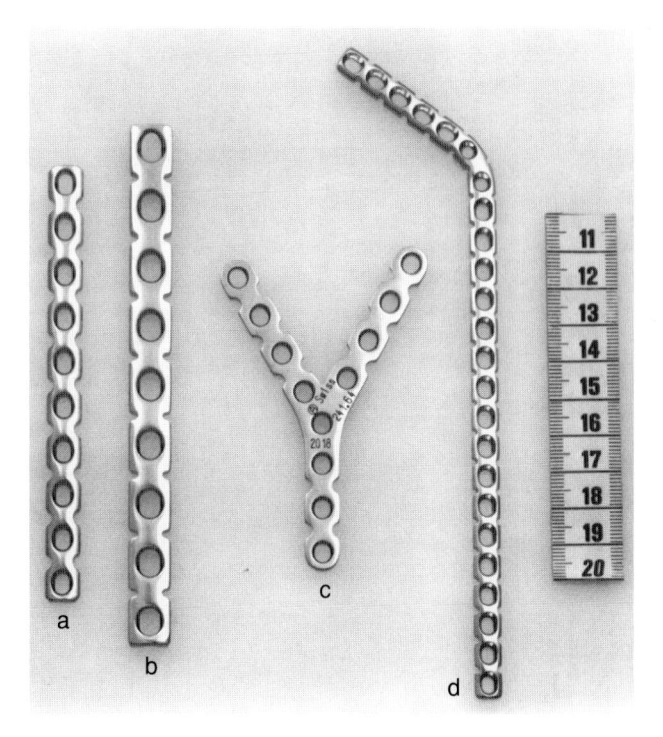

Abb. 14.11a–d
a Gerade Rekonstruktionsplatte s. 4.16.
b Wirbelsäulen-Kerbenplatte s. 2.8.
c Y-Platte s. 4.23.
d Abgewinkelte Rekonstruktionsplatte s. 4.18.

Indikation: Tibiakopffrakturen

4.13. *Löffelplatte* (Abb. 14.**8 a**)
Profil   V-förmig
Länge   100 und 120 mm
Anzahl der Löcher   5 und 6

Indikation: distale intraartikuläre Trümmerfrakturen

4.14. *Kleeblattplatte* (Abb. 14.**8 b**)
Profil   distales Ende ähnelt Kleeblatt
Länge   88 und 104 mm
Anzahl der Löcher   3 und 4

Indikation: distale intraartikuläre Trümmerfrakturen

4.15. *Becken-Rekonstruktionsplatte*
Profil   12 × 2,8 mm
Länge   45–253 mm
Anzahl der Löcher   3–16
Lochabstand   16 mm

Indikation: Beckenfrakturen

4.16. *Gerade Rekonstruktionsplatte für 3,5-mm-Schrauben*
dreidimensional biegbar (Abb. 14.**11 a**)
Profil   10 × 2,8 mm
Länge   58–214 mm
Anzahl der Löcher   5–18
Lochabstand   12 mm

Indikation: variabel

4.17. *Gerade Rekonstruktionsplatte für 2,7-mm-Schrauben*
Profil   8 × 2,7 mm
Länge   40 × 192 mm
Anzahl der Löcher   5–24
Lochabstand   8 mm

Indikation: variabel

4.18. *Abgewinkelte Rekonstruktionsplatte* (Abb. 14.**11 d**)
links oder rechts
Profil   8 × 2,7 mm
Länge   124–140 mm
Anzahl der Löcher   20–24
Lochabstand   8 mm

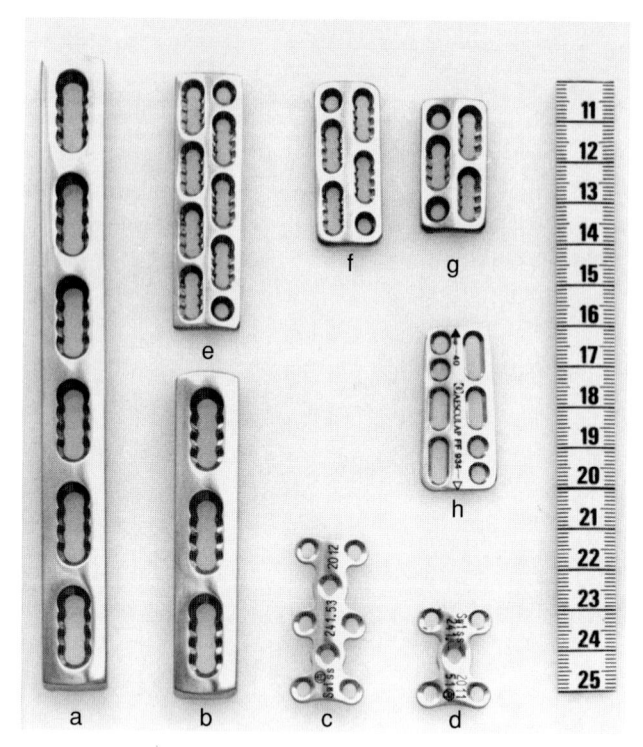

124 Allgemeine Traumatologie

Abb. 14.**12a–h**
a u. **b** Wirbelsäulenplatten s. 2.9.
c u. **d** Halswirbelplättchen s. 4.26.
e–h Halswirbelsäulenplatten

Indikation: Kieferchirurgie

4.19 *Gebogene Rekonstruktionsplatte*
Profil   3,6 × 10 mm
Länge   70–214 mm, Biegeradius 100 mm
Anzahl der Löcher   6–18
Lochabstand   12 mm

Indikation: Beckenfraktur

4.20 *Kiefer-Rekonstruktionsplatte*
Länge   klein 80/35 mm
mittel   90/40 mm
groß   100/45 mm

Indikation: Kieferchirurgie

4.21. *Unterkiefer-Rekonstruktionsplatte mit Spanngleitlöchern*
gliederförmig, kann gekürzt werden
Profil L-förmig   Dicke 2,0 mm
kurzer   Schenkel 3,6 mm
langer   Schenkel 8,5 mm
Länge   259 mm
Anzahl der Löcher   24

Indikation: Kieferchirurgie

4.22. *Kieferplättchen mit Schenkel*
(3 rechtwinklig abgesetzte Stutzen)
Profil   2 × 8 mm
Stutzen   4,7 × 5 mm
Anzahl der Löcher   4
ansonsten wie Kieferplättchen

Indikation: Kieferchirurgie

4.23. *Y-Platte = Rekonstruktionsplatte* (Abb. 14.**11 c**)
Profil   10 × 2 mm
Länge   kann durch Abbrechen und Abschneiden
        gekürzt werden, ist dreidimensional biegbar
Anzahl der Löcher   3 × 4
Lochabstand   12 mm

Indikation: Humeruskondylen

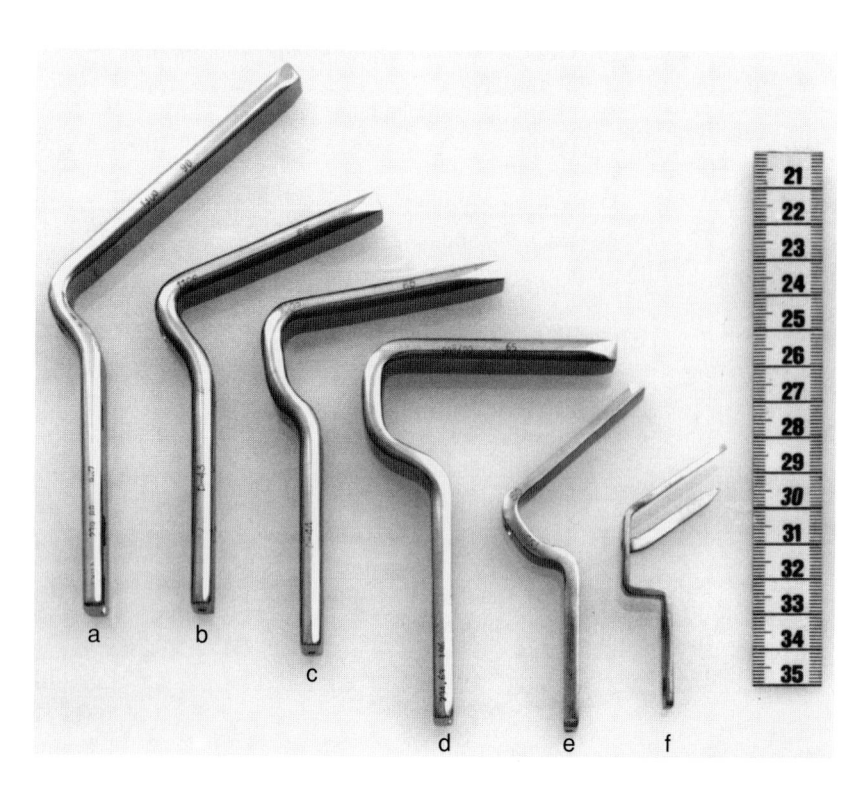

Abb. 14.**13a–f**
a–d Winkelplatten für intertrochantere Femurosteotomien s. 3.4.
e Winkelplatte für kleinwüchsige Erwachsene und Adoleszenten s. 3.2.
f Hakenlasche für Umstellungsosteotomie bei Kleinkindern s. 3.12.

4.24. *Mehrfragmentplättchen*
Profil schräge H-Form
Anzahl der Löcher 7

Indikation: Handchirurgie

4.25. *Sherman-Platte*
wellenförmiges Außenprofil
Dicke 2 und 2,5 mm
Breite 9 mm
Länge 31–135 mm
Anzahl der Löcher 2–8

Indikation: Kieferchirurgie

4.26. *Halswirbelplättchen*
Profil 1,2 × 19 mm
Länge 23–59 mm 96–133 mm
Anzahl der Löcher 5, 8 und 11 variabel
Lochabstand 16, 18 und 21 mm

Indikation: Halswirbelsäule

4.27. *Mini-H-Plättchen für 1,5- und 2-mm-Schrauben*
(Abb. 14.**9 a**)
Profil 9 × 8,2 mm 12 × 11 mm
Anzahl der Löcher 4
Lochabstand 5 × 4,2 7 × 6

Indikation: Hand- und Fußchirurgie

4.28. *Halswirbel-Hakenplättchen*
Profil 1,1 × 9 mm
Gesamtlänge 22–39 mm
Nennlänge 16–33 mm

Indikation: Halswirbelsäule

4.29. *Caspar-Halswirbelplatten*
Profil 1,2 × 16–19 mm
Länge 28–72 mm
Anzahl der Löcher 6–10

Indikation: Halswirbelarthrodesen

4.30. *Fixationsplatte*
Profil 4 × 10 und 12 mm
Länge 22 und 25 mm
Anzahl der Löcher 1
Anzahl der Spitzen 14 und 23
Spitzenhöhe 3 mm

Indikation: Fixation von Bandansätzen

Schrauben

5.1. *4,5-mm-Kortikalisschraube* (große Schraube)
(Abb. 14.**15 c**)

Gewinde auf der ganzen Schraubenlänge, Kugelkopf
mit Innensechskant 3,5 mm
Gewindedurchmesser 4,5 mm
Kerndurchmesser 3,1 mm
Kopfdurchmesser 8,0 mm
Länge 14–110 mm

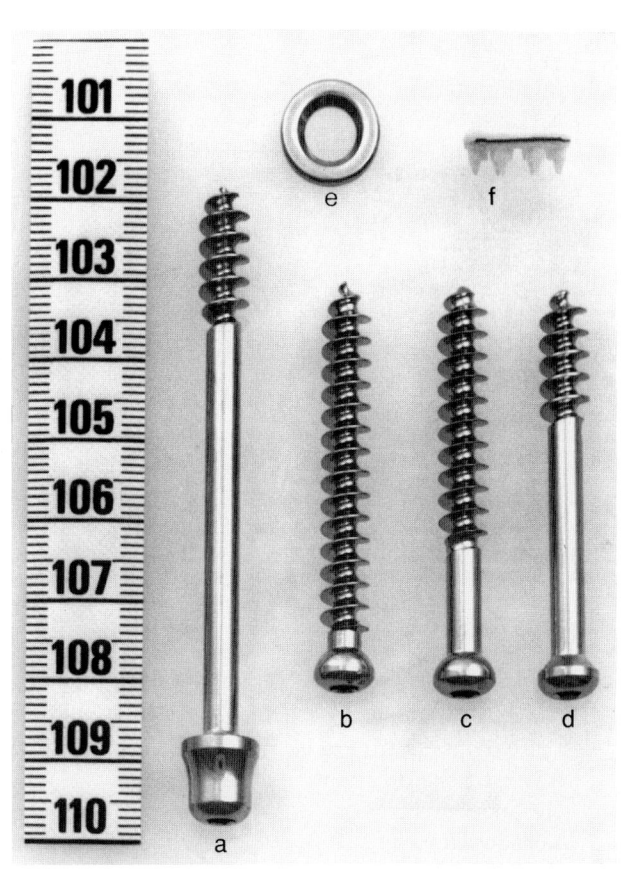

Abb. 14.**14a–f**
a Epiphysenschraube s. 5.13.
b 6,5-mm-Spongiosaschraube mit durchgehendem Gewinde s. 5.7.
c 6,5-mm-Spongiosaschraube mit langem Gewinde s. 5.8.
d 6,5-mm-Spongiosaschraube mit kurzem Gewinde s. 5.9.
e Unterlegscheibe Metall s. 5.16.
f Unterlegscheibe mit Zacken aus Kunststoff s. 5.17.

5.2. *3,5-mm-Kortikalisschraube mit feinem Gewinde*
(Abb. 14.**15 d**)
Gewinde auf der ganzen Schraubenlänge, Kugelkopf
mit Innensechskant 2,5 mm
Gewindedurchmesser 3,5 mm
Kerndurchmesser 2,4 mm
Kopfdurchmesser 6,0 mm
Länge 10–110 mm

5.3. *3,5-mm-Spezial-Kieferschraube*
Kleiner Kopf
Gewindedurchmesser 3,5 mm
(Spongiosagewinde)
Kerndurchmesser 1,9 mm
Kopfdurchmesser 5,0 mm
Länge 8–20 mm

5.4. *2,7-mm-Kortikalisschraube* (kleine Schraube)
(Abb. 14.**15 e**)
Gewinde auf der ganzen Schraubenlänge, Kugelkopf
mit Innensechskant 2,5 mm
Gewindedurchmesser 2,7 mm
Kerndurchmesser 1,9 mm
Kopfdurchmesser 5,0 mm
Länge 6–40 mm

126 Allgemeine Traumatologie

Abb. 14.**15a–f**
a Spongiosaschraube mit durchgehendem Gewinde s. 5.7.
b Spongiosaschraube mit langem Gewinde s. 5.8.
c 4,5-mm-Kortikalisschraube s. 5.1.
d 3,5-mm-Kortikalisschraube s. 5.2.
e 2,7-mm-Kortikalisschraube s. 5.4.
f 1,5-mm-Kortikalisschraube s. 5.6.

5.5. *2,0-mm-Kortikalisschraube* (Mini-Schraube)
Gewinde auf der ganzen Schraubenlänge, flacher Linsenkopf mit Kreuzschlitz, neu mit Kugelkopf und Innensechskant 1,5 mm

Gewindedurchmesser	2,0 mm
Kerndurchmesser	1,3 mm
Kopfdurchmesser	4,0 mm
Länge	6–38 mm

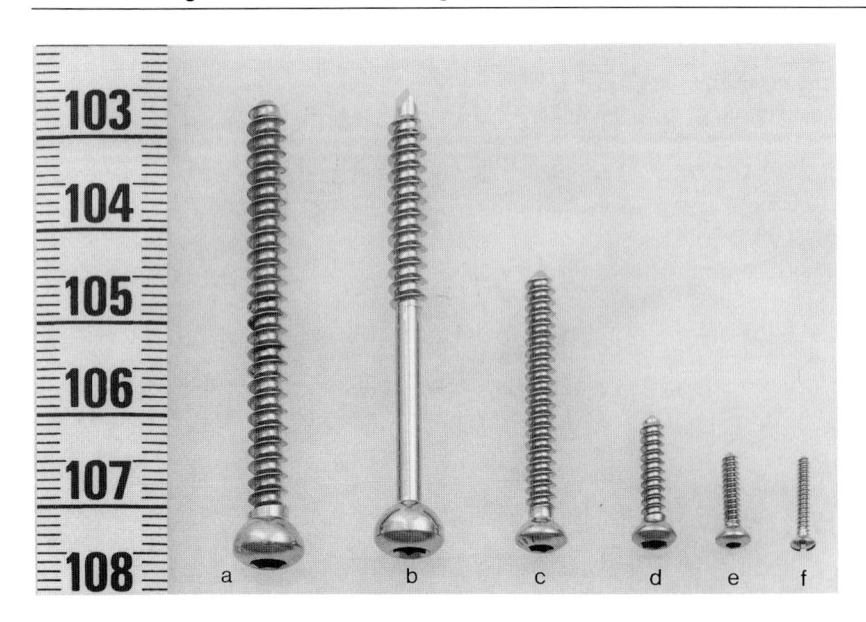

5.6. *1,5-mm-Kortikalisschraube* (Mini-Schraube) (Abb. 14.**15 f**)
Gewinde auf der ganzen Schraubenlänge, flacher Linsenkopf mit Kreuzschlitz, neu mit Kugelkopf und Innensechskant 1,5 mm

Gewindedurchmesser	1,5 mm
Kerndurchmesser	1,0 mm
Kopfdurchmesser	3,0 mm
Länge	6–20 mm

5.7. *6,5-mm-Spongiosaschraube mit Gewinde bis zum Kopf* (Abb. 14.**14 b**)
Schaftschraube mit stärker ausladenden und geräumigeren Gewindegängen, Schaft dicker als Gewindekern, Kugelkopf mit Innensechskant 3,5 mm

Gewindedurchmesser	6,5 mm
Kerndurchmesser	3,0 mm
Schaftdurchmesser	4,5 mm
Kopfdurchmesser	8,0 mm
Länge	25–110 mm

5.8. *6,5-mm-Spongiosaschraube mit langem Gewinde* (Abb. 14.**14 c**)
Schaft mit stärker ausladenden und geräumigeren Gewindegängen, Schaft dicker als Gewindekern, Kugelkopf mit Innensechskant 3,5 mm

Gewindedurchmesser	6,5 mm
Kerndurchmesser	3,0 mm
Schaftdurchmesser	4,5 mm
Kopfdurchmesser	8,0 mm
totale Länge	45–110 mm
Gewindelänge	32 mm

5.9. *6,5-mm-Spongiosaschraube mit kurzem Gewinde* (Abb. 14.**14 d**)
Schaftschraube mit stärker ausladenden und geräumigeren Gewindegängen, Schaft dicker als Gewindekern, Kugelkopf mit Innensechskant 3,5 mm

Gewindedurchmesser	6,5 mm
Kerndurchmesser	3,0 mm
Schaftdurchmesser	4,5 mm
Kopfdurchmesser	8,0 mm
totale Länge	30–110 mm
Gewindelänge	16 mm

5.10. *4,0-mm-Spongiosaschraube mit kurzem Gewinde*
Kugelkopf mit Innensechskant 2,5 mm

Gewindedurchmesser	4,0 mm
Kerndurchmesser	1,9 mm
Schaftdurchmesser	2,3 mm
Kopfdurchmesser	6,0 mm
totale Länge	10–50 mm
Gewindelänge	5–15 mm

5.11. *4,0-mm-Spongiosaschraube mit Gewinde bis zum Kopf*
Kugelkopf mit Innensechskant 2,5 mm

Gewindedurchmesser	4,0 mm
Kerndurchmesser	1,9 mm
Kopfdurchmesser	6,0 mm
Länge	10–60 mm

5.12. *4,5-mm-Malleolarschraube*
Bohrspitze, die in spongiösem Knochen ihr Kernloch selbst bohrt
Kugelkopf mit Innensechskant 3,5 mm

Gewindedurchmesser	4,5 mm
Kerndurchmesser	3,0 mm
Schaftdurchmesser	3,0 mm
Kopfdurchmesser	8,0 mm
totale Länge	25–70 mm
Gewindelänge	12–32 mm

14 Osteosynthesen

5.13. *Schraube für Epiphysenlösung* (Abb. 14.**14a**)
mit Innensechskant 3,5 mm

Gewindedurchmesser	6,5 mm
Kerndurchmesser	3,0 mm
Schaftdurchmesser	4,0 mm
Kopfdurchmesser	10,0 mm
Länge ohne Kopf	50–90 mm
Gewindelänge	16 mm

5.14. *Gewindebolzen mit 2 Muttern*

Gewindedurchmesser	3,0 mm
Mutterdurchmesser	11,0 mm
Länge	70–120 mm

5.15. *Mutter zur 4,5-mm-Kortikalisschraube*

Durchmesser	11 mm
Schlüsselweite	8 mm

5.16. *Unterlegscheibe aus Metall* (Abb. 14.**14e**)
Durchmesser   4,5 mm für Mini-Schraube
              7 mm für kleine Spongiosaschraube
              13 mm für große Spongiosaschraube

5.17. *Unterlegscheibe* mit Spitzen aus Polyacetat-Kunststoff, mit Metallarmierung als Röntgenkontrast (Abb. 14.**14f**)
Durchmesser   8,0 × 3,2 mm für 2,7-mm-Schrauben
              13,5 × 4,0 mm für 3,5- und 4,0-mm-Schrauben
              13,5 × 6,0 mm für 6,5-mm-Spongiosaschrauben

Indikation: zur Readaptation abgerissener Bänder resp. Bandansätzen

Dynamische Hüft- und Kondylenschraube s. 3.9. und 3.10. Schanzsche Schraube s. 6.1.

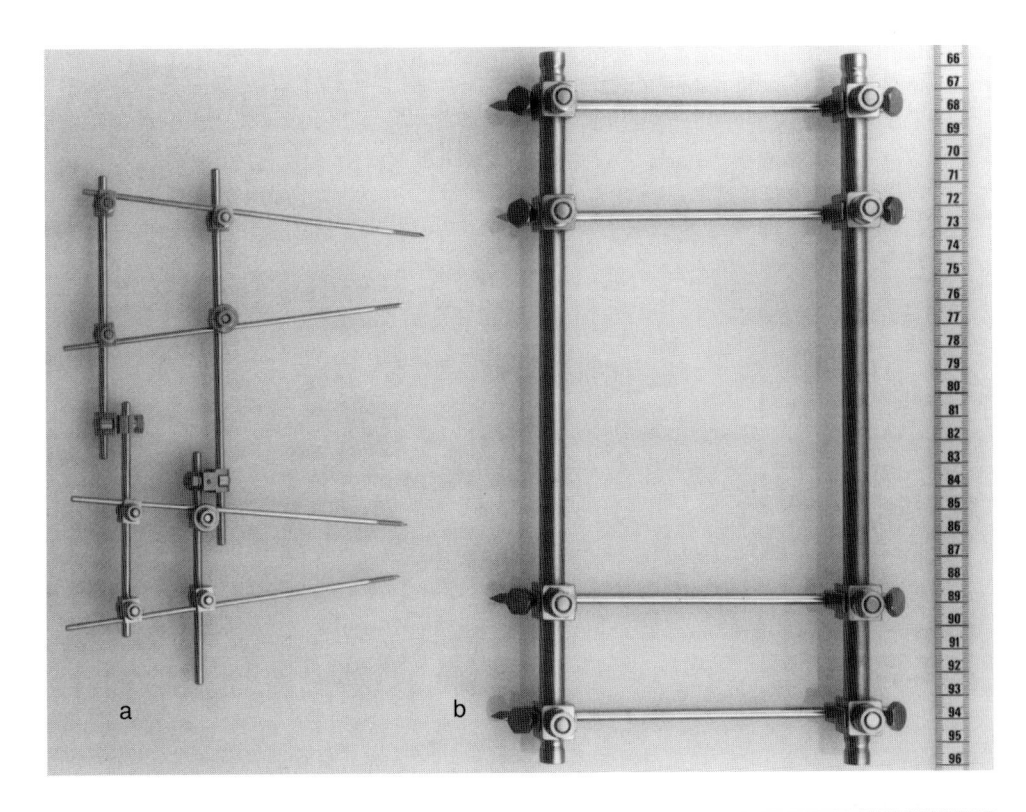

Abb. 14.**16a** u. **b**
a Minifixateur
b Rahmenfixateur s. 6.1.

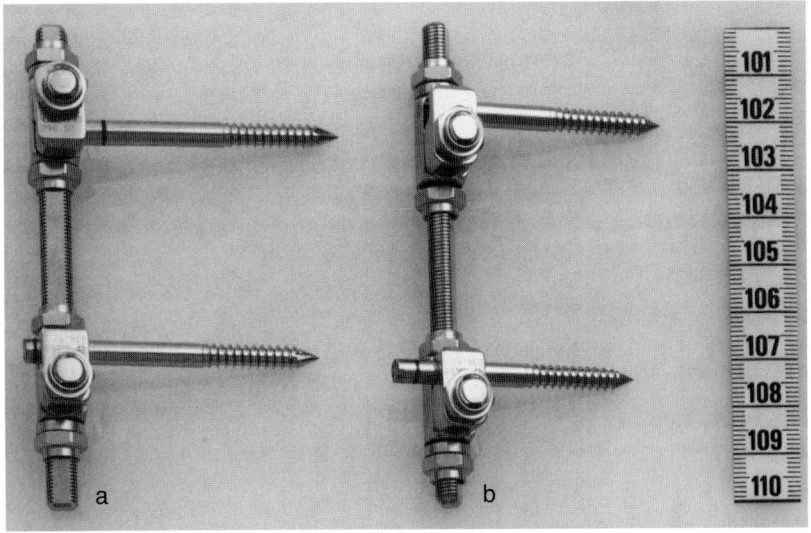

Abb. 14.**17a** u. **b**   Fixateur interne s. 6.3.

128 Allgemeine Traumatologie

Fixateur

6.1. *Fixateur externe* (Abb. 14.**16 b**)

Rohrlänge	150–400 mm
Gewindespindel	120 und 180 mm
Schanzsche Schraube	
Länge	60–250 mm
Durchmesser	4–6 mm

kurzes und langes Gewinde
Backen: 1. schwenkbar
2. offen
3. Universalgelenk
4. zweiteilige Gewindebacken
5. Längs-Doppelbacke ohne Gewinde
6. Quer-Doppelbacke mit Gewinde

6.2. *Unilateraler Fixateur = Kugelspannfixateur* (Abb. 14.**18 b**)
Mehr-(meist 3-)teilig, 2,5 cm starke Metallstangen, die mit Scharnieren miteinander verbunden sind und an die Schanzsche Schrauben fixiert werden können.

6.3. *Fixateur interne* (Abb. 14.**17 a u. b**)

Gewindestablänge	70–300 mm
Durchmesser	7 mm
Unterlagscheibe	
Backe	
Backenkörper	
Schanzsche Schraube wie Fixateur externe	

6.4. *Wirbelsäulenstab für Distraktion oder Kompression*

Gewindestablänge	155–355 mm
Durchmesser	7 mm
obere Haken lang oder kurz	
untere Haken	
Gegenhalter	
Sicherungsmutter	
Unterlagscheibe	

Sonstiges

7.1. *Cerclagedraht*, glatt (Abb. 14.**19 a**)

Durchmesser	0,8–1,5 mm

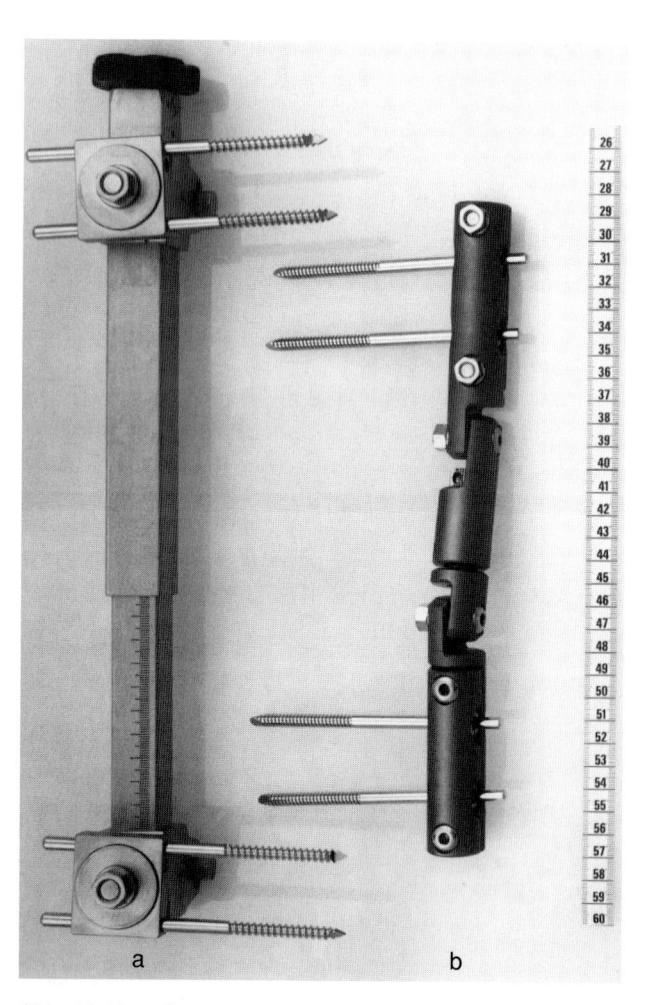

Abb. 14.**18 a u. b**
a Wagner-Spanner
b Unilateraler Fixateur s. 6.2.

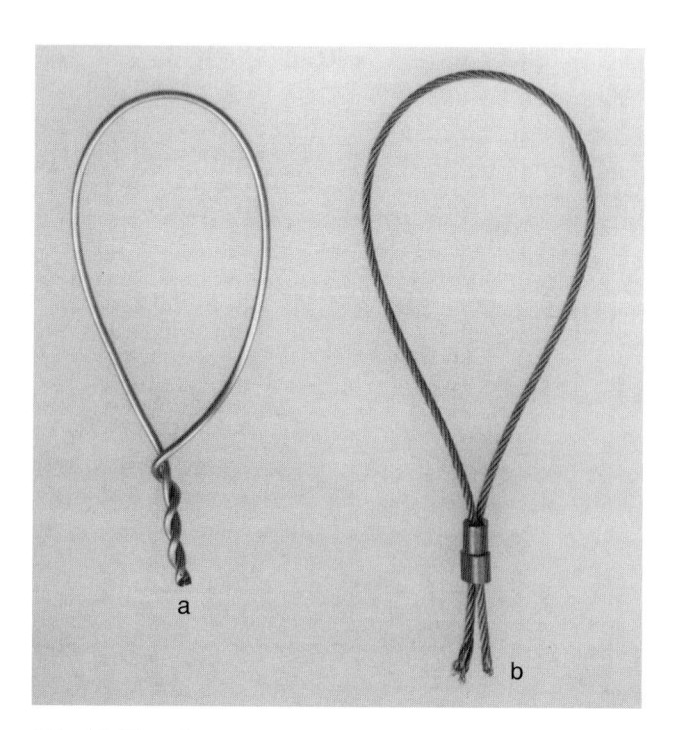

Abb. 14.**19 a u. b**
a Cerclagedraht s. 7.1.
b Labitzke-Draht s. 7.2.

Abb. 14.**20a–d**
a u. **b** T-Abstützplatte s. 4.8.
c T-Platte s. 4.7.
d L-Abstützplatte s. 4.11.

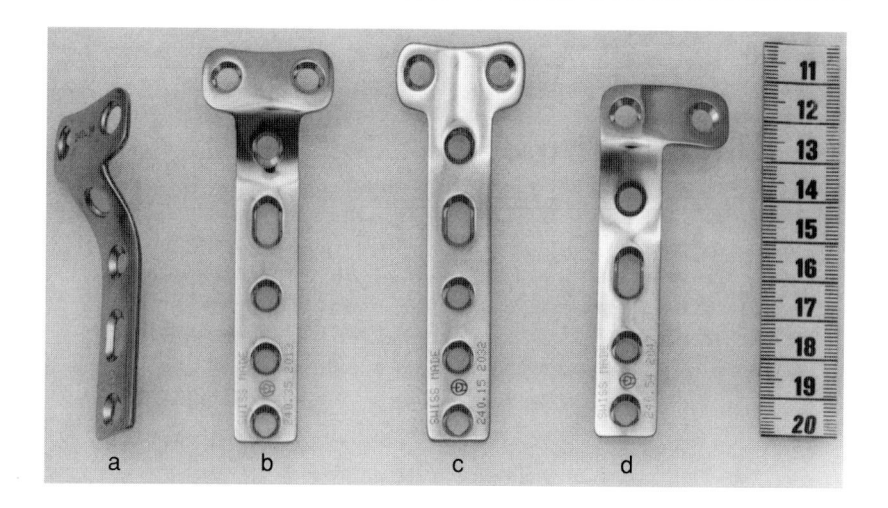

Indikation: Zuggurtung, Götze-Cerclagen

7.2. *Labitzke-Draht,* geflochten (Abb. 14.**19b**)
Durchmesser 1,0 mm

wird mit plombenartigen Preßklemmen fixiert

Indikation: Zuggurtung, Sicherung von Kreuzbandnähten am Knie

7.3. *Kirschner-Draht*
ohne Gewinde
mit Gewinde Gewindelänge 5 und 15 mm
Durchmesser 0,6–3 mm
Länge 70–285 mm

7.4. *Steinmann-Nagel*
ohne Gewinde
mit Gewinde
Durchmesser 3,5–5 mm
Länge 120–300 mm

7.5. *Knochennägel*
Durchmesser 2–3,5 mm
Länge 20–160 mm

7.6. *Agraffe*
Profil U-förmig
Spitzenlänge 20 und 22 mm
Breite 20 und 24 mm

Indikation: Tibiakopfosteotomie

7.7. *Knochenklammern*
Profil U-förmig
a) eckig
b) abgerundet nach Blount

15 Frakturheilung und Komplikationen nach Frakturen

J. Ahlers und R. Benning

Unter *Frakturheilung* versteht man die biologische Stabilisierung des Knochens, der durch Überlast geschädigt worden ist. Die Knochenbruchheilung besteht in einer Überwindung der pathologischen Beweglichkeit im Bruchspalt und in einer Wiederherstellung der kraftschlüssigen Formsteifigkeit (21). Grundvoraussetzung hierfür sind Infektionsfreiheit, eine erhaltene oder wiederhergestellte Vaskularität der Frakturenden sowie ausreichende Ruhe im Bruchbereich.

Die knöcherne Konsolidierung durchtrennter Knochen erfolgt auf zwei grundsätzlich verschiedene Weisen. Wird eine Fraktur durch eine Osteosynthese absolut stabil überbrückt, kommt es zu einem kalluslosen Frakturdurchbau. Voraussetzung hierfür ist, daß das Implantat die mechanische Neutralisierung der Frakturzone im Sinne einer Kraftableitung vom Knochen übernimmt *(primäre Knochenbruchheilung)*.

Kommt es zu einer weniger starren Fixierung der Fragmente, wie dies bei einer konservativen Bruchbehandlung der Fall ist, vergrößert sich zunehmend die Diastase durch Resorptionsvorgänge an den Bruchenden. Die Bruchstelle wurd durch eine Kallusspindel überbrückt *(sekundäre Knochenbruchheilung)*.

Primäre Knochenbruchheilung

Der Begriff der Heilung „*per primam intensionem*" wurde von Lané erstmalig 1914 verwendet (14) und 1949 von Danis (6) aufgrund klinischer Beschreibungen übernommen. Schenk u. Willenegger (27) zeigten erstmals experimentell die direkte Knochenformation. Voraussetzung für eine derartige Kontaktheilung ist eine stabile Osteosynthese bei erhaltener Knochenvitalität (Abb. 15.**1 a u. b**) mit einer Knochenüberbrückung ohne bindegewebigknorpelige Vor- bzw. Zwischenstufen. Nach etwa 3 Wochen überqueren Osteoblasten den Bruchspalt und bilden nach Resorption einen Kanal, der von Osteoklasten mit Lamellenknochen aufgefüllt wird. Es erfolgt also keine zusätzliche Knochenneubildung. Verbleibt ein geringer Spalt (bis 0,4 mm), dringen Gefäßsprossen mit Osteoblasten in den Spalt ein und bilden Geflechtknochen. Dieser wird sekundär in Lamellenknochen umgewandelt, so daß die ursprüngliche lamelläre Struktur der Kompakta nach Monaten erreicht wird *(Spaltheilung)* (Abb. 15.**1 a**). Die Konsolidierung erfolgt letztlich über ein *Internal remodelling* der Haverschen Kanäle als dem entscheidenden Schritt in der Frakturheilung.

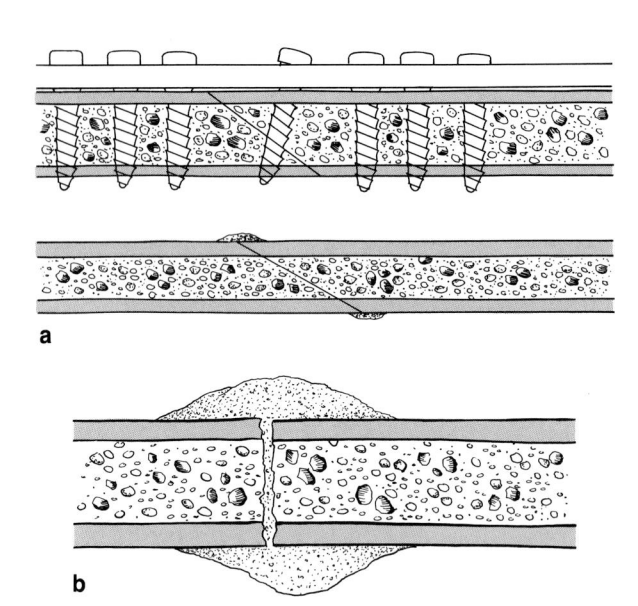

Abb. 15.**1 a u. b** Schematische Darstellung der primären (**a**) und sekundären (**b**) Knochenbruchheilung

Zum Aufbau von Knochensubstanz ist eine erhaltende Blutversorgung erforderlich. Es bedarf neugebildeter Kapillaren aus der Umgebung, d. h. von den Weichteilen, und direkt aus den Kortikalisbruchflächen, die den Osteoklasten in der Kortikalis folgen.

Devitalisierte Fragmente können, wenn sie anatomisch exakt und stabil eingepaßt sind, durch eine mit der primären Knochenbruchheilung parallel laufende, allmähliche Resorption revitalisiert bzw. eingebaut werden. Voraussetzung hierfür sind eine ausreichende Stabilität der Osteosynthese über die gesamte Zeitdauer der Heilung und die erhaltende Vitalität der umgebenden Fragmente. Eine kontinuierliche Dichtezunahme im Röntgenbild weist dagegen auf eine *Sequestrierung* des Fragmentes hin. Das Verdämmern des Bruchspaltes mit einer gleichbleibenden Knochenstrukturierung des Fragmentes spricht dagegen für einen Einbau.

Während die Bruchfestigkeit nach konservativer Behandlung an der Ausbildung eines Fixationskallus im Röntgenbild im allgemeinen gut zu beurteilen ist, ist die Beurteilung der Bruchfestigkeit unter einer primären Bruchheilung oft sehr schwierig, da nur wenig Reaktion erkennbar ist, obgleich im Bruchgebiet eine hohe biologische Aktivität besteht. *Röntgenologisch* erkennt man lediglich eine gewisse Unschärfe der Kortikalisstruktur bzw. ein Verdämmern des Bruchspaltes. Nur im Szintigramm ist der noch nicht abgeschlossene Umbau einwandfrei zu erkennen. Die Fehlbeurteilung des knöchernen Durchbaues kann zu einer vorzeitigen Belastung und damit zur Überlastung des Knochens führen. Ferner besteht die Gefahr, daß metallische Implantate zu früh entfernt werden und der Knochen der vollen Belastung noch nicht gewachsen ist.

Störungen der Knochenbruchheilung nach Osteosynthesen

Nicht immer verläuft die Frakturheilung nach einer Osteosynthese mit interfragmentärer Kompression völlig ungestört. Wird im Frakturbereich keine dauerhafte mechanische Stabilität erreicht, erkennt man röntgenologisch die Unruhe im Bruchbereich an der wolkigen Kallusformation *(Reiz- oder Unruhekallus)*. Nach der Bildung des Reizkallus kommt es zur Formation eines *Fixationskallus*, unter dessen Protektion sich definitiver Knochen ausbilden kann.

Einer gestörten primären Knochenbruchheilung liegen vier wesentliche Ursachen zugrunde.
1. Ist die lokale *Instabilität* größer ist als die Potenz des Unruhekallus zur Frakturfixation, wird die Beanspruchung der Osteosynthese so groß, daß es schließlich zu deren Zusammenbruch kommt. Danach lassen sich zwei verschiedene Verlaufsformen unterscheiden:
   - Über eine *Ausdifferenzierung des Unruhekallus zum Fixationskallus* kommt es zur definitiven knöchernen Ausheilung, da es nach der Plattenauslockerung zu einer Beseitigung der schädigenden Scher- und Schubkräfte mit anschließender knöcherner Konsolidierung kommen kann.
   - Der Unruhekallus geht in eine *Pseudarthrose* über.
2. Nach *Trümmerfrakturen* kommt es zur Fragmentdevitalisierung. Die lokale Schädigung des Gewebes läßt eine knöcherne Überbrückung nicht mehr zu. Bei einer unzureichenden Osteosynthese und durch weitere Resorptionsvorgänge kommt es infolge dauerhafter Wechselbiegebeanspruchung des Materials zum Implantatbruch (Abb. 15.**2 a–d**). Im Röntgenbild läßt sich wegen der gestörten lokalen Vitalität keine oder nur eine minimale Kallusbildung erkennen. Die Ruhigstellung alleine führt zu keiner Ausheilung. Die Behandlung besteht in der Wiedergewinnung ausreichender Vitalität durch Spongiosaplastik und Stabilität durch einen Osteosynthesewechsel.
3. Durch einen *Infekt* kommt es zu einer Störung der primär stabilen Osteosynthese (s. Abschnitt „Posttraumatische Infektionen").

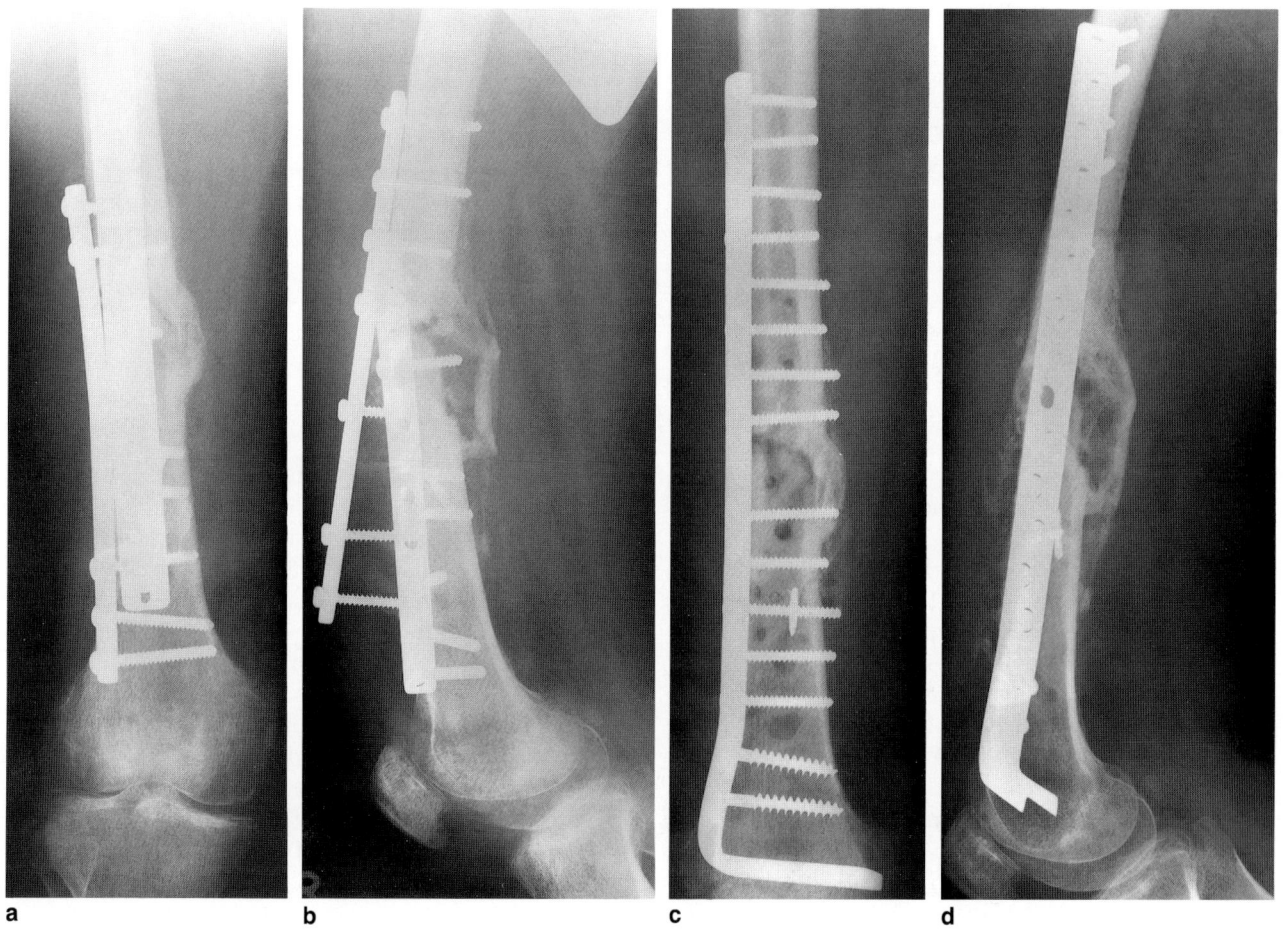

a **b** **c** **d**

Abb. 15.**2a–d**
a u. **b** Implantatauslockerung und Fehlstellung einer Femurstückfraktur nach einer doppelten Plattenosteosynthese (laterale und ventrale Plattenlage), unzureichende Stabilisierung sowie erhebliche Schädigung der Knochenvitalität
c u. **d** Stabilisierung durch eine Kondylenplatte. Anregung der Knochenneubildung durch autologe Spongiosa

Allgemeine Traumatologie

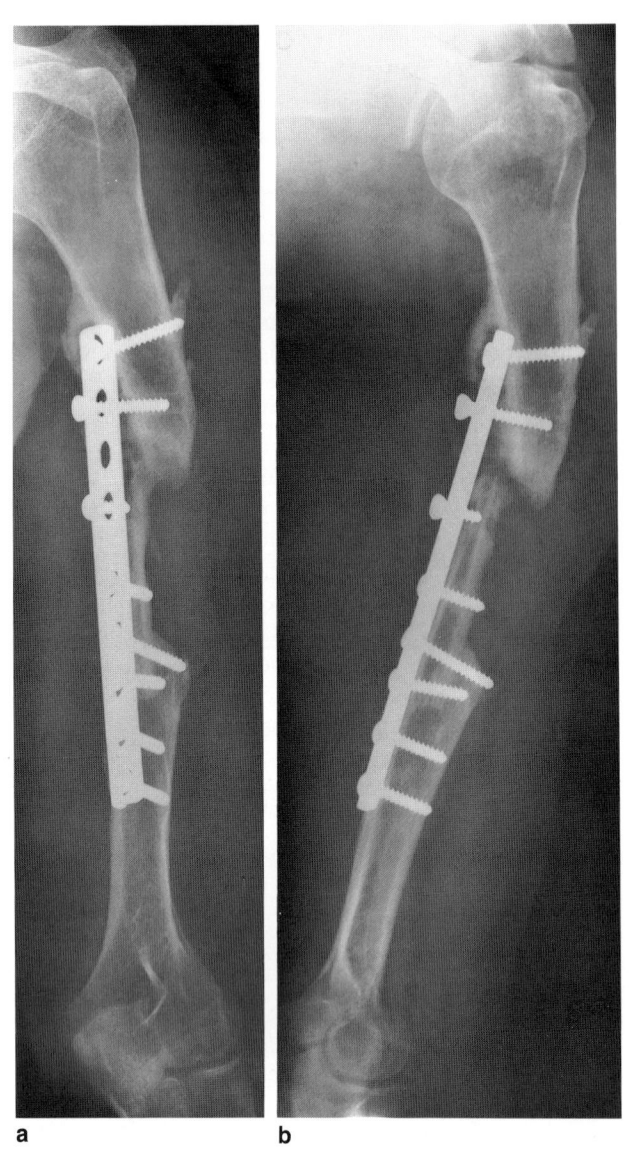

Abb. 15.3a u. b Plattenauslockerung bei unzureichender Plattenverankerung am proximalen Humerusschaft bei langstreckiger Defektstrecke

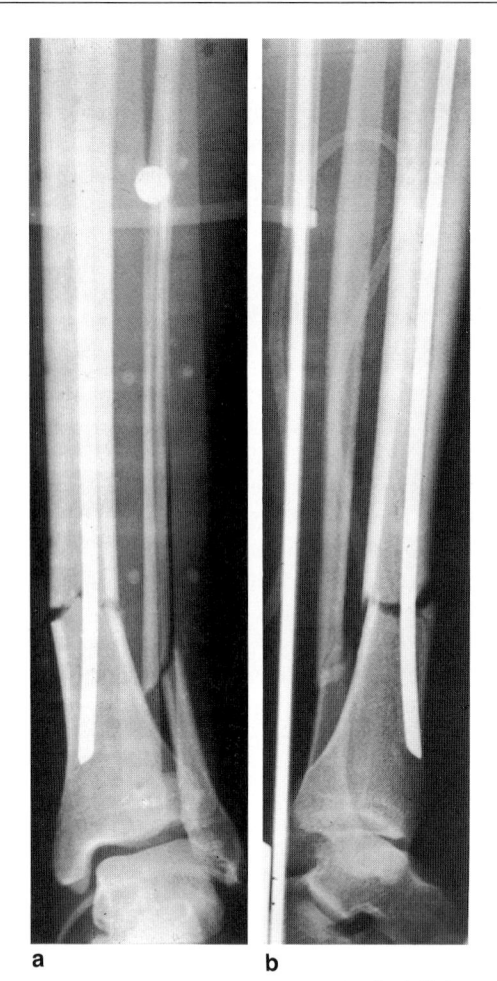

Abb. 15.4a u. b Unzureichende Stabilisierung einer distalen Unterschenkelfraktur mit einem einzelnen Rush-pin

4. *Operationstechnische Fehler:* Das Ergebnis jeder Osteosynthese hängt entscheidend von der richtigen Wahl des Implantates und seiner korrekten Anwendung und Lage ab (s. Kapitel 14 „Osteosynthesen – prinzipielle Anmerkungen"). Die verwendeten Osteosynthesematerialien müssen in ihren Dimensionen und Stärke dem Knochen angemessen sein. Eine im Verhältnis zum Knochendurchmesser zu schmale Platte wird den Kräften auf Dauer nicht gewachsen sein und ausbrechen, eine zu breite Platte durch ihre große Starrheit zu Störungen in der Biomechanik des Knochens führen. Zusätzlich kann dieses Implantat aufgrund der Dimensionierung zu Problemen beim Wundverschluß führen. Neben der richtigen Plattenstärke ist auf die richtige Plattenlänge zu achten. Die auf die Knochen bzw. die Implantate einwirkenden Kräfte können nur durch eine entsprechend sichere Verankerung der Platte am Knochen aufgefangen werden. Ist dies nicht gewährleistet, kommt es zu einem Ausbruch der Schrauben und damit zur Störung der Frakturheilung (Abb. 15.3 a u. b).

Die Beachtung der Implantatstärke im Verhältnis zu den am Knochen angreifenden Kräften gilt in gleicher Weise für alle Formen intramedullärer Frakturstabilisierung. Ein einzelner intramedullär liegender Rush-pin kann lediglich eine einfache Schienung ohne ausreichende Stabilität darstellen und führt deshalb, wenn nicht eine zusätzliche äußere Fixation durchgeführt wird, zur Frakturdislokation und zu keiner oder in Fehlstellung fixierten Ausheilung (Abb. 15.4 a u. b). Das gleiche gilt für einen zu kurzen oder zu dünn gewählten Marknagel. Ein zu langer Marknagel wird zu Störungen an der Einschlagstelle führen. Je nach Ausmaß der lokalen Irritation kann ein Implantat bis zur knöchernen Ausheilung belassen werden, andernfalls muß ein Wechsel vorgenommen werden (Abb. 15.5 a u. b).

Schrauben, die in ein Gelenk reichen, werden durch die lokale Reibung am Gelenkknorpel zu schweren

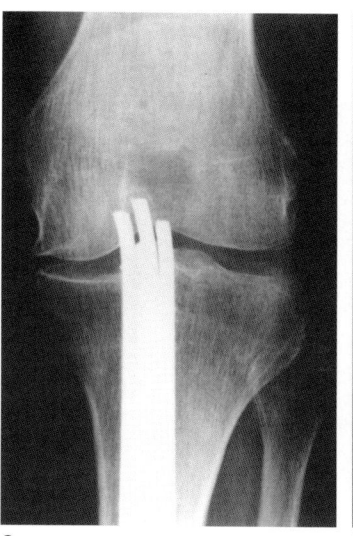

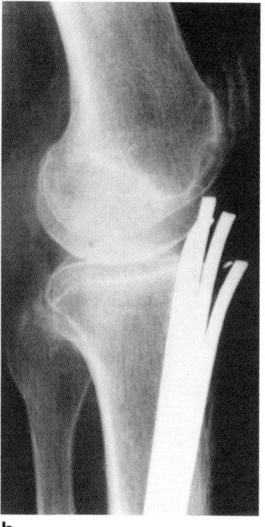

Abb. 15.**5a** u. **b** Erhebliche lokale Irritationen des Kniegelenkes durch zu lange Federnägel

Abb. 15.**6** Fehllage einer Schraube im oberen Sprunggelenk. Der Abdruck des Schraubenprofiles stellt sich in der kongruierenden Talusgelenkfläche dar

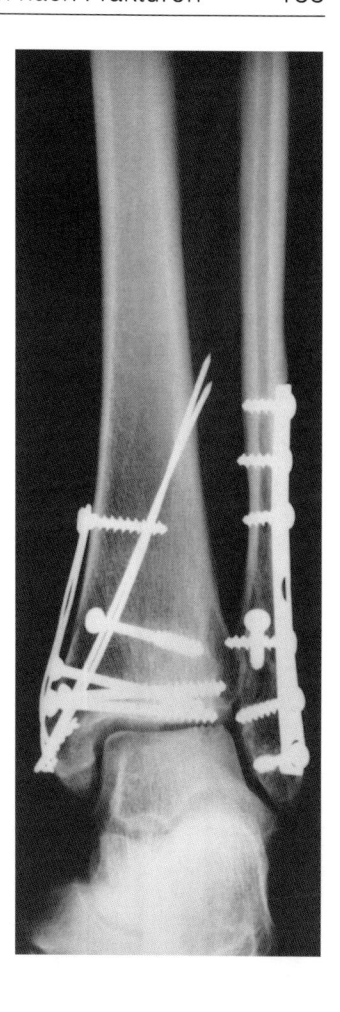

Schädigungen des Gelenkes führen (Abb. 15.**6**). Solche Fehllagen, die häufig bei einer intraoperativen Durchleuchtung nicht zu erkennen sind, zeigen sich in der postoperativen Röntgenaufnahme gelegentlich nur in einer schrägen Röntgeneinstellung und müssen rechtzeitig beseitigt werden. Das gleiche gilt für Implantate, die durch eine Fehllage die Beweglichkeit eines Gelenkes beeinträchtigen.

Wird nach einer Osteosynthese festgestellt, daß die anatomische Wiederherstellung nicht gelungen ist, so ist das Operationsziel als nicht erreicht anzusehen. Dazu zählen nicht beseitigte Dislokationen im Gelenkbereich oder das Sperren durch Implantate. Solche Fehlergebnisse erfordern eine möglichst rasche Korrektur, da es zu keiner Ausheilung oder zu einer Ausheilung in Fehlstellung führt, die dann sekundär unter erschwerten Bedingungen korrigiert werden muß.

Brüche von Implantaten sind fast immer auf Mißachtung von biomechanischen Grundprinzipien zurückzuführen, d. h. auf operationstechnische Fehler. Ganz selten wird ein Materialfehler als Ursache zu finden sein. Bei Metallbrüchen wird die kritische Auswertung der Röntgenbilder des gesamten Verlaufes deren Ursache sichtbar machen (Abb. 15.**7 a−g**), da sich die drohende Komplikation oft frühzeitig ankündigt. Nach Osteosynthesen sind daher regelmäßige und kurzfristige Röntgenkontrollen, gegebenenfalls mit zusätzlichen tomographischen Untersuchungen, unerläßlich.

Zeitpunkt der Metallentfernung

Nach einer Plattenosteosynthese kommt es unter dem Implantat zu einer Verdünnung der Kortikalis *(stress-protection)*. Die Ursache der Rarifizierung der Kortikalis bzw. der zunehmenden Spongiosierung ist nicht alleine auf die funktionelle Entlastung der Kortikalis, sondern überwiegend auf die gestörte Knochendurchblutung zurückzuführen. Die Spongiosierung der Kortikalis wird um so ausgedehnter, je länger das Implantat belassen wird. Das Metall sollte daher etwa eineinhalb Jahre nach Durchbau der Fraktur entfernt werden. Eine längere Implantatverweildauer erhöht die Gefahr einer Refraktur. Auch nach einer zeitgerechten Metallentfernung erfordert die Rückgewinnung des funktionellen Knochenumbaues noch mehrere Monate.

Refrakturen verlaufen meist abseits des ehemaligen Frakturspaltes quer durch eines der benachbarten Schraubenlöcher. Die Voraussetzungen für die Heilung dieser Refrakturen sind nicht ganz unproblematisch, da häufig devitalisierte Anteile oder noch nicht ausreichend revitalisierte Fragmente vorhanden sind.

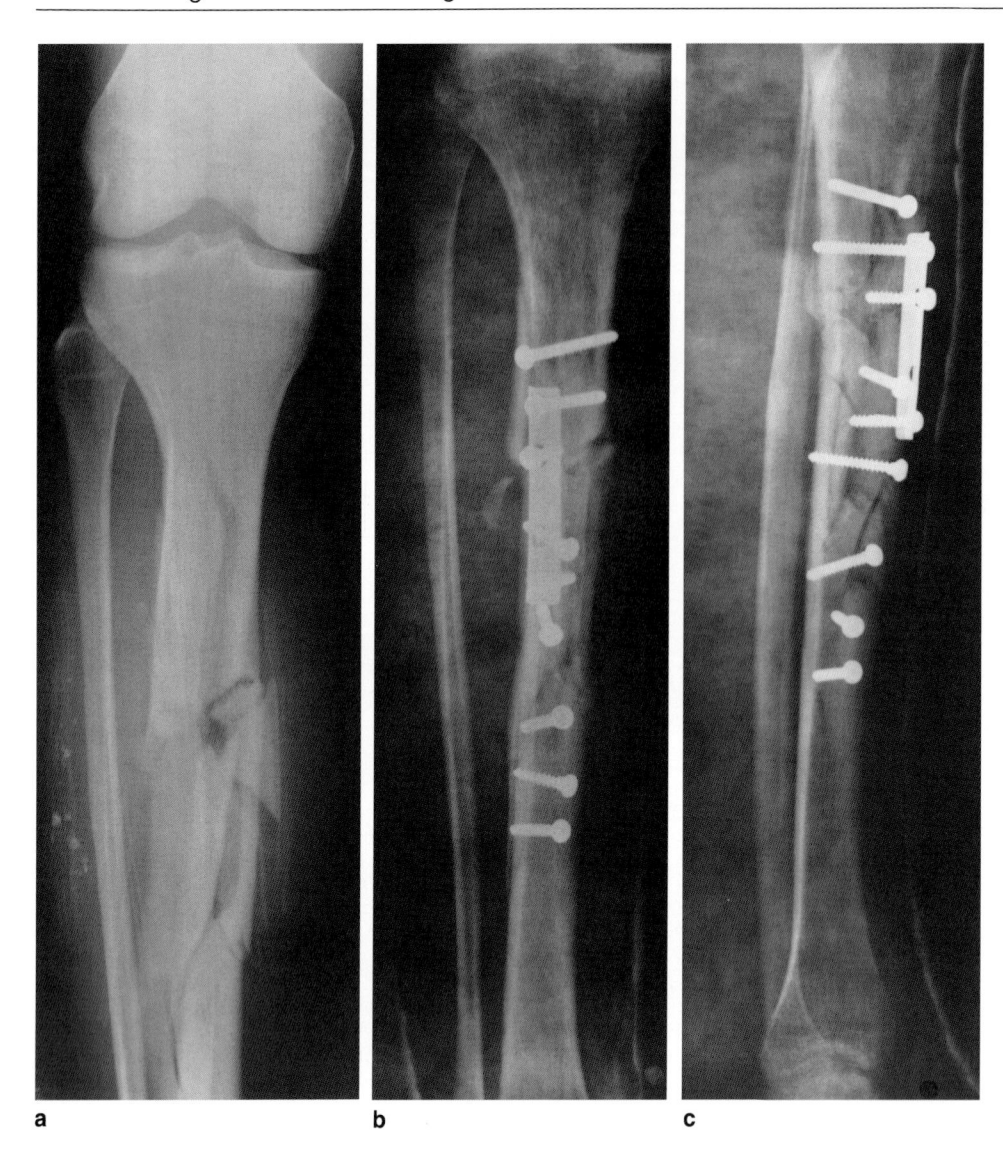

Abb. 15.**7a–g**
a Unterschenkelfraktur rechts
b u. **c** Ungenügende operative Versorgung mit Rundumverschraubung und kurzer Drittelrohrplatte

Sekundäre Knochenbruchheilung

In Analogie zur Heilung *per secundam intensionem* im Weichgewebe wird die Knochenbruchkonsolidierung mit Kallus als *sekundäre Knochenbruchheilung* bezeichnet (Synonyme: *spontane Frakturheilung, indirekte Knochenbruchheilung*). Eine derartige Form der Knochenbruchheilung wird dort beobachtet, wo keine absolute mechanische Neutralisierung der Frakturzone vorliegt (s. Kapitel 14 „Osteosynthesen – prinzipielle Anmerkungen") (Abb. 15.**1 b**).

Voraussetzung für die sekundäre Knochenbruchheilung ist die ausreichende Vitalität des Gewebes. Die Blutgefäßproliferation und damit auch die Verknöcherungsvorgänge nehmen ihren Ausgang von medullären und periostalen Gefäßen. Je geringer eine Frakturdislokation ist, desto stärker wird die medulläre Gefäßeinsprossung sein. Je erheblicher die Fraktur jedoch disloziert bzw. je ausgedehnter die Fraktur selbst ist, um so bedeutungsvoller wird die Vaskularität des Kallus durch periostale und paraossäre Gefäße beeinflußt. Eine rationelle ökonomische Kallusbildung ist der Beweis dafür, daß optimale mechanische Bedingungen im Frakturbereich vorliegen.

An der Bildung des epi- und periossären Frakturblastems, dem Kallus, sind alle Bindegewebe im Frakturspalt beteiligt. Prädilektionsstelle ist der Periostschlauch (32). Wenige Tage nach einer Fraktur entwickeln sich innerhalb des Frakturhämatomes pluripotente Mesenchymzellen (Fibroblasten), die sich zu Osteoblasten differenzieren. Die weiche Kallusmanschette vergrößert den Querschnitt der Frakturfläche und verlängert so den Hebelarm des Gewebes. Die Gewebsdifferenzierung bewirkt bei gleichbleibendem Querschnitt eine kontinuierliche Verringerung der Frakturbeweglichkeit (Abb. 15.**8 a** u. **b**).

Während der Bruchheilungsphase herrscht vom Frakturhämatom an bis zum Abschluß des Umbaues im Bruchgebiet eine enorme biologische Aktivität. Das Hämatom im Frakturspalt wird durch Granulationsgewebe ersetzt, das sich zu faserigem Bindegewebe differenziert. Auf dem Boden der fibroblastischen Organisa-

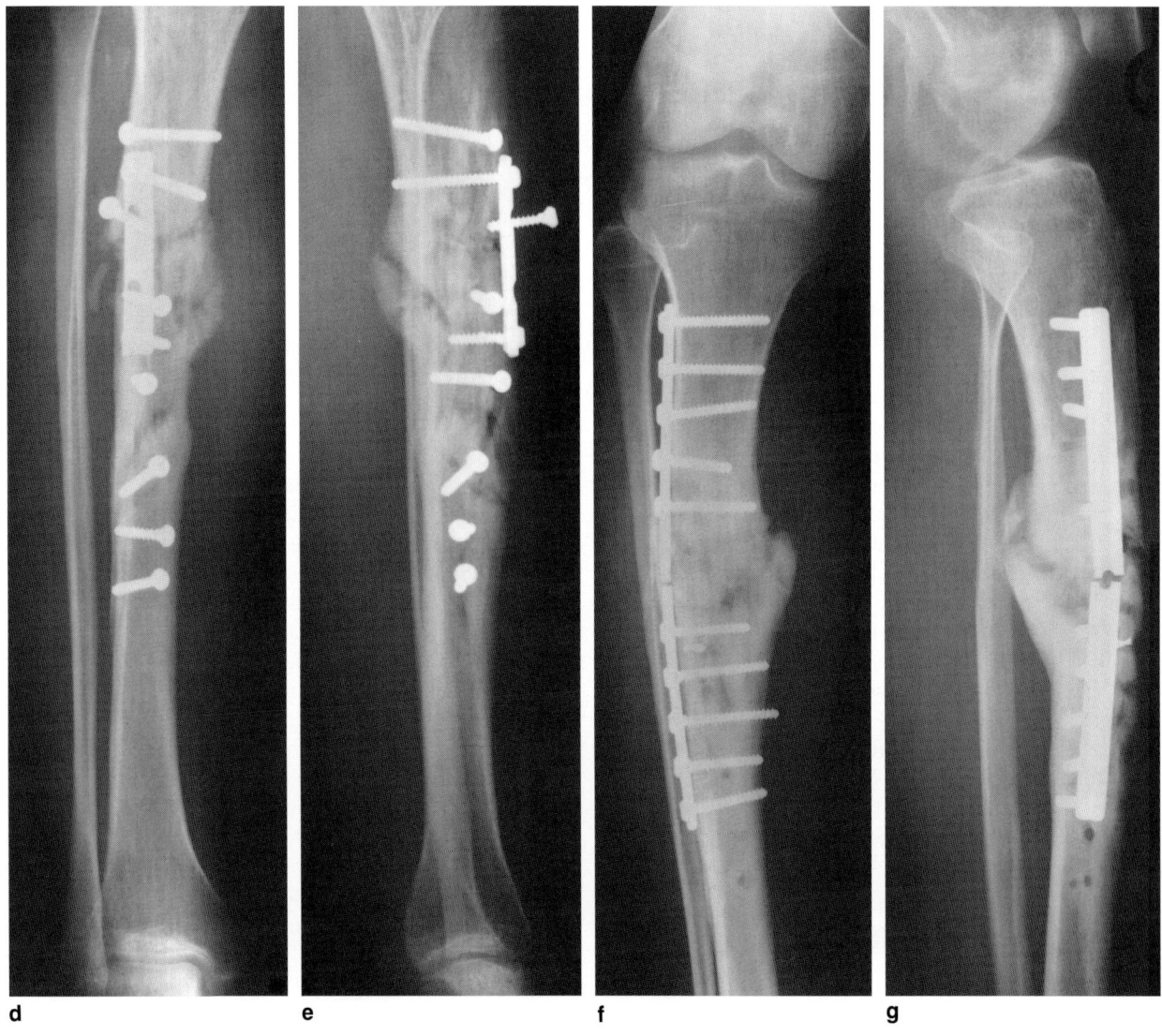

15 Frakturheilung und Komplikationen nach Frakturen

d **e** **f** **g**

d u. e Auslockerung des Implantatmaterials infolge ausbleibender knöcherner Ausheilung
f u. g Implantatwechsel bei Ausbildung einer Pseudarthrose mit neuerlichem Plattenbruch

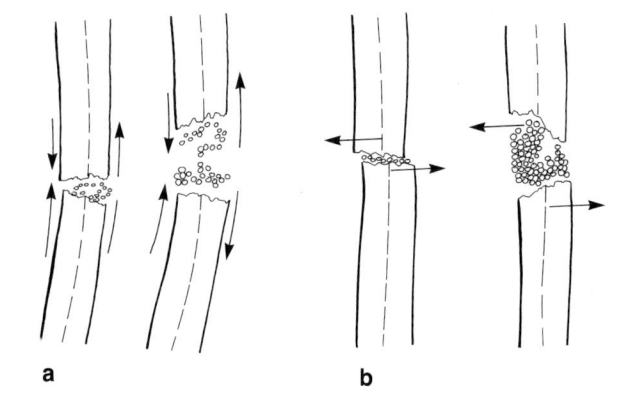

a **b**

Abb. 15.**8** a u. **b** Schematische Darstellung der Zusammenhänge zwischen Weite des Frakturspaltes und der schädigenden Wirkung von Biege- und Scherkräften im Frakturgebiet: Bei engem Bruchspalt führt bereits eine geringe Bewegung zur Zerstörung der neugebildeten Zellen. Bei weitem Bruchspalt verteilt sich die Bewegung auf eine Vielzahl von Zellen, so daß die schädigenden Relativbewegungen für die einzelne Zelle gering bleibt (nach Ritter u. Mitarb.)

tion des Bruchhämatoms mit nachfolgender chondrodesmaler Ossifikation entwickelt sich ein die Frakturzone überbrückendes Knochengewebe, wobei die Verlaufsrichtung der Kollagenfibrillen, zumindest im Anfangsstadium, nicht lamellär ist. Die Umwegsdifferenzierung dient der initialen Stabilisierung und entspricht dem histomorphologischen Bild von Geflechtknochen. Es kommt schließlich zur Bildung von Faserknorpel und mantelförmigen Faserknochen. Erst damit ist der knöcherne Kontakt von Fragment zu Fragment gegeben. Der Fixationskallus selbst zeigt weiter einen intensiven Umbau. Erst nach der Bildung von Kristalloiden und deren Verankerung mit den Kollagenfibrillen wird das Kallusgewebe mechanisch bruchfester. Durch die Kallusbrücke werden damit deutlich bessere Bruchfestigkeitswerte erreicht als nach einer primären Knochenbruchheilung (10). Der Faserknochen wird schließlich durch Lamellenknochen ersetzt. Damit gleicht sich das Frakturgebiet der ursprünglichen Form des Knochens an. Dieser Vorgang nimmt Monate in Anspruch.

Störungen der sekundären Knochenbruchheilung

Fehlschläge nach einer konservativen Behandlung haben ihre Ursachen in einer falschen Indikationsstellung, z. B. bei Unterarmfrakturen, mangelhaften oder mehrfachen Repositionsmanövern, inadäquaten oder falschen Behandlungstechniken, z. B. Hyperextension mit konsekutiver Fragmentdiastase und nicht beseitigten Weichteilinterpositionen.

Erfahrungsgemäß gibt es Brüche, die schneller als andere zur Ausheilung kommen, bei anderen Frakturen erfolgt kein Durchbau. Als Ursachen kommen hierbei eine Reihe von Faktoren in Frage.

Neben dem Substanzverlust an Knochen durch Unfall oder sekundäre Sequestrierung spielt das Fehlen biomechanischer Voraussetzungen zur Überbrückung des Frakturspaltes eine wesentliche Rolle. Nach Pauwels (20) unterbleibt die Verknöcherung, wenn auf den Knochen nicht allein Zug- und Druckkräfte, sondern schädigende Scher- und Stauchungskräfte einwirken. Der Kallus wird durch die Stauchung „geknautscht" und die Unruhe verhindert das Einsprossen von Gefäßen in den Bruchspalt. Der Faserknorpel bleibt erhalten. Im Gebiet der mechanischen Ruhe, also der angrenzenden Metaphyse, bilden sich Gefäßsprossen, und so entsteht neuer periostaler und endostaler Knochen. Der Markraum wird vollständig abgedeckt. Schichten von Faserknorpel werden ständig neu angelegt, ohne daß es zu einer definitiven Überbauung kommt.

Knochenbruchheilung bei Marknagelung

Die Marknagelung weist eine eigene, von den anderen Formen der Osteosynthese unterschiedliche Formen der Biomechanik auf (s. Kapitel 14 „Osteosynthesen"). Durch Modifikationen des Marknagels und Einführung neuer Techniken sind verschiedene Formen der Knochenbruchheilung zu beobachten, weshalb die Frakturheilung bei der Marknagelung besonders dargestellt werden soll.

Die intramedulläre Nagelung stabilisiert durch eine Längs- und Querverklemmung, wobei durch die Steifigkeit des Nagels Biegemomente aufgefangen werden. Der Nagel-Knochen-Kontakt spielt eine wesentliche Rolle. Das Ausmaß der Verklemmung des intramedullären Kraftträgers im Knochenrohr hängt von der Frakturform und seiner Lokalisation ab. Die Anwendung des Marknagels ergibt bei der üblichen gedeckten Marknagelungstechnik keine absolute Stabilität.

Die Einführung der Technik der Verriegelungsmarknagelung bringt zwar einen weiteren Stabilitätsgewinn, erreicht aber auch noch keine absolute Stabilität. Deshalb finden sich im Bruchbereich nach einer Marknagelung röntgenologisch die typischen Zeichen einer *sekundären Knochenbruchheilung* unter Ausbildung eines spindelförmigen Fixationskallus. Die hervorragenden biomechanischen Vorteile des Verfahrens zeigen sich in einer raschen Frakturkonsolidierung. Eine wesentliche Erhöhung der Stabilität wird durch die zusätzliche Möglichkeit der Frakturkompression erzeugt. Dabei wirkt der Marknagel als Zuganker und führt so zu einer hohen dauerhaften Kompression auf den Bruchspalt. Geeignet sind kurze und schräge Querfrakturen der langen Röhrenknochen. Röntgenologisch ergibt sich in diesen Fällen ein Bruchheilungsbild ohne wesentliche Kallusformation (Abb. 15.9 a–c).

Störungen der Knochenbruchheilung bei Marknagelung

Ein Ausbleiben der Knochenbruchheilung nach einer Marknagelung erfolgt, wenn der Nagel eine zu geringe oder keine Stabilität erreicht. Die Ursachen hierfür liegen in der Verwendung zu dünner oder zu kurzer Nägel. Die Nägel verbiegen sich, lockern sich aus oder brechen. Wird eine einfache konventionelle Marknagelung bei einer proximalen und distalen Schaftfraktur vorgenommen, kommt es infolge mangelhafter Verklemmung zur Rotation oder Abkippung des Fragmentes.

Das Bohrmehl am Frakturspalt verwandelt sich bei der gedeckten Marknageltechnik nach 2–3 Wochen in eine kallusähnliche Struktur, die kugelförmig die Fraktur umschließt (29).

Durch ein zu übermäßiges Aufbohren des Knochens kommt es zu einer Ausdünnung des Kortikalisrohres. Es resultiert eine Schädigung des intramedullären Gefäßnetzes mit Durchblutungsstörungen und Ausbildung von Ringsequestern, die in einer konventionellen Tomographie gut erkennbar sind. Die Knochenheilungszeit wird entsprechend verlängert, da erst ein intramedulläres Gefäßnetz aufgebaut werden muß.

Pseudarthrosen

Man unterscheidet eine gestörte Knochenbruchheilung von der *Pseudarthrose*.

Dabei gilt das Überschreiten der durchschnittlichen Zeit der Frakturheilung bis auf das Doppelte der vorgegebenen Zeitspanne als *gestörte Knochenbruchheilung* (delayed union). Verbleibt nach 6–8 Monaten weiterhin eine fibröse Verbindung zwischen den Frakturenden, spricht man von *Pseudarthrose*.

Der Grad der Unruhe im Bruchspalt ist durch die Intensität des Schmerzes, der Schwellung, Rötung und Überwärmung gekennzeichnet, einem Bild, das nicht leicht von dem Beginn eines bakteriellen Infektes oder einer blanden allergischen Reaktion zu unterscheiden ist (30).

Die mechanischen Verhältnisse am Bruchspalt lassen sich röntgenologisch am Ausmaß der Kallusbildung beurteilen (9). Eine exzessive Kallusreaktion besteht bei unzureichender Stabilität und führt zu keiner Bruchüberbauung bei fortwährender Zerstörung des Blastems und einer Störung der Osteogenese in der chondralen Phase der Frakturheilung.

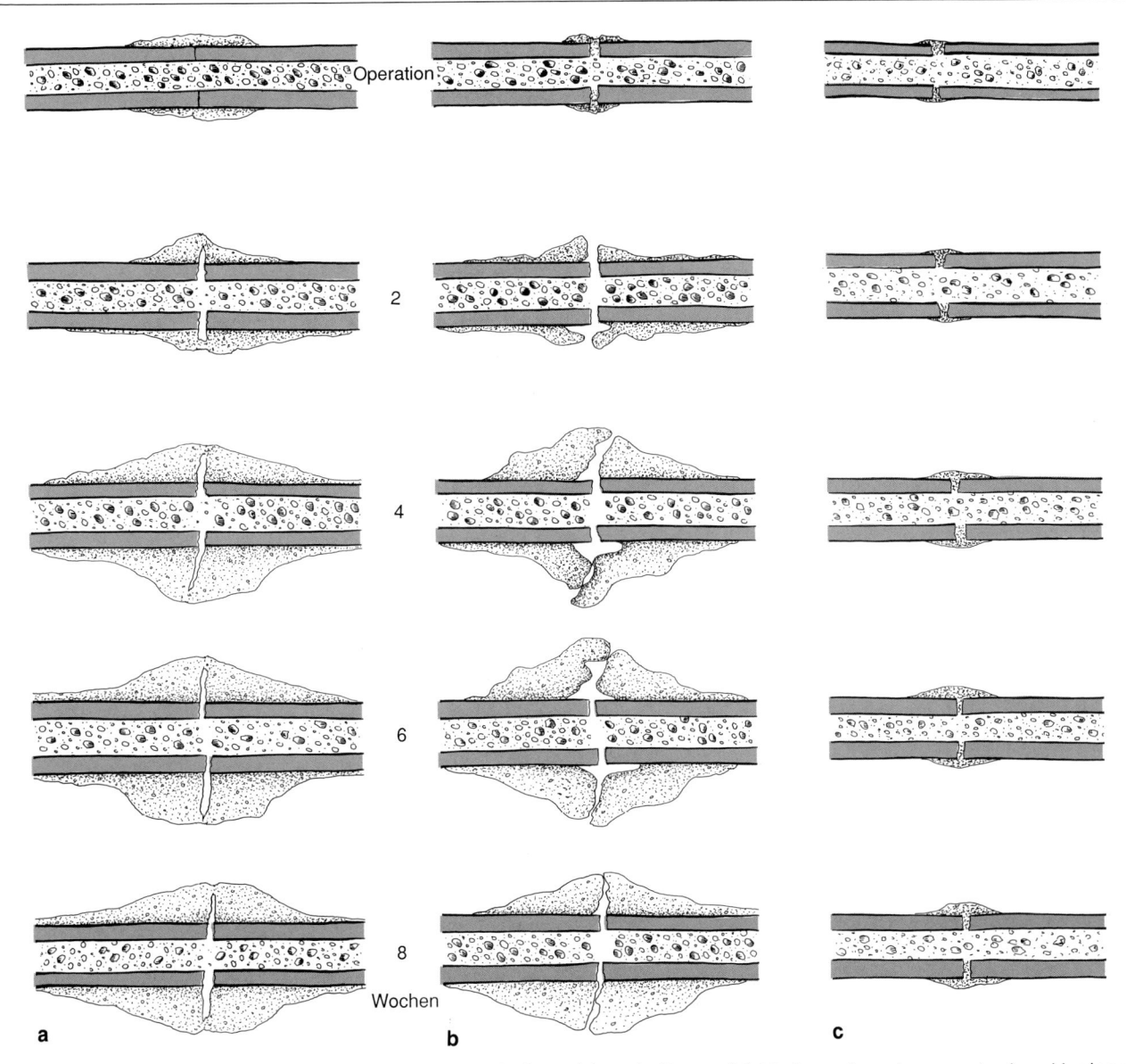

Abb. 15.**9a–c** Knochenbruchheilung nach einer gedeckten (**a**) und offenen (**b**) Marknagelung bzw. nach einer Verriegelungsmarknagelung mit Kompression (**c**)

Der Verlauf einer Frakturheilung nach konservativer und nach operativer Behandlung wird von einer Vielzahl von Faktoren bestimmt. Neben einer Traumatisierung des Gewebes, die durch den Unfall bedingt und damit nicht zu beeinflussen ist, ist das Ausmaß der Gewebeschädigung durch die operative Behandlung von wesentlicher Bedeutung. Die richtige Indikationsstellung und Technik der Knochenbruchbehandlung sind eine wesentliche Voraussetzung für eine problemfreie Heilung. Trotzdem wird es unabhängig von der Art der gewählten Behandlung zu Störungen der Knochenbruchheilung kommen.

Bestimmte Frakturlokalisationen weisen eine relativ hohe Komplikationsrate auf (z. B. Brüche am Unterschenkel und Schenkelhals [19]).

Man unterscheidet zwischen *zeitabhängigen* und *zeitunabhängigen Pseudarthrosen*. Diese klinisch relevante Einteilung basiert auf unterschiedlichen therapeutischen Konsequenzen. Eine Frakturheilung wird grundsätzlich nicht zu erwarten sein, wenn primär oder sekundär entstandene große Substanzverluste vorliegen. Neben traumatischen Defekten und osteolytischen Veränderungen durch Tumoren kommt es bei Infekten zur Ausbildung von Fragmentnekrosen (s. Abschnitt „Posttraumatische Infektionen").

Frakturheilungsstörungen, die infolge unzureichender mechanischer Unruhe entstehen, zeigen bei einer guten Vaskularität die Bereitschaft zur Verknöcherung. Hier zeigt sich, daß nach Ausschaltung der schädigenden Fremdkräfte ohne zusätzliche Maßnahmen eine knöcherne Konsolidierung eintritt. Röntgenologisch erkennt man im Frakturspalt den Umbau des Faserknorpels zum Knochen.

Pseudarthrosen verlaufen je nach Vitalität des Gewebes unterschiedlich. Bei vitalen Fragmenten zeigt sich eine mehr oder weniger starke Kallusreaktion, ein Bild wie bei einer sekundären Knochenbruchheilung. Sind Fragmente devitalisiert, ergibt sich keine spontane

Heilungstendenz. Bei Substanzverlusten fehlt sowohl mechanische Stabilität als auch das biologische zur Heilung erforderliche Substrat. Die Behandlung der Pseudarthrosen besteht in der Verbesserung der Vitalität und Wiederherstellung bzw. Gewinnung der Mechanik der Pseudarthrose, d. h. der ausreichenden Ruhigstellung durch eine stabile Osteosynthese.

Der Grad der Vitalität des Gewebes ist entscheidend für das weitere Vorgehen. Man unterscheidet *biologisch reaktionsfähige*, also *vitale*, von *biologisch reaktionsunfähigen*, also *avitalen*, Pseudarthrosen.

Biologisch reaktionsfähige vitale Pseudarthrosen

Die *hypertrophische Pseudarthrose* ist Folge einer unzureichenden Ruhigstellung oder einer verfrühten Beanspruchung der Fraktur, deren Fragmente vital sind. Das überbrückende Kallusgewebe verknöchert nicht oder nur zum Teil, der bindegewebige interfragmentäre Saum bleibt als Pseudarthrosenspalt bestehen (Abb. 15.**10 a−e**). Das hyperthrophische Gewebe ist röntgenologisch als elefantenfußartige Verdickung zu erkennen *(Elefantenfuß-Pseudarthrose)* (Abb. 15.**11 a−d**). Die hypertrophische kallusarme Pseudarthrose *(Pferdefuß-Pseudarthrose)* ist typisch für eine instabile Plattenosteosynthese und somit eine verbliebene interfragmentäre Beweglichkeit. Die ungenügende Stabilität verursacht einen Unruhekallus, der jedoch zur Ruhigstellung der Fragmente nicht ausreicht.

Die *oligotrophische Pseudarthrose* zeigt röntgenologisch keine Reaktion. Die Fragmentenden sind indifferent, die Frakturkanten runden sich langsam ab. Durch die Inaktivität kommt es zur zunehmenden Entkalkung. Obgleich kein Kallus vorhanden ist und darüber hinaus Abbauvorgänge imponieren, sind die Fragmentenden als vital anzusehen. Die Pseudarthrose ist schlaff, fixierende Gewebestrukturen sind nicht zu erkennen.

Allen drei Varianten ist gemeinsam, daß neben unterschiedlich starken osteogenetischen auch resorptive Vorgänge vorhanden sind. Eine spontane Heilung ist jedoch nicht möglich.

Biologisch reaktionsunfähige, avitale Pseudarthrosen

In der Gruppe der avitalen Pseudarthrosen lassen sich mehrere Formen unterscheiden. Eine *dystrophische Pseudarthrose* entsteht, wenn ein zusätzliches knöchernes Fragment avital bleibt, und nicht in die Frakturzone eingebaut wird.

Bei der *nekrotischen Pseudarthrose* liegen häufig mehrere intermediäre avitale Fragmente vor. Der Frakturspalt bleibt offen. Eine Kallusrekation fehlt. Dagegen läßt sich die Nekrose der Fragmente durch eine zunehmende Verdichtung erkennen.

Eine *Defektpseudarthrose* entsteht, wenn verlorengegangene Fragmente nicht ersetzt worden sind. Eine weitere Ursache des Substanzverlustes entsteht durch Sequestrierung infolge eines Infektes.

Atrophische Pseudarthrosen entstehen durch Defekt oder Infekt infolge einer Resorption der Fragmentenden. Durch die hochgradige Inaktivität entwickelt sich eine starke Osteoporose bzw. Atrophie des Knochens.

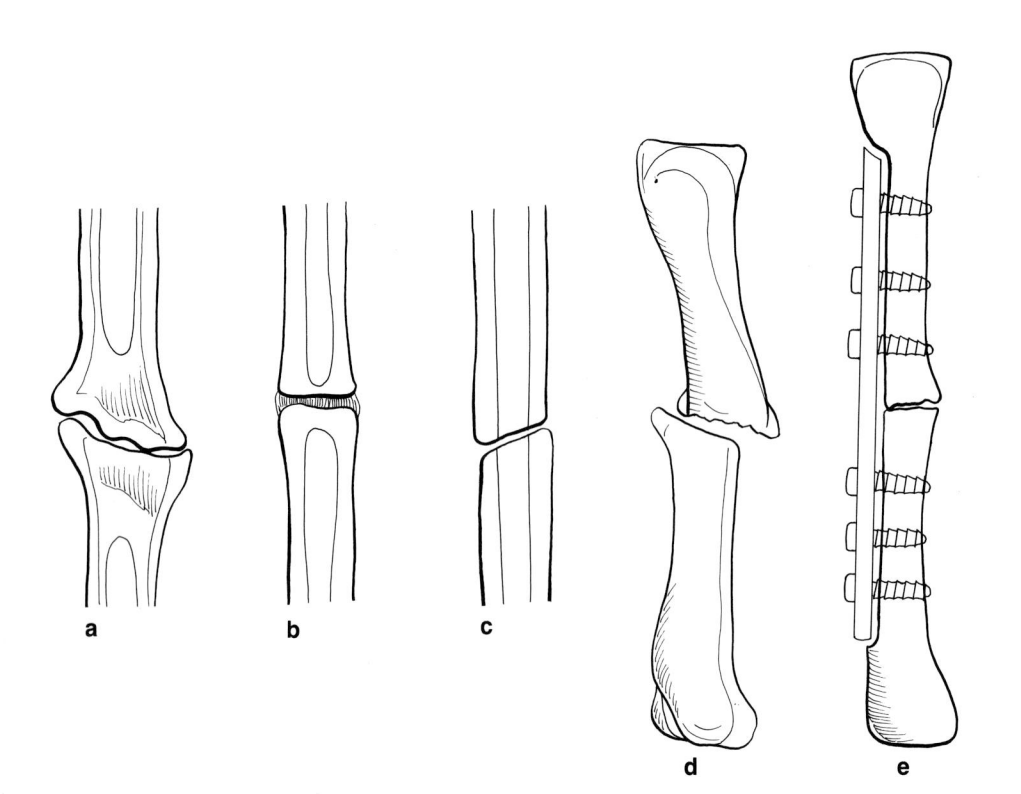

Abb. 15.**10a−e** Formen der nicht infizierten Schaftpseudarthrosen:
a Hypertrophische, gut vaskularisierte Pseudarthrose (Elefantenfuß-Pseudarthrose)
b Hypertrophische, vaskularisierte Pseudarthrose (Pferdefuß-Pseudarthrose)
c Avaskuläre Pseudarthrose
d u. **e** Behandlungsprinzip bei hypertrophischer Pseudarthrose: Wiederherstellung ausreichender Stabilität

a b c d

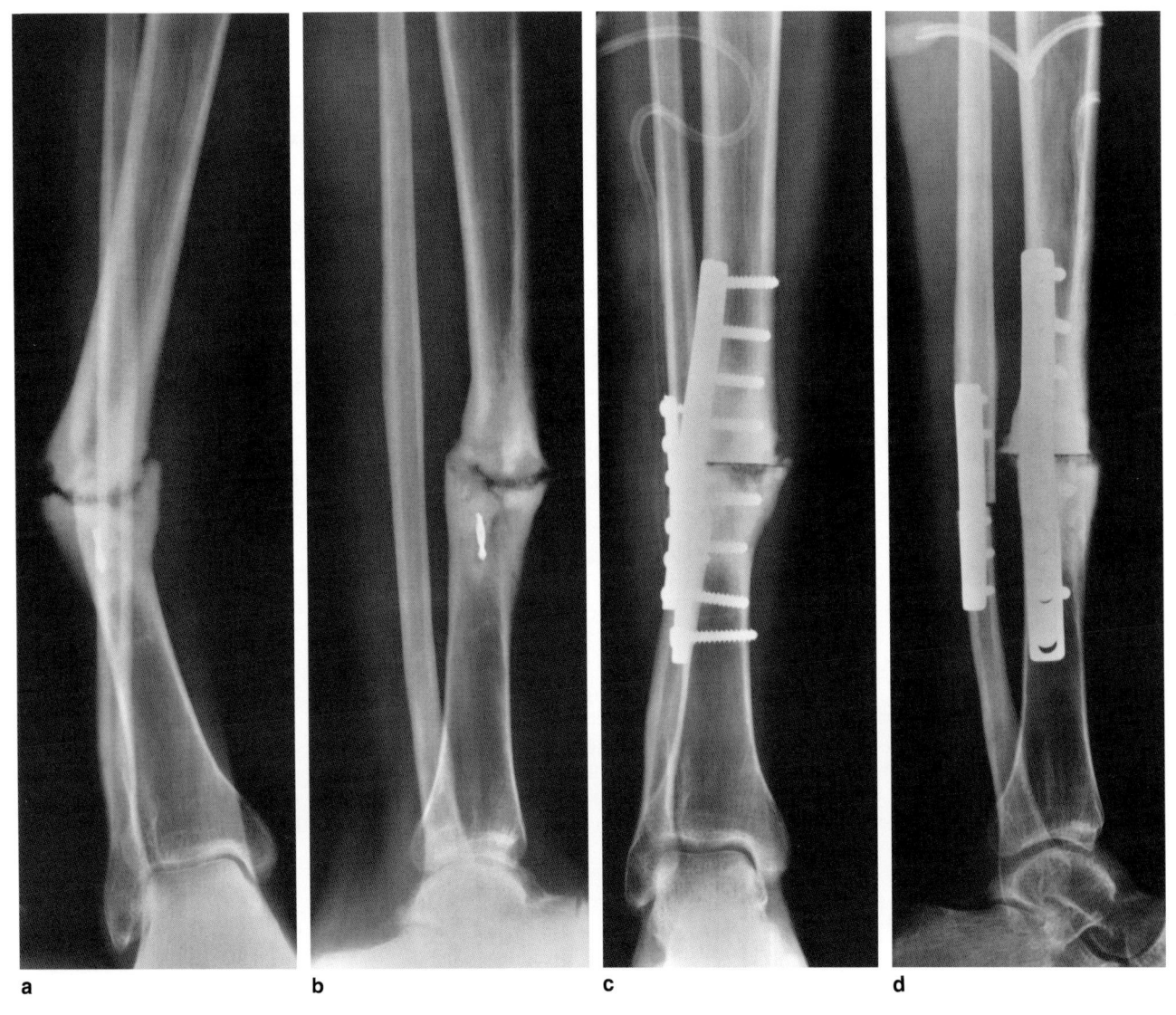

Abb. 15.**11a–d**
a u. b Hypertrophische Pseudarthrose des Tibiaschaftes mit Achsenabweichung durch unzureichende Ruhigstellung bei ausreichender Vitalität (Elefantenfuß-Pseudarthrose)
c u. d Umstellungsosteotomie mit Druckplattenosteosynthese

Die Hauptfragmente im Bereich avitaler Pseudarthrosen sind in einem gewissen Abstand vital, während die an der Pseudarthrose unmittelbar beteiligten Zonen hinsichtlich der Blutversorgung schwerst geschädigt sind. Bei allen Formen dieser Pseudarthrose genügt nicht die Wiederherstellung der Stabilität, da ein osteogenetisch reaktionsfähiges Substrat fehlt (Abb. 15.**12 a–c**). Biologisch reaktionsunfähige Pseudarthrosen heilen deshalb nur, wenn neben der stabilen Fixation gleichzeitig eine biologische Stimulierung durch autologe *Spongiosa* erfolgt. Dies erfordert häufig mehr Operationen, insbesondere bei Infektpseudarthrosen.

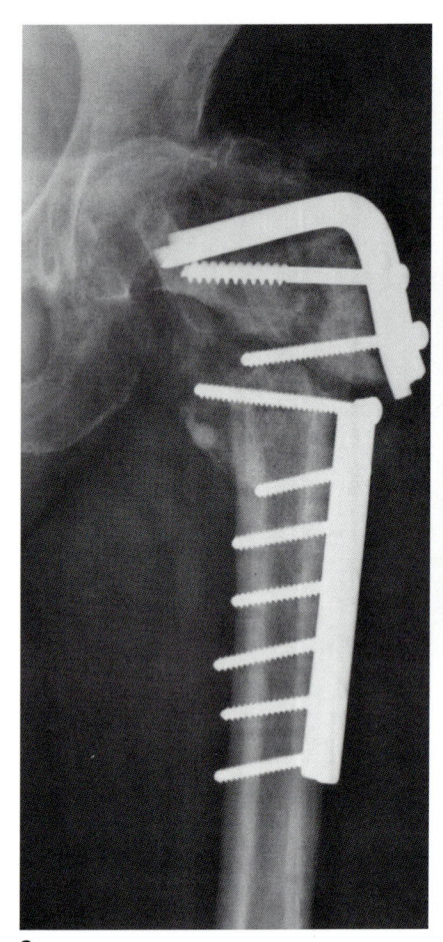

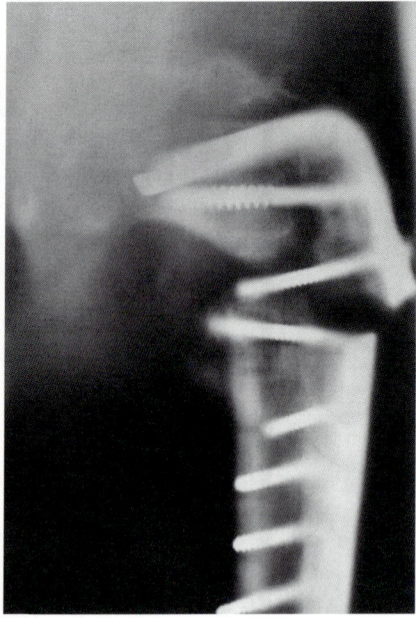

Abb. 15.12a–c
a u. b Fehlender knöcherner Durchbau mit Plattenbruch bei Störung der Frakturvitalität (Tomographie)
c Implantation einer Prothese mit elastisch verlängertem Schaft zur raschen Mobilisierung des alten Patienten

Posttraumatische Infektionen

Posttraumatische oder postoperative Entzündungen an Knochen, Weichteilen oder Gelenken stellen die gefürchtetste und schwerwiegendste Komplikation der Knochenbruchbehandlung dar und gefährden in hohem Maße das Operationsergebnis. Diese Komplikationen lassen sich weder durch präventive Antibiotikaabschirmung (1) noch durch aufwendige raumlufttechnische Anlagen im Operationsbereich letztlich sicher vermeiden. Die Infektionsrate liegt bei durchschnittlich 1–2% (5). Zur Diagnose einer akuten posttraumatischen Weichteil- und Knochenentzündung liefern die verschiedenen strahlendiagnostischen Verfahren jeweils Teilaspekte als richtungsweisende Hinweise. Die Diagnose wird im wesentlichen aus Verlauf und klinischem Befund gestellt. Zur Dokumentation des Ausgangsbefundes und zur Beurteilung eines Verlaufes sind röntgenologische und nuklearmedizinische Untersuchungen durchaus notwendig.

Formen und Pathophysiologie der Entzündungen

Es werden ätiologisch verschiedene Formen von Knochenentzündungen unterschieden. Die *hämatogene Form (Osteomyelitis)* tritt vorwiegend bei Kindern auf. Ausgehend von einem Streuherd (z. B. Furunkel) findet man häufig nur einen einzigen Erregertyp (Staphylococcus aureus), der hämatogen an multiplen Stellen einen Infekt auslösen kann (2). Betroffen sind besonders die Metaphysen langer Röhrenknochen (Abb. 15.13a–d), das Becken und die Wirbelkörper. Grenzt eine Osteomyelitis an einen zusätzlichen *Infektionsort,* kann durch das lokale Übergreifen eine Mischinfektion entstehen.

Die *posttraumatische oder postoperative Knochenentzündung (Osteitis)* ist Folge einer Keimbesiedlung durch eine offene Verletzung, eine geschlossene Verletzung mit Weichteilschaden oder eine Operation am Knochen. Die Entwicklung eines Infektes hängt vom Ausmaß des lokalen Schadens, Zeitpunkt und Dauer der Operation, Art der Erreger und der körperlichen Abwehrlage ab (7).

Bei offenen Frakturen steigt die Gefahr einer Infektion in direktem Zusammenhang mit der Ausdehnung und Schwere des zusätzlichen Weichteilschadens. Die Ausbreitung bzw. das Weiterbestehen der Infektion hat weitere Ursachen in einer mangelhaften lokalen Wundsäuberung, unzureichenden Entfernung nekrotischen Gewebematerials, mangelhaften Ableitung von Gewebsflüssigkeit und Blut sowie einer ungenügenden Ruhigstellung infolge einer unterlassenen oder fehlerhaften Osteosynthese (28).

Durch die unfallbedingte Ödembildung mit Entwicklung einer Azidose kommt es, bei Schädigung der lokalen Infektabwehr, zur weiteren Zunahme von Nekrosen und damit zu einem stark erhöhten Infektionsrisiko.

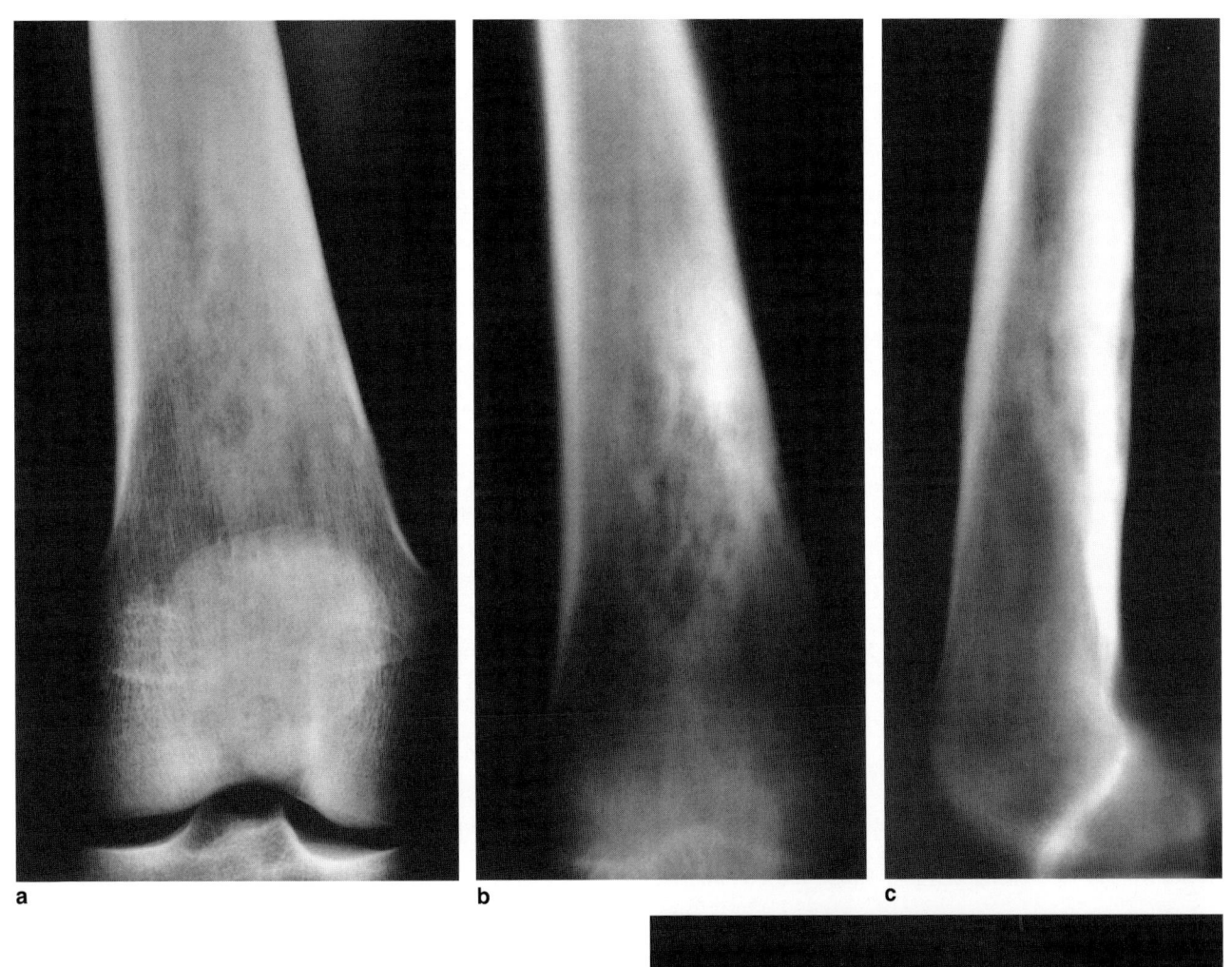

Abb. 15.13a–d 19jähriger Patient mit chronisch rezidivierender hämatogener Osteomyelitis der distalen Femurmetaphyse:
a Konventionelle Übersichtsaufnahme: dichtes Nebeneinander von lytischen und sklerotischen Knochenveränderungen
b u. **c** Konventionelle Tomographie in zwei Ebenen: umschriebene Sklerose als Hinweis auf Mindervitalität, Verdacht auf Sequestrierung
d Computertomographie: Sequesternachweis (Pfeil)

Klinik der akuten Weichteilentzündungen

Der akute Verlauf einer posttraumatischen Osteitis stellt sich zunächst als *Frühinfekt* (4) dar, der sich als akuter, bis auf den Knochen reichender Weichteilinfekt in den ersten Stunden bis wenige Tage nach dem Unfall bzw. Operation entwickelt. Die Diagnose wird überwiegend klinisch gestellt. Charakteristisch sind die massiven lokalen Entzündungszeichen (Abb. 15.14 a u. b). Laborchemisch zeigt sich eine Leukozytose sowie eine rasch zunehmende Erhöhung der Blutsenkungsreaktion.

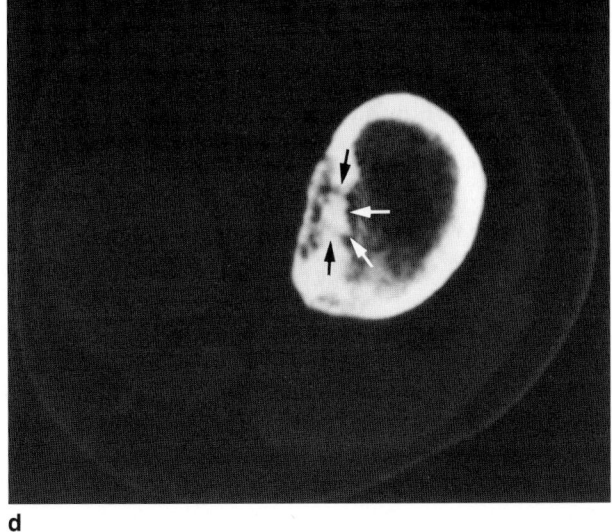

Die Symptome können allerdings bei einer vorangegangenen Antibiotikabehandlung protrahiert verlaufen. Eine besondere Problemgruppe stellen hierbei Patienten dar, die einer Intensivbehandlung bedürfen, da in diesen Fällen der äußere Lokalbefund weitgehend unauffällig sein kann. Die in diesen Fällen erschwerte Diagnostik erfordert den Einsatz radiologischer und nuklearmedizinischer Untersuchungstechniken.

142 Allgemeine Traumatologie

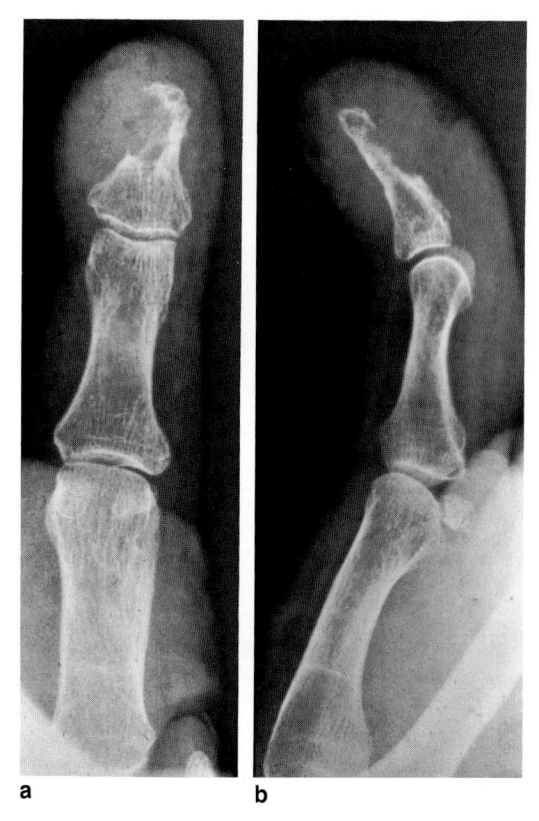

Abb. 15.14a u. b Lokale Osteitis nach Stichverletzung: Verbreiteter und verdichteter Weichteilmantel des Endglieds infolge eines entzündlichen Ödems. Umschriebene gasbedingte Weichteilaufhellungen (Pfeil). Osteolyse am Endglied

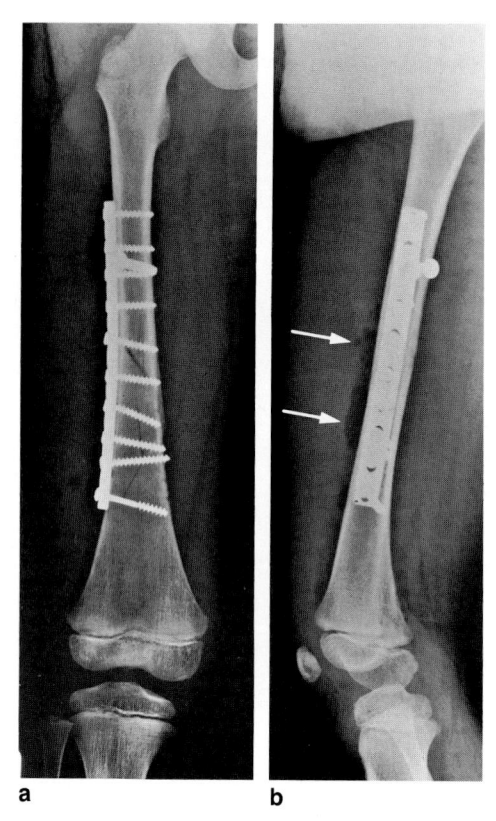

Abb. 15.15a u. b Gasabszeß nach Osteosynthese einer Femurschaftfraktur: großblasige Gasansammlung an der Knochen-Weichteil-Grenze in Frakturhöhe (weiße Pfeile)

Radiologische Diagnostik der akuten Entzündungen

Akute entzündliche Weichteilveränderungen

Konventionelle Röntgendiagnostik

Auf einer konventionellen Röntgenaufnahme des Skeletts beinhaltet die Beurteilung der Weichteilstrukturen wesentliche Zusatzinformationen. Röntgenaufnahmen sollten daher nach folgenden Gesichtspunkten systematisch durchgemustert werden:

Die Beurteilung der *Integrität des äußeren Weichteilmantels* ist insbesondere bei der Erstdiagnostik von Bedeutung und liefert Hinweise auf Art und Umfang der Veränderungen noch vor Abnahme des Notverbandes.

Weichteilvolumenveränderungen lassen sich entweder im Seitenvergleich oder im Rahmen einer Verlaufsbeobachtung erkennen und sind Ausdruck einer Weichteilraumforderung (Abb. 15.**14 a, b**–15.**18 a–d**). Differentialdiagnostisch kommen Einblutungen (Hämatome), traumatische bzw. entzündliche Ödeme, Abszesse oder Gasbildungen in Frage (16). Aufgrund der Röntgendichte des verdächtigen Befundes läßt sich die Diagnose weiter eingrenzen.

Weichteilaufhellungen entstehen entweder durch abnorme Fettansammlungen, durch Luftinfiltration von außen oder durch Gasbildung im Gewebe (Abb. 15.**15 a, b**–15.**18 a–d**). Fettbedingte Aufhellungen traumatischer Genese sind beim Vorliegen intraartikulärer Frakturen relevant und durch Übertritt von Fett aus dem Knochenmark in die Gelenkhöhle bedingt (z.B. Holmgrensches Zeichen) (16). *Luft- und gasbedingte Aufhellungen* sind für die Entzündungsdiagnostik von besonderem Interesse, wobei zunächst zu klären ist, ob es sich hierbei um eine von außen her eingedrungene *traumatische Luftaufhellung* oder um eine im Gewebe entstandene *entzündliche Gasaufhellung* handelt. Ein traumatisches Weichteilemphysem ist ein rein lokales, auf die Ausdehnung der Wunde beschränktes Geschehen, in der Regel unmittelbar nach dem Unfallereignis feststellbar und zeigt eine rasche Resorptionstendenz (16). Ein entzündliches Weichteilemphysem hingegen tritt sekundär auf und zeigt Tendenz zur Zunahme.

Entzündliche Weichteilgasansammlungen können sich in unterschiedlicher Weise darstellen. Der *Gasabszeß* besteht in einer am Entstehungsort gebundenen (Abb. 15.**15a, b** und 15.**16**), großblasigen Gasansammlung mit verdrängenden Eigenschaften (16). Die *Gasphlegmone* infiltriert nur das subkutane Fettgewebe. Bei der *diffusen Infiltration* (z.B. Gasbrand) (Abb. 15.**17 a–c**) sind inter- und intramuskuläre Gasansammlungen und eine Fiederung der Muskulatur typisch (s. unten) (13, 16). Entzündliche Gasbildungen können manchmal schon vor dem Auftreten klinischer Symptome radiologisch nachgewiesen werden (16).

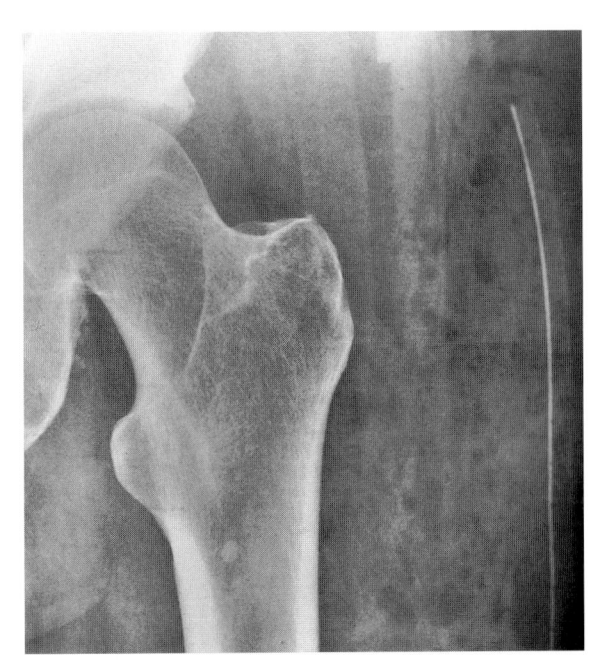

15 Frakturheilung und Komplikationen nach Frakturen

Abb. 15.**16** Ausgedehnter gasbildender Abszeß in der proximalen Oberschenkelmuskulatur. Konventionelle Röntgenaufnahme: Nachweis multipler Gasblasen im Weichteilmantel.

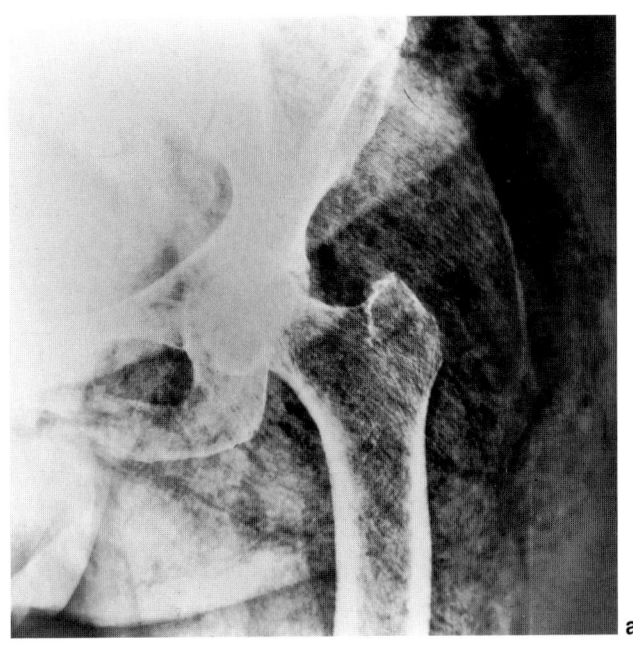

Abb. 15.**17a–c** Röntgenbefund bei Gasbrand. Charakteristische Fiederung der Muskulatur infolge intramuskulärer Gasbildung und -ansammlung ▼

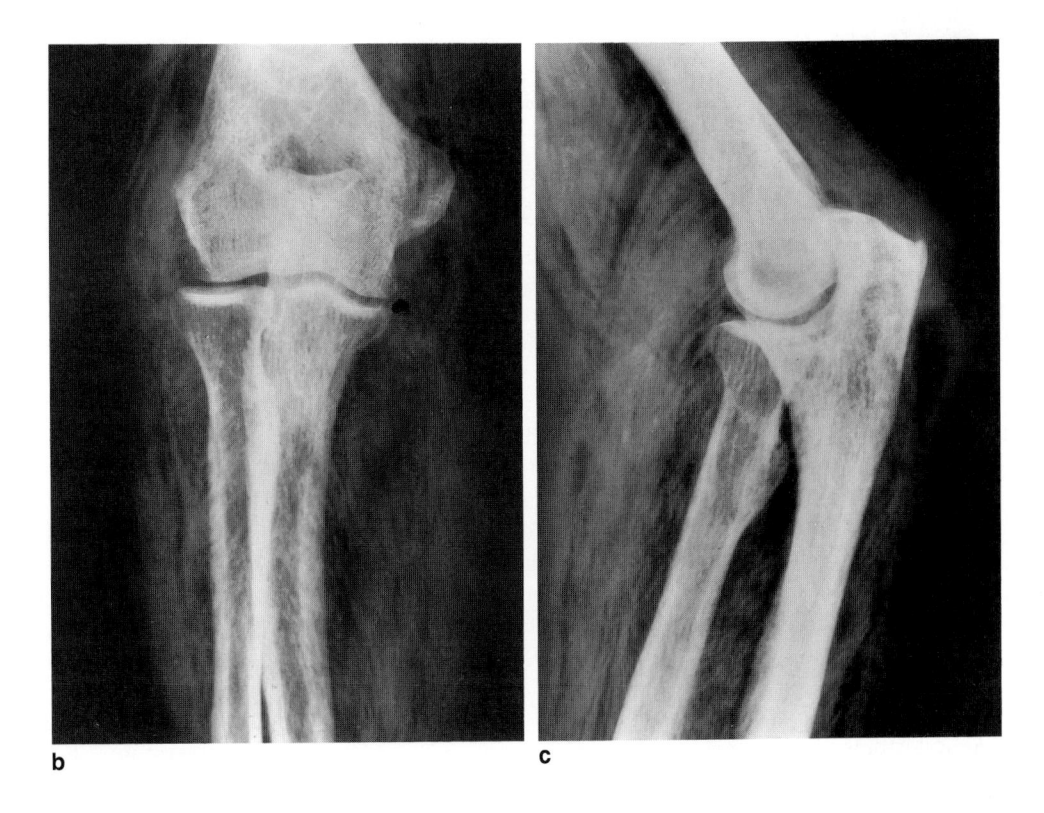

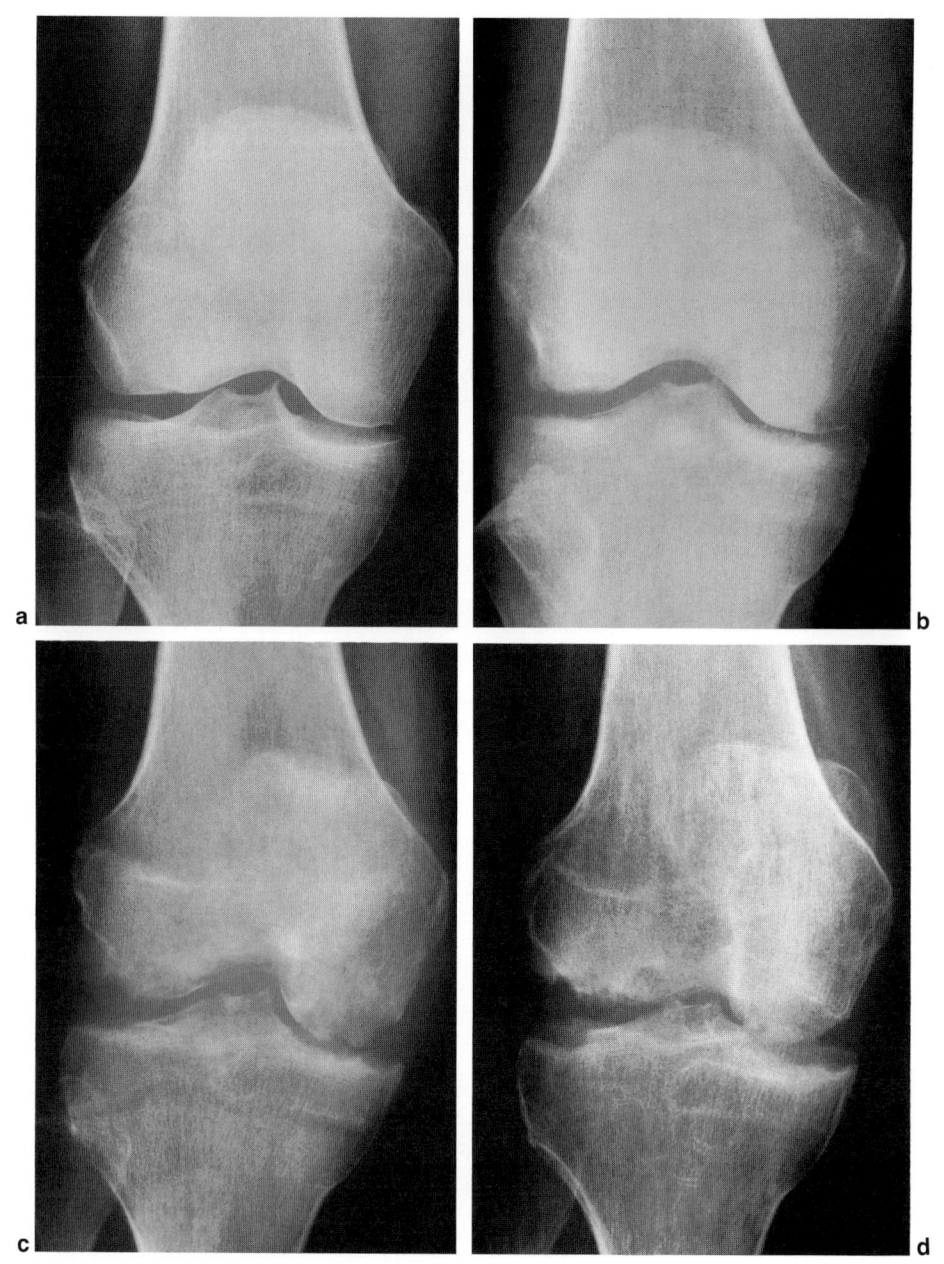

Abb. 15.**18a–d** Kniegelenksempyem mit nachfolgender eitriger Osteoarthritis nach Gelenkspunktion:
a Kein Nachweis umschriebener Osteolysen zum Zeitpunkt eines eitrigen Gelenkergusses 1 Woche nach Punktion
b Auftreten kortikaler intraartikulärer Osteolysen an Femur und Tibia 4 Wochen nach Punktion
c Ausgedehnte kortikale und trabekuläre Knochendestruktionen nach eitriger Osteoarthritis (4 Monate nach Punktion)
d Massive postinfektiöse Sekundärarthrose (18 Monate nach Punktion)

Weichteilverschattungen sind Zeichen einer Zunahme der Dichte oder Dicke der befallenen Gewebsstrukturen, zuweilen auch Folge einer Verdrängung oder Infiltration des Weichteilfettgewebes (Abb. 15.**19 a–d**). Der frühe Nachweis eines entzündlichen Ödemes ist bei Osteomyelitisverdacht von besonderer Bedeutung, da ein Knochenbefall selbst erst verzögert radiologisch erkennbar wird. Das Ödem breitet sich rasch vom Periost auf die umgebenden Weichteile aus. Durch die Beeinträchtigung des intramuskulären und subfaszialen Fettgewebes wird die normale Abgrenzung der einzelnen Muskelgruppen verwischt.

Computertomographie und Magnetresonanztomographie

Die Weichteilbefunde sind mit wesentlich erhöhter Abgrenzbarkeit und Detailgenauigkeit computertomographisch darstellbar, wenn der zusätzliche Aufwand notwendig werden sollte. Voraussetzung hierfür ist, daß der diagnostische Mehraufwand für das weitere Vorgehen unerläßlich ist. Entspechend ist die Indikation zur Weichteilcomputertomographie bei unklaren klinischen Befunden in der Abklärung akuter posttraumatischer Entzündungen unter folgenden Fragestellungen gegeben (18):

– Identifizierung oder Charakterisierung von Weichteilraumforderungen (z. B. Einblutung, Nekrose, Abszeß, diffuse entzündliche Infiltration oder entzündliches Begleitödem), wobei das Bild eines Abszesses oder einer entzündlichen Infiltration so lange unspezifisch erscheint, bis Gas nachgewiesen wird (Abb. 15.**15a, b** und 15.**16**) (18). Die diagnostische Beurteilung kann durch intravasale Kontrastmittelgabe verbessert werden.

– Genaue Größenbestimmung einer Weichteilraumforderung vor einem geplanten Eingriff.

- Therapeutische Intervention, z. B. eine CT-gesteuerte Biopsie oder Abszeßdrainage.

Unter einer noch strengeren Indikationsstellung eignet sich auch die Anwendung der Magnetresonanztomographie, welche aufgrund von Korrelationsstudien je nach Fragestellung einen gleichwertigen oder höheren Informationsgehalt aufweist, abgesehen von wenigen Ausnahmen, mit dem Nachweis kleiner Verkalkungen oder Gasansammlungen. Ist im Rahmen der Diagnostik gleichzeitig eine therapeutische Intervention geplant, wird eine Computertomographie bevorzugt (18).

Akute entzündliche Skelettveränderungen

Konventionelle Röntgendiagnostik

In der Frühdiagnostik einer akuten Periostitis, Osteitis oder Osteomyelitis zeigt die Röntgenaufnahme grundsätzlich weniger Veränderungen als tatsächlich vorhanden sind. Die ersten Knochenveränderungen werden nach etwa 14 Tagen, frühestens jedoch nach 8 Tagen nachweisbar sein (11), weshalb zunächst die Weichteildiagnostik und die Szintigraphie (s. unten) im Vordergrund stehen. Mit Beginn der Knochendestruktion kommt es auf Skelettaufnahmen mit ausgezeichneter Detailerkennbarkeit an (z. B. Feinstfokus, feinzeichnende Folien). Über die Standardprojektionen hinaus sind, möglichst in enger Korrelation zu einem vorliegenden Knochenszintigramm, gestaffelte Aufnahmen in mehreren Ebenen und gegebenenfalls auch eine Tomographie erforderlich. Exogene Knocheninfektionen treten in Abhängigkeit von der Entstehung im Röntgenbild unterschiedlich in Erscheinung.

Bei einer von einer primären Weichteilinfektion *fortgeleiteten Form* der Periostitis oder Osteitis (z. B. Panaritium, Fremdkörpereinspießung, Bisse, Punktionswunden usw.) steht die Weichteilinfektion zunächst im Vordergrund, gefolgt von einer zunächst oberflächlichen Periostitis, die sich durch Periostabhebung und einer als feinste Kalkschatten imponierenden Periostreaktion zu erkennen gibt.

Im weiteren Verlauf wird nach Zerstörung des Periostes eine subperiostale kortikale Destruktion sichtbar *(Osteitis)*, bis schließlich der Infekt Kontakt zur Spongiosa erhält, ins Mark streut und dabei lytische, trabekuläre Defekte hinterläßt (Abb. 15.**14 a** u. **b**) (24).

Anders ist die Situation bei einer direkt durch das Trauma selbst an den Knochen gebrachten Entzündung. Die zeitliche Abfolge der Penetration der Infektion von außen nach innen ist nicht gegeben, da die Kontamination an jeder Stelle des Knochens erfolgen kann. Neben penetrierenden Fremdkörperverletzungen spielen offene Frakturen, Schußbrüche und Granatsplitterverletzungen die wesentliche Rolle. Ossäre Destruktionen können einzeln oder kombiniert an allen Knochenpartien auftreten. Im Röntgenbild sind Lysen der Kortikalis jeglicher Lokalisation, außerdem eine Auflockerung oder umschriebene Auflösung der Spongiosastruktur möglich (24). Als Frühzeichen eines diaphysären Markraumbefalles gilt der Nachweis einer dort auftretenden Gasbildung.

Bei der *postoperativen Osteomyelitis* kann die Wundinfektion direkt am Knochen, aber auch in den Weichteilen des Operationsgebietes beginnend, den Knochen erreichen. Entsprechend vielfältig sind die klinischen und radiologischen Erstmanifestationen. Besondere Aufmerksamkeit gilt der Grenzregion zwischen Knochen und Metallimplantat, da hier meist zuerst entzündliche Resorptionsvorgänge sichtbar werden (Abb. 15.**19 a – d**). Diese entgehen unter Umständen dem röntgenologischen Nachweis, wenn z. B. eine Metallplatte nicht exakt tangential dargestellt wird.

Insbesonderere anmodellierte Platten sind diesbezüglich besonders problematisch. Ähnliches gilt für Bohrlöcher und Schrauben.

Computertomographie und Magnetresonanztomographie

Im Normalfall bedarf es keiner Computertomographie oder Magnetresonanztomographie zum initialen Nachweis einer knöchernen Infektion, da bei richtungsweisendem klinischen Befund die konventionellen Bilder ausreichen. Die Anwendung von CT und MRT bleibt speziellen Fragestellungen vorbehalten und beschränkt sich, ähnlich wie bei der Weichteildiagnostik, auf die detaillierte Erfassung der Ausdehnung eines akuten oder chronisch entzündlichen Knochenprozesses (Abb. 15.**13 d**), auf seine Differentialdiagnose, auf Fremdkörpersuche als mögliche Infektionsquelle und auf die CT-gesteuerte Biopsie oder Drainage (18).

Darüber hinaus ist die CT in der Lage, eine intraossäre Gasansammlung als spezifisches Zeichen einer Osteomyelitis nachzuweisen (23).

Die MRT hat zur Ausschlußdiagnostik abnorm veränderten Knochenmarkes jeglicher Genese einen unerreichten Stellenwert (18). Das in T1-Sequenzen sehr signalintensive Fettmark wird aufgrund entzündlicher Exsudations- und Proliferationsvorgänge durch Substanzen (u. a. vermehrter Wasser- und Blutgehalt) mit deutlich geringerer Signalintensität und längeren T1- und T2-Zeiten ersetzt. Ein normales Signalverhalten macht eine Entzündungsreaktion unwahrscheinlich (18).

Nuklearmedizinische Diagnostik akuter entzündlicher Weichteil- und Skelettveränderungen

Der frühe Nachweis einer entzündlichen Infiltration des Weichteil- und Knochengewebes mittels der Szintigraphie stellt bei unklarem klinischen Befund eine wertvolle diagnostische Bereicherung dar, weil ein Entzündungsnachweis vor den röntgenologischen Veränderungen manifestiert werden kann (24). Folgende szintigraphische Methoden, die sich verschiedene pathophysiologische Entzündungsmechanismen zunutze machen, eignen sich zum diesbezüglichen Nachweis:

– Drei-Phasen-Skelettszintigraphie (17);

ferner ergänzende Spezialverfahren:
– Szintigraphie mit markierten Kolloiden (8),
– Leukozyten- bzw. Granulozytenszintigraphie (24),
– Galliumszintigraphie (24).

146　Allgemeine Traumatologie

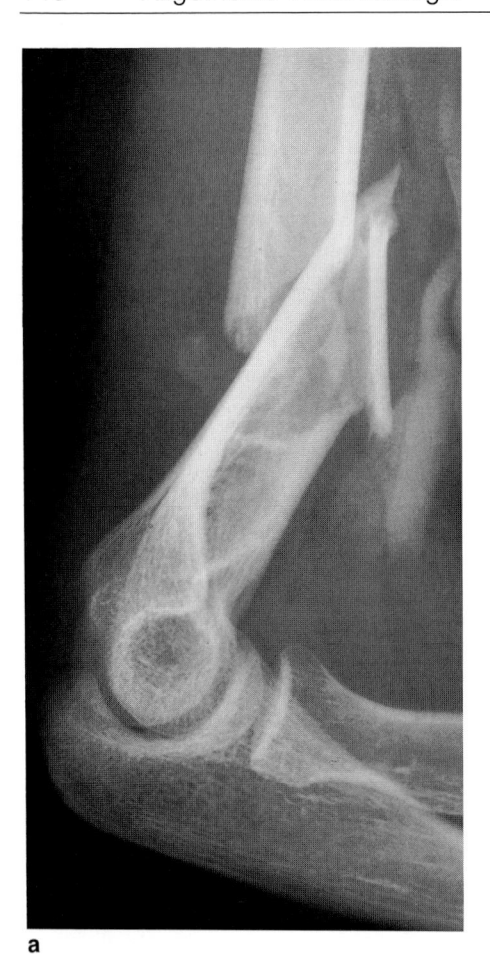

Abb. 15.**19a–d**　Auftreten einer postoperativen Osteomyelitis nach Osteosynthese einer erstgradig offenen Humerusschaft-Mehrfragmentfraktur:
a Unfallaufnahme
b Postoperative Stellungskontrolle
c Verlaufskontrolle 4 Wochen post operationem: Auftreten eines Resorptionssaums an der Grenze zwischen Knochen und Metallimplantat (schwarze Pfeile). Periostale Kallusbildung
d Deutliches Fortschreiten der Knochenresorption zwischen Implantat und Kortikalis (schwarze Pfeile). Entzündliche Knochenresorption an den Gewinden der 3. und 4. Schraube von proximal (weiße Pfeile)

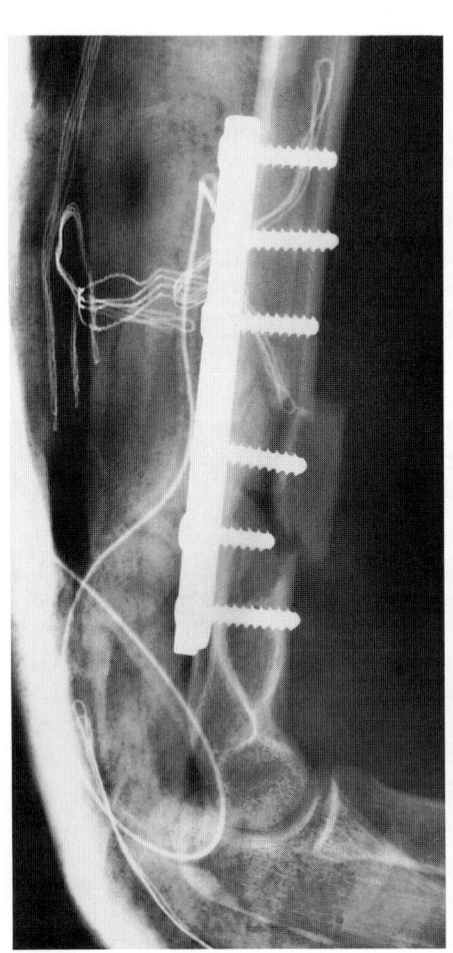

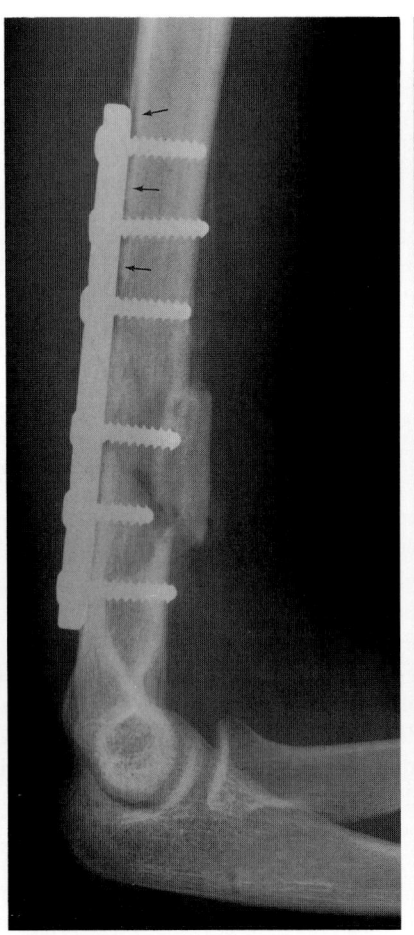

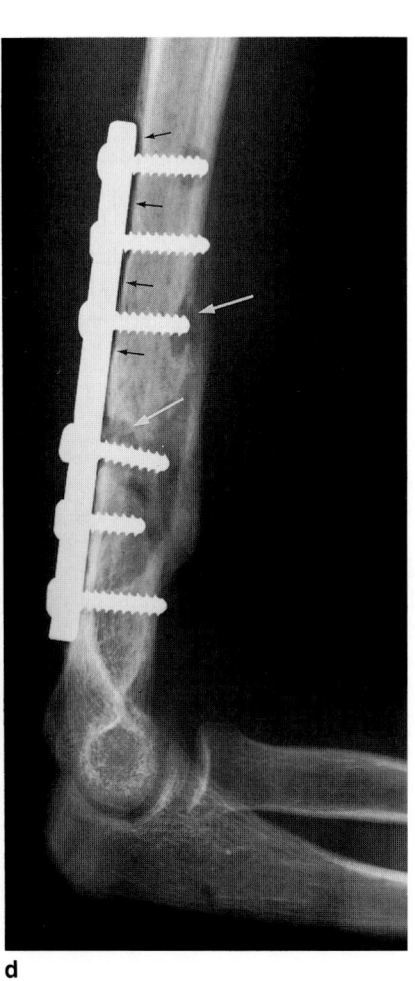

Die Drei-Phasen-Skelettszintigraphie (s. auch Kapitel 6 „Skelettszintigraphie") mit ^{99m}Tc-markierten Mono- oder Diphosphaten stellt die den weiteren Verfahren übergeordnete Methode dar. Mit der I. und II. Phase (Radionuklidangiogramm und Blood-Pool-Phase) vermag sie eine Hyperämie durch entzündliche Gefäßreaktionen aufzuspüren, mit der III. und eigentlichen Skelettphase die im Knochen ablaufenden Reparationsvorgänge (gesteigerte Osteoblasten- und Fibroblastenaktivität) darzustellen. Die Radionuklidangiographie (Phase I) und die Blood-Pool-Phase (Phase II) erhöhen zwar nicht die Sensitivität im Nachweis einer Osteomyelitis, aber sie erhöhen die Spezifität der Untersuchung zur Ausschlußdiagnose (17, 24). Da die Nuklidanreicherung in der Skelettszintigraphie von der Integrität der regionalen Gefäßversorgung abhängt, muß die Interpretation der szintigraphischen Befunde immer in genauer Kenntnis der lokalen posttraumatischen oder postoperativen Gewebssituation erfolgen. Falsch negative Befunde können aufgrund von Perfusionsausfällen bei Gefäßzerstörungen oder Kompression (intramedulläre oder intrakompartimentelle Druckerhöhung) entstehen (24).

In solchen Fällen kann durch die Kombination der Drei-Phasen-Skelettszintigraphie mit der Leukozyten-Kolloid- oder Galliumszintigraphie ein diagnostischer Mehrgewinn erzielt werden. Der Entschluß zur ergänzenden Anwendung einer dieser Methoden sollte nur in enger Kooperation zwischen Klinikern und Nuklearmedizinern erfolgen.

Therapie der akuten Entzündungen

Die allgemeinen Erfahrungen zeigen, daß eine alleinige Antibiotikatherapie nur ein Teilaspekt in einem Gesamtbehandlungskonzept darstellt. Zur Behandlung von Entzündungen in Knochen, Gelenken und Weichteilen müssen die allgemeingültigen Behandlungsregeln eingehalten werden. Dazu gehören Eröffnung von Herden, Nekrosentfernung, Stabilisierung von Frakturen, Revitalisierung und Wiederauffüllen von Defekten. Darüber hinaus müssen die bestehenden Grund- und Begleiterkrankungen ausreichend mittherapiert werden (26).

Akute Weichteilentzündungen

Die akute, anfänglich wesentlich nur bis an den Knochen reichende Weichteilinfektion kann durch rechtzeitige und ausreichende Maßnahmen wie Ausräumen des Hämatoms und gezielte Gabe von Antibiotika beherrscht werden. Dadurch gelingt es mehrheitlich, das Übergreifen des Infektgeschehens auf den Knochen zu verhindern. Erfolgt diese Vorgehensweise nicht oder nicht rechtzeitig, greift das Infektgeschehen auf den Knochen über mit der Gefahr der Ausbildung einer chronischen Knochenentzündung.

Akute Knochenentzündungen

Bei der operativen Revision müssen neben einem ausreichenden Weichteildebridement avitale Knochenfragmente entfernt werden. Instabile Implantate werden gewechselt, da diese als Fremdkörper den Infekt unterhalten können. Primär eingebrachte Implantate dürfen nur dann belassen werden, wenn sie eine ausreichende Stabilität gewährleisten und darüber hinaus das Implantat von gut vaskularisiertem Weichteilgewebe gedeckt wird.

Zur lokalen Infektbeherrschung lassen sich verschiedene lokale Maßnahmen durchführen. Durch die Spül-Saug-Drainage wird zum einen eine ständige mechanische Spülung des Gewebes erreicht (31), zum anderen kann der Spüllösung ein Antibiotikum zugesetzt werden, wodurch eine lokale hohe Antibiotikakonzentration im betroffenen Gebiet erreicht wird. Die PMMA-Kette setzt eine kontinuierliche Gentamicinkonzentration im Gewebe frei und gewährleistet somit einen hohen Antibiotikumspiegel im Gewebe über einen längeren Zeitraum (3, 12). Da die Kette selbst als Fremdkörper wirken kann, sollte sie entfernt werden. Dieser Nachteil kann durch die Anwendung eines Antibiotikum-Kollagen-Schwammes beseitigt werden, der sich im Laufe der folgenden Tage bis Wochen langsam auflöst.

Chronische Knochenentzündungen

Geht eine akute Knochenentzündung in ein chronisches Entzündungsstadium über, so sind umfangreichere Behandlungsmaßnahmen mit ausreichendem Debridement der Weichteile, Sequestrotomie (Abb. 15.**13a–d**), eventueller Entfernung von Implantaten sowie dem lokalen Einbringen von Antibiotikaträgern erforderlich. Eine PMMA-Kette kann in diesen Fällen zunächst als Platzhalter fungieren. Nach der Entfernung der Kette kann an deren Stelle autologe Spongiosa angelagert werden.

Pathophysiologie und Therapie der Gelenkentzündungen

Bakterielle Infektionen der Gelenke sind die gefürchtetsten Komplikationen nach Gelenkeingriffen. Die Gelenkhöhle stellt einen ausgezeichneten Schlupfwinkel für Keime mit bestem Nährmedium dar. Ursächlich kommen eine Reihe von Faktoren für die Infektentstehung in Frage. Pathophysiologisch unterscheidet man zwischen einer primären Arthritis als unmittelbare oder mittelbare Folge einer offenen Gelenkverletzung (Abb. 15.**20a–d**), eines Gelenkeingriffes (Abb. 15.**18a–d**) und nach einer Gelenkpunktion, wobei bei Kortisoninjektionen ein besonders hohes Infektionsrisiko gegeben ist (22), und einer fortgeleiteten Infektion aus einem paraartikulären Herd mit Durchwanderung in das Gelenk (z. B. Bursitis) *(sekundäre Arthritis)*. Man differenziert zwischen einem *Gelenkempyem, Kapselweichteilschwellung*, einer *eitrigen Osteoarthritis* und einer *paraartikulären Osteitis* mit Gelenkdurchwanderung (4).

In der Frühphase des Infektes kommt es zu Schwellung und Hypertrophie der Synovialmembran mit Fibrinbelegen und Vermehrung der Synovialflüssigkeit. Durch Nekrose der synovialen Membran greift der Infekt auf die subchondrale Spongiosa und den Kapsel-Band-Apparat über mit Anstieg des intraartikulären Druckes,

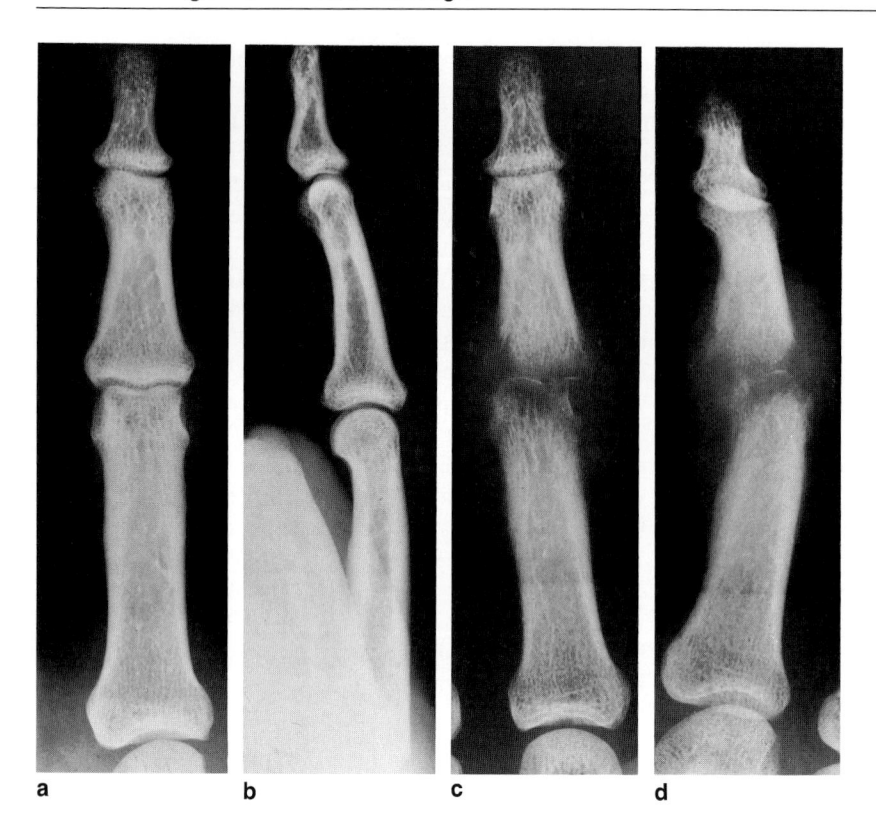

Abb. 15.**20a–d** 36jähriger Metzgermeister: eitrige Osteoarthritis nach intraartikulärer Schnittverletzung des proximalen Interphalangealgelenkes D III rechts:
a u. **b** Aufnahme am Unfalltag: kein Nachweis einer Knochenverletzung
c u. **d** Verlaufskontrolle 4 Wochen nach der Verletzung: fortgeschrittene entzündliche Destruktion der angrenzenden Gelenkflächen

Veränderungen der Hyaluronsäure und entsprechenden Strukturveränderungen des Knochens. Die Klinik ist eindrucksvoll und gekennzeichnet durch die typischen Zeichen der Entzündung. In der Frühphase der Gelenkinfektion sind röntgenologisch keine Veränderungen der Knorpel-Knochen-Strukturen erkennbar. Sichtbar ist die reaktive Weichteilschwellung bzw. der Gelenkerguß.

Die Behandlung besteht in einer frühzeitigen Gelenkeröffnung, der ausgiebigen Spülung der Gelenkhöhle und in einer Frühsynovektomie (15).

Ist es bereits zu einer Strukturveränderung des Knorpelgewebes gekommen, so wird eine Restitutio ad integrum nicht mehr möglich sein.

Bei der chronischen Arthritis, die als Folge einer Infektarthritis entstanden ist, sind röntgenologisch die typischen Zeichen sekundärer Gelenkveränderungen sichtbar (Abb. 15.**18a–d**).

Besondere Gesichtspunkte des Gasbrandes

Neben dem Tetanus gehört der Gasbrand zu den gefährlichsten chirurgischen Infektionen. Erreger sind obligate Anaerobier. Bei den menschenpathogenen Gasbranderregern handelt es sich um unterschiedliche Clostridienstämme, deren Sporen ubiquitär vorkommen.

Entsprechend ist das Krankheitsrisiko besonders groß, wenn zerfetzte Wunden mit Gewebstaschen und Nekrosen mit Erdreich kontaminiert werden. Dies erklärt auch das gehäufte Auftreten von Gasbrand unter Kriegsbedingungen.

Das spezifische Krankheitsbild wird durch die von den Erregern unter anaeroben Bedingungen gebildeten Ektotoxinen hervorgerufen, die biochemisch Fermente darstellen und eine gasbildende Kohlenhydratvergärung und Eiweißzersetzung verursachen.

Klinisch imponieren stärkste Schmerzen mit Schwellung im Wundgebiet, typisches *Knistern* des Gewebes und bläulich-bräunlich marmorierte Verfärbung der Haut mit Entleerung von Gasperlen. Auf Druck entleert sich eine blutig-seröse Flüssigkeit mit typischem Geruch. Die Muskulatur zeigt zundrige Nekrosen mit der Farbe gekochten Schinkens.

Der Allgemeinzustand des Patienten ist durch das septisch-toxische Bild mit den typischen Laborveränderungen gekennzeichnet. Die Diagnose wird durch den klinischen Befund, den typisch süßlichen Geruch sowie den Erregernachweis gestellt. Der Verlauf der Erkrankung hängt von verschiedenen Faktoren ab. Neben dem Alter des Patienten spielt der Infektionsherd eine große Rolle. Je stammnäher der Gasbrand sich entwickelt, desto schlechter wird die Gesamtprognose. Darüber hinaus kann die Geschwindigkeit der Krankheitsentwicklung ein Gradmesser für den weiteren Verlauf sein.

Im Röntgenbild erkennt man die Gasbildung vorwiegend im Muskel durch die typische Muskelfiederung. Diese ist bedingt durch das Auseinanderdrängen der Muskelfasern infolge der intramuskulären Gasentwicklung. Dieses Verteilungsmuster ist ein wichtiges differentialdiagnostisches Kriterium gegenüber gasbildenden putriden und pyogenen Infektionen (Abb. 15.**17a–c**) (16).

Da eine ausgebrochene Infektion sehr schnell nach zentripedal fortschreitet (Ausbreitungsgeschwindigkeit bis zu 10 cm pro Stunde) und eine hohe Letalität aufweist (25–50%), ist die Behandlung ein Wettlauf mit der Zeit. Sie besteht in chirurgischer Intervention in Kombination mit einer hyperbaren Oxygenierung sowie adjuvanter Antibiotikatherapie. Im Einzelfall muß bereits bei Verdacht auf einen Gasbrand die Therapie eingeleitet werden.

Zusammenfassende Wertung der posttraumatischen Infektionen

Die unterschiedlichen Ursachen und die vielfältigen Lokalisationen entzündlicher Veränderungen zeigen ein variables und variationsreiches klinisches Erscheinungsbild. Die Frühphase der Entzündung wird überwiegend durch den klinischen Befund imponieren, ergänzt durch die Veränderungen der spezifischen Laborparameter. Radiologische oder nuklearmedizinische Untersuchungen werden nur in Einzelfällen ergänzend eingesetzt, wenn der klinische Gesamtbefund nicht eindeutig zu beurteilen ist. Bei chronischen Entzündungsformen dagegen sind durch radiologische und nuklearmedizinische Techniken wesentliche Informationen zu gewinnen, die für die weitere Therapieplanung von Bedeutung sind.

Literatur

1 Adam, D.: Infektionsprophylaxe in der Unfallchirurgie mit Antibiotika. Schr.-Reihe Unfallmed. Tagg. Landesverb. gewerbl. Bgen., Veitshöchheim 1985
2 Böhm, E.: Unterschiedliche Merkmale der hämatogenen, posttraumatischen und fortgeleiteten Osteomyelitis. Unfallchirurg 90 (1987) 59–66
3 Buchholz, H. W., H. Engelbrecht: Über die Depotwirkung einiger Antibiotika bei Vermischung mit Knochenharz Palacos. Chirurg 41 (1970) 51
4 Burri, C.: Posttraumatische Osteitis. Aktuelle Probleme in der Chirurgie. Huber, Bern 1974
5 Burri, C.: Häufigkeit und Prophylaxe der posttraumatischen Osteitis. In Burri, C., R. Neugebauer: Aktuelle Probleme in Chirurgie und Orthopädie, Bd. 34, Huber, Bern 1989
6 Danis, R.: Theorie et practique de l'osteosynthese. Masson, Paris 1949
7 Hörster, G.: Ätiologie und Pathophysiologie der posttraumatischen Knocheninfektion. Unfallchirurgie 12 (1986) 93–97
8 Hotze, A., A. Löw, J. Mahlstedt, F. Wolf: Kombinierte Knochenmark- und Skelettszintigraphie bei ossären und myelogenen Erkrankungen. Fortschr. Röntgenstr. 140 (1984) 717–723
9 Hutzschenreuther, P., L. Claes: Struktur und Festigkeit neu aufgebauter Knochenteile im Corticalisgleitloch bei liegender Zugschraube (histologische und mechanische Befunde). Arch. orthop. Unfall-Chir. 85 (1976) 161
10 Jäger, M., W. Gördes: Bruchfestigkeit bei konservativ und operativ behandelten Osteotomien der Kaninchentibia. H. Unfallheilkd. 80 (1977) 287
11 Keller, H., A. Breit: Entzündliche Knochenerkrankungen. In Schinz, H. R., W. E. Baensch, W. Frommhold, R. Glauner, E. Uehlinger, J. Wellauer: Lehrbuch der Röntgendiagnostik, Bd. II/I: Skelett, 6. Aufl. Thieme, Stuttgart 1979 (S. 587–649)
12 Klemm, K.: Zur Frage der Antibiotika-Anwendung bei posttraumatischer Osteomyelitis. Mschr. Unfallheilkd. 75 (1972) 423
13 Kieninger, G.: Chirurgische Infektionen. In Koslowski, L., K. A. Buche, Th. Junginger, K. Schwemmle: Lehrbuch der Chirurgie, 3. Aufl. Schattauer, Stuttgart 1988 (S. 177–179)
14 Lané, W. A.: The Operative Treatment of Fractures. Medical Publishing, London 1914
15 Lob, G.: Lokale Antibiotikatherapie bei Knochen-, Gelenk- und Weichteilinfektionen. Chirurg 56 (1985) 564
16 Maranta, E.: Erkrankungen der Weichteile/Muskeln, Sehnen, Unterhautzellgewebe. In Schinz, H. R., W. E. Baensch, W. Frommhold, R. Glauner, E. Uehlinger, J. Wellauer: Lehrbuch der Röntgendiagnostik, Bd. II/2: Skelett, Weichteile, Gefäße, 6. Aufl. Thieme, Stuttgart 1979 (S. 933–944)
17 Maurer, A. H., D. C. P. Chen et al.: Utility of three-phase skeletal scintigraphy in suspected osteomyelitis. Concise communication. J. nucl. Med. 22 (1981) 941–949
18 Murphy, W. A., W. G. Totty, J. M. Destouet, D. C. Hardy, B. S. Monsees, W. R. Reinus, L. A. Gilula: Musculoskeletat system. In Lee, J. K. T., S. S. Sagel, R. J. Stanley: Computed Body Tomography. With MRI Correlation, 2nd Ed. Raven Press, New York 1989
19 Oestern, H.-J., H. Tscherne: Pathophysiologie und Klassifizierung des Weichteilschadens bei Frakturen. Orthopäde 12 (1983) 2
20 Pauwels, F.: Kurzer Überblick über die mechanische Beanspruchung des Knochens und ihre Bedeutung für die funktionelle Anpassung. Z. Orthop. 111 (1973) 681
21 Perren, S. M.: Mechanische Aspekte der Gewebsdifferenzierung bei sekundärer und primärer Frakturheilung. Acta med. austria. Leopoldina 16 (1979) 9
22 Perret, W.: Komplikationen nach intraartikulären Cortisoninjektionen und ärztliche Haftpflicht. H. Unfallheilkd. 99 (1969) 145
23 Ram, P. C., S. Martinez, M. Korobkin, R. S. Breiman, H. R. Gallis, J. M. Harrelson: CT Detection of Intraossens Gas: A New Sign of Osteomyelitis. Amer. J. Roentgenol. 137 (1981) 721–723
24 Resnick, D., G. Niwayama: Diagnosis of Bone and Joint Disorders, 2nd Ed., Vol. 4. Saunders, Philadelphia 1988 (p. 2525–2610)
25 Ritter, G., H. Weigand, J. Ahlers: Biomechanik und Frakturheilung bei Fixateur-externe-Osteosynthesen. Unfallchirurgie 9 (1983) 92
26 Rübenacker, S.: Therapie der posttraumatischen Osteitis; allgemeine Therapiemaßnahmen. In Burri, C., R. Neugebauer: Hochaktuelle Probleme in Chirurgie und Orthopädie, Bd. 34, Huber, Bern 1989
27 Schenk, R., H. Willenegger: Histologie der primären Knochenbruchheilung. Arch. klin. Chir. 19 (1963) 593
28 Schweiberer, L.: Verhütung und Behandlung von Infektionen nach Osteosynthesen. Chirurg 48 (1977) 1
29 Stürmer, K. M., W. Schuchardt: Die Knochenheilung nach offener und gedeckter Marknagelungstechnik und die Rolle des Bohrmehles. Langenbecks Arch. Chir., Suppl. Chir. Forum 99 (1982) 155
30 Weber, B. G., O. Céch: Pseudarthrosen. Huber, Bern 1973
31 Willenegger, H. W. Roth: Die antibakterielle Spüldrainage als Behandlungsprinzip bei chirurgischen Infektionen. Dtsch. med. Wschr. 87 (1962) 1485
32 Willenegger, H.: Knochenheilung bei konservativer Behandlung. Langenbecks Arch. Chir. 361 (1983) 413

16 Morbus Sudeck

R. Benning und H. Steinert

Der Morbus Sudeck (Synonyme: Sudeck-Syndrom, Algodystrophie, posttraumatische Osteoporose, sympathische Reflexdystrophie) ist definiert als klinischer Symptomenkomplex, der folgende Kriterien beinhaltet (5):

– Schmerz,
– Schwellung,
– Temperaturregulationsstörung,
– Bewegungsstörung.

Die Krankheit verläuft protrahiert, schon Sudeck (11) beschrieb drei Krankheitsphasen, die fließend ineinander übergehen: während die erste Phase (akutes Stadium) und auch anfangs die zweite Phase (Stadium der Dystrophie) reversibel sind, kommt es mit weiterem Fortschreiten zur irreversiblen Endatrophie, welche einem funktionellen Totalverlust der betroffenen Extremität gleichkommt.

Dementsprechend ist die Frühdiagnostik und frühe Therapieeinleitung von entscheidender Bedeutung.

Die Genese des Morbus Sudeck ist uneinheitlich, auslösender Faktor ist jedoch meist ein Schmerzereignis (2) (z. B. Traumen aller Art, operative Eingriffe, Diskusprolaps, Angina pectoris, idiopathisch). Die Schwere bzw. das Ausmaß des auslösenden Ereignisses steht in keiner direkten Beziehung zu Auftreten und Verlauf des Morbus Sudeck.

Die Pathophysiologie des Morbus Sudeck ist bis heute nicht geklärt. Eine Beteiligung des sympathischen Nervensystems erscheint jedoch wahrscheinlich, da mehrere vom Sympathikus abhängige Regulationsmechanismen (Vasomotorik, Sudomotorik) gestört sind (5). Die sympathikusbedingte Perfusionsstörung führt letztlich zu einer Stoffwechselstörung von Knochen, Haut, Muskulatur und Bindegewebe (1, 5).

Klinisch entspricht die akute Phase einem entzündungsähnlichen Bild mit überwärmter und geröteter Extremität, Weichteilödem und Hyperhydrosis. In den folgenden Stadien treten diese Erscheinungen gegenüber den dystrophen Veränderungen (Blässe, Zyanose, Hypothermie) in den Hintergrund, bis im Extremfall der Zustand der Endatrophie mit Glanzhaut (Koriumverdünnung), Muskelatrophie bzw. -fibrose und Gelenkkontrakturen erreicht ist.

Radiologische Diagnostik

Die beschriebenen Perfusionsbeeinträchtigungen beim Morbus Sudeck führen zu einer hochgradigen Steigerung der Knochenresorption, begleitet von einem kompensatorischen leichten Anstieg des Knochenaufbaus (6). Bei deutlich negativer Bilanz entstehen im Röntgenbild charakteristische Knochenresorptionsmuster, die jedoch für einen Morbus Sudeck nicht beweisend sind, da eine ebensolche Gleichgewichtsstörung des Knochenumbaus auch der Inaktivitätsdemineralisation zugrunde liegt (6). Unterschiede bestehen in der quantitativen Ausprägung und im zeitlichen Verlauf (5, 6).

Durchführung

Da die entscheidenden röntgenologischen Kriterien zur Beurteilung und zur Differentialdiagnose eines Morbus Sudeck der Verlauf und der Vergleich sind, empfiehlt sich beim Anfertigen der Röntgenaufnahmen folgendes Vorgehen:

– Im Initialstadium und bei Verdacht auf einen Morbus Sudeck sind sowohl die betroffene Extremität als auch die nicht betroffene Gegenseite zusammen auf *einer* Aufnahme unter Verwendung einer feinzeichnenden Folie im a.-p. Strahlengang abzubilden;
– die Belichtungsqualität muß sowohl eine einwandfreie Beurteilung der trabekulären und kortikalen Knochenstruktur als auch eine Bestimmung der Dicke des Weichteilmantels ermöglichen;
– will man sich bei Verlaufsbeobachtungen nur auf die Abbildung der betroffenen Extremität beschränken, müssen die Aufnahmeparameter (Belichtung, Film-Folien-Kombination) reproduzierbar sein und gegebenenfalls dokumentiert werden.

Aussage

Initialphase

In der Anfangsphase können radiologisch noch keine Skelettveränderungen nachgewiesen werden, gemäß den klinischen Erscheinungen besteht lediglich eine Verbreiterung des Weichteilschattens. Eine anfänglich gelenknahe, feinfleckig beginnende Entkalkung ist erst einige Wochen nach Beginn der Symptomatik nachweisbar (2).

Phase der Dystrophie

Mit weiterem Fortschreiten des Krankheitsbildes tritt im Röntgenbild die vielfach als typisch erachtete, vorwiegend gelenknahe, herdförmige, fein- bis grobfleckige Demineralisation in Erscheinung, die jedoch keineswegs spezifisch ist. Die eintretenden Verteilungsmuster der Knochenresorption sind durch die sich aufgrund der Knochenanatomie (Abb. 16.1) ergebenden unterschiedlichen Angriffsorte des Knochenabbaus (Abb. 16.2) und dessen jeweilige Ausprägung bedingt (5).

Die trabekuläre Knochenresorption ist gemäß der Lokalisation der Spongiosa die Ursache für das typische periartikuläre Verteilungsmuster der Entkalkung (Abb. 16.3a und 16.4). Aggressivität und Inhomogenität bestimmen den fleckförmigen Aspekt. Endostale Resorption (Abb. 16.3b u. c) verdünnt die Kortikalis von innen her und führt zu einer gezähnelten und aufgesplitterten endostalen Oberfläche. Die intrakortikale Resorption orientiert sich an dem im Lamellenknochen bestehenden Kanalsystem (Abb. 16.1) und manifestiert sich im Röntgenbild durch resorptive, tunnelartige, vorwiegend längsgerichtete Aufhellungssäume („Striae") (Abb. 16.3b u. c). Weiterhin sind noch subperiostale und subchondrale Knochenresorptionen abgrenzbar.

Phase der Endatrophie

Im irreversiblen atrophischen Endstadium eines Morbus Sudeck ist der gesamte Knochen gleichermaßen und hochgradig entkalkt, so daß nun auch keine Fleckzeichnung mehr besteht. Im Röntgenbild dominiert eine hochgradige uniforme grobwabige Demineralisation („Glasknochen") (Abb. 16.3c) mit ausgeprägter Rarefizierung der Spongiosatrabekel und glatter dünner Kortikalis („bleistiftartige Umrandungszeichnung"). Der Atrophie von Haut, Muskeln und Bindegewebe entspricht ein verschmälerter Weichteilmantel.

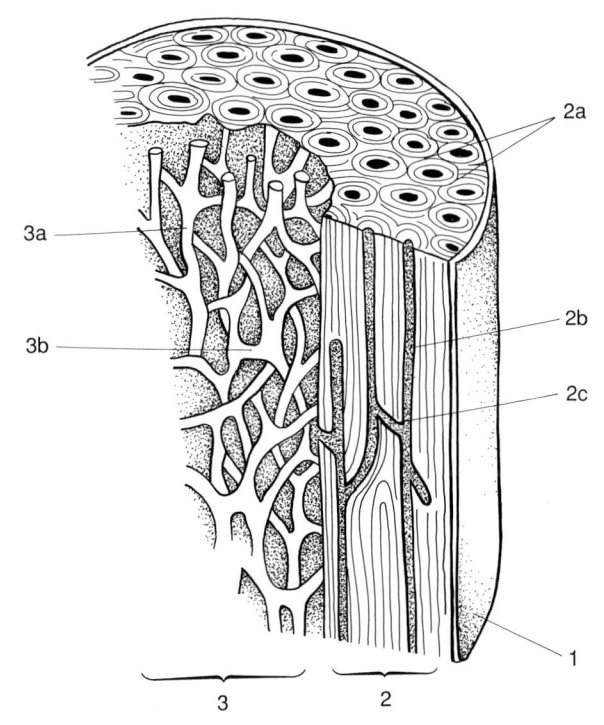

Abb. 16.1 Schema des Knochenbaus (nach Benninghoff)
1 = Periost
2 = Kompakta
2a = Osteone (aus konzentrisch um einen Haversschen Kanal angeordneten Lamellen)
2b = Haversscher Kanal (längs verlaufend)
2c = Volkmannscher Kanal (quer verlaufend)
3 = Spongiosa
3a = primäre Trabekel (longitudinal)
3b = sekundäre Trabekel (transversal)

Nuklearmedizinische Diagnostik

Die sympathisch bedingten Vasoregulationsstörungen lassen sich nuklearmedizinisch mit Hilfe von Perfusionsstudien untersuchen. Die beim Morbus Sudeck auftretenden Veränderungen im Knochenstoffwechsel sind durch eine Skelettszintigraphie unter Anwendung von Technecium-99m-Phosphatverbindungen leicht erfaßbar. Erfahrungen verschiedener Arbeitsgruppen belegen die hohe Aussagekraft der Drei-Phasen-Knochenszintigraphie in der Diagnostik des Sudeck-Syndroms.

Die Spezifität der Knochenszintigraphie ist den Röntgenaufnahmen überlegen (92% versus 79%), die Sensitivität beider Methoden unterscheiden sich nicht wesentlich voneinander (60% versus 69%) (7, 9). Die Befunde der Drei-Phasen-Knochenszintigraphie ermöglichen eine Zuordnung der Sudeck-Patienten in drei Phasen (I: 0–20 Wochen, II: 20–60 Wochen, III: 60–100 Wochen), die nuklearmedizinische Phasenzuordnung stimmt jedoch nicht in allen Fällen mit der klassischen klinischen Stadieneinteilung überein.

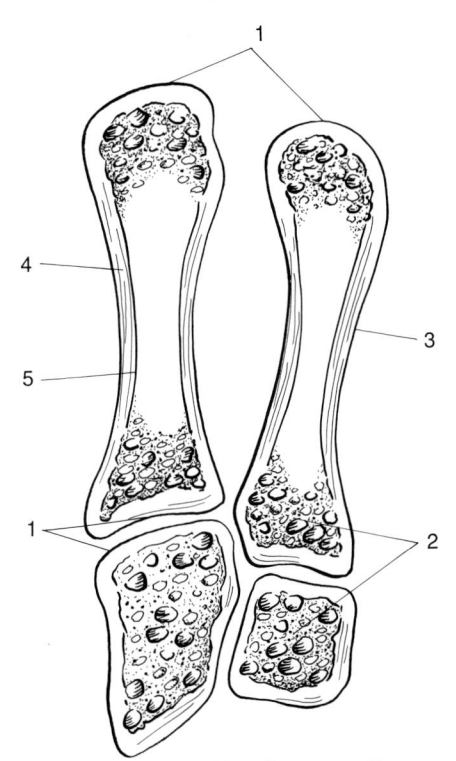

Abb. 16.2 Angriffsorte der Knochenresorption
1 = subchondrale Resorption 4 = intrakortikale Resorption
2 = trabekuläre Resorption   5 = endostale Resorption
3 = periostale Resorption

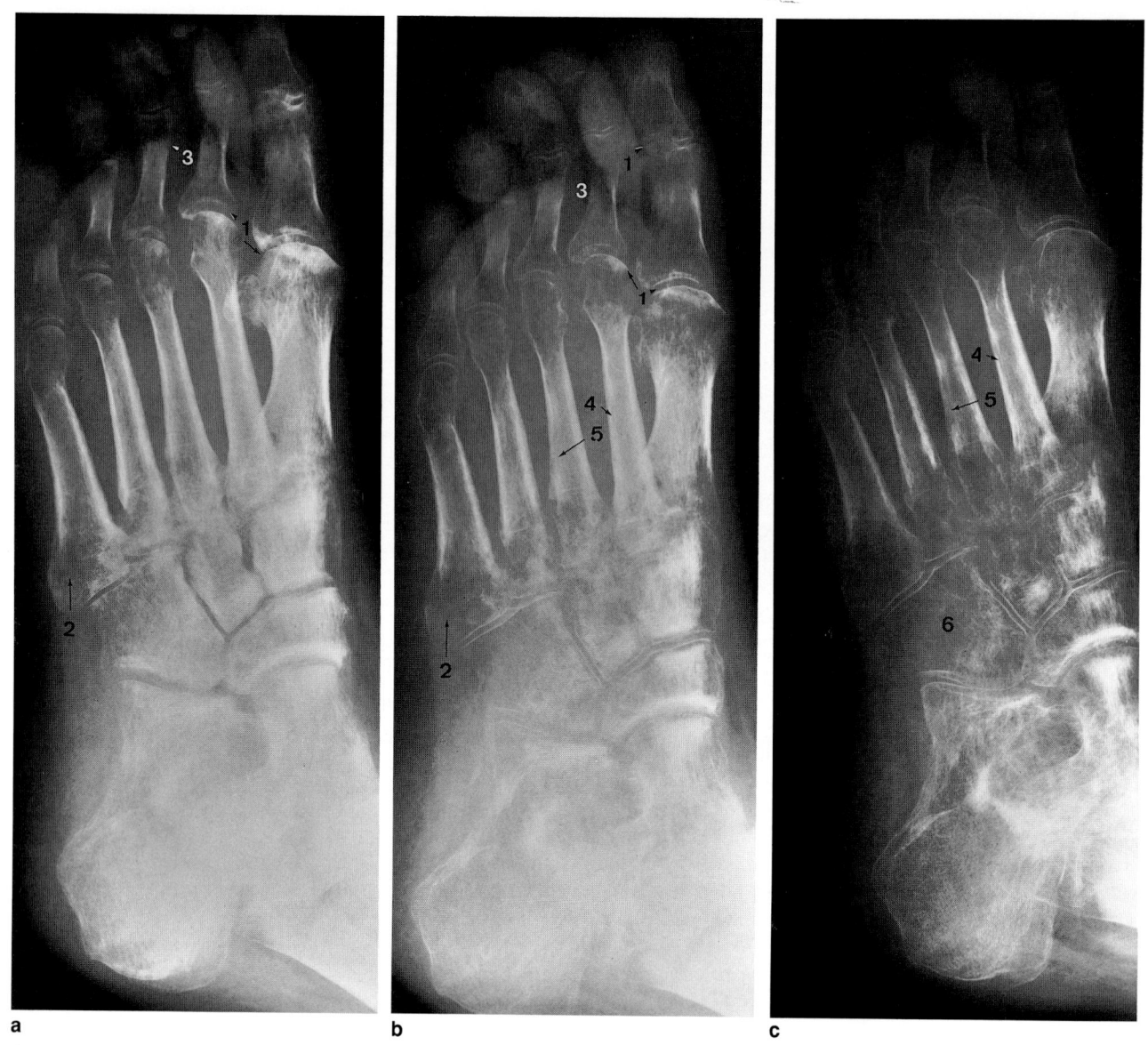

Abb. 16.**3a–c** 34jähriger Patient, Morbus Sudeck des linken Beines nach dorsaler Hüftluxation mit Pfannenrandfraktur, offener Reposition, Osteosynthese und nachfolgender Hüftkopfnekrose: Fortschreitende Knochenresorption mit Übergang vom Stadium II ins Stadium III. Die Aufnahmen wurden im zeitlichen Abstand von 4 bzw. 5 Monaten angefertigt.
Darstellung der einzelnen Knochenresorptionsmuster:

1 = subchondrale Resorption	3 = periostale Resorption	5 = endostale Resorption
2 = trabekuläre Resorption	4 = intrakortikale Resorption	6 = „Glasknochen"

Es liegen aber bisher keine Arbeiten über die Anwendung der Drei-Phasen-Skelettszintigraphie in der Frühdiagnostik des Sudeck-Syndroms vor. Es ist davon auszugehen, daß die initialen Vasoregulationsstörungen sich im Nuklidangiogramm nachweisen lassen (10). Die Erfassung dieser Perfusionsstörungen ist jedoch an bestimmte technische Voraussetzungen gebunden.

Durchführung

Für die Nuklidangiographie sollte eine Perfusionsstudie mit 2-Sekunden-Aufnahmen über 120 Sekunden angestrebt werden. Zur Erzielung kurzer Aufnahmezeiten ist die Anwendung eines Kollimators mit hoher Sensitivität erforderlich. Nach der Lagerung der Hände bzw. Füße des Patienten mit der Plantar- bzw. Palmarseite nach unten auf die Kollimatoroberfläche erfolgt eine bolusförmige Injektion des Radionuklids in eine Kubitalvene des gesunden Armes bei gleichzeitigem Start der Aufnahmesequenz. Die Aktivitätsmenge richtet sich nach Alter und Gewicht des Patienten, in der Regel sind 500–600 MBq ^{99m}Tc-Phosphat ausreichend.

Zur Erstellung von Zeitaktivitätskurven zur Quantifizierung des arteriellen Blutflusses ist die Speicherung der 2-Sekundenbilder in einem Rechnersystem über 120 Sekunden direkt nach der Applikation erforderlich. Mit der ROI-Technik läßt sich der Nuklideinstrom im Seitenvergleich beurteilen.

Direkt im Anschluß an die Nuklidangiographie schließt sich zur Untersuchung der Blutpool-Phase eine

Abb. 16.4 65jährige Patientin, Morbus Sudeck in der akuten Phase nach distaler Radiusfraktur, mehrfacher Reposition und Spickdrahtosteosynthese. Rechte Hand: charakteristische Knochenresorptionsmuster. In Fehlstellung gebundene distale Radiusfraktur. Darstellung der linken Hand in der selben Aufnahme zum Seitenvergleich

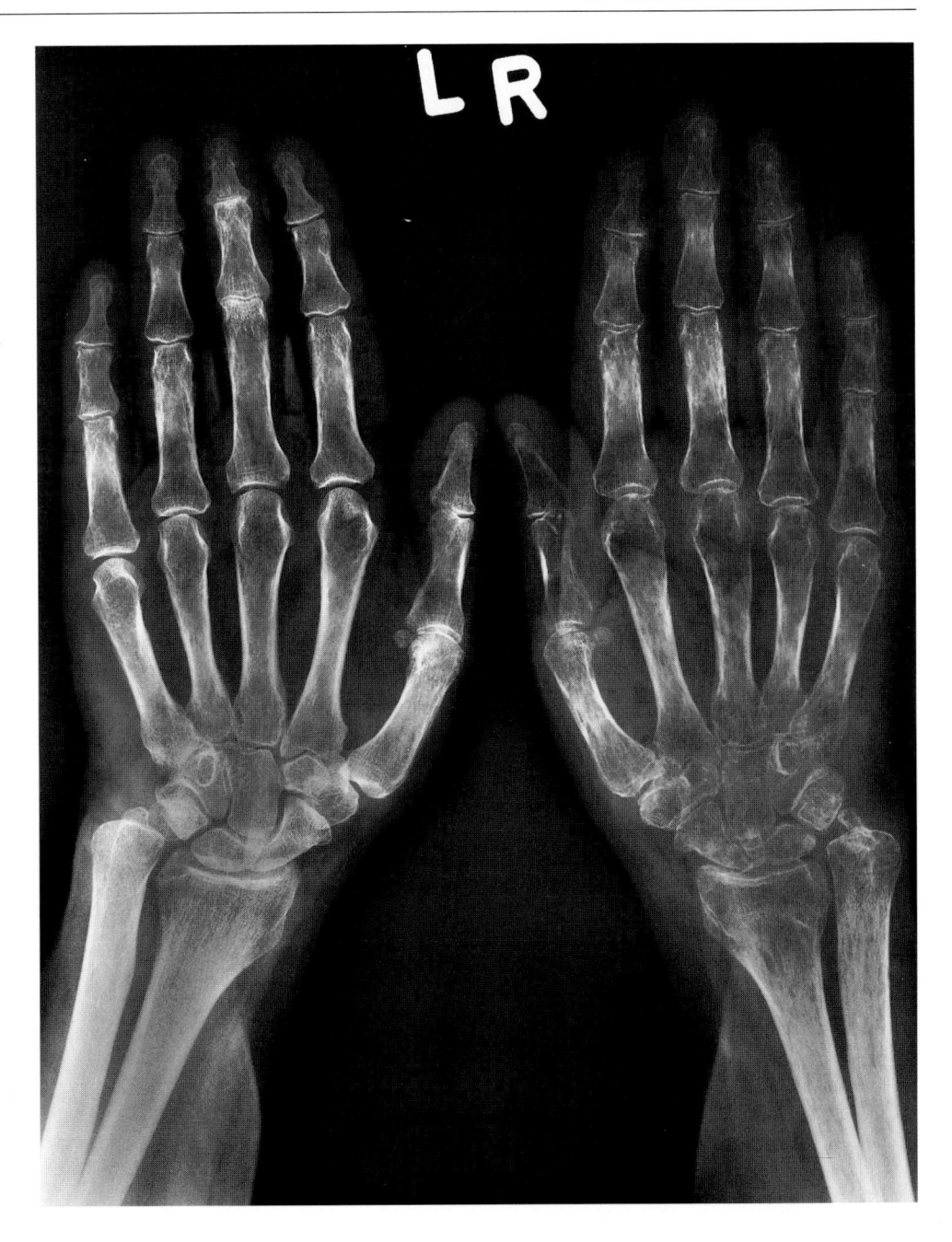

statische Aufnahme der Hände bzw. Füße über 120 Sekunden an.

Die statischen Spätaufnahmen (ossäre Nuklidanreicherung) sollten mit einem Kollimator hoher Auflösung 3–4 Stunden p. i. durchgeführt werden. Um die Ausdehnung der Knochenstoffwechselveränderungen feststellen zu können, müssen die gesamten oberen bzw. unteren Extremitäten in Einzelaufnahmen untersucht werden.

Aussage

Initialphase

In der Initialphase findet sich ein erhöhter arterieller Blutfluß, der sich in der Nuklidangiographie im Seitenvergleich durch einen verfrühten und verstärkten Nuklideinstrom in die betroffene Extremität nachweisen läßt (Abb. 16.5a). Korrelierend zur ersten Phase zeigt sich in der Blutpool-Aufnahme eine Hyperämie der Weichteile (Abb. 16.5 b). Für die Spätaufnahmen ist ein verstärkter Knochenstoffwechsel in sämtlichen gelenknahen Anteilen der Hände bzw. Füße einschließlich der Hand- und Fußwurzel typisch (Abb. 16.5c).

Phase der Dystrophie

Nach den bisherigen Erfahrungen lassen sich im Stadium der Dystrophie keine Seitenunterschiede in der Nuklidangiographie und den Blutpool-Aufnahmen mehr nachweisen. Die Spätaufnahmen zeigen unverändert einen verstärkten Knochenumbau in den periartikulären Anteilen der Hände bzw. Füße.

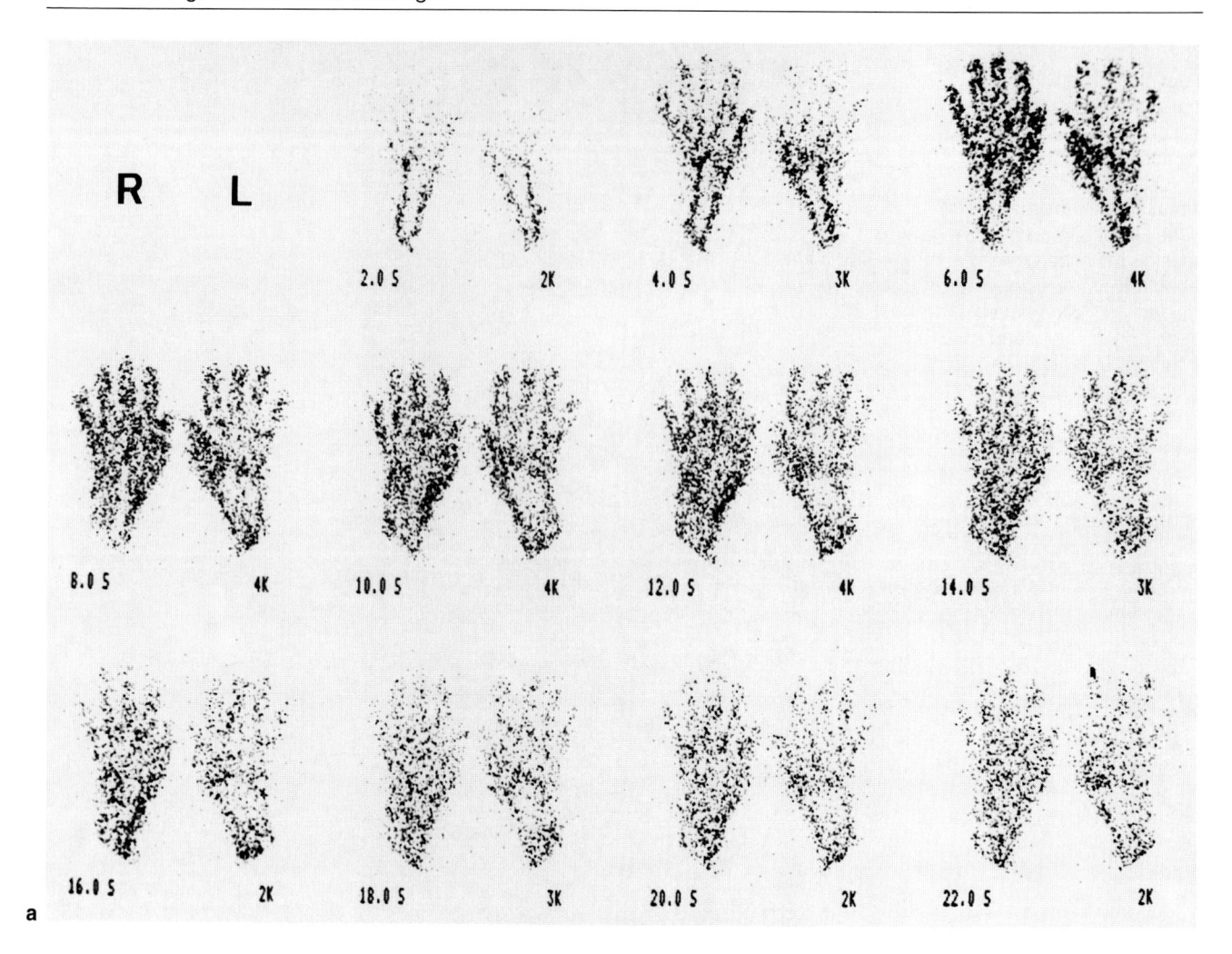

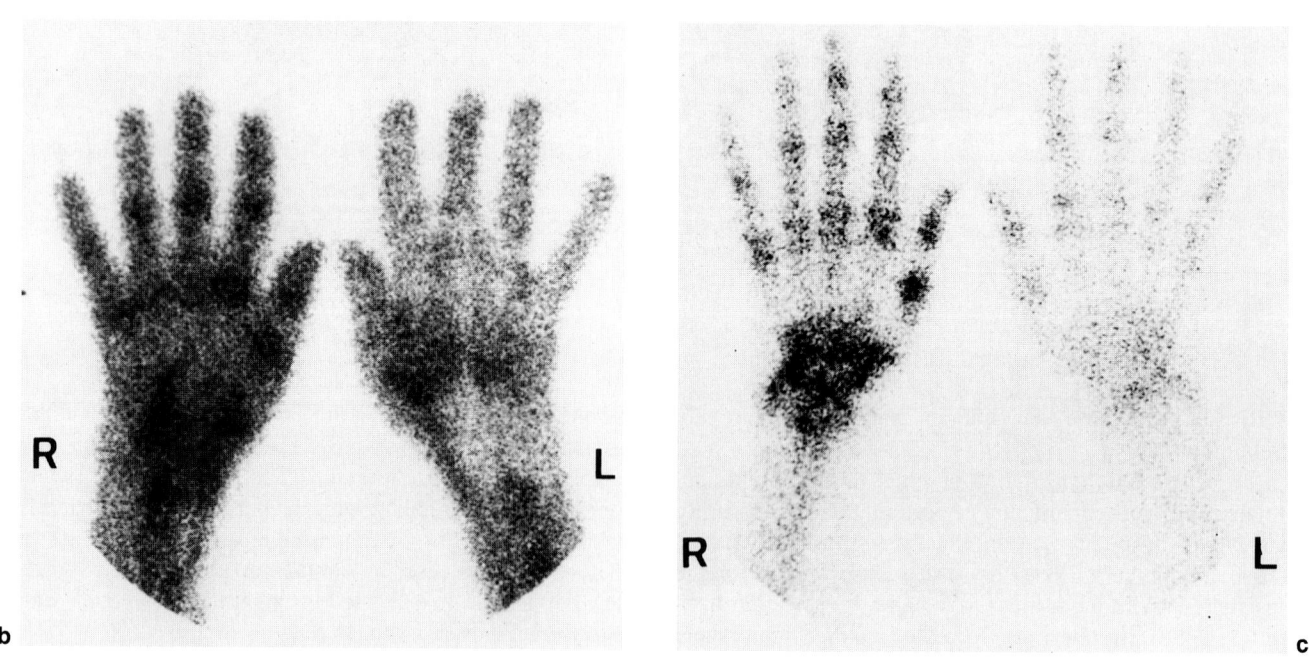

Abb. 16.**5a—c** Morbus Sudeck, gleiche Patientin wie Abb. 16.**4**:
a Akute Phase: Nuklidangiographie mit vermehrtem arteriellen Blutfluß der rechten Hand
b Blutpoolphase: Hyperämie der Weichteile rechts
c Spätphase: vermehrte ossäre Nuklidanreicherung rechts, insbesondere periartikulär

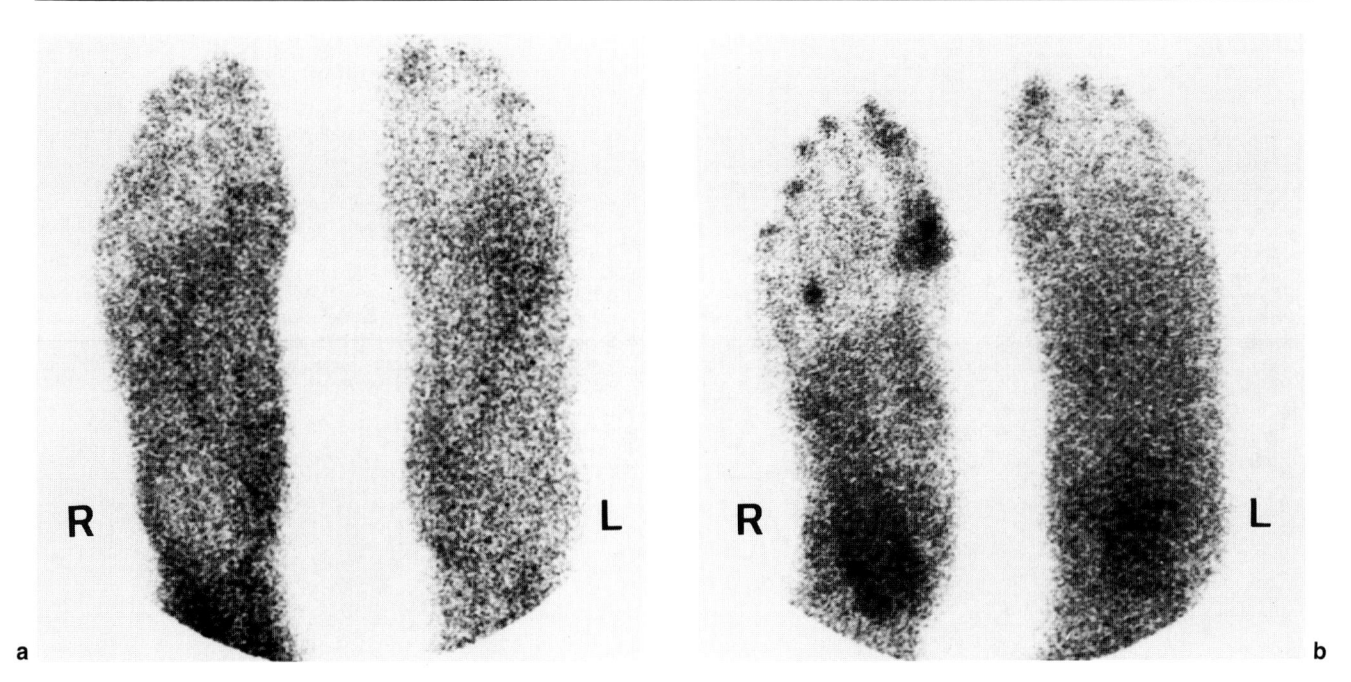

Abb. 16.**6a–c** Morbus Sudeck, Endatrophie. Gleicher Patient wie Abb. 16.**3a–c**
a Blutpoolphase: Minderdurchblutung der Weichteile links

Phase der Endatrophie

Infolge der Atrophie läßt sich ein verzögerter und verminderter arterieller Blutfluß zusammen mit einer Minderdurchblutung der Weichteile nachweisen. Durch die Knochenatrophie sind keine ossären Strukturen mehr erkennbar. Die Fibrose der Weichteile führt zu einer vermehrten Weichteilanreicherung infolge einer verminderten Weichteilclearance (Abb. 16.**6a–c**).

Wertung der diagnostischen Verfahren

Da oft weder der klinische Aspekt der jeweiligen Phase des Krankheitsbildes noch die auftretenden röntgenologischen und nuklearmedizinischen Veränderungen eindeutig sind und ein den Morbus Sudeck beweisendes Einzelmerkmal nicht existiert, kann die Diagnose nur unter Zusammenwirken von Klinik, Röntgendiagnostik und Nuklearmedizin bei gemeinsamer Wertung aller Befunde erfolgen. Weil sich das Krankheitsbild in allen graduellen Ausprägungen manifestieren kann und Übergänge zu posttraumatischen Reparationsvorgängen fließend sind (1, 11), ist zur Diagnosestellung bzw. Überprüfung letztlich der Verlauf entscheidend.

b u. **c** Spätphase, das gesamte linke Bein betreffend:
b Fehlende ossäre Nuklidanreicherung im linken Fuß; posttraumatische umschriebene Mehranreicherungen rechts
c Ganzkörperszintigramm: deutlich verminderte, in distalen Anteilen des linken Beins fehlende ossäre Nuklidanreicherung, vermehrte Weichteilspeicherung. Nebenbefundlich Mehranreicherung im linken Hüftgelenk nach Luxationsfraktur und partieller Hüftkopfnekrose, Klavikulafraktur links

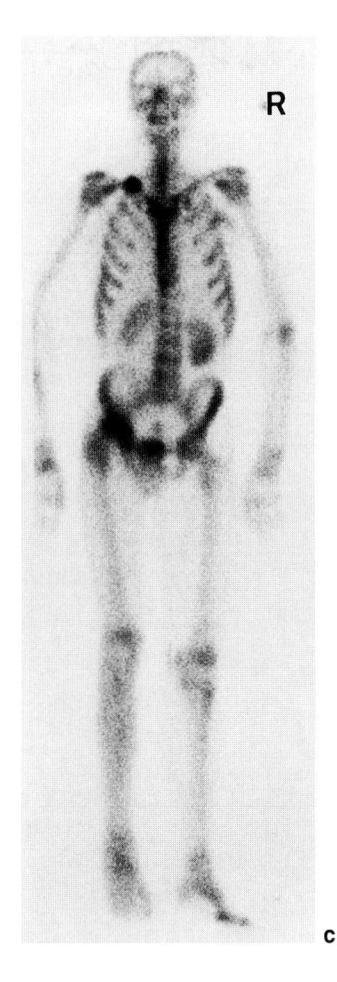

Literatur

1 Benning, R., H. Steinert: Diagnostische Kriterien des Sudecksyndroms. Röntgen-Bl. 41 (1988) 239–245
2 Blumberg, H.: Zur Entstehung und Therapie des Schmerzsyndroms bei der sympathischen Reflexdystrophie. Schmerz 2 (1988) 125–143
3 Carlson, T., A. M. Jacobs: Reflex sympathetic dystrophy syndrome. J. Foot Surg. 25 (1986) 149–153
4 Demangeat, J.-L., A. Constantinesco, B. Brunot, G. Foucher, J.-M. Farcot: Three phase bone scanning in reflex sympathetic dystrophy of the Hand. J. nucl. Med. 29 (1988) 26–32
5 Genant, H. K., F. Kozin, C. Bekerman et al.: The reflex sympathetic dystrophy syndrome. A comprehensive analysis using finedetail radiography, photon absorptiometry and bone and joint scintigraphy. Radiology 117 (1975) 21–32
6 Genant, H. K., J. B. Vogler: Reflex sympathetic dystrophy syndrome. In Grainger, R. G., D. S. Allison: Diagnostic Radiology. An anglo-american text book of imaging. Churchill Livingstone, Edinburgh 1986 (p. 1401–1402)
7 Holder, L., S. E. Machinnon: Reflex sympathetic dystrophy in the hands: Clinical and scintigraphic Criteria. Radiology 152 (1984) 517–522
8 Kozin, F., J. S. Soin, L. M. Ryan, G. F. Carrera, R. L. Wortmann: Bone scintigraphy in reflex sympathetic dystrophy syndrome. Radiology 138 (1981) 437–443
9 Steinert, H., O. Nickel, K. Hahn: Three phase bone scanning in reflex sympathetic dystrophy syndrome. In Stanton-Hicks, M.: Reflex Sympathetic Dystrophy and Related Syndromes. Kluwer, Amsterdam 1989
10 Steinert, H., K. Hahn: Drei-Phasen-Skelettszintigraphie bei Sudeck-Syndrom. In Müller-Schauenburg, W., U. Feine: 3. Tübinger-Knochensymposium. Wachholz, Würzburg (im Druck)
11 Sudeck, P.: Über die akute (reflektorische) Knochenatrophie nach Entzündungen und Verletzungen in den Extremitäten und ihre klinische Erscheinungen. Fortschr. Röntgenstr. 5 (1901/02) 227–293

Spezielle Traumatologie

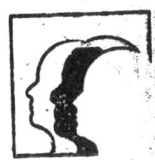

17 Schädel (Hirnschädel, Gesichtsschädel)

F.-U. Oesterreich und M. Heller

Hirnschädel

Die Anzahl nachgewiesener Frakturen auf routinemäßig durchgeführten Röntgenaufnahmen des Schädels ist in Anbetracht der Häufigkeit dieser Untersuchungsmethode niedrig. Sie beträgt durchschnittlich weniger als 10% (6, 7, 13, 58).

Das Bedürfnis des Radiologen, sich juristisch abzusichern und den Befund (auch den Normalbefund) zu dokumentieren, ist ein häufiger Anlaß für die Durchführung dieser Untersuchung. Andererseits löst der bloße Gedanke an die Möglichkeit einer Schädelfraktur heftige Emotionen aus, so daß gelegentlich die Röntgenaufnahmen zur Beruhigung der Angehörigen angefertigt werden. Offenbar basiert das Vertrauen in die Aussagekraft der Röntgenuntersuchung auf der falschen Annahme, daß eine nachgewiesene knöcherne Verletzung des Schädels eine ernste intrakranielle Verletzung widerspiegelt. Tatsächlich beträgt der Anteil therapiebedürftiger Schädelfrakturen (z. B. Impressionsfrakturen, Fremdkörper) aber weniger als 0,5% (13, 58).

Balasubramaniam u. Mitarb. (4) wiesen in einer Studie mit über 2000 Patienten nach, daß eine Schädelfraktur allein aufgrund von klinischen Faktoren mit einer Wahrscheinlichkeit von 70−80% ausgeschlossen bzw. vermutet werden kann. Wurden komatöse, alkoholisierte und polytraumatisierte Patienten nicht berücksichtigt, so erhöhte sich die Treffsicherheit auf 99%. Die routinemäßige Durchführung einer konventionellen Röntgenuntersuchung bei der Abklärung von Schädel-Hirn-Traumen ist demnach nur von begrenztem Wert (13), zumal der bloße Frakturnachweis ohne begleitende neurologische Symptomatik nur in seltenen Fällen von Bedeutung ist (30). Entscheidend für den Patienten ist das *Ausmaß der intrakraniellen Verletzung*, die meist aufgrund des Erscheinungsbildes (Blutung aus Nase, Rachen oder Ohr, neurologische Störungen) bereits vermutet werden kann. Legt man also strenge Kriterien an, ließe sich die Zahl der unnötig durchgeführten Röntgenaufnahmen des Schädels drastisch reduzieren und eine erhebliche Kostenreduktion erreichen (3, 4, 6, 7).

Bei komatösen Patienten oder beim Vorliegen neurologischer Symptome bzw. bei Zeichen einer ernsthaften Verletzung ist die Computertomographie, sofern vorhanden, ohnehin die Untersuchungsmethode erster Wahl und sollte ohne grobe Verzögerungen durchgeführt werden.

Röntgenaufnahmen sind in derartigen Fällen zweitrangig und können gegebenenfalls zur Komplettierung der Gesamtuntersuchung nachgeholt werden.

Besteht bei einem bewußtseinsklaren Patienten ohne jede Symptomatik allerdings der *begründete klinische Verdacht* auf eine *Schädelfraktur*, ist eine Röntgenuntersuchung indiziert. Folgende Aufnahmen können angefertigt werden: a.-p. Projektion, p.-a. Projektion, laterale Projektion beidseits und die halbaxiale a.-p. Projektion (Towne).

Radiologische Diagnostik

Radiologische Standarddiagnostik (Nativdiagnostik)

A.-p. Projektion

Durchführung: Zur Durchführung der a.-p. Projektion befindet sich der Patient in Rückenlage. Das Kinn wird zur Brust hin angezogen. Die Orbito-meatal-Linie verläuft senkrecht zur Filmebene. Der Zentralstrahl trifft auf die obere Nasenwurzel (72).

Korrekt eingestellte Aufnahmen lassen beide Felsenbeine in Orbitamitte erscheinen (Abb. 17.1 a). Das Septum nasi liegt streng in der Medianlinie, paarig angelegte knöcherne Strukturen (Orbitae, Felsenbeine, Warzenfortsätze etc.) sind symmetrisch und nicht „verkippt" abgebildet.

Aussage: Die a.-p. Aufnahme bietet sich besonders bei schwerkranken Patienten an, bei denen eine Umlagerung auf den Bauch nur schwer möglich oder kontraindiziert ist. Sie gestattet eine Beurteilung des Os frontale, des Os occipitale einschließlich der Lambda- und der Sagittalnaht (Abb. 17.1 a). Darüber hinaus läßt sich eine Aussage über die Pyramidenoberkanten machen. Parietale und temporale Impressionsfrakturen können mit ihrer Hilfe erkannt werden.

P.-a. Projektion

Durchführung: Die Aufnahme wird in Bauchlage durchgeführt. Das Kinn ist zur Brust hin angezogen, die Stirn liegt dem Tisch an. Der Zentralstrahl verläuft vom Hin-

Spezielle Traumatologie

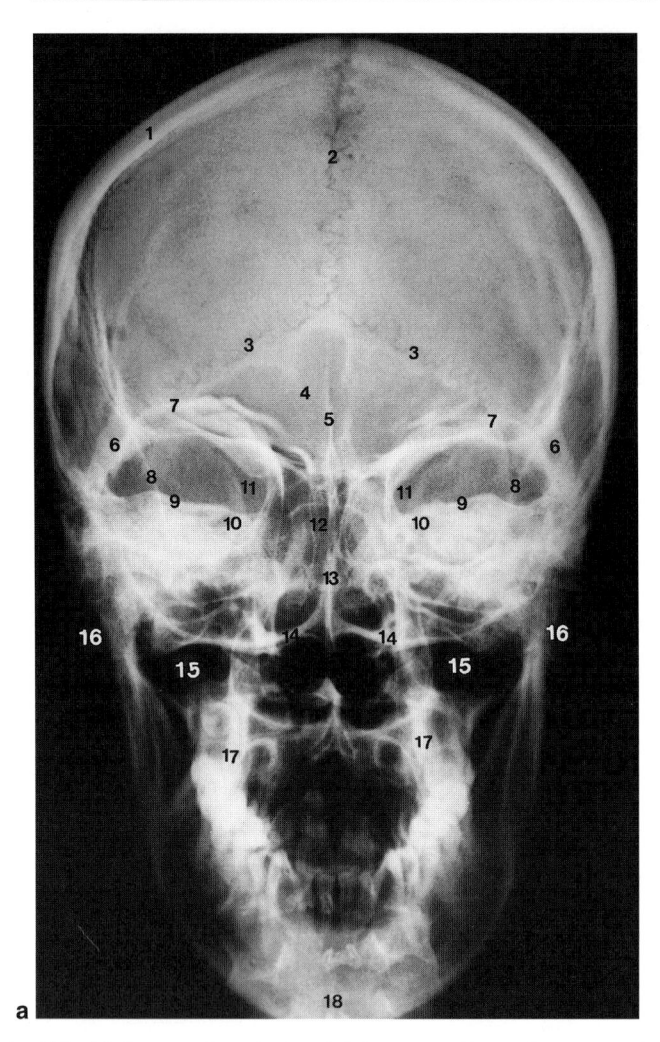

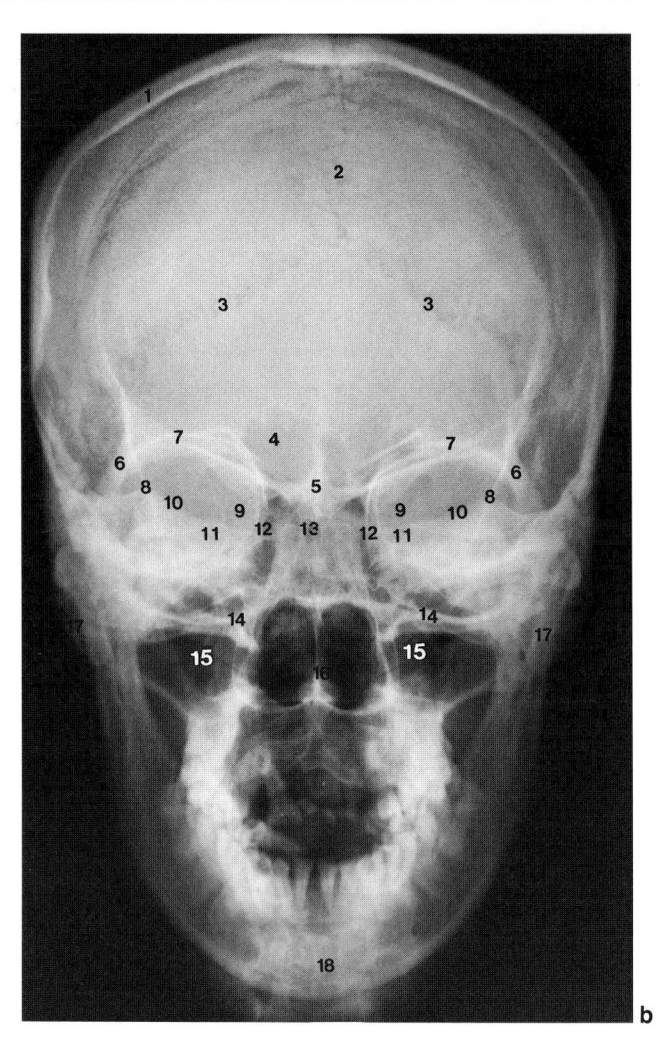

Abb. 17.**1 a–e** Standardprojektionen zur Beurteilung des Hirnschädels:
a Schädelübersicht in a.-p. Projektion (Phantom). Normalbefund

1 = Os parietale
2 = Sutura sagittalis
3 = Sutura lambdoides
4 = Sinus frontalis
5 = Septum sinuum frontalium
6 = Processus zygomaticus ossis frontalis
7 = oberer Orbitarand
8 = Linea innominata
9 = Felsenbeinoberkante
10 = Gegend des Meatus acusticus internus
11 = Fissura orbitalis superior
12 = Sinus sphenoidalis
13 = Septum nasi osseum
14 = knöcherne Begrenzung der hinteren Schädelgrube
15 = Sinus maxillaris
16 = Processus mastoideus
17 = Maxilla
18 = Mandibula

b Schädelübersicht in p.-a. Projektion (Phantom). Normalbefund

1 = Os parietale
2 = Sutura sagittalis
3 = Sutura lambdoidea
4 = Sinus frontalis
5 = Crista galli
6 = Processus zygomaticus ossis frontalis
7 = oberer Orbitarand
8 = Linea innominata
9 = Fissura orbitalis superior
10 = Felsenbeinoberkante
11 = Gegend des Meatus acusticus internus
12 = Lamina papyracea (mediale Orbitawand)
13 = Ethmoidalzellen
14 = unterer Orbitarand
15 = Sinus maxillaris
16 = Septum nasi osseum
17 = Processus mastoideus
18 = Mandibula

terhauptshöcker zur Nasenwurzel und trifft in Filmmitte auf. Kriterium einer gut eingestellten Aufnahme ist die symmetrische Darstellung der paarigen Schädelknochen. Das Septum nasi liegt streng in der Mitte. Die Oberkanten der Felsenbeine erscheinen im oberen Drittel der Orbitae (72).

Aussage: Die p.-a. Projektion (Abb. 17.**1 b**) erlaubt ebenfalls die Beurteilung der frontalen und okzipitalen Knochenstrukturen sowie den Nachweis von parietalen und temporalen Impressionsfrakturen. Die hinteren Ethmoidalzellen und der Sinus frontalis und die Orbitae stellen sich gut dar. Ist das Kinn besonders stark angezo-

17 Schädel (Hirnschädel, Gesichtsschädel)   161

c Schädelübersicht, links anliegende laterale Projektion (Phantom). Normalbefund
 1 = Os frontale
 2 = Os parietale
 3 = Os occipitale
 4 = Sutura coronalis
 5 = Sutura lambdoidea
 6 = Boden der vorderen Schädelgrube (Orbitadächer)
 7 = Planum sphenoidale
 8 = Processus clinoidei anteriores
 9 = Sella turcica
10 = Processus clinoidei posteriores und Dorsum sellae
11 = Klivus
12 = Felsenbein
13 = Processus mastoideus
14 = Sinus frontalis
15 = Processus zygomaticus ossis frontalis
16 = Sutura frontozygomatica
17 = Processus frontalis ossis zygomatici
18 = Sinus sphenoidalis
19 = Os nasale
20 = Orbita
21 = Sinus maxillaris
22 = Spina nasalis anterior
23 = Boden des Sinus maxillaris, knöcherner Gaumen
24 = Maxilla
25 = Hinterwand des Sinus maxillaris
26 = Processus coronoideus mandibulae
27 = Caput mandibulae
28 = Mandibula
29 = Atlas
30 = Dens axis
31 = Corpus axis
32 = HWK 3
33 = Sutura squamosa
34 = Os temporale
35 = Trachea
36 = prävertebraler Weichteilschatten

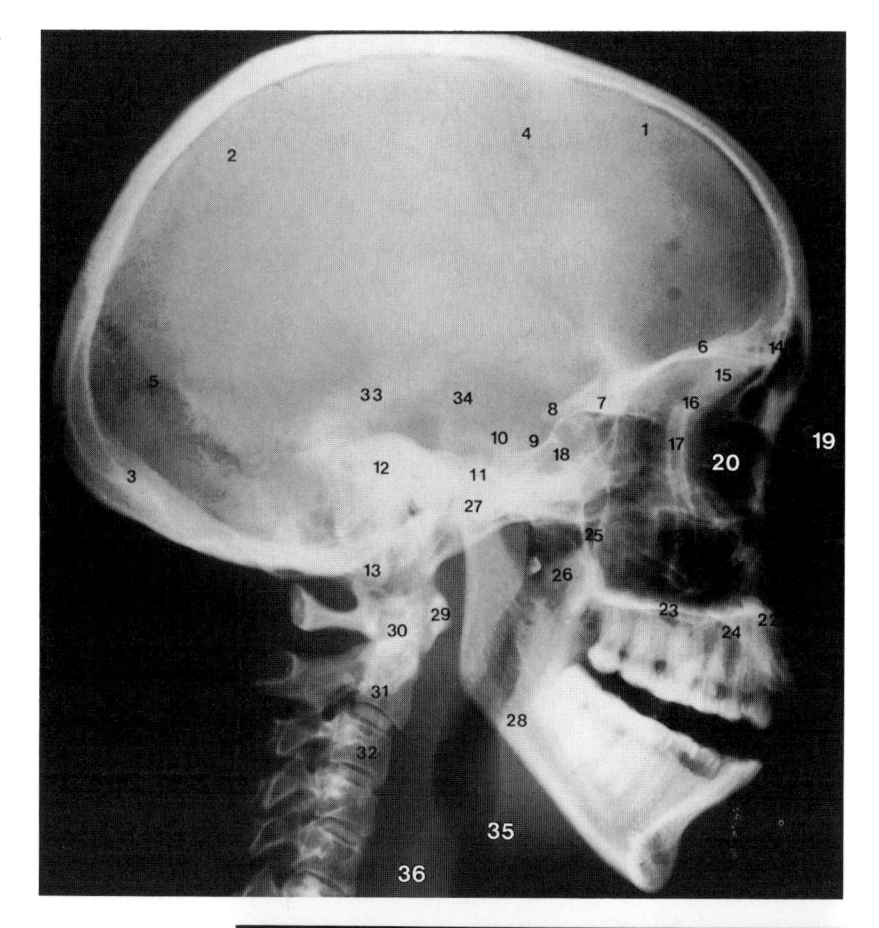

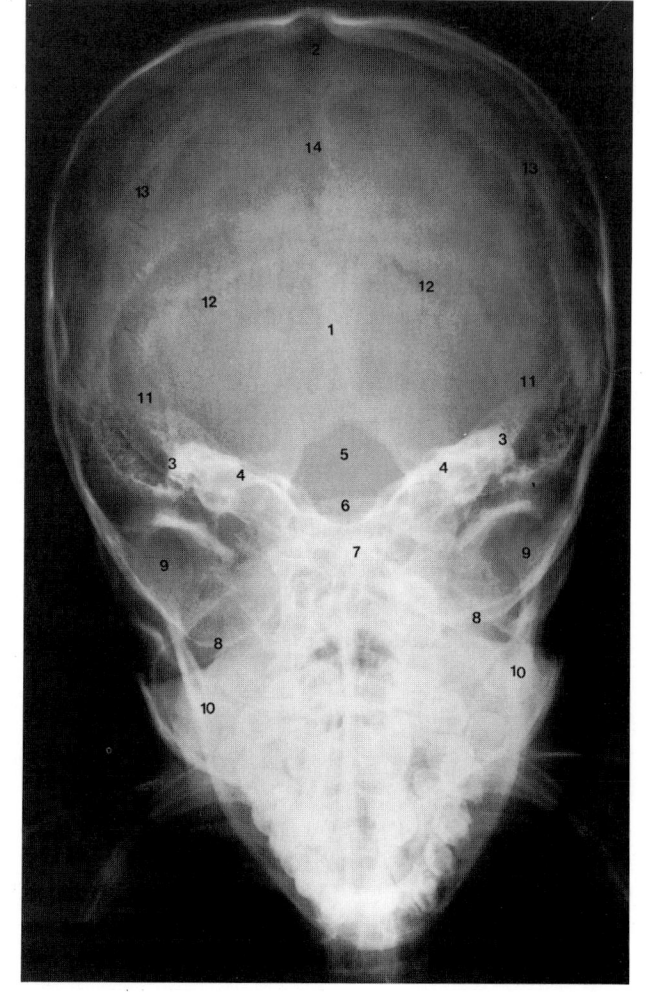

d Halbaxiale Projektion a.-p. (Towne). Normalbefund
 1 = Os occipitale
 2 = Gegend des Sinus sagittalis superior
 3 = Felsenbeine mit Mastoidzellen
 4 = Meatus acusticus internus
 5 = Foramen magnum
 6 = hinterer Atlasbogen
 7 = Dens axis
 8 = vordere Begrenzung der mittleren Schädelgrube
 9 = Caput mandibulae
10 = Mandibula
11 = Gegend des Sinus sigmoideus
12 = Sutura coronalis
13 = Sutura lambdoidea
14 = Sutura sagittalis

Spezielle Traumatologie

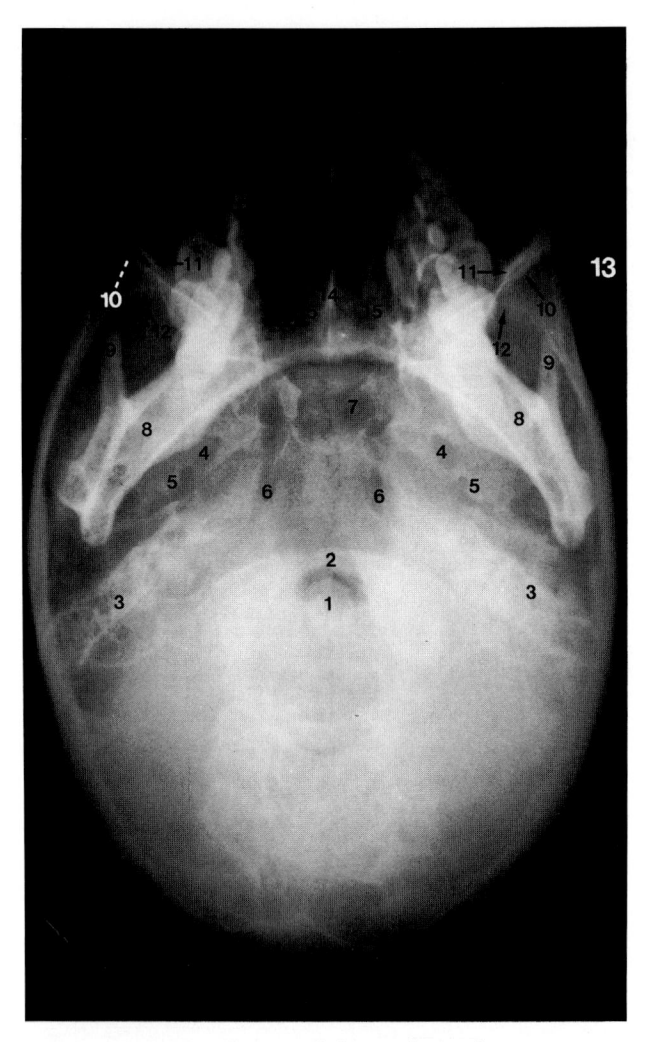

e Axiale Projektion (Phantom). Normalbefund
1 = Dens axis
2 = Arcus anterior atlantis
3 = Felsenbein mit Mastoidzellen
4 = Foramen ovale (Austrittstelle des N. mandibularis)
5 = Foramen spinosum (Eintrittstelle der A. meningea media)
6 = Foramen lacerum (der Eintrittstelle der A. carotis interna unmittelbar benachbart, bindegewebig verschlossen)
7 = Sinus sphenoidalis
8 = Mandibula
9 = Processus coronoideus
10 = laterale Orbitawand
11 = Hinterwand des Sinus maxillaris
12 = Vordere Begrenzung der mittleren Schädelgrube
13 = Jochbogen
14 = Nasenseptum
15 = Ethmoidalzellen

gen, so erscheint das Dorsum sellae oberhalb der Crista galli. Die knöchernen Augenhöhlen und die Felsenbeine können im Seitenvergleich betrachtet werden. Wird der Zentralstrahl um 15 Grad in kraniokaudaler Richtung gekippt, projizieren sich die Pyramiden nach kaudal und erscheinen unterhalb der Augenhöhlen. Die Beurteilung der Orbitae wird dadurch verbessert. Teile des großen und kleinen Keilbeinflügels und die Fissura orbitalis superior werden freiprojiziert.

Laterale Projektion

Durchführung: Der Patient befindet sich in Bauchlage, die zu untersuchende Kopfseite liegt dem Aufnahmetisch an. Die Medianebene des Schädels verläuft parallel zum Film. Dazu wird das Kinn und die Schulter unterpolstert. Der Zentralstrahl trifft 1 Querfinger breit oberhalb und ein Querfinger breit vor dem äußeren Gehörgang in Filmmitte auf (Abb. 17.**1 c**).

Bei schwerkranken Patienten kann diese Projektion auch in Rückenlage angefertigt werden. Eine Rasterfilmkassette wird seitlich an den Kopf des Patienten gestellt und mit Schaumgummikissen und Sandsäcken fixiert. Einstellung und Zentrierung erfolgen wie bei der Aufnahme in liegender Position. Der Zentralstrahl verläuft horizontal.

Die Aufnahme ist gut eingestellt, wenn sich die paarigen Strukturen des knöchernen Schädels übereinanderprojizieren. Der Boden der Sella turcica sollte ohne Doppelkonturen erscheinen, desgleichen die Klinoidfortsätze, die Begrenzung der mittleren Schädelgrube und die Kieferköpfchen (72).

Aussage: Die laterale Projektion deckt lineare Frakturen ohne Impressionen auf, die seitlich im Schädel lokalisiert sind. Der Frakturspalt ist auf der Seite zu suchen, auf welcher die Aufhellungslinie schärfer abgebildet ist (Abb. 17.**2 a u. b**). Befindet sich die Fraktur filmnahe, ist sie feiner und schärfer gezeichnet. Ist sie hingegen in der dem Film abgewandten Seite lokalisiert, so stellt sie sich aufgrund der geometrischen Bedingungen breiter und weniger scharf begrenzt dar.

Weitere wichtige Strukturen, die in dieser Projektion beurteilt werden können, sind die Orbitadächer, das Planum sphenoidale, die Sella turcica und die Keilbeinhöhle. Eine Spiegelbildung oder die totale Verschattung des Sinus sphenoidalis können Hinweis für eine Schädelbasisfraktur sein (Abb. 17.**6**).

Halbaxiale Projektion a.-p. (Towne)

Durchführung: Für diese Projektion befindet sich der Patient in Rückenlage. Das Kinn wird stark zur Brust hin angezogen. Der Zentralstrahl trifft in einem kraniokaudalwärts gerichteten Winkel von 30 Grad in der Übergangsregion zwischen Os frontale und Os parietale auf und verläuft durch das Foramen magnum in Richtung Filmmitte (72).

Die Aufnahme ist korrekt eingestellt, wenn das gesamte Os occipitale auf dem Film sichtbar ist, das Foramen magnum freiprojiziert ist, der hintere Atlasbogen im Hinterhauptsloch erkennbar ist und sich die Felsenbeine symmetrisch abbilden (Abb. 17.**1 d**).

Aussage: Für die Beurteilung des Hirnschädels erhält man bei dieser Projektion Informationen über die gesamte Hinterhauptsschuppe, die Lambda- und Koronarnaht, das Foramen magnum, den hinteren Atlasbogen und die Felsenbeine mit Warzenfortsätzen. Aussagen über die vordere und seitliche Begrenzung der mittleren Schädelgrube sind möglich.

Abb. 17.2a u. b Horizontal verlaufende, rechts frontotemporale Fraktur:
a Seitliche Projektion, rechts anliegend. Der Frakturspalt erscheint aufgrund der filmnahen Lokalisation scharf abgrenzbar (Pfeile)
b Seitliche Projektion, links anliegend. Die Fraktur ist wegen des größeren Objekt-Film-Abstandes etwas breiter und weniger scharf begrenzt (Pfeile)

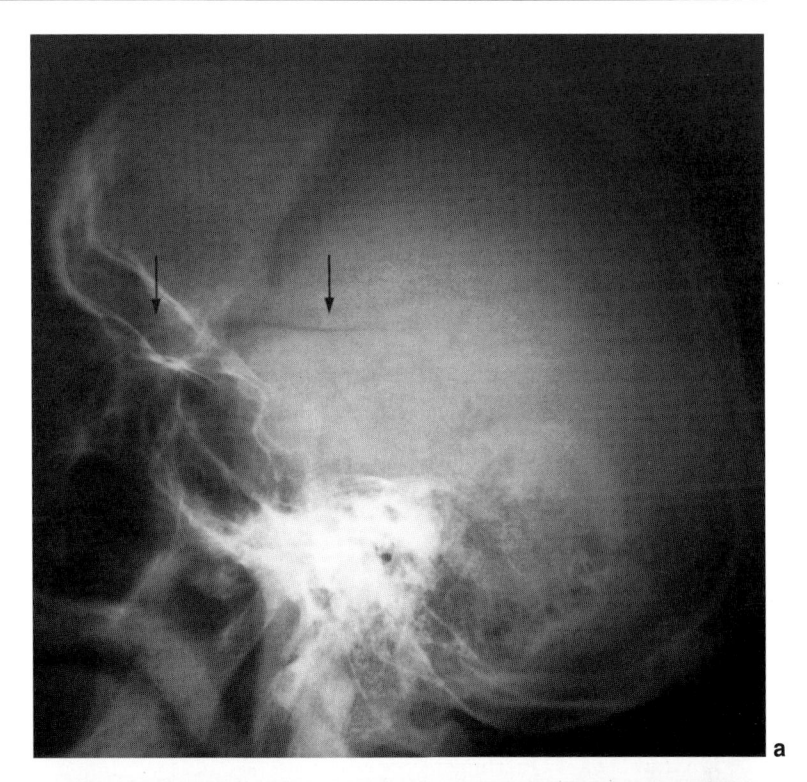

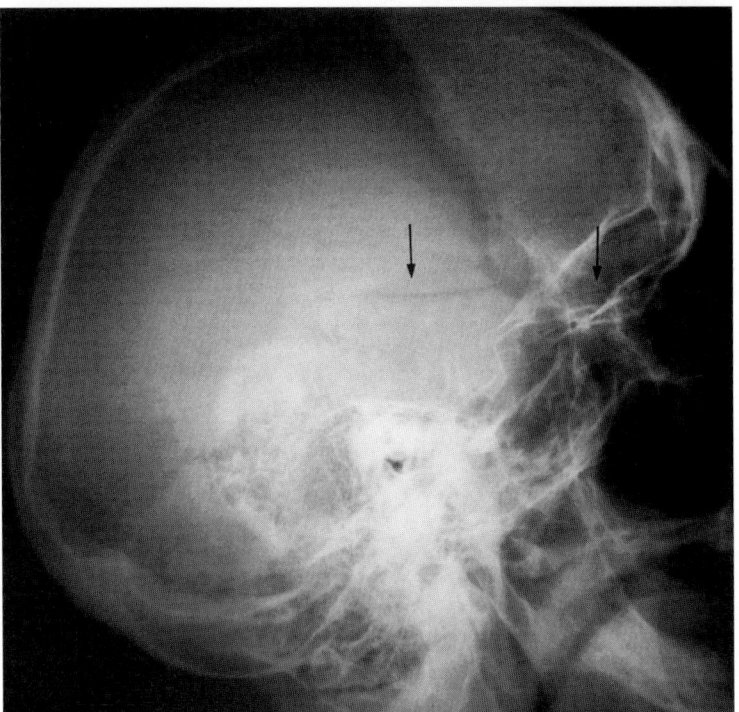

Axiale Projektion

Durchführung: Der Patient befindet sich in Rückenlage. Der Kopf hängt über die Tischkante nach unten, so daß er mit dem Vertex (seiner höchsten Stelle) auf der darunterliegenden Kassette aufliegt. Die Schädelbasis (Linie: Ohröffnung – Nasenwurzel) verläuft parallel zum Film. Der Zentralstrahl ist auf die Mitte des Mundbodens senkrecht zur Schädelbasis in Richtung Filmmitte gerichtet (72).

Diese Projektion kann bei gut beweglichen Patienten auch in sitzender Position am Rasterwandgerät durchgeführt werden. Dabei überstreckt der Patient den Kopf weit nach dorsal. Die Zentrierung erfolgt wie in liegender Position.

Die Aufnahme ist gut eingestellt, wenn eine symmetrische Darstellung der knöchernen Anteile der Schädelbasis erreicht wird (Abb. 17.1 e). Die Ethmoidalzellen sollen sich ohne Überlagerung durch das Kinn darstellen (72). Das Foramen ovale (Austrittsöffnung für den N. mandibularis) und das Foramen spinosum (Eintrittsstelle der A. meningea media) müssen sichtbar sein.

Aussage: Im Rahmen der Traumatologie dient diese Projektion dem Nachweis von Schädelbasisfrakturen. Sie gestattet eine Beurteilung des Foramen magnum, der Felsenbeine und des Hinterhauptes. Eine *Fraktur eines Halswirbelkörpers,* insbesondere des Dens, muß vor Anfertigung dieser Projektion *sicher ausgeschlossen* sein. Sie ist bei alten oder schwer traumatisierten Patienten nicht durchführbar.

Spezialaufnahmen nach Schüller, Stenvers und Mayer

Sie sind für den Nachweis von Felsenbeinfrakturen erforderlich und müssen für eine adäquate Beurteilung *immer im Seitenvergleich* angefertigt und betrachtet werden.

Projektion nach Schüller

Durchführung: Die Aufnahme kann im Sitzen oder in liegender Position durchgeführt werden. Die zu untersuchende Schädelseite liegt dem Aufnahmetisch an. Kopf und Schulter sind so zu unterpolstern, daß die Medianebene des Schädels parallel zur Unterlage verläuft. Der Zentralstrahl trifft in einem kraniokaudalen Winkel von 25–30 Grad etwa 4 Querfinger breit oberhalb des äußeren Gehörganges des filmfernen Ohres auf und zieht in Richtung Filmmitte (72).

Die Aufnahme nach Schüller ist gut eingestellt, wenn sich der äußere und innere Gehörgang übereinanderprojizieren und das Kieferköpfchen ventral der Gehörgänge sichtbar ist (Abb. 17.**3 a**). Die Mastoidzellen müssen komplett abgebildet sein.

Aussage: Diese Projektion wird zum Nachweis von Felsenbeinfrakturen und Verletzungen des Kieferköpfchens/-gelenkes angefertigt. Sie ist besonders für die Diagnostik von Felsenbein-Längsfrakturen geeignet und deckt eine Beteiligung des knöchernen Gehörganges auf. Mit ihrer Hilfe läßt sich eine Einteilung in vordere und hintere Längsfraktur vornehmen. Die Verschattung der Mastoidzellen spricht für eine sekundäre Einblutung. Für den radiologischen Nachweis von Querfrakturen ist diese Projektion nicht geeignet.

Projektion nach Stenvers

Durchführung: Der Patient befindet sich in Bauchlage. Das Kinn ist leicht angezogen. Stirn und Nase liegen der Unterlage auf. Der Kopf wird soweit nach der zu untersuchenden Seite gedreht, bis die Medianebene des Schädels

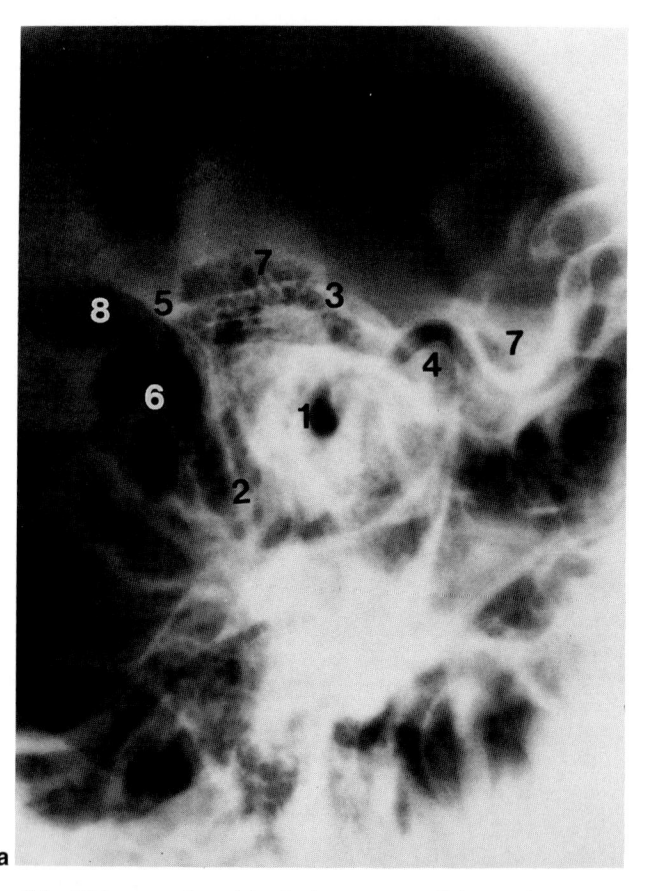

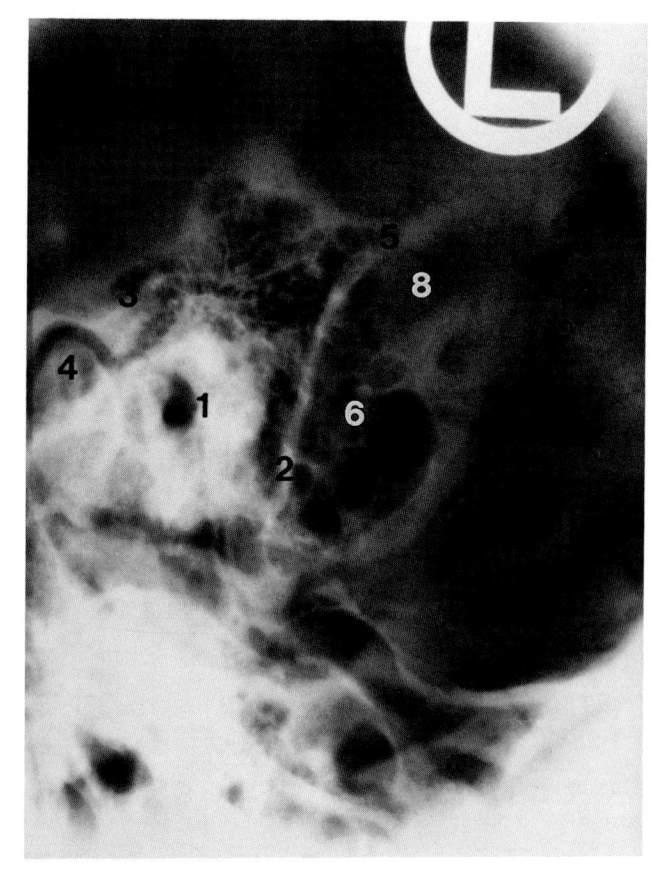

Abb. 17.**3a–c** Spezialaufnahmen des Felsenbeins nach Schüller, Stenvers und Mayer. Normalbefunde:
a Projektion nach Schüller beidseits
  1 = Meatus acusticus internus und externus, übereinanderprojiziert
  2 = hintere Begrenzung der Pars petrosa des Felsenbeins (vordere Begrenzung des Sinus sigmoideus)
  3 = vordere Begrenzung der Pars petrosa des Felsenbeins
  4 = Caput mandibulae
  5 = Sinus-Dura-Winkel (sog. Citelli-Winkel)
  6 = Mastoidzellen
  7 = Sella turcica
  8 = Sulcus sinus sigmoidei

17 Schädel (Hirnschädel, Gesichtsschädel)

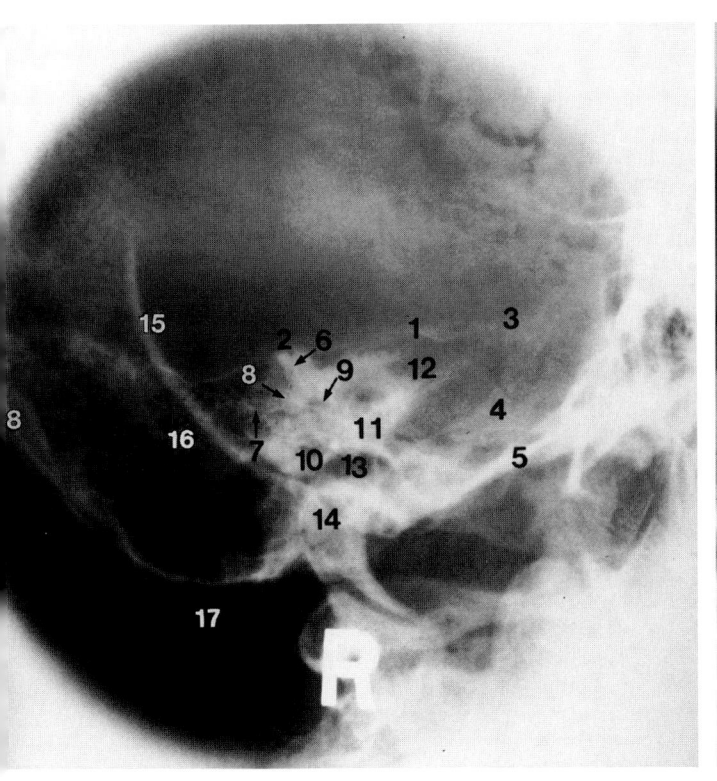

Abb. 17.3b Projektion nach Stenvers rechte Seite
1 = Felsenbeinoberkante
2 = Eminentia arcuata
3 = Pyramidenspitze
4 = Pars petrosa (innere Fläche)
5 = Boden der mittleren Schädelgrube
6 = Canalis semicircularis anterior
7 = Canalis semicircularis lateralis
8 = Vestibulum
9 = Canalis semicircularis posterior
10 = Gegend des Cavum tympani
11 = Gegend der Kochlea
12 = Meatus acusticus internus
13 = Kiefergelenk
14 = Caput mandibulae
15 = Crista occipitalis interna
16 = Gegend des Sulcus sinus sigmoidei
17 = Warzenfortsatz mit Mastoidzellen
18 = laterale Schädelwand

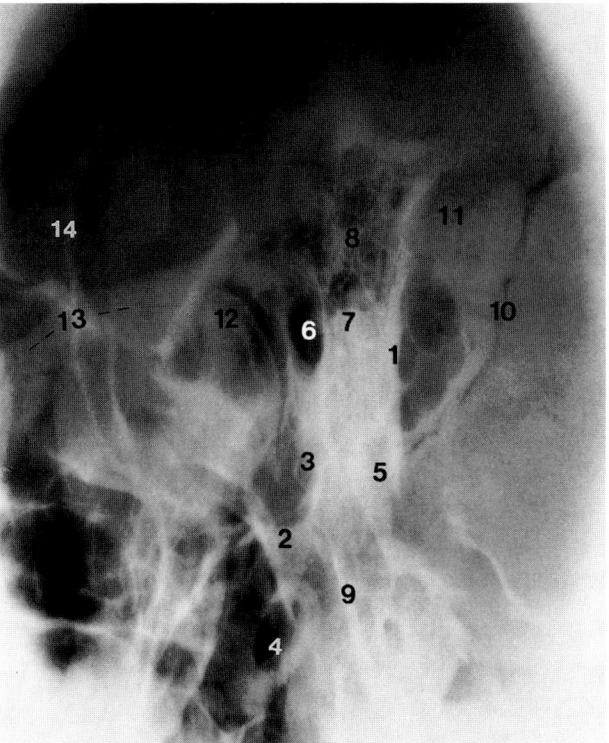

Abb. 17.3c Projektion nach Mayer, linke Seite
1 = Pars petrosa des Felsenbeins (hintere Fläche)
2 = Processus styloideus ossis temporalis
3 = Pars petrosa des Felsenbeins (vordere Fläche)
4 = Canalis caroticus
5 = Meatus acusticus internus
6 = Meatus axusticus externus
7 = Antrum mastoideum
8 = Mastoidzellen
9 = Pyramidenspitze
10 = Sutura occipitomastoidea
11 = Sulcus sinus sigmoidei
12 = Caput mandibulae
13 = Jochbogen
14 = Vorderwand der mittleren Schädelgrube

mit der Filmebene einen Winkel von 45 Grad bildet und in dieser Position fixiert (Schaumstoffkeil von 45 Grad, Sandsäcke). Der Zentralstrahl trifft in einem kaudokranialen Winkel von 10 Grad 2–3 Querfinger hinter dem filmfernen Ohr auf und verläuft in Richtung Filmmitte (72).

Die Aufnahme ist korrekt eingestellt, wenn die Pyramidenspitze freiprojiziert wird, die Felsenbeinoberkante horizontal verläuft und der Warzenfortsatz unterhalb der Okzipitalschuppe und dorsal der oberen HWS sichtbar wird (Abb. 17.3b).

Aussage: Die Aufnahme dient dem Nachweis von Querfrakturen des Felsenbeines. Längsfrakturen lassen sich nur selten mit ihrer Hilfe entdecken. Entsprechend dem Frakturverlauf in bezug auf die Eminentia arcuata kann zwischen lateralen und medialen Frakturtypen unterschieden werden (69).

Projektion nach Mayer

Durchführung: Für diese Aufnahme liegt der Patient auf dem Rücken. Der Kopf wird um 45 Grad zur untersuchenden Seite gedreht und mit einem entsprechenden Schaumstoffkeil abgestützt. Das Kinn ist kräftig zur Brust hin angezogen. Der Zentralstrahl trifft in einem kraniokaudalwärts gerichteten Winkel von 40 Grad im Übergangsbereich von Stirn und Scheitel auf und verläuft durch den Warzenfortsatz in Richtung Filmmitte (72).

Kriterium einer gut eingestellten Aufnahme ist die nicht verkürzte Darstellung der Pyramide. Die Felsenbeinspitze und das Kieferköpfchen projizieren sich auf den oberen Anteil des Filmes, der Processus mastoideus wird im unteren Filmbereich abgebildet. Der äußere Gehörgang befindet sich zwischen diesen Strukturen etwa in Bildmitte schräg unterhalb der Kiefergelenkspfanne (Abb. 17.3c).

Aussage: Diese Projektion kann sowohl Längs-, aber auch Querfrakturen nachweisen und die Beziehung des Frakturspaltes zu den Mittel- und Innenohrstrukturen aufzeigen. Im Gegensatz zu den Aufnahmen nach Schüller und Stenvers wird sie nicht so häufig durchgeführt, liefert jedoch Zusatzinformation.

Konventionelle Tomographie

Durchführung: Für die konventionelle Tomographie befindet sich der Patient in der Bauch-, Rücken- oder Seitenlage. Eine bequeme Lagerung und eine gute und sichere Fixierung des Kopfes sind wichtige Voraussetzungen für das Gelingen der Untersuchung. Eine Aufklärung des Patienten über den Sinn und die Dauer der Untersuchung ist ebenfalls notwendig. Die zu untersuchende anatomische Region sollte möglichst eng eingeblendet werden. Diese Maßnahme dient nicht nur dem Strahlenschutz, sondern verbessert auch die Bildgüte. Andererseits darf durch eine zu starke Begrenzung der zu untersuchenden Region der anatomische Zusammenhang nicht verlorengehen. Die Abdeckung der nicht zu untersuchenden Körperregion (Schilddrüse, Gonaden) ist selbstverständlich.

Die Wahl der Schichtdicke ist abhängig von der anatomischen Region und der klinischen Fragestellung. Üblicherweise variiert sie zwischen 2−5 mm.

Die Art der Verwischung (linear, kreisförmig, elliptisch, hypozykloidal), der Auslenkwinkel der Röntgenröhre und die Expositionszeit können vom Arzt bestimmt werden. Ein großer Auslenkwinkel und eine hypozykloidale Röhrenbewegung ergeben den größten Verwischungsgrad.

Für eine adäquate Beurteilung von konventionellen Tomographien ist es erforderlich, daß die Aufnahmen immer in zwei senkrecht zueinander stehenden Ebenen angefertigt werden.

Aussage: Konventionelle Schichtaufnahmen werden vorwiegend zum Nachweis von Schädelbasis- und Felsenbeinfrakturen eingesetzt (Abb. 17.4). Durch die Verwischung der vor und hinter der zu untersuchenden Region gelegenen Strukturen gelingt eine bessere Darstellung der interessierenden Areale. Im Gegensatz zu den üblichen Röntgenaufnahmen, bei denen die zu untersuchenden, teilweise recht kleinen Knochenabschnitte übereinanderprojiziert werden, gelingt bei der Tomographie eine annähernd überlagerungsfreie Darstellung. Auf diese Weise lassen sich zum Beispiel Aussagen über die Integrität der Lamina cribrosa oder der Gehörknöchelchenkette des Mittelohres machen.

Computertomographie

Die Computertomographie kann im Rahmen von Verletzungen des Hirnschädels zur Abklärung von Schädelbasis-, Felsenbein- und Impressionsfrakturen eingesetzt werden. Darüber hinaus dient sie dem Nachweis von intrakraniellen Komplikationen. Je nach Fragestellung wird die technische Ausführung der Untersuchung modifiziert.

Durchführung: Für die Untersuchung der Schädelbasis liegt der Patient auf dem Rücken. Die Gantry wird nach Maßgabe des lateralen Übersichtsradiogrammes parallel zur Schädelbasis gewinkelt. Anschließend erfolgt die Anfertigung von konsekutiven 1−2 mm dünnen Schichten (gegebenenfalls im hochauflösenden Modus). Die *Betrachtung* der Aufnahmen erfolgt *im Knochen- und Weichteilfenster.*

Das Felsenbein wird in axialer und/oder koronarer Schichtführung untersucht. Die Schichtdicke beträgt ebenfalls 1−2 mm. Für die Beurteilung der Mittel- und Innenohrstrukturen ist die Durchführung der Untersuchung im hochauflösenden Modus unabdingbar.

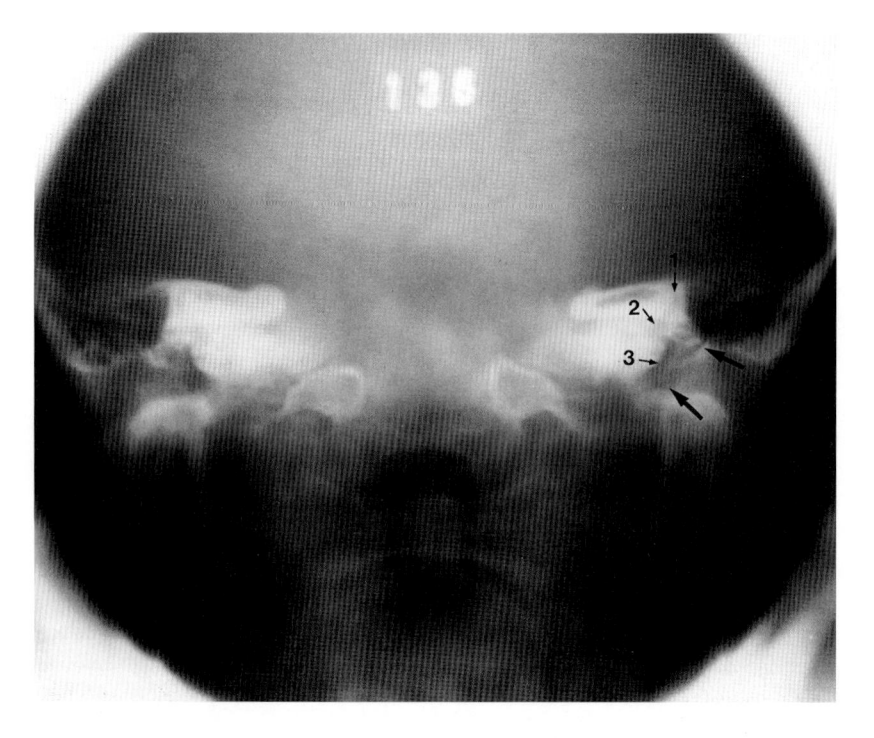

Abb. 17.**4** Querfraktur des linken Felsenbeins. Konventionelle Tomographie, koronare Schicht: Die Fraktur (Pfeile) verläuft lateral der Eminentia arcuata am horizontalen Bogengang vorbei, durchkreuzt den Fazialiskanal und das Promontorium
1 = vorderer (vertikaler) Bogengang
2 = Vestibulum
3 = basale Schneckenwindung

Impressionsfrakturen erfordern keine besonderen Untersuchungsbedingungen. Eine Schichtdicke von 5–8 mm ist für den Nachweis ausreichend. Die Abklärung erfolgt meist im Rahmen einer kraniellen Computertomographie.

Aussage: Schädelbasisfrakturen lassen sich aufgrund der überlagerungsfreien Darstellungsweise gut erkennen (Abb. 17.**23**–17.**30**). Die räumliche Beziehung zu wichtigen anatomischen Strukturen (A. carotis, A. meningea media, Sinus cavernosus etc.) wird eindrucksvoller als in der konventionellen Tomographie dargestellt.

Die Computertomographie weist Felsenbeinfrakturen und deren Komplikationen mit hoher Empfindlichkeit nach (Abb. 17.**31**–17.**36**). Eine genauere Erfassung des Frakturverlaufes wird mit der zusätzlichen Darstellung in der koronaren Ebene erreicht.

Die Beurteilung von Impressionsfrakturen gelingt mit Hilfe der CT ebenfalls besser als mit den konventionellen Röntgenaufnahmen. Vor allem die gleichzeitige Darstellung der intrakraniellen Verletzung macht sie zu einem unentbehrlichen Verfahren in der Diagnostik von Schädel-Hirn-Traumen (Abb. 17.**12 a, b**–17.**16 a, b**). Das *Ausmaß der Fragmentabsenkung* einer vertexnahen, parietal gelegenen Impressionsfraktur ist mit der CT allerdings schwierig zu erfassen, so daß Sekundärrekonstruktionen oder konventionelle tangentiale Aufnahmen angefertigt werden müssen.

Magnetresonanztomographie

Obgleich die MR-Untersuchung des Kopfes bei akut Verletzten schon gelegentlich mit Erfolg durchgeführt wurde (18), stellt sie derzeit kein Routineverfahren zur Abklärung von Schädel-Hirn-Traumen dar. Dies hat abgesehen von der geringen Verbreitung der Geräte noch andere Gründe: Neben der recht langen Untersuchungsdauer bestehen Schwierigkeiten, die Notfall- und Anästhesieausrüstung in entsprechender Entfernung vom Magneten aufzustellen und den Verletzten über ausreichend lange Schlauch- und Kabelverbindungen zu versorgen. Zudem ist es personalmäßig nicht einfach, sowohl den Patienten im Magneten und gleichzeitig die Monitore zu überwachen.

Hinsichtlich des Frakturnachweises ist die Magnetresonanztomographie den bereits etablierten bildgebenden Verfahren unterlegen. Prinzipiell können nur Frakturen erkannt werden, bei denen sich Flüssigkeit (Blut, Liquor) im Frakturspalt befindet. Ist dies nicht der Fall, so läßt sich aufgrund der Protonenarmut kaum ein detektierbares Signal von der Fraktur erzeugen.

Ihr Einsatz erscheint sinnvoll bei komatösen Patienten mit einem unauffälligen CT-Befund oder bei fokalen neurologischen Defiziten (76).

Wertung der verschiedenen diagnostischen Verfahren

Die konventionellen Röntgenaufnahmen sind für den Nachweis von unkomplizierten, meist linearen Frakturen ausreichend. Sie decken auch Frakturen auf, die in die Schädelbasis oder ins Felsenbein ziehen, und können bei entsprechender Lokalisation und Klinik (Verlaufsgebiet der Meningealarterien und venösen Blutleiter) auf ein epidurales oder subdurales Hämatom hinweisen.

Schädelbasisfrakturen machen wegen der zu erwartenden Komplikationen immer eine Computertomographie (falls nicht vorhanden: konventionelle Tomographie in zwei Ebenen) erforderlich.

Ähnliches gilt für Felsenbeinfrakturen, bei denen neben den Spezialaufnahmen (Schüller, Stenvers, Mayer), die pluridirektionale Tomographie, besser noch die CT im HR-Mode zur Anwendung kommen sollten.

Zur Darstellung der Fragmentabsenkung von Impressionsfrakturen können tangentiale Zielaufnahmen oder die Computertomographie eingesetzt werden. Die CT weist gleichzeitig intrakranielle Komplikationen nach.

Die Magnetresonanztomographie hat in der Diagnostik von Schädelfrakturen keine Bedeutung. Ihr Wert liegt in der Entdeckung computertomographisch negativer Befunde bei subakuten neurologischen Veränderungen und der Erfassung zerebraler Spätfolgen nach Schädelverletzungen.

Generell bleibt anzumerken, daß eine vielfach praktizierte Stufendiagnostik von der einfachen zur nächst spezielleren (und oftmals teureren) Methode nicht sinnvoll erscheint. Der gezielte Einsatz der für die jeweilige Fragestellung besten Methode erspart nicht nur Zeit, sondern führt auch zu einer erheblichen Kostenreduktion.

Traumatologie

Pathomechanik der Schädelfrakturen

Unterschiedliche Faktoren bestimmen und beeinflussen die Art und das Ausmaß der Schädelverletzung. So tragen beispielsweise die Dicke der Kopfhaut und der Haare sowie die Festigkeit der Schädelkalotte zum Schutz vor Verletzungen bei. Wichtig ist ebenfalls die Position des Kopfes und dessen zusätzlicher Schutz (z. B. Helm) zum Zeitpunkt des Traumas. Eine weitere Rolle spielt die Richtung und die Beschaffenheit (stumpf, spitz) der einwirkenden Kraft. Die resultierende Fraktur ist letztlich das Ergebnis der Wechselwirkungen oben genannter Faktoren.

Lineare Frakturen entstehen meist bei geringen Beschleunigungen und großer einwirkender Masse. Impressionsfrakturen sind hingegen oft das Ergebnis einer kleinen Masse mit großer Beschleunigung (z. B. Hammerschlag).

Im Rahmen des Entstehungsmechanismus einer Fraktur wird die Kalotte durch den auftreffenden Gegenstand imprimiert. Im Randbereich entsteht eine Vorwölbung nach außen (23). Dabei entstehen *lineare Frakturen* in der Zone der Auswärtswölbung des Knochens im Sinne einer Berstung (Abb. 17.**5**). *Impressions-* und *Trümmerfrakturen* sind im Zentrum selbst lokalisiert.

168 Spezielle Traumatologie

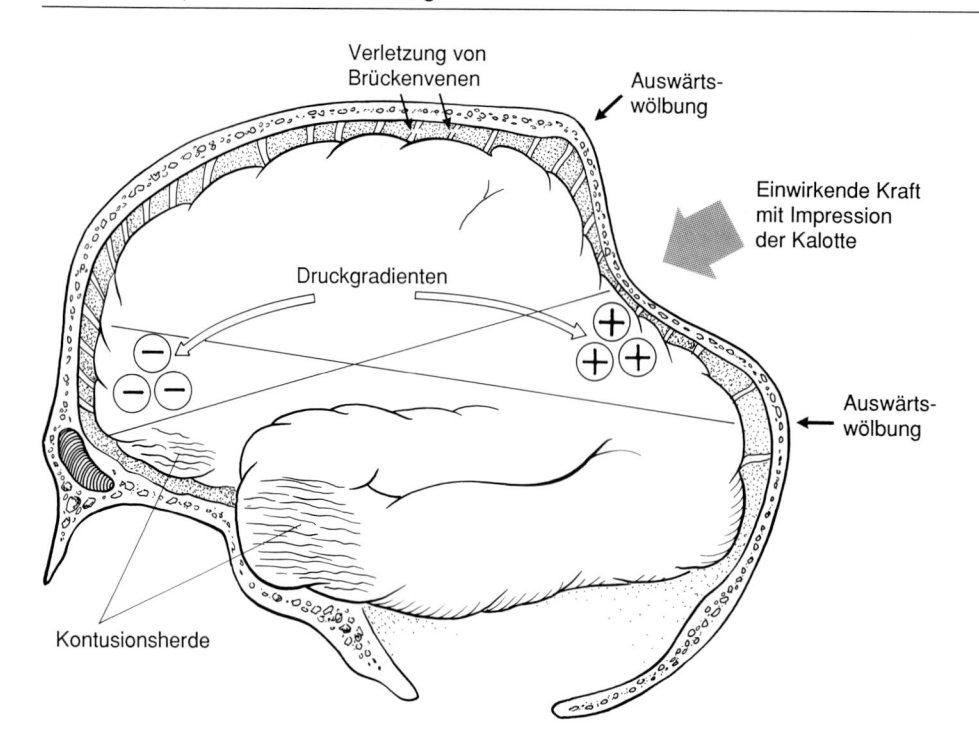

Abb. 17.**5** Entstehungsmechanismus von Schädelfrakturen und Hirnverletzungen (nach Rogers)

Bei einem Aufprall wird das Gehirn mit einer gewissen Latenz in die gleiche Richtung bewegt wie die einwirkende Kraftkomponente. Dadurch entstehen die intrakraniellen Komplikationen wie Kontusionsherde und intrazerebrale Hämatome. Die Verschiebung der Hirnsubstanz in Kombination mit der Auswärtswölbung der Kalotte kann zur Zerreißung von Brückenvenen und Meningealarterien führen. Sub- und epidurale Hämatome sind die Folge (Abb. 17.**5**). Eine weitere Ursache für die Verletzungen von Hirngewebe und Kapillaren sind die rasch wechselnden Druckgradienten an der Traumastelle selbst sowie an der gegenüberliegenden Hirnregion (60).

Frakturzeichen

Man unterscheidet zwischen direkten und indirekten Zeichen einer Fraktur.

Direkte Frakturzeichen sind die *Aufhellungslinie*, die *Konturunterbrechung* mit und ohne Stufenbildung (Abb. 17.**6**) und die *Zone abnorm erhöhter Dichte*. Letztere entsteht im Rahmen von Impressionsfrakturen. Das

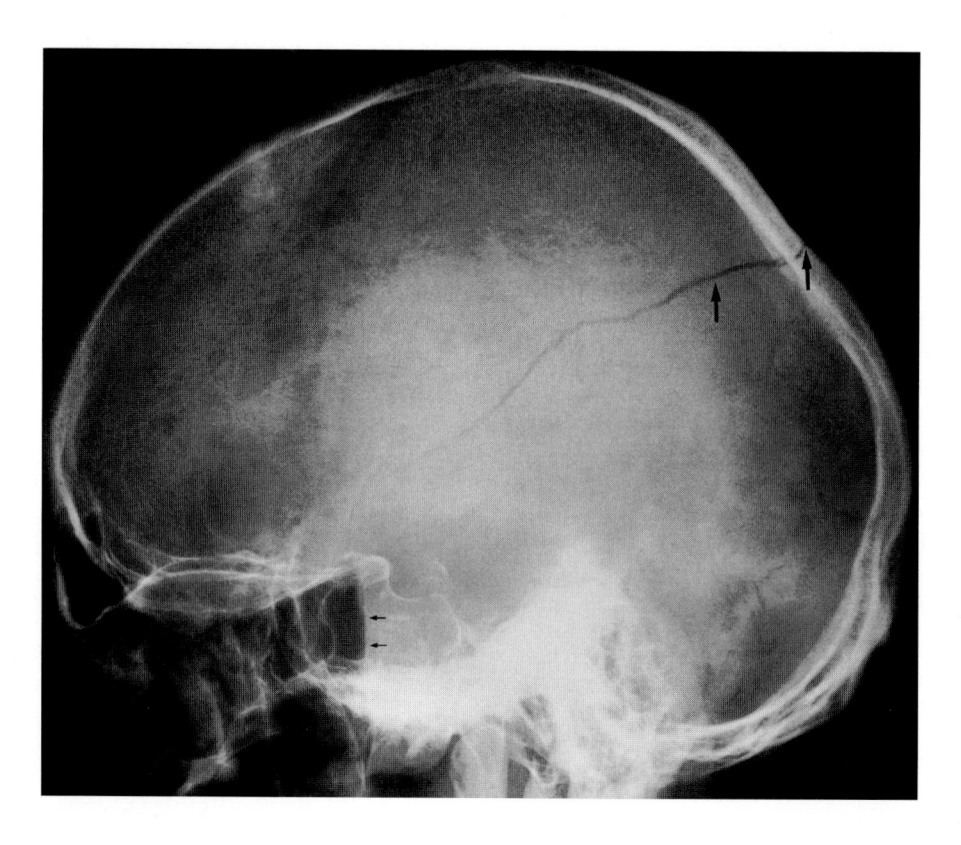

Abb. 17.**6** Lineare Schädelfraktur rechts, von parietookzipital nach temporal ziehend: Konturunterbrechung (große Pfeile) und Aufhellungslinie als direkte Frakturzeichen. Spiegelbildung in der Keilbeinhöhle als indirektes Zeichen einer Schädelbasisfraktur (kleine Pfeile)

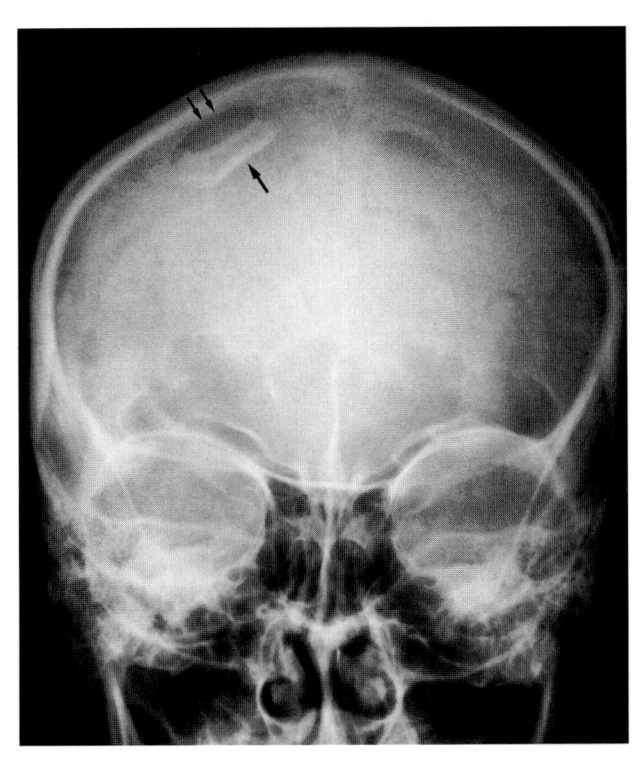

Abb. 17.7 Impressionsfraktur rechts parietal: Das abgesenkte Fragment hat sich partiell unter die benachbarte Kalotte geschoben und führt zu einer Zone erhöhter Dichte (großer Pfeil). Die Region des „fehlenden" Fragmentes zeigt eine abnorme Transparenzerhöhung (kleine Pfeile)

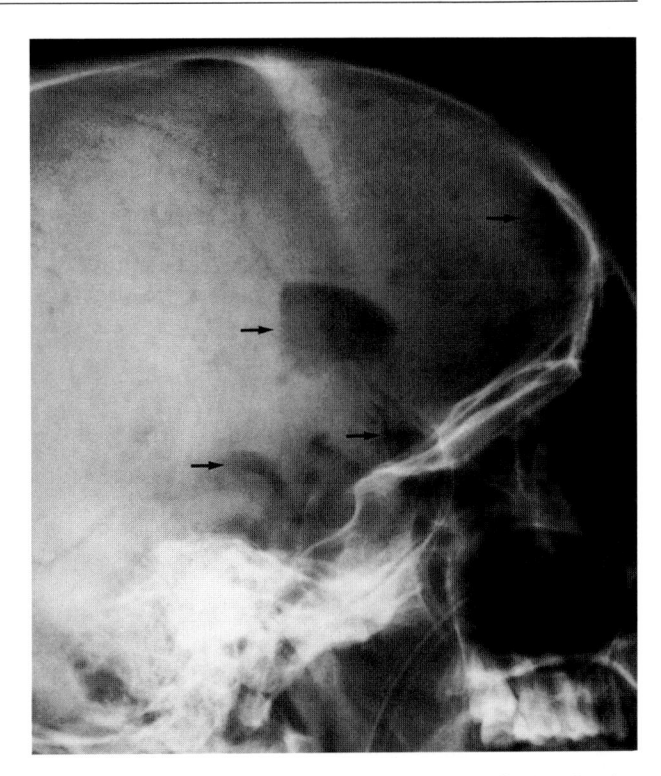

Abb. 17.8 Seitliche Projektion im Liegen: Schädelbasisfraktur mit Nachweis von intrakranieller Luft (Pfeile). Luft-Flüssigkeits-Spiegel in den Vorderhörnern der Seitenventrikel. Die Keilbeinhöhle ist aufgrund einer Einblutung verschattet

abgesenkte Fragment schiebt sich partiell oder komplett unter die benachbarte Kortikalis und führt aufgrund des Summationseffektes zu einer Dichteanhebung (Abb. 17.7).

Indirekte Frakturzeichen sind die *Weichteilschwellung*, die *Verschattung der Nasennebenhöhlen* und/oder *Mastoidzellen*, *Luft-/Flüssigkeitsspiegel* in den *pneumatisierten Zellräumen* oder das *Vorhandensein von intrakranieller Luft* (53, 56, 59) (Abb. 17.8). Die Lokalisation und die Verteilung der Luft läßt allerdings keinen unmittelbaren Rückschluß auf die genaue Frakturstelle zu (60).

Die Weichteilschwellung (Betrachtung unter der hellen Lampe!) über dem verletzten Kalottenabschnitt sollte bei initial fehlendem Frakturnachweis Anlaß sein, diese Region durch zusätzliche Röntgenaufnahmen abzuklären, falls aufgrund der klinischen Symptomatik eine Fraktur vermutet wird.

Frakturtypen

Die Einteilung der Schädelfrakturen kann nach unterschiedlichen Gesichtspunkten vorgenommen werden.

Erfolgt sie nach der *Lokalisation*, so kann zwischen Frakturen der Kalotte (z.B. frontal, temporal, parietal, okzipital), der Schädelbasis (vordere, mittlere, hintere Schädelgrube) und des Felsenbeines unterschieden werden.

Beurteilt man die Frakturen nach ihrem *Entstehungsmechanismus*, so lassen sie sich in Biegungs-/Berstungs- bzw. Impressions- und Schuß-/Stichfrakturen einteilen.

Eine weitere Möglichkeit ist die Unterteilung nach der *Form* der jeweiligen Fraktur. Dabei unterscheidet man zwischen linearen Frakturen (einschließlich Fissuren und klaffenden Frakturspalten), Trümmerfrakturen (Splitterfrakturen), Impressionsfrakturen, Lochfrakturen (Schuß- und Stichfrakturen).

Die letztgenannte Einteilung ist unter Angabe der Lokalisation die gebräuchlichste. Sie wird auch im Folgenden verwandt.

Lineare Frakturen

Lineare Frakturen machen rund 80% aller Kalottenfrakturen aus (60). Die häufigsten Lokalisationen sind temporoparietal, frontal und okzipital (75).

Der Frakturspalt erscheint als scharf konturierte, oft nur zarte Aufhellungslinie ohne sklerotischen Randsaum auf dem Röntgenbild und ist gewöhnlich in der Mitte breiter als an den Enden. Gegenüber einer Gefäßfurche erscheint die lineare Fraktur transparenter, da sie im Gegensatz zu einem Gefäß die Tabula interna und die Tabula externa durchsetzt (Abb. 17.9). In ihrem Verlauf kreuzt sie Gefäßfurchen und Suturen und zweigt sich am Ende nicht auf. Ändert eine lineare Fraktur ihre Verlaufsrichtung, so geschieht dies meist unter Bildung eines „Winkels" und nicht unbedingt in Form einer „harmonischen Kurve", wie es bei Gefäßen der Fall ist (Abb. 17.9).

Werden die Frakturlinien von Tabula interna und externa nicht exakt übereinander projiziert, so kann eine

170 Spezielle Traumatologie

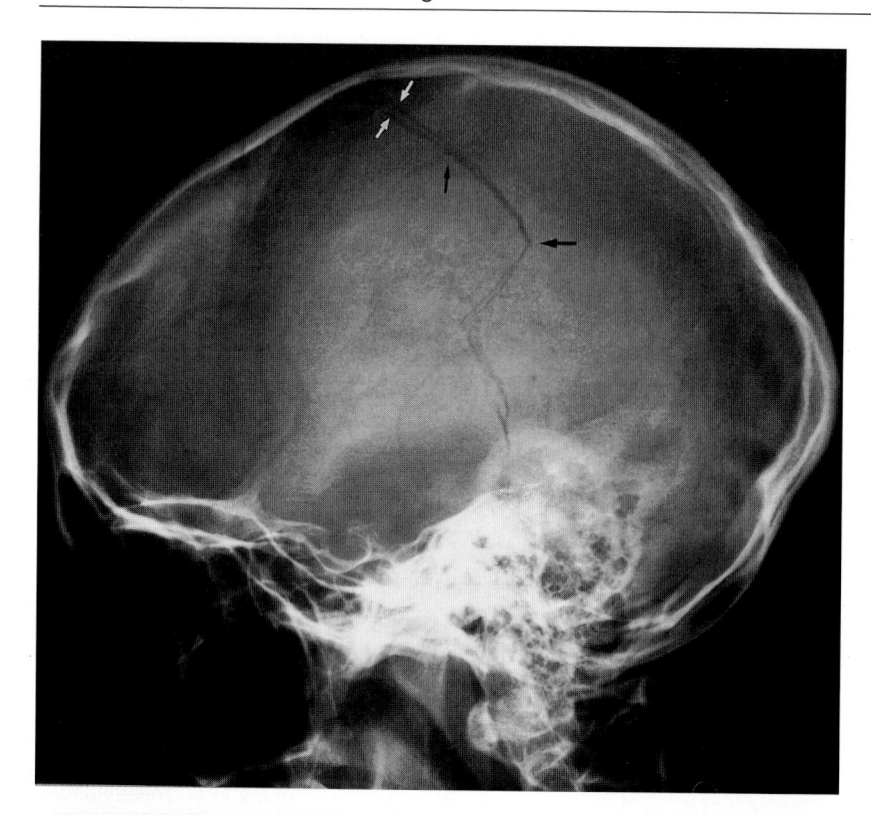

Abb. 17.**9** Lineare Schädelfraktur rechts parietotemporal. Die Frakturlinie erscheint transparenter als die Gefäßfurchen und kreuzt diese (vertikaler Pfeil). Eine Richtungsänderung erscheint als „Knickbildung" und nicht in Form einer „harmonischen Kurve" wie bei einem Gefäß (horizontaler Pfeil). Scheinbare Aufzweigung der Fraktur in zwei divergierende Linien (kleine Pfeile)

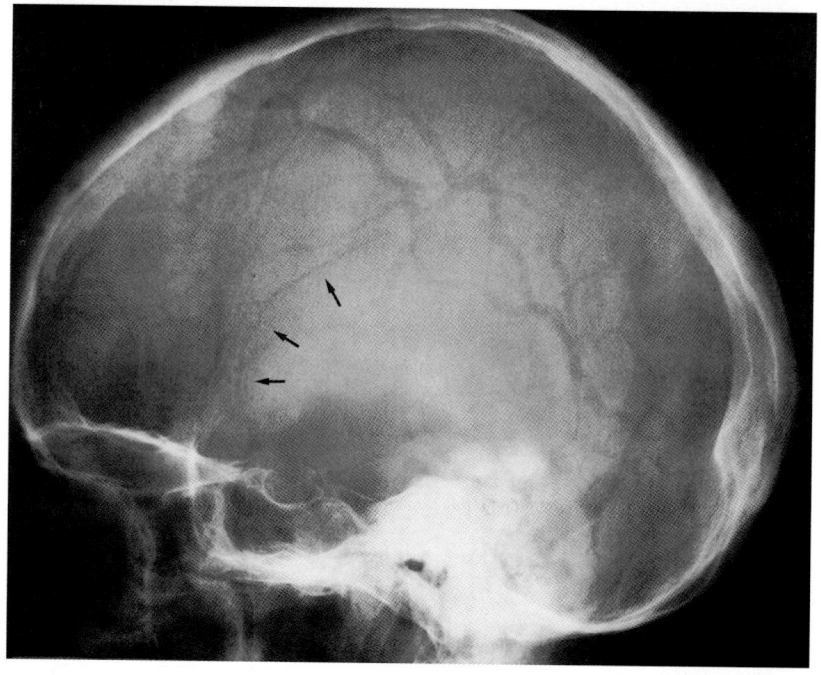

Abb. 17.**10** Schädelübersicht, seitliche Projektion. Normalbefund. Starke, vorwiegend venöse Gefäßzeichnung. Der Verlauf der A. meningea media ist durch Pfeile markiert.

scheinbare Aufzweigung in zwei divergierende Aufhellungslinien beobachtet werden (Abb. 17.**9**).

Die Abgrenzung einer echten linearen Fraktur gegenüber anatomisch unauffälligen Strukturen und Normvarianten ist besonders für den Ungeübten nicht immer leicht.

Ein Beispiel dafür ist die Gefäßfurche der A. meningea media. Dies gilt weniger für den aszendierenden Anteil des Gefäßes, der immer dorsal der Kranznaht lokalisiert und leicht zu identifizieren ist, als vielmehr für den hinteren, mehr horizontal verlaufenden Anteil der Arterie, wenn dieser keine Aufzweigung zeigt oder der Knochen an dieser Stelle besonders dünn ist (Abb. 17.**10**). Der beidseitige Gefäßverlauf sowie die langsame Verjüngung des Gefäßes sollten jedoch eine mögliche Verwechslung mit einer Fraktur verhindern.

Suturen und Fissuren können als entwicklungsbedingte Strukturen mit Frakturen verwechselt werden. Bis auf die Sagittalnaht und die Sutura frontalis (metopica) sind alle Schädelnähte paarig angelegt und können durch einen Seitenvergleich von einer Fraktur unterschieden werden, wenn die Aufnahme exakt eingestellt ist. Nicht selten stößt man auch bei Erwachsenen auf persistierende, symmetrisch angelegte Synchondrosen im Bereich

17 Schädel (Hirnschädel, Gesichtsschädel) 171

Abb. 17.**11 a** u. **b** Projektion nach Towne. Normalbefunde. Okzipital gelegene Suturen und Synchondrosen:
a Paarige Synchondrosis intraoccipitalis posterior (Pfeile)
b Sutura transversa (Pfeile) mit Inkabein (Knochenfläche zwischen der Sutura transversa und der Sutura lambdoidea bds.). Sutura biinterparietalis (X)

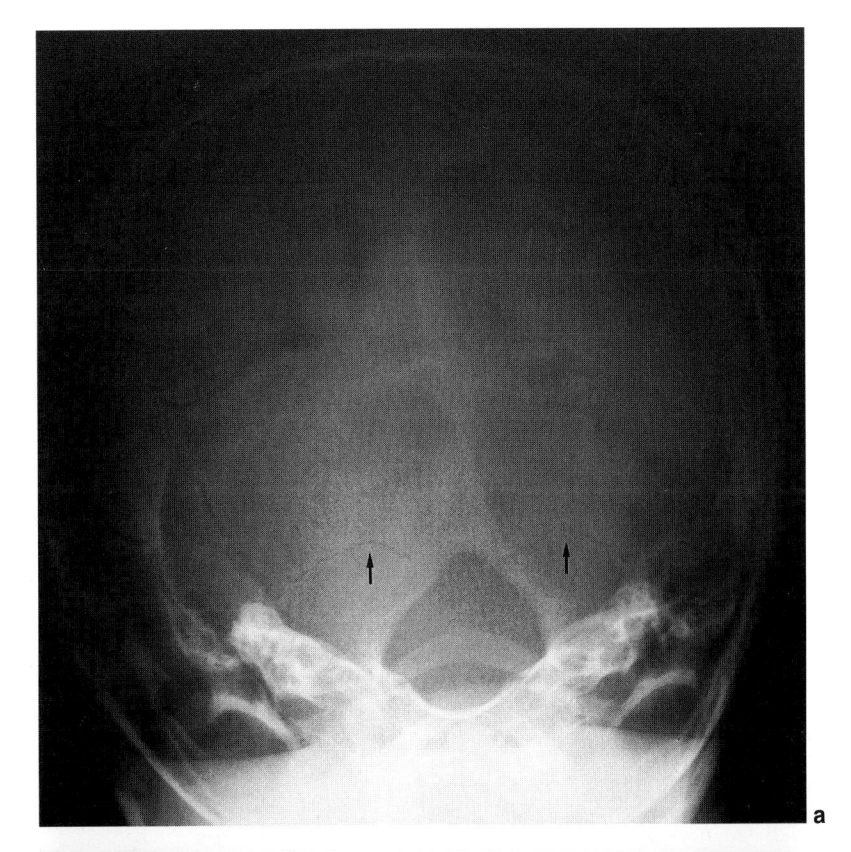

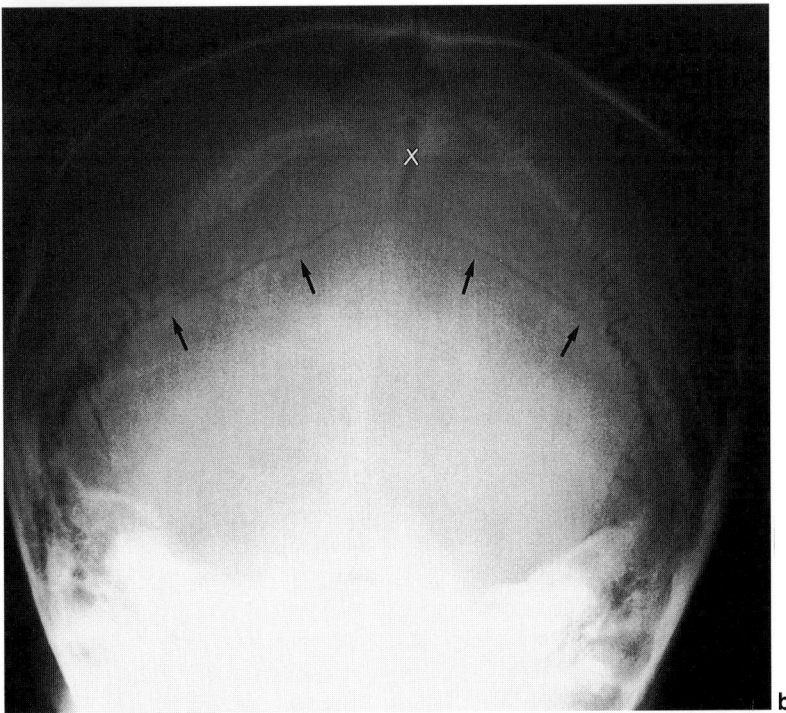

des Os occipitale, die vom Foramen magnum aus nach lateral ziehen (Abb. 17.**11 a** u. **b**) (s. auch S. 208).

Eine weitere Verwechslungsmöglichkeit mit einer Fraktur besteht bei subgaleal eingeschlossener Luft im Falle von Skalpverletzungen. Sie stellt sich meist größer und unschärfer dar als eine Fraktur.

Lineare Frakturen sind nur dann therapiebedürftig, wenn sie zu intrakraniellen Komplikationen (z. B. Ödem, Blutung, Durariß) führen. Hirnödeme werden meist medikamentös therapiert (Kortikosteroide, hyperosmolare Lösungen, Diuretika). Die Behandlung eines epi- oder subduralen Hämatoms erfolgt meist operativ in Form der Schädeltrepanation, Absaugen des Hämatoms und Verschluß der Blutungsstelle.

Impressionsfrakturen

Impressionsfrakturen entstehen beim Aufprall einer kleinen Masse mit hoher Geschwindigkeit auf die Schädelkalotte. Die Dehnbarkeit des betroffenen knöchernen Areales wird überschritten, so daß der verformte Knochen nicht in die Ausgangsposition zurückkehrt. Die Frakturen können aus einem, mehreren oder multiplen Bruchstücken bestehen. Meist handelt es sich um ein größeres und mehrere kleinere Fragmente.

Im Rahmen der röntgenologischen Abklärung sind tangentiale Zielaufnahmen oder eine computertomographische Untersuchung erforderlich.

Im Röntgenbild zeigen sich Impressionsfrakturen aufgrund der ineinander bzw. untereinander geschobenen Fragmente als Zone mit erhöhter Dichte (Abb. 17.**12 a**). Das Areal mit dem herausgesprengten Fragment erscheint hingegen ungewöhnlich transparent. Mit Hilfe der tangentialen Zielaufnahmen kann das Ausmaß der Dislokation erfaßt und eine Über- bzw. Unterschätzung der Impression vermieden werden (Abb. 17.**12 b**). Bei parietalen und temporalen Impressionen wird die Fraktur häufig bereits mit der Schädelübersicht in a.-p. oder p.-a. Projektion tangential getroffen, so daß Zielaufnahmen entbehrlich sind (Abb. 17.**13**).

Die Computertomographie besitzt den Vorteil, daß sie neben den dislozierten Fragmenten und deren exakter Lagebeziehung zu den großen Blutleitern oder wichtigen Hirnstrukturen bereits die möglichen Folgen und Komplikationen (Ödem, Blutung, Parenchymschaden, Fremdkörper etc.) dieser Frakturen aufzeigt (Abb. 17.**14a, b** und 17.**15a, b**). Vertexnahe Impressionen können mit der CT zwar nachgewiesen werden (Abb. 17.**16a** u. **b**), das Ausmaß läßt sich allerdings schwerer abschätzen als auf Tangentialaufnahmen.

Die Frakturen sind dann von therapeutischer Relevanz, wenn das Fragment mindestens 5 mm gegenüber der intakten Kalotte abgesenkt oder unter die Tabula interna verschoben ist bzw. wenn es unmittelbar über einem großen venösen Blutleiter oder einem wichtigen Hirnareal wie dem Motorkortex liegt (75). Die Therapie besteht dann in der operativen Anhebung des Knochenstückes. Lassen sich multiple Fragmente nachweisen, so müssen sie chirurgisch entfernt werden, gegebenenfalls mit plastischer Deckung des knöchernen Defektes.

Gut ein Drittel aller Impressionsfrakturen führen zu einem Riß in der Dura und haben über die immer vorhandene Skalpverletzung eine Verbindung nach außen. Sie stellen somit offene Frakturen dar (Abb. 17.**15 a** u. **b**). Ein operativer Verschluß der Dura ist nötig, um Komplikationen wie etwa Infektionen zu vermeiden.

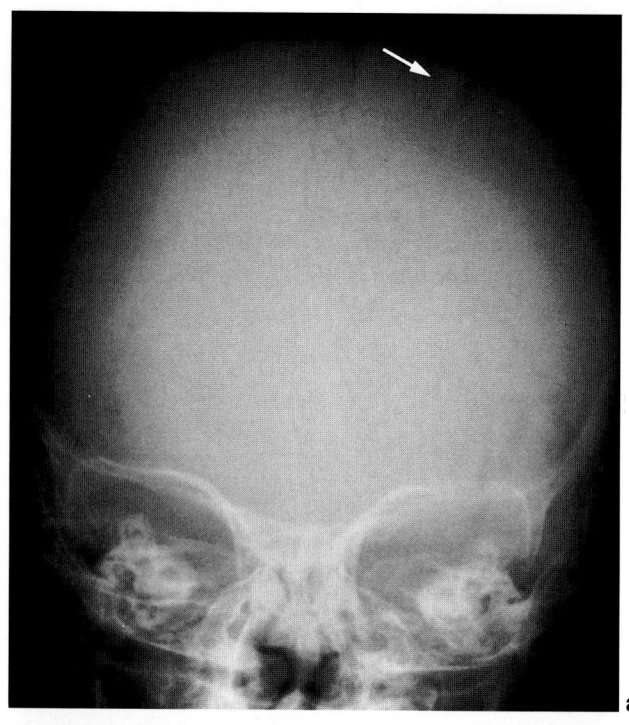

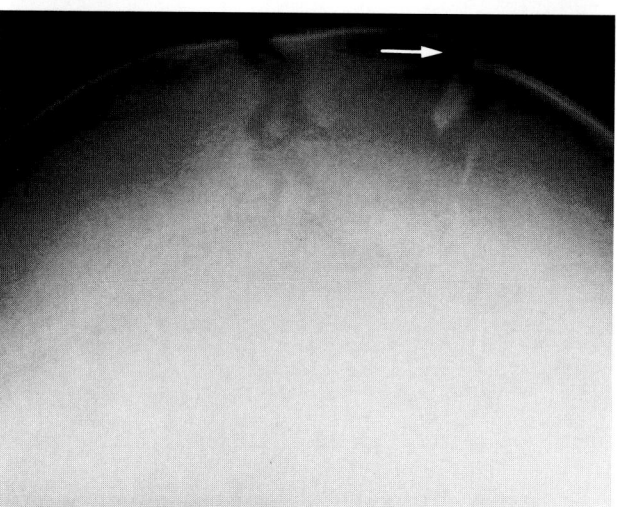

Abb. 17.**12a** u. **b** Impressionsfraktur links parietal:
a Schädelübersicht a.-p. Man erkennt eine Zone mit „doppelter" Dichte, in der sich das herausgebrochene Fragment unter die intakte Kalotte geschoben hat (Pfeil)
b Die tangentiale Zielaufnahme weist eine Fragmentverschiebung um Kalottenbreite nach (Pfeil)

17 Schädel (Hirnschädel, Gesichtsschädel)

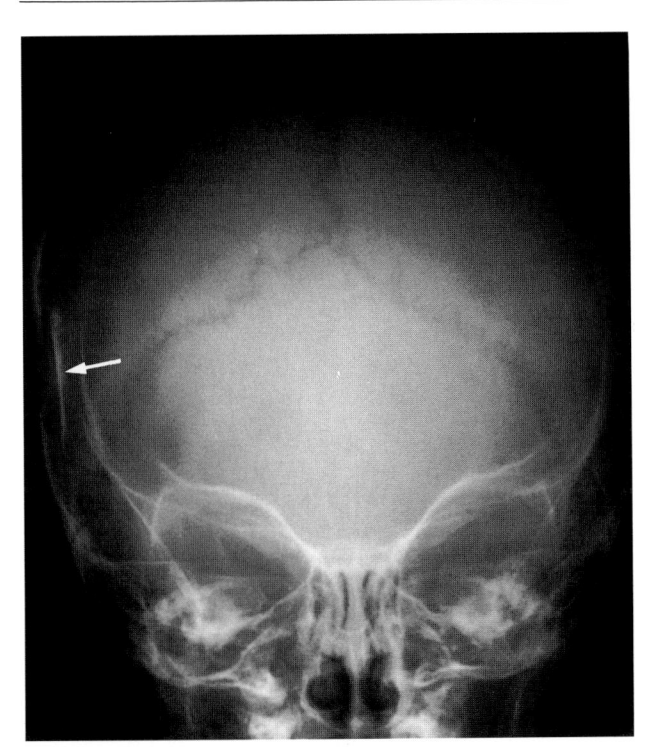

Abb. 17.**13** Impressionsfraktur rechts temporoparietal. Die Fraktur ist in dieser Projektion bereits tangential getroffen

Abb. 17.**14a** u. **b** Impressionsfraktur links temporal:
a Die Computertomographie zeigt neben der Verformung der Kalotte (mittlere Pfeile) auch die darüberliegende Weichteilschwellung. Ein kleines Knochenfragment ist abgesprengt und nach intrakranial verlagert (kleiner Pfeil)
b Die Schicht im Weichteilfenster ergibt allerdings keinen Hinweis auf einen Kontusionsherd bzw. ein epi- oder subdurales Hämatom

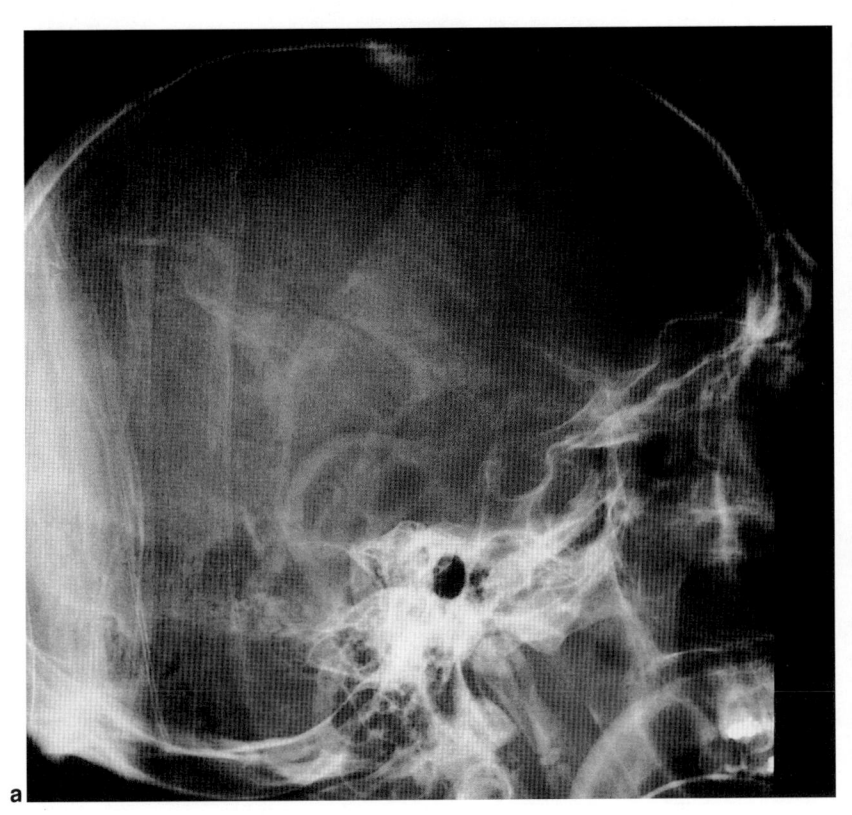

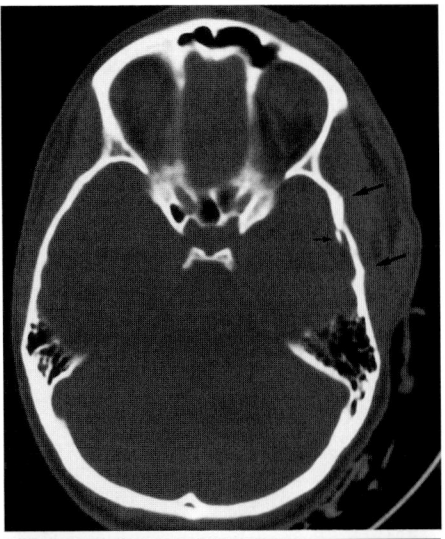

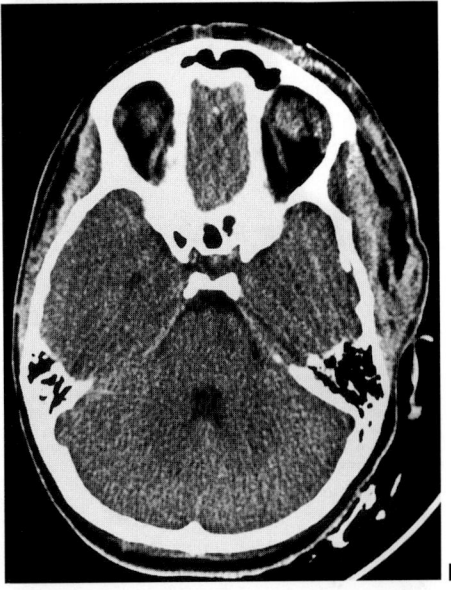

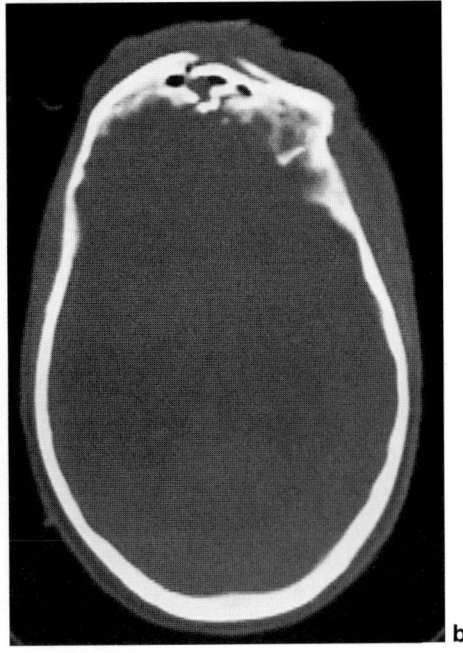

Abb. 17.**15a** u. **b** Impressionsfraktur frontal in Höhe des Sinus frontalis:
a Schädelübersicht, seitliche Projektion, links anliegend. Eine sichere Aussage über die Integrität der Hinterwand des Sinus frontalis ist nicht möglich
b Die axiale CT-Schicht weist die Fraktur in der Hinterwand der Stirnhöhle nach

174 Spezielle Traumatologie

Trümmerfrakturen und multiple Frakturen

Eine Trümmerfraktur stellt eine Variante der Impressionsfraktur dar, bei der sich statt des einzelnen großen Fragmentes multiple kleinere Bruchstücke nachweisen lassen (Abb. 17.**17 a** u. **b**). Fast immer besteht eine Absenkung gegenüber dem intakten Schädelknochen. Die Frakturlinien verlaufen häufig sternförmig oder mosaikartig in der zerborstenen Kalotte (Abb. 17.**18 a** u. **b**). Für diese Art von Frakturen gelten hinsichtlich der Diagnostik und Therapie sowie der Erfassung von Komplikationen die gleichen Grundsätze wie bei den Impressionsfrakturen.

Multiple lineare Frakturen an verschiedenen Stellen des Schädels können dem Untersucher bei der topographischen Zuordnung Probleme bereiten (Abb. 17.**19 a–c**). Hilfreich ist hierbei die Tatsache, daß sich ein Frakturspalt schärfer und schmaler darstellt, je näher er dem Film anliegt. Auf diese Weise gelingt es häufig, mit Hilfe mehrerer Projektionen die einzelnen Frakturlinien zuzuordnen. Wird bei dem gleichen Patienten auch eine CT-Untersuchung durchgeführt, wird die Zuordnung erleichtert (Abb. 17.**19 a–c**).

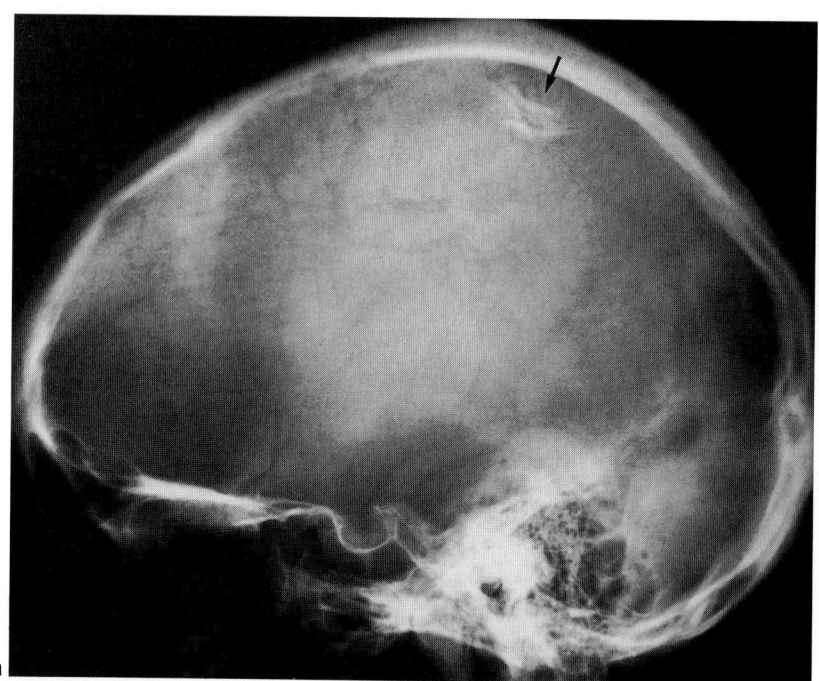

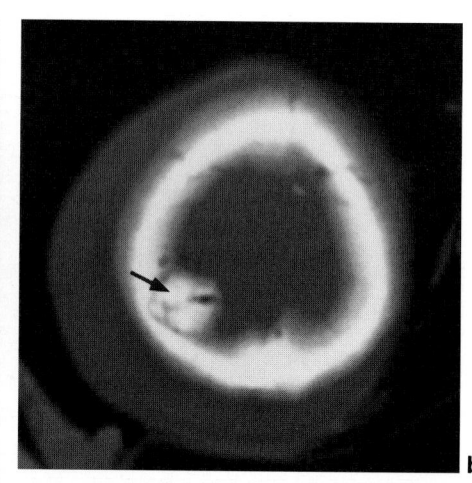

Abb. 17.**16a** u. **b** Impressionsfraktur rechts, sehr hoch parietal lokalisiert:
a Schädelübersicht, seitliche Projektion, rechts anliegend. Die Fraktur ist an dem Areal mit erhöhter Dichte erkennbar (Pfeil)
b In der axialen CT-Schicht ist das abgesenkte Fragment ebenfalls erkennbar (Pfeil). Eine Aussage über das Ausmaß ist allerdings nicht möglich

17 Schädel (Hirnschädel, Gesichtsschädel) 175

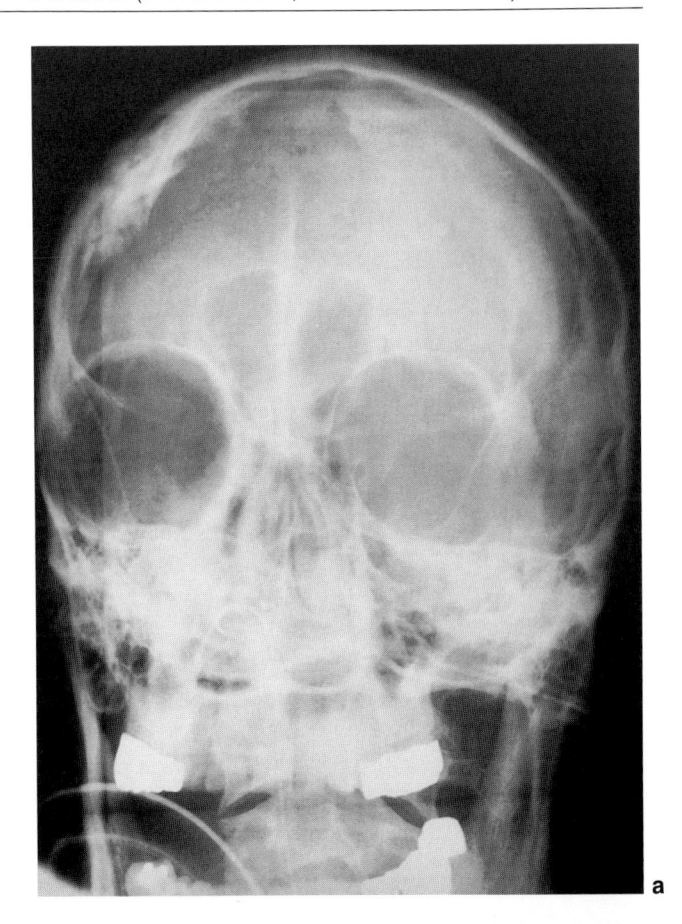

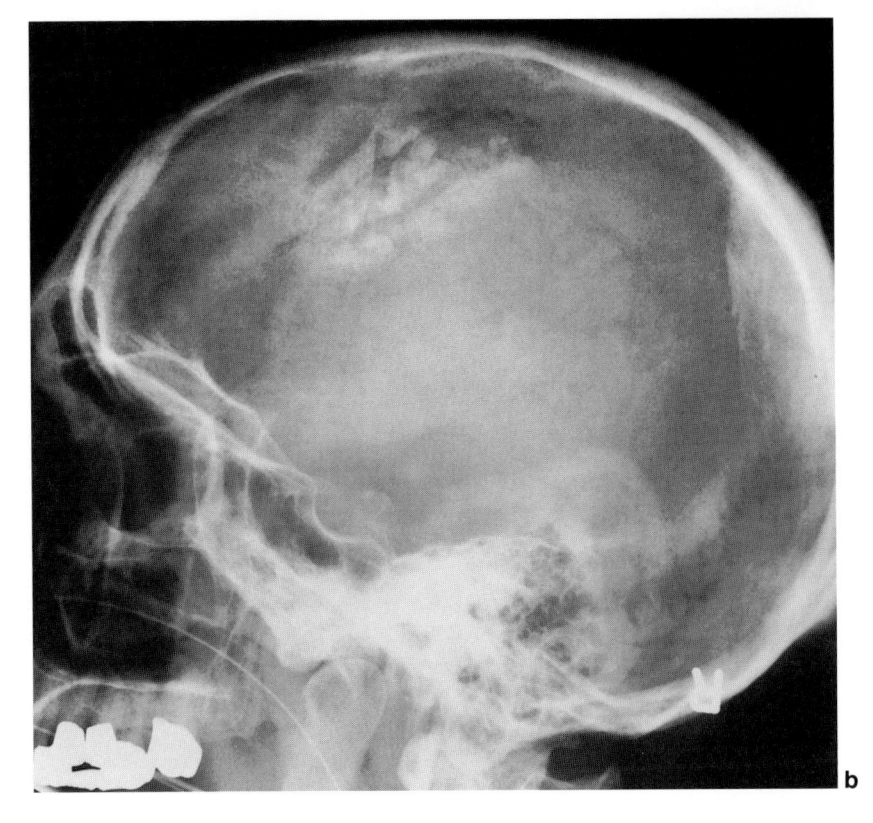

Abb. 17.**17a** u. **b** Impressions-Trümmerfraktur rechts parietal: Schädelübersicht a.-p. (**a**) und seitliche Projektion (**b**). Die multiplen und teilweise sehr kleinen Fragmente erscheinen als „wolkige", unscharf konturierte Verdichtungszone in der Kalotte

Speziele Traumatologie

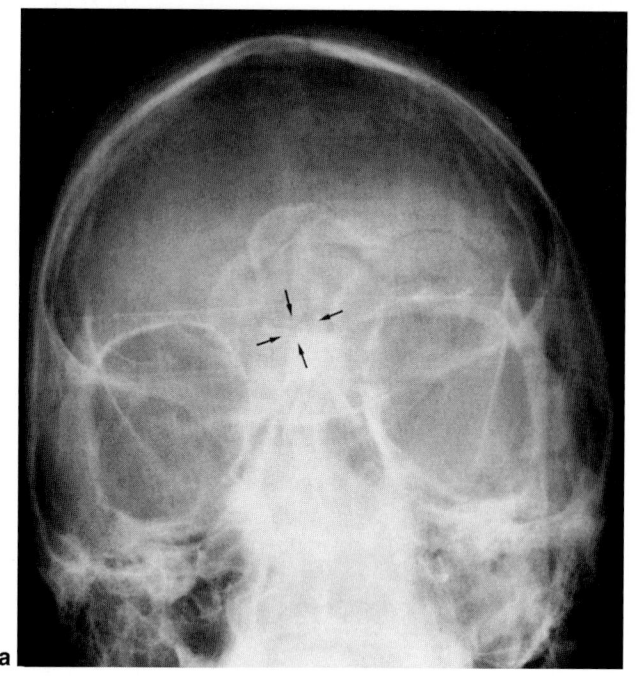

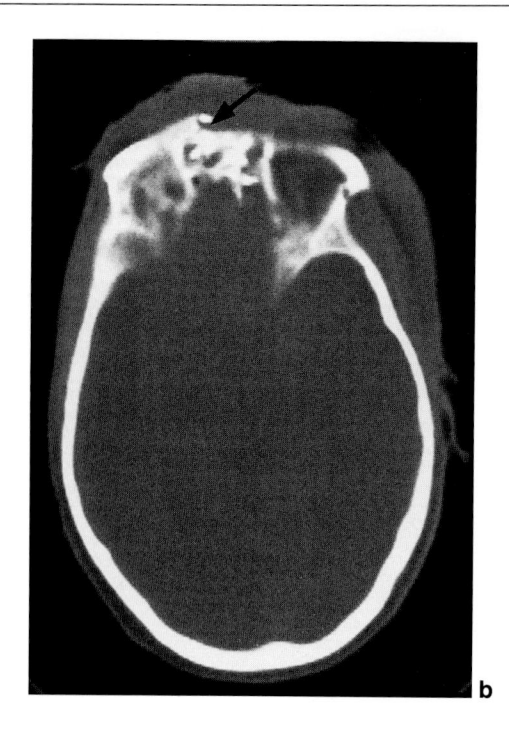

Abb. 17.**18**a u. b   Impressions-Trümmerfraktur frontal:
a Schädelübersicht in a.-p. Projektion. „Sternförmiger" Verlauf der Frakturlinien (Pfeile)
b Computertomographie, axiale Schicht. Die multiplen Fragmente und das Ausmaß der Impression (Pfeil) sind im Gegensatz zum konventionellen Röntgenbild deutlicher erkennbar

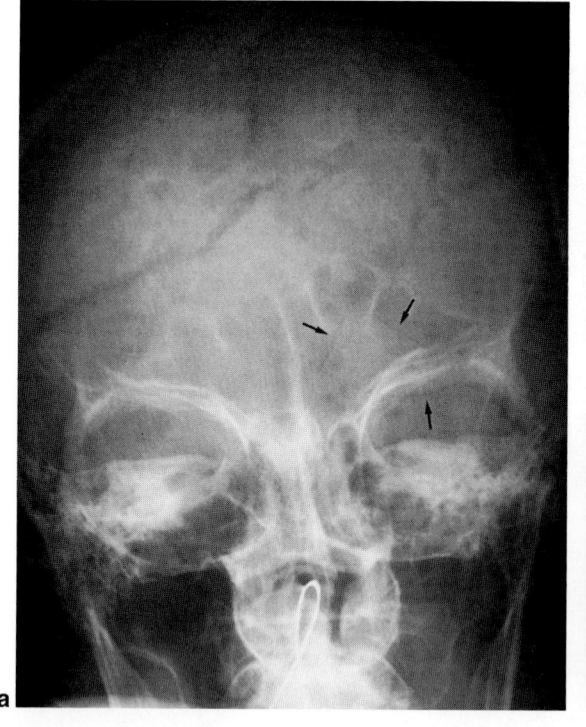

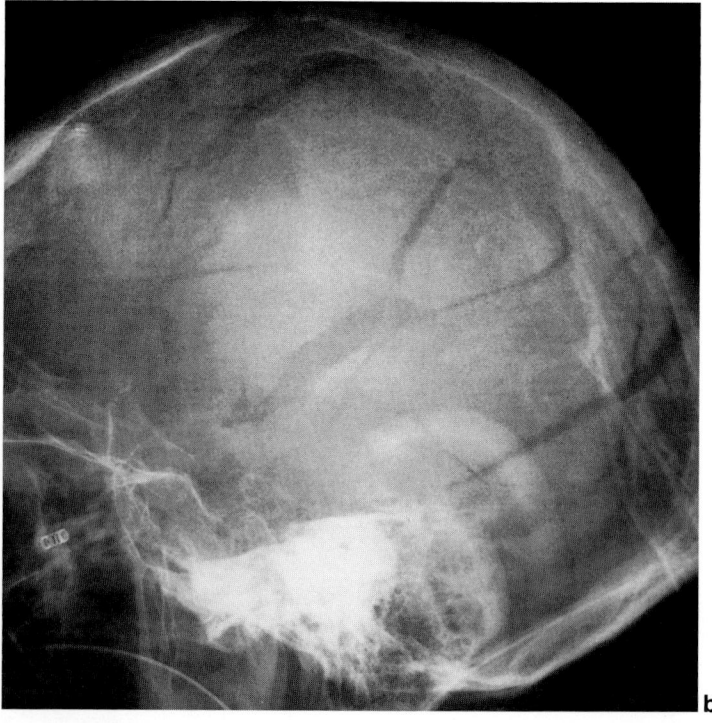

Abb. 17.**19**a−c   Multiple Frakturen der Schädelkalotte:
a Schädelübersicht in a.-p. Projektion. Nachweis multipler Frakturlinien. Die okzipitalen Frakturen erscheinen scharf begrenzt (Pfeile)
b Seitliche Projektion, rechts anliegend. Aufgrund ihrer Konturunschärfe dürften die meisten Frakturen vorwiegend links lokalisiert sein

17 Schädel (Hirnschädel, Gesichtsschädel)

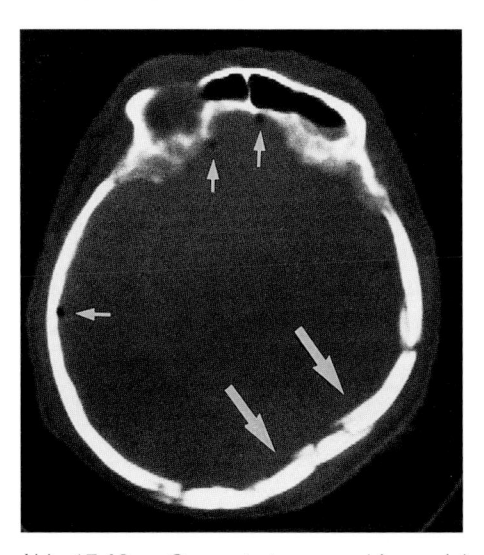

Abb. 17.**19c** Computertomographie, axiale Schicht. Die Frakturspalten sind links und okzipital nachweisbar. Asymmetrie des Schädels aufgrund einer Impression der Fragmente (Pfeile). Intrakranielle Luft (kleine Pfeile)

Nahtsprengungen

Nahtsprengungen sind das Ergebnis einer traumatisch bedingten Erweiterung einer Sutur. Prinzipiell können sie jede Schädelnaht betreffen, treten aber meistens an Knochenverbindungen auf, die noch nicht ossär verschmolzen sind. Daher sind sie üblicherweise in Lebensabschnitten nachweisbar, in denen die Suturen noch nicht komplett verschlossen sind. Die Lambdanaht verschmilzt knöchern erst um das 60. Lebensjahr, die Koronarnaht um das 30. Lebensjahr. Hierin dürfte ein Grund für die häufigere Sprengung der Lambdanaht zu suchen sein (75).

Traumatisch bedingte Suturerweiterungen können ein- und beidseitig auftreten. Ihr Verlauf kann innerhalb einer Naht enden, aber auch bis zur nächsten angrenzenden Sutur reichen. Meistens handelt es sich um die Fortsetzung einer linearen Fraktur, die in die Naht hereinzieht und in ihr weiterverläuft (Abb. 17.**20 a** u. **b**).

Die normale Weite der Lambda- und der Kranznaht sollte 2 mm nicht überschreiten. Beträgt die meßbare Weite dieser Suturen mehr als 3 mm, so muß eine Nahtsprengung angenommen werden (60, 75).

Lochfrakturen, Fremdkörper

Lochfrakturen sind das Ergebnis einer penetrierenden Verletzung, hervorgerufen durch Geschosse (Waffen, Bolzenschußgeräte) oder durch Splitter ausreichender Härte, wie sie bei Explosionen oder Unfällen auftreten. Bei geringer Geschwindigkeit und kleiner Masse des Gegenstandes wird die Schädelkalotte nicht immer durchbrochen, sondern imprimiert und/oder zertrümmert. In derartigen Fällen liegt eine Impressions- bzw. Trümmerfraktur vor.

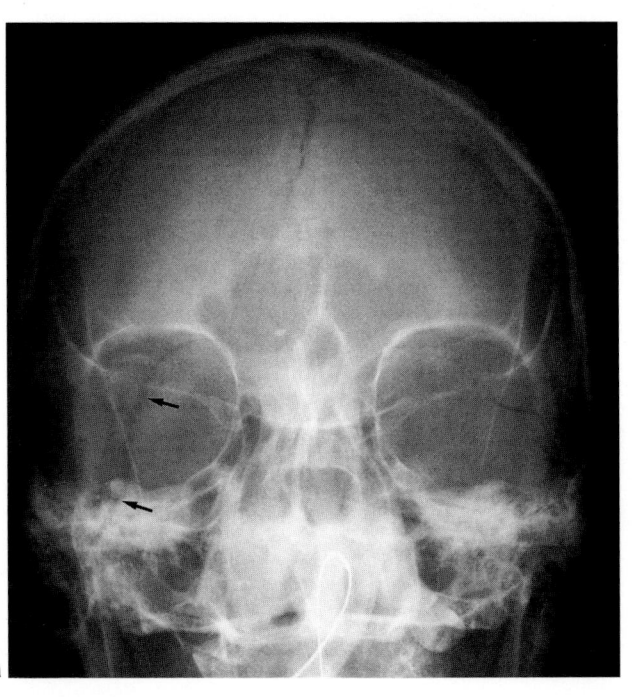

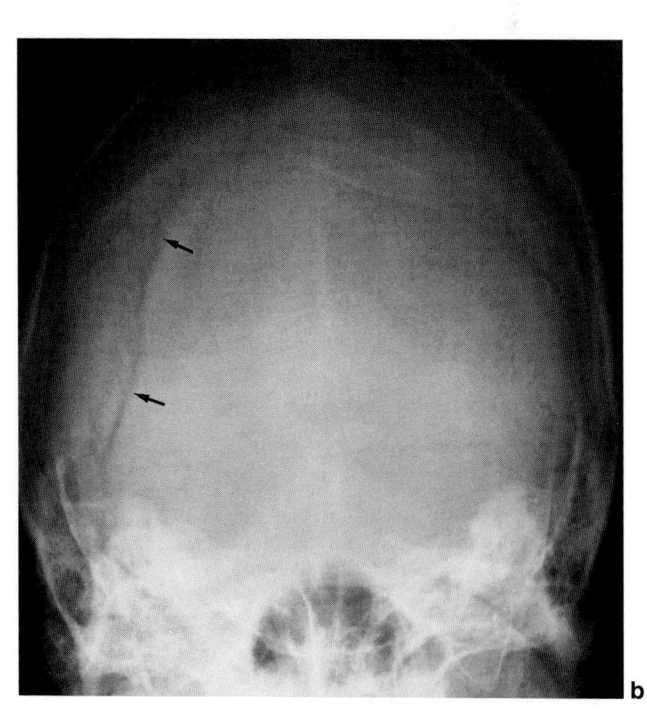

Abb. 17.**20a** u. **b** Sprengung der Lambdanaht: Schädelübersicht a.-p. Projektion (**a**) und halbaxial nach Towne (**b**). Die Fraktur verläuft im unteren Anteil medial der Lambdanaht und zieht in ihrem weiteren Verlauf in die Sutur hinein (Pfeile)

178 Spezielle Traumatologie

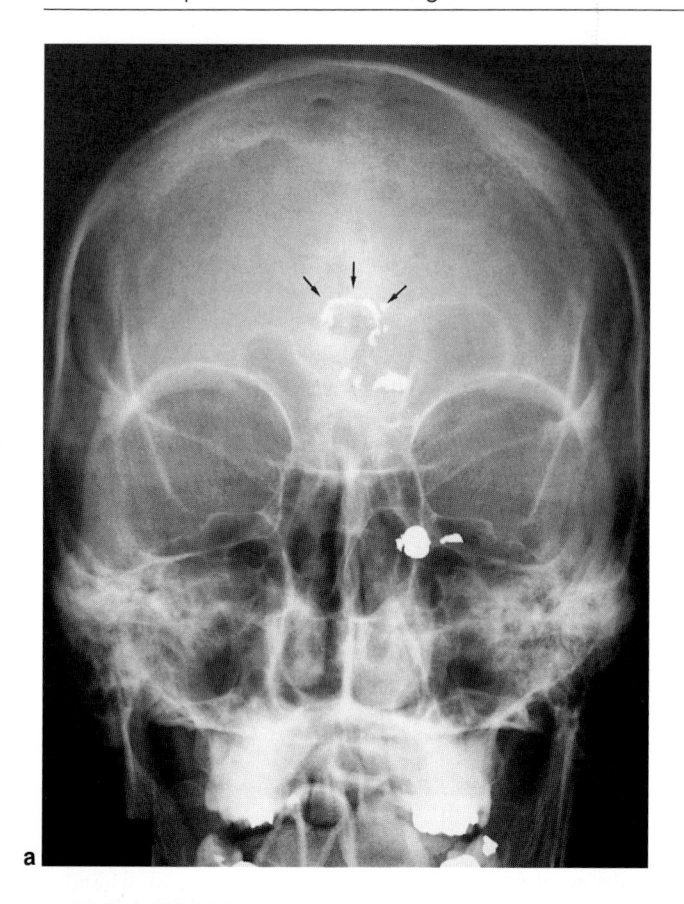

Durch Stiche mit scharfen Gegenständen hervorgerufene Kalottenfrakturen treten kaum auf, da die hierfür verwendeten Gegenstände (z. B. Messer) meist abbrechen, bevor sie die Tabula interna und externa durchbrochen haben. Dabei kann die abgebrochene Spitze im Knochen stecken bleiben, ohne äußerliche Spuren zu hinterlassen. Lediglich die Röntgenaufnahme weist dann das verbliebene Metallstück nach.

Intrakranielle Fremdkörper sind meist das Resultat von Schußverletzungen. Eintrittsort, Verlauf und Austrittspunkt des Geschosses lassen sich durch die Metallfragmente entlang des Schußkanales bestimmen (Abb. 17.**21 a** u. **b**). Neben den Metallspuren werden auch Knochenstücke in die Wunde gepreßt und unterschiedlich weit nach intrakraniell transportiert. Die Einschußstelle ist glatt begrenzt und weist Metall- und Knochenabsplitterungen auf, während die Austrittstelle einen größeren, unregelmäßig begrenzten Defekt zeigt. Aufgrund der rasch auftretenden hohen Druckgradienten zwischen der Eintrittspforte des Geschosses und der angrenzenden Knochen entstehen in der Umgebung des Schußkanales häufig weitere Frakturen im Sinne von Berstungsbrüchen (Abb. 17.**22 a** u. **b**). Bei niedriger Geschwindigkeit kann ein Geschoß auch intrakraniell verbleiben (Abb. 17.**21 a** u. **b**).

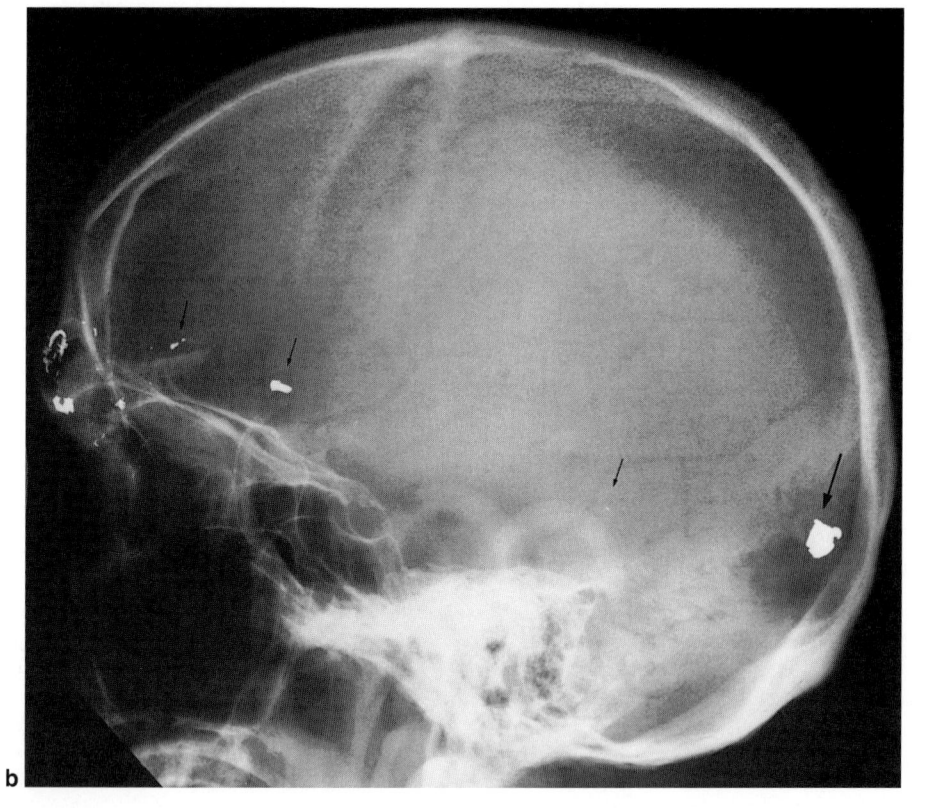

Abb. 17.**21 a** u. **b** Schußverletzung mit frontookzipitalem Schußkanal:
a Schädelübersicht in a.-p. Projektion. Die frontale Einschußstelle ist durch Metallreste markiert (Pfeile)
b Seitliche Projektion. Der Schußkanal ist durch kleine Metallreste entlang seines Verlaufes gekennzeichnet (kleine Pfeile). Das deformierte Projektil ist intrakraniel verblieben und okzipital lokalisiert (großer Pfeil)

17 Schädel (Hirnschädel, Gesichtsschädel) 179

Mit Hilfe der Computertomographie gelingt es leichter, Ein- und Austrittspunkt der Kugel bzw. ihrer intrakraniellen Lage zu bestimmen (Abb. 17.**22 a** u. **b**) sowie das gesamte Ausmaß der zerebralen Destruktionen zu erfassen. In Kombination mit dem klinisch-neurologischen Befund kann entschieden werden, ob eine neurochirurgische Intervention sinnvoll erscheint.

Die Therapie beschränkt sich in der Regel auf die Entfernung des Geschosses, der Metall- und Knochensplitter, des Hämatoms, Absaugen der zerstörten Hirnanteile und dem Verschluß der Blutungsstellen. Gleichzeitig ist das begleitende Hirnödem mit hyperosmolaren Lösungen, Steroiden und Diuretika zu behandeln, gegebenenfalls durch eine intraventrikuläre Drucksonde.

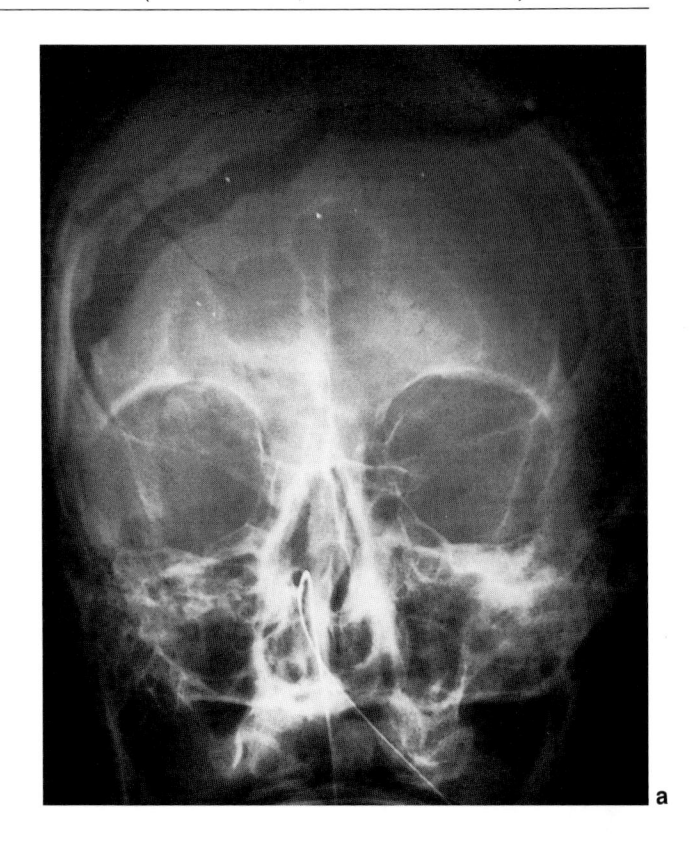

Abb. 17.**22a**u.**b** Perforierende Schußverletzung. Der Schußkanal verläuft von rechts frontotemporal nach links frontoparietal:
a Schädelübersicht in a.-p. Projektion. Die Ein- und Austrittstelle des Projektils sind nicht eindeutig erkennbar. Nachweis multipler Metallfragmente entlang des Schußkanals. Berstungsfraktur der Kalotte.
b Seitliche Projektion. Die Eintrittstelle des Geschosses wirkt glatt begrenzt (kleine Pfeile), die Austrittstelle zeigt einen größeren, unregelmäßig begrenzten Knochendefekt (große Pfeile)

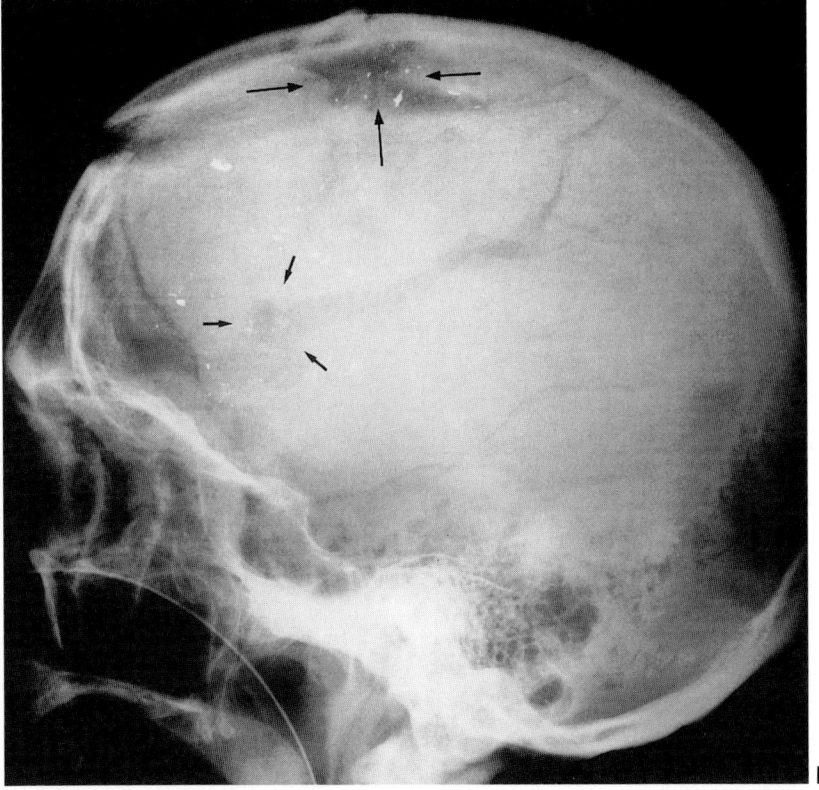

Spezielle Traumatologie

Schädelbasisfrakturen

Die röntgenologische Diagnostik dieser Verletzungen ist schwierig. Bis zur Einführung der hochauflösenden Computertomographie wurde die Diagnose häufiger klinisch als radiologisch gestellt. Laterobasale Frakturen lassen sich mit Hilfe von Röntgenübersichtsaufnahmen lediglich in 50% aller Fälle entdecken (22). Sogenannte „maskierte" Schädelbasisfrakturen entziehen sich völlig dem Nachweis im Röntgenbild und können nur durch indirekte radiologische und/oder klinische Hinweise vermutet werden (62).

Eine Frakturdarstellung mit Hilfe konventioneller Bilder bietet demnach wenig Aussicht auf Erfolg. Allein die seitliche und die axiale Projektion sowie die halbaxiale Aufnahme nach Towne sind von diagnostischem Wert (Abb. 17.23 und 17.24). Die weitgehend schlechte Beurteilbarkeit wichtiger Strukturen (Hinterwand des Sinus frontalis, Lamina cribrosa, Planum sphenoidale etc.) zwingt praktisch immer zum Einsatz der Computertomographie oder der konventionellen Schichtuntersuchung in zwei Ebenen.

Indirekte Hinweise für eine Schädelbasisfraktur im Röntgenbild sind: intrakranielle Lufteinschlüsse (Abb. 17.25 a u. b), eine Verschattung des Sinus sphenoidalis, des Sinus frontalis oder des Sinus ethmoidalis (53, 56, 59). Traumatische Einblutungen in die Nasennebenhöhlen mit Spiegelbildungen lassen sich am besten in der in Rückenlage aufgenommenen seitlichen Projektion des Schädels diagnostizieren (Abb. 17.23). Der Nachweis verschatteter Nebenhöhlen mit oder ohne Spiegelbildung im konventionellen Röntgenbild kann jedoch auch entzündlicher Genese sein, so daß der klinischen Symptomatik bei der Bewertung der Röntgenaufnahmen eine große Rolle zukommt.

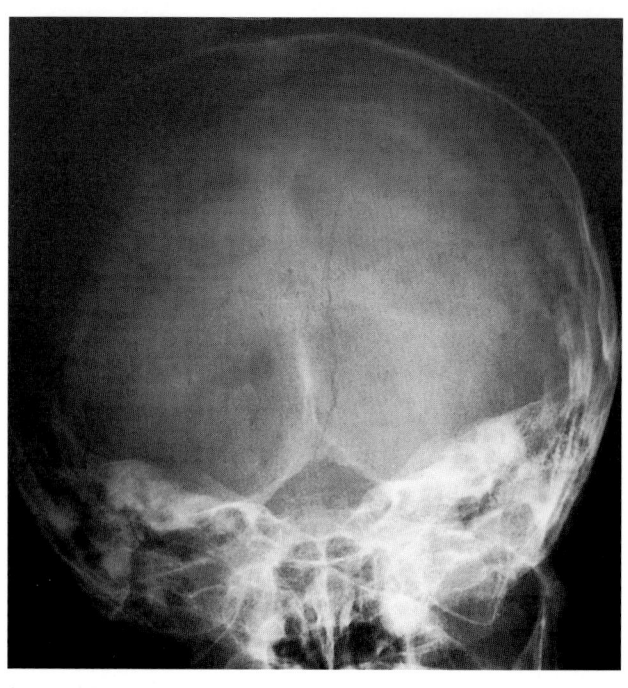

Abb. 17.**24** Okzipitobasale Schädelfraktur: Die halbaxiale Projektion nach Towne zeigt die durch die Okzipitalschuppe ins Foramen magnum ziehende lineare Fraktur

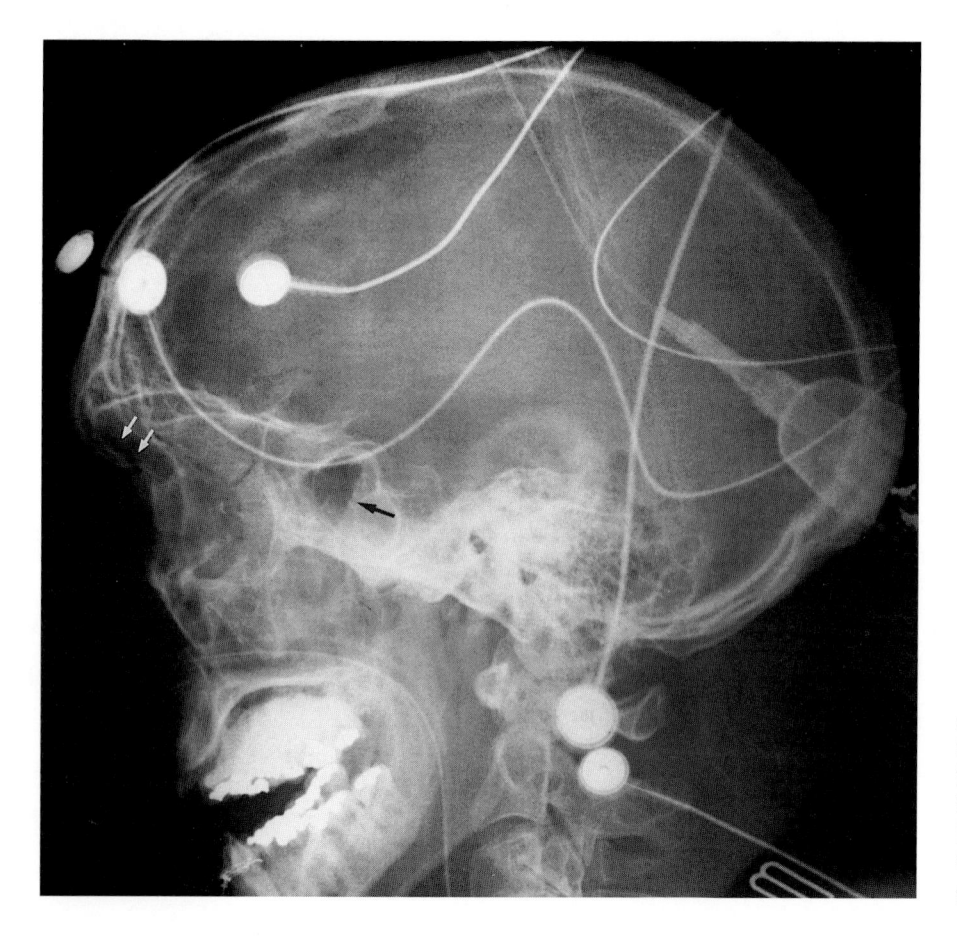

Abb. 17.**23** Frontale Impressionsfraktur mit Beteiligung des Sinus frontalis und der vorderen Schädelbasis (kleine Pfeile). Traumatische Einblutung in die Keilbeinhöhle mit Spiegelbildung (Pfeil) in Rückenlage des Patienten

17 Schädel (Hirnschädel, Gesichtsschädel)

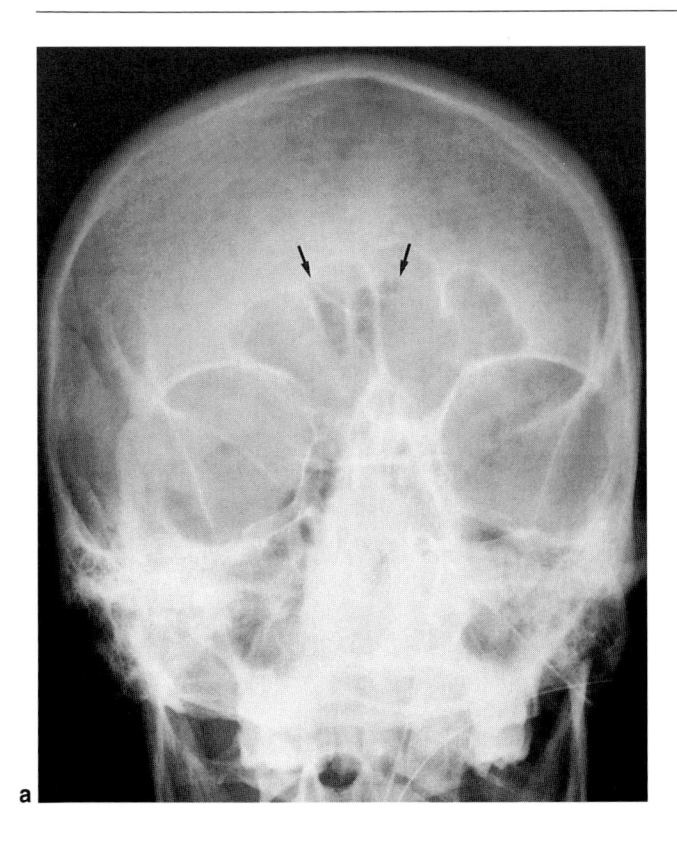

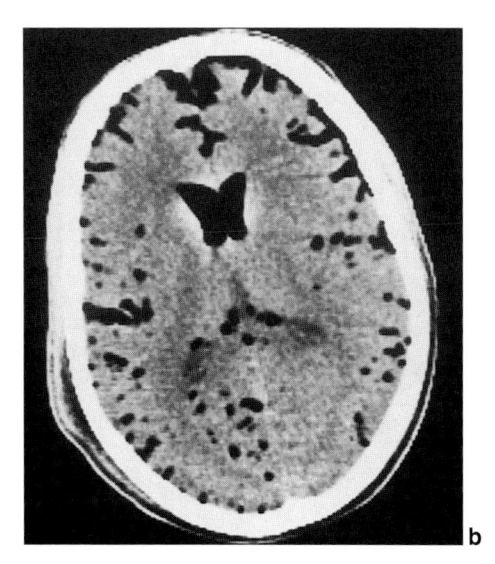

Abb. 17.**25 a** u. **b** Intrakranielle Lufteinschlüsse als indirektes Zeichen einer Schädelbasisfraktur:
a Die Schädelübersicht in a.-p. Projektion zeigt die mit Luft gefüllten Vorderhörner der Seitenventrikel (Pfeile)
b Computertomographie des gleichen Patienten. Neben den luftgefüllten Vorderhörnern erkennt man ausgedehnte intrakranielle Luftansammlungen, die in der konventionellen Aufnahme nicht nachweisbar waren

Die Computertomographie hat bei der Diagnostik dieser Frakturen deutliche Verbesserungen gebracht (Abb. 17.**26** und 17.**27**). Jend u. Mitarb. (36) konnten mit ihrer Hilfe etwa doppelt so viele Schädelbasisfrakturen nachweisen, wie es mit konventionellen Röntgenmethoden der Fall war. Lineare Frakturen, die senkrecht zur Abtastebene des Röntgenstrahles verlaufen, bleiben gelegentlich auch computertomographisch unentdeckt

(71). Aufgrund der Möglichkeit der Dichtemessung läßt sich bei Flüssigkeitsansammlungen in den Nasennebenhöhlen zwischen entzündlichem Sekret und traumatischer Einblutung unterscheiden. Bei der Betrachtung von axialen Dünnschicht-Computertomogrammen dürfen Normvarianten, Suturen und Synchondrosen nicht mit Frakturen verwechselt werden (Abb. 17.**28** und 17.**29**) (15, 36, 49).

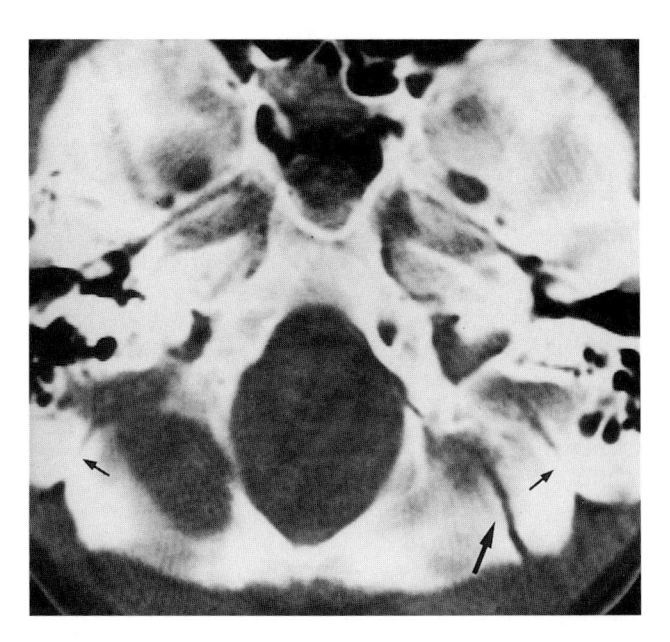

Abb. 17.**26** Axiale Computertomographie: Okzipitobasale Schädelfraktur links, ins Foramen magnum hineinziehend (Pfeil). Die Sutura occipitomastoidea ist beidseits durch kleine Pfeile markiert

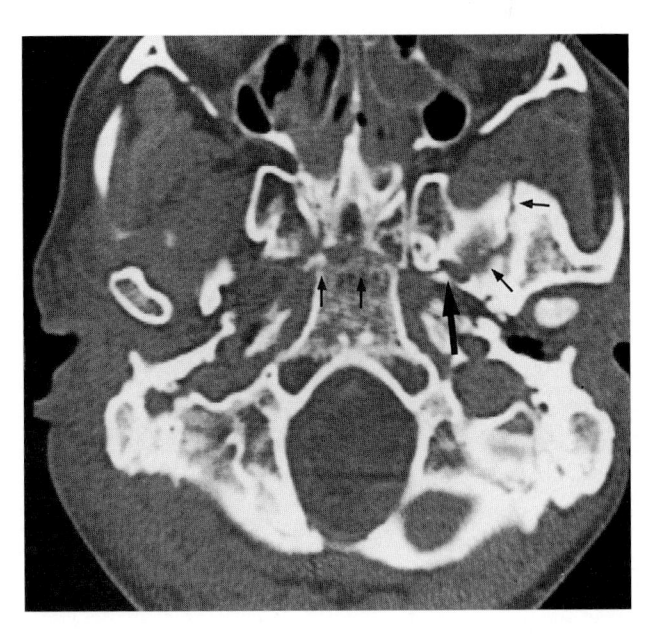

Abb. 17.**27** Komplexe Schädelbasisfraktur (kleine Pfeile): Der Frakturspalt verläuft durch das Foramen ovale (großer Pfeil), das Foramen lacerum und transversal durch den vorderen Anteil des Klivus

Spezielle Traumatologie

Einrisse in der Dura mater im Sinne einer offenen Fraktur sind häufig. Posttraumatische Liquorfisteln treten besonders am Boden der vorderen Schädelgrube auf.

Obgleich sich die meisten spontan verschließen, können sie zur Ausbildung einer Meningitis, Osteomyelitis oder zum Abszeß führen. Gelingt die Lokalisation des Defektes mit Hilfe der konventionellen Tomographie oder der CT in koronarer Schichtführung nicht, so kann nach intrathekaler Gabe von wasserlöslichem Kontrastmittel und Wiederholung der CT-Untersuchung die präoperative Lokalisation der Liquorfistel verbessert werden (49, 71). Eine zusätzliche Möglichkeit bietet die intrathekale Gabe radioaktiver Substanzen (z. B. ^{111}In-DTPA) und Anfertigung von Spätaufnahmen mit der Gammakamera.

Weitere Komplikationen von Schädelbasisfrakturen sind Einklemmungen von Hirnnerven oder die Verletzung von Gefäßen im Bereich ihrer Eintritts- bzw. Austrittsöffnungen an der knöchernen Schädelbasis. Querfrakturen in der mittleren Schädelgrube können beispielsweise die im Sinus cavernosus verlaufenden Hirnnerven (III, IV, V1,2, VI) sowie die Aa. carotides schädigen (Karotis-Kavernosus-Fisteln). Längsfrakturen des Klivus (Abb. 17.**30**) beinhalten, obgleich selten, die Gefahr eines Verschluß der A. vertebralis oder basilaris oder der Kontusion/Einblutung in den Hirnstamm (43).

Die Therapie richtet sich, falls der Patient das Trauma überlebt, nach den Komplikationen. Liquorfi-

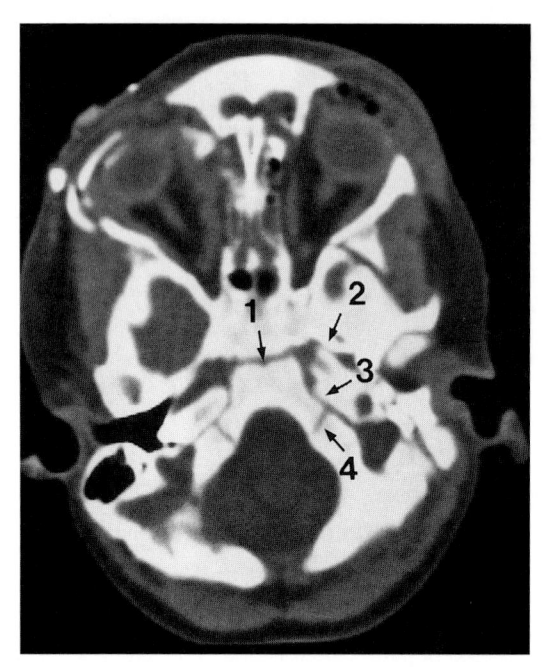

Abb. 17.**28** Computertomographie der Schädelbasis eines 4jährigen Kindes. Ausgedehnte frontobasale Schädelfraktur
1 = Synchondrosis sphenooccipitalis
2 = Synchondrosis sphenopetrosa
3 = Synchondrosis petrooccipitalis
4 = Synchondrosis intraoccipitalis anterior

Abb. 17.**29** Computertomographie der Schädelbasis eines Erwachsenen. Normalbefund
a = Foramen ovale
b = Foramen spinosum
c = Canalis caroticus
d = Foramen jugulare
e = Canalis hypoglossus
f = Canalis facialis
g = Synchondrosis petrooccipitalis
h = Synchondrosis sphenopetrosa

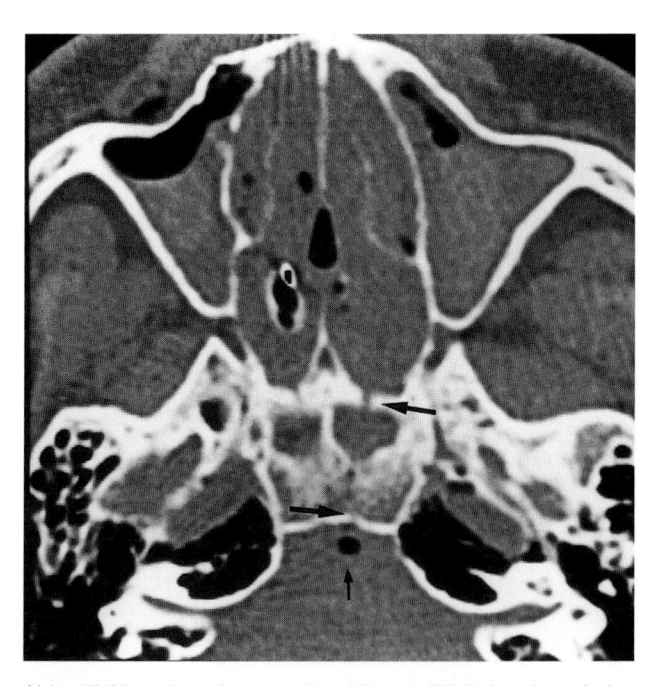

Abb. 17.**30** Längsfraktur des Klivus (Pfeile) mit Lufteinschluß im Bereich des Hirnstammes (kleiner Pfeil)

steln, posttraumatische Aneurysmen und arteriovenöse Fisteln bedürfen der neurochirurgischen Intervention.

Frakturen des Felsenbeines einschließlich des Processus mastoideus

Felsenbeinfrakturen werden nach Verlauf der Frakturlinie in *Längsfrakturen, Querfrakturen* und *komplexe Frakturen* eingeteilt (65). Sie machen gut 22% aller Schädelfrakturen aus, wobei das Ohr das am häufigsten geschädigte sensorische Organ im Rahmen eines Schädel-Hirn-Traumas ist (70).

Längsfrakturen der Felsenbeine (Abb. 17.**31** und 17.**32**) sind fünfmal häufiger als Querfrakturen (33, 65, 69). Sie verlaufen in der Längsachse der Pyramide und beziehen das Cavum tympani mit ein. Alle Längsfrakturen konvergieren in der Region des knöchernen Labyrinths, lassen es jedoch zumeist unbeschädigt. Von dort aus ziehen sie entweder in Richtung Foramen lacerum, Tuba Eustachii (Abb. 17.**33**) oder seltener in Richtung innerer Gehörgang/Foramen jugulare (29). Eine *Schalleitungsschwerhörigkeit ist obligat*. Diese kann durch eine Dislokation der Gehörknöchelchen (Abb. 17.**32**), ein Hämatotympanon (Abb. 17.**33**), eine Perforation des Trommelfells oder durch die Kombination dieser Verletzungen entstehen. Eine mögliche Innenohrschwerhörigkeit resultiert häufiger aus einer traumatisch bedingten Kontusion als aus der Destruktion des Innenohres, da dieser Frakturtyp das Labyrinth meist ausspart (65, 69). Der N. facialis wird im Rahmen von Felsenbeinlängsfrakturen in etwa 10–20% geschädigt (32).

Querfrakturen (Abb. 17.**34** und 17.**35**) machen nur etwa 20% aller Felsenbeinfrakturen aus (65). Sie verlaufen senkrecht zur Längsachse der Pyramide, unter fakultativer Beteiligung des Innenohres (lateraler Typ) oder seltener des inneren Gehörganges (medialer Typ) (44).

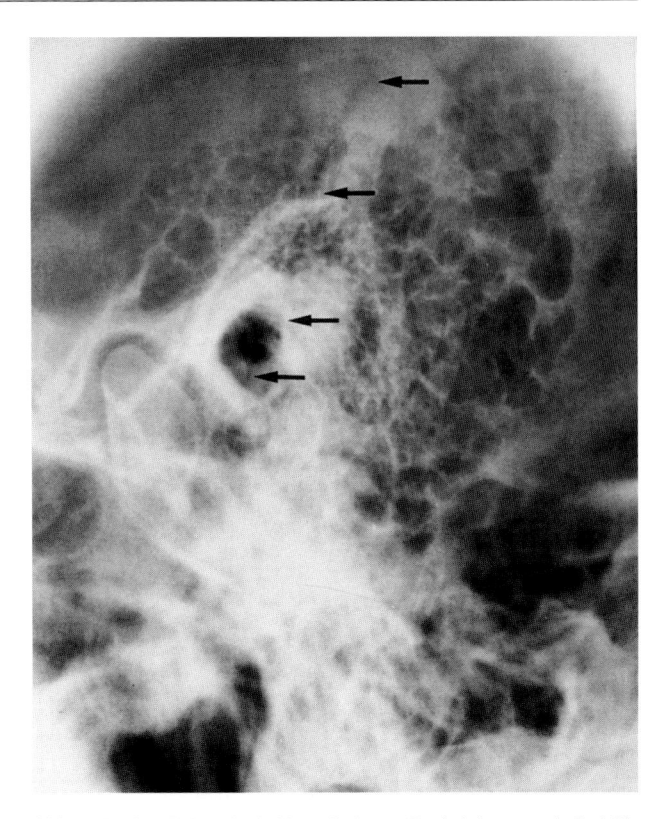

Abb. 17.**31** Felsenbeinlängsfraktur, Projektion nach Schüller. Klinisch: Schalleitungsschwerhörigkeit. Der Frakturspalt (Pfeile) verläuft durch den Boden und das Dach des äußeren Gehörganges, durch das Mittelohr in Richtung Felsenbeinspitze

Klinische Zeichen einer derartigen Fraktur sind eine Schallempfindungsstörung, Schwindel und Spontannystagmus zur gesunden Seite. Eine direkte Schädigung des N. facialis tritt in 40–50% der Fälle auf (44, 65).

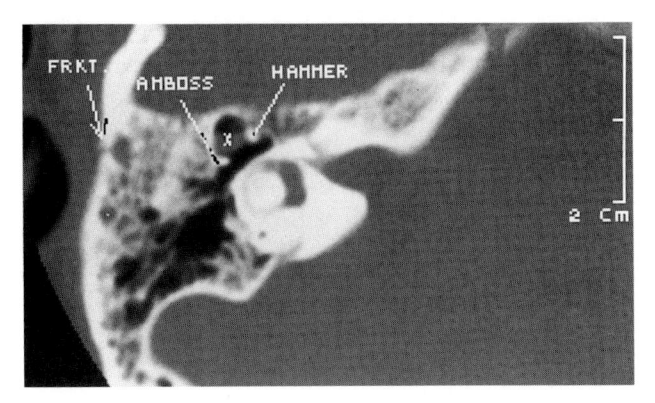

Abb. 17.**32** Anteriore Längsfraktur des Felsenbeins: Dünnschicht-CT in HR-Technik. Der Frakturspalt verläuft durchs Mittelohr. Sprengung der Gehörknöchelkette mit Distanzierung des Hammerkopfes vom Amboßkörper. Hämatotympanon (X)

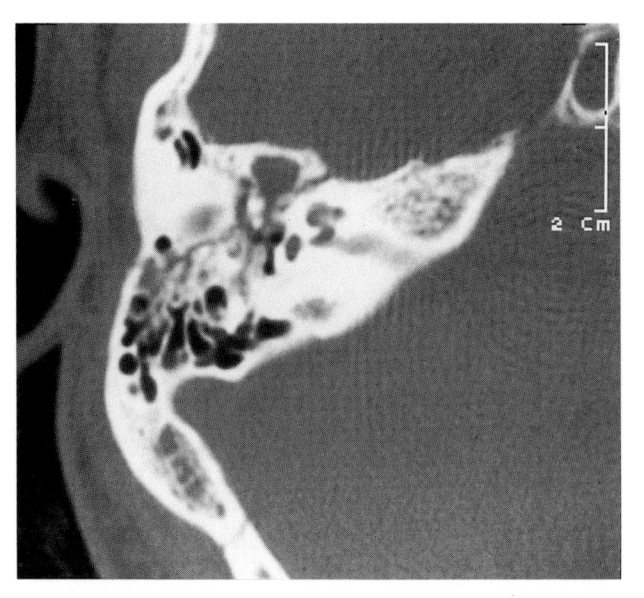

Abb. 17.**33** Komplette anteriore Längsfraktur des Felsenbeins: Dünnschicht-CT in HR-Technik. Der Frakturspalt verläuft durch das Mittelohr in Richtung Foramen lacerum/Tuba auditiva. Die Gehörknöchelchen sind intakt. Hämatotympanon

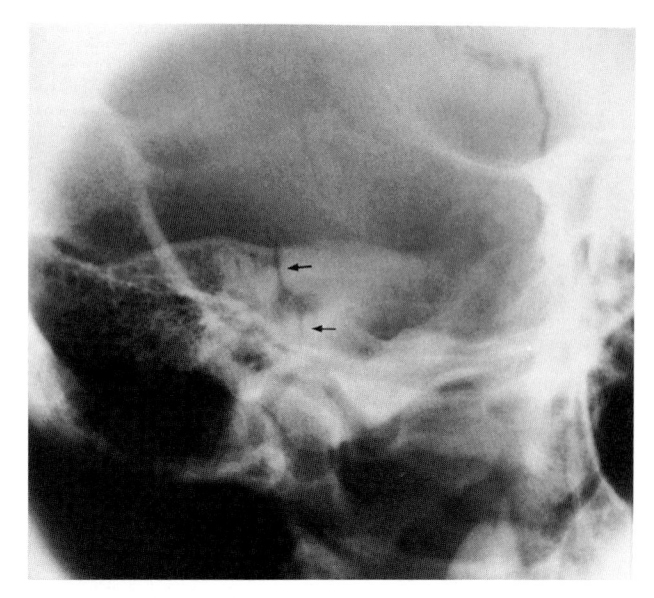

Spezielle Traumatologie

Abb. 17.**34** Querfraktur des Felsenbeins: Projektion nach Stenvers. Der Frakturspalt (Pfeile) verläuft medial der Bogengänge durch die Region des Canalis facialis und der Kochlea in Richtung Fossa jugularis

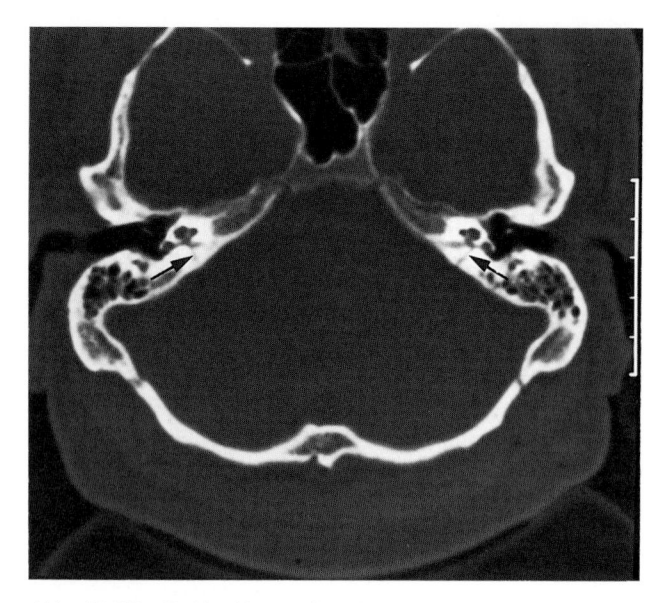

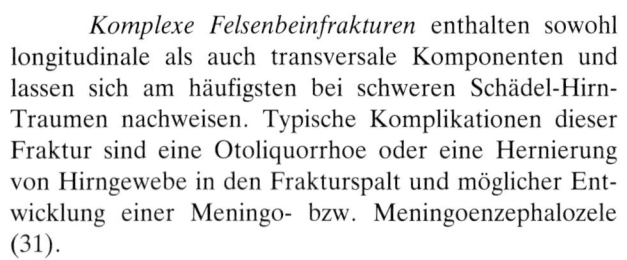

Abb. 17.**35** Beidseitige Querfraktur der Felsenbeine: Axiale Dünnschicht-CT in HR-Technik. Die Frakturen verlaufen zwischen Kochlea und Bogengängen durch das knöcherne Labyrinth (Pfeile)

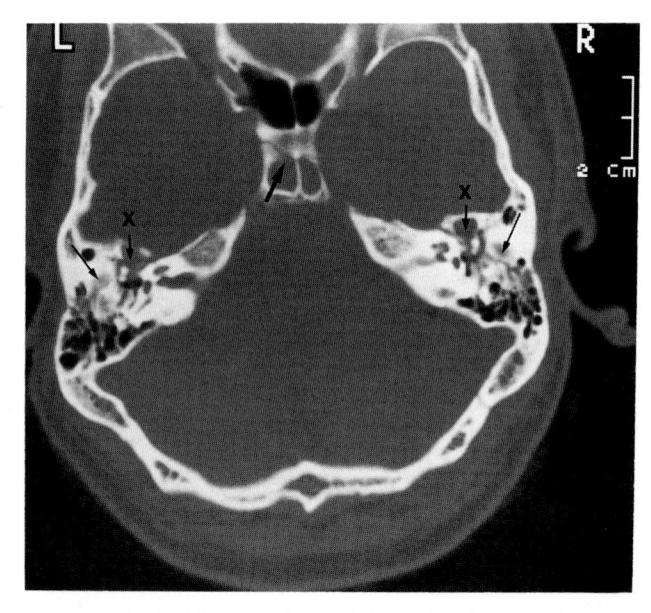

Komplexe Felsenbeinfrakturen enthalten sowohl longitudinale als auch transversale Komponenten und lassen sich am häufigsten bei schweren Schädel-Hirn-Traumen nachweisen. Typische Komplikationen dieser Fraktur sind eine Otoliquorrhoe oder eine Hernierung von Hirngewebe in den Frakturspalt und möglicher Entwicklung einer Meningo- bzw. Meningoenzephalozele (31).

Bei direkter Gewalteinwirkung auf das *Mastoid* kommt es gelegentlich zu isolierten Frakturen dieser Region, ohne Mitbeteiligung des übrigen Felsenbeines (Mittel- und/oder Innenohr). Die Einblutung in die pneumatisierten Zellsysteme führt im konventionellen Röntgenbild zu einer Verschattung dieser Strukturen bzw. einer Dichteanhebung im CT. Gelegentlich kann der äußere Gehörgang oder der vertikale Abschnitt des Canalis facialis von der Fraktur betroffen sein und eine Fazialisparese auslösen (69).

Felsenbeinfrakturen sind radiologisch oft schwierig zu erkennen. Aufgrund der häufig fehlenden Fragmentdislokation und des schrägen Frakturverlaufes können sie sich in den Standardaufnahmen des Schädels dem Nachweis entziehen (60). Bei entsprechendem Verdacht sind demnach die Spezialaufnahmen anzufertigen. Längsfrakturen lassen sich am besten in der Projektion nach Schüller (Abb. 17.**31**), Querfrakturen hingegen in der Projektion nach Stenvers (Abb. 17.**34**) diagnostizieren. Die Röntgendiagnostik sollte neben dem bloßen Frakturverlauf aber auch die Komplikationen und deren genaue Lokalisation aufzeigen. Dazu kann die konventionelle Tomographie, besser noch die Dünnschicht-Computertomographie in HR-Technik herangezogen werden (2, 33, 44, 65, 69). Die Computertomographie ist in der Lage, den exakten Frakturverlauf, Destruktionen im Bereich des Mittel- und Innenohres (Abb. 17.**32** und 17.**35**) sowie die Verletzung von angrenzenden Strukturen (z. B. Cana-

Abb. 17.**36** Beidseitige Längsfraktur (Pfeile) der Felsenbeine mit Hämatotympanon (X): Axiales Dünnschicht-CT in HR-Technik. Die Gehörknöchelkette ist intakt. Der rechte Frakturspalt zieht in Richtung Foramen lacerum und durchquert das Keilbein (großer Pfeil). Blut im Sinus sphenoidalis

lis caroticus) (Abb. 17.**36**) darzustellen. Querfrakturen sind aufgrund ihres zur Scanebene senkrechten Verlaufes sowohl in koronarer als auch in axialer Schichtführung gut erkennbar. Längsfrakturen können hingegen wegen ihrer zur Schichtebene bisweilen schrägen Verlaufsrichtung diagnostische Probleme bereiten (44). Neben der überlagerungsfreien Darstellung kleinster anatomischer Strukturen sowie der besseren Dichteauflösung besitzt die CT einen weiteren Vorteil gegenüber den konventionellen Röntgentechniken, indem die Untersuchung der Felsenbeine bereits im Rahmen der kraniellen CT durch-

17 Schädel (Hirnschädel, Gesichtsschädel)

geführt werden kann, der Patient also nicht erst wieder einbestellt, umgelagert und untersucht werden muß. Für die Bestimmung des Frakturtyps sowie den Nachweis von Komplikationen reicht die HR-Untersuchung der Felsenbeine in axialer Schichtung aus (65, 68) und kann bei besonderen Fragestellungen durch eine koronare Untersuchung ergänzt werden (68).

Die Therapie von Felsenbeinfrakturen richtet sich nach deren Komplikationen. Bei bestehender Liquorfistel wird das Leck in der Dura operativ verschlossen. Die chirurgische Behandlung von Verletzungen des Mittel- oder Innenohres ist auf die Wiedererlangung des Hörvermögens ausgerichtet und beinhaltet den alloplastischen Ersatz von Trommelfell, Gehörknöchelchen oder der Kochlea.

Frakturheilung

Im Rahmen des Heilungsprozesses von Kalottenfrakturen tritt eine Resorption von Knochengewebe im Rand-

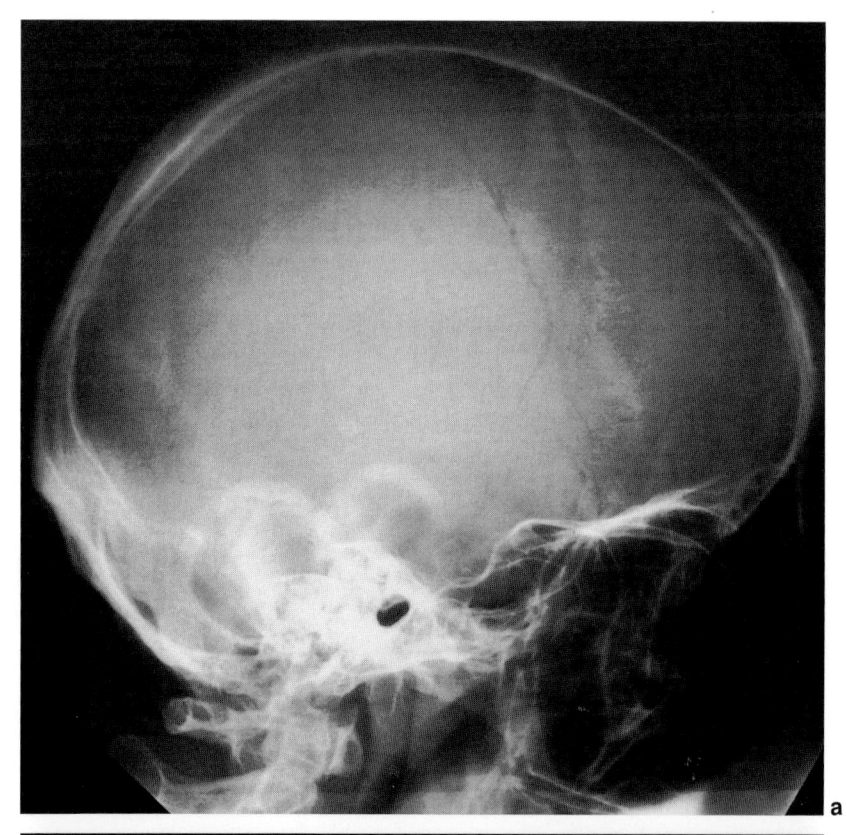

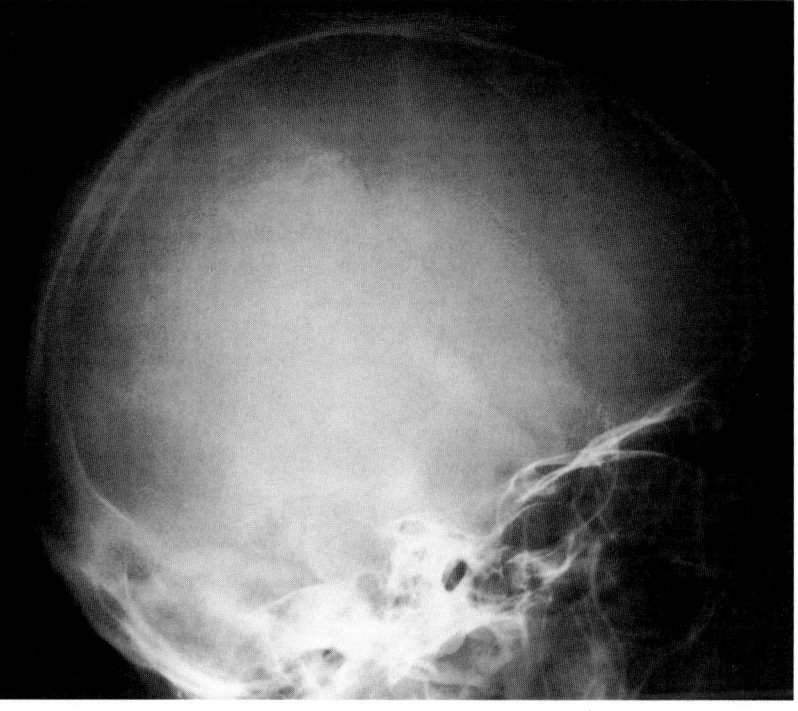

Abb. 17.**37a** u. **b** Frakturheilung. Schädelübersicht, seitliche Projektion. Lineare Frakturen links parietotemporal und links temporobasal:
a Aufnahme am Unfalltag: Die Frakturspalten sind scharf gezeichnet
b 18 Monate später: Die parietotemporale Fraktur erscheint unscharf konturiert und ist kaum noch von einer Gefäßfurche zu unterscheiden. Der temporobasale Frakturspalt ist vollkommen verheilt und nicht mehr nachweisbar

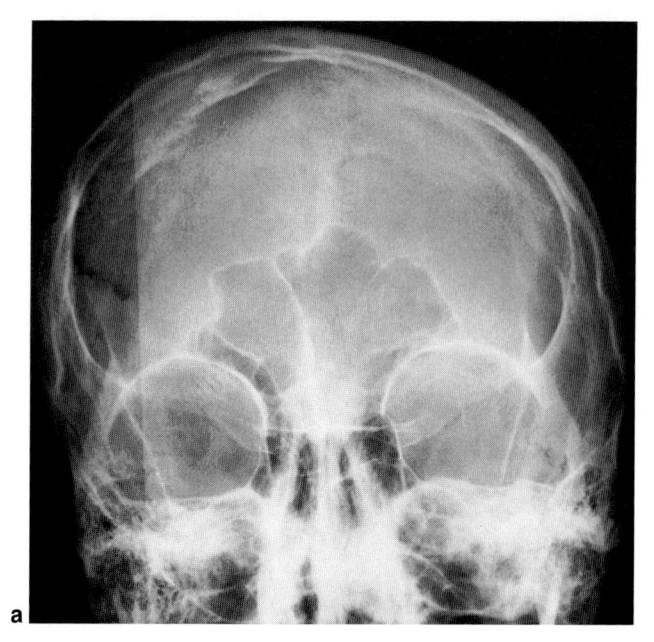

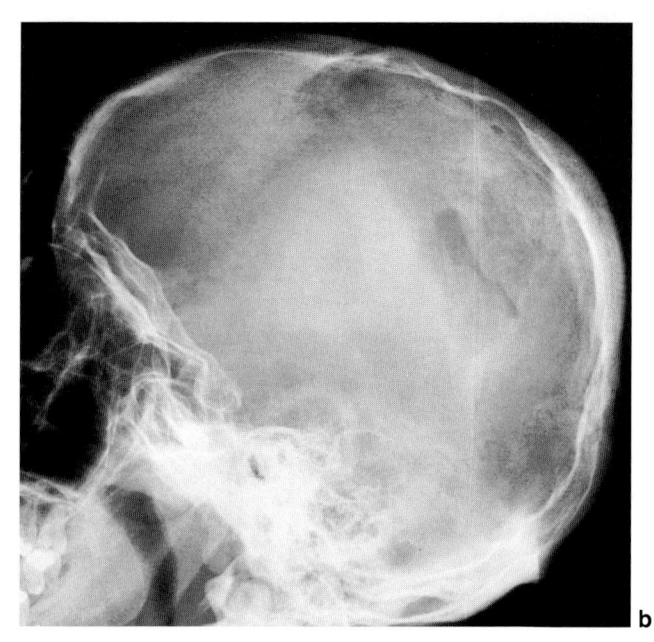

Abb. 17.**38 a** u. **b** Alte Schädelfraktur rechts parietookzipital. Der 19jährige Patient wurde als Kind von einem Lastwagen angefahren. Unvollständige Heilung der Fraktur:
a Schädelübersicht in a.-p. Projektion: Unscharfer, noch klaffender Frakturspalt. Asymmetrie des Schädels aufgrund unterschiedlichen Wachstumsverhaltens der Schädelknochen im Rahmen der Frakturheilung
b Schädelübersicht, seitliche Projektion: Der unvollständig verschlossene Frakturspalt weist im Randbereich Konturunschärfen auf

bereich auf. Folge ist eine Abrundung und Konturunschärfe der Fragmentränder. Die Fraktur läßt sich dann zunehmend schlechter von normalen Strukturen wie etwa Gefäßfurchen abgrenzen (Abb. 17.**37 a** u. **b**).

Im Erwachsenenalter ist die Frakturheilung ein recht langsamer Prozeß. Heilungszeiten von 2–3 Jahren sind keine Seltenheit (75). Bei linearen Frakturen können sich die knöchernen Defekte komplett zurückbilden (Abb. 17.**37 a** u. **b**). Breit klaffende Frakturspalten werden jedoch häufig nicht knöchern durchbaut, so daß unterschiedlich große Konturunterbrechungen des Schädelknochens nachweisbar bleiben (Abb. 17.**38 a** u. **b**).

Die chirurgische Entfernung von abgesenkten Fragmenten hinterläßt ebenfalls Defekte im Knochen, die je nach Lebensalter des Patienten in unterschiedlichem Ausmaß heilen können. Derartige Veränderungen werden bei späteren Röntgenaufnahmen gelegentlich als pathologische Knochenstrukturen interpretiert.

Intra- und extrazerebrale Verletzungen bei Schädelfrakturen

Bei Verdacht auf eine intrakranielle Begleitverletzung im Rahmen eines Schädel-Hirn-Traumas ist die Computertomographie indiziert. Man unterscheidet zwischen intra- und extrazerebralen Komplikationen.

Zu den *intrazerebralen Komplikationen* gehören die *Hirnkontusion*, das *intrazerebrale Hämatom* und das *Hirnödem*. *Extrazerebrale Verletzungen* sind die *Subarachnoidalblutung*, das *subdurale Hämatom* und das *epidurale Hämatom*.

Intrazerebrale Komplikationen

Die am häufigsten nachweisbare Hirnverletzung bei einem Schädeltrauma ist die hämorrhagische *Kontusion*. Ihr Schweregrad reicht von einer leichten Prellung der Hirnstrukturen bis zur Devitalisierung größerer Rindenareale. Dementsprechend variieren die CT-Befunde von einer kleinen Ödemzone bis hin zum Nachweis einer frischen Blutansammlung mit Dichtewerten zwischen 60–100 Hounsfield-Einheiten. Sie sind häufig frontal, okzipital oder im Bereich der Temporalpole lokalisiert (60, 75).

Intrazerebrale Hämatome (Abb. 17.**39**) entstehen durch die Zerreißung größerer Gefäße. Sie weisen eine ähnliche Lokalisation auf wie die Kontusionsherde. Das Blut wühlt sich durch die Axone der weißen Substanz, sammelt sich dort und gerinnt. Im CT erscheint die Blutung als gut abgrenzbares Areal erhöhter Dichte mit einem hypodensen Randsaum (perifokales Ödem). Raumforderungszeichen mit Verlagerung der Mittellinienstrukturen können bei großen Hämatomen nachweisbar sein. Die Blutung kann ins Ventrikelsystem einbrechen. Zimmermann (75) beobachtete bei 30% der Patienten mit intrazerebralen Hämatomen einen Ventrikeleinbruch. Die im CT sichtbaren Spätfolgen einer derartigen Verletzung zeigen nach 1–2 Jahren ein kleines liquordichtes Areal. Das benachbarte Ventrikelsystem oder die angrenzenden kortikalen Sulci können lokal erweitert sein.

Das *Hirnödem* (Abb. 17.**40**) ist eine häufige Komplikation bei Schädelverletzungen. Es kann fokal auftreten oder diffus das ganze Gehirn betreffen. In der CT

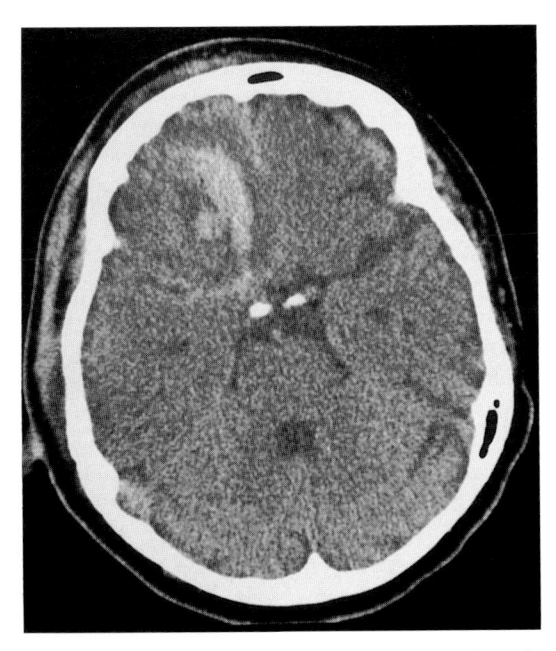

Abb. 17.39 Intrazerebrales Hämatom rechts frontal mit deutlichen Raumforderungszeichen und konsekutiver Einengung der suprasellären Zisterne

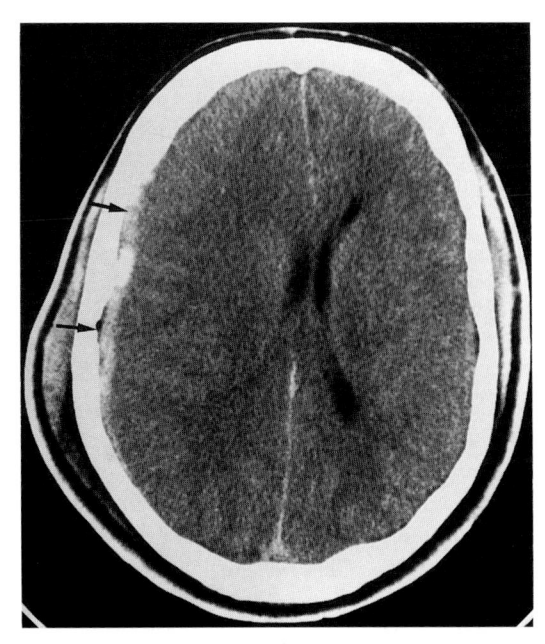

Abb. 17.40 Hirnödem bei Schädel-Hirn-Trauma mit Ausbildung eines subduralen Hämatoms rechts (Pfeile): Das Ödem zeigt sich als Hypodensität im rechten Marklager und führt zur Kompression des Seitenventrikels. Aufgrund der raumfordernden Wirkung sind die Mittellinienstrukturen zur linken Seite verlagert

zeigt sich eine hypodense Zone von unterschiedlicher Größe, die 12–24 Stunden nach dem Unfall am intensivsten ist (49). Die inneren und äußeren Liquorräume sind verengt. Gyri und Sulci weisen einen unterschiedlich starken Konturverlust auf. Bei Einseitigkeit des Befundes kommt es zur Verlagerung der Mittellinienstrukturen in Richtung der gesunden Seite. Um ödematöse Veränderungen erkennen zu können, ist die genaue Kenntnis der Variationsbreite des Normalen unerläßlich. Häufig wird der initiale CT-Befund erst richtig bewertet, wenn im Verlauf der Kontrolluntersuchungen die Rückbildung der Schwellung deutlich wird.

Extrazerebrale Komplikationen

Die traumatisch bedingte *Subarachnoidalblutung* entsteht, wenn Blut aus rindennahen Prellungsherden oder aus verletzten Gefäßen der Pia mater in den Liquorraum übertritt (Abb. 17.**41**). Eine in das Ventrikelsystem eingebrochene Blutung kann sich über die Öffnungen des IV. Ventrikels ebenfalls im Subarachnoidalraum ausbreiten (75). Der blutig durchsetzte Liquor zeigt sich in der CT als diffuse Dichteanhebung, die tief in die Sulci hineinreicht (Abb. 17.**41**). Häufige Lokalisationen sind die einer Hirnkontusion benachbarten Regionen, der Interhemisphärenspalt, der Tentoriumgiebel, die Oberwurmzisterne und die Cisterna magna (66). Durch fibroblastische Proliferation ausgelöste Verklebungen und Adhäsionen des Subarachnoidalraumes können als Komplikation der Subarachnoidalblutung einen Hydrocephalus externus (communicans) zur Folge haben. Intraventrikuläre Blutansammlungen lösen gelegentlich eine Epen-

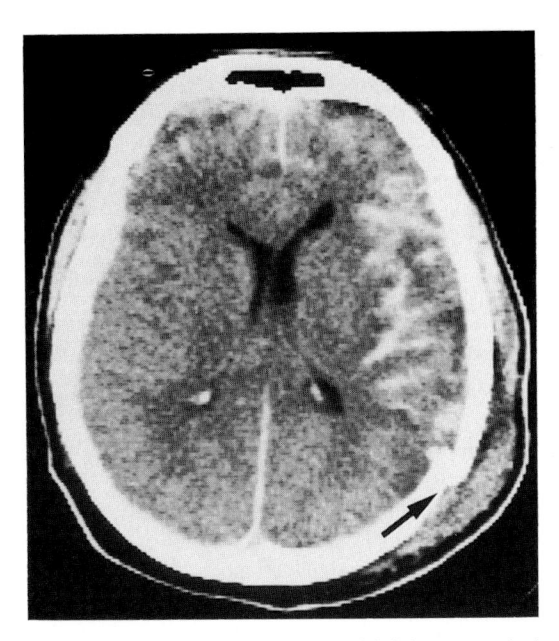

Abb. 17.41 Traumatische Subarachnoidalblutung bei Impressionsfraktur der Schädelkalotte (Pfeil): Das Blut in den äußeren Liquorräumen führt zu einer Markierung der Hirnfurchen. Im Interhemisphärenspalt ist ebenfalls Blut erkennbar. Mäßiges Hirnödem mit geringer Einengung der Seitenventrikel

dymitis aus, die wiederum über einen entzündlichen Verschluß des Aquäduktes einen Hydrocephalus internus nach sich ziehen kann.

Subdurale Hämatome entstehen durch Zerreißung von Brückenvenen zwischen der Hirnoberfläche und den

Hirnhäuten. Das Blut sickert dabei zwischen die Dura mater und die Arachnoidea. Weitere Entstehungsmechanismen sind rindennahe Blutungen, Verletzungen von großen venösen Blutleitern, pialen Gefäßen oder von Pacchionischen Granulationen (66). Das akute subdurale Hämatom zeigt sich computertomographisch als sichelförmige, zur Hirnoberfläche konkave Dichteanhebung, die der Innenseite der Schädelkalotte anliegt. Das Blut verteilt sich weitläufiger als beim epiduralen Hämatom (s. nächsten Abschnitt). Nicht selten breitet es sich über eine ganze Hemisphäre bis in den Interhemisphärenspalt aus. Die raumfordernde Wirkung wird einerseits durch das Hämatom, andererseits durch eine meist ebenfalls vorhandene Kontusion und ein Ödem verursacht.

Das *epidurale Hämatom* ist eine umschriebene Blutansammlung zwischen Tabula interna der Schädelkalotte und der Dura mater. Häufigste Lokalisation ist die Temporoparietalregion bei Verletzung eines Astes der A. meningea media. Klinisch bedeutsam ist, daß die Patienten nach einer initialen Bewußtlosigkeit neurologisch unauffällig erscheinen und später, bei Größenzunahme des Hämatoms, wieder eintrüben. In den meisten Fällen lassen sich Frakturen über der Blutungsstelle nachweisen.

Epidurale Hämatome können ebenfalls durch venöse Blutungen verursacht werden (meningeale Venen, Diploevenen, venöse Sinus). Diese sind meist im Bereich der Frontalpole, parietookzipital oder im Bereich der hinteren Schädelgrube lokalisiert (75).

Das frische epidurale Hämatom zeigt sich computertomographisch als bikonvexe, scharf begrenzte Zone von der Dichte geronnenen Blutes. Gelegentlich läßt sich im Inneren der Blutung eine „strudel- bzw. quirlförmige" Dichteminderung erkennen (sog. „swirl sign") (75), bei der es sich um Serum aus dem sich zusammenziehenden Blutgerinnsel und/oder um frisches Blut handelt. Die Mittellinienstrukturen sind unterschiedlich stark verlagert, das Ventrikelsystem ist komprimiert. Diagnostische Probleme ergeben sich bei einer subtemporalen oder hochparietalen Lage der Blutung (66). Die subtemporalen epiduralen Hämatome sind generell schwer von den Schädelbasisstrukturen abzugrenzen. Flache, über der Mantelkante gelegene Hämatome können häufig nur auf einer CT-Schicht erkannt werden. Eine Änderung der Scanebene zur Schädelachse kann den Nachweis verbessern (66).

Wie bereits in den vergangenen Abschnitten besprochen, werden epi- und subdurale Hämatome neurochirurgisch therapiert. Der begleitende Hirndruck wird medikamentös oder durch das Einbringen einer Ventrikeldrainage entlastet. Bei epiduralen Blutungen kehren die Mittellinienstrukturen nach dem chirurgischen Eingriff oft wieder in die Ausgangsposition zurück, da die Blutung in der Regel einzige Ursache für deren Verlagerung ist. Demgegenüber bleibt das Ventrikelsystem bei akuten subduralen Hämatomen auch nach erfolgter neurochirurgischer Entlastung zur Gegenseite verschoben, da ihnen meist eine multifaktorielle Genese (zusätzliche Hirnkontusionen, Ödem) zugrunde liegt (75).

Gesichtsschädel

Autounfälle und tätliche Auseinandersetzungen sind mit rund 80% die häufigsten Ursachen für Gesichtsschädelfrakturen. Stürze, Sport- und Industrieunfälle sowie Schußverletzungen sind in etwa 20% verantwortlich für ein derartiges Trauma (60).

Mittelgesichtsfrakturen sind oft mit schweren Komplikationen behaftet und können aufgrund ihrer kosmetischen Auswirkungen erhebliche Probleme bereiten. Sie sind jedoch selten lebensgefährdend, so daß ihr Nachweis bei einem Polytrauma von untergeordneter Bedeutung ist. Eine spezielle Diagnostik muß dann zugunsten wichtigerer Untersuchungen zurückgestellt werden.

Häufig sind die im Rahmen der Akutversorgung angefertigten Röntgenaufnahmen des Gesichtsschädels aufgrund technischer Mängel unbefriedigend in ihrer Aussage. Der Kliniker verläßt sich bei der Primärdiagnostik daher mehr auf die Inspektion und Palpation. Besonderheiten des Frakturverlaufes, die genaue Klassifizierung der Frakturen sowie eine etwaige Operationsindikation können mit der klinischen Untersuchung allerdings nicht erfaßt werden. Hierzu bedarf es einer sorgfältig durchgeführten präoperativen radiologischen Diagnostik.

Diese weist dann die Lage der Fragmente, das Ausmaß einer Dislokation, Fremdkörper und Besonderheiten im Operationsgebiet nach. Dabei wird in zunehmendem Maße die CT-Untersuchung mit dreidimensionaler Rekonstruktion für die Therapieplanung und plastische Rekonstruktion eingesetzt (12, 20, 21).

Radiologische Diagnostik

Radiologische Standarddiagnostik (Nativdiagnostik)

Die Röntgendiagnostik von Gesichtsschädelfrakturen ist schwierig. Die Vielzahl der sich überlagernden Knochenstrukturen und deren unterschiedliche Abbildungsweise in den einzelnen Projektionen bereitet besonders den radiologischen Anfängern Probleme. Eine wesentliche Voraussetzung für die erfolgreiche Beurteilung der Aufnahmen ist die genaue Kenntnis ihrer technischen Durchführung. Ebenso erfordert die Komplexität der leicht verletzbaren Gesichtsschädelknochen ein sehr gutes Verständnis für deren Anatomie und bestimmte Verletzungsmuster.

Folgende Aufnahmeprojektionen sind zur Beurteilung des Gesichtsschädels geeignet: *Caldwell* (okzipitofrontal), *Waters* (okzipitodental), *Schädel seitlich, Schädel axial* (Submentovertex-Projektion).

17 Schädel (Hirnschädel, Gesichtsschädel)

Im Gegensatz zur sonst geübten Praxis sollte bei traumatologischen Fragestellungen auf die Lochblende verzichtet werden, damit keine wichtigen Knochenstrukturen am Bildrand ausgeblendet werden.

Aufnahme nach Caldwell (okzipitofrontal)

Durchführung: Die Aufnahme wird üblicherweise im Sitzen durchgeführt. Stirn und Nase des Patienten liegen dem Rasterwandgerät an. Die deutsche Horizontale steht senkrecht zur Filmebene. Der Zentralstrahl weist ihr gegenüber eine Kaudalneigung von 23 bis 25 Grad auf (72).

Diese Projektion gilt in der Traumatologie als Standardaufnahme zur Beurteilung der knöchernen Orbitae. Aus diesem Grund ist es wichtig, daß sich die Felsenbeinoberkanten immer unterhalb der Orbitaböden projizieren und keine Überlagerung dieser Strukturen zustande kommt. Ist dies nicht der Fall, so muß die Aufnahme mit einem etwas stärker nach kaudal gekippten Zentralstrahl wiederholt werden.

Aussage: In dieser Projektion stellt sich eine Fraktur des Orbitarandes am besten dar. Weitere Strukturen wie die Linea innominata, die Fissura orbitalis superior (trennt den großen vom kleinen Keilbeinflügel und bildet die Austrittsöffnung für die Hirnnerven III, IV, VI) sowie Teile der beiden Keilbeinflügel lassen sich beurteilen (Abb. 17.42). Frakturen und Verschattungen des Sinus frontalis, der Ethmoidalzellen und des Cavum nasi können ebenfalls erkannt werden.

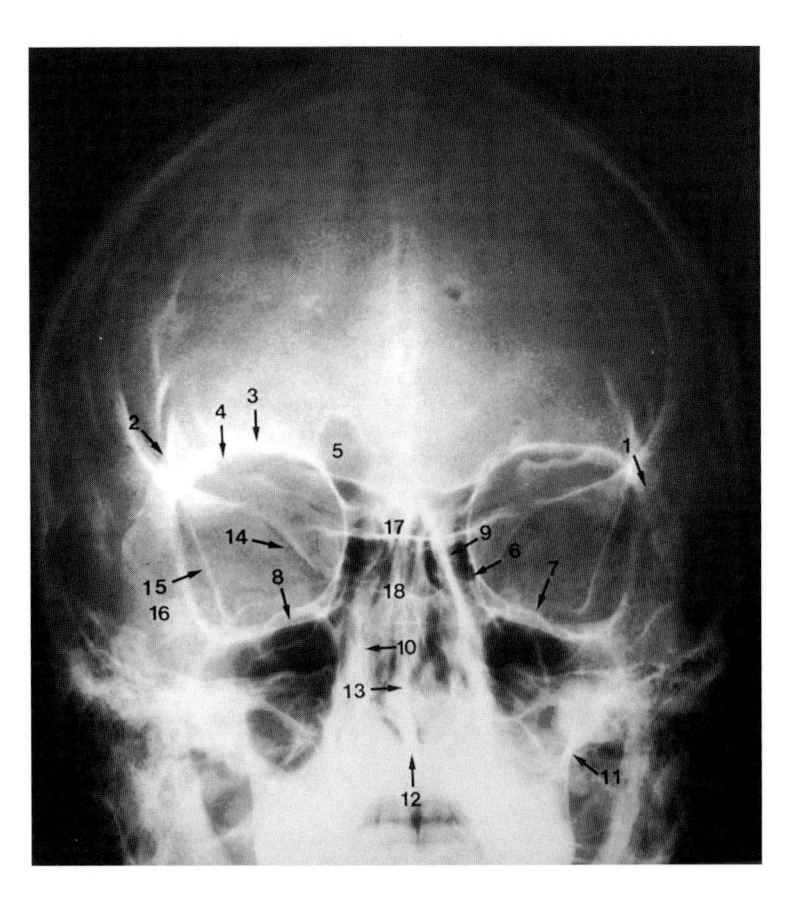

Aufnahme nach Waters (okzipitodental)

Durchführung: Der Patient befindet sich, ähnlich wie bei der Caldwell-Projektion, mit dem Gesicht zur Filmebene gewandt. Der Zentralstrahl verläuft horizontal, d. h., die Röntgenröhre wird nicht gewinkelt. Der Kopf des Patienten wird so weit nach dorsal flektiert, bis die deutsche Horizontale mit dem einfallenden Zentralstrahl einen Winkel von 37 Grad bildet (72). Bei einer gut eingestellten Aufnahme erscheinen die Felsenbeinoberkanten unterhalb der Kieferhöhlen (Abb. 17.43).

Aussage: Die Aufnahme gestattet eine Beurteilung des Oberkiefers, der Kieferhöhlen, der Jochbeine und -bögen, der Orbitaränder (besonders der Seiten- und Unterränder) und der nasalen Strukturen (Abb. 17.43). Dolan u. Jacoby (8) geben drei Hilfslinien an, die bei der Betrachtung der Gesichtsschädelkonturen im Hinblick auf Frakturen sehr hilfreich sind (Abb. 17.44). Die Konturen der Linie 2 und 3 erinnern entfernt an die Silhouette eines Elefantenschädels, bei dem der Jochbogen den Rüssel darstellt. Kontinuitätsunterbrechungen weisen auf Frakturen hin. Nach Litwan u. Fliegel (48) besitzt diese Projektion die größte Aussagekraft bei der Beurteilung von Gesichtsschädelfrakturen.

Laterale Projektion

Durchführung: Die Einstellung dieser Aufnahme ist bereits im Abschnitt „Hirnschädel" erläutert worden (S. 162). Damit eine gute Belichtung der Gesichtsschädelstrukturen gewährleistet ist, sollte jedoch eine um 10 KV niedrigere Röhrenspannung gewählt werden.

Abb. 17.**42** Projektion nach Caldwell (okzipitofrontal). Normalbefund
 1 = Sutura frontozygomatica
 2 = Processus zygomaticus ossis frontalis
 3 = Orbitadach
 4 = oberer (palpabler) Orbitarand
 5 = Sinus frontalis
 6 = Lamina papyracea
 7 = hinterer Teil des Orbitabodens
 8 = vorderer Teil des Orbitabodens
 9 = Processus frontalis maxillae
10 = laterale Nasenwand
11 = laterale Wand des Sinus maxillaris
12 = harter Gaumen
13 = Lamina perpendicularis und Vomer
14 = Fissura orbitalis superior
15 = Linea innominata
16 = Processus frontalis des Jochbeins
17 = Planum sphenoidale
18 = Boden der Sella turcica

190　Spezielle Traumatologie

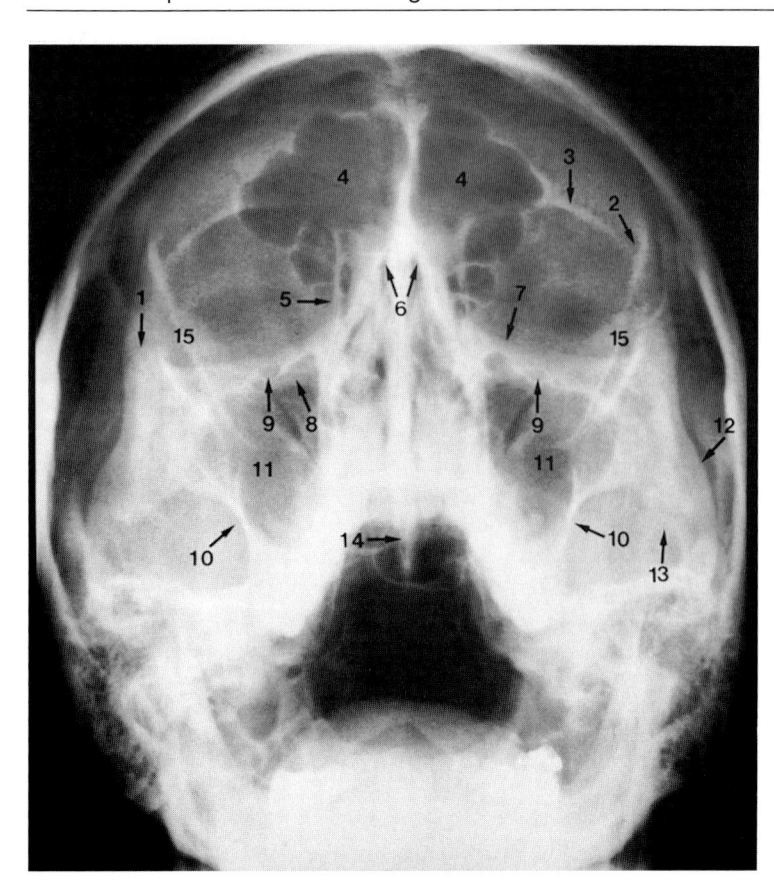

Abb. 17.**43**　Projektion nach Waters (okzipitodental). Normalbefund
 1 = Sutura frontozygomatica
 2 = Processus zygomaticus ossis frontalis
 3 = vorderer Teil des Orbitadaches
 4 = Sinus frontalis
 5 = Lamina papyracea
 6 = Os nasale
 7 = vorderer (palpabler) Teil des unteren Orbitarandes
 8 = Orbitaboden (ca. 1 cm dorsal des vorderen Orbitarandes)
 9 = Foramen infraorbitale
10 = laterale Wand des Sinus maxillaris
11 = Sinus maxillaris
12 = oberer Rand des Jochbogens
13 = unterer Rand des Jochbogens
14 = Vomer
15 = Linea innominata

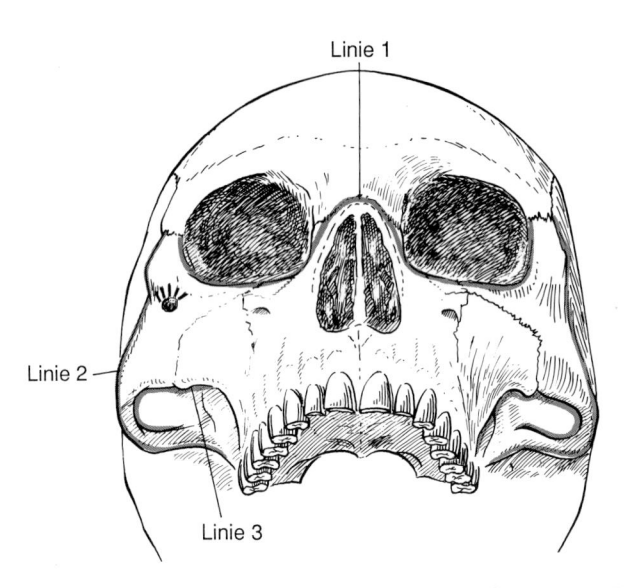

Abb. 17.**44**　Hilfslinien zur Beurteilung von Gesichtsschädelfrakturen in der Projektion nach Waters:
Linie 1 beginnt an der medialen Begrenzung der Sutura frontozygomatica und folgt den orbitalen Rändern des Jochbeins, der Maxilla, des Stirnbeins und dem Os nasale sowie den entsprechenden Strukturen der kontralateralen Gesichtshälfte
Linie 2 beginnt an der lateralen Begrenzung der Sutura frontozygomatica und folgt den äußeren und oberen Konturen des Jochbeins und des Jochbogens bis in die Fossa glenoidalis
Linie 3 beginnt am unteren lateralen Rand der Maxilla, folgt der äußeren Wandkontur der Kieferhöhle, der inferioren Begrenzung des Jochbogens und endet in der Fossa glenoidalis

17 Schädel (Hirnschädel, Gesichtsschädel)

Aussage: Die seitliche Aufnahme gestattet die Beurteilung der Vorder- und Hinterwand des Sinus frontalis, des Bodens der vorderen Schädelgrube, der lateralen Orbitaränder, der Vorder- und Hinterwand der Kieferhöhlen, des harten Gaumens, des Sinus sphenoidalis, der Mandibula, der retropharyngealen Weichteile und des Nasopharynx (Abb. 17.**45**). Für die Betrachtung des Nasenbeines ist die Aufnahme in der Regel zu dunkel.

Die Analyse der sich überlagernden Strukturen gelingt leichter mit den von Dolan und Mitarbeitern entworfenen Hilfslinien (Abb. 17.**45**). Frakturbedingte Dislokationen und Verschiebungen lassen sich mit ihrer Hilfe erkennen.

Die laterale Projektion ist die zweite wichtige Projektion für die konventionelle Tomographie bei der radiologischen Diagnostik von Gesichtsschädelfrakturen.

Axiale Projektion

Durchführung: Diese Aufnahme wurde hinsichtlich ihrer technischen Durchführung bereits im Abschnitt „Hirnschädel" besprochen (S. 163).

Aussage: Drei knöcherne Linien im anterolateralen Bereich der Schädelstrukturen sind bei dieser Aufnahme von besonderem diagnostischen Wert (Abb. 17.**46**):

- eine leicht S-förmige Linie (meist am weitesten anterior und medial gelegen), die der lateralen Kieferhöhlenwand entspricht (Linie 1),
- eine etwas gestreckter verlaufende Linie, welche meist dorsal und lateral von der ersten Linie liegt und der lateralen Orbitawand entspricht (Linie 2),
- eine nach ventral konvexe Linie, welche der vorderen Begrenzung der mittleren Schädelgrube entspricht und in ihrer medialen Kontur oft mit Linie zwei verschmilzt (Linie 3).

Spezialaufnahmen

Neben den beschriebenen Standardprojektionen zur Beurteilung des Gesichtsschädels können je nach Geräteausstattung und Fragestellung weitere Spezialaufnahmen angefertigt werden.

Panorama-Aufnahmen gehören in vielen Abteilungen zum Routineverfahren bei der Untersuchung von kraniofazialen Verletzungen. Ihr Einsatz ist besonders bei Frakturen von Ober- und Unterkiefer sinnvoll (Abb. 17.**64** und 17.**65**).

Die *Projektion nach Rhese* kann bei einem Orbitatrauma von Nutzen sein. Sie deckt eine Frakturbeteiligung des Canalis n. optici auf und gestattet die Beurteilung von Teilen des kontralateralen Orbitabodens sowie der hinteren Ethmoidalzellen. Die gut eingestellte Aufnahme läßt den Optikuskanal im unteren äußeren Quadranten der Orbita erscheinen.

Die *Projektion nach Towne* (S. 162, Abb. 17.**1 d**) zeigt die Fissura orbitalis inferior, die Hinterwände der Kieferhöhlen, die Rr. mandibulae einschließlich der Kieferköpfchen sowie die hinteren Anteile der Jochbögen.

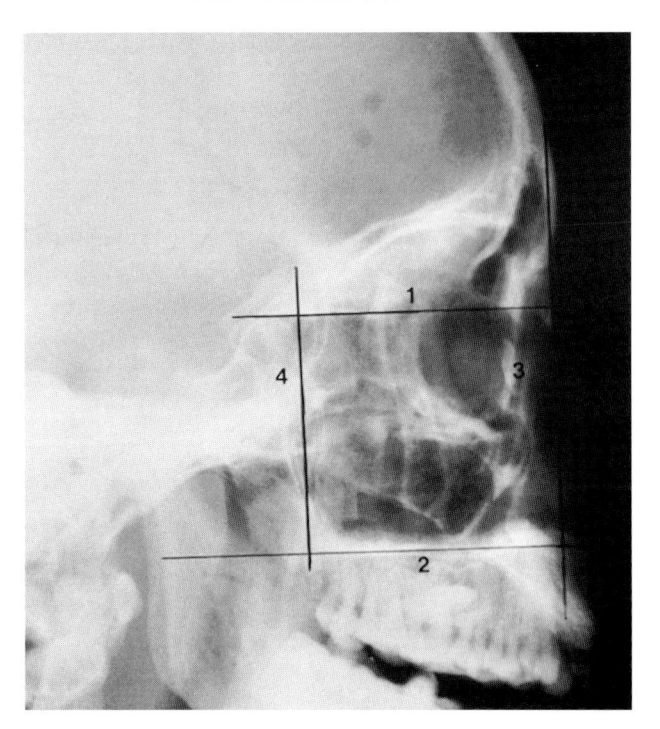

Abb. 17.**45** Hilfslinien zur Beurteilung von Gesichtsschädelfrakturen in der seitlichen Projektion (nach Dolan u. Mitarb.):
Linie 1 verläuft im Planum sphenoidale
Linie 2 verläuft entlang der Oberfläche des harten Gaumens
Linie 3 verläuft als imaginäre Linie zwischen der Vorderwand des Sinus frontalis und der Spina nasalis anterior
Linie 4 verläuft parallel zu Linie 3 vom großen Keilbeinflügel zur hinteren Begrenzung des harten Gaumens
Die Linien 1 und 2 sowie 3 und 4 sollten bei regulärer Stellung der knöchernen Strukturen und gut eingestellter Aufnahme parallel zueinander verlaufen

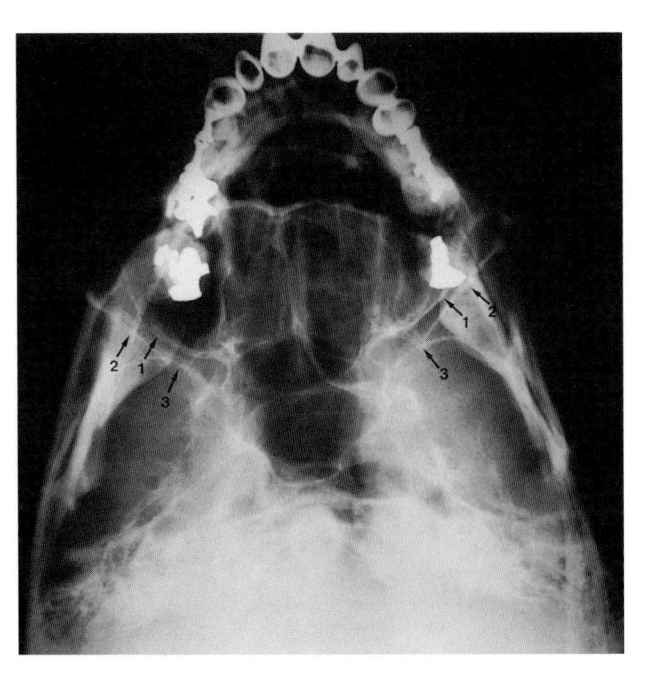

Abb. 17.**46** Axiale Projektion (s. Text)

192 Spezielle Traumatologie

Es lassen sich noch zahlreiche Spezialaufnahmen anführen, auf die im Rahmen dieses Buchkapitels allerdings nicht weiter eingegangen werden kann.

Konventionelle Tomographie

Durchführung: Konventionelle Tomogramme werden üblicherweise in der Waters-, Caldwell- oder seitlichen Projektion angefertigt. Die Schichtdicke beträgt 2–5 mm. Weitere Einzelheiten s. Abschnitt „Hirnschädel".

Aussage: Mit Hilfe der pluridirektionalen Tomographie lassen sich Frakturverläufe genauer darstellen als mit Übersichtsprojektionen. Herausgesprengte Knochenfragmente können ebenso nachgewiesen werden wie hämatombedingte Verschattungen und Fremdkörper.

Generell erscheint die Durchführung der Untersuchung in der Waters-Projektion weniger sinnvoll, da wichtige Strukturen wie etwa die Alveolarfortsätze, der harte Gaumen, die Orbitaböden und -dächer nicht senkrecht, sondern schräg zur Schichtebene verlaufen. Ihre Darstellung ist daher nicht so exakt wie in der Projektion nach Caldwell (9).

Computertomographie

Durchführung: Die *axiale Schichtführung* gilt als *Standardmethode* für die computertomographische Untersuchung des Gesichtsschädels. Es werden aufeinanderfolgende Schichten von 2–5 mm Dicke parallel zur inferioren Orbito-meatal-Linie erstellt. Die erste Schicht liegt in Höhe des Alveolarfortsatzes der Maxilla, die letzte oberhalb des Sinus frontalis.

Für ein *koronares CT* des Gesichtsschädels genügt die Anfertigung von 5 mm dicken Schichten. Sie beginnen an der Vorderfläche des Sinus frontalis und enden am Dorsum sellae.

Direkte koronare CT-Schichten in einem Winkel von 90 Grad zur inferioren Orbito-meatal-Linie sind bei alten Patienten oder beim Vorhandensein von metallischem Zahnersatz nicht durchführbar. Daher ist es nicht selten nötig, die Untersuchung zu modifizieren. Der ideale Abtastwinkel läßt sich am einfachsten durch ein laterales Übersichtsradiogramm bestimmen. Die am weitesten dorsal gelegene Schicht verläuft unmittelbar ventral des Zahnersatzes und dorsal des zu untersuchenden Areales an der Schädelbasis.

Aussage: Bei *axialer Untersuchungstechnik* verlaufen die horizontalen Strukturen (harter Gaumen, Orbitaböden und Boden der vorderen Schädelgrube) annähernd parallel zum abtastenden Röntgenstrahl und sind daher nur schlecht bzw. gar nicht beurteilbar.

Die koronar ausgerichteten Knochenpfeiler (Vorder- und Hinterwand der Kieferhöhlen, Jochbeine, Os frontale, Pterigoidfortsätze) und die sagittal verlaufenden Knochenstrukturen des Gesichtsschädels (Nasenseptum, mediale Wände der Kiefer- und Augenhöhlen, laterale Anteile der Alveolarfortsätze, Seitenwände der Kieferhöhlen und Orbitae) sind dagegen einer Beurteilung zugänglich (16, 17).

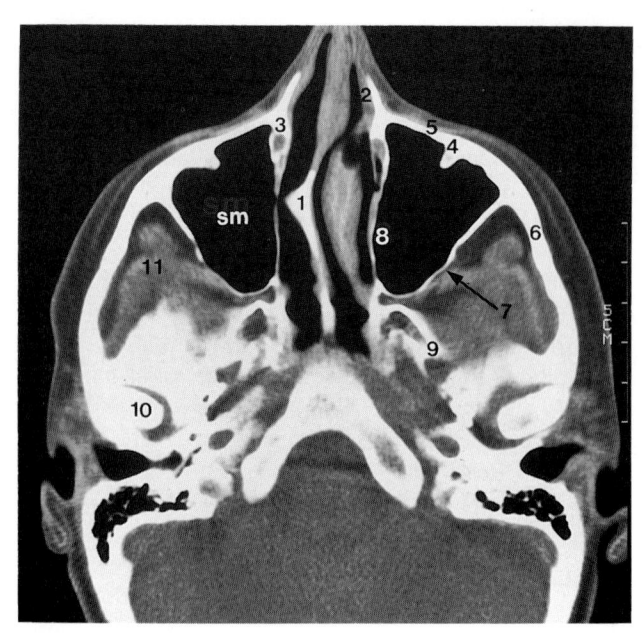

Abb. 17.**47** Computertomographie des Gesichtsschädels, axiale Schicht in Kieferhöhlenmitte
1 = Lamina perpendicularis
2 = Processus frontalis maxillae
3 = knöcherner Anteil des Ductus nasolacrimalis
4 = Canalis infraorbitalis (angeschnitten)
5 = Vorderfläche des Sinus maxillaris
6 = Arcus zygomaticus
7 = Hinterwand des Sinus maxillaris
8 = mediale Wand des Sinus maxillaris
9 = Processus pterigoideus
10 = Caput mandibulae
11 = Fossa infratemporalis
sm = Sinus maxillaris

Die wesentlichen anatomischen Aspekte lassen sich in vier repräsentativen axialen Schichten darstellen. Diese verlaufen in Höhe des Alveolarfortsatzes der Maxilla, als Mittelschicht durch beide Kieferhöhlen (Abb. 17.**47**), in Höhe der Orbitaböden und durch Orbitamitte.

Bei *koronarer Untersuchungstechnik* lassen sich die horizontalen und sagittalen knöchernen Pfeiler des Gesichtsschädels am besten untersuchen. Die parallel zum Röntgenstrahl gelegenen Knochenstrukturen entziehen sich häufig einer adäquaten Beurteilung (16, 17).

Sechs Schichten sind für eine richtige Interpretation der Untersuchung von Bedeutung.

Schicht 1 verläuft durch den Sinus frontalis und die vordere Schädelgrube, Schicht 2 durch die vorderen Orbitadächer und den Processus frontalis maxillae, Schicht 3 durch Orbita- und Bulbusmitte. Die Schichten 4–6 (Abb. 17.**48 a** u. **b**) ziehen durch den Retrobulbärraum, die Fissura orbitalis superior und inferior sowie durch die Pterigoidfortsätze der Keilbeine.

Wertung der verschiedenen Verfahren

Die konventionellen Röntgenverfahren besitzen in der Diagnostik von Gesichtsschädelfrakturen einen unverän-

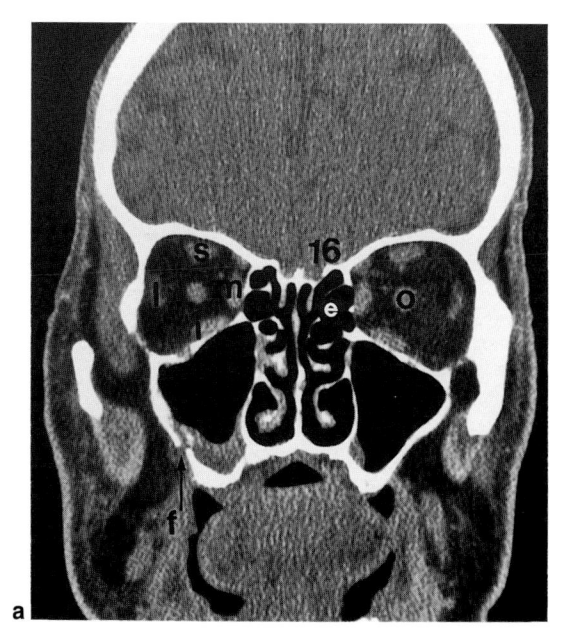

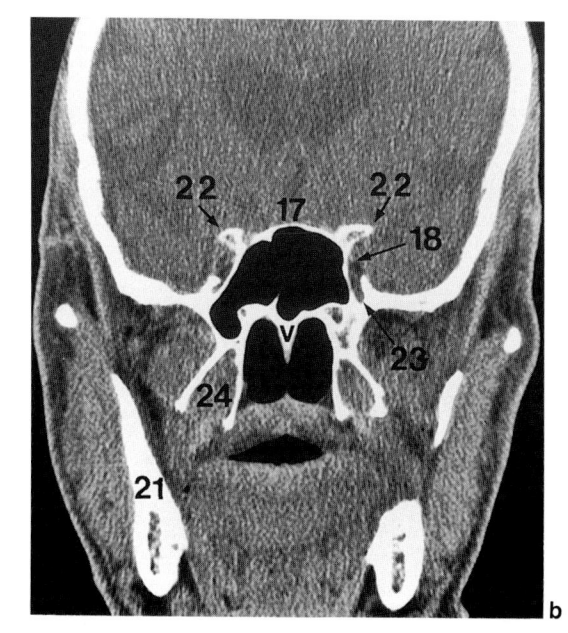

Abb. 17.**48 a** u. **b** Computertomographie, koronare Schichten, Normalbefund:

a Schicht durch den Retrobulbärraum
16 = Dach des Sinus ethmoidalis
e = Sinus ethmoidalis
f = Fraktur der lateralen Kieferhöhlenwand rechts
o = N. opticus
s = M. rectus superior
l = M. rectus lateralis
m = M. rectus medialis
i = M. rectus inferior

b Schicht durch die Processus pterigoidei
17 = Planum sphenoidale
18 = Fissura orbitalis superior
21 = Mandibula
22 = Processus clinoideus anterior
23 = Foramen rotundum
24 = Processus pterigoideus

dert hohen Stellenwert. Bei sorgfältig durchgeführter Untersuchungstechnik lassen sich Frakturen mit hoher Sensitivität erfassen. Vor allem die Schichtuntersuchung und Aufnahmen in Panoramatechnik weisen auch geringe Fragmentdislokationen nach und gestatten eine korrekte Klassifikation der Frakturen.

Allen konventionellen radiologischen Verfahren ist jedoch gemeinsam, daß ihre Durchführung bei schwer traumatisierten Patienten aufgrund der ungünstigen Lagerungsbedingungen mit Schwierigkeiten behaftet ist. Demgegenüber bietet die Ausweitung der kraniellen Computertomographie in Form einer axialen Untersuchung des Gesichtsschädels den Vorteil, daß kein zeitlicher Mehraufwand benötigt wird und die Untersuchung zum Zeitpunkt der Primärversorgung ohne Umlagerungsprobleme durchgeführt werden kann (39).

Im Rahmen der präoperativen Röntgendiagnostik besitzen die konventionelle Tomographie und CT die gleiche Nachweisempfindlichkeit für Frakturen, besonders, wenn sie in zwei Ebenen durchgeführt werden (11, 14, 34, 45, 50, 57). Bei speziellen Fragestellungen (z. B. komplexe Frakturen, Weichteilverletzungen) erweist sich die CT als überlegen (14, 34, 45), ist allerdings nicht so kostengünstig wie die konventionelle Tomographie (50).

Traumatologie

Frakturzeichen

Indirekte Frakturzeichen

Indirekte Frakturzeichen sind die *Weichteilschwellung* (Abb. 17.**49**) und die *Verschattung der Nasennebenhöhlen* (Abb. 17.**50**). Ihnen kann, muß aber keine Fraktur zugrunde liegen.

Direkte Frakturzeichen

Unter direkten Zeichen einer Fraktur versteht man die *Konturunterbrechung* der Kortikalis (Abb. 17.**50** und 17.**51**), die *Konturüberlappung* von sich überlagernden Fragmenten (Abb. 17.**51**), die *lineare Verdichtung* eines quer im Zentralstrahl liegenden Fragmentes (Abb. 17.**51**), das *periorbitale Emphysem* (Abb. 17.**52 a**) und das *„fehlende Fragment"* (Abb. 17.**52 b**).

Welche Frakturzeichen nachweisbar sind und in welcher Kombination sie auftreten, hängt vom Verletzungsmechanismus sowie vom Ausmaß und Art der Fragmentdislokation gegenüber den intakten knöchernen Strukturen ab.

Spezielle Traumatologie

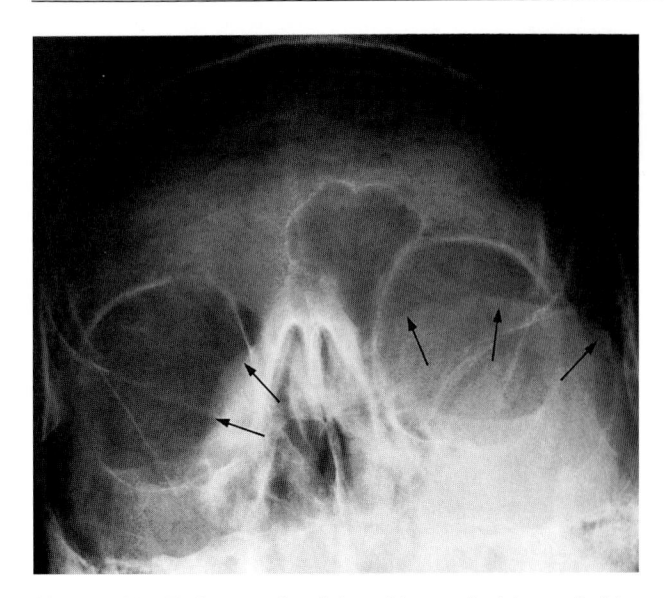

Abb. 17.**49** Patient mit linksseitiger Jochbogenfraktur (nicht abgebildet): Orbitaübersichtsaufnahme. Weichteilschwellung über der linken Gesichtshälfte (Pfeile) als indirektes Zeichen einer Fraktur. Die knöchernen Strukturen der Orbitae sind intakt

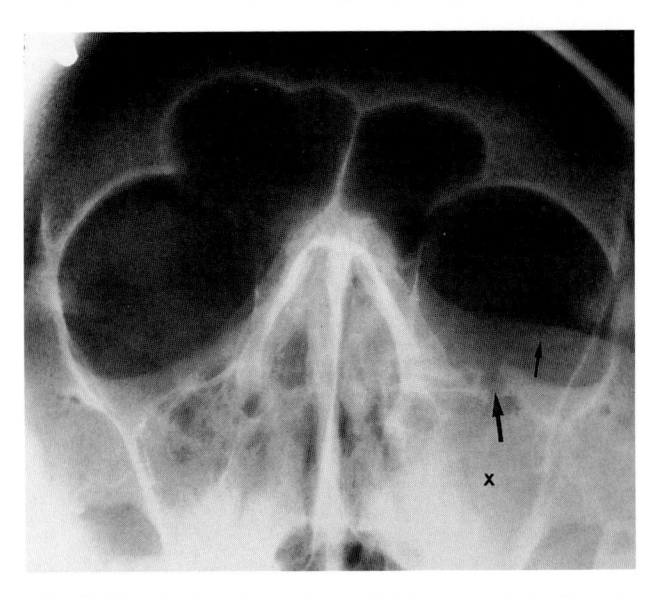

Abb. 17.**50** Fraktur des unteren Orbitarandes links. Projektion nach Waters. Verschattung des linken Sinus maxillaris (X) und Weichteilschwellung über dem linken unteren Orbitarand als indirekte Frakturzeichen (kleiner Pfeil). Konturunterbrechung der Kortikalis im vorderen Anteil des Orbitabodens (direktes Frakturzeichen)

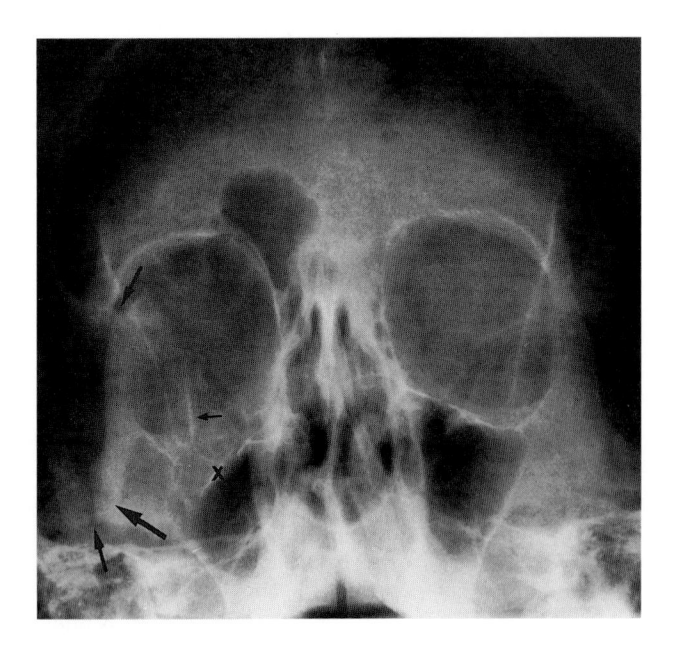

Abb. 17.**51** Jochbeinimpressionsfraktur rechts. Projektion nach Caldwell: Konturunterbrechung der Kortikalis in der Sutura frontozygomatica und im Processus temporalis des Jochbeins (mittlere Pfeile). Dichteanhebung des dislozierten Fragmentes im Überlappungsbereich mit anderen Knochenstrukturen (großer Pfeil). Absenkung des Orbitabodens (X). Ein Fragment des Orbitabodens steht vertikal (kleiner Pfeil) und führt zu einer linearen Verdichtungsfigur

Abb. 17.**52a** u. **b** Fraktur der Lamina papyracea links:
a Periorbitales Empyhsem um den linken Bulbus oculi als direktes Zeichen einer Fraktur. Die Fraktur ist im Übersichtsbild nicht erkennbar
b Anderer Patient als in **a**. Die koronare Schichtaufnahme zeigt ein „fehlendes Fragment" im Bereich der medialen Orbitawand links (großer Pfeil). Orbitaemphysem (kleine Pfeile)

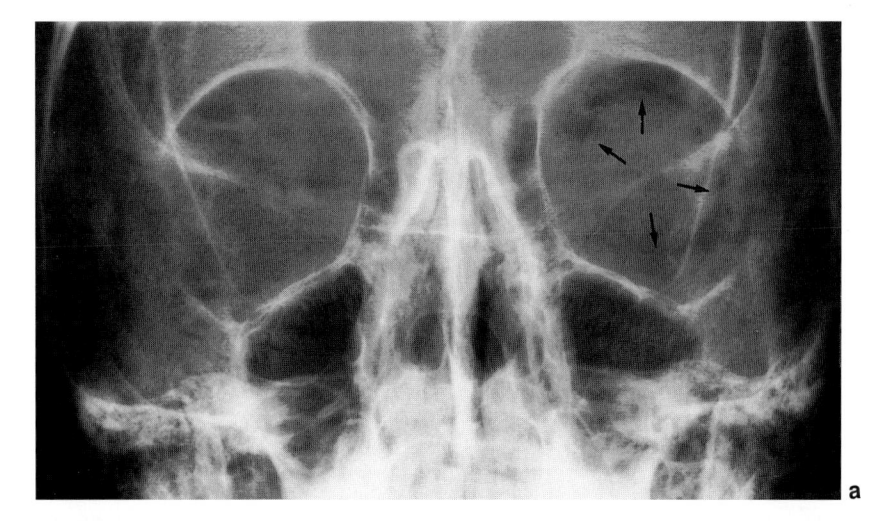

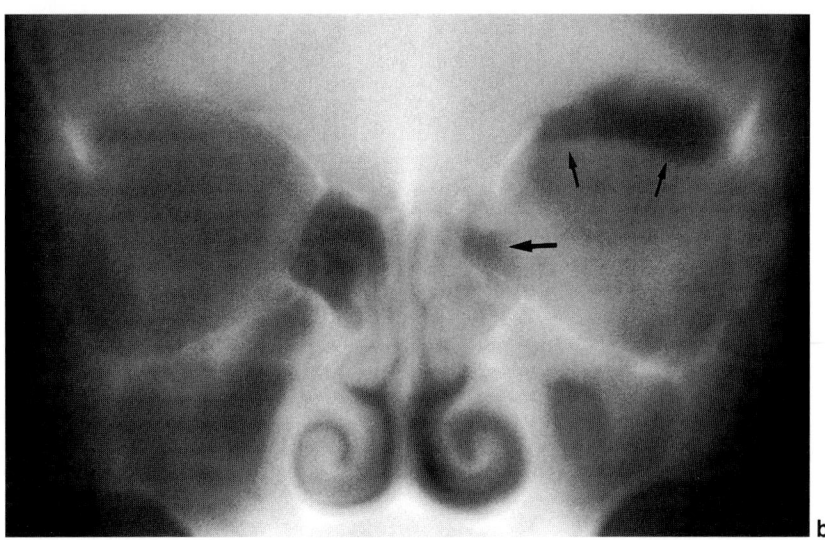

Umschriebene Gesichtsschädelverletzungen

Frakturen der Nase

Die Nasenbeinfraktur ist – obwohl sie die häufigste knöcherne Verletzung des Gesichtsschädels darstellt – auch die am meisten übersehene Fraktur dieser Region (19). Dabei ist bereits die klinische Diagnose leicht zu stellen. Die Röntgenaufnahme dokumentiert lediglich den Befund und zeigt die Richtung sowie das Ausmaß der Fragmentdislokation an.

Frakturen der Nasenregion können das paarige Os nasale, den Processus frontalis maxillae, das Pflugscharbein (Vomer) und die Lamina perpendicularis des Siebbeines betreffen. Nach Murray u. Maran (51) lassen sich charakteristische Frakturmuster beschreiben (Abb. 17.**53** und 17.**54**). Dessen ungeachtet handelt es sich im Röntgenbild meist um einfache, querverlaufende Impressionsfrakturen des Os nasale, bei denen das distale Fragment abgesenkt ist.

Der radiologische Frakturnachweis erfolgt üblicherweise mit der „unterexponierten" seitlichen Aufnahme und der Waters-Projektion. Dies gilt auch für Abscherfrakturen der Spina nasalis anterior, die nicht selten bereits aufgrund einer erheblichen Schwellung der Oberlippe vermutet werden können (Abb. 17.**55**).

Reine longitudinale Frakturen treten seltener auf. Die Sutura nasomaxillaris und die Furchen für die Äste der Rr. nasales des N. ethmoidalis dürfen nicht mit Längsfrakturen verwechselt werden. Beide erscheinen nicht so transparent wie eine Frakturlinie.

Frakturen der Nase werden aufgrund der meist sehr ausgeprägten intranasalen Schwellung in der Regel erst nach einigen Tagen therapiert. In dieser Zeit werden lokale abschwellende Maßnahmen getroffen und Antihistaminika verabreicht. Gering dislozierte Frakturen bedürfen meist keiner Korrektur. Frakturen mit erheblicher Fragmentdislokation und Epistaxis werden allerdings sofort tamponiert. Perichondrale Septumhämatome sollten so früh wie möglich entleert werden.

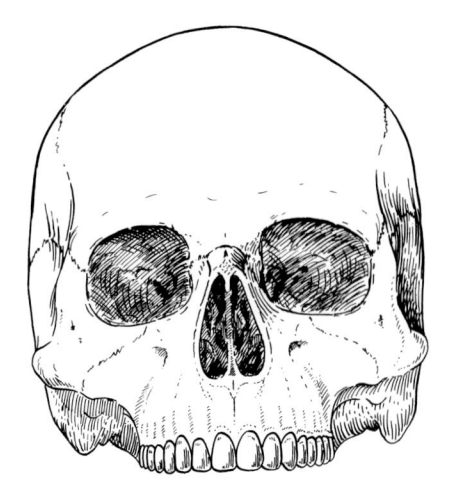

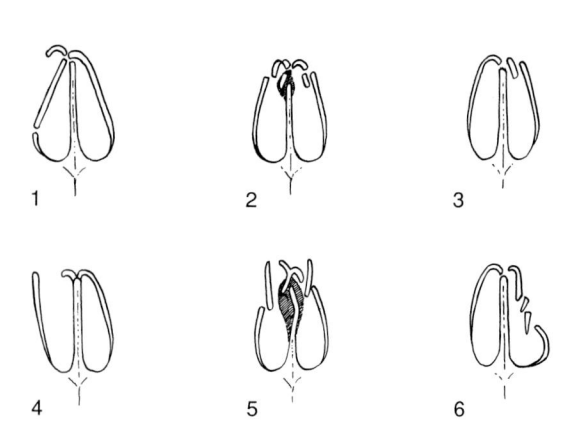

196　Spezielle Traumatologie

Abb. 17.**53** Schematische Darstellung verschiedener Frakturtypen der Nase
1 = Impressionsfraktur des Processus frontalis maxillae mit Sprengung der Sutura nasomaxillaris
2 = Impressionsfraktur des Nasenbeins mit Sprengung der Sutura nasomaxillaris beidseits. Das Nasenseptum ist ebenfalls gebrochen und läßt ein Hämatom an der Frakturstelle erkennen
3 = Impressionsfraktur des Nasenbeins
4 = Nasenbeinfraktur mit Dislokation des Processus frontalis maxillae nach lateral
5 = Trümmerfraktur der Nase (Os nasale und Processus frontalis maxillae bds). Fraktur und Hämatom im Nasenseptum
6 = Trümmer- und Impressionsfraktur des Processus frontalis maxialle

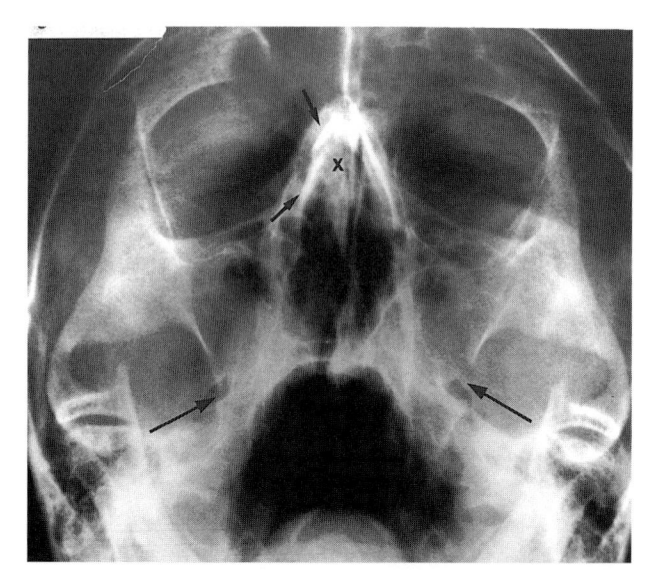

Abb. 17.**54** Nasenbeinfraktur mit Sprengung der Sutura internasalis und der Sutura nasomaxillaris rechts. Impression des Processus frontalis maxillae rechts. Hämatom (X). Mittelgesichtsfraktur vom Typ Le Fort I (lange Pfeile).

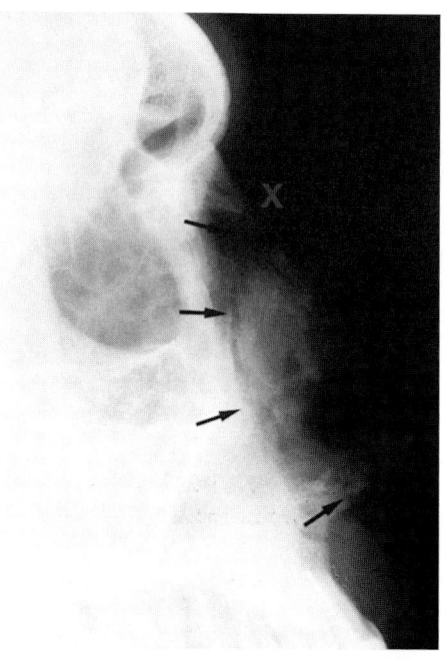

Abb. 17.**55** Impressions-Trümmerfraktur des Nasenbeins (X). Die proximale Frakturlinie verläuft quer durch das Os nasale, den Processus frontalis maxillae und die Spina nasalis anterior (Pfeile)

Jochbogenfrakturen

Isolierte Frakturen des Jochbogens kommen nicht häufig vor. Sie entstehen durch direkte traumatische Einwirkung auf den Arcus zygomaticus. Klassischerweise lassen sich drei Frakturlinien nachweisen. Jeweils eine verläuft durch das temporale und das maxilläre Ende, eine weitere in der Mitte des Jochbogens. Eine starke Impression des mittleren Fragmentes kann zur Einklemmung des Processus coronoideus und Behinderung der Mundöffnung führen.

Jochbogenfrakturen lassen sich am besten mit der sogenannten „Henkeltopfaufnahme" oder in der axialen CT-Schicht darstellen (Abb. 17.56). In der Projektion nach Waters oder Caldwell sind diese Frakturen ebenfalls sichtbar, können aber vom Anfänger gelegentlich übersehen werden. Eine „Knickbildung" des „Elefantenrüssels", Asymmetrien im Seitenvergleich oder Verdichtungszonen aufgrund von Fragmentüberlappungen weisen auf die knöcherne Destruktion hin. Frakturen ohne Dislokation der Fragmente sind in der Projektion nach Waters als Aufhellungslinien zu erkennen. Über den Jochbogen hinausziehende Linien entsprechen meistens in der Temporalregion gelegenen Gefäßen.

Die Therapie besteht in der offenen Reposition der Fragmente. Das reponierte Fragment bleibt in der Regel stabil, so daß eine Verdrahtung meist nicht notwendig ist.

Orbitafrakturen

Frakturen der Orbita lassen sich praktischerweise nach ihrer Lokalisation einteilen. Demnach ist zwischen *Frakturen des Orbitabodens*, der *medialen und lateralen Orbitawand*, des *unteren Orbitarandes*, des *oberen Orbitarandes einschließlich Sinus frontalis* sowie *Frakturen der Orbitaspitze* zu unterscheiden.

Die am häufigsten vorkommende Fraktur bei Orbitatraumen ist die *Orbitabodenfraktur* (Abb. 17.57 a u. b). Sie ist eine regelmäßige Begleitkomponente von komplexen Frakturtypen wie etwa der Jochbeinfraktur (trimalare Fraktur), der Le-Fort-II- und der Le-Fort-III-Fraktur (s. später), kann aber auch isoliert auftreten.

Man spricht dann von einer „Blow-out-Fraktur". Im typischen Fall besteht ein isolierter Einbruch des Orbitabodens ohne Mitbeteiligung des unteren vorderen Orbitarandes. Teile des periorbitalen Fettgewebes und der M. rectus inferior (seltener der M. obliquus inferior) können im Bruchspalt eingeklemmt sein. Therapiebedürftige Bulbusverletzungen treten in 24% der Fälle auf (9). Bei ungefähr 50% der Patienten findet man eine Frakturkombination (Abb. 17.57 a u. b) von Orbitaboden und medialer Orbitawand (64). Wölben sich die Fragmente nach intraorbital, spricht man von einer sog. „Blow-in-Fraktur" (60) (Abb. 17.58).

Klinische Merkmale der Orbitabodenfraktur sind Enophthalmus, Diplopie, Motilitätsstörungen der äußeren Augenmuskeln und Hypästhesie im Versorgungsgebiet des N. infraorbitalis.

Abgesehen von der typischen Symptomatik sind diese Frakturen auch radiologisch recht einfach zu diagnostizieren. Ihr Nachweis gelingt mit den Aufnahmeprojektionen nach Caldwell und Waters in etwa 96% (27, 46). Nicht selten stellt sich das dislozierte Fragment im Röntgenbild wie eine „Falltür" dar, die an der ethmoidalen Seite des Orbitabodens befestigt ist (Abb. 17.57 a u. b).

Das genaue Ausmaß der Fragmentabsenkung sollte mit Hilfe der konventionellen Tomographie oder mit der koronaren CT beurteilt werden (Abb. 17.57 a u. b). Art und Ausmaß der Weichteilherniierung, intraorbitale Hämatome und Fremdkörper (Abb. 17.60) stellen sich besser in der CT dar.

Frakturen der *medialen Orbitawand* (Abb. 17.57 a u. b) werden meist durch einen Schlag auf den Bulbus oder die Nase ausgelöst. Die sehr zart konstruierten Ethmoidalzellen absorbieren die bei der Fraktur auftretende Kraft und schützen so die neurovaskulären Strukturen der Orbitaspitze (54). Eine Einklemmung des M. rectus medialis ist selten, kommt jedoch vor. Die CT-Untersuchung zeigt die eventuell vorhandene Weichteilherniierung und die Einblutung in die Siebbeinzellen (Abb. 17.57 a u. b). Sie ist bei der Beurteilung dieser Frakturen den konventionellen Röntgenverfahren eindeutig überlegen (46).

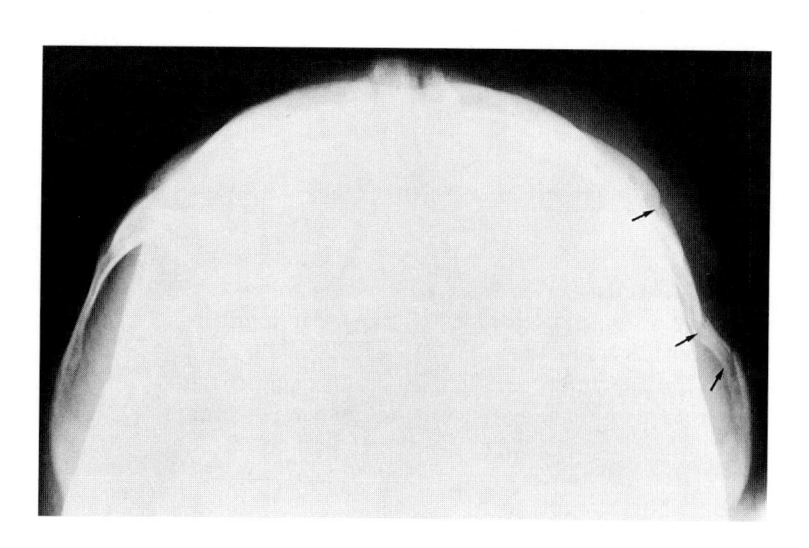

Abb. 17.**56** Jochbogenfraktur links. „Henkeltopfaufnahme":
Es lassen sich drei Frakturlinien erkennen (Pfeile). Der mittlere Abschnitt des Bogens ist nach medial verlagert

198 Spezielle Traumatologie

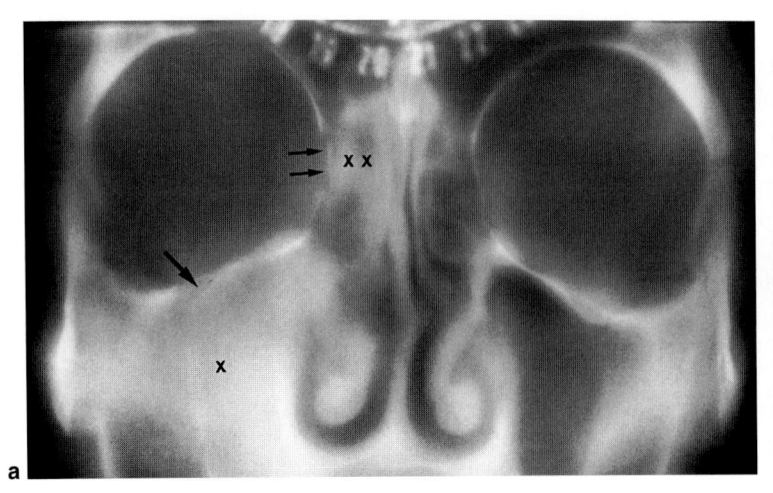

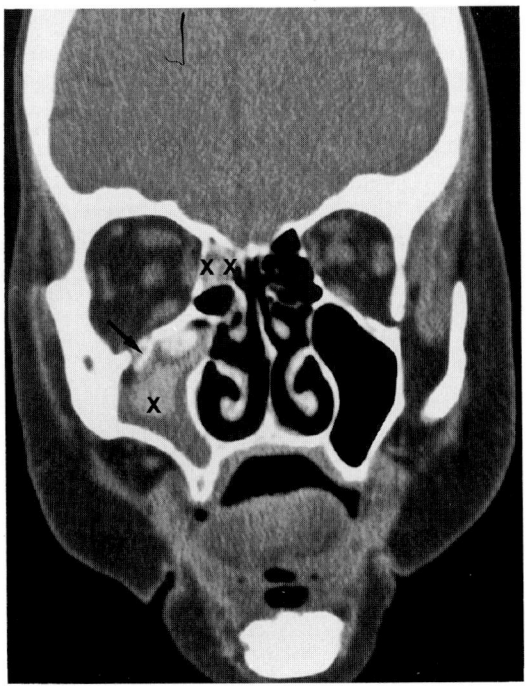

Abb. 17.57 a u. b Fraktur des Orbitabodens und der medialen Orbitawand rechts:

a Konventionelle Tomographie: Das dislozierte Fragment stellt sich wie eine „Falltür" dar, die an der ethmoidalen Seite des Orbitabodens befestigt ist (Pfeil). Der Sinus maxillaris ist durch ein großes Hämatom komplett verschattet (X).
Das herausgebrochene Fragment der medialen Orbitawand ist in Richtung Sinus ethmoidalis verschoben (kleine Pfeile). Die Ethmoidalzellen sind aufgrund der Einblutung transparenzgemindert (XX)

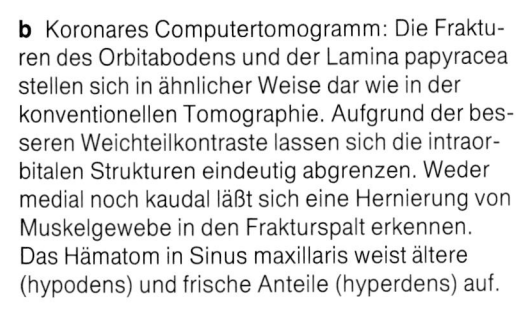

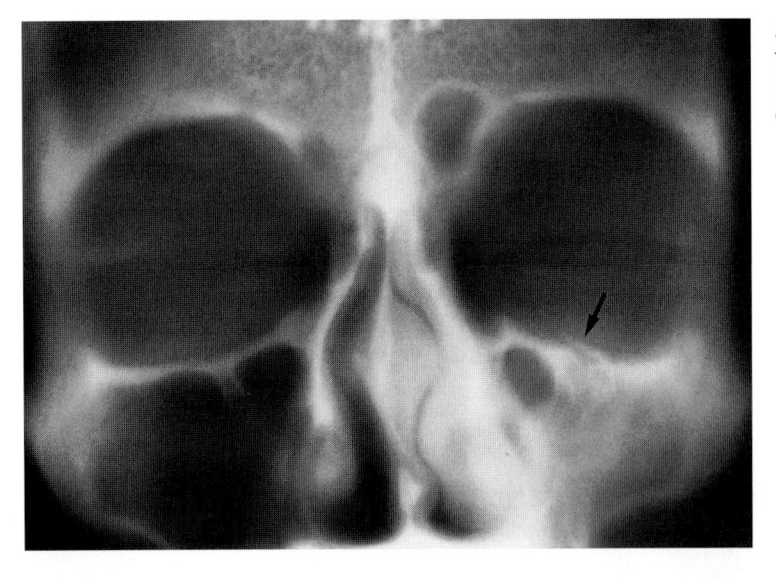

b Koronares Computertomogramm: Die Frakturen des Orbitabodens und der Lamina papyracea stellen sich in ähnlicher Weise dar wie in der konventionellen Tomographie. Aufgrund der besseren Weichteilkontraste lassen sich die intraorbitalen Strukturen eindeutig abgrenzen. Weder medial noch kaudal läßt sich eine Hernierung von Muskelgewebe in den Frakturspalt erkennen.
Das Hämatom in Sinus maxillaris weist ältere (hypodens) und frische Anteile (hyperdens) auf.

Abb. 17.58 „Blow-in-Fraktur" des linken Orbitabodens. Das dislozierte Fragment ist nicht nach kaudal in den Sinus maxillaris abgesenkt, sondern liegt intraorbital

Frakturen der *lateralen Orbitawand* treten selten isoliert auf und sind fast immer Komponenten größerer Frakturen des zygomatiko-maxillären Komplexes.

Ein umschriebenes stumpfes Trauma auf den *unteren Orbitarand* kann zur Fraktur dieses Areales führen (9). In den meisten Fällen ist dann zumindest der vordere Anteil des Orbitabodens mitbetroffen und abgesenkt (Abb. 17.50).

Der *obere Orbitarand* ist relativ selten von Frakturen betroffen. Es können lineare Frakturen ohne Dislokation, Impressions- oder Trümmerfrakturen des Sinus frontalis auftreten (Abb. 17.59). Das konventionelle Röntgenbild zeigt regelmäßig eine Verschattung und/oder einen Luft-Flüssigkeits-Spiegel in der Stirnhöhle. Die CT ist beim Nachweis einer frakturierten hinteren Stirnhöhlenwand empfindlicher. Die Incisura supraorbitalis und frontalis (Austrittstellen für den medialen und lateralen Ast des R. supraorbitalis des N. trigeminus) dürfen in der axialen CT-Untersuchung nicht mit einer Fraktur verwechselt werden. Sind die vorderen Ethmoidalzellen oder die Basis des Sinus frontalis von der Fraktur betroffen, ist mit einer Verletzung des Ductus nasofrontalis zu rechnen (28).

Frakturen der *Orbitaspitze* treten häufiger auf als allgemein angenommen. Besonders bei polytraumatisierten Patienten werden sie übersehen (67). Sie stellen kein eigenständiges Ereignis dar, sondern sind Bestandteil komplexer Frakturtypen. Ein im Canalis opticus liegendes Begleithämatom oder ein Knochenfragment können zur Amaurose führen. Ein Fissura orbitalis superior Syndrom ist bei entsprechendem Frakturverlauf ebenfalls denkbar. Lediglich die Computertomographie gestattet eine adäquate und ausreichend schnelle Diagnostik bei derartigen Verletzungen (24, 52, 67).

Die Behandlung von Orbitabodenfrakturen erfolgt als chirurgische Exploration mit Anhebung des dislozierten Fragmentes bzw. durch alloplastischen Ersatz des Orbitabodens. Frakturen des oberen, unteren und lateralen Orbitarandes bedürfen sehr häufig chirurgischer Reposition und beim Vorliegen mehrerer Fragmente auch einer Stabilisierung in Form einer kleinen Plattenosteosynthese. Beim Orbitaspitzensyndrom ist eine sofortige Dekompression des N. opticus durchzuführen. Eine bereits bestehende Blindheit zum Aufnahmezeitpunkt in der Klinik hat eine schlechte Prognose (54).

Intraorbitale Fremdkörper und Weichteilverletzungen der Orbita

Intraorbitale Fremdkörper können als eigenständige Verletzung oder im Rahmen von Frakturen auftreten. Sehr dichte Materialien lassen sich sehr gut im konventionellen Röntgenbild nachweisen (Abb. 17.**60**). Die Orbitaübersichtsaufnahme wird mit zwei verschiedenen Filmkassetten aufgenommen, um Folienverschmutzungen, die sich auf die Orbita projizieren können, auszuschließen. Die seitliche Aufnahme ist für die räumliche Zuordnung des Fremdkörpers notwendig. Die erkrankte Seite liegt dabei dem Film an. Fensterglas oder Scherben einer Flasche sind meist so inhomogen, daß sie im konventionellen Bild nachweisbar sind (Abb. 17.**60**). Qualitativ hochwertiges Kristallglas läßt sich dagegen kaum erkennen, so daß ähnlich wie bei Aluminium, Holz und Plastikteilen die CT zum Fremdkörpernachweis eingesetzt werden muß.

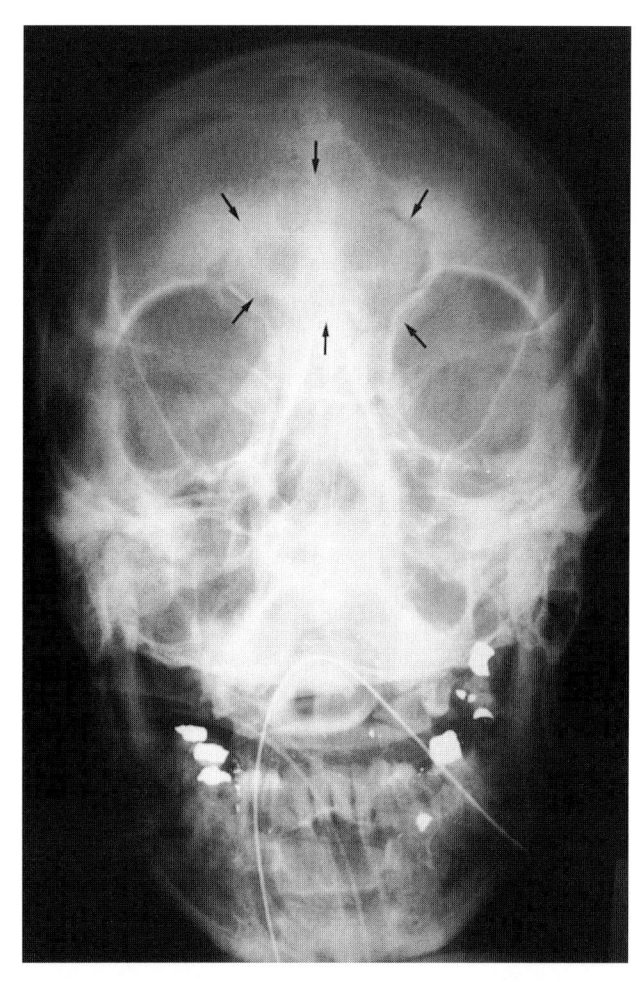

Abb. 17.**59** Impressionsfraktur des Sinus frontalis mit Beteiligung des oberen Orbitarandes links. Schädelübersicht a.-p.: Die Fraktur hat zur Verschattung des Sinus frontalis geführt (Pfeile). Der mediale und obere Orbitarand ist mit in die Fraktur einbezogen

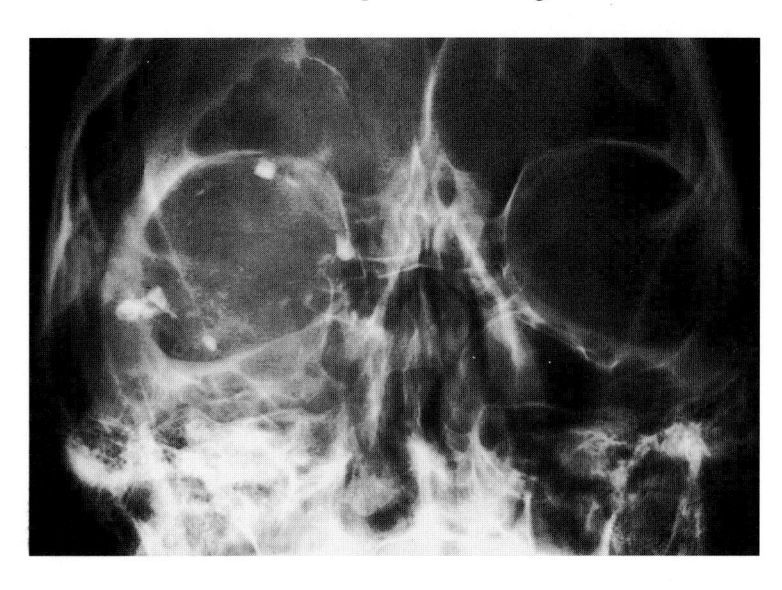

Abb. 17.**60** Zustand nach Pkw-Unfall mit perforierender Glaskörperverletzung und multiplen intraorbitalen Glassplittern. Orbitaübersichtsaufnahme: Nachweis multipler Glassplitter in Projektion auf die rechte Orbita. Fraktur der medialen Orbitawand

Die Computertomographie stellt die Fremdkörper sehr anschaulich in ihrer Beziehung zu benachbarten Strukturen dar. Metall kann allerdings so starke Artefakte in der CT hervorrufen, daß die anatomische Lokalisation Probleme bereitet. Tastet man sich jedoch in kleinen Schritten mit Hilfe der CT an den Rand des metallischen Fremdkörpers heran, so werden die Artefakte sehr gering und eine anatomische Zuordnung kann vorgenommen werden (9).

Ähnlich wie Fremdkörper können auch Weichteilverletzungen der Orbita isoliert oder im Rahmen von Frakturen vorkommen. Abhängig von der Art des Traumas treten sie als intraorbitale Hämatome, Verletzungen des Sehnerven, Glaskörperblutungen, Linsenluxationen und Zerstörungen des Bulbus oculi auf. Neben der CT kann auch die MRT zur Beurteilung derartiger Veränderungen eingesetzt werden.

Unterkieferfrakturen

Aufgrund seiner prominenten Lage im Gesichtsschädel ist der Unterkiefer besonders anfällig für Verletzungen. Handgemenge und Autounfälle sind mit 80% die häufigsten Ursachen für Mandibulafrakturen (60). Ihre Einteilung wird entsprechend der anatomischen Lokalisation vorgenommen (Abb. 17.**61 a** u. **b**).

Klinisch sind Unterkieferfrakturen leicht zu diagnostizieren. Typische Zeichen sind Asymmetrie der Gesichtszüge, Bewegungseinschränkung, Malokklusion, Abweichung zur betroffenen Seite bei Mundöffnung, schmerzhafte Mundöffnung und eine pathologische Beweglichkeit der Fragmente und Zähne.

Einzelfrakturen der Mandibula sind selten. Die Kombination von zwei oder mehr Frakturen tritt hingegen in 50–60% aller Fälle auf (60). Läßt sich eine Konturunterbrechung im Röntgenbild erkennen, so muß unbedingt nach weiteren gefahndet werden (Abb. 17.**62** und 17.**63**). Wie auch bei anderen knöchernen Verletzungen wird zwischen offenen und geschlossenen Brüchen unterschieden. Offene Frakturen kommunizieren mit der Mundhöhle oder mit der Hautoberfläche. Dementsprechend werden alle Frakturen entlang der Wurzel eines herausgebrochenen Zahnes als offen angesehen, da über die eröffnete Zahnalveole eine Verbindung zur Mundhöhle besteht (Abb. 17.**64**).

Die radiologische Routineuntersuchung der Mandibula umfaßt die p.-a. Projektion, beidseitige Schrägaufnahmen und die Aufnahme nach Towne. Diese Aufnahmen werden entbehrlich, wenn eine Orthopantomogramm-Aufnahme durchgeführt wird (Abb. 17.**65**). Mit ihr lassen sich Unterkieferfrakturen am besten nachweisen (47). Die konventionelle Tomographie oder Spezialaufnahmen (z. B. Schüller, Lindblǿm, Kontaktaufnahme nach Parma, Clementschitsch, transorbitale Aufnahme) sind ebenfalls nur in besonderen Fällen anzuwenden. Für die Primärdiagnostik im Rahmen eines Polytraumas kann die Computertomographie den oben genannten Spezialverfahren vorangestellt werden bzw. kann diese ersetzen. Das Ausmaß der knöchernen Fehlstellung sowie eine intrakapsuläre, nicht dislozierte Kondylusfraktur lassen

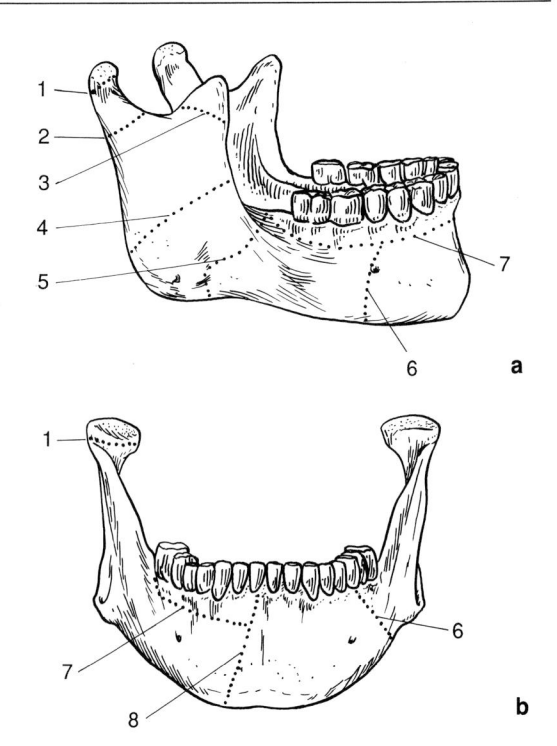

Abb. 17.**61 a** u. **b** Einteilung von Unterkieferfrakturen (nach Gerlock u. Mitarb.)
1 = Fraktur des Caput mandibulae (intrakapsuläre Fraktur)
2 = subkondyläre Fraktur
3 = Fraktur des Processus coronoideus
4 = Fraktur des R. mandibulae
5 = Fraktur des Angulus mandibulae
6 = Fraktur des Corpus mandibulae
7 = Fraktur des Processus alveolaris mandibulae
8 = Fraktur der Symphysis mandibulae

sich einfacher nachweisen als mit konventionellen Röntgenaufnahmen.

Folgende Aspekte von Unterkieferfrakturen bedürfen noch einer kurzen weitergehenden Betrachtung:

Bei einer *zentralen Fraktur der Kiefergelenkspfanne* tritt das Kieferköpfchen durch die Fossa glenoidalis in die mittlere Schädelgrube. Diese (sehr seltenen) Verletzungen müssen aufgrund ihrer intrakraniellen Komplikationen computertomographisch untersucht werden.

Besteht eine *Trümmerfraktur des Unterkiefers* oder liegen etwa *beidseitige subkondyläre, beidseitige Frakturen des Angulus bzw. R. mandibulae* vor, so kann es aufgrund des Muskelzuges (kaudal und posterior) zu einer Verlegung der Atemwege kommen. Ein nicht intubierter Patient sollte nur im Sitzen oder Stehen geröntgt werden. Die Zunge und der Unterkiefer müssen zur Freihaltung der Atemwege manuell unterstützt werden. Desgleichen darf ein nicht intubierter Patient nicht ohne Aufsicht gelassen werden (19).

Frakturen des Alveolarfortsatzes gehen oft mit Dislokation von Zähnen und Zahnverlust einher (Abb. 17.**64**). Frühe Reposition und Stabilisierung ist erforderlich, um die Vitalität der Zähne, Weichteile und des abgesprengten Knochens zu erhalten. Antibiotische Therapie ist obligat.

17 Schädel (Hirnschädel, Gesichtsschädel) 201

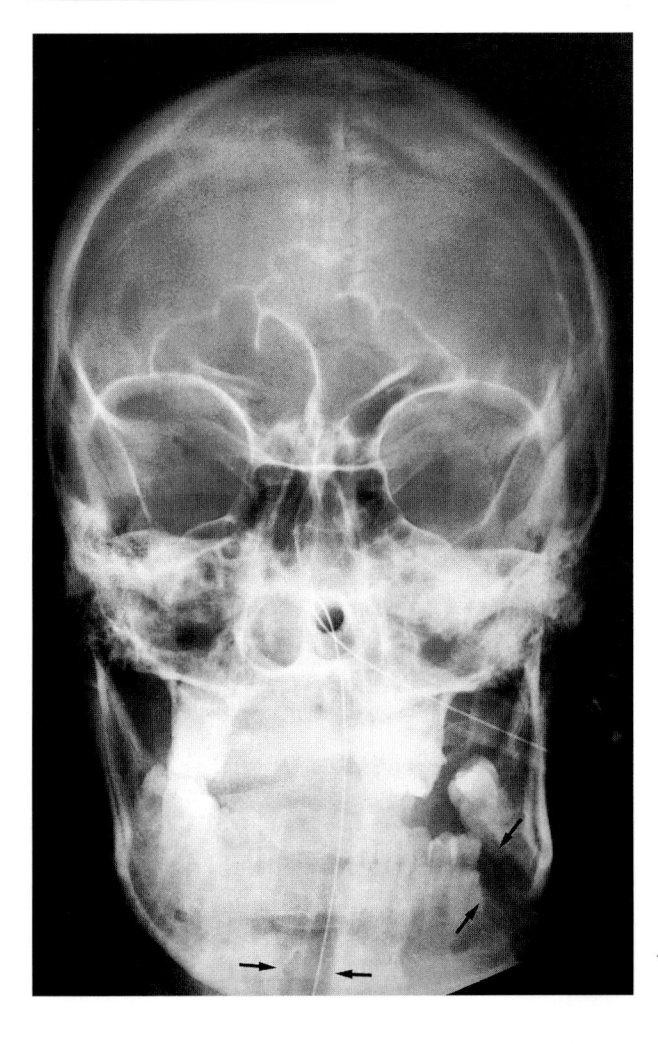

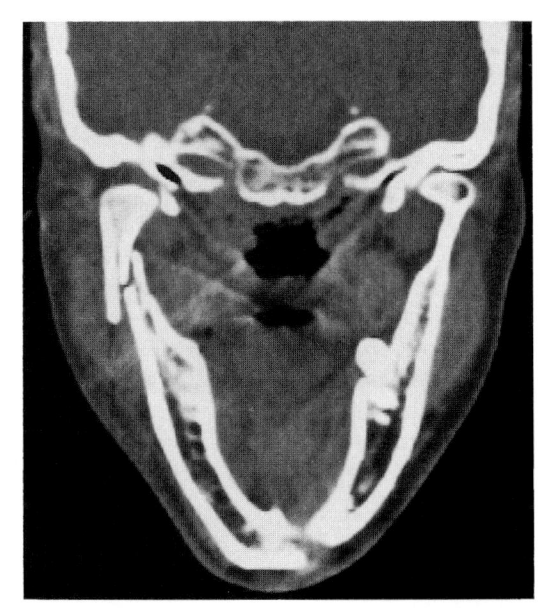

Abb. 17.**63** Computertomogramm, semikoronare Schicht: Fraktur der Symphysis mandibulae und subkondyläre Fraktur rechts. Subluxationsstellung und Rotation des Kaput-Kollum-Fragmentes

◀ Abb. 17.**62** Fraktur des Symphysis und des Corpus mandibulae (Pfeile). Die Frakturspalten klaffen weit auseinander

Abb. 17.**64** Panoramaaufnahme des Unterkiefers: Fraktur der Symphysis und des Processus alveolaris mandibulae (Pfeile)

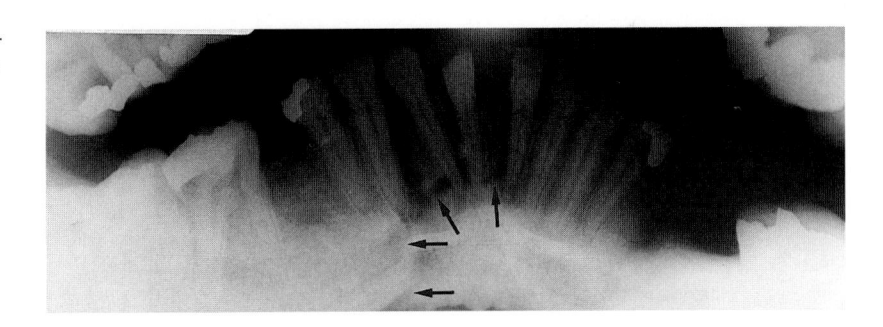

Abb. 17.**65** Panoramaaufnahme: Subkondyläre Fraktur des Unterkiefers links (Pfeil). Das proximale Fragment (X) ist aus der Gelenkpfanne luxiert und rotiert und steht in einem Winkel von etwa 90 Grad zum R. mandibulae

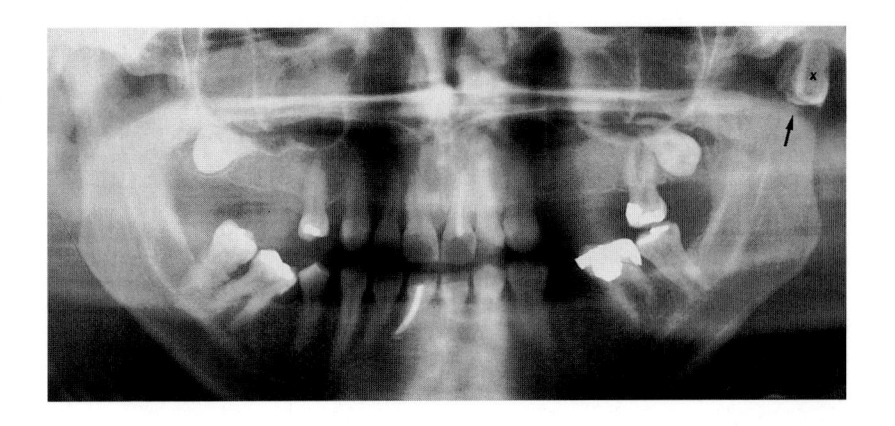

Bei den übrigen Unterkieferfrakturen erfolgt die Therapie in Abhängigkeit der Anzahl und Stellung der Fragmente. Mehrfragment-, Trümmer-, Abriß- und instabile Frakturen bedürfen immer der operativen Reposition und osteosynthetischer Versorgung mit Miniplatten und/oder Drähten.

Zu den nicht knöchernen Verletzungen des Unterkiefers zählt die Kiefergelenksluxation. Sie kann spontan (Gähnen) oder im Rahmen eines Traumas auftreten. Das Kieferköpfchen liegt vor dem Tuberculum articulare, befindet sich jedoch noch innerhalb der Gelenkkapsel. Eine Fraktur besteht nicht. Dieser äußerst schmerzhafte Zustand erfordert eine möglichst frühzeitige Reposition. Nachfolgende habituelle Luxationen (z. B. beim Essen, Lachen, Sprechen) können die Folge sein.

Frakturen des Mittelgesichtes

Der Begriff „Mittelgesicht" bezieht sich in der Diagnostik und Therapie von Gesichtsschädelfrakturen nicht nur auf die anatomischen Regionen der Maxilla, des Nasenbeines und des Jochbeines. Aufgrund klinischer Erfordernisse werden auch das Os frontale, die die Orbita begrenzenden knöchernen Strukturen, die Processus pterigoidei, die Vorderwände der knöchernen äußeren Gehörgänge sowie die Processus zygomatici der Schläfenbeine zusammen mit den oben genannten Strukturen unter dem Begriff „Mittelgesicht" subsumiert (37).

Unterschieden werden *umschriebene Frakturen* einer bestimmten Region (z. B. Nasenbein), die sich aller-

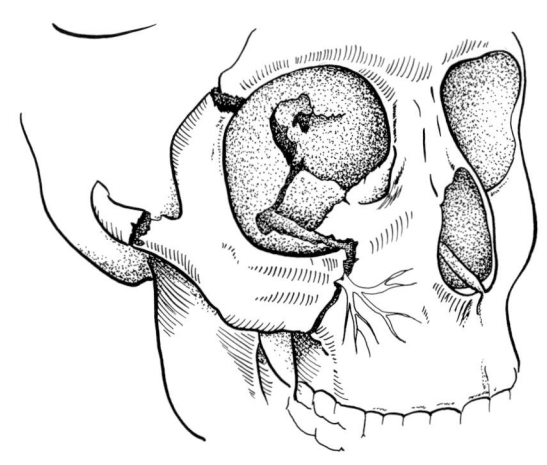

Abb. 17.**66** Schematische Darstellung einer Jochbeinfraktur (nach Gerlock u. Mitarb.). Der Processus infraorbitalis, alveolaris, orbitalis und temporalis ist jeweils von einer Frakturlinie durchzogen. Das Jochbein ist vom übrigen Gesichtsschädel abgetrennt

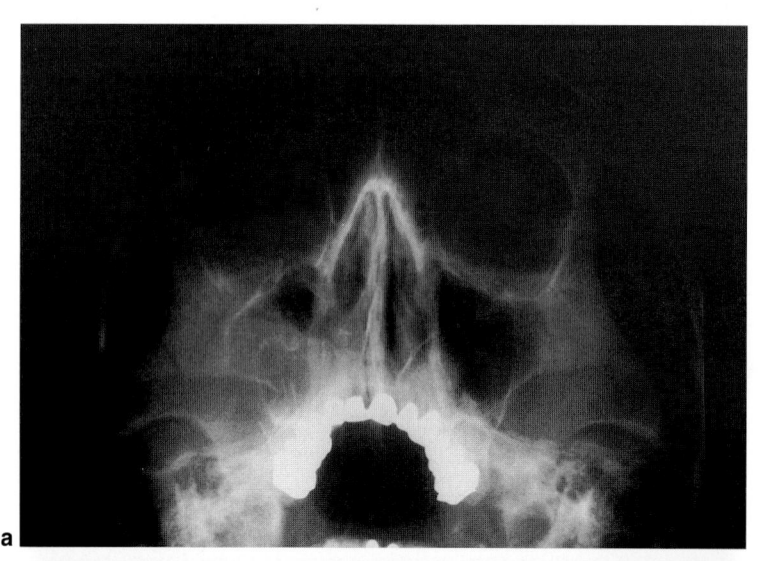

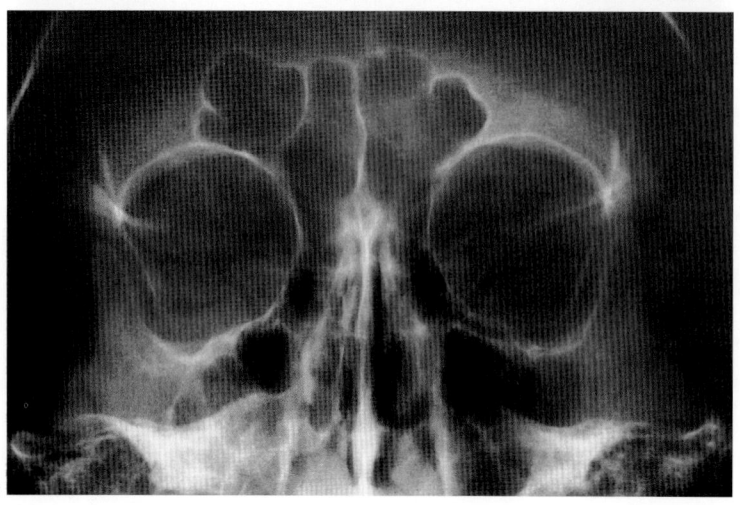

Abb. 17.**67a** u. **b** Jochbeinfraktur rechts:
a Projektion nach Waters: Es besteht nur eine minimale Fragmentdislokation. Verschattung der rechten Kieferhöhle aufgrund einer Einblutung
b Projektion nach Caldwell: Geringe Dehiszenz der Sutura frontozygomatica rechts. Der Orbitaboden ist nicht abgesenkt

17 Schädel (Hirnschädel, Gesichtsschädel)

dings auch auf Nachbarregionen ausdehnen können, von *großflächigen, komplexen Frakturmustern* (z. B. Jochbeinfrakturen, Le-Fort-Typen) und den nicht mehr zu klassifizierenden Trümmerfrakturen („Smash-injuries").

Entgegen dem Eindruck, den Klassifikationen jeder Art vermitteln, sind reine Le-Fort-Frakturen im klinischen Alltag eher selten (35, 60). Oft handelt es sich um Kombinations- oder Trümmerfrakturen, die sich nicht in ein definiertes Schema einteilen lassen.

Jochbeinfrakturen

Bei einer Jochbeinfraktur besteht per definitionem eine knöcherne Durchtrennung sämtlicher Pfeiler des Os zygomaticum (Processus frontalis, infraorbitalis, alveolaris und temporalis) (Abb. 17.**66**). Sie ist die am häufigsten vorkommende Form der Mittelgesichtsfraktur (60). Die Frakturlinien im Processus infraorbitalis und alveolaris werden im englischen Sprachgebrauch zusammengefaßt, so daß von einer *Dreifuß-* (engl. „tripod") *Fraktur* gesprochen wird. Weitere Synonyme sind *„Drei-Pfeiler-*

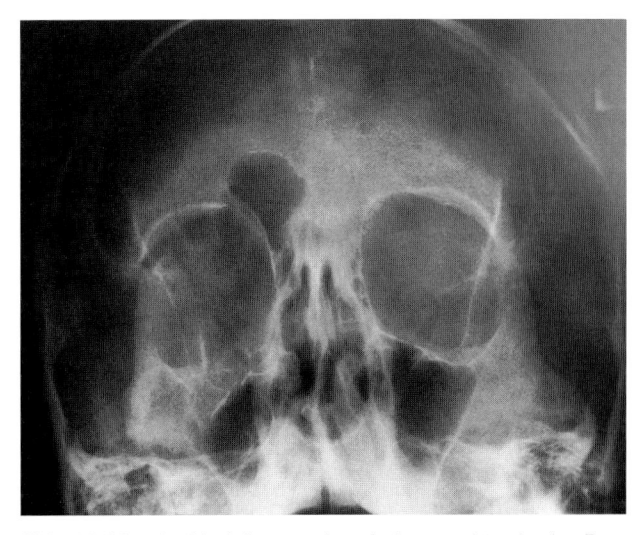

Abb. 17.**68** Jochbeinimpressionsfraktur rechts: In der Projektion nach Caldwell zeigt sich die Fragmentrotation nach medial und die Absenkung des Orbitabodens

Abb. 17.**69a—c** Jochbeinfraktur links. Konventionelle Tomographie in zwei Ebenen:
a Die a.-p. Schicht zeigt die Frakturlinien im Processus infraorbitalis und alveolaris
b u. **c** In den seitlichen Tomogrammen lassen sich die Konturunterbrechungen in der Sutura frontozygomatica und im Processus temporalis nachweisen (Pfeile). Eine Dislokation oder Rotation des Jochbeines liegt nicht vor

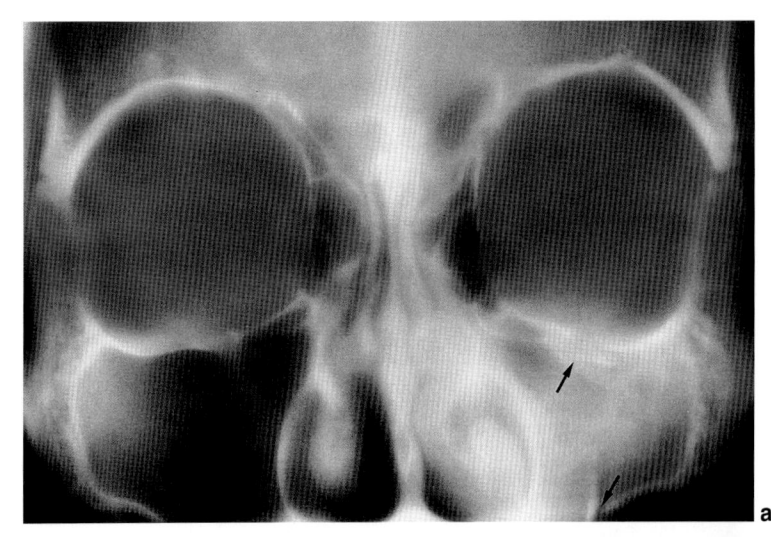

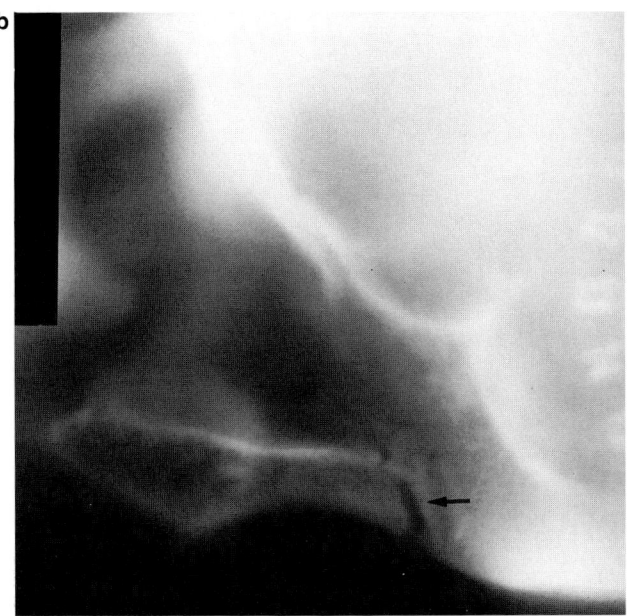

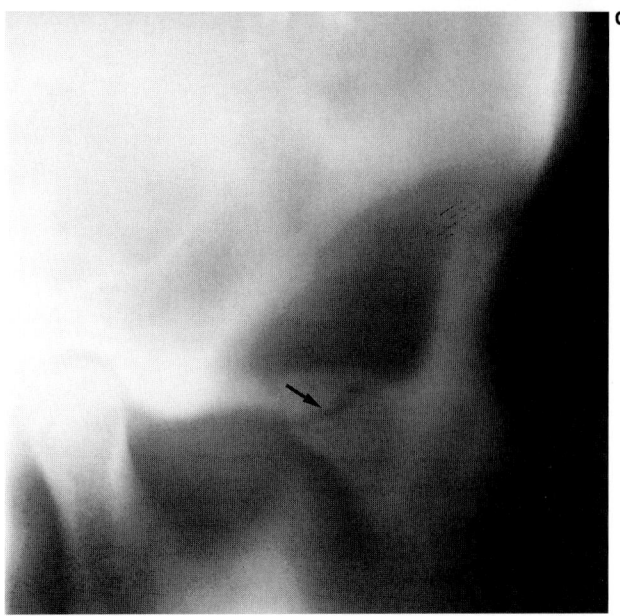

204 Spezielle Traumatologie

Fraktur oder *trimalare Fraktur*. Ursächlich ist meist ein umschriebenes Trauma auf den Jochbeinkörper.

Das klinische Bild besteht aus einer periorbitalen und subkonjunktivalen Einblutung mit Ödem, Krepitus sowie einer Parästhesie im Bereich der Wange.

Die radiologische Primärdiagnostik erfolgt mit Hilfe der Projektion nach Waters und Caldwell (Abb. 17.**67 a** u. **b**). Letztere zeigt eine Dehiszenz der Sutura frontozygomatica bzw. eine Fragmentrotation und -absenkung besser als die Aufnahme nach Waters (Abb. 17.**68**). Die laterale Kieferhöhlenwand läßt sich in der Aufnahme nach Towne, eine Dorsalverschiebung des Jochbeinkörpers in der axialen Schädelprojektion beurteilen (9, 60). In diagnostisch unklaren Fällen sollte eine konventionelle Tomographie in zwei Ebenen angefertigt werden (Abb. 17.**69 a–c**). Der Einsatz der Computertomographie als Primärdiagnostikum erscheint nur sinnvoll, wenn ein Schädel-Hirn-Trauma vorliegt und die CCT-Untersuchung ohne große Mühe auf den Gesichtsschädel ausgedehnt werden kann. Fragmentverschiebungen nach dorsal und Rotationen nach medial bzw. lateral können mit Hilfe der axialen CT besser erkannt werden als mit konventionellen Methoden (41, 42).

Folgende Besonderheiten sollen noch erwähnt werden:

Die Frakturlinie in der lateralen Orbitawand muß nicht zwangsläufig durch die Sutura frontozygomatica ziehen, sondern kann als Besonderheit dieser Frakturen ebenso kranial (Processus orbitalis ossis frontalis) oder kaudal (Processus frontalis ossis zygomatici) der Naht verlaufen. Frakturen dieser Art bedürfen immer der offenen Reposition und Fixation. Erfolgt im Rahmen der Jochbeinfraktur eine Kraftübertragung über die mediale bzw. laterale Orbitawand, so kann sich die Fraktur bis in die Orbitaspitze ausdehnen (s. auch „Orbitafrakturen").

Minimal dislozierte Jochbeinfrakturen bedürfen nicht in jedem Fall einer operativen Therapie, es sei denn, es besteht eine Beeinträchtigung der Augenmuskelfunktion oder eine kosmetische Deformität. Bei erheblicher Verschiebung der Fragmente, bei äußerlich sichtbaren Gesichtsdeformierungen oder Störungen der extraokulären Augenmuskeln ist eine offene Reposition und osteosynthetische Versorgung notwendig (19).

Le-Fort-I-Frakturen

Bei der Le-Fort-I-Fraktur wird die Maxilla vom übrigen Gesichtsschädel abgetrennt (Abb. 17.**70**). Die Frakturlinie zieht transversal durch die Basis der Kieferhöhlen, die basalen Anteile der Nase sowie die Pterigoidfortsätze des Keilbeines. Ursächlich ist ein umschriebenes Trauma im Bereich des Processus alveolaris von frontal oder seitlich (z. B. Lenkradverletzungen).

Klinisch besteht eine Malokklusion der Zähne, Epistaxis und ein subkutanes Emphysem.

Im konventionellen Röntgenbild ist die Fraktur am besten in der Projektion nach Waters zu sehen (Abb. 17.**71**). Eine Dorsalverschiebung kann im Seitenbild nachgewiesen werden.

Computertomographisch läßt sich der direkte Frakturverlauf nur in den koronaren Schichten darstellen. Indirekt ist die Le-Fort-I-Fraktur anhand der destruierten Kieferhöhlenwände und der Processus pterigoidei jedoch auch im axialen Computertomogramm erkennbar. Die Abgrenzung gegenüber der Le-Fort-II-Fraktur erfolgt über die Darstellung der intakten nasoethmoidalen Strukturen in den weiter kranial gelegenen Schichten.

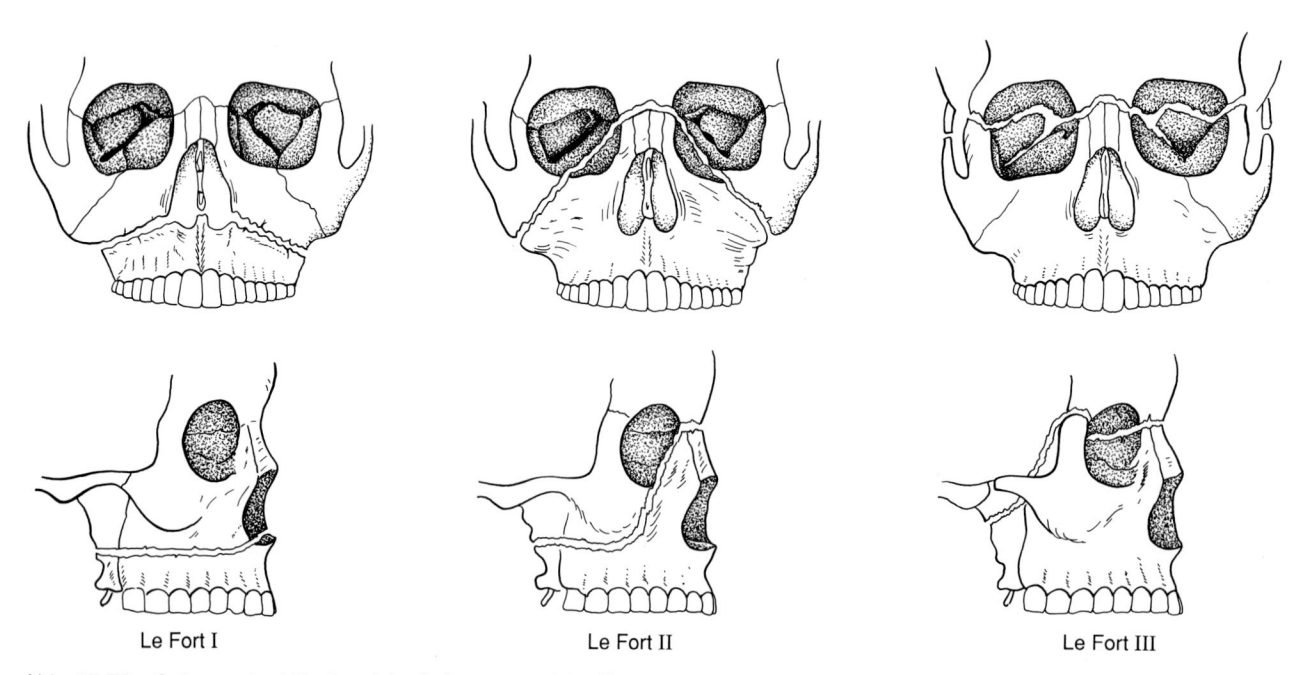

Le Fort I   Le Fort II   Le Fort III

Abb. 17.**70** Schema der Mittelgesichtsfrakturen nach Le Fort:
Typ Le Fort I: transversaler Frakturverlauf durch die Basis der Kieferhöhlen, die unteren Anteile der Nase und die Pterigoidfortsätze des Keilbeins
Typ Le Fort II: pyramidale Fraktur, welche die zentrale Portion des Gesichtsschädels vom übrigen Schädel trennt
Typ Le Fort III: Komplette Abtrennung des Gesichtsschädels vom Neurokranium

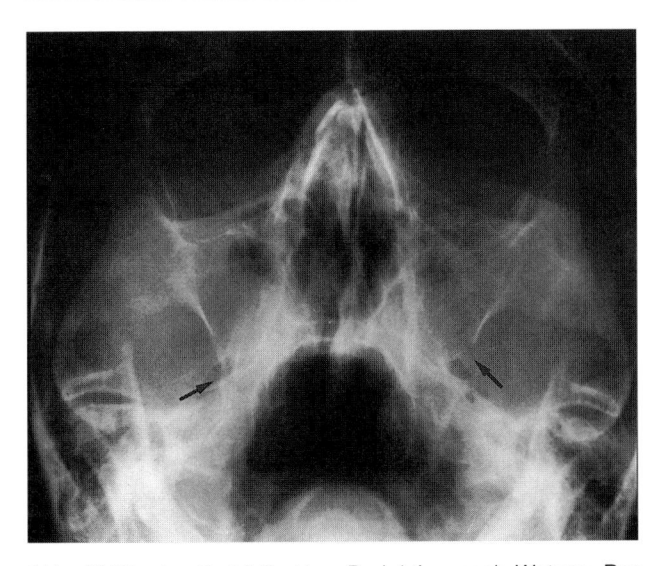

Abb. 17.**71** Le-Fort-I-Fraktur. Projektion nach Waters: Der beidseitige Frakturverlauf ist durch Pfeile markiert. Zusätzlich besteht eine Fraktur der Nase mit Unterbrechung der Sutura internasalis und nasomaxillaris rechts. Intranasales Hämatom

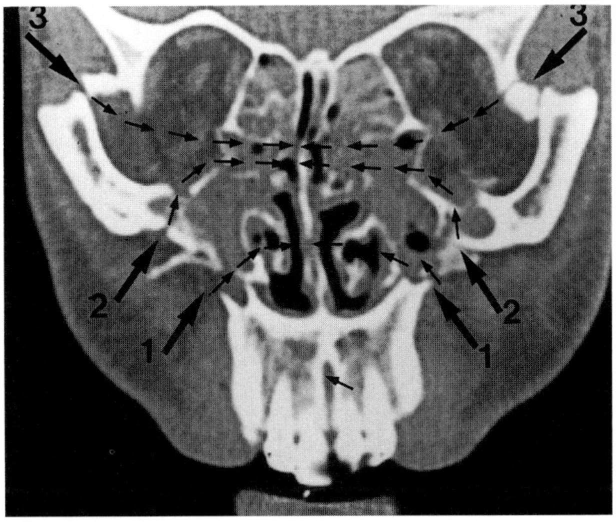

Abb. 17.**72** Computertomographie, semikoronare Schicht: Es lassen sich die Frakturverläufe der Typen Le Fort I–III erkennen. Diese sind durch Pfeile markiert

Le-Fort-II-Frakturen

Dieser Frakturtyp wird auch pyramidale Fraktur genannt, da das zentral herausgebrochene Fragment bei Betrachtung von vorn eine annähernd dreieckige Konfiguration besitzt (Abb. 17.**70**). Die Frakturlinie verläuft transversal durch die Nasofrontalregion, zieht beidseits schräg durch das Os ethmoidale und die medialen Orbitaränder, die Orbitaböden und die Kieferhöhlen sowie durch beide Pterigoidfortsätze. Normalerweise bleibt die knöcherne Anheftung der Jochbeine am Schädel über die intakten Jochbögen und die Processus zygomaticofrontales erhalten.

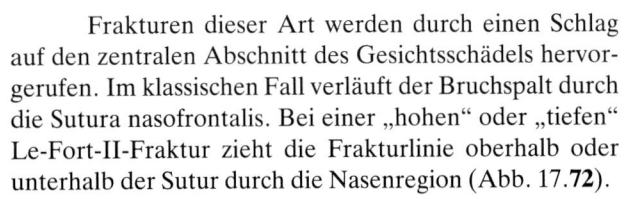

Frakturen dieser Art werden durch einen Schlag auf den zentralen Abschnitt des Gesichtsschädels hervorgerufen. Im klassischen Fall verläuft der Bruchspalt durch die Sutura nasofrontalis. Bei einer „hohen" oder „tiefen" Le-Fort-II-Fraktur zieht die Frakturlinie oberhalb oder unterhalb der Sutur durch die Nasenregion (Abb. 17.**72**).

Die konventionellen Röntgenaufnahmen weisen die destruierten Knochenstrukturen in der Caldwell- oder Waters-Projektion nach (Abb. 17.**73**). Dislokationen des pyramidalen Fragmentes nach dorsal lassen sich im seitlichen Bild oder mit einer axialen CT-Schicht diagnostizieren (Abb. 17.**74**). Die Computertomographie in koronarer bzw. semikoronarer Schichtführung erleichtert dem

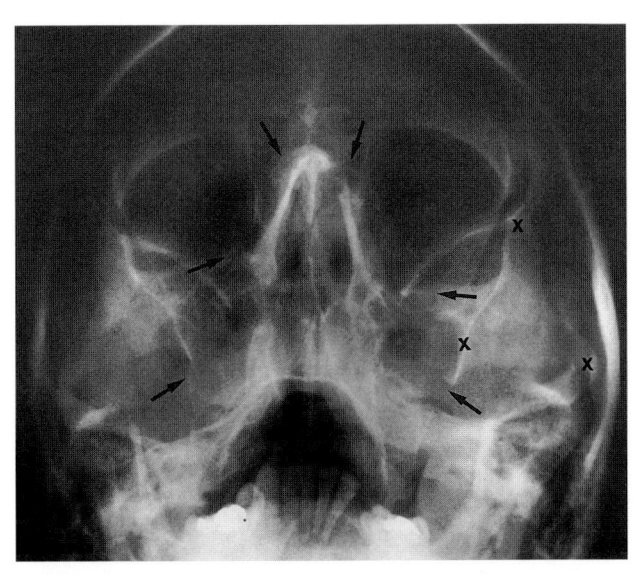

Abb. 17.**73** Le-Fort-II-Fraktur. Projektion nach Waters: Der Frakturverlauf ist durch Pfeile markiert. Zusätzlich besteht eine Jochbeinfraktur links (X) mit Absenkung des Orbitabodens (vgl. Orbitadurchmesser bds). und eine Fraktur der Nase mit Sprengung der Sutura nasomaxillaris links

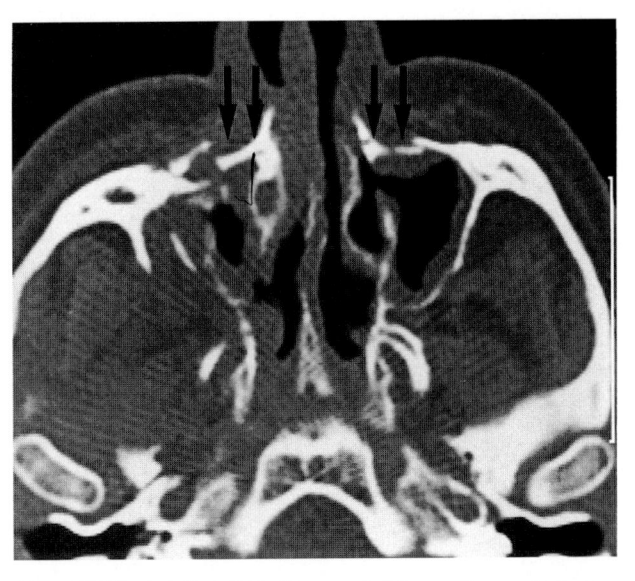

Abb. 17.**74** Le-Fort-II-Fraktur. Axiales Computertomogramm: Das zentrale Fragment ist nach dorsal eingestaucht (Pfeile). Vgl. mit Abb. 17.**47b**

Ungeübten die Zuordnung der Frakturlinien nach der Le-Fort-Klassifikation (Abb. 17.**72**).

In der axialen Computertomographie läßt sich die Le-Fort-II-Fraktur allerdings ebenso problemlos erkennen, wenn das Augenmerk auf drei repräsentative Schichthöhen gelenkt wird (Kieferhöhlenmitte, Orbitaböden, Orbitamitte, gegebenenfalls Glabella). Die Abgrenzung gegenüber Jochbeinfrakturen, bei denen ebenfalls beide Kieferhöhlenwände und die Orbitaböden frakturiert sein können, muß auf den kranialen CT-Schichten erfolgen. Dabei ist auf die Unversehrtheit der lateralen Orbitawände und der Jochbögen zu achten.

Aufgrund der extremen Kräfte, die notwendig sind, um eine Le-Fort-II-Fraktur auszulösen, sollte immer eine CCT-Untersuchung zum Ausschluß intrakranieller Komplikationen durchgeführt werden.

Le-Fort-III-Frakturen

Bei der Le-Fort-III-Fraktur liegt eine komplette Abtrennung des Gesichtsschädels vom Hirnschädel vor. Die Frakturlinie verläuft von der Nasofrontalregion beidseits durch die Ethmoidalzellen nach dorsal in die Fissura orbitalis inferior. Dort zweigt sie sich auf und zieht einerseits nach kaudal und dorsal durch die Pterigoidfortsätze, andererseits nach kraniolateral durch die Jochbögen und lateralen Orbitawände (Abb. 17.**70** und 17.**72**).

Dieser Frakturtyp tritt nur bei extremen Krafteinwirkungen wie etwa Pkw-Unfällen auf, bei denen der Schädel gegen das Armaturenbrett geschleudert wird (61). Reine Le-Fort-III-Frakturen sind selten (9). Häufiger bestehen inkomplette Brüche oder Kombinationen mit Jochbein-, Le-Fort-II- oder Trümmerfrakturen (Abb. 17.**75**, 17.**77** und 17.**78**).

Die radiologische Primärdiagnostik erfolgt, wie bei allen Gesichtsschädeltraumen mit Hilfe der Aufnahmen nach Caldwell und Waters. Aufgrund der klaffenden zygomatikofrontalen Suturen wirken die Orbitae häufig in kraniokaudaler Richtung elongiert (Abb. 17.**75**). Bessere diagnostische Möglichkeiten bieten die Panoramatechnik (Abb. 17.**75**) und die Computertomographie (Abb. 17.**72** und 17.**76**). Aufgrund der multiplen Knochenfragmente, des meist sehr ausgeprägten Ödems und der Blutansammlungen in der Nase und den Nasennebenhöhlen sind selbst gute konventionelle Tomographien nicht so akkurat in der Beurteilung dieser Frakturen wie die CT (61).

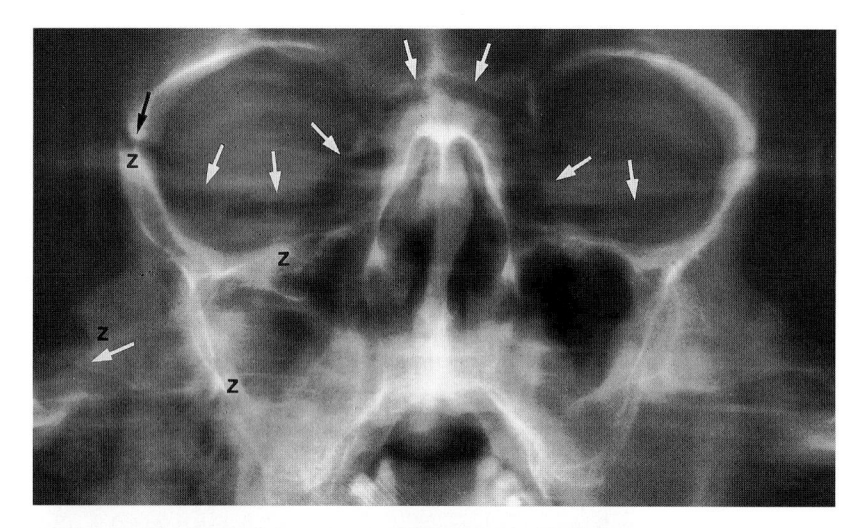

Abb. 17.**75** „Zonarc"-Panorama-Aufnahme in Waters-Projektion: Inkomplette Le-Fort-III-Fraktur und Jochbeinfraktur rechts. Die Le-Fort-III-Fraktur (Pfeile) endet in der linken Orbita. Die Sutura frontozygomatica und der Jochbogen sind auf der linken Seite intakt. Die Jochbeinfraktur rechts ist an der zusätzlichen Destruktion des Orbitabodens sowie der lateralen Kieferhöhlenwand zu erkennen (Z)

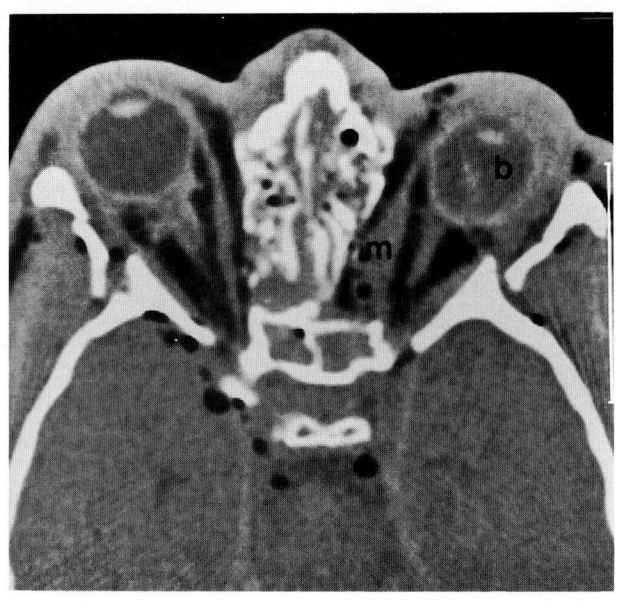

Abb. 17.**76** Axiale Computertomographie, Le-Fort-III-Fraktur: Trümmer-Impressionsfraktur des nasoethmoidalen Blocks und Fraktur der lateralen Orbitawände. Intrakranielle und intraorbitale Lufteinschlüsse. Der M. rectus medialis (m) links ist verdickt und durch den Bruchspalt in der Lamina papyracea in den Sinus ethmoidalis herniert. Glaskörperblutung links (b)

Le-Fort-III-Frakturen werden computertomographisch aus den Schichten in Höhe der Orbitae diagnostiziert (Abb. 17.76). Neben der zentralen Fraktur durch die Nasoethmoidalregion lassen sich auch Bruchlinien im Bereich der lateralen Orbitawände nachweisen. Letztere können aber auch Ausdruck einer Jochbeinfraktur sein, so daß die CT-Schichten durch die Kieferhöhlenwände Klarheit schaffen müssen.

Ähnlich wie bei der Le-Fort-II-Fraktur sind auch beim Typ Le Fort III große Kräfte erforderlich, um sie auszulösen. Daher ist ein kranielles CT notwendig, um häufig vorkommende Begleitverletzungen (Kontusionen, intrakranielle Blutung, Duraeinrisse, Pneumenzephalus) auszuschließen.

Die *Therapie der Frakturen vom Typ Le Fort I–III* besteht in der Schienung des Ober- und Unterkiefers, der Einstellung der Okklusion und der intermaxillären Fixierung. Bei infrazygomatikalen (Le Fort I) oder pyramidalen Frakturen (Le Fort II) wird das Mittelgesicht an den Jochbögen und bei zentrolateralen Frakturen (Le Fort III) an der Schädelbasis aufgehängt. Gegebenenfalls ist auch eine Fixierung mit Miniplatten möglich, die den Vorteil hat, daß der Patient nicht intermaxillär fixiert werden muß.

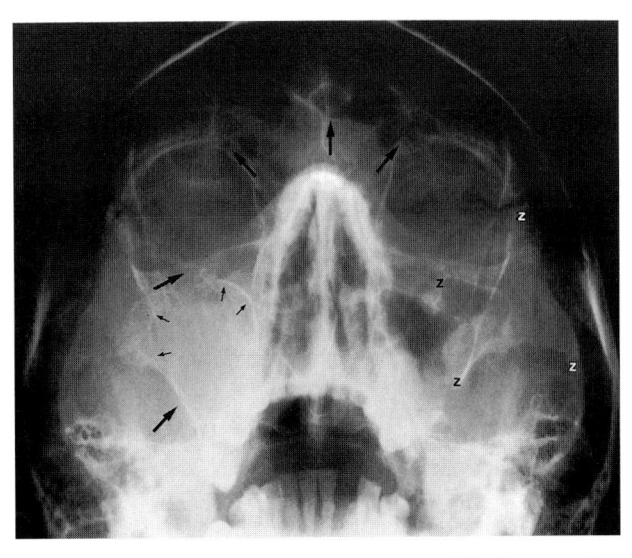

Abb. 17.**77** Hoch verlaufende Le-Fort-II-Fraktur rechts (Pfeile), Jochbeinfraktur links (Z). Projektion nach Waters: Der kraniale Abschnitt der Le-Fort-Fraktur verläuft durch den Sinus frontalis. Nur minimale Fragmentdislokation der Jochbeinfraktur. Der linksseitige Jochbogen („Elephantenrüssel") verläuft nicht rund, sondern weist einen „Knick" auf. Zyste in der rechten Kieferhöhle (kleine Pfeile)

Varianten der Le-Fort-III-Frakturen

Wie bereits erwähnt, sind Le-Fort-II-, vor allem aber Le-Fort-III-Frakturen in ihrer reinen Form selten (9, 60). Zwar verlaufen die Frakturlinien im wesentlichen entlang den beschriebenen Schwachstellen des Gesichtsschädels, zeigen jedoch häufig Seitendifferenzen und Variationen.

Die vielleicht häufigste Variante ist die *einseitige Le-Fort-II-Fraktur* in *Kombination* mit einer *kontralateralen Jochbeinfraktur* (Abb. 17.**77**). Ein wichtiger Aspekt dieses Frakturtyps ist die Verletzung des Bodens der vorderen Schädelgrube bei sehr hoch verlaufender Querfraktur (Abb. 17.**77**) (9).

Computertomographisch ergibt sich die Diagnose durch die Darstellung der Frakturen beider Kieferhöhlenwände, beider Orbitaböden und einer Fraktur der Nasofrontalregion, bei einseitiger Destruktion der lateralen Orbitawand und des Jochbogens.

Denkbar ist auch eine *Kombination* einer *Le-Fort-II-* mit einer *Le-Fort-III-Fraktur* (Abb. 17.**78**). Dabei besteht immer eine bilaterale Jochbeinfraktur. In einer derartigen Konstellation werden die Definitionen der einzelnen Frakturtypen ungenau, da beim Vorliegen von zwei dieser drei Frakturen der jeweils dritte Frakturtyp willkürlich hineininterpretiert werden kann (35).

Eine seltenere Variante ist die *unilaterale Le-Fort-III-Fraktur* mit *kontralateraler Le-Fort-II- und Jochbeinfraktur*. Dabei sind auf der Seite der Le-Fort-III-Fraktur der Orbitaboden und die Kieferhöhlenwände intakt.

Generell erscheint es wenig sinnvoll, Gesichtsschädelfrakturen in das Le-Fort-Schema hineinzupressen, da sie, wie oben beschrieben, häufig nicht den klassischen Definitionen entsprechen. Derartige Analyseprobleme sind mit konventionellen Methoden nicht immer einfach zu lösen. Die computertomographische Zuordnung ist

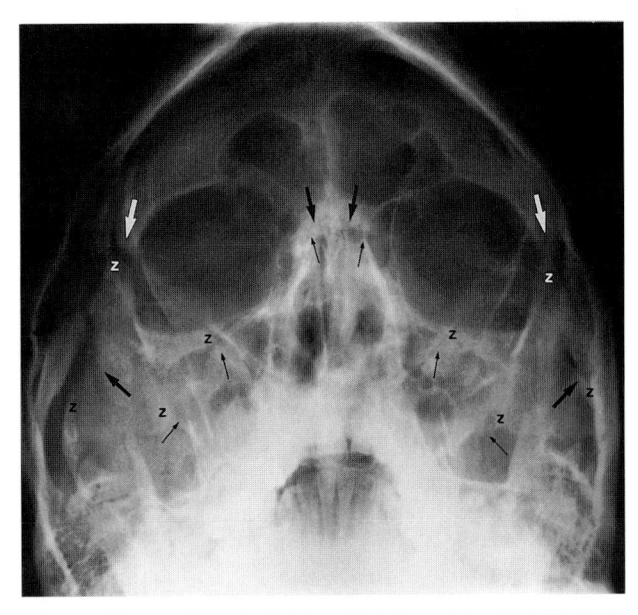

Abb. 17.**78** Le-Fort-II- (kleine Pfeile) und Le-Fort-III-Fraktur (große Pfeile). Projektion nach Waters: Die zwangsläufig bestehende beidseitige Jochbeinfraktur ist ebenfalls gekennzeichnet (z). Die „Elephantenrüssel" (Jochbögen) sind durch die Impressionsfrakturen kaum noch nachweisbar. Liegen zwei dieser Frakturtypen vor, so läßt sich der dritte Frakturtyp willkürlich hineininterpretieren

schneller und einfacher. In Zweifelsfällen reicht es aus, die entsprechenden Frakturlinien zu beschreiben.

Nasoorbitoethmoidale Frakturen

Verletzungen des nasoorbitoethmoidalen Komplexes (Abb. 17.**79**) sind von allen Mittelgesichtsfrakturen am

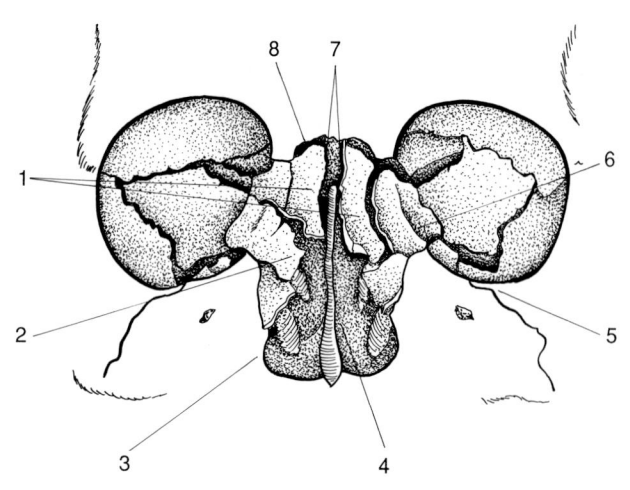

Abb. 17.79 Nasoorbitoethmoidale Fraktur (Skizze). Folgende knöcherne Strukturen sind betroffen:
1 = Os nasale
2 = Zertrümmerter Processus frontalis maxillae
3 = Maxilla
4 = Nasenseptum
5 = Unterer Orbitarand
6 = Fossa lacrimalis
7 = Sprengung der Sutura internasalis
8 = Sprengung der Sutura nasofrontalis

schwierigsten zu diagnostizieren und therapieren (54). Die komplizierte Anatomie, die Vielzahl der Fragmente sowie die Nähe kosmetisch und funktionell wichtiger Strukturen (Lig. palpebrale mediale, Ductus nasolacrimalis) erschweren eine Rekonstruktion erheblich.

Frakturen dieses Typs können isoliert oder in Kombination mit anderen Verletzungsmustern (Trümmer-, Le-Fort-Frakturen) vorkommen (19). Meist ist das Nasenbein, das Siebbein, der Processus frontalis maxillae und die mediale Orbitawand ein- oder beidseitig zertrümmert, so daß eine optimale Rekonstruktion und Stabilisierung der Fragmente Probleme bereitet. Die Lateralverschiebung der Processus frontales maxillae führt zu einer nur schwer zu beseitigenden vergrößerten Distanz der medialen Orbitaränder (Telekanthus) und stellt ein erhebliches kosmetisches Problem dar.

Die Computertomographie ist sowohl hinsichtlich der Primärdiagnostik als auch der Operationsplanung das wichtigste bildgebende Verfahren (54). Mit ihrer Hilfe läßt sich das Frakturmuster identifizieren, das Ausmaß der Fragmentverschiebung und eine Beschädigung des Ductus nasolacrimalis nachweisen (9, 42). Frakturen der medialen Orbitawand sind häufig von einem Hämatom begleitet. Duraeinrisse mit konsekutiver Liquorrhoe sind Folge einer Frakturausdehnung in die Lamina cribriformis. Weitere typische Komplikationen dieser Frakturen sind ein Telekanthus (s. oben) und die Obstruktion des Ductus nasolacrimalis (54).

Therapeutisch erfolgt eine offene Reposition der Fragmente und Stabilisierung mit Drähten und Miniplatten. Größtes Augenmerk ist dabei auf die Korrektur des medialen Orbitafragmentes zu richten, an dem das Lig. palpebrale mediale befestigt ist. Dessen Fixation sollte eher im Sinne einer „Überkorrektur" erfolgen, um einen vergrößerten interorbitalen Abstand zu vermeiden (19, 54).

Trümmerfrakturen („smash injuries")

Trümmerfrakturen lassen sich aufgrund der Vielzahl der Fragmente nicht mehr in die gängigen Schemata zur Klassifizierung von Mittelgesichtsfrakturen einordnen. In der Regel weisen die Knochensplitter eine erhebliche Dislokation bzw. Einstauchung auf. Eine Differenzierung dieser Verletzungen ist oft schwierig und gelingt nur in gewissem Umfange. Eine brauchbare Einteilung verwenden Dolan u. Mitarb. (9). Sie kategorisieren diese Frakturen in *drei Subtypen*, indem sie die hauptsächlich betroffene Region angeben. Demnach ist zwischen *nasoethmoidalen*, *frontalen* und *zentralen Trümmerfrakturen* zu unterscheiden. Aus der Angabe der Lokalisation kann dann auf Komplikationen und Begleitverletzungen der Nachbarregionen geschlossen werden. Bei einer nasoethmoidalen Trümmerfraktur ist demnach eine Destruktion der Lamina cribriformis, der Orbita (-spitze) und/oder des Bulbus oculi zu erwarten. Eine frontale Trümmerfraktur beinhaltet das Risiko eines Duraeinrisses und einer intrakraniellen Verletzung.

Die konventionelle Röntgendiagnostik kann das Ausmaß und die Komplexität dieser Frakturen nur in gewissen Grenzen erfassen, so daß die Computertomographie sowohl für die Darstellung der Knochenfragmente und deren Einstauchung als auch für die Diagnostik von intrakraniellen Begleitverletzungen unentbehrlich ist.

Besonderheiten bei Verletzungen des Hirn- und Gesichtsschädels im Kindesalter

Hirnschädel

Frakturen

Aufgrund anatomischer Gegebenheiten bestehen bei Kindern hinsichtlich des Frakturmechanismus und der Frakturtypen deutliche Unterschiede gegenüber Erwachsenen. Hierzu zählen beispielsweise die noch nicht abgeschlossenen Wachstumsvorgänge am kindlichen Schädel. Deshalb gilt es, gewisse Besonderheiten zu beachten.

Suturen und Synchondrosen können mit Frakturen verwechselt werden. Kenntnis der Anatomie, der normalen Entwicklung, des altersgemäßen Verschlusses sowie der Persistenz dieser Strukturen sind eminent wichtig (s. auch S. 170).

Prinzipiell sind die Schädelnähte paarig angelegt (Ausnahme: Sutura sagittalis und frontalis/metopica) und können durch einen Seitenvergleich von einer Fraktur unterschieden werden. Voraussetzung ist eine exakte Einstellung der Röntgenaufnahme. Die Sutura metopica (frontalis) kann etwa bis zum 3. Lebensjahr nachgewiesen werden. In 10% der Fälle persistiert sie bis ins Erwachsenenalter (15). Die Sutura mendosa ist ebenfalls beim Kleinkind nachweisbar und ist fast immer paarig angelegt. Sie zieht durchs Os occipitale und trifft in der Nähe des Asterion (Knotenpunkt der Sutura squamosa, lambdoidea, occipitomastoidea) auf die Lambdanaht. Sie kann ebenfalls noch im Erwachsenenalter beobachtet werden (Abb. 17.**11 a** u. **b**).

Entwicklungsbedingte Synchondrosen treten besonders im Bereich der Schädelbasis und des Os occipitale auf. Sie können nicht nur im konventionellen Röntgenbild, sondern auch in der axialen Computertomographie zu Verwechslungen mit Frakturen führen. Beispiele hierfür sind die Synchondrosis intraoccipitalis anterior (Abb. 17.**28**) und posterior (Abb. 17.**11 a** u. **b**).

Der kindliche Schädel besitzt aufgrund der dünneren Knochenstrukturen und der noch offenen Suturen eine höhere Elastizität als der eines Erwachsenen (74). Diese Eigenschaften führen zu einer besseren Absorption der traumatisch bedingten Krafteinwirkung und vermindern die Frakturgefahr. Die dünne Schädelkalotte bei Kindern führt allerdings auch zu einer oftmals schlechteren Nachweisbarkeit linearer Frakturen (74).

Eine Besonderheit von Impressionsfrakturen im Kindesalter sollte ebenfalls noch erwähnt werden. Bei Erwachsenen gilt die Regel, daß alle Impressionsfrakturen auch Trümmer- bzw. Mehrfragmentfrakturen darstellen. Bei Neugeborenen und Kleinkindern ist die Kalotte allerdings so weich und biegsam, daß eine *Impression ohne nachweisbare Fraktur* auftreten kann. Daher wurde in Analogie zum eingedrückten Tischtennisball der Begriff „*Ping-pong-Fraktur*" eingeführt (60).

Die Frakturheilung geht im Kindesalter sehr viel schneller vonstatten als bei Erwachsenen. Während bei älteren Leuten eine Zeitspanne von 2–3 Jahren für den knöchernen Verschluß angenommen werden kann, Frakturspalten aber auch bis ans Lebensende persistieren können, ist eine abgeschlossene Frakturheilung bei Kindern nach 3–6 Monaten normal (75).

Eine typische, wenn auch seltene Komplikation einer Schädelfraktur ist die sogenannte „wachsende Fraktur" im Kindesalter (Abb. 17.**80 a, b** und 17.**81 a, b**) (63). Die Interposition von Dura und Arachnoida führt zu

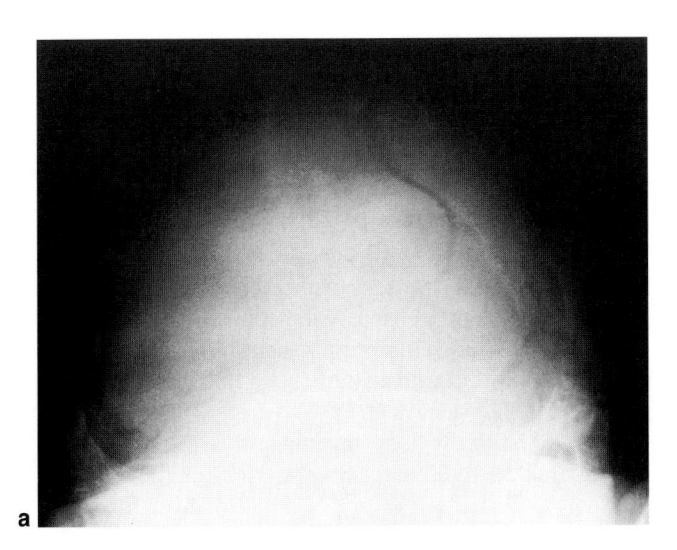

Abb. 17.**80 a** u. **b** 5 Monate alter Säugling mit links parietookzipitaler Fraktur:
a Projektion nach Towne: Mäßig klaffender Frakturspalt

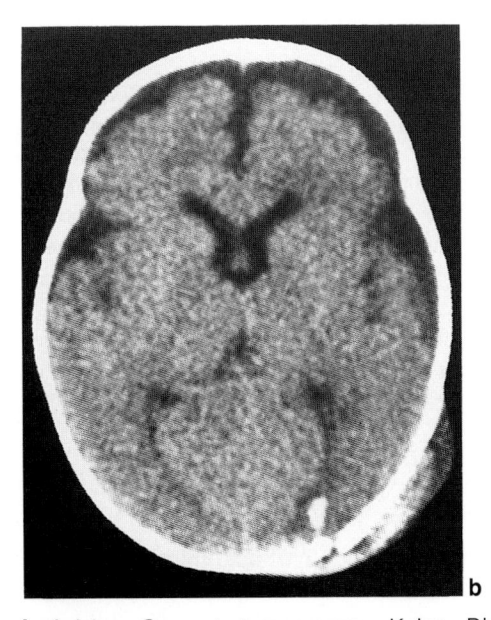

b Axiales Computertomogramm: Keine Dislokation der Fragmente. Links okzipitaler Kontusionsherd, subgaleales Hämatom

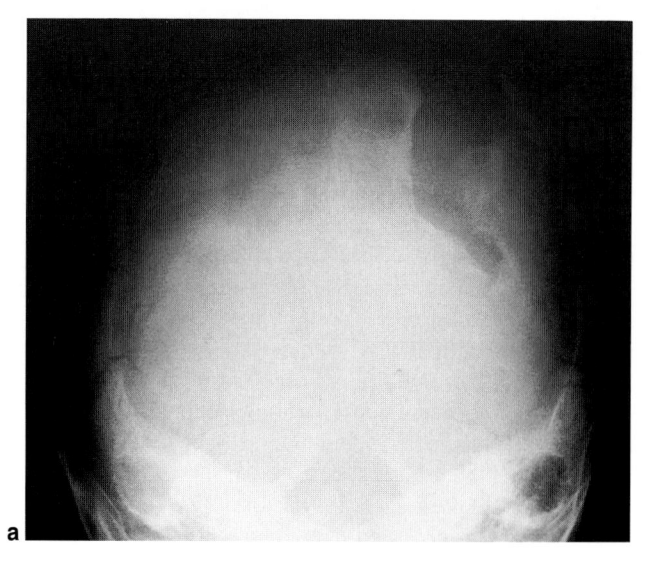

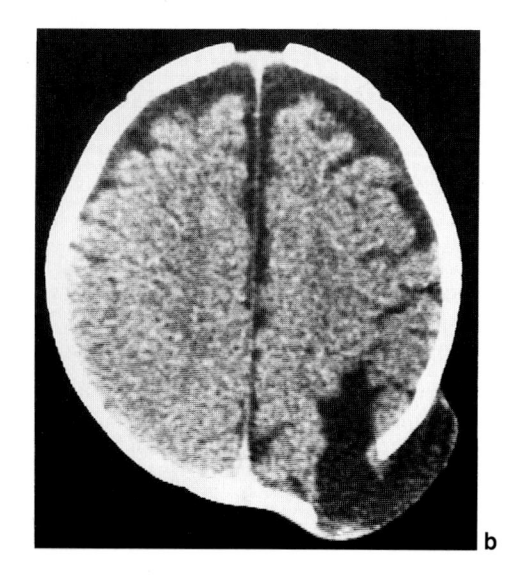

Abb. 17.**81 a** u. **b**   Kontrolle nach 6 Wochen
a Der Frakturspalt ist deutlich breiter geworden
b Computertomographisch zeigt sich im Kontusions- und Frakturbereich eine Zephalozele

einer Verbreiterung des Frakturspaltes und Ausbildung einer Leptomeningealzyste mit Knochenarrosion. Derartige Veränderungen sind hauptsächlich in der Frontal- oder Parietalregion lokalisiert (75). Obgleich sie auch bei Erwachsenen vorkommen können, sind sie doch häufiger bei pädiatrischen Patienten unter 2 Jahren zu finden. Ihre Inzidenz bei linearen Frakturen beträgt weniger als 1% (75). Auch wenn wachsende Frakturen somit zu den seltenen posttraumatischen Spätkomplikationen nach Schädel-Hirn-Traumen zählen, müssen zum Ausschluß einer sich entwickelnden Leptomeningealzyste regelmäßige Röntgenkontrollen durchgeführt werden (63).

Intra- und extrazerebrale Komplikationen

Subdurales Hämatom

Die höhere Elastizität des kindlichen Schädels gewährleistet zwar eine niedrigere Frakturgefährdung, hat aber auch Nachteile. In Kombination mit einer ebenfalls erhöhten Verformbarkeit des Gehirns (noch nicht abgeschlossene Myelinisierung) besteht die Möglichkeit eines größeren Bewegungsumfanges dieser Strukturen gegeneinander, mit der Gefahr einer Zerreißung von Gefäßen. Folge dieses Mechanismus ist ein vermehrtes Auftreten von subduralen Hämatomen des Interhemisphärenspaltes und Einrissen der venösen Sinus im Bereich des Tentoriums, die bei Erwachsenen nur selten beobachtet werden (74, 75).

Hirnödem

Abweichend von den computertomographischen Befunden Erwachsener ist bei Kindern als Folge eines schweren Schädel-Hirn-Traumas eine diffuse Hirnschwellung mit Kompression der Liquorräume zusammen mit einer *Dichtezunahme* des Gehirns beschrieben worden. Letztere wird als Folge einer Vermehrung des regionalen Blutvolumens bei generalisierter Hyperämie interpretiert (73). In vielen Fällen ist die Diagnose einer generalisierten Hirnschwellung bei Kindern mit ohnehin schmalen Subarachnoidalräumen schwierig. Häufig kann diese Frage nur retrospektiv im Rahmen von Verlaufskontrollen beantwortet werden (66).

Subarachnoidalblutung

Das Zeichen des durchgehenden hyperdensen Interhemisphärenspaltes im Rahmen einer traumatisch bedingten Subarachnoidalblutung ist bei Kindern mit größerer Sicherheit zu bewerten als bei Patienten im höheren Lebensalter, da bei Erwachsenen eine Falxverkalkung zu einem ähnlichen Befund führen kann (10).

Gesichtsschädel

Kindliche Gesichtsschädelfrakturen sind selten. Ihre Häufigkeit wird in der Literatur in der Größenordnung von 5% aller Gesichtsschädelfrakturen angegeben (1, 25). Gründe für das seltene Auftreten sind in der unterschiedlichen Anatomie und Biomechanik der Krafteinwirkung zu suchen. Darüber hinaus sind kleinere Kinder unter 5 Jahren aufgrund elterlicher Überwachung weniger traumagefährdet als ältere (5).

Die häufigste Gesichtsschädelfraktur bei Kindern ist mit rund 50–60% die Nasenbeinfraktur (26), gefolgt von der Unterkieferfraktur (21%) (26). Mittelgesichtsfrakturen vom Le-Fort-Typ machen lediglich 6% aller kindlichen Gesichtsschädelfrakturen aus (55). Begleitende Frakturen des Hirnschädels, insbesondere des Stirnbeins, sind keine Seltenheit. Potentielle Schwachstellen mit hoher Frakturanfälligkeit im kindlichen Gesichtsschädel sind die Suturen (40).

Hauptursachen sind Verkehrsunfälle (1, 25), gefolgt von Stürzen und Spielunfällen. Unklar bleibt der Anteil von Kindesmißhandlungen, die in der Literatur kaum Erwähnung finden.

Die Diagnostik beim kindlichen Gesichtsschädeltrauma ist wesentlich schwieriger als beim Erwachsenen. Dies liegt zum einen an der mangelnden Kooperation, andererseits auch an der Frakturform.

Bei der *Grünholzfraktur*, eine für das Kindesalter typischen Frakturform, bleibt der straffe Periostschlauch intakt und verhindert eine Dislokation der Fragmente. Ein anderes Beispiel ist die *Kompressionsfraktur des Kieferköpfchens*, die ebenfalls leicht im Röntgenbild übersehen werden kann. Nicht erkannte Frakturen beinhalten die Gefahr von Wachstumsstörungen (Epiphysenfugen) und späteren Deformierungen (60). Die Computertomographie hat zwar die Diagnostik insgesamt verbessert (38), nicht dislozierte Grünholzfrakturen können aber auch im Computertomogramm übersehen werden.

Die Therapie von Kieferfrakturen sollte bis auf Ausnahmen wegen der Gefahr der Zahnkeimschädigung und im Hinblick auf mögliche Wachstumsstörungen konservativ erfolgen (25). Dies gilt im wesentlichen auch für Gelenkfortsatzfrakturen am Unterkiefer. Die Immobilisierung darf jedoch nicht länger als 2 Wochen betragen. Bei Mittelgesichtsfrakturen wird allgemein eine operative Einstellung unter Sicht und Stabilisierung durch Drahtnähte empfohlen (5), kann jedoch auch konservativ erfolgen. Die prophylaktische Entfernung von im Bruchspalt liegenden Zahnkeimen ist seit Einführung der Antibiotika obsolet. Frakturen des Nasenskelettes werden, soweit sie sich nur auf das Nasenbein beziehen, als harmlos angesehen. Dennoch ist die frühe anatomisch korrekte Reposition von großer Bedeutung. Die Reposition des Nasenseptums ist ebenso wichtig.

Für alle im wachsenden Gesichtsskelett auftretenden Frakturen, wie auch für Traumen ohne positiven Frakturnachweis, ist auf jeden Fall eine Langzeitbeobachtung bis zum Abschluß der Gebißentwicklung angezeigt, um beim Auftreten von Wachstumsstörungen und Fehlentwicklungen rechtzeitig korrigierend eingreifen zu können.

Danksagung

Folgende Abbildungen wurden mir freundlicherweise für die Veröffentlichung zur Verfügung gestellt, wofür ich mich recht herzlich bedanken möchte:

Abb. 17.**26**−17.**28**, 17.**30**, 17.**63**, 17.**72**, 17.**76**
Professor Dr. H.-H. Jend, Ltd. Arzt der Allgemeinradiologie, Zentralkrankenhaus Bremen-Ost

Abb. 17.**32**, 17.**33**, 17.**36**
Professor Dr. O. Köster, Chefarzt der Radiologischen Klinik, St. Josef Hospital Bochum

Abb. 17.**51**, 17.**64**, 17.**65**, 17.**67 a, b**, 17.**68**, 17.**71**, 17.**73**, 17.**75**
Professor Dr. Dr. Rottke, Direktor der Röntgenabteilung der ZMK-Klinik des Universitätskrankenhauses Hamburg-Eppendorf

Abb. 17.**80 a, b**, 17.**81 a, b**
Dr. J. Schulze, Radiologische Klinik der Universität Kiel

Literatur

1 Adekeye, E. O.: Pediatric fractures of the facial skeleton: a survey of 85 cases from Kaduna, Nigeria. J. oral. Surg. 38 (1980) 355−358
2 Aguilar, E. A., J. W. Yeakley, B. Y. Ghorayeb, M. Hauser, J. Cabrera, R. A. Jahrsdoerfer: High resolution CT scan of temporal bone fractures: Association of facial nerve paralysis with temporal bone fractures. Head Neck Surg. 9 (1987) 162−166
3 Baker, S. R., G. M. Gaylord, G. Lantos, K. Tabaddor, E. J. Gallagher: Emergency skull radiography: The effect of restrictive criteria on skull radiography and CT use. Radiology 156 (1985) 409−413
4 Balasubramaniam, S., T. Kapadia, J. A. Campbell, Th. L. Jackson: Efficacy of skull radiography. Amer. J. Surg. 142 (1981) 366−369
5 Bales, C. R., P. Randall, H. B. Lehr: Fractures of the facial bones in children. Trauma 12 (1972) 56−65
6 Bell, R. S., J. W. Loop: The utility and futility of radiographic skull examination for trauma. New Engl. J. Med. 284 (1971) 236−239
7 Boulis, Z. F., R. Dick, N. R. Barnes: Head injuries in children − aetiology, symptoms, physical findings and X-ray wastage. Brit. J. Radiol. 51 (1978) 851−854
8 Dolan, K. D., C. G. Jacoby: Facial fractures. Semin. Roentgenol. 13 (1978) 37−51
9 Dolan, K. D., C. G. Jacoby, W. R. K. Smoker: Radiology of Facial Injury. Macmillan, New York 1988
10 Dolinskas, C. A., R. A. Zimmermann, L. T. Bilaniuk: A sign of subarachnoid bleeding on cranial computed tomograms of pediatric head trauma patients. Radiology 126 (1978) 409−411
11 Dorobisz, H., E. Voegeli, N. Hardt: Konventionelle Radiologie und Computertomographie bei Gesichtsschädelfrakturen. Röntgen-Bl. 36 (1983) 428−433
12 Ernsting, M., E. Zeitler, J. Theissing, K. Imhof: Technik und Ergebnis der Computertomographie der Rhinobasis und der Orbita mit multiplanaren Rekonstruktionen. Fortschr. Röntgenstr. 146 (1987) 376−380
13 Eyes, B., A. F. Evans: Post-traumatic skull radiographs. Lancet 1978/II, 85−86
14 Finkle, D. R., S. L. Ringler, C. R. Luttenton, J. H. Beernink, N. T. Peterson, R. E. Dean: Comparison of the diagnostic methods used in maxillofacial trauma. Plast. reconstr. Surg. 75 (1985) 32−41
15 Furuya, Y., M. S. B. Edwards, C. E. Alpers, B. M. Tress, D. K. Ousterhout, D. Norman: Computerized tomography of cranial sutures. Part I: Comparison of suture anatomy in children and adults. J. Neurosurg. 61 (1984) 53−58
16 Gentry, L. R., W. F. Manor, P. A. Turski, C. M. Strother: High resolution CT analysis of facial struts in trauma: 1. Normal anatomy. Amer. J. Roentgenol. 140 (1983) 523−532
17 Gentry, L. R., W. F. Manor, P. A. Turski, C. M. Strother: High resolution CT analysis of facial struts in trauma: 2. Osseous and soft-tissue complications. Amer. J. Roentgenol. 140 (1983) 533−541
18 Gentry, L. R., J. C. Godersky, B. Thompson: MR imaging of head trauma: review of the distribution and radiopathologic features of traumatic lesions. Amer. J. Roentgenol. 150 (1988) 663−672
19 Gerlock, A. J., D. P. Sinn, K. L. McBride: Clinical and radiographic interpretation of facial fractures. Little, Brown & Co., Boston 1981
20 Gillespie, J. E., I. Isherwood, G. R. Barker, A. A. Quayle: Three-dimensional reformations of computed tomography in the assessment of facial trauma. Clin. Radiol. 38 (1987) 523−526
21 Grodd, W., B. Dannenmaier, D. Petersen, G. Gehrke: Drei-dimensionale (3-D) Bildrekonstruktionen von Gesichtsschädel und Schädelbasis in der Computertomographie. Radiologe 27 (1987) 502−510
22 Grote, W., B. Hoffmann, V. John-Mikolajewski: Aktueller Stand der Diagnose und Behandlung laterobasaler Schädelfrakturen. HNO 34 (1986) 496−502
23 Gurdjian, E. S., J. E. Webster, H. R. Lissner: Observations on the mechanism of brain concussion, contusion, and laceration. Surg. Gynecol. Obstet. 101 (1955) 680−690
24 Guyon, J. J., M. Brant-Zawadzki, S. R. Seiff: CT demonstration of optic canal fractures. Amer. J. Roentgenol. 143 (1984) 1031−1034
25 Härtel, J., I. Sonnenburg: Frakturen im Kindesalter. Zahntechnik 23 (1982) 81−84
26 Hall, R. G.: Injuries of the face and jaws in children. Int. J. oral Surg. 1 (1972) 65−75
27 Hammerschlag, S. B., S. Hughes, G. V. O'Reilly, A. L. Weber: Another look at the blowout fractures of the orbit. Amer. J. Neuroradiol. 3 (1982) 331−335

28 Harris, L., G. D. Marano, D. McCorkle: Nasofrontal duct: CT in frontal sinus trauma. Radiology 165 (1987) 195–198
29 Harwood-Nash, D. C.: Fractures of the petrous and tympanic parts of the temporal bone in children: A tomographic study of 35 cases. Amer. J. Roentgenol. 110 (1970) 598–607
30 Harwood-Nash, D. C., E. B. Hendrick, A. R. Hudson: The significance of skull fractures in children. Radiology 101 (1971) 151–155
31 Hasso, A. N., J. L. Jones: Temporal bone: Normal and abnormal. In Haaga, J. R., R. J. Alfidi: Computed Tomography of the Whole Body, 2. ed. Mosby, St. Louis 1988
32 Hasso, A. N., J. A. Ledington: Traumatic injuries of the temporal bone. Otolaryngol. Clin. N. Amer. 21 (1988) 295–316
33 Hough, J. V. D., W. D. Stuart: Middle ear injuries in skull trauma. Laryngoscope 78 (1968) 899–937
34 Irnberger, Th.: Diagnostische Möglichkeiten und Wertigkeit der konventionellen Radiographie, Röntgentomographie und hochauflösenden Computertomographie beim komplexen orbitalen Trauma. Fortschr. Röntgenstr. 142 (1985) 146–154
35 Jend, H.-H., I. Jend-Rossmann, D. Borchers, M. Heller: Die Analyse der Gesichtsschädelfrakturen im CT. Fortschr. Röntgenstr. 137 (1982) 379–383
36 Jend, H.-H., I. Jend-Rossmann, W. Crone-Münzebrock, E. Grabbe: Die Computertomographie der Schädelbasisfrakturen. Fortschr. Röntgenstr. 140 (1984) 147–151
37 Jend, H.-H.: Mittelgesichtsverletzungen. In Heller, M., H.-H. Jend: Computertomographie in der Traumatologie. Thieme, Stuttgart 1984
38 Jend-Rossmann, I., H.-H. Jend: Klinische Erfahrungen mit computertomographischer Diagnostik von Gesichtsschädeltraumen. Dtsch. zahnärztl. Z. 39 (1984) 947–952
39 Jend, H.-H., I. Jend-Rossmann: A systemic approach to the diagnosis of transethmoidal fractures in CT. Europ. J. Radiol. 5 (1985) 8–11
40 Jend-Rossmann, I.: Zur Entstehung und Auswirkung von Frakturen des kindlichen Gesichtsschädels. Habil.-Schrift, Universität Hamburg 1986
41 Johnson, D. H. jr.: CT of maxillofacial Trauma. Radiol. Clin. N. Amer. 22 (1984) 131–144
42 Johnson, D. H. jr., M. Colman, S. Larsson, O. P. Garner Jr., W. Hanafee: Computed tomography in medial maxilla-orbital fractures. J. Comput. assist. Tomogr. 8 (1984) 416–419
43 Joslyn, J. N., S. E. Mirvis, B. Markowitz: Complex fractures of the clivus: Diagnosis with CT and clinical outcome in 11 patients. Radiology 166 (1988) 817–821
44 Köster, O.: Computertomographie des Felsenbeines. Thieme, Stuttgart 1988
45 Kreipke, D. L., J. J. Moss, J. M. Franco, M. D. Maves, D. J. Smith: Computed tomography and thin-section tomography in facial trauma. Amer. J. Roentgenol. 142 (1984) 1041–1045
46 Langen, H.-J., H.-J. Daus, K. Bohndorf, K. Klose: Konventionelle Röntgenuntersuchung und Computertomographie bei der Diagnostik von Orbitafrakturen. Fortschr. Röntgenstr. 150 (1989) 582–587
47 Litwan, M., Ch. Fliegel: Zur Röntgendiagnostik von Unterkieferfrakturen. Radiologe 26 (1986) 416–420
48 Litwan, M., Ch. Fliegel: Zur Röntgendiagnostik von Mittelgesichtsfrakturen. Radiologe 26 (1986) 421–426
49 Masaryk, T. J., P. R. Shalen, S. F. Handel: Craniofacial trauma. In Haaga, J. R., R. J. Alfidi: Computed Tomography of the Whole Body, 2. ed. Mosby, St. Louis 1988
50 Mees, K., Th. Hübsch: Computer- oder konventionelle Tomographie? Laryng. Rhinol. Otol. 64 (1985) 335–337
51 Murray, J. A. M., A. G. D. Maran, A. Busuttil, G. Vaughan: A pathological classification of nasal fractures. Injury 17 (1986) 338–344
52 Nahser, H. C., E. Löhr: Möglichkeiten der hochauflösenden Computertomographie in der Diagnostik von Gesichtsschädelverletzungen. Radiologe 26 (1986) 412–415
53 North, J. B.: On the importance of intracranial air. Brit. J. Surg. 58 (1971) 826–829
54 Paskert, J. P., P. N. Manson, N. T. Iliff: Nasoethmoidal and orbital fractures. Clin. Plast. Surg. 15 (1988) 209–223
55 Reil, B., S. Kranz: Traumatology of the maxillofacial region in childhood. J. max.-fac. Surg. 4 (1976) 197–200
56 Reynolds, D. F.: Traumatic effusion of the sphenoid sinus. Clin. Radiol. 12 (1961) 171–176
57 Rieden, K., M. Weber, B. Kober, M. Flentje: Diagnostik von Läsionen im Gesichtsschädelbereich – Indikationen und Leistungsfähigkeit der konventionellen Röntgentechnik im Vergleich zur Computertomographie. Röntgen-Bl. 39 (1986) 102–109
58 Roberts, F., C. E. Shopfner: Plain skull roentgenograms in children with head trauma. Amer. J. Roentgenol. 114 (1972) 230–240
59 Robinson, A. E., B. M. Meares, J. A. Goree: Traumatic sphenoid sinus effusion. An analysis of 50 cases. Amer. J. Roentgenol. 101 (1967) 795–801
60 Rogers, L. F.: Radiology of Skeletal Trauma. Churchill Livingstone, New York 1982
61 Sataloff, R. T., Ch. B. Grossman, C. Gonzales, N. Naheedy: Computed tomography of the face and paranasal sinuses: part II. Abnormal anatomy and pathologic conditions. Head Neck Surg. 7 (1985) 369–389
62 Schratter, M., G. Canigiani, F. Karnel, H. Imhof, W. Kumpan: Maskierte Frakturen im Schädelbereich. Radiologe 25 (1985) 108–113
63 Schultze, J., E. Kraus: Wachsende Fraktur im Kindesalter. Fortschr. Röntgenstr. 151 (1989) 112–113
64 Som, P. M.: Paranasal sinuses. In Taveras, J. M., J. T. Ferrucci: Radiology: Diagnosis-Imaging-Intervention, Vol. III. Lippincott, Philadelphia 1987
65 Swartz, J. D.: Imaging of the Temporal Bone. Thieme, Stuttgart 1986
66 Traupe, H.: Schädel-Hirn-Verletzungen. In Heller, M., H.-H. Jend: Computertomographie in der Traumatologie. Thieme, Stuttgart 1984
67 Unger, J. M.: Orbital apex fractures: the contribution of computed tomography. Radiology 150 (1984) 713–717
68 Valavanis, A., O. Schubiger, G. Stuckmann, F. Antonucci: CT-Diagnostik traumatischer Läsionen des Felsenbeines. Radiologe 26 (1986) 85–90
69 Valvassori, G. E., G. D. Potter, W. N. Hanafee, B. L. Carter, R. A. Buckingham: Radiologie in der Hals-Nasen-Ohren-Heilkunde. Thieme, Stuttgart 1984
70 Virapongse, C., S. Bhimani, M. Sarwar: Radiography of the abnormal ear. In Taveras, J. M., J. T. Ferrucci: Radiology: Diagnosis-Imaging-Intervention. Vol. III. Lippincott, Philadelphia 1987
71 Whelan, M. A., D. L. Reede, W. Meisler, R. T. Bergeron: CT of the base of the skull. Radiol. Clin. N. Amer. 22 (1984) 177–217
72 Zimmer, E. A., M. Zimmer-Brossy: Lehrbuch der röntgenologischen Einstelltechnik. Springer, Berlin 1982
73 Zimmermann, R. A., L. T. Bilaniuk, D. Bruce, C. Dolinskas, W. Obrist, D. Kuhl: Computed tomography of pediatric head trauma: Acute general cerebral swelling. Radiology 126 (1978) 403–408
74 Zimmermann, R. A., L. T. Bilaniuk: Computed tomography in pediatric head trauma. J. Neuroradiol. 8 (1981) 257–271
75 Zimmermann, R. A.: Evaluation of head injury: Supratentorial. In Taveras, J. M., J. T. Ferrucci: Radiology: Diagnosis-Imaging-Intervention, Vol. III. Lippincott, Philadelphia 1987
76 Zimmermann, R. A.: Magnetic resonance of head injury. In Taveras, J. M., J. T. Ferucci: Radiology: Diagnosis-Imaging-Intervention, Vol. III. Lippincott, Philadelphia 1987

18 Wirbelsäule

M. Heller, H.-H. Jend und O. Wörsdörfer

Verletzungen der Wirbelsäule können außerordentlich schwerwiegende Beeinträchtigungen der Lebensqualität bewirken. Bei allen, den vermeintlich banalen wie auch den fatalen Fällen mit vollständiger Zerreißung oder Kompression des Spinalmarkes ist eine schnellstmögliche, präzise Diagnostik gefordert. Die Diagnostik stützt sich im wesentlichen auf radiologische Verfahren. Die Aufgabe des Diagnostikers, also des Radiologen, ist in folgender Weise zu beschreiben:

1. Sicherung oder Ausschluß einer Verletzung durch die adäquaten Untersuchungsverfahren,
2. Beschreibung der knöchernen, chondralen, ligamentären, artikulären und möglichen neuralen Verletzungsfolgen,
3. Aussagen zur Stabilität oder Instabilität der Verletzung,
4. Diskussion des diagnostischen Ergebnisses mit dem Therapierenden und
5. Dokumentation des Therapieergebnisses und Verlaufsbeurteilung.

Die sehr komplexen Fragestellungen erfordern oft unterschiedliche, sich ergänzende Untersuchungsverfahren. Maxime der diagnostischen Abklärung muß die schnelle Verfügbarkeit und diagnostische Potenz der Methode sowie die sichere Interpretation und Demonstrierbarkeit des Befundes durch einen erfahrenen Diagnostiker sein. Nur dann führt die Synopse der diagnostischen Ergebnisse zur konsequenten, angemessenen Behandlung. Die Schwierigkeiten bei der Diagnostik ergeben sich aus der Anatomie, Funktion und den Verletzungsmustern der Wirbelsäule.

Radiologische Diagnostik

Konventionelle Röntgendiagnostik – Digitale Lumineszenzradiographie (DLR) – Konventionelle Tomographie

Konventionell oder mittels der digitalen Lumineszenzradiographie angefertigte Übersichtsaufnahmen stehen an erster Stelle der radiologischen Diagnostik bei dem Verdacht auf eine Wirbelsäulenverletzung. Grund dafür sind die schnell verfügbaren Informationen über das Vorhandensein einer Verletzung, die übersichtliche Darstellung des Achsenskelettes über einen längeren Abschnitt und die, wenngleich eingeschränkte, Beurteilbarkeit des Verletzungsausmaßes. Nicht zuletzt besteht für Radiologen und Traumatologen die größte diagnostische Erfahrung im Umgang mit konventionellen Röntgenbildern. Aufnahmen im a.-p. Strahlengang ergeben bereits wichtige Hinweise auf eine Verletzung durch Beurteilung von Abweichungen der Dornfortsatzreihe bei Rotationstraumen oder Erweiterung der interpedunkulären Distanz bei Berstungsbrüchen. Wichtigste Aufnahmen zur Beurteilung der Hinterkante sind die seitliche Projektion von HWS, BWS und LWS. Da das Unfallopfer nur unter Gefährdung seitlich zu lagern ist, müssen die Aufnahmen in Rückenlage mit angestellten Kassetten angefertigt werden. Die hierbei entstehenden Probleme der korrekten Exposition könnten es zukünftig sinnvoll erscheinen lassen, vorzugsweise DLR-Systeme zu benutzen, die eine nachträgliche Bildbearbeitung erlauben. Fehlbelichtungen erforderten dann nicht die Wiederholung einer Aufnahme. Nötig wäre einzig eine neue Bildbearbeitung, die zudem noch die Betonung von Kantenstrukturen ermöglicht. Da zudem bei der DLR Dosis eingespart werden kann, ist die Strahlenbelastung für die oftmals sehr umfangreich und wiederholt exponierten Patienten reduzierbar.

Schrägaufnahmen haben sich vorwiegend im Bereich der Halswirbelsäule zur Darstellung von Gelenkfortsatzfrakturen oder unilateralen Luxationen bewährt. Der im a.-p. und seitlichen Strahlengang kaum darstellbare zervikothorakale Übergang erlaubt eine Beurteilung in den Schrägpositionen.

Fragliche Befunde der Übersichtsaufnahmen der Wirbelsäule erfordern alternativ die konventionelle Tomographie oder die Computertomographie. Bei der konventionellen Tomographie wirkt sich die Lagerbarkeit eines Patienten limitierend aus, so daß oftmals nur eine Tomographie im a.-p. Strahlengang möglich ist. Die wichtigste Aussage über eine Einengung des Spinalkanals oder über intraspinale Fragmente ist jedoch nur mittels der seitlichen Tomographie oder Computertomographie befriedigend zu treffen. Dennoch ist nach wie vor die konventionelle Tomographie wichtiges Instrument der Diagnostik bei Wirbelsäulentraumen, da sie längerstreckige Abschnitte der Wirbelsäule abbildet. Dies ist bei vermuteten Fehlstellungen von ganz wesentlicher Bedeutung. Die Tomographie kann sich im übrigen auch der Speicherfolien der DLR bedienen.

Computertomographie (CT)

Die Einführung leistungsfähiger Computertomographen (kurze Untersuchungszeiten, hohe Auflösung, sekundäre Rekonstruktionen) hat die Diagnostik des Wirbelsäulentraumas entscheidend beeinflußt (5–7, 14, 21–23, 29, 34, 41, 54). Nach den obligaten, unmittelbar nach der Einlieferung des Unfallopfers erstellten Röntgenübersichtsaufnahmen kann die Indikation zur CT gestellt werden. Die transversale Schichtebene bildet Wirbelkörper, Wirbelbögen, kleine Wirbelgelenke, Zwischenwirbelscheiben, Spinalkanal und den Paravertebralraum in idealer Weise ab. Die orientierungsbedürftige Darstellung größerer Wirbelsäulenabschnitte durch eine Vielzahl kontinuierlich angefertigter transversaler Schichten wird durch sekundäre zwei- oder dreidimensionale Rekonstruktionen überschaubarer gemacht und damit besser demonstrierbar.

In der Regel werden folgende Untersuchungsmodalitäten bei der CT einzuhalten sein:

1. Digitales Übersichtsradiogramm zur Planung der transversalen Schichten und ihrer Angulierung.
2. Schichtdicke 2–5 mm, kontinuierlich.
3. Schnellstmögliche Untersuchung, im bewußten Verzicht auf die optimale Darstellung mit höchster Ortsauflösung, die mehr Projektionen, höhere Dosen und längere Rechenzeiten erforderte.
4. Bildanalyse im „Knochen- und Weichteilfenster".
5. Obligate sagittale Rekonstruktionen (median und paramedian durch die kleinen Wirbelgelenke rechts und links), fakultativ koronare oder dreidimensionale Rekonstruktionen.
6. Sofortige Filmdokumentation auf ausreichend großen Filmformaten.

Eine sogenannte computerassistierte Myelographie (CAM) kann dann erforderlich sein, wenn es nativdiagnostisch nicht gelingt, eine Obliteration des Spinalraumes durch Hämatome, Bandscheibensequester, abgesprengte Fragmente oder einen vermuteten Nervenwurzelausriß nachzuweisen oder auszuschließen. Alternativ könnte bei dieser Fragestellung die Magnetresonanztomographie eingesetzt werden.

So ist die Computertomographie derzeit wichtigstes Verfahren zur Diagnostik von Wirbelsäulenverletzungen. Ihre Bedeutung leitet sich außerdem aus der universellen Anwendbarkeit für die Diagnostik von Verletzungsfolgen des gesamten Körpers her (22), wie sie gehäuft bei Wirbelsäulentraumen zu erwarten sind.

Myelographie

Die Myelographie spielt in der Akutdiagnostik des Wirbelsäulentraumas keine Rolle. Die erforderlichen Lagerungsmanöver und mögliche zusätzliche Traumatisierungen durch Punktion und Kontrastmittel können geradezu schaden. Zudem ergeben sich keine die Prognose beeinflussenden Konsequenzen aus dem myelographischen Ergebnis (48). Einzig bei inkompletten spinalen Läsionen aufgrund von vermuteten Schwellungen des Rückenmarkes, die keine Besserungstendenz erkennen lassen, kann in der postakuten Phase eine Myelographie indiziert sein. Die heute vorzuziehende Alternative ist die Magnetresonanztomographie.

Magnetresonanztomographie (MRT)

Mit der MRT steht erstmals ein bildgebendes Verfahren zur direkten, nichtinvasiven Darstellung des Spinalraumes und Spinalmarkes zur Verfügung. Eine vermutete traumatische Rückenmarksläsion ist Indikation zur MRT, insbesondere auch in der Akutphase (26–28). Inwieweit sich generell die Prognose einer spinalen Verletzung durch eine frühzeitige Diagnostik mittels der MRT ändert, ist nicht abschätzbar. Neben dem natürlichen, zudem durch Änderung der Untersuchungsparameter manipulierbaren hohen Gewebekontrast ist vor allen Dingen die direkte Darstellbarkeit der Wirbelsäule und des Spinalraumes in sagittaler oder auch koronarer Ebene ein erheblicher diagnostischer Gewinn. Vermutete spinale Einblutungen oder kontusionelle Veränderungen wie z. B. Ödeme lassen sich mit der MRT nicht nur zweifelsfrei erkennen, sie können auch genau lokalisiert werden. Möglicherweise lassen sich anhand der MR-Morphologie des *traumatisierten Spinalmarks* prognostische Aussagen treffen. So soll der alleinige Nachweis ödematöser Veränderungen prognostisch sehr viel günstiger sein als die Darstellung von Blutungen in das Spinalmark (26). Zuverlässig sind ossäre und diskoligamentäre Verletzungen mit der MRT diagnostizierbar (Wilber u. Crider in 14).

Wie bei der CT, so sollten auch bei der MRT solche Sequenzen gewählt werden, welche die Untersuchungszeit so kurz wie möglich werden lassen. Wichtigste Schichtebene ist die sagittale. Die transversale Ebene ist, wie bei der CT, besonders für die Beurteilung der posterioren Wirbelteile geeignet.

In gleichem Maße wie die MRT die spinale Diagnostik revolutioniert hat, so ist auch zu erwarten, daß sie das diagnostische Vorgehen beim Wirbelsäulentrauma verändert.

Verletzungsmechanismen

Wirbelsäulenfrakturen und diskoligamentäre Verletzungen werden nach ihrer Entstehungsmechanik klassifiziert. Die häufigsten Verletzungen resultieren aus indirekt einwirkenden Kräften, z. B. auf Kopf oder Körperstamm. Nur selten sind direkte Kräfte (z. B. Geschosse) für traumatische Läsionen verantwortlich. Dabei ist die Kombination von aus unterschiedlichen Richtungen einwirkenden Kräften häufig. Zu differenzieren sind *(Hyper-)Flexions-, Kompressions-, (Hyper-)Extensions-, Distraktions-, Rotations- und Abscherungskräfte*, die entsprechende Verletzungen bewirken (12, 14, 17, 43, 48). Unabhängig von Klassifikationen (s. unten) soll im folgenden kurz auf die typischen Verletzungsmuster eingegangen werden, welche durch bestimmte Krafteinwirkungen hervorgerufen werden.

Das *Flexionstrauma* ist die am häufigsten vorkommende Wirbelsäulenverletzung. Der Drehpunkt der Flexionskräfte liegt im anterioren Wirbelkörper, so daß dieser eine anteriore Kompressionsfraktur erleidet. Gleichzeitig wirken auf die dorsalen Bandstrukturen und die Wirbelbögen Zugkräfte, welche hier Zerreißungen und Frakturen bewirken können (Distraktion, s. unten). Bei von lateral her einwirkender Gewalt kommt es zu entsprechenden lateralen Kompressionen und kontralateralen Distraktionen.

Besteht eine axiale Krafteinwirkung *(Kompression)*, brechen die Deckplatten ein, was eine intravertebrale Druckerhöhung zur Folge hat, unter anderem durch Kompression des intraossalen Blutes, mit – abhängig von der Größe der einwirkenden Kraft – explosionsartiger Zertrümmerung des Wirbelkörpers, dessen Fragmente zentripetal dislozieren *(Berstungsfraktur)*. Gravierendste Folge ist die Verlegung des Spinalkanals durch knöcherne Fragmente und/oder Teile der Zwischenwirbelscheibe, die andererseits auch in den Wirbelkörper gepreßt werden kann. Die posterioren Anteile der Wirbelsäule müssen bei diesem Traumatyp nicht frakturieren. Es ist jedoch ebenfalls mit Dislokationen oder z. B. Luxationen der kleinen Wirbelgelenke zu rechnen.

Distraktions- oder *Hyperextensionstraumata* treten auf, wenn z. B. der Kopf gewaltsam nach dorsal geschleudert oder nach kranial gerissen wird. Dabei kann es zu osteoligamentären Ausrissen an der oberen oder unteren Vorderkante eines oder mehrerer Wirbelkörper kommen. Entsprechend werden die dorsalen Bestandteile der Wirbel komprimiert. Diese Kompression bewirkt Frakturen der Dornfortsätze, Wirbelbögen und -facetten und damit Luxationen. Werden Kopf und Körperstamm auseinander gerissen, also distrahiert, kommt es zur Zerreißung der Ligg. interspinalia, oft ohne größere knöcherne Verletzungen.

Rotationskräfte verursachen Frakturen der posterioren Wirbelanteile und die Zerreißung der Ligg. interspinalia, welche eher Spannungskräften widerstehen.

Scherkräfte wirken horizontal auf die Wirbelsäule, wobei die Kraftrichtung die Richtung der Abscherung vorgibt. Daher sind Abscherungen grundsätzlich in alle Richtungen möglich. Scherkräfte bewirken die Zerreißung des Bandapparates und auch des Diskus. Am häufigsten sind Brust- und Lendenwirbelsäule betroffen.

Rotations- und *Scherkräfte* treten meist gemeinsam auf. Folge sind schwere dislozierende Frakturen mit entsprechenden neurologischen Schäden.

Jeder gewaltsam in den Körper eingebrachte Gegenstand (z. B. Geschosse), der die Wirbelsäule oder den Spinalkanal als *direkt einwirkende Kraft* erreicht, verursacht in Abhängigkeit von Kraft, Richtung und Lokalisation entsprechende Verletzungsfolgen.

Alle genannten Verletzungsmechanismen treten seltener isoliert, meist kombiniert auf, wenngleich – wie oben angeführt – für bestimmte Krafteinwirkungen typische Frakturen und Dislokationen bekannt sind. Das Wissen um die Verletzungsmechanismen erleichtert die diagnostische Interpretation, das heißt die Analyse der sichtbaren und der zu erwartenden Verletzungen. Dazu ist eine technisch einwandfreie Untersuchung Voraussetzung. Die sorgfältige Betrachtung aller Bilder ist gefordert, damit die entscheidende Frage nach der Stabilität bzw. einer posttraumatischen Instabilität der Wirbelsäule beantwortet werden kann. Die Bildinformationen und ihre Interpretation sind eine wesentliche Grundlage der Entscheidung für eine konservative oder operative Behandlung.

Stabilitätsbeurteilung

Die Stabilität der Wirbelsäule beschreibt ihre Festigkeit im Rahmen des physiologischen Bewegungsumfanges. Sie verhindert Schäden am Rückenmark, an den Nervenwurzeln und am Stützgewebe ebenso wie Schmerzzustände. Jede Verschiebung der Wirbelkörper gegeneinander über das physiologische Maß hinaus (welches nicht anatomisch definiert, sondern ein Erfahrungswert ist) wird als Instabilität bezeichnet. Die klinische Erfahrung lehrt, daß die Instabilität mit neurologischen Defekten, osteochondralen Schäden durch Fehlbelastungen und Schmerzen einhergehen kann, aber nicht zwingend einhergehen muß (23).

Der Zusammenhalt der Wirbelsäule wird einerseits durch statische Faktoren, wie Festigkeit der Elemente, artikulierende Gelenkflächen (Einschränkung der Drehbewegung), ligamentäre Verbindungen, andererseits durch dynamische Faktoren, d. h. durch das Zusammenspiel der verschiedenen Muskelgruppen gewährleistet. Bricht der Wirbelkörper zusammen, so führt dies zu einer Lockerung des Bandapparates, zur übermäßigen Beweglichkeit der Segmente gegeneinander mit möglicher Kompression von Rückenmark und Nervenwurzeln.

Das große Wirbelgelenk mit der Zwischenwirbelscheibe ist, wenn der Bandapparat entfernt wird, zu allen Bewegungen fähig. Die Zwischenwirbelgelenke ohne ihren Bandapparat stützen die Säule der Wirbelkörper mechanisch gegen Ventralverschiebung, Rotations- und Retroflexionsbewegungen. Die beschriebenen mechanischen Bewegungseinschränkungen sind geringfügig, erhalten aber bei knöchernen Verletzungen Bedeutung, da dann das ligamentäre Stabilisierungssystem durch den Verlust fixer Widerlager außer Funktion gesetzt werden kann.

Der ligamentäre Bandapparat wird unterteilt in Bänder der Gelenkkapseln, das sind der Anulus fibrosus und die Gelenkkapsel der Wirbelgelenke, die Ligg. interspinosa, die Ligg. intertransversaria sowie die segmentübergreifenden Bänder, das Lig. longitudinale anterius und posterius und die Ligg. flava. Läsionen eines einzelnen Bandes gibt es selten, meist liegen Schäden an mehreren Bändern vor.

Die Instabilität aufgrund einer knöchernen Verletzung kann temporär sein, bis die Fraktur verheilt ist. Die ligamentäre Instabilität dagegen ist permanent oder progressiv, da ein zerrissenes Band seine ursprüngliche Festigkeit nicht wiedererlangt. Die Rolle der muskulären Führung ist umstritten. Es ist aber bekannt, daß bei Frakturen die schmerzbedingte reflektorische Muskelan-

216　Spezielle Traumatologie

spannung die Fraktur in einem Umfang stabilisieren kann, der die radiologische Erkennung einer Instabilität schwierig macht (39).

Klassifikationen

Es liegen zahlreiche Klassifikationsschemata vor, die eine Zuordnung bestimmter Frakturtypen in die Gruppe der stabilen oder instabilen Frakturen ermöglichen sollen. Es sind auch – oft aufwendige – Punkteskalen mit scheinbar willkürlichen, aber den klinischen Erfahrungen angelehnten Rechenkommandos (52) entwickelt worden. Allen ist gemeinsam, daß sie unübersichtlich sind und sich damit nicht für eine routinemäßige Anwendung eignen. Im übrigen gelten diese Klassifikationen nicht uneingeschränkt für die Halswirbelsäule. Die komplexe Anatomie der oberen Halswirbel, ihre Funktion und Bewegung, wie auch die sehr unterschiedlichen Verletzungstypen erlauben offenbar keine Schematisierung.

Bis vor wenigen Jahrzehnten wurde die Wirbelsäule als eine einheitliche „statische" Struktur angesehen, aus deren Verletzungsmorphologie nur schwer eine Systematik zur prognostischen Beurteilung hergeleitet werden konnte. 1963 führte Holdsworth (20) das *Zwei-Säulen-Modell* der Wirbelsäule ein. Er postulierte, daß eine Instabilität bei Verletzung entweder der hinteren oder der vorderen Säule vorhanden sei. Experimentell konnte jedoch gezeigt werden, daß nach Durchtrennung der vorderen oder aber der hinteren Säule ein Wirbelsäulenpräparat durchaus noch stabil war. Erst wenn vordere oder hintere Wirbelbänder *und* das Lig. longitudinale posterius mit dem Anulus fibrosus durchtrennt wurden, kam es zur Instabilität. Denis (10) führte deshalb zum besseren Verständnis der Folgen bestimmter Wirbelsäulenverletzungen das *Drei-Säulen-Modell* ein (Abb. 18.1).

Danach führen Läsionen nur einer Säule nicht zur Instabilität (Tab. 18.1). Hypermobilität im Sinne einer Instabilität wird entweder durch Verletzung aller drei Säulen bewirkt oder wenn sich durch eine Läsion zweier Säulen die Wirbelkörper um den intakten dritten Säulenpunkt drehen. Eine isolierte, *komplette* Verletzung der mittleren Säule gibt es nicht (eine *inkomplette* Läsion ist der traumatische Bandscheibenvorfall). Die Verletzung der mittleren Säule deutet deshalb auf zusätzliche Schäden an einer weiteren Säule und damit auf eine Instabilität hin.

Nur bei schweren Impressionskeilbrüchen (Flexion) bei erhaltener Wirbelkörperhinterkante kommt es unter Vermittlung der stabilen Hinterkante als Hebeldrehpunkt zur Läsion der hinteren Wirbelelemente (Distraktion) und damit zu einer erhöhten Mobilität im verletzten Segment.

Im Gegensatz zu den deskriptiven oder nach Traumahergang gegliederten Verletzungsschemata schlägt Wolter (55) eine Einteilung in Anlehnung an das Drei-Säulen-Modell vor, ergänzt durch Angaben zum Ausmaß der Spinalkanaleinengung, welche aus dem seitlichen Röntgenbild oder dem Computertomogramm erhalten werden (Abb. 18.2). Die Aussage über die Einengung

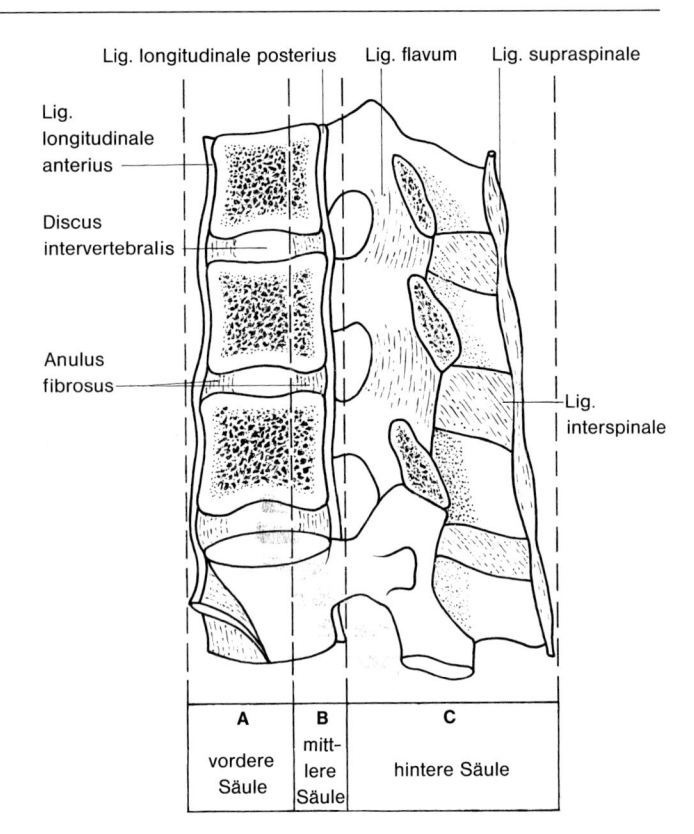

Abb. 18.1　Drei-Säulen-Modell nach Denis (10)
Die vordere Säule (A) wird aus der Wirbelkörpervorderkante, dem Lig. longitudinale anterius und dem anterioren Teil des Anulus fibrosus gebildet.
Die mittlere Säule (B) besteht aus der Wirbelkörperhinterkante mit den Bogenwurzeln, dem posterioren Teil des Anulus fibrosus und dem Lig. longitudinale posterius.
Die hintere Säule (C) hat als Bestandteile die posterioren Wirbelelemente (hintere Bogenanteile und Gelenkfacetten), die Facettengelenkkapseln, die Ligg. flava und supra- und interspinalia

Tabelle 18.1　Instabilitätszeichen an der vorderen, mittleren und hinteren Säule als Hinweis auf eine Verletzung einer weiteren Säule (nach Jend u. Heller)

Vordere Säule:
- „teardrop": Abriß des vorderen Längsbandes
- Kompression > 50 %
- Kippung der Wirbelkörper > 11 Grad im Vergleich zu den benachbarten Segmenten

Mittlere Säule:
- Konturunregelmäßigkeit an der Wirbelhinterkante („Instabilitätslinie")
- Translation der Hinterkanten > 3,5 mm
- Höhenminderung der Wirbelkörperhinterwand
- Distanzierung der Bogenwurzeln im a.-p. Bild

Hintere Säule:
- Distanzierung und Divergenz der Processus spinosi („Fächerung")
- Fraktur der posterioren Elemente
- Lateralverschiebung der Processus articulares
- Facettenverschiebung > 5 mm
- Facettenartikulation < 50 %
- Facettenluxation oder -verhakung

des Spinalkanals hinsichtlich der zu erwartenden neurologischen Schäden ist allerdings kritisch zu sehen, da der Grad der Obliteration des Spinalkanals nicht mit dem Ausmaß der spinalen Läsion korreliert. Um eine solche Korrelation erhalten zu können, müßte unter anderem mindestens die Höhe der Wirbelsäulenläsion berücksichtigt werden, da der Spinalkanal unterschiedliche Weiten und das Spinalmark unterschiedliche Durchmesser aufweisen (11).

Trotz der gemachten Einschränkung liefert diese Klassifikation, gestützt auf das Drei-Säulen-Modell, deskriptive und prognostische Angaben zur Wirbelsäulenverletzung in prägnanter Kürze.

Die Klassifikation der Brust- und Lendenwirbelsäulenfrakturen von Magerl u. Mitarb. (32) lehnt sich im Aufbau an die Art der Klassifizierungen von Frakturen der Arbeitsgemeinschaft für Osteosynthese (AO) an (Tab. 18.2). In dieser Klassifikation erfolgt eine äthiopathogenetische Einteilung in drei Frakturtypen. Typ A

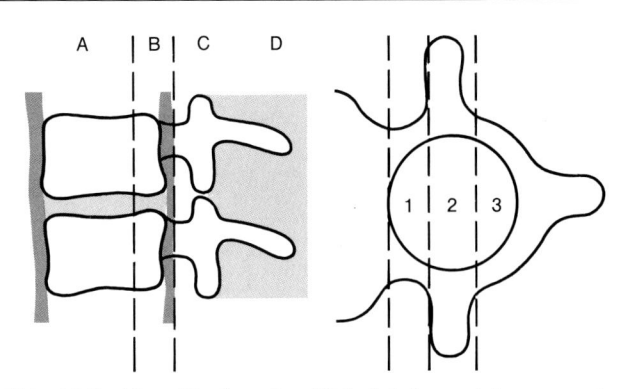

Abb. 18.2 Klassifikation der Wirbelsäulenverletzung nach Wolter (52) in Anlehnung an das Drei-Säulen-Modell: Vordere, mittlere und hintere Säule werden mit A, B und C bezeichnet. D steht für rein ligamentäre Verletzungen. Die Einengung des Spinalkanals im seitlichen Röntgenbild oder Computertomogramm wird mit den Ziffern 0 (keine Einengung), 1 (entsprechend ca. 33%), 2 (entsprechend ca. 66%) und 3 (vollständige Verlegung) bezeichnet

Tabelle 18.2 Klassifikation der thorakolumbalen Wirbelsäulenfrakturen (nach Magerl u. Mitarb.). Zunahme des Schweregrades einer Verletzung von „oben nach unten"

Typ	Gruppe	Untergruppe

A WK-Kompression	1. Einstauchung	1. Endplatteninfraktion
		2. WK-Kollaps
		3. Keilfraktur
		  – obere
		  – untere
		  – seitliche Einstauchung

	2. Spaltbruch	1. sagittal 2. koronar 3. Kneifzangenfraktur

	3. Berstungsbruch	1. Teilberstung
		2. Berstung Spaltbildung
		3. vollständige Berstung
		  – Kneifzangenfraktur
		  – axial

B Verletzung der anterioren und posterioren Elemente mit Distraktion	1. posteriore Zerreißung einschließlich Bogen	1. transversale Zerreißung des WK 2. transversale Zerreißung des Diskus 3. zusammen mit Typ-A-Fraktur

	2. posteriore Zerreißung vorzugsweise ligamentär	1. transversale Zerreißung des Diskus
		  – anteriore Subluxation
		  – anteriore Dislokation
		  – anteriore Dislokation mit Facettenfraktur
		2. zusammen mit Typ-A-Fraktur
		  – anteriore Subluxation
		  – anteriore Dislokation
		  – anteriore Dislokation mit Facettenfraktur

	3. anteriore Zerreißung	1. Diskuszerreißung bei Hyperextension
		  – ohne Subluxation
		  – mit posteriorer Subluxation
		2. Hyperextensionsfraktur der posterioren Elemente
		  – durch die Facetten
		  – durch die Pars interarticularis
		3. mit posteriorer Dislokation der Facetten

C Verletzung der anterioren und posterioren Elemente mit axialer Rotation	1. Typ A mit Rotation	1. Einstauchungsbruch 2. Spaltbruch 3. Berstungsbruch
	2. Typ B mit Rotation	1. posteriore Zerreißung einschließlich Bogen 2. vorzugsweise ligamentär 3. anteriore Zerreißung des Diskus
	3. Rotation und Abscherung	1. Schrägfraktur 2. Horizontalfraktur

entspricht einer Kompressionsfraktur des Wirbelkörpers (Flexions-Kompressionstrauma), Typ B einer Fraktur der anterioren und posterioren Wirbelelemente mit einer Distraktion (Flexions-Distraktions-Trauma). Typ C beschreibt ebenfalls Frakturen der anterioren und posterioren Elemente, allerdings mit einer axialen Rotation (Rotationstrauma). Die genannten Typen werden danach deskriptiv in je drei Gruppen unterteilt, welche wiederum in Subgruppen aufgegliedert sind. Mit steigender alphanumerischer Größe nimmt der Instabilitätsgrad zu.

Anhand dieser Klassifikation ist eine sehr genaue Beschreibung der Wirbelsäulenverletzung möglich, aus der Rückschlüsse auf die Stabilität bzw. den posttraumatischen Instabilitätsgrad gezogen werden können und damit die Konsequenzen für die Art der Behandlung. Dabei liegt dieser AO-Klassifikation eine Betrachtungsweise zugrunde, die sich mehr an den funktionellen als an den statischen Aspekten der Wirbelsäule und ihrer Verletzungen orientiert. Sie ist auch für Traumen der unteren HWS verwendbar.

Halswirbelsäule (HWS)

Radiologische Diagnostik

Die Röntgenaufnahmen der Halswirbelsäule zählen zu den wichtigsten Untersuchungen beim Unfallpatienten. Bei polytraumatisierten Patienten sind sie in der Regel in liegender Position anzufertigen.

Atlas- und Denszielaufnahme durch den offenen Mund

Das Kinn wird soweit wie möglich angezogen. Der untere Rand des Hinterhaupts soll mit der Bißfläche der oberen Schneidezähne in einer Ebene, die genau senkrecht zum Untersuchungstisch verläuft, liegen. Die Mundöffnung kann durch das Einschieben eines röntgenneutralen Keiles oder Korken gesichert werden. Der Zentralstrahl ist auf den Zwischenwirbelraum des 1. und 2. HWK gerichtet, entsprechend etwa 1 cm unterhalb der Bißfläche der oberen Schneidezähne. Die A-Phonation während der Aufnahme verhindert die Weichteilüberlagerung durch die Zunge (4, 17, 58).

Die Massae laterales des Atlas und der 2. HWK mit dem Dens werden so weitestgehend überlagerungsfrei dargestellt.

A.-p. Projektion

Bei der Aufnahme im *Sitzen* wird der Kopf so weit nach vorn geneigt, daß die Verbindungslinie Hinterhauptunterkante-Oberkieferbißebene senkrecht zur Filmebene steht. Die Empfehlung, der Patient solle während der Exposition eine gleichmäßige Mundöffnungs- und -schlußbewegung des Unterkiefers durchführen, damit es zu einer Verwischung der Unterkieferkonturen komme (4), setzt relativ lange Expositionszeiten voraus. Moderne Röntgenanlagen mit unter anderem leistungsfähigen Generatoren zeichnen sich durch sehr kurze Aufnahmezeiten aus. So kommt es zu Überlagerungen. Daher ist die Aufnahme mit geschlossenem Mund, ergänzt durch die Atlas- und Denszielaufnahme, im allgemeinen vorzuziehen.

Der obere Kassettenrand erreicht die Augenwinkel, der Zentralstrahl ist bei geschlossenem Mund auf die Kinnspitze gerichtet (4, 58).

Bei dieser Aufnahmetechnik ist die gesamte HWS einschließlich des zervikothorakalen Übergangs beurteilbar.

Bei der Aufnahme im *Liegen* erreicht der obere Kassettenrand die Hinterhauptsmitte. Bei Bewußtlosen oder unruhigen Patienten sollte der Kopf fixiert werden. Der Zentralstrahl ist auf den 4. HWK (Kehlkopf) oder tiefer (Region wenig oberhalb des Jugulums) gerichtet bei einer kaudokranialen Kippung um ca. 15 Grad (58). Bei dieser Einstellung sind der 3.–7. HW beurteilbar.

Seitliche Projektion

Die seitliche Projektion der HWS ist eine der wichtigsten Röntgenaufnahmen bei traumatisierten Patienten. Beim liegenden Patienten erfordert sie eine Rasterkassette, welche direkt neben dem Hals aufgestellt oder in Kassettenhaltern spezieller Traumaröntgengeräte eingebracht wird. Der horizontale Zentralstrahl ist auf einen Punkt ca. 2,5–3 cm kaudal des Mastoids gerichtet (58). Der Film muß den 7. Halswirbel mitabbilden. Dies läßt sich durch das Herunterziehen der Schultern bzw. der Arme erreichen. Gelingt es so nicht, den zervikothorakalen Übergang darzustellen, sollte eine Schrägaufnahme des zervikothorakalen Segmentes in sogenannter „Schwimmerhaltung" angefertigt werden (4, 17, 58).

Wirbelkörper, Wirbelgelenke, Dornfortsätze und Zwischenwirbelräume müssen einwandfrei beurteilbar sein.

Abb. 18.3a–d Funktionsaufnahmen der HWS: ▶
a u. b In Ante- (**a**) und Retroflexion (**b**) keine pathologische Verschiebung der Wirbellinien oder Aufweitung der Zwischenwirbelräume.
c u. d Funktionsaufnahmen durch den offenen Mund bei Seitwärtsneigung des Kopfes. Nicht pathologische Änderung der Stellung des Dens in seiner Beziehung zum Atlas. Noch normaler geringer asymmetrischer Überhang der rechten Massa lateralis des Atlas über die laterale Wirbelkörperkante des Dens

18 Wirbelsäule 219

Abb. 18.3

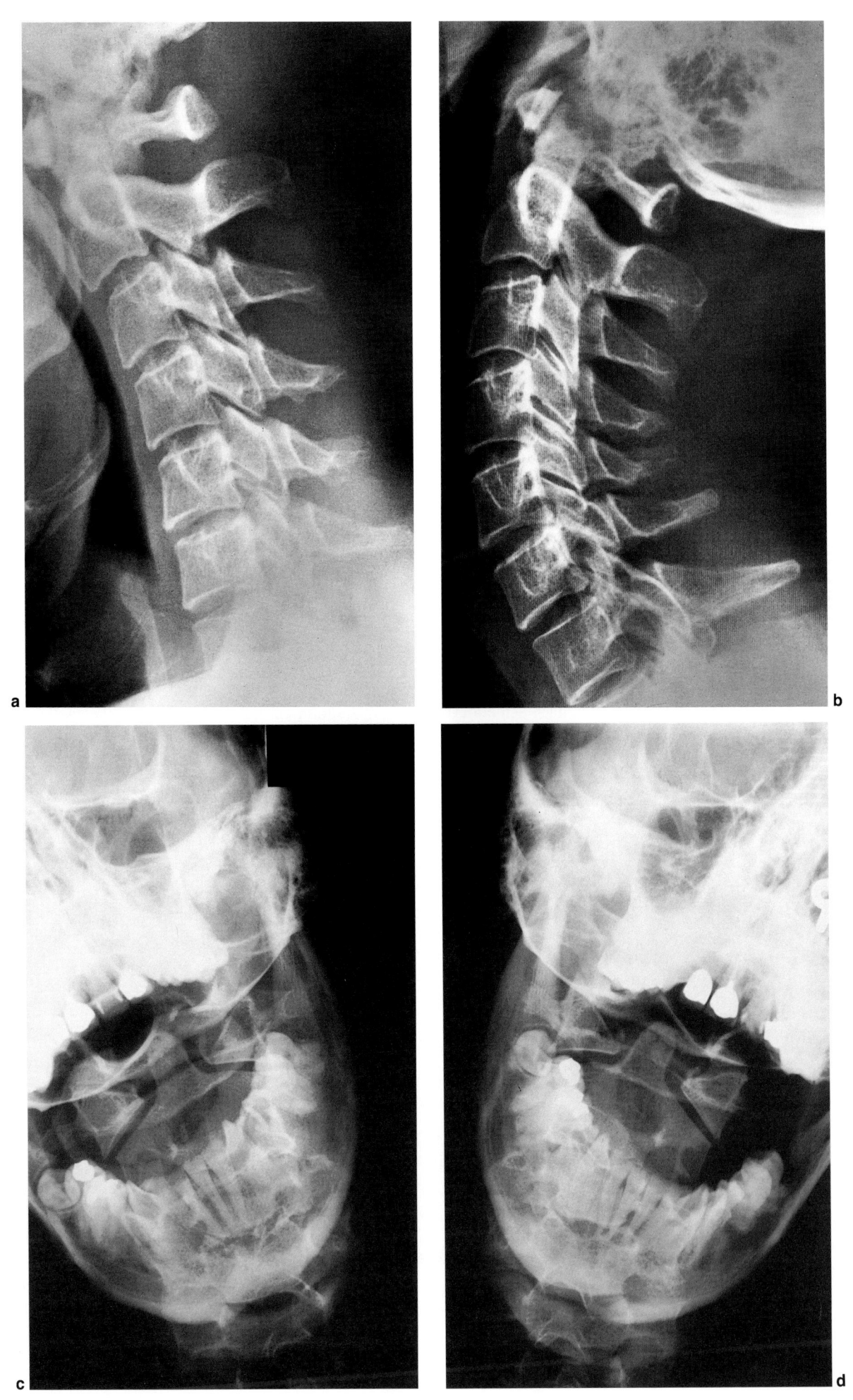

Spezielle Traumatologie

Schrägaufnahmen

Beim akuten Trauma sind die Schrägaufnahmen meist von geringerer Bedeutung. Vorzugsweise im Sitzen oder Stehen, wenn nötig auch im Liegen, wird der Patient um 45 Grad nach rechts und nach links gedreht. Der Zentralstrahl ist um 15–20 Grad kaudokranial anguliert auf den 4. HW gerichtet (58). Bei der Drehung nach *rechts* werden die *linken Neuroforamina* abgebildet und vice versa.

Eine Variante der Schrägaufnahmen ist die Projektion der Massae laterales („pillar view", 4). Dabei liegt der Patient auf dem Rücken, der Hals wird überstreckt, der Kopf zur nicht betroffenen Seite um 45 Grad rotiert. Der Zentralstrahl ist 35–45 Grad kraniokaudal anguliert auf einen Punkt ca. 3 cm unterhalb des Ohrläppchens gerichtet (Abb. 18.21). Mit dieser Projektion werden bei Rechtsrotation des Kopfes die linksseitigen Massae laterales dargestellt und umgekehrt (17).

Funktionsaufnahmen

Diese sind streng kontraindiziert bei dem klinischen oder röntgenologischen Verdacht auf eine instabile Fraktur. Die Funktionsuntersuchung setzt einen ansprechbaren, kooperativen Patienten voraus, der *aktiv* die Flexion und Retroflexion der gesamten HWS bzw. die Seitwärtsneigung oder Drehung des Kopfes im Atlantodental- und Atlantoaxialgelenk durchführen kann (23).

Flexions- und Retroflexionsaufnahmen in seitlicher Projektion (Abb. 18.3a u. b) dienen der Beurteilung der Bandstabilität der Wirbelsäule, sind also beim Verdacht auf eine ligamentäre Läsion nach Schleudertrauma indiziert. Gelegentlich helfen die Funktionsaufnahmen auch Frakturen sichtbar zu machen, die auf den Übersichtsaufnahmen nicht zu erkennen waren, da Flexion und Retroflexion eine vermehrte Dislokation der Fragmente bewirken. Die Funktionsaufnahmen durch den offenen Mund mit Seitwärtsneigung des Kopfes nach rechts und links (Abb. 18.3c u. d) zeigen Instabilitäten des Atlantodental- und des Atlantoaxialgelenkes.

Konventionelle Tomographie, CT und MRT

Frakturen der HWS sind hervorragend mittels der konventionellen Tomographie darstellbar, wobei allerdings das Lagerungsrisiko bei der überaus wichtigen seitlichen Darstellung eine Einschränkung bedeutet.

Horizontale Frakturlinienverläufe (z.B. Densbasisfraktur) sind mit der konventionellen Tomographie zuverlässig abzubilden. Ein weiterer Vorteil der konventionellen Tomographie ist die übersichtliche Darstellung mehrerer Wirbel. Dies erlaubt unter anderem eine Aussage über posttraumatische Fehlstellungen. Computertomographisch sind solche Aussagen nur mit Hilfe sekundärer Bildrekonstruktionen zu treffen.

Liegt ein Schädel-Hirn-Trauma vor, das obligat eine CT-Untersuchung indiziert, so ist es unerläßlich, wenigstens den 1. und 2. Halswirbel mitdarzustellen.

Vermutete Frakturen des Atlas oder Axis rechtfertigen die großzügige Indikationsstellung zur CT. Sie erfaßt in überlegener Weise Frakturen, Luxationen der Wirbelgelenke, Fehlstellungen des Dens und Obliterationen des Spinalkanals. Intraspinale und paravertebrale Blutungen (Abb. 18.4a u. b) oder versprengte knöcherne Bruchstücke werden abgebildet (22). Dies gilt in gleicher Weise für die gesamte HWS. Die sekundäre Bildrekonstruktion in der Sagittalebene ist obligat (5, 29). Bei bestimmten Frakturtypen kann eine zusätzliche koronare Rekonstruktion hilfreich sein. Die Bildbetrachtungen und Untersuchungsauswertungen müssen im sogenannten Knochen- und Weichteilfenster vorgenommen werden (Abb. 18.12b u. c). Die MRT ist Verfahren der Wahl zur

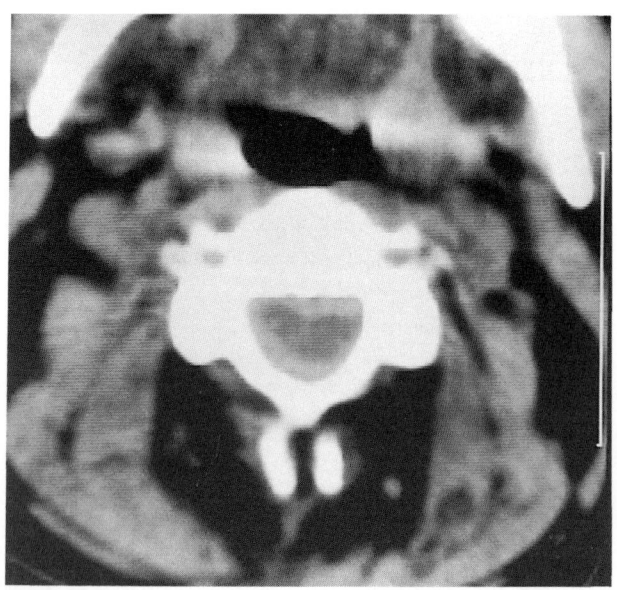

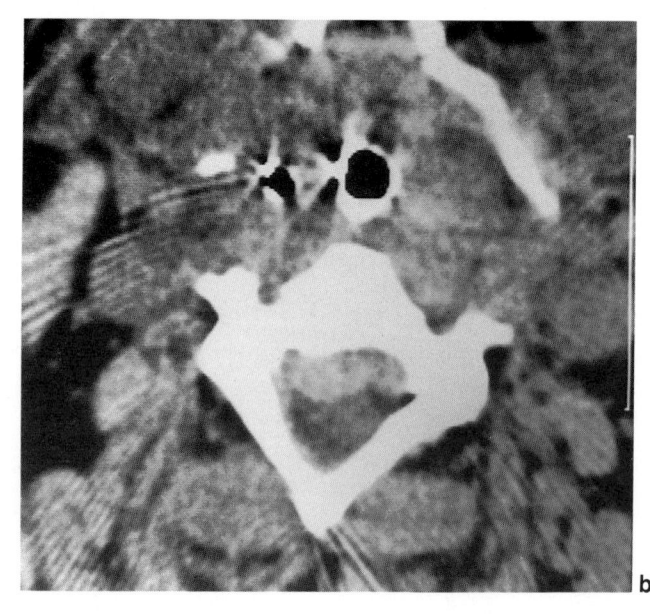

Abb. 18.4a u. b Epidurale Blutungen: Computertomogramme der oberen (a) und mittleren (b) HWS. Im sogenannten Weichteilfenster hyperdense epidurale Einblutungen im gesamten (a) bzw. vorzugsweise im vorderen (b) Epiduralraum bei Wirbelkörperfrakturen in gleicher Höhe

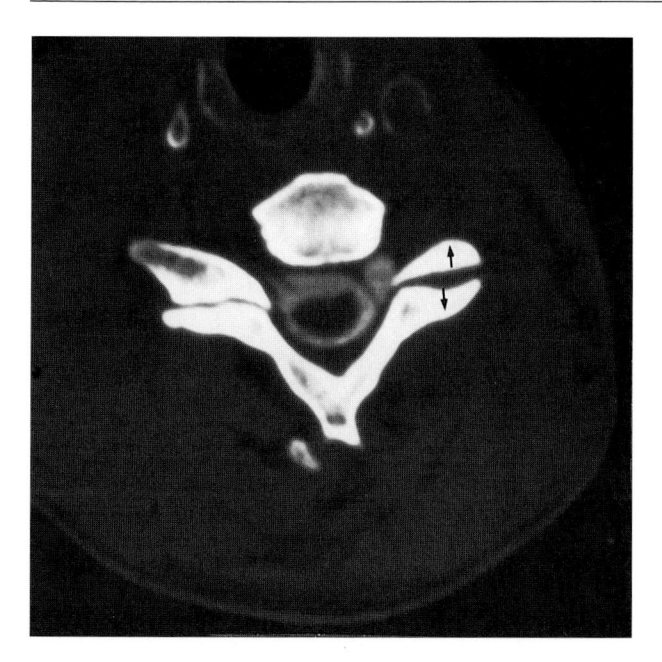

Abb. 18.5 Nervenwurzelausriß: Schweres seitliches Hyperextensionstrauma ohne knöcherne Verletzung. Computerassistierte Myelographie (CAM). Rundliches Kontrastmitteldepot im linken Neuroforamen C 4. In gleicher Höhe Subluxation des kleinen Wirbelgelenkes links (Pfeile)

Diagnostik traumatischer Läsionen des Spinalmarkes (s. oben). Der Einsatz unterschiedlicher Aufnahmeparameter und die direkte sagittale Abbildung des Spinalmarkes erlauben eine subtile Diagnostik der unmittelbaren und späten Traumafolgen (26–28, 33, 37, 56). Darüber hinaus gelingt auch die Darstellung der Verletzungen der Wirbelkörper (1) sowie der Zwischenwirbelscheiben und der Bänder (14).

Spinale und radikuläre Symptome, welche nativdiagnostisch kein Korrelat finden, sollten Anlaß zur CAM (Abb. 18.5) sein, sofern kein MRT-Gerät zur Verfügung steht oder wenn eine MRT-Untersuchung keine definitive Klärung gebracht hat.

Traumatologie

Traumen der Halswirbelsäule sind fast immer Folge indirekter Gewalteinwirkungen auf Kopf und Hals. Die zum Unfallzeitpunkt eingenommene Haltung und die Richtung der einwirkenden Kräfte bestimmen Art und Umfang der Verletzung. Wenngleich es gerade bei dem Halswirbelsäulentrauma ganz bestimmte Verletzungsmuster gibt, die mit Eigennamen belegt sind, so handelt es sich oft um eine Kombination von Traumen, resultierend aus den unterschiedlichen Krafteinwirkungen. Dies bedeutet, daß besonders sorgfältige Untersuchungstechniken gefordert sind unter großzügigem Einsatz der zur Verfügung stehenden diagnostischen Apparaturen. Zentrale Frage ist, wie oben erwähnt, die Stabilität der traumatisierten Wirbelsäule. Darüber hinaus wird das Ausmaß der Verletzungsfolgen wesentlich mitbestimmt durch besondere anatomische Gegebenheiten der einzelnen Wirbelsäulensegmente wie Relation von Spinalkanalweite zur Dicke des Rückenmarkes, möglicher und vorgegebener Bewegungsumfang, Lordose- bzw. Kyphosestellung mit besonderer Belastung der konvexseitigen Bandstrukturen.

Stabilitätsbeurteilung

Wenn auf einer seitlichen HWS-Aufnahme *keine* knöchernen Verletzungen sichtbar sind, sind Funktionsaufnahmen der HWS in Hyperflexion und Hyperextension des Kopfes indiziert, aber nur, wenn der Patient die erforderlichen Kopfbewegungen eigenständig durchführen kann. Die protektive Rolle des Muskeltonus sollte respektiert und nicht medikamentös oder durch passive Bewegung übergangen werden. Andernfalls können durch die Funktionsaufnahmen Luxationen mit folgenreichen neurologischen Defekten provoziert werden (45). Situationsbedingt fallen diese Funktionsaufnahmen im akuten Stadium oft falsch negativ aus und müssen deshalb bei begründetem klinischen Verdacht auf Instabilität nach einigen Tagen wiederholt werden (23).

Eine Gefügestörung der HWS kann im seitlichen Röntgenbild leicht an dem gestörten Verlauf der Verbindungslinie der Wirbelvorderkanten, der Wirbelhinterkanten, der dorsalen Spinalkanalbegrenzung sowie der Linie der Dornfortsätze erkannt werden. Die Verbindungslinie der Wirbelkörperhinterkanten wird als „Instabilitätslinie" bezeichnet (8, 55). Eine Translation der Halswirbelkörper um mehr als 3,5 mm gilt als Hinweis auf eine schwere, instabile Verletzung. Die Höhenminderung der Wirbelkörperhinterkante ist zwangsläufig mit einer Verletzung einer weiteren Säule verbunden. Im a.-p. Bild weist die Distanzierung der Gelenkmassive auf eine schwere Berstungsfraktur hin.

Zerreißen bei einer Flexions-Distraktions-Verletzung die Ligg. interspinosa, so distanzieren sich die Dornfortsätze. Dies wird als Fächerung bezeichnet. Frakturen der posterioren Elemente sind Ausdruck einer schweren, ausgedehnten Traumatisierung. Das Auseinanderweichen der Processus articulares zeigt eine Fraktur an, die sowohl Anteile der mittleren als auch der hinteren Säule betrifft. An der Halswirbelsäule können Disartikulationen der Gelenkfacetten häufig beobachtet werden (Abb. 18.5). Auf schwere Gefügestörungen weisen Verschiebungen der Facettengelenkflächen um mehr als 5 mm oder Verminderung der Artikulation unter 50% hin. In schweren Fällen springen die Gelenkfacetten übereinander und verhaken sich („locked facet"). Hat der Verletzungsmechanismus eine Rotationskomponente, kommt es auch zu einseitigen Verhakungen.

Kraniozervikaler Übergang

Das Atlantookzipitalgelenk wird hauptsächlich von der Gelenkkapsel sowie vom vorderen und hinteren (Membrana tectoria) atlantookzipitalen Ligament stabilisiert. Eine Instabilität (Tab. 18.3) liegt vor, wenn die Densspitze weiter als 5 mm vom vorderen Scheitel des Foramen magnum (Basion) entfernt ist oder wenn sich diese

Tabelle 18.3 Instabilitätszeichen am kraniozervikalen Übergang (nach Jend u. Heller)	
– Dens-Basion-Distanz Differenz bei Funktionsaufnahmen > 1 mm	> 4–5 mm
– Dens-Atlas-Distanz	> 3 mm
– Atlasüberhang (links und rechts)	> 7 mm
– prävertebraler Weichteilschatten (Höhe C2)	> 7 mm

Distanz zwischen Flexion und Hyperextension des Kopfes um mehr als 1 mm ändert (51). Klinische Symptome wie Extremitätenschwäche und Nackenschmerzen stützen die Diagnose einer chronischen Instabilität.

Der wichtigste Stabilisator des atlantoaxialen Gelenkes ist das Lig. transversum. Voraussetzung für seine Funktion ist ein regelrecht ausgebildeter Dens. Bei einer Berstungsfraktur des Atlas kann das Lig. transversum zerreißen. Häufiger als die rein ligamentäre Zerreißung sind osteoligamentäre Ausrisse am Ansatz des Lig. transversum. Folge der Läsion ist, daß der Dens dann keine dorsale Führung mehr hat und ins Halsmark abweichen kann. Das Ligament ist sehr wahrscheinlich zerrissen, wenn die lateralen Atlasmassive auf der Densaufnahme mehr als 7 mm über die Kante des HWK 2 hinausragen (beide Seiten addiert). Dies kann bei der „Jefferson fracture" (Atlasberstungsfraktur) geschehen.

Zerreißen das anteriore Band und der Diskus, blutet es in das prävertebrale Gewebe ein, und der prävertebrale Weichteilschatten nimmt zu (46). Maße für den Weichteilschatten werden in der Literatur kontrovers diskutiert (ca. 7 mm als Normalwert).

Mittlere und untere Halswirbelsäule

Bei Lockerung oder Ruptur der Bänder können die Wirbelkörper eine Translationsbewegung gegeneinander machen. Diese wird an der Distanzierung der Wirbelkörperhinterkanten gemessen (Verschiebung gegeneinander nicht mehr als 3,5 mm, s. Tab. 18.4). Die Subluxation (unvollständige Artikulation der Facettengelenkflächen unter 50%, Verschiebung um mehr als 5 mm, Divergenz der Facettengelenkflächen) ist ein wichtiger Hinweis auf Instabilität, die unerkannt progressiv sein kann (44, 50).

Beim Flexionstrauma kommt es zu einer Wirbelkörperkompression der vorderen Anteile. Meist ist die Hinterkante in voller Höhe erhalten. Unter diesen Umständen ist eine Kompression der Vorderkante nur möglich, wenn sich die posterioren Bänder abnorm dehnen oder zerreißen bzw. knöcherne Elemente brechen. Zeichen hierfür sind die Divergenz der Dornfortsätze, eine Verschmälerung der Zwischenwirbelscheibe in ihrem anterioren Anteil, Verschiebung der Facettengelenkflächen gegeneinander, Wirbelkörperverschiebung und ein vergrößerter prävertebraler Weichteilschatten durch Einblutung. Eine Kompressionsfraktur stärkeren Ausmaßes (mit einer Winkelbildung der Deckplatten zweier Wirbel von mehr als 11 Grad über die physiologische Kippung gegeneinander) im vorderen Wirbelkörper muß deshalb als instabil angesehen werden. Eine traumabedingte Höhenminderung der Zwischenwirbelscheibe lockert die ligamentäre Führung und kann ebenfalls eine Instabilität verursachen.

Tabelle 18.4 Instabilitätszeichen an der mittleren und unteren HWS (nach Jend u. Heller)

- Distanzvergrößerung der Processus spinosi („Fächerung")
- Verschmälerung des anterioren Zwischenwirbelraumes
- Translation der HWK > 3,5 mm
- Angulierung > 11 Grad
- Divergenz der Facettengelenkflächen
- Facettenartikulation < 50%
- Facettengelenkflächenverschiebung > 5 mm
- bilaterale Facettendislokation
- knöcherner Ausriß vordere untere WK-Kante („teardrop")
- prävertebraler Weichteilschatten (Höhe C6) > 22 mm

Die beidseitige Facettenverhakung geht mit einer Ruptur der Ligg. interspinosa, des hinteren Längsbandes, der Facettengelenkkapseln, des Anulus fibrosus und oft auch des vorderen Längsbandes einher. Die Wirbelsäulenstabilität ist mit diesen ausgedehnten Läsionen nicht mehr gewährleistet.

Bei der Ruptur des vorderen Längsbandes reißt oft der knöcherne Bandansatz als „chip" oder größeres Fragment („teardrop fracture") aus. Auch ein kleiner Ausriß an typischer Stelle deutet auf das Vorliegen einer Instabilität hin (46).

Einblutungen in die prävertebralen Weichteile in Höhe von C6 sind bei einer Verbreiterung des Weichteilschattens auf > 22 mm anzunehmen.

Spezielle Frakturen und Verletzungen

Schleudertrauma

Als klassisches Schleudertrauma galt ursprünglich nur die Weichteilverletzung der HWS nach Auffahrunfällen mit sagittalflektorischen Schleuderbewegungen. Ursache können jedoch auch andere Unfallhergänge mit rotatorischen Kraftkomponenten sein, wie z. B. frontale Zusammenstöße oder abrupte Bremsmanöver. Dabei treten in Abhängigkeit vom Schweregrad der Schleuderbewegung auch Verrenkungsbrüche der HWS auf. Entscheidend für das Schleudertrauma ist, daß eine Schleuderbewegung von Kopf und Halswirbelsäule zugrundeliegt (24). Die oft nur schwer objektivierbaren Weichteilverletzungen, welche Bänder, Zwischenwirbelscheiben und die Muskulatur betreffen, führen zu segmentalen Hypermobilitäten, Blockierungen und Hypomobilitäten. Ihr Nachweis gelingt durch Funktionsaufnahmen (Abb. 18.6 a–c). Sekundärzeichen des Schleudertraumas sind eine schmerzreflektorische Minderung der Beugefähigkeit der

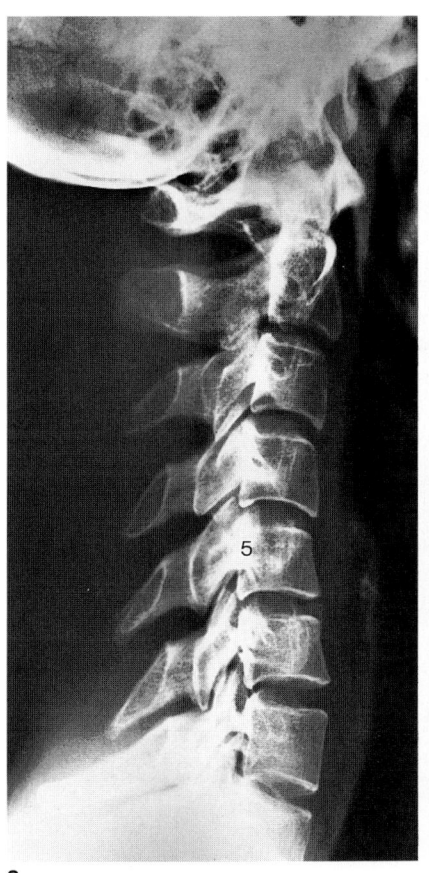

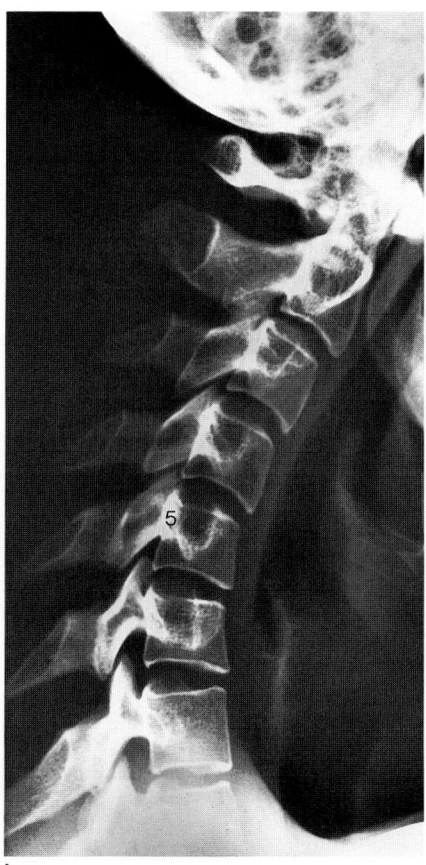

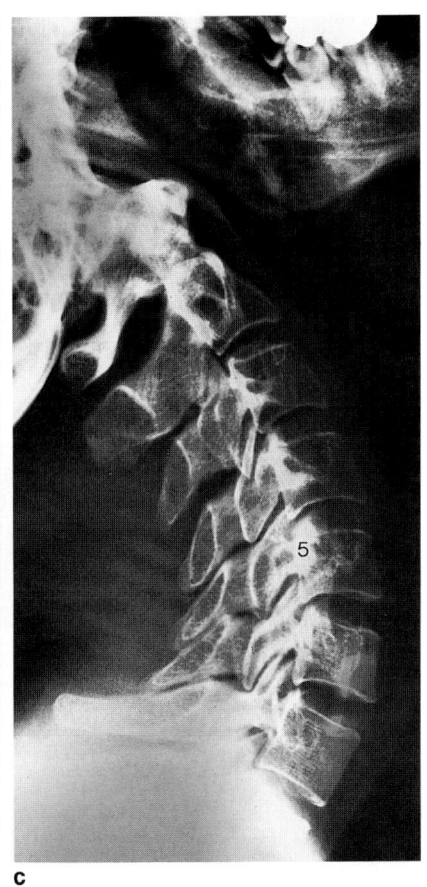

Abb. 18.6a–c Schleudertrauma der HWS:
a In der „normalen" seitlichen Projektion Fehlhaltung der HWS im Sinne einer Kyphosierung oberhalb HWK 5
b In Anteflexion Hypomobilität im Segment C 4/5
c Keine signifikante Aufweitung der posterioren oder anterioren Zwischenwirbelräume in Ante- oder Retroflexion. Keine Störung des Alignements

HWS, eine extreme Streckhaltung, eine Skoliose oder eine Kyphosierung (55). Je nach Unfallhergang und -schwere treten lokale Schmerzen oder selten auch zentrale neurologische Symptome auf. Die degenerativ vorgeschädigte HWS ist anfälliger für symptomatische Schleudertraumen.

Insgesamt betrachtet stellt das Schleudertrauma ein klinisches Problem dar. Allzu häufig findet sich kein röntgenmorphologisches Korrelat.

Luxationen

Isolierte, nicht frakturassoziierte *atlantookzipitale Luxationen* sind selten. Sie können bei schwersten Wirbelsäulentraumen im Kindesalter (s. unten) vorkommen. In der Regel führen atlantookzipitale Luxationen zu kompletten hohen Querschnittslähmungen (Abb. 18.**46**) oder zum sofortigen Tod. Hilfreich für die Definition des Grades der Luxation ist ein Meßverfahren (40), bei dem ein Index aus der Distanz zwischen der Vorderkante Foramen magnum (B = Basion) und vorderer Begrenzung des posterioren Atlasbogens (C) und der Strecke zwischen hinterer Begrenzung des anterioren Atlasbogens (A) und der Hinterkante des Foramen magnum (O = Opisthion) gebildet wird (BC:OA). Im Normalfall ist der Wert < 1. Vergrößert sich die Distanz zwischen B und C, so wird der Index größer als 1. Dies ist Hinweis auf eine atlantookzipitale Luxation (Abb. 18.**47a** u. **b**).

Anteriore atlantodentale Luxationen sind ebenfalls selten. Sie treten bei der Zerreißung des Lig. transversum (s. oben) auf. Ist im Röntgenbild bzw. Computertomogramm (Abb. 18.**7a**) die atlantodentale Distanz (> 3 mm) bzw. der Abstand zwischen Densspitze und Vorderkante des Foramen magnum (> 4–5 mm) vergrößert, so liegt eine Instabilität vor. Atlantodentale Instabilitäten treten häufiger im Rahmen einer chronischen Polyarthritis auf.

Rotationsluxationen zwischen Atlas und Axis entstehen, wenn Rotationskräfte auf den Kopf einwirken, während der Körper fixiert ist.

Die röntgenologische Diagnostik einer Rotationsfehlstellung ist schwierig. Eine Verdrehung des Atlasbogens gegenüber der Dens im Seitbild ist Hinweis darauf. Aus der Serie der computertomographischen Schnitte, vorausgesetzt der Kopf ist fixiert und kann nicht während der Untersuchung verdreht werden, läßt sich exakt eine Rotationsfehlstellung ableiten (Abb. 18.**7b**).

Der Nachweis einer Rotationsinstabilität gelingt mittels einer funktionellen CT, welche eine Hypermobilität im Atlantookzipital- oder Atlantoaxialgelenk objektiviert (13).

224 Spezielle Traumatologie

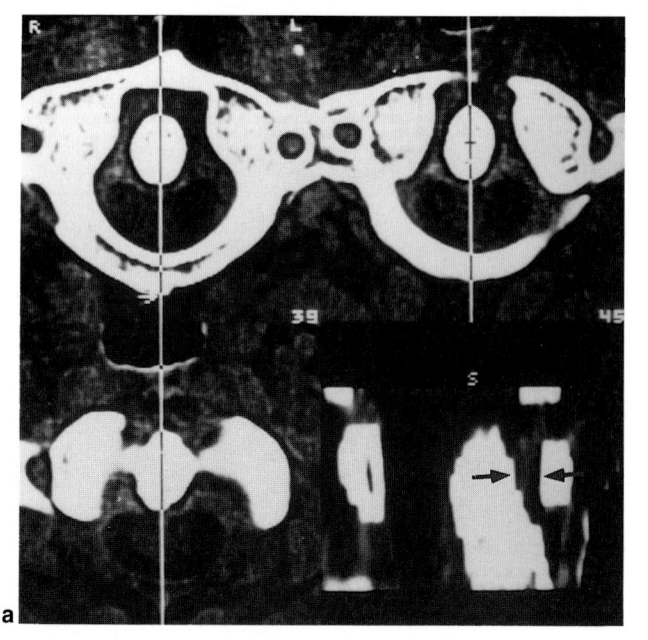

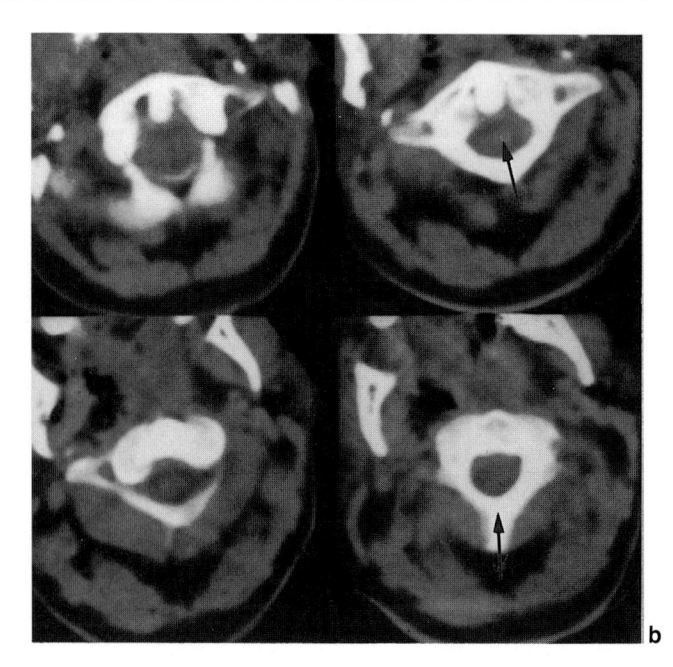

Abb. 18.7a u.b Luxationen:
a Atlantodentale Luxation im Computertomogramm. Serie transversaler Schichten mit sagittaler Rekonstruktion. Erweiterte atlantodentale Distanz (Pfeil) mit Hinweis auf eine Ruptur des Lig. transversum. Somit instabile Verletzung
b Rotationsluxation. Kraniokaudale CT-Schichtenfolge. Rotationsfehlstellung des Atlas gegenüber dem Axis. Bei fixiertem Kopf sind die Wirbelkörper (Bild 1–3: Atlas; Bild 4: Axis) gegeneinander verdreht

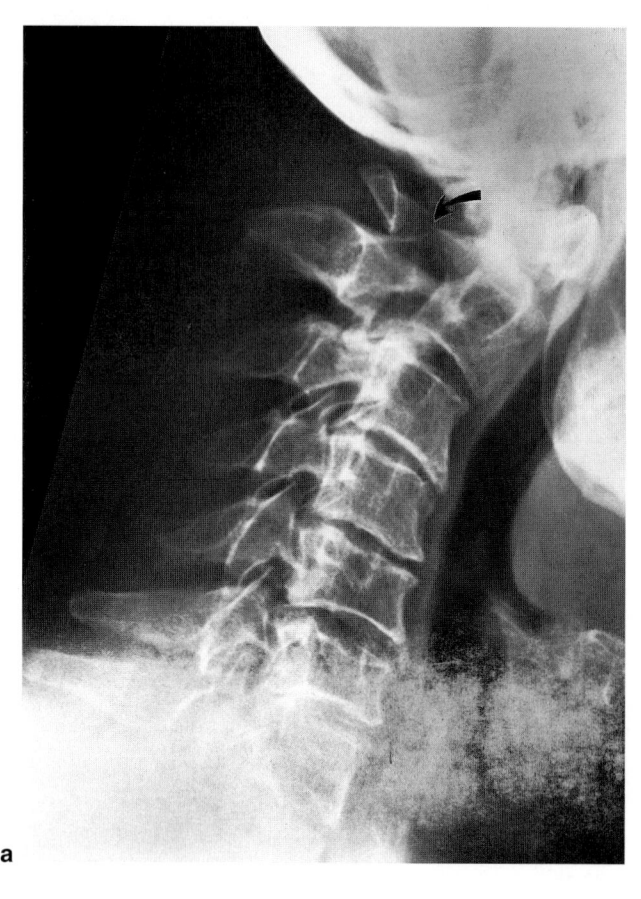

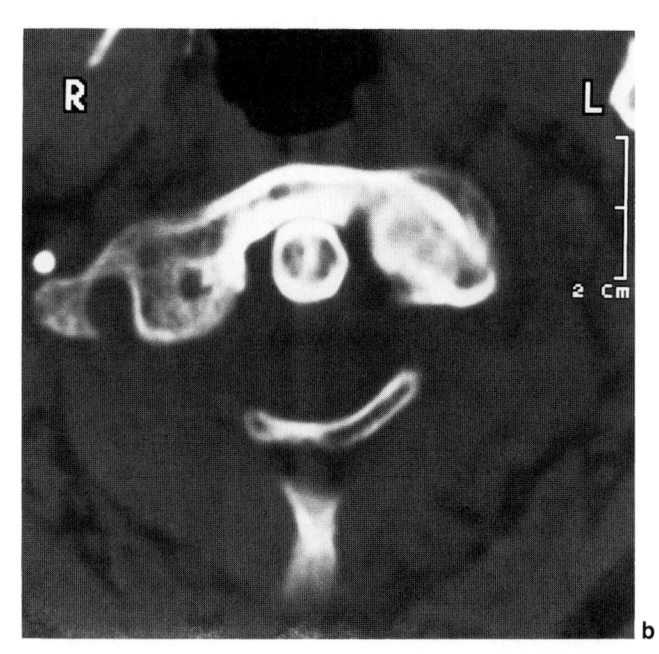

Abb. 18.8a u.b Atlasfehlbildung, Schleudertrauma:
a Im seitlichen Übersichtsbild Verdacht auf hintere Bogenfraktur des Atlas
b Im Computertomogramm Fehlbildung im Sinne einer beidseitigen partiellen Bogenaplasie. Somit Ausschluß einer knöchernen Verletzung

Atlasberstungsfraktur

Die Atlasberstungsfraktur wird auch *Jefferson fracture* genannt. Es ist dies ein Berstungsbruch des anterioren und posterioren Atlasbogens. Axial auf den Schädel einwirkende Kräfte führen zur Kompression der Massae laterales zwischen den okzipitalen Kondylen und dem Körper des Axis, somit zur Fragmentierung und meist seitlichen Dislokation des Atlasbogens. Da es sich bei dem Atlas, vorausgesetzt es liegt keine Mißbildung (Abb.

Abb. 18.**9a–d** Atlasfraktur
(Jefferson fracture):
a u. **b** Schematische Darstellung
einer Jefferson fracture. Zerreißung
des Lig. transversum und bilaterale
Frakturen des vorderen und hinteren Atlasbogens mit lateraler Dislokation

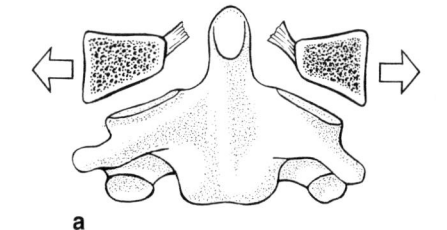

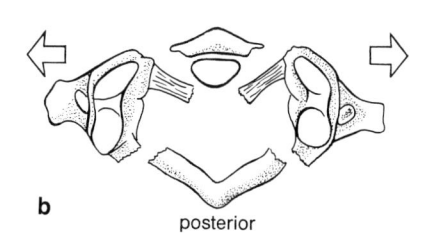

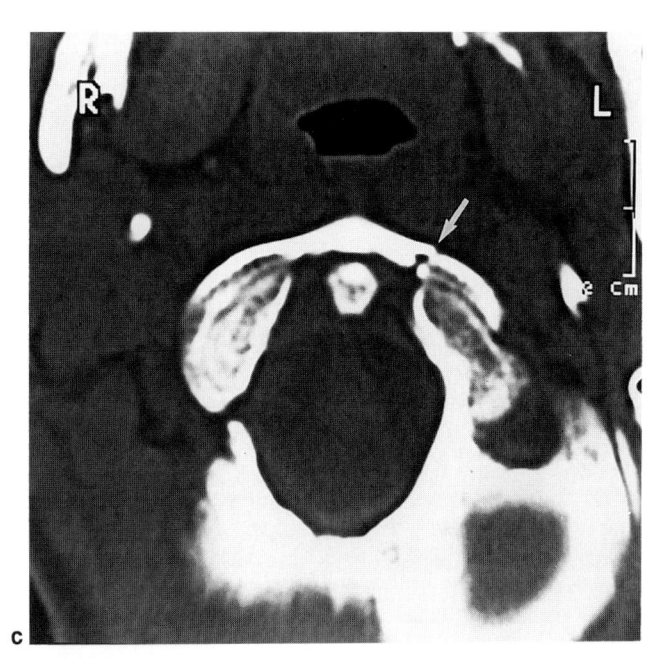

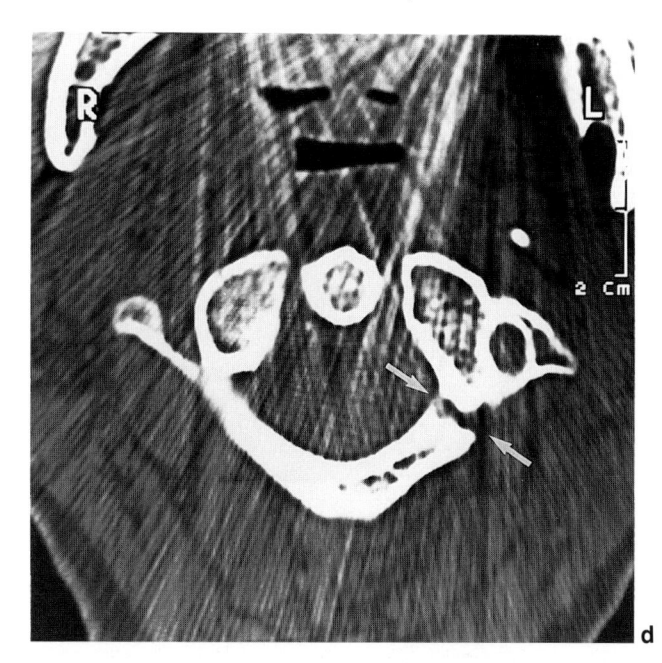

c u. **d** Im Computertomogramm Fraktur (Pfeile) des linken vorderen und des ipsilateralen hinteren Atlasbogens. Erhebliche Bildartefakte durch Zahnfüllungen

18.**8a** u. **b**) vor, um einen knöchernen Ring handelt, ist fast ausnahmslos mit der Fraktur an zwei Stellen zu rechnen.

Häufigste Ursachen des Atlasberstungsbruches sind Aufpralltraumen bei Verkehrs- oder auch Badeunfällen.

Der röntgenologische Nachweis gelingt am zuverlässigsten mit der Aufnahme durch den offenen Mund oder computertomographisch (Abb. 18.**9c** u. **d**). Es zeigt sich eine Asymmetrie des Abstandes zwischen Dens und Massae laterales des Atlas im Seitenvergleich (unilaterale Fraktur bei exzentrischer Krafteinwirkung – weniger häufig) oder eine symmetrische Abstandsvergrößerung (bilaterale Fraktur bei zentraler Krafteinwirkung – am häufigsten). Das Lig. transversum ist fakultativ zerrissen, was im Computertomogramm oder Seitbild zu einer Vermehrung der atlantodentalen Distanz führen kann *(„anteriore atlantodentale Luxation")*. Auf der Röntgenaufnahme durch den offenen Mund ist die Verlagerung der Atlasmassive um mehr als 7 mm (beide Seiten addiert) über die laterale Kante von HWK 2 hinaus Hinweis auf die Zerreißung des Lig. transversum.

Diese Form der *Jefferson fracture* ist instabil, während die Fraktur des Atlas ohne Fragmentdislokation oder Wirbelluxation als stabil anzusehen ist (Abb. 18.**9c** u. **d** und 18.**10**).

Verläuft der Frakturspalt durch ein Foramen transversarium, so ist mit einer traumatischen Läsion der betreffenden A. vertebralis zu rechnen (Abb. 18.**10**).

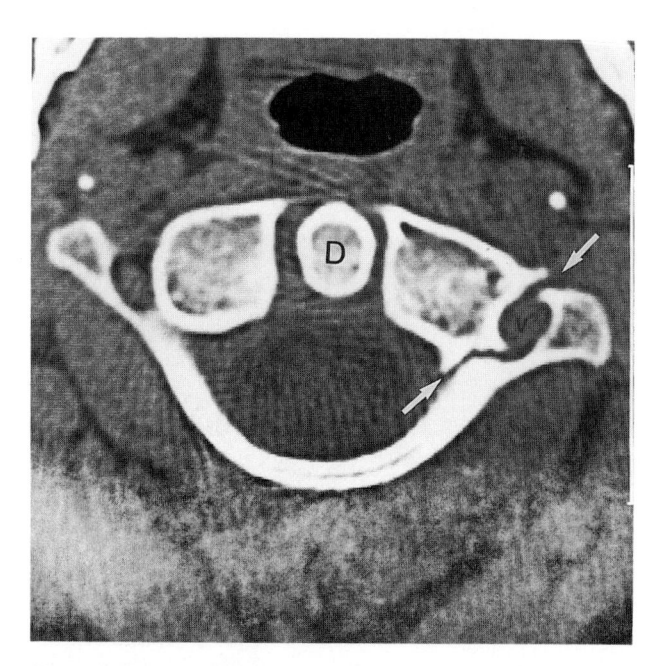

Abb. 18.**10** Atlasfraktur:
Frakturlinie durch das linke Foramen transversarium (Pfeile). Traumatische Läsion der A. vertebralis sinistra (v), (D = Dens)

226 Spezielle Traumatologie

Abb. 18.**11a–c** Densfrakturen, Einteilung nach Anderson und D'Alonzo (2):
a Typ I (stabil): Frakturlinie durch den kranialen Dens
b Typ II (instabil): Querfraktur durch die Basis des Dens
c Typ III (instabil): Fraktur durch den Körper des Axis. Die Fraktur separiert den Dens

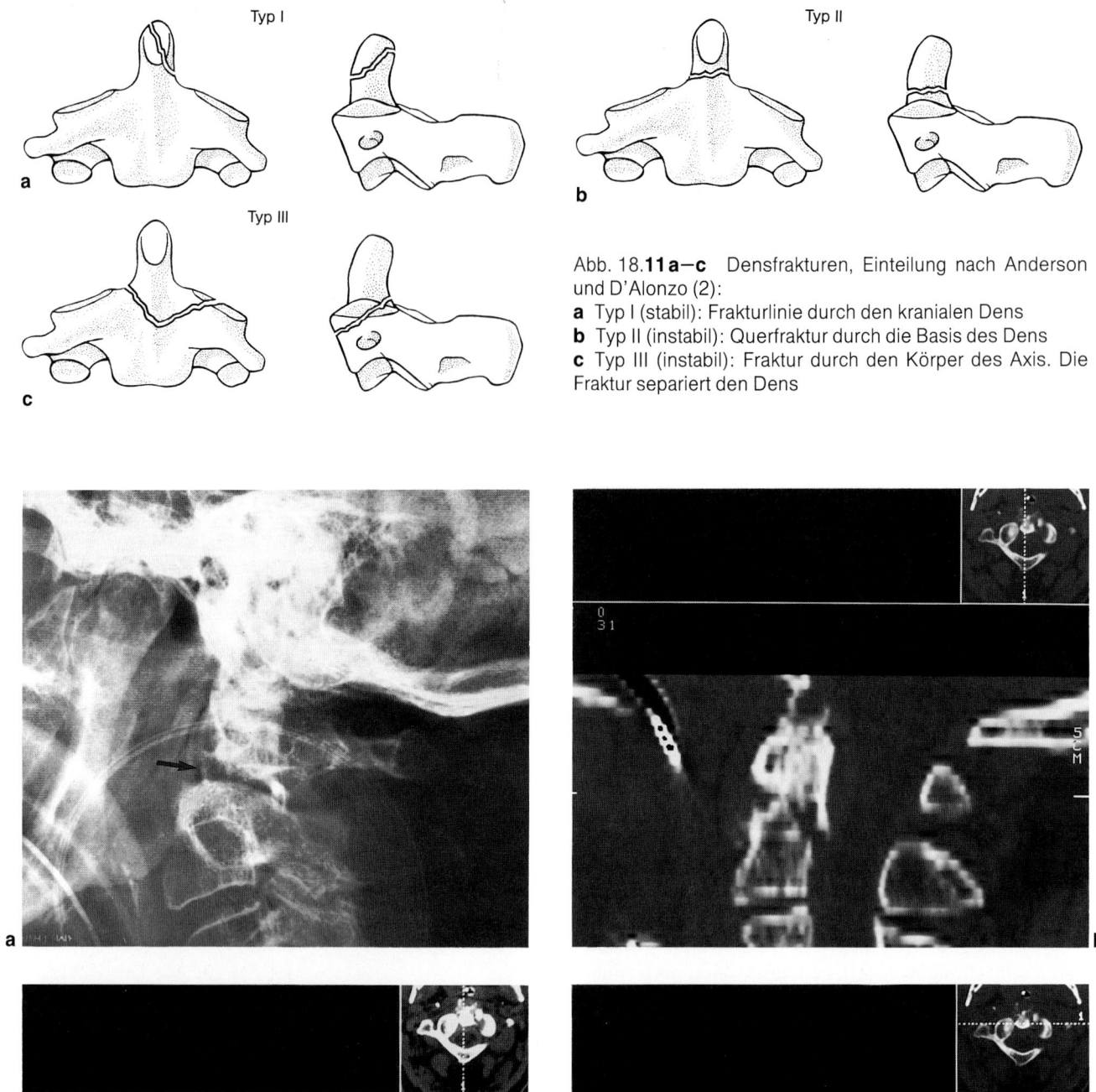

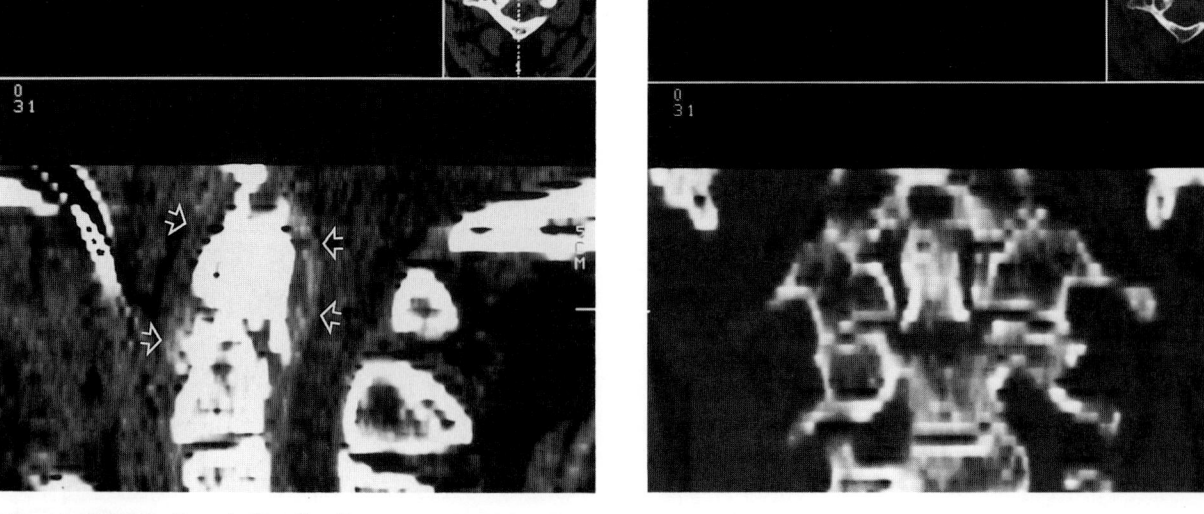

Abb. 18.**12a–d** Densfraktur Typ II:
a Im Seitbild der oberen HWS (Ausschnitt) Frakturlinie durch die Densbasis (Pfeil) mit posteriorer Dislokation des Dens.
b–d Die sekundäre sagittale (**b** u. **c**) und koronare (**d**) CT-Rekonstruktion verdeutlichen den Verlauf der Frakturlinie durch die Densbasis. Trotz ausgeprägter subligamentärer Einblutung (offene Pfeile) und der geringen posterioren Densdislokation keine wesentliche Einengung des Spinalkanals. Keine neurologischen Ausfälle

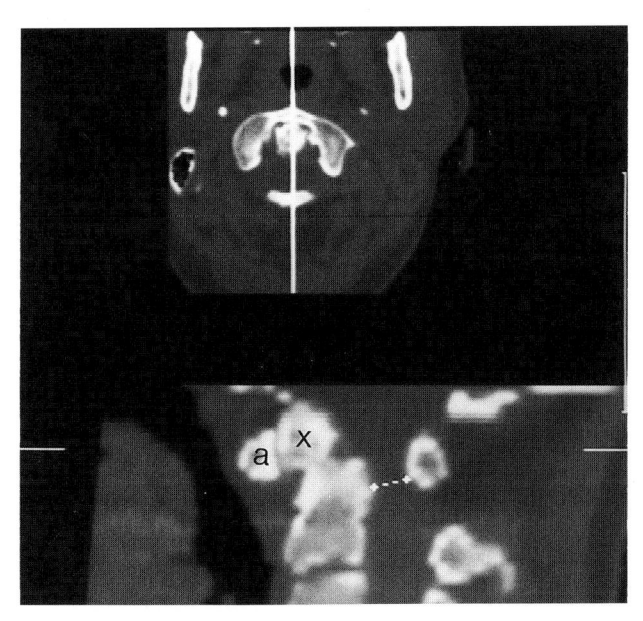

Abb. 18.**13** Densfraktur Typ II: Die sagittale CT-Rekonstruktion zeigt das Ausmaß der anterioren Dens- (x) und Atlasdislokation (a). Der Spinalkanal ist hochgradig eingeengt, das obere zervikale Spinalmark wird komprimiert

Densfraktur

Densfrakturen sind meist Folge von Hyperflexionsverletzungen, wenngleich gelegentlich auch Hyperextensionen Densfrakturen bewirken können (2, 17). Eine die Stabilität berücksichtigende Einteilung der Densfrakturen wurde von Anderson und D'Alonzo (2) vorgeschlagen und hat sich im klinischen Gebrauch bewährt. Sie kennt drei Typen der Densverletzung (Abb. 18.**11a–c**).

Typ I beschreibt eine Fraktur, die meist schräg durch den kranialen Teil des Dens verläuft – eine stabile und seltene Verletzung. Typ II entspricht einer Querfraktur durch die Densbasis – eine instabile Verletzung (Abb. 18.**12**–18.**14**).

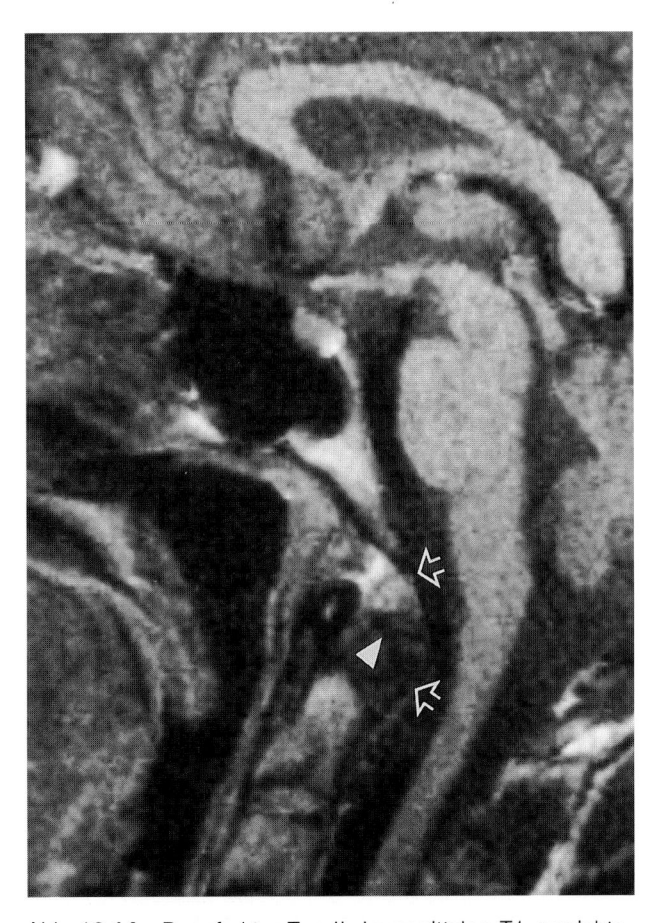

Abb. 18.**14** Densfraktur Typ II: Im sagittalen T1-gewichteten MR-Tomogramm besteht ein Signalverlust um das Densfragment (Dreieck) bzw. im Bereich des Lig. transversum. Das Lig. longitudinale posterius (offene Pfeile) ist nach dorsal verlagert, der Spinalkanal wird gering eingeengt. Das Spinalmark ist angedeutet bogig verlagert ohne jegliche Kompression

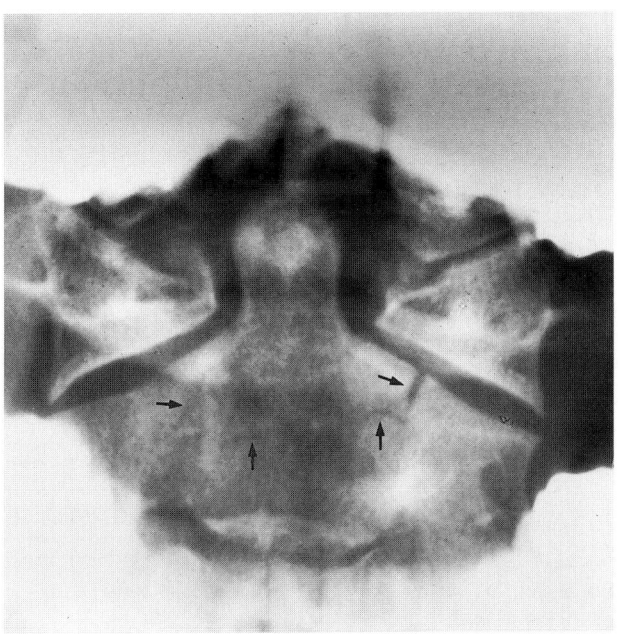

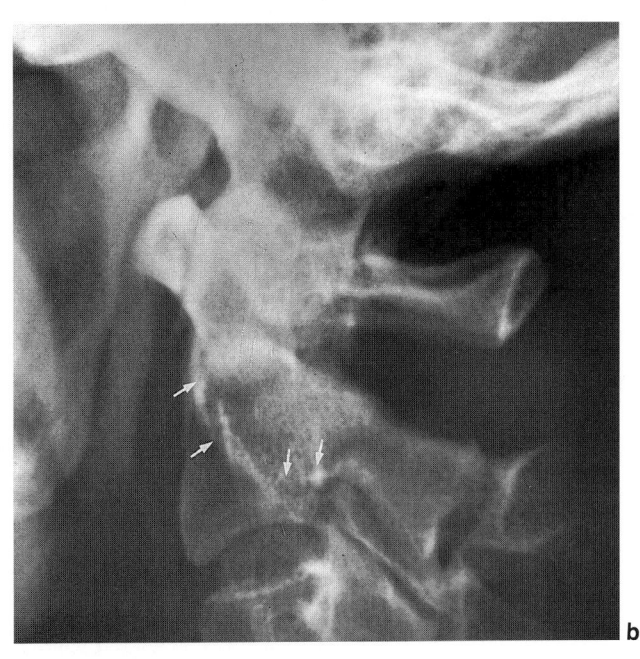

Abb. 18.**15a u. b** Nichtdislozierte Densfraktur Typ III: Sowohl in der a.-p. Projektion (**a**) als auch im Seitbild (**b**) Aufhellungs- und Skleroselinien durch die Wirbelkörperspongiosa als Frakturzeichen (Pfeile)

228 Spezielle Traumatologie

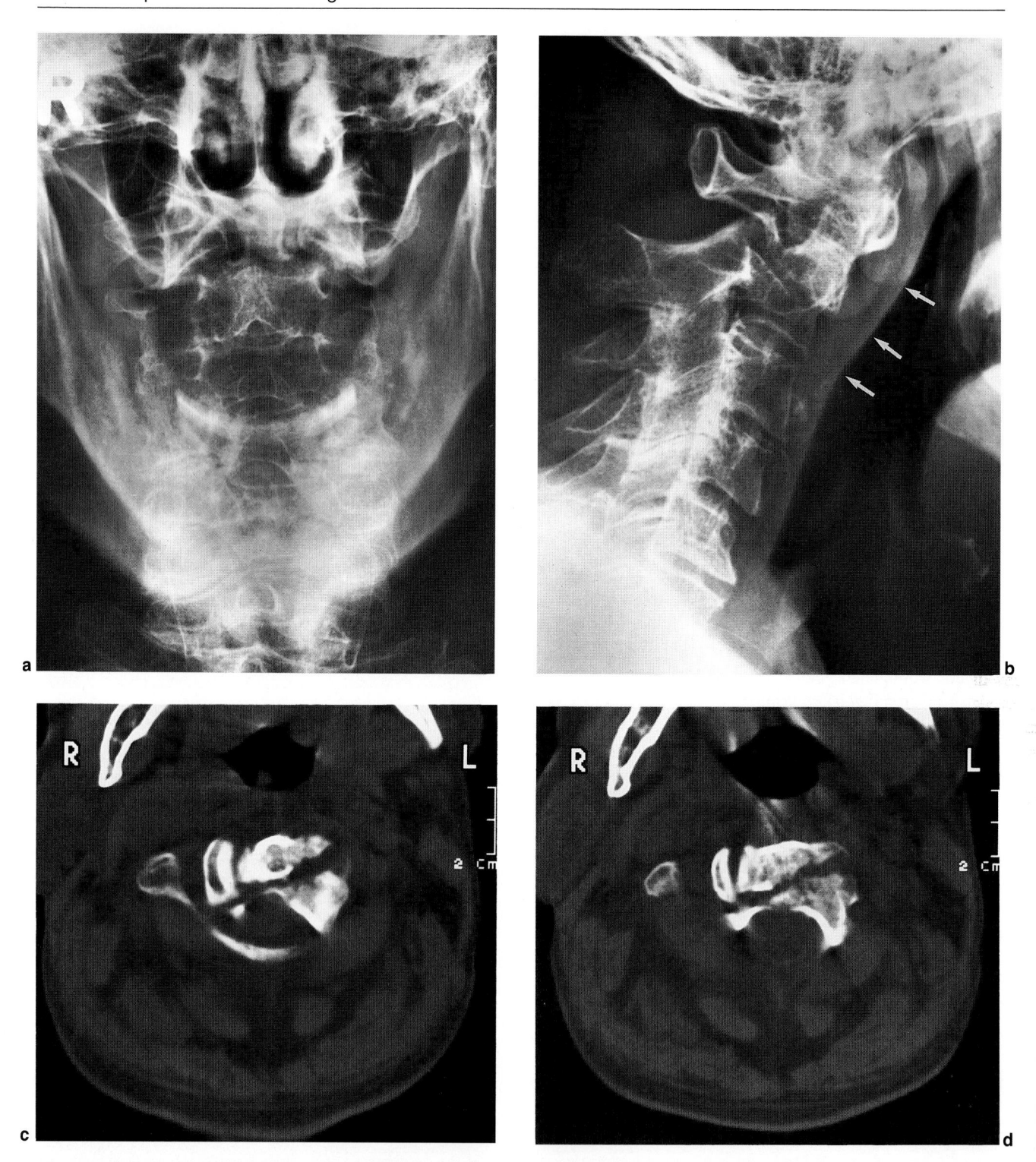

Abb. 18.16a–d Dislozierte Densfraktur Typ III:
a Auf der a.-p. Aufnahme wirken Dens und Atlas etwas nach links versetzt bezogen auf die Dornfortsätze
b Im Seitbild Frakturlinie durch den Wirbelkörper von C 2 mit ventraler Dislokation des Densfragmentes und des Atlas. Der prävertebrale Weichteilschatten ist verbreitert (Pfeile). Es besteht eine Osteoporose
c Im Computertomogramm hochgradige Einengung des Spinalkanals
d Schräg durch den Wirbelkörper verlaufende Frakturlinie. Außer einer schmerzhaften Fehlhaltung der HWS keine neurologischen Schäden

Typ III ist eine Fraktur durch den Wirbelkörper des Axis, welche den Dens separiert – eine instabile Verletzung (Abb. 18.**15a, b** und 18.**16a–d**).

Der sicherste Nachweis einer Densfraktur gelingt durch die konventionelle a.p. oder seitliche Tomographie, die Aufnahme in a.-p. Projektion bei offenem Mund oder die Seitaufnahme. Die Typ-II-Fraktur kann dem computertomographischen Nachweis entgehen, da die Frakturlinie parallel zur transversalen Schichtebene verläuft. Bei sorgfältiger Untersuchungstechnik und sekundärer Bildrekonstruktion sollte jedoch auch eine Typ-II-Fraktur sicher erkannt werden. Funktionsuntersuchungen (s. oben) sind nur im Zweifelsfall unter größter Vorsicht erlaubt (Abb. 18.**45**).

Traumatische Spondylolisthesis C2

Bei der traumatischen Spondylolisthesis handelt es sich um eine bilaterale Fraktur der Interartikularportion des zweiten Halswirbels aufgrund eines uneinheitlichen Verletzungsmechanismus. Die Hyperextensions- und Distraktionsverletzung aufgrund plötzlich einwirkender Kräfte, z. B. im Rahmen der Vollstreckung der Todesstrafe durch Hängen, führte zu dem Begriff der *Hangmans fracture*. Bei den heute im Rahmen von Verkehrsunfällen durch Aufpralltraumen gesehenen Verletzungen mit seltenen neurologischen Komplikationen handelt es sich meist um eine Hyperextensions-Kompressionsverletzung. Kommt es zu einer Luxation im Sinne einer traumatischen anterioren Spondylolisthese von C2 gegenüber C3, welche nicht obligat ist, droht die tödliche Zerreißung des Rückenmarks. Neben den knöchernen Verletzungen können vaskuläre oder diskoligamentäre Läsionen mit erheblicher Instabilität vorliegen (Abb. 18.**17a–c** und 18.**18a–f**). Dabei ist der knöcherne Ausriß der unteren Vorderkante von HWK 2 oder der oberen Vorderkante von HWK 3 Hinweis auf eine Ruptur des vorderen Längsbandes (12).

Frakturen der mittleren und unteren HWS

Zeichen für traumatische Läsionen der mittleren und unteren HWS sind direkt erkennbare ossäre Veränderungen, wie Kompression eines oder mehrerer Wirbelkörper, Frakturlinien durch die Wirbelbögen und posterioren Wirbelanteile. Indirekte Hinweiszeichen sind die Verbreiterung des prävertebralen, also retropharyngealen Raumes und die Stufenbildung, insbesondere der hinteren Wirbelkörperlinie (Abb. 18.**19** und 18.**20a–c**), oder der Foraminalinie in den Schrägaufnahmen (50). Es soll hier noch einmal betont werden, daß alle Halswirbel vollständig, möglichst einschließlich des 1. Brustwirbels auf dem Röntgenfilm abgebildet und beurteilbar sein müssen.

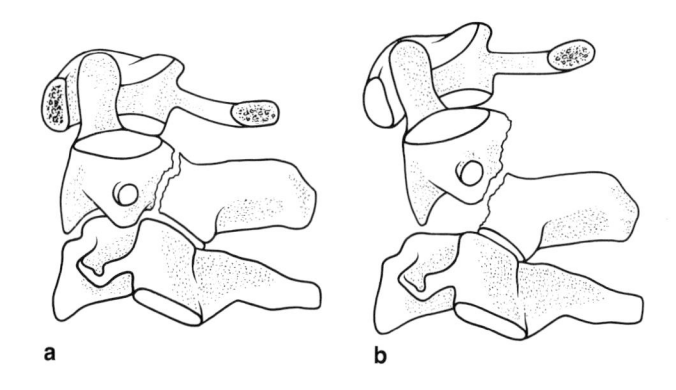

Abb. 18.**17a–c** Traumatische Listhesis C 2 (Hangmans fracture):

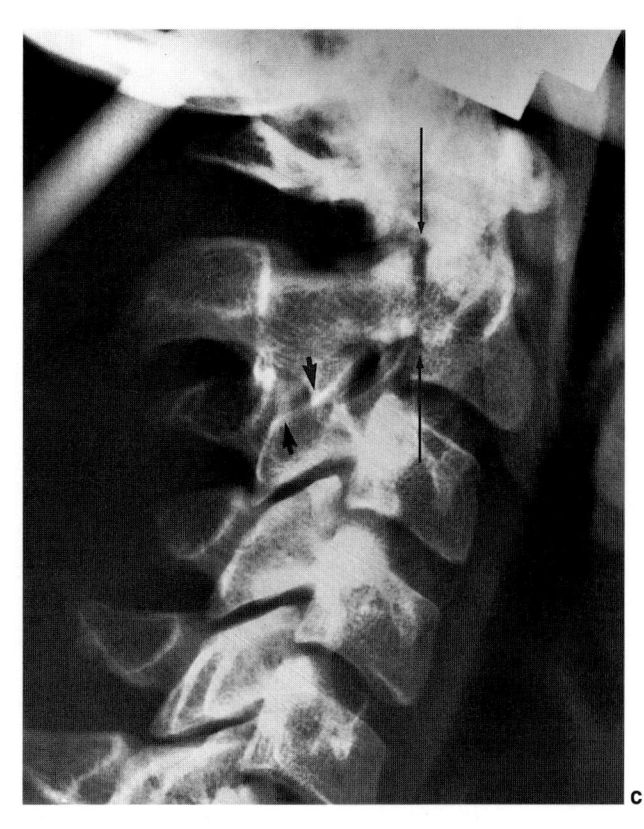

a u. b Schematische Darstellung einer gering und einer stark dislozierten traumatischen Spondylolyse

c Im Seitbild Frakturlinie (Spondylolyse: lange Pfeile) durch die anterioren Wirbelbögen von HWK 2. Anteriore Spondylolisthese von HWK 2/3. Luxation der kleinen Wirbelgelenke HWK 2/3 (kurze Pfeile)

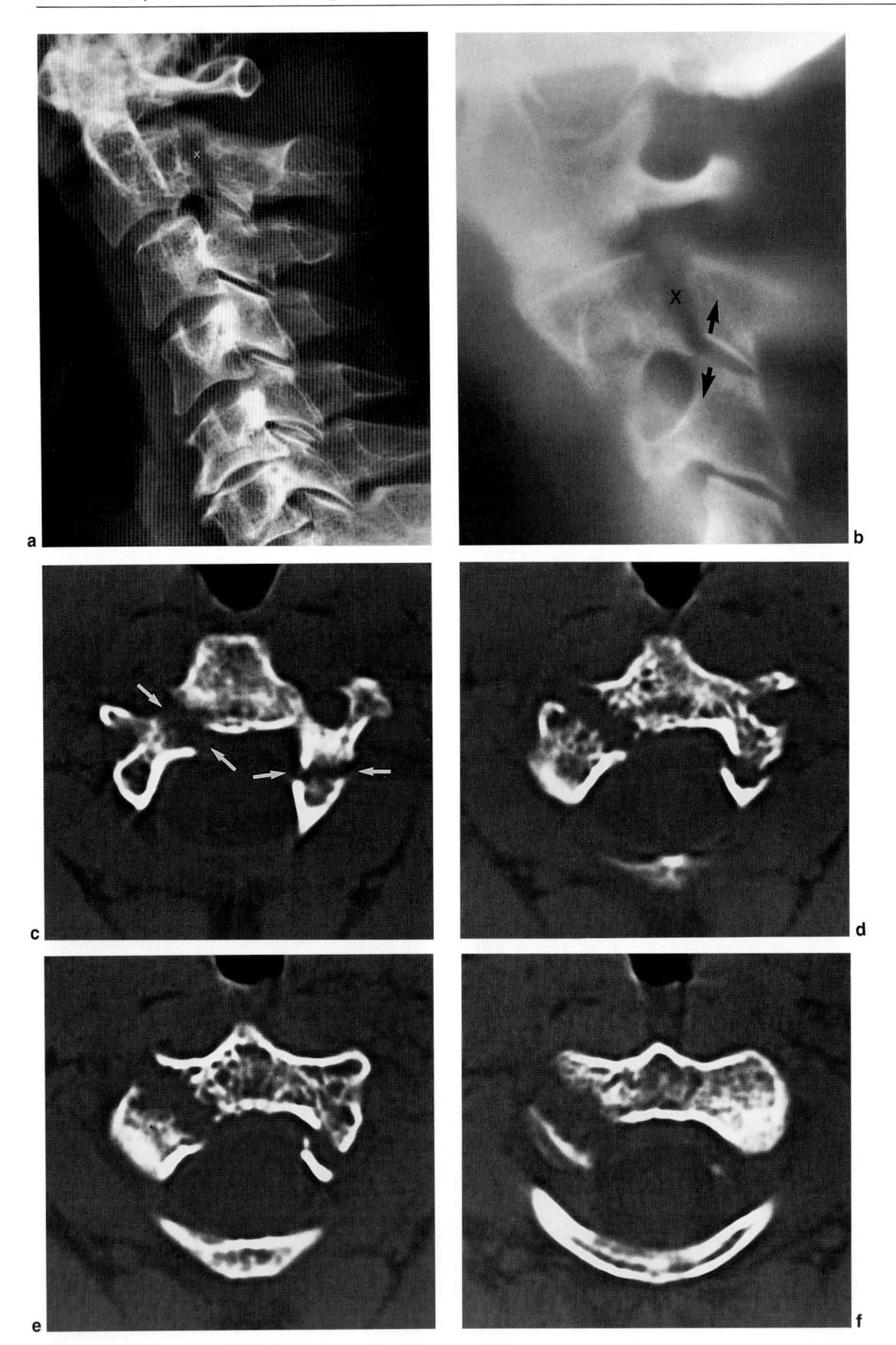

Abb. 18.**18a–f** Traumatische Listhesis C 2 (Hangmans fracture):
a u. b Im Seitbild und der seitlichen konventionellen Tomographie Frakturlinie (x) durch den Wirbelbogen (Spondylolyse), Subluxation der kleinen Wirbelgelenke (Pfeile) und anteriore Spondylolisthese C 2/3
c–f Kaudokraniale Computertomogramme: schräg von links dorsal in die Bogenwurzel verlaufende Frakturlinie (Pfeile). Rechts schrägverlaufende Frakturlinie durch die Bogenwurzel in den Wirbelkörper (Pfeile). Deformierung der anterioren Begrenzung des Spinalkanals ohne wesentliche Einengung

Abb. 18.**19** Luxation (Flexions-Distraktions-Verletzung): ▶
Schwerste Distraktion und Luxation von HWK 4/5. Komplette
ligamentäre Ruptur. Keine knöcherne Verletzung. Tetraplegie

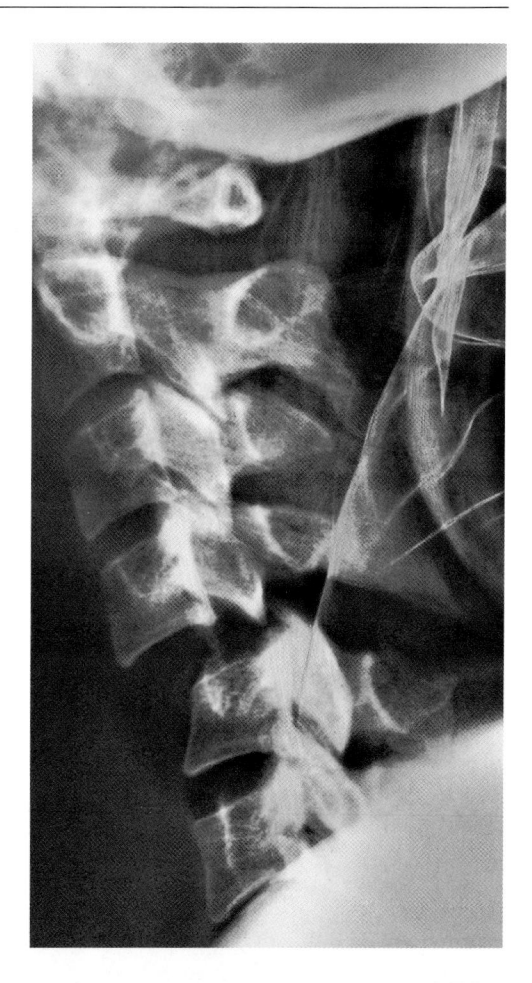

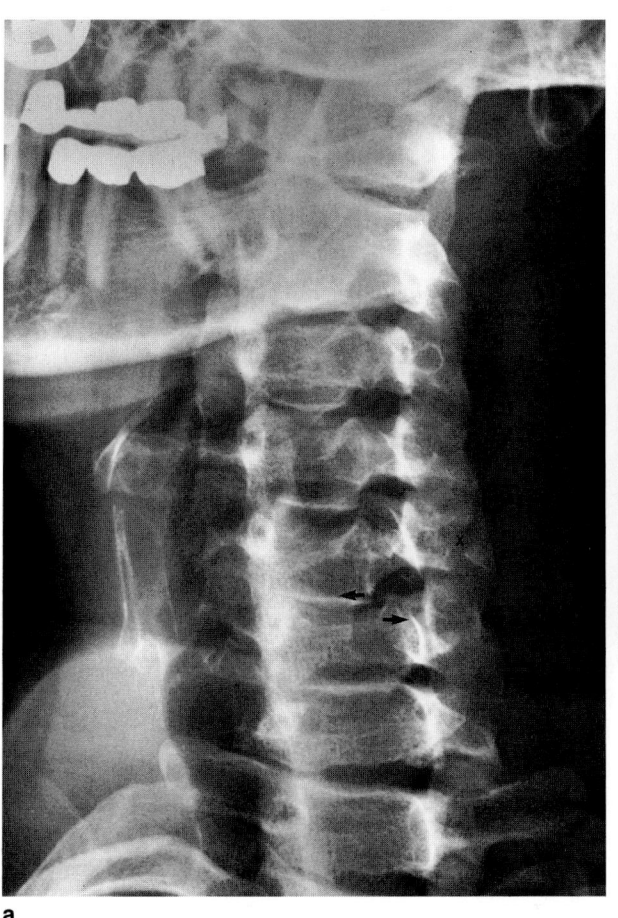

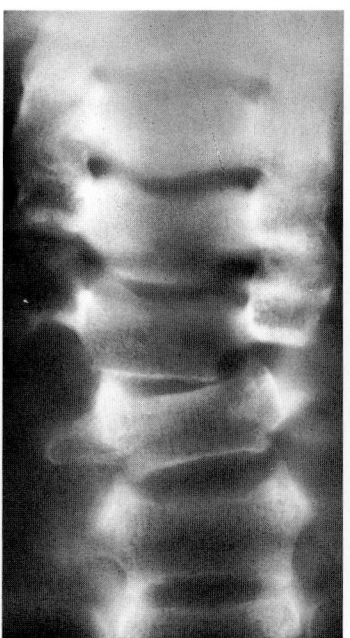

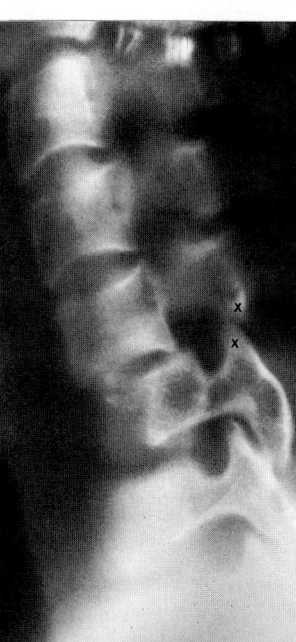

Abb. 18.**20a–d** Luxationsfraktur HWK 6:
a In der sogenannten Pillar's view Dislokation (Pfeile) und
Höhenminderung von C 6. Frakturlinie (x) durch den linken
Gelenkfortsatz von C 5 in die Facette
b u. **c** Die konventionellen a.-p. und seitlichen Tomogramme verdeutlichen die Abwinkelung von C 6 mit seitlichem Versatz der mittleren und oberen HWS gegenüber
C 7. Zusätzliche posteriore Spondylolisthese von C 6. Verhakung der Facetten C 5/6 links (x)

Abb. 18.**20d** ▶

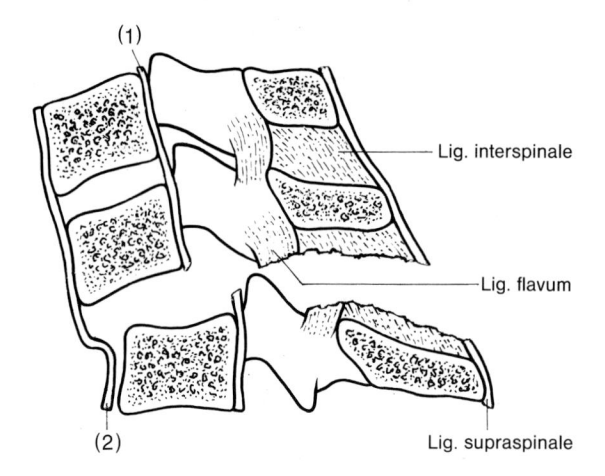

Abb. 18.**20d** Schematische Darstellung des Mechanismus der Facettenverhakung. Zerreißung der Ligg. longitudinale posterius (1), inter- und supraspinalia. Abriß des Lig. longitudinale anterius (2) vom Wirbelkörper

Flexions-Kompressions-Verletzung

Die typischen Flexions-Kompressions-Brüche der HWS ereignen sich am häufigsten im Bereich C3–7. Trotz einer Berstung muß diese Frakturform nicht instabil sein, da üblicherweise der hintere Ligamentkomplex nicht zerreißt. Durch die flache Stellung der Gelenkflächen können allerdings bei zunehmender Kyphose Subluxationen eintreten.

Bei der sogenannten *Diving fracture* des 4., 5. oder 6. HWK, die z. B. beim Kopfsprung in zu flaches Wasser entsteht (6), findet man neben der Kompression des Wirbelkörpers, Subluxationen und Brüche der Wirbelbögen. Zwei Drittel der Verletzten bleiben tetraplegisch, in 10% ist die Verletzung tödlich (18). Die Einengung des Spinalkanals durch knöcherne Fragmente, epidurale und intraspinale Hämatome werden computertomographisch (Abb. 18.**21a–c** und 18.**22a, b**) oder mit der MRT am zuverlässigsten nachgewiesen. Dies gilt im übrigen für alle Kompressions-Berstungs-Brüche, bei denen die Wirbelkörperfragmente bei axialer Krafteinwirkung zentrifugal auseinandergedriftet sind, also vor allem auch in den Spinalkanal eindringen (43).

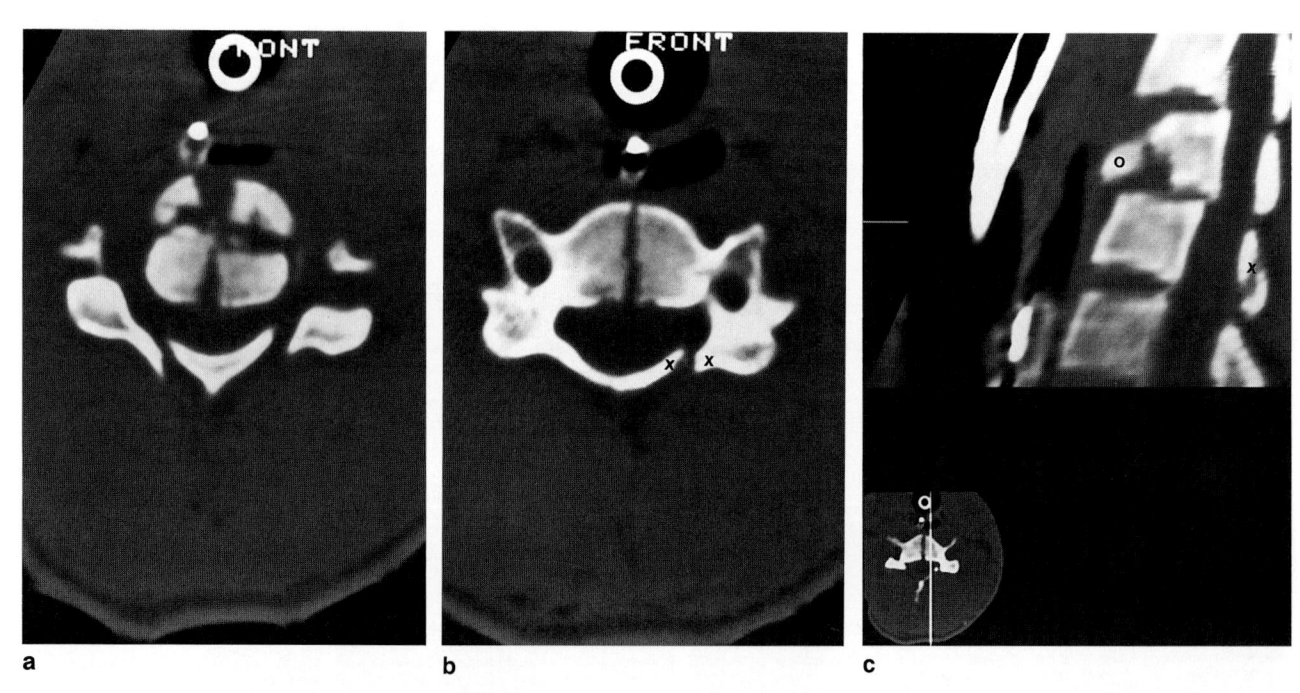

Abb. 18.**21a–c** Diving fracture (Kompressionsfraktur):
a u. **b** Computertomogramm des multifragmentierten 5. Halswirbels. Sagittaler Frakturverlauf durch den 6. HWK und seinen hinteren Wirbelbogen
c In der sekundären Rekonstruktion ist die Fehlstellung des 5. Halswirbels zu erkennen, der das Bild einer Teardrop fracture (o) bietet (Hinweis auf Flexionskomponente). Bei paramedianer Rekonstruktion ist die Sagittalfraktur durch den 6. HWK nicht zu sehen. Dagegen läßt sich die Bogenfraktur abgrenzen (x). Tetraplegie
(Dr. G. Albers, Hamburg)

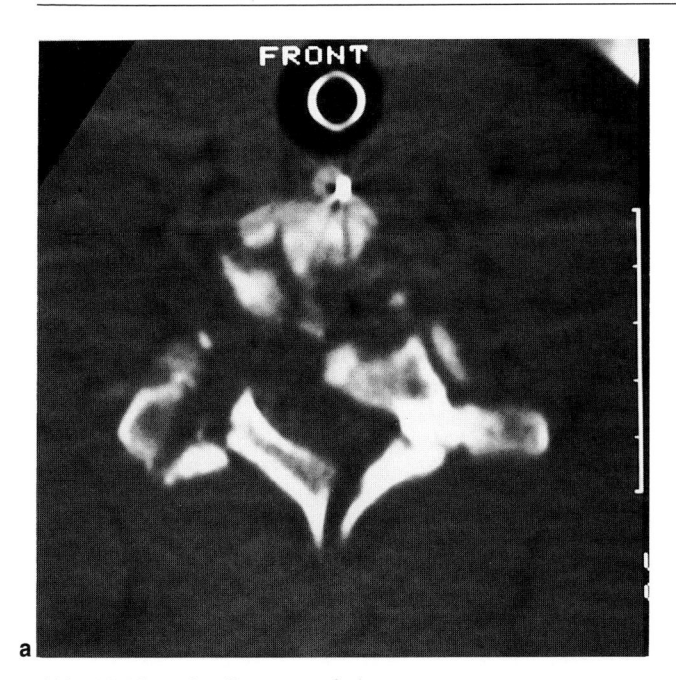

Abb. 18.22a u. b Berstungsfraktur:
a Im axialen CT-Bild zeigt sich der 7. HWK in viele Fragmente zerborsten. Der Spinalkanal ist weitgehend durch Fragmente obliteriert

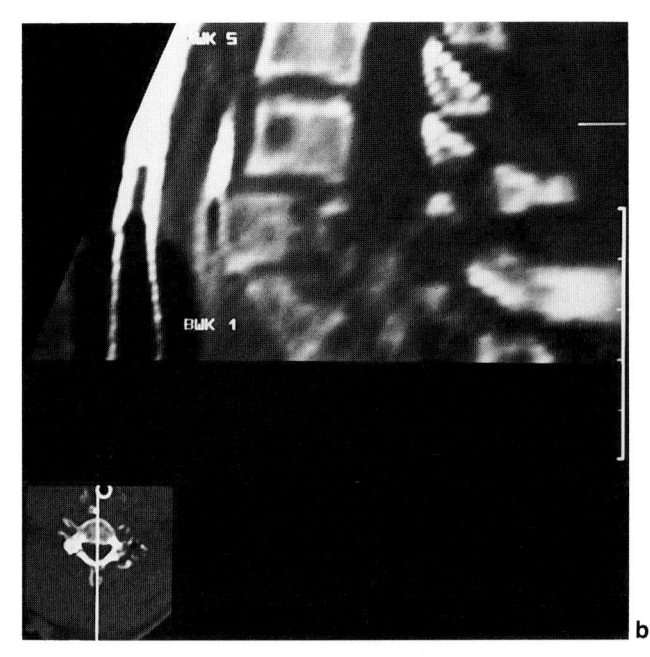

b In der sagittalen Rekonstruktion wird das Ausmaß der Zertrümmerung insbesondere von C 7 und Th 1 verdeutlicht. Aus den in den Spinalkanal dislozierten Fragmenten ist auf die schwere Schädigung des Spinalmarks zu schließen (Dr. G. Albers, Hamburg)

Teardrop fracture

Die sogenannte *Teardrop fracture* ist eine instabile und schwerwiegende Flexions-Kompressions-Fraktur der HWS. Der Name dieser Fraktur leitet sich von einem drei- oder rechteckigen, tränentropfenartigen Ausriß aus der vorderen unteren Wirbelkörperkante her (Abb. 18.20 c und 18.23 a–c), der im Rahmen einer heftigen Flexionsbewegung entsteht. Das knöcherne Fragment ist Hinweis auf eine Ruptur des vorderen Längsbandes. Gleichzeitig bestehen eine posteriore Subluxation des betroffenen Wirbels, Frakturen der hinteren Wirbelelemente und Rupturen der Ligg. interspinosa und Ligg. flava. Das Spinalmark wird bei der *Teardrop fracture* häufig verletzt.

Davon zu unterscheiden ist eine Extensionsverletzung, bei welcher ebenfalls ein ähnlich konfiguriertes Fragment aus der vorderen Wirbelkörperkante ausbricht. Diese Verletzung ist gegen Flexion stabil und meist ohne neurologische Defizite. Sie betrifft gewöhnlich die Vorderkante des 2. Halswirbelkörpers.

Bilaterale Luxation (Flexions-Distraktions-Verletzung)

Hyperflexionen des Kopfes und Halses mit dorsaler Distraktion können zu bilateralen (Abb. 18.19) Luxationen der Zwischenwirbelgelenke führen. Der Grad der Dislokation ist abhängig von der Größe der einwirkenden Gewalt. Ist die Luxation so ausgeprägt, daß temporär kein Kontakt der Gelenkflächen mehr besteht, können sich die Gelenkflächen oder Facetten („locked facets") verhaken, nachdem der obere Gelenkfortsatz sich über den unteren geschoben hat (Abb. 18.20 c). Dabei ist das vordere Längsband von der Wirbelkörpervorderfläche abgelöst, das hintere Längsband, die Ligg. flava, inter- und supraspinosa sind rupturiert. Die daraus resultierende höchstgradige Instabilität erlaubt eine vollständige anteriore Dislokation des kranialen Wirbels gegenüber dem darunterliegenden. Die Gefahr der Verletzung des Spinalmarks ist groß.

Neben den rein diskoligamentären Luxationen sind auch die Luxationen mit Abbrüchen der Gelenkfacetten sowie zusätzlichen Wirbelkörperfrakturen den Flexions-Distraktions-Verletzungen zuzuordnen. Abbrüche der Gelenkfacetten gehen häufig mit Wurzelkompressionen einher.

Unilaterale Luxation (Rotationsverletzung)

Rotationstraumen der Halswirbelsäule können zu verschiedenen Verletzungsmustern führen (50): 1. unilaterale Luxation, 2. unilaterale Luxation mit Abbruch eines Gelenkfortsatzes (oberer, unterer), 3. Isthmusfraktur, 4. Separationsfraktur eines Wirbelgelenkes.

Dornfortsatzfrakturen

Frakturen der Dornfortsätze oder auch der Querfortsätze entstehen durch massive direkte Gewalteinwirkungen. Eine Ausnahme bildet die sogenannte *Schipperfraktur*. Ursprünglich wurde so ein Ermüdungsbruch der Dornfortsätze des 6. und 7. Halswirbels bezeichnet, wie er bei Arbeitern, die Lehm („clay shoveler") schaufelten, auftrat. Bei adäquater Aufnahmetechnik sind diese Frakturen unproblematisch nachzuweisen. Die Funktionsaufnahme in Anteflexion kann einen fraglichen Befund verdeutlichen. Die Stabilität ist hier nicht beeinträchtigt (Abb. 18.24 a u. b). Differentialdiagnostisch abzugrenzen sind Ossifikationen des Lig. nuchae, welche eine Schipperfraktur vortäuschen können.

234 Spezielle Traumatologie

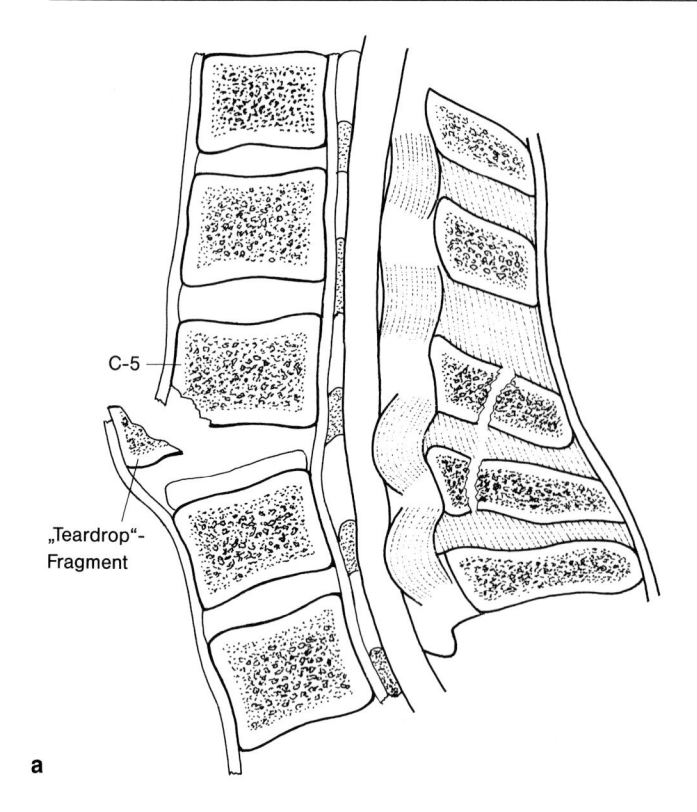

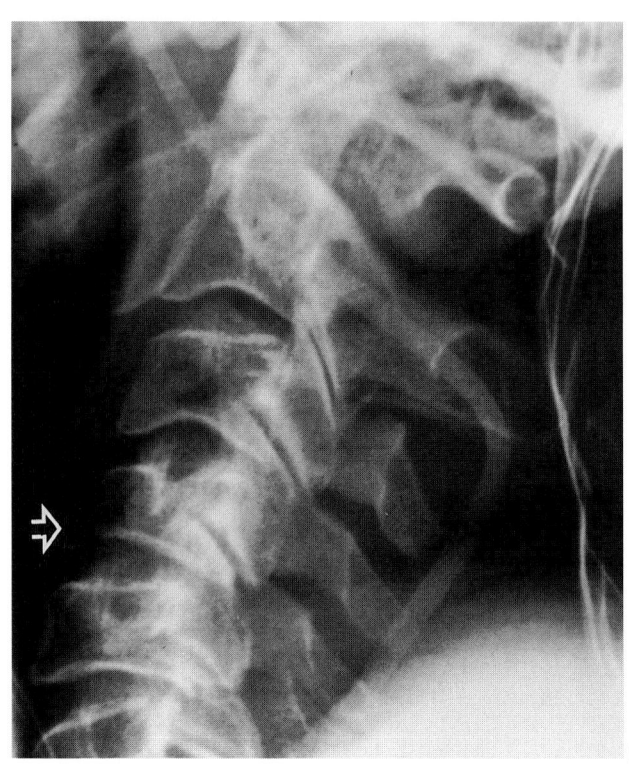

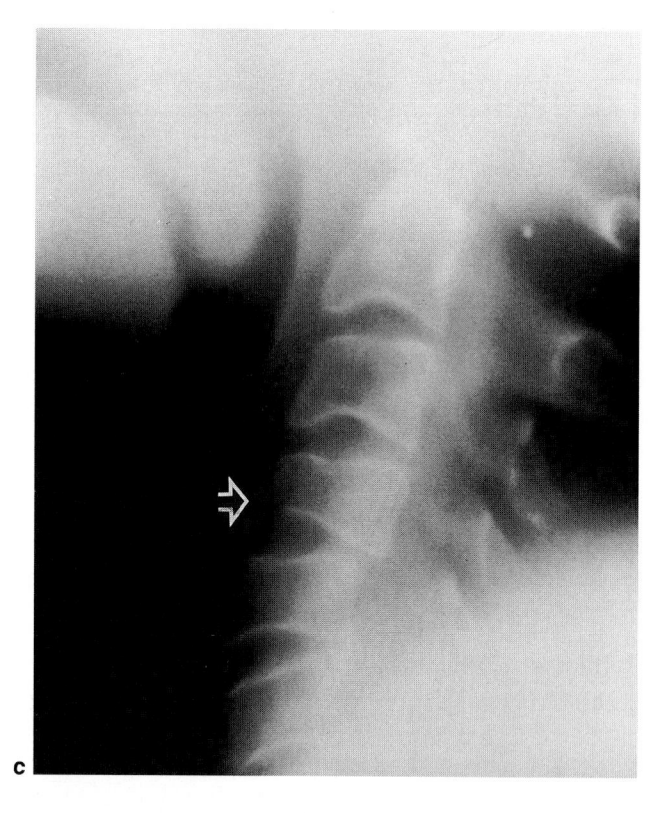

Abb. 18.23 a–c Teardrop fracture:
a Schematische Darstellung der Verletzungen bei der Teardrop fracture. Dorsalverlagerung der superioren Wirbelsegmente. Zerreißung des vorderen Längsbandes. Frakturen der Dornfortsätze. Vorbuckelung der Ligg. flava mit Kompression des Spinalmarks
b Höhenminderung von C 4, der gegenüber C 5 nach dorsal abgeglitten ist. Verschmälerung des posterioren Zwischenwirbelraumes C 4/5 (traumatische Diskusschädigung).
c Ausriß der unteren Vorderkante („teardrop") des 4. HWK (Pfeil) als Hinweis auf die Ruptur des vorderen Längsbandes. Die Fehlstellung und die Verletzungen der posterioren Elemente (hier nicht wiedergegeben) werden ebenfalls nur in der Tomographie erfaßt

18 Wirbelsäule 235

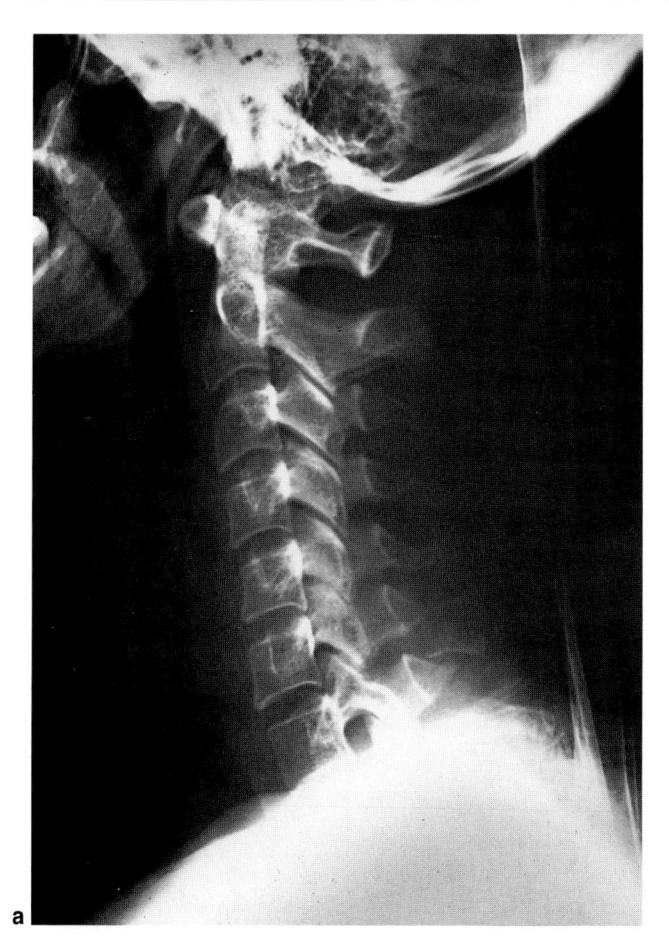

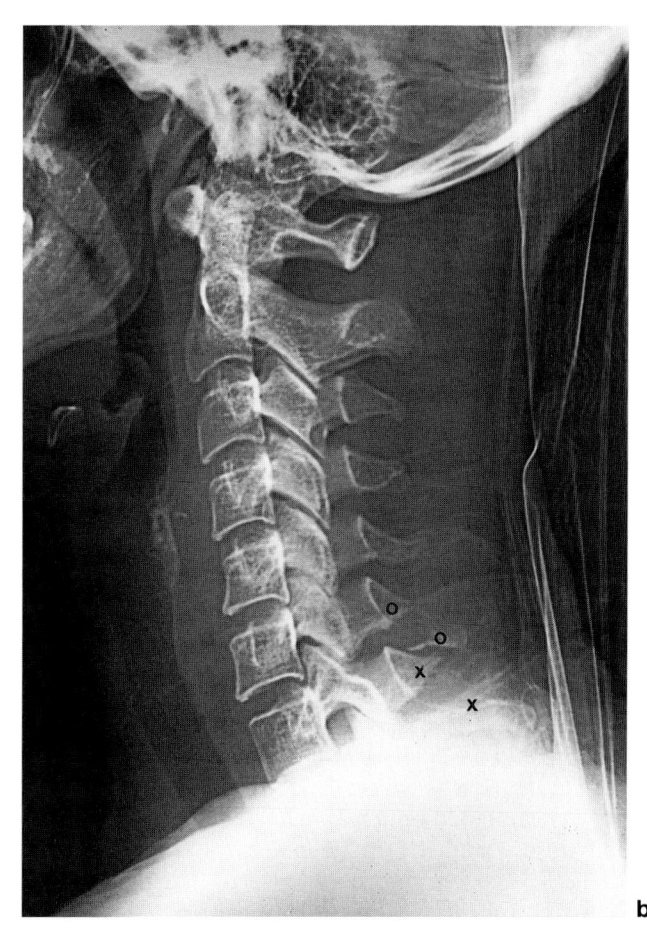

Abb. 18.**24**a u. b Schipperfraktur: Abriß der Dornfortsätze des 6. (o) und 7. (x) Halswirbels im digitalen Lumineszensradiogramm. Unterschiedliche Bearbeitung derselben Aufnahme. In der „weichteilbetonten" Einstellung klarere Darstellung der dislozierten Dornfortsätze

Verletzungen der Brust- (BWS) und Lendenwirbelsäule (LWS)

Frakturen und Dislokationen der Brust- und Lendenwirbelsäule treten am häufigsten im thorakolumbalen Übergangsbereich auf. Der Schweregrad eines thorakolumbalen Wirbelsäulentraumas variiert zwischen geringen Bandläsionen aufgrund von Hyperextensionen oder -flexionen und schwersten osteoligamentären Dislokationsfrakturen mit irreversibler kompletter Paraplegie. Ursache neurologischer Schäden sind häufig in den Spinalkanal dislozierte knöcherne Absprengungen oder Quetschungen des Rückenmarks durch abnorme Translationsbewegungen.

Radiologische Diagnostik der BWS

Da Wirbelsäulenverletzungen am häufigsten im thorakolumbalen Bereich vorkommen, ist von allen Röntgenaufnahmen der BWS und LWS (s. unten) zu fordern, daß der *thorakolumbale Übergang* dargestellt ist. Dies bedeutet für die Praxis, daß die jeweilige Aufnahme großzügig nach unten (BWS) oder nach oben (LWS) aufgeblendet ist. Es wäre fatal, wenn z. B. eine Th-12-Fraktur übersehen würde, weil die Aufnahme der LWS mit L1 abschließt.

Die im Sitzen oder Stehen angefertigten Röntgenaufnahmen liefern die aussagekräftigsten Abbildungen der BWS. Meist allerdings werden die a.-p. und seitlichen Standardaufnahmen wegen des Verletzungszustandes des Patienten in liegender Position anzufertigen sein. Diagnostisches Minimum sind auch bei der BWS Röntgenaufnahmen in zwei Ebenen.

a.-p. Projektion

Da der traumatisierte Patient in der Regel in Rückenlage gelagert ist, werden die obligate Thoraxübersichtsaufnahme (Abb. 18.**25**) und die a.-p. Projektion erste Verdachtsmomente auf ein Trauma der BWS lenken.

Bei der Standard-a.-p.-Projektion werden zum Ausgleich der BWS-Kyphose beide Knie leicht angezogen und unterpolstert. Der Zentralstrahl wird auf einen Punkt ca. 3 cm oberhalb des Xiphoids bis zur Mitte des Brustbeins gerichtet.

Zu beurteilen sind die Grundplatten der Wirbelkörper, die Zwischenwirbelräume, die Bogenwurzeln, die Querfortsätze mit den Kostotransversalgelenken und die sog. Paraspinallinie. Sie wird von der Pleuraumschlagsfalte gebildet (4, 17, 58).

Seitliche Projektion

Muß die seitliche Aufnahme im Liegen angefertigt werden, so kann dies in Seitenlage geschehen, was allerdings riskanter ist, oder in Rückenlage mit horizontalem Strahlengang. Der Zentralstrahl ist bei über den Kopf gehobenen Armen auf den unteren Schulterblattwinkel gerich-

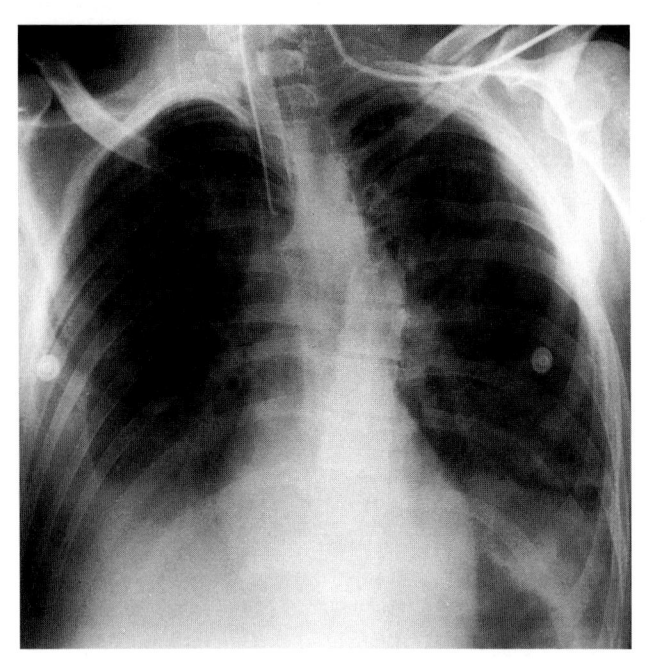

Abb. 18.**25** Scherfraktur mit Rotationskomponente. Thoraxübersicht im Liegen: Seitliche Dislokation der oberen gegenüber der unteren BWS etwa um Wirbelkörperbreite mit dem Scheitelpunkt Th 6/7. Verbreiterter Mediastinalschatten. Schlüsselbeinfraktur links. Rippenserienfraktur links. Hämatothorax beidseits. Dystelektase links basal

tet. Zur Reduzierung der Überlagerung durch die Rippen ist der ansprechbare Patient aufgefordert, während der Exposition kontinuierlich möglichst oberflächlich zu atmen (Autotomographie). Dies führt zur Verwischung der Rippenschatten (4, 17, 58). Die Höhe der Wirbelkörper, die Ausrichtung aller WK-Hinterkanten und die Zwischenwirbelräume sollen beurteilbar sein.

Konventionelle Tomographie, CT und MRT der BWS

Tomographische Untersuchungen sind insbesondere bei Frakturen im zervikothorakalen und thorakolumbalen Übergang angezeigt. Beide Regionen sind bei der seitlichen Übersichtsaufnahme oft unzureichend abgebildet wegen der Überlagerung durch den Schultergürtel bzw. wegen der unterschiedlichen Röntgenschwächung durch die supradiaphragmale Lunge und die infradiaphragmalen Oberbauchorgane. Die Tomographie erlaubt eine zuverlässigere Beurteilung der genannten Abschnitte, wobei allerdings der zervikothorakale Bereich zumindest für CT-Geräte älterer Bauart und auch für die konventionelle Tomographie artefakt- oder verwischungsüberlagerte Problemzonen sein können.

Allgemein gilt, daß die diagnostischen Vorteile der CT, wie unter anderem die Abbildung des gesamten Körperquerschnittes (Thoraxtrauma) eine großzügige Indikationsstellung rechtfertigen. Demgegenüber lassen sich mit der konventionellen Tomographie größere Abschnitte der Wirbelsäule übersichtlicher darstellen. Dabei ist es unverzichtbar, die hinteren Wirbelanteile mitabzubilden. Fragliche Läsionen sowie insbesondere der Verdacht auf eine Beteiligung der dorsalen Wirbelkörperelemente (Instabilität!) erfordern obligat die Tomographie.

Vermutete Rückenmarksverletzungen oder Einblutungen in den Spinalkanal sollten Indikation für eine MRT- oder zumindest CT-Untersuchung sein.

Radiologische Diagnostik der LWS

Alle für die Traumatologie wesentlichen Projektionen der LWS können am Liegenden angefertigt werden. Der thorakolumbale Übergang ist großzügig mitabzubilden (s. oben).

a.-p. Projektion

Die Aufnahme erfolgt in Rückenlage. Die Beine des Patienten sind zum Ausgleich der Lendenlordose im Hüftgelenk angewinkelt. Beide Knie werden dazu unterpolstert. Der Zentralstrahl ist auf einen Punkt wenig oberhalb des Nabels bzw. auf den Mittelpunkt einer Verbindungslinie der oberen Beckenkämme gerichtet (4, 17, 58). Auf der a.-p. Aufnahme lassen sich die Wirbelkörper, die Quer- und Dornfortsätze, die Zwischenwirbelräume, die Bogenwurzeln und mit Einschränkungen die kleinen Wirbelgelenke beurteilen. Der 12. Brustwirbel und das obere Kreuzbein werden mitdargestellt.

Seitliche Projektion

Der Patient hat eine strenge Seitenlage einzunehmen. Zur Sicherung der Lage erfolgt eine Abstützung oder Unterpolsterung. Die Beine sind wegen der Lendenlordose angewinkelt. Ein Polster unter und zwischen den Knien hilft die Längsachse der Wirbelsäule parallel zur Kassette auszurichten. Die Arme sind über den Kopf erhoben. Der Zentralstrahl ist auf den 3. Lendenwirbelkörper gerichtet, entsprechend der Höhe des Beckenkamms (4, 17, 58). Alternativ, bei nicht verantwortbarer Gefährdung durch die Seitlagerung, ist die Seitaufnahme in Rückenlage anzufertigen.

Die Seitaufnahme erlaubt die Beurteilung der Wirbelkörperhöhe, der Zwischenwirbelräume, der Fluchtlinie der WK-Hinterkanten, der Wirbelbögen, der Dornfortsätze und der Wirbellöcher. Bei korrekter Zentrierung auf den 3. Lendenwirbelkörper erscheinen Deck- und Grundplatte nur als „Skleroselinie" und nicht als Oval. Trotz der Überlagerung durch den Beckenkamm soll der 1. Sakralwirbel beurteilbar sein, ebenso mindestens der 12. Brustwirbel.

Schrägaufnahmen

Die Lagerung des Patienten erfolgt auf dem Rücken oder vorzugsweise Bauch (18) in ca. 35–45 Grad rechter und linker Schräglage. Durch das Anheben der *rechten* Seite aus der Bauchlage werden die *rechtsseitigen kleinen Wirbelgelenke* abgebildet und vice versa. Wird die Untersuchung in *Rückenlage* durchgeführt, bilden sich durch Anheben der *rechten* Körperseite die *linksseitigen kleinen Wirbelgelenke* ab und vice versa. Sinnvollerweise werden, gleich in welcher Lage sich der Patient befindet, Keilpolster in Schulter- und Kreuzbeinhöhe untergelegt.

Der Zentralstrahl ist in Rückenlage auf einen Punkt ca. 2 Querfinger nabelwärts in Höhe der Spina iliaca anterior superior gerichtet. Bei der Aufnahme in *Bauchlage* erfolgt die Zentrierung wiederum auf den 3. Lendenwirbelkörper (Höhe dorsaler Beckenkamm, ca. 2 Querfinger neben den Dornfortsatz zur angebogenen Seite hin; 4, 17, 58).

Bei korrekter Einstellung zeigt sich die sog. Lachapèlesche Hundefigur (Abb. 18.**26 a** u. **b**).

Schrägaufnahmen der LWS dienen der Beantwortung der Frage nach einer Spondylolyse und der Beurteilung der kleinen Wirbelgelenke.

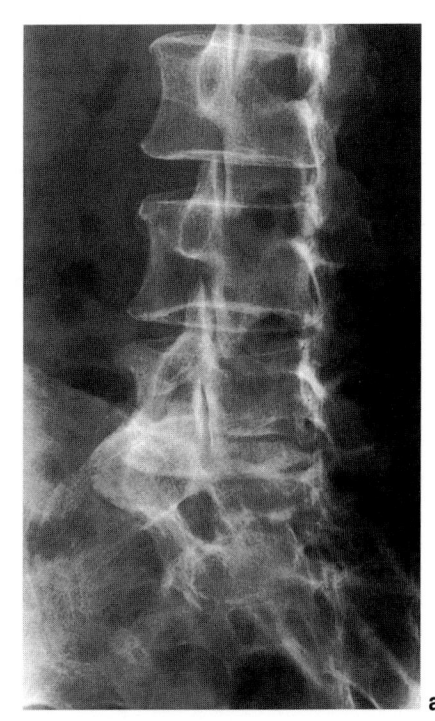

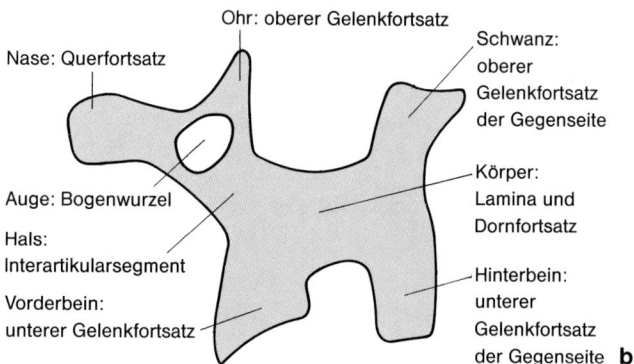

Abb. 18.**26 a** u. **b** Schrägaufnahme der LWS:
a Normalbefund. Sämtliche kleinen Wirbelgelenke und die Interartikularsegmente sind übersichtlich dargestellt
b Schematische Darstellung der Lachapèleschen Hundefigur

Konventionelle Tomographie, CT und MRT der LWS

Seitliche Tomographien, immer unter Einschluß auch der dorsalen Wirbelanteile (Wirbelbögen, kleine Wirbelgelenke und Dornfortsätze), verdeutlichen den Frakturverlauf durch den Wirbelkörper und klären die Frage nach einer Beteiligung der Wirbelkörperhinterkante und der posterioren Wirbelelemente.

Die a.-p. Tomographie veranschaulicht vor allem Verletzungen der Wirbelbögen und der kleinen Wirbelgelenke. Sie erfaßt das seitliche Auseinanderdriften bei Berstungsfrakturen.

Der Nachweis auch kleiner Fragmente innerhalb des Spinalkanals, der paravertebralen Einblutung, der Stellung der kleinen Wirbelgelenke und der traumatischen Schädigung der Zwischenwirbelscheiben gelingt am besten mit der CT (5, 7, 21, 22, 29, 34).

Der MRT bleibt als Indikation die vermutete Obliteration des Spinalkanals z. B. durch Einblutungen. Auf der sagittalen Schicht lassen sich darüber hinaus die Stellung der Wirbelkörper zueinander und Verlagerungen der Zwischenwirbelscheiben sehr klar beurteilen (14, 26–28, 33, 37, 56).

Traumatologie

Stabilitätsbeurteilung der BWS und des thorakolumbalen Überganges

Im Vergleich zur HWS ist die BWS sehr viel weniger beweglich. Das Brustmark hat im thorakalen Spinalraum allerdings auch nur sehr geringe Ausweichmöglichkeiten.

Neben den Bändern übt der Brustkorb eine stabilisierende Wirkung gegen Hyperextension und -flexion aus. So stabilisieren die Rippen die BWS durch ihre Verbindung zu den benachbarten Wirbelkörpern über die Ligg. costotransversaria et radiata.

Präparatestudien haben gezeigt, daß anteriore oder laterale keilförmige frakturbedingte Kompressionen der Brustwirbelkörper in Zusammenhang mit einer Ruptur des Lig. interspinosum instabil sind. In der seitlichen Röntgenaufnahme zeigen Verschiebungen um mehr als 2,5–3 mm, Kippungen um mehr als 5 Grad (48) und Distanzierungen der Dornfortsätze („Fächerung") eine Instabilität an (Tab. 18.5 und 18.6). Die Fraktur der posterioren Elemente ist ebenfalls Hinweis auf eine Instabilität. Indikator ist eine Versetzung der Dornfortsätze gegeneinander nach lateral im a.-p. Bild.

Jede Rotations- oder Abscherungskomponente zeigt, daß die posterioren Elemente verletzt und in hohem Maße instabil sind (23, 41).

Stabilitätsbeurteilung der LWS und des lumbosakralen Überganges

Nur etwa 3% aller Lendenwirbelverletzungen gehen mit neurologischen Defiziten einher (42). Sind auch die akuten Folgen der Instabilität hier weniger schwerwiegend, so können doch Folgeschäden aufgrund von Wurzelläsionen sowie statischer Fehlbelastungen in den Vordergrund treten.

Wie in den anderen Wirbelsäulenabschnitten kann eine höhergradige Vorderkantenkompression bei erhaltener Hinterkante nur auftreten, wenn die hinteren knöchernen Elemente oder ihre Bänder nachgeben. Dies kann als übermäßige Flexion (> 11 Grad) oder in der Translationsbewegung eines Wirbelkörpers gegen den anderen bei Beugung oder Überstreckung in Relation zum sagittalen Wirbelkörperdurchmesser erfaßt werden (Tab. 18.5 und 18.6).

Tabelle 18.5 Thorakolumbale Instabilitätszeichen im seitlichen Röntgenbild (nach Jend u. Heller)

Thorakolumbal:
- vollständige Wirbelkörperkompression
- Hinterkantenkompression
- Vorderkantenkompression mit Zeichen der Ruptur des hinteren Längsbandes
- Wirbelkörperverschiebung um mehr als 2–3 mm
- Fraktur oder Fehlstellung der posterioren Elemente

Nur thorakal:
- relative Kippung > 5 Grad im Vergleich mit benachbarten Wirbelkörpern

Nur lumbal:
- kyphotische Abknickung > 11 Grad mit/ohne Vorderkantenkompression
- Translation > 16% bei Flexion,
- Translation > 12% bei Extension

Nur lumbosakral:
- relative Kyphosierung > 19 Grad
- Translation > 25% des sagittalen WK-Durchmessers bei Flexion
- Translation > 12% des sagittalen WK-Durchmessers bei Extension

Tabelle 18.6 Thorakolumbale Instabilitätszeichen im a.-p. Röntgenbild (nach Jend u. Heller)

- Seitenkantenkompression mit Zeichen der Ruptur des hinteren Längsbandes
- Wirbelkörperverbreiterung
- vermehrte Distanzierung der Bogenwurzeln
- Versetzung der Dornfortsätze

Spezielle Verletzungen

Die wichtigsten Mechanismen, die zu Verletzungen der thorakolumbalen Wirbelsäule führen, sind Kompressionen, Hyperflexionen mit und ohne Distraktionen sowie Rotationen und Abscherungen (32, 48). Flexions- und Extensionsverletzungen resultieren aus Krafteinwirkungen auf Kyphose und Lordose („angular stress"), während bei den Berstungsfrakturen die Gewalt axial auf die Wirbelsäulenlängsachse einwirkt („non angular stress"). Charakteristischerweise ereignen sich Frakturen und Dislokationen der BWS und LWS aufgrund indirekter Traumen in einigem Abstand vom eigentlichen Angriffspunkt der Gewalteinwirkung (z. B. „Seatbelt fracture", s. unten). Bei diesen Unfallmechanismen sind schwere Instabilitäten häufige Folge (Tab. 18.7).

Daneben gibt es direkte Traumen aufgrund von Schuß- oder Stichverletzungen. Sie sind meist stabil, verursachen jedoch häufiger als die indirekten Traumen neurologische Schäden. Im folgenden sollen die verschiedenen Verletzungsformen hinsichtlich der obengenannten Verletzungsmechanismen und ihrer Pathomorphologie in Anlehnung an die AO-Klassifikation, wie sie Magerl u. Mitarb. (32) vorschlagen, eingeteilt werden.

Flexions-Kompressions-Traumen

Etwa 75% aller thorakolumbalen Frakturen sind Kompressionsfrakturen, die Folge einer Flexionsbewegung des Rumpfes sind (Abb. 18.27) oder aus einer axialen Einstauchung herrühren (Abb. 18.28a–c). Die posterioren Wirbelelemente bleiben meist intakt, so daß es sich um stabile Frakturen handelt.

Am häufigsten ist die vordere Deckplatte eines Wirbelkörpers komprimiert, der Wirbel nimmt Keilform an bzw. ist höhengemindert. Selten ist die Wirbelkörpergrundplatte betroffen. Die Fraktur erstreckt sich als Linie vermehrter Sklerosierung von der Wirbelkörpervorderkante nach kraniodorsal. Dies erklärt sich durch die Einstauchung und damit „Verdichtung" der Spongiosa (Abb. 18.27). In ca. 20% kommt es im Rahmen von Kompressionsfrakturen zu einer Instabilität. Der Stabilitätsverlust tritt nach dem Drei-Säulen-Modell dann ein, wenn alle Wirbelelemente oder doch zumindest zwei Säulen betroffen sind. Sie sind Resultat stärkster Kompressionskräfte (Berstungsfraktur; 3), welche ein zentri-

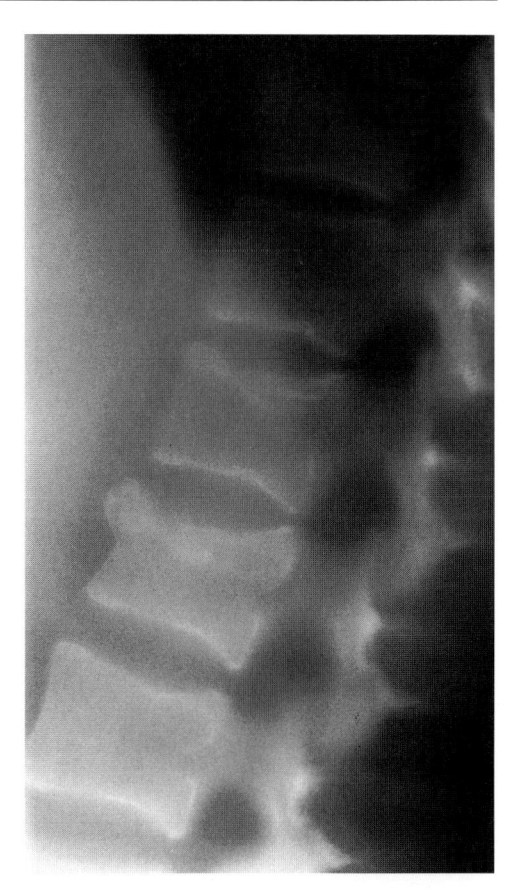

Abb. 18.27 Flexions-Kompressions-Fraktur, seitliche Tomographie: Anterior betonte Impressionen der Deckplatten von BWK 12 und LWK 1 nach Flexionstrauma. Verdichtungslinien (Skleroselinie) durch eingestauchte Spongiosa. Die Frakturlinien erreichen die Wirbelkörperhinterkanten kranial der Austrittstellen der basivertebralen Venen. Keine Fehlstellung

fugales Auseinanderdriften der Fragmente bewirken (Abb. 18.28a–c). Zusätzlich kann Zwischenwirbelscheibenmaterial disloziert werden (traumatischer Prolaps). Neurologische Schädigungen sind zu erwarten.

Wichtiger indirekter Hinweis auf eine Fraktur der BWS kann eine verlagerte Paraspinallinie im a.-p. Röntgenbild sein (Abb. 18.29a u. d). Zu einer Verlagerung der Paraspinallinie kommt es durch mediastinale Blutungen, wie sie regelhaft in unterschiedlicher Ausprägung im Rahmen von Wirbelfrakturen auftreten.

Tabelle 18.7 Läsionen im Drei-Säulen-Modell nach Denis (10) bei den Hauptfrakturtypen, klassifiziert nach Magerl u. Mitarb. (32), (nach Jend u. Heller)

Frakturtyp	Vordere Säule	Mittlere Säule	Hintere Säule
Typ A Flexions-Kompressions-Trauma	komprimiert	intakt	intakt
Typ A3 Berstungsfraktur	komprimiert	komprimiert	intakt
Typ B Flexions-Distraktions-Trauma	intakt oder komprimiert	distrahiert	distrahiert
Typ C Rotationstrauma	komprimiert, rotatorisch abgeschert	distrahiert, rotatorisch abgeschert	distrahiert, rotatorisch abgeschert

240 Spezielle Traumatologie

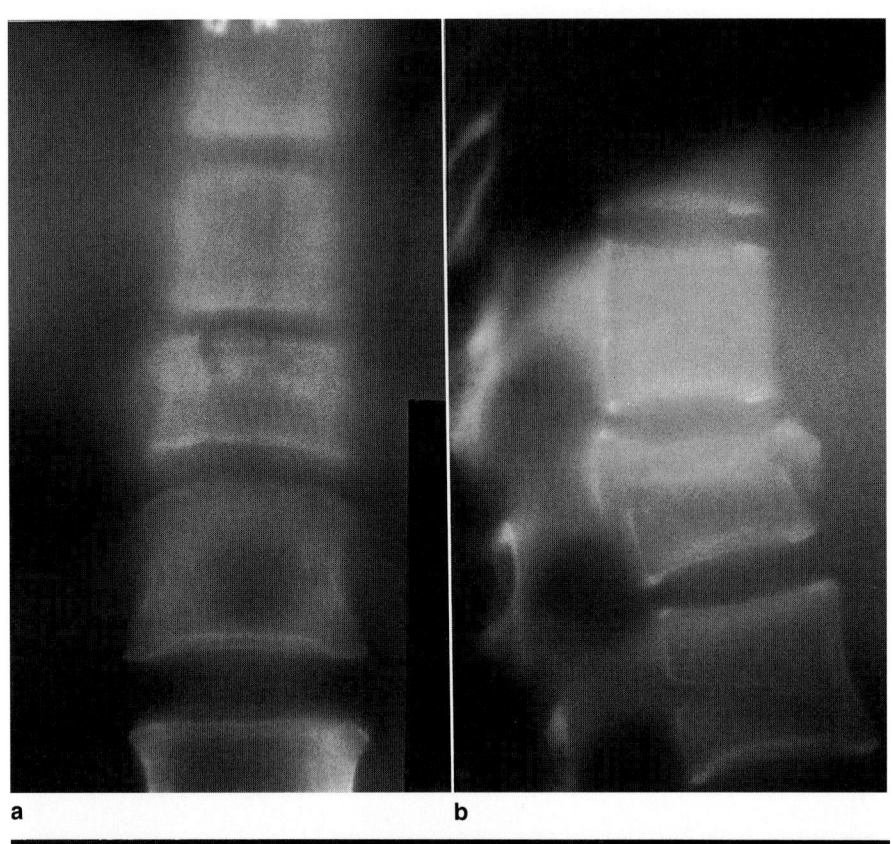

Abb. 18.**28a–c** Flexions-Kompressions-Fraktur:
a Durch fast axial einwirkende Kompressionskräfte wurde der 12. BWK eingestaucht. Im a.-p. Tomogramm Sklerose- und Aufhellungslinien durch den höhengeminderten Wirbelkörper
b Auf dem seitlichen Tomogramm Höhenminderung, Dorsalverlagerung der Wirbelkörperhinterkante mit Einengung des Spinalkanals.
c Identische Informationen durch die sekundären CT-Bildrekonstruktionen in drei Bildebenen (sag = sagittal, cor = koronar, par = schräg)

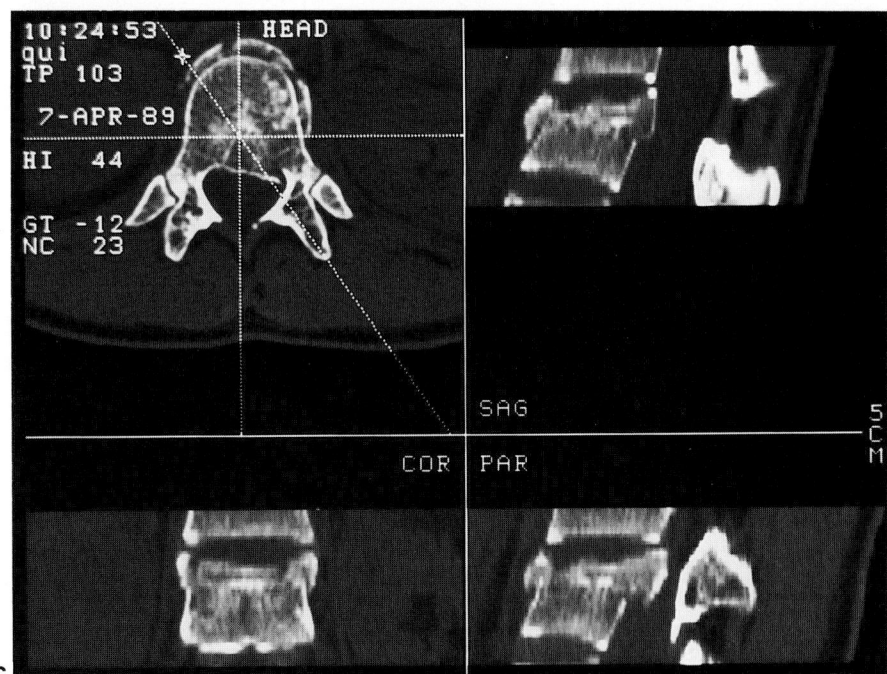

Die posterioren Elemente sind in ca. 5% isoliert betroffen (20). Der sicherste Nachweis dieses Frakturtyps gelingt mit der Röntgenaufnahme in seitlicher Projektion. Auf den a.-p. Aufnahmen sind vermehrte Interpedunkulardistanzen und eine vergrößerte Distanz der Dornfortsätze Indikator für Verletzungen der posterioren Elemente. Die konventionelle Tomographie im seitlichen Strahlengang (Abb. 18.**28a** u. **b**) und die Computertomographie in sagittaler zwei- (Abb. 18.**28c**) oder dreidimensionaler (Abb. 18.**30a–d**) Bildrekonstruktion helfen eine Beteiligung der dorsalen Wirbelkörperkante auszuschließen oder nachzuweisen. Computertomographisch sind, zuverlässiger als konventionell tomographisch, auch kleinste nach intraspinal verlagerte Fragmente in ihrer Lagebeziehung zum Spinalmark oder den Nervenwurzeln darstellbar (Abb. 18.**31a** u. **b**).

In Abhängigkeit vom Untersuchungszeitpunkt nach dem Trauma, der Feldstärke des Magneten und den Untersuchungsparametern sind unterschiedliche Signalcharakteristika von Einblutungen in den Wirbelkörper (Abb. 18.**32a** u. **b**), den Spinalkanal oder in das Rückenmark (Abb. 18.**33**) bei der MRT zu sehen.

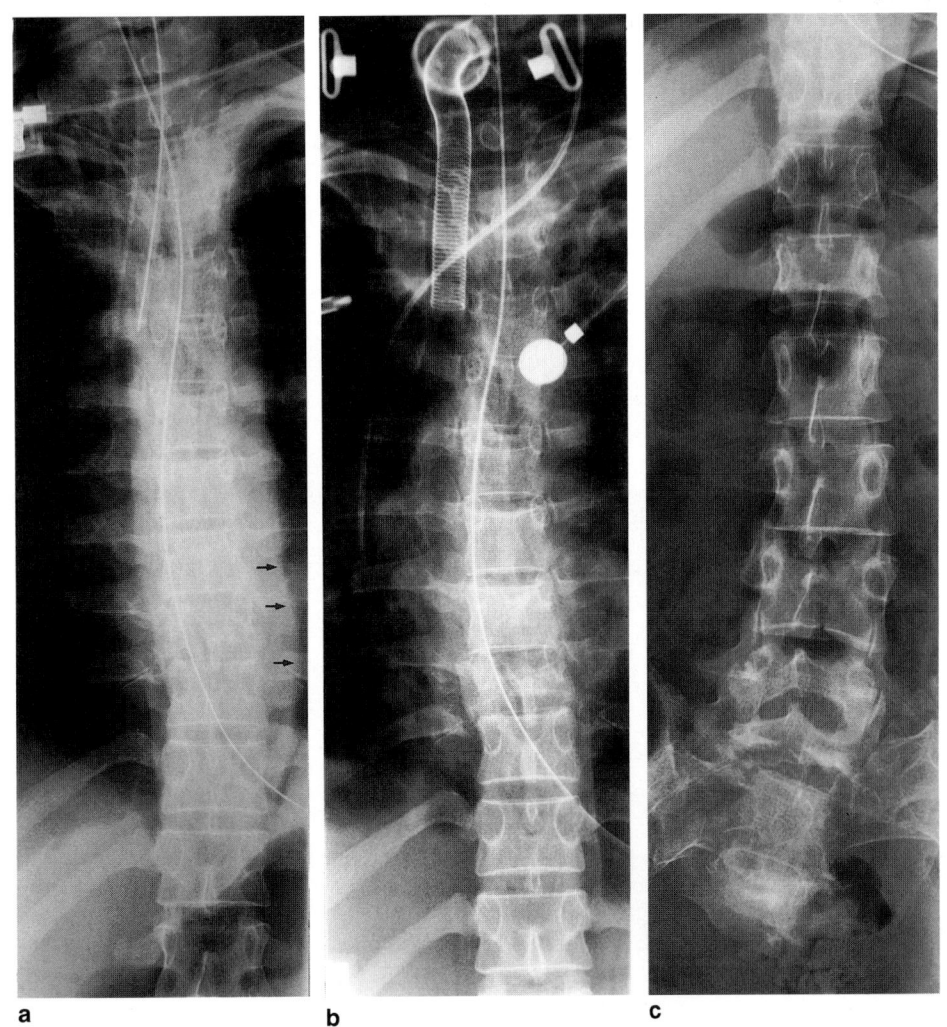

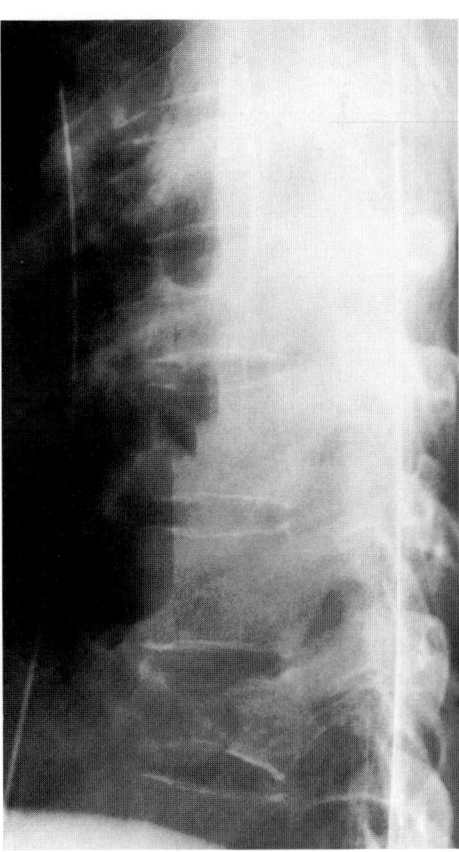

Abb. 18.29 a–d Flexions-Kompressions-Fraktur
a Als Folge eines suizidalen Fenstersprunges Kompressionsfraktur BWK 9. Die Paraspinallinie ist nach links verbreitert (Pfeile)
b Nach 15 Tagen Rückbildung des paraspinalen Hämatoms. Die Einstauchung von BWK 9 hat weiter zugenommen. Nach lateral verlagerte Wirbelkörperfragmente
c Die Aufnahme der LWS zeigt eine Einstauchung des Kreuzbeins nach kaudal mit Abkippung nach rechts. Kompressionsfraktur von LWK 4. Querfortsatzabrisse LWK 4 und 5 links
d Im Seitbild der BWS Separation des vorderen von dem hinteren Wirbelkörper. Der Spinalkanal ist nicht verlegt

242　Spezielle Traumatologie

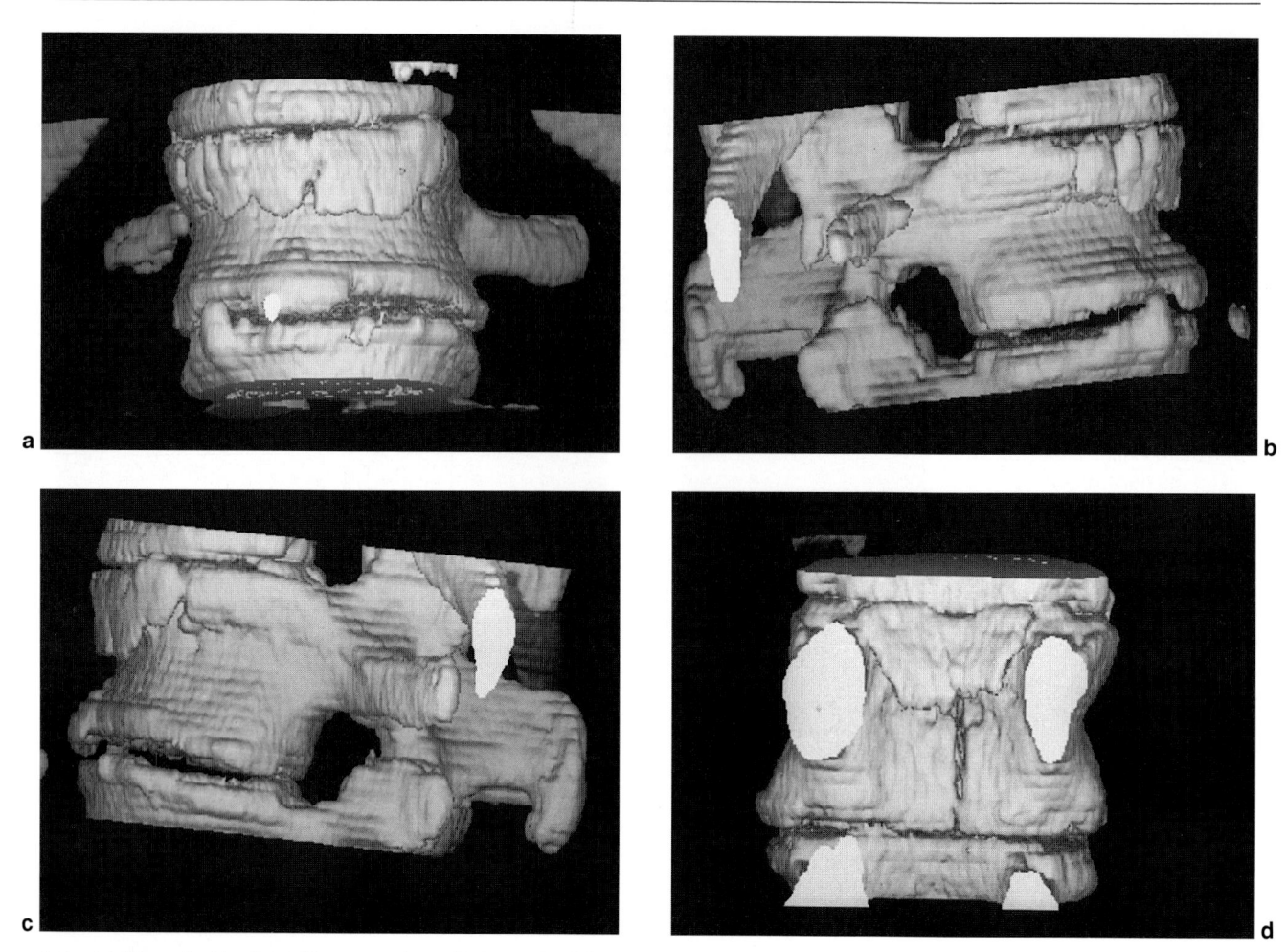

Abb. 18.**30a–d**　Flexions-Kompressions-Fraktur: Dreidimensionale CT-Bildrekonstruktion von LWK 1 in der Ansicht von vorn (**a**), rechts seitlich (**b**), links seitlich (**c**) und von dorsal (**d**). Eingestauchte Deckplatte (**a–c**). In den Spinalkanal disloziertes Fragment und längsverlaufende Frakturlinie, welche erst nach „elektronischer Abtrennung" der hinteren Wirbelteile in der Ansicht von dorsal sichtbar werden (**d**)

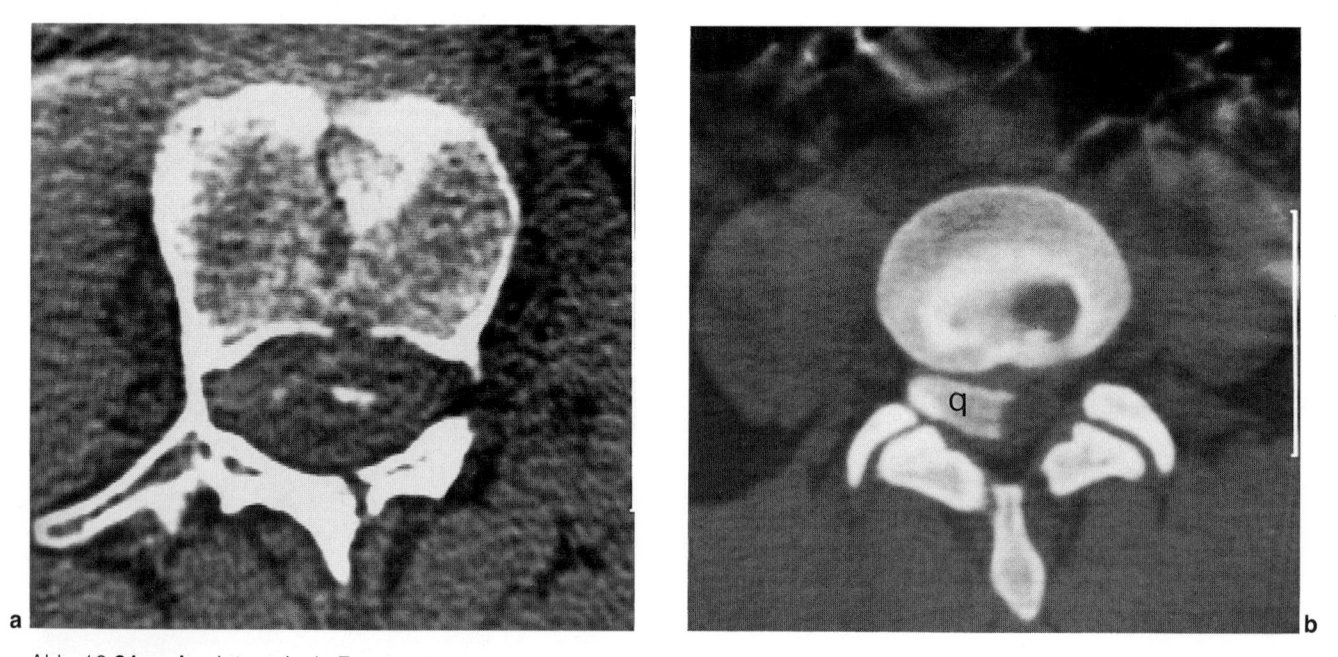

Abb. 18.**31a u. b**　Intraspinale Fragmente:
a Sagittaler Verlauf einer Frakturlinie durch den Wirbelkörper und den Wirbelbogen. Absprengung eines kleinen Fragmentes aus der Wirbelkörperhinterkante in den Spinalkanal
b Abriß des rechten Querfortsatzes (q), der durch das rechte Neuroforamen in den Spinalkanal eingedrungen ist

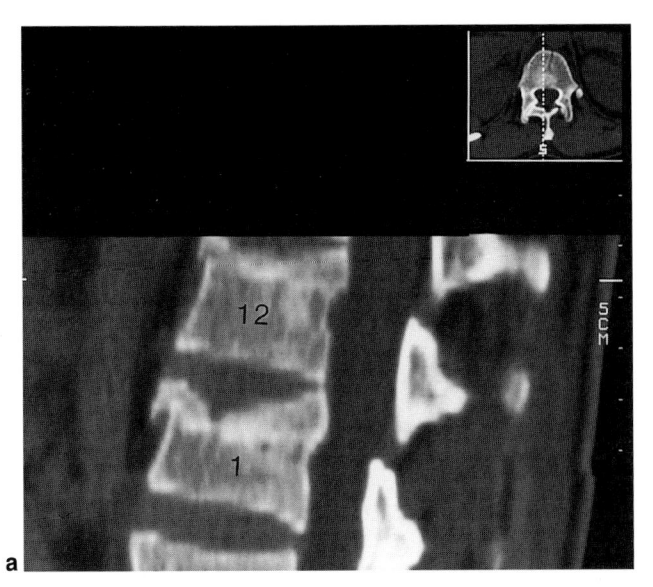

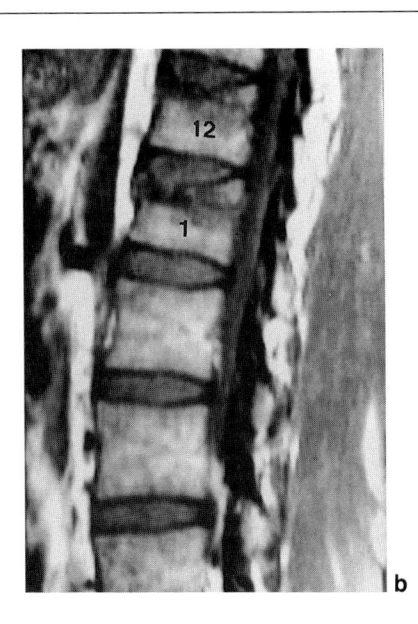

Abb. 18.32a u. b Flexions-Kompressions-Fraktur:
a In der sekundären sagittalen CT-Rekonstruktion Einstauchung der Deckplatten von Th 12 und L 1. Skleroselinien durch die Wirbelkörper bis zur Wirbelkörperhinterkante. Keine wesentliche Einengung des Spinalkanals
b Im T1-gewichteten sagittalen MR-Tomogramm Signalverlust im Bereich der Fraktur unter anderem als Ausdruck der Einblutung in das Knochenmark

Abb. 18.**33** Verletzung des Spinalmarks: Im sagittalen MR-Tomogramm (Protonenbild) Signalverlust der frakturierten Th 12 und L 3. Fragmente des 12. BWK obliterieren den Spinalkanal (Paraplegie). Signalerhöhung des Spinalmarks in Höhe der Kompression als Ausdruck der Einblutung bzw. eines Ödems

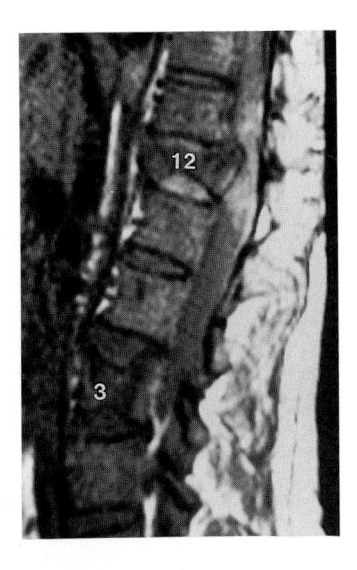

Flexions-Distraktions-Traumen

Bei den Flexions-Distraktions-Verletzungen wirkt auf die ventrale Säule eine Kompressionskraft, welche zu Verletzungsmustern der vorderen Säule wie bei den Kompressionsverletzungen führt. Auf die mittlere und hintere Säule wirkt dagegen eine Distraktionskraft und führt *immer* zu ossären, ligamentären oder gemischten Verletzungen. Diese Verletzungsformen sind nicht mehr stabil. Da die konventionellen Röntgenaufnahmen nicht immer den bedeutenden Unterschied zu den Flexions-Kompressions-Traumen zeigen, ist eine genaue Differenzierung erforderlich. Luxationen und Luxationsfrakturen mit Fehlstellung in der Sagittalebene sind unschwer zu klassifizieren. Bei reponierten Luxationen oder Frakturen sind mitunter kleine Abrißfrakturen der mittleren oder dorsalen Säule sowie Gelenk-Dornfortsatz-Frakturen indirekt Hinweise auf eine Distraktionsverletzung. Es ist streng darauf zu achten, daß alle posterioren Elemente der Wirbel beurteilt werden. Dies kann eine zusätzliche, weniger stark exponierte Aufnahme erfordern, welche Wirbelbögen, kleine Wirbelgelenke und die Wirbelfortsätze darstellen. Die Computertomographie, einschließlich der sekundären Rekonstruktionen hilft bei der Beurteilung der posterioren Elemente (Abb. 18.**35**c).

Eine spezielle, meist instabile Flexions-Distraktions-Fraktur ist die „seatbelt fracture" (Abb. 18.**34**a–d). Sie ist charakterisiert durch einen transversalen Frakturlinienverlauf durch alle Elemente der Wirbelsäule im Bereich des thorakolumbalen Überganges. Eine Hyperflexionsbewegung um einen Drehpunkt vor der Wirbelsäule führt zu einem Auseinanderreißen (Distraktion) des Wirbelkörpers und/oder des Diskus und der posterioren Wirbelelemente (Abb. 18.**35**a–c). Ursächliche Mechanismen sind Autounfälle, bei denen das Unfallopfer mit einem Beckengurt („seatbelt") angeschnallt ist oder z. B. der Sturz auf eine Stange, Mauer und dergleichen, welche ein gewaltsames „Zusammenklappen" des Körpers bewirkt. Begleitverletzungen abdomineller Organe sind häufig zu erwarten. Mit einer neurologischen Schädigung ist bei weniger als 5% der Fälle zu rechnen (47). Aufgrund der Instabilität, mindestens die mittlere und hintere Säule sind verletzt, können sich bei inadäquater Behandlung allerdings schwerwiegende neurologische Schäden entwickeln.

Die klassische von Chance 1948 zuerst beschriebene, seltene „Chance fracture" umfaßt in der Regel nur knöcherne Verletzungen des Wirbelkörpers, der Wirbelbögen, der Quer- und Dornfortsätze und der Zwischenwirbelgelenke ohne wesentliche ligamentäre Verletzungen. Diese Fraktur ist stabil, da u. a. das vordere Längsband sowie die Ligg. interspinosa nicht rupturiert sind. Die übrigen Typen der meist instabilen Seatbelt-Frakturen betreffen dagegen die Wirbelkörper, die Zwischenwirbelscheibe, die posterioren Ligg. interspinosa und die kleinen Wirbelgelenke.

244 Spezielle Traumatologie

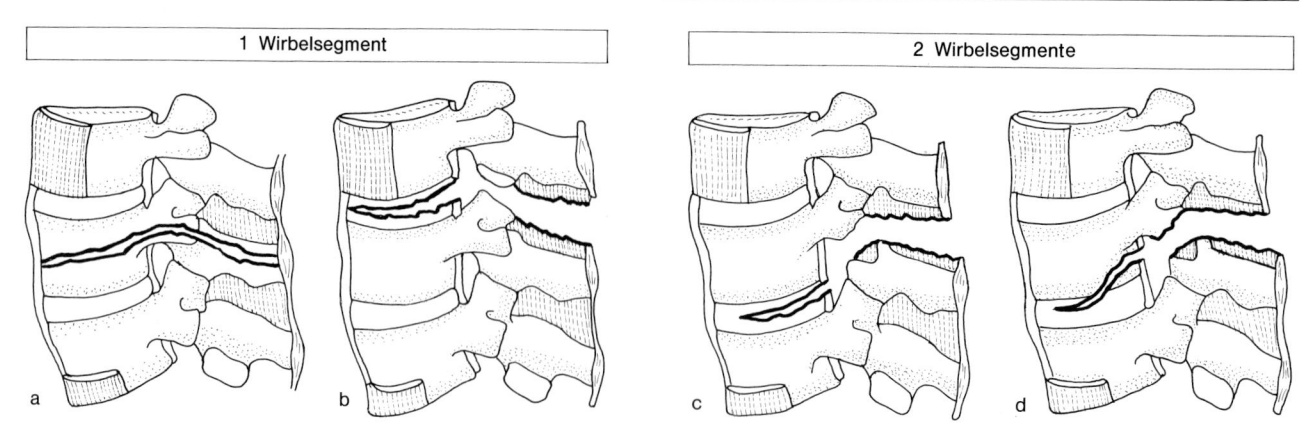

Abb. 18.34a–d Typen der „Seatbelt fractures" nach Greenspan (18): Es werden Verletzungen, die ein Wirbelsegment, von solchen, die zwei Segmente betreffen, unterschieden. Es können ausschließlich ossäre (Chance fracture) oder kombinierte ossäre und ligamentäre Verletzungen auftreten:
a „Chance fracture", horizontale Fraktur des Wirbels, keine ligamentäre Zerreißung
b Band- und Diskuszerreißung
c Fraktur der hinteren Säule, Band- und Diskuszerreißung
d Fraktur der mittleren und hinteren Säule, Band- und Diskuszerreißung

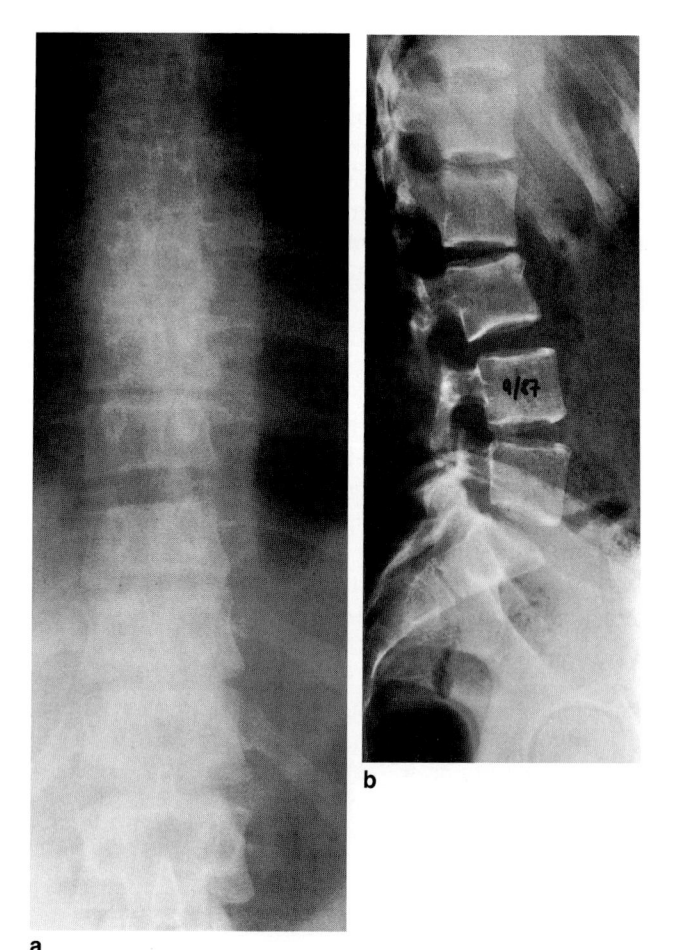

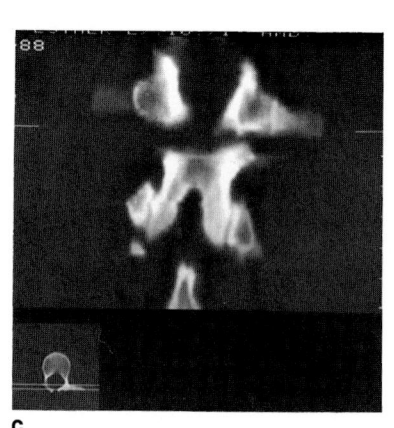

Abb. 18.35a–c Flexions-Distraktions-Trauma
a Seatbelt fracture Typ b: Distraktion von Th 9/10. Erweiterter Zwischenwirbelraum. Verbreiterte Paraspinallinie. Aufgrund einer Adipositas permagna mußte der Film zweifach exponiert werden, damit die Wirbelsäule gesehen werden konnte. Eine seitliche Projektion war unmöglich, ebensowenig wie die Computertomographie (zu enge Gantry)
b Seatbelt fracture Typ d: Zustand nach Flexions-Distraktions-Trauma. Diskoligamentäre Ruptur L2/L3. Fraktur der Interartikularportion von L2
c Dorsale koronare CT-Rekonstruktion durch die frakturierten Interartikularsegmente

Rotations-Abscher-Traumen

In Abhängigkeit von der Richtung und Größe einer einwirkenden Kraft kommt es neben den knöchernen und ligamentären Läsionen zu Dislokationen oder Luxationen einzelner Wirbel oder Segmente der Wirbelsäule. Die Röntgenuntersuchung gibt nur das Bild der persistierenden Fehlstellungen wieder oder die Folgen der traumatisierenden Kräfte. Es ist davon auszugehen, daß zum Zeitpunkt der Traumatisierung die Fehlstellung oft ausgeprägter war. Das bedeutet, daß der Schweregrad der Verletzung nicht mit den röntgenologischen Verletzungsfolgen korrelieren muß. Es besteht die Gefahr einer Unterschätzung.

Luxationsfrakturen sind häufig Folge von Rotations- und/oder Scherkräften. Sie gehen in der Regel mit einer Verletzung aller drei Säulen einher, d. h. sie sind hochgradig instabil. Die neurologischen Folgen sind bei Rotations- (Abb. 18.36) und Abschertraumen (Abb. 18.37 a, b und 18.38) am gravierendsten, meist liegt eine Paraplegie vor.

Zur ersten Orientierung sind die Übersichtsaufnahmen in zwei Ebenen erforderlich. Versetzungen der Sagittalachse in beiden Projektionsebenen sowie Frakturen der Querfortsätze oder der kostovertebralen Strukturen mit einer Wirbelkörperfraktur sind sichere Zeichen einer Rotationsverletzung (32). Das vollständige Ausmaß der Verletzung aller Wirbelteile, also insbesondere auch der posterioren Wirbelelemente, wird am eindrucksvollsten mit der Computertomographie dargestellt (Abb.

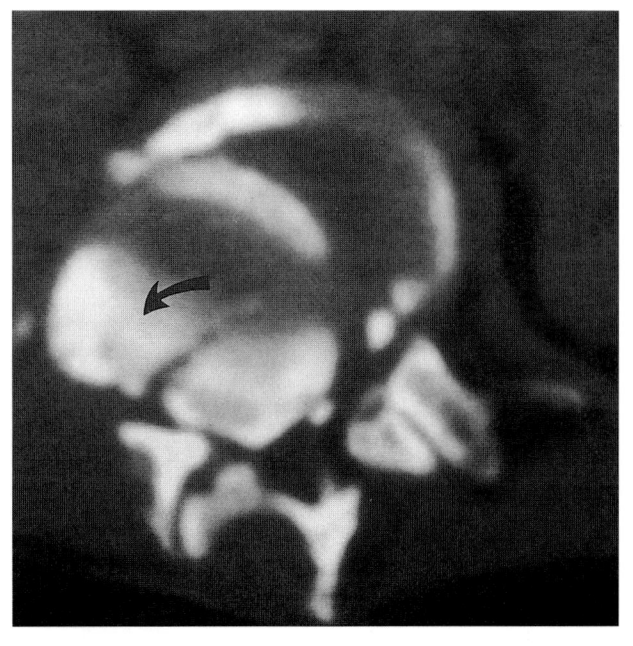

Abb. 18.**36** Rotationstrauma: Die multifragmentierten Wirbel (Th 12: Pfeil und L 1) sind gegeneinander rotiert. Der Spinalkanal wird fast vollständig verlegt. Paraplegie

18.**39e–h**). Obligat sind koronare und sagittale Rekonstruktionen zu fordern, da nur so die Verlegung des Spinalkanals genau erfaßt werden kann Abb. 8.**40e–k**).

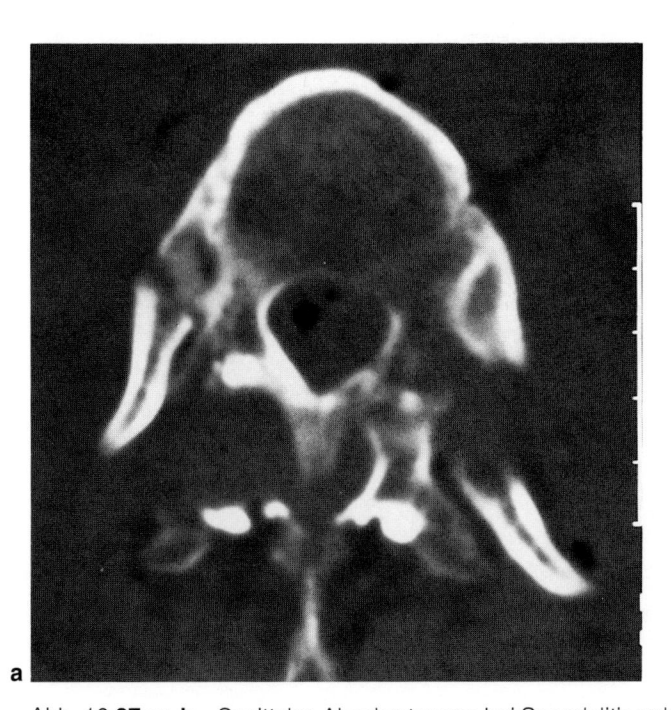

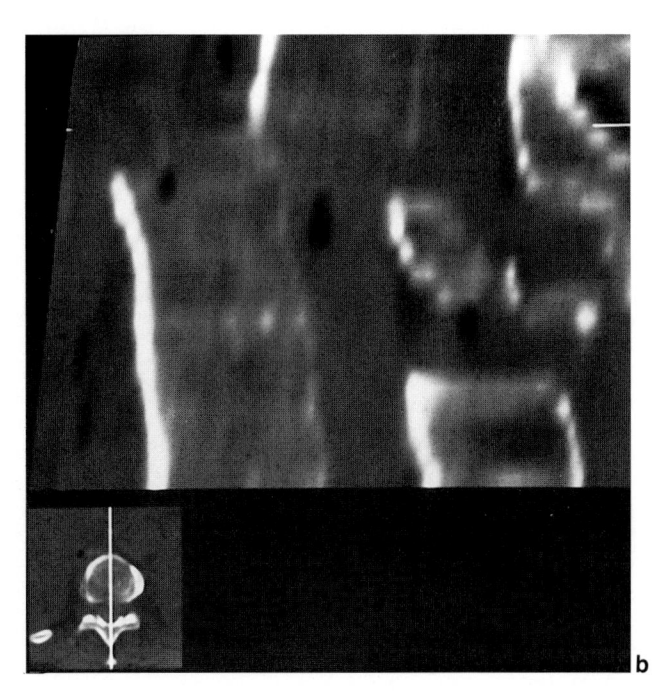

Abb. 18.**37a u. b** Sagittales Abschertrauma bei Spondylitis ankylosans:
a Auf dem Transversalschnitt ist Th 10 etwa um Wirbelkörperbreite gegenüber Th 11 nach ventral disloziert. Komplette Ruptur des Spinalmarks. Lufteinschlüsse in den Spinalkanal
b Die sekundäre CT-Rekonstruktion in der Sagittalebene verdeutlicht die Ankylose des vorderen Längsbandes, das Ausmaß der Dislokation und die Beteiligung des Spinalmarkes
(Dr. G. Albers, Hamburg)

246 Spezielle Traumatologie

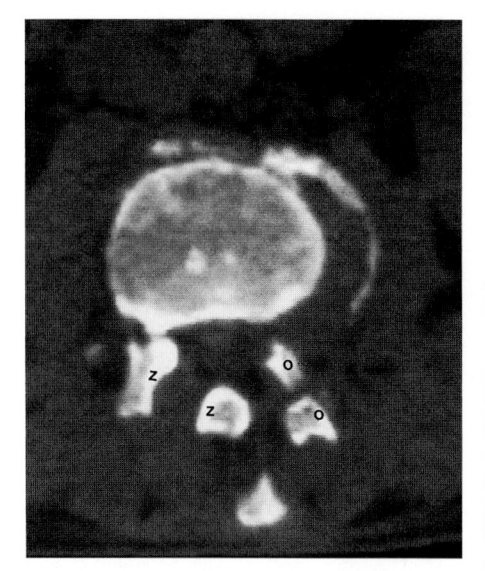

Abb. 18.**38** Laterales Abschertrauma: L1 ist gegenüber L2 nach rechts lateral versetzt. Komplette Luxation des rechten (z) und linken (o) kleinen Wirbelgelenkes. Paraplegie

a

b

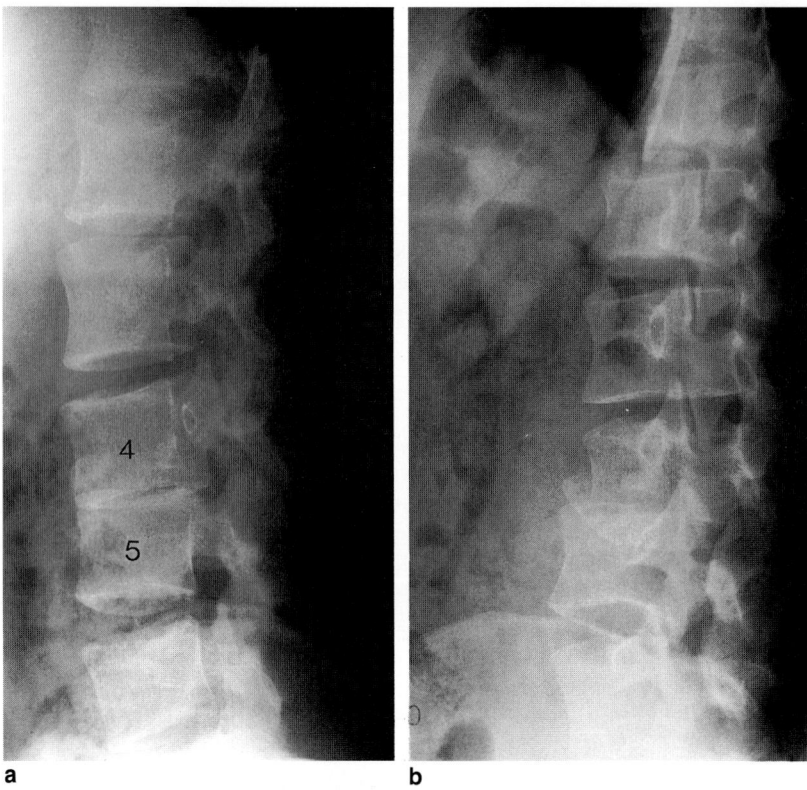

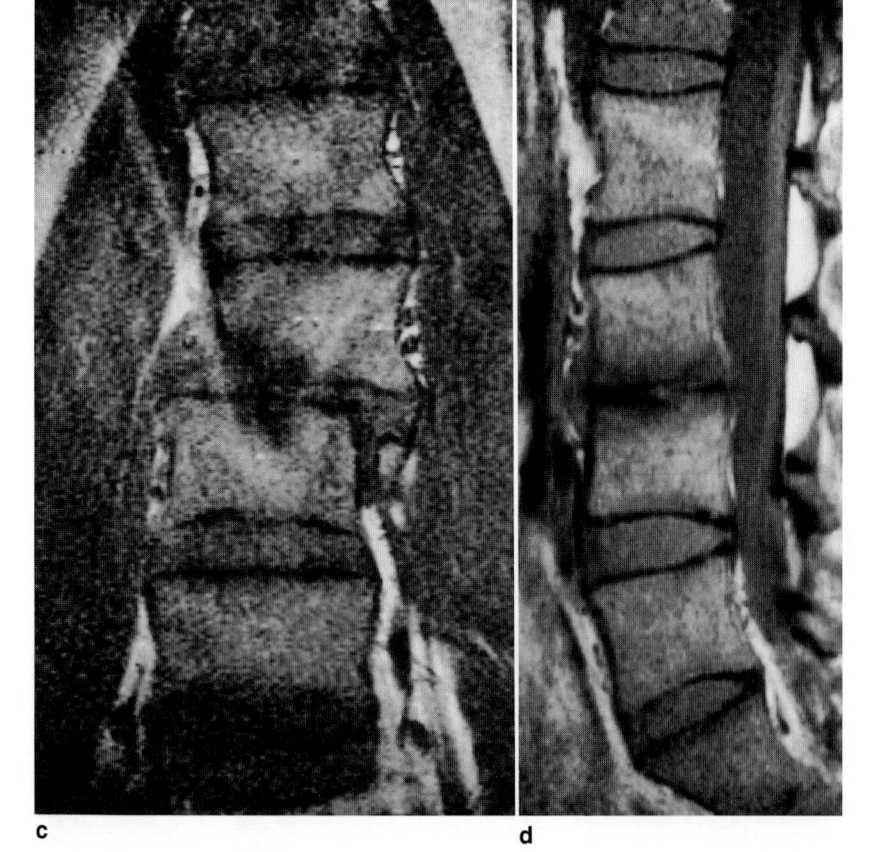

Abb. 18.**39a–l** Rotations-Abscher-Trauma:
a In der seitlichen Projektion imponieren die Wirbelkörperhinterkanten L4/L5 gegeneinander verdreht, die Wirbelkörper sind verkippt
b Auf der Schrägaufnahme deutliche Verkantung der Wirbelkörper und Fehlstellung der kleinen Wirbelgelenke

Abb. 18.**39c u. d** Sagittale und koronare (T1) MR-Tomogramme. Signalverlust der Wirbelkörper um die alterierte Zwischenwirbelscheibe L4/L5. Trotz erheblichen seitlichen Versatzes keine wesentliche Stenosierung des Spinalkanals

c

d

Abb. 18.**39e–l** Transversale Computer- und MR-Tomogramme (T1) vergleichbarer Schichthöhe. Sowohl laterale Abscherung als auch Rotationskomponente. Einengung des rechten Neuroforamens durch knöchernes Fragment (**l**). Subluxation der kleinen Wirbelgelenke (**f–h**). Keine symptomatische Läsion der Cauda equina oder der Nervenwurzeln

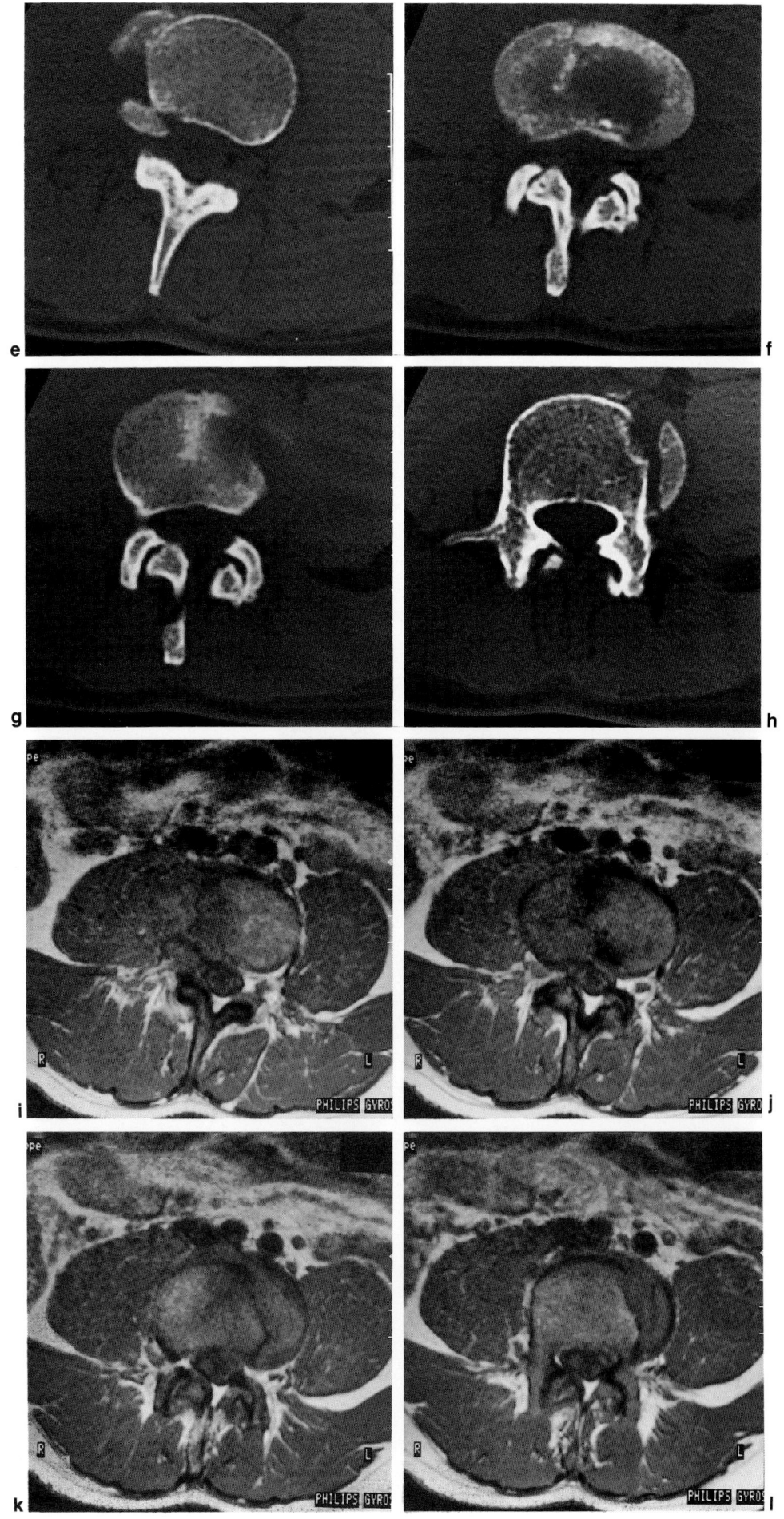

18 Wirbelsäule 247

248　Spezielle Traumatologie

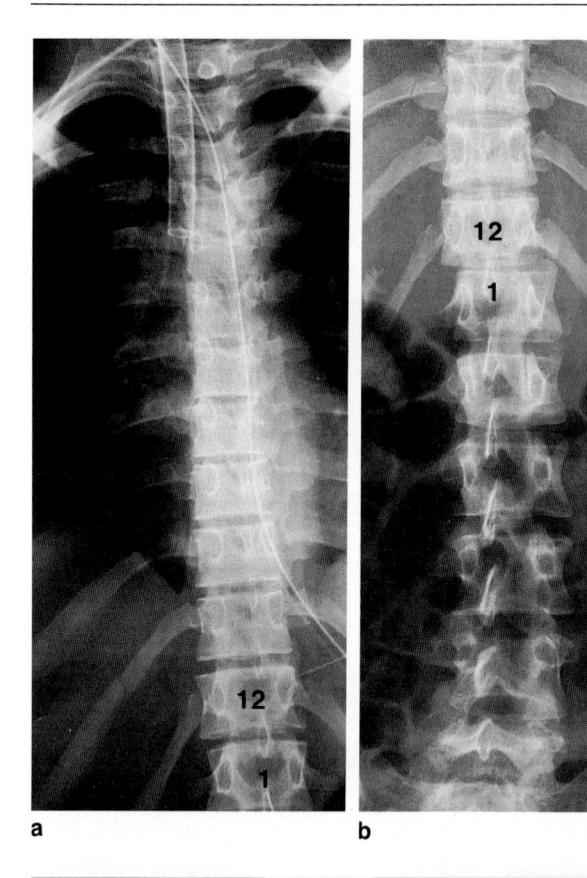

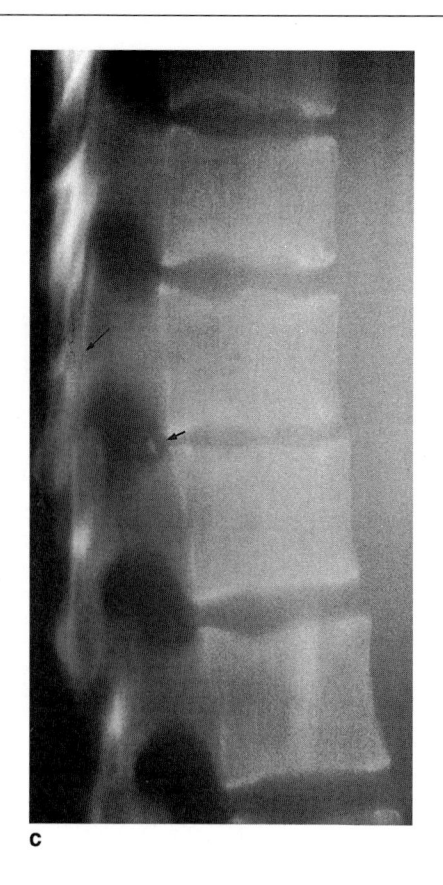

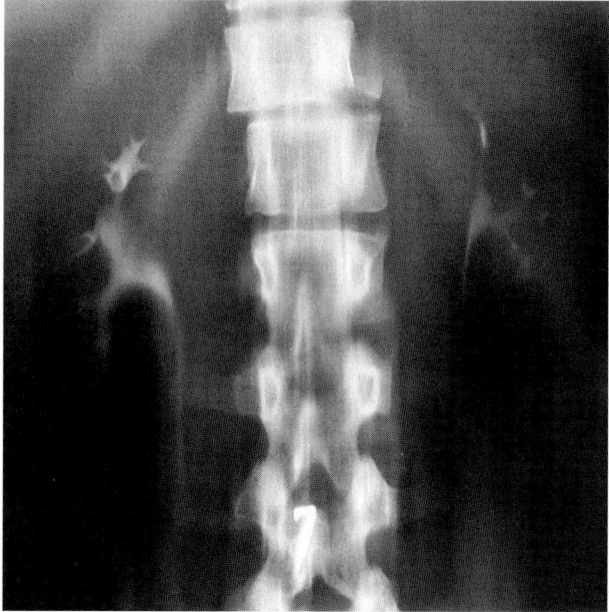

Abb. 18.**40a–k** Abscher-Rotations-Trauma (Fenstersprung in suizidaler Absicht):
a Ausschnitt aus einer Thoraxübersicht. Verbreiterte Paraspinallinie. Geringe seitliche Verschiebung von Th 12 gegen L 1. Fraktur der 10. und 11. Rippe rechts
b Zwei Tage später, nachdem die Patientin zwischenzeitlich aufgestanden war, Zunahme der seitlichen Abscherung Th 12 gegen L 1 mit Rotationskomponente
c u. **d** Seitliche und a.-p. Tomographie. Absprengung der Wirbelkörperkante Th 12. Unauffälliges Nephrogramm bei sonographisch vermuteter Nierenparenchymruptur. Kleines nach intraspinal verlagertes Fragment (kurzer Pfeil). Verschmälerung der Zwischenwirbelscheibe. Fraktur des superioren rechten Gelenkfortsatzes (langer Pfeil)

18 Wirbelsäule 249

Abb. 18.**40e–h** Kaudokraniale CT-Schichten im Knochen- und Weichteilfenster. Seitliche Abscherung (**e–g**). Dislokation eines Wirbelkörpersegmentes nach links lateral. Schalenförmige Absprengung der Wirbelkörperhinterkante nach intraspinal (**e, k**). Ausgedehntes paravertebrales, unter anderem retrokrurales und intraspinales hyperdenses Hämatom (**h**)
i–k Sekundäre parasagittale (**i**), koronare (**j**) und mittsagittale (**k**) CT-Bildrekonstruktionen. Seitliche Abscherungen. Fraktur des superioren Gelenkfortsatzes Th 12 (Pfeile). Fragmentdislokationen in den Spinalkanal (Pfeil). Einblutung unter das hintere Längsband (offener Pfeil)

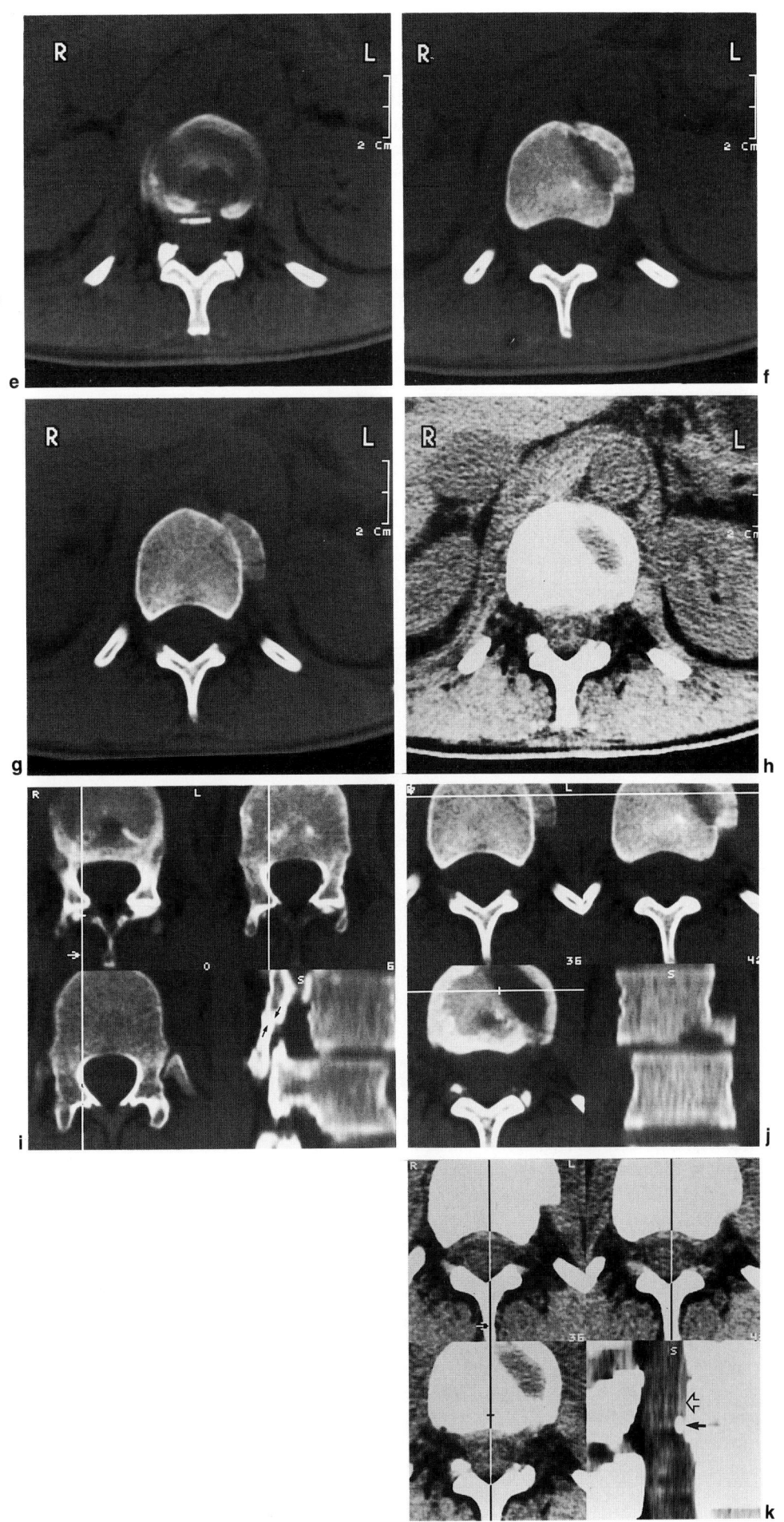

Spondylolyse – Spondylolisthesis

Die traumatische Spondylolyse, also die Fraktur der Interartikularportion der mittleren bis unteren Lendenwirbelsäule mit nachfolgendem, ventralem Wirbelgleiten (Spondylolisthese) infolge eines einzeitigen Unfallereignisses (Hyperextension) ist außerordentlich selten (49). In der Regel liegt der Spondylolyse ein chronischer Streß mit der Folge von Ermüdungsfrakturen oder eine angeborene Mißbildung zugrunde.

Die Einteilung der Spondylolisthesis erfolgt in Abhängigkeit vom Ausmaß des anterioren Wirbelgleitens von L5 gegenüber S1 nach Meyerding in vier Grade (Abb. 18.41 a–d).

Die seitliche Röntgenaufnahme der LWS, eventuell ergänzt durch eine seitliche Zielaufnahme des lumbosakralen Überganges, läßt den Grad der Wirbeldislokation erkennen. Die genaue Lokalisation bzw. der Nachweis der zugrundeliegenden Spondylolyse gelingt am besten mit Schrägaufnahmen. Hinweiszeichen ist eine Unterbrechung des Halses (entspricht der Interartikularportion) der Lachapèlechen Hundefigur („Scotty dog" im anglo-amerikanischen Schrifttum). Laterale Aufnahmen in Flexion können zur Verdeutlichung der Spondylolyse beitragen, da durch die Flexion eine Erweiterung des Defektes bewirkt wird. Gegebenenfalls helfen die konventionelle Tomographie oder die Computertomographie diagnostisch weiter, wenn anhand der Übersichtsaufnahmen keine zuverlässige Aussage möglich ist. Im Computertomogramm ist der Nachweis eines zweiten „Gelenkspaltes" zusätzlich zur Gelenkfacette Hinweis auf eine Spondylolyse.

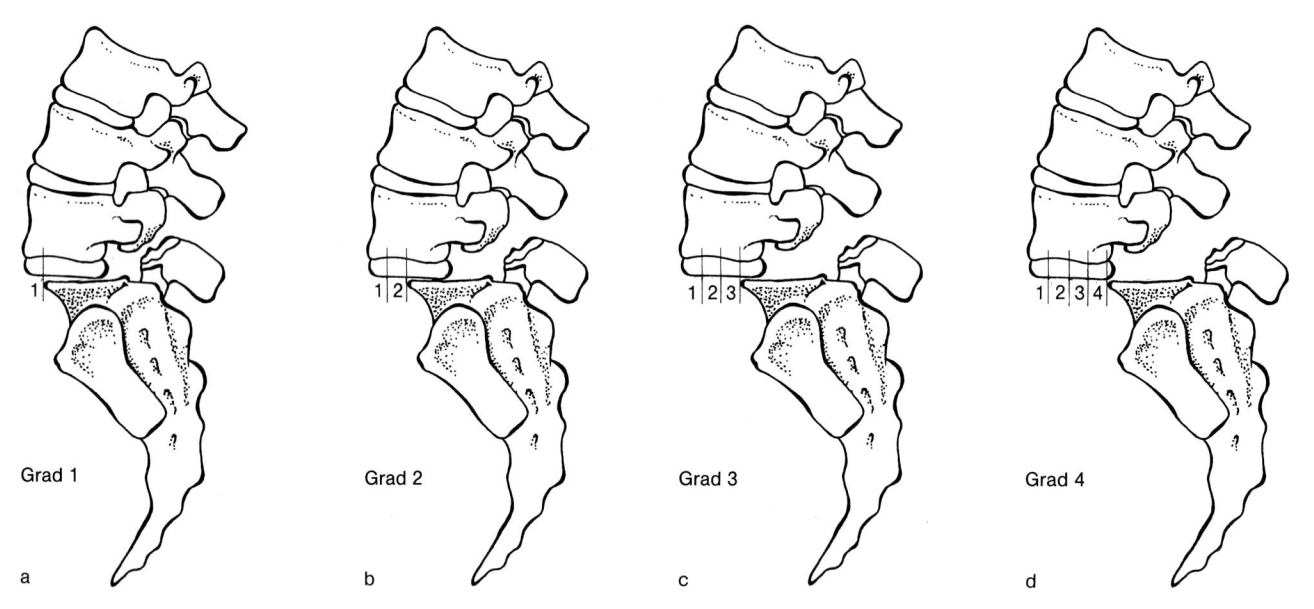

Abb. 18.**41 a–d** Gradeinteilung der Spondylolisthesis nach Meyerding. Der Grad (1–4) einer Spondylolisthesis bemißt sich nach dem Ausmaß des ventralen Abgleitens z. B. von L5 gegenüber S1 (siehe S. 109)

Besonderheiten bei Wirbelsäulenverletzungen im Kindesalter

Wirbelsäulenverletzungen treten bei Kindern selten auf. Am häufigsten sind die oberen Segmente der Halswirbelsäule betroffen bei gleichzeitigem Schädel-Hirn-Trauma. Ursache der kindlichen Wirbelsäulenverletzung sind Verkehrsunfälle, Sportunfälle, Stürze, Badeunfälle und Mißhandlungen (36).

Die Interpretation des Röntgenbildes oder auch eines Computertomogramms der kindlichen Wirbelsäule ist durch die Strukturen der Wachstumsfugen erschwert (Abb. 18.42). Sie sind allerdings an anatomisch vorgegebener Lokalisation zu finden, gekennzeichnet durch glatte sklerosierte Ränder. Frakturen dagegen treten an unvorhersehbaren Lokalisationen auf, ihre Ränder sind irregulär ohne Sklerosierung. Wirbelverschiebungen um bis zu 3 mm sind normal und nicht als Zeichen einer Subluxation mißzudeuten. Ähnliches gilt für die atlantodentale Distanz. Sie kann beim Kind bis zu 5 mm betragen (12).

Bis zu 50% der Kinder mit schweren unfallbedingten neurologischen Symptomen weisen ein unauffälliges Röntgenbild auf (Burke in 36). Die Begründung dafür ist die hohe Flexibilität der knöchernen und ligamentären Wirbelverbindungen beim Kind, wobei Spinalmark, Nervenwurzeln und Blutgefäße relativ fixierter und damit überdehnbarer und vulnerabler sind, ohne daß eine knöcherne Verletzung vorliegen muß (14; Abb. 18.43 a u. b).

Liegt dagegen eine knöcherne Verletzung vor, so erlaubt deren Röntgenmorphologie nicht unbedingt einen Rückschluß auf den Schweregrad einer neurologischen Schädigung (Abb. 18.44 a u. b).

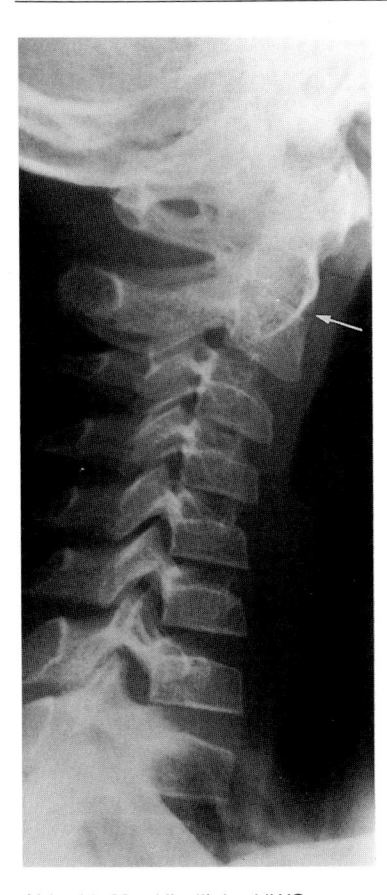

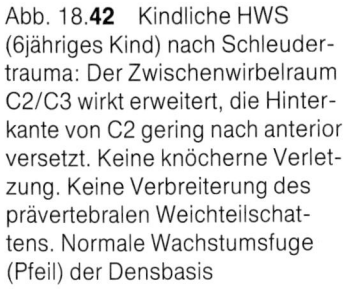

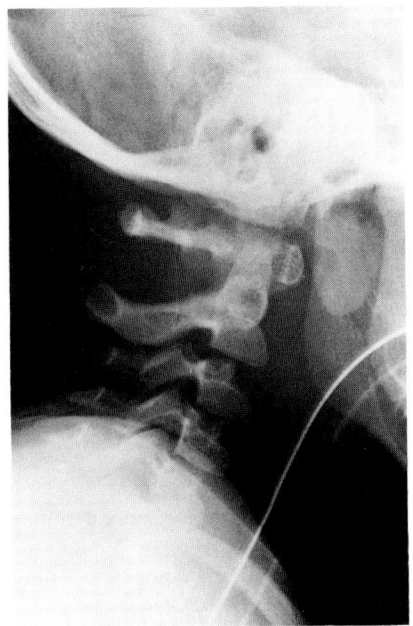

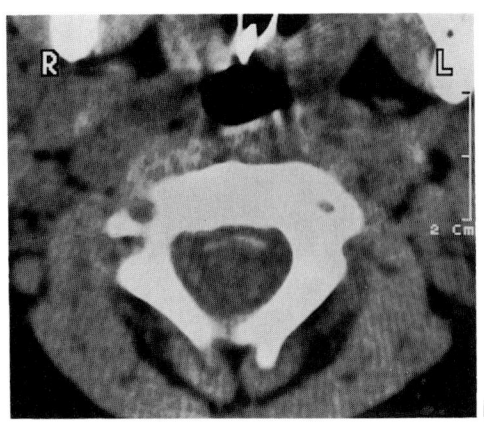

Abb. 18.43a u. b Ligamentäres Trauma im Rahmen eines schweren Polytraumas (5jähriges Kind):
a Auf der seitlichen Aufnahme der HWS scheint C3 gering verkippt im Vergleich zu C2 und C4 (Wirbelkörperhinterkante). Fragliche Verbreiterung des prävertebralen Weichteilschattens. Keine knöcherne Verletzung
b Im CT-Bild frische hyperdense epidurale Blutung

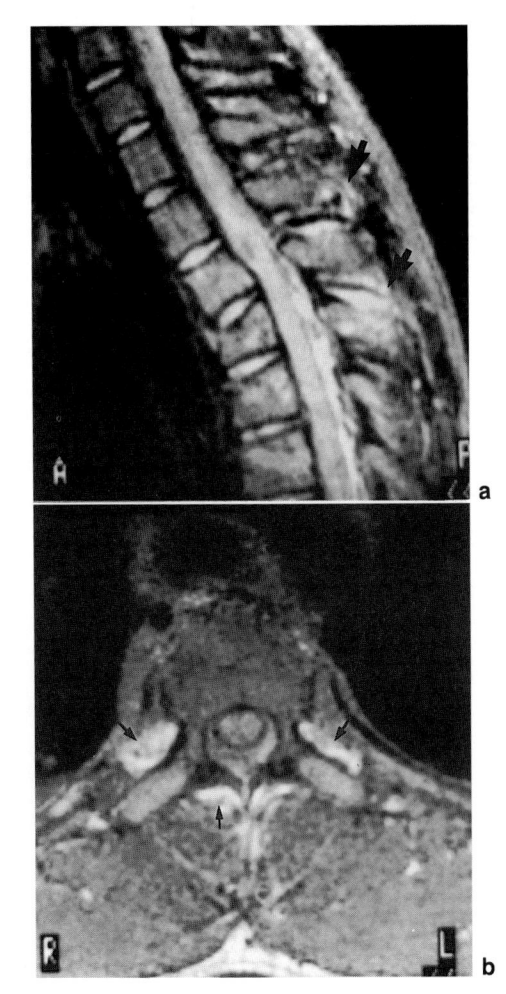

Abb. 18.42 Kindliche HWS (6jähriges Kind) nach Schleudertrauma: Der Zwischenwirbelraum C2/C3 wirkt erweitert, die Hinterkante von C2 gering nach anterior versetzt. Keine knöcherne Verletzung. Keine Verbreiterung des prävertebralen Weichteilschattens. Normale Wachstumsfuge (Pfeil) der Densbasis

Abb. 18.44a u. b Flexions-Distraktions-Trauma (14jähriges ▶ Kind). Paraplegie:
a Sagittales MR-Tomogramm (Protonenbild): Kompressionsfraktur Th 6 und 7. Einblutung und Ödem des Spinalmarkes. Einblutung im Bereich der posterioren Elemente aufgrund ligamentärer Zerreißungen (Pfeile)
b Axiales MR-Tomogramm (Protonenbild): Spinale, epidurale und paravertebrale Blutung (Pfeile)

Radiologische Diagnostik

Grundsätzlich werden die gleichen Untersuchungstechniken und -verfahren wie beim Erwachsenen angewandt und durchgeführt. Die digitale Lumineszenzradiographie (DLR) sollte gegenüber konventionellen Röntgenaufnahmen den Vorzug erhalten, da mit hoher Wahrscheinlichkeit Fehlbelichtungen vermieden werden können und da mit dieser Technik potentiell die Strahlenbelastung reduziert werden kann. Dies hat ganz besonders dann Bedeutung, wenn Verlaufsuntersuchungen zu erwarten sind (Abb. 18.**48** c u. **d**).

Besondere diagnostische Sorgfalt ist unter anderem deshalb angezeigt, weil die angegebenen Beschwerden sehr diffus sein können bzw. überhaupt nicht zu erfragen sind. Zur richtigen Einschätzung der Traumafolgen sind daher die Kenntnis des Unfallherganges und der -mechanismen wichtig und hilfreich.

Auch beim Kind können Funktionsuntersuchungen indiziert sein. Aus Vorsichtsgründen sollten diese unter Durchleuchtungsbedingungen durchgeführt und dokumentiert werden (Abb. 18.**45** a u. **b**).

Der gezielte Einsatz der MRT und der CT ist bei entsprechenden diagnostischen Problemen zu fordern.

Traumatologie

Das Wirbelsäulentrauma des Kindes unterscheidet sich von dem des Erwachsenen aufgrund anatomischer, biomechanischer und physiologischer Unterschiede des unreifen, wachsenden von dem des ausgewachsenen reifen Skeletts. Das unreife Skelett besitzt knorpelige Wachstumsfugen, ein kräftigeres Periost und einen poröseren, elastischeren und biegsameren Knochen mit geringerem Mineralgehalt (Abb. 18.**42**). Daher kommt es seltener zu Brüchen als zu Verbiegungen und Deformierungen.

Präventiv wirken zusätzlich die größere Beweglichkeit des Kindes, sein geringeres Körpergewicht sowie die im Vergleich zum Erwachsenen geringere Fallhöhe beim Sturz.

Stabilitätsbeurteilung

Die Stabilitätsbeurteilung der kindlichen Wirbelsäulenverletzung unterliegt den gleichen Kriterien wie beim Erwachsenen.

Besonderes Augenmerk muß jedoch auf die Wachstumszentren (kraniale und kaudale Knorpelplatte) und das Ossifikationszentrum (verdickte knorpelige Randleiste) der Wirbelkörper gerichtet werden. Die Randleiste ist der Epiphysenfuge eines Röhrenknochens vergleichbar.

Während bei einer traumatischen Randleistenablösung mit oder ohne Kantenabbruch nicht mit einer Wachstumsstörung zu rechnen ist, können Berstungsbrüche oder Rotationsverletzungen, welche die knorpeligen Endplatten betreffen, zu Deformierungen und Fehlstellungen der Wirbelsäule mit Wachstumsprogredienz führen.

So können bei Kindern und Jugendlichen primär instabile Frakturen trotz scheinbar guter Heilung progressiv instabiler werden (35). Dies mag einerseits auf eine Verletzung der Epiphyse bei ausgedehnten Wirbelkompressionen zurückgeführt werden, andererseits auf eine veränderte Gewichtsverteilung auf die Epiphyse bei Verletzungen der hinteren Stabilisierungsstrukturen.

Luxationen

Atlantookzipitale Luxation und Subluxation sind sehr seltene Verletzungen, die typischerweise durch einen Sturz auf den Hinterkopf entstehen. Die noch flachen Kopfkondylen und die noch nicht vollständig ausgebildete Gelenkgrube des Atlas des Kindes und Jugendlichen disponieren zu einer Ventralluxation des Atlas. In den meisten Fällen wird die Medulla oblongata derart geschädigt, daß es zum unmittelbaren Atemstillstand kommt. Fast immer ist diese Verletzung tödlich (38).

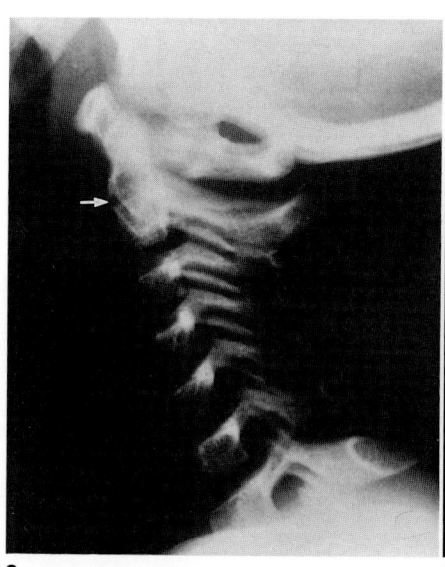

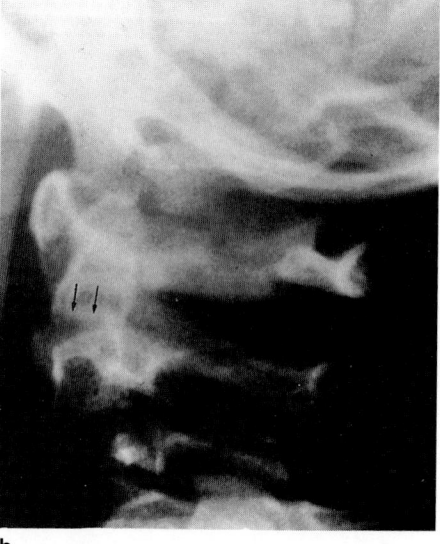

Abb. 18.**45** a u. **b** Densbasisfraktur Typ II (4jähriges Kind):
a Auf der seitlichen Übersicht Verdacht auf Erweiterung der Wachstumsfuge der Densbasis (Pfeil)
b Die unter Durchleuchtung angefertigte Funktionsaufnahme bestätigt aufgrund der vermehrten Aufklappbarkeit (Pfeile) die Verletzung der Densbasis. Keine neurologische Schädigung (Dr. Helmke, Hamburg)

Abb. 18.**46 a** u. **b** Atlantookzipitale und atlantodentale Luxation mit Rotationsfehlstellung (6jähriges Kind). Letaler Ausgang:
a In der Akutsituation angefertigte Röntgenaufnahme: Rotationsfehlstellung, Atlasluxation, vergrößerte atlantodentale Distanz bei Zerreißung des Lig. transversum
b Sagittales MR-Tomogramm (T1): Ruptur des Spinalmarkes, große signalarme perivertebrale Einblutung, Liquorabflußstörung, Syringomyelie. Atlas- und Densluxation

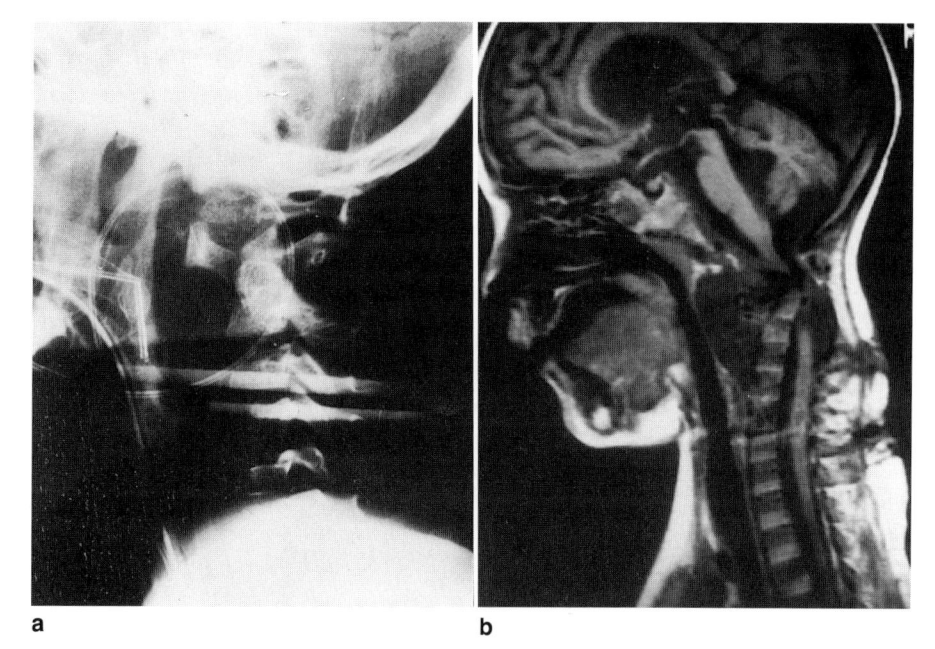

Der Nachweis einer atlantookzipitalen Luxation gelingt anhand des seitlichen Röntgenbildes der HWS, mit der CT (sagittale Rekonstruktion!) oder der MRT. Die MRT veranschaulicht am eindrucksvollsten Kompressionen oder Rupturen des zervikalen Spinalmarkes (Abb. 18.**46 a** u. **b**).

Eine Meßmethode (40) zur Bestimmung des Subluxations- oder Luxationsgrades wurde oben (S. 222) vorgestellt (Abb. 18.**47 a** u. **b**).

Eine traumatische *atlantoaxiale Rotationssubluxation* ist ebenfalls sehr selten. Sie setzt Rotationskräfte voraus, die bei fixiertem Körper auf den Kopf einwirken.

Die Diagnose einer daraus resultierenden Rotationsblockade wird klinisch gestellt. Mit Hilfe der CT gelingt die bildliche Darstellung einer Rotationsfehlstellung am überzeugendsten. Die Schiefhaltung des Halses wird mit konventionellen Röntgenaufnahmen in den Standardprojektionen dokumentiert.

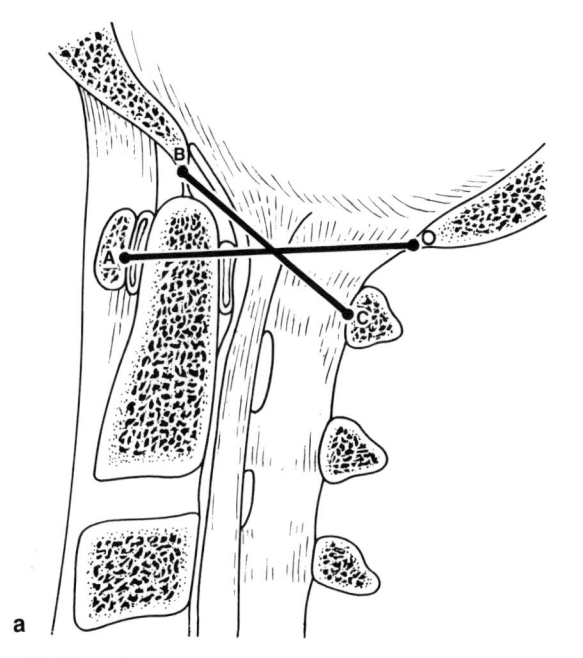

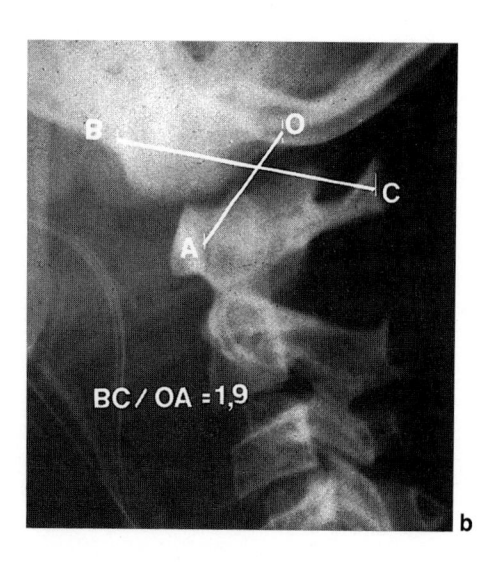

Abb. 18.**47 a** u. **b** Atlantookzipitale Luxation:
a Der Grad der Luxation wird bestimmt, indem ein Index aus der Distanz zwischen der Vorderkante Foramen magnum (B = Basion) und vorderer Begrenzung des posterioren Atlasbogens (C) und der Strecke zwischen hinterer Begrenzung des anterioren Atlasbogens (A) und der Hinterkante des Foramen magnum (O = Opisthion) gebildet wird (BC:OA). Im Normalfall ist der Wert < 1. Vergrößert sich die Distanz zwischen B und C, so wird der Index größer als 1. Dies ist Hinweis auf eine atlantookzipitale Luxation.
In der schematischen Zeichnung Normalfall. Der Quotient aus BC/OA ist < 1
b Atlantookzipitale Luxationsstellung. Die Strecke BC ist vergrößert, der Quotient ist > 1, somit pathologisch

Frakturen

Generell lassen sich die Frakturen der kindlichen analog denen der erwachsenen Wirbelsäule einteilen. Nach der AO-Klassifikation sind *Flexions-Kompressions-, Flexions-Distraktions-* und *Rotationstraumen* zu unterscheiden (32).

Am häufigsten sind die stabilen *Flexions-Kompressions-Brüche* ohne Verletzung der Grund- und Deckplatten.

Als Besonderheit sind traumatische Keilwirbel der unteren Halswirbelsäule zu erwähnen, da im darüberliegenden Segment Subluxationen auftreten können. Dafür ist die „flache Stellung" der Gelenke verantwortlich.

Im thorakolumbalen Bereich können sich kyphotische Fehlstellungen entwickeln, da häufig mehrere benachbarte Wirbelkörper keilförmig eingebrochen sind (Abb. 18.**48 a–d**).

Liegt eine *Flexions-Kompressions-Fraktur vom Berstungstyp* vor, so sind aufgrund der Traumatisierung der Wachstumszentren Wachstumsstörungen und konsekutive Fehlhaltungen im Sinne der Kyphose oder Skoliose zu erwarten.

Flexions-Distraktions-Verletzungen sind selten. Sie kommen im Bereich der unteren Halswirbelsäule vor und führen dort zu Luxationen. Eine durch die Verletzung bedingte Epiphysiolyse der Brust- und Lendenwirbelsäule verursacht beim Kind und Jugendlichen häufiger als beim Erwachsenen Luxationen.

Rotationsverletzungen gehen auch beim Kind häufig mit fatalen neurologischen Schäden einher. Regelhaft kommt es zu schweren Schädigungen der Wachstumsfugen. Unbehandelt sind progrediente skoliotische Fehlbildungen zu erwarten.

Wichtigste Röntgenaufnahme sind die seitlichen Projektionen der BWS oder LWS, welche die Deformierung der Wirbelkörper und die Stellung der Wirbel zueinander erfassen.

Distraktionsverletzungen erfordern ein besonderes Augenmerk für die posterioren Elemente (Abb. 18.**48 a–d**).

Bei einer Berstungsfraktur hilft das Computertomogramm die Lagebeziehung der Fragmente zum Spinalmark zu definieren.

Von erheblicher diagnostischer Bedeutung ist die a.-p. Projektion bei Rotationsverletzungen. Versetzungen der Bogenwurzeln und der Dornfortsatzreihe sind wichtiger Hinweis auf Rotationsfehlstellungen oder Abscherungen.

Vermutete Schädigungen des Spinalmarks und Blutungen erfordern die MRT in sagittaler und transversaler Schichtebene (Abb. 18.**44 a** u. **b**).

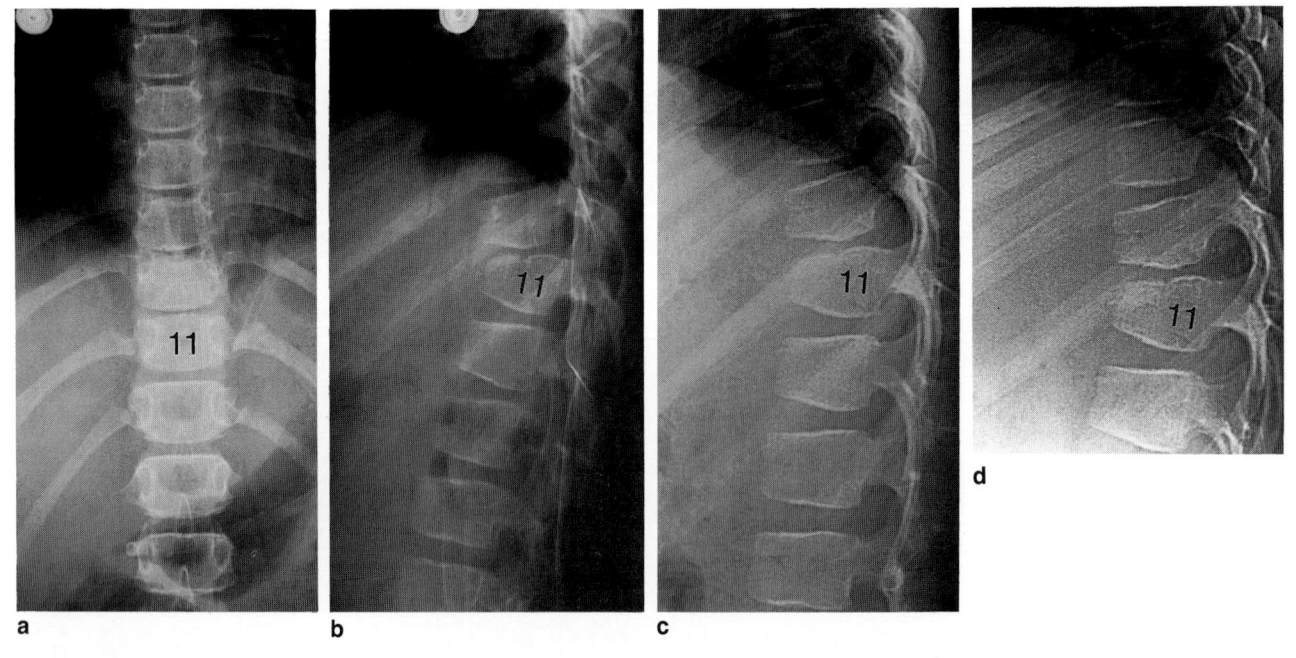

Abb. 18.**48 a–d** Flexions-Distraktions-Trauma (7jähriges Kind). Keine neurologischen Schäden:
a Verschmälerung des Zwischenwirbelraumes Th 10/11 als Hinweis auf ein Trauma
b Kompression der anterioren Wirbelkörper: Grund- und Deckplatte Th 10, Th 11 (Kneifzangenfraktur) und Th 12. Vermehrte Kyphosierung. Teilverhakung der Facetten Th 10/11
c DLR-Aufnahme: 8 Tage nach geschlossener Reposition
d DLR-Aufnahme: 28 nach dem Unfall. Unveränderte Kyphosierung. Stippchenartige Verkalkungen. Vermehrte Sklerosierung von Th 11

Prinzipien der Therapie

In Abhängigkeit von der Stabilität bzw. Instabilität eines Wirbelsäulentraumas und von seinen neurologischen Auswirkungen sind sofortige notfallmäßige oder spätere elektive Therapiemaßnahmen einzuleiten. Die Prinzipien der Behandlung sind das Verhindern oder die Begrenzung neurologischer Schäden, die Wiederherstellung der anatomischen Stellung der Wirbelsäule und die Gewährleistung ihrer Stabilität und damit Funktion.

Die Art der Behandlung spezieller Verletzungen der Wirbelsäule, ob konservativ oder operativ bzw. mit welchem Operationsverfahren wird nach wie vor kontrovers diskutiert.

So werden im Folgenden nur die Behandlungsprinzipien vorgestellt.

Radiologie

Indikationen zu radiologischen Verlaufskontrollen nach konservativer oder operativer Behandlung sind Fragen nach der Frakturheilung, nach Stellungsänderungen, Materiallockerungen, „-wanderungen" (Abb. 18.**49a** u. **b**) oder -brüchen und nach Entzündungen. Im übrigen sind radiologische Untersuchungen dann indiziert, wenn posttraumatisch auftretende Symptome abzuklären sind, die mit dem Trauma in Zusammenhang gebracht werden können (7).

Konventionelle Röntgenaufnahmen, die konventionelle Tomographie und gegebenenfalls die Skelettszintigraphie sind Verfahren der Wahl zur Beantwortung dieser Fragen, da sie einfach und reproduzierbar anzufertigen sind und eine große Aussagekraft haben.

Metallimplantate erschweren CT- und MRT-Untersuchungen. Grundsätzlich sind beide Methoden jedoch anwendbar.

Bei der Computertomographie sind sogenannte Metallartefakte zu erwarten, die allerdings selten eine definitive Beurteilung verhindern (Abb. 18.**50a–d**). Im übrigen werden von verschiedenen Herstellern Korrekturprogramme angeboten, die eine Artefaktunterdrückung bewirken.

Bei der MRT kommt es ebenfalls metallbedingt zu Bildartefakten. In Abhängigkeit von der ferromagnetischen Wirkung der Legierung des Implantates sind unterschiedlich große „Bildauslöschungen" zu erwarten, die leider oftmals den interessierenden Bereich betreffen.

Halswirbelsäule

Eine instabile Verletzung der Halswirbelsäule wird heute operativ behandelt und läßt sich mit den heute verfügbaren Osteosyntheseverfahren zuverlässig stabilisieren. Durch die Reposition und Rekonstruktion der normalen Wirbelsäulenform wird eine wirkungsvolle Dekompression neuraler Strukturen erzielt (53).

Die obere HWS mit ihren anatomischen Besonderheiten und speziellen Frakturtypen erfordert eine für jeden Wirbel besondere Stabilisationstechnik.

Atlantookzipitale Luxationen, sofern sie überlebt werden, erfordern wegen der ligamentären Instabilität eine transorale oder dorsale okzipitozervikale Fusion.

Die stabile Fraktur des hinteren Atlasbogens bedarf einzig der Ruhigstellung mit einem Schanzschen Kragen. Die instabile Form der *Atlasberstungsfraktur (Jefferson fracture)* dagegen wird entweder mit einer Haloweste extendiert, reponiert und stabilisiert, oder mittels einer transartikulären Verschraubung C1/C2 von dorsal versorgt (31). Die transorale, direkte Osteosynthese von C1 vermeidet die funktionelle Rotationseinbuße der Schraubenarthrodese.

Bei *Densfrakturen* ist dann eine operative Stabilisierung angezeigt, wenn eine Dislokation vorliegt. Da die Typ-II-Frakturen eine hohe Pseudarthroserate (60%) aufweisen (Abb. 18.**51a–c**), sollten auch sie stabilisiert werden. Die frische Densfraktur wird in der Regel von ventral verschraubt. Dorsale Stabilisierungsverfahren sind Drahtgurtungen von C1/2 oder die stabilere transartikuläre. Verschraubung. Sie sind bei osteoporotischen Frakturen und Pseudarthrosen indiziert.

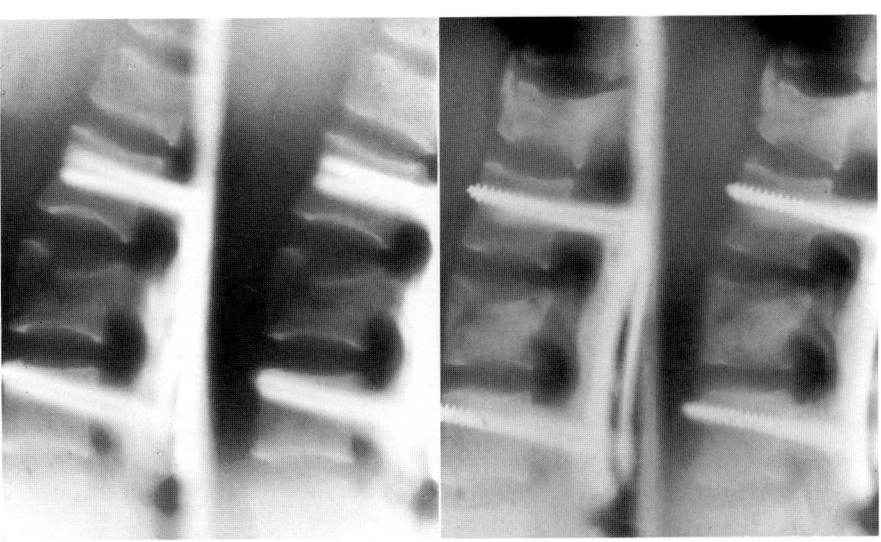

Abb. 18.**49a** u. **b** Plattenosteosynthese. Flexions-Kompressions-Trauma:
a Seitliches konventionelles Tomogramm nach Verplattung. Deckplatteneinbruch L 1. Instabile Deckplattenkompression L 3, die vordere und mittlere Säule sind betroffen. Verschraubung in L 2 und 4
b Nach 2 Monaten zunehmende Sklerosierung des aufgerichteten L 3, Einsinterung von L 1 mit spornartiger Ossifikation. Die Schrauben überragen jetzt die Wirbelkörpervorderkanten von L 2 und L 4, ihre Spitzen nähern sich der Aorta abdominalis und der V. cava inferior

256 Spezielle Traumatologie

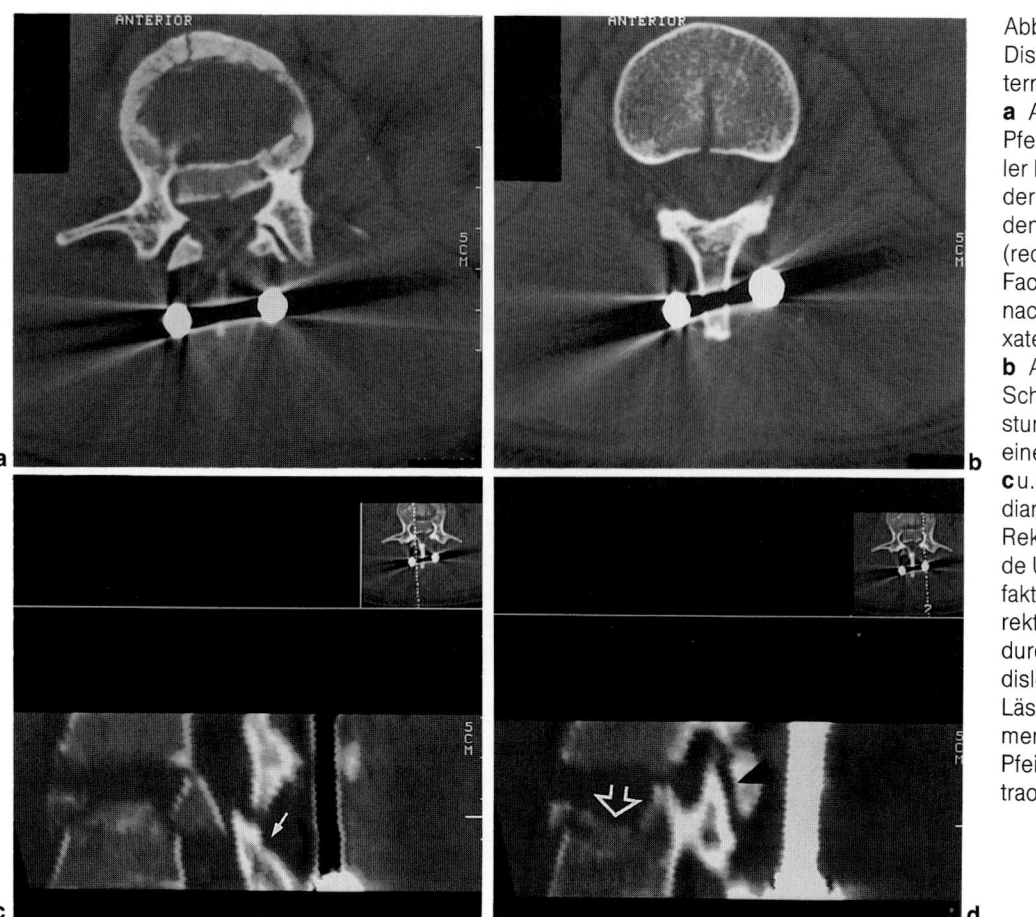

Abb. 18.**50a–d** Flexions-Distraktions-Trauma. Fixateur interne ohne Fragmentreposition:
a Axiales CT. Läsion aller drei Pfeiler. Traumatischer intraossaler Diskusprolaps. Verlagerung der Wirbelkörperhinterkante in den Spinalkanal. Beidseitige (rechts > links) Subluxation der Facettengelenke. Bildartefakte nach Versorgung mit einem Fixateur interne
b Axiales CT kaudal der Schichtebene von **a**. Die Berstungsfraktur bietet hier das Bild eines sagittalen Spaltbruches
c u. **d** Rechts und links paramediane sagittale sekundäre CT-Rekonstruktionen. Keine störende Überlagerung durch Bildartefakte. Rechts Rekonstruktion direkt neben dem Fixateur, links durch den Fixateur. Fragmentdislokation in den Spinalkanal. Läsionen der hinteren Wirbelelemente (Pfeilspitze: Subluxation, Pfeil: Fraktur, offener Pfeil: intraossaler Diskusprolaps)

Die nicht dislozierte *traumatische Spondylolyse von C2 (Hangman's fracture)* ist stabil, da vorderes und hinteres Längsband und der Diskus nicht betroffen sind. Ihre Behandlung besteht aus der Ruhigstellung mit dem Schanzschen Kragen. Liegt dagegen eine Dislokation vor, so ist die Hangman fracture instabil, da sowohl Schädigungen der Längsbänder als auch des Diskus C2/3 zu erwarten sind. Neben der direkten Verschraubung (cave Verletzung der Aa. vertebrales) stehen dorsale Drahtzuggurtungsosteosynthesen C1/3 oder ventrale Plattenosteosynthesen zur Verfügung.

Instabile, nicht reponierte Frakturen der unteren HWS lassen sich mit dorsalen Plattenosteosynthesen stabilisieren. Dorsale Drahtgurtungen sind weniger stabil und neigen zu Brüchen und Lockerungen. Reponierte Luxationen, Frakturen sowie Diskusverletzungen sind Indikationen zur ventralen Spondylodese mit zusätzlicher Plattenosteosynthese. Bei schweren, hochgradig instabilen osteoligamentären Läsionen sind kombinierte dorsale und ventrale Verfahren indiziert.

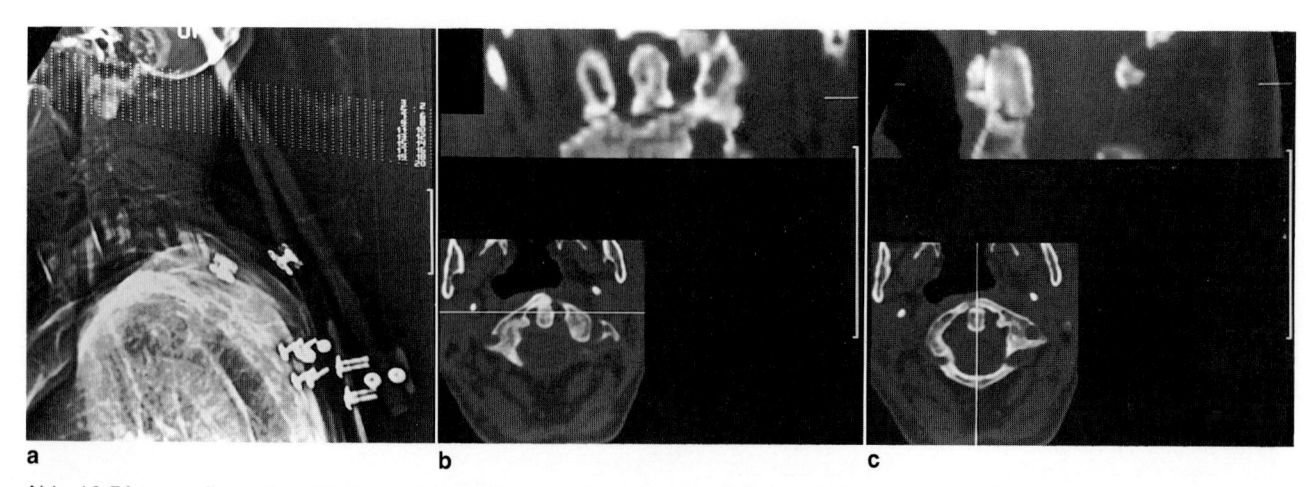

Abb. 18.**51a–c** Dens Typ II Fraktur. Haloweste: **a** Im seitlichen digitalen Radiogramm (CT) Patient mit Haloweste. **b** u. **c** Die koronare und sagittale CT-Rekonstruktion ist nicht durch Bildartefakte beeinträchtigt. Klaffender Frakturspalt durch die Densbasis. Denspseudarthrose
(Dr. G. Albers, Hamburg)

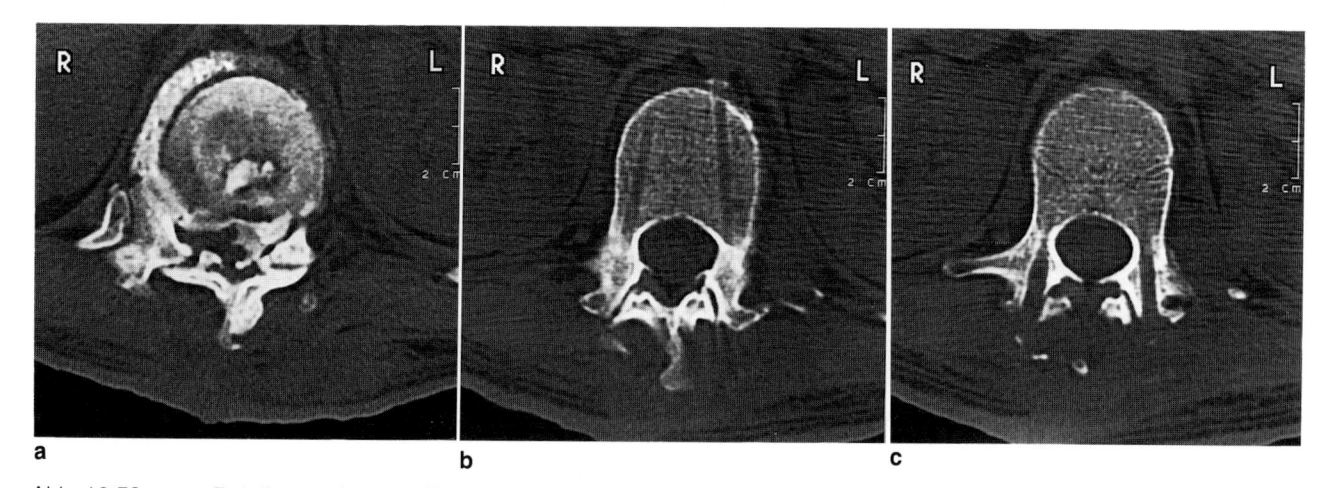

Abb. 18.52 a–c Rotationsverletzung. Zustand nach Versorgung mit Fixateur interne:
a Verheilte Kompressionsfraktur von L 1. Knöcherne Spinalkanalstenose durch unvollständige Reposition
b u. c Typische Bohrkanäle in L 2 durch Wirbelkörper und Bogenwurzeln im Computertomogramm nach Schraubenentfernung

Brust- und Lendenwirbelsäule

Nach Dick (11) ergeben sich folgende Indikationen zur operativen Behandlung von thorakolumbalen Wirbelbrüchen ohne neurologische Verletzungen:

a) nicht geschlossen reponierbare Luxationen und Luxationsfrakturen,
b) bleibend instabile Wirbelsäulenverletzungen,
c) bei großen ventralen Substanzdefekten, die eine bleibende oder progrediente kyphotische Deformität erwarten lassen,
d) bei unkontrollierbaren Patienten (Zustand nach Schädel-Hirn-Trauma, Demenz etc), welche konservativ nicht ausreichend ruhigzustellen sind.

Die gleichen Indikationen gelten auch für Patienten mit Querschnittslähmungen. Dazu kommen:

e) bei sekundär, in zeitlichem Intervall zum Unfall auftretenden Lähmungen – sie sind als potentiell reversibel anzusehen,
f) bei progredienten inkompletten Lähmungen,
g) bei offenen Rückenmarksverletzungen,
h) bei inkompletten Querschnittslähmungen (nicht irreversibel zerstörtes Myelon) ohne Besserungstendenz,
i) zur Erhöhung des Komforts (Schmerzreduktion, größere Bewegungsfreiheit) und zur Unterstützung und früherzeitigen Förderung von Rehabilitationsmaßnahmen (Abb. 18.52 a–c).

Zu den *stabilen Verletzungen ohne neurologische Begleitverletzung* gehören die Mehrzahl der Flexions-Kompressions-Frakturen mit erhaltener Wirbelkörperhinterkante und intakten posterioren Elementen. In Abhängigkeit vom Grad der traumatischen Fehlstellung werden die Frakturen konservativ durch Bettruhe oder Stützkorsette behandelt. Kyphotische Fehlstellungen insbesondere mit seitlicher Abknickung über 20 Grad am thorakolumbalen Übergang sind wegen ihrer ungünstigen Langzeitprognose eine Indikation zur Korrektur. Inkomplette oder sich entwickelnde neurologische Defizite bedürfen der sofortigen chirurgischen Intervention im Sinne der Dekompression und Stabilisierung.

Alleinige Laminektomien ohne Stabilisierung sind nicht hilfreich, da Kompressionen von ventral durch Fragmente aus dem Wirbelkörper nicht beeinflußt werden und durch die Resektion der Lamina und Gelenke die Instabilität verstärkt wird.

Die Laminektomie kann einen Zugangsweg darstellen, um in den Spinalkanal getretene Fragmente von dorsal zu entfernen.

Bei den Stabilisationsverfahren haben sich die transpedunkuläre Verankerung mit winkelstabilen, kurzstreckigen Implantaten (11, 25) für die dorsale Instrumentierung durchgesetzt (Abb. 18.53 a–h). Durch die winkelstabile Verbindung der Fixateur-interne-Systeme und der instrumentellen Korrekturmöglichkeiten ist eine vielseitige Anwendung bei den verschiedensten Verletzungstypen möglich. Die durch die Bogenwurzeln im Wirbelkörper verankerten Schanz-Schrauben erlauben nach der Wiederherstellung des normalen Wirbelsäulenprofils und Auffüllung des Knochendefektes im Wirbelkörper durch transpedunkuläre Spongiosaplastik in der Regel eine funktionelle Nachbehandlung. Komplikationsmöglichkeiten dieser Methoden sind Wurzel- und Rückenmarksschädigung durch Fehlplazierung der Schanz-Schrauben außerhalb der Bogenwurzel sowie eine nicht immer vollständig erreichbare anatomische Reposition von Hinterkantenfragmenten (Abb. 18.50 a–d). Die Schädigung der Bandscheibe im verletzten Segment verursacht sekundäre Korrekturverluste durch Höhenminderung. Die Ausräumung der Bandscheibe durch einen transpedunkulären Zugang und Auffüllen des Bandscheibenraumes mit einer Spongiosaplastik kann dies verhindern.

Als weiteres Verfahren hat sich die kombinierte ventrale und dorsale Rekonstruktion der verletzten Wirbelsäulenabschnitte bewährt (19). In den Spinalkanal verlagerte Fragmente lassen sich durch einen ventralen Zugang unter Sicht und mit großer Zuverlässigkeit entfernen. Nach Dekompression, Überbrückung des ventra-

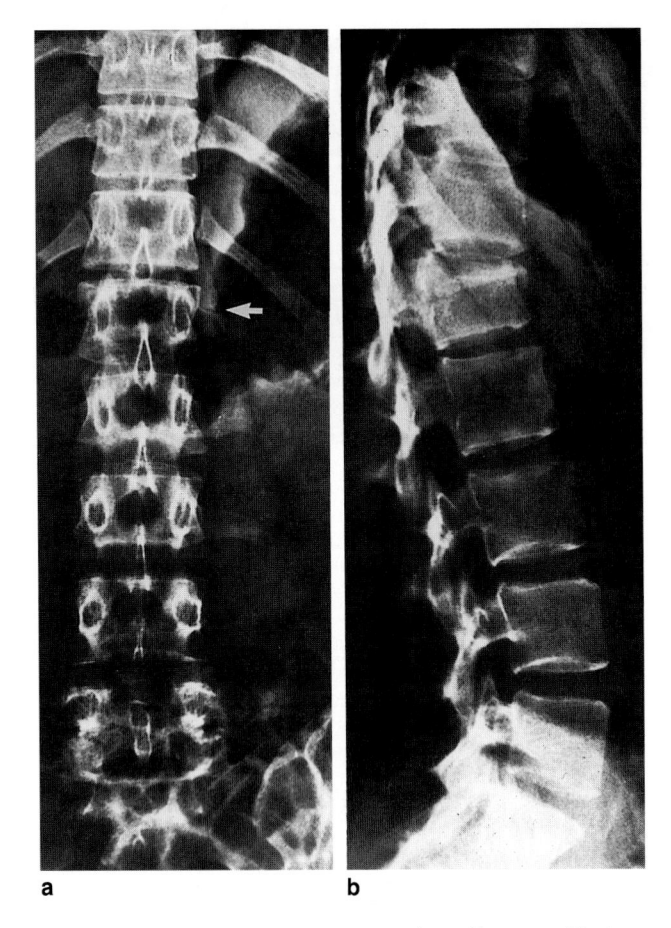

258 Spezielle Traumatologie

Abb. 18.**53 a—h** Flexions-Kompressions-Trauma. Fixateur interne:
a u. **b** Berstungsbruch L 1 mit Dislokation der Hinterkante ohne neurologische Begleitverletzung
c—f Operative Phasen der Reposition und Stabilisierung
c Instrumentelle Reposition, Korrektur der Kyphose und Stabilisierung mit dem Fixateur interne
d Transpedunkuläre Restaufrichtung der Deckplatte mit Stößel
e Entfernen der rupturierten Zwischenwirbelscheibe
f Transpedunkuläre Auffüllung des Wirbelkörperdefektes und Zwischenwirbelraumes mit Spongiosaplastik
g u. **h** Ergebnis nach 8 Monaten: Normales Wirbelsäulenprofil, kein Korrekturverlust, stabile Frakturheilung. Interkorporelle Fusion

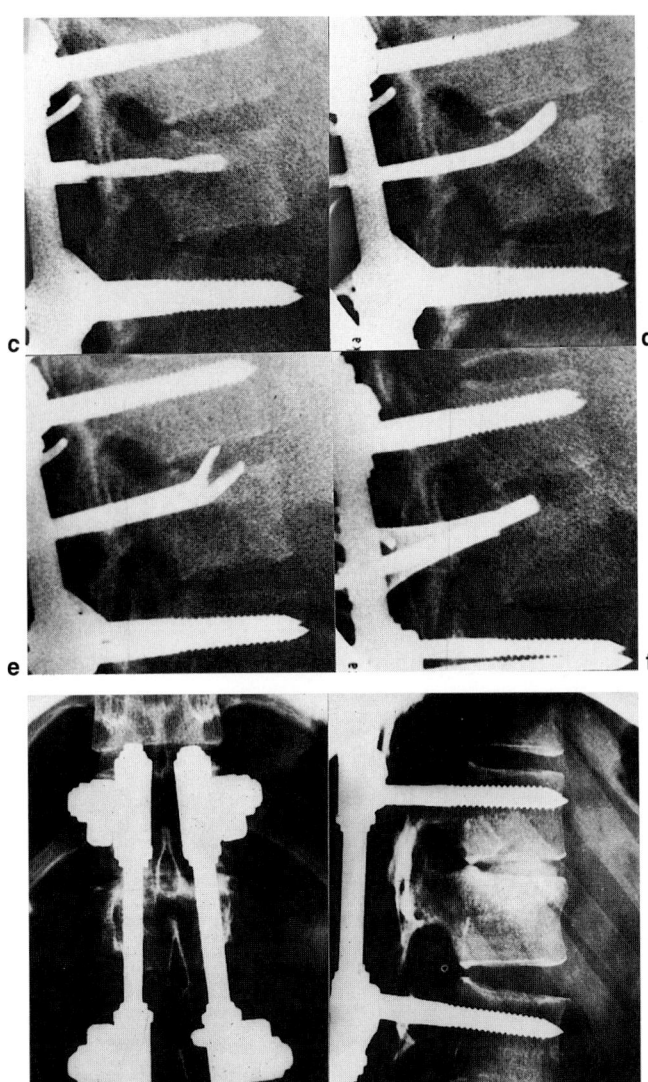

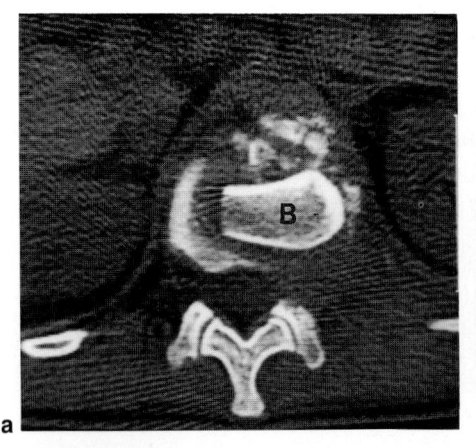

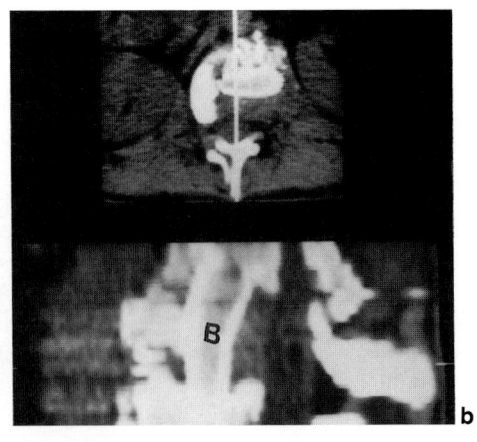

Abb. 18.**54 a** u. **b** Anterolaterale Dekompression und interkorporelle Spondylodese:
a Axiales CT. Zustand nach Berstungsfraktur L 2, Partielle Spondylektomie, Fusion und Überbrückung mittels Beckenkamm (B) und Spongiosaauffütterung
b Sekundäre sagittale CT-Rekonstruktion. Die Überbrückungsfunktion des Beckenkamms (B) wird verdeutlicht. Der Spinalkanal ist frei

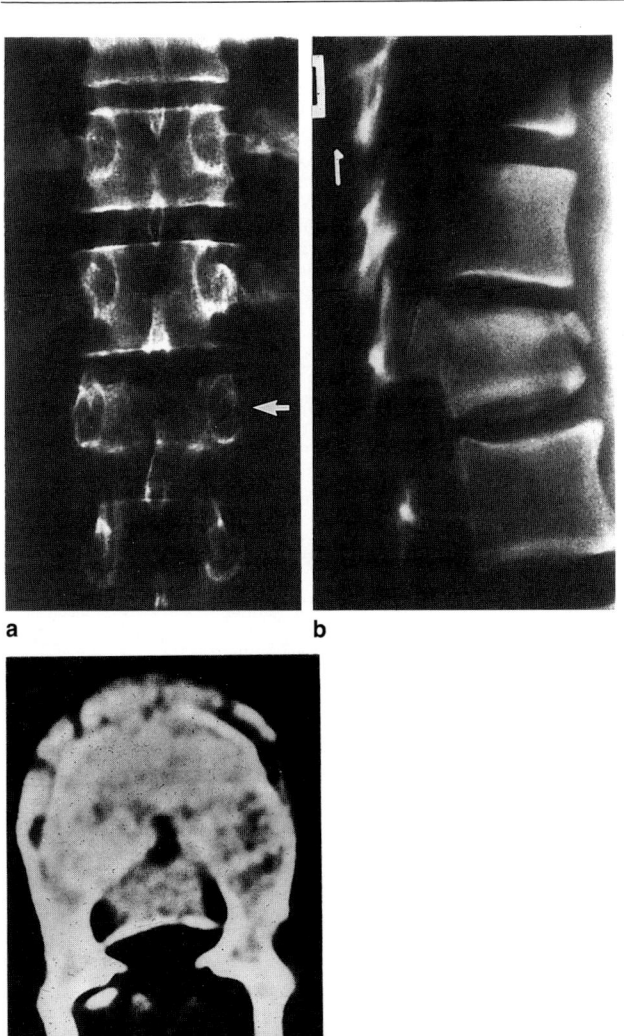

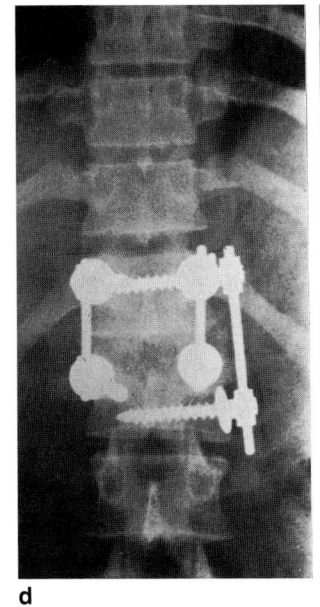

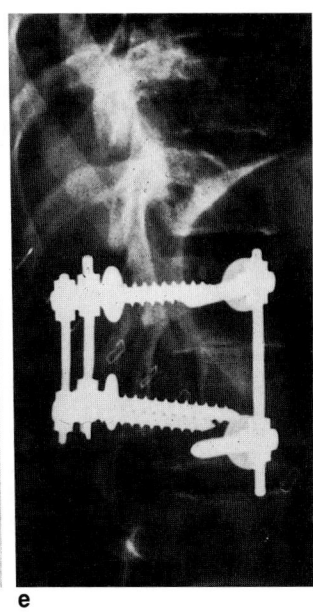

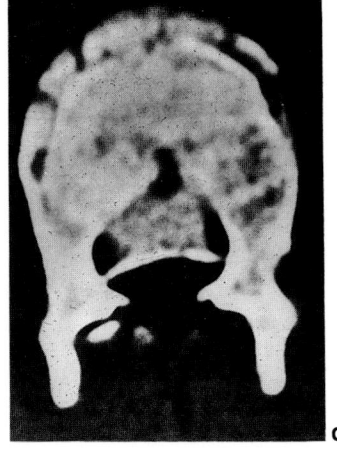

Abb. 18.**55a–e** Kompletter Berstungsbruch L 1. Anterolaterale Dekompression und ventrodorsale Stabilisierung:
a u. **b** Axialer Berstungsbruch L 1 mit inkompletter Paraplegie
c Erhebliche Einengung des Spinalkanals durch großes Hinterkantenfragment (CT)
d u. **e** Anterolaterale Dekompression und monosegmentale ventrodorsale Stabilisierung. Normalisiertes Profil bei sofort übungsstabiler Osteosynthese. Vollständige Rückbildung der Paresen

len Defektes mit autologem Beckenkammspan (Abb. 18.**54a** u. **b**) und ventraler Spondylodese ist aus biomechanischen Gründen bei Verletzung der dorsalen Säule auch eine dorsale Instrumentierung erforderlich. Auch bei den kombinierten Verfahren hat sich die kurzstreckige dorsale transpedunkuläre Instrumentierung mit den verschiedenen Systemen bewährt (Abb. 18.**55a–e**).

Mit diesen beiden Behandlungsprinzipien läßt sich nahezu die gesamte Bandbreite aller Verletzung der Brust- und Lendenwirbelsäule so behandeln, daß eine funktionelle Nachbehandlung möglich ist. Bei den radiologischen Verlaufskontrollen ist auf die korrekte Lage der Schrauben in der Bogenwurzel sowie auf den knöchernen Heilungsprozeß der ventralen Säule zu achten. Pseudarthrosen sowie Bandscheibendegenerationen führen zum Korrekturverlust. Eine nicht zeitgerecht und stabil geheilte Wirbelfraktur bewirkt, insbesondere bei den rein dorsalen Operationsverfahren, eine Auslockerung und einen Ermüdungsbruch des Implantates.

Literatur

1 Allgayer, B., E. v. d. Flierdt, S. v. Gumppenberg, A. Heuck, M. Matzner, P. Lukas, G. Luttke: Die Kernspintomographie im Vergleich zur Skelettszintigraphie nach traumatischen Wirbelkörperfrakturen. Fortschr. Röntgenstr. 152 (1990) 677–681
2 Anderson, L. D., R. T. D'Alonzo: Fractures of the odontoid process of the axis. J. Bone Jt Surg. 56 A (1974) 1663
3 Atlas, S. W., V. Regenbogen, L. F. Rogers, K. S. Kim: The radiologic characterization of burst fractures of the spine. Amer. J. Roentgenol. 147 (1986) 575–582
4 Bernau, A.: Orthopädische Röntgendiagnostik. Einstelltechnik, 2. Aufl. Urban & Schwarzenberg, München 1990
5 Brant-Zawadzki, M., R. B. Heffrey, H. Minagi, L. H. Pitts: High resolution CT of thoracolumbar fractures. Amer. J. Roentgenol. 138 (1982) 699–704
6 Coin, C. G., M. Pennink, W. D. Ahmad, V. J. Keranen: Diving-type injury of the cervical spine: contribution of computed tomography to management. J. Comput. assist. Tomogr. 3 (1979) 362–372
7 Crone-Münzebrock, W., H.-H. Jend, M. Heller: Radiologische Diagnostik posttraumatischer Folgezustände nach Wirbelsäulenfrakturen. Unfallheilkunde 87 (1984) 488–493
8 Daffner, R. H., Z. L. Deeb, W. E. Rothfus: The posterior vertebral body line: Importance in the detection of burst fractures. Amer. J. Roentgenol. 148 (1987) 93–96
9 Daffner, R. H.: Imaging of vertebral trauma. Aspen, Rockville Md 1988
10 Denis, F.: The three column spine and its significance in the classification of acute thoracolumbar spinal injuries. Spine 8 (1983) 817–831
11 Dick, W.: Innere Fixation von Brust- und Lendenwirbelfrakturen, 2. Aufl. Huber, Bern 1987

12 Dosch, J.-C.: Trauma. Conventional radiological study in spine injury. Springer, Berlin 1985
13 Dvorak, J., J. Hayek: Diagnostik der Instabilität der oberen Halswirbelsäule mittels funktioneller Computertomographie. Fortschr. Röntgenstr. 145 (1986) 582–585
14 Errico, T. J., R. D. Bauer, T. Waugh: Spinal trauma. Lippincott, Philadelphia 1991
15 Fielding, J. W., R. N. Hensinger: Fractures of the spine. In Rockwood, C. A., K. E. Wilkins, R. E. King: Fractures in Children, Vol. III, 2nd Ed. Lippincott, Philadelphia 1984 (p. 683–732)
16 Goutallier, D., J. C. Scheffer: L'instabilité clinique. Rev. Chir. Orthop. 63 (1977) 432–436
17 Greenspan, A.: Orthopedic Radiology. Lippincott, Philadelphia 1988 (p. 8.2–8.44)
18 Griffiths, E. R.: Spinal injuries from swimming and diving in the spinal department of Royal Perth Rehabilitation Hospital: 1956–1978. Paraplegia 18 (1980) 109–117
19 Harms, J., D. Stoltze: Die operative Behandlung der BWS- und LWS-Frakturen mit dem USI-System. In Stuhler, Th.: Fixateur externe – Fixateur interne. Springer, Berlin 1989
20 Holdsworth, F. W.: Fractures, dislocations, and fracture dislocations of the spine. J. Bone Jt Surg. 45-B (1963) 6–20
21 Imhof, H., P. Hajek, W. Kumpan, M. Schratter, M. Wagner: CT in der Akutdiagnostik von Wirbelsäulentraumen. Radiologe 26 (1986) 242–247
22 Jend, H.-H., M. Heller: Wirbelsäulenverletzungen. In Heller, M., H.-H. Jend: Computertomographie in der Traumatologie. Thieme, Stuttgart 1984 (S. 47–57)
23 Jend, H.-H., M. Heller: Stabilitätsbeurteilung bei Wirbelsäulenfrakturen. Fortschr. Röntgenstr. 151 (1989) 63–68
24 Kamieth, H.: Das Schleudertrauma der Halswirbelsäule. Hippokrates, Stuttgart 1990
25 Kluger, P., H. J. Gerner: Das mechanische Prinzip des Fixateur externe zur dorsalen Stabilisierung der Brust- und Lendenwirbelsäule. Unfallchirurgie 12 (1986) 68–79
26 Kulkarni, M. V., C. B. McArdle, D. Kopanicky, M. Miner, H. B. Cotler, K. F. Lee, J. H. Harris: Acute spinal cord injury: MR imaging at 1.5 T. Radiology 164 (1987) 837–843
27 Kulkarni, M. V., F. J. Bondurant, S. L. Rose, P. A. Narayana: 1.5 Tesla magnetic resonance imaging of acute spinal trauma. Radiographics 8 (1988) 1059–1082
28 Larsson, E.-M., S. Holtas, S. Cronquist: Emergency magnetic resonance examination of patients with spinal cord symptoms. Acta Radiol. 29 (1988) 69–75
29 Lee, K. F., J. H. Suh, J. A. Cabrera, M. van Tassel, M. H. Sloane, J. W. Yeakley, L. L. Patchell, J. S. Mayer: High resolution computed tomography of spinal trauma. In Toombs, B. D., C. M. Sandler: Computed Tomography in Trauma. Saunders, Philadelphia 1987 (p. 139–186)
30 Locke, G. R., J. I. Gardner, E. F. van Epps: Atlas-dens interval (ADI) in children. Amer. J. Roentgenol. 97 (1966) 135–140
31 Magerl, F., P. Seemann: Stable posterior fusion of the atlas and axis by transarticular screw fixation. In Kehr, P., A. Weidner: Cervical Spine I, Strassbourg 1985. Springer, Wien 1987 (p. 322–327)
32 Magerl, F., J. Harms, S. Gertzbein, M. Albi, S. Nazarian: Classification of thoracic and lumbar fractures. Europ. Spine J. (1992; im Druck)
33 Masaryk, T. J.: Spine trauma. In Modic, M. T., T. J. Masaryk, J. S. Ross: Magnetic Resonance Imaging of the Spine. Year Book Medical Publishers, Chicago 1989 (p. 214–239)
34 McAfee, P. C., H. A. Yuan, B. E. Frederickson, J. P. Lubicky: The value of computed tomography in thoracolumbar fractures. J. Bone Jt Surg. 65-A (1983) 461–473
35 McPhee, B.: Spinal fractures and dislocation in children and adolescents. Spine 6 (1981) 533–537
36 McSwain, N. E., J. A. Martinez, G. A. Timberlake: Cervical Spine Trauma. Thieme, Stuttgart 1989
37 Meydam, K. A., S. Sehlen, D. Schlenkhoff, J. C. Kiricuta, H. K. Beyer: Kernspintomographische Befunde beim Halswirbelsäulentrauma. Fortschr. Röntgenstr. 145 (1986) 657–660
38 Pang, D., J. E. Wilberger: Traumatic atlanto-occipital dislocation with survival: case report and review. Neurosurgery 7 (1980) 503–508
39 Pang, D., J. E. Wilberger: Spinal cord injury without radiographic abnormalities in children. J. Neurosurg. 57 (1982) 114–129
40 Powers, B., M. D. Miller, R. S. Kramer, S. Martinez, J. A. Gehweiler: Traumatic anterior atlanto-occipital dislocation. Neurosurgery 4 (1979) 12–17
41 Reuther, G., M. Sailer: Computertomographische Diagnostik traumatischer Wirbelsäulenveränderungen: Instabilitätskriterien, frakturmechanische Zuordnung und Fehlermöglichkeiten. Röntgen-Bl. 41 (1988) 229–235
42 Riggins, R. S., J. F. Kraus: The risk of neurological damage with fractures of the vertebrae. J. Trauma 17 (1977) 126
43 Rogers, L. F.: Radiology of skeletal Trauma, Vol. I. Churchill Livingstone, New York 1982 (p. 273–338)
44 Scher, A. T.: Anterior cervical subluxation: an unstable position. Amer. J. Roentgenol. 133 (1979) 275–280
45 Scher, A. T.: Mobility studies of the cervical spine (helpful but hazardous). S. Afr. med. J. 58 (1980) 136–137
46 Scher, A. T.: Radiographic indicators of traumatic cervical spine instability. S. Afr. Med. J. 62 (1982) 562–565
47 Smith, W. S., H. Kaufer: Patterns and mechanisms of lumbar injuries associated with lap seat belts. J. Bone Jt Surg. 51A (1969) 239–254
48 Stauffer, E. S., H. Kaufer, T. F. Kling: Fractures and dislocations of the spine. In Rockwood, C. A., D. P. Gree: Fractures in Adults, Vol. II, 2nd Ed. Lippincott, Philadelphia 1984 (p. 907–1092)
49 Sullivan, C. R., W. H. Beckwell: Problems of traumatic spondylolisis. Amer. J. Surg. 100 (1960) 698–708
50 Wackenheim, A., J. C. Dosch, G. Zöllner: Röntgendiagnostik der traumatischen Instabilität der mittleren und unteren Halswirbelsäule (C3–C7). Orthopäde 16 (1987) 20–26
51 Wiesel, S. W., R. H. Rothman: Occipitoatlantal hypermobility. Spine 4 (1979) 187
52 White, A. A., M. M. Panjabi, J. Posner, W. T. Edwards, W. C. Hayes: Spinal stability: evaluation and treatment. Instruct. Course Lect. 3 (1981) 457–483
53 Wörsdörfer, O., M. Arand: Verletzungen der Halswirbelsäule – Operative Therapie. Langenbecks Arch. Chir., Suppl. II (1988) 249–253
54 Wojcik, W. G., B. S. Edeiken-Monroe, J. H. Harris: Three-dimensional computed tomography in acute cervical spine trauma: a preliminary report. Skeletal Radiol. 16 (1987) 261–269
55 Wolter, D.: Vorschlag für eine Einteilung von Wirbelsäulenverletzungen. Unfallchirurg 88 (1985) 481–484
56 Yamashita, Y., M. Takahashi, Y. Matsuno, Y. Sakamoto, T. Oguni, T. Sakae, K. Yoshizumi, E. E. Kim: Chronic injuries of the spinal cord: assessment with MR Imaging. Radiology 175 (1990) 849–854
57 Zatzkin, H. R., F. W. Kveton: Evaluation of the cervical spine in wiplash injuries. Radiology 75 (1960) 577
58 Zimmer, E. A., M. Zimmer-Brossy: Lehrbuch der röntgendiagnostischen Einstelltechnik, 4. Aufl. Springer, Berlin 1992

19 Knöcherner Thorax mit begleitenden Weichteilverletzungen

M. Thelen, K. Schunk und J. Ahlers

Bei ungefähr der Hälfte aller im Rahmen von Verkehrsunfällen ums Leben gekommenen Patienten ist eine Thoraxverletzung ursächlich (mit-)verantwortlich (11, 12, 17, 20). Eine traumatische Störung des Gleichgewichtes zwischen Organdurchblutung und Ventilation führt oft über einen Circulus vitiosus zu einem terminalen respiratorischen Versagen (11, 17).

Die Frakturen von Rippen und Brustbein können in diesem Zusammenhang nicht isoliert betrachtet werden; den unter Umständen lebensbedrohlichen Organ- bzw. Weichteilverletzungen von Lunge, Herz und großen Gefäßen muß auch im Rahmen eines vorwiegend Skeletttraumata betreffenden Buches Beachtung geschenkt werden.

Radiologische Diagnostik

Thoraxübersichtsaufnahmen

Aufnahmen in zwei Ebenen

Die Übersichtsaufnahmen im Stehen sind Grundlage der posttraumatischen Thoraxdiagnostik (20). Bei einer Röhrenspannung von 110 kV können sowohl feinste Lungengewebsstrukturen in der Peripherie und hinter überlagernden Rippen als auch das knöcherne Thoraxskelett abgebildet werden (19). Ein ausreichend großer Film-Fokus-Abstand bei der p.-a. Aufnahme (2 m) und der dextro-sinistre Strahlengang bei der (linksanliegenden) Seitaufnahme lassen eine weitgehend realistische (projektionsfehlerfreie) Bestimmung der Herzgröße zu und ermöglichen eine frühzeitige Erkennung eines Perikardergusses (Hämatoperikard mit der Gefahr einer Herzbeuteltamponade) oder einer akuten Herzdilatation nach einer Contusio cordis (16, 19).

Nur bei maximaler Inspiration sind die Lungenfelder, die Hili und Gefäßschatten, die Kontur des Mediastinums sowie die Herzgröße und -kontur ausreichend beurteilbar.

Bei der Auswertung von Thoraxübersichtsaufnahmen sollten systematisch folgende Gesichtspunkte berücksichtigt werden:

1. Weichteile (subkutanes Emphysem, Fremdkörper),
2. knöcherne Thoraxstrukturen (Frakturen, Luxationen),
3. Zwerchfell (Hochstand, subphrenische Luftsicheln),
4. Lungengefäße, -parenchym, Luftwege, Pleura (Pneumothorax, Hämatothorax, Kontusionsherde),
5. Mediastinum (Verbreiterung, Verdrängung) und Herz (Dilatation, Perikarderguß).

A.-p. Projektion im Liegen

Oft sind bei einem Schwerverletzten Röntgenaufnahmen im Stehen nicht durchführbar, so daß sich die Primärdiagnostik auf eine a.-p. Aufnahme im Liegen beschränkt. Bei deren Beurteilung muß die vermehrte Gefäßfülle der Lungenober- und -mittelfelder und eine Verbreiterung des Mediastinalschattens berücksichtigt werden (2, 20). Ein kleiner Pneumothorax kann unsichtbar bleiben, da die Luft in den ventralen Anteil des Pleuraraumes steigt und somit nicht randbildend ist (Abb. 19.**1 a** u. **b**) (2).

Ein frei auslaufender Pleuraerguß dagegen verteilt sich in Rückenlage im dorsalen Anteil des Pleuraspaltes, so daß auch große Flüssigkeitsmengen sich nur in einer geringgradigen homogenen Transparenzminderung der betroffenen Thoraxhälfte manifestieren können (Abb. 19.**2**) (17).

A.-p. Aufnahme in Exspiration

Ein kleiner Pneumothorax kann sich – insbesondere bei Überdruckbeatmung eines Schwerverletzten – zu einem lebensbedrohlichen Spannungspneumothorax entwickeln und sollte daher frühzeitig diagnostiziert werden (2, 17). Aufnahmen in Exspiration lassen einen kleinen Pneumothorax deutlicher zum Vorschein kommen, da in dieser Atemphase das Volumen der Lunge ab- und das der Luft im Pleuraspalt zunimmt; außerdem wird bei einem Ventilmechanismus das Mediastinum in Exspiration zur kontralateralen Seite verlagert.

A.-p. Aufnahme in Seitenlage (horizontaler Strahlengang)

Die oben geschilderten Nachteile der a.-p. Aufnahme in Rückenlage machen beim nicht stehfähigen Patienten andere diagnostische Maßnahmen zum Nachweis oder Ausschluß eines Hämato- bzw. Pneumothorax erforderlich.

In Seitenlage sinkt freie pleurale Flüssigkeit an den tiefsten Punkt bzw. steigt Luft an den höchsten Punkt des Thorax und wird im (horizontalen) a.-p. Strahlengang jeweils randbildend (2, 11, 17, 20).

262 Spezielle Traumatologie

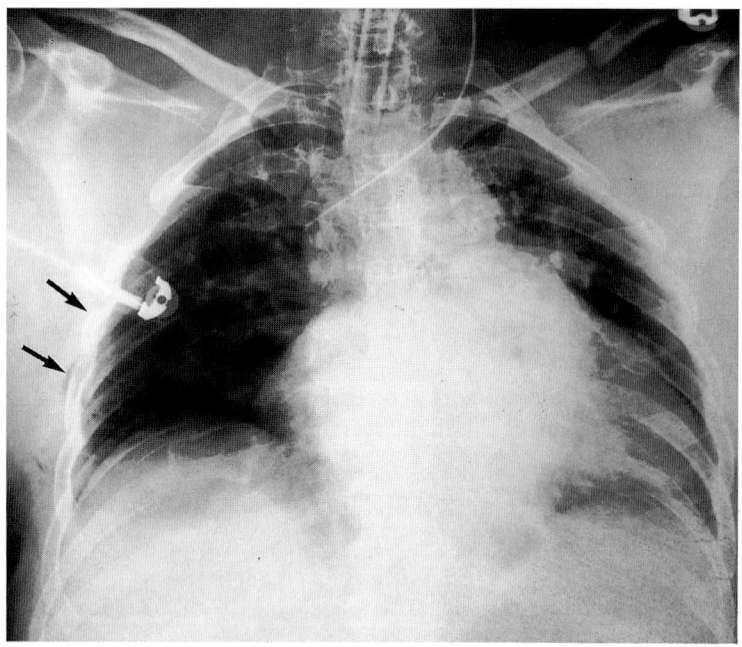

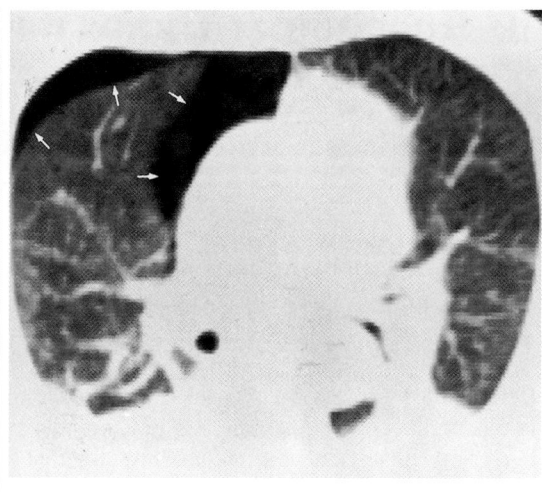

Abb. 19.1 a u. b
a Thoraxübersichtsaufnahme (a.-p. Projektion im Liegen): Frakturen der 4. und 5. rechten Rippe (Pfeile) mit kleinem Weichteilemphysem. Kein Nachweis eines Pneumothorax. Klavikulafraktur links im mittleren Drittel
b Computertomogramm des Thorax (Aufnahme kurz nach **a**): Ventraler Pneumothorax rechts (Pfeile)

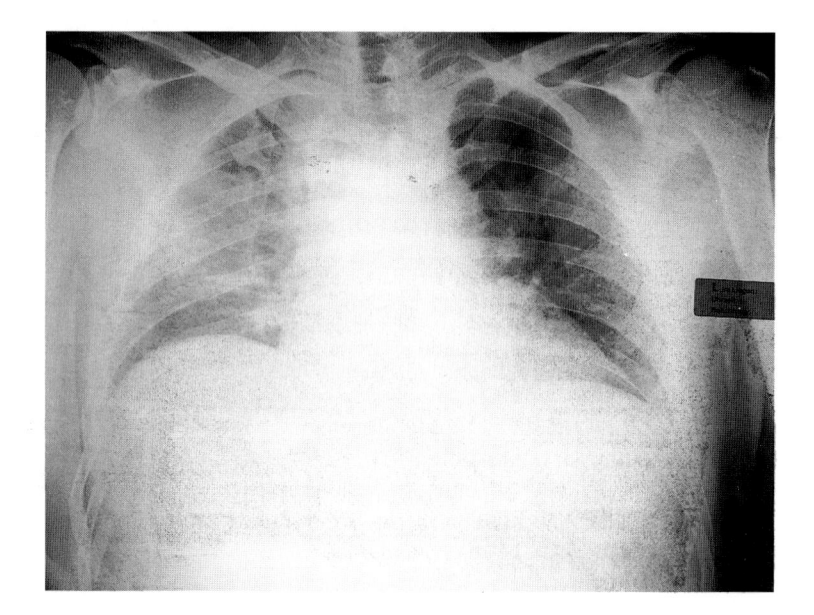

Abb. 19.2 Thoraxübersichtsaufnahme (a.-p. Projektion im Liegen): Homogene Transparenzminderung der rechten Lunge als Hinweis auf einen Hämatothorax bei einer Rippenserienfraktur rechts (2.–12. Rippe)

Rippenaufnahmen in zwei Ebenen

Thoraxübersichtsaufnahmen stellen einen Kompromiß zwischen „Knochen-" und „Weichteilbelichtung" dar und sichern nur bei knapp drei Fünftel aller Patienten die Diagnose von Rippenfrakturen (10). Daher sollten nach einem stumpfen Thoraxtrauma zusätzlich „knöcherne" Aufnahmen des Brustkorbes in zwei Ebenen angefertigt werden: Die a.-p. Projektion wird durch eine kontralateral angehobene (Schräg-)Aufnahme ergänzt, um nichtdislozierte Rippenfrakturen in der Axillarlinie freizuprojizieren und darzustellen (Abb. 19.**3 a** u. **b**) (10).

Frakturen der kaudalen (unterhalb der Zwerchfellkuppeln gelegenen) Rippen kommen auf normal zentrierten Rippenaufnahmen aus belichtungstechnischen Gründen nicht zur Darstellung, so daß bei Frakturverdacht zusätzliche, tiefer eingestellte Aufnahmen nützlich sind (Abb. 19.**4**) (10).

Abb. 19.**3a** u. **b** Aufnahme des knöchernen Hemithorax links in zwei Ebenen: Laterale, nicht dislozierte Frakturen der 5.–7. linken Rippe
a A.-p. Projektion: Kein sicherer Nachweis frischer Rippenfrakturen
b Rechts angehobene Schrägaufnahme: Kortikalisunterbrechung der 5.–7. Rippe mit begleitendem epipleuralem Hämatom (Pfeile)

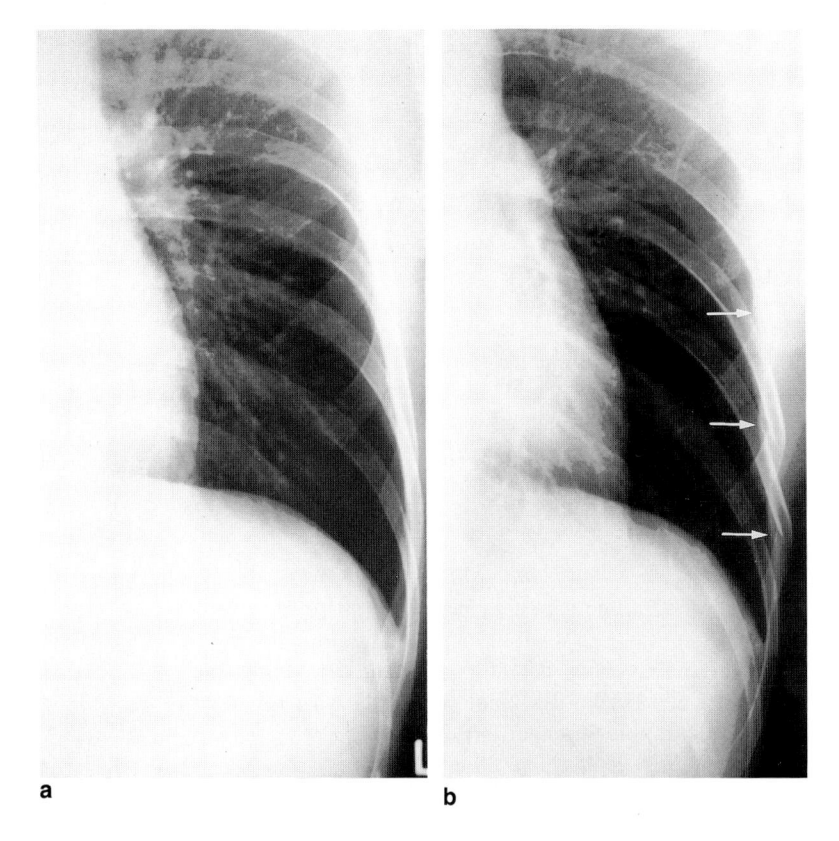

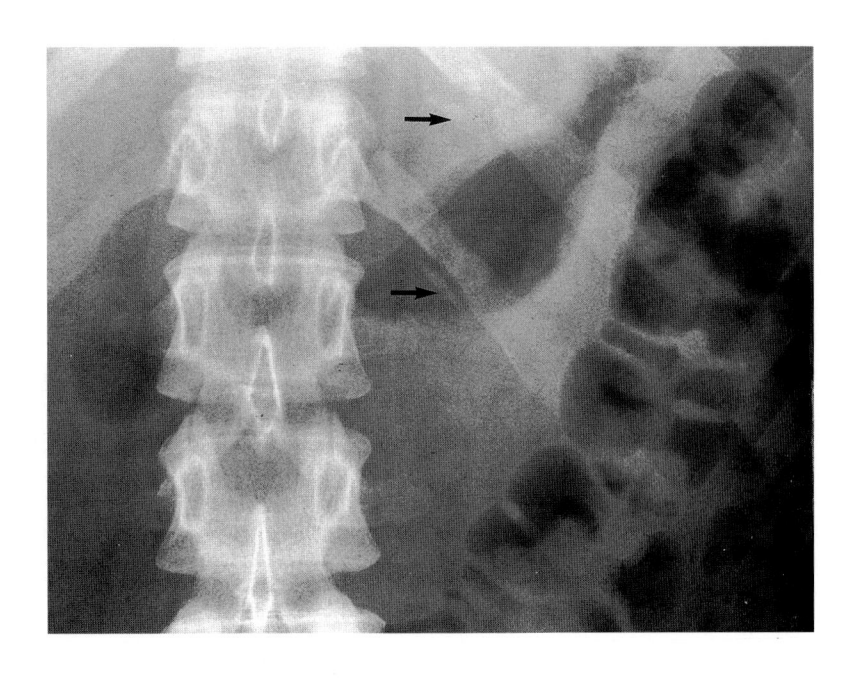

Abb. 19.**4** Zielaufnahme der unteren Rippen: Kaudaler Fragmentausriß aus der 11. und 12. linken Rippe (Pfeile)

Sternumaufnahmen

Sternumfrakturen sind weder auf a.-p. Thoraxaufnahmen noch auf der normal zentrierten Seitaufnahme nachweisbar; hier bieten sich die auf das Brustbein eingestellte Seit- sowie p.-a. Aufnahmen in rechts- oder linksangehobener Bauchlage an (Abb. 19.5) (20).

Durchleuchtung

Die rotierende Thoraxdurchleuchtung hilft bei der Einstellung von Zielaufnahmen und der Lokalisierung von Fremdkörpern. Zwerchfellverletzungen manifestieren sich in einer herabgesetzten oder paradoxen Beweglichkeit. Verminderte Herzpulsationen weisen auf ein Hämoperikard hin.

Ein freier Erguß kann unter Durchleuchtung durch Lagewechsel von einer Thoraxschwarte bzw. von einem gefangenen Erguß differenziert werden (20).

Tomographie

Die Tomographie wird selten unmittelbar beim akut Thoraxverletzten angewandt. Sie kann die Diagnose einer Sternumfraktur oder einer Bronchusruptur sichern. Weiterhin trägt sie zum Nachweis der Kommunikation eines traumatischen Hohlraumes (Pneumatozele) mit der Trachea oder den Bronchien bei (20).

Ultraschall

Mit der Sonographie lassen sich Pleuraergüsse nachweisen und quantifizieren sowie Weichteilhämatome beurteilen. Die Untersuchung der Herzklappen, der Myokarddicke und des Perikards (Hämoperikard) wird mit der Echokardiographie durchgeführt.

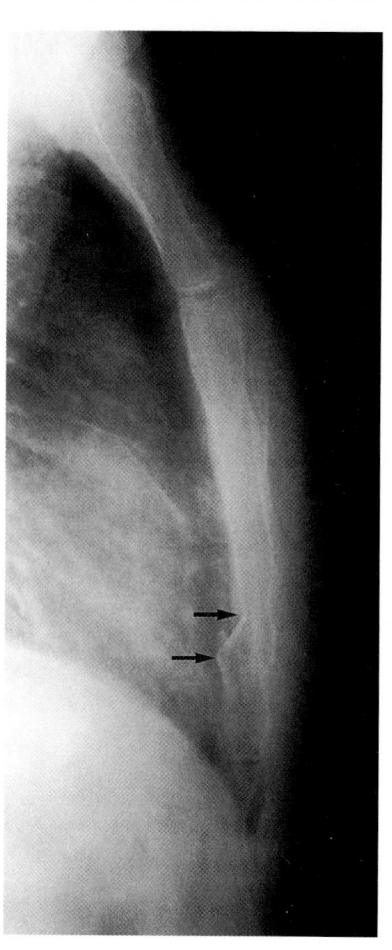

Abb. 19.5 Seitaufnahme des Sternums: Fraktur des Corpus sterni im kaudalen Anteil mit einer Stufenbildung der Retrosternalfläche (Pfeile)

Computertomographie

Obwohl das räumliche Auflösungsvermögen konventioneller Röntgenaufnahmen größer ist als das der Computertomographie, hat diese in der Abklärung eines akuten Thoraxtraumas eine unangefochtene Stellung erlangt: Aufgrund des hohen Auflösungsvermögens für geringe Absorptionsdifferenzen kann die Computertomographie anatomische Strukturen der Thoraxwand (einschließlich des Sternums) und des Mediastinums sichtbar machen, die konventionell nicht erfaßbar sind (7, 9).

Bei der Bestimmung des Zeitpunktes des Auftretens und der Größe eines Lungenkontusionsherdes etwa hat die Computertomographie deutliche Vorteile gegenüber der Thoraxübersichtsaufnahme (14).

Die Sensitivität der Computertomographie beim Nachweis eines Pneumothorax ist ebenfalls größer als beim konventionellen Röntgenbild (Abb. 19.1 a u. b) (14, 18). Nach einer i. v. Kontrastmittelgabe ermöglicht sie die Diagnosesicherung eines traumatischen Aortenaneurysmas (9).

Kontrastmitteluntersuchungen

Im folgenden soll kurz auf Zusatzuntersuchungen im Rahmen von Thoraxtraumen eingegangen werden. Um den Rahmen dieses Buches nicht zu sprengen, wird auf eine ausführliche Beschreibung der jeweiligen technischen Durchführung verzichtet.

Ösophaguspassage

Die Untersuchung wird bei Verdacht auf eine frische Ösophagusruptur mit wasserlöslichem Kontrastmittel durchgeführt.

Zwar findet bei einem frischen Trauma die Ösophagoskopie zunehmend Verwendung, bei der älteren Verletzung jedoch erbringt die Kontrastmitteluntersuchung wichtige Zusatzinformationen über Ausdehnung und Organanschluß posttraumatischer Fisteln (11, 20).

Eine Verlagerung der Speiseröhre kann ein wichtiger indirekter Hinweis auf eine Aortenruptur sein.

Magen-Darm-Passage und Kolonkontrasteinlauf

Die Magen-Darm-Passage und der Kolonkontrasteinlauf weisen eine – meist linksseitige – Zwerchfellruptur mit Hernierung des Magens oder der linken Kolonflexur in den Thorax nach. Bei einer akuten Symptomatik (Obstruktion, Perforationsgefahr) ist die Verwendung rasch absaugbarer, wasserlöslicher Kontrastmittel indiziert (11, 20, 22).

Bronchographie/-skopie

Bei der akuten Verletzung sollte der Bronchoskopie aufgrund der größeren Treffsicherheit und der geringeren Komplikationen der Vorzug gegeben werden. Die Bronchographie dient zur Darstellung posttraumatischer (narbiger) Bronchusstenosen oder -verschlüsse (11, 20, 22).

Lymphographie

Die Lymphographie ermöglicht die Lokalisation einer Verletzung des Ductus thoracicus bei einem nachgewiesenen Chylothorax. Alternativ dazu kann die retrograde Darstellung des Ductus thoracicus in Kathetertechnik durchgeführt werden (11).

Angio-/Angiokardiographie

Die Angiographie weist traumatische Herzklappen-, -wand- und -septumdefekte nach; aus dem Verhältnis des diastolischen Füllungsvolumens zum Herzschatten kann auf einen Perikarderguß geschlossen werden.

Verletzungen der Aorta oder der großen Hauptäste stellen sich mit einem Kontrastmittelaustritt, einer aneurysmatischen Aufweitung, Füllungsdefekten (Thromben, Intimaeinrollung/-dissektion), Verschlüssen oder Fistelbildungen dar.

Digitale Subtraktionsangiographie (DSA)

Die zentralvenöse DSA ist beim kooperationsfähigen Patienten eine wenig invasive und komplikationsarme Methode, die gesamte thorakale Aorta und deren Hauptäste abzubilden und größere Gefäßläsionen nachzuweisen.

Eine verbesserte Abbildungsqualität bei geringeren Kontrastmitteldosen bietet die intraarterielle DSA (5).

Traumatologie

Rippenfrakturen

Rippenbrüche sind die häufigste knöcherne Verletzung des Thorax (10, 11). Aufgrund der wachsenden Starre und Osteoporose des Thoraxskelettes steigt die Frakturwahrscheinlichkeit bei einem stumpfen Thoraxtrauma mit zunehmendem Lebensalter. In Abhängigkeit von Ausdehnung und Größe der einwirkenden Kraft resultie-

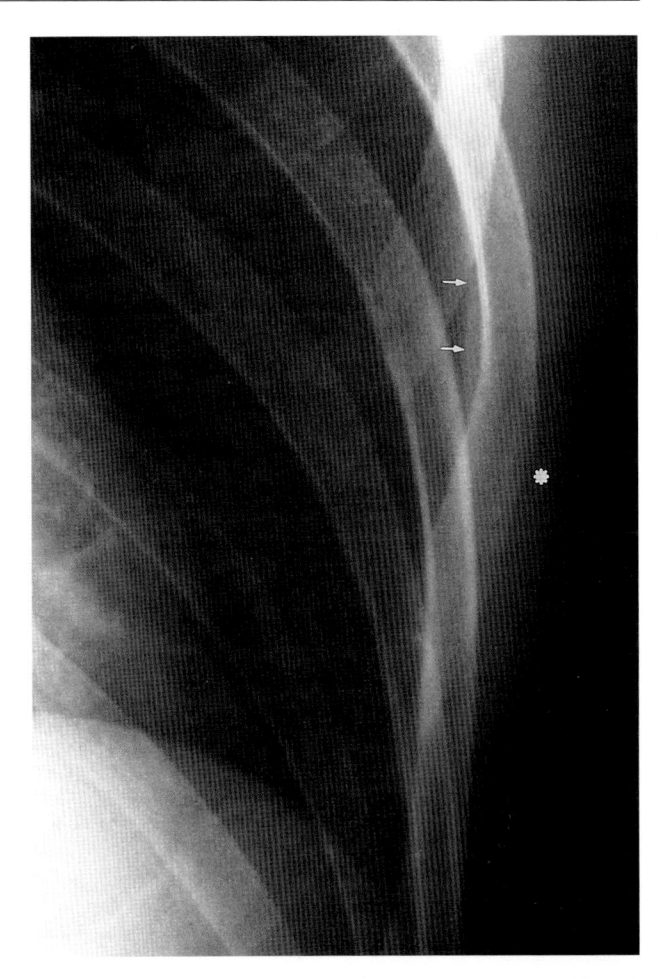

Abb. 19.6 Rippenzielaufnahme: Laterale Fraktur (Stern) mit kleinem epipleuralem Hämatom (Pfeile)

ren Einzel- (Abb. 19.6), Stück- oder Serienfrakturen (drei oder mehr benachbarte Rippen sind betroffen, Abb. 19.7 und 19.8) (12). Bei den Bruchformen dominieren die Quer- und Schrägfrakturen; knöcherne Ausrisse aus den Rippen sind selten (Abb. 19.4), Rippenlängsfrakturen kommen nicht vor (4).

Die meisten Rippenfrakturen betreffen aufgrund der größeren Krümmung das mittlere Drittel, also den Abschnitt zwischen vorderer Axillar- und Skapularlinie (4). Frakturen des ventralen, knorpeligen Rippenanteils sind radiologisch nur dann diagnostizierbar, wenn dieser verknöchert ist oder der Frakturspalt durch einen ausgedehnten Pneumothorax sichtbar gemacht wird (4).

Ein indirektes Frakturzeichen ist ein spindelförmiger, der Rippe anliegender Weichteilschatten als Ausdruck eines epipleuralen Frakturhämatoms (Abb. 19.6 und 19.8) (4).

Da zum einen die oberen Rippen durch Klavikula, Skapula und Schultergürtelmuskulatur geschützt sind und zum anderen die unteren Rippen ein höheres Maß an Beweglichkeit aufweisen, finden sich die meisten Frakturen zwischen der 4. und der 9. Rippe (1–4, 12, 17, 22).

Die einfache Rippenfraktur ist in der Regel eine banale Verletzung, in folgenden Fällen jedoch verdienen Rippenfrakturen aufgrund der größeren Komplikationsrate besondere Beachtung:

266 Spezielle Traumatologie

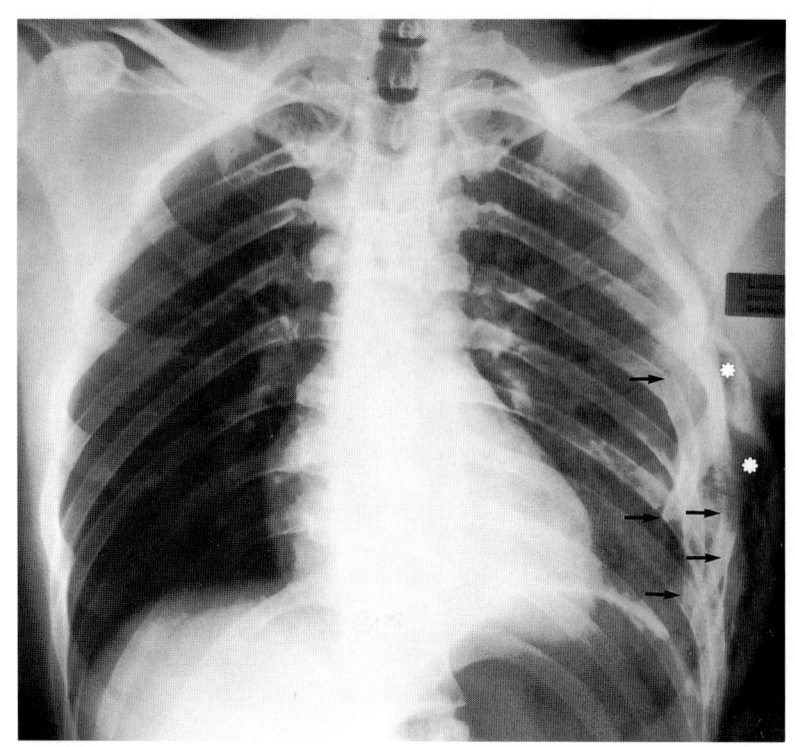

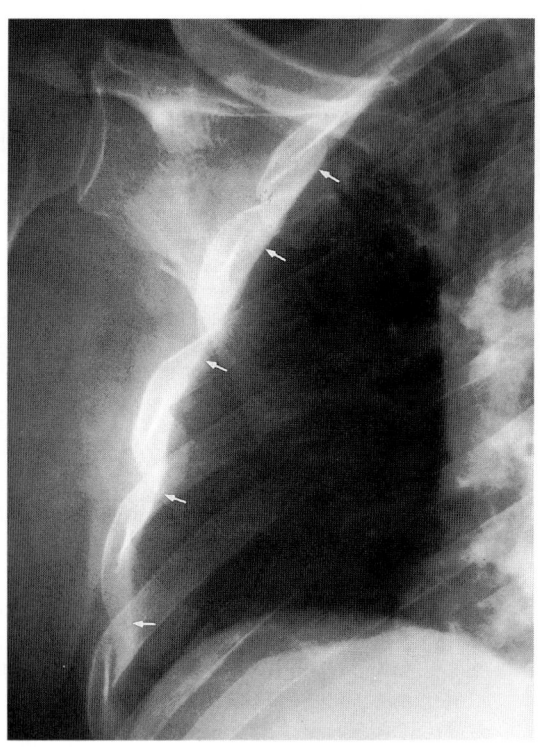

Abb. 19.7

Abb. 19.8

Abb. 19.7 Thoraxübersichtsaufnahme (a.-p. Projektion im Liegen): Zum Teil deutlich dislozierte Rippenserien-(stück-)frakturen (5.–7. linke Rippe) mit einer Thoraxwandinstabilität (Hernierung von Lungenanteilen [Sterne]) und einem Weichteilemphysem. Geringe Transparenzminderung der linken Lunge als Hinweis auf einen Hämatothorax

Abb. 19.8 Rippenzielaufnahme: Epipleurales Hämatom (Pfeile) bei lateraler Rippenserienfraktur

- Rippenserien- und -stückfrakturen können zu einer Thoraxwandinstabilität und damit zu einer Störung der Atemmechanik führen (Abb. 19.7) (12);
- bei einer ausgedehnten Dislokation kommt es häufig zu einer Verletzung der Pleura (Pneumothorax, Abb. 19.1 a, b, 19.9 a, b und 19.10) bzw. der Interkostal- oder anderer Gefäße (Hämatothorax, Abb. 19.2, 19.7 und 19.9 a, b) durch die Rippenfragmente;
- Brüche der oberen drei Rippen zeigen ein schwerwiegendes Thoraxtrauma an und gehen oft mit Verletzungen der Thoraxorgane einher (Tracheobronchialsystem, große Gefäße, Plexus brachialis), insbesondere, wenn gleichzeitig Frakturen von Klavikula und Skapula vorliegen (2, 11, 12, 17, 22);
- bei Frakturen der 11. und 12. Rippen sind die abdominellen Organe (Leber, Milz, Nieren) in erhöhtem Maße verletzungsgefährdet (17).

Die unkomplizierte Rippenfraktur wird konservativ behandelt, nach 3–4 Wochen ist in der Regel eine ausreichende Stabilität gewährleistet. Ruhigstellende Verbände haben sich nicht bewährt, da Hautreaktionen bei geringem therapeutischen Effekt in Kauf genommen werden müssen und der Druck durch z. B. einen Dachziegelverband oft eher als unangenehm und schmerzhaft empfunden wird. Atemgymnastik und Schmerzbekämpfung verhindern pulmonale Komplikationen wie Durchlüftungsstörungen und Bronchopneumonien (11).

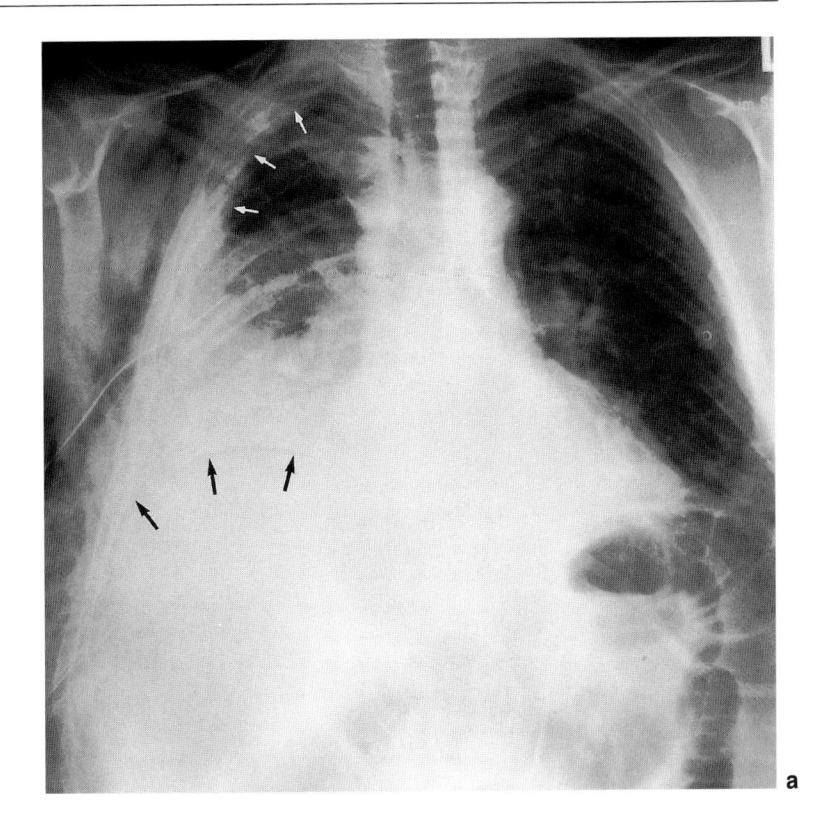

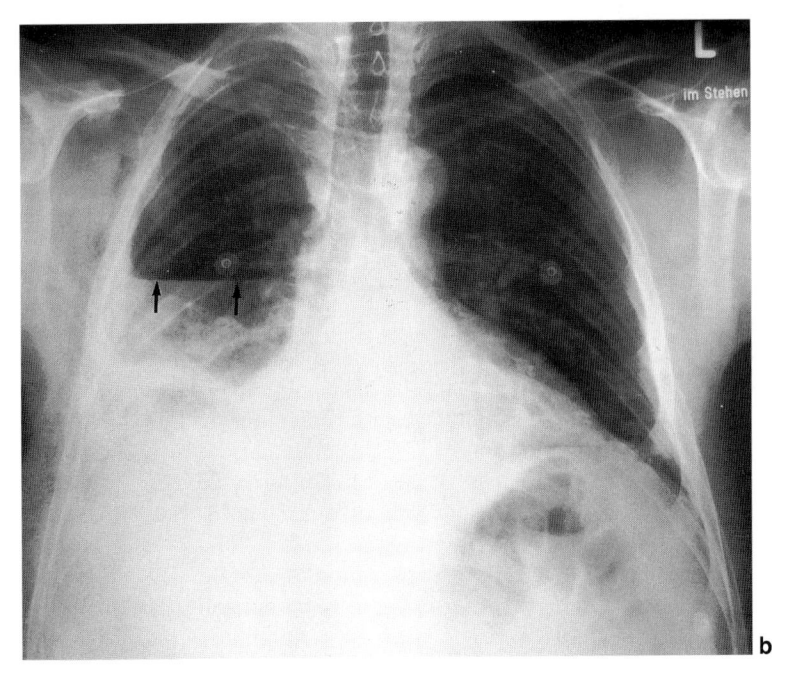

19 Knöcherner Thorax mit begleitenden Weichteilverletzungen   267

Abb. 19.**9**a u. **b**
a Thoraxübersichtsaufnahme (a.-p. Projektion im Liegen): Ausgedehntes Thoraxwandemphysem rechts bei Frakturen der 5. und 6. rechten Rippe. Transparenzminderung des rechten Lungenunter- und -mittelfeldes als Hinweis auf einen Hämatothorax. Lateroapikale Ergußlamelle rechts (weiße Pfeile). Schmale subpulmonale Pneumothoraxlinie rechts (schwarze Pfeile). Thoraxsaugdrainage rechts
b Thoraxübersichtsaufnahme (a.-p. Projektion im Stehen, 5 Tage nach **a**): Flüssigkeits-Luft-Spiegel (Pfeile) als Hinweis auf einen Hämato-/Pneumothorax rechts. Weitgehende Rückbildung des Thoraxwandemphysems rechts

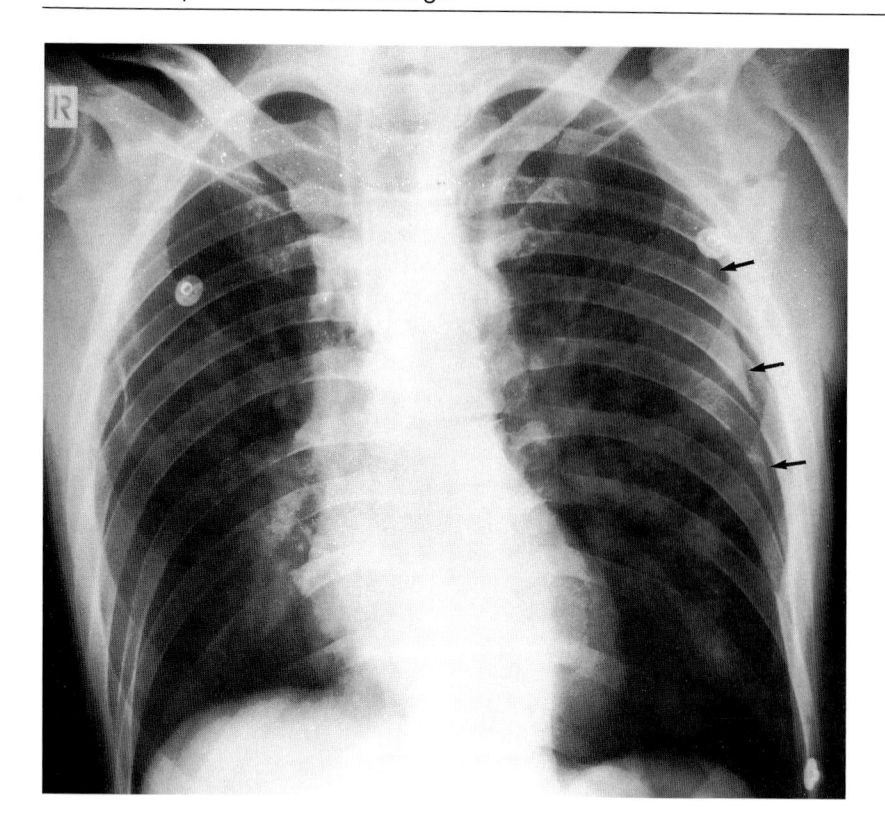

Abb. 19.**10** Thoraxübersichtsaufnahme (a.-p. Projektion im Liegen): Mantelpneumothorax links (Pfeile) bei lateraler Rippenserienfraktur links (5.–9. Rippe). Skapulahalsfraktur links

Sternumfrakturen
(Abb. 19.**5**)

Insgesamt ist der Anteil der Sternumfrakturen an der Zahl der Gesamtfrakturen des menschlichen Körpers kleiner als 0,5% (4, 13).

Die durch einen direkten Unfallmechanismus hervorgerufene Sternumfraktur ist – wie die meisten Thoraxverletzungen – eine typische Folge von Verkehrsunfällen (Lenkrad, Sicherheitsgurt). Die indirekten Sternumfrakturen resultieren aus einer Abknickung oder Überstreckung des Oberkörpers (oft infolge eines Sturzes); dabei kann das gegen das Sternum gepreßte Kinn eine wichtige mechanische Rolle spielen (4, 13). Begleitend finden sich nicht selten Frakturen von Brustwirbelkörpern, die aufgrund geringer oder fehlender Schmerzsymptomatik häufig übersehen werden.

Die bevorzugte Bruchlokalisation ist der Bereich um die Synchondrosis sterni cranialis, also der kaudale Anteil des Manubrium bzw. der kraniale Anteil des Corpus sterni. Die häufigsten Bruchformen sind Quer- und Schrägfrakturen, Doppel- und Längsfrakturen dagegen sind selten.

Ein stumpfes Thoraxtrauma kann zu einer Sternumaussprengung mit beidseitigen parasternalen (knorpeligen) Rippenfrakturen führen.

Wichtige Komplikationen der Sternumfraktur sind die stumpfe Herzverletzung (Contusio cordis) und das Mediastinalhämatom; dieses ist jedoch relativ selten, da die posteriore Membrana sterni stärker als die anteriore und darüber hinaus nur locker mit dem Periost verbunden ist (4).

Die Therapie der Sternumfraktur ist meistens konservativ. Bei einer paradoxen Atembeweglichkeit erfolgt eine operative Fixierung mit Drahtcerclagen oder durch eine Plattenosteosynthese, eine traumatische Sternumlösung an den parasternalen Rippenansätzen kann durch eine Extensionstherapie mit Kirschner-Drähten behandelt werden. Bei einer schmerzhaften Sternumpseudarthrose wird eine Spanversteifung durchgeführt (13).

Pneumothorax
(Abb. 19.**1 a, b**, 19.**9 a, b**–19.**11**)

Ein durch eine Verletzung von parietaler oder viszeraler Pleura hervorgerufener Pneumothorax ist eine häufige Begleitverletzung einer Rippenfraktur, einer perforierenden Ösophagusverletzung oder einer Ruptur des Tracheobronchialsystems (1, 8, 15–17, 20, 21). Auch ein kleiner (Mantel- [Abb. 19.**10**] oder Spitzen-)Pneumothorax (Abb. 19.**11**) kann entscheidende prognostische Bedeutung haben, da er sich zu einem lebensbedrohlichen Spannungspneumothorax entwickeln kann, insbesondere im Rahmen einer Überdruckbeatmung eines Schwerverletzten (17).

Radiologische Kriterien eines Spannungspneumothorax sind:

– die kontralaterale Mediastinalverlagerung mit der Gefahr der Abknickung der großen Gefäße,
– die ipsilaterale Kompressionsatelektase, die bei einer gleichzeitig vorliegenden Lungenkontusion fehlen kann,
– der ipsilaterale Zwerchfelltiefstand, der bei einem reflektorisch bedingten Meteorismus ebenfalls nicht vorhanden ist (17).

Abb. 19.**11** Thoraxübersichtsaufnahme (a.-p. Projektion im Liegen): Lungenkontusionsherd im rechten Oberfeld (kleine schwarze Pfeile). Spitzenpneumothorax rechts (weiße Pfeile) bei dislozierter Fraktur der 1. rechten Rippe (großer schwarzer Pfeil)

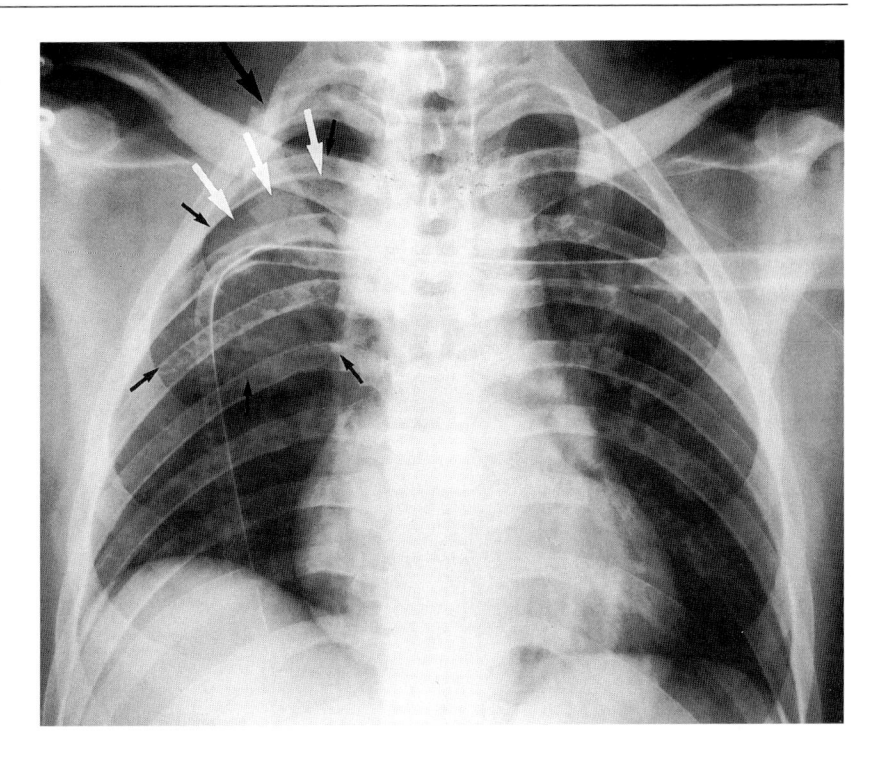

Die Therapie eines (Spannungs-)Pneumothorax besteht in der Anlage einer Thoraxsaugdrainage im 2. oder 3. Interkostalraum (Medioklavikularlinie).

Weichteilemphysem
(Abb. 19.**9 a, b**–19.**14**)

Ein Weichteilemphysem ist in der Regel eine harmlose, nicht therapiebedürftige Begleiterscheinung eines Thoraxtraumas. Ein ausgedehnter Befund jedoch kann in Einzelfällen eine schwerwiegende Komplikation wie zum Beispiel einen Pneumothorax überlagern und somit einer rechtzeitigen Behandlung entziehen. Ein rasch progredientes, im oberen Thorax- und Halsbereich lokalisiertes subkutanes Emphysem kann einziger Hinweis auf eine Tracheal- oder Bronchusruptur sein (17).

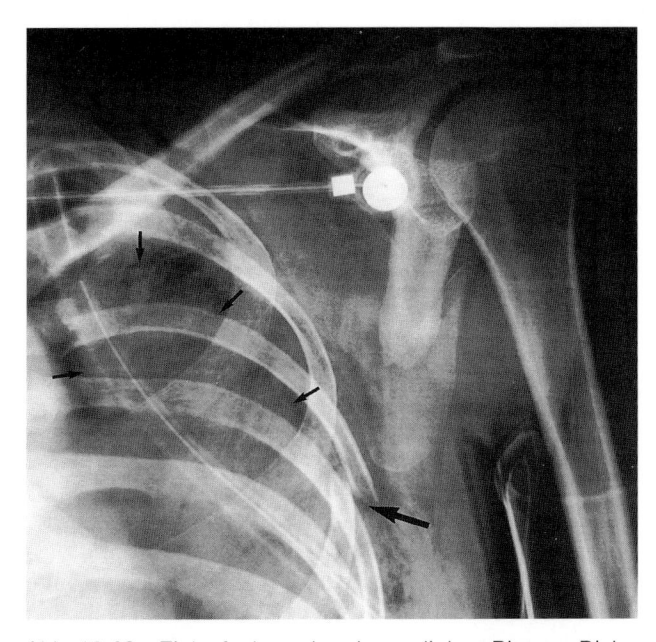

Abb. 19.**12** Zielaufnahme der oberen linken Rippen: Dislozierte laterale Fraktur der 4. linken Rippe (großer Pfeil) mit Lungenkontusionsherd (kleine Pfeile) und Weichteilemphysem. Dislozierte Skapulafraktur links

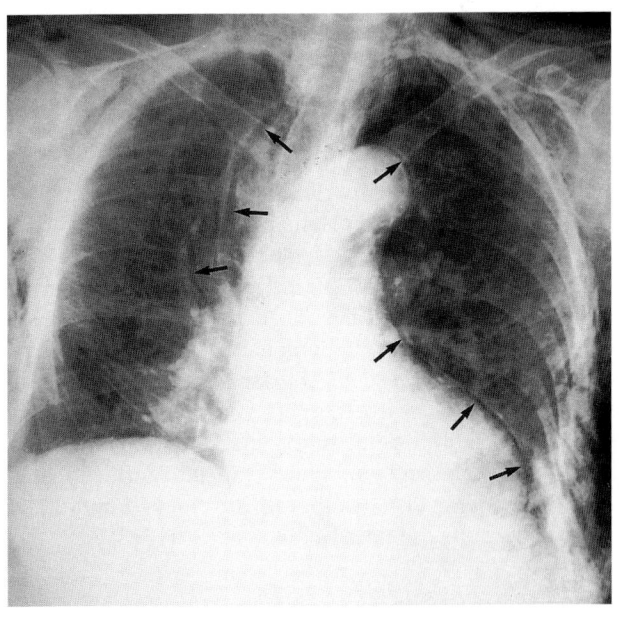

Abb. 19.**13** Thoraxübersichtsaufnahme (a.-p. Projektion im Liegen): Pneumoperikard und -mediastinum (Pfeile) nach stumpfem Thoraxtrauma. Ausgedehntes Thoraxwandemphysem beidseits

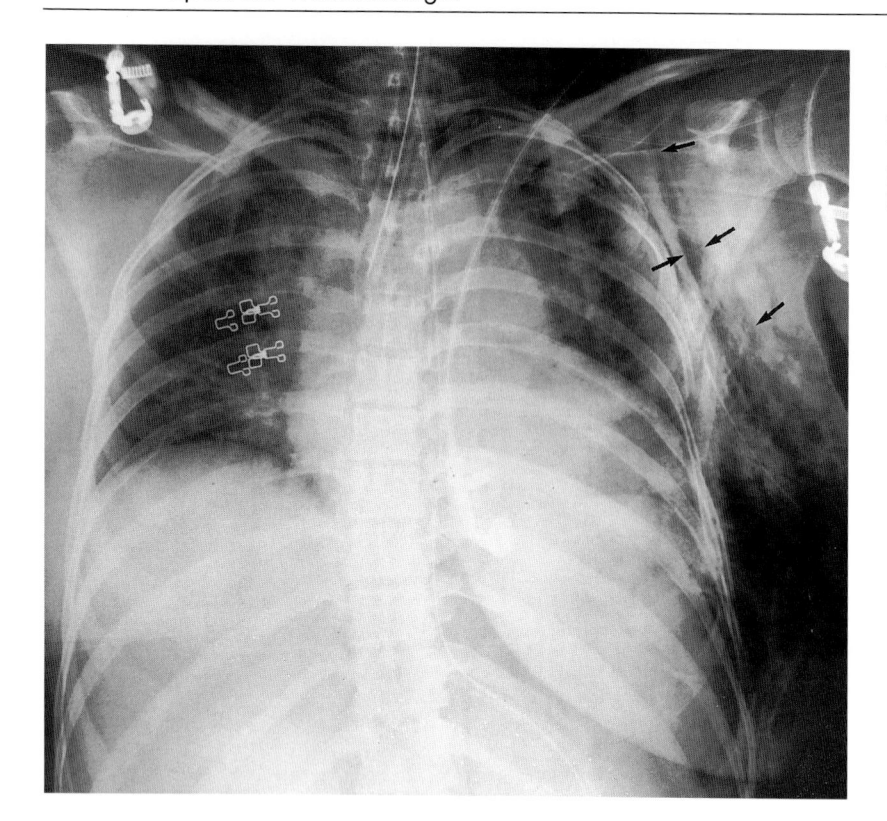

Abb. 19.**14** Thoraxübersichtsaufnahme (a.-p. Projektion im Liegen): Ausgedehntes Weichteilemphysem der linken lateralen Thoraxwand (Pfeile) bei Rippenserienfraktur (1.–7. Rippe links). Tubusfehllage im rechten Hauptbronchus

Hämatothorax
(Abb. 19.**2**, 19.**7** und 19.**9 a, b**)

Der Hämatothorax ist die häufigste Begleitverletzung einer Rippenfraktur (bis zu 40%) (12, 17, 21). Er kann zum einen durch eine Lungenparenchymverletzung hervorgerufen werden, in diesem Fall kommt es bald zu einer „Eigentamponade" durch die anwachsende Flüssigkeitsmenge. Ein ständig zunehmender Hämatothorax dagegen spricht für eine Zerreißung pleuraler, interkostaler, mediastinaler oder diaphragmaler Gefäße (2, 22).

Zur Vermeidung einer mechanisch bedingten (Kompressionsatelektase, Mediastinalverdrängung) Hypoxie und eines Volumenmangelschocks besteht bei diesen Fällen eine absolute Operationsindikation (8).

Eine seltene, nativ-radiologisch nicht abgrenzbare Differentialdiagnose zum Hämatothorax stellt der Chylothorax dar, der durch eine Verletzung des Ductus thoracirus hervorgerufen wird. Dieser muß bei jedem Pleuraerguß, der sich erst einige Tage nach einem schweren Thoraxtrauma entwickelt, dann jedoch progredient ist, in Betracht gezogen werden. Da der Ductus thoracicus in Höhe des 5. Brustwirbelkörpers von der rechten in die linke Thoraxhälfte zieht, führt eine kaudale Gangläsion zu einem rechtsseitigen, eine kraniale Verletzung zu einem linksseitigen Chylothorax; in einem Fünftel der Fälle liegt ein beidseitiger Befund vor (2, 11, 12, 22).

Lungenkontusion
(Abb. 19.**11**, 19.**12** und 19.**15**)

Eine Lungenkontusion wird durch die Zerreißung peripherer Lungengefäße bei einem stumpfen Thoraxtrauma hervorgerufen.

Da gleichzeitig entstehende Rippenfrakturen die auf die Lunge einwirkende Energie verringern, ist ein Kontusionsherd um so kleiner, je größer die Anzahl der Rippenfrakturen ist (14). Daher werden Lungenkontusionen häufiger bei Kindern und Jugendlichen, deren Thoraxskelett eine größere Elastizität aufweist, als bei Erwachsenen beobachtet.

Das Röntgenbild zeigt eine homogene oder fleckige, teils konfluierende alveoläre Zeichnungsvermehrung, die nicht an lobäre oder segmentale Grenzen gebunden sein muß; in schweren Fällen kommt eine streifige Komponente hinzu (2, 6, 11, 12, 22).

Die Veränderungen treten wenige Stunden nach dem Trauma am Ort der einwirkenden Kraft auf, allerdings wird manchmal ein Contrecoup-Effekt beobachtet (2, 12, 17, 22). Nach 2–10 Tagen löst sich der Kontusionsherd meistens auf, ohne Narben zu hinterlassen. In einigen Fällen jedoch geht er in eine Atelektase, Bronchopneumonie oder ein Lungenhämatom (bei persistierender Parenchymblutung) über (2, 22).

Lungenhämatom („Vanishing lungtumor")

Lungenhämatome treten oft im beschwerdefreien Intervall nach einer Lungenparenchymverletzung auf; gelegentlich werden sie auch anfangs von einem Kontusionsherd überdeckt (2, 15). Es handelt sich um blutgefüllte Hohlräume, die meist in der Lungenperipherie (subpleural) gelegen sind. Bei einem Anschluß an das Bronchialsystem kann das Blut abgehustet werden und entweder einen Flüssigkeits-/Luft-Spiegel oder eine luftgefüllte Höhle hinterlassen (2, 6, 11).

Abb. 19.15 Thoraxübersichtsaufnahme (a.-p. Projektion im Liegen): Lungenkontusionsherd links lateral (Pfeile) bei Rippenserienfraktur (3.–7. Rippe links)

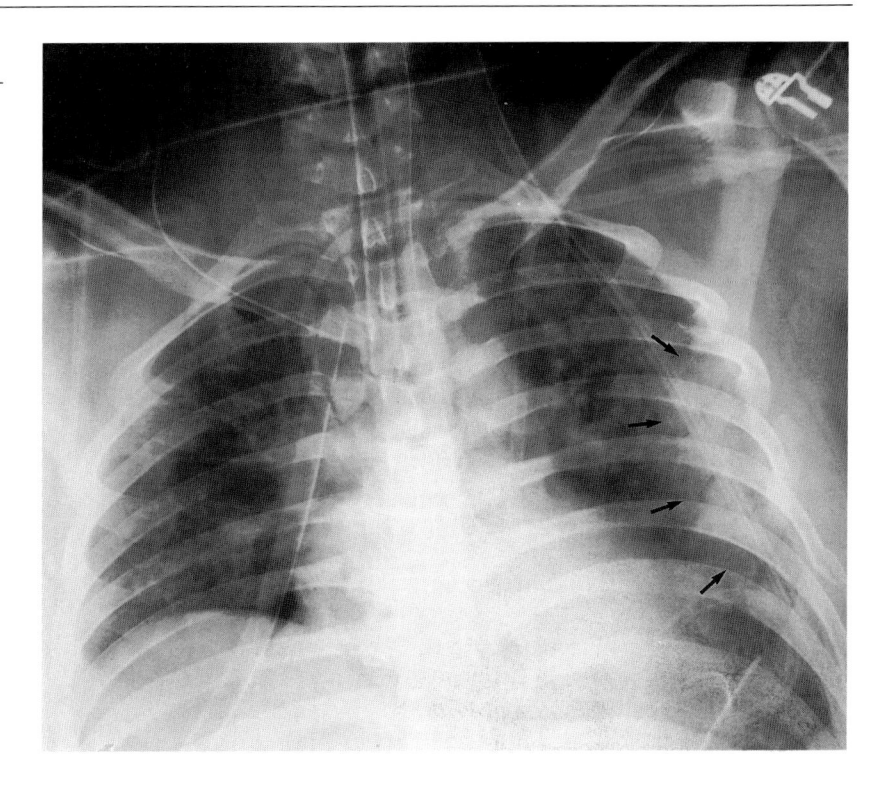

Im Röntgenbild stellen sich Lungenhämatome als meist solitäre, glatt begrenzte, bis apfelgroße Rundherde homogener Dichte oder, bei Bronchusanschluß, als kavernenartige Hohlräume mit oder ohne Flüssigkeits-/Luft-Spiegel dar (2, 6, 11, 15, 20, 22).

Zwerchfellruptur

Traumatische Zwerchfellhernien haben nur einen Anteil von 5% an der Zahl aller Zwerchfellhernien, jedoch sind 90% aller Eingeweideeinklemmungen im Zwerchfellbereich traumatischer Genese (22). Im Gegensatz zu der Zwerchfellruptur nach intraabdomineller Druckerhöhung, die sich meist im Centrum tendineum ereignet, ist die Zwerchfellverletzung im Rahmen eines Thoraxtraumas in der Regel randständig (12). Über 90% der traumatischen Zwerchfellhernien betreffen das linke Zwerchfell (11, 12, 22).

Tracheal-Bronchus-Ruptur

80–90% der Verletzungen des Tracheobronchialsystems betreffen – ohne Seitenbevorzugung – die Hauptbronchi (2, 11, 22). Bilaterale Verletzungen sind selten; meist liegt ein Horizontalriß vor (22).

Da eine unbehandelte Ruptur des Tracheobronchialsystems nach 2–3 Wochen zu einer narbigen Stenose mit in der Regel irreversiblem Funktionsausfall der nachgeschalteten Lungenanteile führt, ist eine frühzeitige Diagnose für die Prognose entscheidend (2, 11).

Folgende radiologischen Befunde weisen auf eine Läsion der Luftwege hin:

– Frakturen der drei oberen Rippen (bei 50–90% aller Rupturen zu finden),
– ein therapieresistenter Pneumothorax,
– ein persistierendes Weichteil- bzw. Mediastinalemphysem (Abb. 19.13),
– eine massive Atelektase,
– eine bajonettähnliche Deformation der Luftwege,
– eine parallele Luftansammlung entlang der Luftwege,
– ein Abfallen der kollabierten Lunge vom Hilus an den tiefsten Punkt des Thorax.

Bleibt jedoch die Bronchialscheide intakt, kann sich eine narbige Stenose entwickeln, ohne daß klinische oder radiologische Anzeichen aufgetreten sind (2, 22).

Ösophagusruptur

Eine Ösophagusruptur ist im Rahmen eines stumpfen Thoraxtraumas ein sehr seltenes Ereignis. Radiologische Indizien für diese Verletzung sind ein Mediastinalemphysem und ein doppelseitiger Pleuraerguß (Hydrothorax). Nur eine sofortige Diagnostik und Therapie können die Entwicklung einer lebensbedrohlichen akuten Mediastinitis verhindern (11).

Verletzungen der thorakalen Aorta

Die Aortenruptur, deren Ursachen meist Dezelerationstraumen (Straßenverkehr) sind, hat ihre Prädilektionsstelle im Aortenisthmusbereich, unmittelbar nach dem Abgang der linken A. subclavia. In der Regel führt ein Intimaeinriß, der sich in Gefäßmedia und -adventitia fortsetzt, zu einem querverlaufenden Wandeinriß.

Jede zunehmende Mediastinalverbreiterung bzw. Doppelkonturierung des Aortenbogens auf einer posttraumatischen Thoraxübersichtsaufnahme erfordert eine sofortige Angiographie zum Ausschluß oder Nachweis einer Aortenverletzung.

Herzverletzungen

Insbesondere bei Sternumfrakturen muß mit gleichzeitigen Herzläsionen gerechnet werden (12).

Die Commotio cordis, bei der sich keine morphologisch faßbaren Verletzungen des Herzens finden, bietet im Röntgenbild eine meist schnell rückläufige Herzverbreiterung mit Stauungszeichen im kleinen Kreislauf. Diese Funktionsstörung soll auf eine kardiale Minderdurchblutung infolge Koronararterienspasmen zurückzuführen sein.

Die Contuso cordis geht mit einem Untergang von Myokardgewebe einher; dabei werden Septumrupturen, Verletzungen der Herzklappen sowie Risse oder Einblutungen von Endo-, Myo- bzw. Perikard beobachtet.

Das Vorliegen eines Pneumoperikards ist ein Beweis für die Perforation des Herzbeutels (Abb. 19.**13**).

Eine massive Gewalteinwirkung kann sogar zu einer partiellen oder kompletten Luxation des Herzens aus dem Perikard führen.

Bei jedem Verdacht auf eine Herzbeteiligung bei einem Thoraxtrauma ist eine engmaschige Kontrolle von Puls und Blutdruck, Herzenzymen und EKG sowie radiologischem Thoraxbefund unerläßlich. Von entscheidender therapeutischer Relevanz bei einer Vergrößerung des Herzschattens ist die Unterscheidung zwischen einer akuten Herzdilatation, die jede Volumenbelastung und ein chirurgisches Eingreifen verbietet, und einem Hämoperikard, das eine sofortige Intervention zur Vermeidung einer Herzbeuteltamponade erfordert (12, 15, 16, 20).

Literatur

1 Bartel, M., W. Sellentin: Analyse über Rippen- und Rippenserienfrakturen. Zbl. Chir. 101 (1976) 77–84
2 Crawford, W.: Pulmonary injury in thoracic and non-thoracic trauma. Radiol. Clin. N. Amer. 11 (1973) 527–541
3 Fischer, E.: Rippen und Costo-Vertebralgelenke. In Diethelm, L.: Handbuch der medizinischen Radiologie, Bd. IV/2. Springer, Berlin 1968 (S. 525–533)
4 Fischer, E.: Sternum und Sterno-Claviculargelenke. In Diethelm, L.: Handbuch der medizinischen Radiologie, Bd. IV/2. Springer, Berlin 1968 (S. 494–499)
5 Gmelin, E., I. Arlart: Digitale Subtraktionsangiographie. Thieme, Stuttgart 1987
6 Gowin, W., D. Apitzsch, W. Kourik: Das posttraumatische intrapulmonale Hämatom. Röntgen-Bl. 35 (1982) 27–29
7 Hatfield, M., B. Gross, G. Glazer, W. Martel: Computed tomography of the sternum and its articulations. Skelet. Radiol. 11 (1984) 197–203
8 Kappey, F.: Das geschlossene Thoraxtrauma. Erfahrungsbericht über 1258 Fälle. Unfallheilkunde 72 (1969) 3–16
9 Lackner, K., R. Felix, H. Oeser, O. Wegener, E. Bücheler, R. Buurman, L. Heuser, U. Mödder, P. Thurn: Erweiterung der Röntgendiagnostik im Thoraxbereich durch die Computer-Tomographie. Radiologe 19 (1979) 79–89
10 Moilanen, A.: Reicht die Thoraxübersichtsaufnahme bei Verdacht auf Rippenfraktur aus? Röntgenpraxis 37 (1984) 269–271
11 Reh, H., S. Bayindir: Zur Röntgendiagnostik des stumpfen Thoraxtraumas. Unfallchirurgie 4 (1978) 4–10
12 Rehn, J.: Rippenverletzungen und ihre Komplikationen. Unfallheilkunde 80 (1977) 397–403
13 Richter, W.: Genese, Symptomatik und Therapie von Sternumverletzungen. Unfallheilkunde 65 (1962) 402–412
14 Schild, H., H. Strunk, S. Stoerkel, K. Hein, M. Weitz, G. Doll, W. Weber, J. Lorenz, K. Erdmann, A. Halbsguth: Computertomographie der Lungenkontusion. Fortschr. Röntgenstr. 145 (1986) 519–526
15 Schmoller, H.: Lungen-, Herz- und Mediastinalverletzungen im Röntgenbild beim stumpfen Thoraxtrauma. Münch. med. Wschr. 115 (1973) 991–997
16 Schriefers, K.: Verletzungen durch Lenkradaufprall. H. Unfallheilkd. 99 (1969) 276–283
17 Voegeli, E., M. Bachofen: Wichtige radiologische Befunde nach stumpfem Thoraxtrauma. Röntgenbl. 29 (1976) 313–322
18 Wall, S., M. Federle, R. Jeffrey, C. Brett: CT Diagnosis of unsuspected pneumothorax after blunt abdominal trauma. Amer. J. Roentgenol. 141 (1983) 919–921
19 Weigand, H., M. Thelen: Thoraxdiagnostik, Möglichkeiten der Interpretation und Indikationen zu ergänzenden Untersuchungsverfahren. Röntgenpraxis 34 (1981) 437–447
20 Wenz, W., I. Klöhn, W. Wolfart: Röntgendiagnostik beim Thoraxtrauma. Radiologe 19 (1979) 201–213
21 Wilson, J., A. Thomas, P. Goodman, F. Lewis: Severe chest trauma. Morbidity implication of first and second rib fracture in 120 patients. Arch. Surg. 113 (1978) 846–849
22 Wiot, J.: The radiologic manifestations of blunt chest trauma. J. Amer. med. Ass. 231 (1975) 500–503

20 Schultergürtel

G. Gutjahr, H. Weigand und K. Schunk

Das Schultergelenk stellt das beweglichste Kugelgelenk des menschlichen Körpers dar. Der Humeruskopf artikuliert mit der verhältnismäßig kleinen Fossa glenoidalis, die durch das fibrokartilaginäre Labrum glenoidale vergrößert wird. Das Mißverhältnis zwischen der Größe der korrespondierenden Knochen-Gelenkanteile einerseits und der schlaffen Gelenkkapsel andererseits sind die Ursache für eine außerordentlich weiträumige Beweglichkeit des Gelenkes.

Die Stabilisierung erfolgt sowohl durch das sogenannte osteofibröse Schutzdach, das von Akromion, Lig. coracoacromiale und Processus coracoideus gebildet wird, als auch durch einen Sehnen-Muskel-Mantel, der in Form der Rotatorenmanschette aus den platten Sehnen der Mm. subscapularis, supraspinatus, infraspinatus und teres minor zusammengesetzt ist. Die Sehne des langen Bizepskopfes, die vom Tuberculum supraglenoidale scapulae bzw. vom Labrum glenoidale entspringt, verläuft intraartikulär über den Humeruskopf und verläßt das Gelenk durch eine intertuberkuläre Sehnenscheide (Abb. 20.1).

Die regelrechte Funktion des Schultergelenkes wird nur durch die Kenntnisnahme *aller* Gelenke im Bereich des Schultergürtels verständlich. Der große Bewegungsumfang ist lediglich durch die freie Artikulation auch des Akromioklavikular- sowie des Sternoklavikulargelenkes möglich.

Aufgrund seines Aufbaues ist das Schultergelenk von allen Gelenken des Körpers am häufigsten luxiert. Oft sind die Verrenkungen mit teilweise schweren knöchernen Begleitverletzungen vergesellschaftet. Isolierte Läsionen des proximalen Humerusendes machen etwa 5% aller Frakturen überhaupt aus. Auch Verletzungen der Rotatorenmanschette können weitreichenden Einfluß auf die Funktionsfähigkeit des Gelenkes haben.

Gerade diese Konstellation verlangt neben der Kenntnis der Systematik der Verletzungen und ihres Entstehungsmechanismus eine subtile und differenzierte Befunderhebung im Rahmen der Röntgennativdiagnostik, gegebenenfalls auch der Arthrographie und anderer bildgebender Verfahren (z. B. Computertomographie, MRT).

Schultergelenk

Radiologische Diagnostik

Radiologische Standarddiagnostik (Nativdiagnostik)

Verantwortungsvoll durchgeführte Röntgennativdiagnostik besitzt trotz der zunehmenden Verfügbarkeit neuerer diagnostischer Verfahren (z. B. Computertomographie) unverändert einen hohen Stellenwert hinsichtlich der genauen Analyse der Form bzw. Lokalisation von Verletzungen oder Frakturen im Bereich des proximalen Humerusendes und des Schultergelenkes. Auch Art und Stellungsverhältnisse im Rahmen einer Luxation des Schultergelenkes lassen sich bei subtiler Diagnostik klar erkennen und exakt lokalisieren. Bei konsequenter Anwendung weniger, einfach durchzuführender, jedoch essentieller Projektionstechniken sollten Fehlbeurteilungen, die in der fraglichen Region röntgenologisch überdurchschnittlich zahlreich sind, ausgeschlossen sein.

Einer ganzen Anzahl von möglichen Einstellungstechniken im Bereich des proximalen Humerusendes bzw. des Schultergelenkes steht die häufig geübte Praxis

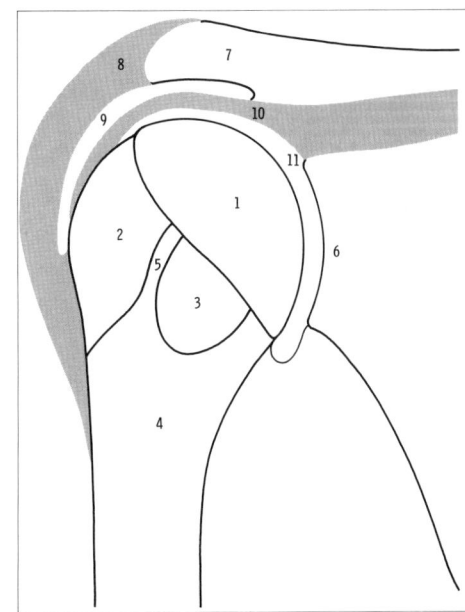

Abb. 20.1 Schematische Darstellung eines Frontalschnittes durch das Schultergelenk

1 = Kopfsegment
2 = Tuberculum majus
3 = Tuberculum minus
4 = Schaftsegment
5 = Sulcus intertubercularis
6 = Schultergelenkpfanne
7 = Akromion
8 = M. deltoideus
9 = Bursa subacromials, subdeltoidea
10 = M. supraspinatus
11 = Gelenkhöhle

274 Spezielle Traumatologie

entgegen, es bei dem Anfertigen von ein oder höchstens zwei Röntgenaufnahmen bewenden zu lassen. Meistens kommt dabei die a.-p. Projektion mit senkrecht zur Frontalebene gerichtetem Zentralstrahl und – wesentlich weniger häufig – die axial-axilläre Projektion zur Anwendung. Da letztere jedoch aufgrund der vorliegenden Verletzung meistens schwierig durchzuführen ist und ruhiges, überlegtes Vorgehen sowie Kooperation seitens des Patienten voraussetzt, wird auf die transthorakale Technik zurückgegriffen, die aber einen lediglich begrenzten Aussagewert hat. Auch die Technik der Routine-a.-p.-Projektion in Außen- und Innenrotation alleine wird häufig geübt. Hierbei wird dem grundsätzlichen Gebot, Röntgenaufnahmen einer Gelenkregion in mindestens zwei senkrecht zueinander stehenden Ebenen anzufertigen, nicht entsprochen. Die Folgen können gravierende Fehlbeurteilungen sein.

Die Aussagekraft dieser Art von „Routine"-Diagnostik ist begrenzt; mehrfach wurden Kriterien einer optimalen Diagnostik aufgestellt (18, 20, 21, 33, 38, 39, 44). Folgende fünf wichtige Standardprojektionstechniken (Tab. 20.1) müssen in Durchführung und Aussagekraft bekannt sein:

a.-p. Projektion

Durchführung: Zur Durchführung der „normalen" a.-p. Projektion des Schultergelenkes befindet sich der Film parallel zur Frontalebene, der Zentralstrahl verläuft senkrecht zum Film (Abb. 20.**2 A** und 20.**3 A**), der Arm ist minimal abduziert. Je nachdem, ob Aufnahmen in Mittelstellung, Innen- oder Außenrotation angefertigt werden, zeigt der Unterarm bei 90-Grad-Beugestellung im Ellenbogengelenk entweder nach vorn, nach innen oder nach außen (Abb. 20.**4 a–c**).

Tabelle 20.**1** Standardprojektionen zur Röntgennativdiagnostik des Schultergelenkes bzw. des proximalen Humerusendes

a.-p. Projektion in
– Neutral-/Mittelstellung
– Innenrotation
– Außenrotation
Glenoidal-tangentiale Projektion
Transskapuläre Projektion
Axial-axilläre Projektion
Transthorakale Projektion

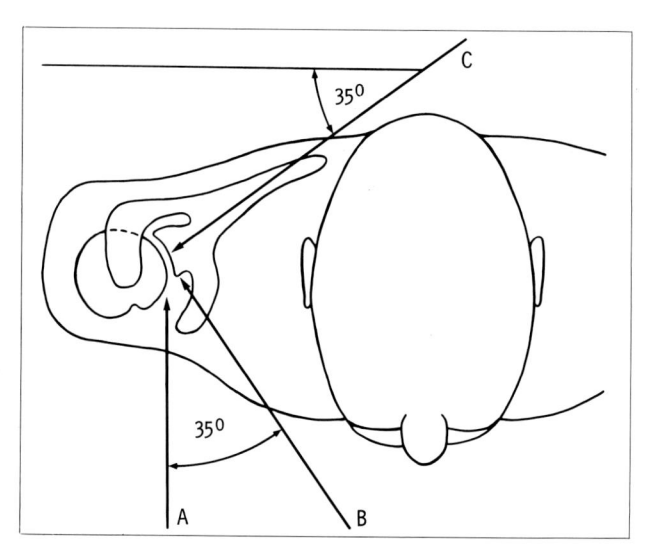

Abb. 20.**2** Standard-Projektionstechniken im Bereich des Schultergelenkes
A = Zentralstrahl bei „normaler" a.-p. Projektion
B = Zentralstrahl bei glenoidal-tangentialer Projektion
C = Zentralstrahl bei transskapulärer Projektion

Abb. 20.**4a–c** A.-p. Projektion des Schultergelenkes, horizontaler Strahlengang:
a Normalbefund bei Mittelstellung
1 = Kopfsegment
2 = Tuberculum majus
3 = Tuberculum minus
4 = Schaftsegment
5 = Sulcus intertubercularis
6 = vorderer Pfannenrand
7 = hinterer Pfannenrand

b Normalbefund bei Innenrotation (Tuberculum minus als mediale Begrenzung)
1 = Kopfsegment
2 = Tuberculum majus
3 = Tuberculum minus
4 = Schaftsegment
5 = Sulcus intertubercularis
6 = vorderer Pfannenrand
7 = hinterer Pfannenrand

20 Schultergürtel 275

Abb. 20.3 CT-Schnitt in Höhe der Schultergelenke
A = Zentralstrahl bei „normaler" a.-p. Projektion
B = Zentralstrahl bei glenoidal-tangentialer Projektion
C = Zentralstrahl bei transskapulärer Projektion

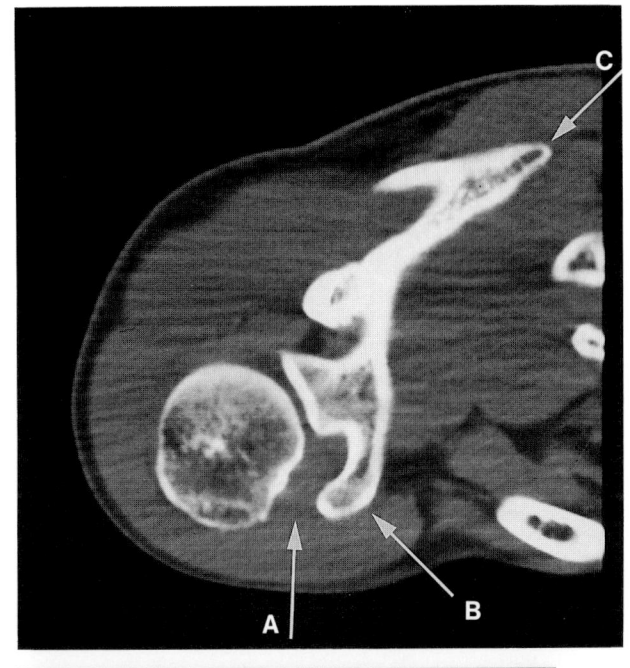

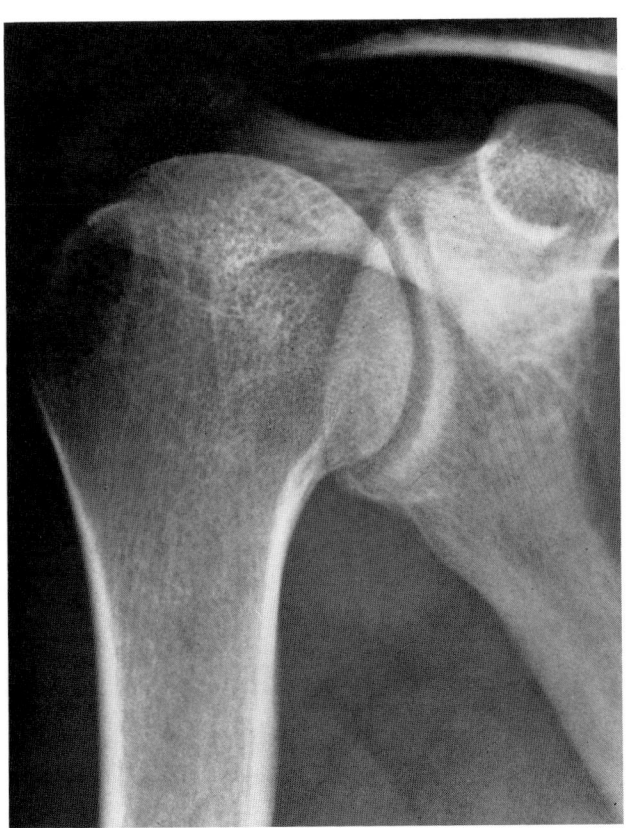

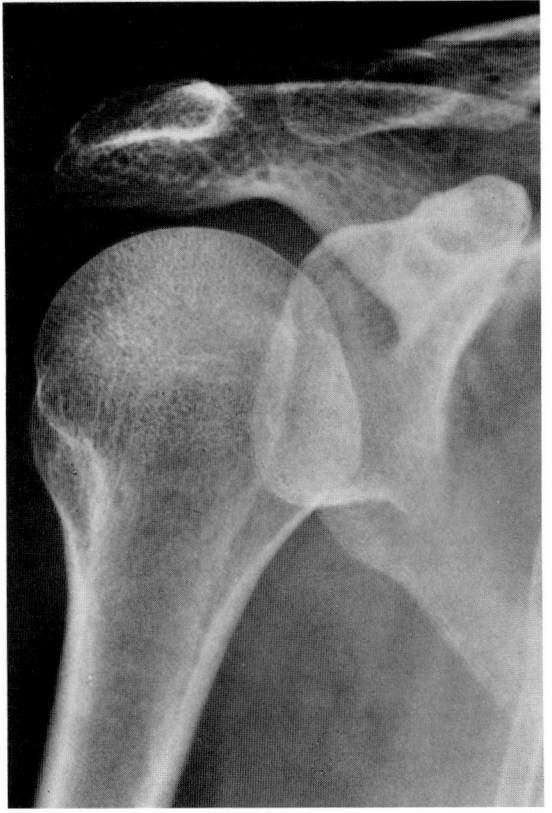

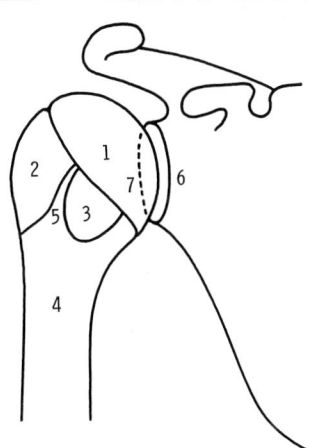

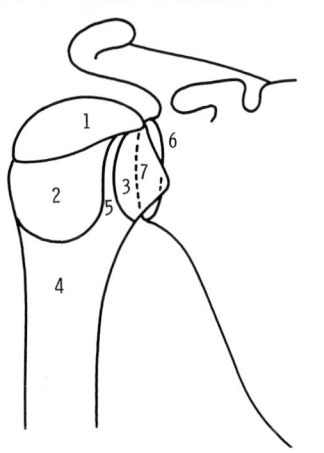

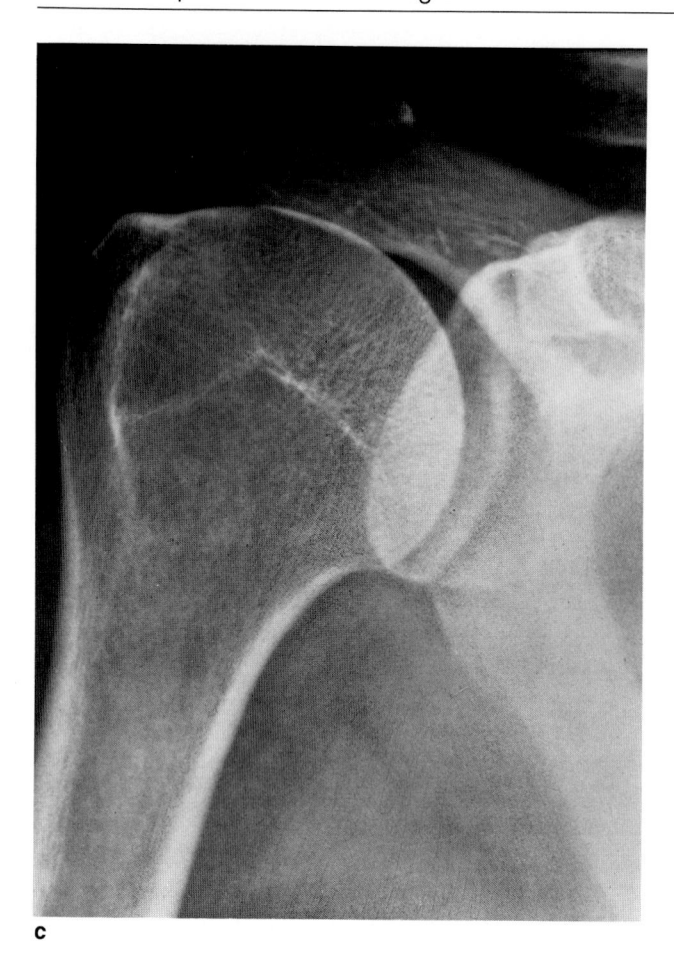

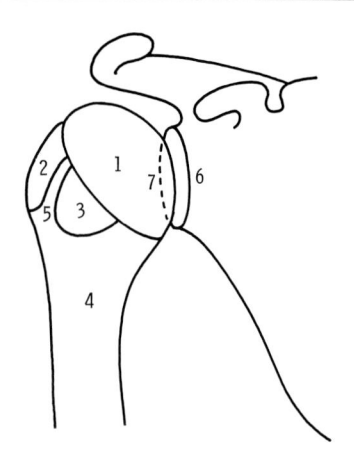

Abb. 20.4c Normalbefund bei Außenrotation
1 = Kopfsegment
2 = Tuberculum majus
3 = Tuberculum minus
4 = Schaftsegment
5 = Sulcus intertubercularis
6 = vorderer Pfannenrand
7 = hinterer Pfannenrand

Korrekt eingestellte Aufnahmen geben die Schulterblattpfanne als oväläre Struktur wieder. Im horizontalen Strahlengang trifft die Verlängerung der kurzen Achse des Ovals die Mitte des Humeruskopfes. In Mittelstellung liegen medialer Anteil des Humeruskopfes und vorderer Rand der Cavitas glenoidalis „parallel" zueinander. Hierdurch entsteht ein elliptischer Überlappungsschatten.

Aufnahmen in Innenrotation zeigen das Tuberculum minus als mediale Kopfbegrenzung. Eine „Parallelität" im vorbeschriebenen Sinne liegt dann nicht vor. Da jedoch vielfach primär – und nicht selten ausschließlich – in dieser Position geröntgt wird (Schonhaltung des verletzten Armes, der vom gesunden gehalten wird), kann die röntgenologische Diagnose bei isolierter Befundung nur dieser einen Projektion erschwert oder gar unmöglich sein.

Diese a.-p. Aufnahmen entsprechen allerdings nicht der „tatsächlichen" a.-p. Projektion des Schultergelenks, da Skapula und Cavitas glenoidalis auf der dorsolateralen Thoraxwand in einem Winkel von etwa 35–45 Grad zur Frontalebene liegen (Abb. 20.2 und 20.3). Hinterer und vorderer Rand der Pfanne projizieren sich demzufolge in der normalen a.-p. Einstellung – wie erwähnt – als Oval und nicht, wie man es bei einer tatsächlichen a.-p. Einstellung erwarten würde, als Linie übereinander (s. unten).

Für das genaue Absuchen des Humeruskopfes nach knöchernen Defekten empfiehlt sich zudem die a.-p. Aufnahme im kraniokaudal gerichteten Strahlengang, da durch die Kippung der Röhre um 20–25 Grad der kraniale Humeruskopfanteil freiprojiziert wird.

Aussage: Die a.-p. Aufnahme wird allgemein am häufigsten angewendet, oft die Diagnostik damit abgeschlossen. In den meisten Fällen ist eine vorliegende Fraktur oder Luxation auch zu erkennen. Eine Aussage über die Stellung der Fragmente oder des Humeruskopfes ist jedoch in der überwiegenden Zahl der Fälle nicht mit ausreichender Exaktheit möglich. Ob sich ein luxierter Humeruskopf vor oder hinter der Pfanne befindet, läßt sich anhand der Aufnahme nicht beweisen; lediglich die Wahrscheinlichkeit spricht für die vordere Luxation. Dies trifft insbesondere auf die Unterscheidung einer subglenoidalen vorderen von einer subglenoidalen hinteren Luxation zu. Außerdem wird die häufigste posteriore Luxation, die subakromiale, bei alleiniger a.-p. Projektion vielfach übersehen, da das im Rahmen des Verrenkungsmechanismus (maximale Innenrotation, s. unten) in die Pfanne hineingedrehte Tuberculum minus normale Verhältnisse vortäuschen kann (43).

Dennoch sollte am Beginn des Untersuchungsganges immer eine Aufnahme in „normaler" a.-p. Technik stehen, da sie einen Überblick verschafft und im Hinblick auf die weiter durchzuführende Diagnostik orientiert. Gerade auch in Fällen von subakromialen hinteren Luxationen, die allgemein in über 50% initial übersehen werden (6, 39, 43), erlaubt die a.-p. Aufnahme durch indirekte, zum Teil diskrete Hinweise den Rückschluß auf das Vorliegen der in dieser Projektionstechnik ansonsten schwierig zu erkennenden Verrenkung und ihrer Begleitverletzungen: Fehlen des elliptischen Überlappungsschattens, aufgehobene „Parallelität" von Humeruskopf und vorderem Rand der Cavitas glenoidalis, „Leere" der Pfanne, Nachweis der sogenannten „trough-line" (6) (Abb. 20.5). Bei letzterer handelt es sich um eine Verdichtungslinie, die durch eine bei dieser Luxationsart praktisch immer festzustellenden Kompressionsfraktur im ventromedialen Humeruskopf entsteht (umgekehrte Hill-Sachs-Läsion, s. unten).

Darüber hinaus ist die a.-p. Projektion mit zusätzlicher Innenrotation notwendig zur genauen Darstellung des dorsokranialen Humeruskopfdefektes (Hill-Sachs-Läsion) bei (nach) vorderer Luxation (21).

Glenoidal-tangentiale Projektion

Durchführung: Diese Projektionstechnik entspricht der erwähnten „tatsächlichen" a.-p. Projektion des Schultergelenkes. Der Zentralstrahl fällt hierbei in einem Winkel von etwa 35–45 Grad zur Frontal- bzw. Sagittalebene genau in den Gelenkspalt ein (Abb. 20.2 B und 20.3 B). Unbedingt notwendig ist eine exakte individuelle Positionierung, da eine Abweichung von wenigen Graden die Cavitas glenoidalis bereits nicht mehr als Linie zeigt. Kriterium der gut eingestellten Aufnahme (Abb. 20.6) ist demzufolge die Übereinanderprojektion von vorderem und hinterem Rand der Cavitas glenoidalis als *einer* Kontur; der Gelenkspalt wird deutlich eingesehen.

Aussage: Die Überlappung von Kopf und Pfanne, mag sie auch noch so gering sein, ist bei dieser Einstellungstechnik beweisend für das Vorliegen einer Luxation. Die Projektion eignet sich also in idealer Weise für den Nachweis bzw. Ausschluß einer Luxation und die Stellungskontrolle nach Reposition. Auch hierbei empfielt sich die Aufnahme im kraniokaudalen Strahlengang (Abb. 20.6 und 20.7).

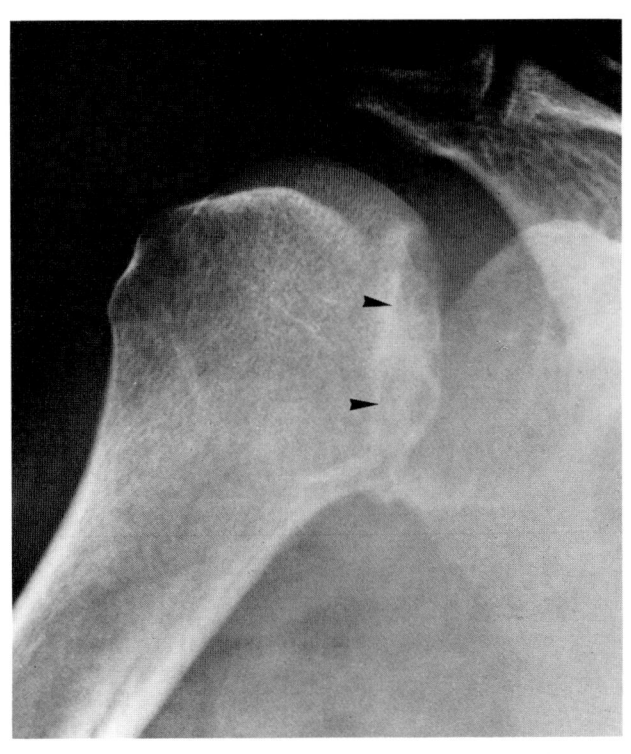

Abb. 20.5 Subakromiale hintere Schulterluxation in a.-p. Projektion. „Leere" der Pfanne, „trough-line" (Pfeilspitzen)

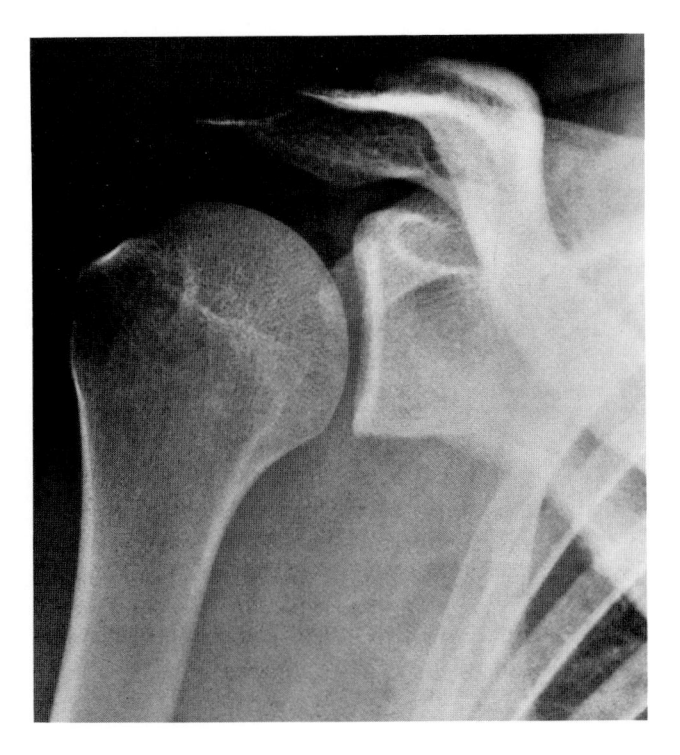

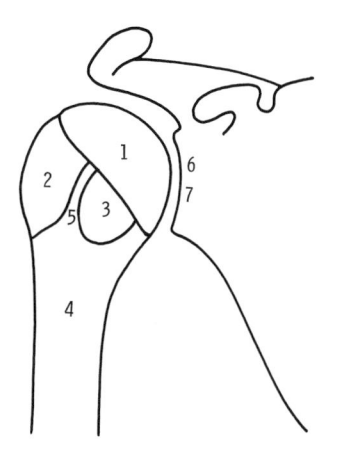

Abb. 20.6 Glenoidal-tangentiale Projektion des Schultergelenkes, kraniokaudaler Strahlengang: Normalbefund
1 = Kopfsegment
2 = Tuberculum majus
3 = Tuberculum minus
4 = Schaftsegment
5 = Sulcus intertubercularis
6 = vorderer Pfannenrand
7 = hinterer Pfannenrand

278 Spezielle Traumatologie

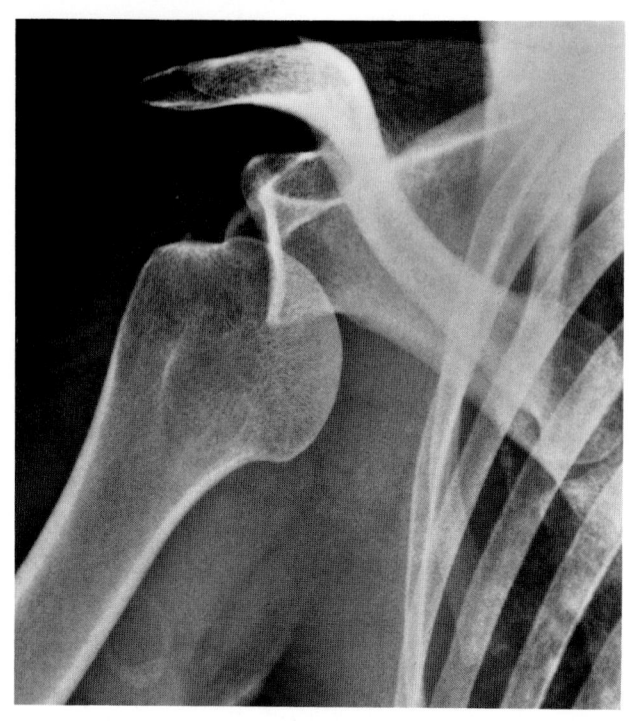

Abb. 20.**7** Subkorakoidale vordere Luxation in glenoidaltangentialer Projektion

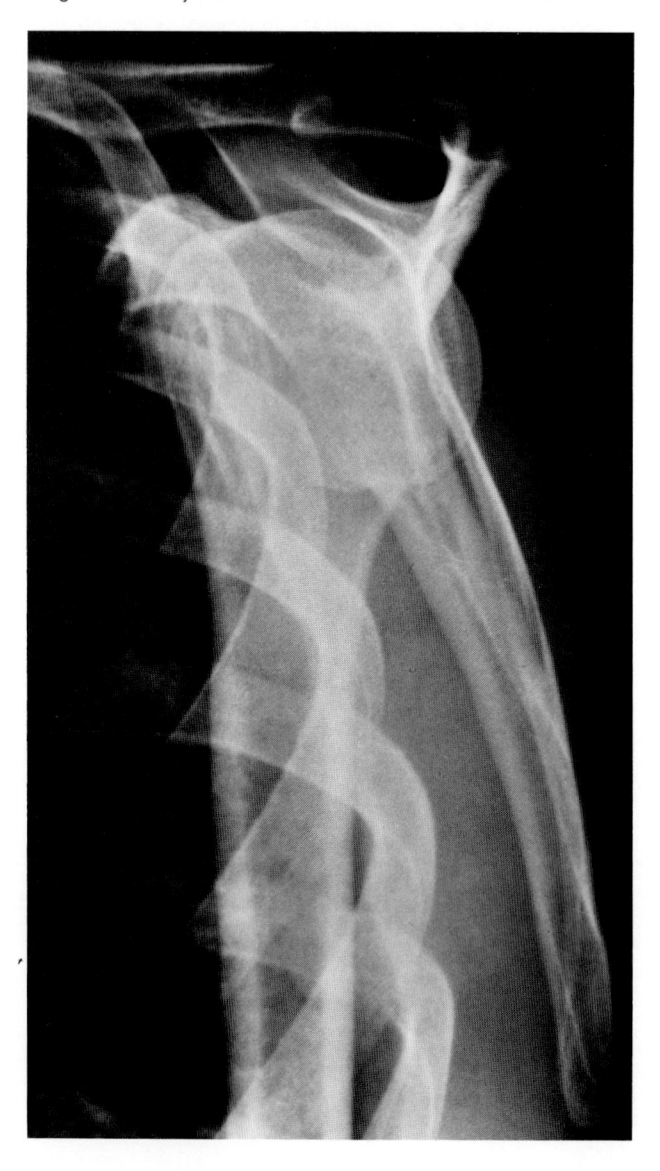

Transskapuläre Projektion

Durchführung: Das Pendant zur glenoidal-tangentialen Projektion, der „tatsächlichen" a.-p. Aufnahme der Schulterregion, stellt diese Einstellungsmöglichkeit dar. Sie steht zur erstgenannten in einem Winkel von etwa 90 Grad, man kann sie demnach auch als „tatsächliche" laterale Aufnahme bezeichnen. Zur Durchführung lehnt sich der stehende Patient mit der verletzten Schulter in einem Winkel von etwa 45 Grad an die Kassette an, der mediale Skapularand muß palpatorisch abgegrenzt werden. Der Arm wird, soweit möglich, im Ellenbogengelenk gebeugt und vom gesunden Arm nach vorn über die Brust gezogen. Der Zentralstrahl verläuft von dorsomedial nach ventrolateral und senkrecht zum Film; der Skapulakörper wird tangential getroffen (Abb. 20.**2** C und 20.**3** C).

Die gut eingestellte Aufnahme (Abb. 20.**8**) zeigt die Skapula in einer Y-ähnlichen Konfiguration (6, 39, 51). Der vertikale Schenkel des Y wird durch den Körper, die beiden anderen durch den Processus coracoideus und das Akromion der Skapula gebildet. Im Schnittpunkt der drei Schenkel des Y befindet sich die Cavitas glenoidalis in Form einer runden Struktur. Beim Normalbefund muß der Schnittpunkt innerhalb des gelenkflächentragenden Kopfsegmentes liegen, das sich je nach Rotationsstellung des Oberarmes verschieden, d. h. sichelförmig bis rund, darstellen kann. Es ist falsch, den Mittelpunkt des proximalen Humerusendes, das aus Kopfsegment und den Tuberkeln gebildet wird, zu bestimmen und diesen in

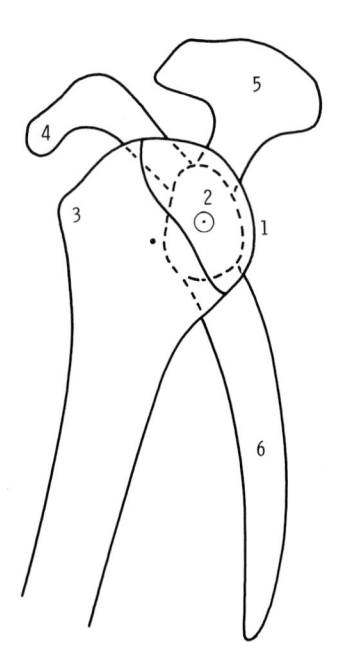

Abb. 20.**8** Transskapuläre Projektion des Schultergelenkes: Normalbefund
1 = Kopfsegment
2 = Schultergelenkpfanne
3 = Tuberculum minus
4 = Processus coracoideus
5 = Akromion
6 = Schulterblattkörper
• = Mittelpunkt des proximalen Humerusendes
⊙ = Zentrum der Schultergelenkpfanne

Relation zum Schnittpunkt der Y-Figur, also dem Zentrum der Schultergelenkpfanne, zu setzen, da sich bei Neutralstellung des Oberarmes keine Deckung der beiden Mittelpunkte ergibt und eine vordere Luxation fälschlich angenommen werden könnte.

Aussage: Zur Klärung insbesondere der Frage, auf welcher Seite der Skapula sich bei einer alleinigen oder einer eine Fraktur des proximalen Humerus begleitenden Schulterluxation der Humeruskopf befindet, ist diese Projektionstechnik unerläßlich. In der Dokumentation beweist ein Abweichen des Kopfes aus der Normalstellung bei subkorakoidaler Lokalisation die vordere, bei subakromialer die hintere Luxation (Abb. 20.**9** und 20.**30 b**).

Axial-axilläre Projektion

Durchführung: Bei der Erstellung einer Aufnahme mit dieser Technik sollte der Patient liegen, der betroffene Arm um 60 bis 90 Grad abduziert werden. Aufgrund der meist heftigen Schmerzsymptomatik, verbunden mit Schonhaltung der Extremität je nach Verletzungs- bzw. Verrenkungsart, wird die erforderliche Armexkursion dem Patienten in aller Regel aktiv nicht möglich sein. Passive Abduktion des Armes durch den *Arzt,* verbunden mit beruhigender Zuwendung, Erklärung der Notwendigkeit der Maßnahme und besonnenem Vorgehen machen dennoch in nahezu allen Fällen die Durchführung möglich.

Der Film befindet sich über der verletzten Schulter, die Röntgenröhre in Höhe der gleichseitigen Hüfte. Der Zentralstrahl fällt senkrecht zum Film ein und sollte weitgehend parallel zur lateralen Thoraxwand verlaufen (65). Die gut eingestellte Aufnahme (Abb. 20.**10**) zeigt Humeruskopf und Schulterblattpfanne freiprojiziert und übersichtlich. Die Schultergelenksregion wird quasi wie „von unten" gesehen.

Aussage: Die beschriebene Aufnahmetechnik kann unter Umständen wertvolle Zusatzinformationen hinsichtlich knöcherner Begleitverletzungen von Frakturen und Luxationen liefern. Bei der hinteren Luxation stehen diesbezüglich Nachweis und Größe des meistens vorhandenen ventromedialen Humeruskopfdefektes (umgekehrte Hill-Sachs-Läsion) ganz im Vordergrund. Auch Frakturen des Tuberculum minus und der Pfanne können meist günstiger als in anderen Projektionsebenen dargestellt werden (Abb. 20.**11**).

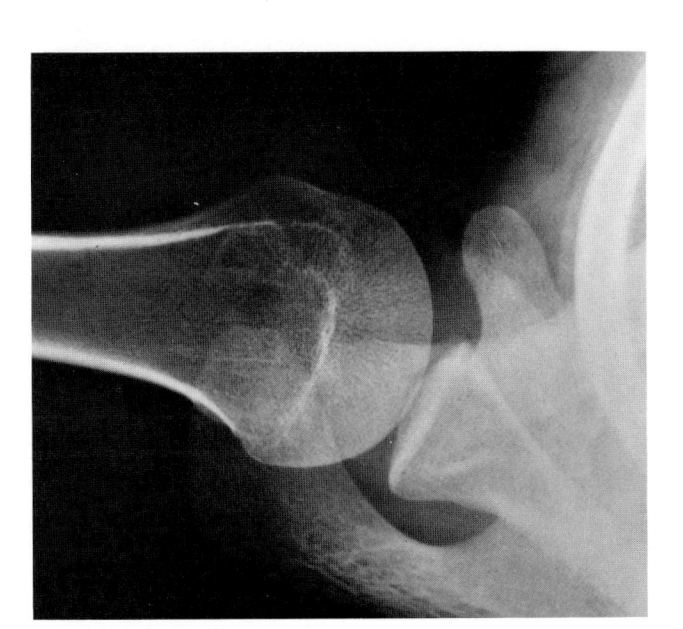

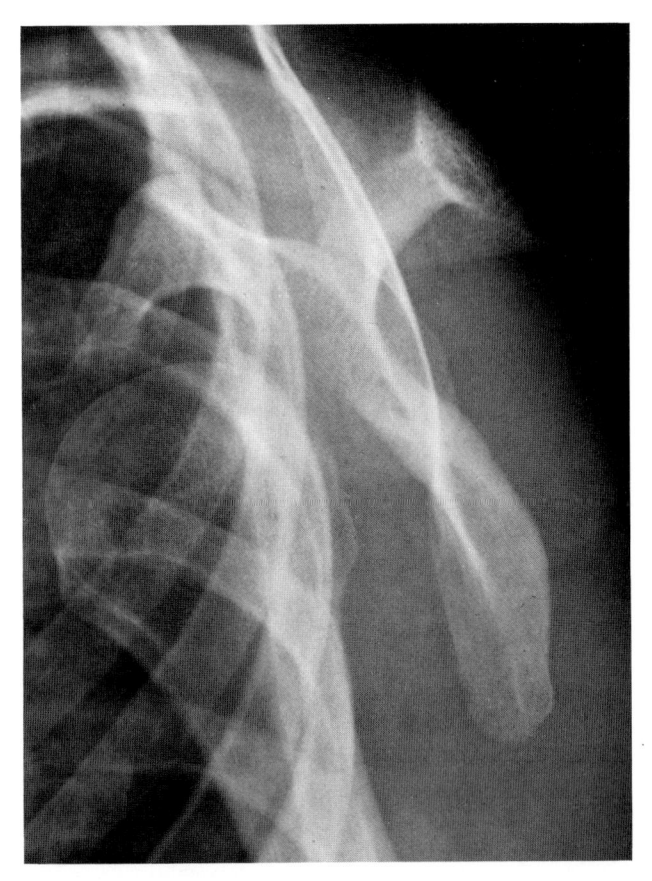

Abb. 20.**9** Subkorakoidale vordere Schulterluxation in transskapulärer Projektion

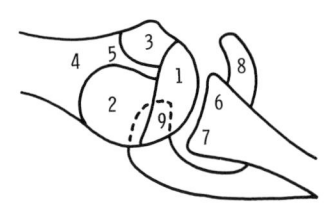

Abb. 20.**10** Axial-axilläre Projektion des Schultergelenkes: Normalbefund
1 = Kopfsegment
2 = Tuberculum majus
3 = Tuberculum minus
4 = Schaftsegment
5 = Sulcus intertubercularis
6 = vorderer Pfannenrand
7 = hinterer Pfannenrand
8 = Processus coracoideus
9 = Akromion

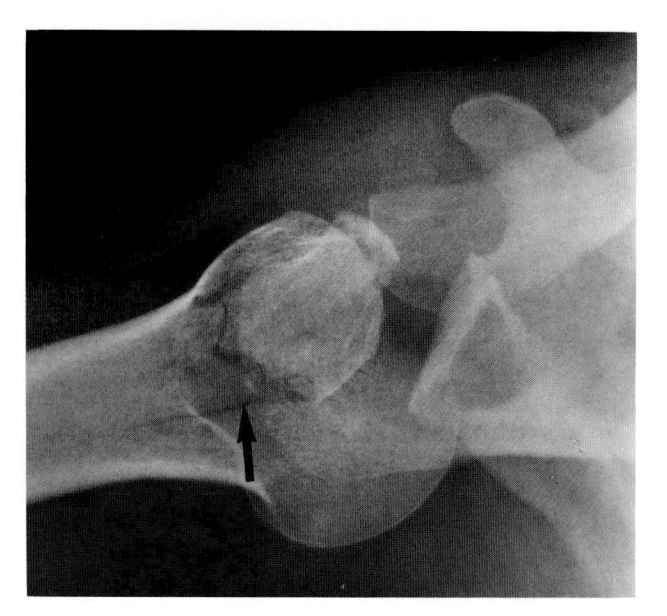

Spezielle Traumatologie

Abb. 20.**11** Axial-axilläre Projektion: Nachweis eines großen ventromedialen Impressionsdefektes (umgekehrte Hill-Sachs-Läsion). Zusätzlich Abriß des Tuberculum minus sowie Nachweis einer bis in den Schaft hineinziehenden längsverlaufenden Fissur (Pfeil). Siehe auch Abb. 20.**59 b**

Transthorakale Projektion

Durchführung: Der stehende oder sitzende Patient wird seitlich am Stativ angelehnt, die kranke Schulter berührt bei hängendem Arm die Kassette. Der gesunde Arm wird über den Kopf gelegt, der Thorax nicht exakt im Profil eingestellt, sondern mit der gesunden Seite um etwa 5 bis 10 Grad schräg nach hinten abgedreht. In einer gut eingestellten Aufnahme (Abb. 20.**12**) projiziert sich der Humeruskopf in den Thoraxraum zwischen Wirbelsäule und Sternum.

Aussage: Die wesentliche Aussage dieser Projektionstechnik betrifft die Stellungskontrolle des Humeruskopfes bei einer alleinigen oder eine Luxation begleitenden Fraktur im Bereich des Collum chirurgicum (Abb. 20.**13**). Zur Differenzierung kleinerer knöcherner Läsionen wie auch zur Lokalisationsdiagnostik einer Schulterluxation ist sie nicht geeignet.

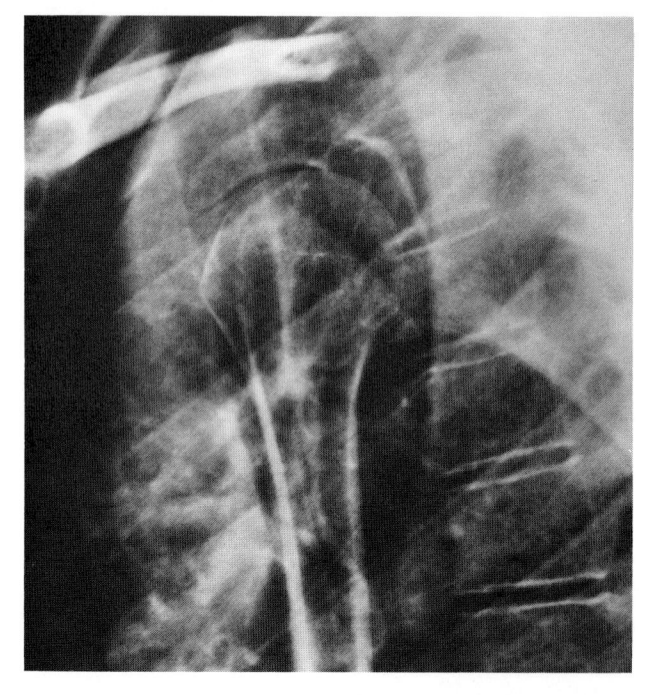

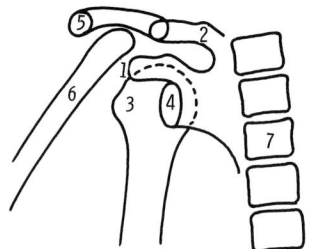

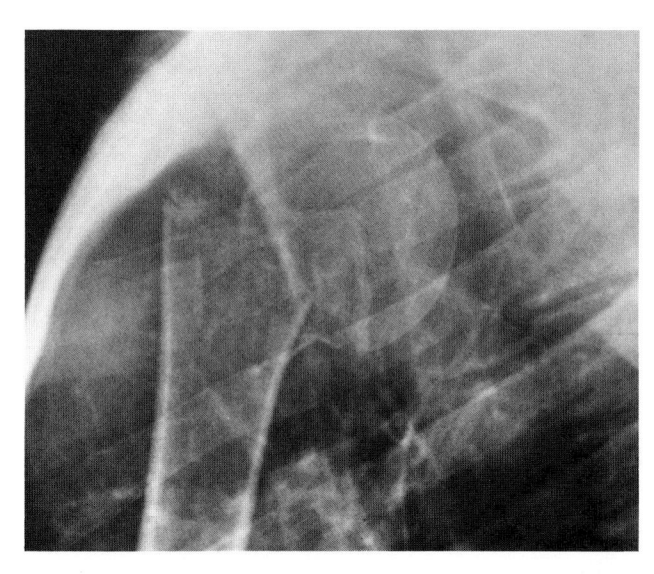

Abb. 20.**13** Subkapitale Humerusfraktur in transthorakaler Projektion

1 = Processus coracoideus
2 = Akromion
3 = Tuberculum minus
4 = Schultergelenkpfanne
5 = Klavikula
6 = Brustbein
7 = Wirbelsäule

Abb. 20.**12** Transthorakale Projektion des Schultergelenkes: Normalbefund

Andere Projektionen

Die meisten anderen, sehr speziellen Projektionstechniken zur Darstellung der Schultergelenkregion stellen Modifikationen der axial-axillären Einstellung dar. Davon seien zwei erwähnt:

Velpeau-Technik (4, 39, 63): Der Patient steht oder sitzt mit um 20 bis 30 Grad nach hinten geneigtem Oberkörper, der Zentralstrahl trifft das Schultergelenk im vertikal kraniokaudalen Strahlengang. Diese Projektionstechnik soll dem Patienten die oft schmerzhafte Abduktion des Armes ersparen.

Stryker notch view (18): Der liegende Patient legt bei erhobenem Arm die Hand hinter den Kopf, der Zentralstrahl fällt vertikal oder in leichter kaudokranialer Richtung ein. Vor allem der dorsokraniale Humeruskopfdefekt soll bei Anwendung dieser Technik günstiger zu beurteilen sein.

Von Mukherjee-Sivaya (52, 63) wird eine zusätzliche Projektion zur Bestimmung des Retrotorsionswinkels beschrieben. Der sitzende Patient legt den Ellenbogen auf die Kassette, der Oberarm ist um ca. 15 Grad anteflektiert, der Zentralstrahl verläuft senkrecht durch die Schulter superior-inferior (63), die Aufnahme zeigt einen verkürzt projizierten Humerusschaft (Abb. 20.**14**); durch Einzeichnen der mit Bleikügelchen markierten Epikondylen und damit der Epikondylenachse unter Hinzunahme der Humerusschaftachse sowie der Kopf-Hals-Achse läßt sich der Retrotorsionswinkel des proximalen Humerus annähernd genau ausmessen (63).

Diese Aufnahmetechnik erlaubt auch die Darstellung einer Hill-Sachs-Läsion oder aber auch einer Pfannenverletzung; sie wird gelegentlich auch einfach als „indische Projektion" bezeichnet.

Weitere Einstellungstechniken betreffen z. B. die Variierung der Innenrotationskomponente im Rahmen der a.-p. Projektion zum Nachweis der Hill-Sachs-Läsion (20). Demselben Zweck dient die tangentiale Aufnahme des Humeruskopfes mit auf der Schulter aufgelegter, um etwa 20 Grad von lateral nach kranial geneigter Kassette und senkrecht dazu von kaudolateral einfallendem Zentralstrahl (39).

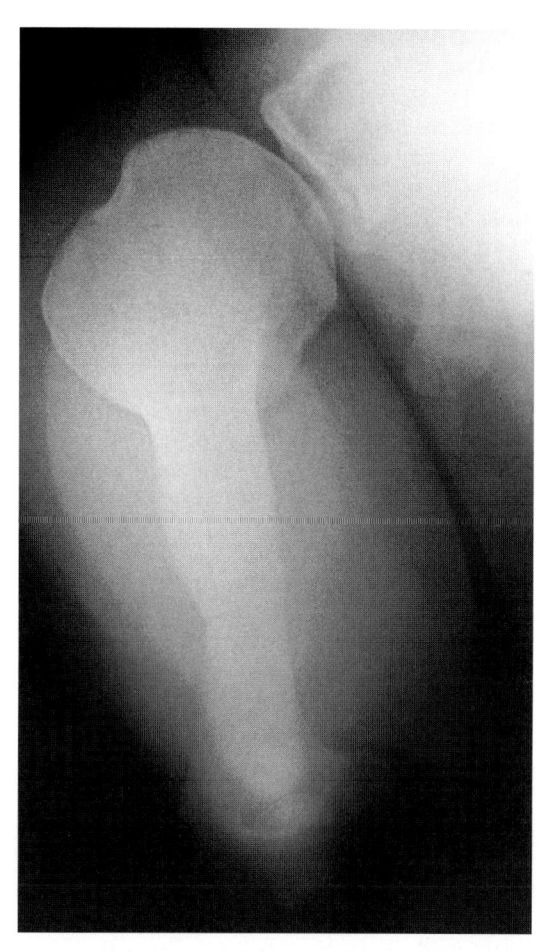

Abb. 20.**14** Projektion des Schultergelenkes und des Humerus nach Mukherjee-Sivaya (52, 63), auch als „indische" Projektion bekannt

Arthrographie

Indikation

Eine absolute Indikation zur Durchführung einer Kontrastmitteldarstellung des Schultergelenkes ist der

- Verdacht auf eine partielle oder totale Ruptur der Rotatorenmanschette und die
- Einschränkung der Schulterbeweglichkeit infolge bzw. mit Kapselschrumpfung.

Von relativen Indikationen muß man bei folgenden Fragestellungen sprechen:

- Beurteilung des Kapselzustandes nach einmaliger oder bei habitueller Luxation,
- Verdacht auf freie Gelenkkörper,
- Verdacht auf krankhafte Veränderungen der langen Sehne des M. biceps brachii.

Eine grundsätzliche Indikation stellt zudem der lange anhaltende, therapieresistente Schulterschmerz mit und ohne Weichteilverkalkung („Periarthropathia humeroscapularis") dar (14).

Bezüglich der Möglichkeit einer computertomographischen Untersuchung nach vorher stattgehabter Arthrographie sei auf die Abschnitte „Computertomographie" und „Magnetresonanztomographie" verwiesen („CT-Arthrographie").

Durchführung

Vor Beginn der arthrographischen Untersuchung ist es unerläßlich, neuere Röntgennativaufnahmen der betroffenen Schulterregion vorliegen zu haben. So kann z. B. ein Humeruskopfhochstand auf eine Ruptur der Rotatorenmanschette, ein dorsokranialer Humeruskopfdefekt auf den Zustand nach anteriorer Schulterluxation hinweisen (s. unten).

Vorbereitung und prinzipielles Vorgehen unterscheiden sich grundsätzlich nicht von arthrographischen Untersuchungen anderer Gelenke. Verwendet wird aufgrund der relativen Tiefe des Gelenkspaltes eine Lumbalpunktionsnadel (22 Gauge).

Mitentscheidend für das Gelingen der Punktion ist die exakte Lagerung des Patienten: Flaches (!) Liegen mit nur geringer Unterpolsterung des Kopfes ohne Verkippung des Oberkörpers, der Arm liegt dem Körper entspannt in Neutral- bzw. leichter Außenrotationsstellung an. Das Schultergelenk stellt sich nunmehr im sagittalen Strahlengang unter den Bedingungen einer „normalen" a.-p. bzw. (Durchleuchtungstisch) p.-a. Technik dar. Eine Lagerung in glenoidal-tangentialer Technik zur einfacheren Punktion verbietet sich, da in diesem Falle das fibrokartilaginäre Labrum glenoidale verletzt würde (15).

282 Spezielle Traumatologie

Unter intermittierender Durchleuchtung wird in Richtung auf den Übergang vom mittleren zum unteren Drittel des Gelenkspaltes punktiert, die Nadel muß dabei *absolut vertikal* geführt werden. Sobald knöcherner Widerstand bemerkbar ist, wird die Nadel um 1−2 mm zurückgezogen und die korrekte intraartikuläre Lage durch geringe Kontrastmittelgabe überprüft.

Grundsätzlich ist eine Kontrastmitteldarstellung in der Monokontrast- oder der Doppelkontrasttechnik möglich. Im ersten Fall werden etwa 10−20 ml Kontrastmittel appliziert, eine Kapselschrumpfung läßt häufig nur eine Menge von 5−6 ml zu.

Nach abgeschlossener Injektion wird die Nadel entfernt, das Schultergelenk vorsichtig in verschiedenen Richtungen zur Verteilung des Kontrastmittels bewegt. Im Regelfall sollte anschließend folgende Aufnahmeserie des Schultergelenkes durchgeführt werden (Abb. 20.**15 a−d**):

- Neutral-/Außenrotationsstellung des Armes bei Adduktion,
- Neutral-/Außenrotationsstellung des Armes bei Abduktion,
- Innenrotationsstellung des Armes bei Adduktion,
- Innenrotationsstellung des Armes bei Abduktion.

Die Durchleuchtungsaufnahmen können im Liegen und/ oder im Stehen angefertigt werden. Gelegentlich ist es bei bestimmter Fragestellung oder Gegebenheit erforderlich, vom genannten Schema abzuweichen bzw. zusätzliche Aufnahmen anzufertigen. Ist in der ersten Dokumentation z. B. eine Ruptur der Rotatorenmanschette bereits klar zu erkennen, ist die Untersuchung beendet.

Ist im Rahmen der vorgegebenen anatomischen bzw. pathologisch-anatomischen Bedingungen zuviel Kontrastmittel appliziert oder sind bei geblähter Kapselstruktur die Exkursionen zu vehement durchgeführt worden, so kann eine (iatrogen ausgelöste) Kapselruptur resultieren. Die Prädilektionsstelle hierfür befindet sich im Bereich der Bursa subscapularis. Die Situation wird durch fiederförmig im Weichteilgewebe sich verteilendes Kontrastmittel angezeigt (Abb. 20.**16**), besitzt jedoch keinerlei klinische Relevanz (15).

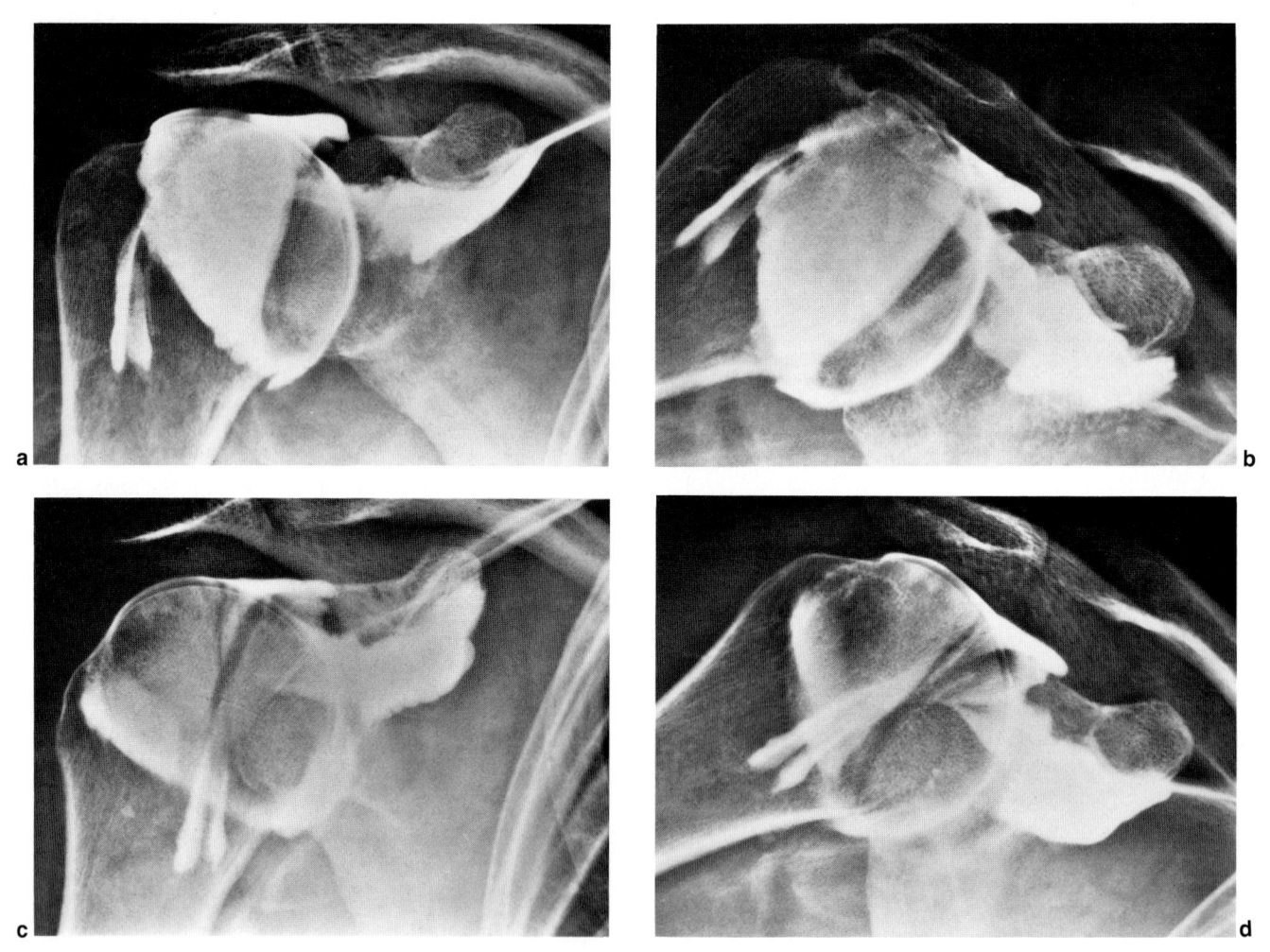

Abb. 20.**15 a−d** Normale Arthrographie des Schultergelenkes. Darstellung in:
a Neutral-/Außenrotationsstellung des Armes bei Adduktion
b Neutral-/Außenrotationsstellung des Armes bei Abduktion
c Innenrotationsstellung des Armes bei Adduktion
d Innenrotationsstellung des Armes bei Abduktion

Aussage

Die normale Arthrographie (Abb. 20.15 a−d) zeigt bei optimaler Verteilung des Kontrastmittels den schmalen Gelenkspalt und die normal weite, gefüllte Kapsel. Es findet sich *kein* Kontrastmittel in der Bursa subacromialis bzw. Bursa subdeltoidea (s. unten). Ein Teil des Labrum glenoidale am hinteren Anteil der Pfanne imponiert als halbkreisförmiger „Füllungsdefekt". Bursa subscapularis und Recessus axillaris sind gefüllt, wobei zu beachten ist, daß verschiedene Stellungen des Armes verschiedene Füllungszustände dieser „Kapselnischen" bedingen: So ist z. B. in Außenrotationsstellung die Bursa subscapularis nur teilweise dargestellt, in Abduktionsstellung der Recessus axillaris „obliteriert". Die Bizepssehnenscheide ist gefüllt. Bei Außenrotation ist unbedingt eine Verwechslung mit möglicher Kontrastmittelfüllung der Bursa subdeltoidea zu vermeiden, um nicht zum falschen Schluß einer Rotatorenmanschettenruptur zu kommen (s. unten). Die Sehne selbst stellt sich als Kontrastmittelaussparung in der Sehnenscheide dar.

Folgende wichtige krankhafte Veränderungen können im Rahmen der Arthrographie des Schultergelenkes erkannt werden (15):

Frozen shoulder: Schmerzen aufgrund eines Traumas, Schmerzen ohne ersichtliche Ursache oder aber eine stattgehabte Operation können die Beweglichkeit im Schultergelenk einschränken. Die Gelenkkapsel neigt dann dazu, sich zu verkleinern bzw. zu kontrahieren. Dies kann weitere Bewegungseinschränkungen und verstärkten Schmerz nach sich ziehen.

Oft ist es nicht möglich, mehr als 5−6 ml des Kontrastmittels zu injizieren, der Patient gibt unter Umständen ein erhebliches Schmerzempfinden an. Gelegentlich tritt Kontrastmittel nach dem Entfernen der Nadel aus dem Stichkanal aus. Bei normaler Kapselstruktur mit normalem Füllungsvermögen ist dies nie der Fall.

Die Diagnose einer „frozen shoulder" stützt sich radiologischerseits neben dem deutlich verringerten Füllungsvolumen (Abb. 20.17) auf die Erscheinung eines aufgespleißten, unregelmäßigen Kapselansatzes, eines kleinen Recessus axillaris und mangelhafte bzw. fehlende Kontrastierung der Bursa subscapularis. Auch die Kontrastierung der Bizepssehnenscheide kann reduziert sein oder fehlen.

Kapselveränderungen nach Luxation: Die Arthrographie zeigt das Ausmaß der Deformität nach Abriß/ Einriß der Kapsel mit Dehnung.

Veränderungen der Bizepssehne: Die Bizepssehnenruptur wird in aller Regel klinisch gestellt. Die Arthrographie zeigt die mit Kontrastmittel gefüllte Sehnenscheide dann ohne Nachweis der Kontrastmittelaussparung durch die Sehne. Dislokationen der Sehne werden unter Verwendung der tangentialen Aufnahmetechnik des Sulcus intertubercularis nachgewiesen oder ausgeschlossen.

Freie Gelenkkörper: Sie entstehen zumeist im Gefolge einer (anterioren) Luxation und imponieren als Füllungsdefekte im ansonsten kontrastierten Gelenk. Sie können in allen Gelenkanteilen auftreten.

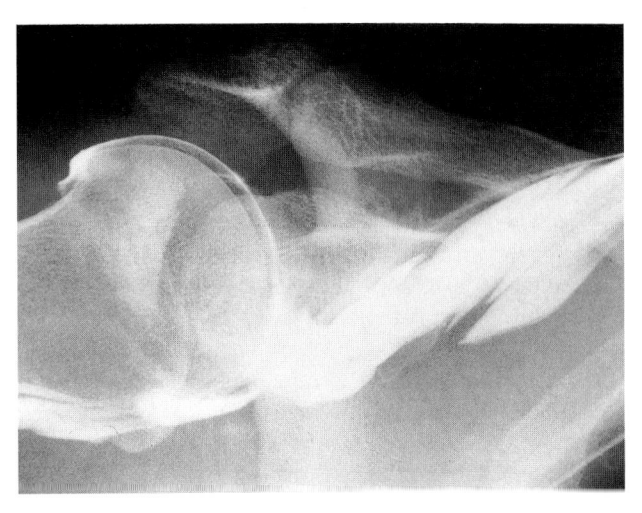

Abb. 20.16 Kapselruptur im Bereich der Bursa subscapularis bei Schultergelenksarthrographie. Das Kontrastmittel verteilt sich fiederförmig im Weichteilgewebe

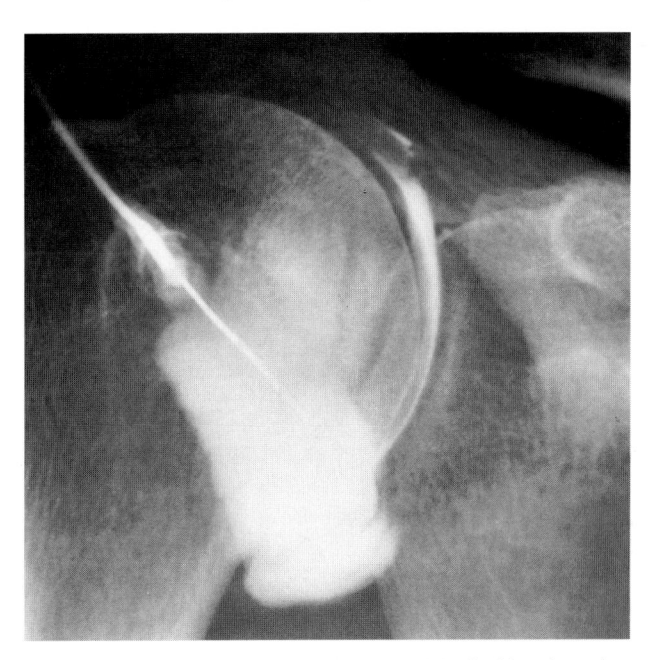

Abb. 20.17 Sogenannte „frozen shoulder". Man beachte die mangelhafte Kontrastmittelfüllung des Gelenkspaltes in den kranialen Anteilen sowie die fehlende im Bereich der Bizepssehnenscheide und der Bursa subscapularis

Verletzungen der Rotatorenmanschette werden in einem gesonderten Abschnitt abgehandelt (s. unten).

Computertomographie

Aufgrund ihrer überlagerungsfreien Querschnittsbilder und der im Vergleich zum konventionellen Röntgenbild höheren Dichteauflösung bietet sich die Computertomographie als Ergänzung, nicht als Ersatz der konventionellen Röntgenuntersuchung bei einigen Fragestellungen an (5, 7, 19).

In Kombination mit einer Doppelkontrastarthrographie stellt sie eine sichere Methode zur Bestimmung des Ausmaßes instabilitätsbedingter Veränderungen des Schultergelenkes dar, da sowohl knöcherne Läsionen als auch Verletzungen der Weichteilstrukturen (Labrum glenoidale, Gelenkkapsel, Rotatorenmanschette) erfaßt werden.

Indikationen sind:
- genaue Beurteilung der lokalen Verhältnisse bei Luxationen bzw. nach deren Reposition,
- ergänzende Beurteilung der Frakturverhältnisse und Fragmentverschiebungen bei Frakturen im Bereich des Schultergelenkes (Abb. 20.**18 a** u. **b**), insbesondere zur Beurteilung der Pfanne bzw. des Labrum glenoidale,
- genaue Beurteilung des Ausmaßes instabilitätsbedingter Veränderungen im Rahmen einer CT-Doppelkontrastarthrographie (Abb. 20.**19**),
- Erfassung prädisponierender Faktoren für habituelle Schulterluxationen (Erfassung der Retroversion [Neigungswinkel der Gelenkpfanne gegen die Skapulaachse] und Retrotorsion [Winkel zwischen Humeruskopf und Epikondylus des Humerus]).

Weiterhin sind im Einzelfall Sonderindikationen möglich (z. B. Beurteilung des Sulcus intertubercularis bei der Suche nach eventuell prädisponierenden Faktoren bei Bizepssehnenrupturen, z. B. bei Zustand nach Luxationsoperation [Spanlage]).

Arthrosonographie

Eine nicht invasive und schnell verfügbare Methode zur Abklärung von Beschwerden im Bereich des Schultergelenkes stellt die Arthrosonographie dar.

Ganz im Vordergrund steht dabei die Diagnostik bei dem Verdacht auf Verletzungen des Weichteilmantels des Schultergelenkes, vor allem im Hinblick auf Rupturen der Rotatorenmanschette oder einer Verletzung der Sehne des Caput longum des M. biceps.

Außerdem kann die Arthrosonographie zum Nachweis oder Ausschluß eines Gelenkergusses (die

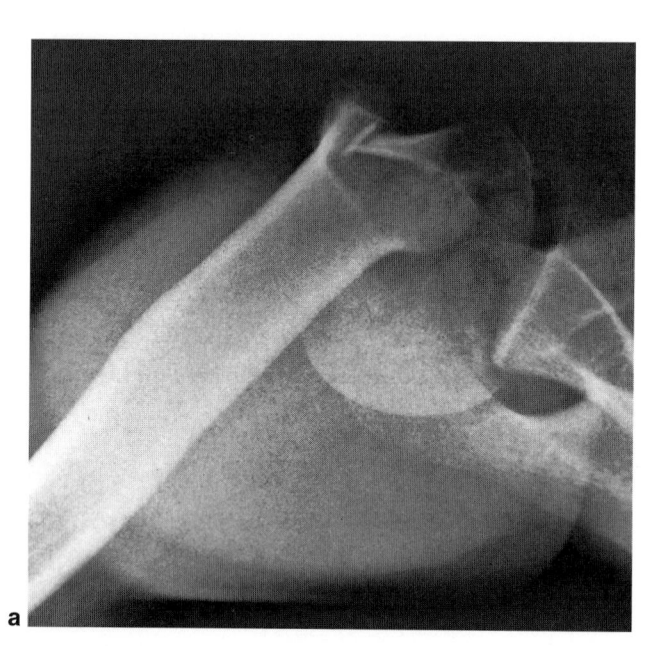

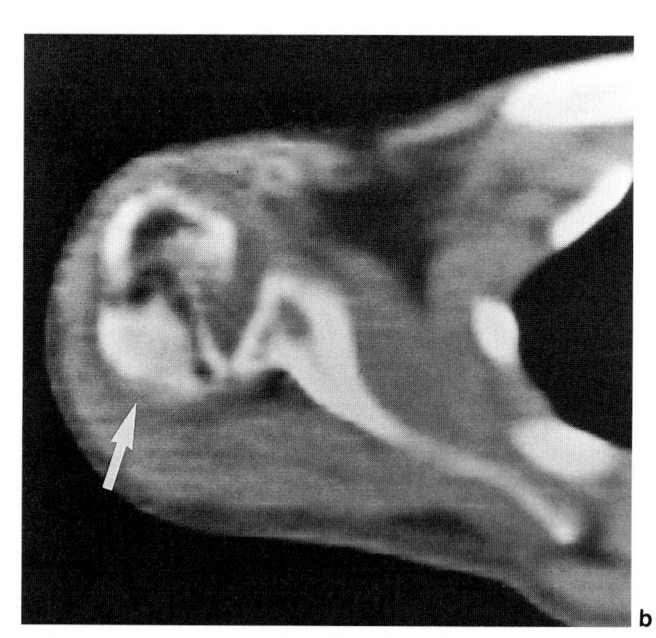

Abb. 20.**18 a** u. **b** Hintere Schultergelenks-Luxationsfraktur (hintere Drei-Fragment-Luxationsfraktur):
a Axial-axilläre Projektion: Luxation der abgebrochenen Kopfkalotte nach dorsal. Nachweis eines ventromedialen Impressionsdefektes (umgekehrte Hill-Sachs-Läsion)
b CT-Untersuchung: Hintere Luxation des Humeruskopfes (Pfeil)

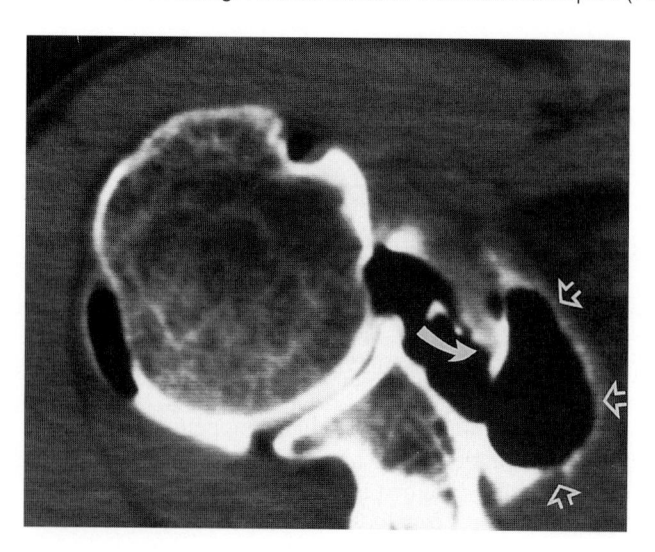

Abb. 20.**19** Posttraumatische, rezidivierende ventrale Subluxation. Abriß des ventralen Labrum glenoidale (➚) sowie Ablösung der Gelenkkapsel vom Skapulahals mit präskapularer Taschenbildung (△△). Operativ bestätigter Befund

Nachweisgrenze liegt bei etwa 15 ml [55]) verwendet werden; auch bei der Suche nach extraartikulärer Flüssigkeit (z. B. Hämatom), freien Gelenkkörpern und knöchernen Deformationen (z. B. Hill-Sachs-Läsion) ist die Methode hilfreich.

Geeignet zur Untersuchung sind hochauflösende Schallköpfe mit einer Frequenz von 5, 7,5 bzw. 10 MHz; zur Verbesserung des Hautkontaktes sowie einer ausreichenden Fokussierung hautnaher Strukturen kann eine Wasservorlaufstrecke nützlich sein (8, 36, 53). Die Untersuchung erfolgt grundsätzlich am sitzenden Patienten, zum Vergleich sollte unbedingt auch das kontralaterale Schultergelenk mit abgeklärt werden. Der betroffene Arm ist adduziert, das Ellenbogengelenk um 90 Grad gebeugt. Durch eine langsame, vorsichtige passive Außen- bzw. Innenrotation werden die verschiedenen Abschnitte des Weichteilmantels des Schultergelenkes einsehbar.

Um auch diejenigen Anteile der Rotatorenmanschette darzustellen, die in Neutralstellung des Schultergelenkes unter dem Akromion verborgen sind, ist eine maximale Innenrotation mit Hyperextension (Rückführen des Armes hinter den Rücken) erforderlich.

Folgende Schnittebenen sind zur sonographischen Untersuchung der verschiedenen Strukturen des Schultergelenkes geeignet:

- *Ventraler Transversalschnitt* (Abb. 20.**20**):
  Darstellung des M. subscapularis (im Längsschnitt), Darstellung des Sulcus intertubercularis mit langer Bizepssehne (im Querschnitt).
- *Ventraler Sagittalschnitt* (Abb. 20.**20**):
  a) medial: Darstellung des M. subscapularis (im Querschnitt),
  b) lateral: Darstellung des Sulcus intertubercularis mit langer Bizepssehne (im Längsschnitt).
- *Lateraler Frontalschnitt* (Abb. 20.**21**):
  Darstellung des M. supraspinatus (im Längsschnitt).
- *Lateraler Transversal- bzw. Sagittalschnitt* (Abb. 20.**21**):
  Darstellung des M. supraspinatus (im Querschnitt).
- *Dorsaler Transversalschnitt* (Abb. 20.**22**):
  Darstellung des M. infraspinatus (im Längsschnitt), Darstellung der Hill-Sachs-Läsion.
- *Dorsaler Sagittalschnitt* (Abb. 20.**22**):
  Darstellung der Mm. teres minor, infraspinatus und supraspinatus (jeweils im Querschnitt).

Die Muskulatur der Rotatorenmanschette stellt sich physiologischerweise sonographisch homogen echoarm und gut abgrenzbar dar, das Echomuster ist im Vergleich mit dem des M. deltoideus iso- bzw. geringgradig hyperechogen. Die Sehnen der Rotatorenmanschette zeigen eine homogen echoreiche Struktur ohne dorsale Schallauslöschung (36).

Auf kleine Risse der Rotatorenmanschette weisen eingelagerte echoreiche Strukturen hin, bei ausgedehnteren Läsionen findet sich eine verschmälerte Darstellung (Seitenvergleich!) und oder aber eine Kontinuitätsunterbrechung bzw. – bei Retraktion der ruptierten Manschettenanteile – eine fehlende Darstellung der Manschette selbst.

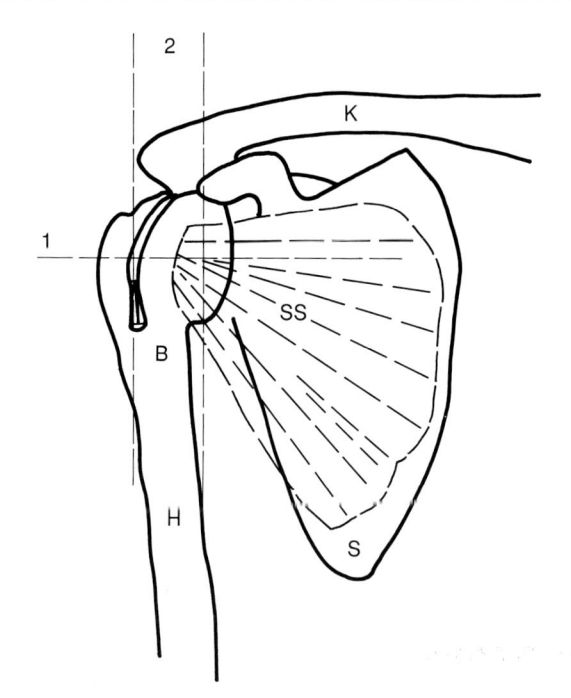

Abb. 20.**20** Ventralansicht des Schultergelenkes: Sonographischer ventraler Transversal- (1) und Sagittalschnitt (2)
K = Klavikula, H = Humerus, S = Skapula, SS = M. subscapularis, B = Bizepssehne (Caput longum)

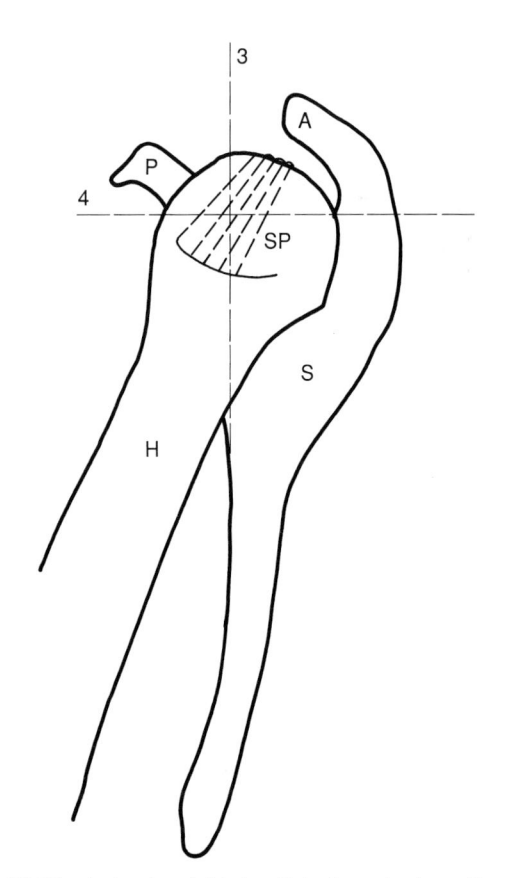

Abb. 20.**21** Lateralansicht des Schultergelenkes: Sonographischer lateraler Frontal- (3) und Transversal- bzw. Sagittalschnitt (4)
H = Humerus, S = Skapula, P = Processus coradoideus, A = Akromion, SP = M. supraspinatus

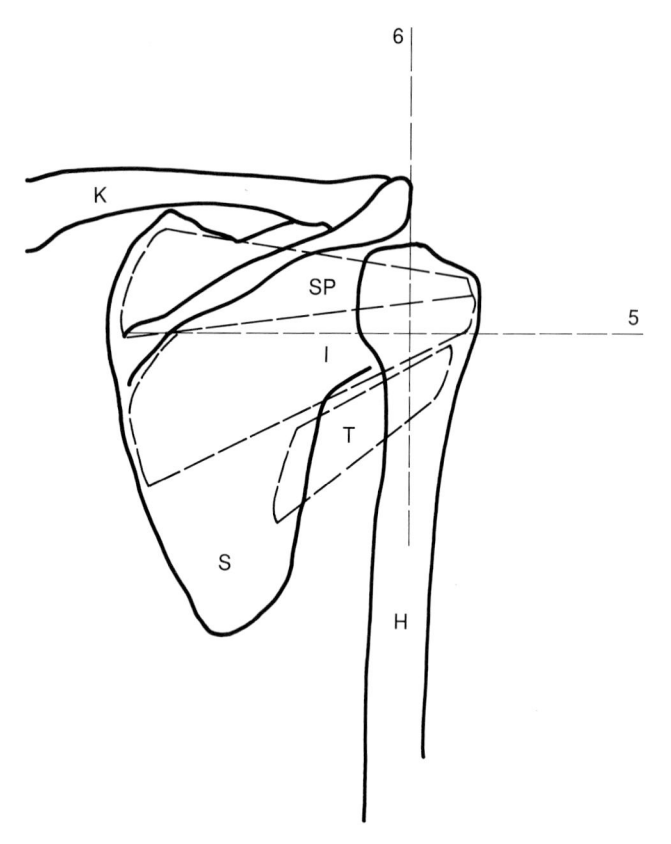

Abb. 20.22 Dorsalansicht des Schultergelenkes: Sonographischer dorsaler Transversal- (5) und Sagittalschnitt (6)
K = Klavikula, S = Skapula, H = Humerus, SP = M. supraspinatus, I = M. infraspinatus, T = M. teres minor

Die normale Sehne des Caput longum des M. biceps stellt sich im Querschnitt (Abb. 20.20) als eine echoreiche, oväläre Struktur im Sulcus intertubercularis dar; der durchschnittliche Durchmesser beträgt 4,3 mm. Eine echoverminderte Auftreibung der Sehne sowie eine Flüssigkeitseinlagerung in der Sehnenscheide weisen auf eine entzündliche Reizung hin, bei einer Ruptur findet sich eine Kontinuitätsunterbrechung bzw. fehlende Darstellbarkeit der langen Bizepssehne.

Magnetresonanztomographie

Untersuchungstechnik

Die Wahl der Schichtebene richtet sich nach der Fragestellung. Für die Darstellung der artikulierenden Knochen und des Labrum glenoidale ist die transversale Schichtebene am geeignetsten. Verletzungen der Rotatorenmanschette dagegen erfordern die Abbildung in der Koronar- oder Sagittalebene.

Oberflächenspulen erhöhen das Auflösungsvermögen beträchtlich und sind somit den Körperspulen vorzuziehen.

Sowohl zur Darstellung des Gelenkknorpels, der Gelenkflüssigkeit als auch zur Darstellung von Verletzungen der Rotatorenmanschette sind T2- oder protonengewichtete Spinechosequenzen der T1-gewichteten Aufnahme überlegen.

Indikation

Die Indikationen der Magnetresonanztomographie im Bereich der Schulter bei traumatischen Läsionen sind limitiert. Knöcherne Verletzungen indizieren die Methode nicht. Bisherige Erfahrungen erstrecken sich auf die Darstellung der Normalanatomie des Schultergelenkes (54), der Rotatorenmanschette (35) und des Plexus brachialis (3). Prinzipiell sind alle Strukturen des Gelenkes darstellbar und differenzierbar, also die artikulierenden Knochen, der Gelenkknorpel, die Gelenkkapsel, die Rotatorenmanschette, die lange Bizepssehne, Gefäße, Nerven und die Muskulatur.

Einrisse und Rupturen der Rotatorenmanschette lassen sich mit der Magnetresonanztomographie nachweisen. Dieser Nachweis gelingt präziser als mit der Arthrographie oder Arthrosonographie (30). Hieraus könnte sich eine Indikation zur Magnetresonanztomographie bei zweifelhaften Sono- und/oder Arthrographiebefunden ergeben (30).

Auch die topographisch genaue Darstellung intraartikulärer osteochondraler oder chondraler Fragmente gelingt mit der Magnetresonanztomographie. Die Aussagekraft dürfte der der Computertomographie nach der intraartikulären Applikation von Kontrastmittel, also der CT-Arthrographie entsprechen (Abb. 20.23). Die transversale Schicht erlaubt dabei die übersichtliche Abbildung des Hill-Sachs-Defektes (Abb. 20.24) einerseits und der Bankart-Läsion andererseits.

Wertung der verschiedenen diagnostischen Verfahren

Es versteht sich von selbst, daß nicht in jedem Fall einer Verletzung des proximalen Humerusendes oder einer Schulterluxation mit möglichen Begleitverletzungen von allen dargestellten Techniken Gebrauch gemacht werden muß. Auch bei vermeintlich klaren Verhältnissen sollte aber zumindest eine Dokumentation in zwei verschiedenen, möglichst senkrecht zueinander stehenden Ebenen erfolgen. Komplexe Läsionen verlangen unter Umständen allerdings sämtliche Darstellungsmöglichkeiten, um die Situation eindeutig beurteilen zu können.

Natürlich wird bei einzelnen Patienten, z. B. beim polytraumatisierten oder aus anderen Gründen bettlägerigen Patienten, die Röntgendiagnostik hinsichtlich der technischen Durchführung einmal erschwert oder unmöglich sein. Während nämlich alle Aufnahmen – mit Ausnahme der axial-axillären (s. oben) – am günstigsten in stehender oder zumindest sitzender Position angefertigt werden, muß beim liegenden, verletzten Patienten auf die Darstellung in transthorakaler, transskapulärer und meistens auch glenoidal-tangentialer Projektion verzichtet werden. Andererseits sind Stellungskontrollen bei liegendem Verband in der Beurteilung eingeschränkt, da der Arm in der Regel innenrotiert fixiert ist und somit die a.-p. Projektion in Außenrotation bzw. Mittelstellung und die axial-axilläre Projektion nicht durchführbar sind.

Unverändert essentiell bei entsprechender Fragestellung sind arthrographische Untersuchungen des

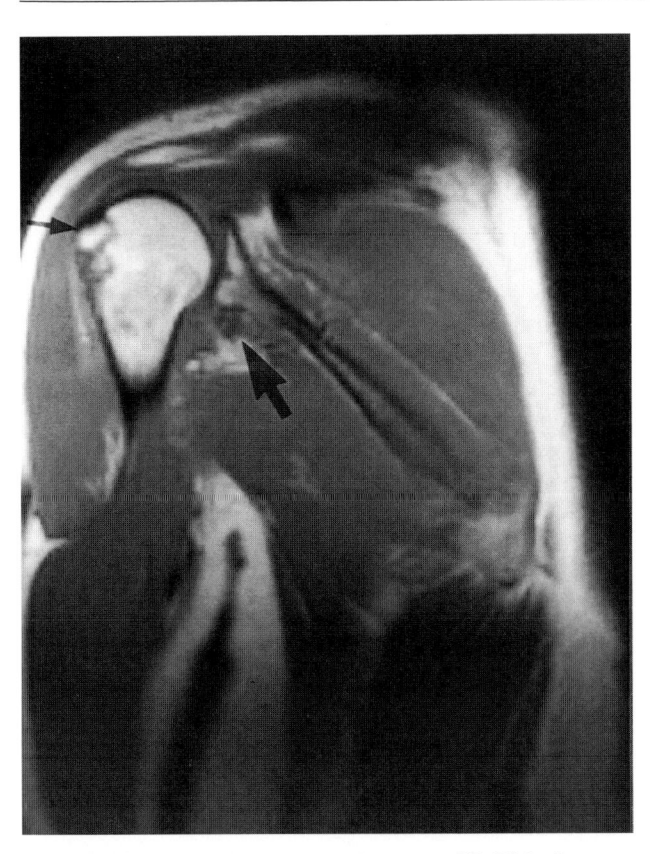

Abb. 20.23 Koronares T1-gewichtetes SE-Bild: Impressionsfraktur (kleiner Pfeil) des Tuberculum majus. Osteokartilaginärer Ausriß aus dem Labrum glenoidale (dicker Pfeil)

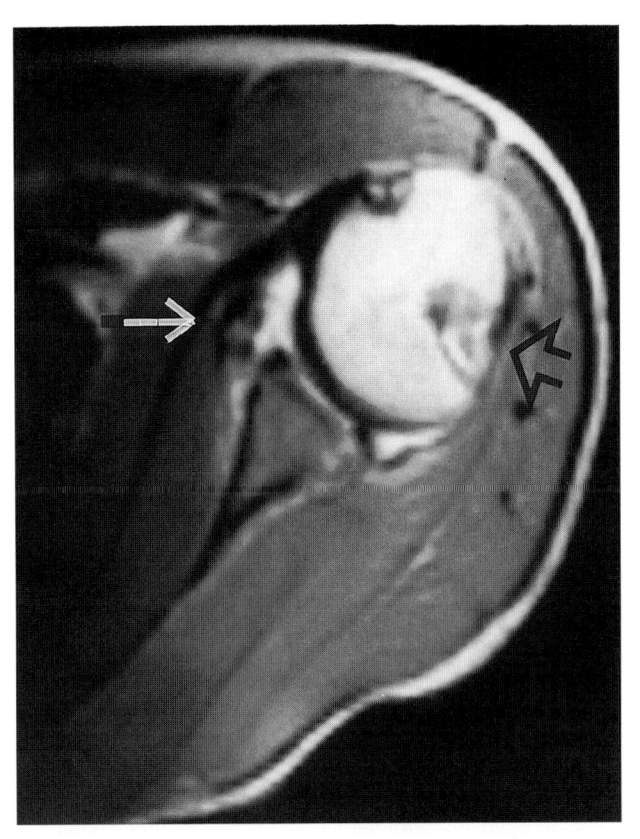

Abb. 20.24 Transversales T2-gewichtetes SE-Bild: Hill-Sachs-Läsion (offener Pfeil). Osteokartilaginärer Abriß des Labrum glenoidale (Pfeil) als signalarme Fragmente innerhalb des signalreichen Gelenkergusses. Ebenso signalreicher hyaliner Gelenkknorpel

Schultergelenks, auch wenn z. B. zur Frage der Ruptur der Rotatorenmanschette die Arthrosonographie oder Magnetresonanztomographie eingesetzt werden können (s. dort). Man wird diese Methoden jedoch in aller Regel wohl als Vorabuntersuchung bzw. als ergänzende Maßnahme bei unklarem Arthrographiebefund verwenden.

Die Kenntnis und Anwendung der vorgestellten Einstellungs- bzw. Diagnostikmöglichkeiten sind wichtige Voraussetzung zur Einordnung und Klassifizierung der im folgenden zu besprechenden Luxationen und Frakturen. Das bildgebende Verfahren hat – optimal angewendet – zum Teil ganz erheblichen, um nicht zu sagen wesentlichen Einfluß auf die Art des therapeutischen Vorgehens und damit der Prognose.

Traumatologie

Verletzungen der Rotatorenmanschette

Die sogenannte Rotatorenmanschette wird von den Sehnen der vier skapulohumeralen Muskeln gebildet, die weitgehend frontal angeordnet sind und annähernd horizontal verlaufen: Es sind diese die Mm. subscapularis, supraspinatus, infraspinatus und teres minor. Ihre platten Endsehnen bilden das haubenförmige Dach des Schultergelenkes und trennen es vom sogenannten subakromialen Nebengelenk, der Bursa subacromialis, die in vielen Fällen mit der Bursa subdeltoida kommuniziert.

Direkte und/oder indirekte Traumata, entzündliche Gelenkerkrankungen sowie degenerative Erscheinungen (Supraspinatussyndrom) können eine partielle oder totale Ruptur der Rotatorenmanschette herbeiführen. Die arthrographische Diagnose stützt sich auf den dokumentierten Nachweis, daß Kontrastmittel aus dem oberen Anteil des Gelenkspaltes entweder in die Rotatorenmanschette nur eintritt (partielle Ruptur, Abb. 20.**25**) oder aber in die Bursa subacromialis bzw. subdeltoidea übertritt (totale Ruptur, Abb. 20.**26**).

Der Terminus „totale" Ruptur impliziert im übrigen keineswegs, daß die gesamte Rotatorenmanschette gerissen oder durchrissen sein muß. Es handelt sich zunächst per definitionem lediglich um eine sichere Verbindung zweier ursprünglich voneinander getrennter Räume. Sind beide Bursae miteinander verschmolzen und liegt eine breite Ruptur vor, kann die Differentialdiagnose schwierig sein. Handelt es sich um eine strikt in der Sehnenplatte horizontal oder auch schräg verlaufende Ruptur, die keinen Anschluß an den Gelenkspalt gewinnt, ist sie naturgemäß in der arthrographischen Untersuchung nicht nachweisbar.

Die Ruptur der Rotatorenmanschette ereignet sich überwiegend im Supraspinatusanteil nahe der Insertionsstelle (Abb. 20.**27**). Erster Hinweis auf das Vorlie-

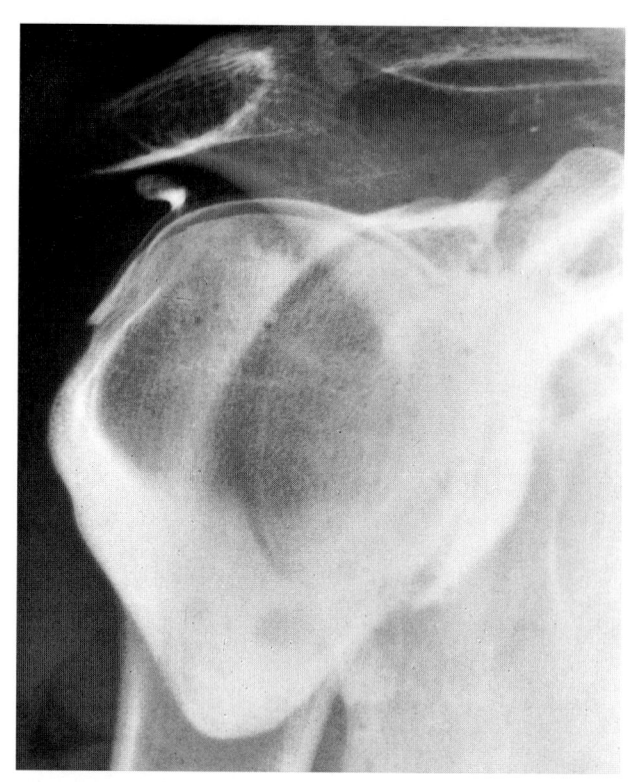

Abb. 20.**25** Partielle Ruptur der Rotatorenmanschette an typischer Stelle. Kontrastmitteldarstellung des Einrisses, nicht jedoch der Bursa subacromialis bzw. subdeltoidea

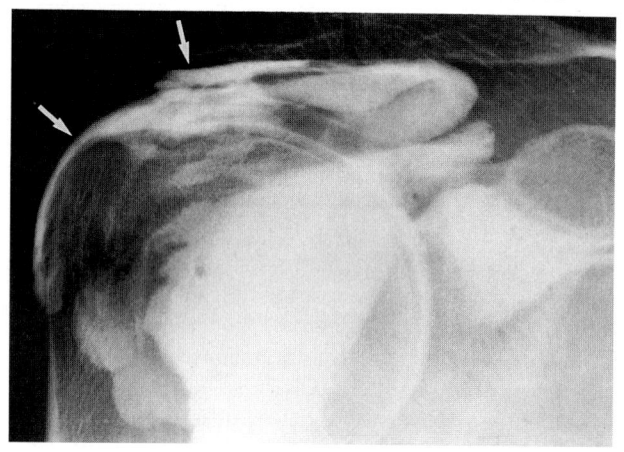

Abb. 20.**26** Totale Ruptur der Rotatorenmanschette mit Füllung der Bursa subacromialis und subdeltoidea (Pfeile)

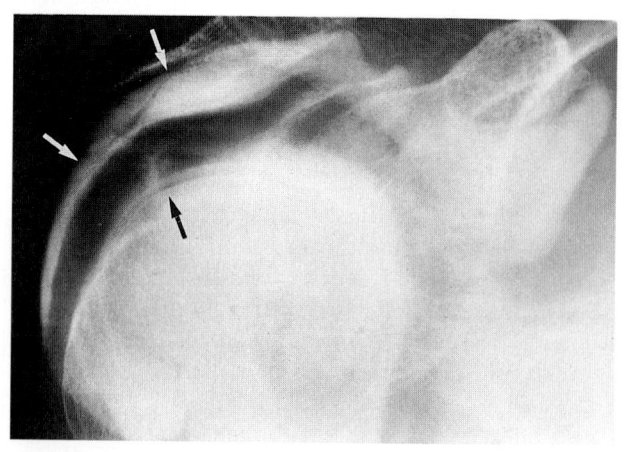

Abb. 20.**27** Totale Ruptur der Rotatorenmanschette mit Füllung der Bursa subacromialis und subdeltoidea (weiße Pfeile). Nachweis der Ruptur an typischer Stelle (schwarzer Pfeil)

gen einer solchen Verletzung kann im übrigen – bei größeren Rupturen – der Humeruskopfhochstand sein (Seitenvergleich im Rahmen der Nativdiagnostik [!], a.-p. Projektion). Dabei fehlt bei Instabilität vor allem der Supraspinatussehne die fixierende Kraft als Antagonismus zur Funktion des M. deltoideus.

Als weitere Möglichkeiten des diagnostischen Nachweises einer Läsion der Rotatorenmanschette sei nochmals auf die Methode der Schultergelenkssonographie und die der Magnetresonanztomographie hingewiesen (s. dort). Schon der korrekt erhobene initiale klinische Befund macht allerdings die Diagnose wahrscheinlich, wenngleich auch Skapulafrakturen ein ähnlich eindrucksvolles klinisches Bild hervorrufen können (s. unten).

Luxationen

Schulterluxationen stellen die häufigste Form der Verrenkung eines großen Gelenkes des Körpers dar (21, 34, 38). Sie sind in einem hohen Prozentsatz mit knöchernen Begleitverletzungen vergesellschaftet. Die Kraft, die zu einer Schulterluxation führt, wirkt entweder direkt oder – weitaus häufiger – indirekt ein (21, 60). Grundsätzlich gilt ein gleiches oder ähnliches Entstehungsprinzip für alle Untergruppen einer Luxationsart. Lediglich die unterschiedliche Krafteinwirkung führt zu den unterschiedlichen Manifestationen (Tab. 20.**2**).

Tabelle 20.**2** Einteilung der Schulterluxationen

Vordere Luxationen – subkorakoidale Luxation – subglenoidale Luxation – subklavikuläre Luxation
Hintere Luxationen – subakromiale Luxation – infraspinale Luxation – subglenoidale Luxation
Extrem seltene Luxationen – superiore Luxation – inferiore Luxation – intrathorakale Luxation

Vordere Luxationen

Vordere oder auch präglenoidale Luxationen sind mit 97–98% der Fälle an den Verrenkungen des Schultergelenkes beteiligt. Sie stellen somit die weitaus häufigste Form dar. In 80 bis 85% aller Verrenkungen im Bereich des gesamten Schultergürtels handelt es sich um eine vordere Luxation (39).

Die Kraft, die zu einer vorderen Luxation führt, wirkt entweder direkt von lateral bzw. posterolateral auf das Gelenk bzw. den Humeruskopf ein oder aber greift indirekt im Sinne einer starken Abduktions-/Außenrotationsbewegung am Arm an. Dabei kann die Kapsel stark gedehnt werden oder ein- bzw. abreißen.

Subkorakoidale Luxation

Die deutliche Mehrzahl der Fälle von vorderen Luxationen tritt in dieser Form auf. Sie ist etwa drei- bis viermal häufiger anzutreffen als die subglenoidale Verrenkung (21). Der Humeruskopf kommt präglenoidal unterhalb des Processus coracoideus zu liegen (Abb. 20.**7**, 20.**9** und 20.**28**).

Subglenoidale Luxation

Sie stellt die zweithäufigste der vorderen Luxationsformen dar. Im Vergleich zur subkorakoidalen Luxation liegt bei der Entstehung dieser Verletzung eine stärkere Abduktionskomponente vor. Der Humeruskopf kommt ventral und kaudal des unteren Anteils der Fossa glenoidalis zu liegen (Abb. 20.**29 a** u. **b**).

Subklavikuläre Luxation

Diese seltene Luxationsform entsteht durch noch stärkere, direkte laterale Krafteinwirkung. Bei erheblicher Kapselzerreißung liegt der Humeruskopf medial des Processus coracoideus und unmittelbar unterhalb der Klavikula.

Hintere Luxationen

Hintere oder retroglenoidale Schulterluxationen machen etwa 1,5−2,5% der Fälle aus (6, 41, 43). Es handelt sich demzufolge um eine relativ seltene Luxationsform.

Subakromiale Luxation

In praktisch allen Fällen liegen subakromiale Verrenkungen vor. Infraspinale oder subglenoidale hintere Luxationen treten extrem selten auf und sind deshalb vernachlässigbar (39).

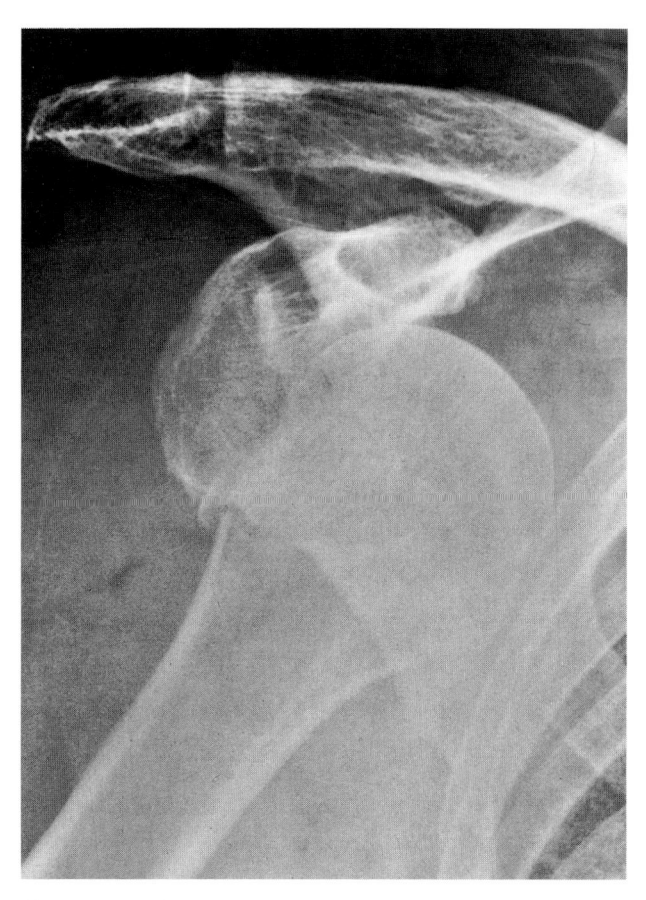

Abb. 20.**28** Subkorakoidale vordere Schulterluxation in „normaler" a.-p. Projektion

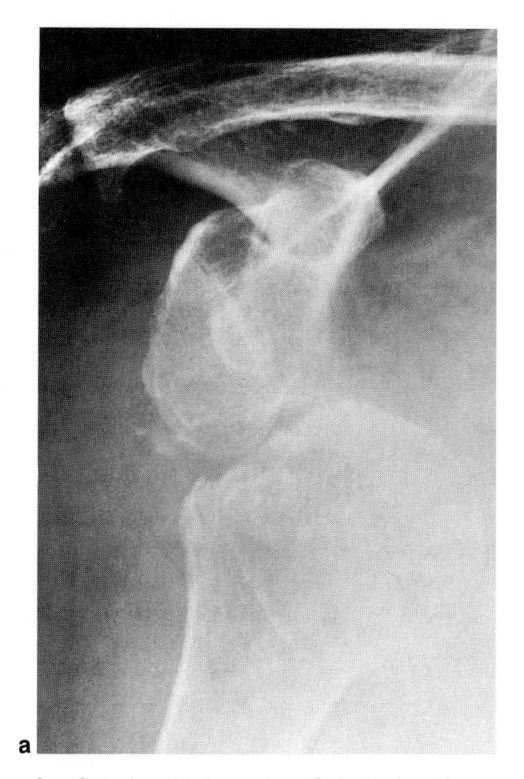

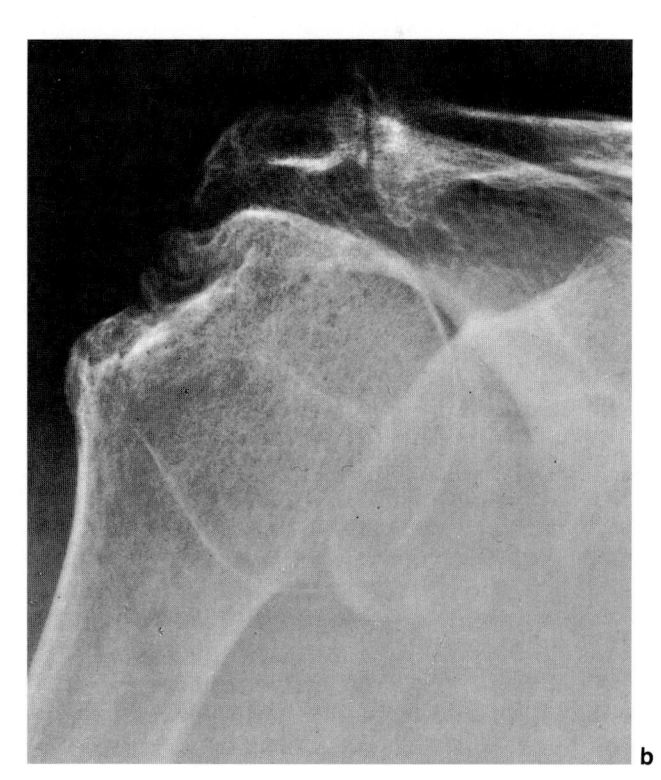

Abb. 20.**29a** u. **b** Subglenoidale vordere Schulterluxation:
a „Anschlagen" des Humeruskopfes am unteren Anteil der Fossa glenoidalis
b Zustand nach Reposition

290 Spezielle Traumatologie

Analog zum Entstehungsmechanismus der vorderen Luxationen entstehen die hinteren durch Einwirkung einer direkten Kraft von vorn auf das Gelenk bzw. den Humeruskopf oder einer indirekten Kraft in starker Adduktions-/Innenrotationsbewegung.

Zur hinteren Luxation führen durch indirekte Kräfte hauptsächlich Konvulsionen beim Stromunfall oder im Status epilepticus infolge übermäßiger Stimulation der Außenrotatoren (43).

Die hintere subakromiale Schulterluxation (Abb. 20.**30 a** u. **b**) ist dadurch gekennzeichnet, daß einerseits die Humeruskopfgelenkfläche die Cavitas glenoidalis verlassen hat und nach hinten zeigt, andererseits das Tuberculum minus in die Pfanne zu liegen kommt.

Diese typische Konstellation der beteiligten knöchernen Skelettanteile kann z. B. in der ausschließlich durchgeführten, „normalen" a.-p. Projektion des Schultergelenkes trotz mehrerer möglicher Hinweise (s. oben) diskret imponieren und schwierig zu diagnostizieren sein. Unzureichende Verwendung geeigneter Projektionstechniken führt deshalb dazu, daß die Luxation als solche in 50 bis 60% der Fälle röntgenologisch nicht erkannt wird (s. oben). Gerade auch im Hinblick auf die vergleichbare hohe Fehlbeurteilung des klinischen Befundes ist demnach das Anfertigen einer zusätzlichen glenoidal-tangentialen sowie einer transskapulären Projektion als obligat anzusehen (17) (Abb. 20.**30 a, b** und 20.**31 a, b**).

Knöcherne Begleitverletzungen (Hill-Sachs-, Bankart-Läsion)

In immerhin bis zu etwa zwei Drittel der Fälle (21) liegen röntgenologisch faßbare knöcherne Begleitverletzungen vor, aus denen sich zum Teil erhebliche Konsequenzen für Therapie und Prognose ergeben können. Durch das Hinzutreten von Frakturen wird die reine Luxation zur Luxationsfraktur. Sofern es sich dabei um Frakturen des proximalen Humerusendes handelt, sind sie ab S. 304 ausführlich beschrieben. An dieser Stelle soll nur auf die beiden häufigsten Läsionen an Humeruskopf und Schultergelenkpfanne, die Hill-Sachs- und die Bankart-Läsion, eingegangen werden.

Hill-Sachs-Läsion

Ganz im Vordergrund steht bei der vorderen Luxation der dorsokraniale Humeruskopfdefekt. Diese als Impressionsfraktur aufzufassende Läsion entsteht durch das Anschlagen des nach vorn luxierten Humeruskopfes an den unteren bzw. vorderen Pfannenrand (Abb. 20.**32**) und wird heute allgemein als Hill-Sachs-Läsion bezeichnet (21). Früher sprach man vom „typischen" Humeruskopfdefekt bei vorderer Luxation. Der Defekt ist dorsokranial zwischen Tuberculum majus und dem lateralen Anteil der Gelenkfläche des Humeruskopfes lokalisiert. Er ist in etwa 20–40% bei der erstmaligen und in etwa

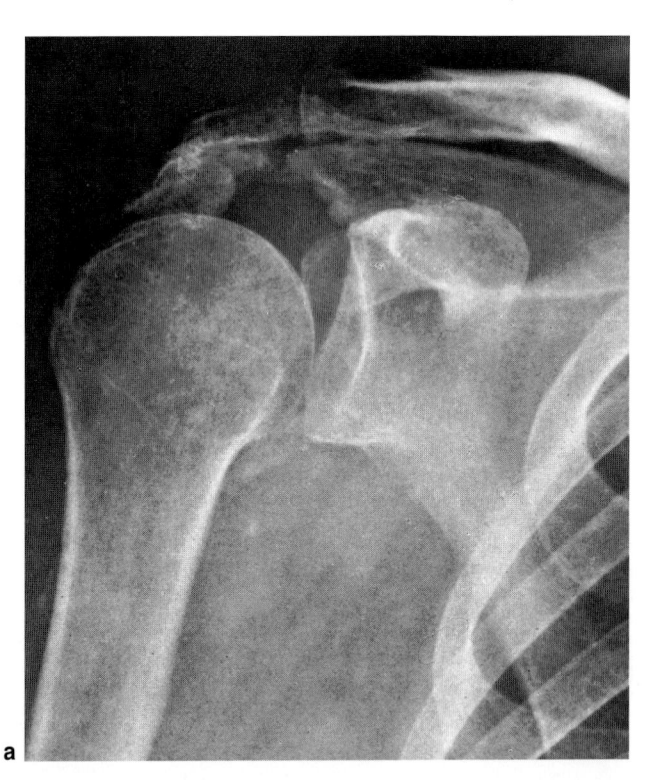

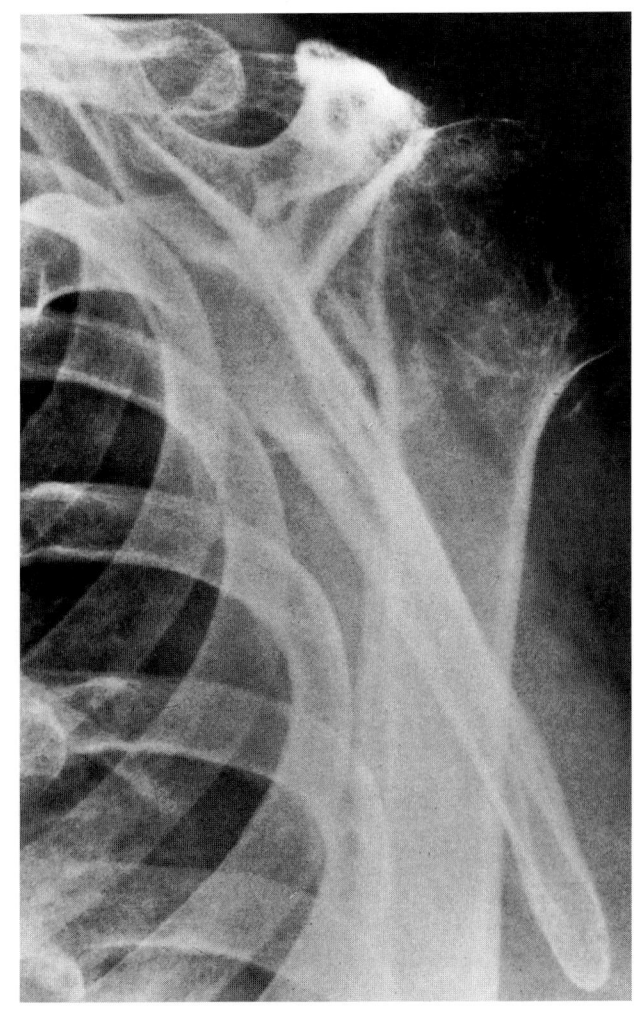

Abb. 20.**30a** u. **b** Subakromiale hintere Schulterluxation:
a „Normale" a.-p. Projektion. Aufgehobene Parallelität von medialem Anteil der Humeruskopfzirkumferenz und ventralem Anteil der Fossa glenoidalis, „Leere" der Pfanne
b Transskapuläre Projektion (s. Text)

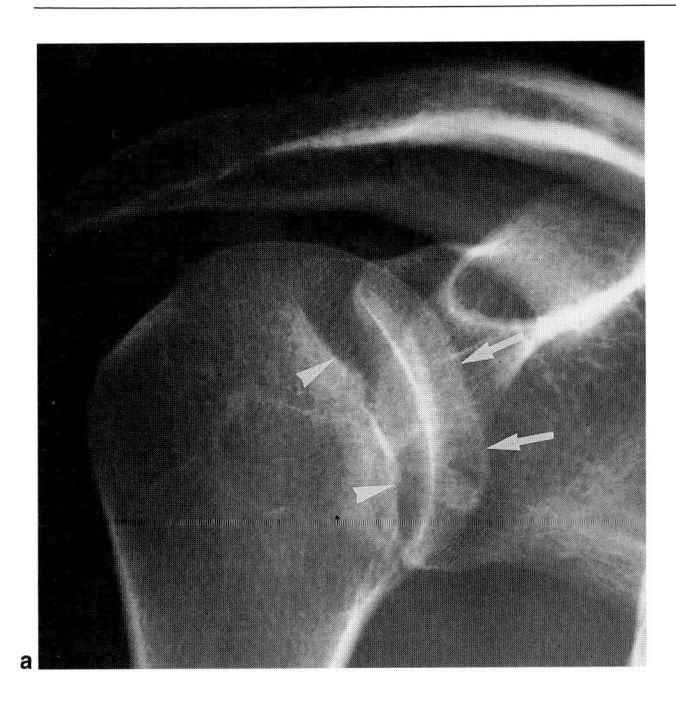

Abb. 20.**31 a** u. **b** Subakromiale hintere Schulterluxation:
a Glenoidal-tangentiale Projektion: Überlappung von Kopf und Pfanne. Pfeile = mediale Kopfzirkumferenz, Pfeilspitzen = „trough-line"
b Transskapuläre Projektion

70–90% bei der habituellen Luxation nachweisbar (18, 21, 50). Voraussetzung dafür ist die exakte Durchführung der a.-p. Projektionstechnik in leicht kraniokaudal gerichtetem Strahlengang mit zusätzlich standardisierter Innenrotation (s. oben) (Abb. 20.**33 a, b** und 20.**48**).

Bankart-Läsion

Die sogenannte Bankart-Läsion (2) stellt entsprechend dem Mechanismus der vorderen Luxation eine Absprengung des Knochens im Bereich des ventrokaudalen Anteils der Fossa glenoidalis dar (Abb. 20.**34 a** u. **b**). Sie gehört mit dem „typischen" Humeruskopfdefekt und der Fraktur des Tuberculum majus zu den drei häufigsten knöchernen Begleitverletzungen der vorderen Luxation. Die Bankart-Läsion ist oft im glenoidal-tangentialen Strahlengang günstiger als in „normaler" a.-p. Projektion zu beurteilen (Abb. 20.**34 b**).

Für das Entstehen einer habituellen Luxation ist eine einzelne Läsion wohl nicht verantwortlich zu machen. Wahrscheinlicher ist, daß habituelle Luxationen auf ein multifaktorielles Geschehen zurückgeführt werden müssen, im Rahmen dessen neben Labrumausrissen, Bankart- und Hill-Sachs-Läsionen auch Dysplasien bzw. Varianten der Cavitas glenoidalis, eine extreme Anteversion der Glenoidal-tangential-Ebene, eine Dehnung des vorderen Anteiles der Gelenkkapsel, Ausrisse bzw. Verletzungen der Rotatorenmanschette und anderes zu berücksichtigen sind (39).

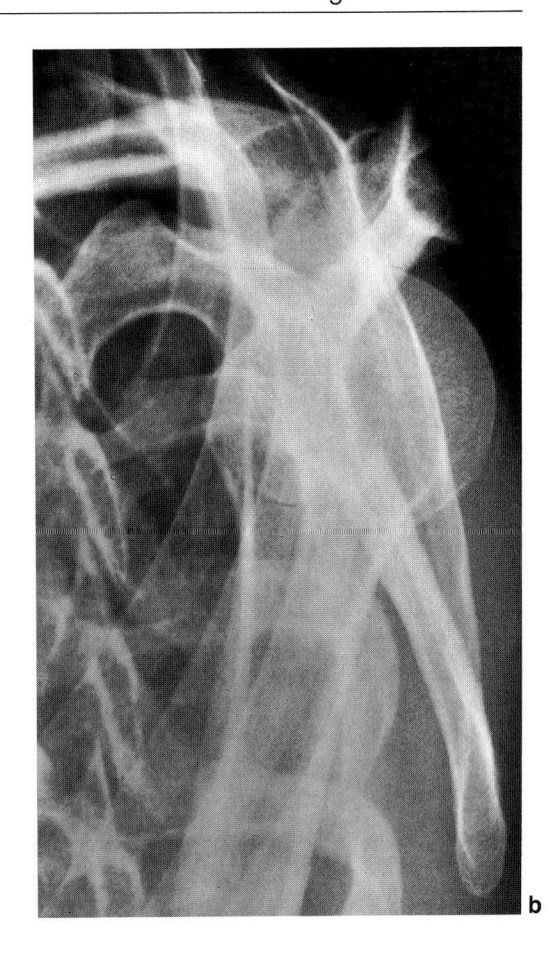

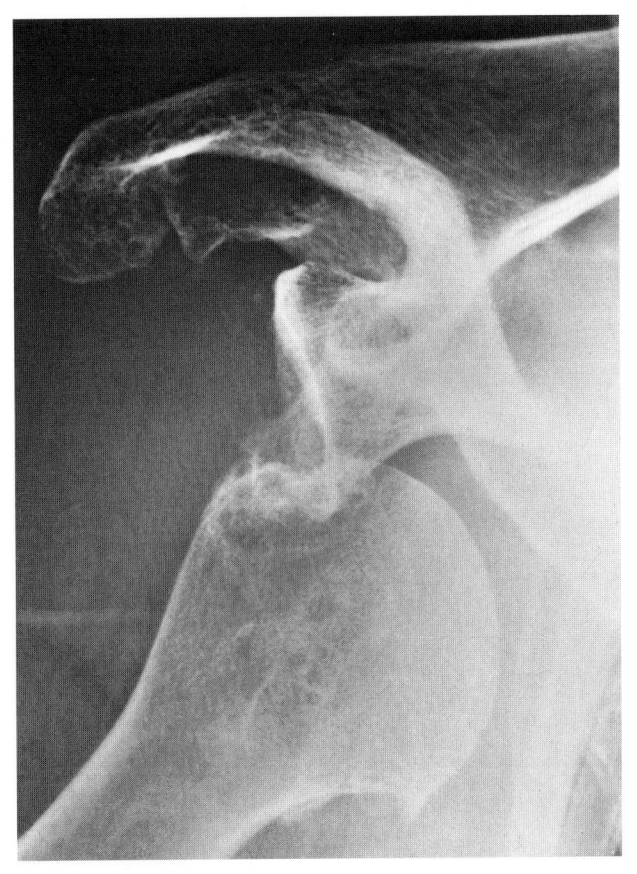

Abb. 20.**32** Entstehung des dorsokranialen Humeruskopfdefektes (Hill-Sachs-Läsion) bei vorderer Schulterluxation

Spezielle Traumatologie

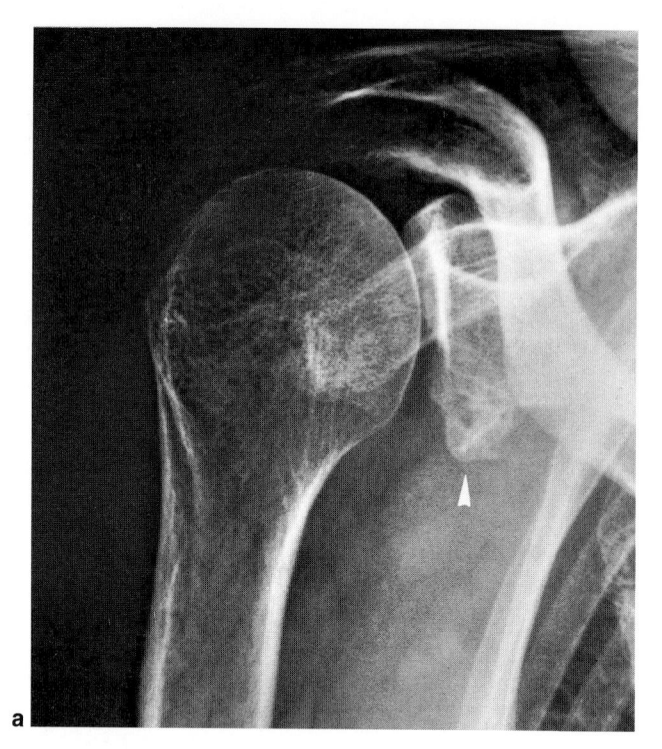

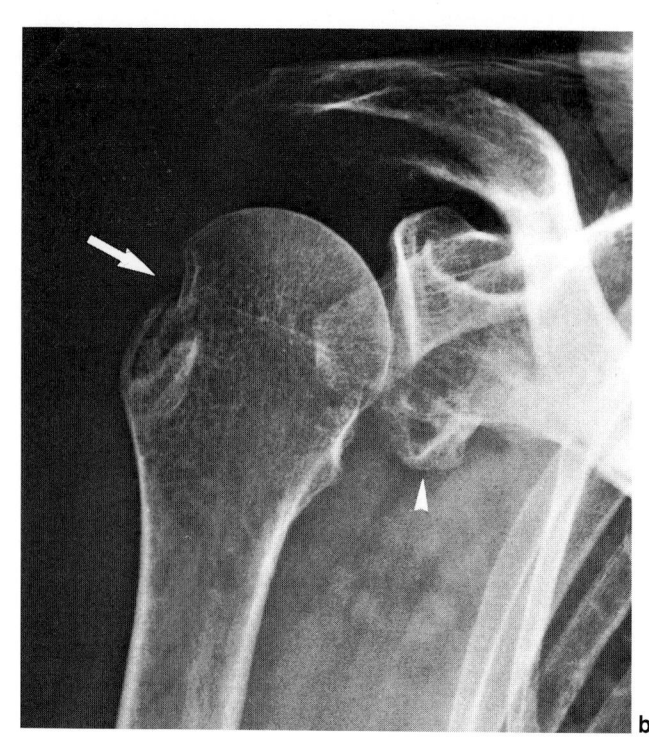

Abb. 20.**33a** u. **b** Nachweis eines dorsokranialen Humeruskopfdefektes (Hill-Sachs-Läsion) bei Zustand nach Reposition einer vorderen Schulterluxation. Pfeilspitzen: zusätzliche Bankart-Läsion:
a Außenrotation: Der Defekt ist nicht zu erkennen
b Innenrotation: Deutlicher Nachweis einer größeren Impressionsfraktur im Bereich des dorsokranialen Humeruskopfanteiles (Pfeil) bei leicht kraniokaudal gerichtetem Strahlengang

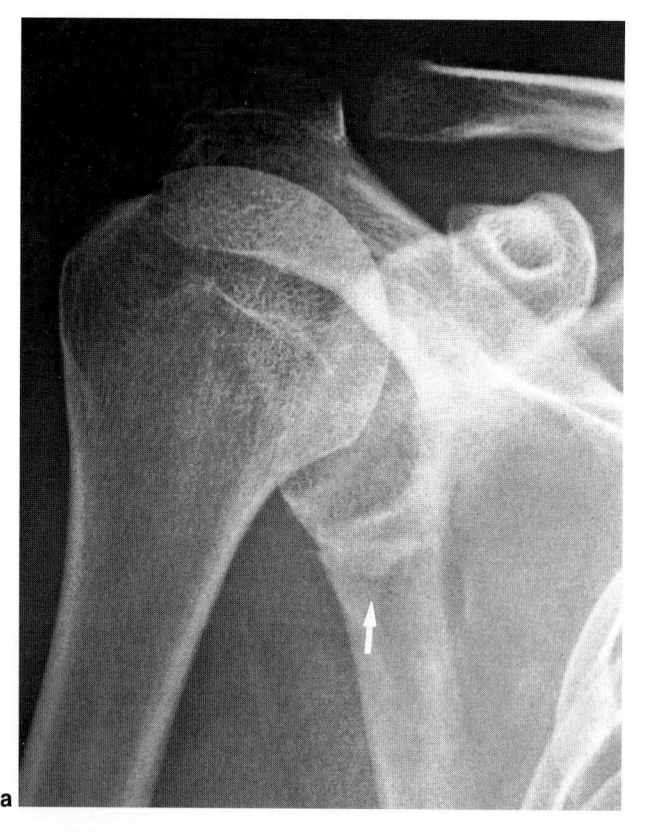

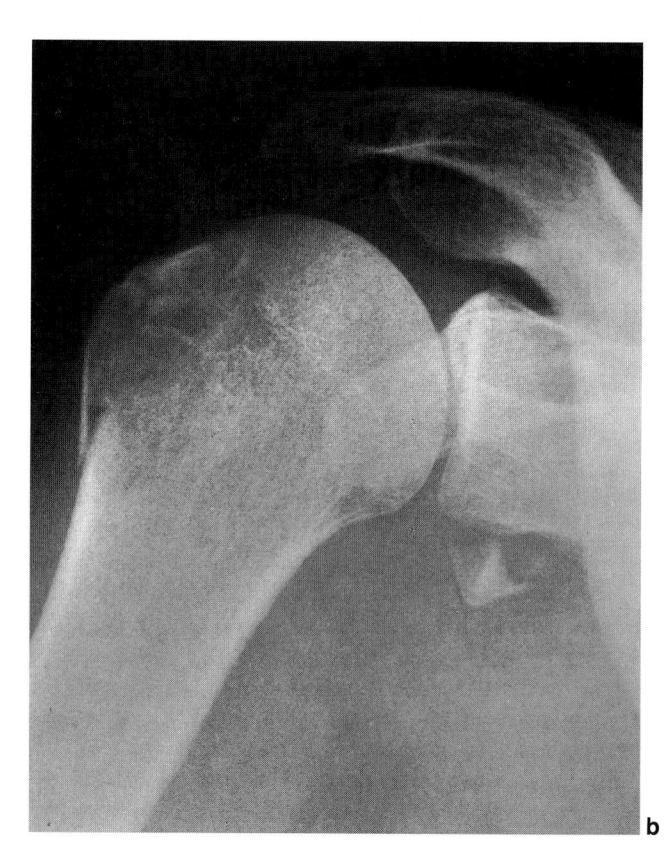

Abb. 20.**34a** u. **b** Nachweis einer Bankart-Läsion:
a „Normaler" a.-p. Strahlengang (Pfeil)
b Glenoidal-tangentialer Strahlengang; zusätzliche Fraktur des Tuberculum majus

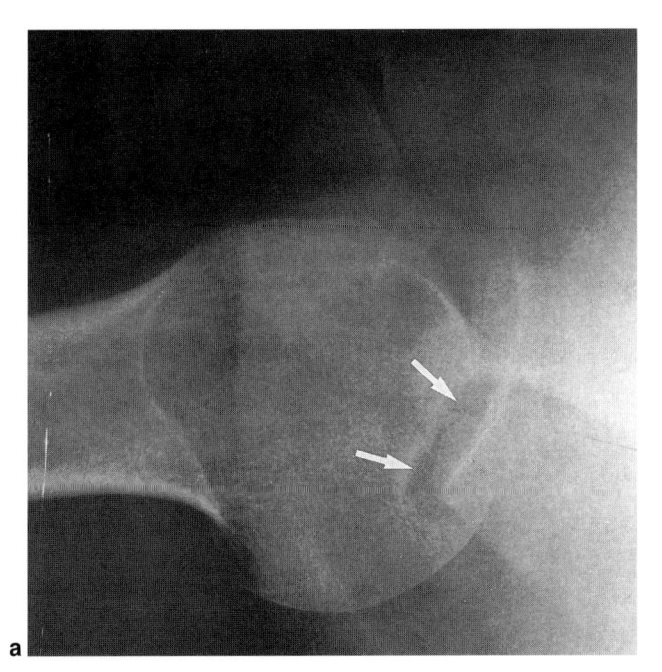

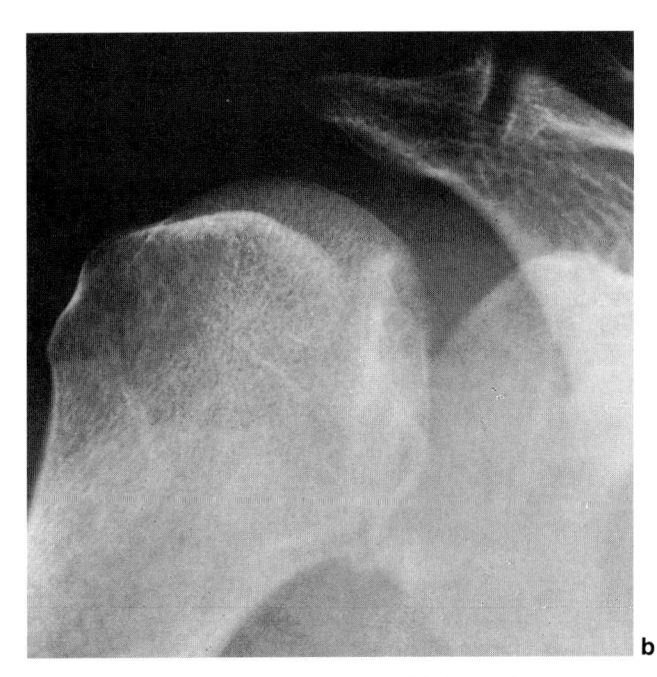

Abb. 20.**35a** u. **b** Subakromiale hintere Luxation: Nachweis eines großen ventromedialen Humeruskopfdefektes im
a axial-axillären Strahlengang (Pfeile) sowie
b als „trough-line" in der a.-p. Projektion

Umgekehrte Hill-Sachs-Läsion

Die im Rahmen der vorderen Luxationen beschriebene Hill-Sachs-Läsion findet ihr Pendant in Form einer Fraktur gleichen Typs im ventromedialen Anteil der Humeruskopfgelenkfläche bei hinterer Luxation als sogenannte „reverse" oder umgekehrte Hill-Sachs-Läsion (39). Der Humeruskopf wird gegen die hintere knöcherne Begrenzung der Fossa glenoidalis gepreßt.

Die Läsion kann unterschiedlich groß sein. Der Humeruskopf weist an typischer Stelle einen V-förmigen bzw. keilförmigen (39) Defekt auf (Abb. 20.**35 a** u. **b**). Die Größe der Impression, die allgemein erheblicher ist als bei der vorderen Luxation, ist entscheidend abhängig vom Zeitpunkt der Diagnosestellung nach stattgehabtem Trauma. Initial nicht erkannte bzw. übersehene hintere Luxationen weisen in der Regel das wesentlichere Ausmaß von Destruktion auf, da der hintere Anteil der Fossa den Kopf in seiner unphysiologischen Position fixiert und sich in den Kopf eingräbt. Auch habituelle, nicht operativ versorgte retroglenoidale Luxationen vergrößern den beschriebenen Defekt.

Im Gegensatz zum dorsokranialen Humeruskopfdefekt der vorderen Luxation ist die hintere Verrenkung praktisch immer mit einer entsprechenden Läsion des ventromedialen Kopfanteiles vergesellschaftet (13).

Die Gewähr zur exakten Darstellung der umgekehrten Hill-Sachs-Läsion im Rahmen der Nativdiagnostik bietet die optimal angewandte axial-axilläre Projektion (Abb. 20.**35 a**). Neben dem indirekten Hinweis („trough-line") in der „normalen" a.-p. Projektion (Abb. 20.**5** und 20.**35 b**) zeigt sich dabei das objektive Ausmaß der Verletzung. Die axial-axilläre Technik besitzt daher essentielle Aussagekraft bei dieser Läsion.

Hinsichtlich der Häufigkeit und prognostischen Bedeutung steht der ventromediale Humeruskopfdefekt an erster Stelle der wichtigen knöchernen Begleitverletzungen bei hinteren Luxationen. Auf weitere knöcherne Begleitverletzungen im Bereich des proximalen Humerusende wird ab S. 302 eingegangen.

Atypische und seltene Luxationen

Superiore Luxation

Die seltenen suprakorakoidalen oder superioren Luxationen setzen auf jeden Fall die Zertrümmerung des knöchernen Schultergelenkdaches voraus (Abb. 20.**36**), so

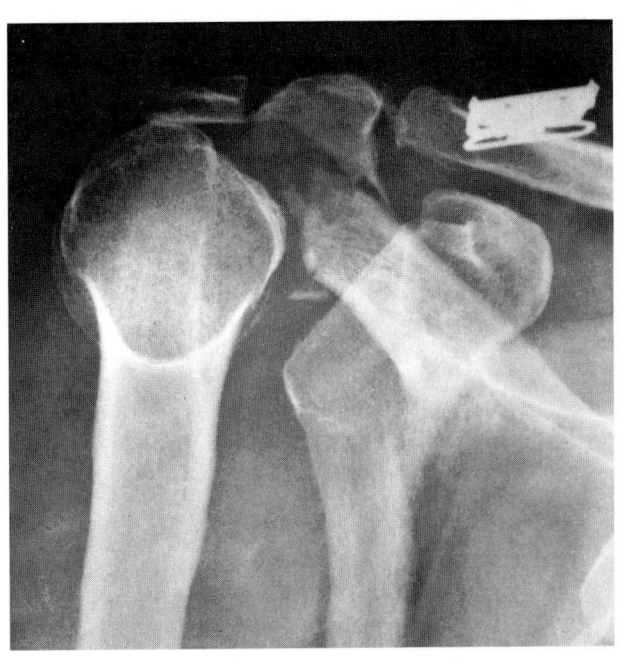

Abb. 20.**36** Suprakorakoidale (superiore) Schulterluxation mit Zertrümmerung des knöchernen Schulterdaches

daß es sich stets um eine Luxationsfraktur handelt. Ein adäquates Trauma besteht z. B. in einem heftigen Sturz auf den ausgestreckten, meist adduzierten Arm. Dieser ist dann scheinbar verkürzt, der Humeruskopf ist oberhalb des Akromions palpabel. Begleitend treten zum Teil erhebliche Weichteilverletzungen, Schädigungen der Rotatorenmanschette sowie neurovaskuläre Läsionen auf (39).

Luxatio erecta

Gelegentlich begegnet man der Luxatio erecta (Abb. 20.**37 a** u. **b**). Der obere Teil der Gelenkfläche des Humeruskopfes zeigt dabei nach kaudal. Es besteht kein Kontakt mehr zum unteren Teil der Fossa glenoidalis. Der Humerusschaft weist nach oben, ist eleviert und federnd fixiert. Diese Luxation entsteht durch ein extremes Abduktionstrauma. Der Humerus selbst wirkt als Hebel, das Akromion als Hypomochlion am Hals des Humerus.

Intrathorakale Luxation

Eine sehr starke Lateralbetonung der einwirkenden Kraftkomponenten führt zur ebenfalls sehr seltenen intrathorakalen Luxation, die durch eine Verlagerung des Humeruskopfes weit nach medial zwischen die Rippen in den Thoraxraum und eine scheinbare Armverkürzung gekennzeichnet ist.

Frakturen des proximalen Humerusendes

Die Einteilung von Frakturen einzelner Skelettabschnitte sollte in der modernen Traumatologie, insbesondere im gelenknahen Bereich, unter Berücksichtigung der speziellen Merkmale der einzelnen Frakturformen erfolgen. Hierzu gehören vor allem Vitalität und biomechanische Bedeutung der Fragmente sowie gleichzeitig bestehende, typische traumatische Veränderungen an den Weichteilen. Die Kenntnis dieser Merkmale stellt eine wichtige Voraussetzung für die richtige prognostische Einschätzung und die Wahl einer adäquaten Therapie dar.

Für die Vielzahl der unterschiedlichen Fakturformen des proximalen Humerusendes mit oder ohne Luxation des Humeruskopfes wurde bislang im deutschen Schrifttum kein einheitliches und umfassendes Einteilungsschema verwandt, das einer differenzierten Betrachtungsweise und Therapie dieser Verletzungen gerecht wird. So wurden diese Frakturen meist nach der betroffenen anatomischen Region eingeteilt, d. h. man unterschied Frakturen des Collum anatomicum, des Collum chirurgicum und Frakturen des Tuberculum majus und minus. Aber auch die Einteilung in Ad- und Abduktionsfrakturen, die in der Regel anhand der a.-p. Röntgenaufnahmen erfolgt, ist unzureichend und darüber hinaus meist irreführend, da bei der normalerweise vorliegenden Abkippung des proximalen Fragmentes nach dorsal oder ventral sich derselbe Bruch je nach Rotationsstellung des Oberarms im a.-p. Strahlengang als Ad- oder Abduktionsfraktur darstellen kann (26, 29, 61).

Es ist verwunderlich, daß sich derart einfache Einteilungen, die den Anforderungen der modernen Traumatologie nicht gerecht werden, so lange halten konnten, wo wir doch seit vielen Jahren in anderen Bereichen so gute, die jeweilige pathologisch-anatomische Situation berücksichtigende Klassifikationen ver-

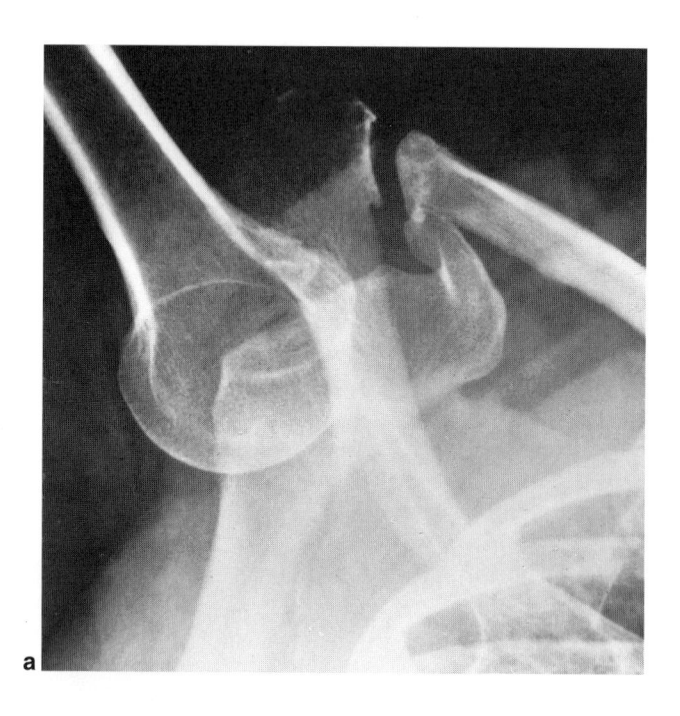

Abb. 20.**37a** u. **b** Luxatio erecta:
a A.-p. Projektion
b Transskapuläre Projektion

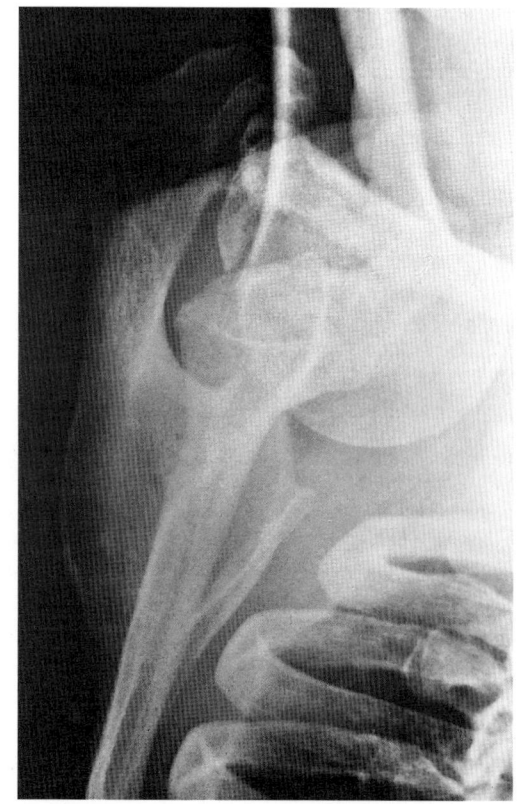

wenden, wie z. B. am Sprunggelenk, am koxalen Femurende oder an der Hüftpfanne.

Eine detaillierte, die erwähnten Aspekte miteinbeziehende und uns daher besonders wertvoll erscheinende Klassifikation der Frakturen des proximalen Humerusendes beim Erwachsenen wurde von Neer 1970 (38) angegeben. Diese Klassifikation mag auf den ersten Blick zwar recht kompliziert sein, bei näherem Hinsehen erweist sich aber das ihr zugrundeliegende Einteilungsprinzip als vorzüglich. Es fand bisher in der deutschen Literatur kaum Beachtung und dürfte allgemein wenig bekannt sein.

Grundlage der Neerschen Klassifikation ist die Aufteilung des proximalen Humerusendes in die vier Segmente: Oberarmkopf, Tuberculum majus, Tuberculum minus und Oberarmschaft (Abb. 20.**38**). Neer teilt die Frakturen einmal in sechs verschiedene Gruppen auf und differenziert dann innerhalb der Gruppen die einzelnen Frakturformen nach der Anzahl der betroffenen Segmente. Da die Schwere der Verletzung mit steigender Zahl der frakturierten Segmente aber gravierend zunimmt, werden Frakturformen unterschiedlichster Prognose in einer Gruppe zusammengefaßt. Die Gruppe sechs umfaßt sogar alle Luxationsfrakturen – und hiervon gibt es je nach Betrachtungsweise sechs bis acht verschiedene Formen. Daher sind klinische Studien, die die Aufteilung der Frakturen in diese sechs Gruppen und den direkten Vergleich dieser Gruppen miteinander zur Grundlage haben, nur bedingt aussagekräftig.

Wir halten es deshalb für sinnvoller und praktikabler, wenn die Gliederung der Frakturen erst nach der Stellung des Humeruskopfes und dann nach der Zahl der frakturierten und dislozierten Segmente oder besser nach der Zahl der dislozierten Hauptfragmente erfolgt. Daher haben wir die proximalen Humerusfrakturen zunächst in eine Gruppe A und eine Gruppe B aufgeteilt. In der Gruppe A sind alle Frakturen ohne, in der Gruppe B alle Frakturen mit Luxation des Humeruskopfes zusammengefaßt. In jeder Gruppe werden dann entsprechend dem Neerschen Prinzip der Vier-Segment-Klassifikation nach der Zahl der vorliegenden Hauptfragmente vier Frakturtypen unterschieden (Tab. 20.**3**).

Beim Typ I jeder Gruppe fehlt das Zerbrechen des proximalen Humerusendes in zwei oder mehrere deutlich voneinander getrennte, also erheblich dislozierte Teile oder Hauptfragmente. So ist im Falle des Typ I der Gruppe A, der nicht oder nur minimal verschobenen Fraktur, das proximale Humerusende zwar oft von mehreren Frakturlinien durchzogen, die „Ganzheit" dieses Extremitätenabschnittes bleibt jedoch in funktionellem Sinne angesichts der geringfügigen Fragmentdislokation und der weitgehenden Unverschitlheit von Periost und Rotatorenmanschette praktisch als einziges, zusammenhängendes „Teil" erhalten.

Beim Typ I der Gruppe B stellt das proximale Humerusende ebenfalls einen einzigen zusammenhängenden Teilabschnitt des Humerus dar, dessen Struktur im Bereich des impressionsbedingten Defekts unterbrochen ist.

Die Typen II–IV beider Gruppen umfassen nur verschobene Frakturen, bei denen ein oder mehrere Segmente um mindestens 1 cm disloziert oder um mehr als 45 Grad abgewinkelt sind. Sie bestehen also je nach Anzahl der dislozierten Segmente aus zwei bis vier dislozierten Teilen oder Hauptfragmenten und werden dementsprechend als Zwei-, Drei- oder Vier-Fragment-Frakturen bzw. -Luxationsfrakturen bezeichnet. Zusätzlich bestehende unverschobene Frakturen oder mehrere, ein einzelnes Segment betreffende Frakturen werden nicht mitgezählt. Wenn also z. B. das Tuberculum majus abgerissen und um mehr als 1 cm disloziert ist, sprechen wir von einer Zwei-Fragment-Fraktur. Besteht zusätzlich am

Tabelle 20.**3** Einteilung der Frakturen des proximalen Humerusendes

Gruppe A	Gruppe B
Typ I – Minimal verschobene Fraktur	Typ I – Luxations-Impressions-Fraktur a) Vordere Luxation mit dorsokranialer Impression b) Hintere Luxation mit ventromedialer Impression

Typ II – Zwei-Fragment-Fraktur
a) Abscherung des Kopfsegmentes
b) Abriß des Tuberculum majus
c) Abriß des Tuberculum minus
d) Fraktur am Collum chirurgicum
  – eingestauchte und abgewinkelte Fraktur
  – instabile Fraktur
  – Trümmerfraktur
	Typ II – Zwei-Fragment-Luxationsfraktur
	a) Vordere Luxation mit Abriß des Tuberculum majus
	b) Hintere Luxation mit Abriß des Tuberculum minus

Typ III – Drei-Fragment-Fraktur a) Abriß des Tuberculum majus und Fraktur am Collum chirurgicum b) Abriß des Tuberculum minus und Fraktur am Collum chirurgicum	Typ III – Drei-Fragment-Luxationsfraktur a) Vordere Luxation mit Abriß des Tuberculum majus und Fraktur am Collum chirurgicum b) Hintere Luxation mit Abriß des Tuberculum minus und Fraktur am Collum chirurgicum
Typ IV – Vier-Fragment-Fraktur	Typ IV – Vier-Fragment-Luxationsfraktur

Collum chirurgicum eine nicht oder nur wenig verschobene Fraktur, so bleibt es bei der Bezeichnung Zwei-Fragment-Fraktur, obwohl in Wirklichkeit ja drei Fragmente vorliegen. Andererseits kann das Tuberculum majus in mehrere Anteile zerbrochen sein. Auch in diesem Falle ändert sich an der Bezeichnung nichts, da ein Segment als ein Hauptfragment nur einmal gezählt wird.

Die Dislokationsrichtung der Segmente wird durch den Zug der ansetzenden Muskeln bestimmt. So können Tuberculum majus durch die Außenrotatoren nach oben und hinten, Tuberculum minus durch den M. subscapularis nach innen und das Schaftsegment durch den M. pectoralis major nach vorn und innen gezogen werden. Bei instabilen Frakturen distal der beiden Tuberkula wird der Humeruskopf durch die unversehrte Rotatorenmanschette in neutraler Stellung gehalten. Abrisse der Tuberkula gehen zwangsläufig mit einem Längsriß der Rotatorenmanschette zwischen M. subscapularis und M. supraspinatus einher. Bei Kombination eines Tuberkulumabrisses mit einer Fraktur am Collum chirurgicum (Drei-Fragment-Fraktur) wird das Kopfsegment, dem Zug der Muskeln entsprechend, die an dem mit dem Kopfsegment in Verbindung bleibenden Tuberkulum ansetzen, nach außen oder innen verdreht. Während bei den Drei-Fragment-Frakturen über das anhängende Tuberkulum eine noch gerade ausreichende Minimaldurchblutung des Kopfsegmentes möglich sein kann, ist die Blutzufuhr bei den Vier-Fragment-Frakturen mit völliger Isolierung des Kopfsegmentes komplett unterbrochen.

Diese für die jeweiligen Frakturtypen charakteristischen Merkmale, wie Dislokationsrichtung der Fragmente, Zustand der Rotatorenmanschette und Vitalität des Kopfsegmentes, werden bei der folgenden Beschreibung der einzelnen Frakturtypen berücksichtigt.

Frakturen des proximalen Humerusendes ohne Luxation (Gruppe A)

Die Gruppe A enthält nur Frakturen des proximalen Humerusendes, die ohne Luxation des Humeruskopfes einhergehen. Die vier Haupttypen mit ihren Unterformen ergeben insgesamt zehn verschiedene Frakturtypen, die alle ihre speziellen pathologisch-anatomischen Charakteristika aufweisen.

Typ I – Minimal verschobene Fraktur

Die nicht oder nur minimal verschobenen Frakturen werden wegen der ihnen gemeinsamen problemlosen Behandlung und guten Prognose als Typ I zusammengefaßt. Sie machen etwa 70% aller proximalen Humerusfrakturen aus. Kein Segment ist mehr als 1 cm disloziert oder um mehr als 45 Grad abgewinkelt (Abb. 20.**38**). Nicht selten ist das proximale Humerusende von mehreren Frakturlinien durchzogen. Alle Fragmente werden durch die intakte Rotatorenmanschette und das weitgehend unverletzte Periost zusammengehalten, so daß nach kurzzeitiger Ruhigstellung eine frühe funktionelle Übungsbehandlung möglich ist. Daher ist die Prognose in der Regel gut. Auch die häufige eingestauchte Fraktur

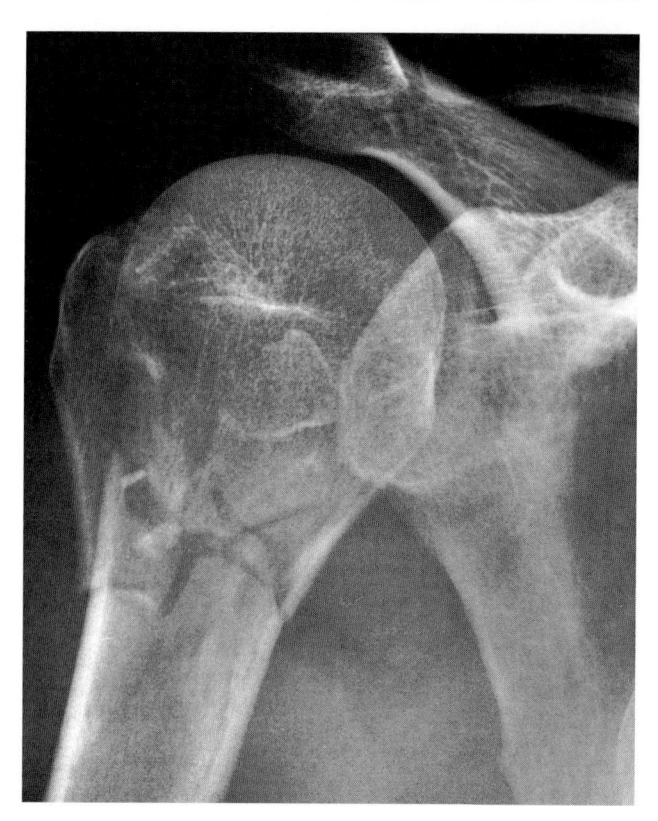

Abb. 20.**38** Gruppe A, Typ I – minimal verschobene Fraktur: umfaßt ca. 70% aller proximalen Humerusfrakturen. Zahlreiche Frakturlinien möglich. Kein Segment ist mehr als 1 cm disloziert oder um mehr als 45 Grad abgewinkelt. Alle Fragmente werden durch die intakte Rotatorenmanschette und das weitgehend unverletzte Periost zusammengehalten. Frühe funktionelle Übungsbehandlung möglich. Gute Prognose
1 = Kopfsegment
2 = Tuberculum majus
3 = Tuberculum minus
4 = Schaftsegment

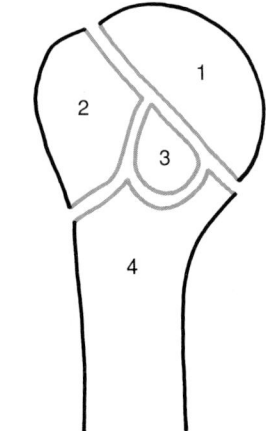

Bezifferung gilt allgemein für die Abb. 20.**38**–20.**56**

am Collum chirurgicum gehört zu diesem Typ, solange die Abkippung des proximalen Fragmentes weniger als 45 Grad beträgt.

Typ II – Zwei-Fragment-Fraktur

Eines der vier Segmente ist frakturiert und mehr als um 1 cm verschoben oder um 45 Grad abgewinkelt. Somit gibt es vier verschiedene Frakturformen, die wir mit a–d bezeichnet haben.

Typ IIa – Zwei-Fragment-Fraktur mit Abscherung des Kopfsegmentes (Abb. 20.**39**):

20 Schultergürtel 297

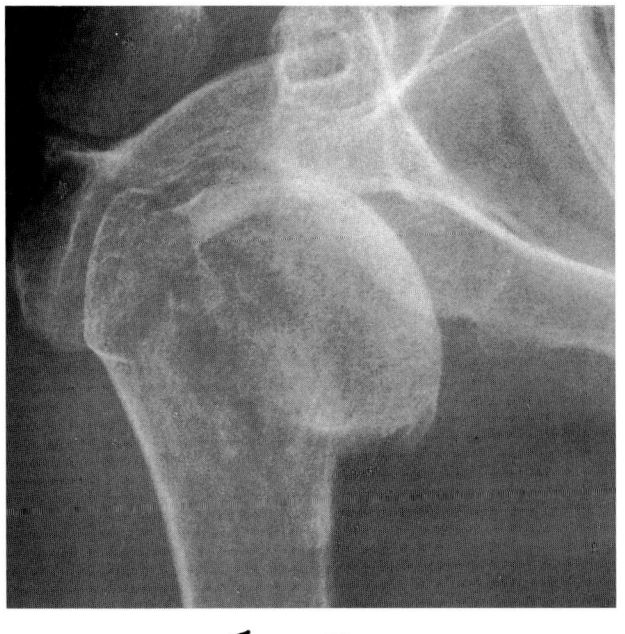

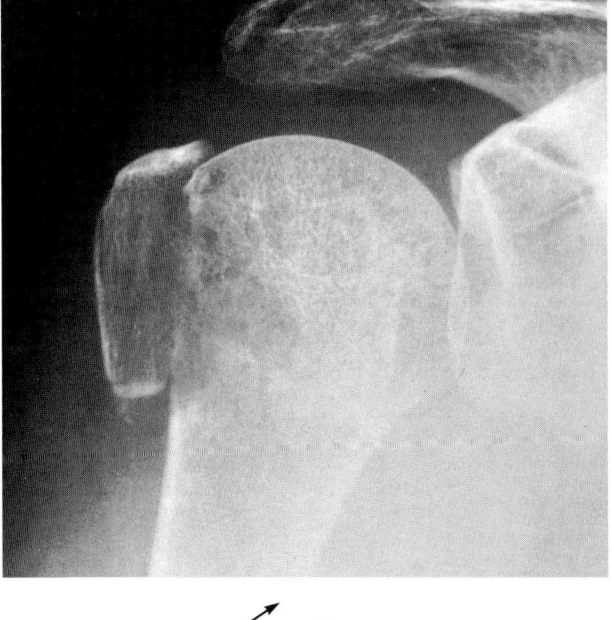

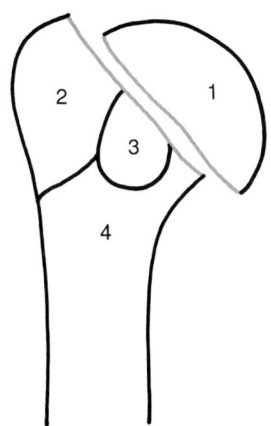

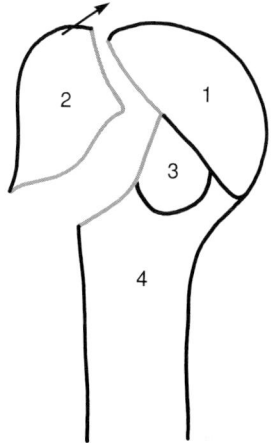

Abb. 20.**39** Gruppe A, Typ IIa – Zwei-Fragment-Fraktur mit Abscherung des Kopfsegmentes: Sehr seltene Fraktur, die leicht übersehen werden kann. Das Kopfsegment ist im Collum anatomicum abgeschert. Das distale Fragment ist nach kranial disloziert, besitzt aber noch direkten, partiellen Kontakt mit dem Kopfsegment. Dieses ist ohne Gefäßversorgung, so daß die Revaskularisation als sehr fraglich beurteilt werden muß

Abb. 20.**40** Gruppe A, Typ IIb – Zwei-Fragment-Fraktur mit Abriß des Tuberculum majus: Das Tuberculum majus oder ein Teil desselben ist abgerissen und durch den Zug der Außenrotatoren nach oben und hinten um mindestens 1 cm disloziert. Dies geht zwangsläufig mit einem Längsriß der Rotatorenmanschette zwischen M. supraspinatus und M. supscapularis einher. Nicht selten kommt es zur Einklemmung des Fragmentes zwischen Akromion und Humeruskopf

Es handelt sich um eine sehr seltene Fraktur, die leicht übersehen werden kann. Das Kopfsegment ist im Collum anatomicum abgeschert. Das distale Fragment ist nach kranial disloziert und besitzt noch direkten, partiellen Kontakt mit dem Kopfsegment. Da die Gefäßverbindungen zum Kopfsegment unterbrochen sind, ist die Gefahr der Kopfnekrose groß.

Typ IIb – Zwei-Fragment-Fraktur mit Abriß des Tuberculum majus (Abb. 20.**40**):
Das Tuberculum majus oder ein Teil desselben ist abgerissen und durch den Zug der Außenrotatoren nach oben und hinten um mindestens 1 cm disloziert. Eine derartige Dislokation ist nur möglich, wenn gleichzeitig die Rotatorenmanschette einreißt.

Dies gilt prinzipiell für alle Verletzungen, die mit einer dislozierten Fraktur eines Tuberkulums oder gar beider Tuberkula einhergehen. Es handelt sich dabei stets um einen Längsriß im sogenannten Rotatorenintervall zwischen M. supraspinatus und M. subscapularis. Nicht selten kommt es zur Einklemmung des Fragmentes zwischen Akromion und Humeruskopf. Die Behandlung besteht in einer offenen Reposition des Fragmentes, Fixation desselben durch einen nach ventral und distal gerichteten Zuggurtungsdraht und Naht der Rotatorenmanschette.

Typ IIc – Zwei-Fragment-Fraktur mit Abriß des Tuberculum minus (Abb. 20.**41**):
Diese Fraktur wird nur selten beobachtet. Das Tuberculum minus ist durch den Zug des M. subscapularis nach

298   Spezielle Traumatologie

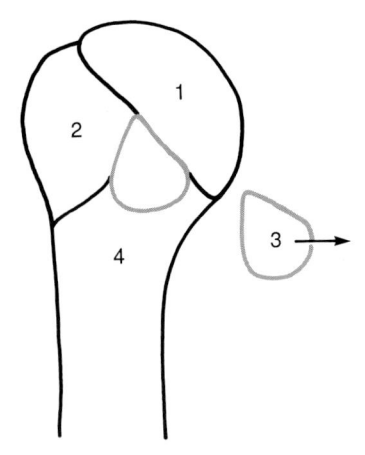

Abb. 20.41   Gruppe A, Typ IIc – Zwei-Fragment-Fraktur mit Abriß des Tuberculum minus: Sehr seltene Fraktur. Das Tuberculum minus ist durch Zug des M. subscapularis nach innen um mindestens 1 cm disloziert. Wie beim Typ IIb tritt auch beim Abriß des Tubercululm minus ein Längsriß der Rotatorenmanschette zwischen M. subscapularis und M. supraspinatus ein. Funktioneller Ausfall gering, keine spezielle Therapie erforderlich

innen disloziert. Wie beim vorherigen Typ kommt es auch hier zum Längsriß im Rotatorenintervall. Der funktionelle Ausfall ist bei dieser Verletzung nur gering. Spezielle therapeutische Maßnahmen sind nicht erforderlich.

Typ IId – Zwei-Fragment-Fraktur mit Fraktur am Collum chirurgicum:
Im Bereich des Collum chirurgicum können drei verschiedene Frakturformen auftreten, die wir mit d_1-d_3 bezeichnet haben. Alle diese Formen haben gemeinsam, daß die verschobene Fraktur distal der tuberkulären Region liegt und somit die Rotatorenmanschette nicht verletzt ist. Dies hat zur Folge, daß sich das proximale Fragment hinsichtlich seiner Rotation in Neutralstellung befindet.

Typ IId_1 – Zwei-Fragment-Fraktur mit eingestauchter und abgewinkelter Fraktur am Collum chirurgicum (Abb. 20.**42**):
Das Schaftsegment ist in das proximale Humerusfragment mit einem Achsenknick von mehr als 45 Grad eingestaucht. Infolge der starken Abkippung besteht nur

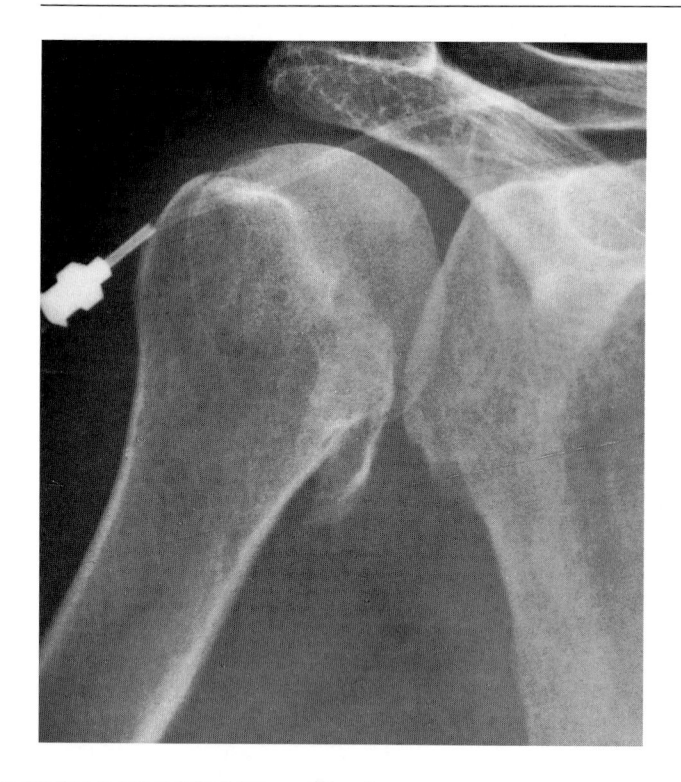

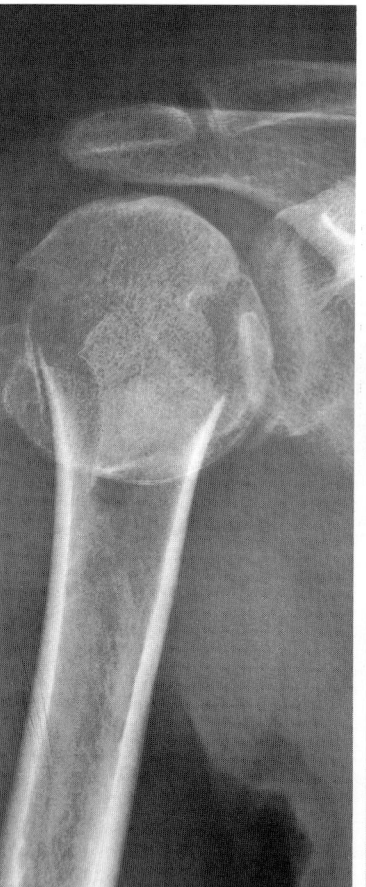

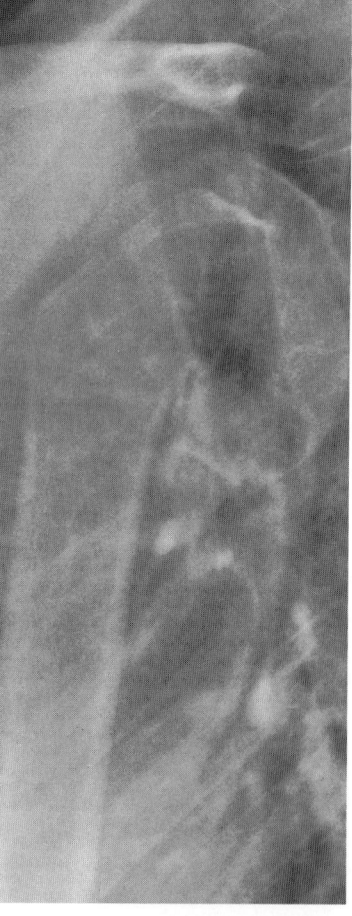

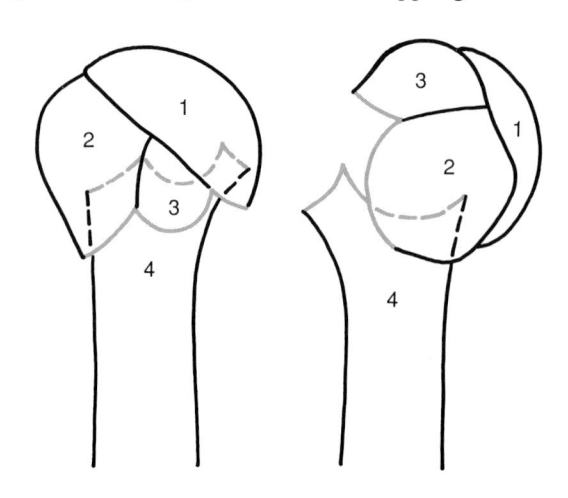

Abb. 20.**42**   Gruppe A, Typ IId_1 – Zwei-Fragment-Fraktur mit eingestauchter und abgewinkelter Fraktur am Collum chirurgicum: Das Schaftsegment ist in das proximale Humerusfragment mit einem Achsenknick von mehr als 45 Grad eingestaucht. Die Fragmente stehen in einem meist nach dorsal, selten nach ventral offenen Winkel zueinander. Der dorsale Periostschlauch ist häufig unverletzt. Rotatorenmanschette intakt. Röntgenologische Darstellung im transthorakalen oder transskapulären Strahlengang erforderlich

noch ein partieller Kontakt zwischen den beiden Fragmenten. Diese stehen in einem meist nach dorsal, selten nach ventral offenen Winkel zueinander. Der dorsale Periostschlauch ist häufig unverletzt, die Rotatorenmanschette immer. Für die genaue Beurteilung der Fragmentstellung ist neben der a.-p. Aufnahme eine zusätzliche röntgenologische Darstellung im transthorakalen oder transskapulären Strahlengang erforderlich. Als Therapie bevorzugen wir die geschlossene Reposition und transkutane Bohrdrahtfixation.

Typ IId$_2$ – Zwei-Fragment-Fraktur mit instabiler Fraktur am Collum chirurgicum (Abb. 20.**43**):
Das Schaftsegment ist durch den Zug des M. pectoralis major nach vorn und innen disloziert. Die Rotatorenmanschette ist intakt, der Humeruskopf befindet sich in Neutralstellung. Manchmal kommt es zur Interposition von Periost oder langer Bizepssehne in den Frakturspalt, wodurch dann eine offene Reposition erforderlich wird. Die Osteosynthese erfolgt mit Bohrdrähten oder Platten. Dieser Frakturtyp kann mit einer Läsion der infraklavikulären Portion des Plexus brachialis einhergehen.

Typ IId$_3$ – Zwei-Fragment-Fraktur mit Trümmerfraktur am Collum chirurgicum (Abb. 20.**44**):
Es besteht eine oft ausgedehnte Trümmerzone, die distal der tuberkulären Region beginnt und bis weit in den proximalen Schaftanteil hineinreichen kann. Einzelne Bruchstücke können durch den Zug des M. pectoralis major nach vorn und innen disloziert sein. Die Rotatorenmanschette ist intakt. Der Humeruskopf befindet sich in Neutralstellung. Wir bevorzugen die operative Stabilisierung der Fraktur durch innere Schienung mittels Überbrückungsplattenosteosynthese oder aufsteigende Bündelnagelung.

Typ III – Drei-Fragment-Fraktur

Gegenüber den Zwei-Fragment-Frakturen stellen die Drei-Fragment-Frakturen schon deutlich schwerwiegendere Verletzungen dar. Zwei der vier Segmente sind frakturiert und mehr als 1 cm verschoben. Es liegen somit drei Hauptfragmente vor, von denen das proximale in dem einen Falle aus Kopfsegment und Tuberculum minus, im anderen Falle aus Kopfsegment und Tuberculum majus gebildet wird. Über die Tuberkula und anhängende Kapselanteile kann eine noch ausreichende Durchblutung des Kopfsegmentes gewährleistet sein. Dies unterscheidet die Drei-Fragment-Frakturen deutlich von den Vier-Fragment-Frakturen und ist bei der Entscheidung über die einzuschlagende Therapie stets zu berücksichtigen. Eine geschlossene Reposition der Fragmente ist nicht möglich, so daß praktisch nur eine operative Behandlung in Frage kommt. Angesichts der speziellen Durchblutungsverhältnisse sollte die Rekonstruktion des proximalen Humerusendes unter Erhaltung des Kopfsegmentes vor allem beim jüngeren Patienten immer versucht werden.

Typ IIIa – Drei-Fragment-Fraktur mit Abriß des Tuberculum majus und Fraktur am Collum chirurgicum (Abb. 20.**45**):

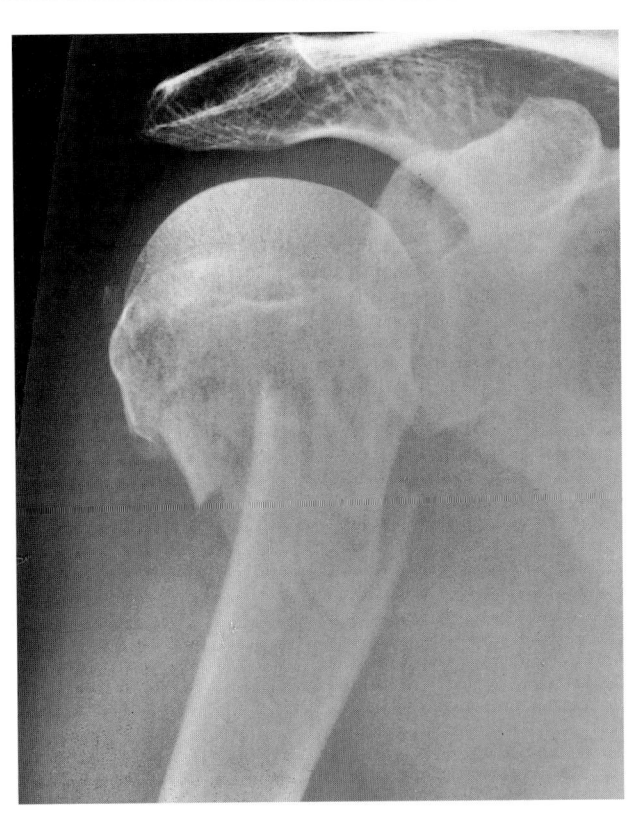

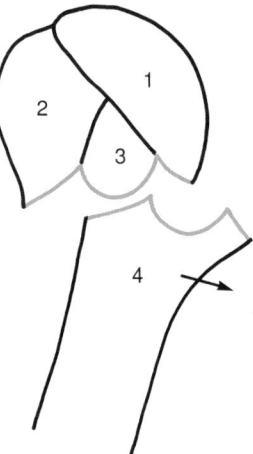

Abb. 20.**43** Gruppe A, Typ IId$_2$ – Zwei-Fragment-Fraktur mit instabiler Fraktur am Collum chirurgicum: Das Schaftsegment ist durch Zug des M. pectoralis major nach vorn und innen disloziert. Die Rotatorenmanschette ist intakt, der Humeruskopf befindet sich in Neutralstellung. Manchmal kommt es zur Interposition von Periost oder langer Bizepssehne in den Frakturspalt. Dieser Frakturtyp kann mit einer Läsion der infraklavikulären Portion des Plexus brachialis einhergehen

Es handelt sich um die Kombination einer Abrißfraktur des Tuberculum majus mit einer instabilen Fraktur am Collum chirurgicum. Das Tuberculum minus verbleibt am Kopfsegment und bildet mit diesem zusammen das proximale Hauptfragment. Dieses wird durch den Zug des am Tuberculum minus ansetzenden M. subscapularis verkippt und nach innen rotiert, so daß die Gelenkfläche nach hinten zeigt. Eine ausreichende Gefäßversorgung des Kopfsegmentes über den M. subscapularis und vordere Kapselanteile ist möglich.

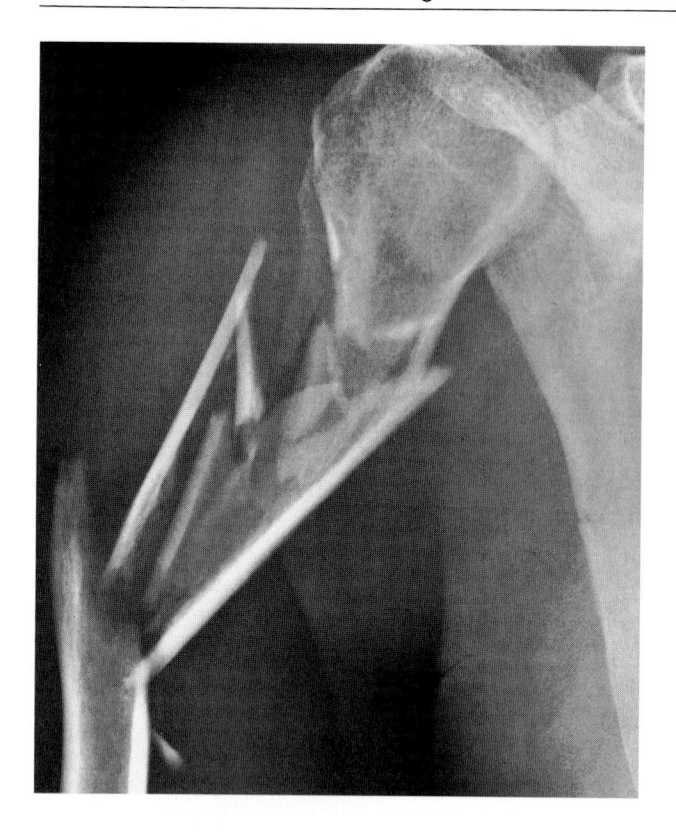

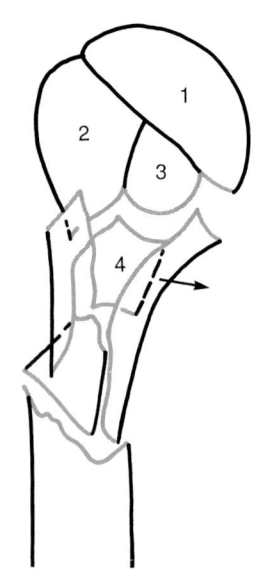

Abb. 20.44 Gruppe A, Typ IId$_3$ – Zwei-Fragment-Fraktur mit Trümmerfraktur am Collum chirurgicum: Instabile Fraktur mit einer oft ausgedehnten Trümmerzone distal der beiden Tuberkula. Einzelne Bruchstücke können durch Zug des M. pectoralis major nach vorn und innen disloziert sein. Die Rotatorenmanschette ist intakt, der Humeruskopf befindet sich in Neutralstellung

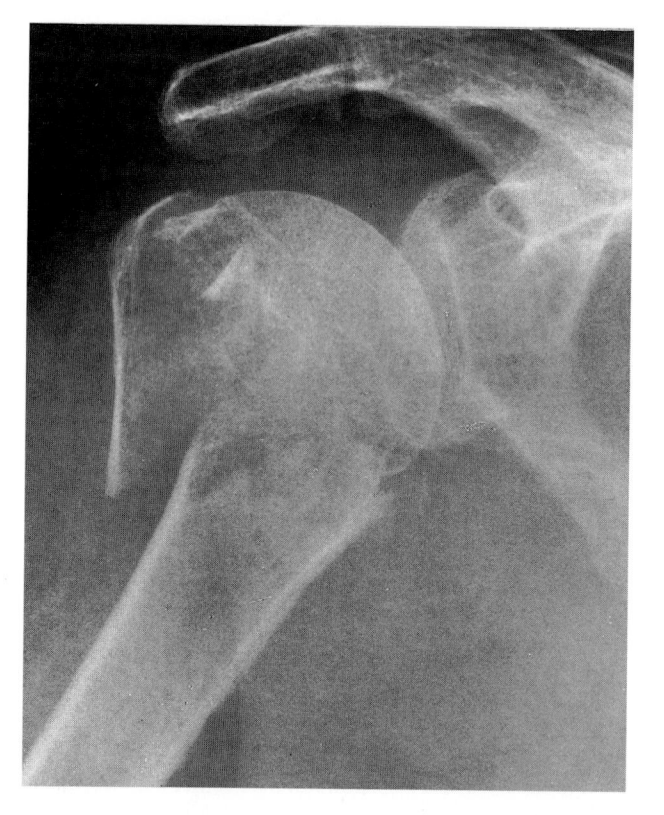

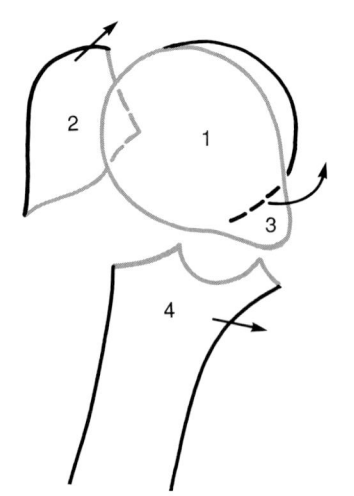

Abb. 20.45 Gruppe A, Typ IIIa – Drei-Fragment-Fraktur mit Abriß des Tuberculum majus und Fraktur am Collum chirurgicum: Kombination einer Abrißfraktur des Tuberculum majus und einer instabilen Fraktur am Collum chirurgicum. Das Tuberculum minus verbleibt am Kopfsegment. Innenrotation und Verkippung desselben durch Zug des M. subscapularis. Gelenkfläche zeigt nach hinten. Ausreichende Gefäßversorgung des Kopfsegmentes über M. subscapularis und vordere Kapselanteile möglich. Längsriß der Rotatorenmanschette

Typ IIIb – Drei-Fragment-Fraktur mit Abriß des Tuberculum minus und Fraktur am Collum chirurgicum (Abb. 20.46):
Diese Form stellt die Kombination einer Abrißfraktur des Tuberculum minus mit einer instabilen Fraktur am Collum chirurgicum dar. Das Tuberculum majus verbleibt am Kopfsegment. Beide werden als gemeinsames Fragment durch den Zug der am Tuberculum majus ansetzenden Außenrotatoren verkippt und nach außen rotiert, so daß die Gelenkfläche in diesem Falle nach vorn zeigt. Eine ausreichende Gefäßversorgung des Kopfsegmentes über die Außenrotatoren und hintere Kapselanteile ist möglich.

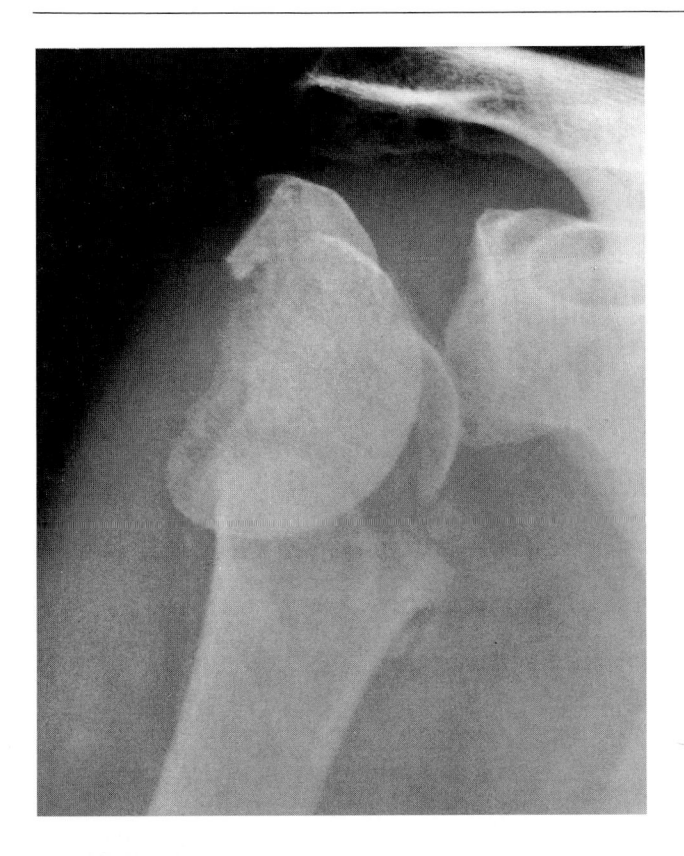

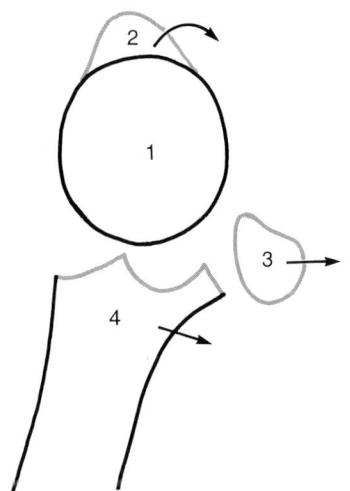

Abb. 20.**46** Gruppe A, Typ IIIb – Drei-Fragment-Fraktur mit Abriß des Tuberculum minus und Fraktur am Collum chirurgicum: Kombination einer Abrißfraktur des Tuberculum minus und einer instabilen Fraktur am Collum chirurgicum. Das Tuberculum majus verbleibt am Kopfsegment. Außenrotation und Verkippung desselben durch Zug der Außenrotatoren. Gelenkfläche zeigt nach vorn. Ausreichende Gefäßversorgung des Kopfsegments über Außenrotatoren und hintere Kapselanteile möglich. Längsriß der Rotatorenmanschette

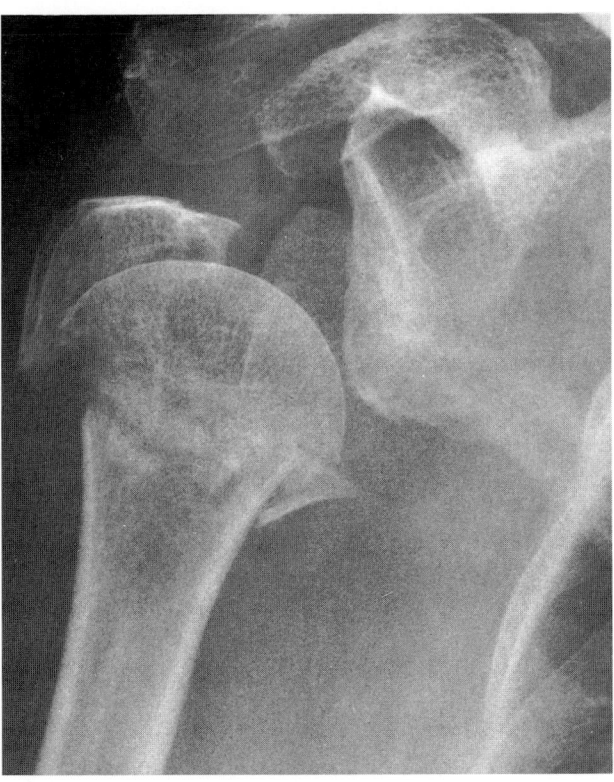

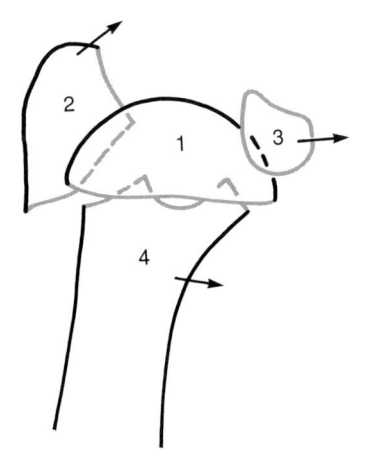

Abb. 20.**47** Gruppe A, Typ IV – Vier-Fragment-Fraktur: Das proximale Humerusende ist in seine vier Segmente zerbrochen. Tuberculum majus und Tuberculum minus sind dem Zug der ansetzenden Muskeln entsprechend disloziert. Das Kopfsegment ist ohne Gefäßversorgung und sitzt dem Schaft pilzförmig auf, d. h. es besteht ein direkter flächenhafter Kontakt zwischen Schaft und Kopfsegment. Die Gelenkfläche zeigt nach kranial oder leicht nach lateral. Längsriß der Rotatorenmanschette. Gefahr der Kopfnekrose sehr groß

Typ IV – Vier-Fragment-Fraktur

Die Gewalteinwirkung hat hier zur Separation der vier proximalen Humerussegmente geführt (Abb. 20.**47**). Das Kopfsegment wird bei der Frakturentstehung regelrecht auf den proximalen Humerusschaft draufgeschlagen, wobei die beiden Tuberkula nach vorn und hinten wegplatzen und dem Zug der ansetzenden Muskeln entsprechend dislozieren. Das Kopfsegment sitzt dem Schaft pilzförmig auf, d. h. es besteht ein direkter flächenhafter Kontakt zwischen Schaft und Kopfsegment. Die Gelenkfläche zeigt nach kranial oder leicht nach lateral. Die Rotatorenmanschette ist im Intervall längs eingerissen. Die Gefahr der Kopfnekrose ist naturgemäß gegeben. Jedoch besteht, wie wir aus eigenen klinischen Verlaufsbeobachtungen schließen, die Möglichkeit, daß eine Restdurchblutung des Kopfsegmentes vorliegt, sei es über anhaftende Kapselanteile oder über die im günstigsten Falle erhalten gebliebene A. arcuata. Gänzlich falsch wäre es, die Verbindung zwischen Kopfsegment und Schaft durch geschlossene oder offene Maßnahmen zu lösen. Hier sollte beim Versuch, das Kopfsegment zu erhalten, lediglich das Tuberculum majus an den proximalen Schaftanteil durch eine Zuggurtungsosteosynthese fixiert werden. Nur wenn der direkte Kontakt zwischen Kopfsegment und Schaft erhalten bleibt, hat das Kopfsegment die Chance zu überleben. Die Prognose des Kopfsegmentes ist also bei weitem nicht so hoffnungslos wie bei den Vier-Fragment-Luxationsfrakturen.

Frakturen des proximalen Humerusendes mit Luxation (Gruppe B)

Die Gruppe B umfaßt nur Frakturen des proximalen Humerusendes, die mit einer Luxation des Humeruskopfes einhergehen. Die gesonderte Betrachtung und Zusammenfassung dieser Frakturen in einer Gruppe halten wir für sinnvoll, da die Luxation immer eine zusätzliche Traumatisierung der Weichteile bedeutet und damit die Prognose der Verletzung bei sonstiger Gleichheit der Fraktursituation ungünstiger macht.

Typ I – Luxations-Impressions-Fraktur

Die Luxation des Humeruskopfes geht relativ häufig (s. oben) mit einer keilförmigen Impression einher, die im Extremfall über 50% der Gelenkfläche betreffen kann. Diese Impression ist nicht selten Ursache für rezidivierende Luxationen, die eine operative Behandlung erforderlich machen.

Typ Ia – Vordere Luxations-Fraktur mit dorsokranialer Impression (Abb. 20.**48**):
Bei der Luxation nach vorn kann es zur keilförmigen Impression zwischen hinterer oberer Gelenkfläche und Tuberculum majus durch den harten vorderen Pfannenrand kommen (Hill-Sachs-Läsion, s. oben). Nach Reposition des Humeruskopfes gelingt die röntgenologische Darstellung des Defekts am besten im leicht kraniokaudal gerichteten a.-p. Strahlengang bei Innenrotation des Armes (s. oben). Zur Reluxation kann es bei starker Außenrotation und gleichzeitiger Abduktion des Armes kommen.

Typ Ib – Hintere Luxations-Fraktur mit ventromedialer Impression (Abb. 20.**49**):
Analog zum Typ Ia kann bei der hinteren Luxation eine Impression zwischen vorderer Gelenkfläche und Tuberculum minus durch den hinteren Pfannenrand auftreten (umgekehrte Hill-Sachs-Läsion; s. oben). Bei luxiertem Humeruskopf gelingt die röntgenologische Darstellung des Defektes am besten im axial-axillären Strahlengang (s. oben). Bei großem Defekt führt nach Reposition des Humeruskopfes die alleinige Innenrotation sofort zur Reluxation.

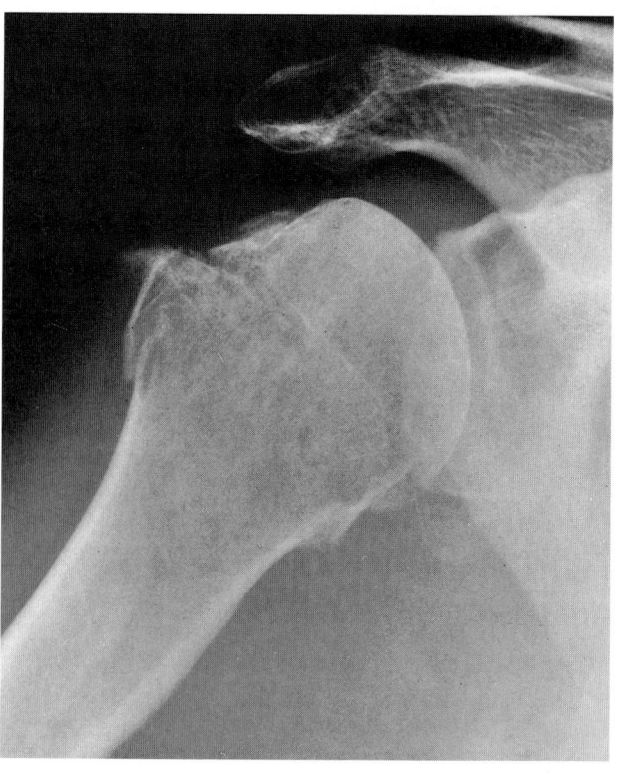

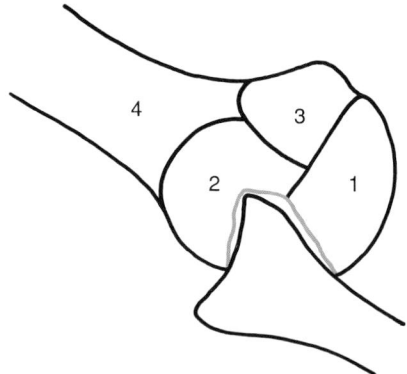

Abb. 20.**48** Gruppe B, Typ Ia – vordere Luxations-Impressions-Fraktur mit dorsokranialer Impression: Bei der Luxation nach vorn kommt es nicht selten zur keilförmigen Impression zwischen Gelenkfläche und Tuberculum majus durch den harten vorderen Pfannenrand (Hill-Sachs-Läsion). Diese Verletzung läßt sich schematisch am anschaulichsten in der axial-axillären Projektion darstellen. Bei repontiertem Humeruskopf gelingt die röntgenologische Darstellung des Defekts am besten im leicht kraniokaudal gerichteten a.-p. Strahlengang bei Innenrotation des Arms

Typ II – Zwei-Fragment-Luxationsfraktur

Die Luxation des Humeruskopfes ist nicht selten mit dem Abriß eines Tuberkulums kombiniert. So können bei der Luxation nach vorn das hinten gelegene Tuberculum majus, bei der Luxation nach hinten das vorn gelegene Tuberculum minus abreißen. Dabei tritt stets eine Längsruptur der Rotatorenmanschette zwischen M. supraspinatus und M. subscapularis auf.

Typ IIa – Vordere Zwei-Fragment-Luxationsfraktur mit Abriß des Tuberculum majus (Abb. 20.**50**):

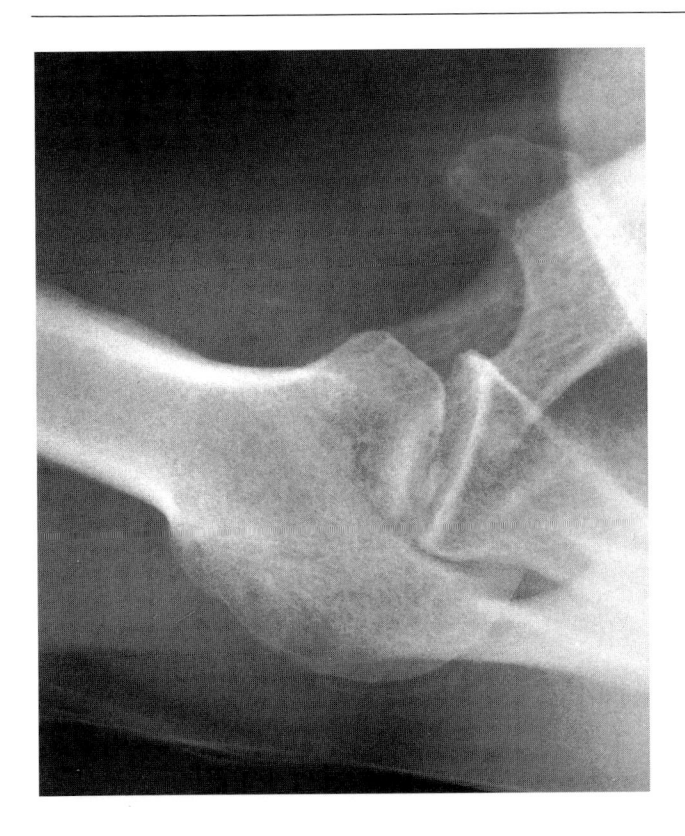

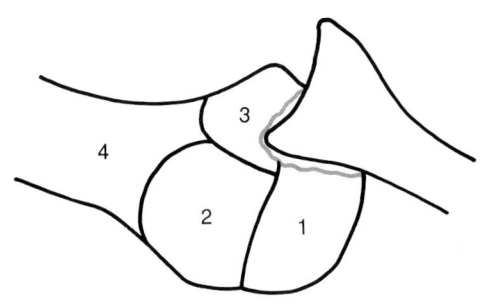

Abb. 20.**49** Gruppe B, Typ Ib – hintere Luxations-Impressions-Fraktur mit ventromedialer Impression: Analog zum Typ Ia kann bei der hinteren Luxation eine Impression zwischen vorderer Gelenkfläche und Tuberculum minus durch den hinteren Pfannenrand auftreten (umgekehrte Hill-Sachs-Läsion). Bei luxiertem Humeruskopf gelingt die röntgenologische Darstellung des Defekts am besten im axial-axillären Strahlengang

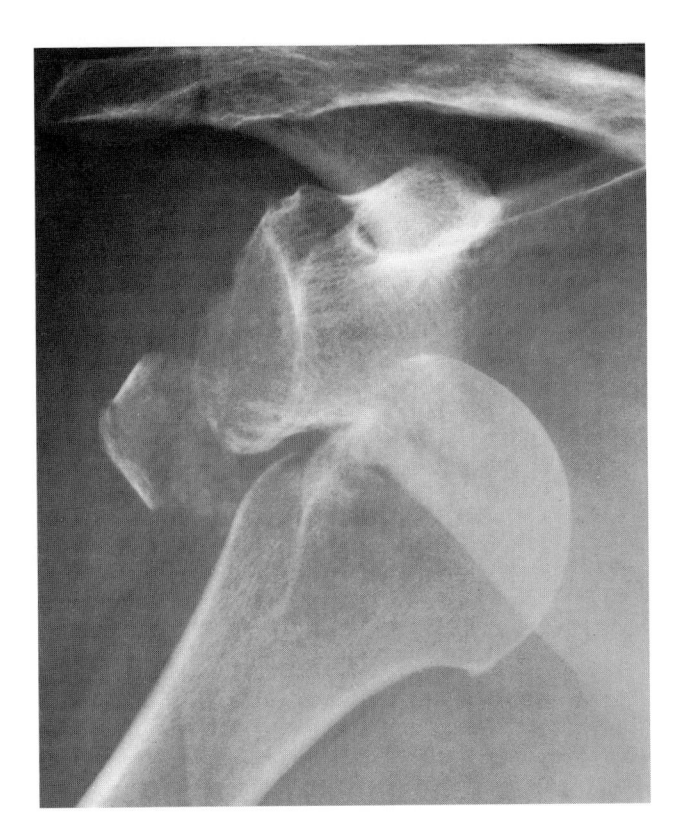

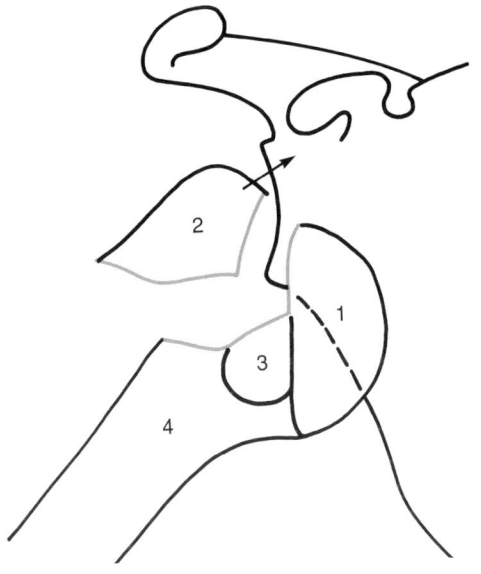

Abb. 20.**50** Gruppe B, Typ IIa – vordere Zwei-Fragment-Luxationsfraktur mit Abriß des Tuberculum majus: Die Luxation nach vorn kann mit einem Abriß des Tuberculum majus einhergehen, das dann durch die Außenrotatoren nach dorsal gezogen wird. Auch hier kommt es zwangsläufig zu einem Längsriß der Rotatorenmanschette zwischen M. supraspinatus und M. subscapularis

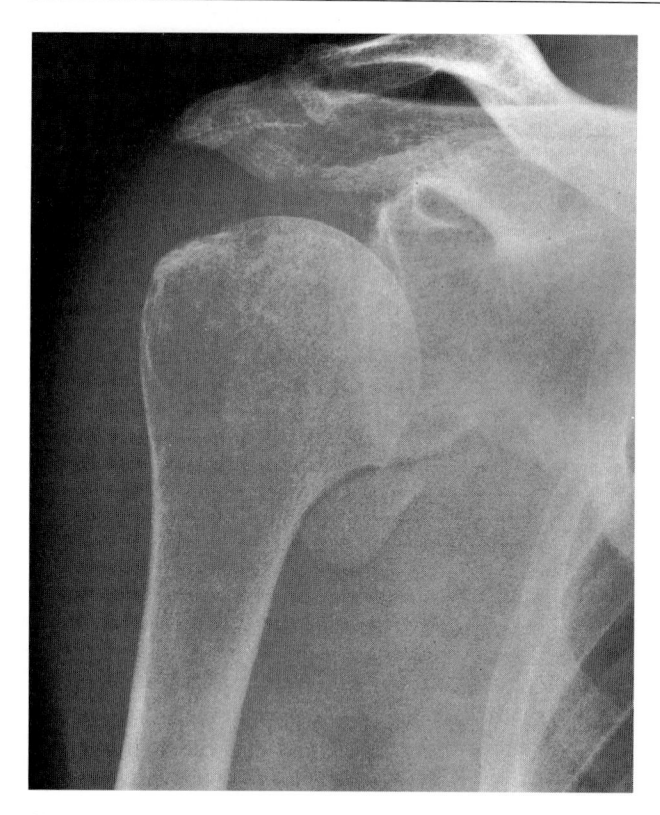

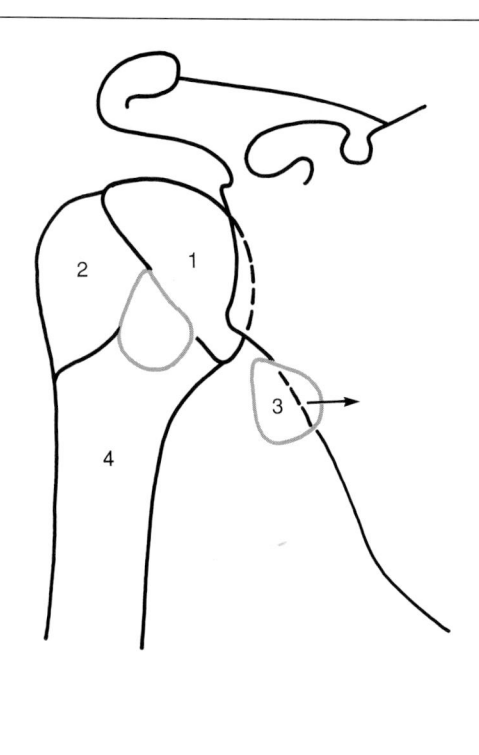

Abb. 20.**51** Gruppe B, Typ IIb – hintere Zwei-Fragment-Luxationsfraktur mit Abriß des Tuberculum minus: Bei der Luxation nach hinten kann das Tuberculum minus abreißen, das dann durch den M. subscapularis nach innen gezogen wird. Längsriß der Rotatorenmanschette zwischen M. subscapularis und M. supraspinatus. Nach Reposition des Humeruskopfes ist der verbleibende frakturbedingte funktionelle Ausfall nur gering

Das Tuberculum majus wird durch die Außenrotatoren nach hinten gezogen. Nach Reposition des Humeruskopfes empfiehlt sich die Refixation des Tuberkulums durch eine Zuggurtungsosteosynthese.

Typ IIb – Hintere Zwei-Fragment-Luxationsfraktur mit Abriß des Tuberculum minus (Abb. 20.**51**):
Das Tuberculum minus wird durch den M. subscapularis nach innen gezogen. Nach Reposition des Humeruskopfes ist der verbleibende frakturbedingte funktionelle Ausfall nur gering.

Typ III – Drei-Fragment-Luxationsfraktur

Analog zur Drei-Fragment-Fraktur der Gruppe A bilden Kopfsegment und eines der beiden Tuberkula jeweils ein zusammenhängendes Fragment. Auch hier kann eine noch ausreichende Durchblutung des Kopfsegmentes über die Tuberkula und anhängende Kapselanteile gegeben sein. Dies sollte bei der Entscheidung über die Art der Behandlung stets mitbedacht werden.

Typ IIIa – Vordere Drei-Fragment-Luxationsfraktur mit Abriß des Tuberculum majus und Fraktur am Collum chirurgicum (Abb. 20.**52**):
Das Kopfsegment ist mit anhängendem Tuberculum minus nach vorn luxiert. Das Tuberculum majus wird durch die Außenrotatoren nach hinten gezogen. Angesichts der noch möglichen Restdurchblutung des Kopfsegmentes sollte dessen Erhaltung beim jüngeren Patienten unbedingt angestrebt werden.

Typ IIIb – Hintere Drei-Fragment-Luxationsfraktur mit Abriß des Tuberculum minus und Fraktur am Collum chirurgicum (Abb. 20.**53**).
Das Kopfsegment ist mit anhängendem Tuberculum majus nach hinten luxiert. Diese Verletzung läßt sich röntgenologisch am besten im axial-axillären Strahlengang darstellen. Auch hier sollte die Erhaltung des Kopfsegmentes beim jüngeren Patienten immer versucht werden.

20 Schultergürtel 305

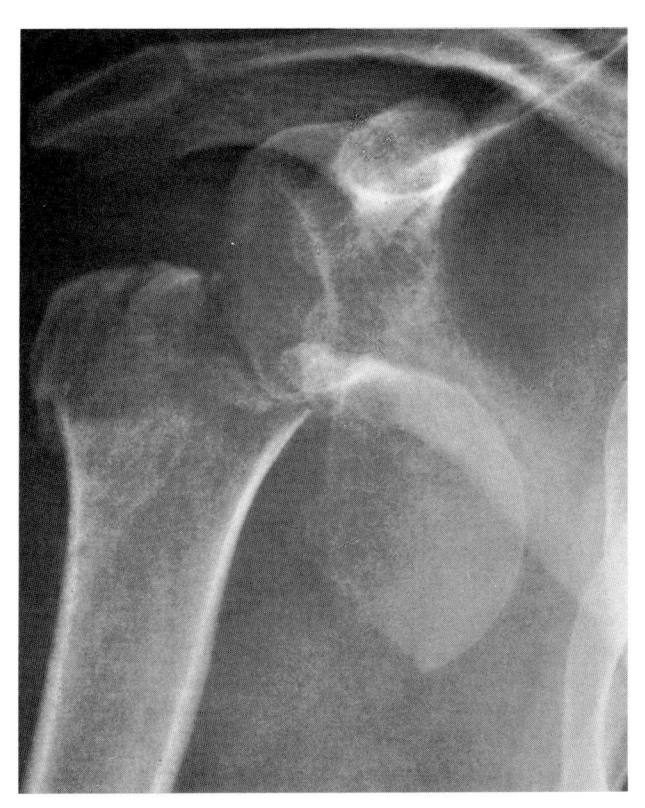

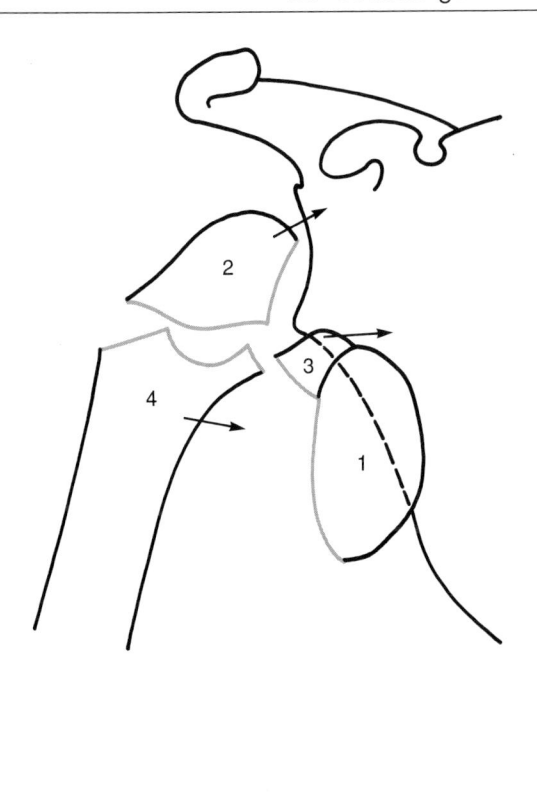

Abb. 20.**52** Gruppe B, Typ IIIa – vordere Drei-Fragment-Luxationsfraktur mit Abriß des Tuberculum majus und Fraktur am Collum chirurgicum: Das Kopfsegment ist mit anhängendem Tuberculum minus nach vorn luxiert. Über den M. subscapularis und vordere Kapselanteile kann eine noch ausreichende Gefäßversorgung des Kopfsegmentes gewährleistet sein. Dies ist bei der Entscheidung über die einzuschlagende Therapie stets zu berücksichtigen. Längsriß der Rotatorenmanschette

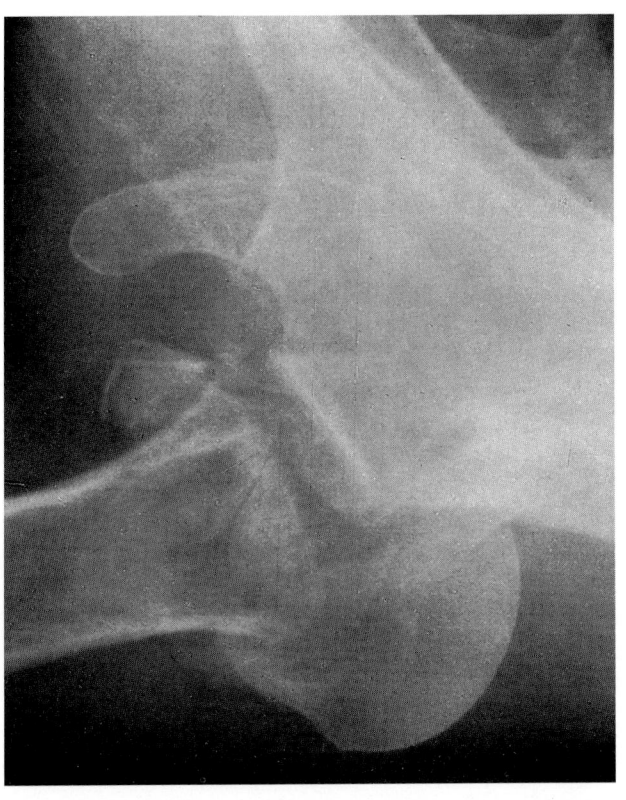

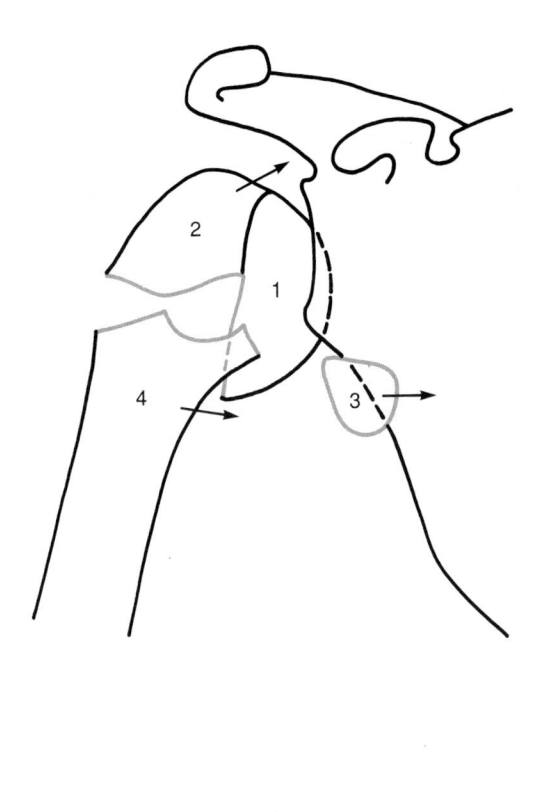

Abb. 20.**53** Gruppe B, Typ IIIb – hintere Drei-Fragment-Luxationsfraktur mit Abriß des Tuberculum minus und Fraktur am Collum chirurgicum: Das Kopfsegment ist mit anhängendem Tuberculum majus nach hinten luxiert. Über die Außenrotatoren und hintere Kapselanteile kann eine noch ausreichende Gefäßversorgung des Kopfsegmentes gewährleistet sein. Längsriß der Rotatorenmanschette. Diese Verletzung läßt sich röntgenologisch am besten im axial-axillären Strahlengang darstellen

Spezielle Traumatologie

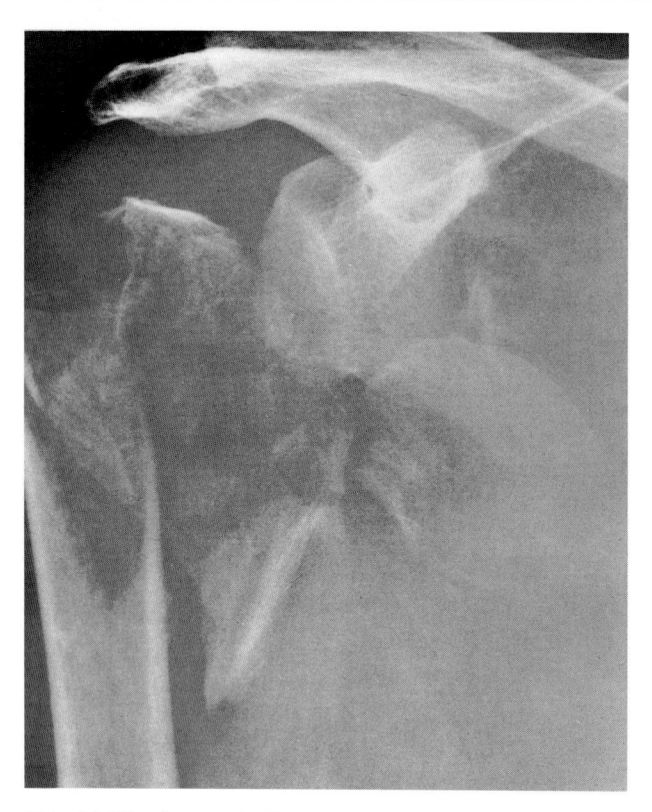

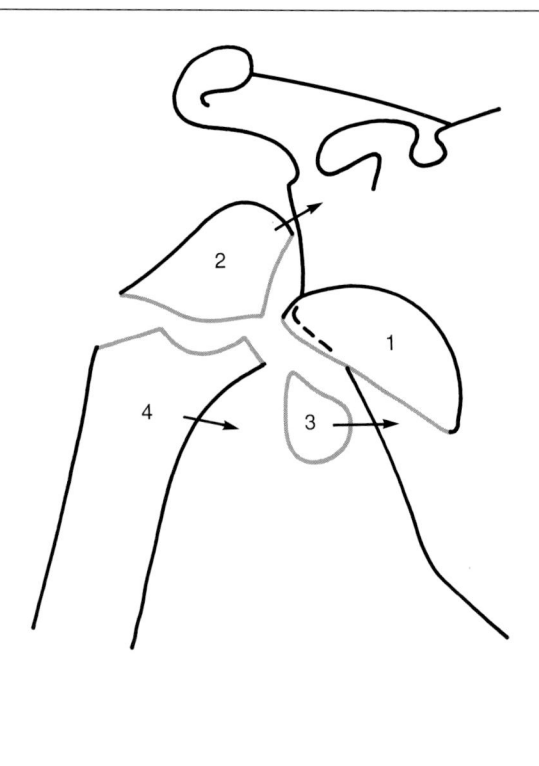

Abb. 20.**54** Gruppe B, Typ IV – Vier-Fragment-Luxationsfraktur mit Luxation des Kopfsegmentes nach vorn: Das Kopfsegment ist nach vorn luxiert. Tuberculum majus, Tuberculum minus und Schaftsegment sind dem Zug der ansetzenden Muskeln entsprechend disloziert. Kopfsegment ohne Gefäßversorgung, Revaskularisierung hoffnungslos. Nicht selten kommt es zur Druckschädigung der in der Axilla verlaufenden Nerven durch das Kopfsegment. Funktionell zufriedenstellende rekonstruktive Maßnahmen mit Erhaltung des Kopfsegmentes sind kaum möglich

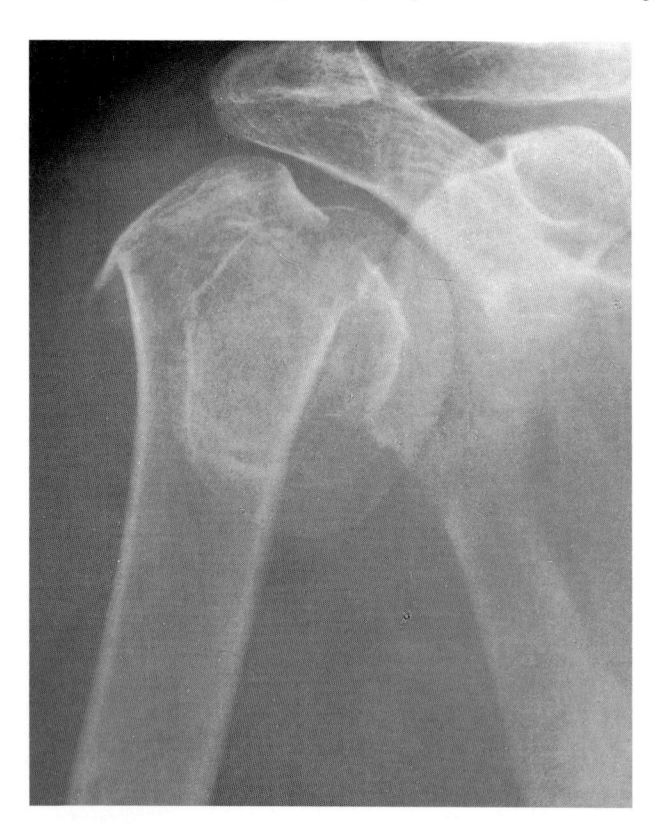

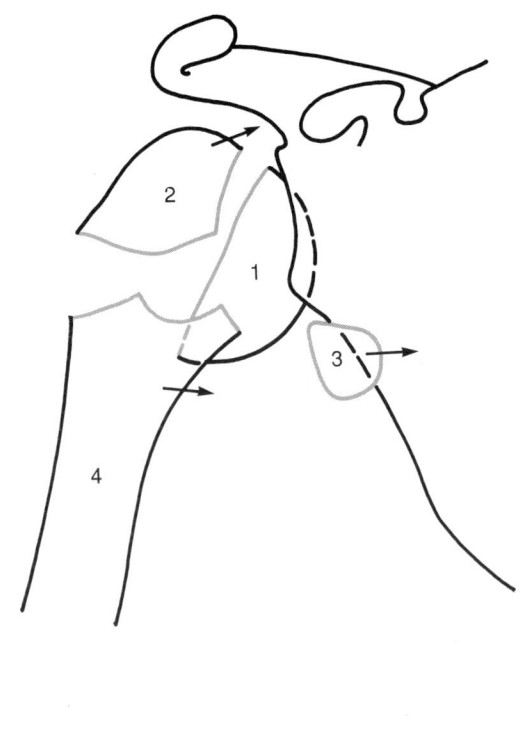

Abb. 20.**55** Gruppe B, Typ IV – Vier-Fragment-Luxationsfraktur mit Luxation des Kopfsegmentes nach hinten: Das Kopfsegment ist nach hinten luxiert. Tuberculum majus, Tuberculum minus und Schaftsegment sind dem Zug der ansetzenden Muskeln entsprechend disloziert. Kopfsegment ohne Gefäßversorgung, Revaskularisierung hoffnungslos. Funktionell zufriedenstellende rekonstruktive Maßnahmen mit Erhaltung des Kopfsegmentes sind kaum möglich

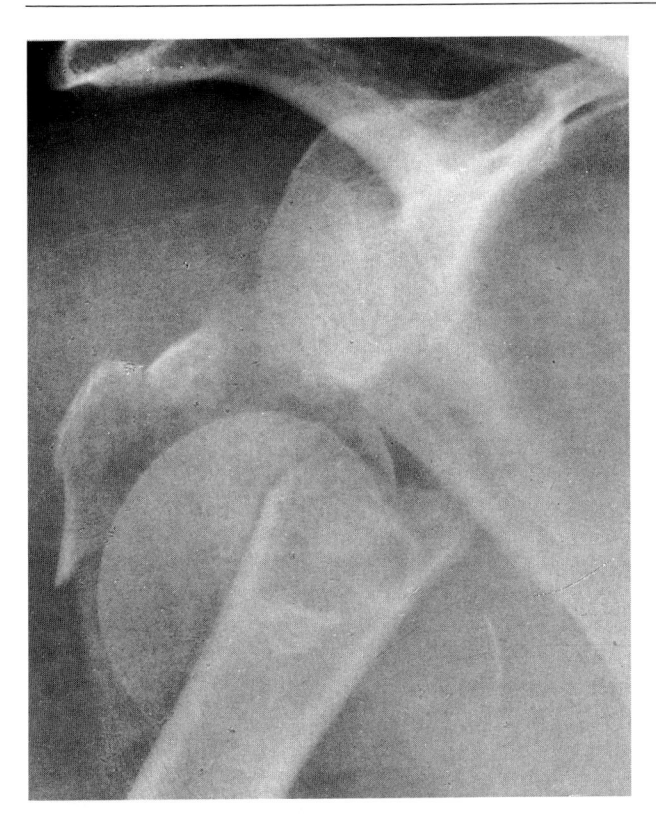

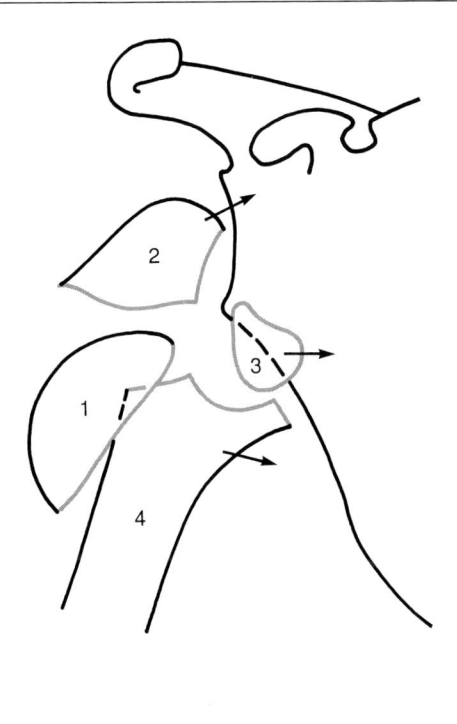

Abb. 20.56 Gruppe B, Typ IV – Vier-Fragment-Luxationsfraktur mit Luxation des Kopfsegmentes nach lateral: Das Kopfsegment ist nach lateral luxiert und liegt um 180 Grad gedreht dem lateralen proximalen Humerusschaft an. Tuberculum majus, Tuberculum minus und Schaftsegment sind dem Zug der ansetzenden Muskeln entsprechend disloziert. Kopfsegment ohne Gefäßversorgung, Revaskularisierung hoffnungslos. Funktionell zufriedenstellende rekonstruktive Maßnahmen mit Erhaltung des Kopfsegmentes sind kaum möglich

Typ IV – Vier-Fragment-Luxationsfraktur

Die Gewalteinwirkung hat zur Separation der vier proximalen Humerussegmente geführt (Abb. 20.54–20.56). Das Kopfsegment hat die Gelenkhöhle verlassen und ist durch die zerrissene Kapsel hindurch nach vorn, hinten oder lateral luxiert. Dementsprechend kann man eine vordere, hintere oder laterale Vier-Fragment-Luxationsfraktur unterscheiden. Für die klinische Praxis ist eine derartige Trennung dieser allesamt gleichermaßen äußerst ungünstigen Verletzungen nur wenig sinnvoll, wenn man davon absieht, daß bei der vorderen Luxation nicht selten die rasche operative Entfernung des Kopfsegmentes erforderlich werden kann, wenn dieses auf die in der Axilla verlaufenden Nerven einen schädigenden Druck ausübt. Dennoch haben wir der Vollständigkeit halber bei den Abbildungen für jede dieser Luxationsformen ein typisches Beispiel aufgeführt.

Das Kopfsegment ist in allen Fällen ohne jede Gefäßversorgung. Die Revaskularisation muß als hoffnungslos bezeichnet werden. Funktionell zufriedenstellende rekonstruktive Maßnahmen mit Erhaltung des Kopfsegmentes sind kaum möglich.

Die laterale Vier-Fragment-Luxationsfraktur ordnet Neer dem Typ IV der Gruppe A zu, also der Vier-Fragment-Fraktur. Wir sind der Meinung, daß dies nicht der tatsächlichen pathologisch-anatomischen Situation entspricht, da im Gegensatz zur Vier-Fragment-Fraktur das Kopfsegment die Gelenkhöhle nach lateral verlassen hat und um 180 Grad gedreht dem lateralen proximalen Humerusschaft anliegt.

Spezielle Traumatologie

Atypische und extrem seltene Verletzungen

Wie alle anderen Klassifikationen erhebt auch die Neersche Klassifikation keinen Anspruch auf Vollständigkeit. So gibt es immer wieder Frakturen, die diesem Einteilungsprinzip nicht zugeordnet werden können. Hierzu gehören vor allem solche Frakturen, denen eine erhebliche Gewalteinwirkung zugrunde liegt und die dann mit einer erheblichen Weichteiltraumatisierung einhergehen können. Die Abb. 20.57 a–c zeigen hierfür ein Beispiel. Auch die Humeruskalottenfrakturen mit Abscherung eines Teils des Kopfsegmentes sind in der von uns vorgeschlagenen Gliederung nicht berücksichtigt, da sie nur extrem selten auftreten. Es handelt sich dabei um die Kombination einer hinteren Humeruskopfluxation mit Abscherung eines ventralen Kalottenfragmentes, das – analog den Pipkin-Verletzungen am Hüftkopf – in der Gelenkpfanne liegengeblieben ist (58). In Abb. 20.58 a–c ist eine derartige Verletzung dargestellt.

Schlußbetrachtung

Für die Einteilung der Frakturen des proximalen Humerusendes hat sich bei uns das Prinzip der Vier-Segment-

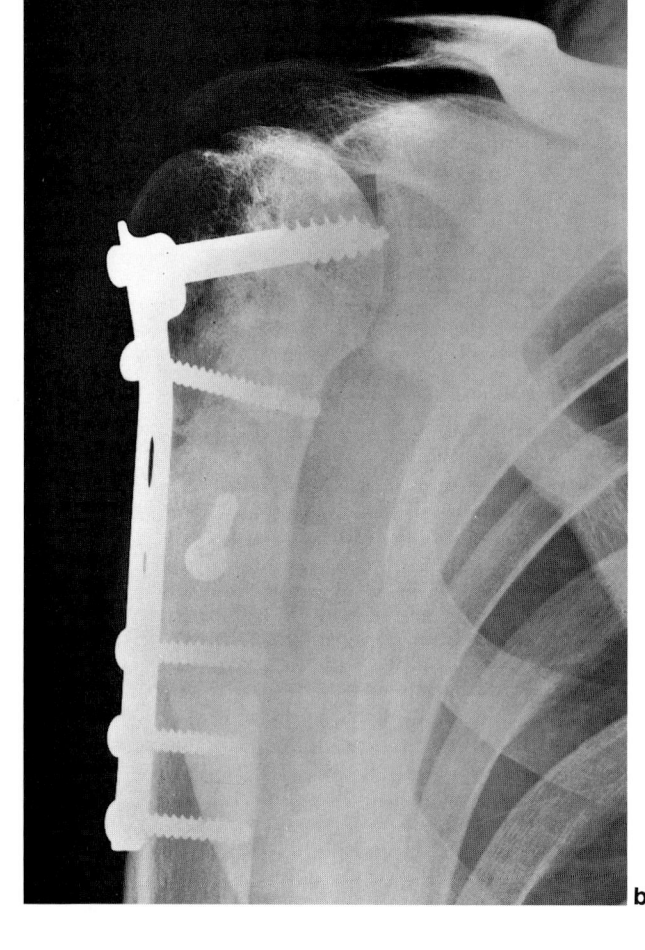

Abb. 20.**57 a–c**
a Breit offene Fraktur mit beilhiebartiger Spaltung des Humeruskopfes im Sulcus intertubercularis. Durch den Zug des am Tuberculum minus ansetzenden M. subscapularis ist die ventromediale Hälfte des Humeruskopfes so gedreht, daß die Gelenkfläche nach hinten und die Frakturfläche nach vorn schauen. Die am Tuberculum majus ansetzenden Außenrotatoren haben die dorsolaterale Kopfhälfte so verdreht, daß die Gelenkfläche nach vorn und die Frakturfläche nach lateral zeigen
b Glenoidal-tangentiale Projektion nach Plattenosteosynthese und Frakturheilung
c Axial-axilläre Projektion nach Plattenosteosynthese und Frakturheilung

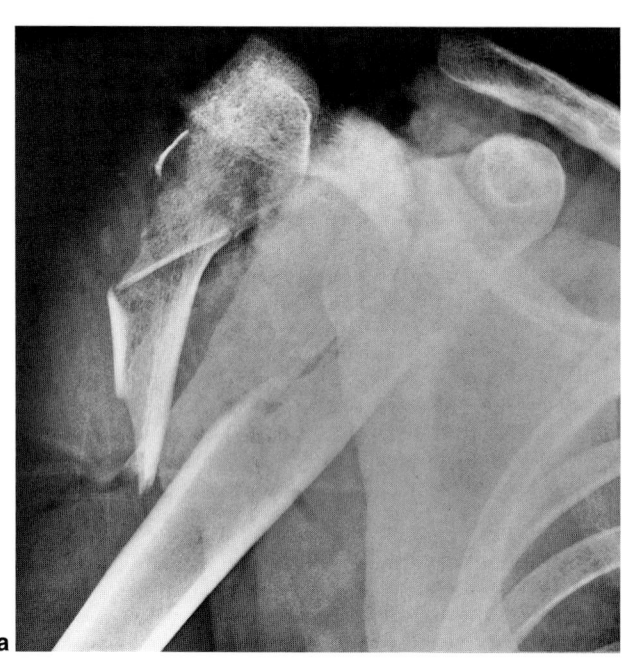

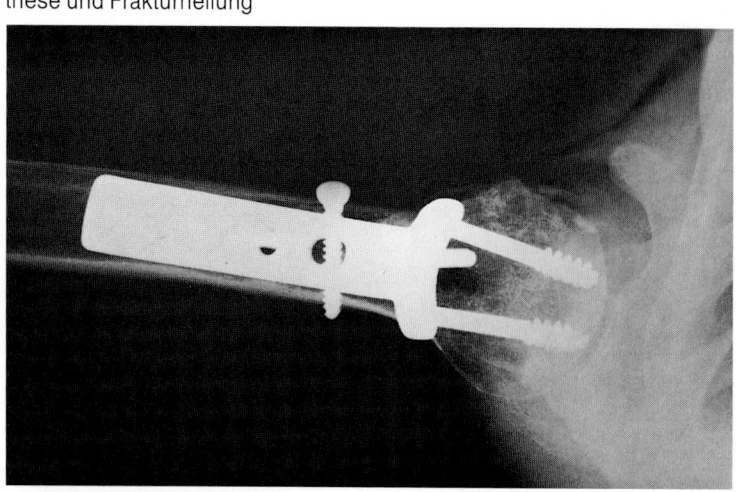

20 Schultergürtel 309

Abb. 20.58 a–c
a Luxation des Humeruskopfes nach hinten mit Abscherung eines großen ventralen Kalottenfragmentes, das in der Gelenkpfanne liegt. Außerdem Verschluß der A. axillaris infolge Intimaläsion
b A.-p. Projektion in Neutralstellung: Zustand nach offener Reposition und Schraubenosteosynthese des ventralen Kalottenfragmentes
c A.-p. Projektion in Innenrotationsstellung: Nachweis einer exakten Fragmentreposition und Plazierung der Schrauben

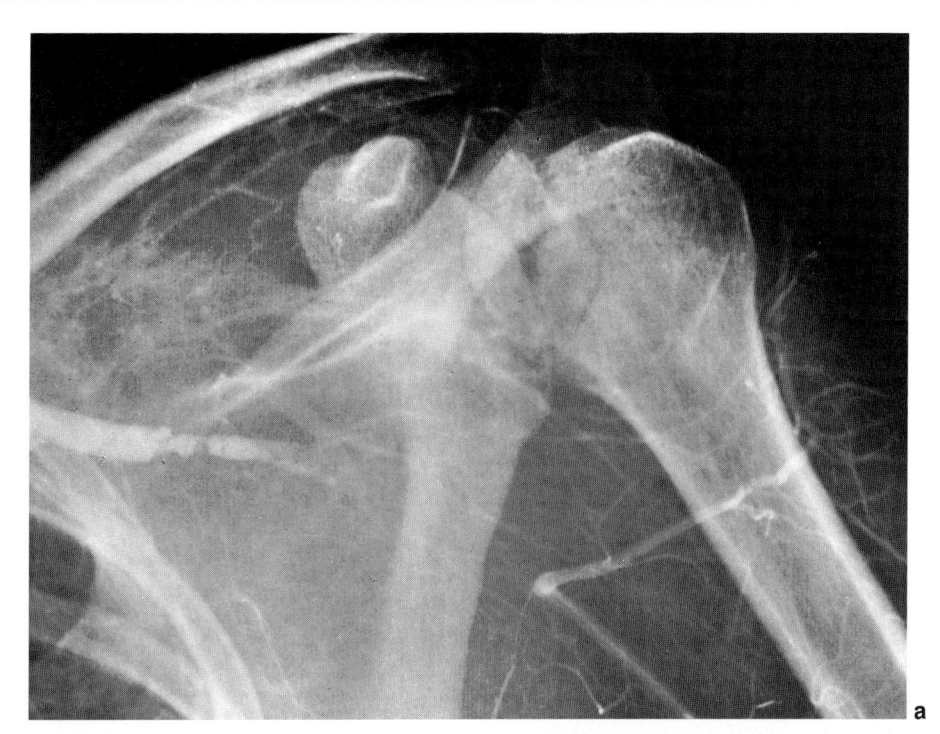

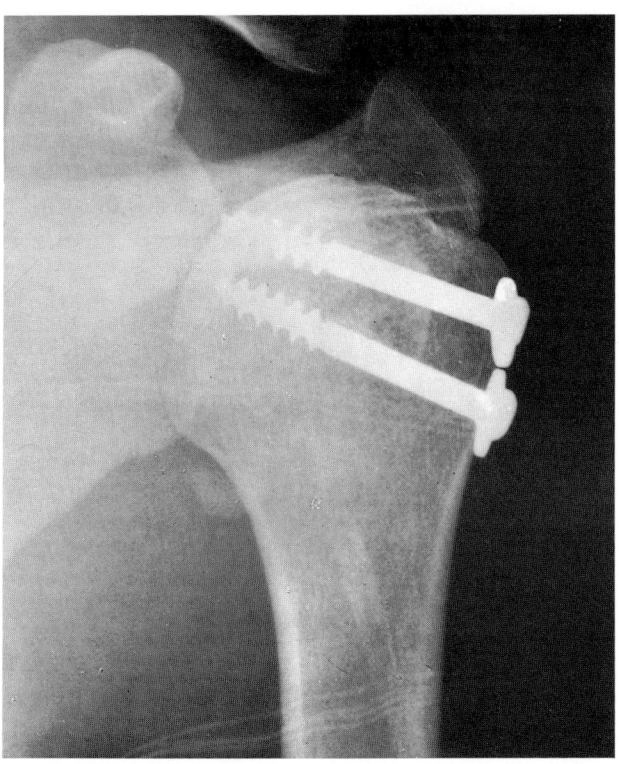

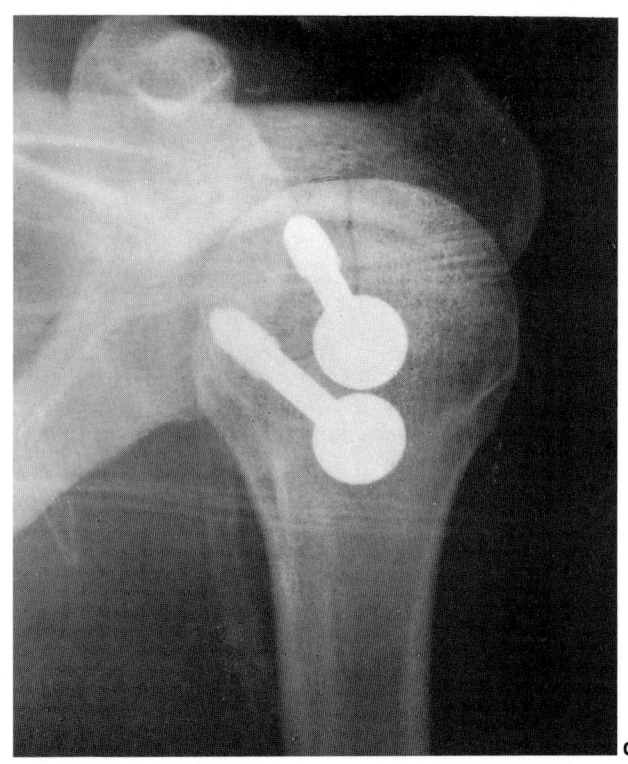

Klassifikation nach Neer außerordentlich bewährt. Nahezu alle proximalen Humerusfrakturen des Erwachsenen lassen sich hiermit erfassen. Daß dieses detaillierte Einteilungsprinzip bisher weitgehend unbeachtet geblieben ist, liegt wohl hauptsächlich darin begründet, daß es zunächst recht kompliziert erscheint und erst auf den zweiten Blick überzeugt. Hat man sich aber einmal mit diesem Prinzip etwas näher auseinandergesetzt, wird man sehr bald seine Vorzüge erkennen.

Das besondere Verdienst von Neer besteht darin, daß er neben der Fraktur selbst auch die gleichzeitig bestehenden traumatischen Veränderungen an den Weichteilen miteinbezieht. So werden die wichtigsten charakteristischen Merkmale der proximalen Humerusfrakturen, wie Dislokationsrichtung der einzelnen Segmente, Zustand der Rotatorenmanschette und Vitalität des Kopfsegmentes, von Neer ausführlich beschrieben und in seiner Klassifikation entsprechend berücksichtigt.

Die Kenntnis dieser Merkmale stellt eine wichtige Voraussetzung für die richtige prognostische Einschätzung und eine differenzierte Behandlung der verschobenen proximalen Humerusfrakturen dar. Erst nach genauer Betrachtung dieser Frakturen, was nur anhand von Röntgenaufnahmen in zwei oder mehreren Ebenen möglich ist, sollte die Entscheidung über eine konservative oder operative Therapie mit Rekonstruktion des proximalen Humerusendes, Versorgung des begleitenden Weichteilschadens oder gar Resektion und plastischem Ersatz des Kopfsegmentes getroffen werden.

Der in Abb. 20.59 a–d dargestellte Fall soll die Bedeutung einer exakten und differenzierten röntgenologischen Untersuchung noch einmal unterstreichen. Erst die axial-axilläre Projektion zeigt neben dem Abriß des Tuberculum minus das wahre Ausmaß der Verletzung mit Luxation des Humeruskopfes nach hinten, ventromedialer Impressionsfraktur und längsverlaufender, in den Schaft hineinziehender Fraktur. Es handelt sich also im speziellen Falle um eine Kombination der Typen Ib und IIb der Gruppe B. Gerade diese zusätzliche Fissur in den Schaft hinein birgt die große Gefahr in sich, aus dieser bereits schweren Verletzung durch Abbruch des dorsalen Kopfanteiles infolge geschlossener, unsachter Repositionsmanöver eine äußerst ungünstige Situation herzustellen. Aus diesem Grunde kommt der Kenntnis einer derartigen Fissur vor Durchführung jeglicher Therapiemaßnahmen eine enorme Bedeutung zu. So stellt das gezeigte Beispiel eine klare Indikation zur offenen Reposition mit Beseitigung des ventromedialen Defektes dar, da nur hierdurch einmal die Reposition ohne zusätzlichen Abbruch des dorsalen Humeruskopfes sicher möglich ist und zum anderen die nach geschlossener Reposition immer vorhandene Reluxationstendenz beseitigt werden kann.

Der Neerschen Vier-Segment-Klassifikation liegt also ein Einteilungsprinzip zugrunde, das prognostischen und therapeutischen Gesichtspunkten weitgehend gerecht wird. Die hier vorgeschlagene Modifikation der Neerschen Einteilung unter besonderer Berücksichtigung der Stellung des Humeruskopfes und der Zahl der betroffenen und dislozierten Segmente halten wir aus den weiter oben geschilderten Gründen für praktikabler. Die einheitliche Verwendung einer solchen Einteilung wäre besonders wünschenswert. Dies dürfte sich vor allem dann als vorteilhaft erweisen, wenn es darum geht, vergleichbare Studien über den Wert spezieller Therapiemaßnahmen zu erstellen, da Prognose und Therapie des einzelnen Frakturtyps ganz entscheidend von der jeweiligen pathologisch-anatomischen und pathophysiologischen Situation abhängen.

Frakturen der Skapula

Da die Schulterblattpfanne den zum Humeruskopf korrespondierenden Anteil des Schultergelenkes darstellt, erscheint es sinnvoll, innerhalb des Kapitels „Schultergelenk" auch die Läsionen der Pfanne und – um den Zusammenhang zu wahren – die gesamte Skapula zu besprechen.

Radiologische Diagnostik

Die Zahl der unterschiedlichen Darstellungsmöglichkeiten des Schulterblattes in der Nativdiagnostik ist begrenzt; dennoch ist selbstverständlich die Kenntnis der folgenden vier (fünf) Projektionstechniken der röntgenologischen Standarddiagnostik erforderlich:

– *A.-p. Projektion:* Zur Durchführung dieser Technik befindet sich der Patient in Rückenlage, der Arm ist im Schultergelenk leicht abgespreizt, sofern es die Schmerzsituation dem Patienten zuläßt, der Handrücken zeigt nach oben, der Zentralstrahl ist auf die Mitte der Skapula gerichtet, entsprechend etwa 4 Querfinger unterhalb der Mitte der Klavikula. Eine unverprojizierte Darstellung des Schulterblattes ist das Kriterium einer gut eingestellten Aufnahme.

– *Modifizierte a.-p. Projektion:* Die Durchführung entspricht im wesentlichen der der normalen a.-p. Projektion, nur wird jetzt die Schulter der Gegenseite unterpolstert, um – man erinnere sich an die Schräglage der Skapula auf der dorsolateralen Thoraxwand – das gesamte Schulterblatt möglichst filmnahe bzw. parallel zur Kassette zu plazieren. Kriterium der gut eingestellten Aufnahme ist auch hier die vollständige und unverprojizierte Darstellung des Schulterblattes (Abb. 20.**61 a**).

– *Transskapuläre Projektion:* Die Durchführung der transskapulären Projektionstechnik wurde im Rahmen der radiologischen Standard-Nativdiagnostik des Schultergelenkes ausführlich besprochen und braucht an dieser Stelle nicht wiederholt zu werden. Zur Beurteilung von Dislokationen einzelner Fragmente des Skapulakörpers zum Beispiel (Abb. 20.**67**), aber gelegentlich auch zur Darstellung von Frakturen der Pfanne kann sie sehr hilfreich sein (Abb. 20.**61 b**).

– *Axial-axilläre Projektion:* Auch diese Projektionstechnik wurde bereits im Rahmen der radiologischen Standard-Nativdiagnostik des Schultergelenkes ausführlich besprochen. Sie dient hier hauptsächlich zum Nachweis oder Ausschluß von Verletzungen des Pfannenrandes und der Lokalisation kleiner Pfannenfragmente, wie sie z.B. bei vorderer oder hinterer Schulterluxation entstehen können. Die Durchführbarkeit dieser Aufnahmetechnik hängt auch hier – wie bei der axial-axillären Aufnahme im Rahmen der Schulterluxation erwähnt – aufgrund des großen Schmerzempfindens des Patienten von der vorsichtigen, passiven Abduktion des Armes durch den *Arzt* ab.

– *Thoraxübersichtsaufnahme in p.-a. oder a.-p. Projektion:* Diese Röntgenaufnahme soll hier nur erwähnt sein, da sie als Routineaufnahme chronologisch – zumal beim offenbar polytraumatisierten Patienten – meistens an erster Stelle steht. In der Tat werden Skapulafrakturen häufig auf ihr zuerst gesehen oder aber der Verdacht auf eine solche wird zumindest ausgesprochen. Selbstverständlich stellt diese Aufnahme keine spezielle Projektionstechnik zur Darstellung der Skapula dar.

Schließlich sei neben den Möglichkeiten der Röntgen-Nativdiagnostik auch auf die Untersuchung mit dem Computertomographen bei Verletzungen der Skapula ausdrücklich hingewiesen. Vor allem bei Fragestellungen hinsichtlich der Situation der Pfanne, aber auch bei

20 Schultergürtel 311

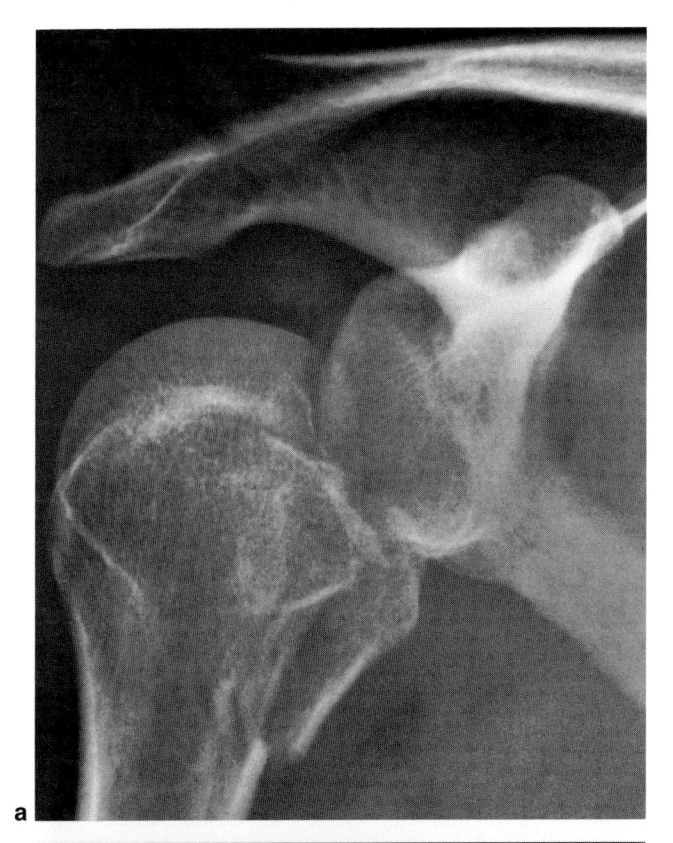

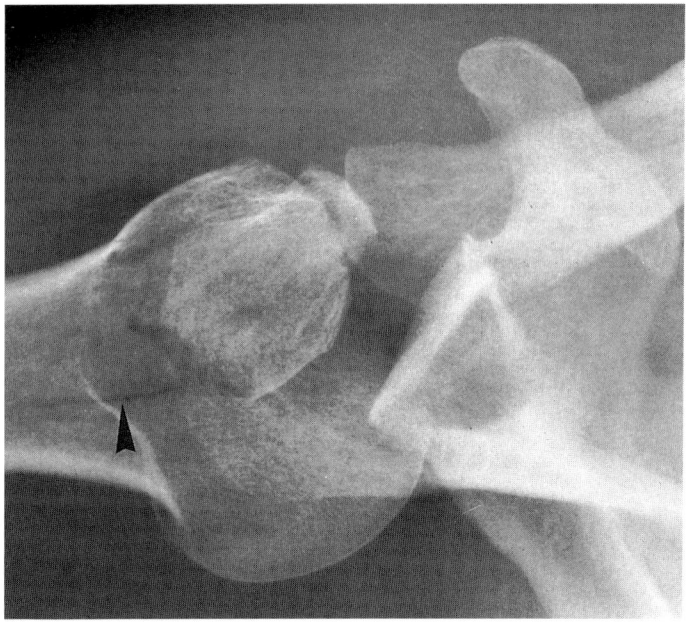

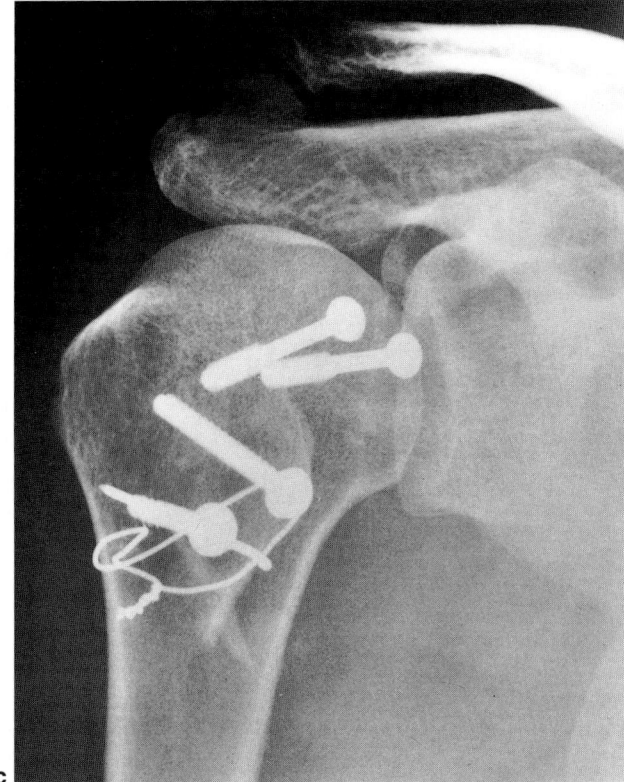

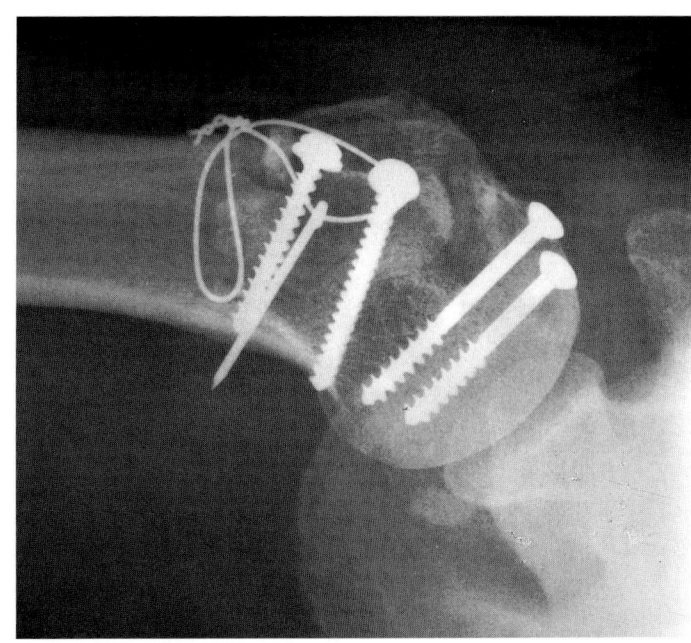

Abb. 20.**59 a—d**
a A.-p. Projektion: Abriß des Tuberculum minus bei dorsaler Luxation des Humeruskopfes
b Axial-axilläre Projektion: Nachweis eines großen ventromedialen Impressionsdefektes und einer bis in den Schaft hineinziehenden längsverlaufenden Fissur (Pfeil), die die große Gefahr eines zusätzlichen Abbruches des dorsalen Humeruskopfes bei geschlossenen Repositionsmanövern in sich birgt

c Zustand nach offener Reposition mit Anhebung, Spongiosaunterfütterung und Schraubenosteosynthese eines großen Kalottenfragmentes und Fixation des Tuberculum minus durch eine lateral gerichtete Drahtzuggurtung. Vergleichbare Projektion wie in **a**
d Vergleichbare Projektion wie in **b**. Regelrechte Artikulation

Unklarheiten in anderen Knochenanteilen ist der Einsatz dieser Technik mitunter durchaus gerechtfertigt.

Wie schon bei der Wertung der verschiedenen Darstellungsmöglichkeiten des Schultergelenkes erwähnt, ist es selbstverständlich nicht in jedem Falle erforderlich, alle erwähnten Techniken anzuwenden. Die Handlungsweise sollte sich – wie immer – nach der Wichtigkeit im Rahmen einer bestimmten Situation, der unter Umständen notwendigen sofortigen genauen Abklärung des Geschehens aufgrund der Schwere der Läsion oder der Schwierigkeit der exakten Diagnose und natürlich der individuellen Befindlichkeit des Patienten richten.

Traumatologie

Die typischen Skapulafrakturen sind in Abb. 20.**60** schematisch dargestellt.

Brüche des Schulterblattes sind eher selten und betreffen hauptsächlich Patienten zwischen 40 und 60 Jahren (49).

Schulterblattfrakturen entstehen in der Regel durch das Einwirken direkter Gewalt, selten durch indirekte Mechanismen. Begleiterscheinungen von Skapulafrakturen sind häufig große Hämatome, wenn z. B. die A. transversa scapulae verletzt worden ist. Gelegentlich kommt es zu gefürchteten Schädigungen des N. suprascapularis.

Der Patient ist im allgemeinen unfähig, bestimmte Exkursionsbewegungen des Armes ausführen zu können, meistens ist der Arm in Adduktionshaltung. In aller Regel fällt vor allem auf, daß es dem Verletzten unmöglich ist, den Arm zu heben, obschon dieser gar nicht mitbetroffen ist. Das klinische Bild kann durchaus dem einer Ruptur der Rotatorenmanschette gleichen. Klarheit verschafft hier nur die exakte klinische Untersuchung und vor allem das Röntgenbild, gegebenenfalls ergänzt durch Arthrographie, Arthrosonographie oder Magnetresonanztomographie.

Skapulafrakturen stellen oft nur eine von mehreren Verletzungen dar. Oft werden sie auf der routinemäßig durchgeführten p.-a. oder auch a.-p. Aufnahme des Thorax erkannt. Es darf jedoch nicht versäumt werden, nach weiteren Frakturen z. B. der Rippen, der Klavikula, der Wirbelsäule oder auch der oberen Extremität zu fahnden.

Die Therapie von Skapulafrakturen beschränkt sich im allgemeinen auf konservative Maßnahmen, zumal der Skapulakörper in einem dicken Muskelmantel eingebettet ist. Nur in Ausnahmesituationen, wie z. B. der stark dislozierten Fraktur des Akromions und des Processus coracoideus und Frakturen der Pfanne, die mit einer erheblichen Beeinträchtigung der Gelenkfunktion einhergehen, sollten operative Maßnahmen diskutiert werden (59).

Frakturen der Schulterblattpfanne

Die sogenannte Bankart-Läsion (Abb. 20.**34 a** u. **b**) ist nicht nur als häufigste knöcherne Pfannenbegleitverletzung bei vorderer Luxation anzusehen, sondern als häufigste Pfannenverletzung überhaupt. Sie wurde in dem

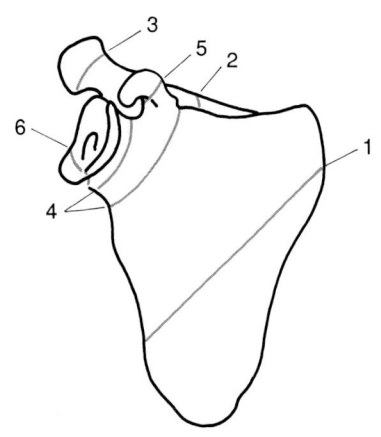

Abb. 20.**60** Typische Frakturen der Skapula (nach Brünner u. Mitarb.)
1 = Fraktur des Schulterblattkörpers
2 = Fraktur der Spina scapulae
3 = Fraktur des Akromions
4 = Fraktur im Bereich des Collum anatomicum bzw. chirurgicum
5 = Fraktur des Processus coracoideus
6 = Fraktur der Fossa glenoidalis

vorausgegangenen Abschnitt „Luxationen" ausführlich besprochen.

Bei hinteren Luxationen sind gelegentlich Läsionen des hinteren Pfannenrandes in gleicher Weise zu beobachten.

Bei Halsfrakturen der Skapula bleibt die Schulterblattpfanne im allgemeinen intakt, es kann jedoch auch zur Gelenkmitbeteiligung ohne relevante Verschiebung kommen (Abb. 20.**61a** u. **b**). In einzelnen Fällen wird auch eine erhebliche Verwerfung der Cavitas glenoidalis mit Stufenbildung beobachtet (Abb. 20.**62**).

Grundsätzlich gilt, daß alle Formen der Skapulafrakturen übergangslos und wahllos nebeneinander vorkommen und demzufolge auch alle Frakturtypen – mehr oder weniger – mit einer Beteiligung der Pfanne, also auch des Schultergelenkes, vergesellschaftet sein können.

Frakturen des Schulterblatthalses

Frakturen des Schulterblatthalses entstehen durch direkte Gewalteinwirkung sowohl von vorn, von hinten als auch von der Seite. Normalerweise ist die Fraktur eingestaucht (Abb. 20.**63**). Das Beschwerdebild wird klinisch sehr leicht mit proximalen Humerusfrakturen oder Schulterluxationen verwechselt (40). Klarheit schafft hier nur das Röntgenbild. Schulterblatthalsfrakturen sind seltene Brüche.

Im Gegensatz zu den übrigen Skapulafrakturen (s. oben) hält der Patient den Arm schmerzbedingt häufig in Abduktionsstellung. Wie im vorigen Abschnitt erwähnt, ist die Gelenkpfanne meistens nicht mitbetroffen.

Die konservative oder auch operative Behandlungsindikation richtet sich vor allem danach, inwieweit die Bänder zwischen Processus coracoideus und Klavikula einerseits und Akromion und Klavikula andererseits zerrissen sind und ob die Frakturlinie lateral des Processus coracoideus verläuft. In diesen Fällen besteht die Gefahr, daß das gesamte Fragment durch Muskelzug

20 Schultergürtel 313

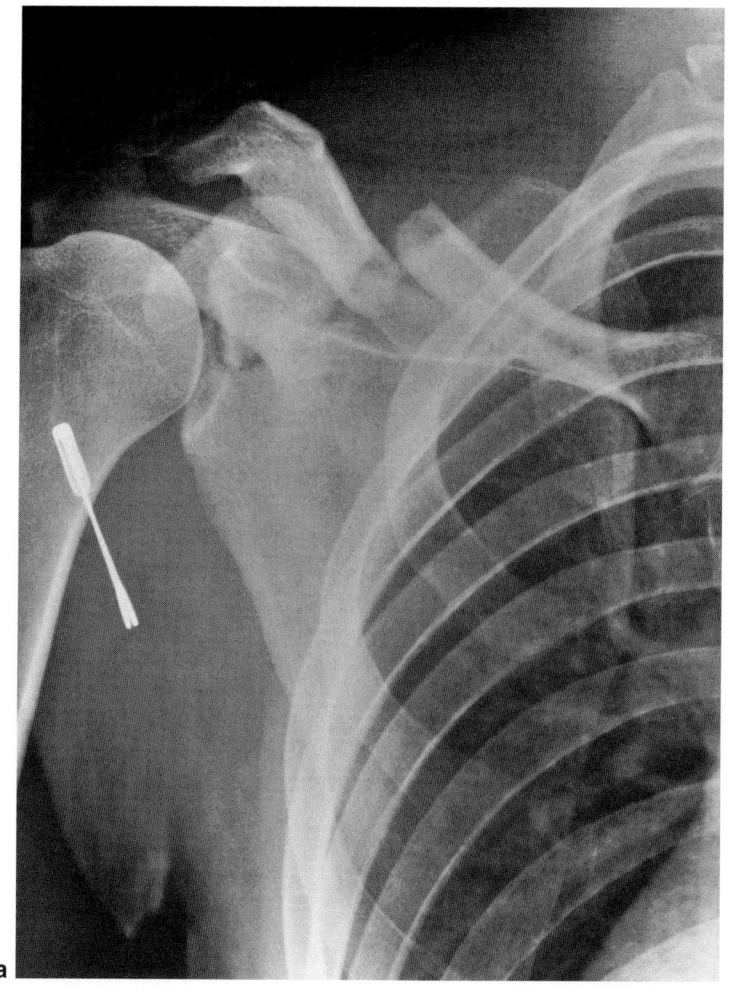

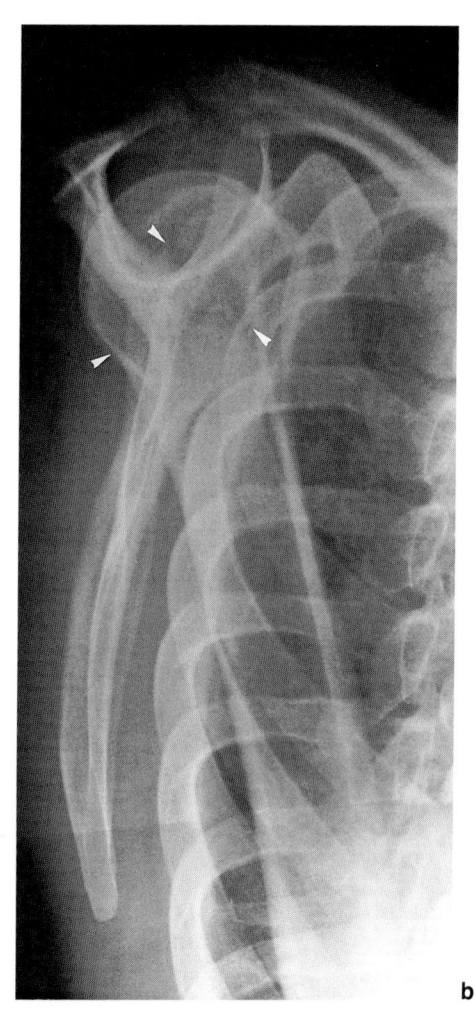

Abb. 20.**61a** u. **b** Schulterblatthalsfraktur mit Beteiligung der Pfanne; keine wesentlichen Verwerfungen der Pfanne. Gleichzeitig Fraktur der Klavikula:
a Modifizierte a.-p. Projektion (s. Text)
b Transskapuläre Projektion

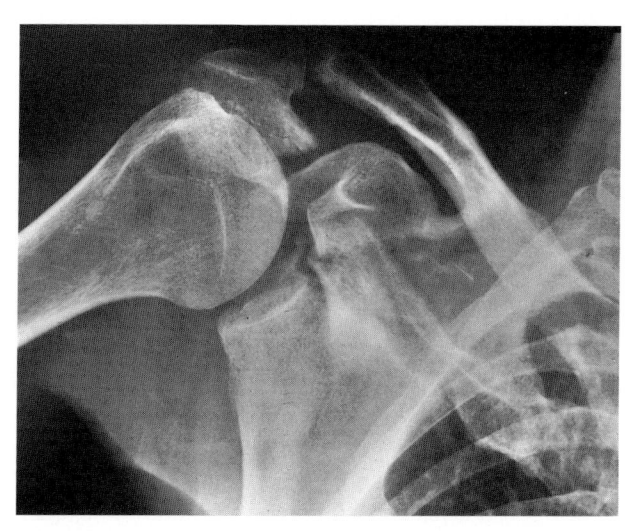

Abb. 20.**62** Schulterblatthalsfraktur mit Gelenkbeteiligung; erhebliche Stufenbildung bzw. Verwerfung im Bereich der Pfanne

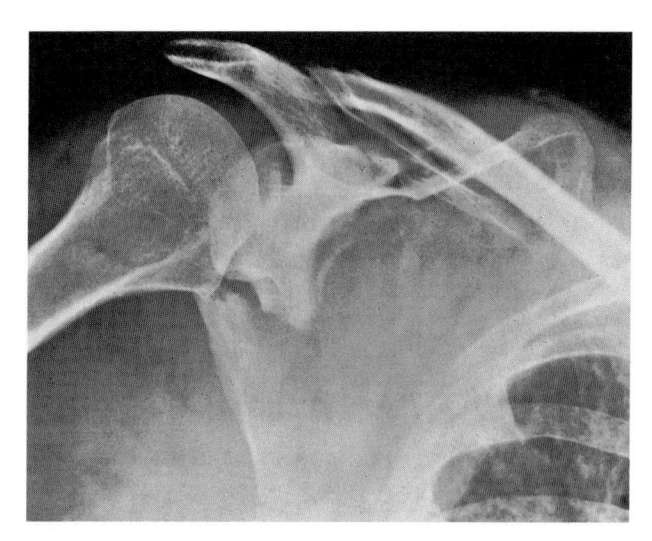

Abb. 20.**63** Eingestauchte Schulterblatthalsfraktur, keine Mitbeteiligung der Fossa glenoidalis zu erkennen

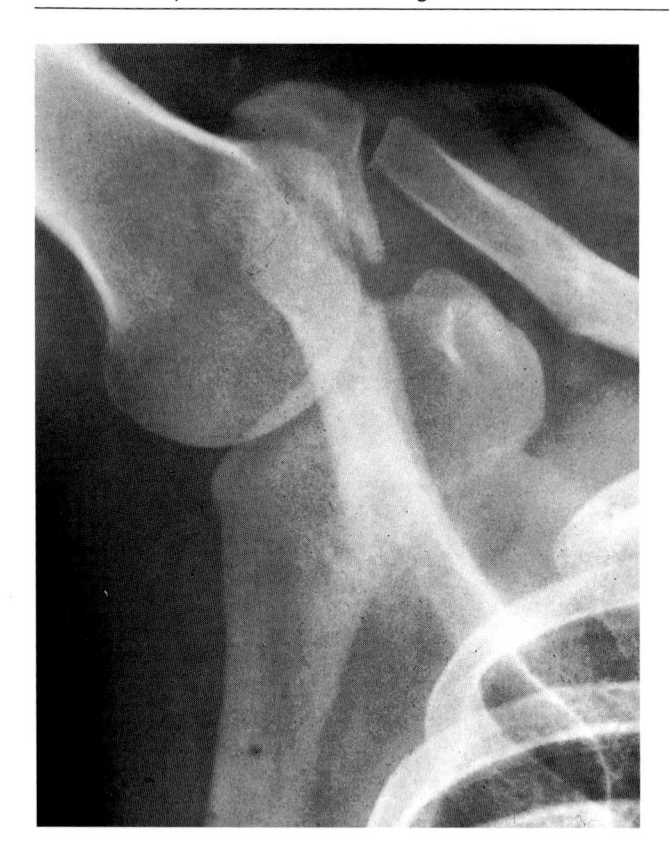

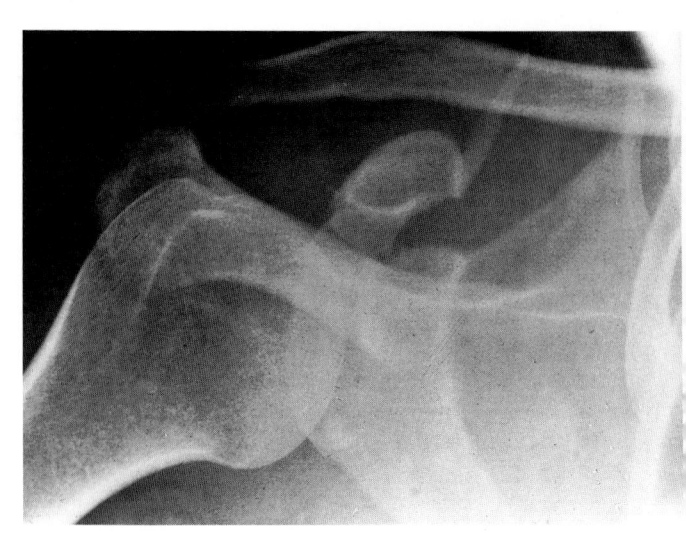

Abb. 20.**65** Fraktur des Processus coracoideus, relativ deutliche Dislokation. AC = Gelenksprengung

Abb. 20.**64** Fraktur des Akromions, geringe Dislokation

gedreht wird und nach knöcherner Konsolidierung eine unphysiologische Pfanneneingangsebene resultiert, die Luxationen oder Subluxationen Vorschub leisten kann.

Da dies jedoch im allgemeinen nicht der Fall ist, kann meist auf eine operative Wiederherstellung des Skapulahalses (bei erhaltener Gelenkfläche [!]) verzichtet werden; selbst bei einer Einstauchung sind gute funktionelle Ergebnisse zu erwarten (40).

Frakturen des Akromions

Normalerweise entstehen Frakturen des Akromions (Abb. 20.**64**) durch direkte Gewalteinwirkung von oben. Bei der klinischen Untersuchung ist besonders auf Läsionen des Plexus brachialis zu achten.

Seltener bricht das Akromion durch eine Gewalteinwirkung von unten, wie z. B. bei einer superioren Luxation des Oberarmkopfes (s. dort). In diesem Falle ist unbedingt auf eine mögliche Ruptur der Rotatorenmanschette zu achten.

Häufig muß ein Os acromiale durch Seitenvergleich differentialdiagnostisch ausgeschlossen werden.

Gewöhnlich ist die Fraktur nur gering disloziert und kann konservativ versorgt werden. Bei erheblichen Dislokationen muß die operative Fixation angestrebt werden. Die wahrscheinliche Ruptur der Rotatorenmanschette bei Dislokation des Akromions nach oben im Rahmen einer superioren Luxation verlangt die entsprechende Diagnostik und operative Therapie.

Frakturen des Processus coracoideus

Die am Processus coracoideus ansetzenden Muskeln und Bänder spielen eine entscheidende Rolle für die Stabilisierung der Skapula und die Exkursionsmöglichkeiten des Schultergürtels.

Ein schwerer Schlag (direktes Trauma) oder auch übermäßiger Muskelzug (indirektes Trauma) lassen das Korakoid brechen, meistens an der Basis (Abb. 20.**65**). Ist das Fragment stark disloziert, kann es unter Umständen palpiert werden. Als schwere Komplikation ist die Miteinbeziehung des Plexus brachialis zu nennen. Ist der N. suprascapularis betroffen, kann die klinische Symptomatik leicht mit einer Ruptur der Rotatorenmanschette verwechselt werden.

Das therapeutische Vorgehen wird sehr unterschiedlich beurteilt (40). Die Meinungen gehen von der rein konservativen Therapie über die offene Reposition bei Kompression des neurovaskulären Stranges oder gleichzeitiger Sprengung des Akromioklavikulargelenkes bis hin zur absoluten Operationsindikation.

Frakturen des Schulterblattkörpers und der Spina scapulae

Frakturen des Skapulakörpers und der Spina scapulae (Abb. 20.**66**–20.**69**) gehören zu den häufigsten Läsionen des Schulterblattes. Skapulakörper und Spina scapulae sind von einem Muskelmantel umgeben, der sie in großem Maße von den Einflüssen direkter Traumata schützt. Die Fraktur des Skapulakörpers bzw. die der Spina scapulae verlangt demzufolge das Einwirken einer großen direkten Kraft; dies sollte das Augenmerk auch auf andere, benachbarte knöcherne Strukturen lenken. Andererseits werden Skapulakörperfrakturen oft eben wegen erheblicher anderer Läsionen zumindest initial übersehen (s. auch Vorbemerkungen).

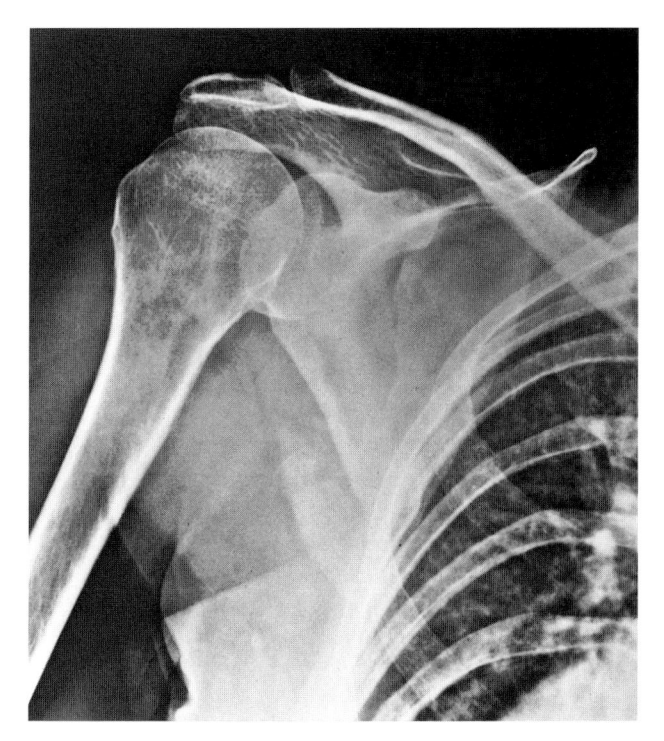

Abb. 20.**66** Fraktur des Schulterblattkörpers

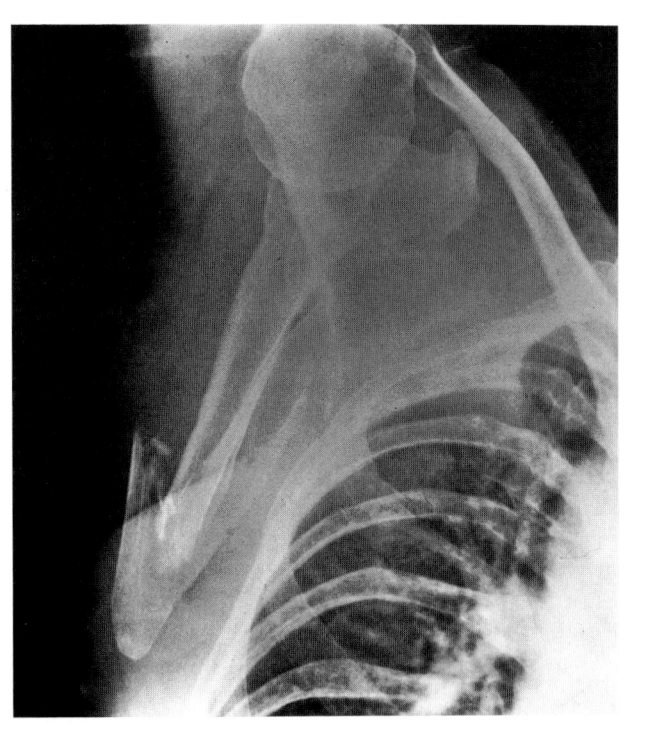

Abb. 20.**67** Transskapuläre Projektion: Fraktur des Schulterblattkörpers im kaudalen Anteil; Dislokation des distalen Fragmentes nach dorsal

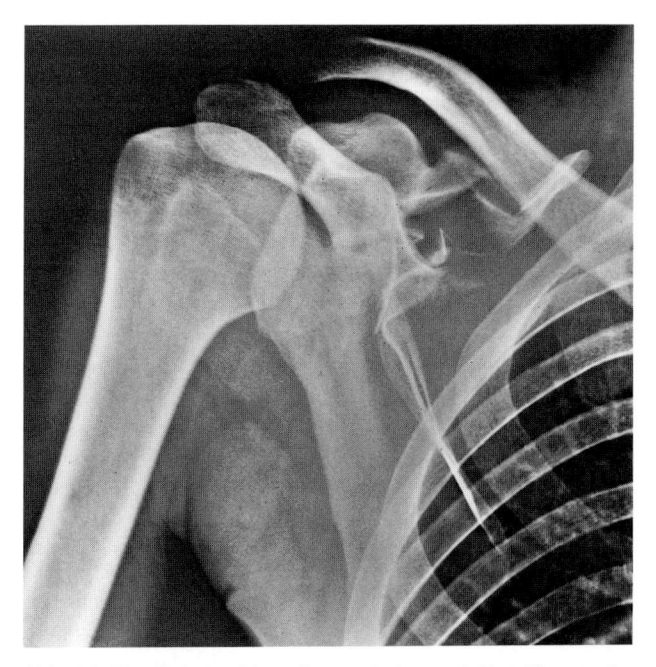

Abb. 20.**68** Schulterblatttrümmerfraktur mit Beteiligung der Spina scapulae

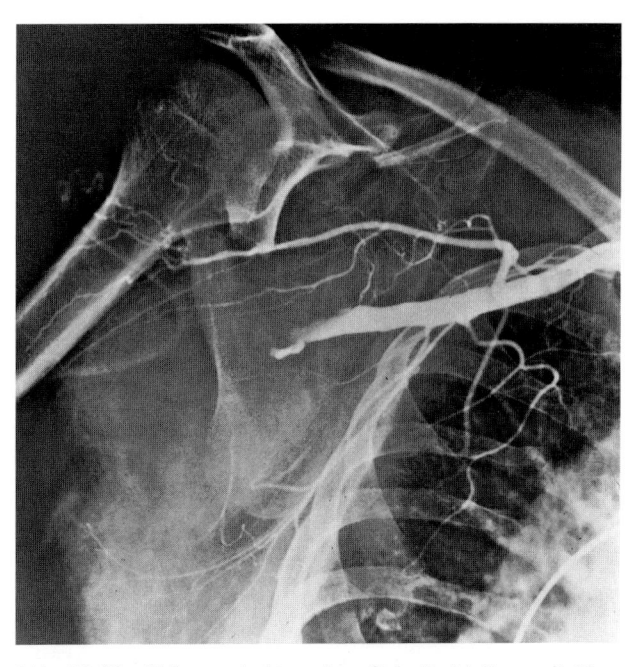

Abb. 20.**69** Trümmerfraktur des Schulterblattes mit Verschluß der A. axillaris infolge Intimaläsion

Die Therapie besteht praktisch ausschließlich in konservativen Maßnahmen. Auch Dislokationen einzelner Fragmente (Abb. 20.**67**) können ohne relevante Funktionseinschränkung nach knöcherner Konsolidierung in Kauf genommen werden.

Komplikationen im Rahmen von Frakturen des Skapulakörpers und der Spina scapulae sind selten. Es kann jedoch zu Verletzungen der A. axillaris (Abb. 20.**69**) (48) und gelegentlich auch des Plexus brachialis kommen.

Klavikula mit angrenzenden Gelenken

Radiologische Diagnostik

Prinzipiell ist – wie bei der Röntgendiagnostik des Skeletts in der Traumatologie generell – bei dem Verdacht auf eine knöcherne Läsion im zu untersuchenden Areal auch hier die Aufnahmetechnik in zwei Ebenen zu fordern. Eine Ausnahme stellt wiederum der polytraumatisierte Patient dar, bei dem sich die röntgenologische Diagnostik des angesprochenen Bereiches in der Regel auf eine Thorax-Übersichtsaufnahme im Liegen beschränken muß. In allen anderen Fällen jedoch ist die Darstellung vor allem der Klavikula in der zweiten Ebene anzustreben, insbesondere deshalb, da sich die typische Fragmentdislokation der Klavikula zum großen Teil in der transversalen Ebene ereignet und daher auf der a.-p. oder p.-a. Projektion nicht oder nicht in vollem Ausmaß erkannt werden kann (11, 23, 32, 37).

Darstellung des Klavikulaschaftes

Für die Beurteilung des Klavikulaschaftes ist neben der üblichen p.-a. Projektion die überlagerungsfreie Darstellung der Klavikula im kaudokranialen Strahlengang (Tangentialaufnahme nach Zimmer-Brossy) geeignet. Die erstgenannte Projektion kommt zustande, indem der Patient steht und sich mit der verletzten Klavikula eng an das Stativ anlehnt; horizontaler Strahlengang (Abb. 20.**70a**); zur Anfertigung der Tangentialaufnahme befindet sich der Patient in Rückenlage, die zu untersuchende Seite wird unterpolstert bzw. angehoben, die Kassette steht oberhalb der Schulterregion senkrecht auf dem Untersuchungstisch, der Strahlengang ist kaudokranial gerichtet (Abb. 20.**70b**).

Vorteile bei der Erkennung von verdeckten Pseudarthrosen, Fragmentdislokationen in Richtung vor allem des Plexus brachialis sowie z. B. zur genauen Lagebestimmung von eingebrachten Spickdrähten bietet die *transthorakale* Klavikulaaufnahme am Stativ (Abb. 20.**71**); dabei befindet sich die zu untersuchende Seite plattennahe, die zu untersuchende Schulter wird leicht angehoben.

Darstellung des lateralen Klavikulaanteiles und des Akromioklavikulargelenkes

Geeignet sind dazu folgende Projektionsmöglichkeiten:

- A.-p. Projektion im horizontalen Strahlengang (Abb. 20.**72a**),
- anteriore und posteriore 45-Grad-Schrägaufnahme; der Patient steht, die verletzte Klavikula ist plattennahe, der Patient selbst um etwa 45 Grad nach vorn oder hinten gedreht,
- axial-axilläre Projektion: diese Technik wurde bereits im Rahmen der radiologischen Nativdiagnostik des Schultergelenkes ausführlich besprochen (s. dort). Zur Demonstration im jetzigen Zusammenhang s. Abb. 20.**72b**.

Insbesondere Dislokationen in ventrodorsaler Richtung können mit den beiden letztgenannten Projektionstechniken nachgewiesen werden.

Zur Abklärung der ligamentären Verhältnisse des Akromioklavikulargelenkes (Verletzungen der Ligg. acromioclaviculare et coracoclaviculare, Sprengung des Schultereckgelenkes [s. unten]) wird eine Schultergürtelaufnahme mit beidseits 5 kp Belastung unter gleichzeitiger Erfassung *beider* Schultergürtel in *einer* Aufnahme durchgeführt (Abb. 20.**73**). Dabei steht der Patient am Stativ, in jeder Hand hält er ein Gewicht von 5 kp, die Aufnahme erfolgt im horizontalen a.-p. Strahlengang.

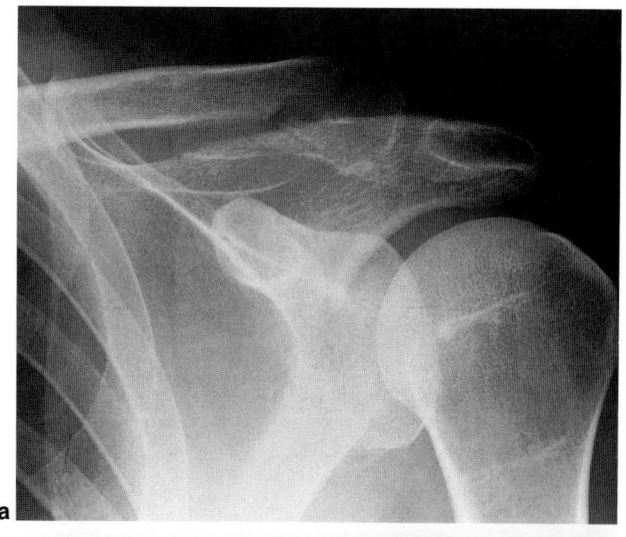

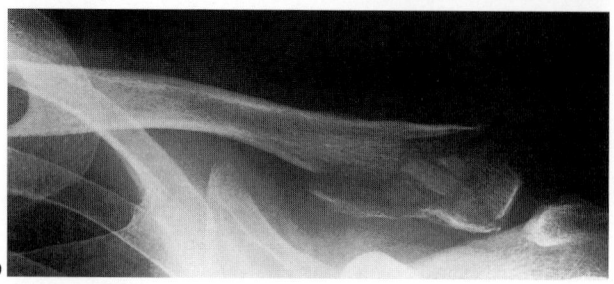

Abb. 20.**70a** u. **b** Laterale Klavikulatrümmerfraktur links:
a P.-a. Projektion
b Tangentialaufnahme nach Zimmer-Brossy: Überlagerungsfreie Darstellung des mittleren und lateralen Klavikuladrittels

20 Schultergürtel 317

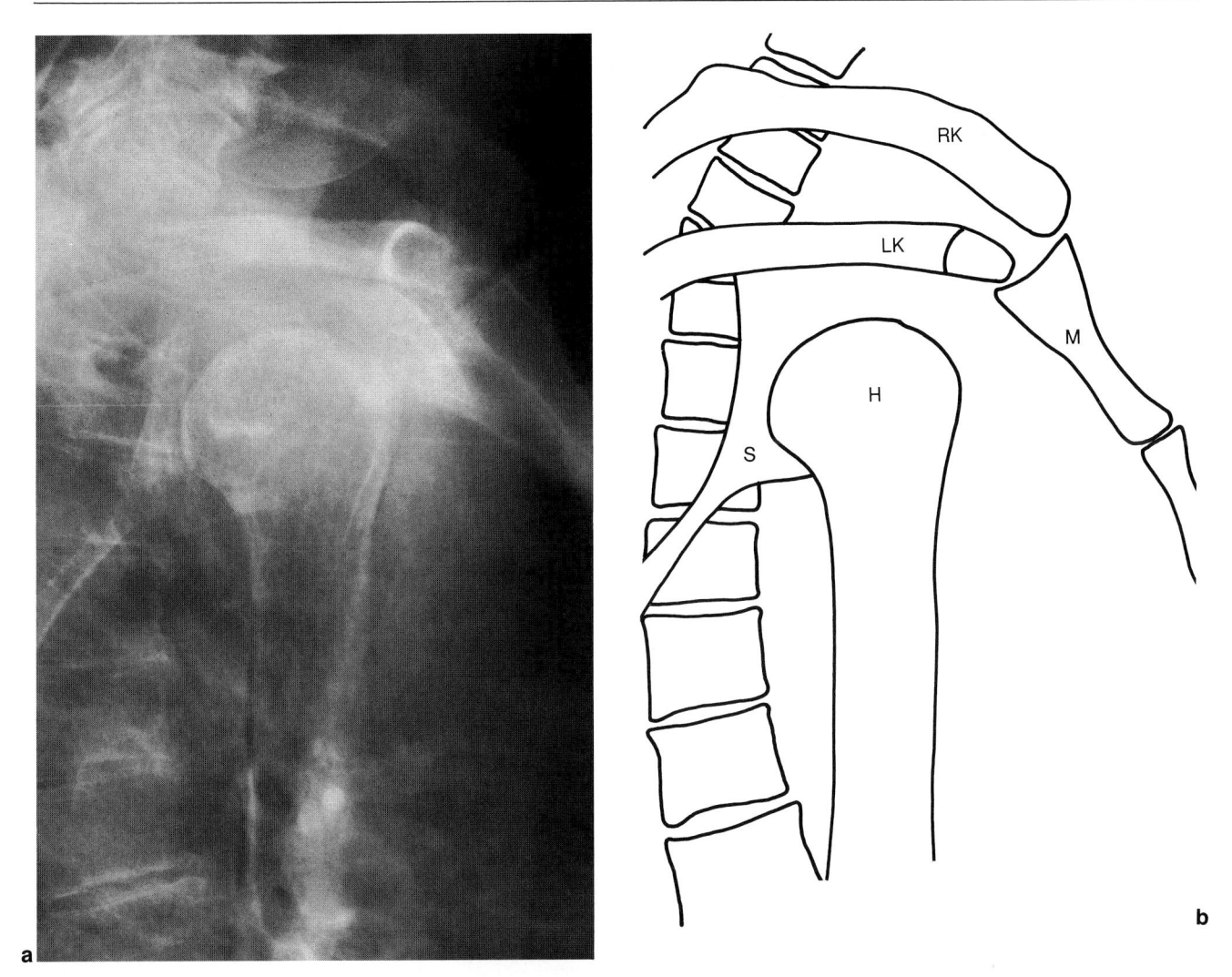

Abb. 20.**71** Transthorakale, rechts anliegende Klavikulaaufnahme am Stativ (Normalbefund)
RK = rechte Klavikula, LK = Linke Klavikula, M = Manubrium sterni, H = Humerus, S = Skapula

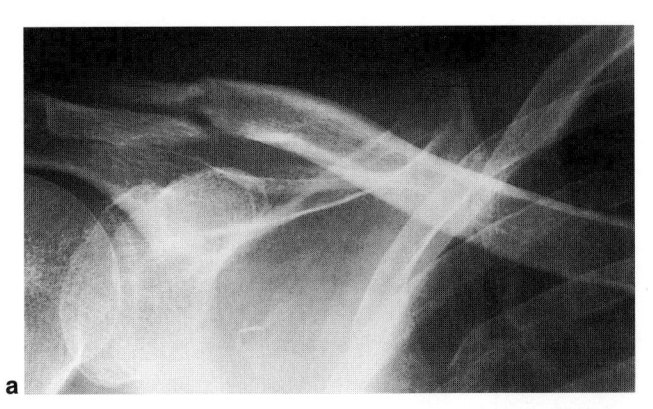

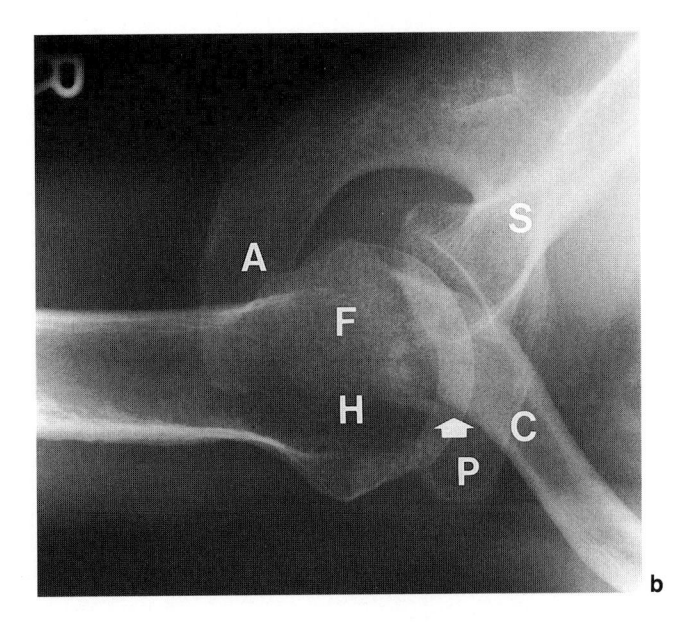

Abb. 20.**72a u. b** Laterale Klavikulafraktur rechts mit ausgesprengtem kranialen Fragment (zusätzlich Skapulahalsfraktur und Rippenfrakturen):
a A.-p. Projektion: Kranialdislokation des medialen Klavikulafragmentes um halbe Schaftbreite
b Axial-axilläre Schultergelenksaufnahme: keine wesentliche ventrodorsale Fragmentdislokation
H = Humeruskopf, A = Akromion, C = Klavikula, P = Processus coracoideus, S = Spina scapulae, F = laterales Klavikulafragment, Pfeil = Frakturspalt

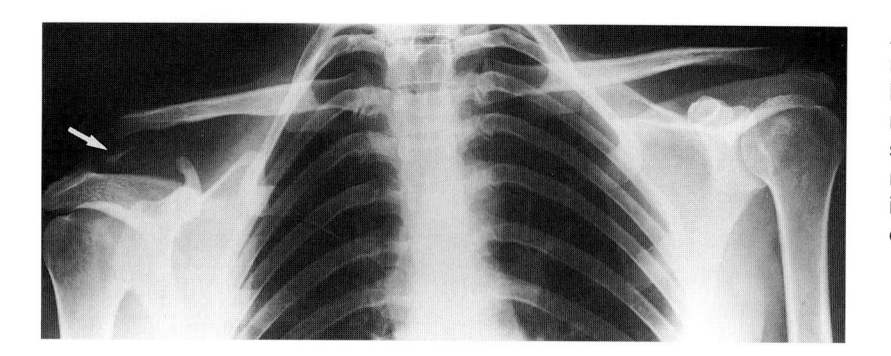

Abb. 20.73 Laterale Klavikulafraktur rechts mit Gelenkbeteiligung (Pfeil: laterales Klavikulafragment): Schultergürtelaufnahme unter einer Belastung von beidseits 5 kp: Vergrößerter Abstand zwischen rechter Klavikula und Processus coracoideus als Hinweis auf eine Mitverletzung des Lig. coracoclaviculare

Darstellung des medialen Klavikulaanteiles und des Sternoklavikulargelenkes

Geeignet sind dazu folgende Techniken der Nativdiagnostik:

- die p.-a. Aufnahme der Region in Bauchlage des Patienten (Abb. 20.74a),
- die axiale Aufnahme nach Hobbs (Abb. 20.74b); dabei verläuft der Strahlengang beim sitzenden Patienten mit vorgebeugtem Oberkörper in kraniokaudaler Richtung durch die Halswirbelsäule und das Manubrium sterni,
- Ziel- und Schichtaufnahmen.

Die axiale Aufnahme nach Hobbs (23) erlaubt gegebenenfalls die Erfassung von ventrodorsalen Verschiebungen im Bereich des medialen Klavikulaanteiles und des Sternoklavikulargelenkes, Ziel- und Schichtaufnahmen ergänzen die Diagnostik in den Fällen, in denen die aufgeführten Einstellungsmöglichkeiten keine ausreichende Beurteilung der Fraktur- bzw. Gelenkverhältnisse zulassen.

Führen auch diese speziellen Techniken nicht zu einem befriedigenden Ergebnis, ermöglicht ein Computertomogramm eine exakte Darstellung einer fraglichen ventrodorsalen Frakturdislokation bzw. Luxation.

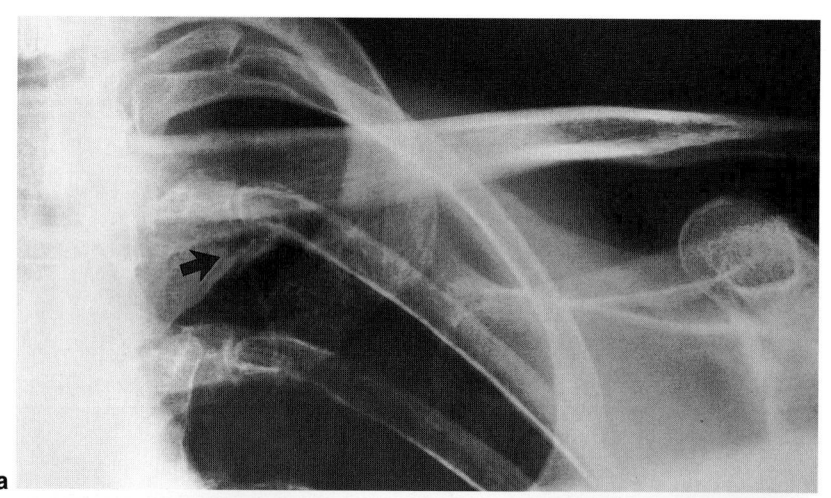

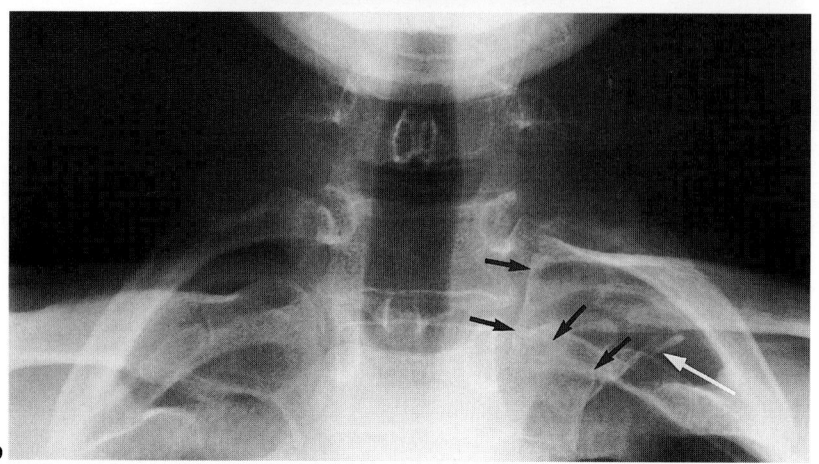

Abb. 20.74a u. b Mediale Klavikulafraktur links mit Fragmentaussprengung am kaudalen Klavikularand und Luxation im Sternoklavikulargelenk:
a P.-a. Projektion: Darstellung des ausgesprengten Fragmentes (Pfeil), kein sicherer Nachweis einer Luxation im Sternoklavikulargelenk
b Axiale Aufnahme des Sternoklavikulargelenkes nach Hobbs: Nachweis einer Luxation im linken Sternoklavikulargelenk mit Kranialdislokation des medialen Klavikulaendes; schwarze Pfeile: Incisura clavicularis des Manubrium sterni bzw. sternale Begrenzung der Klavikula, weißer Pfeil: ausgesprengtes Klavikulafragment

Traumatologie

Klavikula

Klavikulafrakturen zählen mit einem Anteil von etwa 10% aller Frakturen zu den häufigsten Knochenbrüchen (11, 42), 70% werden bis zum 40. Lebensjahr beobachtet. Im Erwachsenenalter findet sich bezüglich der Geschlechtsverteilung ein deutliches Überwiegen des männlichen Geschlechtes (männlich: 73%, weiblich: 27%) (11).

Ungefähr 80% aller Klavikulafrakturen liegt ein indirekter Frakturmechanismus zugrunde; nur in einem Fünftel der Fälle ist ein direktes Trauma (z. B. Gurtverletzung) Ursache der Verletzung.

Bei den Bruchformen herrschen einfache Quer- und Schrägbrüche vor, Mehrfragmentfrakturen werden nur in etwa 10% aller Fälle beobachtet.

Schlüsselbeinbrüche sind in der Regel geschlossene Verletzungen, offene Frakturen werden nur mit einer Häufigkeit von etwa 0,1% gefunden (11). Nur 27% aller Klavikulafrakturen sind unverschoben, 73% weisen dagegen eine mehr oder weniger starke Dislokation auf.

Pathomechanik

Die Klavikula weist folgende morphologische und biomechanischen Besonderheiten auf:

- im mittleren Drittel geht der medial keilförmige Knochen in den lateralen plattflächigen Anteil über und
- im selben Abschnitt findet sich aufgrund des Übergangs der medialen Konvexität in die laterale Konkavität die größte Klavikulakrümmung (11, 42).

Daraus läßt sich folgern, daß die schwächste Stelle dieses „S"-förmig gebogenen Knochens im mittleren Drittel liegt; am häufigsten führen hier indirekte Kräfte zu einer Fraktur (Abb. 20.75), während die gelenknahen Schlüsselbeinbrüche vorwiegend durch direkte Traumata verursacht werden (11, 37, 42).

Beispiele für einen indirekten Unfallmechanismus sind:

- eine axiale Stauchung der Klavikula bei einem Sturz auf den gestreckten Arm, auf das Ellenbogen- oder Schultergelenk mit der Folge eines Biegungsbruches oder
- eine rotatorische Verwindung, die zu einem Torsionsbruch führt.

Außerdem ist die sogenannte „Hypomochlion"-Fraktur der Klavikula zu erwähnen, die durch das Abbiegen des Schlüsselbeins über die erste Rippe verursacht wird, die dabei mitbrechen kann (11).

Die typische Dislokation der Klavikulafragmente wird durch folgende Faktoren hervorgerufen (37):

- das Gewicht des Armes zieht das laterale Fragment nach ventral und kaudal,
- die Rumpfmuskeln an Skapula und Humerus (M. pectoralis major und minor, M. latissimus dorsi) ziehen das laterale Fragment nach medial (Frakturverkürzung),

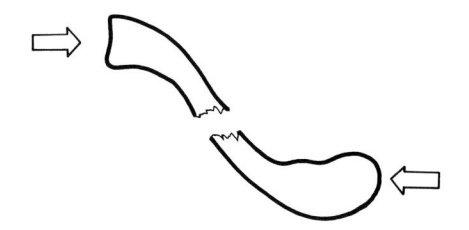

Abb. 20.75 Ein indirekter Unfallmechanismus führt bei der „S"-förmig gebogenen Klavikula in der Regel zu einer Fraktur im mittleren Drittel

- durch Bewegung von Skapula und Humerus wird das laterale Fragment infolge der Bandverbindungen des Lig. coracoclaviculare und des Lig. acromioclaviculare rotiert,
- der M. trapezius zieht das mediale Fragment nach dorsal,
- der M. sternocleidomastoideus zieht das mediale Fragment nach kranial.

Einteilung und Klinik (Therapie)

80% aller Klavikulafrakturen betreffen das mittlere Drittel (11, 24, 37, 42). Wegen des hohen Anteils von Biegungsbrüchen findet man bei über der Hälfte dieser Frakturen mindestens ein zusätzliches Fragment (Biegungskeil) (11).

10–18% aller Klavikulafrakturen betreffen das laterale Drittel (11, 24, 37, 42). Diese Frakturen haben eine besondere Bedeutung hinsichtlich Prognose und Therapie: Bis zu 50% aller posttraumatischen Klavikulapseudarthrosen sind hier im relativ selten von einer Fraktur betroffenen lateralen Drittel des Knochens zu finden.

Nach Neer (37) werden die lateralen Klavikulafrakturen in zwei Gruppen eingeteilt:

- I: Frakturen ohne wesentliche Dislokation. Das intakte Lig. coracoclaviculare verhindert eine stärkere Fragmentdislokation;
- II: Frakturen mit starker Dislokation. Das Lig. coracoclaviculare ist vom medialen Klavikulafragment abgerissen, so daß eine größere Dislokation und Instabilität mit der Gefahr der Pseudarthrosenbildung resultiert.

Die seltenen medialen Klavikulafrakturen (2–10%) (11, 24, 37, 42) entstehen in der Regel durch einen direkten Unfallmechanismus und weisen aufgrund des kräftigen, zumeist intakten Lig. costoclaviculare keine wesentliche Dislokation auf.

Die überwiegende Zahl von Klavikulafrakturen (93–99%) wird konservativ behandelt (1, 11, 24, 37). Nach einer gegebenenfalls notwendigen Reposition erfolgt eine Ruhigstellung für 1–3 Wochen im Rucksackverband. Eine primäre Operation ist nur in Ausnahmefällen indiziert:

- die stark dislozierte laterale Klavikulafraktur (Typ II nach Neer (s. oben),
- Klavikulafrakturen mit einer Luxation im Sterno- oder Akromioklavikulargelenk,

- zweit- oder drittgradig offene Frakturen,
- extrem dislozierte (nicht reponierbare Frakturen),
- Klavikulafrakturen mit Gefäß- und/oder Nervenverletzungen,
- Gefahr der Hautperforation von innen durch ein Knochenfragment.

Begleitverletzungen und Komplikationen

Begleitverletzungen und Komplikationen werden bei Frakturen nach direktem Unfallmechanismus, insbesondere auch bei Klavikulastückbrüchen (45) häufiger beobachtet.

Als Begleitverletzungen sind vor allem Rippenserienfrakturen, Skapulafrakturen, Schultereckgelenkssprengungen sowie Hals- und Kopfverletzungen zu nennen (11, 37, 45).

Selten sind frakturbedingte Komplikationen: Mit neurovaskulären Verletzungen ist bei 1%, mit Pleuraverletzungen bei 3% zu rechnen. Bei einer Auswertung von 70 in der Literatur aufgeführten neurovaskulären Komplikationen fanden sich 41 Kompressionen des Plexus brachialis sowie 26 Verletzungen von A. bzw. V. subclavia (Thrombose, Aneurysma, Kompression, Zerreißung, arteriovenöse Fistel) (Abb. 20.**76a** u. **b**). Die übrigen drei Verletzungen betrafen den Ductus thoracicus bzw. die A. carotis (45). Nur knapp die Hälfte der Komplikationen war primär traumatisch bedingt, d. h. direkte Frakturfolge. Die Mehrzahl resultierte aus Kallusbildung bei Pseudarthrosen oder aus starken Dislokationen. Dementsprechend traten die ersten Symptome der Komplikationen zum Teil deutlich verzögert auf: Nur 20% manifestierten sich in den ersten 48 Stunden, bei 35% betrug das Intervall zwischen Unfallereignis und Komplikation mehr als ein Jahr.

Akromioklavikulargelenk

Pathomechanik

Das Akromioklavikulargelenk bzw. Schultereckgelenk wird zum einen durch den kranialen und kaudalen Anteil des Lig. acromioclaviculare und zum anderen durch die beiden Zügel des Lig. coracoclaviculare (Lig. conoideum und trapezoideum) stabilisiert. Das Lig. coracoclaviculare stellt die einzige straffe Verbindung zwischen Skapula und Klavikula dar und wird ausschließlich auf Zug beansprucht; eine isolierte Zerreißung dieser Bandverbindung wird praktisch nie beobachtet (64).

Eine Verletzung des Akromioklavikulargelenkes kann durch ein indirektes Trauma (z. B. Sturz auf das Ellenbogengelenk) oder durch ein direktes Trauma (z. B. starker Stoß oder Schlag auf die Schulter) verursacht werden (1). Bei einer Schultereckgelenksprengung kommt es zu einem Absinken der Skapula, da der Zug der Pars clavicularis des M. trapezius nicht mehr auf die Skapula wirkt.

Einteilung und Klinik (Therapie)

Je nach Ausmaß der Verletzung wird die Schultereckgelenksprengung in drei Typen unterteilt (1):

Typ Tossy I: Bei einer geringen Gewalteinwirkung kommt es zu einer Zerreißung der Gelenkkapsel des Akromioklavikulargelenkes und einzelner Fasern des Lig. acromioclaviculare. Eine Dislokation des lateralen Klavikulaendes tritt nicht auf, Schmerz und Schwellung im Bereich des Akromioklavikulargelenkes

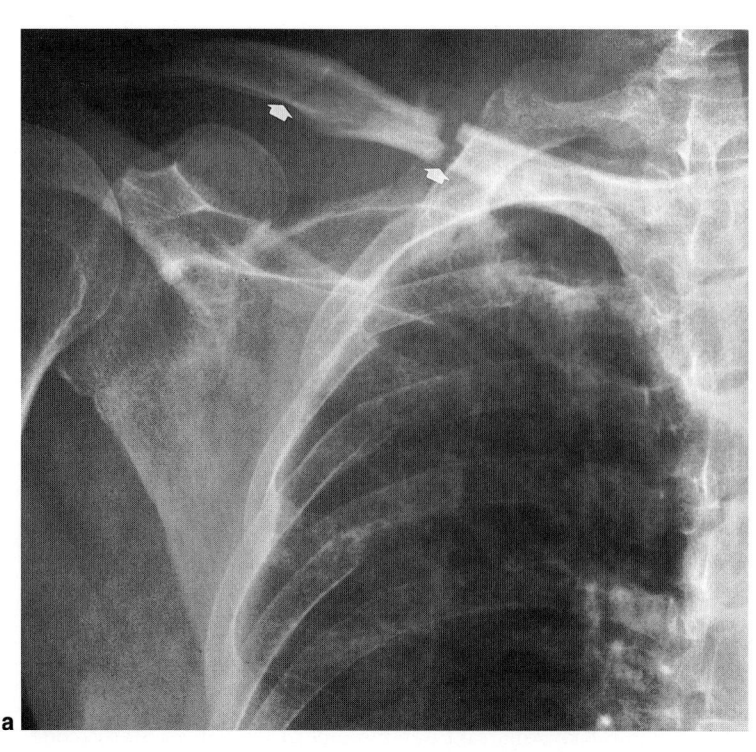

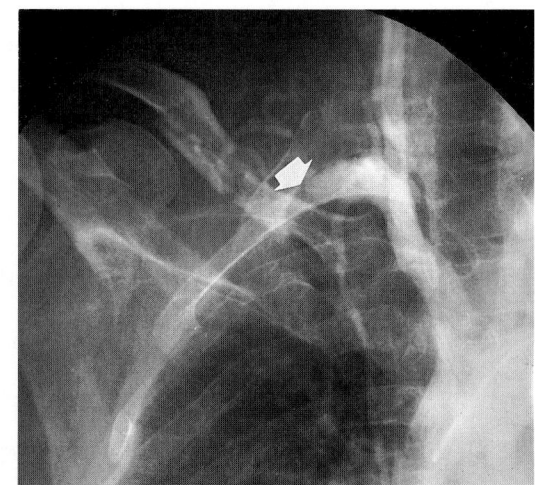

Abb. 20.**76a** u. **b**
a P.-a. Übersichtsaufnahme: Nicht wesentlich dislozierte Klavikula-Stückfraktur (Pfeile) rechts im mittleren Drittel (zusätzlich Rippenserienfraktur rechts)
b Angiographie: Primär traumatischer Verschluß der rechten A. subclavia (Pfeil); intraoperativ: Intimariß und -einrollung bei erhaltener Gefäßkontinuität

	sind mäßig ausgeprägt. Das Röntgenbild zeigt keine Auffälligkeiten, in einigen Fällen treten im weiteren Verlauf subperiostale Verkalkungen am lateralen Klavikulaende auf.
Typ Tossy II:	Eine mäßiggradige Gewalteinwirkung führt zu einer Ruptur der Gelenkkapsel und des Lig. acromioclaviculare; das Lig. coracoclaviculare bleibt intakt. Das Röntgennativbild zeigt in einigen Fällen einen Klavikulahochstand bis zu einer Klavikulabreite in Relation zum Akromion, ansonsten beweisen zusätzliche Belastungsaufnahmen mit beidseits 5 kp (s. oben) die ligamentäre Verletzung.
Typ Tossy III:	Eine größere Gewalteinwirkung führt zu einer Ruptur der Gelenkkapsel sowie der Ligg. acromioclaviculare et coracoclaviculare. Klinisch fallen starke Schmerzen, eine deutliche Schwellung im Bereich des Akromioklavikulargelenkes und des Processus coracoideus und eine Stufenbildung im Gebiet des Schultereckgelenkes auf. Im Röntgenbild erkennt man oft, auch ohne Anfertigung von Belastungsaufnahmen, einen deutlichen Klavikulahochstand und eine Vergrößerung des Abstandes zwischen Klavikula und Processus coracoideus (Abb. 20.77a u. b).

Eine Luxation im Akromioklavikulargelenk mit einer Dorsaldislokation des lateralen Klavikulaendes wird auf einer a.-p. Aufnahme bei fehlender Kranialdislokation häufig übersehen. Richtungsweisend diesbezüglich sind neben einer klinisch tastbaren Stufenbildung folgende Meßwerte (10):

– Abstand zwischen Klavikula und Processus coracoideus: größer als 14 mm,
– Abstand zwischen Akromion und Klavikula: größer als 8 mm,
– Stufenbildung zwischen Akromion und Klavikula: bis 8 mm.

Bewiesen wird die Dorsaldislokation durch eine axial-axilläre Schultergelenksaufnahme.

Die Schultereckgelenksprengungen vom Typ Tossy I und II werden in der Regel konservativ behandelt, die Verletzung vom Typ III wird im arbeitsfähigen Alter als Operationsindikation angesehen (Naht des Lig. coracoclaviculare, Zuggurtung oder Drahtfixierung im Akromioklavikulargelenk, gegebenenfalls Sicherung der Bandnaht durch eine Stellschraube oder korakoklavikuläre Cerclage (1, 64).

Sternoklavikulargelenk

Pathomechanik

Das Sternoklavikulargelenk stellt die einzige Gelenkverbindung zwischen Schultergürtel und Rumpf dar. Diese Verbindung ist aufgrund der Inkongruenz der Gelenkflächen und der relativ kleinen Kontaktflächen ziemlich instabil; daher ist die intakte Funktion dieses Gelenkes von der Integrität der knorpeligen, ligamentären und kapsulären Strukturen abhängig. Ein intraartikulärer Diskus erfüllt eine „Stoßdämpfer"-Funktion; er wird von einer Gelenkkapsel und einem anterioren sowie einem posterioren Anteil des Lig. sternoclaviculare fixiert.

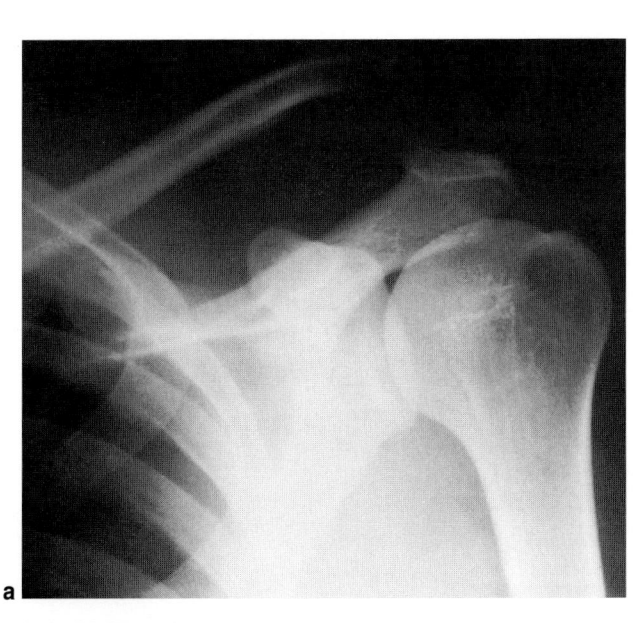

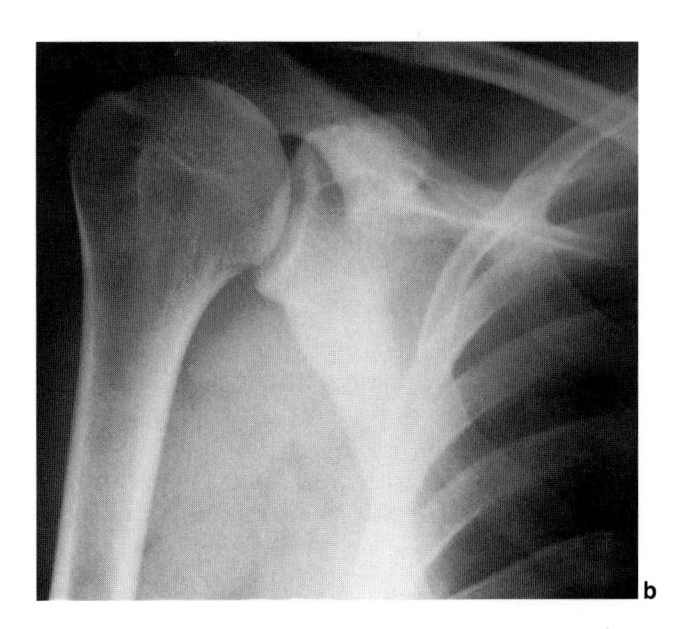

Abb. 20.77a u. b
a Schultereckgelenksprengung links, Typ Tossy III: Deutliche Stufenbildung im linken Akromioklavikulargelenk mit Hochstand des lateralen Klavikulaendes
b Unauffällige Verhältnisse im rechten Akromioklavikulargelenk
Die beiden Abbildungen wurden bei einer beidseitigen Belastung von jeweils 5 kp (s. Text) mit *einer* Aufnahme auf *einem* Film gewonnen und hier nur aus photographisch-technischen Gründen getrennt dargestellt

Das Lig. costoclaviculare (rhomboideum) verbindet den medialen Klavikulaanteil mit dem ventralen Anteil der ersten Rippe; es wirkt als Antagonist des M. sternocleidomastoideus und verhindert eine Kranial- und Lateraldislokation der Klavikula. Interklavikuläre Bänder wirken ebenfalls einer Lateraldislokation der Klavikula entgegen.

Ursächlich verantwortlich für eine Luxation im Sternoklavikulargelenk ist in wenigen Fällen ein direktes Trauma, häufiger jedoch ein indirekter Mechanismus (z. B. Schulterverletzung). Eine ventral am Schultergelenk angreifende, nach dorsokaudal gerichtete Kraft kann zu einer anterioren bzw. prästernalen Luxation der Klavikula führen, eine posteriore bzw. retrosternale Luxation wird entsprechend durch eine dorsal ansetzende, nach kaudal gerichtete Gewalteinwirkung hervorgerufen. Aufgrund der Tatsache, daß die posterioren Zügel des Lig. sternoclaviculare viel stärker sind als die anterioren, kommt die prästernale Klavikuladislokation im Rahmen der Luxation ungefähr zwanzig mal häufiger vor als die retrosternale. Als dritte Dislokationsrichtung im Sternoklavikulargelenk ist die suprasternale Luxation anzuführen (32).

Einteilung und Klinik (Therapie)

Je nach Ausmaß werden die Verletzungen des Sternoklavikulargelenkes – analog zu denen des Akromioklavikulargelenkes – in drei Grade eingeteilt (1):

Grad I: Bei geringer Krafteinwirkung zerreißt die Gelenkkapsel des Sternoklavikulargelenkes, das Lig. sternoclaviculare und das Lig. costoclaviculare bleiben jedoch intakt. Die Folge sind geringgradige Schmerzen, jedoch keine Gelenkinstabilität.

Grad II: Eine mäßiggradige Kraft führt zu einer Zerreißung der Gelenkkapsel und des Lig. sternoclaviculare, die Kontinuität des Lig. costoclaviculare bleibt jedoch erhalten. Klinisch imponieren Schmerzen und Schwellungen sowie eine geringe Deformität im Bereich des Gelenkes.

Grad III: Ein stärkeres Trauma verursacht eine Ruptur der Gelenkkapsel sowie der Ligg. sternoclaviculare und costoclaviculare. Die daraus resultierende Gelenkinstabilität manifestiert sich bei einer prästernalen Dislokation bzw. Luxation in Form eines „Buckels", bei einer retrosternalen in Form einer „Delle" im Bereich der Extremitas sternalis claviculae.

Gering- bis mittelgradige Verletzungen des Sternoklavikulargelenkes (Grad I und II) werden in der Regel konservativ behandelt, ebenso die unkomplizierte, reponierbare Verletzung des Grades III; in einigen Fällen ist jedoch die offene Reposition und entsprechende operative Versorgung notwendig (1).

Komplikationen

Bei der häufigsten Form der Verletzung des Sternoklavikulargelenkes, der prästernalen Luxation, werden außerordentlich selten Komplikationen beschrieben.

Im Rahmen einer retrosternalen Luxation kann der dislozierte mediale Klavikulaanteil die Trachea (Dyspnoe), Lunge, Pleura, die großen Mediastinalgefäße, Ösophagus sowie die Nn. phrenicus (Singultus) und vagus (Heiserkeit, Dysphagie) verletzen. Todesfälle infolge massiver Blutungen, Trachealverletzungen und eines Hämatothorax wurden beobachtet.

Eine suprasternale Luxation kann durch eine Kehlkopfschädigung Atemnot verursachen (1, 10, 32).

Besonderheiten bei Verletzungen des Schultergürtels im Kindesalter

Klavikula

Klavikulafrakturen gehören zu den häufigsten Knochenverletzungen im Kindesalter und stellen daneben die häufigste geburtstraumatische Verletzung des Bewegungsapparates dar. Nicht selten treten sie im Rahmen eines polytraumatischen Geschehens auf.

Noch häufiger als im Erwachsenenalter ist das mittlere Schaftdrittel der Prädilektionsort der Frakturen. Brüche des medialen und lateralen Klavikulaanteiles sind selten und werden mit 1–3% bzw. 5–5,5% der Fälle angegeben (27, 47).

Beim weit überwiegenden Teil der Klavikulafrakturen liegt ursächlich ein indirekter Frakturmechanismus vor. Meist wird dies durch einen Sturz auf den gestreckten Arm bewirkt. Auch die geburtstraumatisch bedingte Fraktur ist auf einen indirekten Wirkungsmechanismus zurückzuführen.

Bei direkter Krafteinwirkung kommen neurovaskuläre Läsionen sowie Verletzungen der Pleura und der Lunge deutlich häufiger vor.

Etwa die Hälfte der Schlüsselbeinbrüche im mittleren Schaftdrittel sind Grünholzfrakturen: Das starke und dicke Periost des Kindesalters – besonders die Klavikula betreffend – verhindert die komplette Fraktur (Abb. 20.**78**). Grünholzfrakturen treten vor allem bis zu einem Lebensalter von 5 Jahren auf (47); sie weisen in der Regel einen kranialen Achsenknick auf. Bei kompletten Frakturen im mittleren Schaftdrittel (meist jenseits des 5. Lebensjahres) liegt typischerweise ein Biegungsbruch mit Biegungskeil und charakteristischer Dislokation (Abb. 20.**79**) vor (s. auch Abschnitt „Klavikula mit angrenzenden Gelenken"). Unverschobene Frakturen des Klavikulaschaftes können auf Routine-a.-p.-Aufnahmen übersehen werden, die Darstellung sollte bei entsprechenden Beschwerden bzw. klinischer Symptomatik unbedingt auch in einer zweiten Ebene erfolgen (Darstellungsmöglichkeiten aller Klavikulaabschnitte im Röntgenbild s. ebenfalls Abschnitt „Klavikula mit angrenzenden Gelenken").

Die medialen Klavikulafrakturen, bei denen es sich im Kindesalter in aller Regel um eine Epiphysenlö-

Abb. 20.**78** Klavikula-Grünholzfraktur mit nur diskret angedeutetem kranialem Achsenknick (Pfeile); Alter des Kindes: 6 Jahre

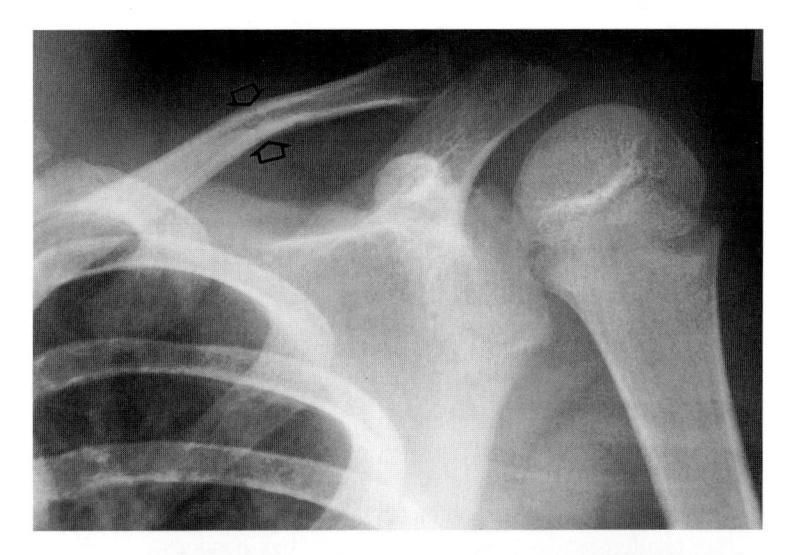

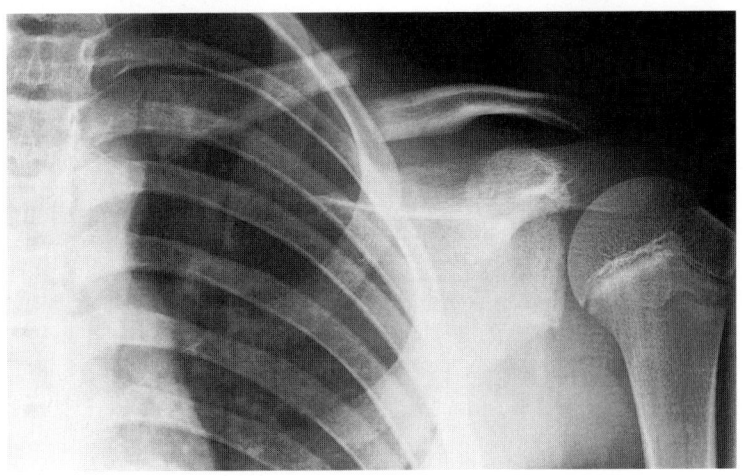

Abb. 20.**79** Klavikulafraktur im mittleren Drittel mit typischer Dislokation der Fragmente, kein Biegungskeil; Alter des Kindes: 13 Jahre

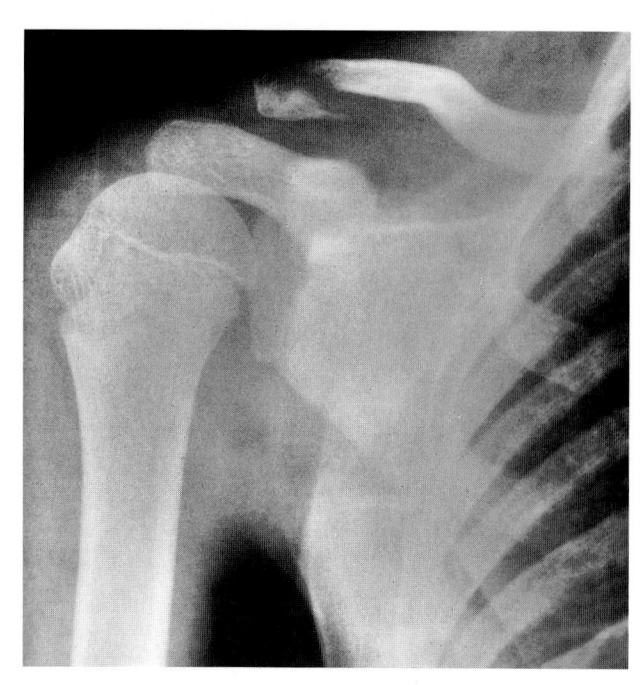

Abb. 20.80 Laterale Klavikulafraktur im Kindesalter, entsprechende Erläuterungen s. Text; Alter des Kindes: 8 Jahre

sung mit oder ohne metaphysären Ausbruchskeil handelt, werden klinisch als anteriore Luxationen im Sternoklavikulargelenk fehlinterpretiert (47). Auch die röntgenologische Sicherung der Diagnose tangiert oft die Grenzen der normalen Nativdiagnostik; bei mangelnder Aussagekraft hilft hier die konventionelle Tomographie oder die Computertomograhie weiter. Tritt eine laterale Klavikulafraktur im Kindesalter auf (Abb. 20.80), handelt es sich praktisch immer um eine sogenannte „Pseudoluxation": Das proximale Fragment tritt nach kranial aus dem (dikken) Periostschlauch heraus, der in seinen superioren Anteilen verletzt, in seinen inferioren jedoch erhalten bleibt („banana-peeling", 12). Dadurch heilt die Fraktur ohne chirurgische Intervention durch eine vom Periostschlauch ausgehende Verknöcherung (9, 27). Das Lig. coracoclaviculare und das Lig. acromioclaviculare bleiben intakt; eine Subluxation des Akromioklavikulargelenkes kann vorgetäuscht werden („Pseudoluxation").

Häufig werden Klavikulafrakturen bei Kindern, insbesondere bei Kleinkindern infolge von Indolenz erst im Nachhinein und dann eher zufällig diagnostiziert: den Eltern fällt eine palpable und sichtbare Schwellung auf, die der Kallusbildung oder aber der Prominenz eines Fragmentes bei medialer oder lateraler Fraktur entspricht; die Röntgenaufnahmen bestätigen dann das Vorliegen einer frischen oder stattgehabten, im Heilungsstadium begriffenen Fraktur. Andererseits können Kinder eine sogenannte „Pseudolähmung" mit Bewegungseinschränkung des betroffenen Armes aufweisen; dann muß der Kliniker neben einer Verletzung des Plexus brachialis (z. B. geburtstraumatisch bedingt), einer kausal traumatischen Epiphysenlösung des proximalen Humerusendes oder etwa einer Osteomyelitis auch eine Klavikulafraktur in Betracht ziehen (9); natürlich können Klavikulafrakturen und Schädigungen des Plexus brachialis ursächlich nebeneinander vorkommen.

Die Therapie der Klavikulafrakturen im Kindesalter ist in noch größerem Ausmaß als im Erwachsenenalter konservativ orientiert. Dies bezieht sich auch auf die medialen und lateralen Klavikulafrakturen. Verbände dienen in erster Linie der Schmerzstillung. Neben dem Rucksackverband bei verkürzten Frakturen kommt auch das Dreieckstuch bei nicht verschobenen bzw. nicht verkürzten Frakturen zur Anwendung (31). Je nach Alter der Patienten wird eine Verschiebung der Fragmente im Laufe der Zeit zunehmend ausgeglichen („remodeling"), bei älteren Jugendlichen kann die Dislokation nach knöcherner Konsolidierung bestehen bleiben, ohne daß jedoch funktionelle Beschwerden resultieren. Bei jüngeren Kindern heilt die Fraktur mit überschießendem Kugelkallus (Abb. 20.**81a** u. **b**), der allerdings im weiteren Verlauf im allgemeinen resorbiert wird (47). Das Ausbleiben der Kallusbildung (Palpation, Inspektion, gegebenenfalls Röntgenkontrolle) birgt die Gefahr einer Refraktur in sich. Geburtstraumatische Verletzungen heilen ohne Therapie vollständig aus.

Eine Operationsindikation ist bei Klavikulafrakturen im Kindesalter so gut wie nie gegeben (16). Ausnahmen stellen offene Frakturen, schwere Dislokationen im lateralen und medialen Bereich bei zumeist älteren Jugendlichen, extreme Verschiebungen bei weit lateraler Fraktur mit Zerreißung des Lig. coracoclaviculare (außerordentlich selten, s. oben) sowie begleitende Gefäß- und Nervenverletzungen dar.

Pseudarthrosen der Klavikula treten im Kindesalter praktisch nicht auf. Somit ist die Prognose als sehr gut zu bezeichnen.

Akromioklavikulargelenk

Verletzungen des Akromioklavikulargelenkes im Sinne von Luxationen bzw. Sprengungen des klavikuloakromialen und klavikulokorakoidalen Bandapparates sind im Kindesalter so extrem selten, daß sie in der Literatur so gut wie keine eingehendere Erwähnung finden.

Praktisch immer liegt beim Verdacht auf eine Sprengung des Gelenkes eine laterale Klavikulafraktur im Sinne einer „Pseudoluxation" vor, wie im Abschnitt „Klavikula" beschrieben. Zunächst wird nur die mehr oder weniger starke Distanzierung des lateralen Klavikulaendes nach kranial gesehen und mit der Tossy-Einteilung des Erwachsenenalters in Verbindung gebracht; im Gegensatz dazu jedoch sind die Bänder und der Periostschlauch im inferioren Anteil intakt. Bei absoluter Unklarheit im Befund werden Belastungsaufnahmen wie beim Erwachsenen empfohlen (9, 31), andere halten die Operation zur Klärung der Situation für unumgänglich (12).

Derartige Bandläsionen sind in der Tat erst im späteren Jugendlichenalter bei vollständig geschlossenen Fugen zu erwarten (31). Klinik, Röntgendiagnostik und Therapie entsprechen dann der im Erwachsenenalter.

Abb. 20.**81a** u. **b**
a Klavikulafraktur im mittleren Drittel mit kranialkonvexem Achsenknick
b Nach 3 Wochen Nachweis der fortschreitenden knöchernen Konsolidierung in Form einer Kugelkallusbildung
Alter des Kindes: 12 Jahre

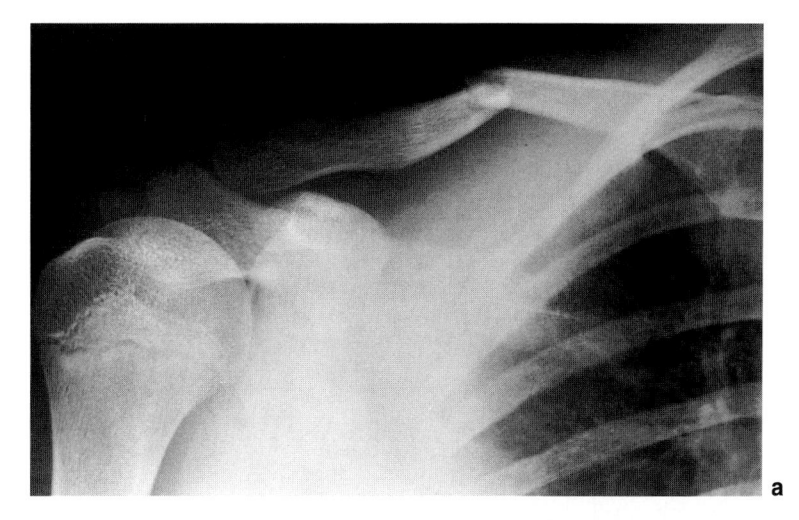

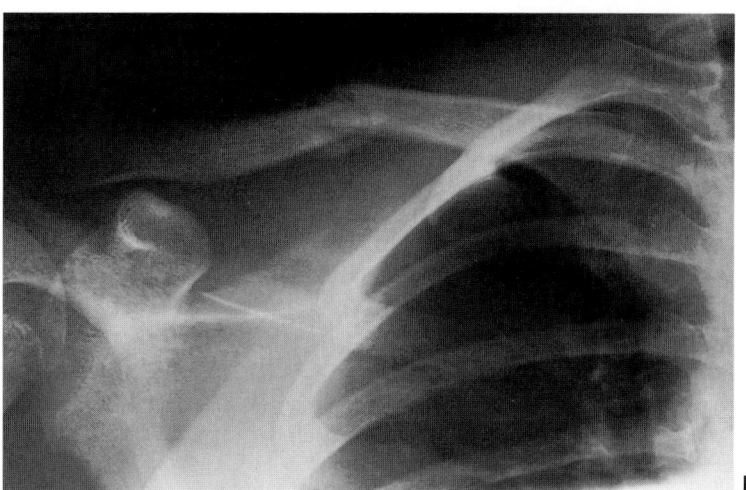

Sternoklavikulargelenk

In Analogie zu den „Pseudoluxationen" der Frakturen der lateralen Klavikula, die als vermeindliche Sprengung des Akromioklavikulargelenkes oft mißgedeutet werden (s. Abschnitte „Klavikula" und „Akromioklavikulargelenk"), werden Frakturen der medialen Klavikula sehr häufig als anteriore Luxationen im Sternoklavikulargelenk fehlinterpretiert. Wie bereits erwähnt, handelt es sich bei medialen Klavikulafrakturen meist um Epiphysenlösungen mit und ohne metaphysären Ausbruchskeil (s. Abschnitt „Klavikula").

Tatsächlich ist die echte Luxation im Sternoklavikulargelenk des Kindes so selten, daß sie hier keiner eingehenden Erörterung bedarf. Sie tritt erst nach dem sehr späten Schluß und Durchbau der proximalen Klavikulaepiphyse auf. Die Schwierigkeiten der röntgenologischen Darstellung und Interpretation der fraglichen Region wurden schon besprochen.

Skapula

Skapulafrakturen treten im Kindesalter selten auf. Mitunter sind sie Begleitverletzungen eines polytraumatischen Geschehens. Die Brüche des Schulterblattes (Abb. 20.**82a** u. **b**) werden ganz überwiegend durch direkte Krafteinwirkung hervorgerufen. Aufgrund der zahlreichen Ossifikationskerne treten gelegentlich Fehldeutungen hinsichtlich einer Fraktur auf (47).

In fast allen Fällen ist die konservative Therapie angezeigt; Ausnahmen stellen z. B. die operative Versorgung von ausgeprägten Verwerfungen der Fossa glenoidalis, Fragmentabsprengungen der Fossa größeren Ausmaßes, etwa nach traumatischer vorderer Schulterluxation (9), dar.

Schultergelenk

Schulterluxationen im Kindesalter sind so selten, daß sie von etlichen Autoren gar nicht erst erwähnt werden und ausgespart bleiben. Wenn sie als traumatisch bedingte Verletzung auftreten (s. unten), liegt das Alter der Kinder im weit überwiegenden Prozentsatz jenseits des 12. oder 13. Lebensjahres; atraumatische Läsionen treten jedoch auch – und typischerweise – in früheren Lebensjahren auf (s. unten). Ganz allgemein können Schulterluxationen in größerem Umfang erst nach dem Epiphysenfugenschluß beobachtet werden und gehören dann zu den Luxationen des Erwachsenenalters.

326 Spezielle Traumatologie

Aufgrund dieser Tatsache erscheint eine Klassifizierung analog der des Erwachsenenalters wenig sinnvoll. Wichtiger ist die Unterscheidung in traumatisch und atraumatisch bedingte Luxationen (9).

Der Verletzungsmechanismus der traumatisch bedingten Luxation entspricht dem des Erwachsenenalters. Fast ausschließlich kommen subkorakoidale anteriore oder inferiore Luxationen vor. Klinisches Erscheinungsbild, Röntgendiagnostik, knöcherne Begleitverletzungen und Therapie entsprechen ohne Einschränkung den Luxationen des Erwachsenenalters. Die Entstehung einer habituellen Luxation nach erstmaliger traumatischer Verrenkung ist im Kindesalter häufiger.

Der atraumatischen Luxation liegt oft ein multifaktorielles Geschehen zugrunde: Angeborene oder erworbene Schlaffheit der Gelenkkapsel, angeborener abnormer Bau des Schultergelenkes (besonders Mißbildungen und Fehlstellungen der Fossa glenoidalis) oder seelische Schäden (!) können ursächlich verantwortlich sein für eine *willentlich* oder *nicht willentlich* hervorgerufene atraumatische Luxation oder Subluxation. Die posterioren und inferioren Luxationen herrschen vor. Die atraumatischen Luxationen betreffen auch und gerade das Kindesalter unter 12 Jahren (s. oben). In einer Serie von 44 Schulterluxationen standen 8 traumatisch bedingte 36 einer atraumatischen Genese gegenüber (9).

Kinder mit atraumatischen Luxationen verspüren im allgemeinen keinen oder nur einen gering ausgeprägten Schmerz beim eigentlichen Luxations- oder Repositionsgeschehen, wobei letzteres bei willkürlicher Verrenkung meist vom Patienten selbst durchgeführt wird.

Proximales Humerusende

Verletzungen des proximalen Humerusendes im Kindesalter treten in etwa einem Drittel der Fälle als sogenannte Lysefrakturen, also Epiphysenlösungen mit oder ohne metaphysären Ausbruchskeil, auf. Zwei Drittel der Fälle stellen die infratuberkulären bzw. subkapitalen Frakturen dar (47). Epiphysenfrakturen können aufgrund ihrer extremen Seltenheit vernachlässigt werden (31).

Vergleichbare Traumata führen beim Erwachsenen zur Schulterluxation, beim Kind im weitaus größten Teil zur Sprengung der Epiphysenfuge (25). Dies belegt das zahlenmäßig geringe Vorkommen von Schulterluxationen im Kindesalter (s. auch Abschnitt „Schultergelenk").

Reine Epiphysenlösungen sind selten und werden in aller Regel nur bis zum 5. Lebensjahr beobachtet. Bei klinischem Verdacht auf eine derartige Läsion ist im Rahmen der röntgenologischen Beurteilung daran zu denken, daß die drei separaten Knochenkerne (Hume-

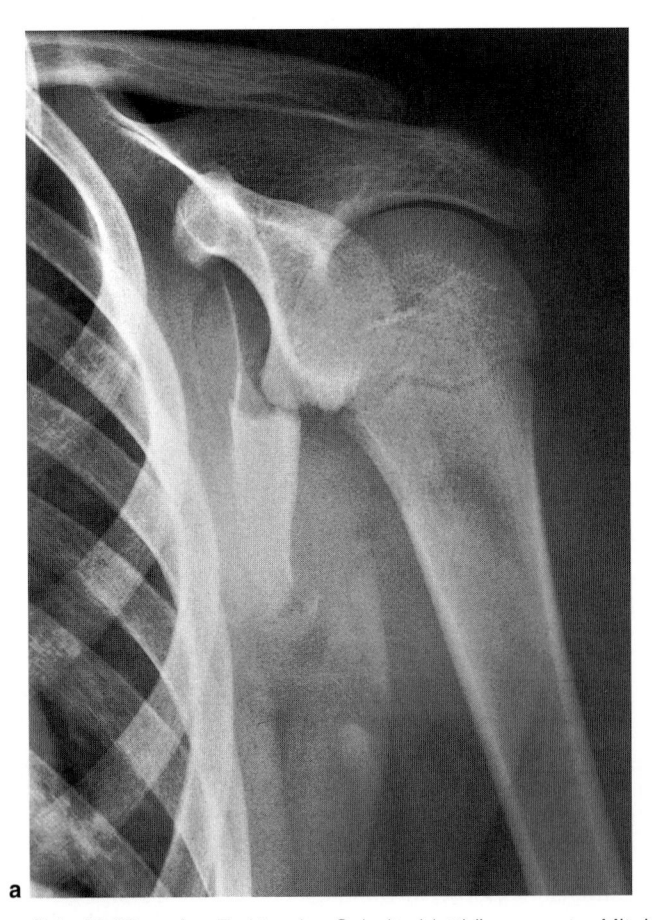

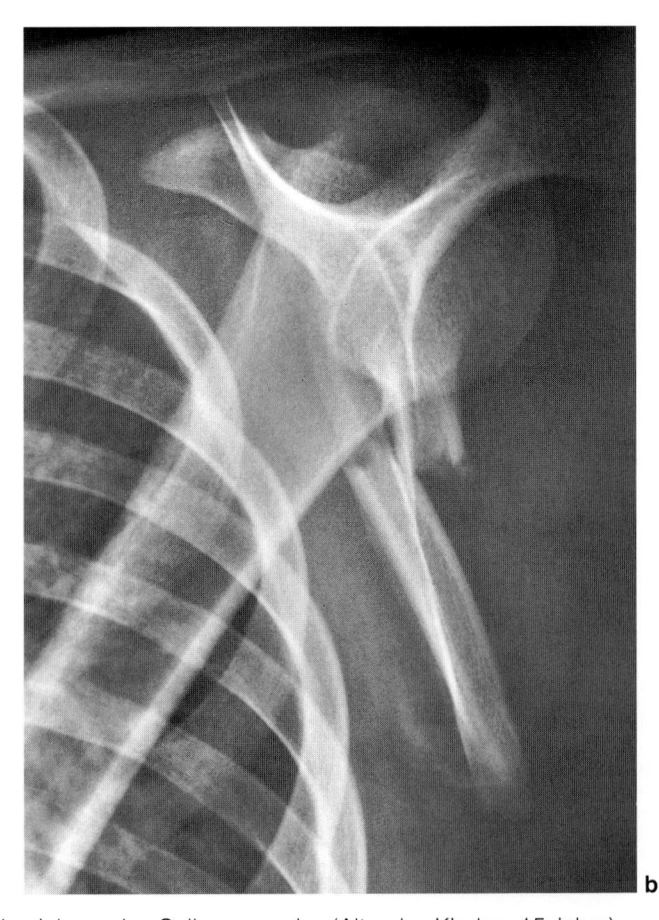

Abb. 20.**82a** u.**b**   Fraktur des Schulterblattkörpers unter Miteinbeziehung des Collum scapulae (Alter des Kindes: 15 Jahre):
a A.-p. Projektion
b Transskapuläre Projektion

ruskopf, Tuberculum majus, Tuberculum minus), die später zwischen dem 3. und 7. Lebensjahr zur proximalen Humeruskopfepiphyse zusammenwachsen, verschiedentlich Anlaß zur Fehlinterpretation geben können. Hierbei kann zur Lösung der Seitenvergleich in derselben Projektionstechnik hilfreich sein.

Meist ist die Epiphysenlösung jedoch mit einem mediodorsalen, an der Epiphyse hängenden metaphysären Ausbruchskeil vergesellschaftet (Abb. 20.**83a** u. **b**). Normalerweise ist das distale Fragment nach lateral und ventral disloziert. Zur Erfassung des tatsächlichen Ausmaßes der Fehlstellung ist selbstverständlich eine zweite Ebene erforderlich.

Aufgrund der Nähe der Wachstumsfuge besteht eine große Fähigkeit zur Spontankorrektur (31, 47). Diese ist allerdings vom Alter des Kindes und vom Grad der Deviation abhängig, entsprechend orientiert sich das therapeutische Vorgehen. Selbst Fehlstellungen bis zu 50 Grad können bis etwa zum 12. Lebensjahr unter konservativer Therapie toleriert werden. Später ist nur noch bedingt mit einer spontanen Korrektur zu rechnen. Instabile Frakturen, Fehlstellungen über 40 Grad jenseits des 12. Lebensjahres sowie Epiphysenlösungen unmittelbar vor dem Verschluß der proximalen Humerusfuge allerdings bedürfen in aller Regel der geschlossenen Reposition und Spickdrahtosteosynthese (Abb. 20.**84**). Eine Indikation zur offenen Reposition besteht bei Frakturen, die infolge einer Interposition der langen Bizepssehne geschlossen nicht reponiert werden können (56).

Infratuberkuläre (subkapitale) Frakturen des proximalen Humerus treten in aller Regel entweder als sogenannter Wulstbruch (Abb. 20.**85**) oder als komplette Querfraktur (Abb. 20.**86a–e**) in Erscheinung. Grünholzfrakturen betreffen die Diaphysenregion (47).

Wachstumsstörungen sind aufgrund der sehr guten Fähigkeit zur Spontankorrektur wegen der Nähe zur Epiphysenfuge selten (Abb. 20.**86a–e**). So stellen klinisch relevante Verkürzungen oder Verlängerungen des Humerus sowie Varus-, Valgusfehlstellungen die Ausnahme dar (25, 31).

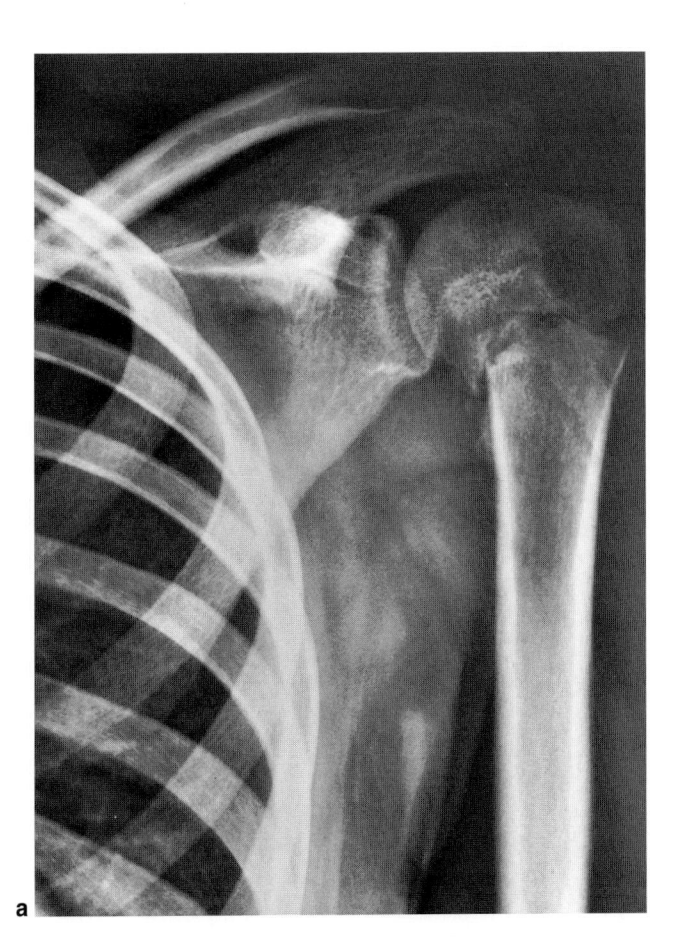

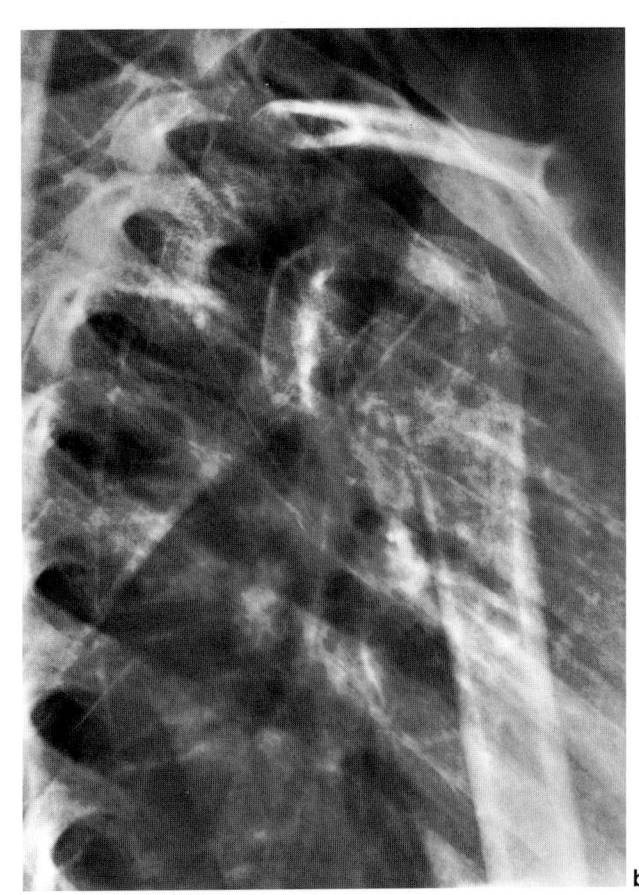

Abb. 20.**83a** u. **b** Epiphysenlösung (Lysefraktur) mit metaphysärem Ausbruchskeil in typischer Art und Weise (s. Text; Alter des Kindes: 14 Jahre):
a A.-p. Projektion, **b** Transthorakale Projektion

328 Spezielle Traumatologie

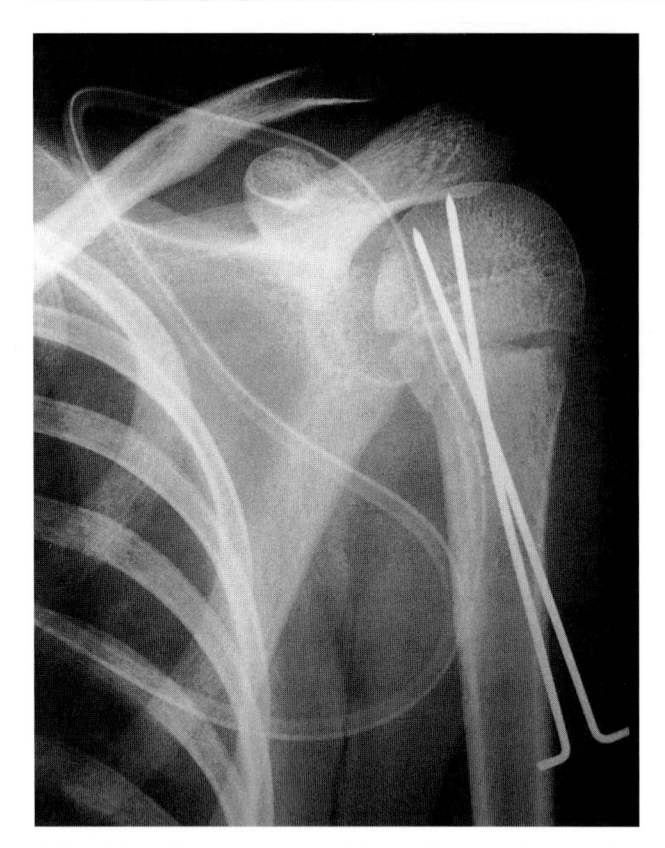

Abb. 20.**84** Zustand nach Epiphysenlösung mit metaphysärem Ausbruchskeil und nachfolgender, in typischer Weise durchgeführter gekreuzter Spickdrahtosteosynthese; Alter des Kindes: 12 Jahre

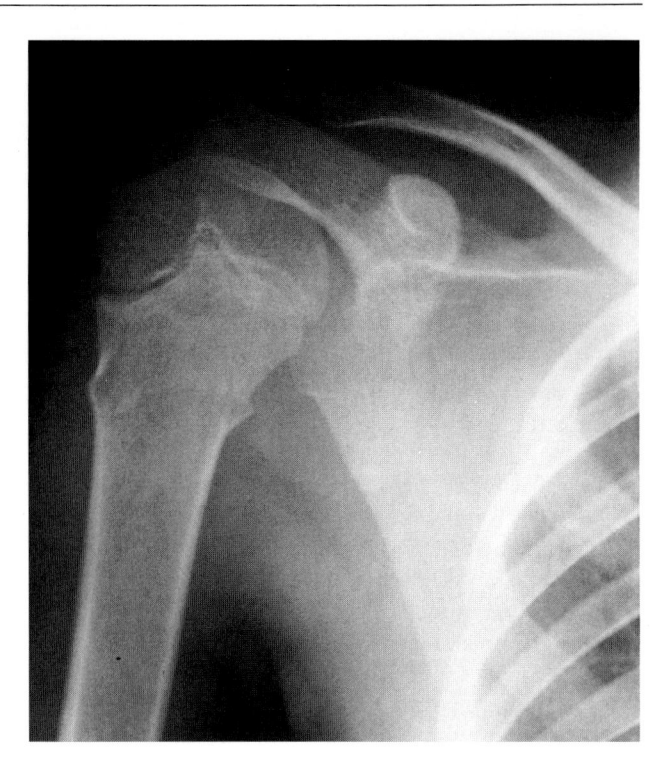

Abb. 20.**85** Sogenannter Wulstbruch des proximalen Humerusendes ohne Beteiligung der Epiphysenfuge. Alter des Kindes: 9 Jahre

Abb. 20.**86a—e** Subkapitale Humerusfraktur im Kindesalter; Verlauf und „remodeling" (Alter des Kindes: 14 Jahre):
a Axiale Aufnahme am Tage des Unfalls: Dislokation um annähernd halbe Schaftbreite
b A.-p. Projektion 4 Tage später: Beginnende periostale Reaktion
c Fortschreitende periostale Kallusbildung, 11 Tage nach dem traumatischen Ereignis
d Weitgehender Ausgleich der Deviation knapp 3 Monate nach dem Unfallereignis, vollständige knöcherne Konsolidierung. A.-p. Projektion
e Axiale Aufnahme des proximalen Humerus zum gleichen Zeitpunkt wie **d**

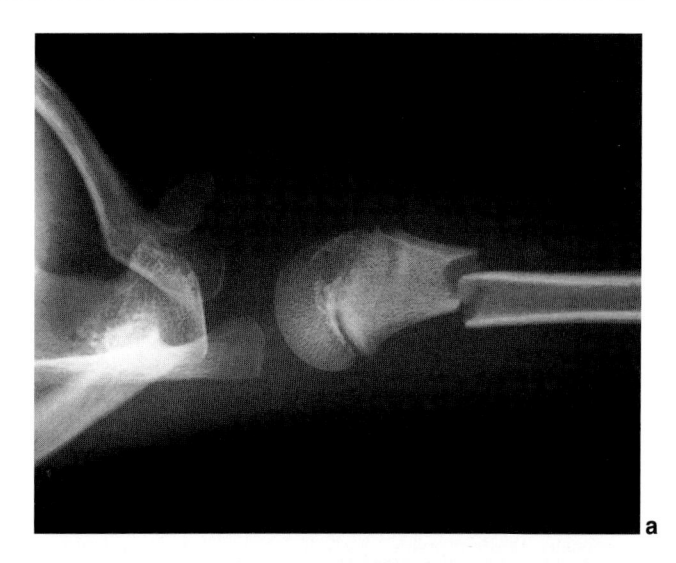

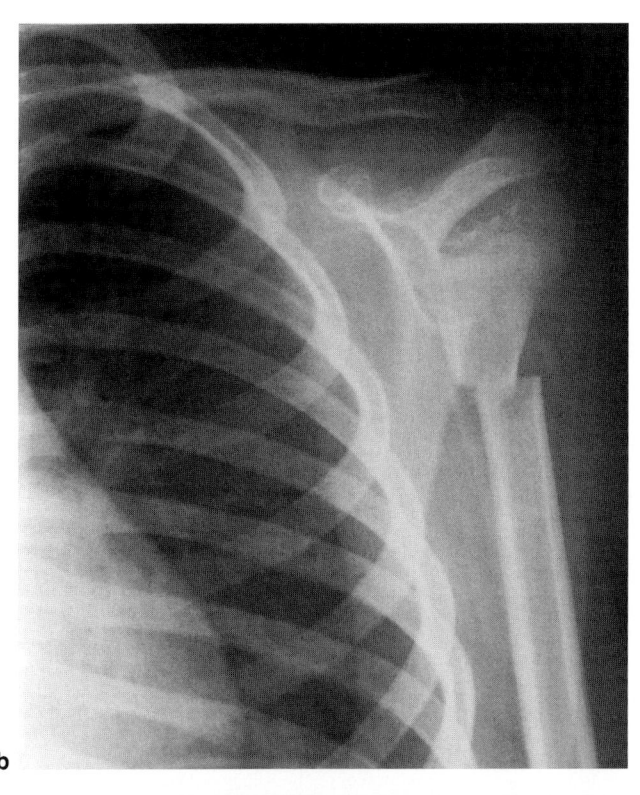

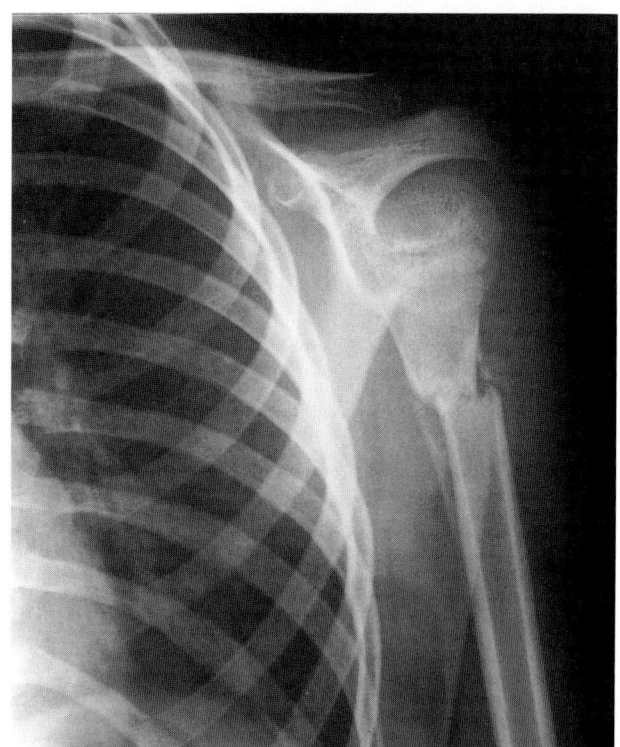

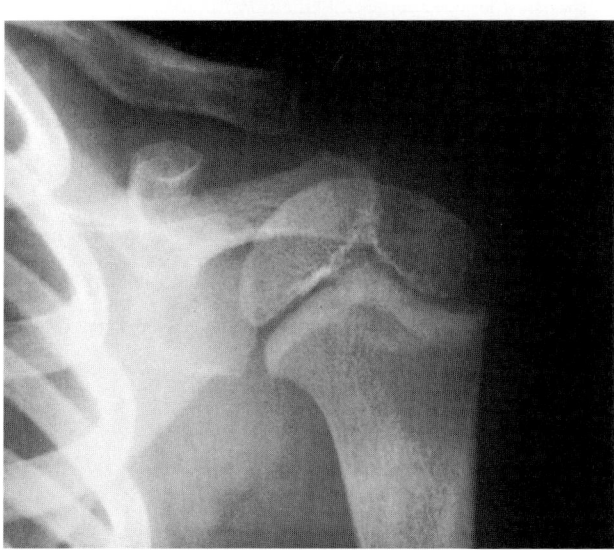

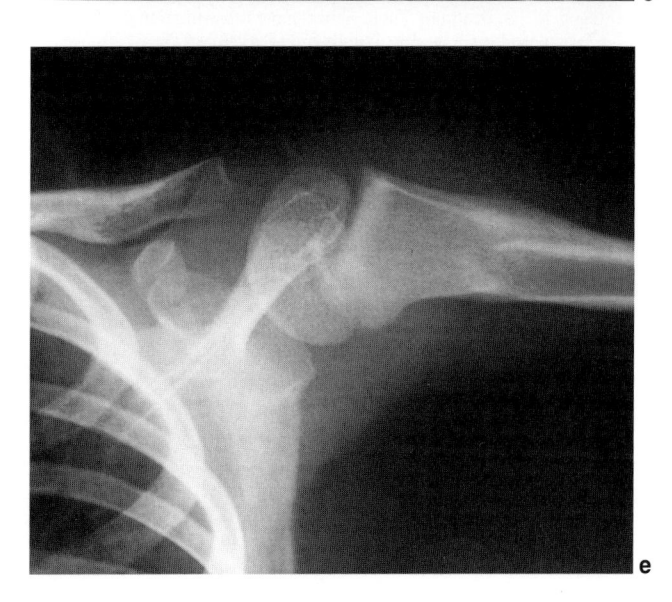

Literatur

1. Allman, F.: Fractures and ligamentous injuries of the clavicle and its articulations. J. Bone Jt Surg. 49-A (1967) 774–784
2. Bankart, A. S. B.: Recurrent or habitual dislocation of the shoulder joint. Brit. med. J. 1923/II, 1132–1133
3. Blair, D. N., S. Rapoport, H. D. Sostman, O. C. Blair: Normal brachial plexus: MR Imaging. Radiology 165 (1987) 763–767
4. Bloom, M. H., W. G. Obata: Diagnosis of posterior dislocation of the shoulder with use of Velpeau axillary and angle-up roentgenographic views. J. Bone Jt Surg. 49-A (1967) 943–949
5. Chafetz, N. I., M. Sheck, R. E. Capra: Computed tomography of the shoulder – a new diagnostic tool. (im Druck)
6. Cisternino, S. J., L. F. Rogers, B. C. Stufflebam, C. D. Kruglik: The trough line: A radiographic sign of posterior shoulder dislocation. Amer. J. Roentgenol. 130 (1978) 951–954
7. Cramer, B. N., H. A. Kramps, U. Laumann, A.-R. Fischedick: CT-Diagnostik bei habitueller Schulterluxation. Fortschr. Röntgenstr. 136 (1982) 440–445
8. Crass, J., E. Craig, R. Thompson, S. Feinberg: Ultrasonography of the rotator cuff: Surgical correlation. ICU 12 (1984) 487–492
9. Dameron, T. B., C. A. Rockwood: Fractures and Dislocations of the shoulder. In Rockwood, C. A., K. E. Wilkins, R. E. King: Fractures in Children. Lippincott, Philadelphia 1984
10. Dihlmann, W.: Gelenke – Wirbelverbindungen. Thieme, Stuttgart 1987
11. Eberle, H.: Klinik und Behandlung der frischen Claviculafraktur. H. Unfallheilk. 114 (1972) 165–175
12. Falstie-Jensen, S., P. Mikkelsen: Pseudodislocation of the Acromioclavicular Joint. J. Bone Jt Surg. 64-B (1982) 368–369
13. Figiel, S. J., L. S. Figiel, M. B. Bardenstein, W. H. Blodgett: Posterior dislocation of the shoulder. Radiology 87 (1966) 737–740
14. Fischedick, O., M. Kessler, K. Langenbruch: Kontrastdarstellung der Gelenke. Wert und Stellung der Arthrographie heute. Dtsch. Ärztebl. 79 (1982) 27–36
15. Freiberger, R. H., J. J. Kaye, J. Spiller: Arthrography. Appleton-Century-Crofts, New York 1979
16. Günther, H.: Grenzsituation zur operativen Versorgung von Knochen- und Gelenkverletzungen des Schultergürtels. Unfallheilkunde 83 (1980) 65
17. Gutjahr, G.: Die Röntgendiagnostik der Schulterluxation und ihrer knöchernen Begleitverletzungen. Röntgen-Bl. 36 (1983) 225–233
18. Hall, R. H., F. Isaac, C. R. Booth: Dislocations of the shoulder with special reference to accompanying small fractures. J. Bone Jt Surg. 41-A (1959) 489–494
19. Heller, J. H. H.: Computertomographie in der Traumatologie. Thieme, Stuttgart 1984
20. Hermodsson, I.: Röntgenologische Studien über die traumatischen und habituellen Schultergelenksverrenkungen nach vorn und nach unten. Acta Radiol., Suppl. 20 (1934) 1–173
21. Hill, H. A., M. D. Sachs: The grooved defect of the humeral head. A frequently unrecognized complication of dislocations of the shoulder joint. Radiology 35 (1940) 690–700
22. Hill, N. A., H. L. McLaughlin: Locked posterior dislocation simulating a „frozen shoulder". J. Trauma 3 (1963) 225–234
23. Hobbs, D.: Sternoclavicular joint: A new axial radiographic view. Radiology 90 (1968) 801
24. Jäger, M., S. Breitner: Therapiebezogene Klassifikation der lateralen Claviculafraktur. Unfallheilkunde 87 (1984) 467–473
25. Jakob, R. P.: Störungen nach Frakturen der proximalen Humerusepiphysen. In Pfrörringer, W., B. Rosemeyer: Die Epiphysenfugen. perimed, Erlangen 1987
26. Jakob, R. P., R. Ganz: Proximale Humerusfrakturen. Helv. chir. Acta 48 (1981) 595–610
27. Jonasch, E., J. Bertel: Verletzungen bei Kindern bis zum 14. Lebensjahr. H. Unfallheilk. 150 (1981)
28. Jordan, H.: New technique for the roentgen examination of the shoulder joint. Radiology 25 (1935) 480–484
29. Kessel, L.: Injuries of the shoulder. In Watson-Jones: Fractures and Joint Injuries, Vol. II. Livingstone, Edinburgh 1955
30. Kneeland, B. J., W. D. Middleton, G. F. Carrera, R. C. Zeuge, A. Jesmanowicz, W. Froncisz, J. S. Hyde: MR Imaging of the shoulder: diagnosis of rotator cuff tears. Amer. J. Roentgenol. 149 (1987) 333–337
31. v. Laer, L.: Frakturen und Luxationen im Wachstumsalter. Thieme, Stuttgart 1986
32. Lee, F., J. Gwinn: Retrosternal dislocation of the clavicle. Radiology 110 (1974) 631–634
33. Lewis, R. W.: The Joints of the Extremities: A Radiographic Study. Thomas, Springfield 1955
34. Matter, P., K. Strömsöe, E. Senn: Die traumatische Schulterluxation. Unfallheilkunde 82 (1979) 407–412
35. Middleton, W. D., J. B. Kneeland, G. F. Carrera, J. D. Cates, G. M. Kellman, N. G. Campagna, A. Jesmanowicz, W. Froncisz, J. S. Hyde: High-resolution MR Imaging of the normal rotator cuff. Amer. J. Roentgenol. 148 (1987) 559–564
36. Middleton, W., W. Reinus, W. Totty, G. Nelson, W. Murphy: Ultrasonography of the biceps tendon apparatus. Radiology 157 (1985) 211–215
37. Neer, C.: Fracture of the distal clavicle with detachment of the coracoclavicular ligaments in adults. J. Trauma 3 (1963) 99–110
38. Neer, C. S.: Displaced proximal humeral fractures. Part I. Classification and evaluation. J. Bone Jt Surg. 52-A (1970) 1077–1089
39. Neer, C. S., C. A. Rockwood: Fractures and dislocations of the shoulder. In Rockwood, C. A., D. P. Green: Fractures, Vol. I. Lippincott, Philadelphia 1975
40. Neer, C. S., C. A. Rockwood: Fractures and Dislocations of the Shoulder. In Rockwood, C. A., D. P. Green: Fractures in Adults 1. Lippincott, Philadelphia 1984
41. Nobel, W.: Posterior traumatic dislocation of the shoulder. J. Bone Jt Surg. 44-A (1962) 523–538
42. Pannike, A.: Claviculafrakturen – Entstehung, Einteilung, Diagnose. H. Unfallheilk. 160 (1982) 43–54
43. Pavlov, H., R. H. Freiberger: Shoulder. In Felson, B.: Roentgenology of Fractures and Dislocations. Grune & Stratton, New York 1978
44. Pilz, W.: Zur Röntgenuntersuchung der habituellen Schulterverrenkung. Arch. klin. Chir. 135 (1925) 1–22
45. Poigenfürst, J.: Häufigkeit und Art der Begleitverletzungen nach Claviculafrakturen. H. Unfallheilk. 114 (1972) 180–185
46. Reichelt, A.: Ruptur der Rotatorenmanschette als Ursache indifferenter Schulterschmerzen. Dtsch. Ärztebl. 80 (1983) 25–31
47. Ritter, G.: Verletzungen des Schultergürtels und der oberen Extremität. In Sauer, H.: Das verletzte Kind. Thieme, Stuttgart 1984
48. Rounos, R. C.: Isolated fracture of the coracoid process. J. Bone Jt Surg. 31-A (1949) 662–663
49. Rowe, C. R., H. Marble: Shoulder girdle injuries. In Cave, E. F.: Fractures and other Injuries. Year Book Medical, Chicago 1958
50. Rowe, C. R.: Prognosis in dislocation of the shoulder. J. Bone Jt Surg. 38-A (1956) 957–977
51. Rubin, S. A., R. L. Gray, W. R. Green: The scapular Y: a diagnostic aid in shoulder trauma. Radiology 110 (1974) 725–726
52. Saha, A. K.: Rezidivierende Schulterluxation – Pathophysiologie und operative Korrektur. Beih. Z. Orthop. 22 (1978)
53. Sattler, H., U. Harland: Arthrosonographie. Springer, Berlin 1988
54. Seeger, L. L., J. T. Ruszkowski, L. W. Bassett, S. P. Kay, R. D. Kahmann, H. Ellman: MR Imaging of the normal shoulder: anatomic correlation. Amer. J. Roentgenol. 148 (1987) 83–91
55. Seltzer, S. E., H. J. Finberg, B. N. Weismann: Arthrosonographie – Technique, sonographic anatomy and pathology. Invest. Radiol. 15 (1980) 19–28
56. Weber, B. G., Ch. Brunner, F. Frealer: Die Frakturenbehandlung bei Kindern und Jugendlichen. Springer, Berlin 1978
57. Weigand, H., H. A. Müller, G. Gutjahr, G. Ritter: Einteilung der Frakturen des proximalen Humerusendes nach prognostischen und therapeutischen Gesichtspunkten. Unfallchirurgie 10 (1984) 221–236
58. Weigand, H., C.-H. Schweikert, H.-D. Strube: Die traumatische Hüftluxation mit Hüftkalottenfraktur. Unfallheilkunde 81 (1978) 377–389
59. Willenegger, H.: Frakturenlehre. In Allgöwer, M.: Allgemeine und spezielle Chirurgie. Springer, Berlin 1976
60. Wissing, H.: Frische und habituelle Luxationen des Schultergelenkes. Unfallchirurgie 6 (1980) 233–238
61. Wörsdörfer, O.: Klassifizierung der proximalen Humerusfrakturen. H. Unfallheilk. 160 (1982) 117–122
62. Wood, J. P.: Posterior dislocation of the head of the humerus and the diagnostic value of lateral and vertical views. U.S. nav. med. Bull 39 (1941) 532–535
63. Ziegler, R.: Die Röntgenuntersuchung der Schulter bei Luxationsverdacht (unter besonderer Berücksichtigung der Luxation nach dorsal und schmerzloser Einstelltechnik zur Darstellung der zweiten Ebene). Z. Orthop. 119 (1981) 31–35
64. Zilch, H., G. Friedebold: Pathophysiologie und Pathomechanik des Schultergürtels. H. Unfallheilk. 160 (1982) 30–38
65. Zimmer, E., M. Brossy: Lehrbuch der röntgenologischen Technik. Springer, Berlin 1982

21 Ellenbogengelenk

H. Schild und J. Rudigier

Etwa 6% aller Frakturen des menschlichen Körpers sind im Ellenbogenbereich lokalisiert (14). Kenntnis der komplexen anatomischen Verhältnisse der drei Gelenke umfassenden Skelettregion ist Voraussetzung für eine korrekte Röntgendiagnostik; deshalb wird die grundlegende *Anatomie* an dieser Stelle kurz dargelegt.

Ober- und Unterarm bilden im Ellenbogengelenk einen nach außen offenen Winkel, den sogenannten Trag- oder Kubitalwinkel von etwa 165–170 Grad; er ist bei der Frau durchschnittlich größer als beim Mann (1, 35).

Der distale Humerus verbreitert sich zu medialem und lateralem Kondylus. Distal-ulnar findet sich die spindelförmige Trochlea, distal-radial das kugelförmige Capitulum humeri. Auf den Kondylen sitzen ulnarseitig der Epicondylus medialis, an dem Unterarmflexoren und -pronatoren ansetzen, sowie radialseitig der wenig prominente Epicondylus lateralis, an dem die Unterarmextensoren entspringen; an den Epikondylen setzen außerdem die Kollateralbänder an. Im Winkel zwischen distalem Epicondylus ulnaris und ulnarer Trochleabegrenzung verläuft der N. ulnaris im Sulcus n. ulnaris. Die Incisura trochlearis der Ulna umgreift die Trochlea humeri und bildet das Scharniergelenk der Articulatio humeroulnaris. Die Fovea capitis des tellerförmigen Radiusköpfchens artikuliert mit dem Capitulum humeri im Humero-Radial-Gelenk. Radiusköpfchen und die entsprechende Inzisur der Elle bilden das proximale Radio-Ulnar-Gelenk; wichtiger Bestandteil dieses Gelenkes ist das Lig. anulare, welches das Radiusköpfchen umgreift und führt. Distal des Radiusköpfchens setzt sich die Speiche mit dem kurzen Radiushals fort.

An der Auftreibung der Tuberositas radii setzt die Bizepssehne an. Am Processus coronoideus, der am ventralen Rand der Incisura trochlearis gelegen ist, inseriert der M. brachialis, am Olekranon der M. triceps.

Alle drei Einzelgelenke des Ellenbogens werden von einer gemeinsamen Kapsel umschlossen. Sie entspringt ventral am Humerus, proximal von Fossa radialis und Fossa coronoidea und zieht distal um die Epikondylen herum nach dorsal zu ihrer Befestigung proximal von der Fossa olecrani. An der Elle setzt die Kapsel an der Vorderfläche unterhalb der Incisura trochlearis, am Radius auf Höhe des Collum radii an.

Die aus einer inneren synovialen und einer äußeren fibrösen Lage bestehende Gelenkkapsel besitzt zwischen diesen Blättern befindliche Fettansammlungen: zwei ventral, eine dorsal; diese sind für die Entstehung des sogenannten Fettkörperzeichens wichtig, das später abgehandelt wird (1, 4, 17, 31, 35).

Radiologische Diagnostik

Radiologische Standarddiagnostik (Nativdiagnostik)

Routineprojektionen

Standardaufnahmen des Ellenbogens sind die *a.-p. Aufnahme* in Unterarmsupination und die *seitliche Aufnahme* in 90-Grad-Beugestellung (Abb. 21.**1a** u. **b**). Bei der seitlichen Aufnahme befinden sich Ober- und Unterarm bei Rechtwinkelstellung des Ellenbogens in einer Ebene senkrecht zum Zentralstrahl. Es ist darauf zu achten, daß bei Anfertigung dieser Aufnahme die Handfläche mit nach oben gerichtetem Daumen zum Patienten weist; dadurch wird verhindert, daß sich auf der Seiten- und a.-p. Aufnahme die gleichen Radiusköpfchenkonturen randbildend darstellen.

Beiderseits des Ellenbogens sollen ausreichend Teile von Ober- und Unterarm mitabgebildet sein, um etwaige Begleitverletzungen festzustellen.

Weitere Projektionen

45-Grad-Schrägaufnahmen werden bei – sofern möglich – gestrecktem Ellenbogen mit proniertem Unterarm angefertigt (Abb. 21.**2a** u. **b**). Sie sind insbesondere indiziert bei der Suche nach Verletzungen des proximalen Radio-Ulnar-Gelenkes oder des Processus coronoideus ulnae, bei positivem Fettkörperzeichen (s. unten), aber sonst unauffälligen a.-p. und Seitenbild sowie bei sonstig unklaren Befunden.

Bei *Streckhemmung* oder bei *eingegipstem Ellenbogen* erfolgt die Darstellung nach Auswertung des seitlichen Bildes, wobei der jeweils interessierende Skelettabschnitt auf die Kassette gelegt wird. Eventuell sind zwei Aufnahmen, einmal mit aufliegendem Unterarm, einmal aufliegendem Oberarm, erforderlich. Sollen der Ellenbogengelenkspalt und die angrenzenden Skelettabschnitte dargestellt werden, so liegt die Ellenbogenspitze der Kassette auf, wobei Unter- und Oberarm in gleichem Winkel von der Filmkassette abstehen müssen.

Axiale Aufnahmen dienen zur Darstellung des Sulcus n. ulnaris und geben Einsicht in das Gelenkkompartiment zwischen Olekranon und Trochlea, z. B. bei der Suche nach freien Gelenkkörpern (Abb. 21.**2c**).

Zur Anfertigung der axialen Aufnahme liegt der Oberarm parallel zur Filmebene, der Ellenbogen ist weitgehend flektiert; der frontal zum Oberarm auftreffende Zentralstrahl ist auf den distalen Humerus zentriert.

332 Spezielle Traumatologie

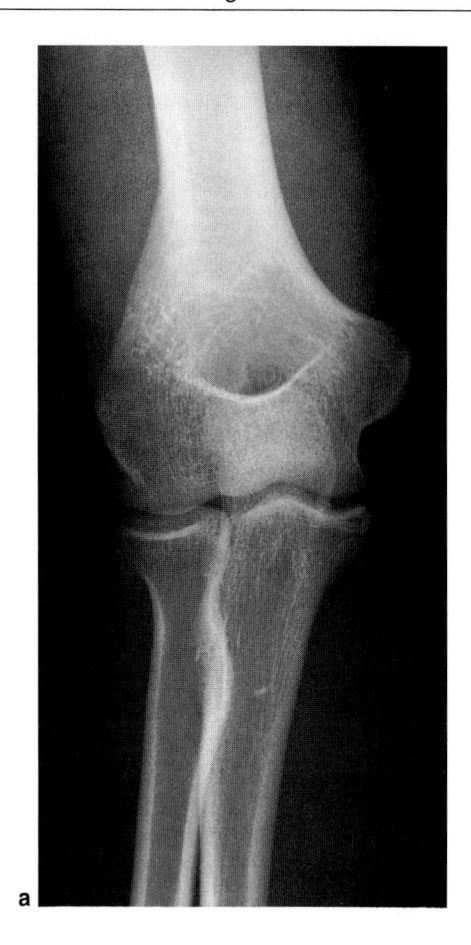

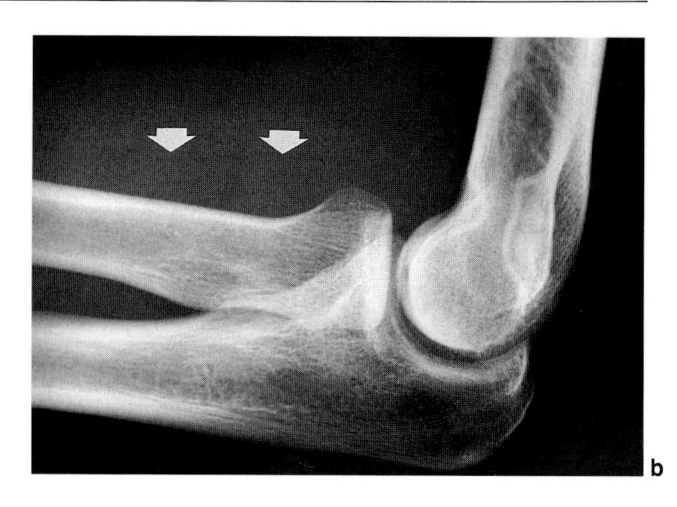

Abb. 21.**1a** u. **b** Normaler Ellbogen in den Standard-Röntgenprojektionen a.-p. (**a**) und seitlich (**b**). Die Fettansammlung auf dem M. supinator, der sog. Supinator-Fettkörper, ist in **b** durch Pfeile markiert

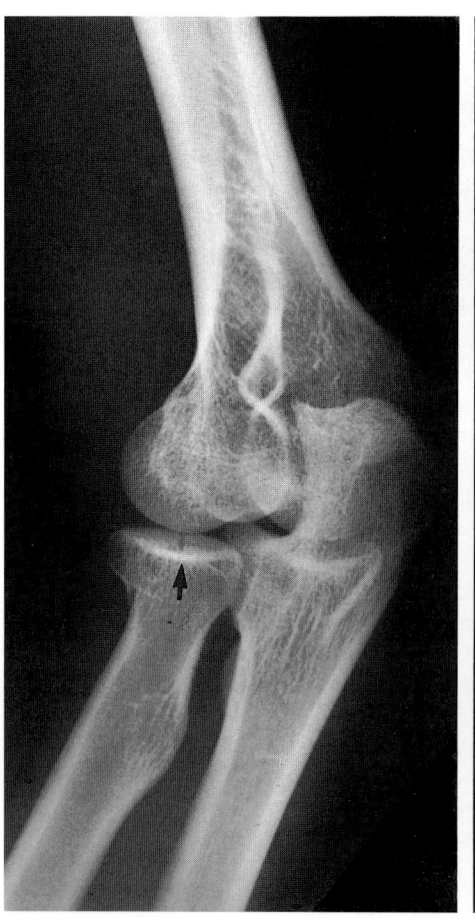

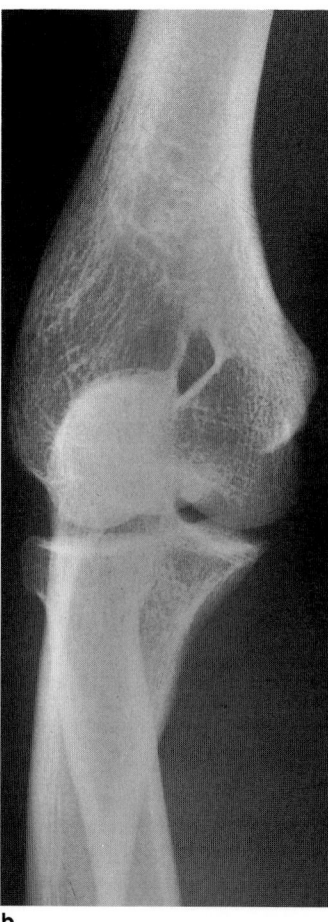

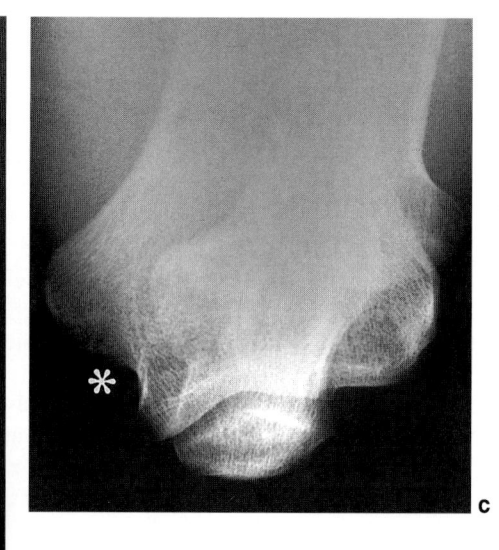

Abb. 21.**2a–c**
a u. **b** 45-Grad-Schrägaufnahmen zur Darstellung des proximalen Radius (**a**) bzw. des Processus coronoideus (**b**). Die in **a** und angedeutet in **b** erkennbare Radiusköpfchen-Meißelfraktur (→) war in den Standardprojektionen nicht sichtbar
c Axiale Aufnahme des Ellbogens, die eine genauere Beurteilung des Humero-Ulnar-Gelenkspaltes sowie auch des Sulcus n. ulnaris (*) erlaubt

Konventionelle Tomographie

Die konventionelle Tomographie des Ellenbogengelenkes ist weiterführende diagnostische Maßnahme bei unklaren Befunden sowie bei der Suche nach freien oder fixierten Gelenkkörpern; insbesondere bei der Suche nach kleinen bzw. nicht schattengebenden Gelenkkörpern und der Suche nach Knorpelschäden sollte die Tomographie in Ergänzung zu arthrographischen Übersichtsaufnahmen (s. unten) durchgeführt werden.

Die Schichtuntersuchung erfolgt im seitlichen und/oder a.-p. Strahlengang in Abhängigkeit von der Lage des erwarteten Befundes; die seitliche Projektion ist dabei meist aussagekräftiger.

Zeichen und Linien zur Beurteilung der Nativröntgenbilder

Fettkörperzeichen

Zwischen Synovialmembran und Gelenkkapsel des Ellenbogens finden sich drei Fettansammlungen, die in der radiologischen Diagnostik hilfreich sind: zwei ventral im Bereich der Fossa coronoidea bzw. Fossa radialis, die größte dorsal über der Fossa olecrani. Die beiden ventralen sind auf seitlichen Aufnahmen – in Rechtwinkelstellung des Ellenbogens – als ein dunkles Dreieck am distalen Humerus erkennbar, ventral glatt und gerade begrenzt (Abb. 21.**1a, b** und 21.**3a–c**). Der dorsale Fettkörper ist in dieser Stellung durch den Trizeps in die Fossa olecrani gedrückt und somit in der Regel röntgenologisch nicht sichtbar.

Blutet es bei einer Fraktur in das Gelenk ein, so werden Synovialmembran und Gelenkkapsel und damit auch die zwischen ihnen liegenden Fettkörper verlagert. Die gemeinsame Aufhellung der ventralen Fettansammlungen gelangt weiter nach ventral, nach vorn gerade oder leicht konvex, nach unten konkav begrenzt; der dorsale Fettkörper wird aus der Fossa olecrani gehoben und damit sichtbar (Abb. 21.**3a–c**). Diese Erkennbarkeit (dorsaler Fettkörper) bzw. Verlagerung (ventraler Fettkörper) sind sehr empfindliche Zeichen einer intraartikulären Raumforderung, sei diese durch Einblutungen bei Frakturen oder einer Hämophilie, durch entzündliche Gelenkergüsse oder durch Synoviaraumforderungen bedingt.

Allgemein bezeichnet man die Verlagerung der Fettkörper als sog. „positives Fettkörperzeichen". Seine Bedeutung für die traumatologische Röntgendiagnostik liegt darin, daß es bei scheinbar normalem Knochenbefund zur Vorsicht mahnt: Bei positivem hinteren Fettkörperzeichen können auch bei nicht sofort erkennbarer Fraktur durch Zusatzaufnahmen oder Verlaufskontrollen in mehr als 90% der Fälle Knochenverletzungen nachgewiesen werden. Im Alter oder bei bereits durch ein früheres Trauma deformiertem Ellenbogen ist das Fettkörperzeichen seltener positiv.

Schwindet die durch die ventralen Fettkörper bedingte Aufhellung bei erkennbarem dorsalen Fettkörper, so soll dies auf veränderten geometrischen Projektionsbedingungen der sich normalerweise im Seitbild überlagernden ventralen Fettkörper beruhen (6, 7, 14, 31).

Das Fettkörperzeichen kann jedoch auch negativ sein, obwohl eigentlich eine Verlagerung der Fettkörper zu erwarten ist, so wenn

– wegen ödematöser Durchtränkung oder bei extremer Adipositas die Abgrenzbarkeit der Fettkörper primär erschwert oder unmöglich ist oder
– das Volumen des Gelenkergusses zum Zeitpunkt der

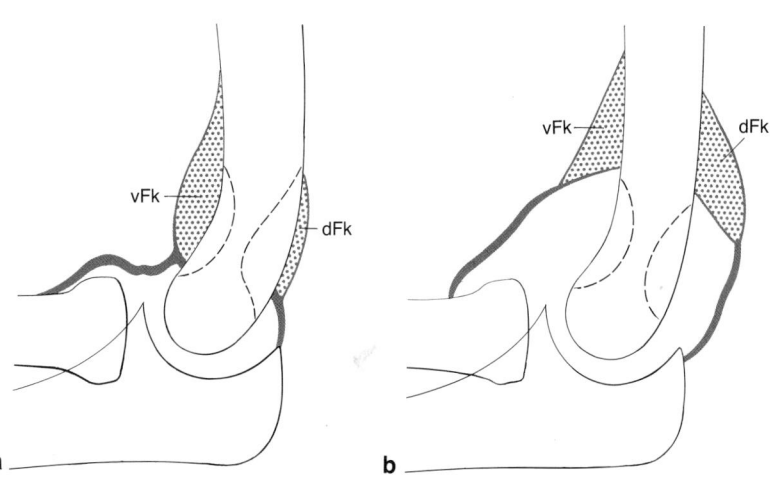

Abb. 21.**3a–c**
a u. **b** Schematische Darstellung der Lage der zwischen Synovialmembran und Gelenkkapsel befindlichen ventralen (vFk) und dorsalen (dFk) Fettkörper (nach Chessare u. Mitarb., Ehalt sowie Bledsoe)
a Normalbefund, **b** Verlagerung der Fettkörper durch eine intraartikuläre Raumforderung z. B. Gelenkerguß
c Verlagerung des ventralen und dorsalen Fettkörpers (→) durch Gelenkerguß

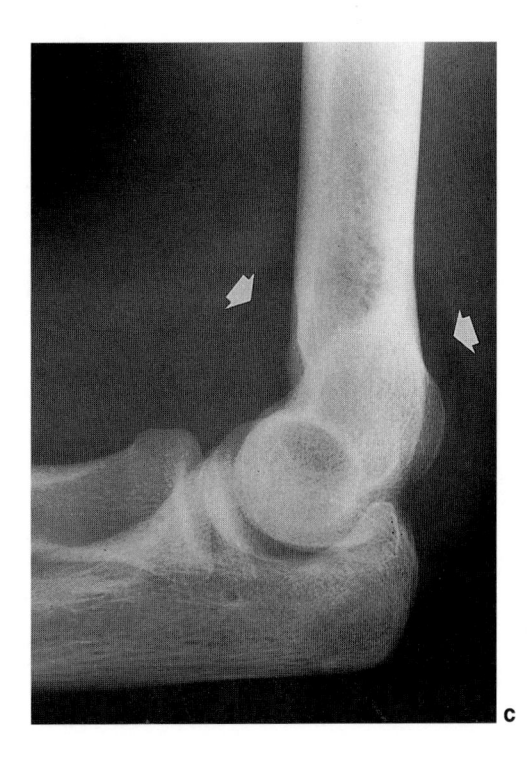

Untersuchung noch nicht oder nicht mehr ausreicht, eine Fettkörperverlagerung herbeizuführen (bei zerrissener Gelenkkapsel kann sich ein ausreichender Gelenkerguß meist nicht ansammeln, da er durch den Riß abfließt).

Bei extraartikulären Frakturen bleibt eine Verlagerung der Fettkörper naturgemäß aus.

Als *Faustregel* sollte gelten: Nach erfolgtem Trauma ist ein positives Fettkörperzeichen bei „normalem Skelettbefund" im Kindesalter auf eine suprakondyläre Fissur, im Erwachsenenalter auf eine Radiusköpfchen-Infraktion verdächtig!

Supinator-Fettkörper

Es handelt sich hierbei um eine auf Seitenaufnahmen des Ellenbogens erkennbare Fettansammlung, die parallel zum proximalen Radiusdrittel, dem M. supinator aufliegend, verläuft (Abb. 21.**1a** u. **b**). Die Erstbeschreiber (32) fanden bei allen Radiuskopf- und -halsfrakturen eine Veränderung in Weite, Lage oder Abgrenzbarkeit dieses Fettkörpers. Im eigenen Krankengut beobachteten wir derartige Veränderungen auch bei distalen Humerusfrakturen.

Insgesamt ist diese Fettansammlung diagnostisch wenig hilfreich. So haben wir bislang keinen Patienten beobachtet, bei dem einzig und allein ein veränderter Supinator-Fettkörper auf eine Fraktur hingewiesen hätte, die dann erst durch Zusatzaufnahmen oder Verlaufskontrollen diagnostiziert worden wäre (41).

Radius-Kapitulum-Achse

Die sog. Radius-Kapitulum-Achse ist ein in vielen Veröffentlichungen erwähntes Hilfsmittel zur Beurteilung der Gelenkkongruenz des Humero-Radial-Gelenkes. Es handelt sich um eine durch den proximalen Radius gezogene Gelenkachse, die in Mitte des Radiusköpfchens austritt. Sie soll den Mittelpunkt des Capitulum humeri treffen (Abb. 21.**4a–c**). Eine deutliche Störung dieser Lagebeziehung läßt an eine Luxation im Humero-Radial-Gelenk oder auch eine Fraktur des Condylus lateralis denken.

Diese Gerade ist jedoch nicht so exakt definierbar, wie es meist schematisch dargestellt wird; insbesondere wird dabei gewöhnlich übersehen, daß es sich bei den gelenkbildenden Teilen nicht um regelmäßige geometrische Körper handelt. Im Gegensatz zu den schematischen Darstellungen geht die Radius-Kapitulum-Achse daher normalerweise nicht unbedingt durch die Mitte des Capitulum humeri: nur in ca. 70% der Normalbefunde verläuft sie durch das mittlere Kapitulum-Fünftel, in rund 95% durch die mittleren ⅗ des Capitulum humeri. Kleinere Abweichungen vom schematischen Idealverlauf sind daher nur mit Vorsicht zu interpretieren (4, 14, 31, 38, 50).

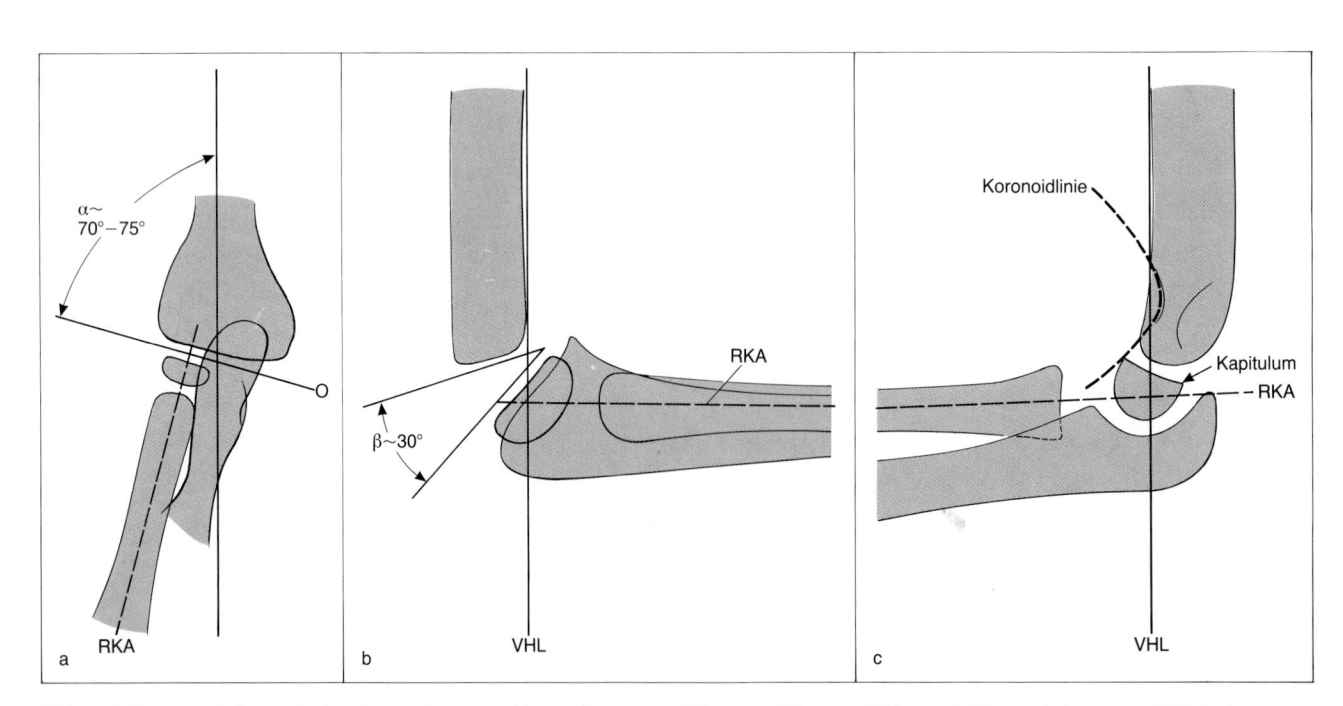

Abb. 21.**4a–c** Schematische Darstellung zur Beurteilung von Ellbogen-Röntgenbildern wichtiger Achsen und Winkel:
a RKA = Radius-Kapitulum-Achse, O = Baumannsche Orientierungsgerade, α = Winkel zwischen Humeruslängsachse und Orientierungsgerade (nach Schild u. Müller sowie Schild u. Mitarb.)
b RKA = Radius-Kapitulum-Achse, VHL = ventrale oder vordere Humeruslängsachse, β = Winkel zwischen Tangenten an gegenüberliegenden Konturen des Humeruskondylus und Capitulum humeri (nach Schild u. Müller sowie Schild u. Mitarb.)
c RKA = Radius-Kapitulum-Achse, VHL = ventrale oder vordere Humeruslängsachse (nach Bordeur u. Mitarb.)

Ventrale Humerus-Längsachse

Eine auf genau seitlichen Aufnahmen an die ventrale Humeruskortikalis angelegte Gerade verläuft durch das mittlere Drittel des Capitulum humeri, da der distale Humerus gegenüber dem Schaft nach ventral gebogen ist (Abb. 21.**4b** u. **c**). Zieht diese Gerade mehr ventral oder dorsal durch das Kapitulum oder gar am Kapitulum vorbei, so ist das distale Humerusfragment nach dorsal bzw. ventral gekippt, z. B. bei einer suprakondylären Fraktur.

Falsch positive oder falsch negative Ergebnisse sind bei kleinen Kindern durch die zum Teil unregelmäßige Kapitulumverknöcherung möglich; auch der Seitenvergleich kann den Untersucher wegen eventueller asymmetrischer Entwicklung im Stich lassen (8, 31, 35)!

Koronoidlinie

Verlängert man die durch die Begrenzung der Fossa coronoidea auf dem seitlichen Röntgenbild gebildete Linie nach kaudal, so berührt sie die vordere Begrenzung des Kapitulumkernes oder verläuft unmittelbar ventral davon (Abb. 21.**4c**). Ist der distale Humerus oder das Kapitulum disloziert, ändert sich diese Beziehung. Normalerweise projiziert sich der größte Teil des verknöcherten Kapitulumkernes in einen Winkel, gebildet durch die Verlängerung der vorderen Humeruslängsachse und die Koronoidlinie (8).

Orientierungsgerade

Als Orientierungsgerade wird eine Gerade durch die Epiphysenfuge zwischen Capitulum humeri und Humerusmetaphyse bezeichnet (4) (Abb. 21.**4a**). Diese bildet mit der Humeruslängsachse einen nach radial-proximal offenen Winkel von ca. 75 Grad bei Jungen und etwa 70 Grad bei Mädchen, entsprechend der geschlechtsunterschiedlichen physiologischen Valgusstellung von Ober- und Unterarm (beim weiblichen Geschlecht bis 160 Grad, beim männlichen bis 170 Grad).

Die Bedeutung dieser Orientierungsgeraden liegt darin, daß sie – solange das Kapitulum noch nicht mit dem Humerus verschmolzen ist – eine Stellungsbeurteilung auch von kurzen distalen Humerusfragmenten in der a.-p. Aufnahme ermöglicht (4, 35).

Winkel zwischen Humerus-Kondylus- und Kapitulum-Tangente

Tangenten an gegenüberliegenden Konturen des Kondylus und des Kapitulums bilden auf der Seitaufnahme einen nach dorsal offenen Winkel von ca. 30 Grad (Abb. 21.**4b**). Dieser ist bei verschobenen Epiphyseolysen verändert (20).

Lipohämarthros

Gelangt sowohl Blut als auch Fett in ein Gelenk, etwa durch Kommunikation mit der fettreichen Markhöhle eines angrenzenden Knochens, so kann bei Aufnahmen im horizontalen Strahlengang ein Blut-(unten)Fett-(oben)Spiegel erkennbar sein. Der Befund ist stets frakturuspekt und erfordert daher eine weitergehende Abklärung (Schrägaufnahmen, evtl. Tomographie, Verlaufskontrollen).

Da Ellenbogen-Röntgenbilder normalerweise nicht im horizontalen Strahlengang angefertigt werden, soll das radiologisch erfaßbare Lipohämarthos an diesem Gelenk nur als Rarität erwähnt werden (49); am häufigsten wird es bei Verletzungen des Knie- und Schultergelenkes beobachtet.

Arthrographie

Eine Arthrographie des Ellenbogengelenkes wird in der klinischen Praxis nur selten durchgeführt, häufigste Indikation ist die Suche nach einem freien Gelenkkörper.

Durchführung (17): Zu der unter sterilen Bedingungen vorgenommenen Untersuchung befindet sich der Patient in Rückenlage auf dem Untersuchungstisch, die Handfläche der zu untersuchenden Seite liegt auf dem Bauch. Der Ellenbogen wird mit röntgentransparenten Materialien, z. B. Kunststoffkeilen, unterpolstert. Der Einstich kann direkt unter Durchleuchtungskontrolle erfolgen, wobei auf den Gelenkspalt zwischen Radiusköpfchen und distalem Humerus gezielt werden sollte.

Beim Vorgehen ohne Durchleuchtungskontrolle dienen Olekranon, lateraler Epikondylus und Radiusköpfchen als gut palpable Orientierungspunkte: diese drei Strukturen bilden ein Dreieck, in dessen Mitte punktiert wird.

Findet sich bei der Gelenkpunktion intraartikuläre Flüssigkeit, so wird diese aspiriert (Laboruntersuchung!). Abhängig von der gewählten Darstellung werden anschließend 3–5 ml Kontrastmittel (Einfachkontrast) oder 2–3 cm Kontrastmittel mit 6–10 cm Luft (Doppelkontrast) injiziert. Danach wird die Nadel entfernt und der Ellenbogen vorsichtig durchbewegt. Es erfolgen Übersichtsaufnahmen des Ellenbogengelenkes in a.-p. Projektion bei Streckstellung; einmal befindet sich der Unterarm in Supination, einmal in Pronation. Seitliche Bilder des Ellenbogens werden in maximaler Beugung, in 90-Grad-Stellung und maximaler Streckung angefertigt; zusätzlich erfolgen 45-Grad-Schrägaufnahmen und eine Axialaufnahme des Olekranons. Je nach Ergebnis kann anschließend noch eine Tomographie durchgeführt werden.

Aussage: Der normale Gelenkknorpel ist glatt begrenzt, die Gelenkflächen sind kongruent. Eine geringe Dickenabnahme des Gelenkknorpels nach lateral und medial ist physiologisch. Ausstülpungen der Gelenkkapsel reichen um den Radiushals herum, zum Processus coronoideus (in Extension nicht erkennbar) und zum Olekranon (in Flexion nicht erkennbar).

Da es sich bei der Ellenbogenarthrographie um eine sehr selten durchgeführte Maßnahme handelt, sollen an dieser Stelle keine weiteren Details abgehandelt werden (17).

Computertomographie

Die Computertomographie ist posttraumatisch nur gelegentlich hilfreich bzw. indiziert. So kann sie zur Bestimmung von Rotationsfehlern, bei der Suche nach freien Gelenkkörpern sowie bei der Überprüfung der Verhältnisse im proximalen Radio-Ulnar-Gelenk eingesetzt werden (Abb. 21.5a−c)

Arthrosonographie

Ultraschalluntersuchungen des Ellenbogengelenkes haben kein sinnvolles Indikationsgebiet beim traumatisierten Patienten.

Magnetresonanztomographie

Wenn auch Einzelberichte über die Diagnostik konventionell-radiologisch nicht erkennbarer Frakturen mittels MRT vorliegen, ist das Verfahren im Rahmen einer posttraumatischen Routinediagnostik nicht indiziert.

Wertung der verschiedenen diagnostischen Verfahren

Wie an anderen Gelenken stehen auch am verletzten Ellenbogengelenk die Übersichtsaufnahmen in a.-p. und seitlicher Projektion am Anfang der Diagnostik. Diese werden insbesondere bei fraglichen Befunden oder bei positivem Fettkörperzeichen und unauffälligem Skelettbefund durch 45-Grad-Schrägaufnahmen ergänzt. Findet sich auch dann kein pathologischer Skelettbefund, so kann in Abhängigkeit vom klinischen Befund entweder sofort eine weitere Abklärung durch eine Tomographie versucht oder eine erneute Untersuchung nach 7−10 Tagen durchgeführt werden (dies gegebenenfalls auch bei unauffälliger Tomographie).

Bei Kindern sollte in Zweifelsfällen stets eine Vergleichsuntersuchung des nicht verletzten Gelenkes in identischen Projektionen angefertigt werden, um Epi- oder Apophysiolysen nicht zu übersehen.

Bei Verletzungen des Sulcus-n.-ulnaris-Bereiches kann die axiale Aufnahme weiterhelfen.

Die Klärung auffallender Befunde in einer eventuell durchgeführten Knochenszintigraphie (s. dort) erfolgt ebenfalls zunächst mittels Übersichtsaufnahmen.

Traumatologie

Im folgenden sollen die typischen Verletzungen der Ellenbogenregion abgehandelt werden. Wenn diese überwiegend im Kindesalter beobachtet werden oder insbesondere in dieser Altersgruppe zu Problemen führen, sind sie im Abschnitt über Besonderheiten bei Verletzungen des Ellenbogengelenkes im Kindesalter ausführlicher dargestellt. Ansonsten wurden Anmerkungen zur kindlichen Traumatologie direkt in die einzelnen Abschnitte mitaufgenommen.

Gleich, ob es sich um Verletzungen des kindlichen oder adulten Ellenbogens handelt, gilt hier wie auch für andere Skelettregionen, daß

- die typischen Verletzungsformen meist durch indirekte Gewalteinwirkung entstehen,
- atypische Verletzungen häufiger durch direkte Gewalteinwirkung bedingt sind und
- keine direkte Korrelation zwischen röntgenmorphologischem Ausheilungsbild und Funktion besteht.

Luxationen

Verrenkungen des Ellenbogens sind bei Kindern die häufigste Luxation. Mit zunehmender Ausbildung des Processus coronoideus bzw. des Olekranons wird die Ellenbogenverrenkung seltener, so daß sie bei Erwachsenen hinter Schulter- und Fingerluxationen nur an dritter Stelle in der Häufigkeitsskala rangiert. Insgesamt finden sich 20% aller Luxationen am Ellenbogen.

Die Luxationen werden nach der Dislokationsrichtung eingeteilt; am häufigsten sind die *dorsale* bzw. *dorsoradiale* (zusammen etwa 80−90% der Ellenbogen-

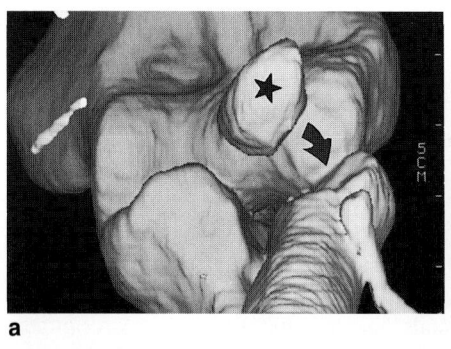

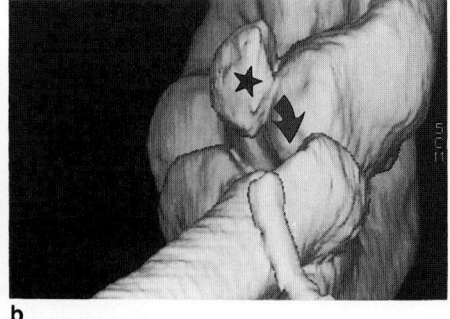

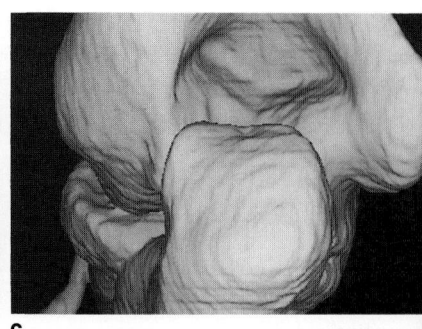

Abb. 21.5a−c Radiusköpfchenfraktur. Zustand nach operativer Revision. Die postoperative Röntgenkontrolle zeigt ein großes Fragment, das nicht weiter zuzuordnen ist. Die 3D-Rekonstruktion zeigt dieses Fragment von 10×5×10 mm (*), das aus dem Köpfchen ausgebrochen ist (▶). Das Fragment liegt ventral der Trochlea:
a v.-d. Rekonstruktion in leichter Beugung
b 45-Grad-Schrägrekonstruktion
c d.-v. Rekonstruktion

luxationen) selten die *ulnare* bzw. *dorsoulnare* Verrenkung. Die *Luxatio antebrachii divergens*, bei der der Radius nach ventral (oder radial), die Ulna nach dorsal (oder ulnar) dislozieren, ist eine Rarität. Außergewöhnlich sind auch *isolierte Luxationen von Radius oder Ulna* (in diesen Fällen ist eine vollständige Abklärung des Unterarmes zum Ausschluß begleitender Frakturen zwingend erforderlich!). (Anmerkung: Eine isolierte Verrenkung des Radius findet sich bei der kongenitalen Radiusdislokation, die jedoch zusätzlich eine Auftreibung und Deformierung des Radiusköpfchens ausweist.)

Pathomechanisch ist die Ellenbogenverrenkung meist eine Hyperextensionsverletzung, z. B. durch Sturz auf den ausgestreckten Arm. Das sich am Oberarm anstemmende Olekranon hebelt dabei den Unterarm aus dem Gelenk heraus, wobei gewöhnlich die Kollateralbänder zerrissen bzw. abgerissen werden. Neben der stets vorhandenen ausgedehnten Weichteiltraumatisierung (evtl. Schädigung von N. ulnaris, N. medianus, A. brachialis etc.) finden sich häufig begleitende Knochenverletzungen, so am Radiusköpfchen und -hals, Processus coronoideus, Epicondylus medialis, an marginalen und dorsalen Kondylenanteilen sowie am Olekranon.

Die Röntgendiagnose einer Ellenbogenluxation ist in der Regel offensichtlich, wobei das a.-p. Bild initial meist aussagekräftiger ist (Abb. 21.**6a–e**). Nach komplizierenden Begleitverletzungen muß insbesondere auf den Aufnahmen nach Reposition gezielt gesucht werden. Besonders bei Jugendlichen und Kindern müssen gezielt alle gelenkbildenden Anteile identifiziert werden, um einen abgerissenen und in das Gelenk eingeschlagenen Epicondylus medialis nicht als Trochleaepiphysenkern fehlzudeuten! Selten sind Repositionshindernisse durch eingeschlagene Weichteilstrukturen.

Die stets vorhandene ausgedehnte Kapsel-Band-Schädigung führt in der Folgezeit bei über 90% der Fälle zu Weichteilverkalkungen. Von einer posttraumatischen Myositis ossificans circumscripta, die in ca. 3% aller

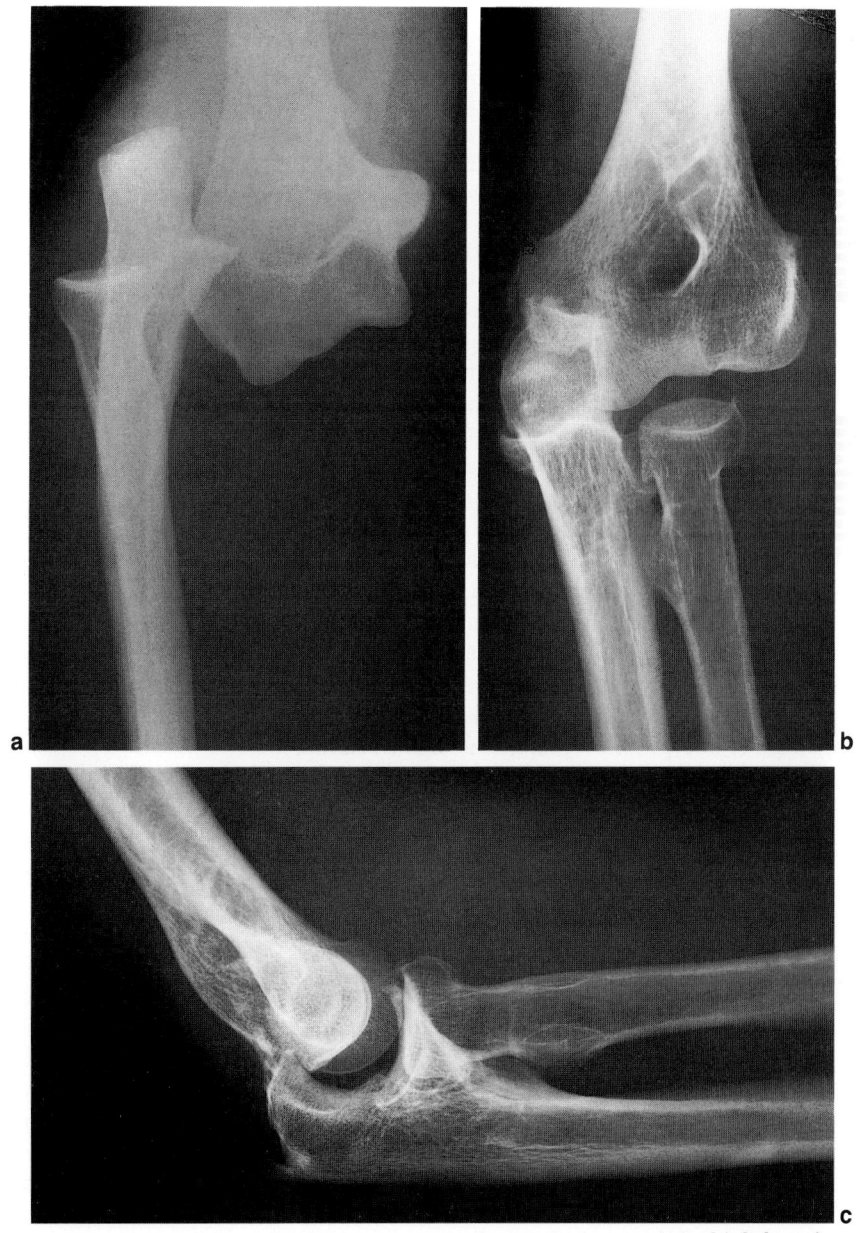

Abb. 21.**6a–e** Ellbogenluxation:
a a.-p. Aufnahme einer radiodorsalen Ellbogenluxation. Nb.: Processus supracondylaris
b u. **c** a.-p. (**b**) und seitliches (**c**) Röntgenbild einer Ellbogenluxation nach ulnar

Abb. 21.**6d** u. **e** ▶

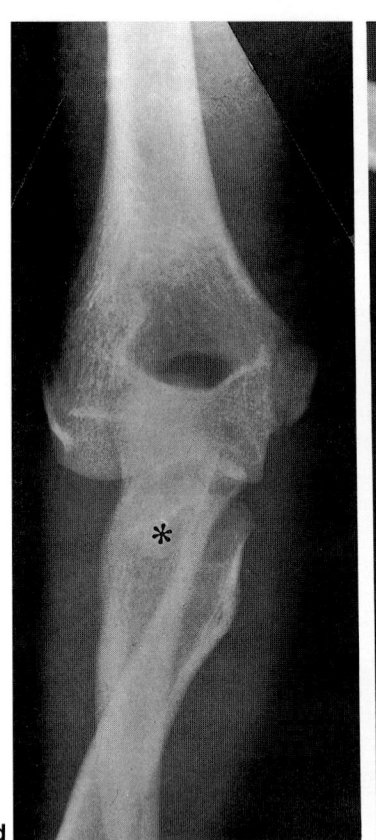

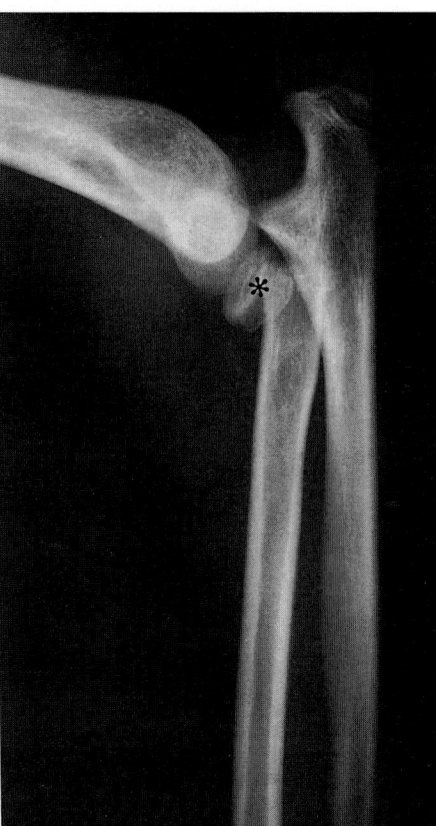

Abb. 21.**6d** u. **e**
a.-p. (**d**) und seitliches (**e**) Röntgenbild einer dorsalen Ellbogenluxation bei einem Heranwachsenden. Das Radiusköpfchen (*) ist abgebrochen, der Radius nach ulnar (a.-p. Bild!) disloziert

Ellenbogenluxationen beobachtet wird, ist der M. brachialis meist am stärksten betroffen. Die Verkalkungen sind bereits 3–4 Wochen nach der Verletzung erkennbar und können sich bei einem geringen Teil der Patienten wieder resorbieren. Meist bleiben sie jedoch bestehen und sind insbesondere auf seitlichen Ellenbogenaufnahmen gut erkennbar. Wenn sie ausgeprägt sind, können sie zu einer deutlichen Funktionseinschränkung führen, und sollten unter Umständen operativ abgetragen werden (4, 11, 14, 27–29, 44).

Luxationsrezidive sind selten und finden meist nach dorsal statt. Prädisponierend für ein Luxationsrezidiv wie auch die primäre Luxation sind Deformierungen der Trochlea sowie Verformungen bzw. Pseudarthrosen des Processus coronoideus, Kollateralbandschäden sowie ein Abriß der ventralen Gelenkkapselbefestigung am distalen Humerus (arthrographisch diagnostizierbar).

Differentialdiagnose: Bei Kleinkindern kann eine vollständige Lösung der distalen Humerusepiphyse mit einer Ellenbogenluxation verwechselt werden. Zu beachten ist, daß bei dieser Verletzung in der Regel eine Versetzung von Radius und Ulna nach medial vorliegt und daß, sofern erkennbar, die Beziehung zwischen Radius- und Kapitulumkern normal ist (19, 31, 33).

Die vollständige Lösung der distalen Humerusepiphyse kann als Geburtstrauma vorkommen, wobei naturgemäß das Kapitulum nicht als Orientierungsstruktur identifiziert werden kann, die Diagnose damit schwieriger ist. Als Faustregel sollte hier gelten, daß es sich solange um eine Epiphysenlösung handelt, bis das Gegenteil bewiesen ist.

Subluxation des Radiusköpfchens/ Pronation douloureuse Chassaignac

Diese Verletzung wird ausschließlich im Kindesalter beobachtet und daher im Kapitel über Besonderheiten bei Verletzungen des kindlichen Ellenbogens abgehandelt (S. 348).

Suprakondyläre Humerusfrakturen

Suprakondyläre Humerusfrakturen werden überwiegend im Kindesalter beobachtet, so daß sie im Abschnitt über Besonderheiten bei Verletzungen des Ellenbogengelenkes im Kindesalter im Detail abgehandelt werden.

Kondyläre Frakturen

Im Gegensatz zu den häufigsten Frakturen des distalen Humerus im Kindesalter, den suprakondylären Brüchen, liegt bei distalen Humerusbrüchen des Erwachsenenalters in über 90% eine Gelenkbeteiligung vor. Es kann dabei nur ein Kondylus betroffen sein, in der Hälfte der Fälle handelt es sich jedoch um sogenannte T- oder Y-förmige, bikondyläre Frakturen (s. unten). Die Bruchlinien halten sich bei Kondylusbrüchen nicht an die anatomische Trennlinie zwischen ulnarem und radialem Kondylus, die an der Gelenkfläche des Ellenbogens durch den Sulkus zwischen Kapitulum und Trochlea verläuft. Das Erkennen der Frakturen bereitet meist keine Probleme. Die genauere Beurteilung, was wie gebrochen ist, kann im Einzelfall jedoch fast unmöglich sein, hat aber für die Planung der operativen Versorgung große Bedeutung (14, 16, 29, 31, 35).

Trans- bzw. diakondyläre Frakturen

Trans- bzw. diakondyläre Brüche werden oft unter die suprakondylären Frakturen eingereiht und dabei gelegentlich als tiefe suprakondyläre Brüche bezeichnet. Die Zusammenfassung von supra- und transkondylären Brüchen ist erklärlich, da sowohl Pathomechanik wie Therapie ähnlich sind. Allerdings finden sich trans(dia-)kondyläre Brüche insbesondere bei älteren, osteoporotischen Menschen und sind meist nicht disloziert. Charakteristischerweise verläuft die Frakturlinie bei den transkondylären Brüchen quer innerhalb der Gelenkkapsel und beteiligt Fossa olecrani bzw. Fossa coronoidea (4, 10, 14, 31, 47, 50).

Die Diagnose im Röntgenbild erfordert insbesondere bei nicht-dislozierten Brüchen gelegentlich Schrägaufnahmen (Abb. 21.**14d**).

Interkondyläre Frakturen

Interkondyläre Brüche weisen einen T- oder Y-förmigen Frakturverlauf auf und entstehen meist durch eine meißelartige Stauchung des Humerus in der Längsachse durch die Ulna. Die vertikale Komponente dieser T- oder Y-förmigen Brüche verläuft entsprechend dem Pathomechanismus in der Mehrzahl durch die Region der Trochlearinne. Durch die an den Kondylen ansetzende Muskulatur kommt es gewöhnlich zur Dislokation der Fragmente. Nicht verschobene Brüche sind daher selten, kommen aber vor, so daß interkondyläre Frakturen ein weites Spektrum umfassen: von nicht oder minimal verschobenen bis hin zu schwersten und offenen Trümmerbrüchen sind alle Übergänge möglich, die Röntgenmanifestationen damit vielgestaltig (Abb. 21.**7**). Meist werden die Brüche direkt erkannt, bei fehlender Dislokation weist gelegentlich zunächst nur ein positives Fettkörperzeichen auf die Fraktur hin (4, 14, 30, 31, 35).

Frakturen des radialen und ulnaren Kondylus

Kondylusfrakturen, insbesondere solche des radialen Anteils, werden beim Erwachsenen seltener, bei Kindern und Heranwachsenden jedoch relativ häufig beobachtet. Details zu diesen Brüchen sind daher bei den Verletzungen des Ellenbogens im Kindesalter dargelegt (s. unten).

Frakturen des ulnaren und radialen Epikondylus

Epicondylus-ulnaris-Frakturen werden bei Erwachsenen seltener als bei Kindern beobachtet, weshalb sie im Abschnitt über Besonderheiten der Verletzungen des kindlichen Ellenbogens näher abgehandelt werden (S. 351). Im gleichen Abschnitt wird auch die im Kindesalter schwieriger zu diagnostizierenden Verletzungen des radialen Epikondylus eingegangen.

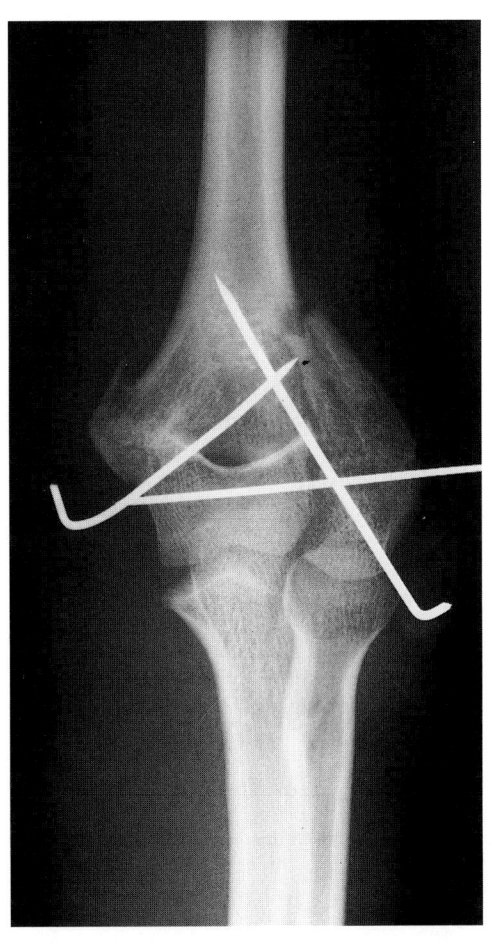

Abb. 21.**7** Interkondyläre Fraktur, durch drei Spickdrähte fixiert

Frakturen des Capitulum humeri

Die radiale Gelenkseite des Ellenbogens ist größerer Verletzungsgefahr ausgesetzt: zum einen durch die physiologische Valgusstellung in diesem Gelenk, zum anderen durch die Tatsache, daß auf die Hand in Längsachse des Unterarmes einwirkende Kräfte durch den Discus articularis ulnarseits gepuffert werden. Der Locus minoris resistentiae auf der Ellenbogenaußenseite wird vom Radiusköpfchen, also dem konkaven Gelenkkörper, gebildet, der – wie auch die konkaven Anteile anderer Gelenke, z. B. des Knies – in der Verletzungshäufigkeit bevorzugt ist.

Ein Bruch des Capitulum humeri kann aus einem direkten Trauma resultieren; am häufigsten ereignet sich eine Fraktur des Capitulum humeri jedoch bei einem Sturz auf die Hand. Bei verstärkter Ellenbogenvalgisierung sind Capitulum-humeri-Frakturen gehäuft, da dann die ohnehin durch Valgisation vorgegebene Verletzungsprädisposition des lateralen Gelenkanteiles verstärkt ist. Ebenfalls häufiger finden sich Capitulum-humeri-Brüche bei Überstreckbarkeit im Ellenbogen, da sich in Unterarm-Längsachse einwirkende Kräfte zunehmend exzentrisch auf den distalen Humerus bzw. das Kapitulum übertragen und dieses dann abscheren können.

Allgemein besitzen Verletzungen des Capitulum humeri und solche des Radiusköpfchens eine ähnliche

Pathomechanik, was die häufig zu beobachtenden röntgennegativen Knorpelkontusionen und Knorpelabscherungen am Capitulum humeri bei Radiusköpfchenfrakturen erklärt.

Von der Knorpelkontusion, eventuell mit folgender Knorpelsequestration über sogenannte „flake fractures", flache Knorpelabscherungen, bis hin zum eigentlichen Bruch des Oberarmköpfchens sind alle Verletzungsformen möglich.

Capitulum-humeri-Frakturen lassen sich wie folgt einteilen:

1. *Typ Hahn-Steinthal:* Bei diesem häufigeren Frakturtyp wird das Kapitulum in der Frontalebene abgeschert und disloziert typischerweise nach kranial in die Ellenbeuge.

2. *Typ Kocher-Lorenz:* Diese seltenere Bruchform entsteht gewöhnlich durch Sturz auf den im Ellenbogen gebeugten Arm, wodurch es zu einer partiellen Abscherung, gewissermaßen einer Dekortikation des Kapitulums kommt. Die abgescherten Fragmente werden typischerweise nach dorsal verlagert (DD: Osteochondrosis dissecans des Capitulum humeri!)

3. *Typ Krösl:* Bei diesem Typ handelt es sich um die Kombination einer Radiusköpfchenfraktur mit der Abscherung einer Knorpel-Knochen-Lamelle aus dem Capitulum humeri und Dislokation nach volar in die Ellenbeuge.

4. *Andere,* noch seltenere Brüche, die zu keinem dieser klassischen Typen gehören (37).

Die a.-p. Aufnahmen des Ellenbogens sind bei Capitulum-humeri-Frakturen oft unauffällig. Auf dem Seitenbild (Abb. 21.**8**) sieht man beim *Typ Hahn-Steinthal* typischerweise halbmondförmige oder elliptische Knochenfragmente in der Ellenbeuge. Beim *Typ Kocher-Lorenz* sind diese charakteristischerweise nach dorsal disloziert. Eine begleitende Radiusköpfchenfraktur (*Typ Krösl*) wird gewöhnlich leicht erkannt (2, 23, 36, 37).

Bei Capitulum-humeri-Frakturen kann ein sogenanntes „Halbmondzeichen" beobachtet werden (36). Es handelt sich dabei um ein bis vier halbmondförmige Knochenfragmente, die typischerweise in der Ellenbeuge lokalisiert sind.

Als Faustregel kann gelten (Abb. 21.**8a−e**):

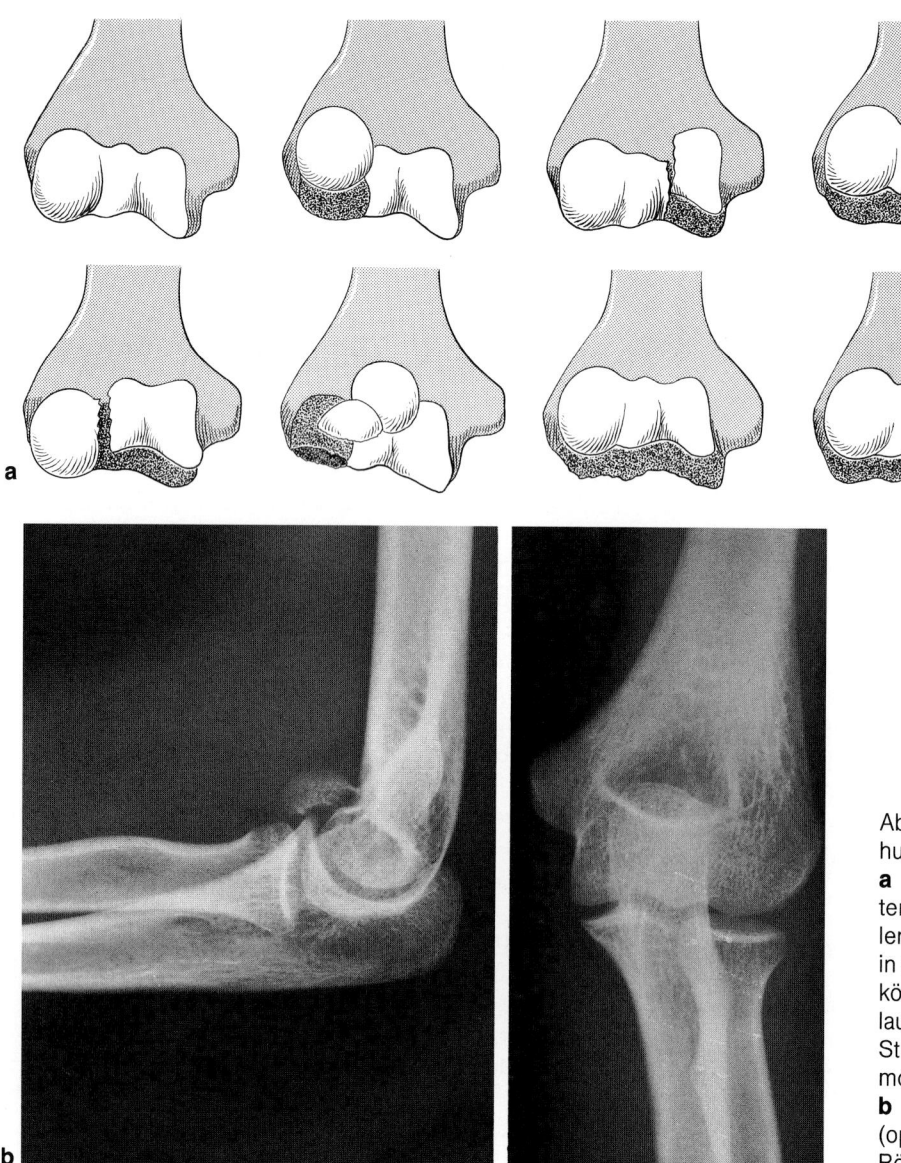

Abb. 21.**8a−e** Frakturen von Capitulum humeri und Trochlea humeri:
a Schematische Darstellung beobachteter frontal verlaufender Brüche des distalen Humerus (nach Schild u. Mitarb.) Die in die Ellenbeuge verlagerten Fragmente können im Röntgenbild je nach Bruchverlauf als ein bis vier halbmondförmige Strukturen erkennbar sein, was als Halbmondzeichen bezeichnet wird
b Fraktur der lateralen Trochlealippe (operativ bestätigt) im a.-p. und seitlichen Röntgenbild

Abb. 21.**8**
c Fraktur von Capitulum humeri und lateraler Trochlealippe (Pfeilspitzen)
d Atypische Fraktur des Capitulum humeri mit Abscherung von zwei halbmondförmigen Fragmenten
e Fraktur von Capitulum humeri und Trochlea

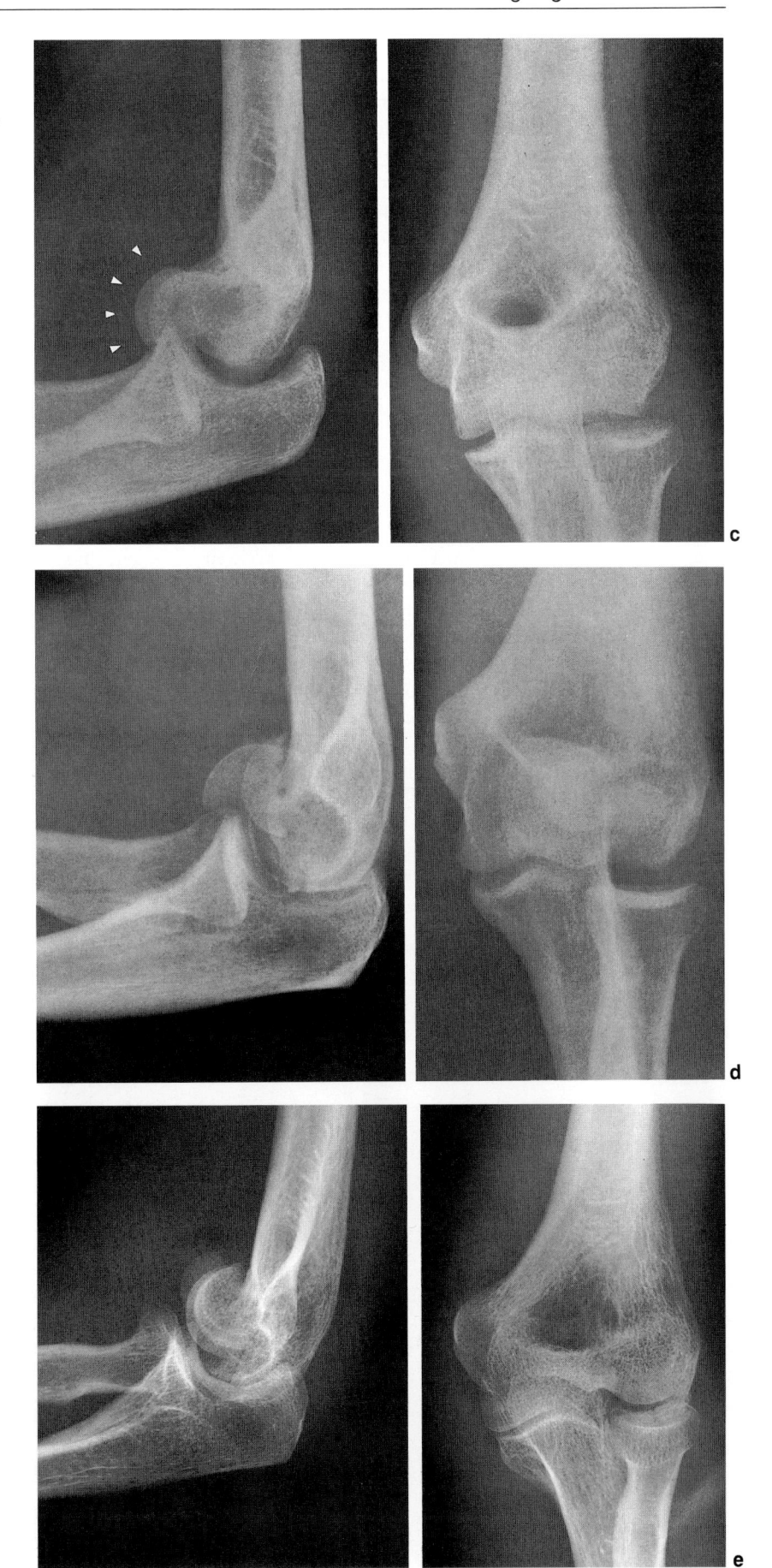

- das Halbmondzeichen weist auf eine Fraktur des distalen Humerus in der Frontalebene hin,
- ein Halbmond: Fraktur des Capitulum humeri (sehr selten: Abscherung einer Trochlealippe),
- zwei Halbmonde: Fraktur des Capitulum humeri und Abscherung der lateralen Trochlealippe (selten: Fraktur der Trochlea oder allein des Kapitulums),
- drei Halbmonde: Fraktur von Kapitulum und Trochlea,
- vier Halbmonde: Frakturen von Kapitulum und Trochlea, die in sich nochmals gebrochen sind.

Zur genauen Abklärung sind neben den Übersichtsaufnahmen seitliche sowie unter Umständen auch frontale Tomographien des Ellenbogengelenkes erforderlich.

Frakturen der Trochlea

Isolierte Trochleabrüche sind eine Rarität. Dies ist zum einen durch ihre Lage tief im Gelenk, die vor direkten Traumen schützt, erklärlich; zum anderen durch die Tatsache, daß die Elle bei Gewalteinwirkung axial auf die Trochlea trifft und sie nicht tangential abschert. Bedingt durch diese Krafteinwirkung ist die Trochlea häufig bei interkondylären Frakturen, Condylus-radialis- und -medialis-Brüchen sowie Capitulum-humeri-Frakturen mitbeteiligt.

Isolierte Trochleabrüche können insbesondere bei nur geringer Dislokation leicht übersehen werden. Im Seitenbild kann ein Halbmondzeichen erkennbar sein (Abb. 21.**8a**−**e**). Eventuell ist bereits zur Diagnose eine konventionelle Tomographie erforderlich, die auch zur genaueren Abklärung und in Zweifelsfällen indiziert ist (2, 13, 14, 29, 31, 47).

Frakturen des Processus supracondylaris

Ein Processus supracondylaris findet sich bei etwa 1% der Bevölkerung. Es handelt sich dabei um einen Knochenvorsprung, der ca. 5 cm oberhalb des Epicondylus ulnaris liegt und mit diesem über ein fibröses Band verbunden ist. Durch das so gebildete Foramen ziehen A. brachialis und N. medianus. Diese können bei den gewöhnlich durch direkte Gewalteinwirkung entstehenden Frakturen mitverletzt werden (4, 14, 31).

Frakturen des proximalen Radius

Radiuskopf- und -halsfrakturen stellen beim Erwachsenen die größte Gruppe von Frakturen im Ellenbogenbereich, sind aber im Kindesalter selten. Die Brüche entstehen gewöhnlich durch Sturz auf den ausgestreckten Arm, wobei infolge der physiologischen Valgusstellung im Ellenbogen und der Abpufferung von Kräften durch den Discus articularis auf der ulnaren Seite das radiale Gelenkkompartiment bevorzugt verletzt wird. Bei der typischen *Meißelfraktur* werden dabei Teile des Radiusköpfchens durch das Capitulum humeri abgeschert. Von nicht-dislozierten Fissuren bis hin zur Trümmerfraktur sind alle Übergänge möglich, die Röntgenmorphologie variiert entsprechend (Abb. 21.**2a** u. **b**, 21.**6d** und **e**, 21.**9a**−**c** und 21.**10d**). Bei der Röntgenuntersuchung ist besonders zu beachten, daß in beiden Projektionen

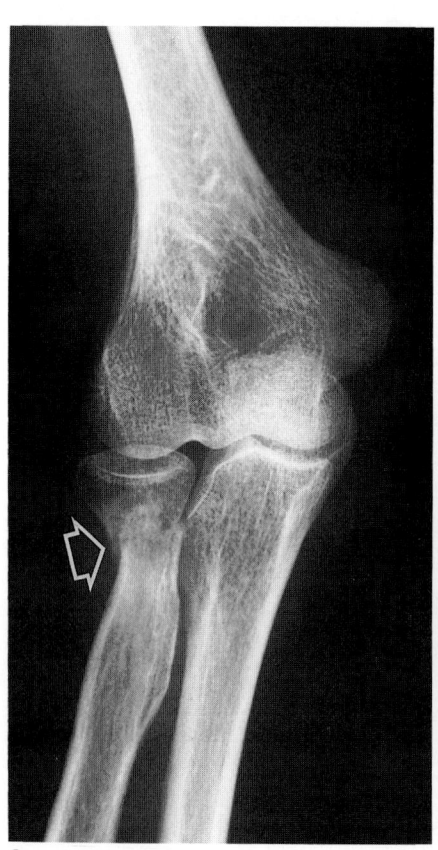

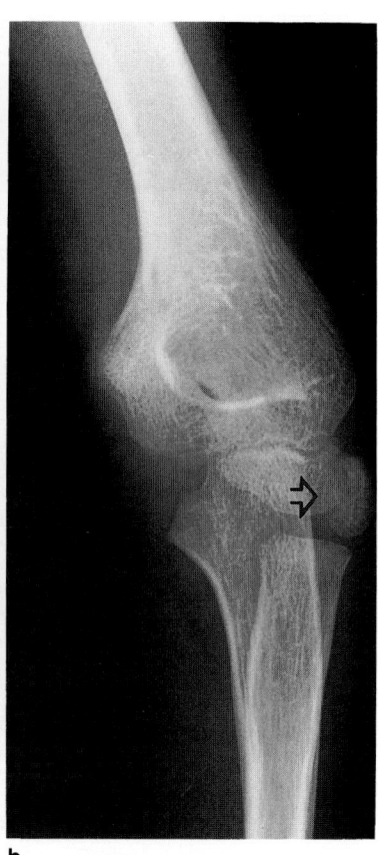

Abb. 21.**9a**−**c** Proximale Radiusfrakturen (s. auch Abb. 21.**2a** und 21.**6d**, **e**):
a Radiushalsbruch mit diskreter Versetzung nach radial (>)
b u. **c** Radiusköpfchen-Epiphyseolyse mit deutlicher Dislokation (→)

21 Ellenbogengelenk 343

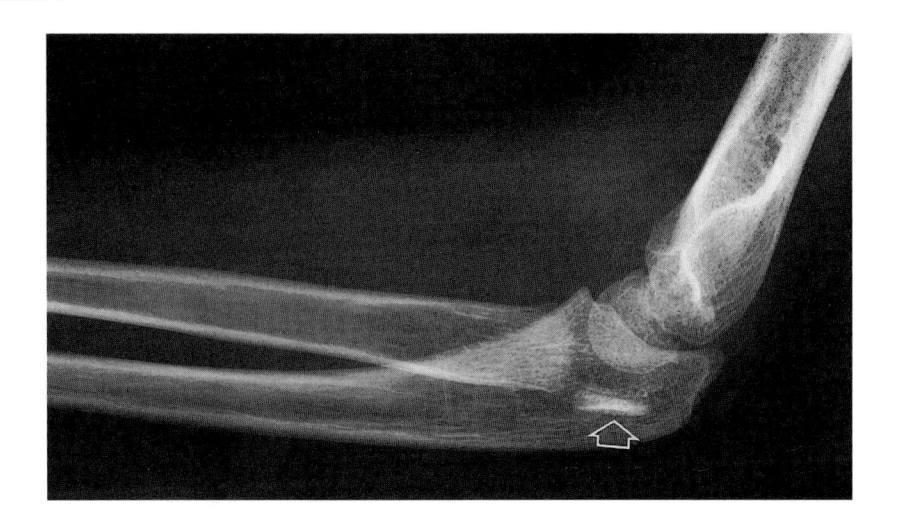

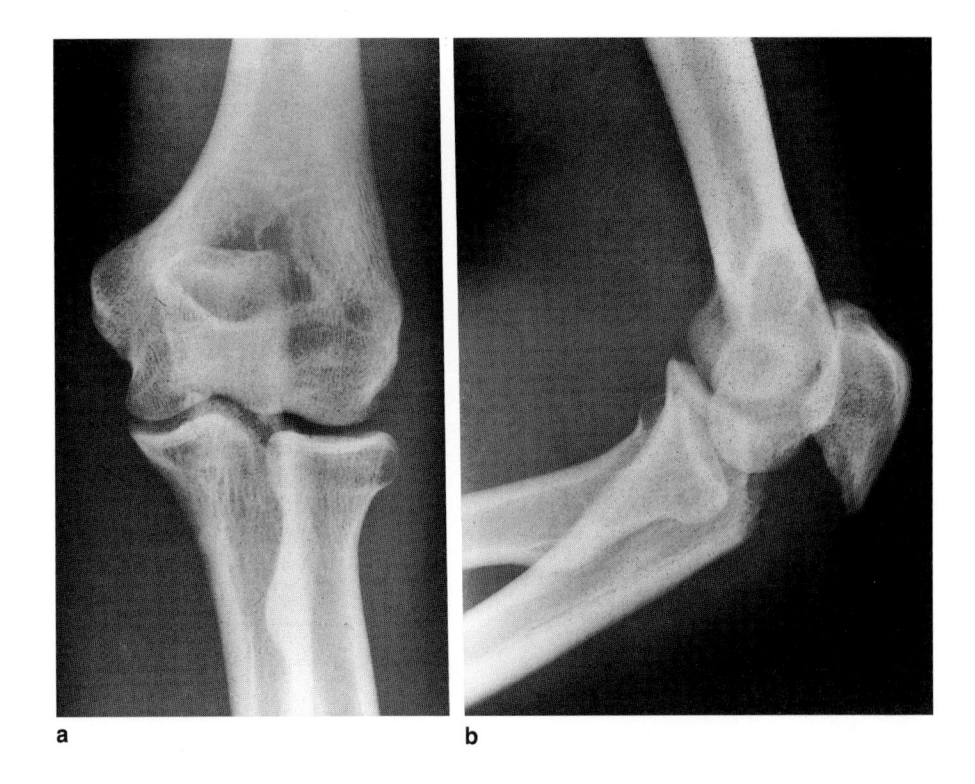

Abb. 21.**9c**

Abb. 21.10a–e Proximale Ulnafrakturen:
a u. **b** Typische Dislokation einer Olekranonfraktur durch Zug des M. triceps brachii im a.-p. (**a**) und seitlichen (**b**) Röntgenbild
c Olekranonfraktur mit Versetzung des gesamten Unterarmes nach ventral-proximal; zusätzlich besteht eine Ulnaschaftfraktur und ein Processus supracondylaris
d Proximale Ulna- und Radiushalsfraktur bei einem Kleinkind
e Olekranon-Apophyseolyse (→)

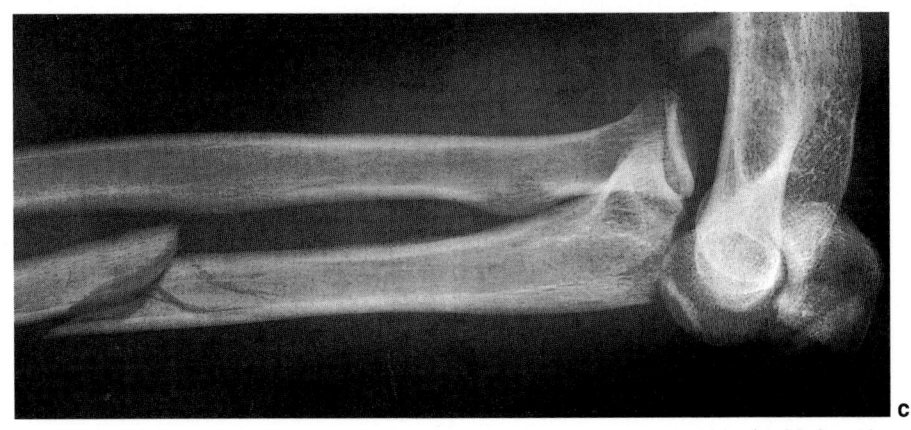

Abb. 21.**10d** u. **e** ▶

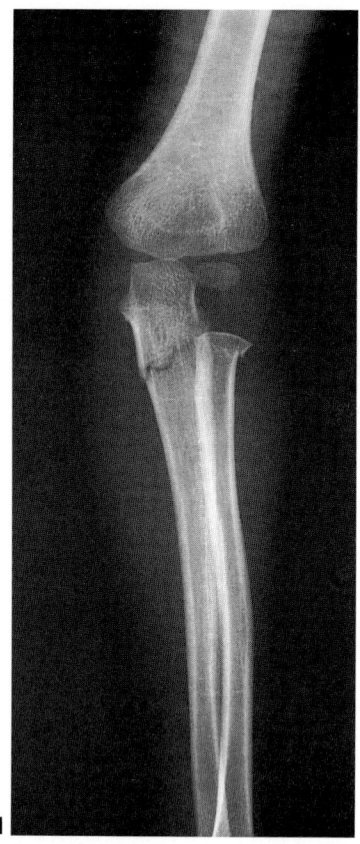

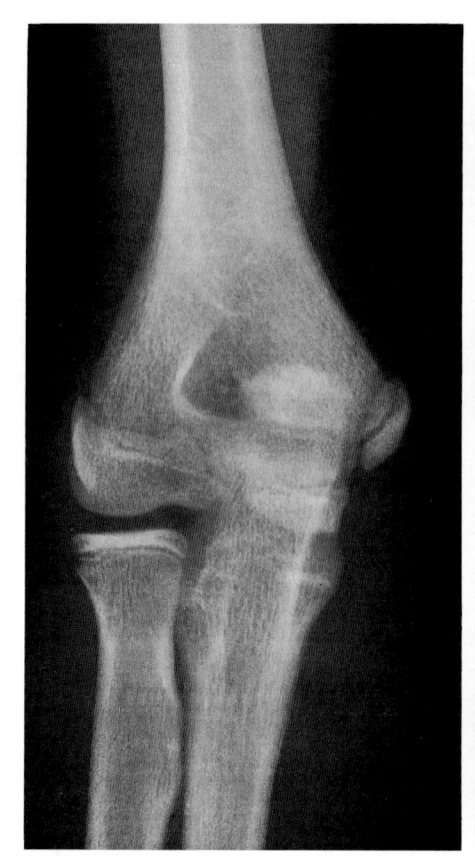

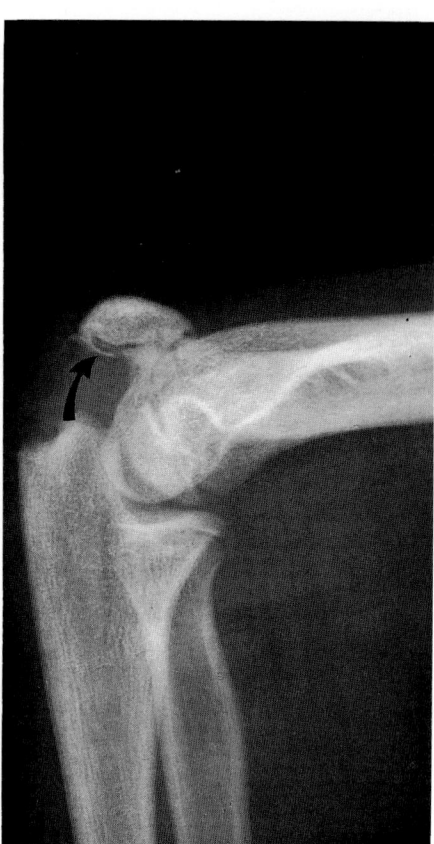

Abb. 21.**10 d** u. **e**

unterschiedliche Teile der Köpfchenzirkumferenz randständig abgebildet werden (s. oben).

Radiusköpfchen und -halsfrakturen sind häufige Begleitverletzungen bei distalen Radiusbrüchen sowie bei Ellenbogenluxationen. Die proximalen Radiusbrüche werden wiederum öfters von Verletzungen des Capitulum humeri begleitet (s. dort).

Häufige Begleitverletzungen von Radiushalsfrakturen im Kindesalter sind Olekranonbrüche (Abb. 21.**10d**), nach denen gezielt gesucht werden sollte (gleiches gilt für die Suche nach Radiushalsfrakturen bei kindlichen Olekranonverletzungen!).

Bei deutlicher Fragmentdislokation bereiten die Frakturen keine diagnostischen Probleme, nicht dislozierte Brüche werden oft nur auf Schrägaufnahmen erkannt. Einstauchungen des Radiushalses sind gelegentlich allein an einer Verwerfung der normalerweise konkaven Kontur des Radiushalses zu erkennen.

Bei den häufig nur gering oder wenig dislozierten Frakturen des Radiusköpfchens ist besonders auf ein positives Fettkörperzeichen zu achten.

Bei der Beurteilung der Brüche ist besonders wichtig, zu erfassen, wieviel der normalen Köpfchengelenkfläche noch Beziehung zum Capitulum humeri hat bzw. wie ausgeprägt die Abkippung des Radiusköpfchens nach distal ist.

Kommt es zur vollständigen Zertrümmerung des Radiusköpfchens, so kann sich der Radius nach proximal verschieben, und so zu einer Subluxation im distalen Radio-Ulnar-Gelenk führen (sogenannte *Essex-Lopresti-Fraktur*), wonach bei entsprechenden Befunden gezielt gesucht werden sollte.

Die gelegentlich auftretende Radiusköpfchen-Epiphyseolyse (Abb. 21.**9b** u. **c**) bildet eine Ausnahme im Vergleich mit den anderen Epi- bzw. Apophyseolysen im Ellenbogenbereich, da hierbei oft kein metaphysäres Knochenfragment mitabbricht (4, 11, 14, 15, 25, 35, 50).

Frakturen der proximalen Ulna

Olekranonbrüche entstehen entweder durch direkte Gewalteinwirkung oder indirekt beim Sturz auf den ausgestreckten Arm. Meist verläuft der Bruchspalt quer zur Ulnalängsachse; eine Fragmentdislokation, bedingt durch Trizepszug am proximalen Bruchstück, ist offensichtlich. Bei erhaltener Trizepsaponeurose bzw. nicht durchtrenntem Periost kann eine Dislokation fehlen. Bei einer Olekranonapophyseolyse reißt gewöhnlich ein Metaphysenfragment mit ab.

Bricht das Olekranon etwa auf Höhe des Humero-Radial-Gelenkes, so kann es zu einer Ventralverletzung des gesamten Unterarmes kommen (Monteggia-Fraktur im weiteren Sinne, s. unten); dabei kann das proximale Radio-Ulnar-Gelenk unversehrt bleiben.

Olekranonfrakturen sind insbesondere bei Dislokation im seitlichen Röntgenbild problemlos erkennbar (Abb. 21.**10a—e**). Schräg verlaufende Brüche erfordern zur Diagnose oft Schrägaufnahmen.

Um Apophyseolysen oder Grünholzfrakturen des Olekranons beim Kind nicht zu übersehen, sind gelegentlich Vergleichsaufnahmen mit der Gegenseite erforderlich. Dabei ist zu beachten, daß die Apophyse an der Spitze des Olekranons oft unregelmäßige Verknöcherungszentren aufweist, was nicht als Verletzung fehlinterpretiert werden darf (4, 14, 21, 24, 25, 31, 35).

Frakturen einer Patella cubiti

Die Patella cubiti ist ein gelegentlich zu beobachtendes Sesambein in der Trizepssehne, das meist bilateral gefunden wird, und nicht als Olekranonspitzenabriß fehlinterpretiert werden darf. Als Rarität wurde ein Bruch einer Patella cubiti berichtet (45).

Frakturen des Processus coronoideus

Isolierte Brüche des Processus coronoideus, z. B. als Abrißfraktur durch Zug des hier ansetzenden M. brachialis, sind selten. Meist handelt es sich um Begleitverletzungen bei Ellenbogenluxationen. Die Frakturen entstehen dann entweder ebenfalls durch Zug des M. brachialis oder durch Anstemmen des Processus coronoideus an die Trochlea. Oft findet sich dann eine gleichzeitige Verletzung des Radiusköpfchens.

Freie Gelenkkörper nach Reposition einer Ellenbogenluxation sind am häufigsten Fragmente des Processus coronoideus!

Brüche des Processus coronoideus sind meist bereits auf der seitlichen Übersichtsaufnahme zu erkennen oder zu vermuten, im Zweifelsfall ist eine 45-Grad-Schrägaufnahme, eventuell auch eine konventionelle seitliche Tomographie erforderlich (4, 13, 14, 27, 29, 31) (Abb. 21.**11a** u. **b**).

Monteggia-Fraktur

Die Kombination einer proximalen Ulnafraktur mit einer Radiusköpfchenluxation wird als Monteggia-Fraktur bezeichnet. Die häufigste Form der Monteggia-Fraktur (s. unten) entsteht typischerweise durch direkte Gewalteinwirkung auf die Ulna als sogenannte Parierfraktur (einwirkende Gewalt, z. B. ein Schlag, wird durch den hochgehobenen Arm abgefangen).

Der Ellenbruch ist gewöhnlich einfach zu diagnostizieren (Abb. 21.**12a** u. **b**). Um die begleitende Radiusluxation nicht zu übersehen, sollte man sich stets vor Augen halten, daß eine Ulnafraktur mit deutlicher Achsenknickbildung oder ausgeprägter Dislocatio ad longitudinem nur möglich ist, wenn entweder eine begleitende Radiusfraktur oder eine Sprengung eines Radio-Ulnar-Gelenkes vorliegt.

Bei Kindern reicht eine Ulnagrünholzfraktur oder eventuell auch eine sogenannte Bending- oder Bowing fracture (eine plastische Verformung) der Ulna, um zu einer Luxation im proximalen Radio-Ulnar-Gelenk zu führen.

Bei einer Monteggia-Fraktur luxiert der Radius am häufigsten nach ventral bei ventral-konvexem Achsenknick der Ulna, selten erfolgen Luxation bzw. Achsenknickung nach dorsal oder gar lateral. Auf die Radiusluxation weist eine Veränderung des Verlaufs der Radius-Kapitulum-Achse hin (3, 4, 31, 42)!

Anmerkung: Neben der Monteggia-Fraktur soll noch der Begriff *Monteggia-Schaden* erwähnt werden; darunter fallen der Monteggia-Fraktur ähnliche Verletzungen, wie z. B. die Kombination einer distalen Olekranonfraktur mit einer Radiushals- oder -köpfchenfraktur oder mit einer Radiusköpfchen-Epiphyseolyse. Zur Abgrenzung ist wichtig, daß bei der eigentlichen Monteggia-Fraktur das proximale Radio-Ulnar-Gelenk stets verletzt ist.

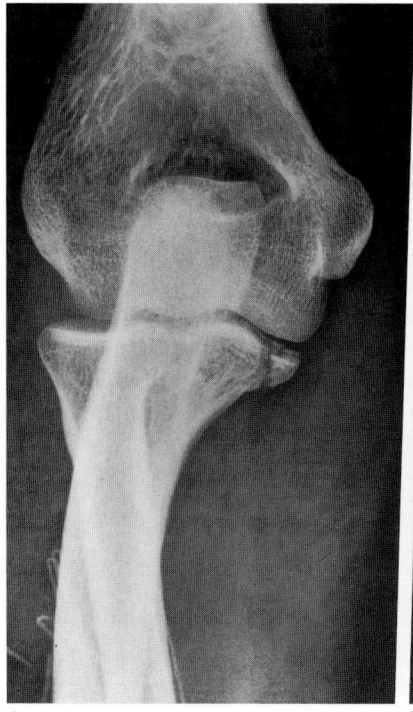

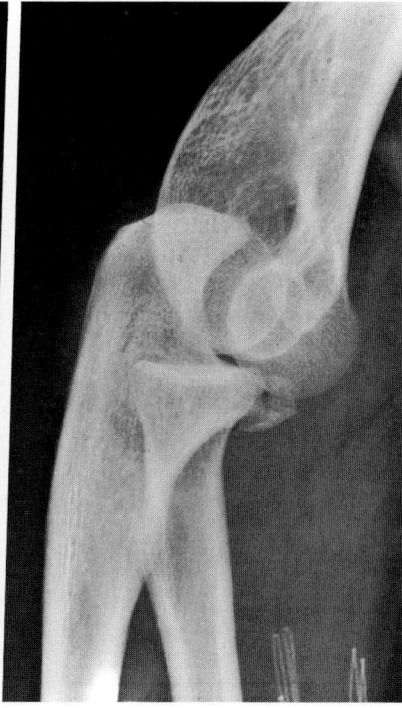

Abb. 21.**11a** u. **b** Fraktur des Processus coronoideus an der ulnaren Basis (**a**) sowie an der Spitze (**b**)

a   b

346 Spezielle Traumatologie

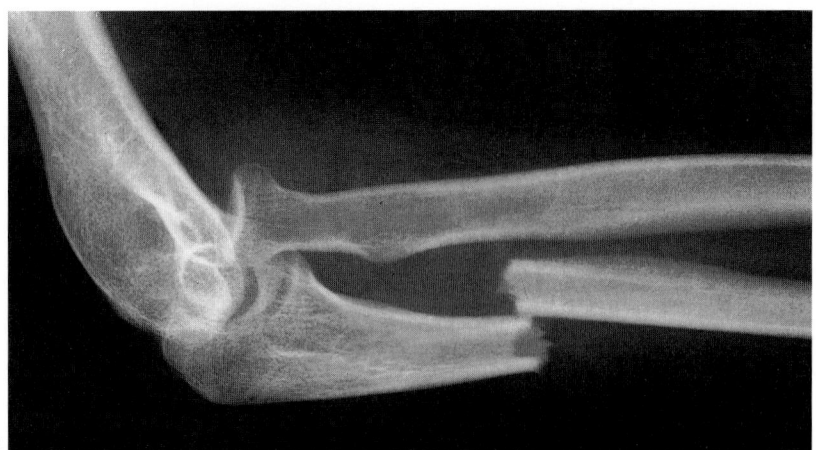

Abb. 21.**12a** u. **b** Monteggia-Fraktur mit Dislokation des luxierten Radius nach ventral (**a**) bzw. dorsal (**b**)

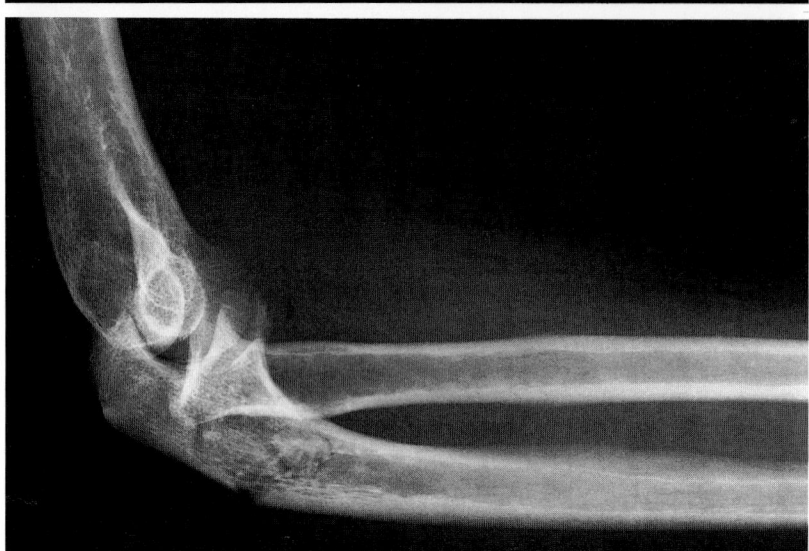

Besonderheiten bei Verletzungen des Ellenbogengelenkes im Kindesalter

Die Beurteilung von Röntgenbildern des kindlichen Ellenbogengelenkes erfordert Kenntnis über Aussehen und zeitliches Auftreten der Knochenkerne, eine orientierende Übersicht gibt Tab. 21.**1** und auch Abb. 21.**13a** u. **b**. Bei Beurteilungsschwierigkeiten hilft im Einzelfall meist der Vergleich mit der Gegenseite.

Als Besonderheit von Epi- bzw. Apophyseolysen im Ellenbogenbereich ist zu erwähnen, daß reine Epi- bzw. Apophysiolysen selten sind; in den meisten Fällen wird ein metaphysäres Knochenfragment mitabgetrennt, das diagnostisch richtungsweisend sein kann (8, 18, 24)!

Im folgenden sollen einige typische, überwiegend im Kindesalter auftretende Verletzungen der Ellenbogenregion besprochen werden.

Subluxation des Radiusköpfchens/ Pronation douloreuse Chassaignac

Die Verletzung entsteht durch plötzlichen Zug an der Hand, der Radius wird dabei etwas unter dem Lig. anulare herausgezogen und kann nicht vollständig zurückschlüpfen (ähnlich wie bei einer Dose, die man aus einer eng anliegenden Plastiktüte kurz ein Stück herauszieht und dann wieder hineinschiebt – die Plastiktüte verfängt sich am Dosenrand). Typischerweise wird bei der Subluxation des Radiusköpfchens der Unterarm in leichter Pronationsstellung gehalten (Pronation doloreux!). Gele-

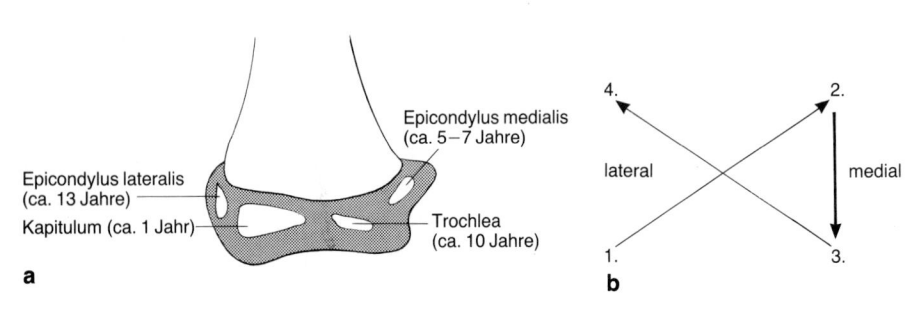

Abb. 21.**13a** u. **b** Durchschnittliches Erscheinungsalter der Knochenkerne des distalen Humerus (**a**); schematische Darstellung der Reihenfolge des Erscheinens (**b**) (nach Brodeur u. Mitarb.)

Tabelle 21.1 Knochenkern-Entwicklung im Ellenbogenbereich

Knochenkern	Zeitpunkt des Auftretens (Jahre)	Bemerkungen
Capitulum humeri	1 (0,5–3)	physiologischerweise evtl. etwas zerklüftet; im Seitbild oft „weit" vorn; verschmilzt später mit dem lateralen Epikondylus und einige Zeit danach mit der Trochlea (s. unten)
Epicondylus medialis	6 (4,5–8,5)	verschmilzt als letzter Kern (bis ca. 18–19 Jahre)
Trochlea	10 (7,5–12,5)	normalerweise krümelig-scholliges Aussehen (evtl. auf a.-p. Aufnahmen noch durch Überlagerung von Olekranonkernen verstärkt; verschmilzt mit den bereits vereinigten Kernen von Capitulum humeri und Epicondylus lateralis (ca. 14–17 Jahre)
Epicondylus lateralis	13 (10,5–15,5)	steht oft weit vom Humerus ab; gelegentlich zweigeteilt; existiert nur kurze Zeit (ca. 1–1,5 Jahre) als isolierter Kern, verschmilzt dann mit Capitulum humeri (s. oben)
Capitulum radii	6 (2,5–8,5)	tellerförmig; Verschmelzung mit Radiusschaft mit ca. 18 Jahren
Olekranon	10 (7–12)	entsteht aus 1, 2 oder 3 Kernen; die Verschmelzung beginnt volarseits, bleibt evtl. unvollständig mit resultierender dorsaler, partieller Fugenpersistenz

gentlich erfolgt die Therapie (Supination des Unterarmes) bereits bei der klinischen Untersuchung oder bei der Positionierung des Arms zur Röntgenuntersuchung.

Radiologisch ist in der Regel kein pathologischer Befund (mehr?) zu erheben, wenn auch durch die Bandinterposition eine im Seitenvergleich erkennbare Distanzierung von Radiuskopf und Capitulum humeri denkbar wäre.

Ab einem Alter von etwa 5–6 Jahren ist das Lig. anulare radii fest am Radiusköpfchen verankert, so daß die Verletzung bei älteren Kindern nicht mehr beobachtet wird (34).

Suprakondyläre Humerusfraktur

Die suprakondyläre Humerusfraktur ist mit etwa 60% aller Knochenverletzungen im Ellenbogenbereich bei Heranwachsenden der häufigste Knochenbruch dieser Region. Nach Pathomechanik und Bruchverlauf unterscheidet man den häufigen *Extensiontyp* (ca. 99% der suprakondylären Frakturen im Kindesalter) vom seltenen *Flexionstyp*. Tritt – was selten ist – eine suprakondyläre Fraktur einmal beim Erwachsenen auf, so handelt es sich meist um einen Flexionsbruch.

Bei der Extensionsfraktur verläuft der Bruchspalt von ventral-distal nach dorsal-proximal mit einer Dorsalversetzung des distalen Fragmentes. Dabei kann die distale ventrale Metaphysenspitze neurovaskuläre Verletzungen verursachen. Bruchverlauf und Dislokation sind bei den Flexionsbrüchen entsprechend umgekehrt.

Wenn die Fraktur durch die Fossa olecrani bzw. coronoidea und damit quer über die Kondylen verläuft, handelt es sich eigentlich um einen transkondylären oder diakondylären Bruch; eine gesonderte Abgrenzung dieser auch als „tiefe suprakondyläre Fraktur" bezeichneten Bruchform erfolgt jedoch nur inkonstant (s. dort).

Bis zu 25% aller suprakondylären Frakturen sind Grünholzbrüche, bei denen eine Frakturlinie unter Umständen nur auf Schrägaufnahmen erkennbar ist. Oft weist nur eine Verlagerung der ventralen Humeruslängsachse (s. oben) bzw. ein positives Fettkörperzeichen auf die Verletzung hin. Ist die Gelenkkapsel zerrissen, was bei größerer Fragmentdislokation praktisch immer der Fall ist, so kann das Fettkörperzeichen negativ sein, da die Gelenkflüssigkeit in die Weichteile ausläuft. In diesen Fällen besteht oft eine deutliche Weichteilschwellung dorsal im Ellenbogenbereich (4, 6, 8, 10, 14, 21, 22, 24, 29, 39, 47, 48).

Das seitliche Röntgenbild zeigt etwaige Verschiebungen des distalen Fragmentes nach ventral oder dorsal sowie entsprechende Abkippungen (Abb. 21.**14a–d**). Bei der Beurteilung der a.-p. Aufnahme hilft die Orientierungsgerade (s. oben): Ist der von ihr und der Humeruslängsachse gebildete Winkel größer als die Norm, so liegt eine vermehrte Varisierung vor. Umgekehrtes gilt entsprechend für die seltenere Valgisierung. Seitliche Verschiebungen können bei tiefen Frakturen an der Versetzung der im Röntgenbild stark kontrastgebenden Umrandung der Fossa olecrani erkannt werden, was insbesondere bei Stellungskontrollen mit Gipsüberlagerung eine diagnostische Hilfe sein kann.

Während sich Seitenverschiebungen während des Wachstums in gewissen Grenzen ausgleichen, bleiben

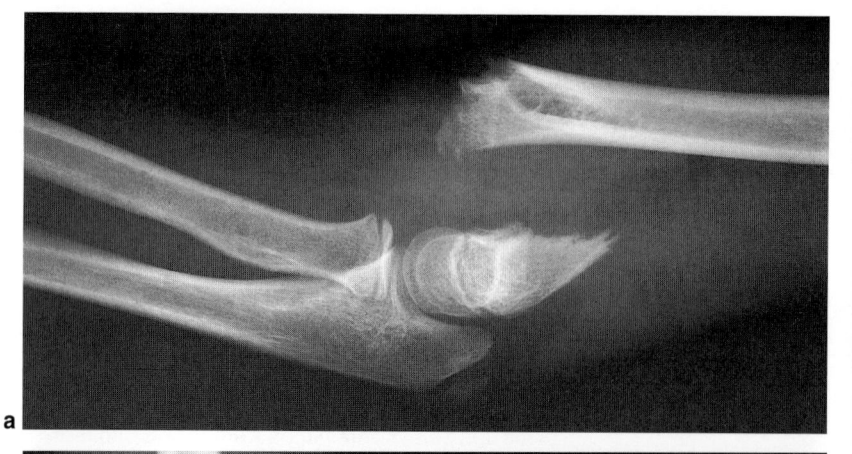

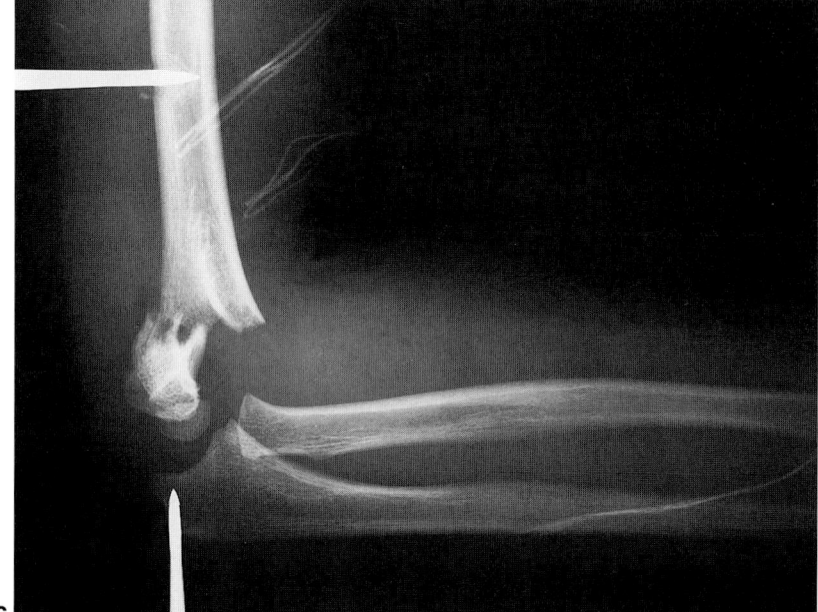

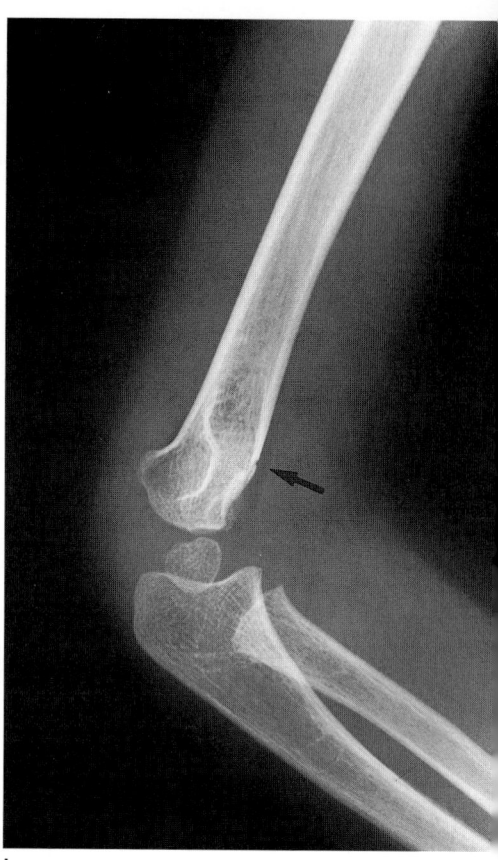

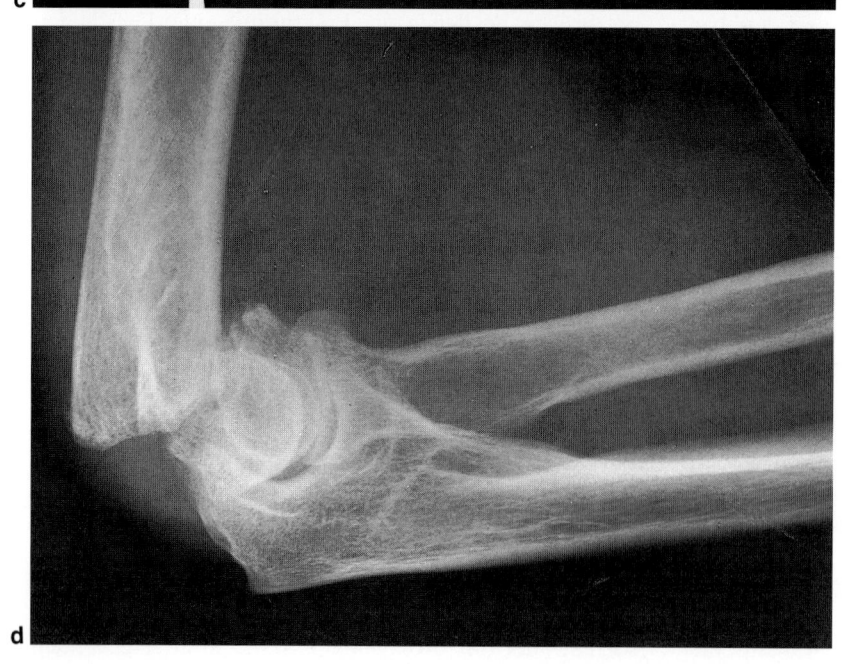

Abb. 21.14a–d
a Typische suprakondyläre Humerus-Extensionsfraktur mit deutlicher Dislokation nach dorsal und proximal
b Suprakondyläre Extensionsfraktur mit nur geringer Abkippung nach dorsal und kleiner Kortikalisstufe ventral (→)
c Suprakondyläre Humerusfraktur versorgt nach v. Ekkesparre. Der deutliche Kalibersprung zwischen proximalem und distalem Fragment sowie die ventrale „Nasenbildung" (s. Text) durch das proximale Fragment weisen auf den Rotationsfehler hin
d Tiefe suprakondyläre (transkondyläre) Humerus-Flexionsfraktur bei einem älteren Erwachsenen

Rotationsfehler bestehen und müssen daher primär vermieden werden. Bei der Suche nach einem Rotationsfehler ist folgende Überlegung hilfreich:

Da der distale Humerus in Frontal- und Sagittalebene unterschiedlich breit ist, muß bei Verdrehung der Bruchstücke gegeneinander zwangsläufig ein Kalibersprung resultieren, wodurch auf der seitlichen Aufnahme fast stets eine mehr oder weniger große „Nasenbildung" an der ventralen distalen Humeruskontur entsteht (nicht zu verwechseln mit einem Processus supracondylaris, der bei ca. 1% der Normalbevölkerung als Variante beobachtet wird, s. oben). Die „Nase" wird in der Regel durch den prominenten ulnaren suprakondylären Abschnitt des außenrotierten Humerus verursacht (Abb. 21.**14c**).

Wichtige mögliche Folgeschäden einer suprakondylären Humerusfraktur sind

- eine ischämische Volkmannsche Kontraktur (Kompression der A. brachialis),
- Achsenfehlstellungen, typischerweise als Cubitus varus (resultieren auch durch Drehfehler!), und
- Nervenschädigungen, insbesondere des N. medianus (4, 14, 21, 22, 48).

Differentialdiagnose: In der Regel ist die suprakondyläre Fraktur offensichtlich und bereitet keine differentialdiagnostischen Schwierigkeiten, abzugrenzen sind im Einzelfall jedoch:

- eine Fraktur des radialen Kondylus (s. unten),
- eine komplette Epiphysenlösung am distalen Humerus (meist bei Kindern unter 3 Jahren (s. dort).

Frakturen des radialen Kondylus

Etwa 15% aller Frakturen im Ellenbogenbereich bei Kindern und Heranwachsenden sind Brüche des Condylus radialis, die auch als sogenannte Kochersche Fraktur bezeichnet werden. Am häufigsten sind sie bei etwa 5- bis 10jährigen Jungen. Die Fraktur entsteht durch Sturz auf den gestreckten Arm mit dem Unterarm in Supinationsstellung. Die Bruchlinie erstreckt sich meist durch die Metaphyse des lateralen Kondylus hin zur Incisura trochleae, gelegentlich auch einmal hinüber zum Kapitulum.

Durch die am lateralen Kondylusbereich ansetzenden Unterarmextensoren kommt es oft zu einer Verlagerung der Fragmente nach distal sowie einer Rotation des Bruchstückes, im Extremfall mit nach außen weisender Bruchfläche.

Dislozierte Brüche werden oft problemlos erkannt (Abb. 21.**15a** u. **b**). Eine deutliche Unterbrechung der Radius-Kapitulum-Achse (s. dort) weist auf eine etwaige Dislokation hin. Die Diagnose einer dislozierten Condylus-radialis-Fraktur kann allerdings auch schwierig sein, nämlich dann, wenn das abgebrochene Fragment größtenteils aus Knorpel besteht; unter Umständen stellt sich in diesen Fällen nur das Capitulum humeri dar. Eine sichtbare metaphysäre Knochenschale hat hier entscheidende Bedeutung, da sie auf die ausgedehntere Verletzung hinweist.

Nicht dislozierte Frakturen werden oft erst auf Schrägaufnahmen erkannt und erfordern kurzfristige Verlaufskontrollen, um eine sekundäre Dislokation rechtzeitig zu erfassen.

Nicht nur bei operativer Reposition und Spickdrahtfixation, die heute bei dislozierten Frakturen obligat ist, sondern auch bei konservativer Therapie müssen kurzfristige Röntgenkontrollen durchgeführt werden, um neben einer Verschiebung eine ausbleibende knöcherne Durchbauung der stark *Pseudarthrose*-gefährdeten Condylus-radialis-Fraktur rechtzeitig zu erkennen! Nicht selten macht erst klinisch ein Cubitus valgus, Schmerzen oder eine spät auftretende Ulnarisschädigung (Zug am Nerven bei Valgusstellung!) auf diese Spätfolge aufmerksam.

Abb. 21.**15a** u. **b** Condylus-radialis-Frakturen:
a Condylus-radialis-Fraktur bei einem Kind mit Abbruch eines metaphysären Fragmentes und Dislokation nach distal
b Pseudarthrotisch verheilte Condylus-radialis-Fraktur versorgt durch zwei Zugschrauben. Beachte die Fischschwanzdeformität des distalen Humerus durch Schädigung der Wachstumsfuge im Bereich der radialen Trochlea (s. Text)

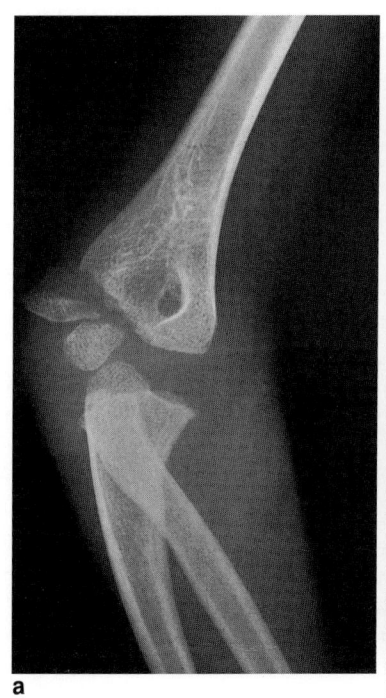

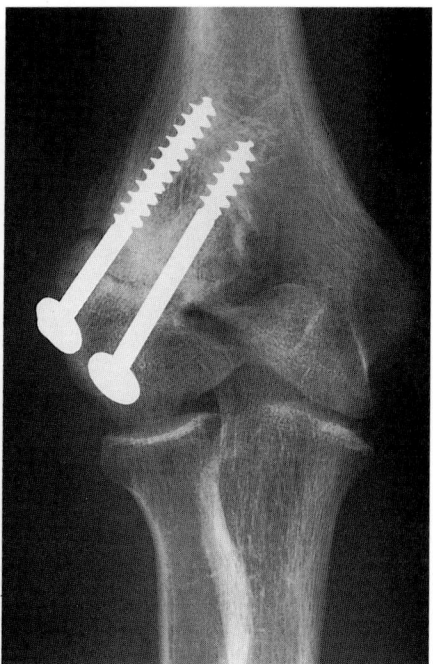

Als Folge der Verletzung kann der äußere distale Humerus im Wachstum zurückbleiben oder auch verstärkt wachsen. Nach Condylus-radialis-Frakturen (und gelegentlich nach tiefen suprakondylären Brüchen) kommt es durch Schädigung der Wachstumszone im Bereich der radialen Trochlea hier zu einem reduzierten Wachstum; es resultiert eine Verformung des distalen Humerus, die sogenannte *Fischschwanzdeformität* (4, 5, 14, 21, 24, 35, 46, 48) (Abb. 21.**15b**).

Frakturen des ulnaren Kondylus

Eine Fraktur des ulnaren Kondylus ist selten und bereitet beim Erwachsenen gewöhnlich keine diagnostischen Schwierigkeiten. Problematisch ist die Diagnose im Kindesalter insbesondere, wenn die Trochlea noch nicht ossifiziert ist. Ob ein kleines aus der Metaphyse ulnar ausgerissenes Knochenfragment in diesen Fällen Begleitverletzung eines Epicondylus-ulnaris-Abrisses oder einer Condylus-medialis-Fraktur ist, kann dann nicht entschieden werden (4, 14, 16, 29, 31, 35, 50).

Lösung der distalen Humerusepiphyse

Die Lösung der distalen Humerusepiphyse ist eine seltene Verletzung, die durch Sturz auf den ausgestreckten Arm, Zug am Arm sowie gelegentlich auch durch ein Trauma bei der Geburt entsteht. Neben einer ausgeprägten Weichteilschwellung im Ellenbogenbereich findet sich typischerweise eine Versetzung von Radius und Ulna nach medial/ulnar, was bei Luxationen selten ist und insbesondere im Kleinkindesalter stets an diesen Verletzungstyp denken lassen muß.

Die anatomische Beziehung zwischen Radius und Kapitulum (Radius-Kapitulum-Achse, s. oben) bleibt erhalten, was allerdings nur bei erkennbarem Verknöcherungszentrum im Capitulum humeri nativradiologisch beurteilt werden kann (Abb. 21.**16a** u. **b**). Ist der Kapitulumkern noch nicht erkennbar, so kann eine sichere radiologische Diagnose nicht gestellt werden! Man sollte sich aber vor Augen halten, daß die meisten Ellenbogenluxationen nach lateral/radial erfolgen.

Der Ausriß eines schalenförmigen Fragmentes aus der Humerusmetaphyse weist auch bei dieser Verletzung gelegentlich allein auf die Schwere des Traumas hin.

Bei der Abgrenzung der Epiphysenlösung gegen eine dislozierte Condylus-radialis-Fraktur ist zu beachten, daß bei letzterer die Radius-Kapitulum-Beziehung und die Radius-Kapitulum-Achse gestört ist (19, 33).

Frakturen des Epicondylus ulnaris

Epicondylus-ulnaris(sive: medialis)-Frakturen sind durch direktes Trauma möglich, häufiger ist jedoch indirekte Gewalteinwirkung verantwortlich. So finden sich Epicondylus-medialis-Abrisse, verursacht durch Valgusstreß, bei Stürzen oder als Begleitverletzung bei Ellenbogenluxationen. Der Abriß resultiert durch Zug des ulnaren Kollateralbandes, das sowohl an der Ulna als auch am medialen Epikondylus fixiert ist.

Im Kindesalter findet der Abriß, der etwa 10% der kindlichen Ellenbogenbrüche ausmacht, in der Regel durch die Epiphysenfuge als schwächste Stelle statt; oft brechen dabei kleinere metaphysäre Knochenfragmente mit ab.

Nach vollständiger Verschmelzung des Epikonduluskernes mit dem distalen Humerus, also etwa im Alter von über 20 Jahren, ist diese Verletzung dagegen selten (das Analogon dieser Verletzung im Erwachsenenalter ist die Ruptur des ulnaren Kollateralbandes).

Bei nicht dislozierten Brüchen weist im Röntgenbild gelegentlich nur eine im Seitenvergleich auffällige, umschriebene Weichteilschwellung auf die Verletzung hin.

Schrägaufnahmen geben oft genauere Auskunft über das Ausmaß einer Dislokation als die Übersichtsaufnahmen in den Standardprojektionen (Abb. 21.**17a–d**). Minimale Dislokationen sind oft nur durch eine Vergleichsuntersuchung der Gegenseite diagnostizierbar.

Durch die Flexor-Pronator-Muskulatur kommt es allerdings gewöhnlich zur Verlagerung des Epikondylus nach distal, eventuell sogar in den Gelenkspalt, im Extremfall in Begleitung des N. ulnaris. Ist der Epikondylus noch nicht verknöchert, so kann allein eine im Seitenvergleich unterschiedliche Gelenkspaltweite auf eine Interposition in das Gelenk hinweisen. Ein verknöcherter, in das Gelenk dislozierter Epikondylus in dieser Position kann als Trochlea fehlinterpretiert werden. Die Berücksichtigung des chronologischen Erscheinens der Knochenkerne im Ellenbogenbereich sowie die eindeu-

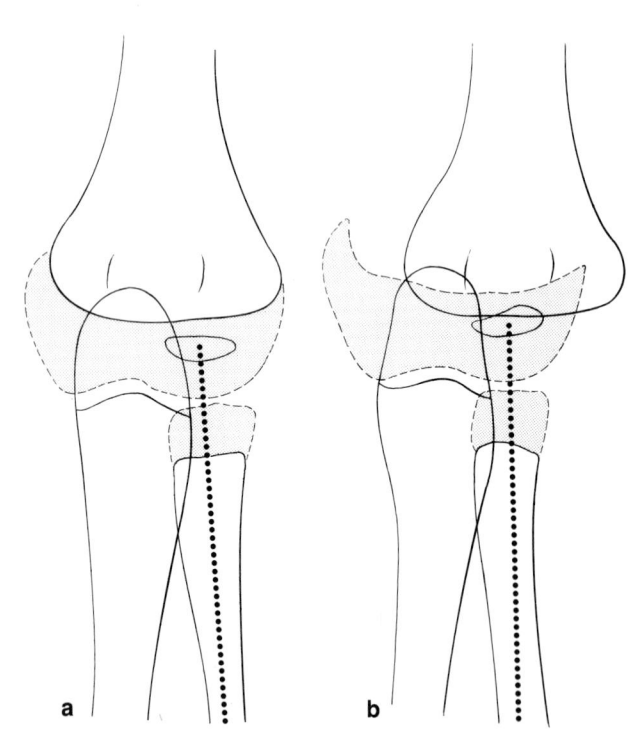

Abb. 21.**16a** u. **b** Schematische Darstellung einer kompletten Epiphysiolyse des distalen Humerus (**a** Normalbefund zum Vergleich). Die Radius-Kapitulum-Achse weist auf die erhaltenen Lagebeziehungen zwischen Radius und Kapitulum, die z. B. bei einer Luxation gestört wäre (s. Text) (nach Rogers u. Rockwood)

Abb. 21.17a–d
a u. b A.-p. (**a**) und seitliches (**b**) Röntgenbild eines Patienten mit Abriß des Epicondylus ulnaris (*), der in das Gelenk disloziert und zwischen Trochlea und Ulna interponiert ist
c u. d A.-p. (**c**) und seitliches (**d**) Röntgenbild eines Patienten mit einem ca. 1 cm dislozierten Abriß des Epicondylus ulnaris; beachte die ausgeprägte Weichteilschwellung in **c**

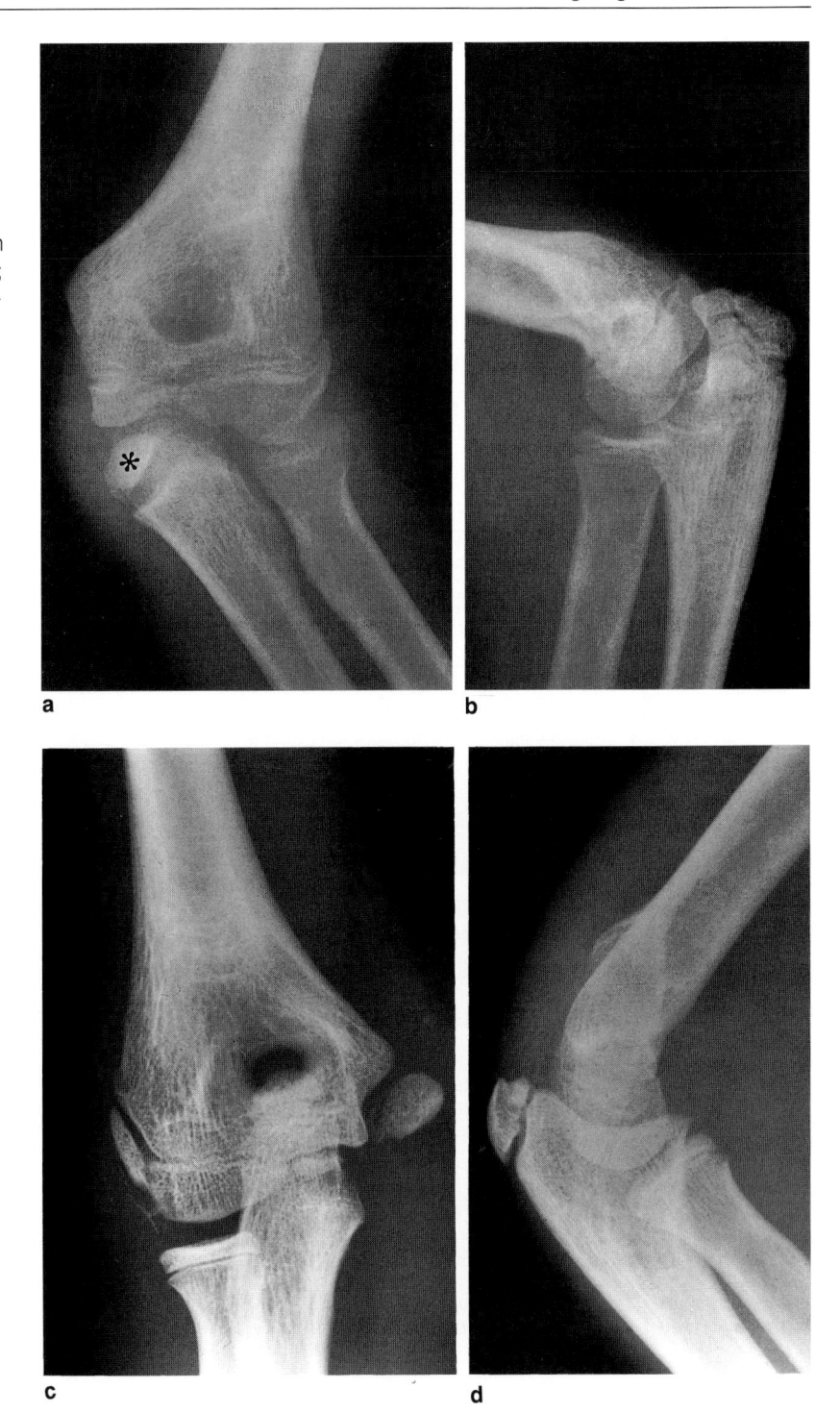

tige Identifizierung der einzelnen Skelettstrukturen, die stets vorgenommen werden sollte, bewahren vor dieser folgenschweren Fehleinschätzung.

Der abgerissene, dislozierte Epicondylus medialis verheilt meist pseudarthrotisch, ohne daß ein funktionell schlechteres Ergebnis als bei knöcherner Bindung resultiert.

Akute wie auch chronische Traumatisierung des medialen Epicondylus sind im amerikanischen Schrifttum als „little leaguer's elbow" bekannt: bei kindlichen Baseball-Spielern kommt es durch Belastung beim Werfen entweder zum akuten Abriß oder infolge chronischer Traumatisierung zur Fragmentierung, Vergrößerung und Aufrauhung des Kernes (9, 12, 13, 24, 40, 50).

Frakturen des Epicondylus radialis

Frakturen des Epicondylus radialis (sive: lateralis) sind seltener als solche des medialen Epikondylus. Die Ursache liegt in der geringeren Belastung durch die hier ansetzende Streckmuskulatur wie auch der geringeren Prominenz der Struktur, die vor direkten Traumen schützt.

Übersichtsaufnahmen in den Standardprojektionen, eventuell ergänzt um 45-Grad-Schrägaufnahmen, lassen die Fraktur meist erkennen. Im Kindesalter kann der normale schalenförmige Knochenkern des Epicondylus lateralis gelegentlich weit vom Humerus wegstehend imponieren, was vom unerfahrenen Beobachter gelegentlich als Verletzung fehlinterpretiert wird; hiervor bewahrt der Vergleich mit der Gegenseite (4, 14, 24, 29, 40).

Literatur

1 Achi, H.: Der Ellenbogenwinkel, seine Beziehungen zu Geschlecht, Körperbau und Hüftbreite. Acta anat. 3 (1947) 228
2 Alvarez, E., M. R. Patel, G. Nimberg, S. Pearlman: Fracture of the capitulum humeri. J. Bone Jt Surg. 57-A (1975) 1093
3 Bado, J. L.: The Monteggia Lesion. Clin. Orthop. 50 (1967) 71
4 Baumann, E.: Ellenbogen. In Nigst, v. H.: Spezielle Frakturen- und Luxationslehre, Bd. II/1. Thieme, Stuttgart 1965
5 Beck, E.: Brüche des radialen Oberarmcondylus bei Kindern. Arch. orthop. Unfallchir. 60 (1966) 340
6 Bledsoe, R. C., J. L. Izenstark: Displacement of fat pads in disease and injury of the elbow. A new radiographic sign. Radiology 73 (1959) 717
7 Bohrer, S. P.: The fat pad sign following elbow trauma. It's usefulness and reliability in suspecting "invisible" fractures. Clin. Radiol. 21 (1970) 90
8 Brodeur, A. E., M. J. Silberstein, E. R. Graviss: Radiology of the pediatric elbow. Hall Medical Publishers, Boston 1981
9 Brogdon, B. G., N. E. Crow: Little leaguer's elbow. Amer. J. Roentgenol. 83 (1960) 671
10 Burri, C., A. Rüter: Distale Humerusfrakturen. Akt. Traumatol. 8 (1978) 78
11 Cavlak, Y., H. Kindel: Irreponible isolierte Dislokation des Radiusköpfchens. Unfallchirurgie 10 (1984) 89
12 Chessare, J. W., L. F. Rogers, H. Whithe, M. O. Tachdjian: Injuries of the medial epicondylar ossification center of the humerus. Amer. J. Roentgenol. 129 (1977) 49
13 Ehalt, W.: Unfallchirurgie im Röntgenbilde. Maudrich, Wiesbaden 1952
14 Eppright, R. H., K. E. Wilkins: Fractures and dislocations of the elbow. In Rockwood, C. A. jr., D. P. Green: Fractures, Vol. I., Lippincott, Philadelphia 1975 (p. 487)
15 Essex-Lopresti, P.: Fractures of the radial head with distal radio-ulnar dislocation. J. Bone Jt Surg. 33-B (1951) 244
16 Fahey, J. F., E. T. O'Brien: Fracture separation of the medial humeral condyle in a child confused with fracture of the medial epicondyle. J. Bone Jt Surg. 53-A (1971) 1102
17 Ficat, R. P., J. Philippe: Contrast Arthrography of the Synovial Joints. Masson, New York 1981
18 Freyschmidt, J., D. Saure, G. Suren, R. Fritsch: Radiologische Diagnostik von Epiphysenverletzungen im Kindesalter. Röntgen-Bl. 30 (1977) 309
19 Kaplan, S. S., F. W. Reckling: Fracture separation of the lower humeral epiphysis with medial displacement. J. Bone Jt Surg. 53-A (1971) 1105
20 Keiser, D. v.: Ellbogen. In Diethelm, L., u.a.: Handbuch der medizinischen Radiologie, Bd. IV/2. Springer, Berlin 1968
21 Keyl, W.: Ellenbogenfrakturen im Kindesalter. Mschr. Unfallheilk. 76 (1973) 261
22 Laer, L. von, B. Herzog, L. Jani: Der Rotationsfehler nach suprakondylären Humerusfrakturen im Kindesalter. Sein Einfluß auf die Entstehung des Cubitus varus oder valgus. Häufigkeit, Prognose, Therapie. Orthop. Prax. 2 (1977) 138
23 Müller, H. A., H. Schild: Zur Diagnostik und Therapie der Capitulum humeri-Frakturen. Unfallchirurgie 9 (1983) 59
24 Müller, H. A., H. Schild, P. Kirschner: Zur Diagnostik und Therapie der knöchernen Ellenbogenverletzungen am wachsenden Skelett. Unfallchirurgie 8 (1982) 205
25 Müller, M E., M. Allgöwer, R. Schneider, H. Willenegger: Manual der Osteosynthese, 2. Aufl. Springer, Berlin 1977
26 Ozonoff, M. D.: Pediatric Orthopedic Radiology. Saunders, Philadelphia 1979
27 Poigenfürst, J.: Röntgenologische Veränderungen nach Ellenbogenverrenkungen. Klin. Med. 21 (1966) 216
28 Poigenfürst, J., M. Iselin: Die anatomisch konstitutionellen Voraussetzungen der Ellenbogenverrenkungen. Mschr. Unfallheilk. 68 (1965) 57
29 Renné, J., S. Weller: Verrenkungen und Frakturen der oberen Extremitäten. In Rehn, J.: Unfallverletzungen bei Kindern. Springer, Berlin 1974
30 Riseborough, E. J., E. L. Radin: Intercondylar T-fractures of the humerus in the adult. J. Bone Jt Surg. 51-A (1969) 130
31 Rogers, L. F.: Radiology of Skeletal Trauma, Vol. II. Churchill Livingstone, New York 1982
32 Rogers, L. F., D. W. McEwan: Changes due to trauma in the fat plane overlying the supinator muscle: a radiologic sign. Radiology 92 (1969) 954
33 Rogers, L. F., C. A. Rockwood jr.: Separation of the entire distal humeral epiphysis. Radiology 106 (1973) 393
34 Salter, R. B., C. Zaltz: Anatomic investigations of the mechanism of injury and pathologic anatomy of "pulled elbow" in young children. Clin. Orthop. 77 (1971) 134
35 Schild, H., H. A. Müller: Knöcherne Verletzungen der Ellenbogenregion bei Jugendlichen und Erwachsenen. Röntgen-Bl. 34 (1981) 72
36 Schild, H., H. A. Müller, G. Schreiber: Das Halbmondzeichen bei distaler Humerusfraktur. Röntgen-Bl. 34 (1981) 417
37 Schild, H., H. A. Müller, P. Dale. P. Kirschner: Besondere Frakturen des Capitulum humeri. Röntgen-Bl. 34 (1981) 109
38 Schild, H., H. A. Müller, H. Wagner, W. Bätz: Betrachtungen zur sog. „Radius-Capitulum-Achse". Fortschr. Röntgenstr. 136 (1982) 177
39 Schink, W.: Die Fractura supracondylica humeri und die ischämische Kontraktur im Kindesalter. Chirurg 39 (1968) 417
40 Schumacher, G., W. Stein: Die Verletzungen des Epicondylus radialis und ulnaris humeri. Orthop. Prax. 2 (1984) 82
41 Schunk, K., M. Grossholz, H. Schild: Der Supinatorfettkörper bei Frakturen des Ellbogengelenkes. Fortschr. Röntgenstr. 150 (1989) 294
42 Schweikert, C.-H., H.-D. Strube: Verletzungen des Olekranon sowie die Monteggia-Frakturen. Akt. Traumatol. 8 (1978) 10
43 Smith, F. M.: Children's elbow injuries: fractures and dislocations. Clin. Orthop. 50 (1967) 30
44 Thompson, H. C. III., A. Garcia: Myositis ossificans: Aftermath of elbow injuries. Clin. Orthop. 50 (1967) 129
45 VanDenmark, R. E., T. R. Anderson: Fractured patella cubiti: report of a case with pathologic findings. Clin. Orthop. 53 (1967) 131
46 Wadsworth, T. G., M. Ch. Orth: Injuries of the capitular (lateral humeral condylar) epiphysis. Clin. Orthop. 85 (1972) 127
47 Watson-Jones, R.: Fractures and Joint Injuries, Vol. II, 5 ed. Churchill Livingstone, Edinburgh 1976
48 Weber, B. G.: Frakturheilung am ausgereiften und am wachsenden Skelett. In Weber, B. G., Ch. Brunner, F. Freuler: Die Frakturbehandlungen bei Kindern und Jugendlichen. Springer, Berlin 1978
49 Yousefzadeh, D. K., J. H. Jackson jr.: Lipohemarthrosis of the elbow joint. Radiology 128 (1978) 643
50 Zanelle, F. E.: Kindliche Ellenbogen- und Unterarmverletzungen. Röntgen-Bl. 37 (1984) 111

22 Hand

R. Benning, J. Rudigier und J. Degreif

Verletzungen der Hand sind nicht nur wegen ihrer Häufigkeit von großer sozialmedizinischer Bedeutung, sondern auch wegen der durch sie verursachten vorübergehenden oder endgültigen Funktionsbeeinträchtigungen. Eine frühe und exakte Diagnose aller auftretenden Verletzungsformen beeinflußt den Therapieverlauf erheblich.

Anatomische Vorbemerkungen

Die Hand läßt sich in die Bereiche *Handwurzel (Karpus)*, *Mittelhand* und *Finger* untergliedern.

Handwurzel: Die Handwurzel setzt sich aus acht Handwurzelknochen zusammen, die in einer proximalen und einer distalen Reihe parallel zueinander angeordnet sind. Sie sind Bestandteil des sogenannten *Handgelenks*, welches man funktionell-anatomisch in zwei Untereinheiten aufteilt:

- Das *Radiokarpalgelenk* (der proximale Gelenkteil) ist der Form nach ein Ellipsoidgelenk (44) und wird aus dem distalen Radius, ergänzt durch den ulnarseitigen Discus articularis als Gelenkpfanne, und dem Verbund aus Os scaphoideum, Os lunatum und Os triquetrum als Gelenkkopf gebildet (Abb. 22.1). Der vierte Handwurzelknochen der proximalen Reihe, das Os pisiforme, ist in den Gelenkkörper nicht miteinbezogen und fungiert als Sesambein für den M. flexor carpi ulnaris.
- Das *Mediokarpalgelenk* (der distale Gelenkteil) liegt zwischen den beiden Reihen der Handwurzelknochen (Abb. 22.1) und ist als „verzahntes Scharniergelenk" aufzufassen (44). Die Gelenkpfanne bilden das Os scaphoideum, Os lunatum und Os triquetrum, den Gelenkkopf hauptsächlich das Os capitatum und Os hamatum, radialseitig ergänzt durch das Os trapezium und Os trapezoideum.

Die Gleitbewegungen der drei zwischen Radio- und Mediokarpalgelenk gelegenen proximalen Handwurzelknochen sind passiv, da an ihnen keine Muskeln ansetzen. Somit entspricht das proximale und distale Gelenk einem *funktionell einheitlichen Gelenk* (Abb. 22.1).

Die wesentlichen *Bandverbindungen des Handgelenks* sind intrakapsulär bzw. als Verstärkungszüge der Gelenkkapsel angelegt. Generell sind die volaren Bänder stärker und straffer ausgebildet als die dorsalen. Die interkarpalen Bänder sind in der proximalen Reihe locker und mit breitem Bewegungsspielraum ausgelegt, während in der

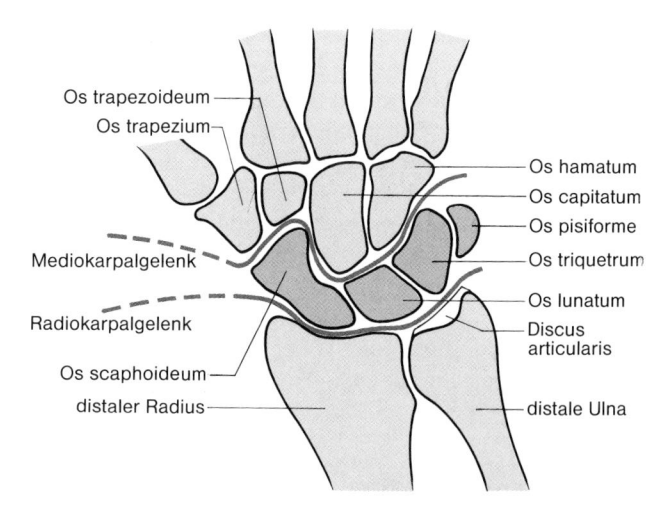

Abb. 22.1 Schema zur funktionellen Anatomie der Handwurzel: Die Gleitbewegungen der drei zwischen Radio- und Mediokarpalgelenk gelegenen Handwurzelknochen erfolgen passiv, da an ihnen keine Muskeln ansetzen. Das Os pisiforme ist nicht in den Gelenkkörper mit einbezogen, es fungiert als Sesambein für den M. flexor carpi ulnaris

distalen Reihe straffe interkarpale Faserzüge Bewegungen gegeneinander fast nicht zulassen.

Die an den *Karpometakarpalgelenken* des II.–V. Strahls beteiligten Knochen sind durch straffe Kapseln und Bänder sehr fest miteinander verbunden, so daß diese funktionell zu Amphiarthrosen werden (44).

Eine Sonderstellung nimmt das als Sattelgelenk ausgebildete, einen großen Bewegungsumfang in zwei Freiheitsgraden ermöglichende Karpometakarpalgelenk des Daumens ein.

Mittelhand und Finger: Die langen *Mittelhandknochen* werden ebenso wie die Fingerknochen in Basis, Schaft und Köpfchen unterteilt. Sie beschreiben zusammen – im Querschnitt betrachtet – einen palmarkonkaven Bogen, dessen am weitesten dorsal gelegener Punkt das Os metacarpale III darstellt (bedeutend für die richtige Einschätzung von Luxationen und Luxationsfrakturen).

Die *Grundgelenke* der Finger II–V sind eingeschränkte Kugelgelenke und können in allen Ebenen Bewegungen ausführen. Die Bewegungsrichtung der *Fingermittel-* und *Endgelenke* wird ebenso wie die des Daumengrundgelenkes durch kräftige Kollateralbandzüge auf eine Ebene eingeschränkt, weiterhin sind die Gelenkkapseln palmar knorpelig verstärkt, um eine übermäßige Extension zu verhindern.

Handwurzel

Radiologische Diagnostik

Radiologische Standarddiagnostik

Die sehr häufig erforderliche konventionelle Röntgendiagnostik der Handwurzel läßt in einer Vielzahl der Fälle schon aufgrund der beiden Standardprojektionen die Diagnosestellung zu. Oft muß jedoch die radiologische Nativdiagnostik stufenweise durch weitere Einstellungen ergänzt werden, wobei die Kenntnis des Verletzungsmusters und des Unfallhergangs hilft, unnötige Aufnahmen zu vermeiden. In Einzelfällen ist eine Arthrographie oder die Anwendung von Schnittbildverfahren erforderlich.

Um das Informationsangebot einer konventionellen Röntgenaufnahme der Handwurzel voll auszuschöpfen, sind sowohl eine präzise Einstellung als auch eine hohe Detailauflösung notwendig. Letzteres wird durch feinzeichnende Verstärkerfolien und die Anwendung einer relativ weichen Röhrenspannung erreicht. Da diese Strahlenqualität durch die Weichteile stark absorbiert wird, muß auf Strahlenschutzmaßnahmen besonderer Wert gelegt werden.

Dorsovolare Projektion

Durchführung: Da aufgrund der komplexen Anatomie der Handwurzel eine überlagerungsfreie Darstellung aller Handwurzelknochen und aller dazugehörigen Gelenkspalten nicht möglich ist, existiert eine Vielzahl von in Nuancen voneinander abweichenden Einstellungsvorschlägen für diese Röntgenaufnahme (13, 23, 36, 49). Ihnen allen ist folgendes gemeinsam: Da es in den meisten Fällen auf die Beurteilung des Kahnbeins ankommt, wird zur möglichst längengerechten Abbildung des Os scaphoideum eine leichte Dorsalflektion im Handgelenk

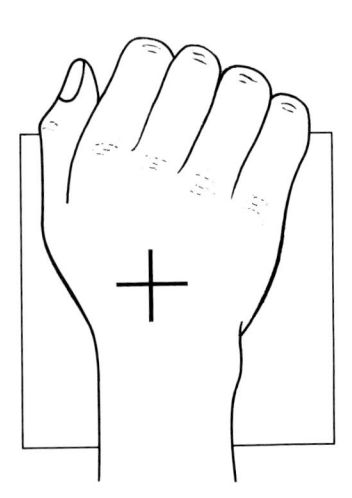

Abb. 22.**2** Dorsovolare Projektion des Handgelenks: Die Fingerbeugung in den Mittel- und Endgelenken bewirkt eine leichte Dorsalflektion der Handwurzel

angestrebt, indem die Mittelhand nicht dem Film aufliegt. Dies kann alleine durch entspannte Haltung des Handgelenks erreicht werden, besser jedoch durch Fingerbeugung in den Mittel- und Endgelenken (49) (Abb. 22.**2**). Der Fußpunkt des Zentralstrahles ist auf die Mitte der Handwurzel (Os lunatum/Os capitatum) gerichtet.

Aussage: Mit dieser Technik werden die frakturgefährdetsten Handwurzelregionen am besten dargestellt (Abb. 22.**3a**). Legt man die volare Mittelhand dagegen der Filmkassette plan an, erhält man eine überlagerungsfreie Darstellung der distalen ulnarseitigen Anteile des Karpus mit einer überlagerungsfreien Projektion der Gelenkflächen zwischen Os capitatum, Os hamatum und Os triquetrum, muß allerdings eine deutliche Verkürzung des

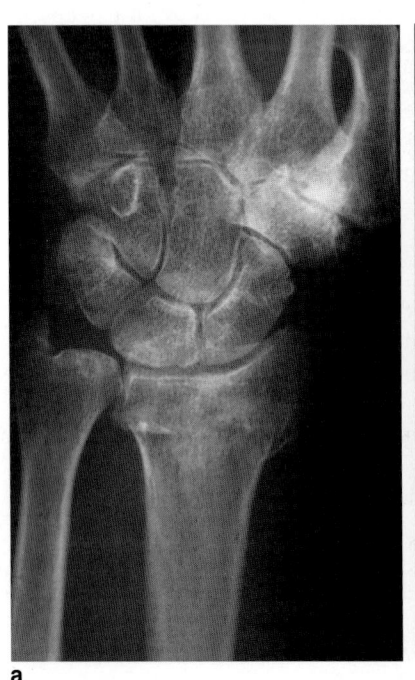

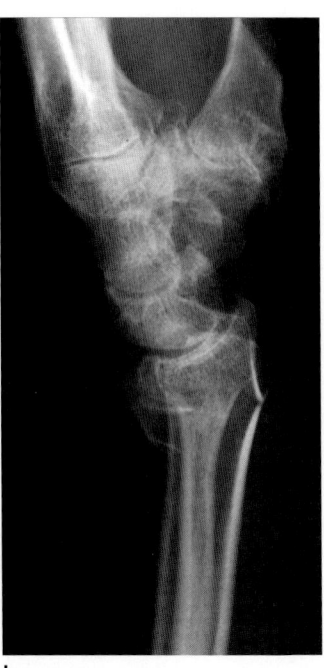

Abb. 22.**3a** u. **b** Distale Radiusextensionsfraktur nach Sturz auf die rechte ausgestreckte Hand. Abriß des Processus styloideus ulnae. Keine Beteiligung der radiokarpalen Gelenkfläche. Dorsal- und Radialkippung sowie Einstauchung des distalen Fragmentes. Zusatzbefund: Ausgeprägte Rhizarthrose:
a Dorsovolare Übersichtsaufnahme
b Seitliche (radioulnare) Übersichtsaufnahme

Kahnbeins und der angrenzenden Gelenkspalten in Kauf nehmen.

Soll der Gelenkwinkel des Radiokarpalgelenkes vermessen werden (Abb. 22.**4a–d**), muß der distale Radius mindestens bis zum metadiaphysären Übergang mitabgebildet sein, um die Radiuslängsachse zu erfassen. Meschan (23) empfiehlt den Winkel zwischen der Radiuslängsachse und der Verbindungsebene beider Styloidfortsätze (Abb. 22.**4a–d**), während Greenspan hingegen eine Tangente zwischen Griffelfortsatzspitze und ulnarem

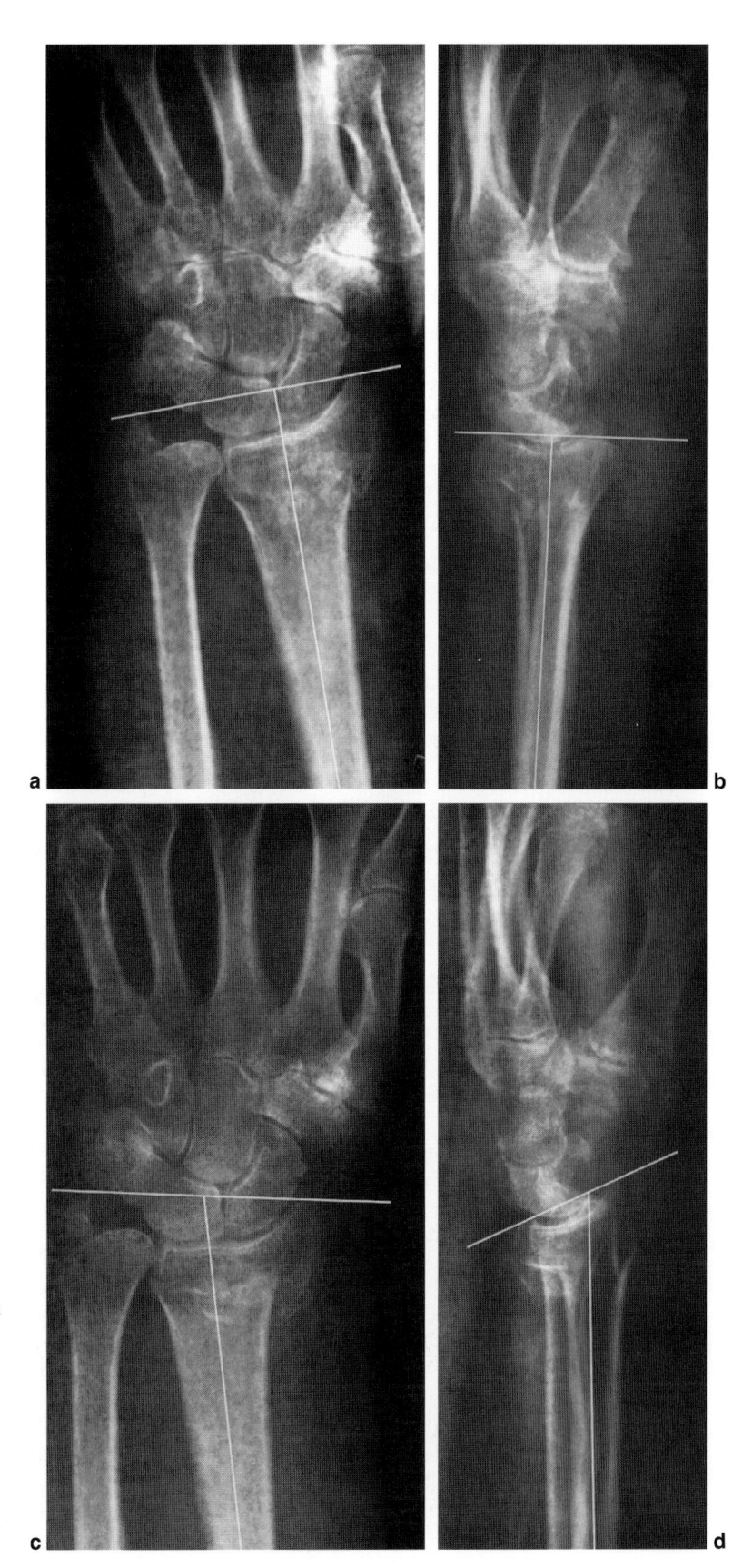

Abb. 22.**4a–d** Dieselbe Patientin, wie in Abb. 23.**3a** u. **b** dargestellt: Verlaufskontrolle im Gips nach konservativer Behandlung einer distalen Radiusfraktur mit Abriß des Processus styloideus ulnae:

a u. **b** Die Kontrolle nach Reposition dokumentiert einen weitgehend anatomiegerechten Fragmentstand

c u. **d** Deutliche Zunahme der Radial- und Dorsalkippung der distalen Radiusgelenkfläche durch erneutes Abrutschen des Fragmentes (Erläuterung zu den eingezeichneten Hilfslinien s. Text)

Radiuseck bevorzugt (10). Beide Methoden weisen eine durch anatomische Varianten bedingte erhebliche Streubreite auf, so daß die absolute Erfassung einer frakturbedingten Dislokation immer den Vergleich mit der Gegenseite erfordert.

Seitliche (radioulnare) Projektion

Durchführung: Hierbei wird die Hand mit ihrer ulnarseitigen Kante bei gestrecktem Handgelenk und Fingern entspannt senkrecht zur Filmebene auf die Kassette gelegt und wiederum auf die proximale Handwurzelreihe zentriert, wofür die Tabatière einen Anhaltspunkt bietet (13, 36, 49).

Aussage: Da sich bei der exakt eingestellten Aufnahme jeweils die Ossa metacarpalia II–V, die proximale und die distale Handwurzelknochenreihe sowie der Radius und die Ulna genau überdecken (Abb. 22.**3b** und 22.**4b**) ist diese Projektion nur eingeschränkt zur direkten Erkennung eines Bruchspaltes geeignet. Ihre wesentliche Aussagestärke liegt jedoch in der Darstellung traumatisch bedingter Fehlstellungen oder Luxationen, zu deren Erkennung sich eine Reihe von Hilfslinien (Abb. 22.**4a–d**–22.**6a, b**) anbieten:

– Der radiokarpale Gelenkwinkel (Abb. 22.**4b** u. **d**) in der Seitebene dient zur Einschätzung der Fehlstellung einer frischen oder ausgeheilten distalen Radiusfraktur.
– Grobe Abweichungen von der radiokarpometakarpalen Kolinearität (s. Legende zu Abb. 22.**5a–c**) weisen auf eine Lunatumdislokation oder eine karpale Instabilität hin (1, 11, 34).
– Abweichungen des skapholunären Winkels (s. Legende zu Abb. 22.**6a** u. **b**; weiterhin Abb. 22.**13b**) weisen auf eine Bandzerreißung (Dissoziation) zwischen Kahn- und Mondbein hin (11, 34, 43).

Kahnbeinzielaufnahmen

Das Os scaphoideum ist aufgrund seiner interkarpal stabilisierenden Funktion der frakturgefährdetste Handwurzelknochen. Der Bruchspalt kann aufgrund der anatomischen Lage des Os scaphoideum innerhalb des Karpus und aufgrund des Frakturverlaufs (Abb. 22.**22**) in den Übersichtsaufnahmen unter Umständen nicht zu erkennen sein. Bei entsprechendem klinischen Befund – Unfallhergang, Druckschmerz in der Tabatiere – sind deshalb gezielte Aufnahmen des Kahnbeins erforderlich, zumal eine nicht erkannte Fraktur eine hohe Tendenz zur Pseudarthrosenbildung zeigt (vgl. S. 368).

Durchführung: Es empfehlen sich zu den dorsovolaren und seitlichen Übersichtsaufnahmen folgende zusätzliche Einstellungen (sogenannte Kahnbeinserie) (20):
– eine auf die Tabatiere zentrierte Einstellung bei zur Faust geschlossener Hand im dorsovolaren Strahlengang (Abb. 22.**7a**):
– eine vergleichbare Einstellung bei zur Faust geschlossener Hand im dorsovolaren Strahlengang mit dem Unterschied, daß zusätzlich die Hand ulnar abduziert wird (Abb. 22.**7b**)

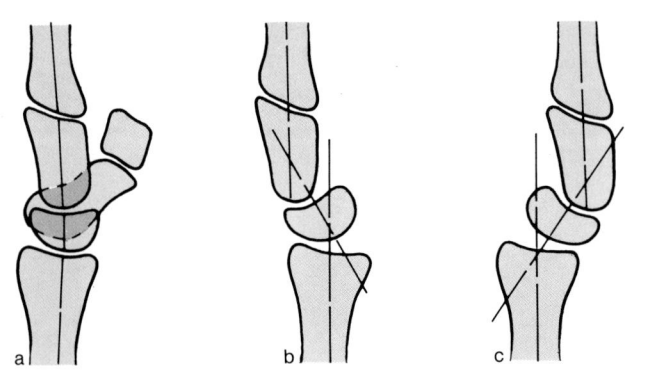

Abb. 22.**5a–c** Radiokarpometakarpale Kolinearität (nach Gilula u. Weeks):
a Normalerweise sind die Längsachse des Radius, die Lunatumachse, die Kapitatumlängsachse und die Längsachse des Metakarpale III annähernd kolinear, wobei geringfügige Abweichungen noch als physiologisch erachtet werden
b u. **c** Gröbere Unterbrechungen oder bajonettartiges Abknicken weisen auf eine karpale Instabilität mit Volar- oder Palmarflexion der Lunatumachse, gegebenenfalls auch auf eine vollständige Luxation hin

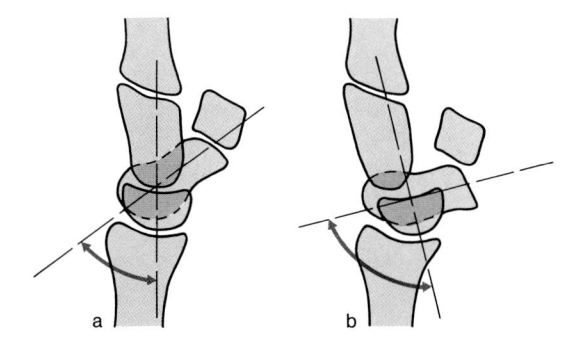

Abb. 22.**6a u. b** Der skapholunäre Winkel, gemessen zwischen der Längsachse des Skaphoids und der Lunatumachse, beträgt durchschnittlich 46 Grad und variiert von 30–60 Grad. Eine Vergrößerung des Winkels auf über 70 Grad weist auf eine interkarpale Dislokation mit Dorsalverkippung der distalen Lunatumgelenkfläche und Palmarflexion des Skaphoids hin. Eine Verkleinerung auf unter 30 Grad ist ein Zeichen für eine umgekehrte Dislokation des Mondbeins (nach Gilula u. Weeks)

– eine auf das Skaphoid zentrierte Schrägaufnahme, wobei das Handgelenk radialseitig etwa 20 Grad „angehoben" und die Hand ulnar abduziert wird, sogenannte „Schreibfederstellung" (Abb. 22.**7c**),
– eine volodorsale Schrägaufnahme bei hyperproniertem Unterarm (Abb. 22.**7d**).

Aussage: Der Unterschied der beiden erstgenannten Projektionen im Vergleich zur Übersichtsaufnahme liegt in der Zentrierung und einer größeren dorsalen Flexion des Handgelenks durch kompletten Faustschluß. Durch die Ulnarabduktion (Abb. 22.**8b**) wird der proximale Anteil des Os scaphoideum freiprojiziert, und es soll eine Verbreiterung des Bruchspalts erzielt werden. Mit der „Schreibfederstellung" erreicht man eine überlagerungsfreie Darstellung des Köpfchens und der Tuberositas (Abb. 22.**8c**).

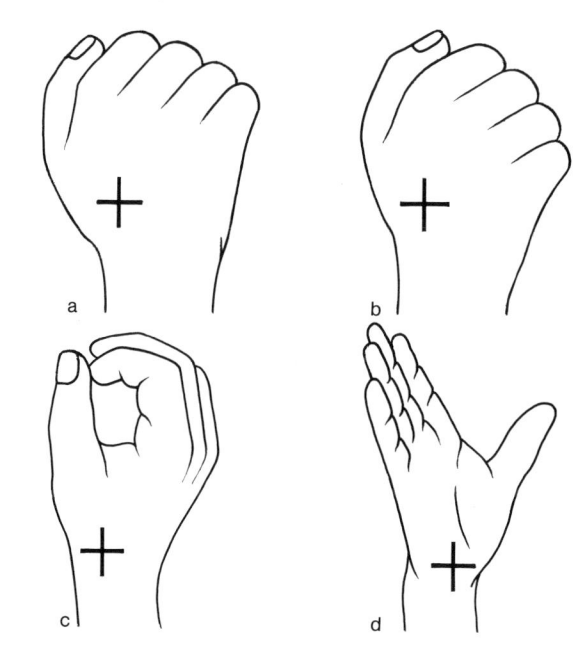

Abb. 22.**7a–d** Kahnbeinserie, Erläuterungen s. Text

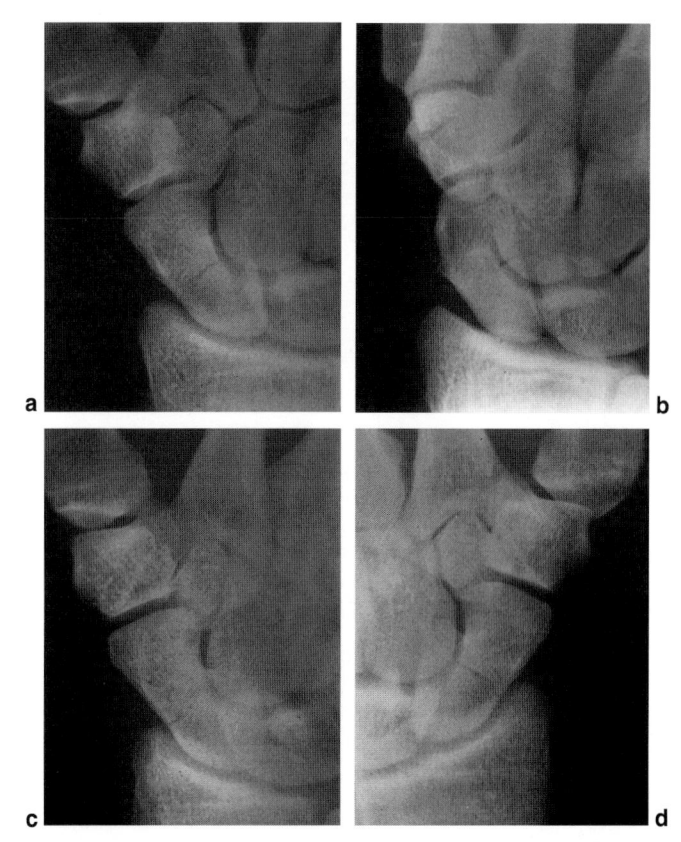

Abb. 22.**8a–d** Frische Kahnbein-Querfraktur im mittleren Drittel:
a A.-p. Projektion in Faustschluß
b A.-p. Projektion in Faustschluß und Ulnarabduktion
c Schreibfederstellung
d Hyperpronationsaufnahme

Sollte sich bei der Erstuntersuchung immer noch kein Frakturpalt zeigen, jedoch eindeutige klinische Anzeichen für eine Kahnbeinfraktur vorliegen, empfiehlt es sich, einen Kahnbeingips anzulegen und die Röntgenuntersuchung nach 10 Tagen zu wiederholen, da aufgrund der bis dahin eingetretenen Resorptionsvorgänge an den Frakturrändern ein Bruchspalt erst dann sichtbar wird. Weiterhin sei auf das zu diesem Zeitpunkt aussagekräftige Knochenszintigramm verwiesen (s. auch Abschnitt „Szintigraphie").

Andere Projektionen

Zu den selten angewandten und speziellen Fragestellungen vorbehaltenen Projektionstechniken zählen unterschiedliche Schrägaufnahmen des Handgelenks, welche zur verbesserten Darstellung weiterer Handwurzelknochen dienen, weiterhin die tangentiale Darstellung des Karpaltunnels.

Schrägaufnahmen der Handwurzel

Durchführung: Hierzu existieren eine Vielzahl von Einstellungsvorschlägen (13, 20, 23, 49), wobei jeweils die Winkelstellung des Handgelenks zur Filmebene in Abhängigkeit der interessierenden Handwurzelknochen unterschiedlich ist. Besonders eignen sich folgende Einstellungen (20):

– eine um ca. 15 Grad nach volar gedrehte (d. h. pronierte) seitliche radioulnare Aufnahme,
– eine seitliche radioulnare Aufnahme in 10- bis 30-Grad-Supination.

Aussage: In der erstgenannten Projektion wird die Dorsalseite des Os triquetrum freiprojiziert, die bei Frakturen am häufigsten betroffen ist. Ferner erhält man eine weitgehend überlagerungsfreie Darstellung des Os trapezium (Abb. 22.**9**).

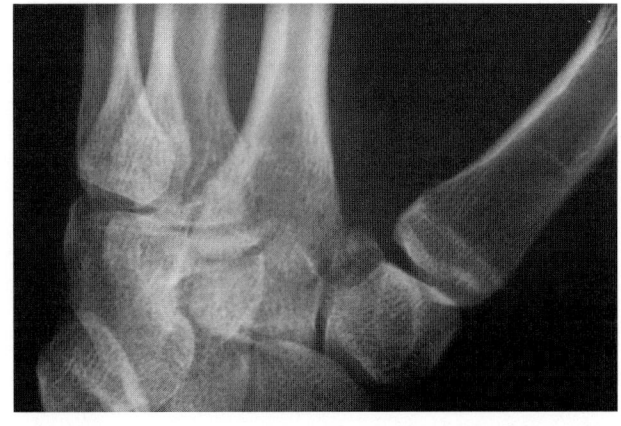

Abb. 22.**9** Schräg-seitliche radioulnare Aufnahme des linken Handgelenkes in ca. 15-Grad-Pronation: Trapeziumfraktur mit Gelenkbeteiligung

358 Spezielle Traumatologie

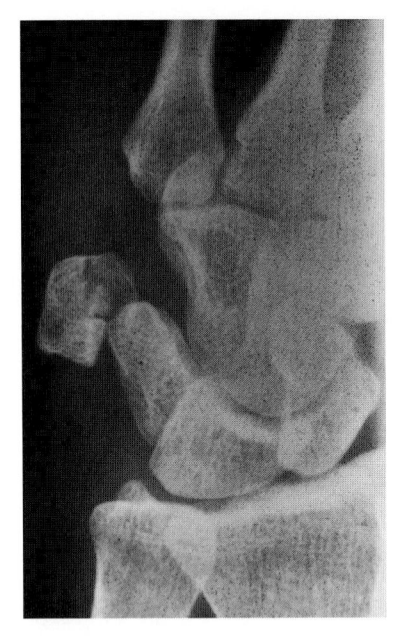

Abb. 22.**10** Seitliche radioulnare Aufnahme des rechten Handgelenkes in leicht supinierter Projektion: Überlagerungsfreie Darstellung des frakturierten Erbsenbeins

Mit der leicht supinierten Darstellung gelingt eine überlagerungsfreie Abbildung des Os pisiforme und Beurteilung des Gelenkspaltes zum Os triquetrum (Abb. 22.**10**).

Karpaltunnelaufnahme

Durchführung: Zur tangentialen Abbildung des Karpalgewölbes eignen sich zwei gleichwertige Einstellungstechniken (13, 36):

– Zur Darstellung des Karpaltunnels im distal-proximalen Strahlengang wird bei mit der Beugeseite flach auf dem Untersuchungstisch aufliegendem Unterarm die Mittelhand durch einen Bandzug vom Patienten selbst maximal dorsal flektiert (Abb. 22.**11a**). Der Zentralstrahl ist in einem Einfallswinkel von etwa 45 Grad zur Tischebene tangential auf die Mitte der Palmarseite des Karpus gerichtet (13, 36).

– Gelegentlich wird eine maximale Dorsalflektion im Handgelenk leichter erzielt, indem der Patient die Hohlhand auf die Kassette auflegt und den Unterarm möglichst weit senkrecht zur Filmebene aufrichtet (Abb. 22.**11b**). Der Zentralstrahl ist dann von proximal nach distal (ebenfalls im Winkel von 45 Grad zur Tischebene) auf die Palmarseite des Karpus gerichtet (13, 36).

Aussage: Die Karpaltunnelaufnahme dient zur Darstellung des gesamten Handwurzelkanals im axialen Strahlengang. Insbesondere beurteilbar sind des Hamulus des Os hamatum und das volare Tuberkulum des Os trapezium (Abb. 22.**11c**), die auf allen anderen Aufnahmen nur ungenügend erfaßt sind. Zudem ist auch eine überlagerungsfreie Abbildung des Os pisiforme zu erzielen.

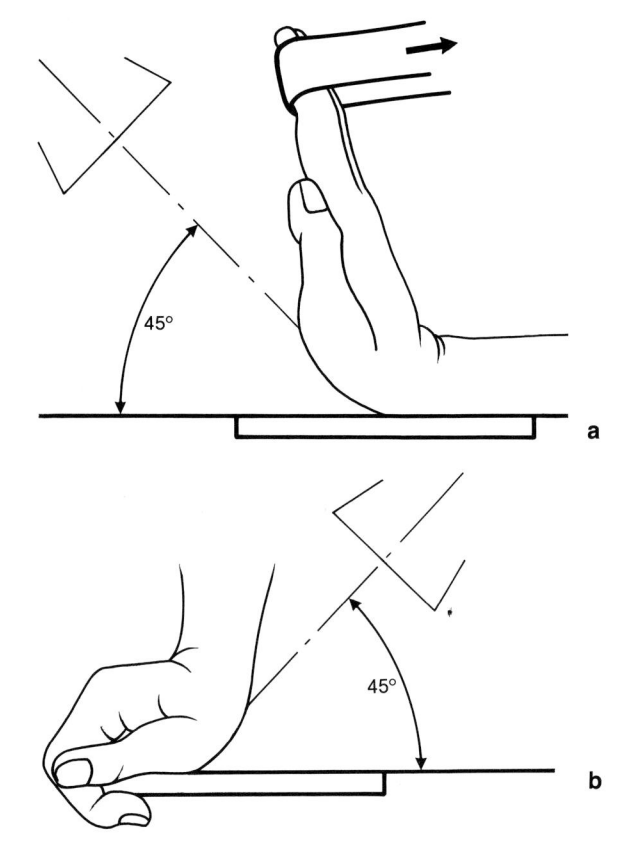

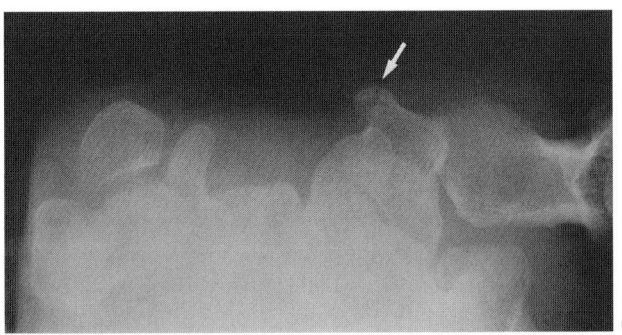

Abb. 22.**11a–c** Karpaltunnelaufnahme
a u. b Anfertigung der Karpaltunnelaufnahme (nach Meuli)
c Fraktur des volaren Tuberkel des Os trapezium (Pfeil)

Funktions- und Streßaufnahmen

Frakturen und Luxationen im Handwurzelbereich (Abb. 22.**12**) können zur Zerreißung radiokarpaler, interkarpaler oder karpometakarpaler Bandstrukturen führen, die oft eine ligamentäre Insuffizienz und somit eine Instabilität des Handgelenks zur Folge haben. Hierbei sind die Achsenverhältnisse zwischen Radius, den Handwurzelknochen untereinander und den Mittelhandknochen in unterschiedlicher Weise gestört (vgl. auch Abb. 22.**5a–c** und 22.**6a, b**). Oft zeigen sich erhebliche Fehlstellungen bis hin zu Luxationen jedoch erst unter Funktionsbedingungen. Zum Nachweis sind zahlreiche radiologische Methoden beschrieben (1, 11, 34, 43), deren gemeinsames Prinzip der Seitenvergleich einer endgradigen Bewegungsstellung der miteinander artikulierenden Skelettanteile im Röntgenbild ist.

Durchführung: Demzufolge wird bei Verdacht auf eine karpale Instabilität jeweils eine Aufnahme sowohl in maximaler Radial- und Ulnarabduktion (im d.-v. Strahlengang) als auch in maximaler Volar- und Dorsalflektion (im seitlichen Strahlengang) beider Handgelenke empfohlen.

Aussage: Der Vergleich der Winkel zwischen den radiographischen Achsen (s. S. 358 und Abb. 22.**5a–c** sowie 22.**6a, b**) von Radius, Os lunatum, Os capitatum und Os metacarpale III bzw. zwischen Os scaphoideum und Os lunatum erbringt die Diagnose, vorausgesetzt die Gegenseite zeigt normale Verhältnisse.

Eine typische posttraumatische Bandinsuffizienz ist die skapholunäre Dissoziation, deren Ursache vor allem die Zerreißung des Lig. scapholunare ist. Während der voll ausgeprägte Zustand bereits auf den Übersichtsaufnahmen (Abb. 22.**13a**) erkenntlich ist, tritt der typische Befund oft erst bei Funktionsaufnahmen unter maximaler Ulnarabduktion auf (10, 11). Bei intaktem Band darf sich die skapholunäre Gelenkspaltweite in Neutralstellung, Radial- und Ulnarabduktion nicht verändern und muß < 2 mm betragen.

Die Verdachtsdiagnose ist zwischen 2–4 mm erlaubt (Abb. 22.**14c**), eine sichere Läsion ist bei > 4 mm anzunehmen (1, 48). Zerreißen zusätzliche ventrale radiokarpale Bandzüge, kippt das Skaphoid nach volar („ring sign"; Vergrößerung des skapholunären Winkels), und es liegt das Vollbild der skapholunären Dissoziation mit Rotationssubluxation des Kahnbeins vor (48) (Abb. 22.**13a** u. **b**).

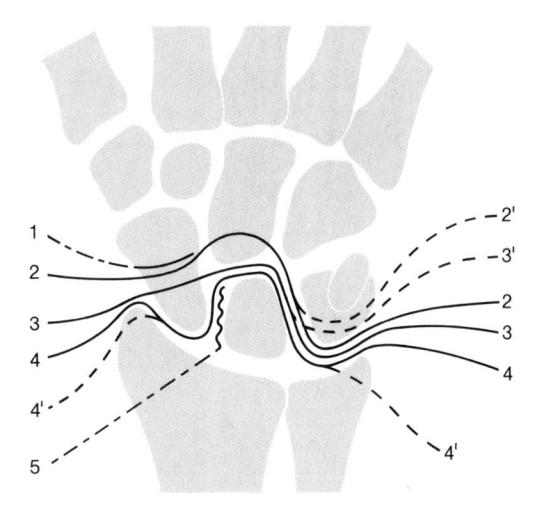

Abb. 22.**12** Typische Frakturen, Luxationen und Luxationsfrakturen der Handwurzel:
1 = Kahnbeinfraktur
2 = „Naviculo-Capitate-Fracture-Syndrome" (evtl. kombiniert mit zusätzlicher Triquetrumfraktur – 2')
3 = Transskaphoideoperilunäre Luxationsfraktur („de Quervainscher Verrenkungsbruch")
4 = perilunäre Luxation (evtl. mit Abriß der Griffelfortsätze – 4')
5 = skapholunäre Dissoziation

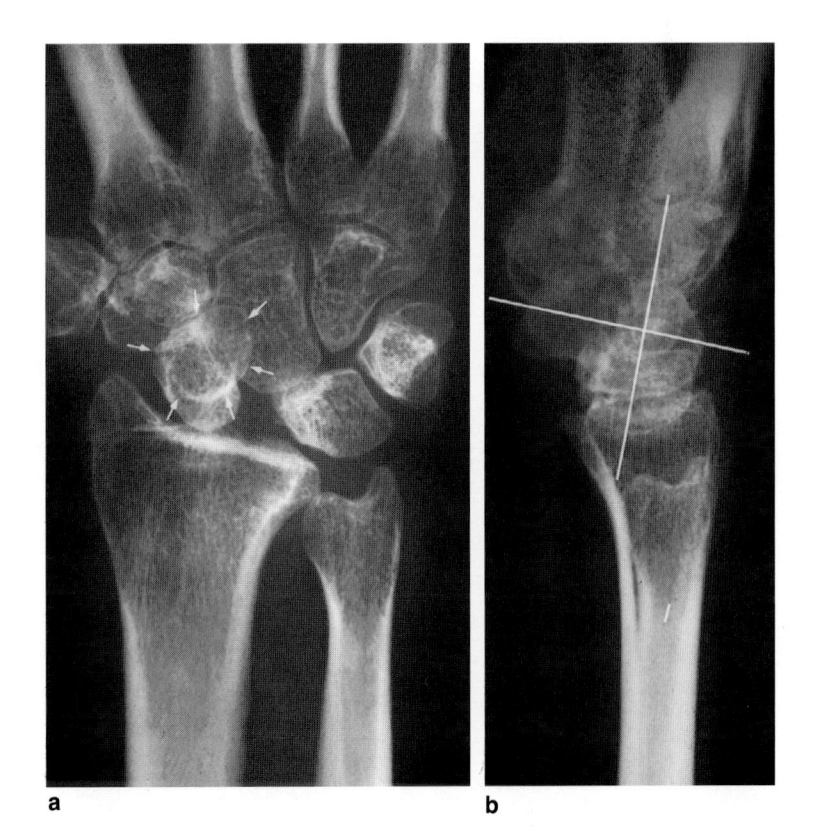

Abb. 22.**13a** u. **b** Ausgeprägte skapholunäre Dissoziation nach Luxationsfraktur mit Abriß des Processus styloideus radii: Erweiterung des skapholunären Gelenkspaltes auf über 5 mm. Volarabkippung des Os scaphoideum mit nahezu axialer Abbildung und projektionsbedingtem „ring sign" (Pfeile). Vergrößerung des skapholunären Winkels auf 87 Grad

360　Spezielle Traumatologie

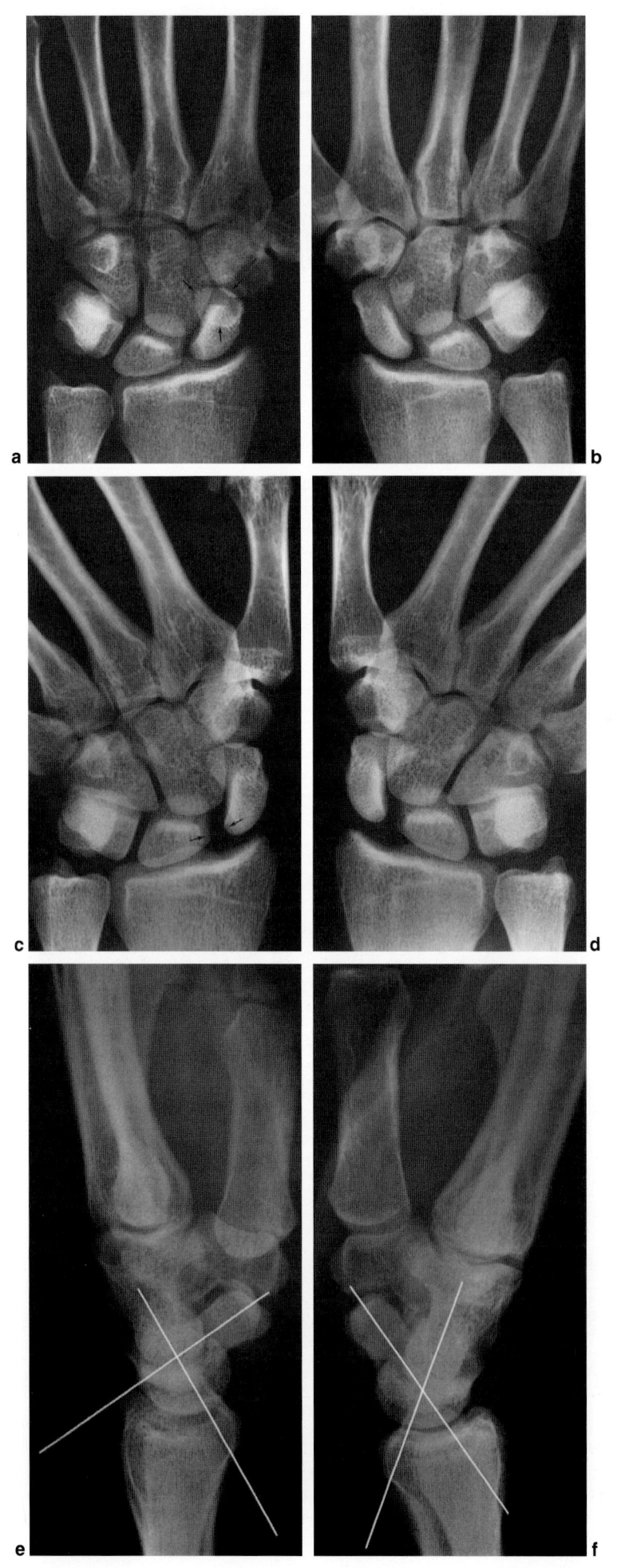

Abb. 22.**14a–f** Geringgradig ausgeprägte skapholunäre Dissoziation der linken Hand bei persistierenden Gelenkbeschwerden 6 Monate nach Sturztrauma. Nachweis aller drei diagnostischen Kriterien:

a u. **b** Verkürzte Projektion des linken Kahnbeines („ring sign") in der dorsovolaren Übersichtsaufnahme. Rechtes Handgelenk zum Seitenvergleich

c u. **d** Aufweitung des skapholunären Gelenkspaltes links auf 3 mm in der Funktionsaufnahme unter maximaler Ulnarabduktion. Normgerechte Weite des skapholunären Gelenkspaltes (2 mm) auf der Gegenseite

e u. **f** Vergrößerung des skapholunären Winkels links auf 85 Grad als Zeichen einer interkarpalen Dislokation mit Volarflektion des Kahnbeines. Der skapholunäre Winkel rechts liegt mit 55 Grad im Normbereich (30–60 Grad)

Abb. 22.15a u. b
Spanverblockung einer Kahnbeinpseudarthrose nach Matti-Rousse (8 Wochen post operationem):
a Übersichtsaufnahme: Der in das Kahnbein eingebrachte Span ist mit Pfeilen markiert
b a.-p. Tomographie: Beginnende knöcherne Bindung des Spans am proximalen und distalen Ende

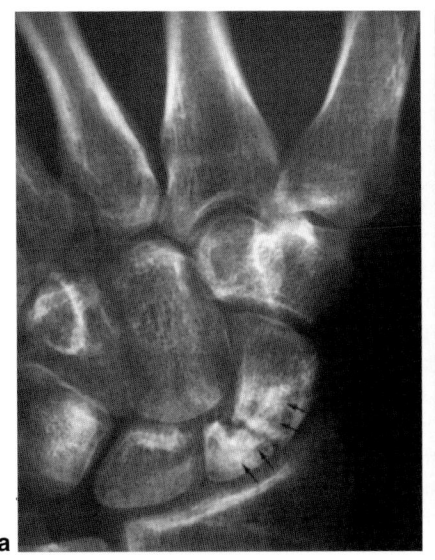

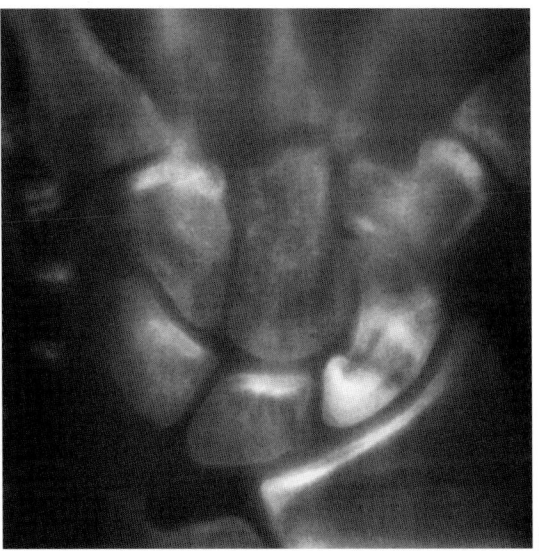

Konventionelle Tomographie

In der traumatologischen Erstdiagnostik hat die konventionelle Tomographie ihren Stellenwert in der Erfassung feiner verborgener Knochenläsionen, wenn die Standard- und Spezialprojektionen keinen eindeutigen Befund ergeben.

Die Wahl der Projektionsebene soll in Abhängigkeit vom klinischen Befund und der zu erwartenden Läsionen erfolgen (z. B. bei Verdacht auf Kahnbeinfraktur im dorsovolaren Strahlengang bei Faustschluß und Ulnarabduktion; bei Verdacht auf Fraktur des Os lunatum oder des Hamulus ossis hamati im seitlichen Strahlengang).

Eine weitere Anwendung findet die Tomographie in der Beurteilung des Heilungsverlaufs karpaler Frakturen (Abb. 22.15a u. b). In diesem Zusammenhang ist vor allem der Nachweis einer knöchernen Bindung oder einer Pseudarthrose bei Skaphoidfrakturen und die Suche nach posttraumatischen freien Gelenkkörpern eine häufige Fragestellung.

Arthrographie

Die Arthrographie des Handgelenks ist bei Vorliegen chronischer posttraumatischer Beschwerden oder Funktionseinschränkungen angezeigt (12, 36), die in den nichtinvasiven Röntgenaufnahmen kein Korrelat finden und den Verdacht auf Kapsel-, Band- oder Knorpelläsionen und vor allem auf Schädigungen des Discus articularis nahelegen. Kontraindiziert ist die Gelenkpunktion bei frischen entzündlichen Veränderungen im Bereich der Hand.

Durchführung: Unter aseptischen Bedingungen wird in Lokalanästhesie das Handgelenk unter Durchleuchtungskontrolle von dorsal zwischen distalem Radius und Os lunatum punktiert. Als Anhaltspunkt dient hierzu eine tastbare leichte Eindellung zwischen der Sehne des M. extensor pollicis longus und des M. extensor digitorum.

Sitzt die Nadelspitze mehr als 1 cm unter der Haut, befindet man sich mit Sicherheit im Gelenkinneren (12) und injiziert unter Durchleuchtung 1–2 ml Kontrastmittel, bis vom Patienten ein leichtes Spannungsgefühl im Bereich des Gelenkspaltes angegeben wird. Kommunizieren als Normvariante mehrere Gelenkräume miteinander (s. unten), können bis zu 5 ml eingebracht werden. Nach Entfernen der Nadel wird das Gelenk zur gleichmäßigen Kontrastmittelverteilung unter Röntgenkontrolle vorsichtig bewegt.

Die Röntgenaufnahmen erfolgen in unmittelbarem Anschluß an die Injektion. Neben den üblichen dorsovolaren und streng seitlichen radioulnaren Aufnahmen (Abb. 22.16a u. b) werden noch je eine Schrägpro-

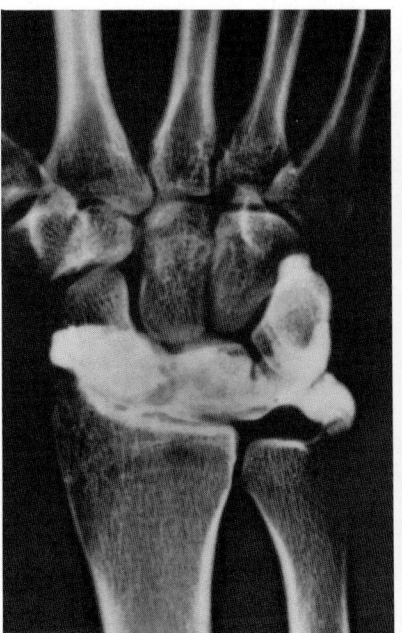

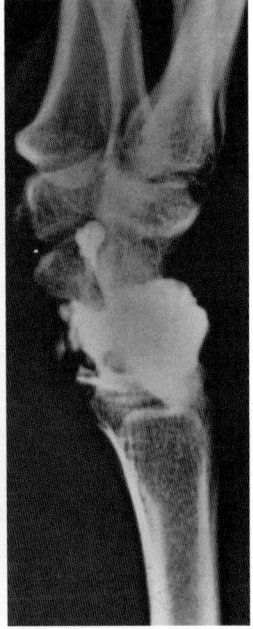

Abb. 22.16a u. b Arthrographie des Handgelenkes; Normalbefund. Hier ist lediglich das proximale Gelenk kontrastiert. Es besteht eine Verbindung zum Erbsenbeingelenk. Keine Darstellung des distalen Radioulnargelenkes. Der Discus articularis ist intakt

jektion zur besseren Darstellung des Kahnbeins (S. 358) und des Erbsenbeins (S. 360) angefertigt. Gegebenenfalls wird die Untersuchung durch Zielaufnahmen unter Durchleuchtung oder eine Arthrotomographie ergänzt (12).

Aussage: In etwa 10% der Fälle erfolgt bei normalem Arthrogramm lediglich eine Füllung des Radiokarpalgelenkes mit seinen verschiedenen Rezessus. In unterschiedlicher Häufigkeit existieren Verbindungen zum distalen Radioulnargelenk (25–33%), zum Erbsenbeingelenk (70–75%) oder zum gesamten Handwurzelgelenkraum bis hin zu den Karpometakarpalgelenken (12).

Der Discus articularis, der die radiokarpale Gelenkfläche nach ulnar erweitert, indem er wie eine Art „Meniskus" die Inkongruenz zur distalen Ulna ausgleicht, wird bei der distalen Radiusfraktur immer in Mitleidenschaft gezogen, sei es durch direkte Zerreißung oder im Zusammenhang mit dem Abriß des Processus styloideus ulnae. Nachfolgende Diskusatrophien, verbleibende Risse oder Ablösungen und letztlich Einklemmungen flottierender Diskusanteile können im Arthrogramm erkannt werden (33), sie erklären persistierende Beschwerden und Funktionseinschränkungen auch bei anatomiegerecht ausgeheilten Frakturen.

Kapselrisse äußern sich arthrographisch durch Kontrastmittelaustritte an den geschädigten Abschnitten in die umgebenden Weichteile.

Interkarpale Bandläsionen sind erkennbar an einer plumpen Kontrastmittelansammlung im betroffenen Gelenkspalt, der normalerweise einem haarfeinen, glatt begrenzten Kontrastmittelstreifen entspricht (12).

Gelegentlich dient die Handgelenksarthrographie zur Identifizierung mutmaßlicher freier Gelenkkörper und deren Abgrenzung zu akzessorischen Knochenelementen. Differentialdiagnostisches Kriterium ist die mögliche Lageveränderung freier Gelenkkörper.

Computertomographie

Die Computertomographie der Hand bietet einen diagnostischen Gewinn durch die Weichteildarstellbarkeit und die Möglichkeit der axialen Schnittführung.

In der Traumatologie verbleibt nach Ausschöpfen aller konventionell-radiologischen Methoden als CT-Indikation

– die Beurteilung des distalen Radioulnargelenkes (46); insbesondere der Nachweis posttraumatischer (Rotations-)Fehlstellungen von distalem Radius und Ulna (Abb. 22.**17a–d**) 8, 41),

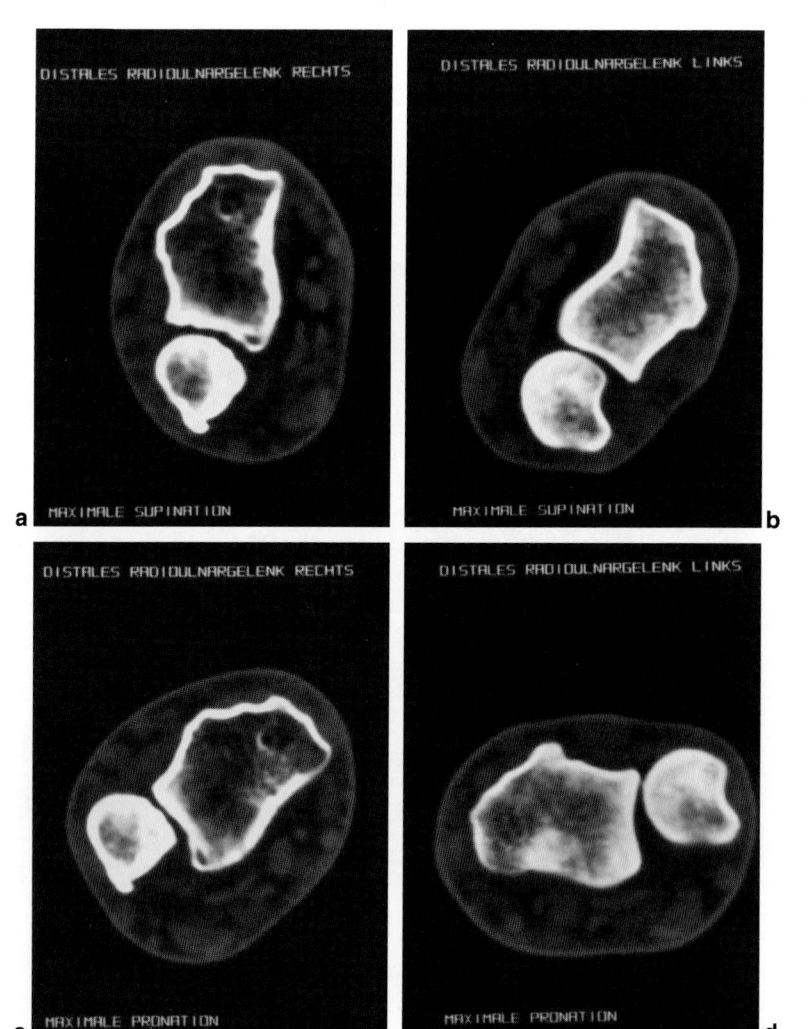

Abb. 22.**17a–d** Computertomographie der distalen Radioulnargelenke im Seitenvergleich: Ausgeprägte Arthrose des rechten distalen Radioulnargelenkes nach distaler Unterarmfraktur mit Gelenkbeteiligung:

a u. **c** Deutliche Bewegungseinschränkung sowohl in Supination (**a**) als auch in Pronation (**c**). Deutliche Konturunregelmäßigkeiten der Gelenkflächen. Demineralisation der distalen Radiusepiphyse mit Bohrloch nach Osteosynthese

b u. **d** Linkes Handgelenk im Seitenvergleich: Normaler Bewegungsumfang

e　　　　　　　　　　　　　f　　　　　　　　　　　　　g

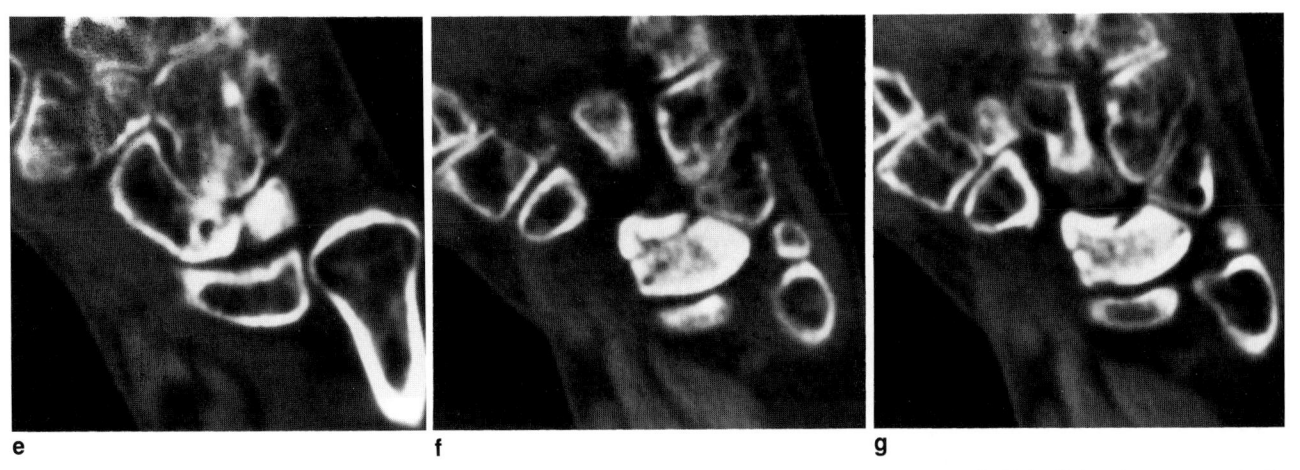

Abb. 22.**17e–g** Computertomographie des Handgelenks in koronarer Schnittführung, 2 mm Schichtdicke: Lunatummalazie und Nekrose des proximalen Kahnbeinfragmentes nach transskaphoideoperilunärer Luxationsfraktur (gleicher Patient wie Abb. 22.**23** auf S. 367)

– die präoperative Erfassung posttraumatischer degenerativer Veränderungen und Subluxationen der Handwurzel sowie der Kahnbeinpseudarthrose (8),
– die Differentialdiagnose unklarer Weichteilprozesse
– und die Suche nach nicht oder schwach schattengebenden Fremdkörpern (4, 6, 8).

Die Computertomographie der Hand kann in axialer und koronarer Schnittführung erfolgen (4, 8), wobei man sich aus Strahlenschutzgründen auf die Anfertigung der Bildserie nur einer Ebene beschränken sollte. Die Wahl der primären Schichtebene setzt eine gute Kenntnis der klinischen Problemstellung voraus, zumal Rekonstruktionen in den weiteren Ebenen nur unter einer durch die Schichtdicke (2 mm) vorgegebenen Einbuße des Auflösungsvermögens erstellt werden können. So ist z. B. zur Darstellung einer Kahnbeinfraktur oder -pseudarthrose die koronare Schnittführung angebracht, während die Beurteilung des distalen Radioulnargelenks oder des Karpaltunnels axiale Schichten erfordert.

Unter der Fragestellung der Subluxation im distalen Radioulnargelenk empfiehlt sich die Erweiterung der computertomographischen Untersuchung durch Funktionsaufnahmen selektiver Schichtebenen in maximaler Pronation und Supination (Abb. 22.**17a–d**). Hierbei ist (z. B. durch Beugung im Ellenbogengelenk) sicherzustellen, daß die Drehbewegung im Unterarm und nicht im Schultergelenk erfolgt.

Magnetresonanztomographie

Die MRT bietet vielseitige diagnostische Möglichkeiten für die Untersuchung des Handgelenkes und der Hand (2, 17, 18, 19, 34, 35). Der gezielte Einsatz der MRT erscheint dann gerechtfertigt, wenn prätherapeutische Informationen gefragt sind, die von keinem anderen bildgebenden Verfahren zu erhalten sind oder auf invasives Vorgehen verzichtet werden soll.

Unter dieser Voraussetzung haben sich bislang folgende Indikationsgebiete bewährt:

– *Früherkennung avaskulärer Knochennekrosen:* Hier weist die MRT eine der Knochenszintigraphie vergleichbare Sensitivität auf und kann darüber hinaus die exakte Lage und Ausdehnung eines nekrotischen Markraumanteils erfassen (Abb. 22.**18a–c**), oft noch bevor diese Veränderungen durch eine Kondensierung oder Fragmentierung im Röntgenbild eindeutig werden (17, 18). So erlaubt die MRT eine frühe und zuverlässige Beurteilung des trophischen Status vor allem bei komplizierten Skaphoidfrakturen oder -pseudarthrosen und bei der mit und ohne Trauma auftretenden Lunatumnekrose (17).
– *Läsionen des Discus triangularis:* Die bislang nur durch die Handgelenksarthrographie nachzuweisenden posttraumatischen Veränderungen des Diskus lassen sich bei entsprechend hoher räumlicher Auflösung (koronare Dünnschichten, Oberflächenspulen) in der MRT ebenfalls gut darstellen (17, 18).

Darüber hinaus gelten für die MRT die bereits für die Computertomograhie geschilderten Indikationen (34). Über den direkten MR-tomographischen Nachweis von Rupturen des karpalen Kapsel-Band-Apparates und der intrinsischen Bandverbindungen ist in Einzelfällen berichtet worden (34), jedoch bestehen hier noch Grenzen durch das Auflösungsvermögen der Methode, welche die Zuverlässigkeit der Diagnostik limitieren (17).

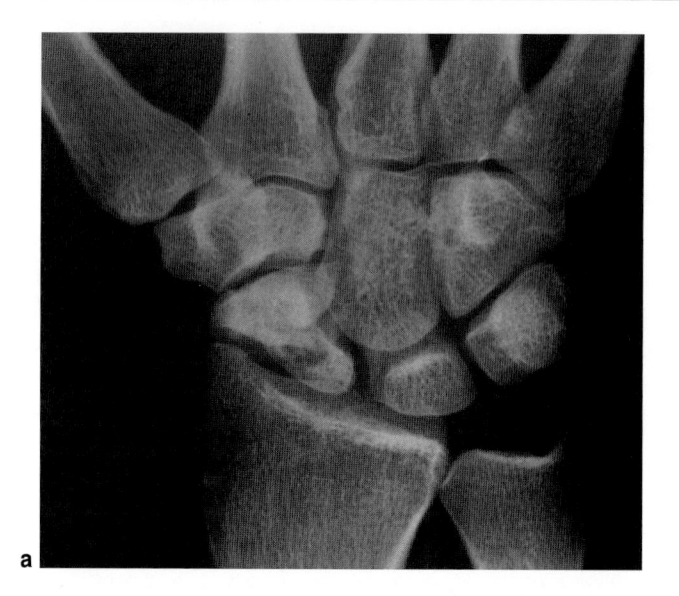

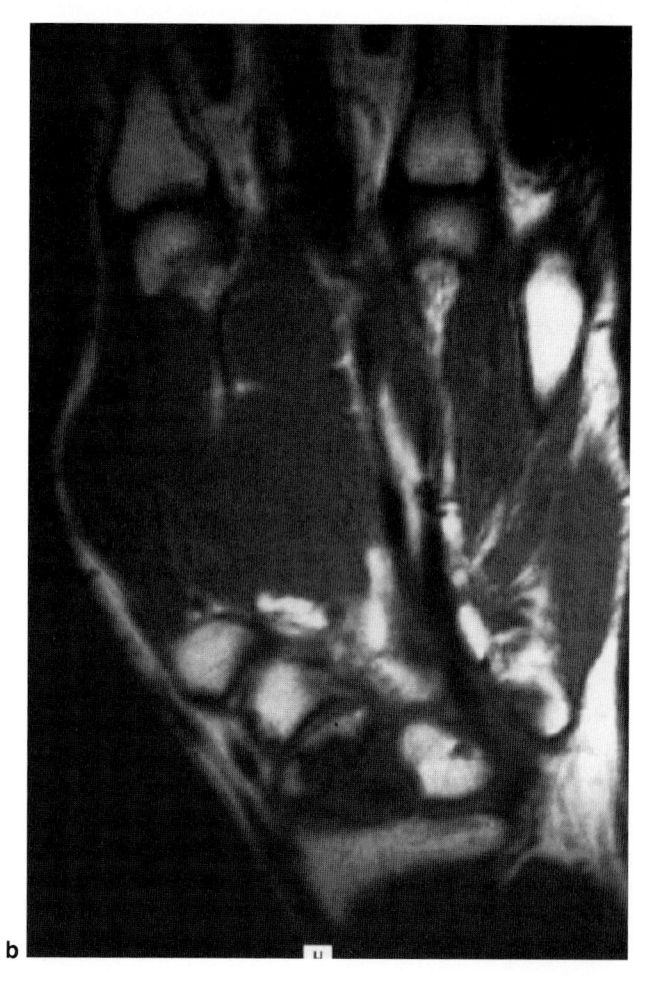

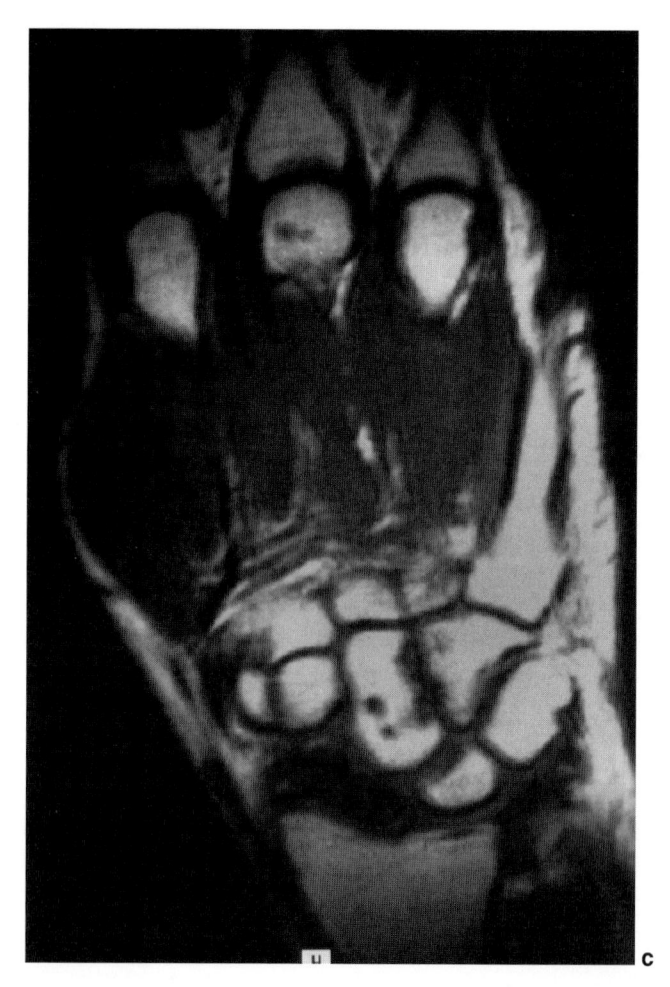

364 Spezielle Traumatologie

Abb. 22.**18a–c** Kernspintomographie der Handwurzel: Kahnbeinmalazie bei Pseudarthrose:

a Übersichtsaufnahme mit vermehrter Dichte beider Fragmente

b u. **c** Koronare T1-gewichtete Aufnahme, 3 mm Schichtdicke: Verlust des spongiösen Fettmarksignals im proximalen und distalen Fragment als Zeichen einer Malazie

Traumatologie

Distaler Radius und Ulna

Frakturen

Die distale Radiusfraktur loco typico mit und ohne zusätzlicher Verletzung des Ulnaköpfchens ist die häufigste Fraktur des Menschen und entsteht durch Sturz auf die gebeugte oder gestreckte Hand. Da beim Sturz die Hand reflektorisch gestreckt wird, ist die Extensionsfraktur (sog. „Colles-Fraktur") (Abb. 22.**3a** u. **b**) wesentlich häufiger als die Flexionfraktur (sog. „Smith-Fraktur") (Abb. 22.**19a** u. **b**). Der Frakturspalt verläuft meistens ca. 1 bis 2 Querfinger proximal des Gelenkspaltes und strahlt nicht selten in diesen ein.

Obwohl gelegentlich von der typischen Radiusfraktur gesprochen wird, sind eine Fülle von Frakturformen und -verläufen möglich. Dementsprechend gab es wie bei anderen Körperregionen (Schulter, Schenkelhals, Sprunggelenk etc.) mehrfach Versuche, Klassifikationen dieser Verletzung einzuführen (9, 31, 32), die Hinweise auf Prognose und Therapie geben können. Diese Einteilungen sind jedoch am Handgelenk im allgemeinen zu differenziert und umfangreich und somit im Kliniksalltag nicht praktikabel. Das Röntgenbild kann jedoch dem Chirurgen die wichtigsten Informationen liefern, die er für die Entscheidung konservative oder operative Therapie braucht.

Obgleich die distale Radiusfraktur in der Mehrzahl der Fälle konservativ behandelt wird, gibt es eindeutige Kriterien für Operationsindikationen; bei ungenügender Reposition oder bei sekundärer Dislokation können schwerwiegende Folgen zurückbleiben.

Es seien hier einige Kriterien genannt, die alleine oder in Kombination vorliegen können; sie stellen in erster Linie Instabilitätsfaktoren dar.

Es sind dies:

- die metaphysäre Defektzone infolge Kompression der Spongiosa und Kortikalis,
- der Abriß des Processus styloideus ulnae bzw. die Fraktur des Ulnaköpfchens,
- der Abbruch des Processus styloideus radii mit Dislokation und Einstrahlung der Fraktur in den Gelenkspalt,
- die dislozierte Flexionsfraktur (sog. „Smith"- oder „Goyrand" fracture) (Abb. 22.**19a** u. **b**),
- Y-Frakturen,
- Trümmerfrakturen mit Zerstörung der Gelenkfläche (Abb. 22.**20a** u. **b**).

Bei der klinischen Untersuchung imponiert eine mehr oder minder starke Schwellung, Fehlstellung und schmerzhafte Bewegungseinschränkung des Handgelenkes. Akute Durchblutungsstörungen oder neurologische Ausfälle durch Kompression oder Dehnung des N. medianus sind selten und treten nur bei extremer Dislokation auf, da der N. medianus durch die beugeseitige Gelenkkapsel und die Beugesehnen geschützt ist.

Isolierte Abbrüche des Processus styloideus radii sind manchmal das sichtbare Zeichen einer spontan reponierten transskaphoideoperilunären Luxationsfraktur Typ „de Quervain" (15). Im Röntgenbild ist deshalb immer auf eine begleitende Fraktur des Os scaphoideum zu achten und diese ist gegebenenfalls durch Spezialaufnahmen auszuschließen (s. dort).

Die meisten Radiusfrakturen lassen sich geschlossen reponieren und durch eine Unterarmgipsschiene hal-

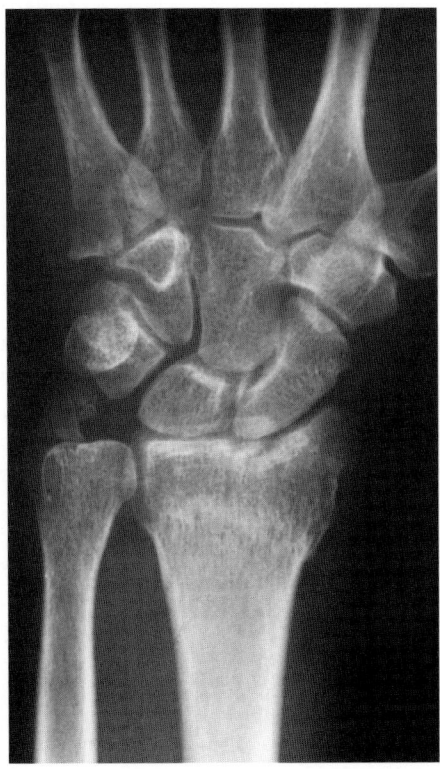

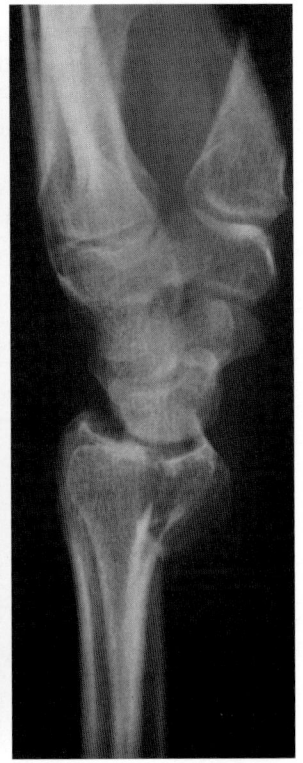

Abb. 22.**19a** u. **b** Distale Radiusfraktur nach Sturz auf die flektierte Hand. Der Frakturtyp entspricht hier einer Smith-Fraktur mit interartikulärer Ausdehnung und ist identisch mit einer umgekehrten Barton-Fraktur

Spezielle Traumatologie

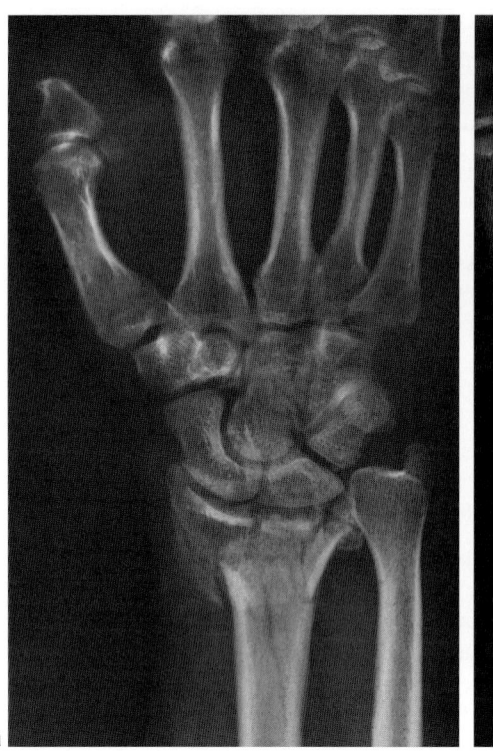

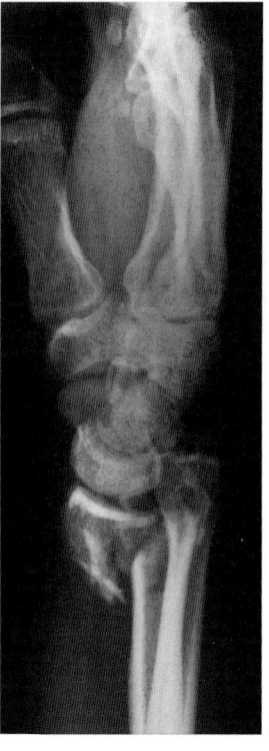

Abb. 22.**20a** u. **b** Distale Radiustrümmerfraktur mit Zerstörung der Gelenkfläche

ten. Instabile Frakturen müssen gegebenenfalls durch perkutan eingebrachte Bohrdrähte fixiert und mit einem Oberarmgips versorgt werden. Kann der Bruch geschlossen nicht hinreichend reponiert werden, bleibt insbesondere bei Mitverletzung der Gelenkfläche nur die offene Reposition. Die Stabilisierung erfolgt dann meist durch eine Plattenosteosynthese, die bei Extensionsfrakturen dorsal und bei Flexionsfrakturen palmar angelegt wird.

Luxationen und Luxationsfrakturen

Luxationen im Radiokarpalgelenk nach dorsal oder palmar sind möglich, aber selten. *Wenn* sie auftreten, sind sie häufig mit knöchernen Abscherungen an der dorsalen oder palmaren Gelenkfläche des distalen Radius oder mit Frakturen der Griffelfortsätze sowie mit erheblichen Bandzerreißungen kombiniert.

Etwas häufiger ist die Verrenkung im distalen Radioulnargelenk, die oft mit einer meta- oder diaphysären Radiusfraktur kombiniert ist und dann als Verrenkungsbruch nach Galeazzi bezeichnet wird. Hier kann unter Umständen die Fraktur leicht diagnostiziert, die Luxation aber übersehen werden. Im Röntgenbild zeigt sich im d.-p. Strahlengang eine Gelenkspaltverbreiterung und in der seitlichen Projektion eine Palmar- oder Dorsalverschiebung des Ulnaköpfchens.

Auch bei den im nächsten Abschnitt behandelten perilunären Luxationen und Luxationsfrakturen verläuft die Verrenkungslinie zumindest teilweise durch das Radiokarpalgelenk (Abb. 22.**12**).

Handwurzel

Frakturen

Kahnbeinfraktur

Bei jedem der acht Handwurzelknochen sind Frakturen möglich. Im Hinblick auf Häufigkeit, Komplikationen und Wahl des Behandlungsverfahrens hat der Kahnbeinbruch die größte Bedeutung. Der Unfallmechanismus ist der gleiche, der auch zu Frakturen des Os metacarpale I, zur perilunären Luxation, zur Radiusfraktur loco typico oder zur Radiusköpfchenfraktur führen kann: die indirekte Gewalteinwirkung beim Sturz auf die gestreckte Hand.

Es gibt Einteilungen bezüglich des Dislokationsgrades, der Verlaufsrichtung und der Lokalisation des Bruchspaltes (Abb. 22.**21**).

Von Bedeutung ist,

Abb. 22.**21** Skizze zur Lokalisation (nach Greenspan) und zum Verlauf des Bruchspaltes (nach Taleisnik) von Kahnbeinfrakturen

- daß proximale Frakturen (Abb. 22.22) wegen der schlechteren Blutversorgung des proximalen Fragments einer längeren Ruhigstellung bedürfen und eher zu Pseudarthrosen neigen,
- daß vertikal-schräge Frakturen infolge der Scherkräfte ebenfalls zur Pseudarthrose neigen,
- daß primär dislozierte Frakturen geschlossen nur schwer zu reponieren sind und daher operativ reponiert und durch eine Schraube oder einen Kirschner-Draht stabilisiert werden sollten.

Die Diagnose der Skaphoidfraktur kann schwierig sein, weil sowohl die klinischen als auch die röntgenologischen Symptome nicht immer sehr eindeutig sind.

Bei der klinischen Untersuchung finden sich typischerweise eine Schwellung, eine schmerzhafte Bewegungseinschränkung des Handgelenkes, vor allem nach dorsal und radial, ein Stauchungsschmerz des ersten Strahles und als Leitsymptom ein Druckschmerz in der Tabatière. Sobald man die klinische Verdachtsdiagnose Skaphoidfraktur gestellt hat, müssen Röntgenbilder in der d.-p. und der seitlichen Richtung sowie immer auch die sogenannten Skaphoidaufnahmen angefertigt werden (vgl. S. 359).

Wegen der oben geschilderten Problematik, die das Kahnbein bietet, muß eine lange Ruhigstellung von 11–12 Wochen eingehalten werden. Man empfiehlt für einen Zeitraum bis zu 6 Wochen einen Oberarmgipsverband mit Daumeneinschluß und danach einen Unterarmgips (28). Unter dieser Therapie heilen über 90% der frischen Frakturen knöchern aus. Dislozierte Frakturen mit großer Fragmentdiastase sollten primär verschraubt werden (16).

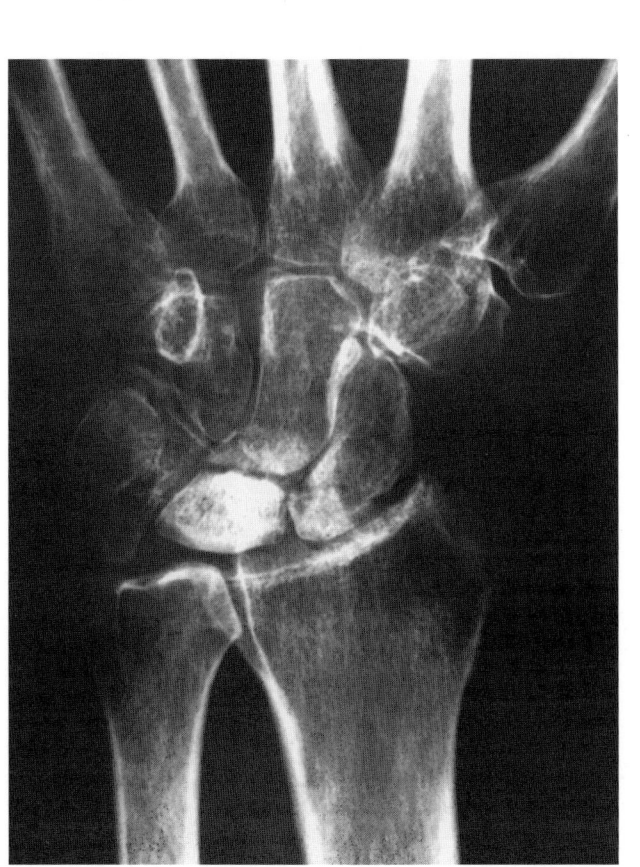

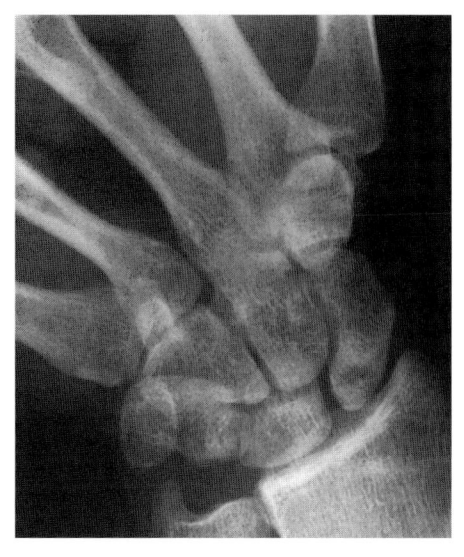

Abb. 22.**22** Fraktur des proximalen Kahnbeinpols. Aufnahme in Faustschluß und Ulnarabduktion

Frakturen der übrigen Handwurzelknochen

Frakturen der übrigen Handwurzelknochen sind selten. Sie entstehen entweder durch direkte Gewalteinwirkungen, wobei dann der Weichteilschaden im Vordergrund steht, oder durch Sturz auf die überstreckte Hand. Auf den Röntgenstandardaufnahmen sind die Frakturen meist gut zu erkennen; Spezialprojektionen werden selten benötigt. Die Therapie ist in der Regel konservativ.

Im folgenden sei das Wichtigste kurz zusammengefaßt:

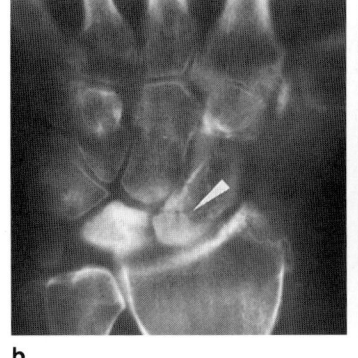

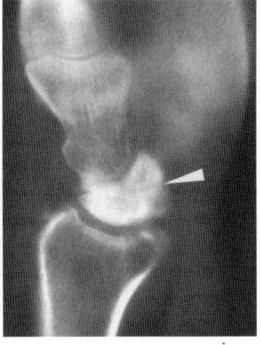

Abb. 22.**23a–c** Lunatummalazie und Nekrose des proximalen Kahnbeinfragmentes nach transskaphoideoperilunärer Luxationsfraktur mit Abrißfrakturen des Processus styloideus radii und Processus styloideus ulnae:
a Übersichtsaufnahme: Vermehrte Sklerose des Os lunatum und des proximalen Kahnbeinfragments. Pseudarthrose des Processus styloideus ulnae. Demineralisation
b a.-p. Tomographie: Randsklerosierter Frakturspalt im proximalen Drittel des Os scaphoideum als Zeichen einer Pseudarthrose
c Seitliche Tomographie: Sklerosierung, Fragmentierung und Volarsubluxation des Os lunatum

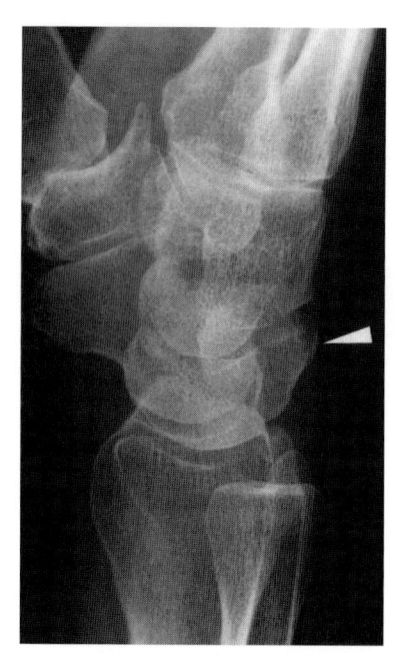

Abb. 22.24 Geringgradig nach palmar gedrehte seitliche Aufnahme des Handgelenkes: Darstellung eines dorsal gelegenen knöchernen Ausrisses aus dem Os triquetrum

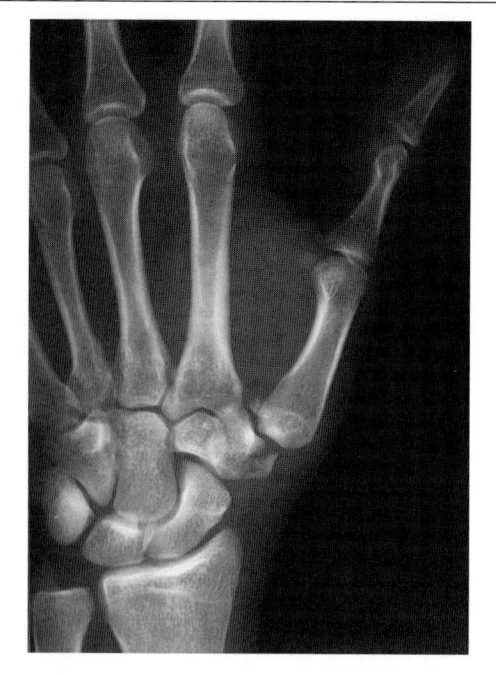

Abb. 22.25 Fraktur des Os trapezium, kombiniert mit einer karpometakarpalen Luxationsfraktur des I. Mittelhandstrahls (Bennett-Fraktur, vgl. S. 377)

- *Lunatumfrakturen* sind sehr selten. Übersehene und nicht ruhiggestellte Verletzungen werden für das Entstehen der *Lunatummalazie* (Abb. 22.**23a–c**) mitverantwortlich gemacht (21, 28).
- *Triquetrumfrakturen* treten auf als dorsal gelegene knöcherne Ausrisse (Abb. 22.**24**), die auf der schräg seitlichen Aufnahme (S. 359) zu erkennen sind, oder als Knochenkörperbrüche, die im d.-p. Strahlengang, manchmal aber auch nur auf Schrägprojektionen gesehen werden.
- *Pisiformefrakturen* entstehen durch direkte Gewalt oder durch kräftige Zugwirkung des hier ansetzenden M. flexor carpi ulnaris (Abb. 21.**10**).
- *Trapeziumfrakturen* entstehen durch Kompression der MC-I-Basis und des Processus styloideus radii bei Sturz auf die überstreckte Hand und können mit Bennett-Frakturen oder distalen Radiusfrakturen kombiniert sein (Abb. 22.**25**).
- *Frakturen des Os trapezoideum und des Os hamatum* sind Raritäten.
- *Frakturen des Os capitatum* kommen isoliert praktisch nicht vor. Sie sind bei Quetschverletzungen mit anderen Handwurzelbrüchen kombiniert oder können bei der perilunären Luxationsfraktur und dem „Naviculo-Capitate-Fracture-Syndrome" mitbetroffen sein.

Luxationen und Luxationsfrakturen

Die wichtigsten Luxationen bzw. Luxationsfrakturen am Handgelenk (Abb. 22.**12a–e**) sind:
- die Lunatumluxation,
- die perilunäre Luxation,

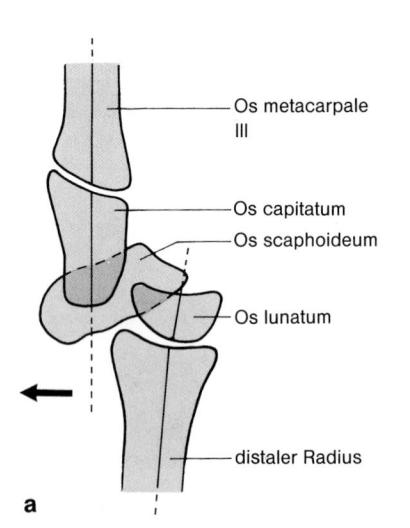

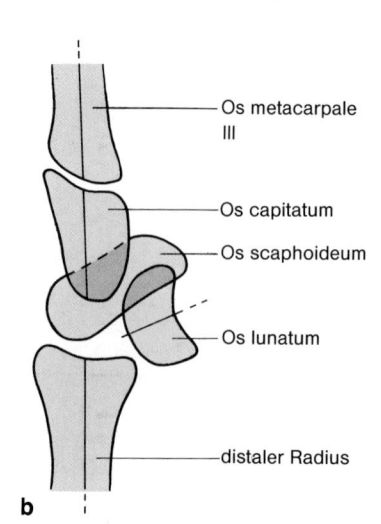

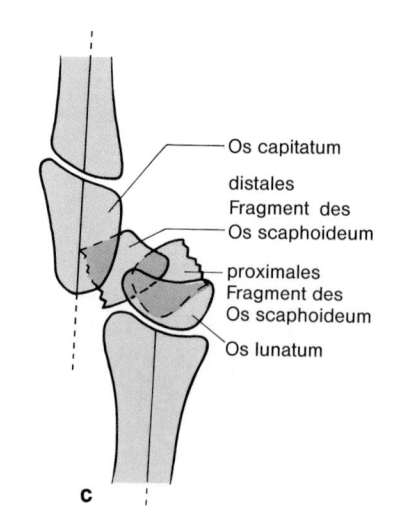

Abb. 22.26a–c Vergleich der Fehlstellungen bei der perilunären Luxation (**a**), der Lunatumluxation (**b**) und beim „de Quervainschen" Verrenkungsbruch (**c**) in der seitlichen Projektion

Abb. 22.**27a** u. **b** De Quervainscher Verrenkungsbruch (transskaphoideoperilunäre Luxationsfraktur):
a In der a.-p. Projektion sichtbare dislozierte Kahnbeinfraktur. Die Handwurzelknochen der proximalen und der distalen Reihe überlagern sich
b Dorsalluxation der Handwurzel, das Mondbein und das proximale Kahnbeinfragment verbleiben in korrekter Stellung zum Radius

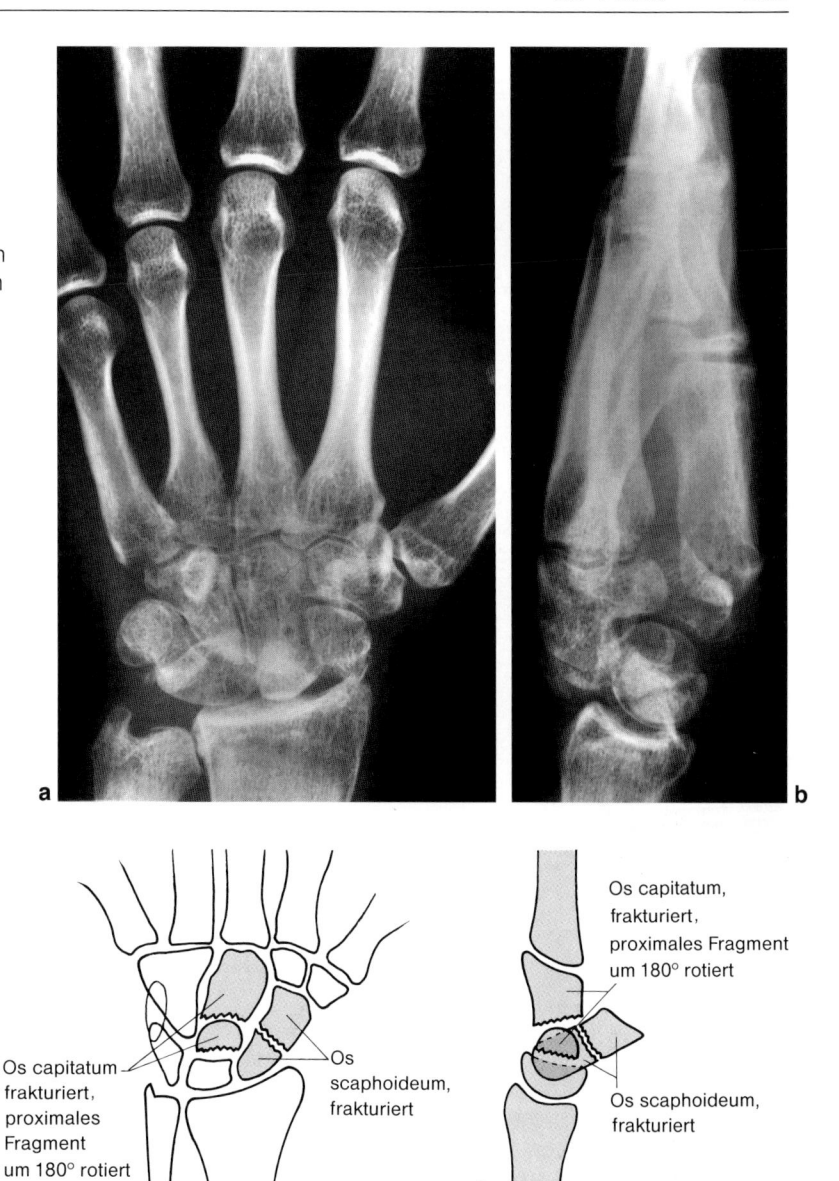

Abb. 22.**28a** u. **b** Schema zum Frakturverlauf und zur Fragmentstellung beim „Naviculo-Capitate-Fracture-Syndrome"

Os capitatum frakturiert, proximales Fragment um 180° rotiert

Os scaphoideum, frakturiert

Os capitatum, frakturiert, proximales Fragment um 180° rotiert

Os scaphoideum, frakturiert

- der de Quervainsche Verrenkungsbruch,
- das „Naviculo-Capitate-Fracture-Syndrome",
- die skapholunäre Dissoziation.

Bei der *perilunären Luxation* luxiert – meist infolge eines Sturzes auf die dorsalflektierte Hand – die gesamte Handwurzel gegenüber Mondbein und distalem Radius zur Streckseite hin (Abb. 22.**26a**) und verbleibt in dieser Position (10, 48).

In manchen Fällen wird jedoch durch den Zug der Unterarmmuskulatur die Handwurzel anschließend wieder reponiert, wobei das Os lunatum nach palmar aus dem Gefüge herausgedrängt wird (Abb. 22.**26b**). Es resultiert die *Lunatumluxation*.

Ein *de Quervainscher Verrenkungsbruch* ist eine transskaphoideoperilunäre Luxationsfraktur (Abb. 22.**26c**). Im Vergleich zur perilunären Luxation verbleibt hier das Mondbein *mit* dem proximalen Kahnbeinfragment zusammen in der korrekten Position zum distalen Radius, während die übrige Handwurzel nach dorsal luxiert (Abb. 22.**27a** u. **b**).

Eine besondere Kombinationsverletzung stellt das „*Naviculo-Capitate-Fracture-Syndrom*" dar. Hier ist eine Kahnbeinfraktur mit einem Kopfbeinbruch kombiniert. Das proximale Kopfbeinfragment weist eine Rotationsfehlstellung um 180 Grad auf (24) (Abb. 22.**28a, b** und 22.**29a, b**).

Bei der *skapholunären Dissoziation* handelt es sich um eine Subluxationsstellung zwischen Os scaphoideum und Os lunatum infolge einer Bandzerreißung (30). Da diese Verletzung initial leicht übersehen werden kann, haben die Patienten meist einen längeren Krankheitsverlauf mit chronischen Handgelenksschmerzen hinter sich, bis die Diagnose letztendlich gestellt wird. Bei genauer Befragung geben die Patienten in aller Regel einen zurückliegenden Unfall an, ohne daß seinerzeit ein Knochenbruch festgestellt wurde.

Im Röntgenbild zeigt sich im d.-p. Strahlengang eine Vergrößerung des Kahnbein-Mondbein-Abstandes (S. 361). Im seitlichen Bild bestimmt man den Winkel zwischen Kahnbein und Mondbeinachse. Dieser Winkel darf nicht kleiner als 30 Grad und nicht größer als

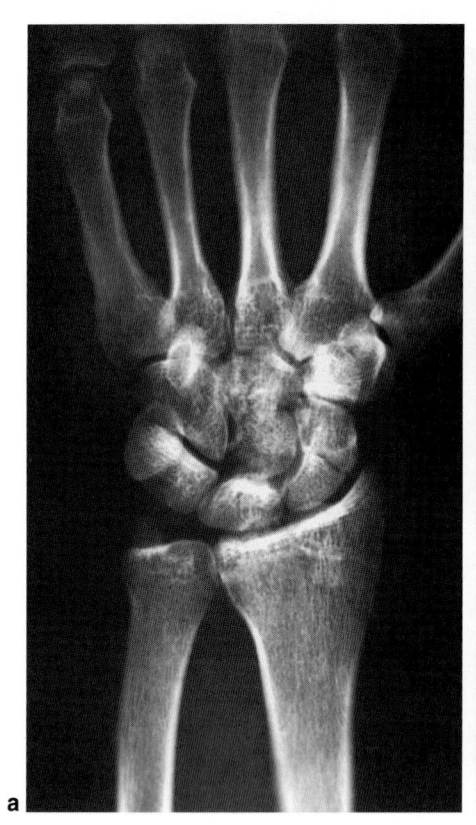

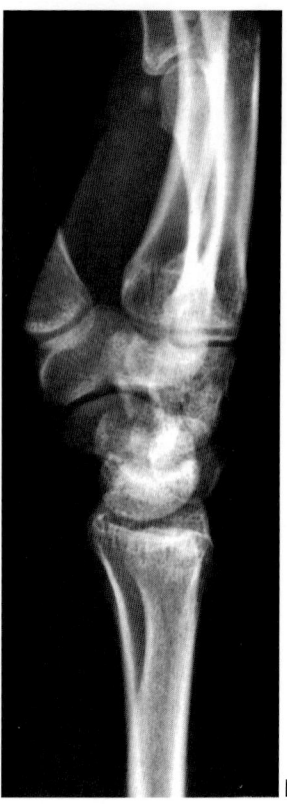

Abb. 22.**29a** u. **b** „Naviculo-Capitate-Fracture-Syndrome", vgl. Abb. 22.**28a** u. **b**. Weiterhin besteht eine nicht dislozierte distale Radiusfraktur

70 Grad sein. Kleinere oder größere Werte beweisen die skapholunäre Dissoziation (vgl. S. 362; Abb. 22.**13a, b** und 22.**14a–f**).

Verrenkungen im Karpometakarpalgelenk entstehen durch große Gewalteinwirkung. Hier ist am häufigsten der I. Strahl, d. h. das Daumensattelgelenk, betroffen. Im Vergleich zur ebenfalls in diesem Bereich gelegenen Bennett-Fraktur ist die reine Luxation jedoch selten (vgl. S. 377). Fast immer erfolgt die Verrenkung nach dorsal-radial; Mitverletzungen des Os trapezium (Abb. 22.**25**) sind möglich. Weder die röntgenologische Diagnose noch die Reposition bereiten große Mühe. Zur Retention müssen allerdings ein oder mehrere transartikuläre Drähte eingebracht werden.

Die gemeinsame Luxation der Metakarpalia II–V erfolgt meist nach dorsal und ist im frischen Zustand schon klinisch an der tastbaren dorsalen Stufe zu erkennen. Auch die Röntgendiagnostik macht in den Standardaufnahmen keine Mühe. Die geschlossene Reposition gelingt unter Dauerzug meist gut; zur Fixation werden Bohrdrähte eingebracht.

Typische Folgezustände

Sekundärarthrose

Auch an der Hand ist die posttraumatische Arthrose die häufigste Komplikation nach Knochenbrüchen. Sie tritt gehäuft bei Frakturen mit zurückbleibender Stufe der Gelenkfläche auf.

Von den Gelenken der oberen Extremität werden wegen der wesentlich niedrigeren Druckbelastung größere Gelenkveränderungen toleriert als an der unteren Extremität. Am häufigsten werden Arthrosen im Radiokarpalgelenk nach in Fehlstellung verheilten Radius- oder Skaphoidfrakturen gesehen. Aber auch karpale Instabilitäten, wie die oben genannte skapholunäre Dissoziation begünstigen das Entstehen einer Handgelenksarthrose.

Röntgenologisch zeigen sich typischerweise Unregelmäßigkeiten der Gelenkflächen, eine vermehrte subchondrale Sklerosierung mit Zystenbildung, osteoarthrophytische Randanbauten und die Verschmälerung bis Aufhebung des röntgenologischen Gelenkspaltes. Die therapeutischen Möglichkeiten sind bescheiden. Bei heftigsten Beschwerden bleibt nur die Arthrodese, wenn vorher die Handgelenksdenervierung keinen Erfolg gebracht hat. Arthrosen zwischen den einzelnen Handwurzelgelenken, z. B. zwischen Kahnbein und Trapezium, erfordern auf den Einzelfall abgestimmte Arthrodesen.

Eine häufige Arthrose eines Karpometakarpalgelenkes ist die Daumensattelgelenksarthrose, die posttraumatisch oder als Rhizarthrose auch spontan ohne früheres Trauma auftreten kann. Im Röntgenbild imponiert hier eine zunehmende Sklerosierung des Os trapezium und eine entsprechende Gelenkspaltverschmälerung.

In der Behandlung bietet sich hier die Möglichkeit, eine Arthrodese zwischen Metakarpale-I-Basis und Trapezium durchzuführen oder das Os trapezium zu resezieren und durch einen Silikonkörper oder einen Sehnenplatzhalter zu ersetzen. Die Ergebnisse, d. h. Schmerzfreiheit bei guter Beweglichkeit, sind vor allem nach der Sehneninterposition anhaltend gut.

Pseudarthrose

Die Kahnbeinpseudarthrose steht wegen ihrer Häufigkeit im Mittelpunkt des Interesses. Sie entsteht vornehmlich nach primär übersehenen und nicht adäquat behandelten Frakturen. Aber auch nach hinreichend langer Ruhigstellung von 8–12 Wochen werden Pseudarthrosen vor allem nach proximalen Frakturen (Abb. 22.**22** und 22.**23a–c**) oder bei ungünstig schräg-vertikalem Frakturverlauf beobachtet. Die röntgenologische Diagnose kann auch hier durchaus schwierig sein und Spezialaufnahmen erfordern. Die Behandlung erfolgt operativ durch Spanverblockung nach Matti-Russe (Abb. 22.**15a** u. **b**) mit anschließender Gipsruhigstellung von mindestens 12 Wochen (22, 39).

Lunatummalazie – Morbus Kienboeck

Die Lunatummalazie tritt vornehmlich im mittleren Lebensalter auf. In der Ätiologie werden anlagebedingte, berufliche und traumatische Faktoren diskutiert. So haben ca. 60% der Patienten mit Lunatummalazie eine Minusvariante der Elle. Als Berufserkrankung ist sie besonders häufig bei Arbeitern, die mit Preßluftwerkzeugen arbeiten. Bei entsprechender Anamnese wird die Diagnose radiologisch gestellt (21) (Abb. 22.**23a–c**).

In den konventionellen Röntgenaufnahmen des Handgelenkes in zwei Ebenen sieht man im Frühstadium der Erkrankung eine mehr oder minder starke Deformierung des Mondbeines mit verdichteter Struktur und im Spätstadium arthrotische Veränderungen im Handgelenk.

Die Prognose ist äußerst unsicher und die Behandlung schwierig. Im Frühstadium und bei nachgewiesener Minusvariante der Elle empfiehlt sich eine entsprechende operative Korrektur durch Radiusverkürzung oder Ellenverlängerung. Bei fortschreitender Lunatummalazie mit hochgradiger Deformierung und arthrotischen Veränderungen im Handgelenk besteht die Möglichkeit, das Mondbein zu resezieren und durch den proximalen Teil des quer osteotomierten Kopfbeines – in den osteotomierten Teil wird ein kortikospongiöser Block eingesetzt – oder durch das gestielt implantierte Os pisiforme zu ersetzen. Weitere Möglichkeiten stellen eine Sehneninterposition oder der in jüngster Zeit umstrittene Mondbeinersatz durch ein Silikonimplantat dar (38).

Mittelhand und Finger

Radiologische Diagnostik

Die im einleitenden Text über den Karpus aufgeführten Erläuterungen gelten sinngemäß auch für die radiologische Diagnostik von Mittelhand und Fingern.

Bei vielen Handverletzungen, z. B. nach Quetsch- oder Amputationstraumata, handelt es sich um offene Frakturen mit ausgedehnten Weichteilzerstörungen. Bei diesen Patienten ist zum einen durch den angelegten Notverband, zum anderen durch den Zeitfaktor (die Wiederherstellung der Gefäßversorgung steht im Vordergrund) die erzielbare Qualität der Untersuchung oft limitiert. Der Umfang der radiologischen Primärdiagnostik sollte in diesen Fällen nicht über die schnelle, zielgerichtete Anfertigung einer dorsopalmaren Übersichtsaufnahme und ein bis zwei Schrägprojektionen hinausgehen. Besonders mitgebrachte Amputate sind ebenfalls einer Röntgendokumentation zuzuführen, da ihre knöcherne Integrität die Frage einer eventuellen Replantation mitbeeinflußt.

Darstellung der gesamten Hand

Dorsopalmare Projektion

Durchführung: Die dorsopalmare Übersichtsaufnahme erfolgt bei flach auf der Filmkassette liegender Hand und leicht gespreizten Fingern. Der Fußpunkt des Zentralstrahles ist auf das Mittelfingergrundgelenk und die Filmmitte gerichtet (13, 49).

Aussage: Übersichtliche und (abgesehen vom Karpus) überlagerungsfreie Darstellung der ganzen Hand (Abb. 22.**30a**).

Schräg seitliche Projektion

Durchführung: Da eine streng seitliche Aufnahme der Hand wegen der Summation der Mittelhandknochen ein unübersichtliches Bild ergeben würde, stellt die routinemäßige Darstellung der Hand in der zweiten Ebene eine Schrägprojektion im dorsopalmaren Strahlengang in 45-Grad-Pronationshaltung („Zitherstellung") dar. Der Fußpunkt des Zentralstrahls ist auf die Köpfchen der Metakarpalia II–III gerichtet. Die Finger werden durch eine fächerförmige Spreizhaltung voneinander freiprojiziert (13, 49) (Abb. 22.**30b**).

Aussage: Mit dieser Aufnahme erhält man eine überlagerungsfreie Übersicht der gesamten Hand in einer zweiten Ebene, die jedoch nicht senkrecht zur dorsopalmaren Übersichtsaufnahme steht. Dies ist insbesondere bei der Bewertung von traumatischen Fehlstellungen zu beachten, deren Ausmaß in der Schrägprojektion oft nicht ersichtlich ist. Im Zweifelsfall hilft eine exakt seitliche Handaufnahme oder eine Projektion in der zweiten Schrägebene (S. 374).

Ferner ist zu beachten, daß diese Aufnahme zur Beurteilung der Fingergelenke nur eingeschränkt geeignet ist, da auf ihr kleine gelenknahe Frakturen leicht der Diagnostik entgehen können. Ein derartiger klinischer Verdacht erfordert streng seitliche Aufnahmen des einzelnen Fingers.

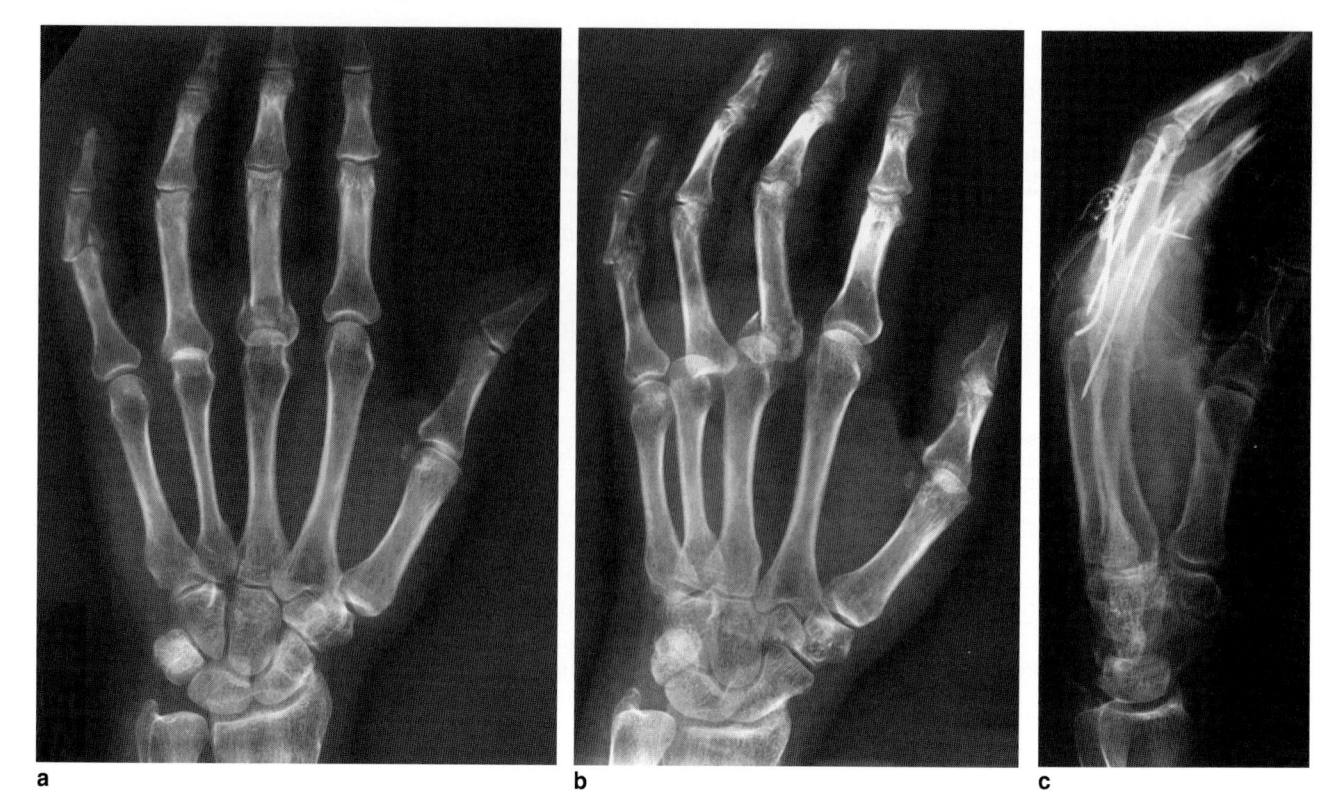

Abb. 22.30a–c Kombinationsverletzung der Hand mit Luxationsfraktur des Grundgliedes des III. Fingers. Luxation im Metakarpophalangealgelenk des IV. Strahls und Mittelgliedbasisfraktur des V. Fingers mit Gelenkbeteiligung:
a Dorsopalmare Aufnahme: Metakarpalköpfchen und Grundgliedbasen des III. und IV. Strahles projizieren sich übereinander
b Schräg-seitliche Aufnahme: Palmarluxation
c Exakt-seitliche Aufnahme zur Stellungskontrolle nach Reposition und Bohrdrahtfixation

Exakt seitliche (radioulnare) Projektion

Durchführung: Bei exakt seitlicher ulnarer Auflage der Hand auf die Filmkassette wird der Daumen palmarwärts abgespreizt. Die Zentrierung ist auf das Grundgelenk des II. Fingers gerichtet.

Aussage: Diese Aufnahme ist zur Fremdkörpersuche und zur Beurteilung der Fragmentstellung (Abb. 22.30c) bei metakarpalen und karpometakarpalen Frakturen indiziert.

Darstellung der Mittelhand

Durchführung: Die oben aufgeführten Projektionen können bei entsprechend kleinerer Einblendung (und Zentrierung auf die Schaftmitte des Os metacarpale III) auf die Mittelhand beschränkt werden, wobei die Karpometakarpalgelenke und die Metakarpophalangealgelenke mitabgebildet sein müssen (Abb. 22.31a–c).

Weiterhin bietet sich zur Beurteilung der ulnarseitigen Mittelhandknochen eine palmodorsale Schrägaufnahme in 45-Grad-Supination an, die zur Schrägaufnahme in Zitherstellung senkrecht steht.

Aussage: Hier gilt sinngemäß das auf S. 373 Gesagte. Die letztgenannte Schrägaufnahme ist zur Beurteilung der radialseitigen Hand nur bedingt geeignet, da sich der I. Strahl auf den II. und III. Strahl projiziert, man erhält jedoch eine annähernd überlagerungsfreie Abbildung der Ossa metacarpalia IV und V.

Darstellung der Finger

Langfinger in dorsopalmarer und seitlicher Projektion

Durchführung: Dorsopalmare Aufnahmen der Langfinger dürften im allgemeinen keine methodischen Probleme bereiten, besteht eine Streckhemmung, erreicht man meistens mit einer palmodorsalen Abbildung eine bessere Einsehbarkeit der Gelenkspalten.

Bei der seitlichen Darstellung der Finger ist ebenfalls ein freier Einblick in die Gelenkspalten entscheidend. Ein Anhaltspunkt zur exakten Einstellung ist die senkrecht zum Film befindliche Fingernagelebene. Während der II. und III. Finger zur besseren Abbildung des Grundgelenkes radial anliegend geröntgt werden, wählt man für den IV. und V. Finger den umgekehrten Strahlengang (Abb. 22.32a u. b).

Aussage: Kriterium der gut eingestellten Aufnahme ist eine Überdeckung der ulnaren und radialen Kondylen der Gelenkköpfchen. Auf fehlprojizierten Abbildungen entgehen gelenknahe Ausrißfrakturen leicht der Diagnose.

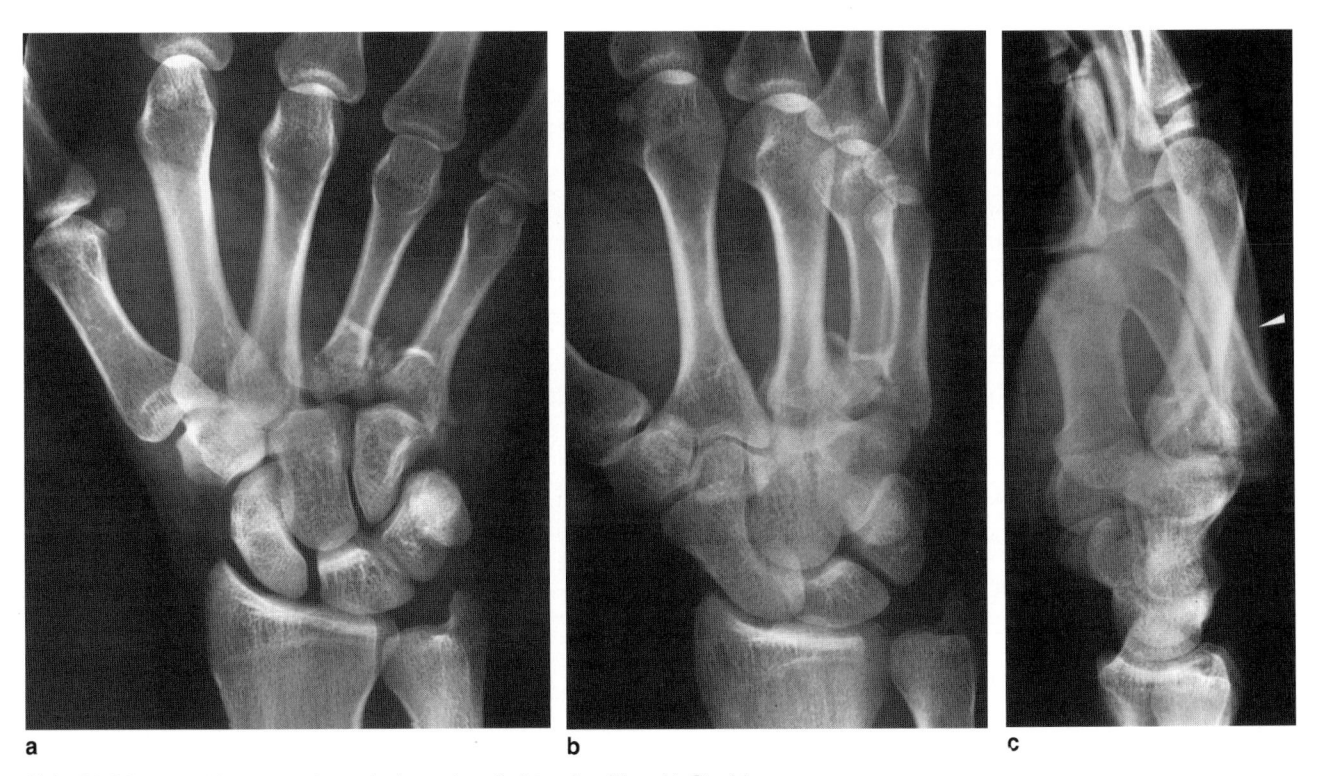

Abb. 22.**31a–c** Karpometakarpale Luxationsfraktur des III. – V. Strahls:
a Dorsopalmare Projektion
b Schräg-seitliche Projektion. Überlagerungsfreie Darstellung der Metakarpalia, jedoch keine Beurteilbarkeit des Dislokationsausmaßes
c Erst in der exakt seitlichen Projektion zeigt sich, daß neben dem IV. und V. Strahl auch der III. Strahl um etwa eine Schaftbreite nach dorsal luxiert ist (Pfeil)

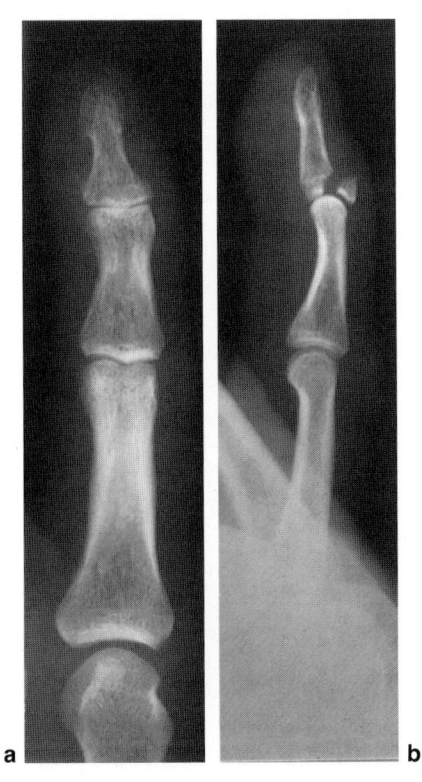

Abb. 22.**32a** u. **b** Dorsaler Strecksehnenausriß mit knöcherner Beteiligung

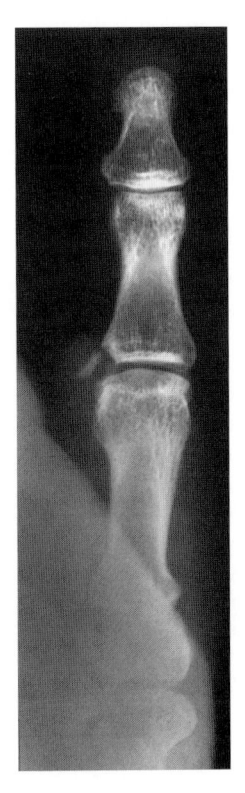

Abb. 22.**33** Ruptur des ulnaren Seitenbandes am Daumengrundgelenk mit knöcherner Beteiligung (palmar-dorsale Aufnahme in Hyperpronationshaltung)

Daumen in volardorsaler und seitlicher Projektion

Durchführung: Aufnahmen des Daumens sollten immer den gesamten I. Strahl unter Einschluß des Karpometakarpalgelenks darstellen.

Die Daumenübersichtsaufnahme wird volardorsal in Hyperpronationshaltung angefertigt, indem sowohl der Daumen als auch der Unterarm dem Untersuchungstisch plan aufliegen (Abb. 22.33). Der Patient dreht sich dabei vom Untersuchungstisch weg, die Handinnenfläche zeigt nach hinten (13, 49).

Die streng seitliche Daumenübersichtsaufnahme erfolgt radialseitig anliegend, dabei werden die Langfinger mit einem kleinen Schaumstoffkeil abgestützt. Zentriert wird das Daumengrundgelenk (49).

Aussage: Auch hier ist die exakt volardorsale bzw. seitliche Abbildung unabdingbar für das Erkennen kleiner gelenknaher knöcherner Seitenband- oder Sehnenausrißfrakturen.

Arthrosonographie

Die Sonographie der Hand hat sich zur Abklärung rheumatischer und neoplastischer Weichteilveränderungen bewährt. Sie gibt weiterhin Auskunft über Muskelatrophien und Formveränderungen des N. medianus bei Karpaltunnelsyndrom (25). Liquide Weichteilprozesse wie Ganglien und Hämatome können sicher lokalisiert werden. Speziell unter traumatologischen Gesichtspunkten bestehen Indikationen zur Sonographie der Hand in der Fremdkörpersuche (7, 25) und zur Überprüfung der Kollateralbänder unter Biegungsstreß.

Traumatologie

Mittelhand

Frakturen und Luxationsfrakturen der Ossa metacarpalia II–V

Die Frakturen der Ossa metacarpalia II–V entstehen durch direkte Gewalteinwirkung aus axialer Richtung wie etwa beim Faustschlag oder durch queren Schlag auf den Handrücken. Auch bei schweren Quetschverletzungen mit entsprechender Weichteilschädigung und multiplen Frakturen des Handskeletts sind in der Regel die Mittelhandknochen betroffen.

Unterschieden werden:

- Köpfchenbrüche und subkapitale Frakturen,
- Schaftfrakturen,
- Frakturen der Basis.

Köpfchenbrüche mit Beteiligung der Grundgelenksfläche können zur posttraumatischen Arthrose führen. Kleine Einzelfragmente können entfernt werden; bei größeren ist die offene Reposition und Fixation durch Bohrdraht oder Schraube indiziert. Bei intakten oder stufenfreien Gelenkflächen kann eine konservative Therapie mit

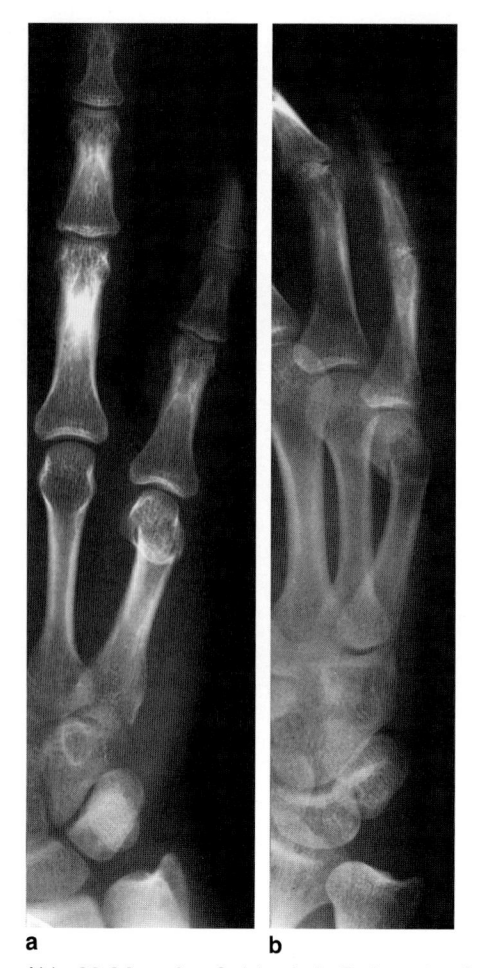

Abb. 22.**34a** u. **b**   Subkapitale Fraktur des Os metacarpale V mit Abkippung des Köpfchens nach palmar

Ruhigstellung in einer Grundgelenksbeugung von 60–80 Grad erfolgen.

Unter den Metakarpalfrakturen sind die *subkapitalen* am häufigsten. Dies erklärt sich durch die leichte Beugung vom Köpfchen zur Schaftachse und die relative Schwäche des Knochens an dieser Stelle. Damit ist bei axialer Krafteinwirkung eine „Sollbruchstelle" vorgegeben.

Im Röntgenbild sind Fraktur und Ausmaß der Dislokation manchmal nur schwer zu erkennen (Abb. 22.**34a** u. **b**). Infolge des Zuges der Fingersehnen und der Handbinnenmuskeln besteht eine Dislokationstendenz zur Beugeseite hin, so daß die d.-p.-Röntgenaufnahme wenig aussagt. Das exakt seitliche Bild ist wegen Überprojektion häufig schwer zu beurteilen, auf Schrägaufnahmen kann die Größe des Achsenknicks unterschätzt werden.

Nach geschlossener Reposition müssen die betreffenden Finger in einer Beugestellung in den Grundgelenken ruhiggestellt werden, um den Zug der Beugesehnen auszuschalten. Dies ist konservativ in einem Faustgips mit all seinen Nachteilen (Einsteifung der Gelenke, keine Beurteilung der Durchblutung) möglich.

Die einfachste operative Methode stellt die perkutane Bohrdrahtfixation mit ein oder zwei unter Röntgenbildwandlerkontrolle eingebrachten Kirschner-Drähten dar, die subkutan versenkt werden können. Eine andere Alternative ist die offene Reposition und Stabilisierung durch Schrauben oder Plättchen oder die quere Kirschner-Drahtfixierung an das benachbarte nicht frakturierte Mittelhandköpfchen. Bei geringgradiger Dislokation und eingekeilter Fraktur kann die funktionelle Behandlung ausreichen. Vom IV. und V. Strahl werden hier Achsenabweichungen von 10–20 Grad ohne nennenswerte Funktionseinbußen toleriert (28).

Bei den *Schaftbrüchen* der Ossa metacarpalia ist die Unterscheidung von Schräg- und Querbrüchen sinnvoll. Die Schrägbrüche vor allem des II. und V. Strahles neigen zur Verschiebung der Fragmente gegeneinander, wodurch es zur Verkürzung und aus den oben genannten Gründen zum Achsenknick nach palmar kommt. Die operative Stabilisierung durch eine Osteosynthese (Verschraubung, Platte) ist hier indiziert. Isolierte Frakturen des III. oder IV. Mittelhandknochens werden häufig durch die Bandverbindung der Ligg. metacarpalia transversa vor stärkerer Dislokation bewahrt, so daß sehr oft ein konservatives Vorgehen mit einer Gipsschiene in ca. 70-Grad-Beugestellung der Grundgelenke gerechtfertigt ist. Bei Querbrüchen mit stärkerer Achsenabweichung ist auch hier die operative Stabilisierung mit einer Plattenosteosynthese das geeignete Verfahren. Sowohl bei konservativer als auch bei operativer Behandlung ist an den Mittelhandknochen auf eine exakte Einstellung der Drehung zu achten. Dies gelingt am besten in Beugestellung der Langfinger, deren Achsen in der Beugestellung natürlicherweise zum Os scaphoideum hin konvergieren (28, 38).

Die solitären Frakturen an der *Basis* der Metakarpalia bereiten wenig therapeutische Schwierigkeiten, da die benachbarten Karpometakarpalgelenke ligamentär straff geführt sind und nur ein geringes Bewegungsausmaß haben. Deshalb erfolgt die Behandlung der basisnahen Metakarpalefrakturen auch bei Mitverletzung der betreffenden Gelenke konservativ durch Ruhigstellung auf einer palmaren Schiene für 2–3 Wochen.

Eine Sonderstellung nehmen Basisfrakturen des Os metacarpale V ein, da es ulnar keine Schienung besitzt. Durch den Zug des hier ansetzenden M. extensor carpi ulnaris kann es zur Subluxation nach dorsoulnar kommen, so daß eine operative Stabilisierung notwendig wird.

Von den genannten Verletzungen muß die Luxationsfraktur im Karpometakarpalgelenk (II–V) (Abb. 22.**30a–c**) unterschieden werden. Wie auch bei der reinen Luxation gelingt meist die geschlossene Reposition im Dauerzug. Zur Retention wird eine transartikuläre Kirschner-Drahtfixation für 5–6 Wochen durchgeführt.

Frakturen und Luxationsfrakturen des ersten Mittelhandstrahles

Die karpometakarpale Luxationsfraktur des I. Mittelhandstrahles, die sogenannte Bennett-Fraktur (3), ist am häufigsten und wichtigsten. Sie entsteht durch Sturz auf den gebeugten Daumen. Dabei kommt es zur Abscherung der Os-metacarpale-I-Basis gegen das Os trapezium

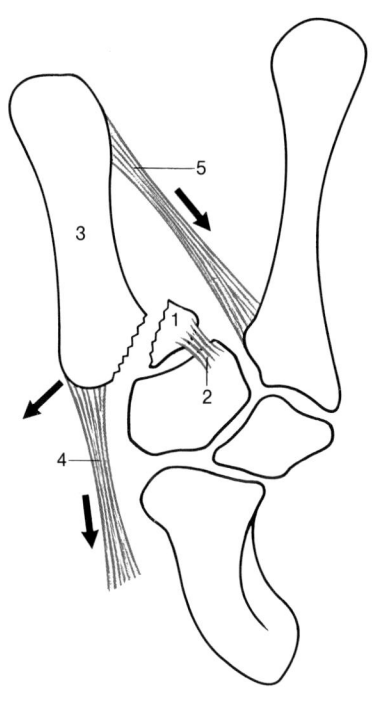

Abb. 22.**35** Luxationsmechanismus bei der Bennett-Fraktur: Das kleine ulnare Fragment der Basis des Os metacarpale ① wird durch das Lig. metacarpotrapezeum ② gehalten, während das große Schaftfragment ③ durch den Zug des M. abductor pollicis longus ④ nach radial und zentral gezogen wird. Die Thenarmuskulatur ⑤ neigt den Schaft zur Hohlhand

und damit zur Abrißfraktur. Das kleine ulnare Fragment wird durch eine kräftige Bandverbindung an Ort und Stelle gehalten, während das große Schaftfragment durch den Zug des M. abductor pollicis longus nach radial und zentral gezogen wird (Abb. 22.**35**). Der MC-I-Schaft wird infolge der Thenarmuskulatur zur Hohlhand hingeneigt. Die röntgenologische Diagnosesicherung bereitet keine Mühe (Abb. 22.**36a–d**).

Zur Vermeidung einer Sattelgelenksarthrose ist die stufenfreie Reposition und Fixierung zu fordern. Die Reposition gelingt meist durch Zug am Daumen und Druck auf die Metakarpale-I-Basis. Problematischer ist die dauerhafte Retention, da die Reluxationsneigung durch die Wirkung des M. abductor pollicis longus groß ist. Die konservative Retention kann gelegentlich durch einen Daumenabduktionsgips unter Umständen mit Dauerzug erreicht werden. Die konservativen Verfahren sind jedoch unsicherer und erlauben nicht immer die exakte Wiederherstellung der Gelenkfläche. Trotz größter Sorgfalt kann es zur Subluxationsstellung kommen.

Aus diesen Gründen sollte der operativen Behandlung der Vorzug gegeben werden. Es stehen verschiedene Varianten der perkutanen Bohrdrahtfixation nach geschlossener Reposition zur Verfügung. Wenn mit diesen Verfahren die Reposition nicht zufriedenstellend gelingt, so besteht vor allem bei größerem zentralen Fragment die Möglichkeit der offenen Reposition und Verschraubung (28, 38).

Weitere Frakturen im Bereich der MC-I-Basis sind die Y-Fraktur (Rolando-Fraktur) sowie der extraar-

376 Spezielle Traumatologie

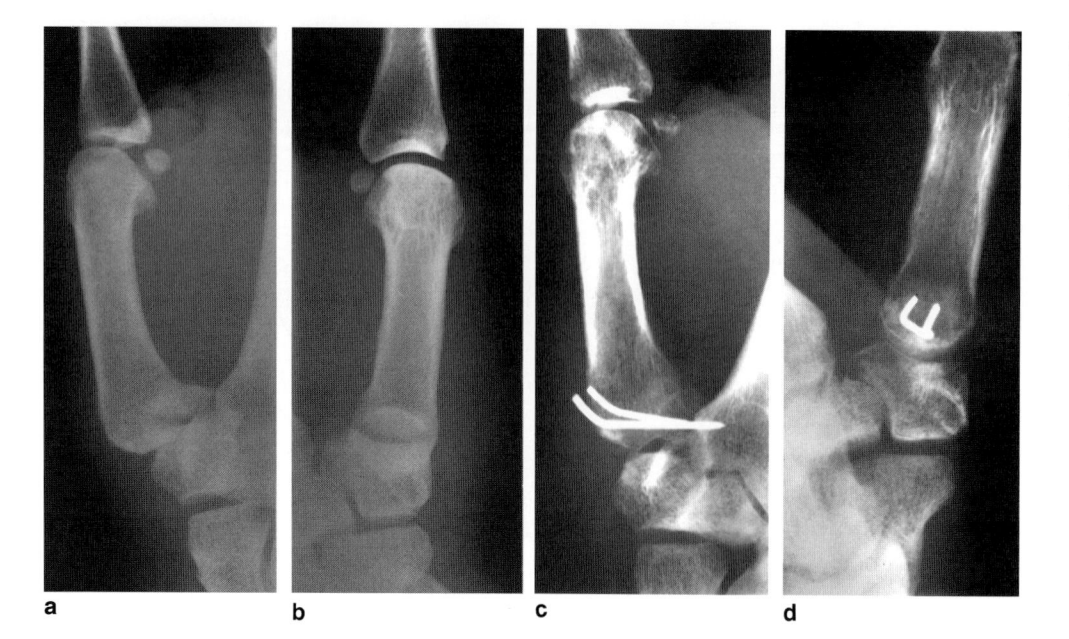

Abb. 22.**36 a–d** Bennett-Fraktur (Luxationsmechanismus s. Abb. 22.**35**)
c u. **d** Stufenlose Reposition und Fixierung durch Bohrdrähte

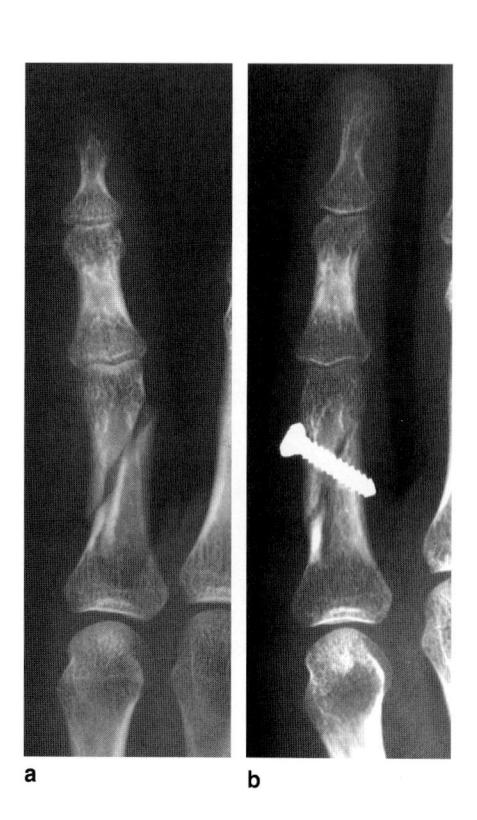

Abb. 22.**37 a** u. **b** Schaftschrägfraktur des V. Fingers im Grundglied:
a Ulnarabknickung sowie Verkürzung durch Abrutschen und Übereinanderschieben der Fragmente
b Reposition und Retention durch interfragmentäre Verschraubung

tikuläre Schrägbruch (Winterstein-Fraktur oder Pseudo-Bennett-Fraktur).

Hinsichtlich Unfallhergang, Dislokationsmechanismus, Röntgendiagnostik und Behandlungsrichtlinien unterscheiden sich diese Verletzungen nicht grundsätzlich von der Bennett-Fraktur. Bei der Rolando-Fraktur ist die Wiederherstellung der Gelenkkongruenz wegen der starken Fragmentierung nicht immer ideal möglich (37). Die Winterstein-Fraktur läßt die gesamte Gelenkfläche intakt und hat daher eine bessere Prognose (47).

Finger

Frakturen

Frakturen von Grund- und Mittelgliedern

Die Frakturen von Grund- und Mittelgliedern entstehen im Schaftbereich überwiegend durch direkte Gewalteinwirkung. Die gelenknahen, meist in der Basis gelegenen Brüche, werden durch indirekte Traumen wie axiale Stauchung, Überstreckung oder Luxation verursacht. Klinisch imponiert die schmerzhafte Schwellung, Fehlstellung und Bewegungseinschränkung der betreffenden Finger.

Grundgliedquerbrüche im Schaftbereich zeigen infolge der Wirkung von Handbinnenmuskulatur und Strecksehnenapparat typischerweise einen dorsalen Achsenknick. Schrägbrüche neigen zur Verkürzung (Abb. 22.**37 a** u. **b**). Läßt sich das Repositionsergebnis durch eine Fingerschiene in Beugestellung des Grundgelenkes und Streckstellung im Mittelgelenk nicht halten, so ist die geschlossene Bohrdrahtfixation oder die offene Reposition und Retention durch Schrauben (Abb. 22.**37 b**), Drähte oder Plättchen, die wegen der Streckaponeurose möglichst lateral angebracht werden, angezeigt. Wie auch bei den Mittelhandknochen ist an den Grund- und Mittelgliedern auf die exakte Rotationsstellung zu achten. Sind die Gelenkflächen betroffen, so müssen sie, wenn es die Größe der Fragmente zuläßt, operativ möglichst genau rekonstruiert werden. Kleine knöcherne Bruchstücke an den Basen von Grund- und Mittelgliedern sind Ausdruck eines knöchernen Kapsel-Band-Ausrisses und können auf eine spontan reponierte Luxation hinweisen (S. 379). Hier kann die Behandlung meist konservativ erfolgen.

Frakturen der Endglieder

Hier müssen im Hinblick auf Unfallhergang und Therapie Frakturen des Schaft- und Nagelkranzbereiches von den Ausrißfrakturen der Basis unterschieden werden.

Erstere entstehen durch direktes Trauma, und es steht die Behandlung des meist vorhandenen subungualen Hämatoms im Vordergrund. Der betreffende Finger wird lediglich zur Schmerzbekämpfung ruhiggestellt. Die dorsalen Strecksehnenausrisse entstehen durch indirektes Trauma, wie z. B. einen axial auftreffenden Ball, und sind oft nur auf der seitlichen Röntgenaufnahme zu erkennen (Abb. 22.**32 b**). Auffällig ist das aktive Streckdefizit im Endgelenk, das in Überstreckstellung für 5–6 Wochen ruhiggestellt werden muß. Das gelingt entweder in der Schiene nach Stack oder durch eine temporäre Bohrdrahtarthrodese.

Frakturen der Sesambeine

Sesambeine können auf der Palmarseite aller Grundgelenke vorkommen. Am häufigsten finden sie sich am Daumengrundgelenk und können hier durch direkten Schlag frakturieren. Die Sesambeinfraktur muß dann differentialdiagnostisch gegen das sogenannte geteilte Sesambein abgegrenzt werden.

Luxationen und Bandläsionen

Luxationen und isolierte Bandrupturen sind häufig und können an allen Fingergelenken vorkommen. Die Verrenkungen der Fingergelenke stehen mit einer Häufigkeit von 30% aller Luxationen an zweiter Stelle hinter der Schulterluxation. Bei allen Luxationen liegt eine erhebliche Schädigung des Kapsel-Band-Apparates vor, die nicht unterschätzt werden darf, auch wenn im Röntgenbild keine knöchernen Ausrisse zu sehen sind. Nach jeder Reposition, auch wenn sie spontan erfolgte, schließt sich eine Röntgenkontrolle an, um eine persistierende Subluxationsstellung auszuschließen. Besteht klinisch ein Verdacht auf Instabilität, so können vergleichende gehaltene Aufnahmen ratsam sein.

Die wichtigste und häufigste Bandruptur der Finger ist die Ruptur des ulnaren Seitenbandes am Daumengrundgelenk mit oder ohne knöchernen Ausriß (Abb. 22.**33**). Sie entsteht durch Sturz auf den abgespreizten Daumen, wie es typischerweise bei der sogenannten Skistockverletzung vorkommt (42). Da am Daumengrundgelenk die Stabilität besonders wichtig ist, müssen bei nachgewiesener Ruptur die Bandenden durch Naht sicher adaptiert und das Gelenk am besten durch eine temporäre Bohrdrahtarthrodese ruhiggestellt werden. Größere Knochenfragmente, meist aus der Grundgliedbasis, die in die Gelenkfläche einstrahlen, müssen sorgfältig adaptiert und durch einen Draht gehalten werden.

Auch eine radialseitige Bandruptur am Daumengrundgelenk ist möglich, jedoch viel seltener. Sie kann beispielsweise beim Volleyballspiel durch einen auftreffenden Ball verursacht werden. Diagnostik und therapeutische Richtlinien entsprechen denen der ulnaren Seitenbandruptur.

Besonderheiten bei Verletzungen der Hand im Kindesalter

Spezielle Gesichtspunkte der Röntgendiagnostik kindlicher Verletzungen des distalen Unterarms und der Hand

Zur Interpretation der Röntgenaufnahmen von Kindern unter traumatologischen Gesichtspunkten ist – insbesondere beim Handskelett – die Kenntnis des jeweiligen Reifungsstadiums des Skeletts erforderlich. Bei nicht eindeutigem radiologischen Befund oder bei diskrepanter klinischer Symptomatik sind – neben dem Zurateziehen eines Röntgenatlasses der Skelettentwicklung – Vergleichsaufnahmen der Gegenseite unter streng identischen Einstellungskriterien von großem Wert. Zum Beispiel werden epiphysenfugennahe Wulstbrüche oder Luxationen (u. a. im distalen Radioulnargelenk bei der Galeazzi-Fraktur) oft erst im Seitenvergleich deutlich erkennbar.

Auf Röntgenaufnahmen der kindlichen Handwurzel sollte immer das distale Drittel des Unterarmschaftes mitabgebildet werden, um der charakteristischen Frakturlokalisation nach indirektem Trauma (s. unten) Rechnung zu tragen. Liegt die isolierte Fraktur *eines* Unterarmknochens vor, müssen wegen der Möglichkeit der Kombinationsverletzung beide angrenzenden Gelenke mit dargestellt werden.

Distaler Unterarm und Handwurzel

Distaler Unterarm

Frakturen im Bereich des Unterarmes sind im Kindesalter die häufigsten Frakturen der oberen Extremität (45), wobei die Frakturhäufigkeit von proximal nach distal deutlich zunimmt.

Im distalen Drittel des Vorderarmschaftes treten folgende Frakturtypen auf:

- Die *Grünholzfraktur* am Übergang von der Dia- zur Metaphyse eines oder beider Unterarmknochen. Die Grünholzfraktur entspricht einem Biegungsbruch bei noch an der Konkavität partiell erhaltener Kortikalis bzw. Periostschlauch,
- der *metaphysäre Stauchungsbruch* – Wulstbruch – ebenfalls den Radius und/oder beide distale Unterarmknochen betreffend,

Spezielle Traumatologie

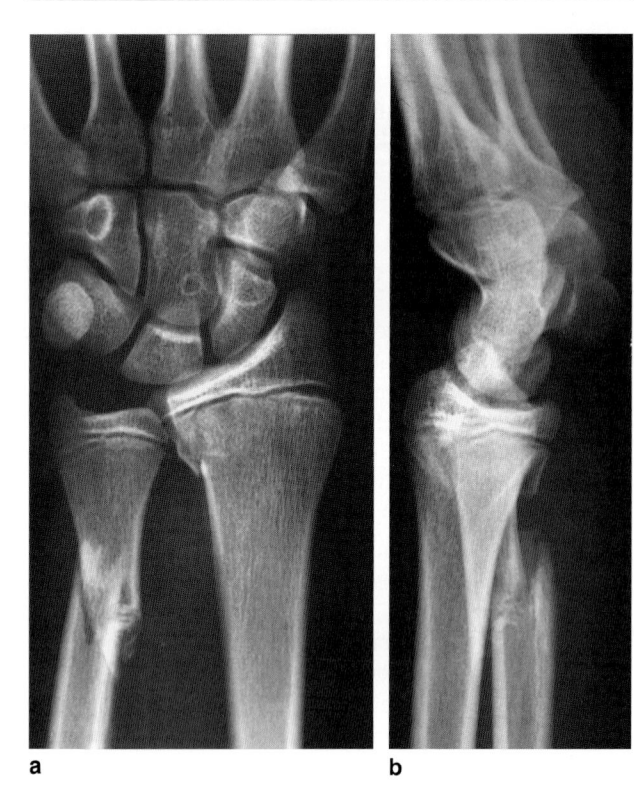

Abb. 22.**38a** u. **b** Distale Unterarmfraktur bei einem 14jährigen Jungen: Epiphyseolyse des distalen Radius mit metaphysärem Fragment, distale Ulnaschaftfraktur

- die metaphysäre *Biegungsfraktur,* einzeln oder in Kombination auftretend, sie zeigt eine vollständige Kontinuitätsunterbrechung
- und die *Epiphysenlösung des distalen Radius* (mit oder ohne metaphysärem Keil), isoliert auftretend oder mit einer knöchernen Läsion der Ulna kombiniert (Abb. 22.**38a** u. **b**).

Während *Grünholzfrakturen* im mittleren Unterarmschaftdrittel relativ genau korrigiert werden müssen und ein unter Umständen dabei vollständiges Durchbrechen der Konkavität erfordern, ist es gemäß Laer bei Vorliegen einer Grünholzfraktur im diametaphysären Bereich bedenkenlos möglich, bei jüngeren Kindern Fehlstellungen zu belassen, da hier eine breitere Frakturabstützung und eine größere Fähigkeit zur Spontankorrektur vorliegt (45).

Nicht oder nur wenig dislozierte *metaphysäre Wulstbrüche* sind stabil und werden ohne Reposition mit einer dorsolateralen Unterarmgipsschiene 2–4 Wochen ruhiggestellt.

Im Gegensatz hierzu besteht bei metaphysären *Biegungsbrüchen* und *Epiphysenlösungen* die Gefahr einer sekundären Dislokation, so daß zur Ruhigstellung ein Oberarmgips für 3–4 Wochen verwendet wird und eine oder mehrere radiologische Stellungskontrollen im Gips erforderlich sind.

Bei der *Galeazzi-Fraktur* (Radiusfraktur im mittleren oder distalen Drittel mit Luxation der Ulna im distalen Radioulnargelenk) muß unter allen Umständen eine Reposition der Ulnaluxation angestrebt werden, gelingt dies nicht konservativ durch exakte Radiusreposition, muß diese operativ stabilisiert werden.

Handwurzel

Frakturen und Luxationen der Handwurzel sind bei Kindern außerordentlich selten und wurden, wenn sie auftreten, im fortgeschrittenen Skelettalter beobachtet (26, 29). Das diagnostische und therapeutische Vorgehen bei Kahnbeinfrakturen unterscheidet sich nur unwesentlich von den Maßnahmen bei Erwachsenen.

Mittelhand und Finger

Mittelhand

Während das Os metacarpale I ebenso wie die Phalangen eine basale Epiphysenfuge besitzt, weisen die übrigen Metakarpalia eine distale subkapitale Fuge auf. Bisweilen jedoch ist eine basale Pseudofuge der Metakarpale II–V oder eine subkapitale Pseudofuge des I. Mittelhandknochens vorhanden, welche nicht mit einer Fraktur zu verwechseln sind.

An den Metakarpalia sind am häufigsten Epiphysenlösungen (oft mit metaphysärem Ausrißkeil) oder metaphysäre Stauchungsfrakturen zu finden, die entsprechend der Lokalisation der Epiphysenfuge an den Metakarpalia II–V distal (am häufigsten am V. Strahl) und am Os metacarpale I proximal auftreten. Bei noch offenen Fugen sind echte Bennett- und Rolando-Frakturen unwahrscheinlich.

Schaftquer- oder Spiralfrakturen sind bei noch offenen Fugen selten, Fehlstellungen treten wie bei Erwachsenen in Abhängigkeit vom Frakturtyp auf (Verkürzung, Drehfehler). Bei Reposition ist besonders auf die Vermeidung von Achsenfehlern in der Frontalebene sowie Rotationsfehlern zu achten.

Finger

Auch hier finden sich am häufigsten Epiphysenlösungen mit oder ohne metaphysärem Keil (Abb. 22.**39a** u. **b**), Schaftfrakturen oder distale subkapitale Frakturen sind seltener. Die ebenfalls seltenen Epiphysenfrakturen oder Epiphysenlösungen mit epiphysärem Fragment können aus einem Strecksehnenausriß, einem palmaren fibrokartilaginären Ausriß, einem Seitenbandausriß oder auch aus einer schweren Quetschverletzung resultieren. Hierbei kann es mitunter zu einem vorzeitigen Epiphysenschluß mit posttraumatischem Fehlwachstum kommen (Abb. 22.**39a–d**).

Interphalangeale Luxationen sind selten und lassen sich – von sehr wenigen Ausnahmen abgesehen, die einer offenen Reposition bedürfen – ohne Anästhesie durch einen gezielten Zug am Finger reponieren.

Abb. 22.**39a–d** Beispiel posttraumatischen Fehlwachstums mit vorzeitigem Epiphysenschluß und einer posttraumatischen Ankylose:
a u. **b** Unfallaufnahme nach Fingerquetschtrauma: Trümmerfraktur des Köpfchens und Längsfraktur des Schaftes in der Mittelphalanx D II; transepiphyseometaphysäre Fraktur der Mittelphalanxbasis D III; Köpfchenfraktur der Mittelphalanx D IV
c u. **d** Verlaufskontrolle 4 Jahre nach dem Unfallereignis: Posttraumatische Ankylose an den distalen Interphalangealgelenken D II und D IV; vorzeitiger Epiphysenschluß mit Fehlwachstum an der Mittelphalanx D III

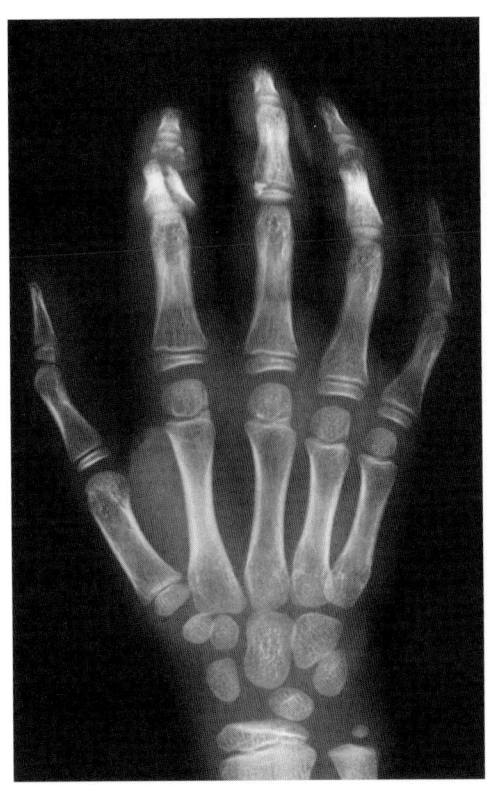

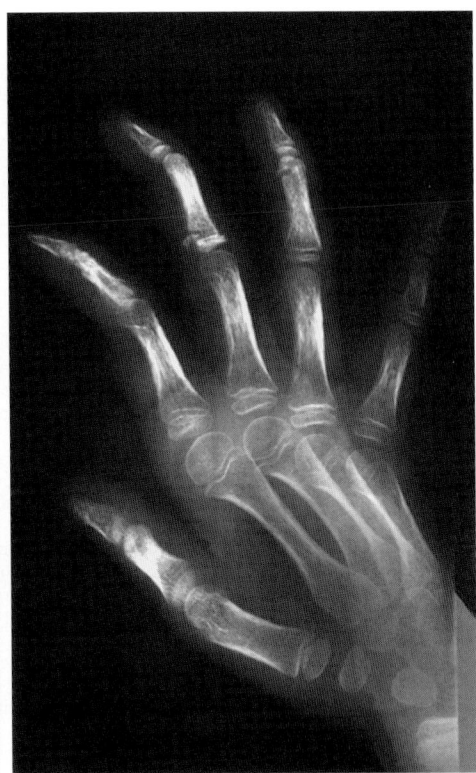

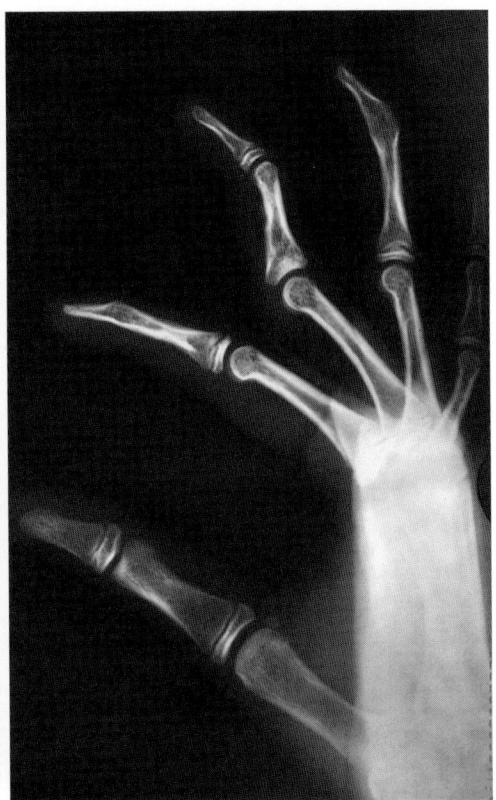

Literatur

1 Adolph, J., R. Erlemann, J. Grünert, C. Edelmann, P. E. Peters: Konventionelle Diagnostik der karpalen Luxation und Instabilitäten. Radiologe 30 (1990) 353–359
2 Baker, L. L., P. C. Hajek, A. Björkengren, R. Galbraith, D. J. Sartoris, R. H. Gelbermann, D. Resnick: High-resolution magnetic resonance imaging of the wrist: normal anatomy. Skelet. Radiol. 16 (1987) 128–132
3 Bennett, E. H.: Fractures of the metacarpal bones. J. med. Sci. 73 (1882) 72
4 Biondetti, P. R., M. V. Vannier, L. A. Gilula, R. Knapp, Wrist: coronal and transaxial CT scanning. Radiology 163 (1987) 149–151
5 Buck-Gramcko, D.: Instabilität des Handgelenks. In: Nigst, H.: Frakturen, Luxationen und Dissoziationen der Karpalknochen (Bibliothek für Handchirurgie). Hippokrates, Stuttgart 1982
6 Cone, R. O., R. Szabo, D. Resnick, R. Gelbermann, J. Taleisnik, L. A. Gilula: Computed tomography of the normal soft tissues of the wrist. Invest. Radiol. 18 (1983) 546–551
7 Fornage, B. D., F. L. Schernberg, M. D. Rifkin: Ultrasound examination of the hand. Radiology 155 (1985) 785–788
8 Frahm, R., K. Lowka, B. Wimmer: Computertomographie des Handgelenks. Radiologe 30 (1990) 366–372
9 Frykman, G.: Fractures of the distal radius, including sequelae-shoulder-hand-finger-syndrome, disturbance in the distal radio-ulnar joint and impairment of nerve function. A clinical and experimental study. Acta orthop. scand., Suppl. 108 (1967) 1
10 Greenspan, A.: Skelettradiologie: Orthopädie, Traumatologie, Rheumatologie, Onkologie. (Übers. von E. M. Walthers). Edition Medizin, Weinheim 1990 (S. 80–104)
11 Gilula, L. A., P. M. Weeks: Post-traumatic ligamentous instabilities of the wrist. Radiology 129 (1978) 641–651
12 Haage, H.: Arthrographie des Handgelenks. In: Handbuch der medizinischen Radiologie, Bd. V/2. Springer, Berlin 1973 (S. 356–369; 374–381)
13 Hafner, E., H. C. Meuli: Röntgenuntersuchung in der Orthopädie, Methode und Technik. Huber, Bern 1975 (S. 16–39)
14 Harris, J. H.: Skeletal trauma. In Grainger, R. G., D. J. Allison: Diagnostic Radiology. An Anglo-American Textbook of Imaging, Vol. 2. Churchill Livingstone, Edinburgh 1986
15 Heim, U., K. M. Pfeiffer: Periphere Osteosynthese, 3. Aufl. Springer, Berlin 1988
16 Herbert, T. J., W. E. Fisher: Management of the fractured scaphoid using a new bone screw. J. Bone Jt Surg 66B (1984) 114
17 Heuck, A., L. Steinbach, C. Neumann, D. Stoller, H. Genant: Möglichkeiten der MR-Tomographie bei Erkrankungen von Hand und Handgelenk. Radiologe 29 (1989) 53–60
18 Hofmann-Preiß, K., J. Grebmeier, B. Reichler, M. Flügel, G. Lenz: Vergleich Arthrographie – Kernspintomographie bei schmerzhaften Bewegungseinschränkungen der Hand. Radiologe 30 (1990) 380–384
19 Kellerhouse, L. E., M. A. Reicher: Osteonecrosis and fractures of the wrist. In: MRI of the Wrist and Hand. Raven Press, New York 1990
20 Kob, A., A. Lang, R. Thelen, H. Schild: Radiologische Diagnostik bei Verletzungen der Handwurzel. Röntgen-Bl. 41 (1988) 215–220
21 Koob, E.: Die Mondbeinnekrose. Handchirurgie 5 (1973) 173
22 Matti, H.: Technik und Resultate meiner Pseudarthrosenoperation. Zbl. Chir. 63 (1936) 1442
23 Meschan, I.: Röntgenanatomie (Übers. von P. Gerhardt und E. Glück). Enke, Stuttgart 1987 (S. 73–84)
24 Meyers, M. H., R. Wells, J. P. Harvey jr.: Naviculo-capitate fracture syndrome. J. Bone Jt Surg. 53A (1971) 1383
25 Milbradt, H., E. Calleja Cancho, S. A. A. Qaiyumi, M. Galanski: Sonographie des Handgelenks und der Hand. Radiologe 30 (1990) 360–365
26 Millesi, H.: Verletzungen der Hand. In Sauer, H.: Das verletzte Kind – Lehrbuch der Kindertraumatologie. Thieme, Stuttgart 1984
27 Müller, M. E., M. Allgöver, R. Schneider, H. Willenegger: Manual der Osteosynthese. Springer, Berlin 1977
28 Nigst, H.: Frakturen der Karpalknochen, der Phalangen, der Metakarpalia. In: Nigst, H., D. Buck-Gramcko, H. Millesi: Handchirurgie, Bd. II. Thieme, Stuttgart 1983
29 O'Brien, E. T.: Fractures of the hand and wrist region. In Rockwood, C. A. jr., K. E. Wilkins, R. E. King: Fractures in Children, Vol. 3. Lippincott, Philadelphia 1988
30 Pachucki, A., H. Kuderna: Entstehung und Formen der posttraumatischen karpalen Instabilität. Unfallchirurgie 14 (1988) 161–167
31 Pechlaner, S., R. Sailer, K. Suckert, E. Beck: Distale Radiusfrakturen – Frakturformen und Verletzungsmuster. Unfallchirurgie 14 (1988) 86–93
32 Pfeiffer, K. M.: Frakturen des distalen Unterarms. In Nigst, H., D. Buck-Gramcko, H. Millesi: Handchirurgie, Bd. II. Thieme, Stuttgart 1983
33 Rau, W. S., J. Seifert: Arthrographische Befunde bei Diskusläsionen am Handgelenk. Radiologe 22 (1982) 214–221
34 Reicher, M. A., L. E. Kellerhouse: Carpal instability. In: MRI of the Wrist and Hand. Raven Press, New York 1990
35 Reuther, G., R. Erlemann, J. Grünert, P. E. Peters: Untersuchungstechnik und ligamentäre Binnenmorphologie in der MRT des Handgelenks. Radiologe 30 (1990) 373–379
36 Rösli, A.: Röntgendiagnostik. In Nigst, H., D. Buck-Gramcko, H. Millesi: Handchirurgie, Bd. I. Thieme, Stuttgart 1981 (S. 4.2–4.21)
37 Rolando, S.: Fracture de la base du premier metacarpien et principalement sur une varieté non encore decrite. Presse med. 18 (1910) 303
38 Rudigier, J.: Kurzgefaßte Handchirurgie, 3. Aufl. Hippokrates, Stuttgart 1990
39 Russe, O.: Die Kahnbeinpseudarthrose. Behandlung und Ergebnisse. H. Unfallheilk. 148 (1980) 129
40 Scharizer, E.: Frische Gelenkverletzungen. In Nigst, H., D. Buck-Gramcko, H. Millesi: Handchirurgie, Bd. II. Thieme, Stuttgart 1983
41 Space, T. C., D. S. Louis, I. Francis, E. M. Braunstein: CT findings in distal radioulnar dislocation. J. Comput. assist. Tomogr. 10 (1986) 689–690
42 Stenner, B.: Displacement of the ruptured ulnar collateral ligament of the metacarpophalangeal joint of the thumb: a clinical and anatomical study. J. Bone Jt Surg. 44B (1962) 869
43 Taleisnik, J.: The Wrist. Churchill Livingstone, New York 1985 (p. 79–104)
44 Tillmann, B., G. Töndury: Obere Extremität. In Rauber/Kopsch: Anatomie des Menschen, Lehrbuch und Atlas, Bd. I: Bewegungsapparat, hrsg. von Leonhardt, H., B. Tillmann, G. Töndury, K. Zilles. Thieme, Stuttgart 1987 (S. 326–331, 415–423)
45 von Laer, L.: Frakturen und Luxationen im Wachstumsalter. Thieme, Stuttgart 1986 (S. 111–129, 134)
46 Wechsler, R. J., M. A. Wehbe, M. D. Rifkin, J. Edeiken, H. Mitchell Branch: Computed tomography diagnosis of distal radioulnar subluxation. Skelet. Radiol. 16 (1987) 1–5
47 Winterstein, O.: Die Frakturen des Os metacarpale I. Schweiz. med. Wschr. 57 (1927) 193
48 Yeager, B. A., M. K. Dalinka: Radiology of trauma to the wrist: dislocations, fracture dislocations, and instability patterns. Skelet. Radiol. 13 (1985) 120–130
49 Zimmer, E. A., M. Brossy: Lehrbuch der Röntgendiagnostischen Technik, 2. Aufl. Springer, Berlin 1984 (S. 82–103)

23 Becken, Hüftgelenk und proximales Femurende

K.-F. Kreitner und H. Weigand

Becken

Der Beckengürtel als funktionelle Einheit setzt sich aus den beiden Hüftbeinen und dem Kreuzbein zusammen, die über die Sakroiliakalgelenke sowie über die Symphyse miteinander verbunden sind.

Während der Schultergürtel nur locker am Rumpf befestigt ist, um dem Arm eine möglichst große Beweglichkeit zu ermöglichen, ist der Beckengürtel fest mit der Wirbelsäule verbunden (77). Bei aufrechter Körperhaltung dient er der Last- und Kraftübertragung von der Wirbelsäule auf die unteren Extremitäten. Dabei wird die auf den 5. LWK auftreffende Last vom Kreuzbein aufgenommen und gleichmäßig über die Sakroiliakalgelenke auf die Hüftbeine verteilt. Von dort erfolgt die weitere Übertragung über die sogenannten kranialen und dorsalen Pfeiler der Hüftgelenkpfannen auf die unteren Extremitäten (Abb. 23.1).

Der hintere Beckenring ist somit das statisch wichtigste Element des knöchernen Beckenringes und durch die stärkere Gewichtsbeanspruchung kräftiger ausgebildet als der lediglich auf Zug belastete, vordere Beckenring (5, 45, 50, 78).

Die in das hintere Segment integrierten Iliosakralgelenke sind demnach großen Belastungen ausgesetzt. Von entscheidender Bedeutung für die Stabilität sind die sakroiliakalen Bandverbindungen, die als vordere und hintere Bänder neben den sakrospinalen und sakrotuberalen Bändern für die syndesmale Verspannung des Beckens verantwortlich sind (5, 45, 50). Wichtigster Bandapparat sind dabei die dorsalen sakroiliakalen Bänder, die als stärkste Bandverbindung des menschlichen Körpers gelten und die ligamentäre Stabilität des Beckens insgesamt sichern. Die Symphyse dient dagegen nur als quere Zugverspannung.

Die syndesmale Verspannung des gewölbeartigen Beckenringes führt zu einer hohen Gesamtfestigkeit und Elastizität. Aufgrund der bisher gemachten Ausführungen wird verständlich, daß knöcherne und ligamentäre Verletzungen des Beckens zumeist Folge schwerster Traumatisierungen sind.

Die deutliche Zunahme von Verkehrsunfällen mit großer Energieumsetzung hat zu einem erheblichen Anstieg der Beckenverletzungen geführt. Etwa 60–70% der Beckenfrakturen ereignen sich im Rahmen von Verkehrsunfällen. Darüber hinaus sind mehr als 50% der Beckenbrüche mit Extremitäten-, Körperhöhlen- und Schädelverletzungen kombiniert. Die Ausdehnung der ossären und ligamentären Läsionen und die Möglichkeit der Mitverletzung der vom knöchernen Becken geschützten Organe machen den Beckenbruch zu einer ernsten und zum Teil lebensbedrohlichen Verletzung (16, 23, 52, 57, 95).

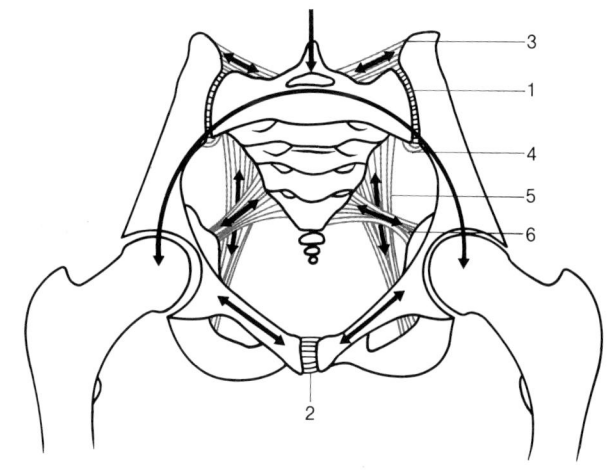

Abb. 23.1 Schematische Darstellung der syndesmalen Verspannung des Beckenringes sowie der Lastübertragung vom Rumpf über den Beckenring auf die unteren Extremitäten
1 = Iliosakralgelenk
2 = Symphyse
3 = Ligg. sacroiliaca interossea et dorsalia
4 = Ligg. sacroiliaca ventralia
5 = Lig. sacrotuberale
6 = Lig. sacrospinale

Eine Sonderstellung im Rahmen des Beckens nimmt das Hüftgelenk ein. Die Traumatologie des Hüftgelenkes wird deshalb in einem eigenen Abschnitt abgehandelt, obwohl Verletzungen der Hüfte häufig mit ossären und ligamentären Läsionen des Beckens vergesellschaftet sind.

Radiologische Diagnostik

Radiologische Nativdiagnostik

Die radiologische Nativdiagnostik besitzt trotz der heute weit verbreiteten Computertomographie immer noch einen hohen Stellenwert. Zumeist ist man primär auf konventionelle Röntgenbilder angewiesen. Im Rahmen der traumatologischen Röntgendiagnostik des Beckens sollten folgende Projektionstechniken bekannt sein:

382 Spezielle Traumatologie

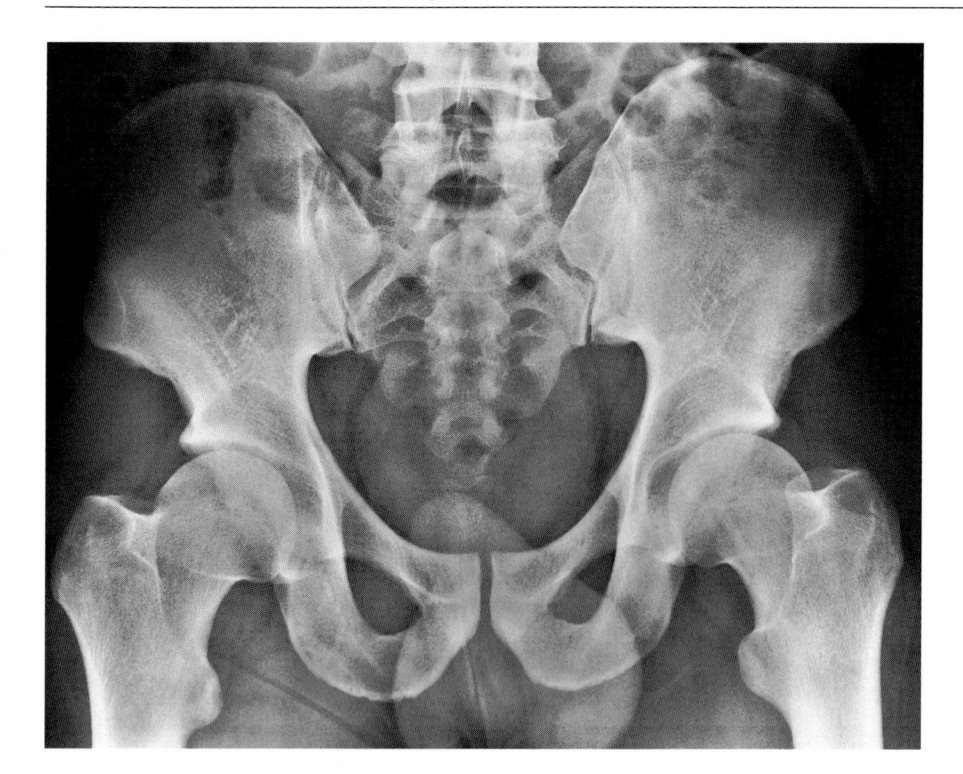

Abb. 23.**2** Beckenübersichtsaufnahme in a.-p. Projektion: Normalbefund

Beckenübersichtsaufnahme in a.-p. Projektion

Durchführung: Der Patient befindet sich in Rückenlage, beide Beine sind gestreckt oder leicht im Kniegelenk gebeugt und liegen parallel. Der Zentralstrahl verläuft ventrodorsal etwa 5 cm kranial der Symphyse in Beckenmitte senkrecht zur Filmebene (25). Bei der gut eingestellten Beckenübersichtsaufnahme sollten beide Beckenschaufeln, beide Hüftgelenke einschließlich der Trochanteren vollständig und gleichmäßig gut belichtet dargestellt sein (Abb. 23.**2**). Die Foramina obturatoria sind symmetrisch abgebildet (94).

Aussage: Mit der Beckenübersichtsaufnahme werden in der Regel Verletzungen des vorderen Beckenringes (Scham- und Sitzbeine, Symphyse) mit ausreichender Sicherheit erfaßt. Schwierigkeiten ergeben sich bei der Diagnostik von Verletzungen des stabilen, dorsalen Beckenabschnittes, der aufgrund seiner komplexen Struktur und der schrägen Anordnung der Hauptelemente der konventionellen Röntgendiagnostik nur eingeschränkt zugänglich ist. Besonders die Beurteilung des Os sacrum wird durch Luft- und Stuhlüberlagerungen, Hämatombildungen und dem häufigen, reflektorischen Darmmeteorismus erschwert (28, 75, 78).

Da bei der Beckenübersichtsaufnahme im a.-p. Strahlengang der Beckenring schräg zur Körperachse liegt, entspricht die Ansicht des Beckens eigentlich nicht einer a.-p., sondern einer Schrägaufnahme. Verschiebungen von Beckenteilen in der Frontal- und/oder der Sagittalebene können somit nicht exakt beurteilt werden. Aus diesem Grund werden von verschiedenen Autoren (16, 35, 36, 53, 93) zwei weitere, modifizierte Projektionen vorgeschlagen:

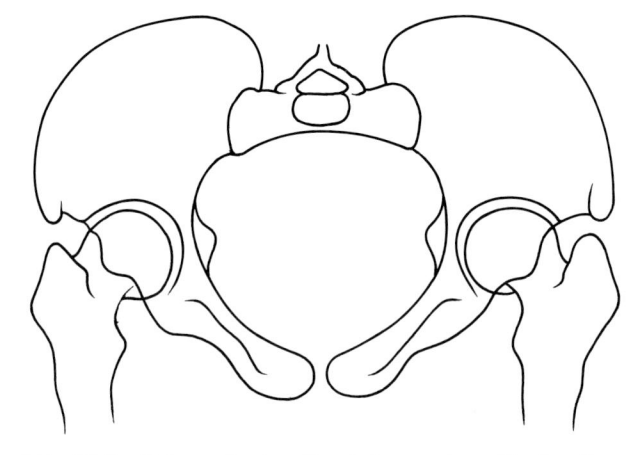

Abb. 23.**3** Schematische Darstellung einer Beckenübersichtsaufnahme im kraniokaudalen Strahlengang

- *Beckenübersichtsaufnahme mit etwa 30–40 Grad nach kranial gekippter Röntgenröhre* (Strahlengang kraniokaudal, Zentrierung wie oben angegeben): Diese auch als „inlet-view" bezeichnete Aufnahme gestattet Aussagen zu Verschiebungen des hinteren Beckenringes nach ventral oder dorsal, zu Medial- oder Lateralverlagerungen der frakturierten Beckenhälfte sowie zu Rotationsfehlstellungen der vorderen Beckenabschnitte (Abb. 23.**3** und 23.**19 b**).
- *Beckenübersichtsaufnahme mit etwa 30–40 Grad nach kaudal gekippter Röntgenröhre* (Strahlengang kaudokranial, Zentrierung wie oben angegeben). Diese auch „outlet-view" genannte Aufnahme zeigt Verschiebungen des Beckenringes nach kranial oder kaudal an (Abb. 23.**4** und 23.**19 a**).

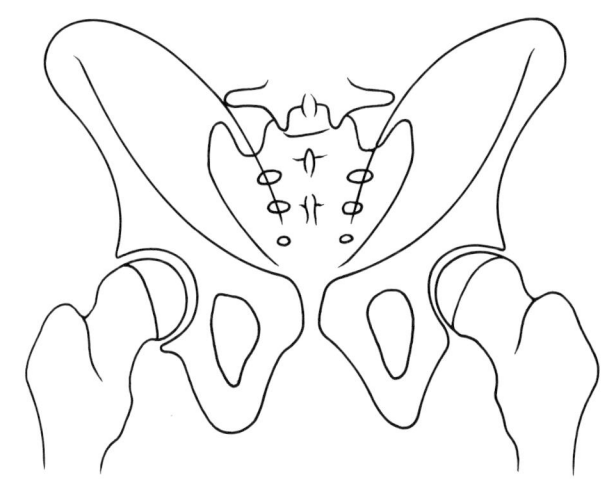

23 Becken, Hüftgelenk und proximales Femurende

Abb. 23.**4** Schematische Darstellung einer Beckenübersichtsaufnahme im kaudokranialen Strahlengang

Die beiden letztgenannten Projektionen stehen in einem nahezu senkrechten Winkel aufeinander und erfüllen somit die Forderung nach einer adäquaten Röntgendiagnostik. Zu ihrer Durchführung ist eine Umlagerung des Patienten nicht notwendig. Es gilt allerdings folgende Einschränkung: Da der Strahlengang bei diesen Aufnahmen um 40 Grad zur Filmebene geneigt ist, kann es zu erheblichen Verziehungen der Abbildungen kommen, die die Beurteilung erschweren. Sie sollten nicht zum eigentlichen Frakturnachweis eingesetzt werden, sie dienen lediglich zur Beurteilung von Verschiebungen der Beckenabschnitte in der einen oder anderen Ebene (36, 93).

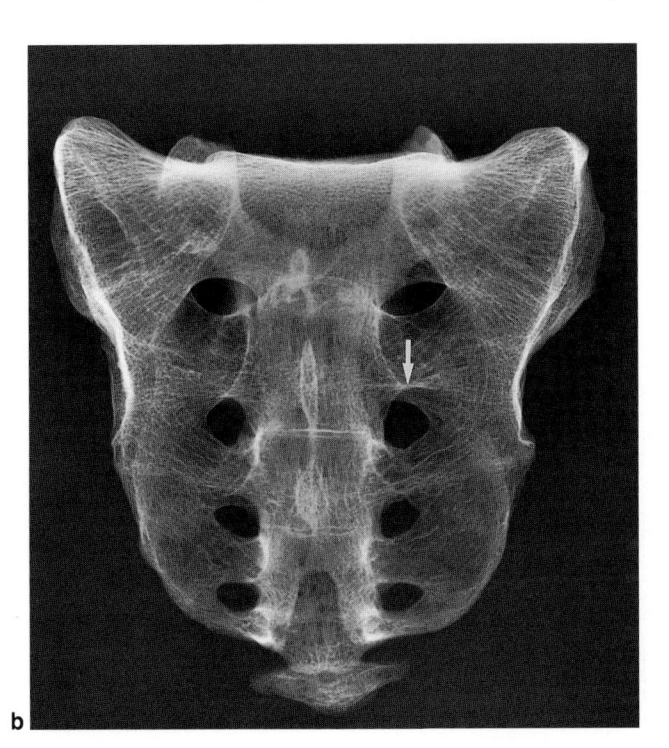

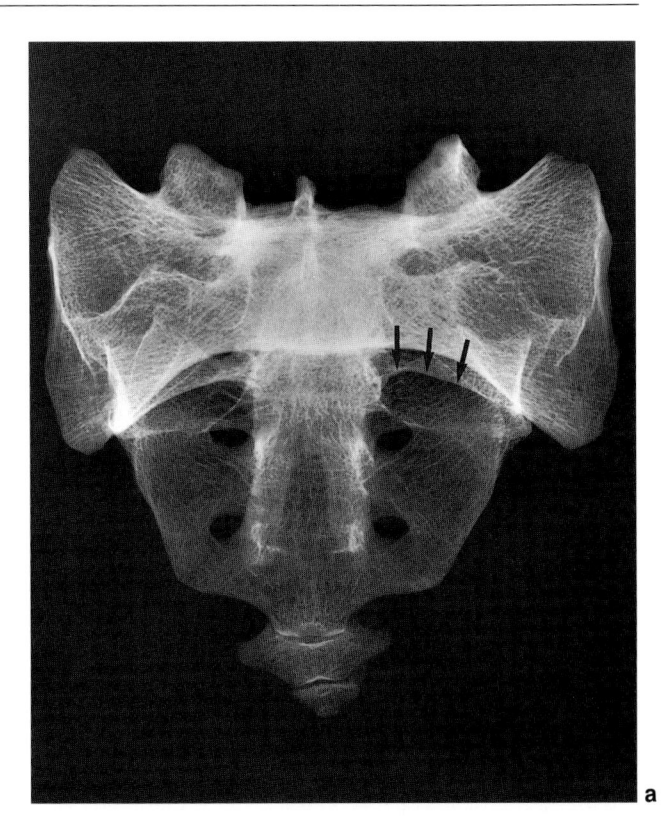

Abb. 23.**5a–c** Röntgenaufnahmen eines Kreuzbeinpräparates:
a a.-p. Projektion wie auf einer Beckenübersichtsaufnahme
b a.-p. Projektion bei leichter Kippung in der Frontalebene. Die oberen Foraminabegrenzungen (→) sind bei **b** besser erkennbar
c Seitliche Projektion

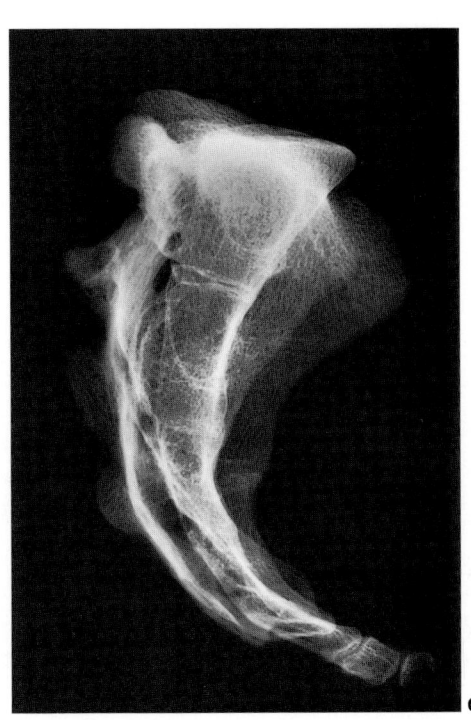

Os sacrum in a.-p. Projektion

Durchführung: Da das Os sacrum normalerweise nach ventral konkav und gegenüber der Frontalebene abgewinkelt ist, entspricht die Ansicht des Kreuzbeines bei der normalen Beckenübersicht keiner eigentlichen a.-p., sondern einer Schrägaufnahme im sagittalen Strahlengang. Um eine tatsächliche a.-p. Aufnahme zu erhalten, ist eine Anhebung der distalen bzw. eine Neigung der proximalen Beckenanteile (z. B. durch Anwinkeln der Beine) erforderlich (65). Der gleiche Effekt wird erzielt, wenn die Röntgenröhre um 10 Grad nach kaudal gekippt wird, der Zentralstrahl verläuft kaudokranial, der Fußpunkt befindet sich etwa 3 cm oberhalb der Symphyse in Beckenmitte (25, 65) (Abb. 23.**5 a** u. **b**).

Aussage: Zur Orientierung auf der a.-p. Aufnahme dienen mehrere Linien mit unterschiedlichem Verlauf auf beiden Sakrumseiten (9, 30, 49, 65). Die wichtigsten werden dargestellt durch:

- die obere Begrenzung der Foramina sacralia pelvina. Sie weisen stets eine nach kaudal konkave Begrenzung auf. Die das zweite ventrale Foramen überbrückende Linie erscheint im Röntgenbild oft als Fortsetzung der Linea terminalis,
- die sogenannte untere Foraminabegrenzung. Es handelt sich dabei um von lateral nach medial-kranial verlaufende kaudal-konvexe Linien, die durch Teile der unteren Foraminabegrenzungen verursacht werden.

Diese Orientierungslinien sind in den kranialen Sakralsegmenten häufiger abgrenzbar als in den kaudalen. Sie sollten bei der Suche nach Frakturen sorgfältig überprüft werden. Hinweise für Frakturen des Os sacrum ergeben sich durch Unterbrechungen, Konturverwerfungen und Verlagerungen dieser Leitlinien im Seitenvergleich (30, 65) (Abb. 23.**6**). Diese Frakturzeichen werden bei etwa zwei Drittel der Sakrumlängsfrakturen und in etwa einem Drittel der Querbrüche gefunden.

Os sacrum in seitlicher Projektion

Durchführung: Der Patient befindet sich in Seitenlage mit gebeugtem Knie- und Hüftgelenk. Der Zentralstrahl wird auf die Mitte des Os sacrums, d. h. mindestens vier Querfinger unterhalb des Beckenkamms gerichtet, er fällt vertikal ein. Bei der gut eingestellten seitlichen Aufnahme ist die Crista sacralis mediana dorsal des Sakralkanals abgrenzbar, Os sacrum und Os coccygis sind zusammen abgebildet (94) (Abb. 23.**5 c**).

Aussage: Die seitliche Kreuzbeinaufnahme liefert bei Querfrakturen des Kreuzbeins zusätzliche Informationen, da entweder das Ausmaß der Fragmentdislokation oder aber die Fraktur selbst erst auf dieser Aufnahme zu erkennen sind (65).

a.-p., Ala- und Obturatoraufnahmen des Hüftgelenkes

Diese Aufnahmen sind dringend erforderlich bei Verletzungen, die das Hüftgelenk mitbetreffen, oder wenn Frakturen und/oder Luxationen der Hüfte ausgeschlossen werden sollen. Sie werden im Abschnitt „Hüftgelenk" ausführlich besprochen. Indiziert sind Ala- und Obturatoraufnahmen auch bei Frakturen der Darmbeinschaufel zur Beurteilung von Frakturverlauf und -ausdehnung (Mitbeteiligung von Iliosakralfuge und Hüftgelenk) sowie bei Abrißfrakturen der Spina iliaca anterior inferior.

Konventionelle Tomographie

Tomographische Untersuchungen in a.-p. Projektion können im Rahmen von Verletzungen des Beckenringes zum Nachweis von Frakturen des Kreuzbeines durchgeführt werden, wenn Übersichtsaufnahmen keine eindeutige Diagnose erlauben (Abb. 23.**7 a** u. **b**).

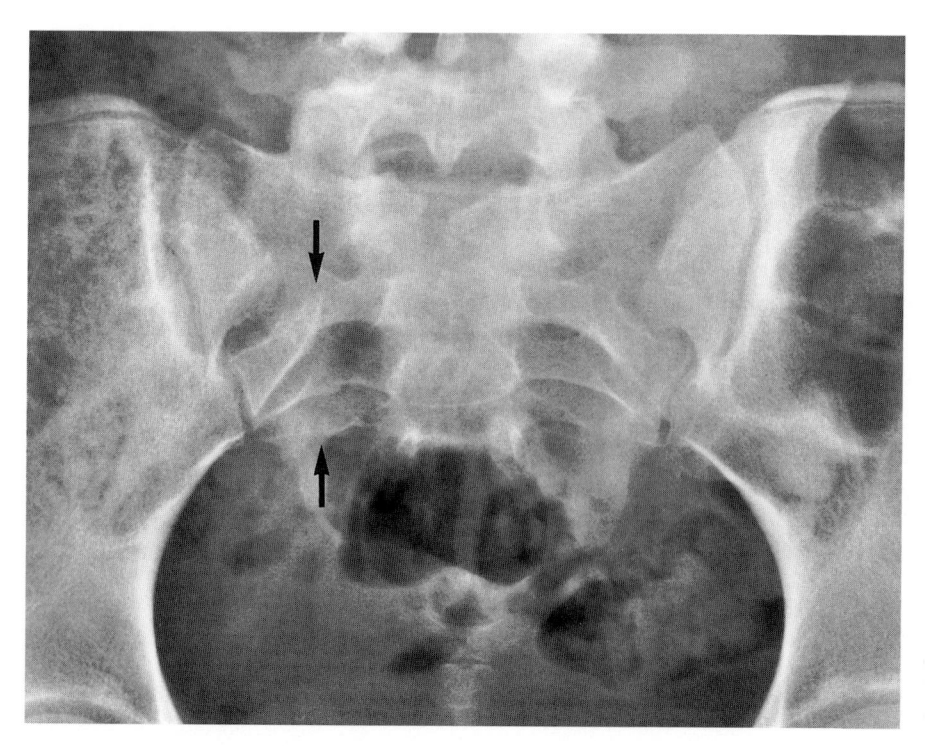

Abb. 23.**6** Rechtsseitige Sakrumlängsfraktur mit Stufenbildung und Unterbrechung mehrerer Foraminabegrenzungen (→). Ausschnitt aus einer Beckenübersichtsaufnahme

Abb. 23.7a u. b Beidseitige Sakrumlängsfraktur (→) sowie Querfortsatzfrakturen (▷) von LWK 5:
a Ausschnitt aus einer Beckenübersichtsaufnahme
b a.-p. Tomographie

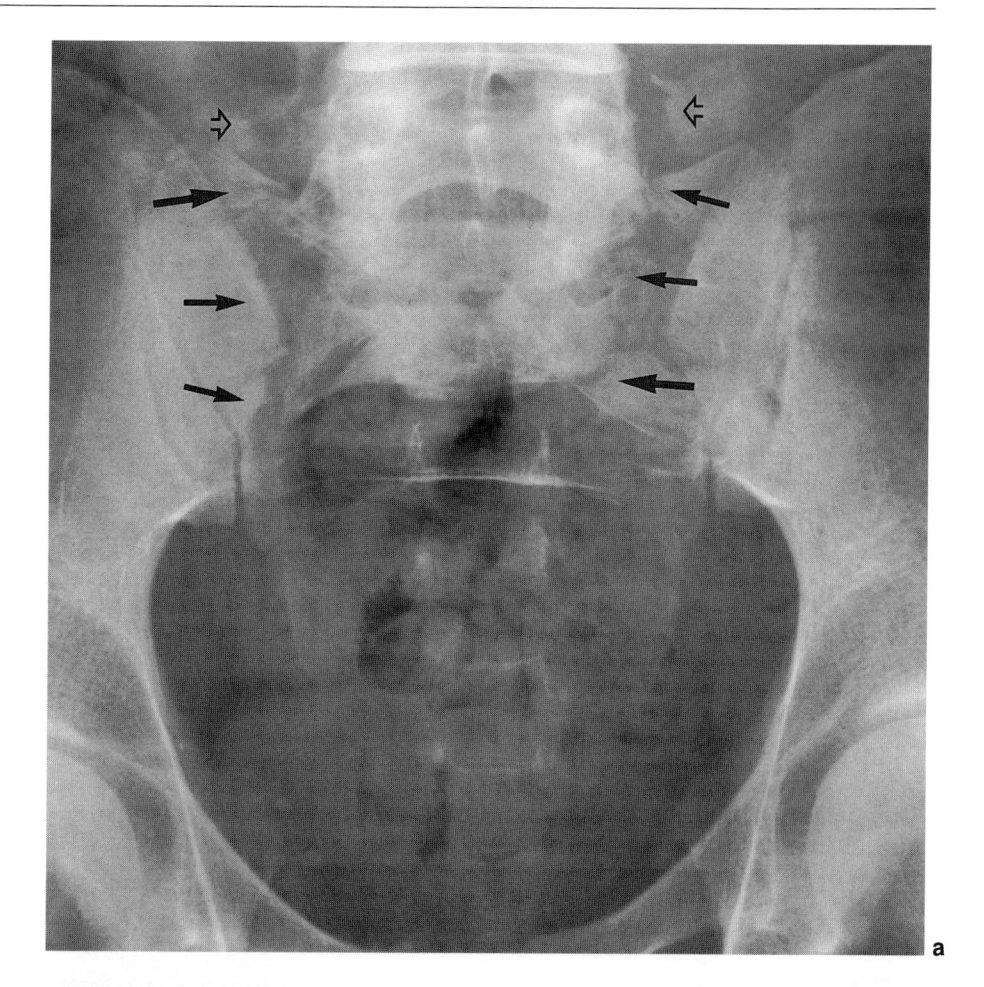

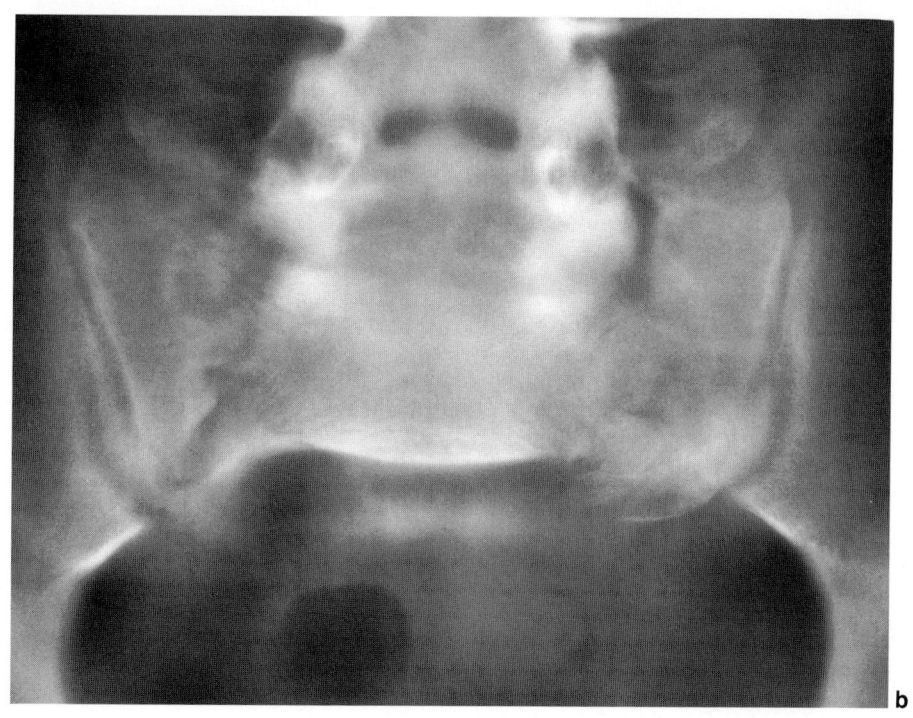

Weitere Projektionen

Der Vollständigkeit halber sei an dieser Stelle noch auf folgende Projektionen verwiesen, die bei der Verlaufskontrolle von Symphysensprengungen und vor allem im Rahmen gutachterlicher Fragestellungen angewendet werden (94):

- Zielaufnahmen der Symphyse in der a.-p. (Bauchlage) sowie in der axialen Projektion (kraniokaudal),
- Beckenübersichtsaufnahmen in p.-a. Projektion mit Belastung (Patient in Einbeinstand).

Nuklearmedizinische Untersuchungen

Knochenszintigraphische Untersuchungen mit ^{99m}Tc-markierten Diphosphonaten sind indiziert zum Nachweis oder Ausschluß von Verletzungen des dorsalen Beckenringes, wenn konventionelle Untersuchungen kein eindeutiges Ergebnis ergeben haben und die Computertomographie nicht verfügbar ist (Abb. 23.**8**). Szintigraphisch ist im Einzelfall eine sichere Differenzierung zwischen Iliosakralfugenläsion, Sakrumfraktur, Kombinationsverletzung und degenerativem Prozeß nur selten möglich. Allerdings schließt ein negatives Knochenszintigramm eine Läsion im dorsalen Beckenring aus (91). Die szintigraphische Untersuchung sollte frühestens am 3.–4. Tag nach dem Unfallereignis durchgeführt werden, um eine durch eine verstärkte Duchblutung oder ein frisches Hämatom bedingte Mehranreicherung ausschließen zu können.

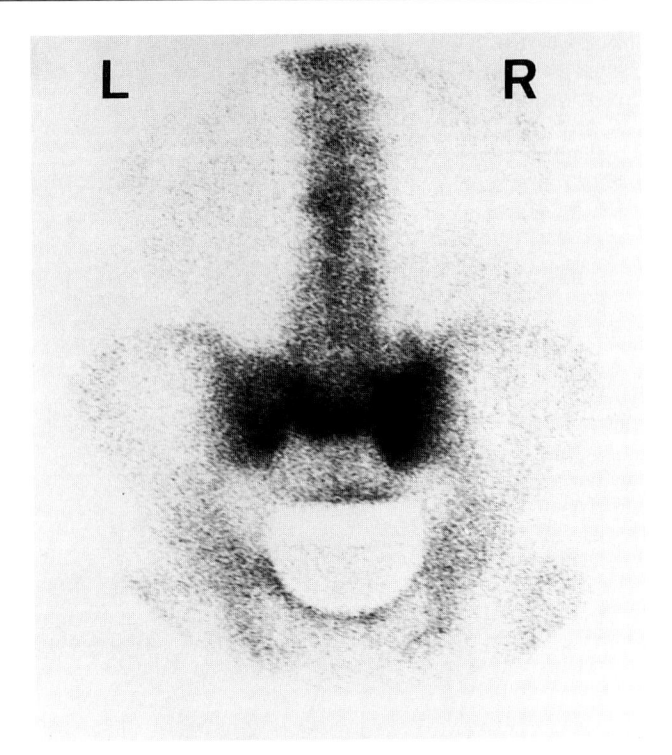

Abb. 23.**8** Knochenszintigraphie des Beckens 2 Wochen nach dem Unfall von posterior mit deutlich vermehrtem Umbau im Bereich des rechten Os sacrum

Computertomographie

Aufgrund der überlagerungsfreien Querschnittsbilder und der hohen Dichteauflösung bietet sich die Computertomographie bei einigen Fragestellungen als Ergänzung und/oder Ersatz konventioneller Röntgenuntersuchungen an (27, 75, 78).

Bei Frakturen des vorderen Beckenringes können Fragmentverschiebungen in der Sagittalebene besser erfaßt und beurteilt werden. Stark dislozierte Beckenschaufelfrakturen sind bezüglich der Fragmentdislokation, dem Vorhandensein knöcherner oder Weichteilinterponate besser beurteilbar (Abb. 23.**9**).

Entscheidender sind jedoch die Vorteile der CT bei der Diagnostik der Verletzungen des hinteren Beckenringes, speziell der Läsionen von Kreuzbein und Iliosakralfugen (Abb. 23.**10 a** u. **b**). Bedenkt man, daß ihnen die Aufgabe zukommt, die Last des Rumpfes auf die Beine zu übertragen, kommt dem Ausschluß bzw. dem Nachweis einer Verletzung des hinteren Beckenringes eine wichtige Bedeutung zu. Kreuzbeinfrakturen werden konventionell-radiologisch in bis zu 30% der Fälle übersehen (30, 65). Wichtige Zusatzinformationen liefert die CT bei multipel fragmentierten Kreuzbeinen bezüglich der Fragmentdislokation oder der Mitbeteiligung der Iliosakralfugen (27, 78). Kantenabrisse werden computertomographisch wesentlich häufiger als mit der Nativdiagnostik nachgewiesen.

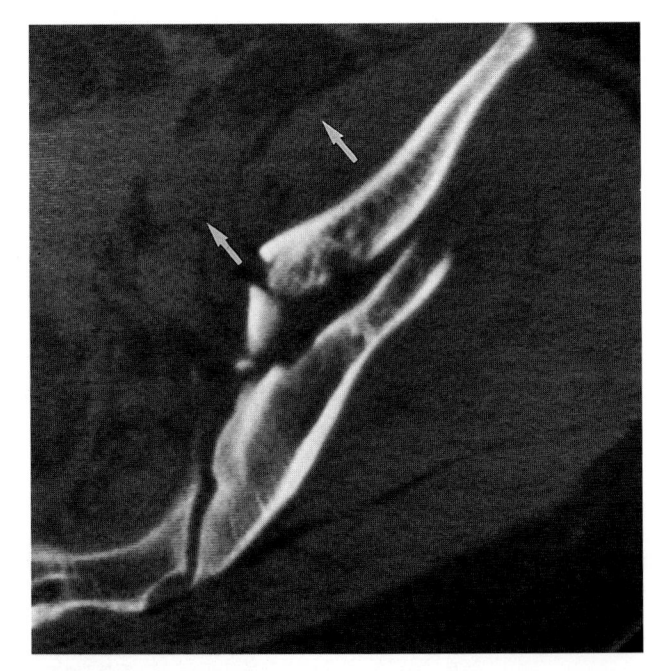

Abb. 23.**9** In mehrere Teile fragmentierte linke Beckenschaufel mit Verlagerung von Fragmenten nach zentral (→); zusätzlich ISG-Sprengung Grad II

Die CT stellt *das* Verfahren zur Beurteilung der Iliosakralfugen dar. Eine an CT-Kriterien orientierte Einteilung der Iliosakralgelenkläsionen beschreibt vier Verletzungsgrade (28, 78) (Abb. 23.**11 a–d**). Bei Grad I, dem Vakuumphänomen, handelt es sich um eine intraartikuläre Druckänderung bei erhaltenem Kapsel-Band-Apparat. Bei Grad II liegt eine ventrale, bei Grad III eine ventrale und dorsale Gelenkspalterweiterung vor.

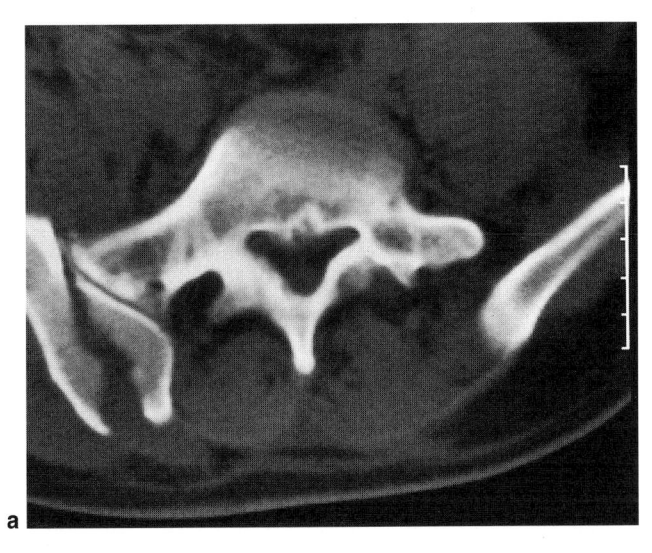

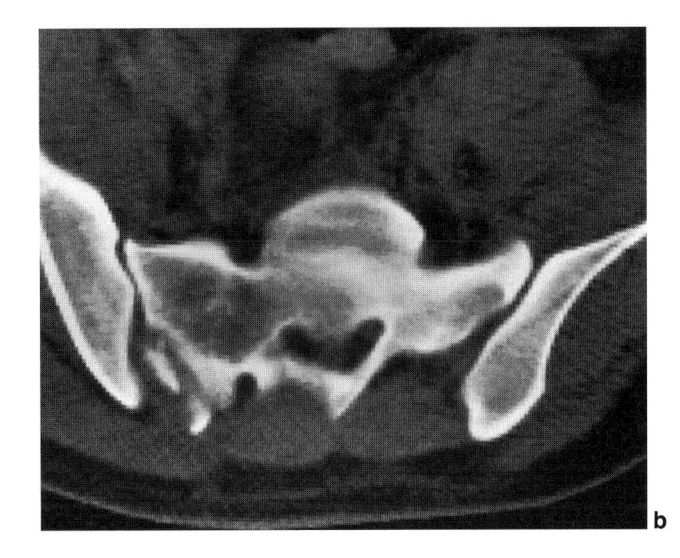

23 Becken, Hüftgelenk und proximales Femurende 387

Abb. 23.**10** Hintere Beckenringfraktur im CT:
a Fraktur des Os ilium rechts
b Knöcherne Bandausrisse aus der dorsalen Massa lateralis rechts; zusätzlich ISG-Sprengung Grad II links

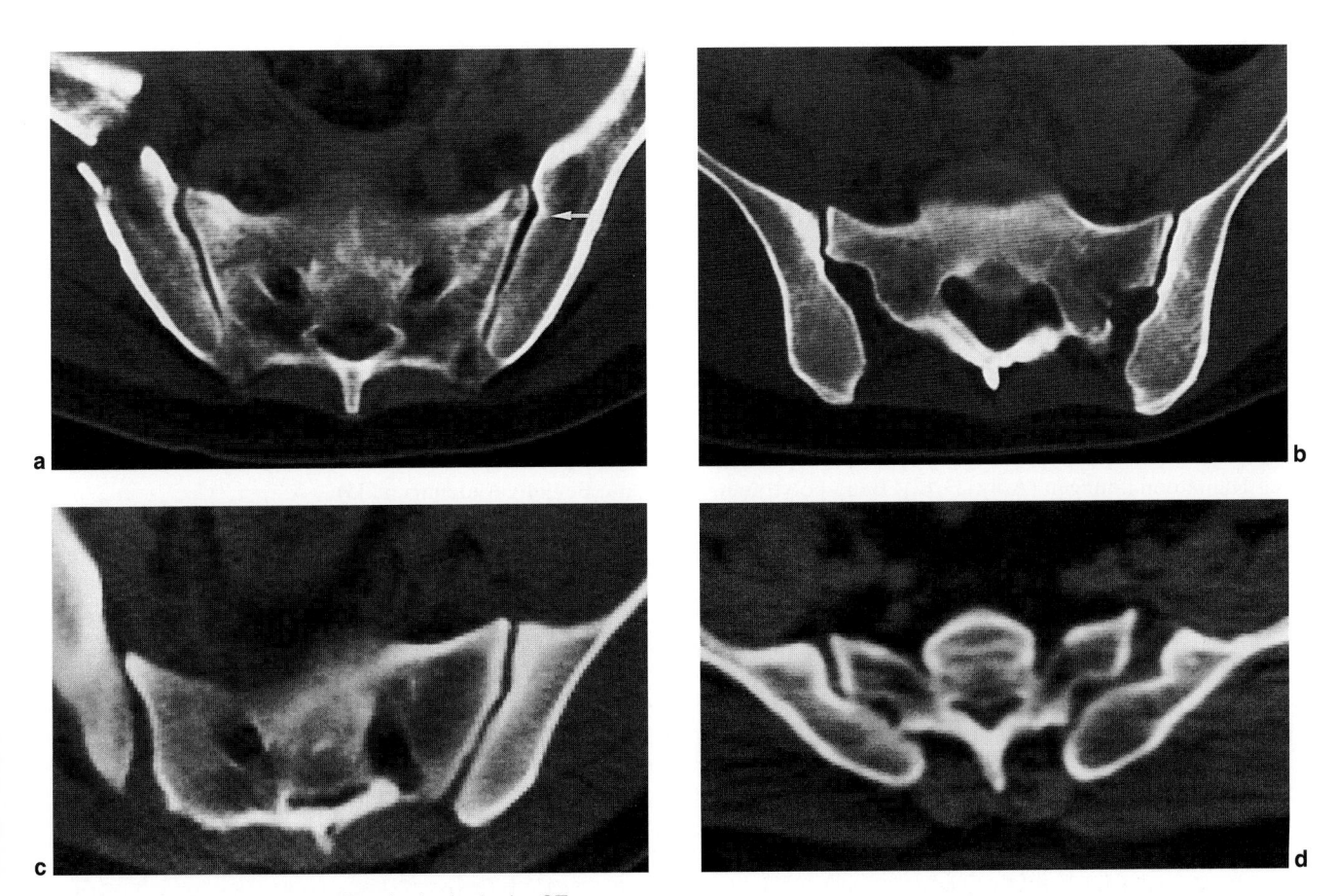

Abb. 23.**11** Sprengung der Iliosakralgelenke im CT:
a Grad I: Vakuumphänomen links (→)
b Grad II: Ruptur des vorderen Bandapparates rechts mit diskreter Ventralverschiebung des Kreuzbeines
c Grad III: Ruptur des vorderen und hinteren Bandapparates rechts
d Grad IV: Beidseitige ISG-Sprengung (Sakrumsubluxation)

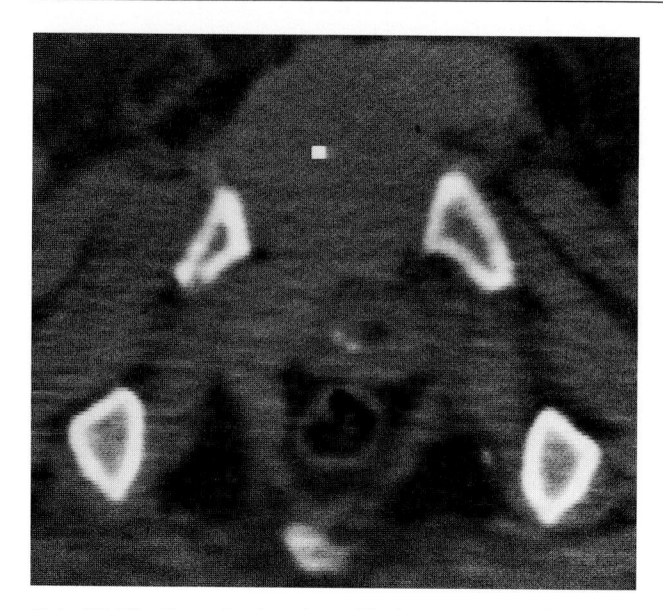

Abb. 23.**12** Raumforderndes frisches, extraperitoneales Hämatom bei Ruptur der Symphyse

Grad IV beschreibt die beidseitige ISG-Sprengung mit daraus resultierender Sakrumsubluxation. Der Schweregrad IV wird konventionell-radiologisch in 100%, Grad I in 0% erkannt, dazwischen liegen Grad II und III mit 67 bzw. 92%. Die CT kann somit im Einzelfall eine wichtige Hilfestellung zur Unterscheidung einer alleinigen Ruptur der ventralen oder einer kompletten Ruptur der ventralen und dorsalen sakroiliakalen Ligamente geben und damit das therapeutische Vorgehen entscheidend beeinflussen.

Neben knöchernen und ligamentären Läsionen können mit Hilfe der CT die begleitenden Hämatome direkt dargestellt werden. Darüber hinaus kann die CT Hinweise für das Vorliegen von Verletzungen der unteren Harnwege liefern. Harnblasenrupturen stellen sich nach intravesikaler Kontrastmittelgabe dar (28). Hinweise für Verletzungen der Urethra oder des Penis ergeben sich durch den Nachweis einer vorderen Ringfraktur oder Symphysensprengung mit ausgedehnten parasymphysären Hämatombildungen (Abb. 23.**12**). Beim polytraumatisierten Patienten können durch Ausdehnung der Untersuchung nach kranial zusätzlich wichtige abdominelle und/oder thorakale Begleitverletzungen miterfaßt werden.

Magnetresonanztomographie

Derzeit gibt es keine gesicherten Indikationen für den Einsatz der Magnetresonanztomographie bei der Diagnostik knöcherner oder ligamentärer Läsionen des Beckenringes.

Wertung der verschiedenen diagnostischen Verfahren

Die angemessene Behandlung von Beckenfrakturen hängt entscheidend vom Grad und Ausmaß der Traumatisierung ab. Dabei ist mit Hilfe der konventionellen Röntgendiagnostik in vielen Fällen eine ausreichende Aussage möglich. Bei einer dislozierten Kreuzbeinfraktur oder einer ISG-Sprengung Grad IV ist die Nativdiagnostik völlig genügend (78).

Knochenszintigraphische Untersuchungen liefern im Vergleich zur Computertomographie gleich gute Ergebnisse im Ausschluß pathologischer Befunde im dorsalen Beckenring. Verwertbare Befunde sind allerdings erst nach dem 3.–4. Tag nach dem Unfall zu erwarten.

Der Einsatz der Computertomographie sollte bei folgenden Frage- bzw. Problemstellungen erwogen werden:

– Beim polytraumatisierten Patienten: Neben der exakten Erfassung knöcherner oder ligamentärer Läsionen werden Verletzungen der parenchymatösen Organe sowie Hämatombildungen mitdargestellt, die eine Abschätzung des Traumatisierungsgrades erlauben. Durch Ausdehnung der Untersuchung können weitere abdominelle und/oder thorakale und/oder zerebrale Verletzungen nachgewiesen werden.
– Bei nicht exakt beurteilbarer Situation auf konventionellen Röntgenbildern zur Klärung und Beurteilung der Stabilität im dorsalen Ringsegment.

Aufgrund einer erheblichen Artefaktbildung ist die Anwendungsmöglichkeit der Computertomographie nach Osteosynthesen im Beckenbereich stark eingeschränkt, wenn nicht gar unmöglich. Verfahren der Wahl bleibt in solchen Fällen die Röntgennativdiagnostik (27).

Traumatologie

Frakturen des Beckens machen etwa 3% aller Knochenbrüche aus (35). Sie werden in allen Altersgruppen beobachtet, am häufigsten bei Patienten im berufsfähigen Alter. Ein zweiter, kleinerer Häufigkeitsgipfel findet sich im Alter von 70–90 Jahren. Bei älteren Patienten kommt es oftmals bereits nach banalen Traumen, meist im Rahmen häuslicher Unfälle, zu Beckenfrakturen ohne ernsthafte Begleitverletzungen (45).

Dagegen ist die Mehrzahl der ossären und ligamentären Verletzungen jüngerer Patienten Folge erheblicher Gewalteinwirkungen. Diese gehen oft mit schwerwiegenden Begleitverletzungen anderer Körperregionen einher (46, 52).

Während in älteren Untersuchungen die isolierten Beckenfrakturen häufiger waren, zeigen neuere Arbeiten, daß Beckenfrakturen immer mehr im Rahmen eines polytraumatischen Geschehens vorkommen (21, 29, 52, 95). Ursache ist die deutliche Zunahme der Rasanzunfälle mit Pkw und Zweirad. Wichtigster Unfallbereich ist somit der Straßenverkehr: etwa 4–10% aller Verkehrsopfer weisen Beckenfrakturen auf, bei tödlich verunglückten Verkehrsteilnehmern lassen sie sich in 20–25% der Fälle nachweisen (95). Zweithäufigster Unfallbereich ist die Arbeitswelt, regional (z.B. Bergbau, Ruhrgebiet) liegt sie noch vor den Verkehrsunfällen. Weitere Unfallursachen sind Sportunfälle, Stürze aus großer Höhe (z.B.

Leiterstürze) und banale häusliche Unfälle bei alten Patienten (28, 29, 45).

Für die Einteilung der Beckenfrakturen hat sich die Unterscheidung in Beckenrand- und Beckenringfrakturen bewährt (16, 45, 52).

Beckenrandfrakturen – Einteilung und Klinik (Therapie)

Definitionsgemäß handelt es sich um isolierte Frakturen von Scham-, Sitz- oder Darmbein ohne Kontinuitätsunterbrechung des knöchernen Beckenringes. Ihr Anteil an den ossären Verletzungen des Beckens liegt bei etwa einem Drittel (35). Generell sind bei diesen Frakturen schwerwiegende Begleitverletzungen nicht zu erwarten, die Prognose ist im allgemeinen günstig (67). Die Beckenrandfrakturen werden in folgende Untergruppen gegliedert:

Abrißfrakturen

Abrißfrakturen sind typische Sportverletzungen im Beckenbereich (35, 67, 92). Sie ereignen sich hauptsächlich bei jugendlichen Sportlern und treten dort auf, wo kräftige Sehnen oder Muskelzüge am Beckenknochen inserieren. Prädilektionsstellen sind somit die Spina iliaca anterior superior (Zug durch den M. sartorius und den M. tensor fasciae latae), die Spina iliaca anterior inferior (Zug durch den M. rectus femoris) und das Tuber ossis ischii (Zug durch die Adduktoren sowie die ischiocrurale Muskelgruppe) (Abb. 23.**13a–c** und 23.**14a, b**). Die Abrißfrakturen entstehen durch starke ruckartige Bewe-

Abb. 23.**13a–c** Schematische Darstellung typischer Abrißfrakturen des Beckens
1 = M. tensor fasciae latae
2 = M. sartorius
3 = M. rectus femoris
4 = Mm. adductores

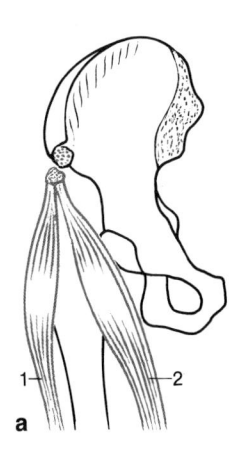

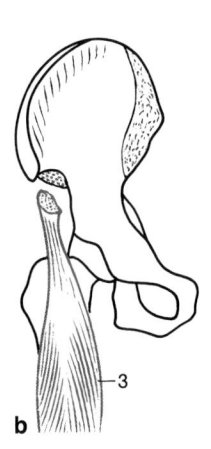

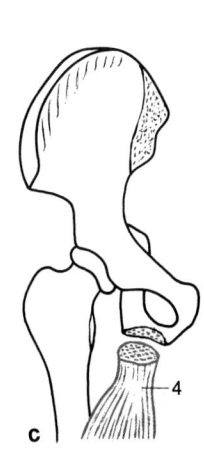

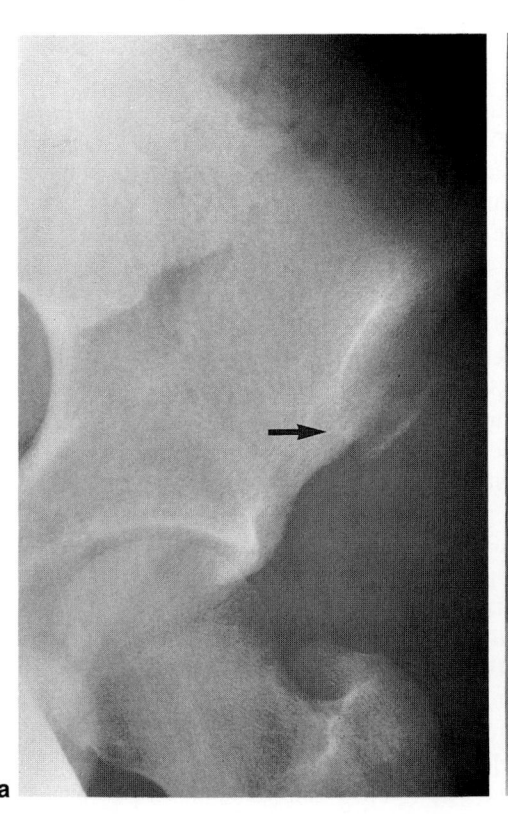

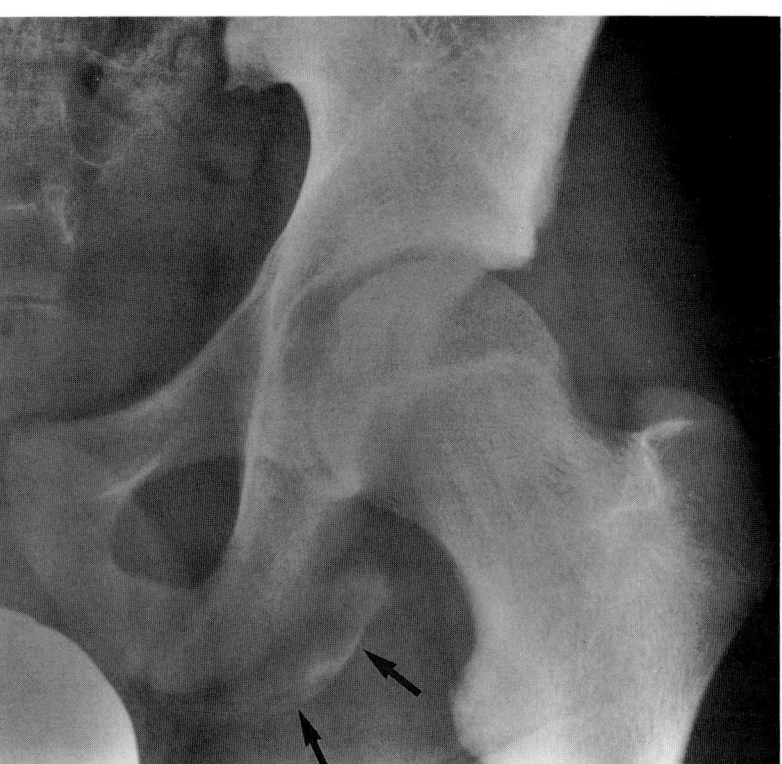

Abb. 23.**14a** u. **b** Typische Abrißfrakturen des Beckens:
a Abrißfraktur der Spina iliaca anterior superior (→)
b Abrißfraktur des Tuber ossis ischii (→)

gungen mit unkoordiniertem Bewegungsablauf. Typische Sportarten sind Sprint- oder Sprungdisziplinen, Fußball, alpiner Skisport und Gewichtheben. Klinisch stehen der lokale Druckschmerz, Schwellung und bewegungsabhängige Schmerzen im Hüftgelenk (Spina iliaca anterior superior und inferior) bzw. der Schmerz beim Sitzen (Tuber ischiadicum) im Vordergrund. Die abgerissenen Fragmente sind unterschiedlich groß, die Prognose der Verletzung sehr gut. Abrisse der Spina iliaca anterior inferior sollten durch zusätzliche Aufnahmen in Ala- und Obturatorprojektion von einem Os acetabuli abgegrenzt werden. Gleichzeitig müssen in das Hüftgelenk einstrahlende Frakturlinien ausgeschlossen werden. Therapeutisch genügt eine etwa zwei- bis dreiwöchige Bettruhe mit daran anschließender krankengymnastischer Behandlung. Die Abrißfrakturen können unter teilweise erheblicher Knochenneubildung ausheilen und dabei einen Pseudotumor vortäuschen (35).

Darmbeinschaufelfrakturen (Duverney)

Frakturen der Ala iliaca entstehen gewöhnlich durch direkte, seitliche Gewalteinwirkungen. Ihr Anteil an den Beckenfrakturen liegt etwa bei 6% (35). Meist bricht der vordere Schaufelanteil mit der Crista iliaca in einem großen oder in mehreren kleinen Fragmenten ab. Die Frakturlinienverläufe sind dabei sehr variabel, größere Fragmentdislokationen werden durch den Zug und Gegenzug der ansetzenden Muskelgruppen verhindert (52). Durch zusätzlich angefertige Ala- und Obturatoraufnahmen sollten in das Hüftgelenk und/oder in die Sakroiliakalfuge einstrahlende Frakturlinien ausgeschlossen werden (Abb. 23.**15a–c**).

Als isolierte Verletzungen sind die Schaufelfrakturen nicht schwerwiegend, in der Regel genügt eine konservative Behandlung in Form einer zwei- bis dreiwöchigen Bettruhe. Eine operative Behandlung ist nur ausnahmsweise indiziert, z. B. bei offenen Frakturen oder bei Frakturen mit Beteiligung der Hüftpfanne. Dabei ist die exakte Rekonstruktion des Azetabulums oft erst nach Reposition und Osteosynthese einer gleichzeitig vorhandenen Schaufelfraktur möglich (67).

Isolierte Kreuz- und Steißbeinfrakturen

Querbrüche des kaudalen, d. h. nicht in den Beckenring integrierten Anteils des Kreuzbeins sowie Steißbeinbrüche sind relativ selten. Sie entstehen zumeist durch ein direktes Trauma (Sturz auf das Gesäß [35, 67]). Bedingt durch Darmgas- und Weichteilüberlagerung kann die Diagnostik auf Beckenübersichtsaufnahmen erschwert bzw. unmöglich sein. Streng seitliche Aufnahmen von Kreuz- und Steißbein zeigen im allgemeinen die Fraktur und den Grad der Dislokation (65) (Abb. 23.**16a u. b**). Therapeutisch steht eine 1–2wöchige Liegebehandlung im Vordergrund, bei starker Dislokation ist die manuelle Reposition vom Mastdarm her indiziert.

Isolierte Frakturen des Scham- oder Sitzbeins ohne Unterbrechung des Beckenringes

Definitionsgemäß handelt es sich dabei um Frakturen mit nur einer Bruchlinie am Foramen obturatorium. Sie werden vor allem bei alten Patienten mit entsprechender Osteoporose des Skelettes beobachtet (35). Ursache ist zumeist ein banaler häuslicher Unfall. Es handelt sich um stabile Verletzungen, größere Begleitverletzungen sind nicht zu erwarten. Von einigen Autoren wird bestritten, daß es zu isolierten Frakturen am Foramen obturatorium kommen kann. Sektionsbefunde unterstützen diese These, da in solchen Fällen eine zweite Frakturlinie, meist eine Einstauchung, gefunden wurde, die auf der Beckenübersichtsaufnahme nicht zu sehen war (56).

Beckenringfrakturen – Einteilung und Klinik (Therapie)

Beckenringfrakturen machen etwa zwei Drittel aller Beckenfrakturen aus. Experimentelle Untersuchungen haben gezeigt, daß Kontinuitätsunterbrechungen des knöchernen Beckenringes, unabhängig von Richtung und Kraft der Gewalteinwirkung, zunächst fast ausnahmslos im vorderen Ringsegment auftreten, da der ventrale Beckenring sowohl knöchern als auch ligamentär wesentlich schwächer und damit auch verletzungsanfälliger ist (5, 23, 57).

Als Folge der Krafteinwirkung kommt es entweder zu einer Fraktur der Schambeinäste oder zur Symphysenzerreißung. Bedingt durch die Ringstruktur des Beckens ist die Verletzung einer ligamentären Verbindungsstelle bei einer die Toleranzgrenze überschreitenden Dislokation ohne Begleitverletzung an einer anderen Stelle des Beckenringes nicht möglich (57).

Die Anzahl der frakturierten Schambeinäste sowie das Ausmaß von Fragmentdislokation und Symphysendiastase lassen Rückschlüsse darüber zu, ob eine auf das Becken einwirkende Gewalt sich damit erschöpft hat oder ob mit zusätzlichen Verletzungen im hinteren Segment gerechnet werden muß. Bei einer Symphysendiastase über 15 mm oder Überlappung beider Schambeine, bei einseitigen Brüchen beider Schambeinäste mit einer Symphysensprengung oder bei beidseitigen Frakturen beider Schambeine muß mit einer zusätzlichen Läsion im dorsalen Beckenring gerechnet werden, auch wenn sie konventionell-radiologisch nicht nachzuweisen ist (23, 57, 95). Dabei gehen alle Frakturen mit Ausnahme der Kreuz- und Darmbeinlängsbrüche durch eine Iliosakralfuge. Fugensprengungen treten – analog zu den ligamentären Verletzungen des oberen Sprunggelenkes – bei entsprechender Krafteinwirkung stellvertretend für jede Fraktur des Beckenringes auf.

Im Schrifttum liegen zur Einteilung der Beckenringfrakturen zahlreiche Vorschläge vor, wobei die Vielfalt der Verletzungsmöglichkeiten nicht in jedem Falle berücksichtigt wird. Neben einer eher deskriptiv-anatomischen Betrachtungsweise (Tab. 23.**1**) sind für praktische Belange vor allem funktionelle Aspekte der Beckenstatik in den Vordergrund gerückt. Hauptanliegen dabei

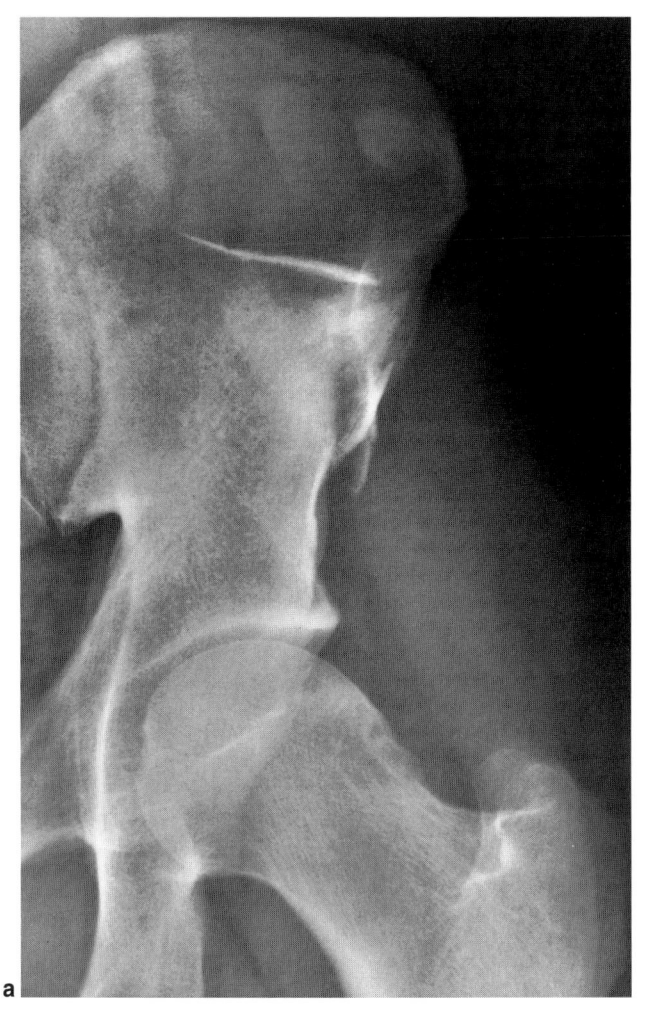

23 Becken, Hüftgelenk und proximales Femurende

Abb. 23.**15** Fraktur der Ala iliaca links:
a Aufnahme in a.-p. Projektion
b Aufnahme in Alaprojektion
c Aufnahme in Obturatorprojektion

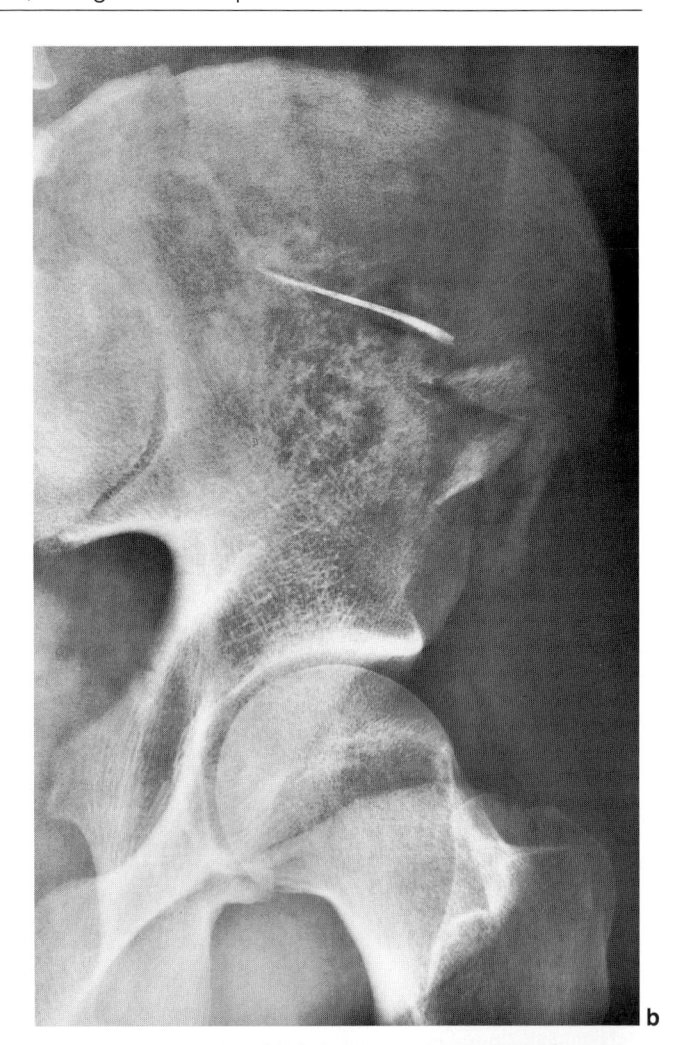

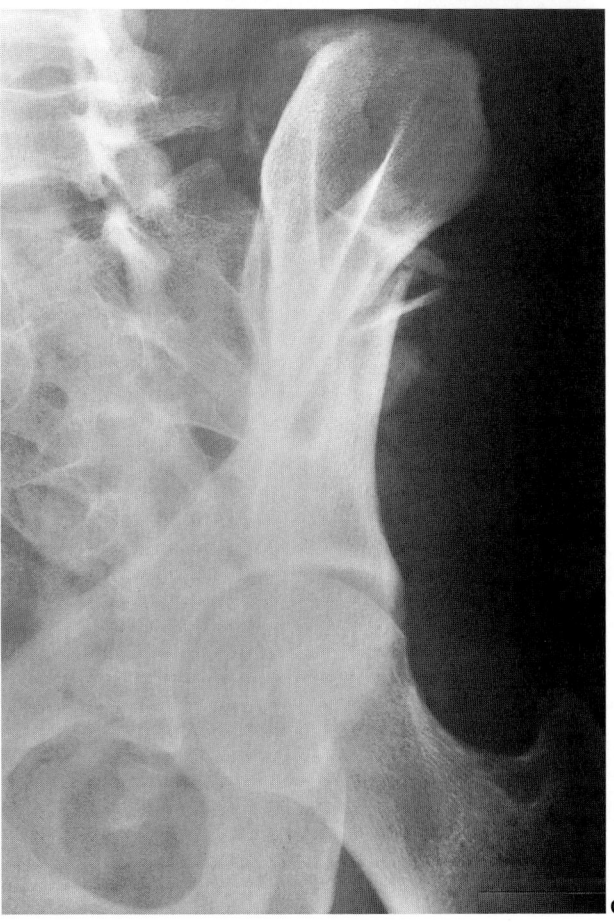

Tabelle 23.**1** Einteilung der Beckenringfrakturen nach anatomischen Gesichtspunkten (nach Schmelzeisen u. Weller sowie Vasey)

1. Vordere Beckenringfraktur
– einseitig
– beidseitig
– isolierte Symphysensprengung
2. Hintere Beckenringfraktur
3. Doppelte Vertikalbrüche des Beckenringes
– einseitig, doppelseitig, gekreuzt
– Fugenzerreißungen
– Frakturen mit Fugenzerreißungen kombiniert
4. Azetabulumfrakturen
Typen 3–8

Spezielle Traumatologie

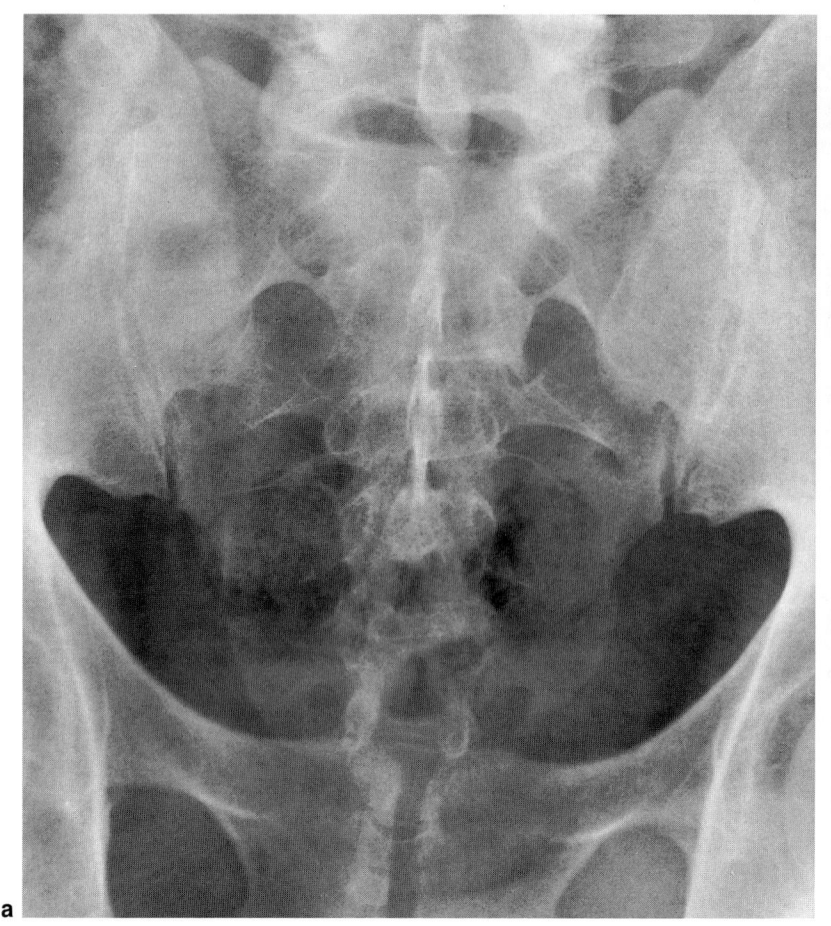

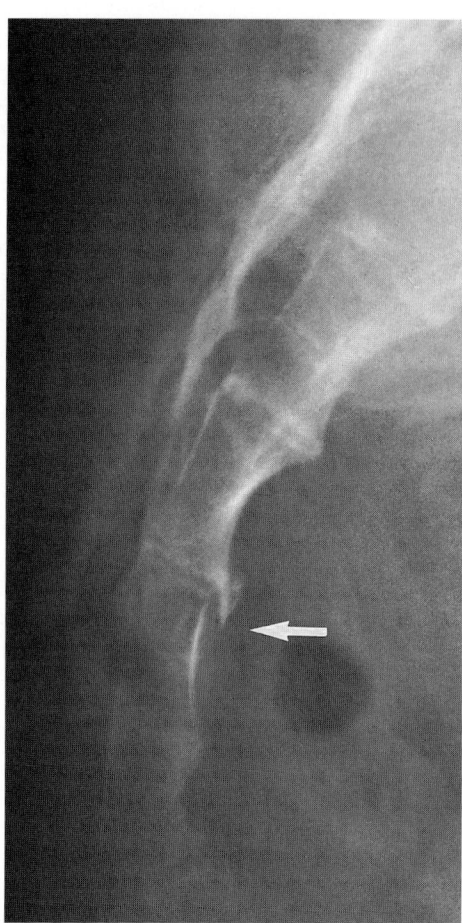

Abb. 23.**16** Isolierte Kreuzbeinquerfraktur:
a Ausschnitt aus Beckenübersicht: kein Nachweis einer Fraktur
b Nichtdislozierte Querfraktur des kaudalen Os sacrum (→)

Tabelle 23.**2** Einteilung der Beckenringfrakturen unter Berücksichtigung funktioneller Aspekte (nach Gay, Müller-Färber u. Müller sowie Poigenfürst)

1. Stabile Beckenringverletzungen
   - einseitiger, vorderer Beckenringbruch
   - doppelseitiger unverschobener, vorderer Beckenringbruch (Schmetterlingsfraktur)

2. Instabile, inkomplette Beckenringverletzungen
   - einseitiger, vorderer Beckenringbruch mit Symphysensprengung
   - doppelseitiger dislozierter, vorderer Beckenringbruch mit/ohne Symphysensprengung
   - isolierte Symphysensprengung

3. Instabile, komplette Beckenringverletzungen
   - Ruptur von Symphyse und Iliosakralfuge(n)
   - Ruptur von Symphyse und Längsfraktur des Darmbeins
   - Ruptur von Symphyse und Kreuzbeinfraktur
   - vorderer Beckenringbruch und Ruptur der Iliosakralfuge
   - vorderer Beckenringbruch und Längsfraktur des Darmbeins
   - vorderer Beckenringbruch und Kreuzbeinfraktur
   - isolierte hintere Beckenringfraktur oder Iliosakralfugensprengung

ist, festzulegen, in wieweit die für die Kraftübertragung wichtigen dorsalen Beckenabschnitte (Kreuzbein, Iliosakralfugen) traumatisiert sind. Bleiben die Frakturen des Azetabulums unberücksichtigt, lassen sich die Beckenringfrakturen wie folgt einteilen (Tab. 23.**2**):

Stabile Beckenringverletzungen

Bei diesen Formen liegt lediglich eine Unterbrechung im vorderen Segment des Beckenringes vor, die Kraftübertragung vom Kreuzbein zum Azetabulum bleibt erhalten (45, 47).

Die einseitigen vorderen Beckenringfrakturen bilden den Hauptanteil dieser Gruppe und stellen mit etwa 30% die häufigsten Beckenbrüche dar (Abb. 23.**17**). Die Frakturlinien ziehen durch das Foramen obturatorium, das an zwei Stellen unterbrochen ist. Parasymphysär verlaufende Frakturen ohne Beteiligung bzw. Einstrahlung in das Foramen obturatorium sind selten.

Relativ häufig werden sie nach banalen Hausunfällen bei älteren Patienten mit entsprechender Osteoporose des Skeletts beobachtet. Meist sind sie nur gering verschoben und beeinträchtigen die Stabilität des Beckenringes nicht. Beim jüngeren Patienten sind im allgemeinen stärkere Traumata notwendig, die häufig im Rah-

Abb. 23.**17** Vordere Beckenringfraktur links (→)

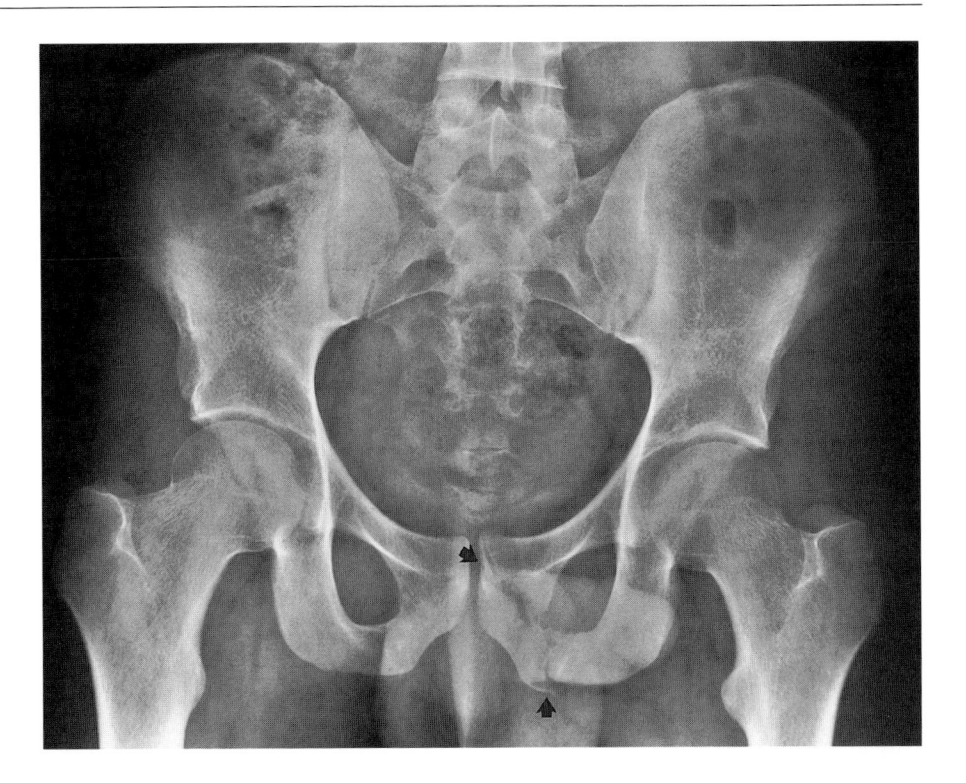

men von Auto- oder Arbeitsunfällen auftreten. Hier sollten weitere Verletzungen im hinteren Beckenring sorgfältig ausgeschlossen werden.

Das gleiche gilt für die unverschobene, doppelseitige vordere Beckenringfraktur, die auch als Schmetterlingsfraktur bezeichnet wird. Sie wird etwa 10mal seltener als die einseitige vordere Ringfraktur beobachtet. Falls von therapeutischer Relevanz, sollten Verletzungen im dorsalen Beckenring computertomographisch ausgeschlossen werden (28).

Die Prognose der stabilen Beckenringverletzungen ist in der Regel gut, die konservative Behandlung besteht zumeist in einer etwa vierwöchigen Bettruhe mit anschließender Teilbelastung (35).

Instabile, inkomplette Beckenringverletzungen

Kennzeichen dieser Verletzungen ist eine dislozierte Unterbrechung im vorderen Beckenring, d. h. im Bereich der Symphyse oder der benachbarten knöchernen Anteile. Durch die Fragmentverschiebung kommt es zur Läsion der Iliosakralgelenke ohne wesentliche Verschiebung im hinteren Segment des Beckenringes. Häufig sind dabei nur die ventralen sakroiliakalen Bandverbindungen

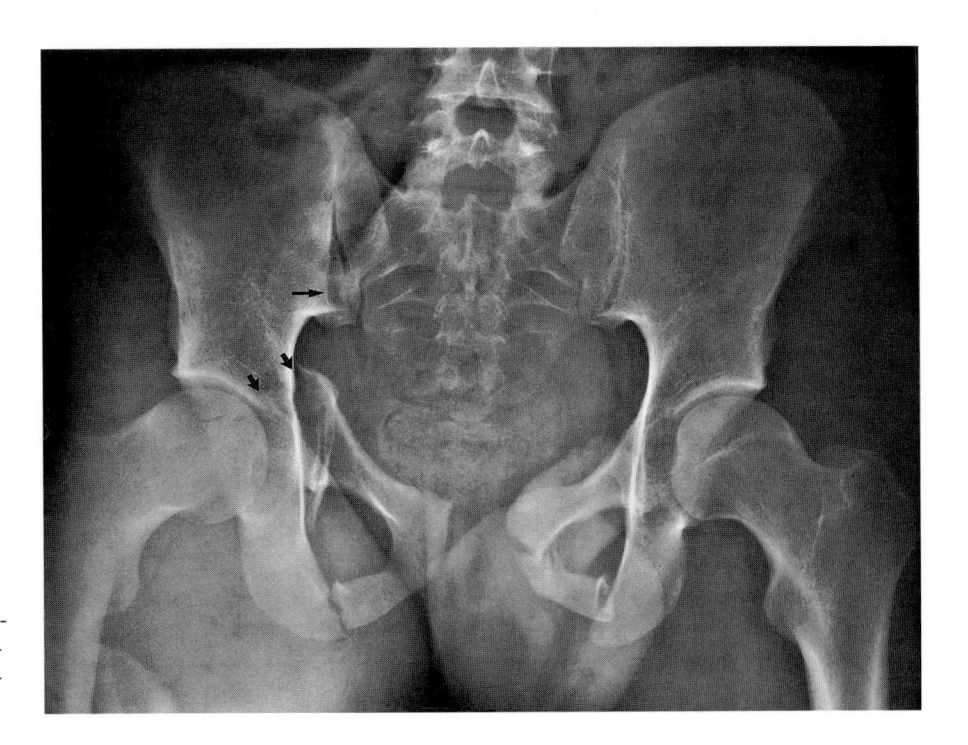

Abb. 23.**18** Beidseitige vordere Beckenringfraktur, rechts mit Beteiligung des Azetabulums (→), Symphysensprengung und ISG-Sprengung rechts (→)

betroffen, deren Läsion oft nur computertomographisch zu erfassen ist (47, 48). Auf konventionellen Übersichtsaufnahmen können eine unterschiedliche Weite der Iliosakralfugen sowie eine sich im Seitenvergleich breiter darstellende Darmbeinschaufel auf eine Iliosakralfugensprengung hinweisen (66) (Abb. 23.**18**). Diesen Verletzungen liegen meist schwere Traumata zugrunde, häufigste Unfallbereiche sind der Straßenverkehr und die Arbeitswelt.

Therapeutisch kommen konservative und operative Verfahren zur Anwendung (23, 45, 57). Die konservative Therapie besteht in einer oft mehrwöchigen Behandlung in der Beckenschwebe. Aufgrund der langen Behandlungsdauer sowie der Gefahren, die mit einer längerfristigen Immobilisation verbunden sind, werden zunehmend operative Behandlungsformen bevorzugt: zur Stabilisierung der Symphyse wird die Plattenosteosynthese häufig angewendet (Abb. 23.**19a** u. **b**). Alternativ bietet sich die Osteotaxis des ventralen Beckenringes mit dem Fixateur externe an. Dieses Vorgehen ist vor allem bei Polytraumatisierten und schlechter Weichteilsituation von Vorteil.

Instabile Beckenringfrakturen und -luxationen

Kennzeichen ist eine Unterbrechung im hinteren, gewichttragenden Beckensegment, die zumeist mit einer Läsion des vorderen Beckenringes kombiniert ist. Diese

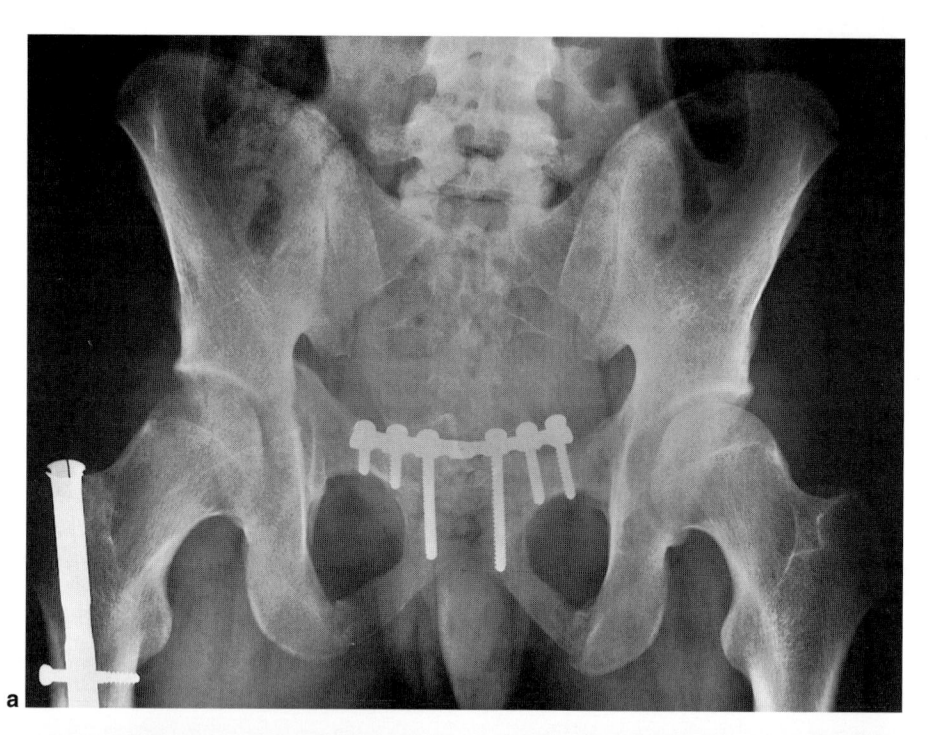

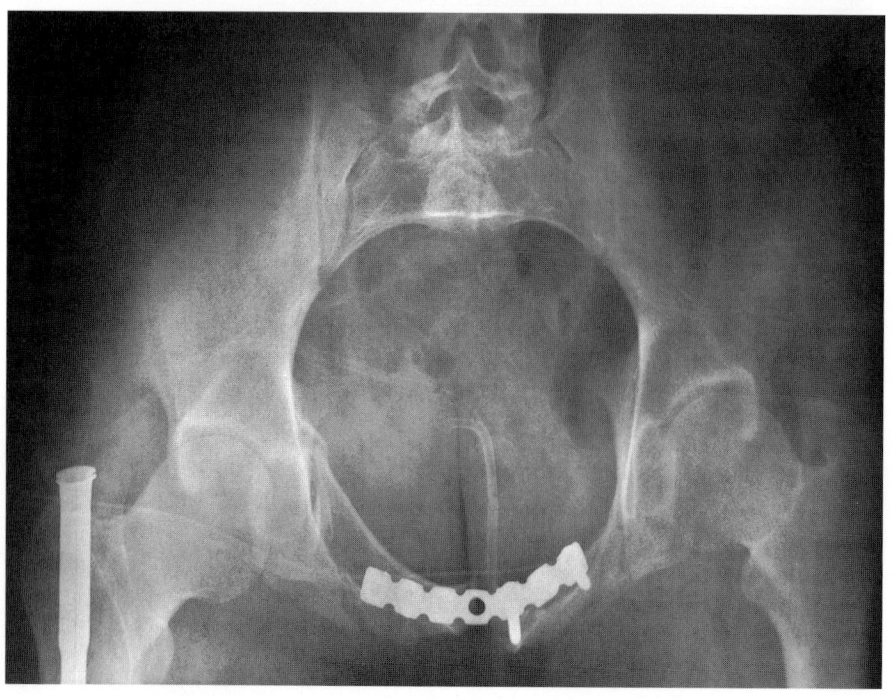

Abb. 23.**19a** u. **b** Operative Stabilisierung des vorderen Beckenringes durch plattenosteosynthetische Versorgung der Symphysenruptur: nahezu anatomiegerechte Fragmentadaptation (gleicher Patient wie in Abb. 23.**18**)
NB.: Marknagelung bei gleichzeitiger Femurschaftfraktur
a Beckenübersicht im kaudokranialen Strahlengang (30 Grad)
b Beckenübersicht im kraniokaudalen Strahlengang (30 Grad)

Beckenringverletzungen werden immer durch schwere Gewalteinwirkungen verursacht, dementsprechend ist der Anteil an polytraumatisierten Patienten hoch (47). Häufigster Unfallbereich ist der Straßenverkehr, regional teilweise auch die Arbeitswelt (Bergbau).

Die Läsion im vorderen Beckenring besteht dabei entweder in einer Symphysensprengung oder in einer vorderen Ringfraktur; zuweilen liegt auch eine Kombination beider Formen vor. Die Verletzungen im hinteren Segment betreffen hauptsächlich die Iliosakralfugen, oft kombiniert mit einer Fraktur benachbarter Kreuz- oder Darmbeinanteile, wobei die Frakturlinien in die Iliosakralfuge einstrahlen. Ohne Iliosakralfugenbeteiligung sind lediglich Kreuz- und Darmbeinlängsfrakturen (s.

oben). Häufig finden sich auch Azetabulumfrakturen, auf die in diesem Zusammehang jedoch nicht näher eingegangen werden soll (23, 45).

Die verschiedenen Verletzungstypen können dabei auf unterschiedliche Krafteinwirkungen auf das Becken zurückgeführt werden, die zum Teil unterschiedliche Behandlungsansätze erfordern. Entsprechend diesen Gewalteinwirkungen werden unterschieden:

1. *Anteroposteriore Kompression* („open-book"-Verletzung): Klassische Verletzung ist die Symphysenzerreißung, die bei einer Diastase von mehr als 15 mm zu Bandzerreißungen einer oder beider Iliosakralgelenke führt. Dabei kommt es zunächst zur Ruptur des ventralen Bandapparates, bei weiterer Dislokation reißen

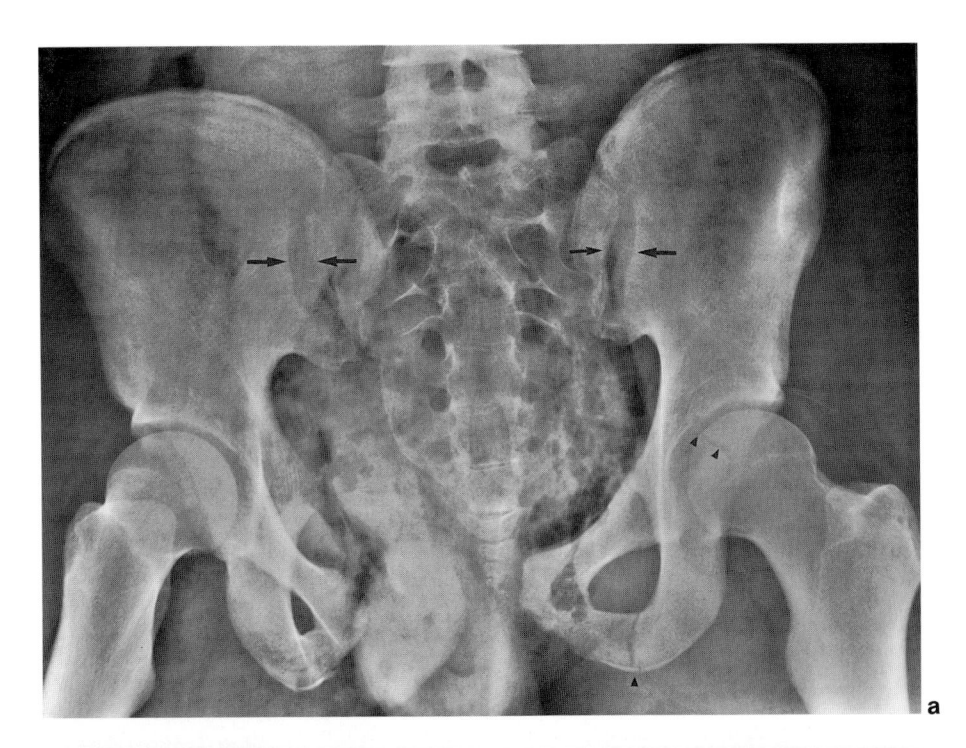

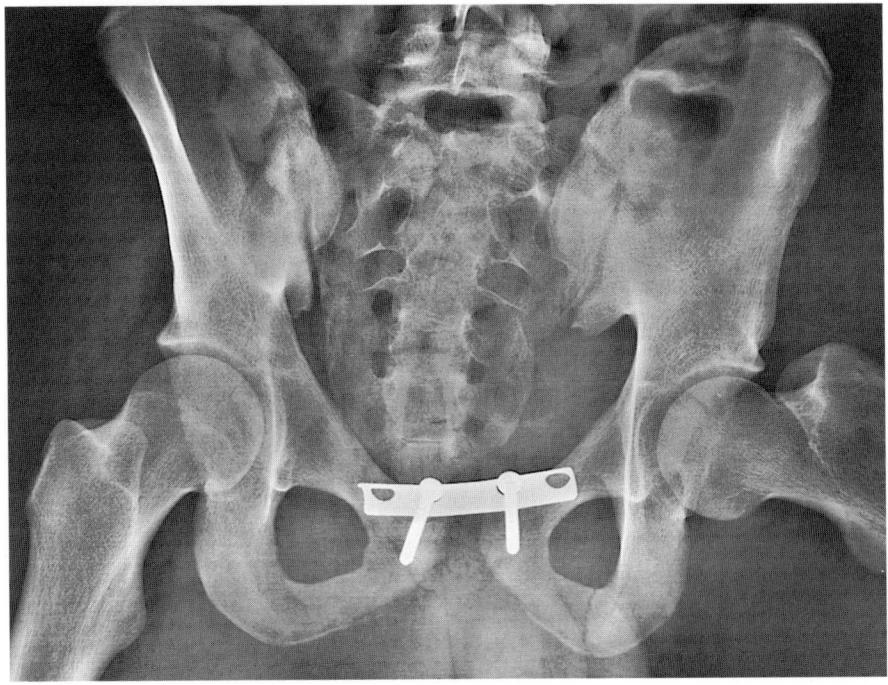

Abb. 23.**20a** u. **b**   Ruptur der Symphyse und beidseitige Iliosakralfugensprengung (→). Zusätzlich nichtdislozierte vordere Pfeilerfraktur des linken Azetabulums (▲▲):
a Unfallaufnahme
b Operative Versorgung durch Verplattung der Symphyse

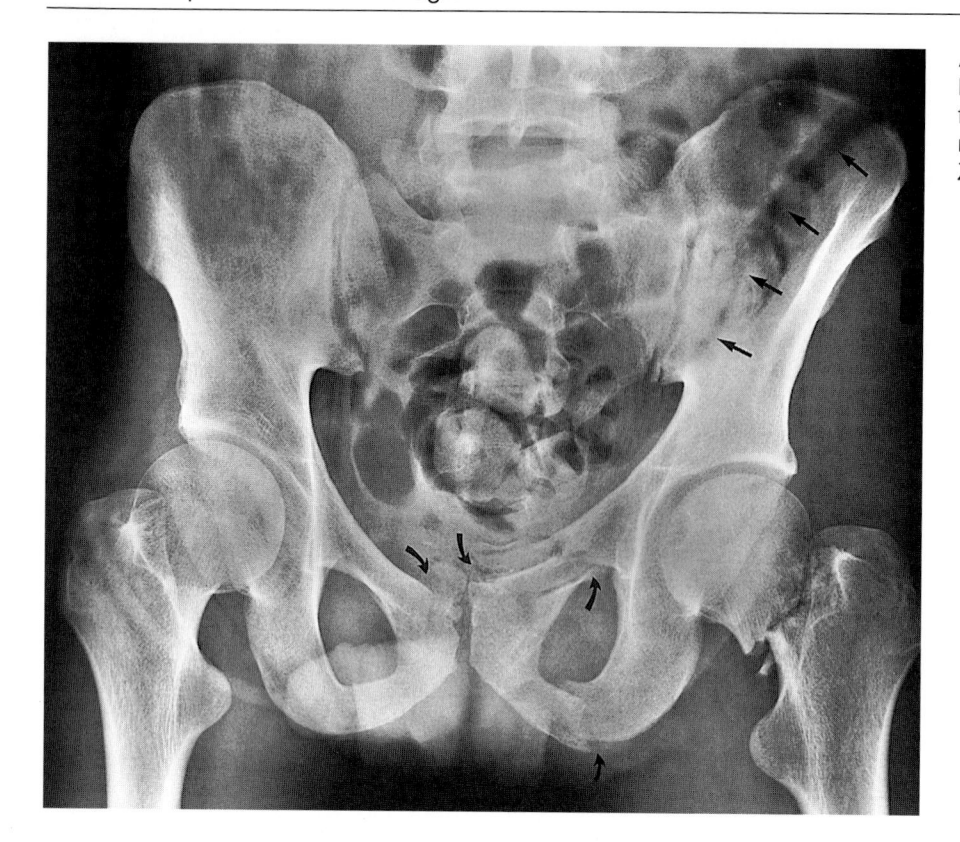

Abb. 23.21 Beidseitige vordere Beckenringfraktur (✗) und Schrägfraktur der Ala iliaca links (→). Malrotation der linken Beckenhälfte. Zusätzlich Schenkelhalsfraktur links

schließlich auch die dorsalen Bänder, der Beckenring ist somit komplett instabil (16, 36) (Abb. 23.**20 a**). Neben einer mehrwöchigen, konservativen Behandlung in der Beckenschwebe wird zunehmend die operative Stabilisierung von Symphyse und/oder Iliosakralfuge durchgeführt (1, 5, 17, 36, 47) (Abb. 23.**20 b**).

2. *Laterale Kompression:* Die häufigste Ursache für Beckenringverletzungen ist die seitliche Kompression des Beckens. Hierbei können unterschiedliche Schweregrade unterschieden werden: Sind dabei nur die ventralen sakroiliakalen Bänder mit oder ohne knöchernem Ausriß bei intaktem hinteren Bandapparat betroffen, ist die Verletzung als stabil anzusehen, eine konservative Behandlung ist völlig ausreichend (45, 93).

Ist jedoch auch der hintere Bandapparat rupturiert, so resultiert daraus eine Instabilität. Auf der Beckenübersichtsaufnahme ist eine Malrotation der verletzten Beckenhälfte nachzuweisen, deren wahres Ausmaß durch die eingangs beschriebenen Aufnahmen mit um jeweils 40 Grad nach kranial und kaudal gekippter Röntgenröhre erkannt wird (36, 93) (Abb. 23.**21**).

Auch hier bietet die operative Behandlung Vorteile; angewendet werden der Fixateur externe oder die innere Stabilisierung mit Platten oder Spongiosakompressionsschrauben (23, 47, 57). Eine Behandlung mit Beckenscheibe oder Schlinge ist immer kontraindiziert.

3. *Vertikale Kompression:* Vertikale Verschiebungsbrüche (Malgaigne-Frakturen) sind Folge stärkster Gewalteinwirkungen und immer instabil. Dabei kommt es zur Dorsal- und Kranialverlagerung der verletzten Beckenhälfte (11).

Einfachste Behandlungsmethode ist in solchen Fällen die suprakondyläre Drahtextension am verletzten Bein in 40-Grad-Beugung im Hüftgelenk für eine Dauer von etwa 12 Wochen. Aus diesem Grund ist auch hier ein Trend zur operativen Behandlung zu verzeichnen. Die Entscheidung zwischen Osteosynthese, Osteotaxis oder einer Kombination beider Verfahren richtet sich nach der Bruchform, dem Grad der Instabilität, dem Allgemeinzustand des Verletzten und dem bestehenden Infektionsrisiko (36, 47, 57) (Abb. 23.**22 a** u. **b**).

Begleitverletzungen und Komplikationen

Begleitverletzungen im Rahmen ossärer oder ligamentärer Läsionen des Beckens werden bei zwei Drittel der Patienten vorgefunden. Sie können nach anatomischen, aber auch klinisch-therapeutischen Gesichtspunkten in extra- und intrapelvine Begleitverletzungen eingeteilt werden (46, 52, 95).

Bei den extrapelvinen Verletzungen stehen die Frakturen der unteren und oberen Extremität einschließlich des Schultergürtels ganz im Vordergrund: sie liegen bei etwa 70% der Patienten vor (45, 95). Schädel-Hirn- und Thoraxtraumata folgen mit etwa 16–20%. Diesbezüglich ist im Vergleich zu älteren Arbeiten eine deutliche Zunahme zu verzeichnen, der Tatsache entsprechend, daß Beckenfrakturen eben immer mehr im Rahmen von Polytraumata gesehen werden.

Abdominelle Begleitverletzungen kommen bei 2–5% der Beckenfrakturen vor. Nur selten sind dies pelvine Begleitverletzungen durch Anspießung oder Zerreißung durch Fragmente der Beckenknochen. Die Mehrzahl ergibt sich aus der Kombination von Beckenbruch und stumpfem Bauchtrauma als Folge der erhebli-

Abb. 23.**22a** u. **b** Symphysensprengung und vordere Beckenringfraktur links (→). Fraktur der Ala iliaca mit Beteiligung des Iliosakralgelenkes rechts (▷). Kranialverlagerung der rechten Beckenhälfte. Abriß der Spina ischiadica (→). Querfortsatzfrakturen von LWK 5
NB.: alter Morbus Perthes rechts
a Unfallaufnahme
b Plattenosteosynthetische Versorgung von Symphyse, Beckenschaufel und Iliosakralgelenk rechts, zusätzlich Schraubenosteosynthese des rechten ISG; anatomiegerechte Fragmentadaptation

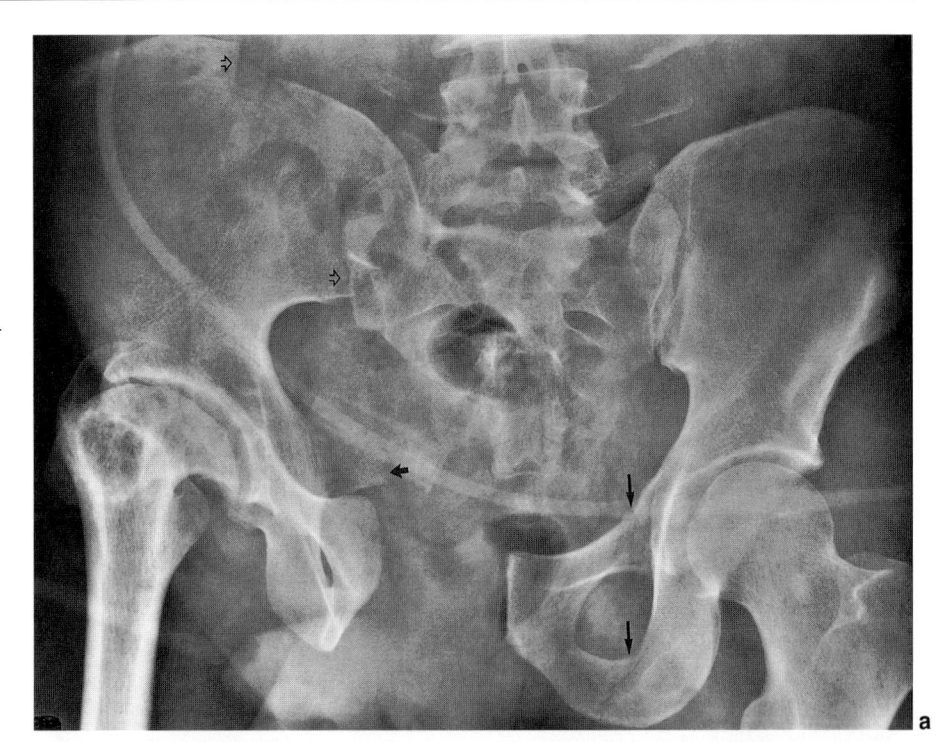

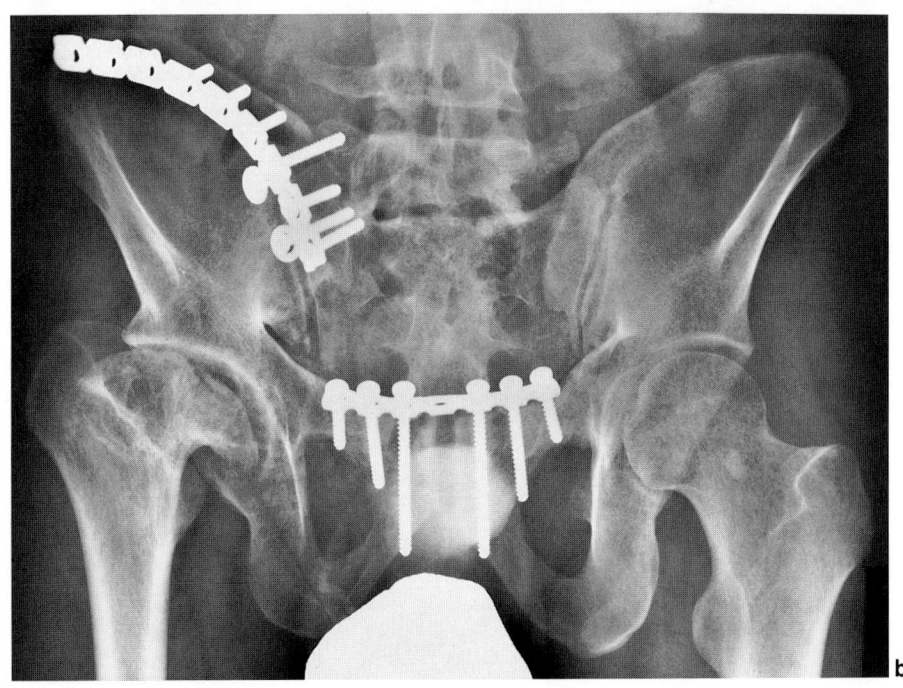

chen Gewalteinwirkung (46). Folgende abdominelle Verletzungen werden in absteigender Häufigkeit vorgefunden: Einrisse von Serosa, Mesenterium oder Peritoneum, Dünndarm- oder Rektumverletzungen, Milz-, Leber-, Pankreas- oder Zwerchfellrupturen, Verletzungen großer Gefäße, Nierenkontusionen, -blutungen oder -rupturen. Dabei kann das abdominelle Geschehen zunächst von der Symptomatik der Beckenfraktur selbst oder den Verletzungen anderer Körperregionen überdeckt und damit die notwendige operative Intervention verzögert werden.

Häufigste intrapelvine Organverletzung sind die Urogenitalläsionen; sie werden bei 10–15% der Fälle beobachtet. Betroffen sind dabei die Harnblase und/oder die Urethra (1, 68).

Die Verletzbarkeit der Harnblase hängt vom Füllungszustand ab; bei entleerter Blase wird nur eine Kontusion, im gefüllten Zustand werden extra- und intraperitoneale Rupturen beobachtet. Blasenrupturen treten am häufigsten bei Schambeinbrüchen und Symphysensprengungen auf. Die häufigeren extraperitonealen Zerreißungen (60%) werden durch Knochenfragmente der vorderen Ringfraktur oder durch die Symphysenzerreißung verursacht (Abb. 23.**23**a u. **b**). Bei den intraperitonealen Rupturen spielt der im Rahmen des Traumas auftretende intrapelvine Druckanstieg eine Rolle. Blasenrupturen sollten möglichst innerhalb der ersten 6 Stunden nach dem Unfall operativ versorgt werden, gleichzeitig können frei im prävesikalen Raum liegende Knochenfragmente

398 Spezielle Traumatologie

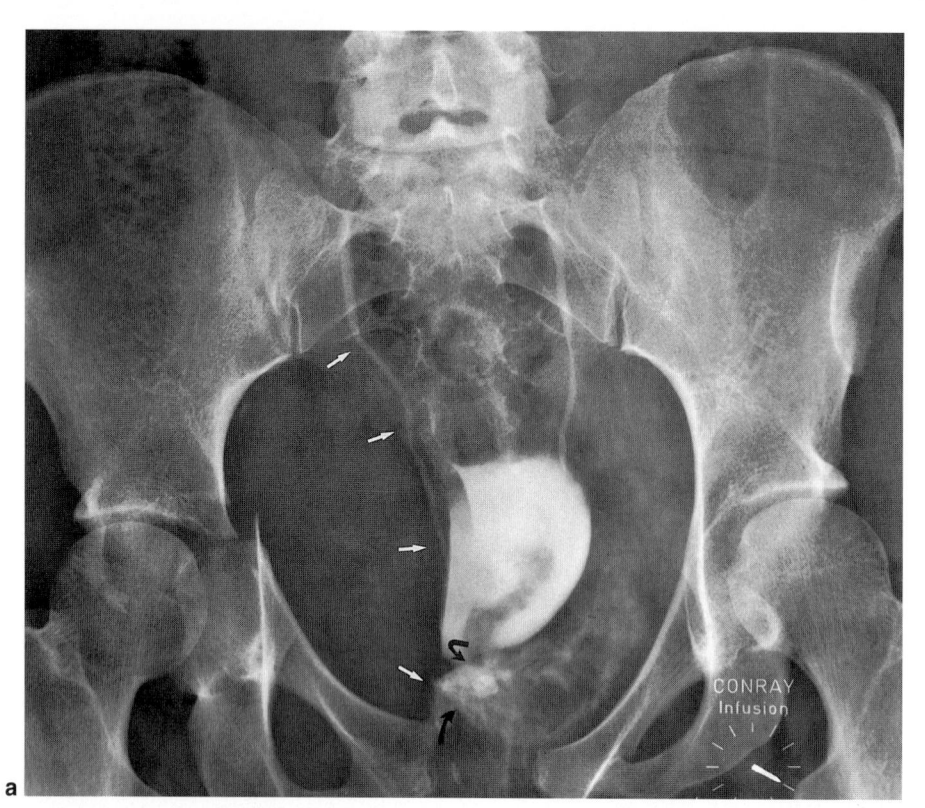

Abb. 23.**23a** u. **b**
a Extraperitoneale Blasenruptur (↷) bei Symphysensprengung. Ausgedehnte Hämatombildung im kleinen Becken (→) bei Azetabulumfraktur rechts
b Verplattung der Symphyse sowie plattenosteosynthetische Versorgung der Azetabulumfraktur

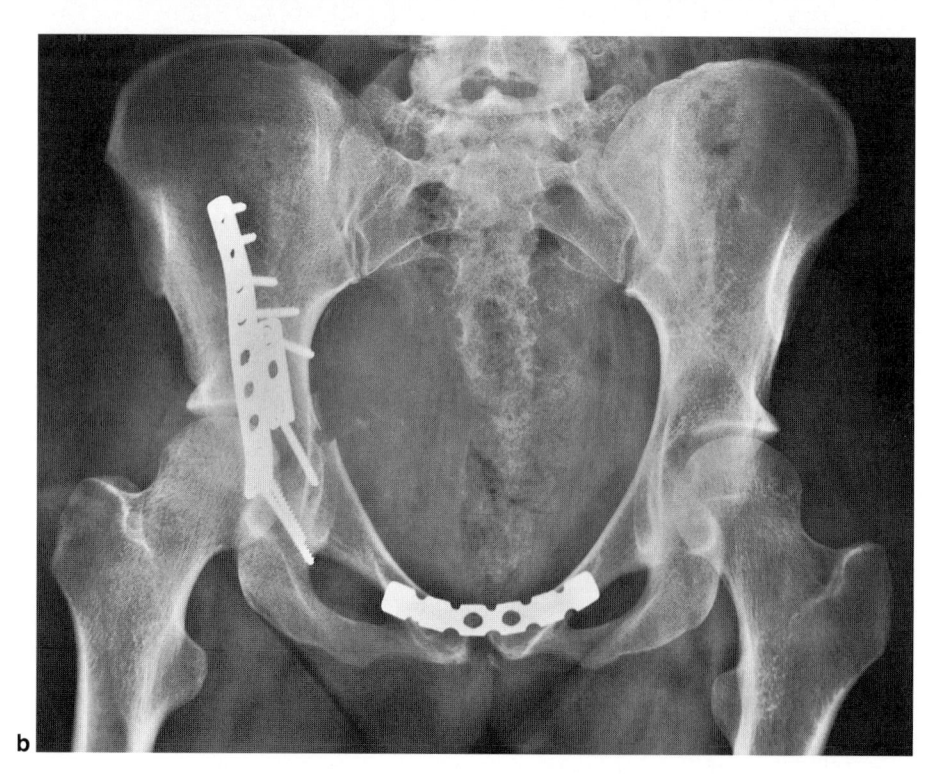

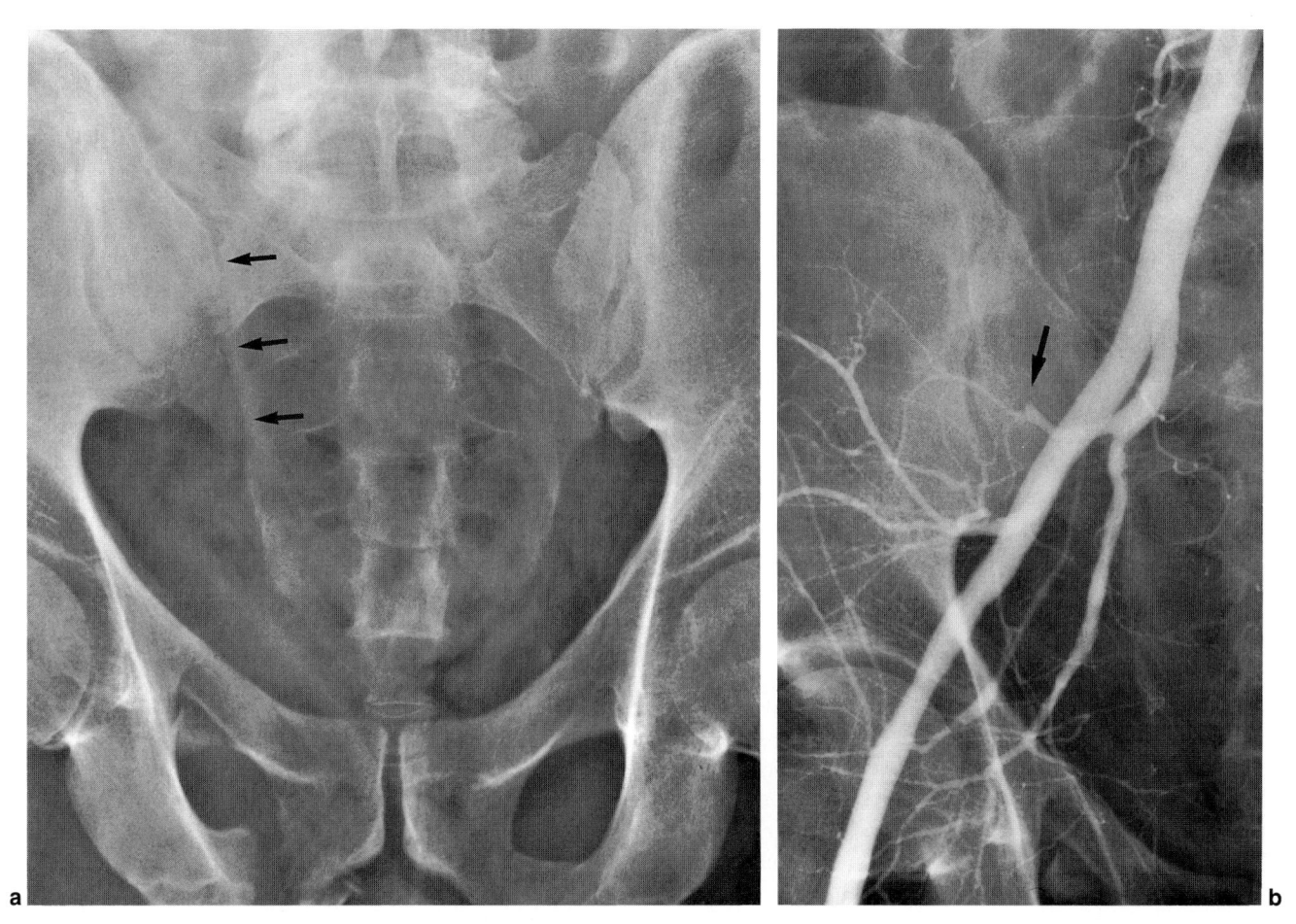

Abb. 23.**24a** u. **b** Vordere Beckenringfraktur rechts und rechtsseitige Sakrumlängsfraktur (→). Querfortsatzfrakturen
a Ausschnitt aus einer Beckenübersichtsaufnahme
b Beckenangiographie: Läsion eines iliolumbalen Gefäßes als Blutungsursache (→)

mit entfernt und der vordere Beckenring operativ stabilisiert werden.

Verletzungen der Urethra kommen überwiegend bei Männern vor, betroffen ist in den meisten Fällen das membranöse Segment der Harnröhre. Symphysensprengungen alleine führen nur selten zur Urethraruptur, vielmehr hängt das Auftreten einer Harnröhrenverletzung davon ab, wie häufig der vordere Beckenring in sich verletzt ist (1).

Nervenläsionen bei Beckenfrakturen werden primär oft nicht dokumentiert, da häufig andere, akute Symptome im Vordergrund stehen. Die mitgeteilten Häufigkeiten schwanken deshalb zwischen 0,5 und 46%, wobei die Unterschiede zum Teil auf ein verschieden zusammengesetztes Patientengut zurückgeführt werden können (9, 52, 73). Nervenverletzungen entstehen durch Zug infolge einer Fragmentverschiebung oder durch Druck von Bruchstücken oder Hämatombildungen. Direkte Nervenschädigungen, wie z. B. der Wurzelausriß, sind selten. Nervenläsionen werden vor allem bei Verletzungen des hinteren Beckenringes vorgefunden, wobei die Segmente L5–S1 besonders betroffen sind. Ähnlich wie bei den Gefäßverletzungen besteht keine Korrelation zwischen der Schwere der Knochen- oder Gelenkläsion und der Nervenverletzung.

Gefäßverletzungen im Rahmen von Beckentraumata können zu lebensbedrohlichen Blutungen führen. Der Blutverlust ins kleine Becken kann dabei 3–5 l Blut betragen (73). Häufigste Ursache ist die diffuse Blutung in den retroperitonealen Raum und in die Weichteile aufgrund von Frakturen mit Zerreißung kleinerer und mittlerer Becken- und Lumbalgefäße. Seltener liegt eine Läsion eines größeren Gefäßes vor (Abb. 23.**24a** u. **b**). Zur Identifikation einer größeren Gefäßverletzung ist im Einzelfall die Angiographie erforderlich. Eine selektive Embolisierung verletzter Gefäße ist in gleicher Sitzung möglich (65). Eine nicht zu unterschätzende Möglichkeit zur Minderung der Blutung besteht in der Reposition und Stabilisierung der Beckenfraktur. Dadurch kommt es zur Ruhigstellung im Frakturbereich, eine wichtige Voraussetzung für eine Selbsttamponade der Blutung.

Die Letalitätsrate geschlossener Beckenfrakturen liegt zwischen 5 und 20%. Häufigste Todesursache als Folge der Beckenfraktur ist der hypovolämische Schock. Somit müssen Beckenfrakturen als wesentliche Teilursache für die letalen Verläufe bei Polytraumata angesehen werden (95).

400 Spezielle Traumatologie

Hüftgelenk

Obwohl Verletzungen des Hüftgelenkes aufgrund steigender Rasanztraumen in den letzten Jahren eine deutliche Zunahme erfahren haben, kommt es nicht selten vor, daß sie primär nicht erkannt werden (79). Diese Gefahr ist bei polytraumatisierten Patienten wegen der oft nicht eindeutigen klinischen Symptomatik und der möglicherweise gleichzeitig vorliegenden Verletzung von Ober- und Unterschenkel der gleichen Extremität besonders groß. Wichtig ist, an eine Mitverletzung des Hüftgelenkes zu denken und diese Patienten einer routinemäßigen Untersuchung des Beckens bzw. des Hüftgelenkes zuzuführen.

Die Beurteilung und anatomische Zuordnung von Verletzungen des Hüftgelenkes setzt eine genaue Kenntnis der Röntgenanatomie, speziell der Hüftpfanne, voraus (31, 66, 72, 77, 79):

Das Azetabulum wird gebildet aus den Körpern der Ossa ilium, ischii und pubis. Sie sind beim kindlichen Hüftgelenk noch durch die knorpelige Y-Fuge getrennt. Später veschmelzen diese und sind dann anatomisch nicht mehr voneinander abzugrenzen. Die nach lateral-vorn weisende, halbkugelförmige Hüftpfanne wird von einem knöchernen Randwulst, dem Limbus acetabuli, umgeben (Abb. 23.**25a**, 23.**26a**, 23.**27a**, 28.**28a**). Er ist ventral-kaudal unterbrochen durch die Incisura acetabuli und bildet somit einen Bogen von etwa 320 Grad. Der Boden des Azetabulums, die Fossa acetabuli, ist mit Fett- und Bindegewebe ausgepolstert. Randwärts schließt sich die im Bereich der Inzisura ebenfalls unterbrochene, halbmondförmige Gelenkfläche, die Facies lunata, an. Das Azetabulum wird durch das faserknorpelige Labrum acetabulare so erweitert, daß etwa zwei Drittel des Femurkopfes in der Pfanne liegen.

Nach anatomischen und biomechanischen Gesichtspunkten kann die Hüftpfanne in drei sogenannte Pfeiler unterteilt werden (Abb. 23.**25a**):

– den kranialen Pfeiler (Pfannendach),
– den dorsalen Pfeiler und
– den ventralen Pfeiler.

In dieser Reihenfolge nimmt die Bedeutung der Pfannenelemente bezüglich Statik und Biomechanik ab. Das Pfannendach und der hintere Pfeiler sind die gewichttragenden Elemente des Azetabulums, an denen die Hauptkraftüberleitung vom Becken auf die untere Extremität stattfindet. Dem ventralen Pfeiler kommt dagegen mehr eine den Hüftkopf in Position haltende Bedeutung zu.

Im Unterschied dazu wird im angloamerikanischen Schrifttum der kraniale Pfeiler dem ventralen und dem dorsalen Pfeiler zugeordnet und demzufolge eine schwächere ventrale, iliopubische von einer stärkeren ilioischialen Säule unterschieden (60, 69). Die mediale, beckenseitige Oberfläche der ilioischialen Säule bildet den Hauptanteil einer etwa viereckigen glatten Knochen-

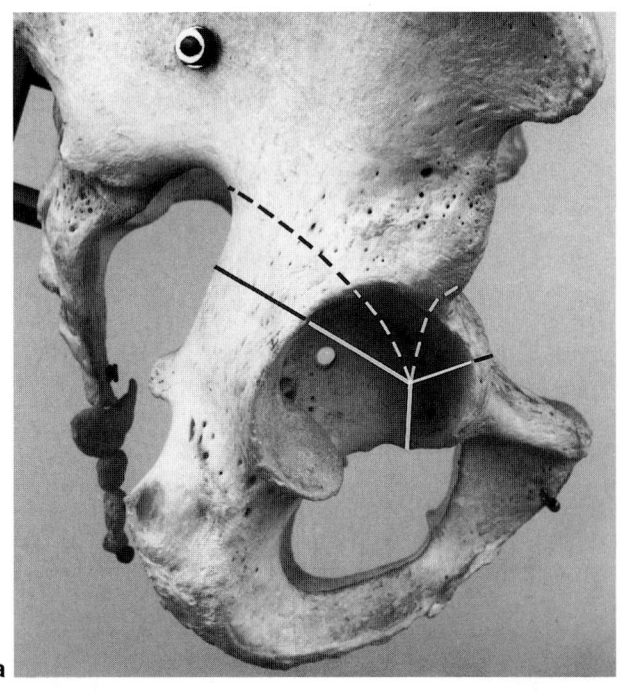

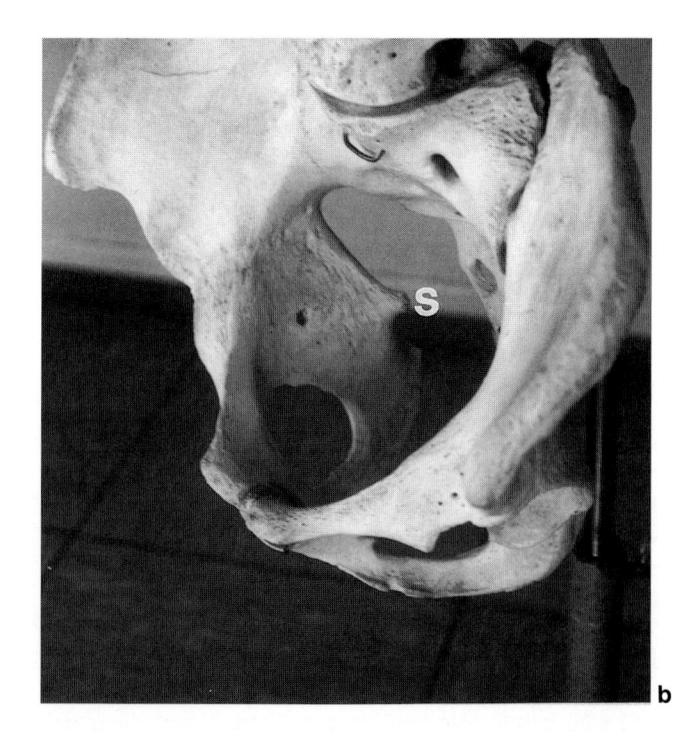

Abb. 23.**25a u. b**
a Blick auf die rechte Hüftpfanne von seitlich. Die durchgezogenen Linien entsprechen etwa der Unterteilung in kraniale, dorsale und ventrale Pfeiler, die unterbrochenen Linien der im angloamerikanischen Schrifttum verwendeten Einteilung in eine dorsale ilioischiale und eine ventrale iliopubische Säule
b Einblick in ein knöchernes Becken auf die sogenannte quadrilateral surface der rechten Hüfte; das Bohrloch stellt die Projektion des Zentrums der rechten Hüfte auf die Beckeninnenseite dar. S = Spina ischiadica

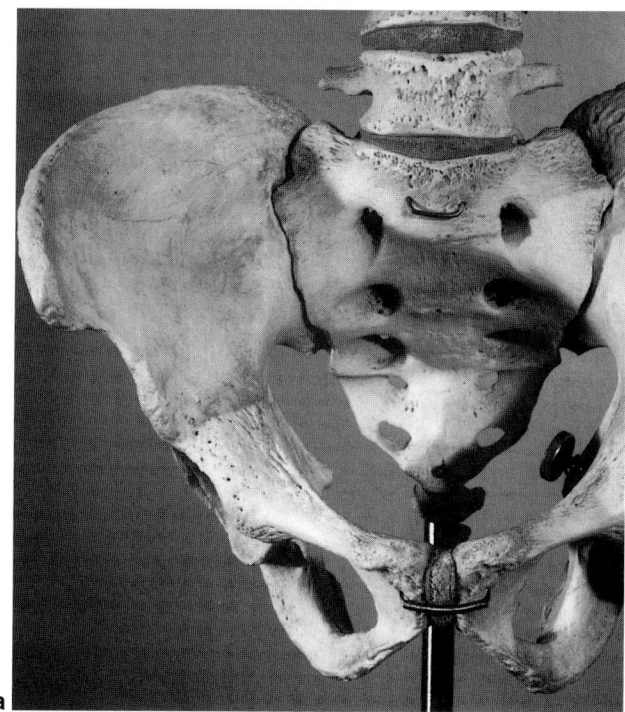

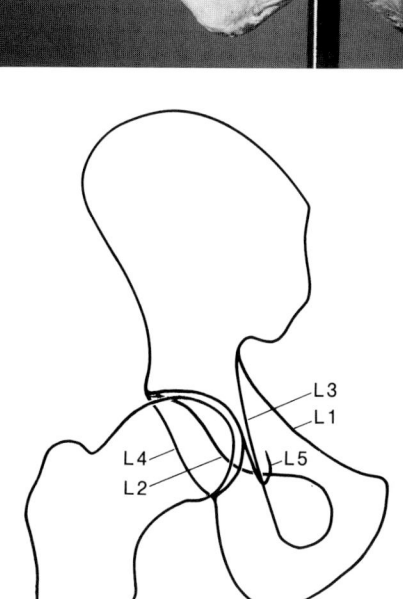

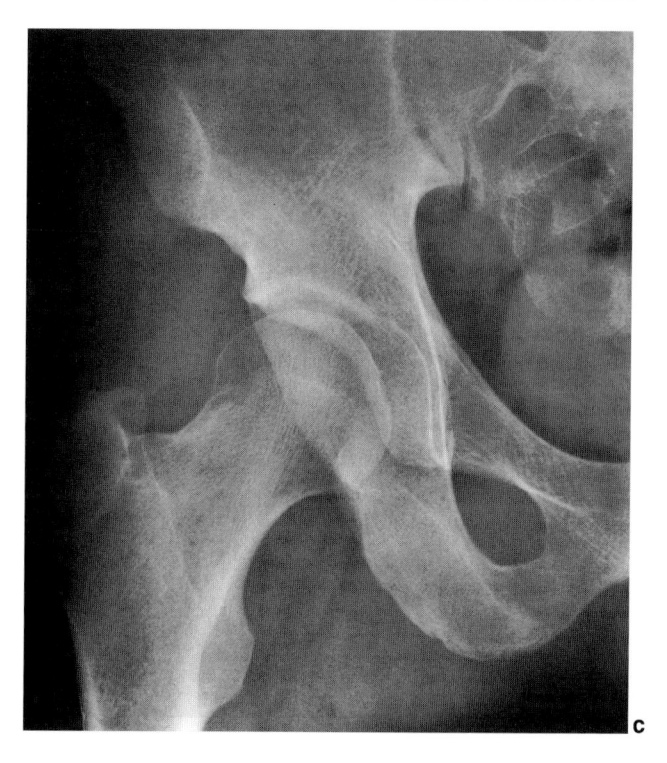

Abb. 23.**26a–c** Rechtes Hüftgelenk in a.-p. Projektion
a Skelettaufnahme
b Verlauf der Leitlinien in dieser Projektion
L1 = Linea terminalis
L2 = vordere Pfannenrand-(Azetabulum-Obturator-) Linie
L3 = Linea ilioischiadica
L4 = hintere Pfannenrandlinie
L5 = Köhlersche Tränenfigur
c Röntgenaufnahme in a.-p. Projektion

fläche, die zentral intrapelvin liegt und dem Pfannenboden entspricht. Sie wird im angloamerikanischen Sprachgebrauch „quadrilateral surface" genannt und läuft dorsomedial in die Spina ischiadica aus (Abb. 23.**25b**).

Radiologische Diagnostik

Nativdiagnostik

Trotz der zunehmenden Verfügbarkeit neuerer diagnostischer Verfahren, speziell der Computertomographie, besitzt die Röntgennativdiagnostik unverändert einen hohen Stellenwert. Chirurgen, Unfallchirurgen und Radiologen sind zumeist primär auf konventionelle Röntgenbilder angewiesen.

Bei konsequent durchgeführter Röntgendiagnostik lassen sich Art und Stellungsverhältnisse im Rahmen von Hüftluxationen und Azetabulumfrakturen erkennen und beurteilen. Dies erfordert neben den üblichen Beckenübersichtsaufnahmen weitere Projektionen, um dem Grundsatz zu entsprechen, Röntgenaufnahmen einer Gelenkregion in mindestens zwei senkrecht aufeinander stehenden Ebenen anzufertigen (31, 66, 79).

Dem steht die häufig geübte Praxis entgegen, es bei dem Anfertigen einer Übersichtsaufnahme bewenden zu lassen, zumal es sich häufig um schwerst traumatisierte Patienten handelt, bei denen die notfallmedizinische Betreuung zur Aufrechterhaltung vitaler Funktionen im Vordergrund steht.

Folgende Standardprojektionstechniken sollten bekannt sein:

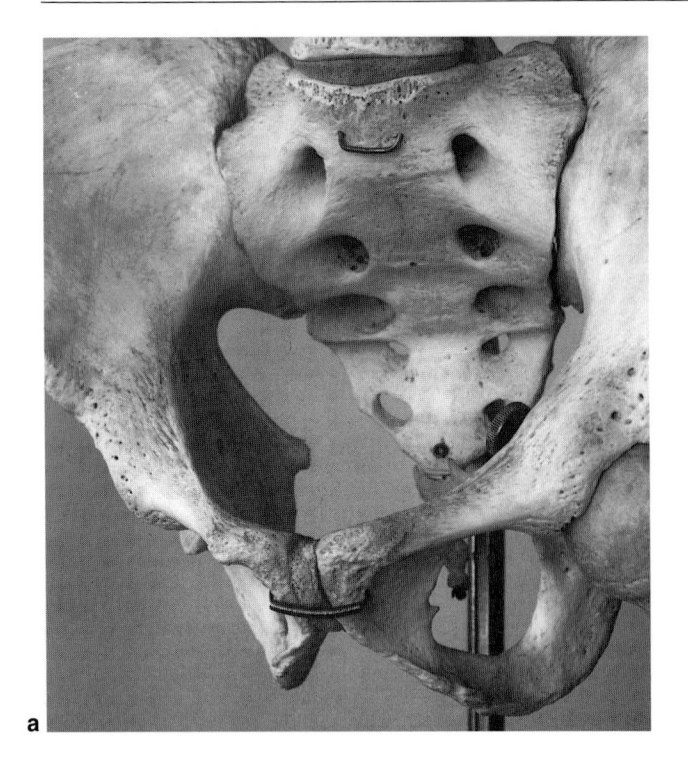

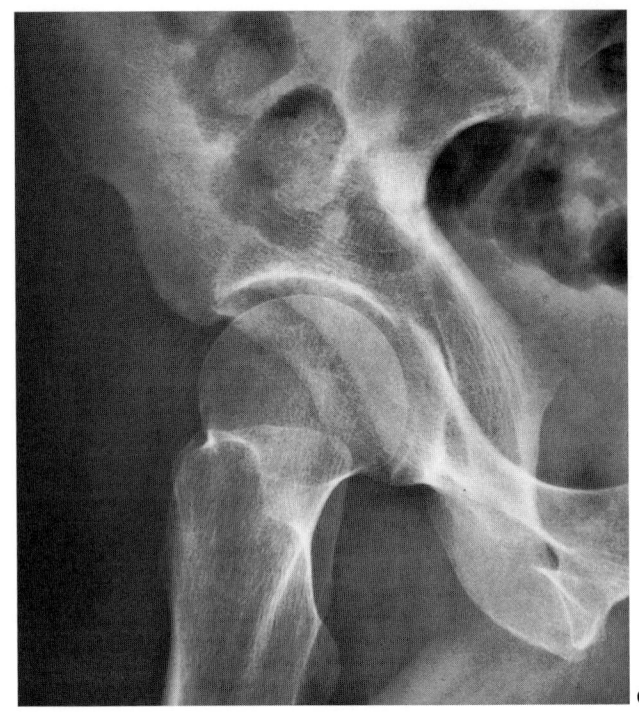

Abb. 23.**27 a–c** Rechtes Hüftgelenk in Alaprojektion
a Skelettaufnahme
b Verlauf der Leitlinien in dieser Projektion
c Röntgenaufnahme in Alaprojektion

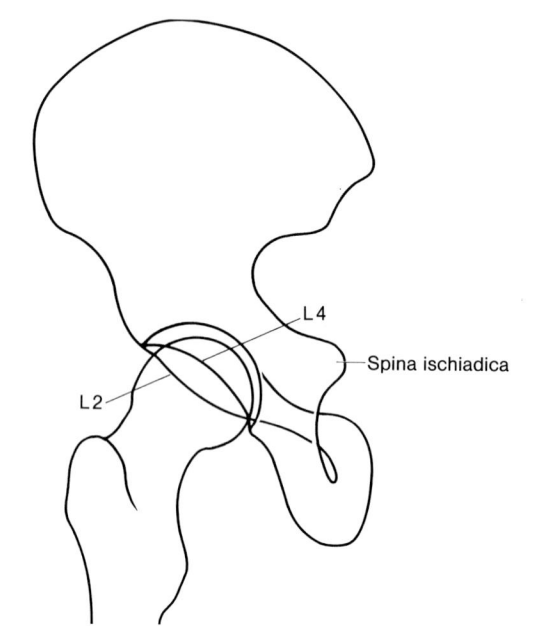

Beckenübersichtsaufnahme in a.-p. Projektion

Durchführung und Aussagemöglichkeiten wurden schon im Abschnitt „Becken" abgehandelt. Die Beckenübersichtsaufnahme kann zu einer ersten Beurteilung bei Verletzungen des Hüftgelenkes herangezogen werden, da bei exakter Lagerung und Einstellung beide Hüftgelenke unter identischen Bedingungen abgebildet und im Seitenvergleich beurteilbar sind.

Aufnahme des Hüftgelenkes in a.-p. Projektion

Durchführung: Der Patient befindet sich in Rückenlage, das Hüftgelenk ist gestreckt, das Bein um etwa 20 Grad nach innen rotiert. Der Zentralstrahl verläuft ventrodorsal durch die Mitte des Schenkelhalses (Mitte der Leiste) und trifft senkrecht auf die Filmkassette (25, 94). Kriterium der gut eingestellten Aufnahme ist die übersichtliche Darstellung des Hüftgelenkes und der Trochanteren.

Aussage: Auf der Übersichtsaufnahme lassen sich mehrere kontrastgebende Linien im Bereich der Hüftgelenke nachweisen, die im Rahmen der Bildanalyse sorgfältig abgefahren und auf eine Kontinuitätsunterbrechung bzw. Formabweichung überprüft werden müssen. Im folgenden soll dabei auf den von Weigand (66, 79) gemachten Vorschlag eingegangen und diese Knochenlinien als „Leitlinien" bezeichnet werden. Von medial nach lateral

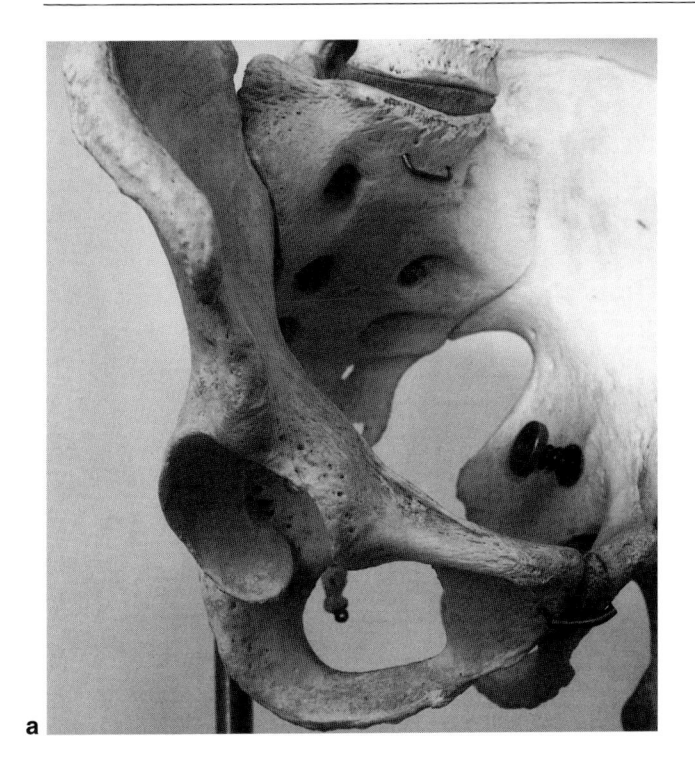

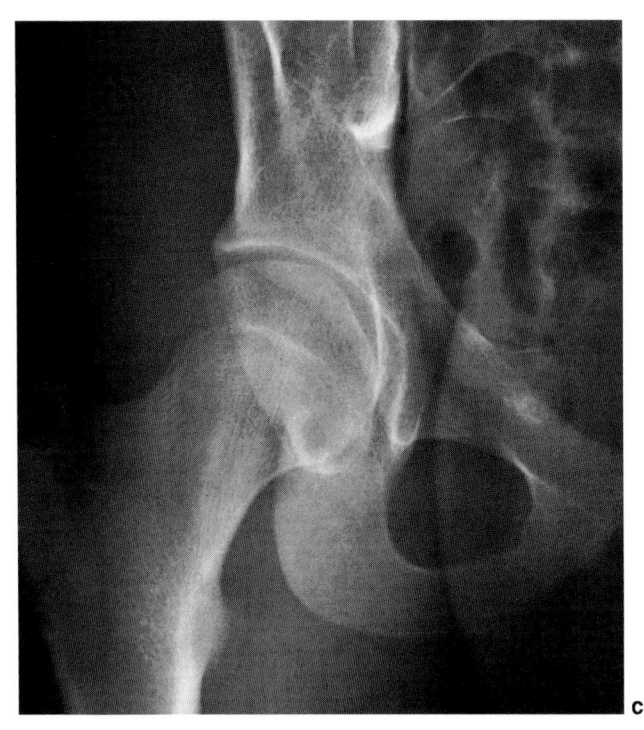

23 Becken, Hüftgelenk und proximales Femurende

Abb. 23.**28a–c** Rechtes Hüftgelenk in Obturatorprojektion
a Skelettaufnahme
b Verlauf der Leitlinien in dieser Projektion
c Röntgenaufnahme in Obturatorprojektion

sind dabei folgende Leitlinien zu identifizieren (10, 60, 62, 66, 79) (Abb. 23.**26b**):

– *Linea terminalis (L1):* Sie beginnt am Oberrand des oberen Schambeinastes und verläuft bis zum oberen Rand des Foramen ischiadicum majus.
– *Vordere Pfannenrandlinie (L2):* Sie beginnt am unteren Rand des oberen Schambeinastes und geht lateral in den vorderen Pfannenrand über.
– *Linea ilioischiadica (L3):* Sie wird gebildet durch tangential getroffene Anteile der bereits oben erwähnten „quadrilateral surface". Sie beginnt am oberen Rand des Sitzbeinastes und vereinigt sich kranial mit der Linea terminalis (L1). Bei exakter a.-p. Aufnahme-

technik zieht sie mitten durch die unten noch zu besprechende Köhlersche Tränenfigur.
– *Hintere Pfannenrandlinie (L4):* Sie beginnt am lateralen Rand des Tuber ischiadicum und geht laterokranial in den hinteren Pfannenrand über.
– *Köhlersche Tränenfigur (L5):* Sie setzt sich zusammen aus einem medialen und lateralen Schenkel, die durch einen kleinen Bogen miteinander verbunden sind und somit etwa die Form eines „U" hat. Der mediale Anteil wird durch die äußere Wand des Canalis obturatorius, der laterale Anteil durch tangential getroffene Anteile der ventralen Fossa acetabuli gebildet. Die untere Verbindungsstelle entspricht dem Unterrand des Limbus oder dem fibrokartilaginären Labrum. Der

laterale Schenkel geht nach kranial in den Pfannengrund und das Pfannendach über, wobei ein schmaler Anteil tangential getroffen wird, so daß Frakturlinien in diesem Bereich bei der a.-p. Aufnahme leicht übersehen werden können (10).

Die hier aufgeführten Leitlinien verlaufen in verschiedenen Frontalebenen und gestatten bei Unterbrechung eine Zuordnung einer Fraktur zum vorderen oder hinteren Pfeiler. Dabei sind die Leitlinien L1 und L2 dem vorderen Pfeiler zuzuordnen, die Linien L3 und L4 werden vom hinteren Pfeiler gebildet. Beide Pfeiler bilden einen Winkel von etwa 60 Grad zueinander, wobei der vordere Pfeiler von lateral-kranial schräg nach mediokaudal und ventral verläuft, der hintere dagegen mehr einen vertikalen Verlauf beschreibt (60, 66). Kranial treffen sich beide Pfeiler in dem gewölbeähnlichen Pfannendach. Wie sich anteilmäßig ventraler und dorsaler Pfeiler in Höhe der Hüftgelenkmitte verhalten, zeigt die Computertomographie des kindlichen Beckens, bei der beide Pfeiler durch die knorpelige Y-Fuge voneinander getrennt sind (Abb. 23.29).

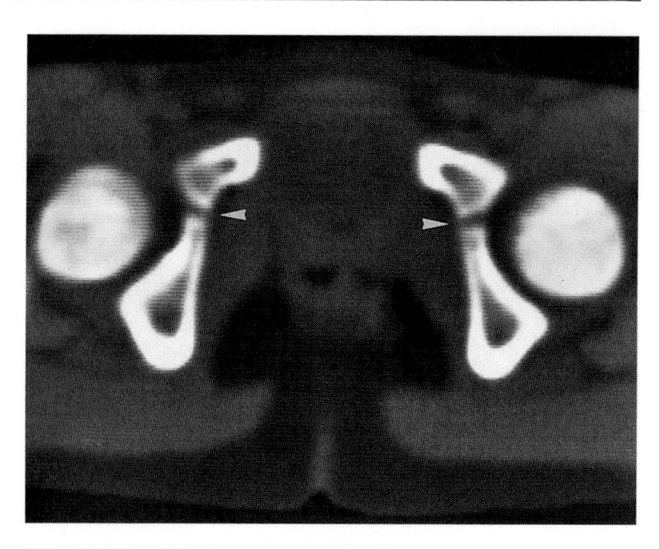

Abb. 23.29 CT eines kindlichen Beckens. Die Pfeile markieren den unteren Anteil der Y-Fuge, die im Kindesalter ventrale und dorsale Pfeileranteile trennt. Die mediale Knochenbegrenzung der Hüftpfanne entspricht der Quadrilateral surface

Alaaufnahme des Hüftgelenkes

Durchführung: Bei dem in Rückenlage befindlichen Patienten wird die nicht verletzte Beckenseite um 35–45 Grad angehoben, zentriert wird auf das verletzte, kassettennahe Hüftgelenk. Der Zentralstrahl verläuft ventrodorsal und trifft senkrecht auf die Filmkassette. Kriterium der gut eingestellten Aufnahme ist die Darstellung der Darmbeinschaufel in voller Breite (25, 79).

Aussage: Durch das Anheben der gesunden Seite werden die ventral gelegenen Hüftgelenkanteile, d.h. der vordere Pfeiler bzw. Pfannenrand, lateral randbildend und damit auf Formabweichungen bzw. Konturunterbrechungen überprüfbar. Die Leitlinie L2 projiziert sich, durch die Drehung bedingt, von allen Linien am weitesten nach lateral. Gut zu beurteilen auf dieser Aufnahme sind Ala und Crista iliaca sowie die „quadrilateral surface" mit der Spina ischiadica (66, 67, 79). Wie sich die übrigen Leitlinien in dieser Aufnahmetechnik verhalten, zeigt die Abb. 23.27 a–c.

Obturatoraufnahme des Hüftgelenkes

Durchführung: Bei dem in Rückenlage befindlichen Patienten wird die verletzte Beckenseite um 35–45 Grad angehoben und auf das verletzte, kassettenferne Hüftgelenk zentriert. Kriterium der gut eingestellten Aufnahme ist die nahezu orthograde Darstellung des Foramen obturatorium und dessen knöcherner Begrenzung (25).

Aussage: Durch das Anheben der verletzten Seite gelangen die dorsalen Anteile des Azetabulums, dorsaler Pfeiler und Pfannenrand, weiter nach lateral, die ventralen Anteile weiter nach medial. Mit dieser Aufnahmetechnik können zusätzlich das Foramen obturatorium sowie die Linea terminalis gut beurteilt werden (67, 79). Wie sich die Leitlinien auf dieser Aufnahme verhalten, geht aus Abb. 23.28 a–c hervor.

Erst durch die Anwendung der beiden Schrägaufnahmen wird der Forderung, Röntgenaufnahmen einer Gelenkregion in mindestens zwei senkrecht aufeinander stehenden Ebenen anzufertigen, entsprochen. Mit ihrer Hilfe können Grad und Richtung einer Luxation des Hüftkopfes, sei es im Rahmen einer reinen Hüftverrenkung oder bei Hüftluxationsfrakturen, bestimmt werden. Diesbezüglich sei auf die Abb. 23.30 a u. b verwiesen. Sie zeigt, wie sehr die alleinige a.-p. Aufnahme des Hüftgelenkes über die tatsächlichen Verhältnisse hinwegtäuschen kann. Erst die Obturatoraufnahme läßt die wirkliche Verschiebung von Hüftkopf und Pfannenrandfragment erkennen.

Konturaufnahmen des Femurkopfes

Zur Freiprojizierung der oberen Konturen des Femurkopfes, die bei den bisher genannten Einstellungen mehr oder weniger von Hüftpfannenstrukturen überlagert werden, dienen die Einstellungen nach Schneider. Sie geben Auskunft über die Lokalisation umschriebener Femurkopfnekrosen bzw. posttraumatischer Hüftkopfdefekte (94). Sie spielen somit weniger bei der primären Röntgendiagnostik als vielmehr bei Verlaufskontrollen nach Hüftgelenktraumata, im Rahmen gutachterlicher Fragestellungen sowie vor geplanten intertrochanteren Flexions- oder Extensionsosteotomien eine Rolle (70).

Schneider-I-Aufnahme

Durchführung: Der Patient wird zunächst wie bei einer ventrodorsalen Aufnahme des Hüftgelenkes gelagert. Der Oberschenkel wird dann um 45 Grad nach oben angehoben und bildet mit der Tischplatte einen Winkel von 45 Grad. Der Zentralstrahl wird auf den Femurkopf zentriert und trifft senkrecht auf die Filmkassette (25).

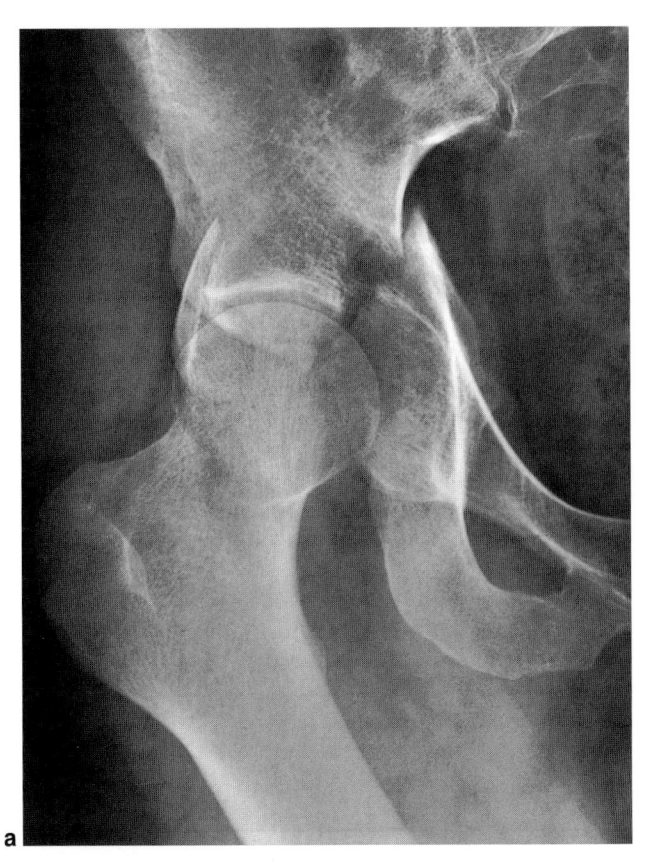

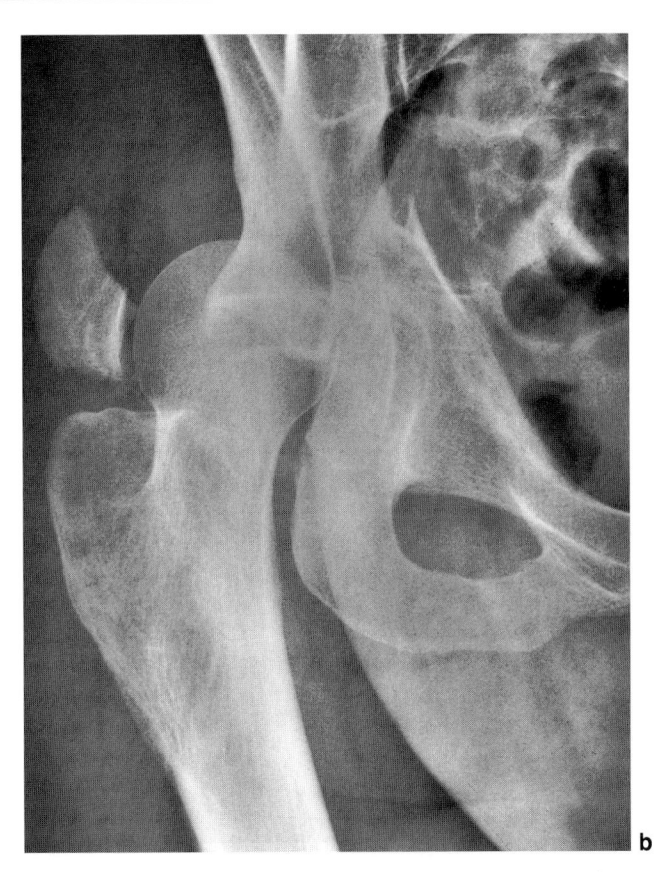

Abb. 23.**30a** u. **b** Querfraktur durch den Pfannenboden und Fragmentaussprengung aus dem dorsokranialen Pfannenrand
a a.-p. Projektion: Der Hüftkopf projiziert sich regelrecht in die Hüftpfanne
b Obturatorprojektion: Das tatsächliche Ausmaß der Verschiebung von Hüftkopf und Pfannenrandfragment wird erst auf dieser Aufnahme erkennbar

Aussage: In dieser Haltung wird der kranioventrale Bezirk des Femurkopfes tangential getroffen und damit beurteilbar (Abb. 23.**31**). Gleichzeitig sind die neuen Kongruenzverhältnisse in der Hauptbelastungszone beurteilbar, wie sie nach Entnahme eines dorsalen Keiles von 45 Grad im Rahmen einer Extensionsosteotomie zu erwarten sind (70).

Schneider-II-Aufnahme

Durchführung: Der Patient liegt flach auf dem Untersuchungstisch, die Beine sind gestreckt und um etwa 20 Grad innenrotiert. Der Zentralstrahl fällt um 30 Grad kraniokaudal auf das Hüftgelenk ein (25, 94).

Aussage: Da die Röntgenstrahlen schräg auf den Film treffen und die Distanz vom Objekt zum Film vergrößert ist, stellt sich der Hüftkopf oval und vergrößert dar (Abb. 23.**31b**). Trotzdem kann das so dargestellte kraniodorsale Kopfsegment gut beurteilt werden. Die Gelenkkongruenz nach einer Flexionsosteotomie kann von dieser Aufnahme nicht abgelesen werden, bei fehlenden Konturstörungen darf sie als günstig angenommen werden (70).

Konventionelle Tomographie

Tomographische Untersuchungen des Hüftgelenkes werden hauptsächlich zum Nachweis intraartikulärer Fragmente, die durch das Trauma selbst oder durch Repositionsmanöver interponiert wurden, durchgeführt (28, 72). Darüber hinaus können bei einer Tomographie Aussagen zur Stellung eines Femurkopffragmentes im Rahmen einer Pipkin-Fraktur getroffen werden. Nach Möglichkeit sollte dabei die hypozykloidale Tomographie zur Anwendung kommen.

Computertomographie

Das computertomographische Bild kommt aufgrund der axialen Schnittführung der lateralen Anordnung und Öffnung des Azetabulums entgegen und gestattet eine überlagerungsfreie Darstellung der koxalen Anatomie (28). Im allgemeinen ist die CT-Diagnostik von Hüftfrakturen unproblematisch. Fragmentdislokationen sowie Richtung und Grad einer Femurkopfluxation sind sicher bestimmbar (26, 40, 41, 63, 69) (Abb. 23.**34a**). Gegenüber der konventionellen Röntgendiagnostik bietet die Computertomographie bezüglich einiger Fragestellungen zum Teil wertvolle Zusatzinformationen: Bei ausgedehnten Azetabulumfrakturen, vor allem im Bereich des hinteren Pfeilers, des Pfannengrundes und -daches, gestattet sie eine bessere Beurteilung des Frakturausmaßes und somit eine exaktere Klassifikation (12) (Abb. 23.**32**). Dies kann Auswirkungen auf das weitere therapeutische Vorgehen (operativ – konservativ) haben.

406 Spezielle Traumatologie

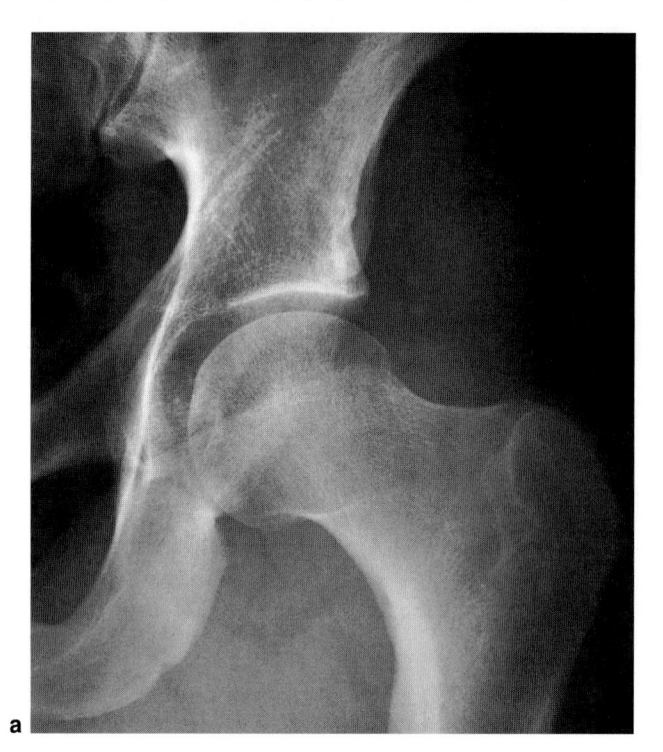

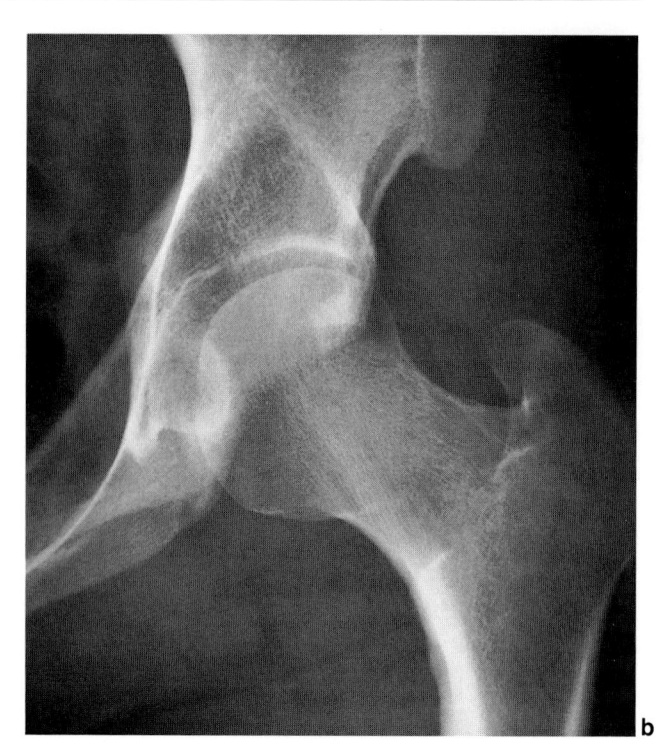

Abb. 23.**31a** u. **b** Konturaufnahmen des linken Femurkopfes: Normalbefund
a Schneider-I-Aufnahme
b Schneider-II-Aufnahme

Computertomographisch werden Läsionen des Femurkopfes häufiger und im Ausmaß genauer erfaßt (40, 69, 75) (Abb. 23.**34c**). Bei Pipkin-Frakturen kann dadurch die Entscheidung über ein operatives oder konservatives Vorgehen beeinflußt werden (Abb. 23.**33a** u. **b**).

Einen hohen Stellenwert besitzt die Computertomographie im Nachweis lokaler Komplikationen: intraartikulär dislozierte Fragmente, die eine absolute Operationsindikation darstellen, werden im Vergleich zur Nativdiagnostik etwa fünfmal häufiger festgestellt (2, 40, 63, 69, 75) (Abb. 23.**34b**). Eine Verbreiterung des Abstandes zwischen Femurkopf und Azetabulum ist – im Unterschied zur Nativdiagnostik – als indirektes Zeichen für ein Interponat immer verwertbar.

Daneben kann in einzelnen Fällen durch die CT geklärt werden, ob bei einer lateralen vorderen Beckenringfraktur eine Gelenkbeteiligung des vorderen Pfeilers vorliegt oder nicht (Abb. 23.**35a** u. **b**).

Die das Hüfttrauma begleitenden Hämatome (zumeist in die Mm. obturatorius, piriformis und gluteus minimus) werden direkt dargestellt. Darüber hinaus erlaubt die Computertomographie eine Beurteilung des Ausmaßes eventueller intrapelviner Verletzungen sowie den sicheren Nachweis von Verletzungen des dorsalen Beckenringes (28, 75, 79) (Näheres hierzu s. im Abschnitt „Becken").

Sekundäre oder 3-D-Bildrekonstruktionen ermöglichen die Darstellung der Azetabulumfraktur in allen drei Raumebenen. Sie können dazu beitragen, Fraktur-

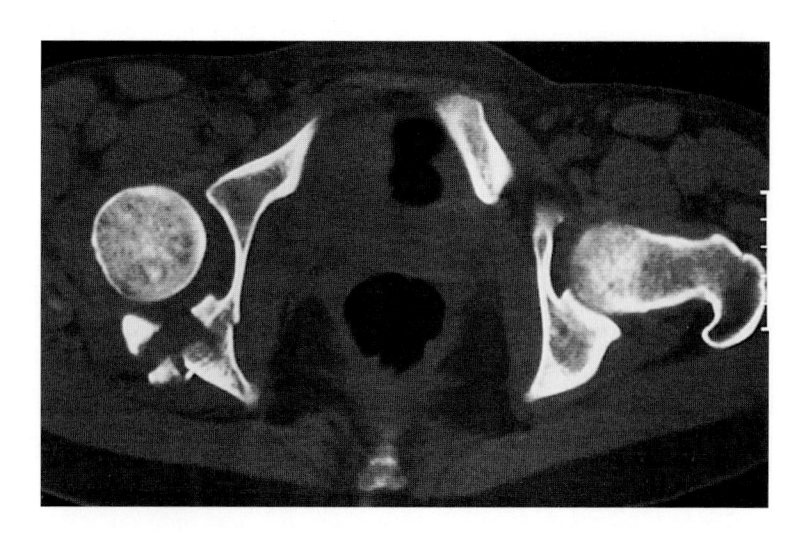

Abb. 23.**32** Ausgedehnte Trümmerfraktur des hinteren Hüftpfannenpfeilers rechts

23 Becken, Hüftgelenk und proximales Femurende 407

Abb. 23.**33a** u. **b** CT-Kontrollen nach Reposition einer Pipkin-Fraktur:
a Nur geringe Stufenbildung zwischen Hüftkopf und Kopffragment
b Verdrehung des Kopffragmentes

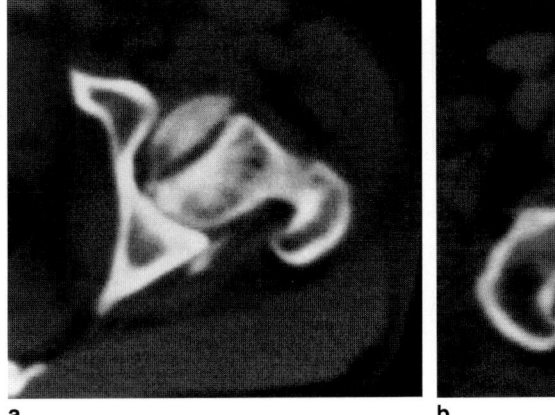

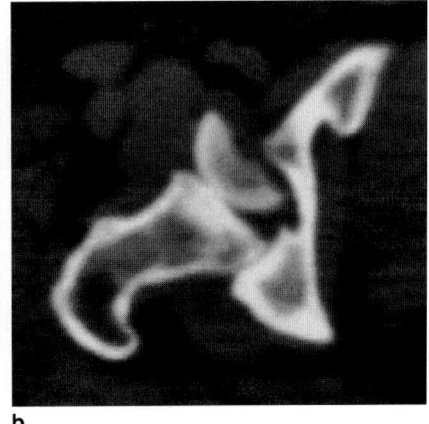

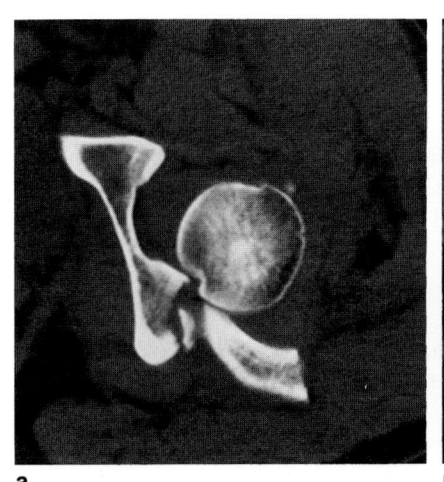

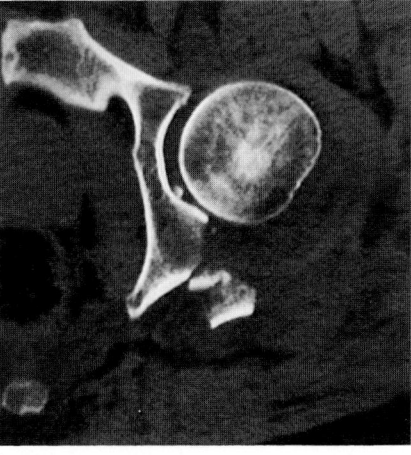

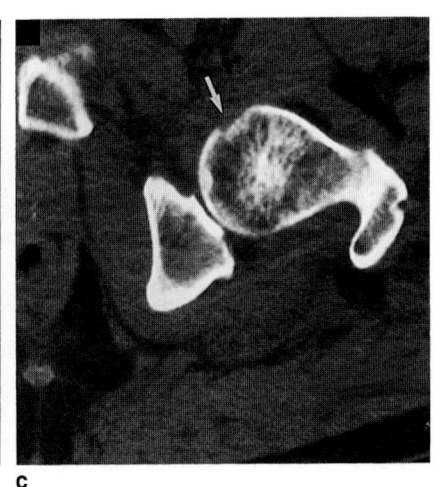

Abb. 23.**34a–c** Komplikationen bei Azetabulumfrakturen:
a Luxatio posterior mit Verhaken der Fovea capitis femoris am hinteren Pfannenrand
b Intraartikuläres Fragment
c Femurkopfimpression (→)

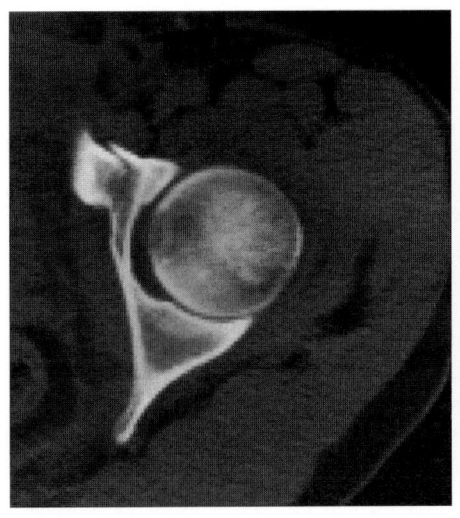

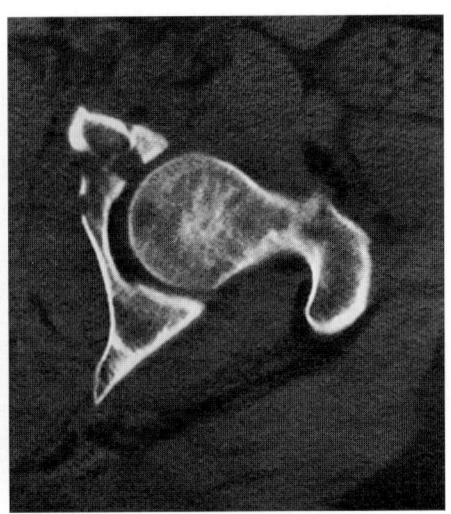

Abb. 23.**35a** u. **b** Laterale vordere Beckenringfraktur links:
a Laterale Schambeinfraktur ohne Gelenkbeteiligung
b Vordere Pfeilerfraktur

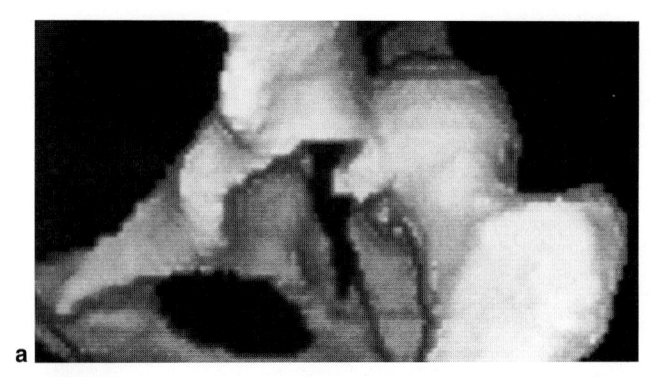

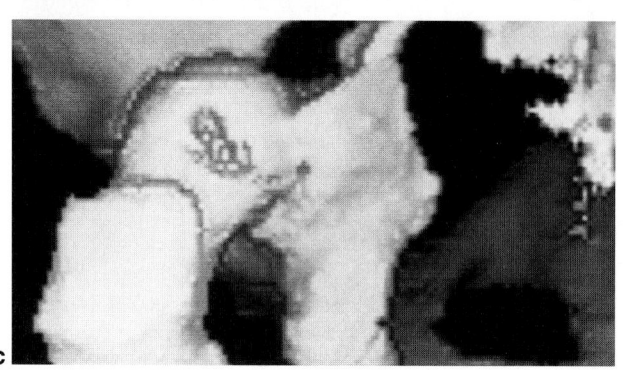

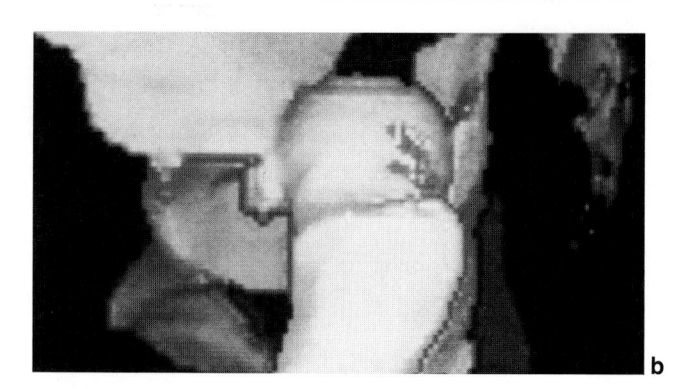

Abb. 23.**36a–c** Rekonstruktionen aus CT-Bildern. Fraktur des Pfannenzentrums mit dorsokranialer Dislokation von hinterem Pfeiler und Hüftkopf. Ansichten von ventrolateral bis dorsolateral

typ und -ausmaß anschaulicher darzustellen und somit die Operationsplanung zu erleichtern (Abb. 23.**36a–c**).

Magnetresonanztomographie

Magnetresonanztomographische Untersuchungen spielen bei der Diagnostik frischer Verletzungen des Hüftgelenkes keine Rolle. Sie besitzt jedoch einen hohen Stellenwert für die Frühdiagnose einer Hüftkopfnekrose (Näheres hierzu s. im Abschnitt „Proximales Femurende").

Wertung der verschiedenen diagnostischen Verfahren

Es versteht sich von selbst, daß nicht in jedem Fall einer Verletzung des Hüftgelenkes zusätzlich zur Nativdiagnostik eine CT-Untersuchung eingeschlossen werden muß. Liegen eindeutige und ausreichend, d. h. in mindestens zwei Ebenen dokumentierte Verhältnisse vor, genügt die konventionelle Röntgendiagnostik. Alle Hüftgelenksverletzungen, die mit einer Hüftkopfluxation einhergehen, stellen unfallchirurgische Notfälle dar und sollten nach der Nativdiagnostik der sofortigen Reposition des Hüftkopfes zugeführt werden (81–86).

Im Rahmen der Diagnostik von Verletzungen des Azetabulums sind folgende Indikationen zur CT auf jeden Fall gegeben (26, 40, 41, 63, 75):

- ausgedehnte Azetabulumfrakturen zur Beurteilung des Frakturausmaßes,
- der Verdacht auf ein intraartikuläres Fragment oder Weichteilinterponat,
- Kontrolle der Fragmentstellung nach Reposition einer Hüftkopfkalottenfraktur,
- Diagnostik von Komplikationen und Folgezuständen wie Gelenkinfektionen und Femurkopfnekrosen.

Eingeschränkt bzw. unmöglich ist die Anwendung der Computertomographie bei Verlaufskontrollen nach osteosynthetischer Versorgung von Azetabulumfrakturen durch Metallartefakte. Abhilfe schafft die Verwendung von Titanimplantaten.

Die Magnetresonanztomographie scheint bezüglich der Frühdiagnose derzeit das Untersuchungsverfahren der Wahl zur Vitalitätsbeurteilung des Hüftkopfes zu sein, gegebenenfalls in Verbindung mit der Skelettszintigraphie.

Traumatologie

Reine traumatische Hüftluxationen

Die traumatische Hüftgelenksluxation ohne röntgenologisch nachweisbare Fraktur des Azetabulums oder des Femurkopfes ist eine seltene und ernstzunehmende Verletzung (43, 82).

Nur sehr starke Gewalteinwirkungen im Rahmen von Verkehrsunfällen oder Stürzen aus großer Höhe können Verrenkungen im Hüftgelenk erzeugen. Dabei handelt es sich zumeist um indirekt angreifende Kräfte unter voller Ausnutzung des langen Oberschenkelarmes. Übermäßige Adduktion, Beugung und Innenrotation im Hüftgelenk bewirken eine hintere, übermäßige Abduktion und Außenrotation eine vordere Verrenkung. Ganz selten finden sich Berichte über spontane, habituelle hintere Hüftgelenksluxationen, vor allem beim Kind (20, 67).

Die reine traumatische Hüftverrenkung ohne knöcherne Begleitverletzung steht mit etwa 2–5% erst an 5. Stelle der Verrrenkungen eines großen Gelenkes (43). Sie ist eine typische Verletzung des Erwachsenen, betroffen sind in etwa 80% der Fälle Männer. Die Altersverteilung zeigt einen Schwerpunkt bei den 20- bis 30jährigen. Hauptunfallbereich ist der Straßenverkehr, wobei Pkw-Insassen, Zweiradfahrer und Fußgänger besonders gefährdet sind. Seltenere Unfallursachen sind Sturzverletzungen (67, 82).

Einteilung und Klinik

Zur Klassifizierung der Hüftluxationen werden das Azetabulum und die Außenseite des Beckens durch eine die Spina iliaca anterior superior mit dem Tuber ossis ischii verbindende Linie in einen vorderen und einen hinteren Abschnitt unterteilt. Diese gedachte Linie (Abb. 23.**37**) entspricht in praxi der auf den Knochen projizierten Roser-Nelatonschen Linie (67). Bei einer Hüftluxation verläßt der Femurkopf die Pfanne entweder nach ventral oder dorsal. Entsprechend werden anteriore und posteriore Luxationen unterschieden, wobei posteriore mit etwa 75% der Fälle häufiger vorkommen als anteriore. Je nach Lage des Hüftkopfes nach Austritt aus dem Gelenk können folgende „regelmäßige" Hüftluxationen abgegrenzt werden (43, 67, 84):

1. *Hintere, obere Verrenkung* (Luxatio posterior iliaca, Abb. 23.**38**): Sie ist mit etwa 60% die häufigste trau-

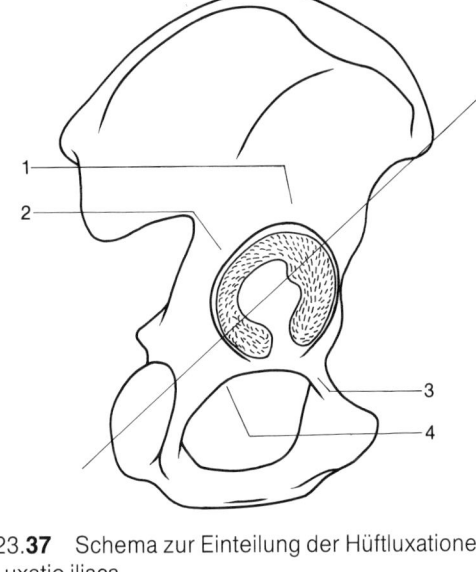

Abb. 23.**37** Schema zur Einteilung der Hüftluxationen
1 = Luxatio iliaca
2 = Luxatio ischiadica
3 = Luxatio pubica
4 = Luxatio obturatoria

matische reine Hüftverrenkung. Klinisch imponiert die federnde Fixation des Hüftgelenkes in Adduktions-, Flexions- und Innenrotationsstellung des Beines, so daß das Knie des verletzten Beines neben dem Oberschenkel des gesunden liegt. Die Luxatio posterior

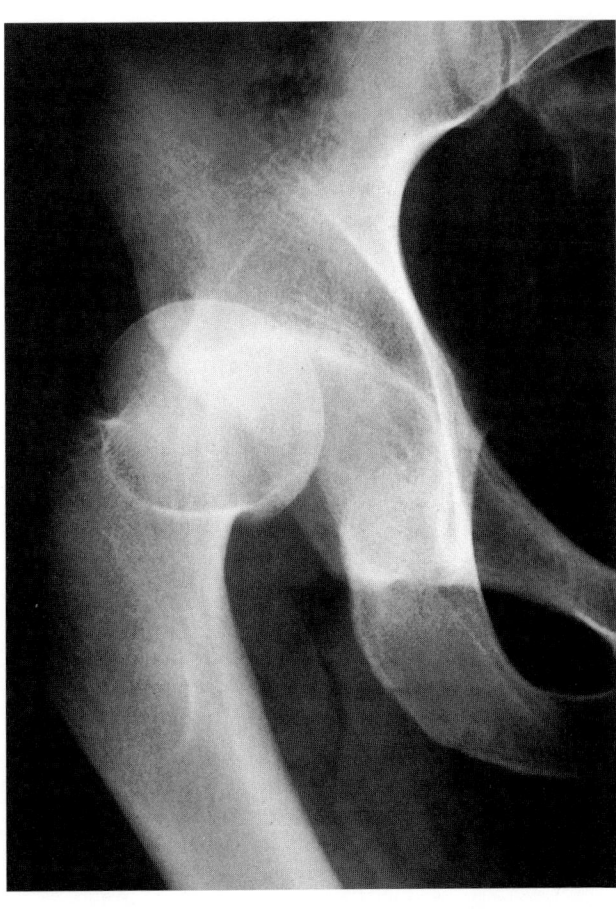

Abb. 23.**38** Luxatio posterior iliaca rechts

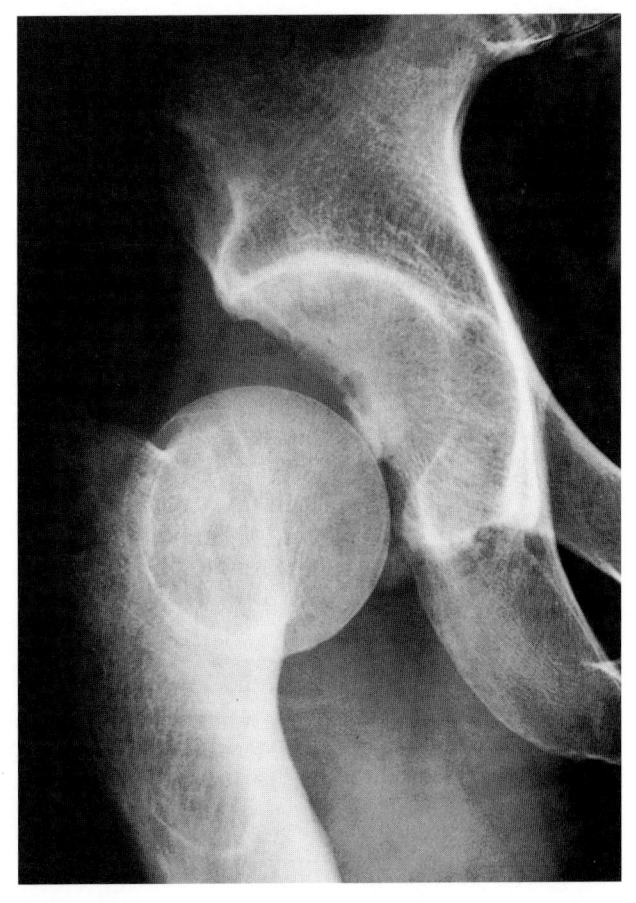

Abb. 23.**39** Luxatio posterior ischiadica rechts

410 Spezielle Traumatologie

iliaca kann auf der a.-p. Röntgenaufnahme des Hüftgelenkes leicht übersehen werden, wenn der direkt hinter das Acetabulum luxierte Kopf eine normale Artikulation vortäuscht und eine Verschiebung desselben nach oben oder unten fehlt. Die Obturatoraufnahme weist jedoch zweifelsfrei die Dislokation des Femurkopfes nach.

2. *Hintere, untere Verrenkung* (Luxatio posterior ischiadica, Abb. 23.**39**): Klinisch ist das betroffene Bein innenrotiert, flektiert und so weit adduziert, daß das Knie des verletzten Beines auf dem Oberschenkel des gesunden liegt. Auf der a.-p. Röntgenaufnahme projiziert sich der Hüftkopf auf den Sitzbeinhöcker.

3. *Vordere, obere Verrenkung* (Luxatio anterior suprapubica): Das verletzte Bein steht in Außenrotationsstellung und ist gestreckt. Der luxierte Hüftkopf ist in der Leistenbeuge zu tasten. Im Röntgenbild liegt er vor dem oberen Schambeinast. Von den regelmäßigen Luxationen kommt die vordere, obere Verrenkung am seltensten vor und wurde in unserem Patientengut mit über 50 reinen Luxationen kein einziges Mal beobachtet.

4. *Vordere, untere Verrenkung* (Luxatio anterior obturatoria, Abb. 23.**40**): Sie ist die häufigste der vorderen Luxationen. Klinisch ist das betroffene Bein außenrotiert, etwa um 40 Grad gebeugt und um 50 Grad abduziert. Der Hüftkopf projiziert sich im a.-p. Röntgenbild auf das Foramen obturatorium.

Neben diesen „regelmäßigen" Verrenkungen sollen die überaus seltenen „unregelmäßigen" Luxationen der Vollständigkeit halber noch erwähnt werden (43): Bei der

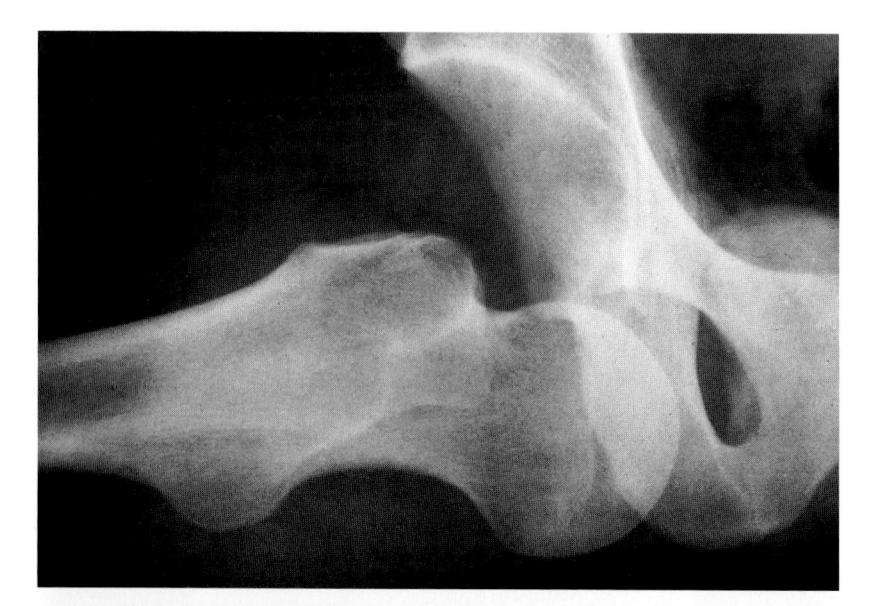

Abb. 23.**40** Luxatio anterior obturatoria rechts

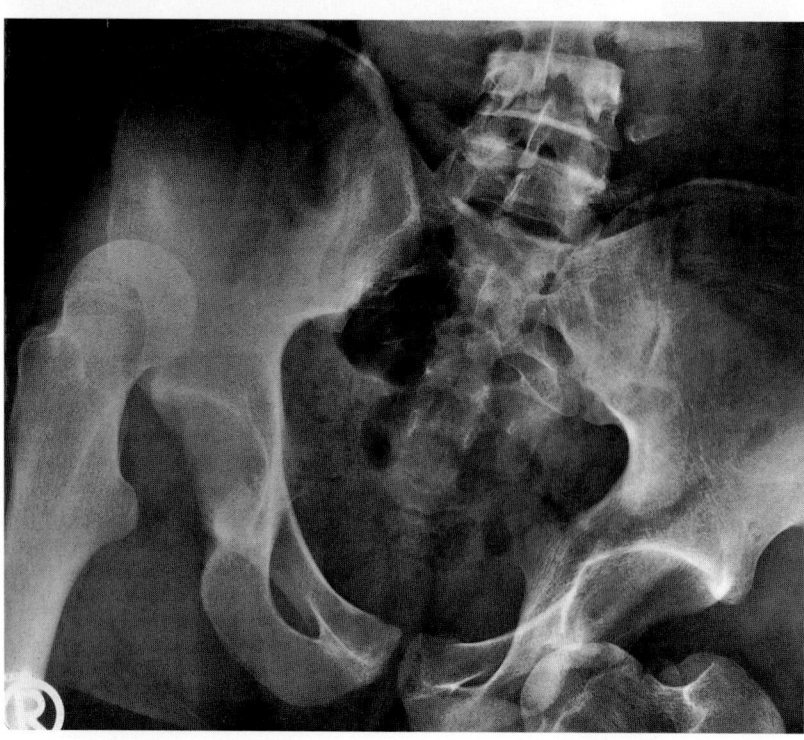

Abb. 23.**41** Doppelseitige traumatische Hüftgelenksluxation. Rechts Luxatio iliaca eversa, links Luxatio obturatoria

Luxatio supracotyloidea kommt der Femurkopf unterhalb der Spina ischiadica anterior superior, bei der Luxatio infracotyloidea unmittelbar kaudal der Gelenkpfanne zu liegen. Die Luxatio perinealis und scrotalis stellen ebenso wie die doppelseitige Hüftluxation absolute Raritäten dar. Bei der Luxatio iliaca eversa, die mit ausgedehnten Weichteilzerreißungen einhergeht, ist bei Außenrotation des Beines der Hüftkopf weit nach kranial verschoben (80). Extrem selten sind doppelseitige, traumatische Hüftluxationen (Abb. 23.**41**).

Begleitverletzungen und Komplikationen

Traumatische Hüftluxationen sind in einem hohen Prozentsatz mit Verletzungen der gleichseitigen unteren Extremität verbunden. Schädigungen des N. ischiadicus werden etwa bei 10–20% der Fälle beobachtet und treten bei hinteren Luxationen auf. Es handelt sich dabei zumeist um eine unfallbedingte Überdehnung des Nerven (14, 43, 84).

Unter den Spätkomplikationen besonders gefürchtet ist die posttraumatische Hüftkopfnekrose, die in unserem Patientengut spätestens 18 Monate nach dem Unfall aufgetreten ist (82, 84). Sie wird nach rechtzeitiger Reposition in unter 10% der Fälle beobachtet. Entscheidend für ihr Auftreten oder Ausbleiben ist der Zeitpunkt der Hüftkopfreposition: Liegt dieser mehr als 6 Stunden nach dem Unfallzeitpunkt, ist in fast allen Fällen mit einer Kopfnekrose zu rechnen. Als pathogenetischen Faktor wird der bei der Verrenkung entstehende Gefäßschaden infolge Zerrung, Überdehnung, Zerreißung und Thrombosierung der den Hüftkopf ernährenden Gefäße angesehen. Das Auftreten einer Koxarthrose ist mit dem Auftreten einer Hüftkopfnekrose verbunden.

So sollte also innerhalb der ersten 6 Stunden nach dem Unfall die schonende Reposition des Hüftkopfes bei optimaler Muskelrelaxation erfolgen, um eine iatrogene Verletzung des Schenkelhalses oder der Hüftkopfkalotte durch brüske Repositionsmanöver zu verhindern. Eine posttraumatische Hüftkopfnekrose wird dann nur selten beobachtet (82).

Azetabulumfrakturen

Die Frakturierung der Hüftpfanne hat in der Regel ein mit hoher kinetischer Energie einhergehendes Trauma zur Voraussetzung. Azetabulumfrakturen entstehen entweder direkt bei Beckenringfrakturen durch Mitbeteiligung des Gelenkes oder, weit häufiger, durch indirekte Verletzungskräfte, die über das Femur einwirken (31, 32, 66, 69, 79).

Als Ursache steht der Verkehrsunfall mit etwa 80–90% der Fälle ganz im Vordergrund. Der in diesem Zusammenhang bekannteste Unfallmechanismus ist die sogenannte Armaturenbrettverletzung (dash-board injury). Das in Knie und Hüfte gebeugte Bein stößt mit dem Knie gegen das Armaturenbrett. In Abhängigkeit von der Abduktions- bzw. Adduktionsstellung sowie der Rotation des Femurs und der daraus unterschiedlichen

Tabelle 23.**3** Einteilung der Azetabulumfrakturen (nach Judet u. Letournel)

I. Grundtypen
Typ 1 – Fraktur des dorsalen Pfannenrandes
Typ 2 – Fraktur des dorsalen Pfeilers
Typ 3 – Fraktur des ventralen Pfeilers
Typ 4 – Querfraktur des Pfannengrundes
II. Kombinierte Frakturtypen
Typ 5 – Querfraktur mit Fraktur des dorsokranialen Pfannenrandes
Typ 6 – Fraktur beider Pfeiler
Typ 7 – Fraktur des dorsalen Pfeilers mit Querfraktur durch den ventralen Pfeiler
Typ 8 – Fraktur des ventralen Pfeilers mit Querfraktur durch den dorsalen Pfeiler

Stellung des Femurkopfes im Azetabulum zum Unfallzeitpunkt wirken sich die vom Oberschenkel fortgeleiteten Kräfte unterschiedlich auf die Hüftpfanne aus und können demnach zu verschiedenen Frakturformen führen. Weitere Frakturmechanismen stellen unter anderem der Sturz auf das Sitzbein oder der Fall auf den Trochanter major dar, allgemein gesagt: eine direkte seitliche Krafteinwirkung auf das Hüftgelenk.

Bis zu 75% der Azetabulumfrakturen gehen mit einer Luxation bzw. Subluxation des Hüftkopfes einher, wobei mit Ausnahme der dorsalen Pfannenrandfrakturen (s. unten) der Femurkopf in Abhängigkeit von der Fragmentdislokation mehr oder weniger nach medial verschoben ist.

Infolge der unterschiedlichen Krafteinwirkungen auf das Hüftgelenk ist eine große Variabilität der Azetabulumfrakturen zu beobachten. Es ist das große Verdienst von Judet und Letournel, die verwirrende Vielzahl von Bruchformen auf einige immer wiederkehrende Grundformen zurückgeführt zu haben (31). Dadurch wurde eine Klassifikation geschaffen, die sich an der Biomechanik des Hüftgelenkes orientiert. Sie hat die Aufteilung der Hüftpfanne in die oben erwähnten drei Hüftpfannenpfeiler zur Grundlage. Die biomechanische Bedeutung dieser Pfeiler nimmt in der Reihenfolge kranialer, dorsaler und ventraler Pfeiler ab. Die Azetabulumfrakturen lassen sich in vier Grundtypen und vier kombinierte Frakturtypen einteilen (Tab. 23.3), die im folgenden besprochen werden.

Azetabulumfrakturen – Grundtypen

Sie machen bis zu zwei Drittel der Azetabulumfrakturen aus (32, 69, 79). Kennzeichen der Grundtypen ist, daß nur eine Frakturlinie durch die Hüftpfanne verläuft. Hierunter werden auch solche Verletzungen eingeordnet, bei denen in einem Pfeilerbereich kleinere oder größere Trümmerzonen vorhanden sind (31). Die Lokalisation des Femurkopfes ist unterschiedlich: Er kann in der Hüftpfanne verbleiben oder mit dem frakturierten Element disloziert sein.

Typ 1 – Fraktur des dorsalen Pfannenrandes

Sie ist die häufigste Hüftpfannenfraktur (66, 79). Der Hüftkopf ist meist nach dorsal oder dorsokranial luxiert. Typische Unfallursache ist das Knieanpralltrauma (dashboard-injury). Die beim Anprall auf das Knie einwirkende Kraft wird über den Oberschenkel fortgeleitet und auf den Hüftkopf übertragen. Dieser verläßt die Hüftpfanne nach hinten und schert bei dieser Gelegenheit ein mehr oder weniger großes Fragment aus dem dorsalen Pfannenrand ab. Wir finden dann im klassischen Fall vier typische Verletzungen:

1. Eine starke Prellung oder Fraktur im Bereich der Knievorderseite, also der Patella oder des Tibiakopfes,
2. eine Luxation des Hüftkopfes nach hinten,
3. eine Fraktur des hinteren Pfannenrandes und
4. eine Peroneusparese.

Durch Druckwirkung des nach hinten luxierten Hüftkopfes, der das abgebrochene Randfragment vor sich herschiebt, kann der N. ischiadicus, und hier insbesondere sein ventraler, fibularer Anteil, geschädigt werden, was sich klinisch meist in einer Peroneusparese zu erkennen gibt (14, 85, 86).

Die Kenntnis dieser Verletzungskette verlangt die routinemäßige klinische und röntgenologische Untersuchung des Beckens bei Vorliegen eines Traumas im Bereich der Knievorderseite, eine Regel, gegen die leider immer wieder verstoßen wird.

In Abhängigkeit von der Ab- bzw. Adduktionsstellung des Femurs variiert die Größe des herausgeschlagenen dorsalen Fragmentes (66). Während es bei starker Adduktion lediglich zur reinen dorsalen Hüftluxation kommen kann, wirkt bei Abduktion die Kraft mehr in Richtung des dorsalen Pfeilers. Demzufolge wird bei zunehmender Abduktionsstellung des Femurs das abgesprengte Randfragment größer. Es können auch Teile des kranialen Pfannendaches mit herausgeschlagen sein (31, 79). Gelegentlich wird eine Einstauchungszone (Trümmerzone) im spongiösen Knochen des dorsalen Pfeilers beobachtet.

Man unterscheidet gemäß dem Vorschlag von Weigand (79) je nach Größe des Pfannenrandfragmentes drei Untergruppen:

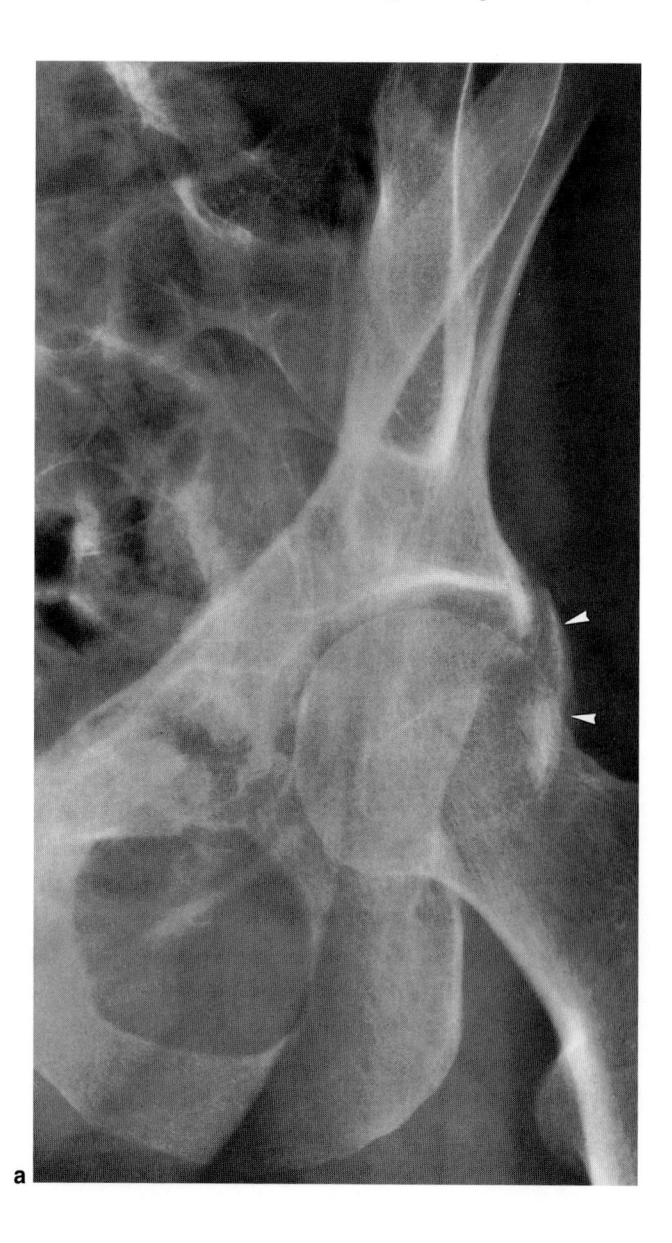

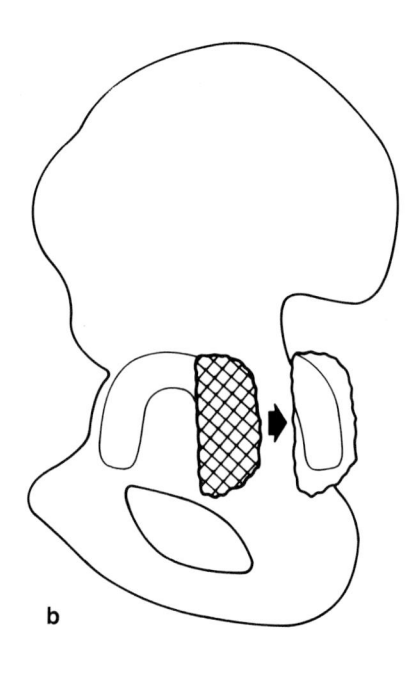

Abb. 23.**42a** u. **b** Azetabulumfraktur Typ 1a links. ▲▲ = Markierung des dorsalen Pfannenrandfragmentes:
a Obturatorprojektion
b Schematische Darstellung der Fraktur

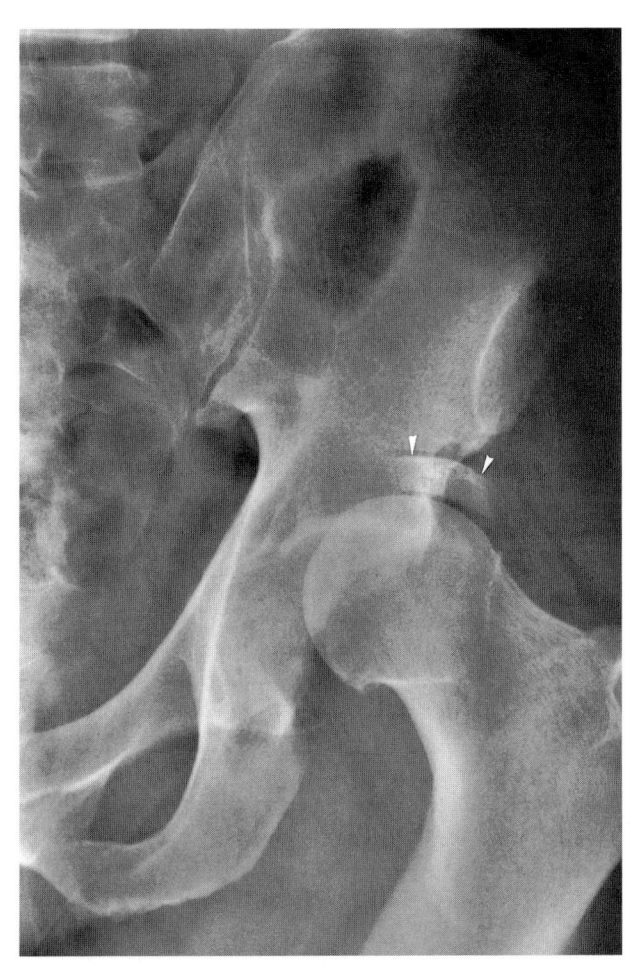

Abb. 23.**43** Azetabulumfraktur Typ 1b links. ▲▲ = dorsales Pfannenrandfragment

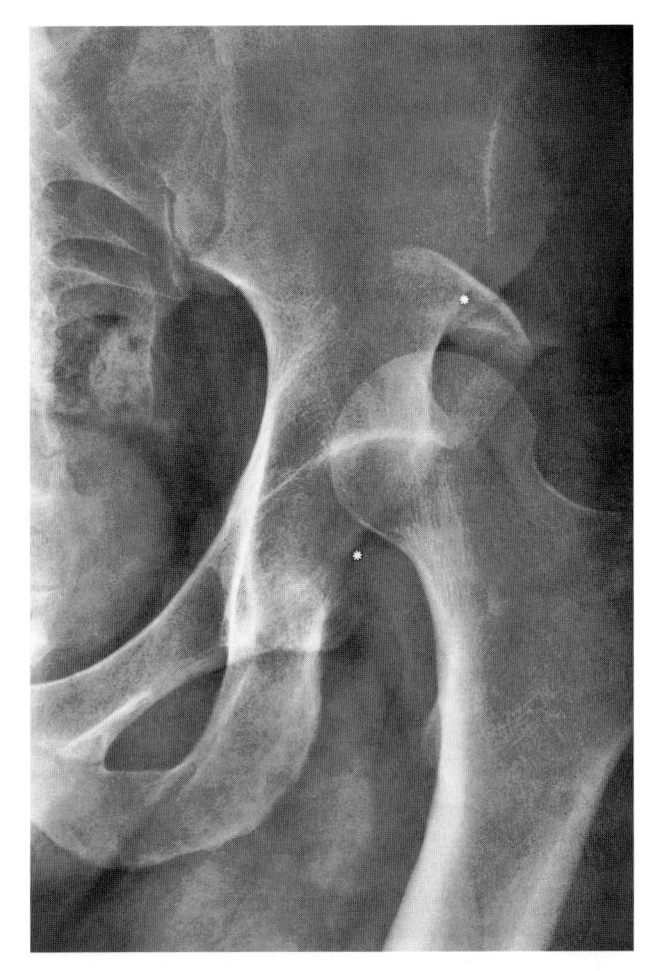

Abb. 23.**44** Azetabulumfraktur Typ 1c links. * = großes Pfannenrandfragment mit entsprechender Defektbildung am dorsalen Pfeiler

Typ 1a: Fraktur des dorsalen Pfannenrandes ohne klinisch oder röntgenologisch nachweisbare Femurkopfluxation (Abb. 23.**42a** u. **b**),

Typ 1b: Fraktur eines kleinen dorsalen Pfannenrandfragmentes mit Femurkopfluxation (Abb. 23.**43**),

Typ 1c: Fraktur eines großen dorsalen Pfannenrandfragmentes mit Femurkopfluxation (Abb. 23.**44**).

Gelegentlich findet man die Kombination einer dorsalen Luxationsfraktur mit Abbruch eines kaudalen Hüftkopfkalottenfragmentes, das in der Hüftpfanne verbleibt (s. auch bei Pipkin-Frakturen). Im Röntgenbild ist die dem hinteren Pfannenrand entsprechende Leitlinie L4 unterbrochen, die übrigen Leitlinien sind unverletzt (s. auch „Aufnahme des Hüftgelenkes in a.-p. Projektion"). Der vordere Pfannenrand ist durch den Substanzverlust im hinteren Pfeiler besser abgrenzbar (66).

Das ausgesprengte Knochenfragment projiziert sich oft kappenförmig über den Hüftkopf. Zur genauen Beurteilung der Größe des abgesprengten Fragmentes ist die Obturatoraufnahme unbedingt erforderlich, da es auf der a.-p. Aufnahme oft wesentlich kleiner erscheint, als es tatsächlich ist (66, 79). Durch die Obturatoraufnahme wird eine zusätzlich vorliegende Luxation des Hüftkopfes sicher erkannt. Auf der a.-p. Aufnahme kann sich der luxierte Hüftkopf unter Umständen genau in die Hüftpfanne projizieren (Abb. 23.**30a** u. **b**).

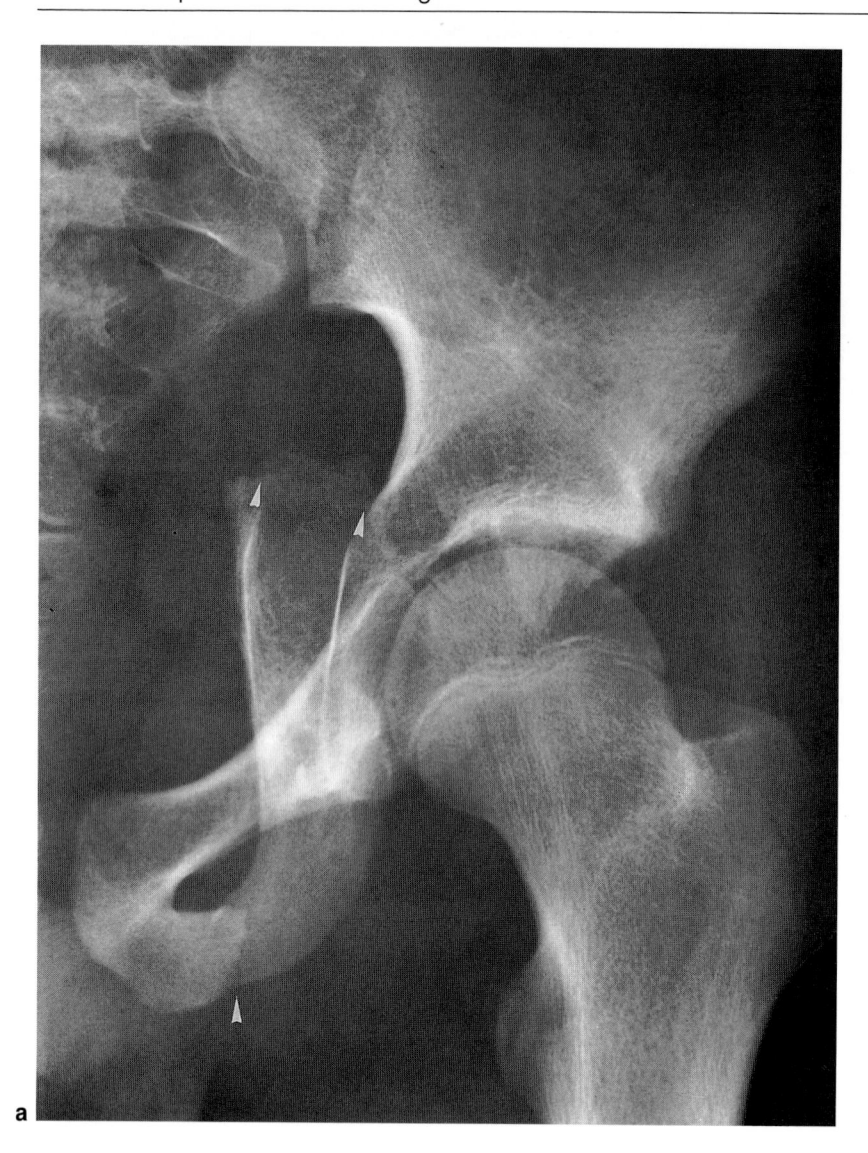

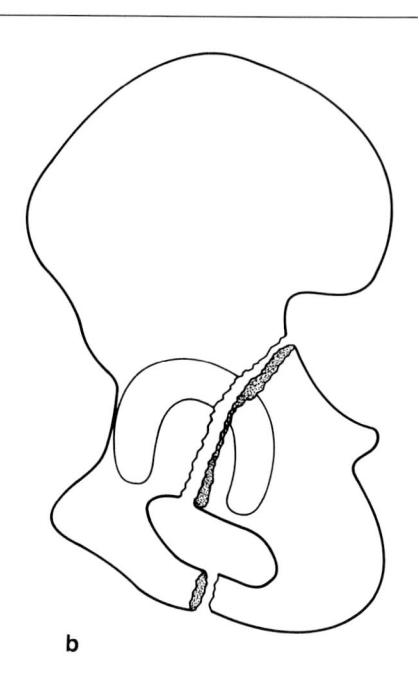

Abb. 23.**45a** u. **b** Azetabulumfraktur Typ 2 links:
a Ausschnitt aus einer Beckenübersichtsaufnahme; ▲ = nach medial dislozierter hinterer Pfeiler
b Schematische Darstellung der Fraktur

Typ 2 – Fraktur des dorsalen Pfeilers
(Abb. 23.**45a** u. **b**)

Die Frakturlinie verläuft von der Incisura ischiadica major schräg durch das Azetabulum in das Foramen obturatorium. Da der vordere und hintere Pfeiler den knöchernen Ring des Foramen obturatorium bilden, ist eine zweite Frakturlinie im Bereich dieses Ringes die Voraussetzung für eine dorsomediale Dislokation des hinteren Pfeilers und des Hüftkopfes (66, 79). Dies bedeutet also, daß der knöcherne Ring an zwei Stellen frakturieren muß, damit der Pfeiler zusammen mit dem Hüftkopf dislozieren kann.

Unter den Leitlinien des Röntgenbildes findet sich eine Unterbrechung der vom dorsalen Pfeiler gebildeten Linien L3 und L4, die mit diesem versetzt sind. Die Linea ilioischiadica (L3) verläuft auf der a.-p. Aufnahme nicht mehr durch die Köhlersche Tränenfigur, sondern ist nach medial verlagert und vereinigt sich kranial nicht mehr mit der Linea terminalis (L1). L1 und L2 sind nicht unterbrochen und nicht disloziert. Die a.-p. und Alaaufnahme dokumentieren die Intaktheit des ventralen Pfeilers (66, 67).

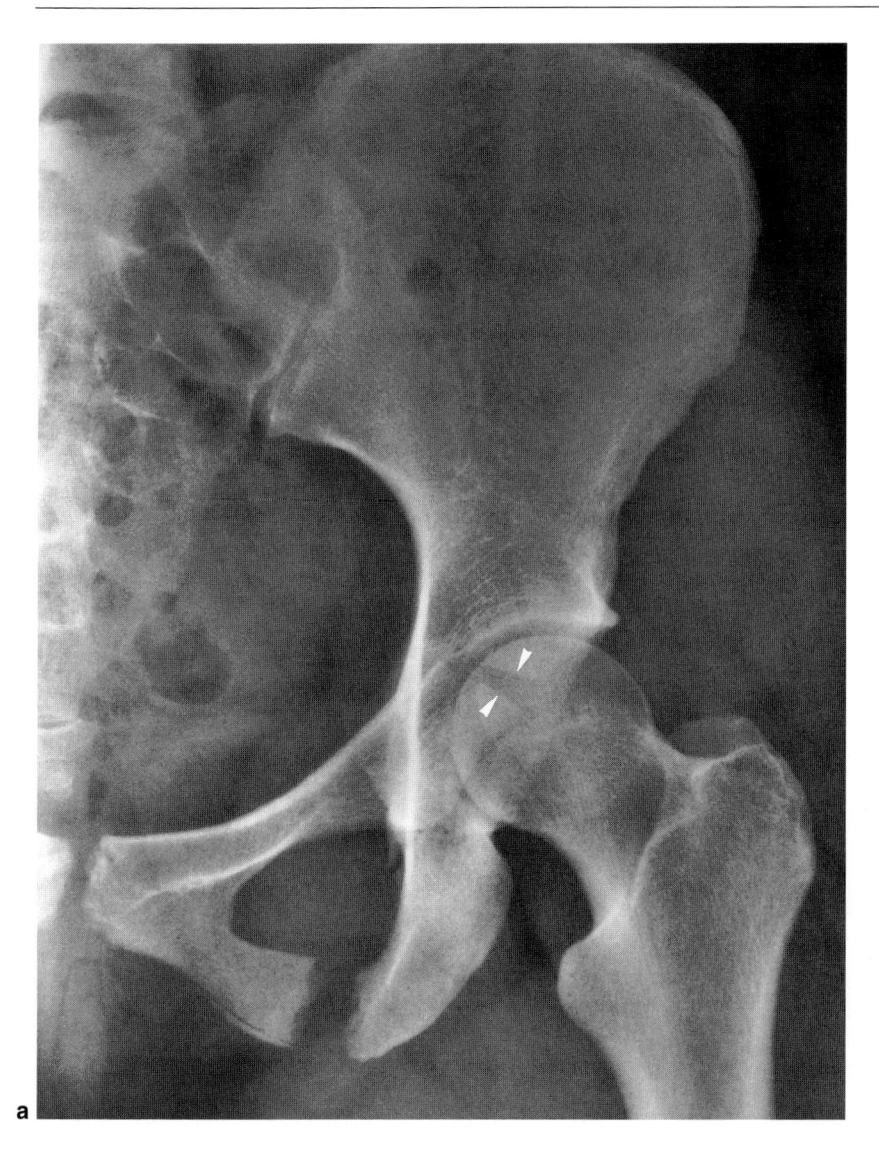

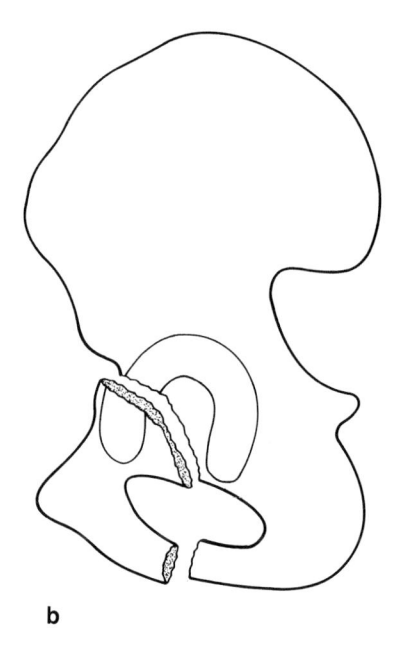

Abb. 23.**46 a** u. **b** Azetabulumfraktur
Typ 3 links:
a Ausschnitt aus einer Beckenübersichtsaufnahme
b Schematische Darstellung der Fraktur

Typ 3 – Fraktur des ventralen Pfeilers
(Abb. 23.**46 a** u. **b**)

Die Frakturlinie beginnt unterhalb der Spina iliaca anterior inferior, verläuft nach kaudal und dorsal durch den vorderen Anteil des Azetabulums und endet am Foramen obturatorium. Die analog der dorsalen Pfeilerfraktur zur Verschiebung des ventralen Pfeilers erforderliche zweite Bruchstelle kann im oberen Schambeinast, im Os pubis nahe der Symphyse oder auch am Übergang vom Os pubis zum Os ischii gelegen sein. Liegt diese zweite Bruchlinie im unteren Schambeinast oder im Sitzbeinbereich, so liegt eine Sonderform einer vorderen Beckenringfraktur vor (66, 79). Die zum ventralen Pfeiler gehörenden Linien L1 und L2 sind unterbrochen. Da die Köhlersche Tränenfigur von Anteilen des vorderen Pfeilers gebildet wird, ist sie mit diesem meist nach medial verschoben. Das Verhältnis der Tränenfigur zur Linea ilioischiadica (L3) ist somit gestört. Die Obturatoraufnahme zeigt die Intaktheit des dorsalen Pfeilers (67).

Wichtig ist die Abgrenzung einer vorderen Pfeilerfraktur von einer lateralen vorderen Beckenringfraktur ohne Beteiligung des Azetabulums. Eine Hüftbeteiligung liegt dann vor, wenn auf der a.-p. Aufnahme eine Frakturlinie in den lateralen Schenkel der Köhlerschen Tränenfigur hineinzieht oder lateral von ihr verläuft. Eine sichere Beurteilung erfordert jedoch die Anwendung von Ala- und Obturatoraufnahmen (66).

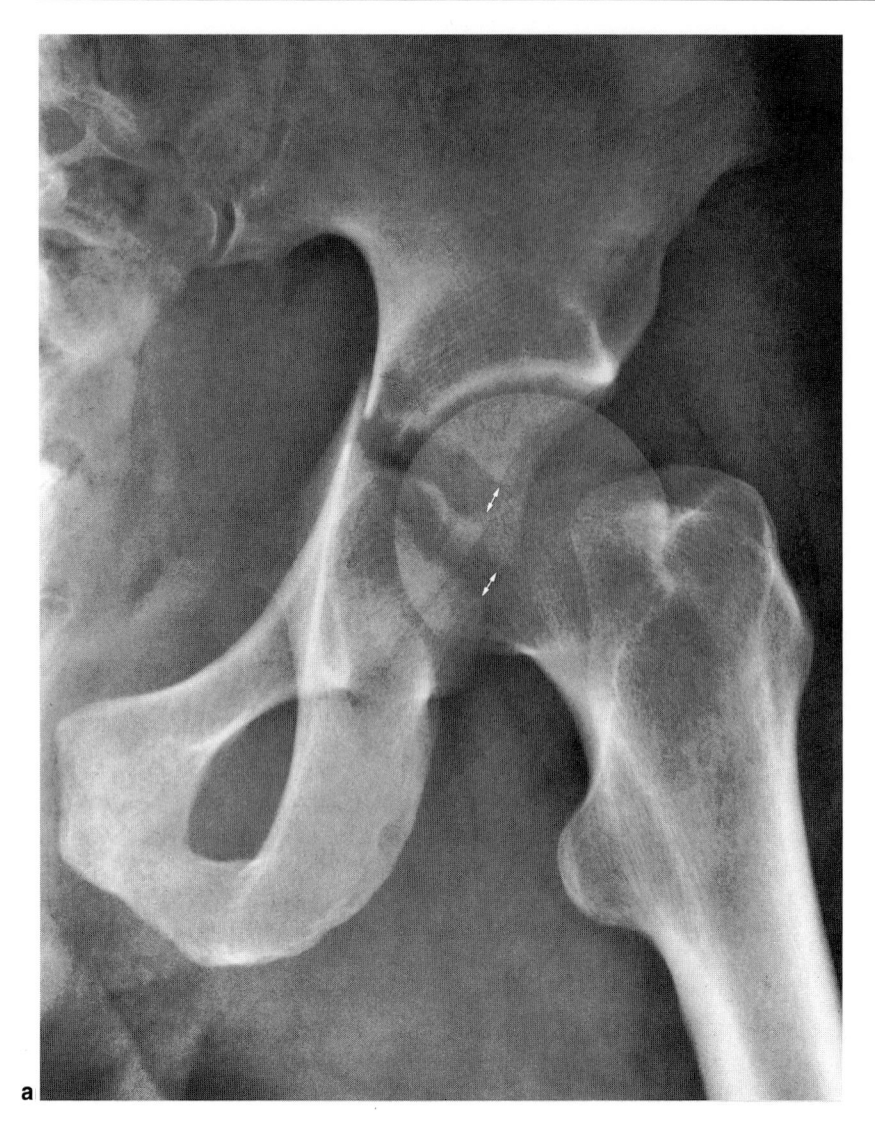

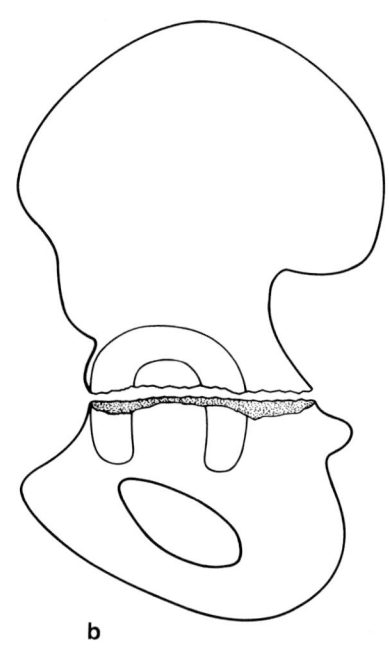

Abb. 23.**47a** u. **b** Azetabulumfraktur
Typ 4 links:
a Ausschnitt aus einer Beckenübersichtsaufnahme
b Schematische Darstellung der Fraktur

Typ 4 – Querfraktur durch den Pfannengrund
(Abb. 23.**47a** u. **b**)

Querfrakturen trennen das Hüftbein einschließlich des Azetabulums in eine kraniale iliakale und eine kaudale ischiopubische Hälfte. Sie entstehen entweder durch eine laterale, auf den Trochanter major einwirkende Gewalt oder durch Krafteinwirkung auf die dorsalen Beckenabschnitte (31). Die Frakturlinie zieht horizontal oder etwas schräg durch die Hüftpfanne. Je nach Bruchlinienverlauf unterscheidet man hohe und tiefe Querfrakturen, wobei letztere eine bessere Prognose haben, da sie außerhalb der Belastungszone der Hüftpfanne verlaufen. Das Foramen obturatorium bleibt bei diesen Frakturen unverletzt. Das untere, ischiopubische Fragment ist mit dem Hüftkopf nach medial verschoben.

Alle Leitlinien werden von der Frakturlinie gekreuzt bzw. unterbrochen. Allerdings ist die Beziehung der Leitlinien untereinander in den Fragmenten nicht gestört. So verläuft auf der a.-p. Aufnahme z. B. die Linea ilioischiadica durch die Köhlersche Tränenfigur (66).

Bei Pfannengrundquerfrakturen muß immer nach einer Mitbeteiligung einer Iliosakralfuge oder der Symphyse gefahndet werden, da eine stärkere Fragmentverschiebung nur durch eine zweite Kontinuitätsunterbrechung im Beckenring möglich ist (69). Somit handelt es sich bei diesen Frakturen ebenfalls um Sonderformen einer Beckenringfraktur.

Azetabulumfrakturen – Kombinierte Frakturtypen

Sie machen etwa ein Drittel der Azetabulumfrakturen aus (32, 79, 85, 86). Kennzeichen der kombinierten Frakturen ist, daß mindestens zwei Frakturlinien in das Hüftgelenk ziehen. Im Röntgenbild sind stets alle fünf Leitlinien unterbrochen.

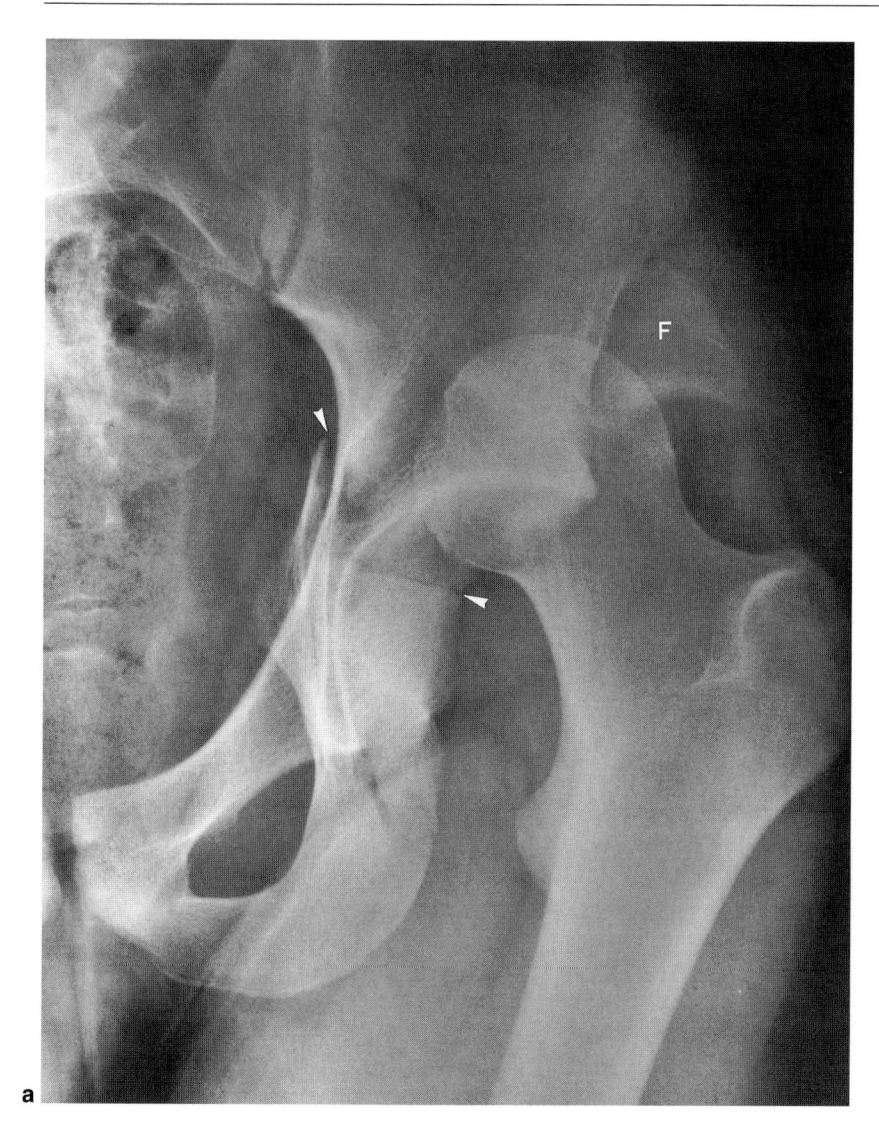

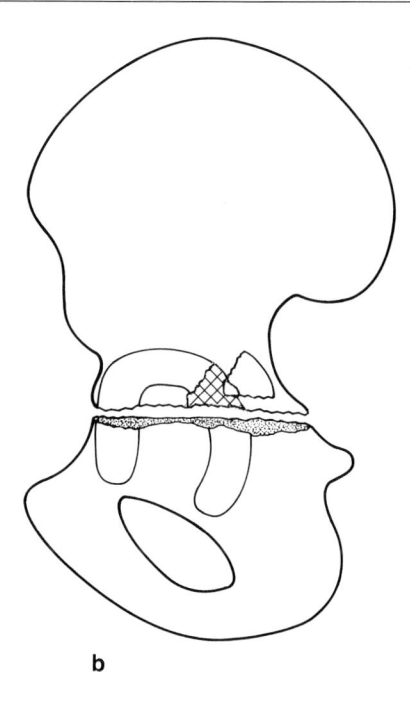

23 Becken, Hüftgelenk und proximales Femurende

Abb. 23.**48a** u. **b** Azetabulumfraktur Typ 5 links:
a Ausschnitt aus einer Beckenübersichtsaufnahme: ▶ = Pfannengrundquerfraktur, F = Fragment aus dem dorsalen Pfannenrand
b Schematische Darstellung der Fraktur

Typ 5 – Querfraktur der Hüftpfanne mit Fraktur des dorsokranialen Pfannenrandes
(Abb. 23.**48a** u. **b**)

Sie ist die häufigste der kombinierten Frakturen. Eine Frakturlinie zieht quer oder schräg durch das Azetabulum, zusätzlich ist aus dem dorsokranialen Pfannenrand ein unterschiedlich großes Fragment herausgeschlagen. Die knöcherne Begrenzung des Foramen obturatorium ist immer intakt (67, 79).

Röntgenologisch finden sich die Merkmale der Querfraktur mit Unterbrechung aller Leitlinien. Dabei ist zu beachten, daß die Beziehung der Leitlinien zueinander im unteren, ischiopubischen Fragment nicht gestört ist. Es findet sich eine zusätzliche Konturunterbrechung der dorsalen Pfannenrandlinie (L4) im kranialen Fragment, die der Aussprengung des dorsokranialen Pfannenrandes entspricht. Diese ist meist erst auf der Obturatoraufnahme sichtbar. Der Femurkopf kann sowohl mit dem ischiopubischen Fragment nach medial als auch mit dem Pfannenrandfragment nach dorsokranial disloziert sein.

Typisch für diese Form der Azetabulumfraktur ist die Änderung der Hüftkopfdislokation beim Umlagern des Patienten.

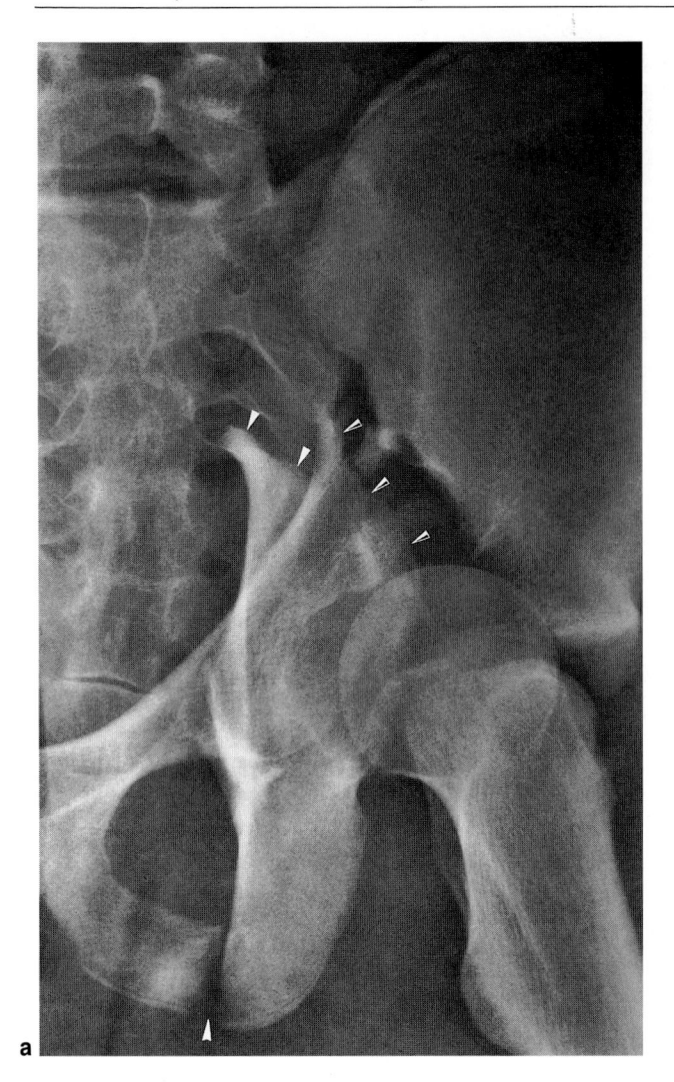

Abb. 23.**49a** u. **b** Azetabulumfraktur Typ 6 links:
a Ausschnitt aus einer Beckenübersichtsaufnahme;
▶ = dorsaler Pfeiler, ▷ = ventraler Pfeiler
b Schematische Darstellung der Fraktur

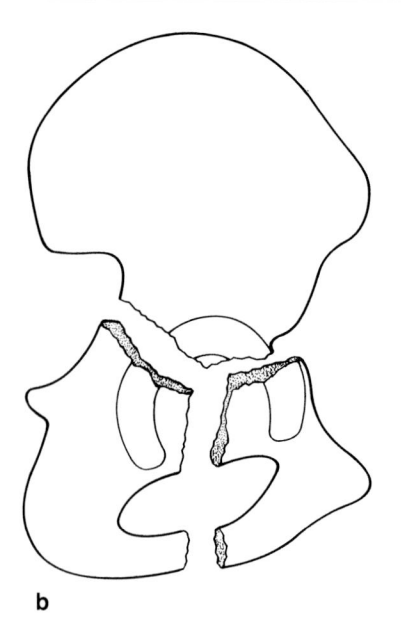

Typ 6 – Fraktur beider Pfeiler
(Abb. 23.**49 a** u. **b**)

Durch eine hohe querverlaufende Frakturlinie sind große Teile der Hüftpfanne von der Ala iliaca abgelöst. Von dieser Frakturlinie zieht T- oder Y-förmig eine Frakturlinie durch die ganze Pfanne nach distal in das Foramen obturatorium. Dadurch werden ventraler und dorsaler Pfeiler voneinander getrennt. Eine zweite Frakturlinie am Foramen obturatorium verläuft durch den Sitz- oder Schambeinbereich. Am ventralen Pfeiler können größere Teile des Pfannendachs verbleiben, oder es ist als gesondertes, viertes Fragment ausgerissen (33, 79). Im letzten Fall ist der Hüftkopf mit dem Pfannendachfragment nach medial verschoben.

Auf der a.-p. Aufnahme des Hüftgelenkes haben die Linea terminalis (L1) und die Linea ilioischiadica (L3) ihre gegenseitige Lagebeziehung zueinander verloren. Sie kreuzen sich etwa in Höhe der Incisura ischiadica major, bedingt durch eine stärkere Dislokation des hinteren Pfeilers nach medial, dem der Hüftkopf zumeist gefolgt ist (67, 79). Eine genaue Beurteilung des Frakturlinienverlaufes gestatten jedoch erst die mitangefertigten Ala- und Obturatoraufnahmen.

Besondere Beachtung sollte Frakturen geschenkt werden, die mit einer erheblichen Traumatisierung des kranialen Pfeilers (Pfannendach) einhergehen, da diese Frakturen den Unfallchirurgen auch heute noch immer wieder vor unlösbare Aufgaben stellen trotz der guten Fortschritte in der operativen Behandlung der Azetabulumfrakturen (85, 86) (Abb. 23.**50**). Bei diesen Frakturen handelt es sich zum Teil um diejenigen, die Judet und Letournel in ihrer Klassifikation, wie oben erwähnt, dem Typ 6 zuordnen als Fraktur beider Pfeiler mit zusätzlicher Aussprengung des Pfannendaches als isoliertes Fragment, wobei das Pfannendachfragment mit einem mehr oder weniger großen Anteil der Darmbeinschaufel in direkter Verbindung stehen kann. Tatsächlich gehen auch die kranialen Pfeilerfrakturen – eine Bezeichnung, die bei Judet und Letournel nicht vorkommt – meist mit einer Fraktur des dorsalen und hinteren Pfeilers einher. Man könnte diese Frakturen deshalb auch als Dreipfeilerfrakturen bezeichnen. Doch handelt es sich häufig nicht um ein einzelnes, zusammenhängendes Dachfragment, sondern um eine ausgedehnte Zertrümmerung des kranialen Pfeilers, die eine operative Rekonstruktion nicht mehr zuläßt. Das eigentliche Ausmaß der Zerstörung kommt dann meist erst im Computertomogramm zur Darstellung.

Abb. 23.**50** Azetabulumfraktur Typ 6 rechts mit ausgedehnter Traumatisierung des kranialen Pfeilers

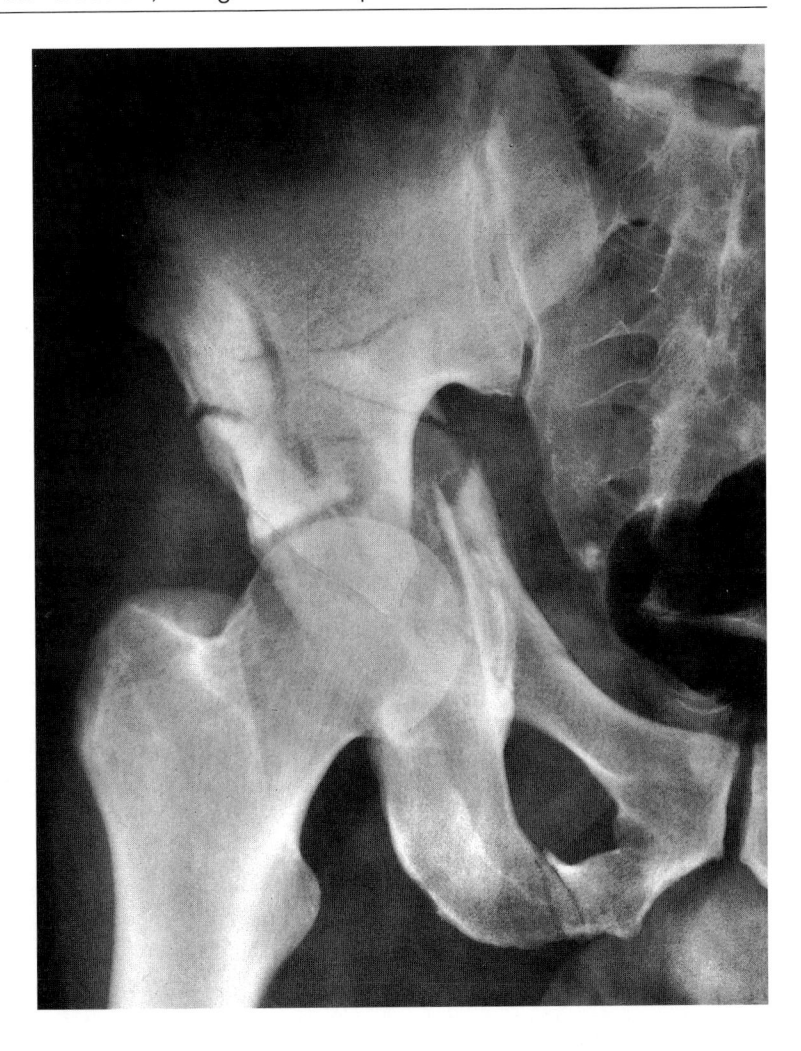

Typ 7 – Fraktur des dorsalen Pfeilers mit Querfraktur durch den ventralen Pfeiler
(Abb. 23.**51** a u. **b**)

Neben einer hinteren Pfeilerfraktur liegt zusätzlich ein halber, tiefer Querbruch durch den ventralen Pfannenboden vor (79). Von den Leitlinien weisen die Linea terminalis (L1) und vordere Pfannenrandlinie (L2) eine Unterbrechung im kaudalen Pfannenbereich auf, L3 und L4 sind im kranialen Abschnitt unterbrochen und nach medial verschoben. Der Hüftkopf ist, dem größeren Fragment folgend, nach dorsomedial luxiert. Die tiefe Querfraktur durch den vorderen Pfeiler ist im allgemeinen weniger stark disloziert.

Typ B – Fraktur des ventralen Pfeilers mit Querfraktur durch den dorsalen Pfeiler
(Abb. 23.**52** a u. **b**)

Hier liegt analog dem oben genannten Frakturtyp eine vordere Pfeilerfraktur mit einem zusätzlichen, halben Querbruch durch den dorsalen Pfeiler vor (79). Im Röntgenbild sind L3 und L4 im kaudalen, L1 und L2 im kranialen Anteil unterbrochen. Der ventrale Pfeiler ist nach medial verschoben, der Hüftkopf entsprechend nach ventromedial luxiert.

Begleitverletzungen und Komplikationen

Den Azetabulumfrakturen liegen schwere Unfallereignisse mit hoher kinetischer Energie und großem Traumatisierungsgrad zugrunde. Gravierende Begleitverletzungen werden bei bis zu 80% der Patienten vorgefunden (32, 69, 85, 86). Unter Berücksichtigung der Unfallmechanismen findet sich ein hoher Anteil an Gliedkettenverletzungen (40–50%) der unteren Extremitäten mit Beteiligung von Oberschenkel, Kniegelenk (einschließlich Patella) und Unterschenkel.

Da das Hüftgelenk in den knöchernen Beckenring integriert ist, findet sich ebenfalls ein hoher Anteil von zusätzlichen knöchernen oder ligamentären Beckenverletzungen. Dabei ist es wichtig, nach Verletzungen im dorsalen Segment zu fahnden, die leicht bei der Primärdiagnostik übersehen werden. Dies bestätigt die Forderung, den Beckenring traumatologisch als eine Einheit zu betrachten (69).

Verletzungen des N. ischiadicus werden in etwa 10% der Azetabulumfrakturen beobachtet (14, 32, 85, 86). Er verläuft in der Nähe der dorsalen Hüftpfanne und ist besonders bei dorsalen Pfannenrand- und hinteren Pfeilerfrakturen gefährdet. Dabei wird der peroneale Anteil des Nerven häufiger in Mitleidenschaft gezogen.

420 Spezielle Traumatologie

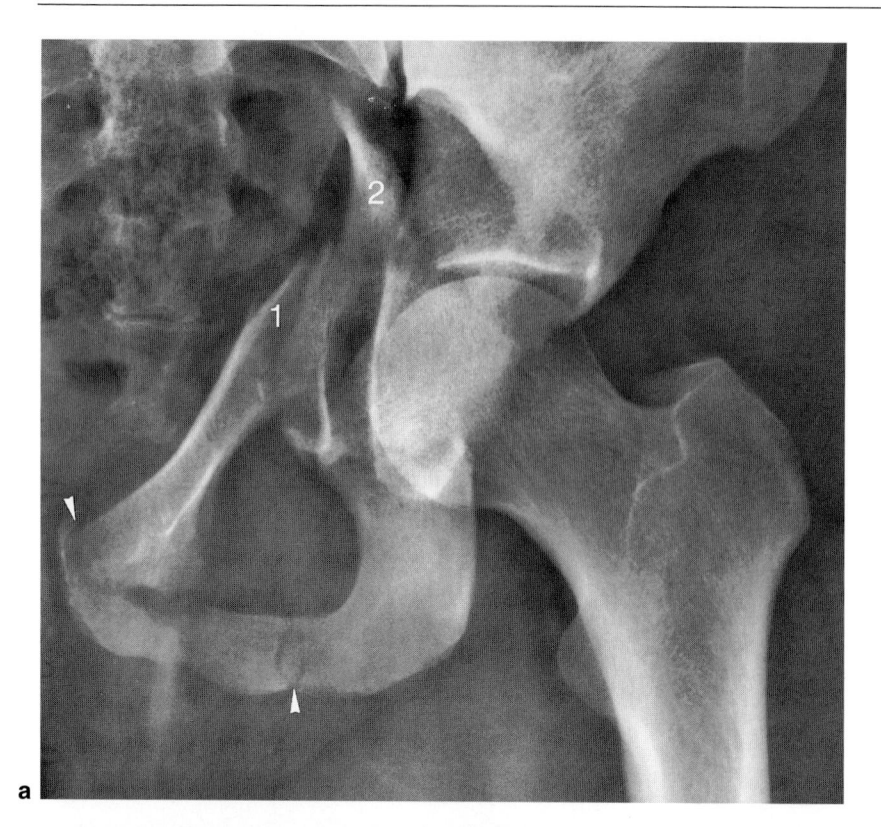

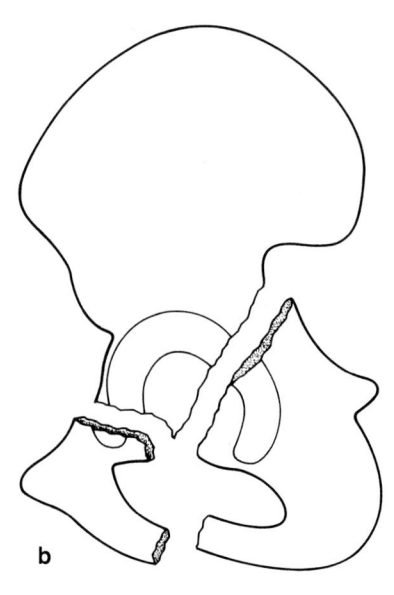

Abb. 23.**51a** u. **b** Azetabulumfraktur Typ 7 links:
a Ausschnitt aus einer Beckenübersichtsaufnahme; 1 = Fragment des ventralen Pfeilers, 2 = frakturierter dorsaler Pfeiler
b Schematische Darstellung der Fraktur

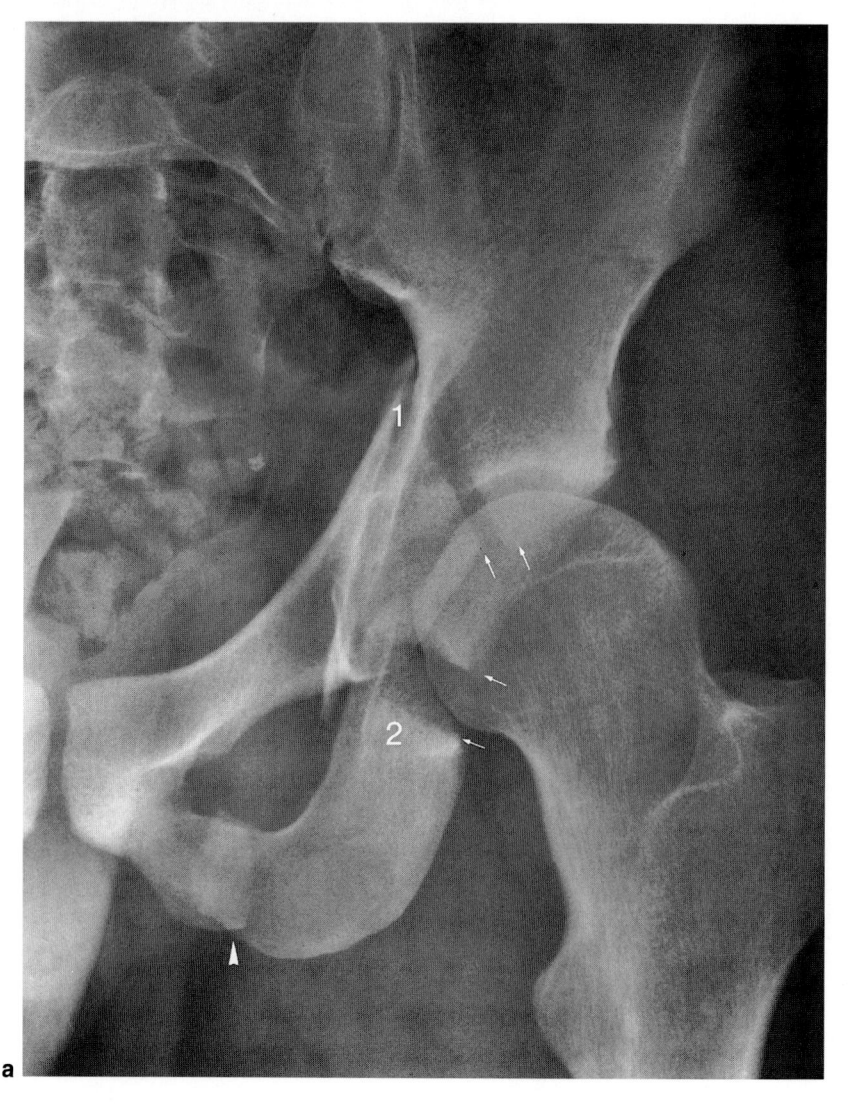

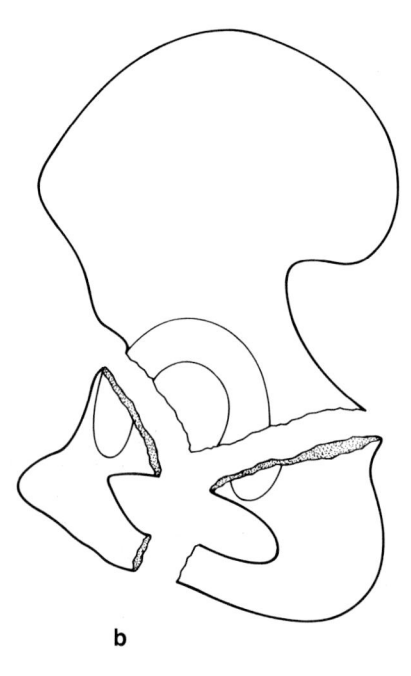

Abb. 23.**52a** u. **b** Azetabulumfraktur Typ B links:
a Ausschnitt aus einer Beckenübersichtsaufnahme; 1 = frakturierter ventraler Pfeiler, 2 = tiefe Querfraktur des dorsalen Pfeilers
b Schematische Darstellung der Fraktur

Neben Extremitäten- und Beckenverletzungen besteht eine deutliche Koinzidenz der Azetabulumfraktur mit Schädel-Hirn-Traumen aller Schweregrade, Thoraxverletzungen und lebensbedrohlichen Verletzungen parenchymatöser Abdominalorgane.

Zu den gefürchtetsten Spätkomplikationen der Azetabulumfraktur zählt die posttraumatische Hüftkopfnekrose, die je nach Frakturtyp in mehr als 50% der Fälle beobachtet wird (32, 85, 86). Ihr Auftreten ist deutlich abhängig vom Zeitpunkt der Hüftkopfreposition: Erfolgt diese bei dorsalen Luxationsfrakturen mehr als 6 Stunden nach dem Unfallzeitpunkt, ist in einem hohen Prozentsatz der Patienten mit einer partiellen oder totalen Femurkopfnekrose zu rechnen. Sie läßt sich nach unseren Erfahrungen meist bis zum Ablauf von 18 Monaten nach dem Trauma im konventionellen Röntgenbild nachweisen.

Ursächlich diskutiert werden zwei Faktoren: Bei anhaltender Luxation kommt es infolge sekundärer Stase und Thrombose der überdehnten und komprimierten, den Femurkopf ernährenden Kapselgefäße zur allmählich zunehmenden Ischämie des Hüftkopfes. Dieser Zustand führt bereits nach 6 Stunden zu irreversiblen Schädigungen. Durch eine sofortige Reposition läßt sich die Rate an Kopfnekrosen reduzieren. Dies gilt vor allem für den nach dorsal luxierten Femurkopf. Bei einer mehr oder weniger medialen Luxation scheint dagegen die schwere Gewalteinwirkung beim Unfall mit direkter Zerstörung vorwiegend subchondraler Spongiosastrukturen ein wesentlicher Faktor für die Entstehung der Hüftkopfnekrose zu sein (85).

Das Auftreten einer posttraumatischen Koxarthrose ist neben der irreversiblen Schädigung des Knorpels vor allem abhängig von der Güte der Fragmentreposition. Eine Inkongruenzarthrose kann noch viele Jahre nach dem Unfallereignis auftreten. Sie wird bei schweren Azetabulumbrüchen in über 80% der Fälle nach konservativer Therapie beobachtet (86). Paraartikuläre Weichteilverkalkungen sind meist nur mittelgradig und führen nur selten zu einer Funktionseinschränkung im Hüftgelenk.

Therapeutische Gesichtspunkte

Da es sich bei den Hüftpfannenbrüchen um Gelenkfrakturen handelt, stellt die Kongruenz der artikulierenden Gelenkflächen neben der frühzeitigen Hüftkopfreposition eine wesentliche Voraussetzung für ein zufriedenstellendes Spätergebnis dar (32, 85). Dabei hat sich gezeigt, daß nicht oder nur geringfügig dislozierte Pfannenbrüche mit einer konsequent durchgeführten konservativen Behandlung ein gutes Spätergebnis erwarten lassen. Dies trifft für dislozierte Azetabulumfrakturen nicht zu. Gerade bei Luxationsfrakturen mit Aussprengung großer Fragmente aus der Hauptbelastungszone führt eine konservative Behandlung in der Regel nicht zur stufenlosen Fragmentreposition (85, 86). Folglich kommt es zur Inkongruenzarthrose, die früher oder später mit starken Beschwerden und einer erheblichen Funktionseinbuße einhergeht.

Eine Resultatverbesserung durch anatomische Rekonstruktion der Hüftpfanne ist bei stark dislozierten Brüchen nur operativ möglich (81, 85). Diese Maßnahme verlangt eine die operativen Belange berücksichtigende Einteilung der Frakturformen mit Beachtung biomechanischer und prognostischer Gesichtspunkte. Diesen Forderungen wird die oben besprochene Klassifizierung von Judet und Letournel gerecht. Eine zwingende Indikation für einen operativen Eingriff ist gegeben bei (14, 33, 81, 85):

- der Verlegung von Fragmenten in den Gelenkspalt, d. h. zwischen Hüftkopf und Gelenkpfanne,
- der traumatischen Läsion des N. ischiadicus,
- der Dislokation großer Fragmente, insbesondere des Pfannendachs und des hinteren Pfeilers bei gleichzeitiger Luxation bzw. Subluxation des Hüftkopfes.

Somit besteht die Indikation zum operativen Eingriff bei allen dislozierten Frakturen vom Typ 2, 4–7 nach Judet und Letournel (Tab. 23.3) sowie beim Typ 1 mit Absprengung eines großen Fragmentes aufgrund der sonst bestehenden Instabilität und Reluxationsneigung (Abb. 23.53a, b und 23.54a, b). Die tiefe Querfraktur durch den Pfannengrund sowie die vordere Pfeilerfraktur mit und ohne tiefen Querbruch durch den hinteren Pfeiler stellen selbst bei stärkerer Dislokation nur relative Indikationen zur Operation dar.

Der Operationszeitpunkt wird wesentlich durch Anzahl und Ausdehnung der Begleitverletzungen bestimmt. Trotzdem gehört die operative Behandlung der Azetabulumfraktur beim polytraumatisierten Patienten zu den wichtigsten Wahleingriffen und sollte innerhalb der ersten 2 Wochen nach dem Unfall erfolgen. Als Verfahren werden Platten- und Schraubenosteosynthesen eingesetzt.

Der Behandlungserfolg eines verschobenen Hüftpfannenbruchs hängt vom Ausmaß der Gewebezerstörung und der Güte der Gelenkrekonstruktion ab. Die Schädigung von Knorpel und Knochen ist – verglichen mit Frakturen anderer Gelenke – wegen der stets enorm hohen Gewalteinwirkung groß. Diese Tatsache stellt einen limitierenden Faktor für das Spätergebnis dar. Trotzdem sollte auch bei Trümmerfrakturen der Versuch einer Hüftrekonstruktion unternommen werden, um eine Hüftgelenkarthrodese oder einen alloarthroplastischen Gelenkersatz gerade beim jüngeren Patienten eventuell um mehrere Jahre hinauszuschieben und hierfür bessere anatomische Voraussetzungen zu schaffen (32, 85, 86).

Hüftkopfkalottenfrakturen

Kaudale Hüftkopfkalottenfrakturen

Kaudale Kalottenfrakturen des Femurkopfes gehören zu den seltensten Verletzungen des Hüftgelenkes (54, 71). Sie werden fast ausschließlich in Verbindung mit einer hinteren, oberen Hüftluxation beobachtet.

Dem Unfallmechanismus liegt oft ein starkes Knieanpralltrauma im Rahmen eines Autounfalls zugrunde. Dabei wird der Hüftkopf bei abduziertem

422 Spezielle Traumatologie

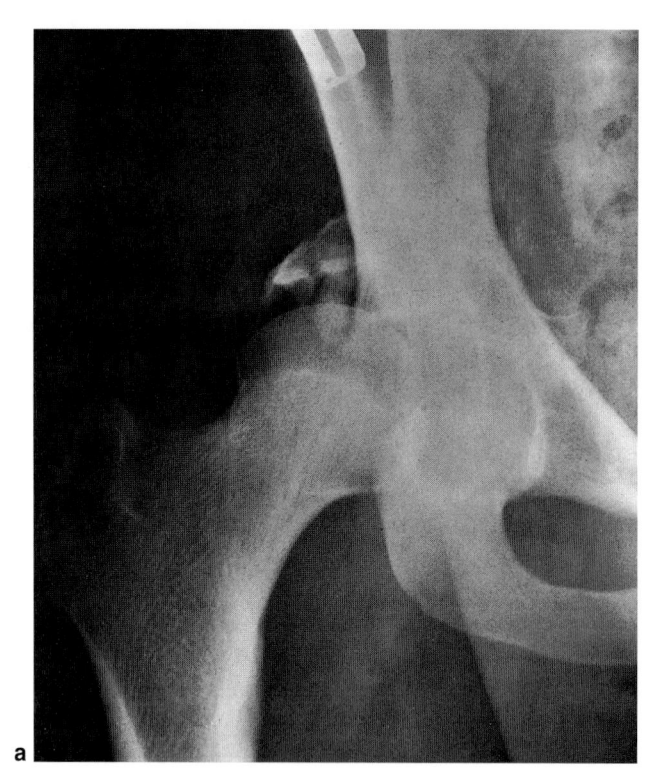

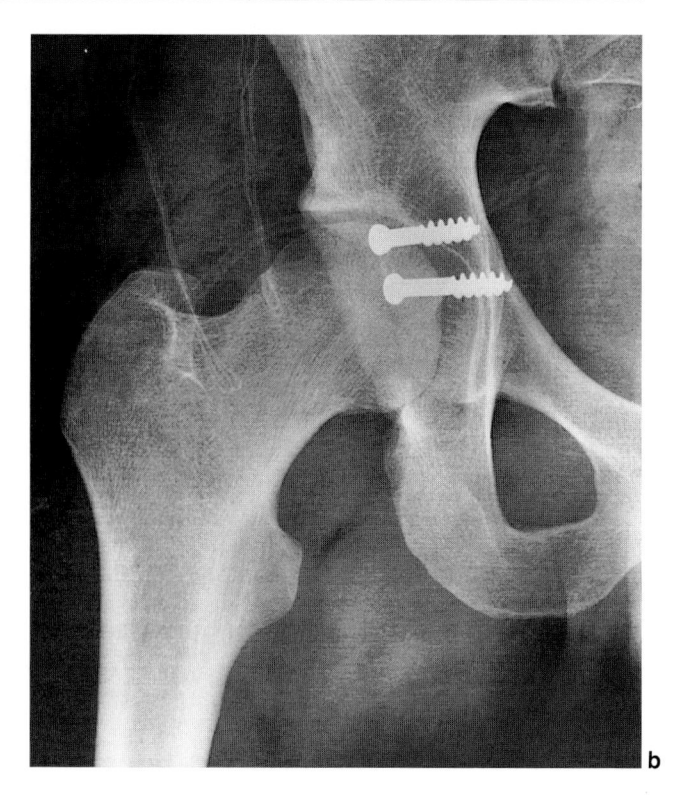

Abb. 23.**53a** u. **b**
a Fraktur des dorsokranialen Pfannenrandes rechts mit Luxation des Hüftkopfes nach hinten oben (Typ 1)
b Fixation des Fragmentes mit zwei Spongiosaschrauben

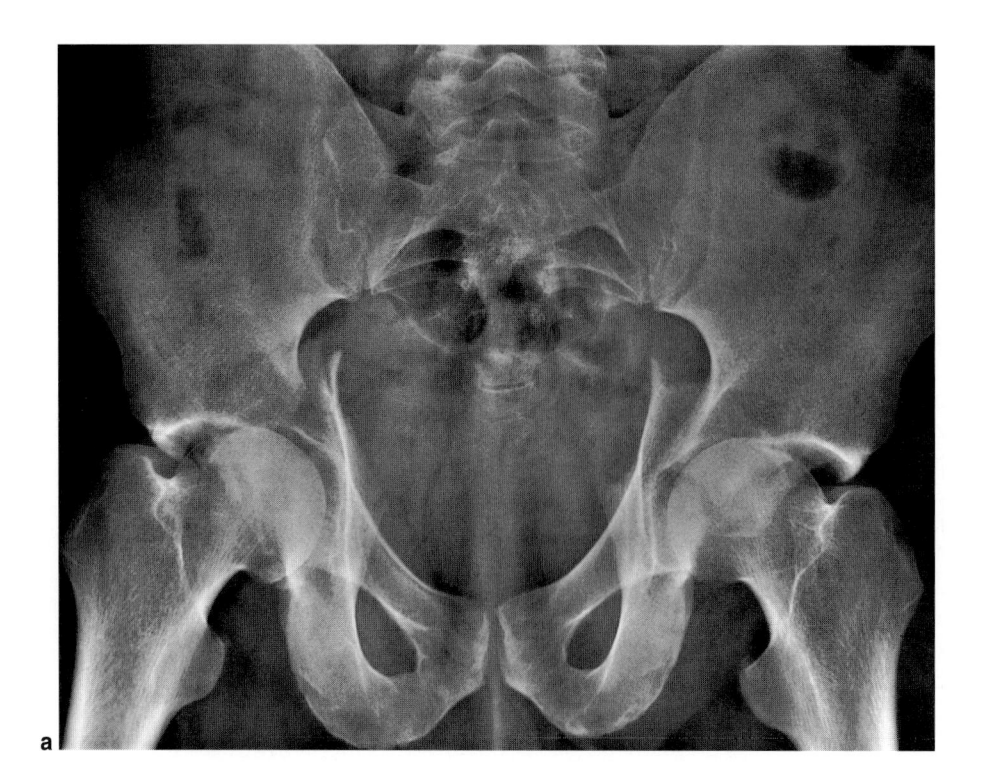

Abb. 23.**54a**
a Beidseitige hohe Querfraktur durch den Pfannenboden

23 Becken, Hüftgelenk und proximales Femurende 423

Abb. 23.**54b**
b Operative Versorgung durch eine
DC-Plattenosteosynthese

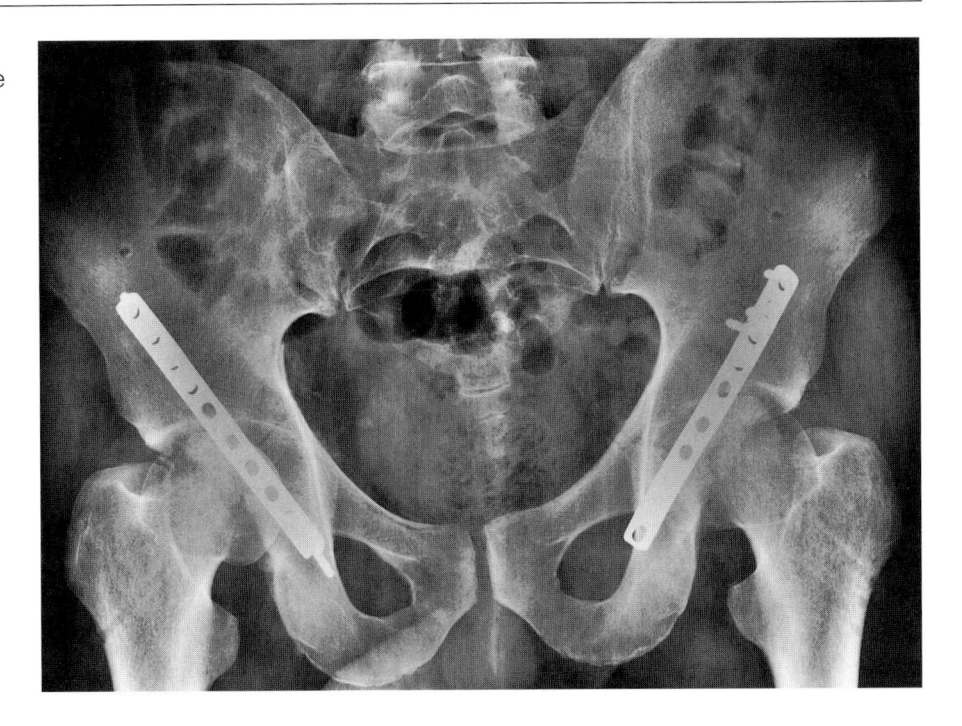

Oberschenkel und einer Beugestellung von 60 Grad oder weniger im Hüftgelenk gegen den kräftigen dorsokranialen Pfannenrand getrieben. Neben einer hinteren, oberen Hüftluxation kann eine Hüftkopffraktur auftreten. Dabei stammt das abgescherte Kalottenfragment aus dem ventrokaudalen Kopfanteil und bleibt stets in der Hüftpfanne liegen (54, 83, 87).

Einteilung

Die heute allgemein angewandte Einteilung der traumatischen Hüftluxationen mit kaudaler Kalottenfraktur des Hüftkopfes geht auf Pipkin (54) zurück. Sie hat sich bezüglich Therapie und Prognose als wertvoll erwiesen. Danach werden folgende vier Typen unterschieden:

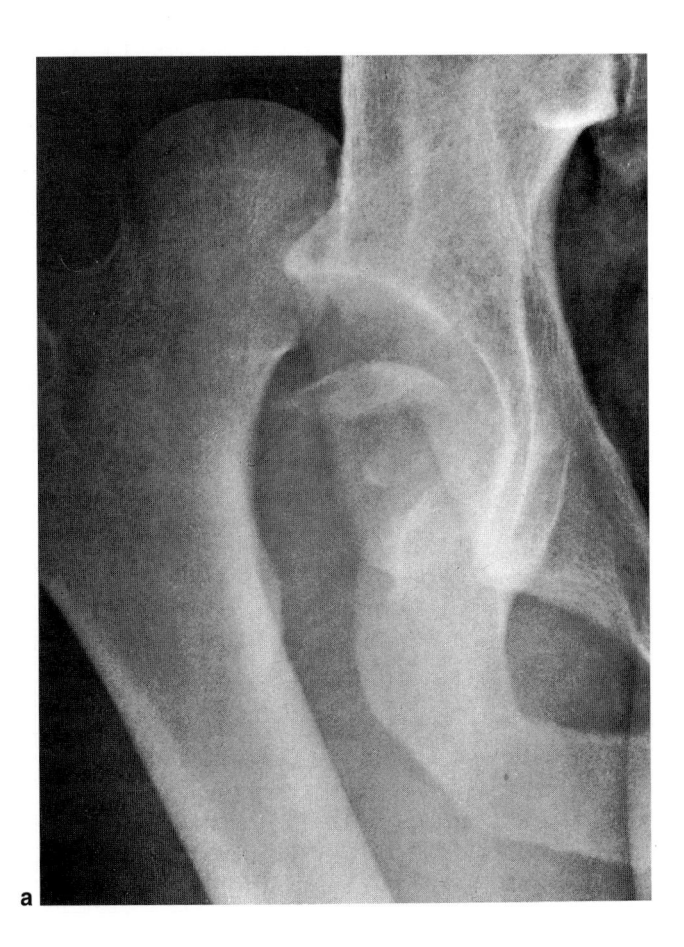

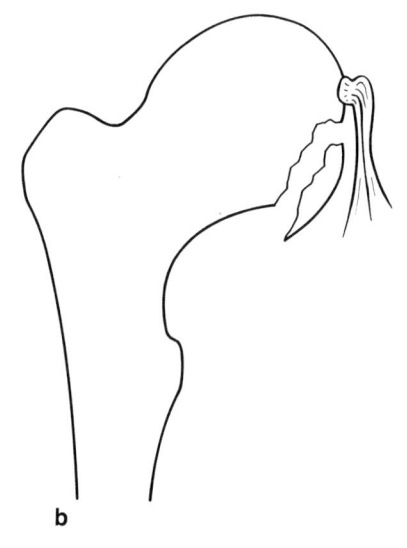

Abb. 23.**55a** u. **b** Hüftkopfkalottenfraktur rechts vom Typ 1 nach Pipkin:
a Ausschnitt aus einer Beckenübersichtsaufnahme
b Schematische Darstellung der Hüftkopffraktur

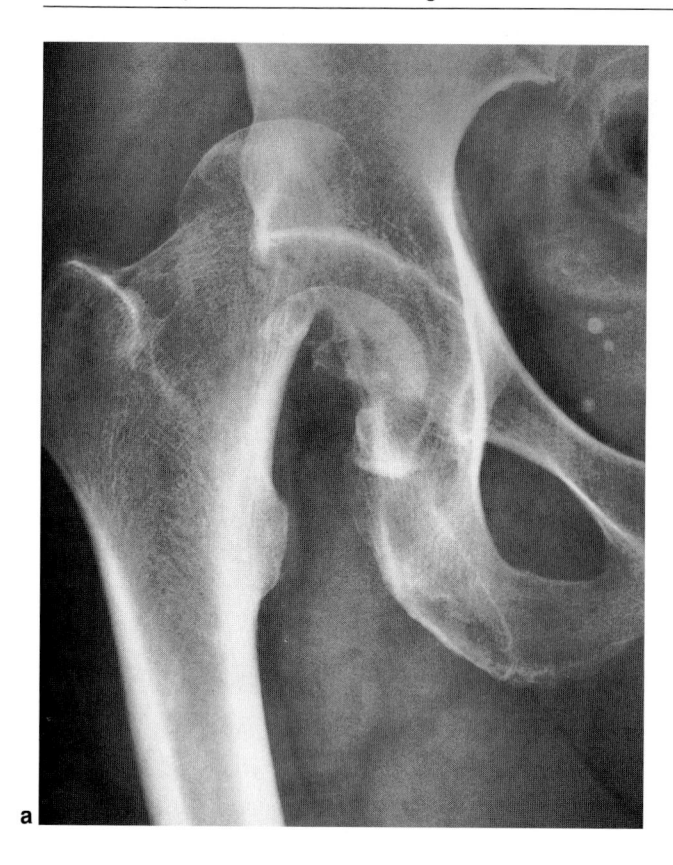

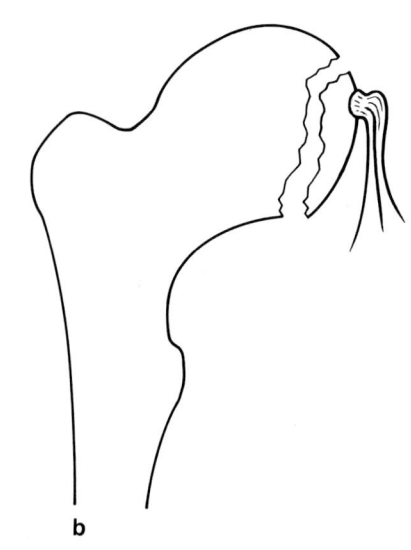

Abb. 23.56a u. b Hüftkopfkalottenfraktur rechts vom Typ 2 nach Pipkin:
a Ausschnitt aus einer Beckenübersichtsaufnahme
b Schematische Darstellung der Hüftkopffraktur

Typ 1 (Abb. 23.55a u. b): Hier liegt die Kombination einer hinteren, oberen Hüftluxation mit Absprengung eines kleinen, kaudalen Femurkopfkalottenfragmentes vor. Das Kopffragment bleibt stets in der Hüftpfanne zurück, die Frakturlinie verläuft von medial kranial nach lateral kaudal. Kranial endet sie unterhalb der Fovea capitis femoris.

Typ 2 (Abb. 23.56a u. b): Beim Typ 2 liegt die Kombination einer hinteren, oberen Hüftluxation mit Absprengung eines großen, kaudalen Kalottenfragmentes vor. Die Frakturlinie verläuft mediokranial über die Fovea capitis femoris hinaus bis in die Tragezone des Hüftkopfes. Die Fovea capitis femoris verbleibt mit dem Lig. teres am Kopffragment. Die Blutversorgung eines solchen Kalottenfragmentes kann über das Lig. teres und anhaftende Kapselanteile gewährleistet sein.

Typ 3 (Abb. 23.57a u. b): Darunter versteht man die Kombination eines Typ 1 oder 2 mit einer medialen Schenkelhalsfraktur. Der Verletzungsmechanismus erfordert ein zeitlich hintereinander liegendes Einwirken zweier Kräfte: die erste führt zur Luxation mit Kalottenbruch, die zweite zur Schenkelhalsfraktur, wobei der Schenkelhals über dem Pfannenrand als Hypomochlion abgebrochen wird.

Typ 4 (Abb. 23.58a u. b): Den Typ 4 kennzeichnet eine Kombination aus Typ 1 oder 2 mit einer dorsokranialen Pfannenrandfraktur.

Begleitverletzungen und Komplikationen

Pipkin-Frakturen gehen in einem hohen Prozentsatz mit zusätzlichen Verletzungen der gleichseitigen unteren Extremität einher (71). Da sie im allgemeinen durch starke Gewalteinwirkungen verursacht sind, ist der Anteil an Schädel- und Thoraxtraumen verschiedenster Schweregrade hoch.

Gefürchtetste Spätkomplikation ist auch bei den Hüftkopfkalottenfrakturen die posttraumatische, segmentale oder totale Hüftkopfnekrose, mit der nach einer verspäteten Hüftkopfreposition gerechnet werden muß.

Therapeutische Gesichtspunkte

Einigkeit besteht allgemein in der Forderung nach einer sofortigen Reposition des Hüftkopfes, um die Entstehung einer Hüftkopfnekrose zu verhindern. Die Reposition sollte innerhalb der ersten 6 Stunden nach dem Unfall erfolgen und parallel zur allgemein notwendigen Schockbehandlung durchgeführt werden (83, 87).

Legt sich das Kopffragment nach der Reposition gut an oder verbleibt eine kleine Stufe außerhalb der Druckaufnahmezone, so ist eine konservative Weiterbehandlung gerechtfertigt. Eine Operationsindikation ist immer dann gegeben, wenn eine geschlossene Reposition nicht gelingt, eine Läsion des N. ischiadicus vorliegt oder sich ein großes Kalottenfragment nach der Hüftkopfreposition um 180 Grad verdreht hat (Abb. 23.59). Eine Indikation zum Hüftgelenkersatz kann beim alten Patienten generell großzügig gestellt werden, bei jungen Patienten kommen Rekonstruktionsversuche mit Schrauben- und Winkelplattenosteosynthesen beim Typ 3, Schraubenosteosynthesen beim Typ 2 und 4 in Betracht. Beim Typ 1 genügt zumeist eine konservative Behandlung, bei einem Interponat ist die Arthrotomie mit Fragmententfernung erforderlich (71, 83).

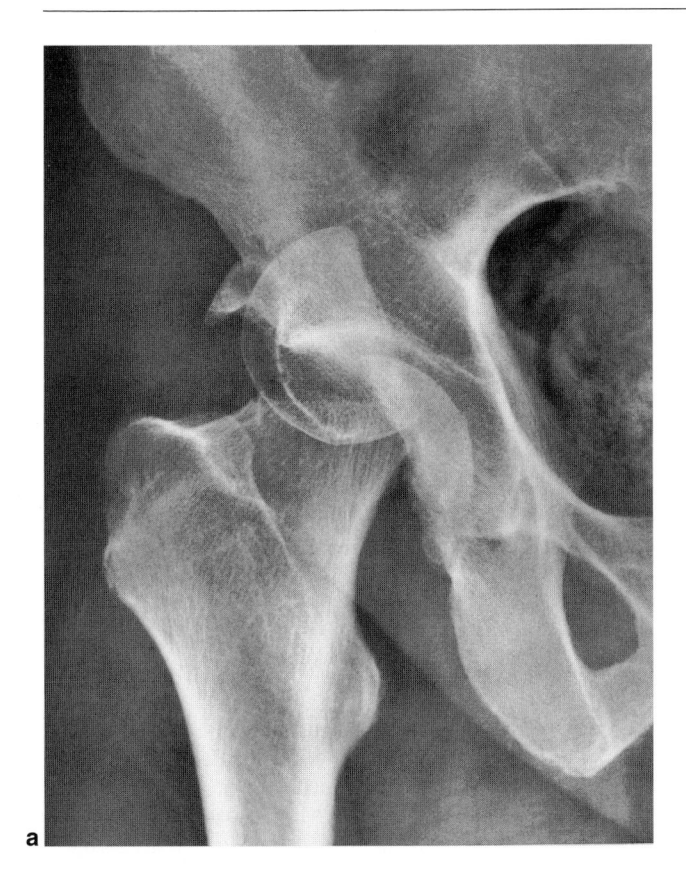

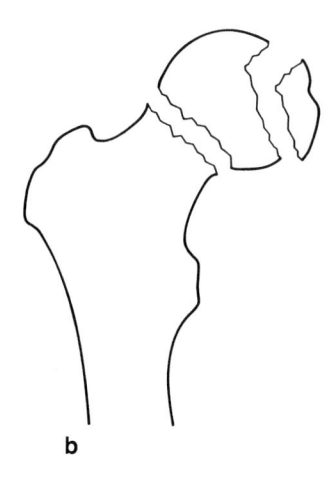

Abb. 23.**57a** u. **b** Hüftkopfkalottenfraktur rechts vom Typ 3 nach Pipkin:
a Ausschnitt aus einer Beckenübersichtsaufnahme
b Schematische Darstellung

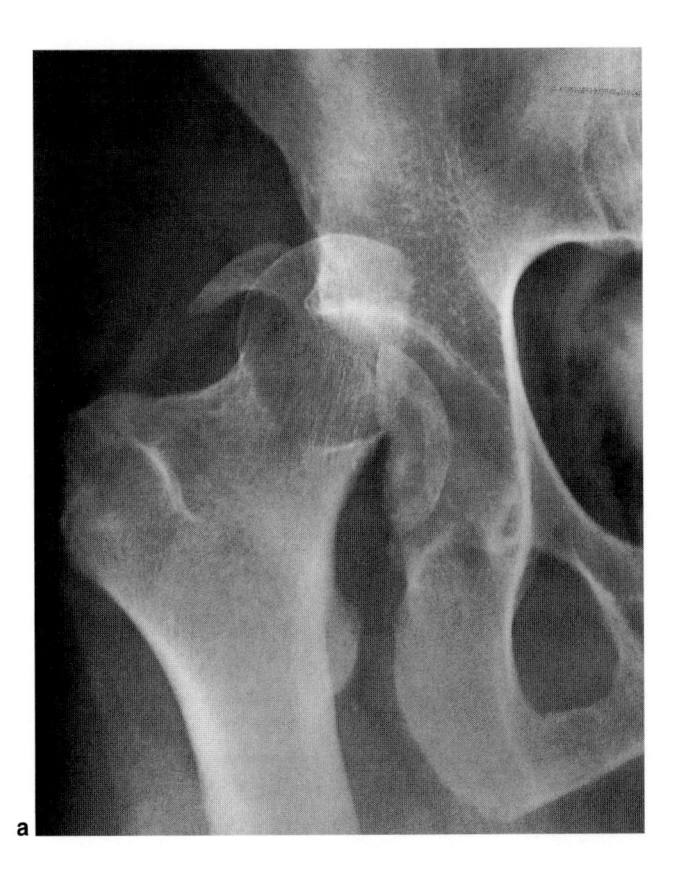

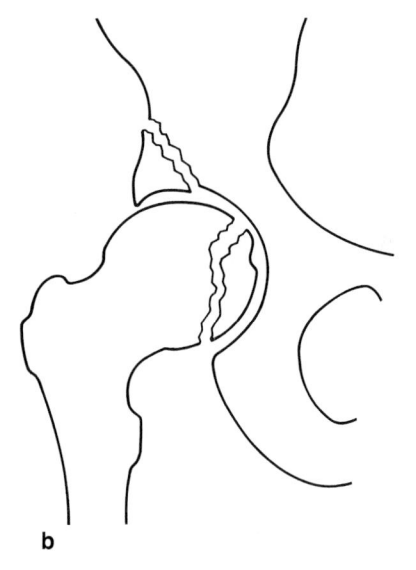

Abb. 23.**58a** u. **b** Hüftkopfkalottenfraktur rechts vom Typ 4 nach Pipkin:
a Ausschnitt aus einer Beckenübersichtsaufnahme
b Schematische Darstellung

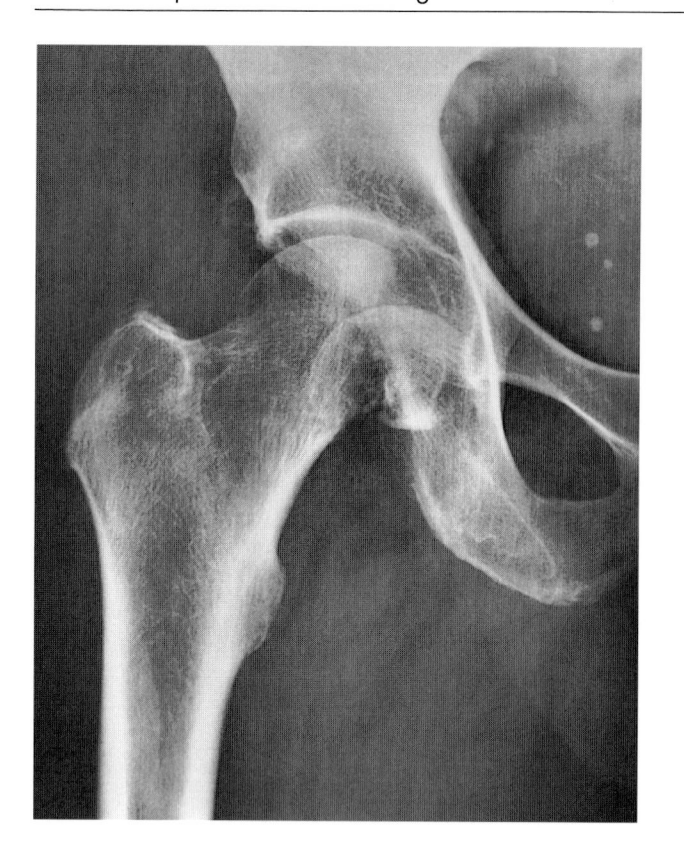

Kraniale Hüftkopfkalottenfrakturen

Kraniale Hüftkopfkalottenfrakturen bei vorderer Hüftluxation

Die vordere Hüftluxation kann in seltenen Fällen mit einer Absprengung eines kleinen kranialen Kalottenfragmentes einhergehen, das aus dem dorsokranialen Kopfanteil stammt und in der Hüftpfanne verbleibt (87) (Abb. 23.60a u. b). Es handelt sich hier um den umgekehrten Unfallmechanismus wie bei der Typ-1-Verletzung nach Pipkin.

Kraniale Hüftkopfkalottenfraktur bei Azetabulumfraktur

Es handelt sich um eine Impressionsfraktur des mediokranialen Hüftkopfanteils mit mehr oder weniger ausgeprägtem, keilförmigem Defekt. Dieser entsteht häufig durch die mediale Kante des stehengebliebenen Pfannendaches bei medialer Verschiebung des Hüftkopfes im Rahmen einer stark dislozierten Azetabulumfraktur.

Abb. 23.**59** Kontrolle einer Hüftkopfkalottenfraktur rechts vom Typ 2 nach Pipkin nach Reposition: Das große Kopffragment ist stark verdreht (gleicher Patient wie in Abb. 23.**56a**)

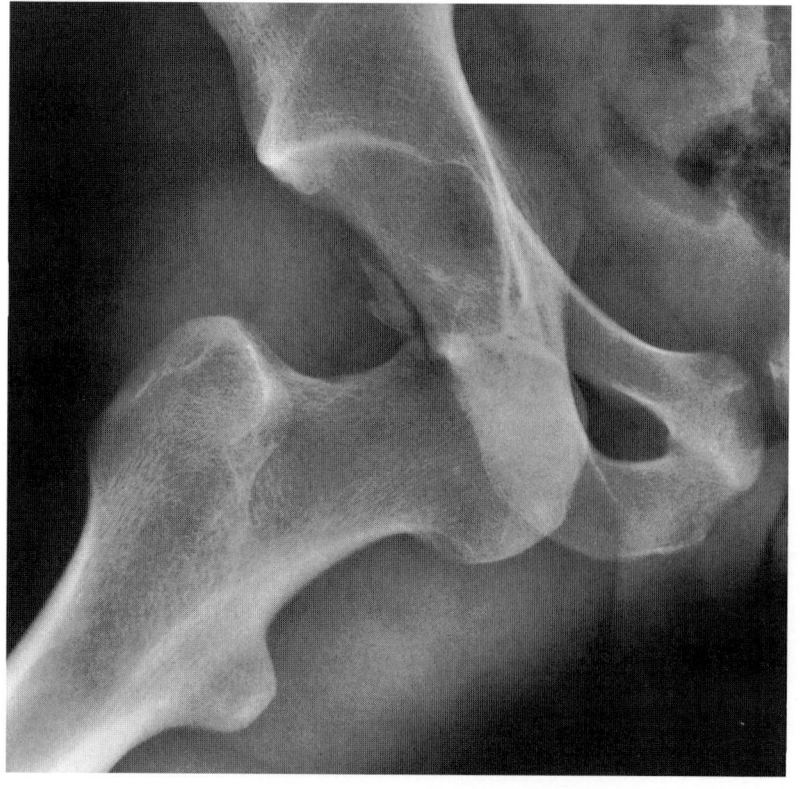

Abb. 23.**60a u. b** Kraniale Hüftkopfkalottenfraktur rechts. Der Hüftkopf ist nach ventral luxiert. Das kleine abgescherte Fragment stammt aus dem dorsokranialen Kopfbereich:
b Ausschnitt aus einer Beckenübersichtsaufnahme
b Schematische Darstellung der Hüftkopffraktur

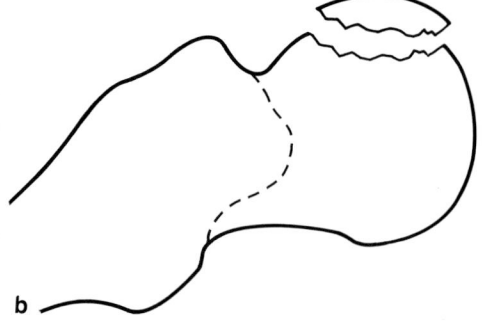

Proximales Femurende

Für den aufrechten Gang des Menschen wurde die untere Gliedmaße zum Tragen und Fortbewegen des Körpers einer speziellen Entwicklung unterzogen (58). Charakteristisch ist die Abwinkelung des proximalen Femurendes gegenüber dem Femurschaft um durchschnittlich 126 ± 6 Grad beim Erwachsenen. Beide bilden den Caput-Collum-Diaphysen-Winkel (CCD-Winkel). Zusätzlich ist der Schenkelhals gegenüber einer queren Kondylenebene des distalen Femurendes um etwa 12 Grad nach vorn gedreht (Antetorsionswinkel, s. auch Kapitel „Maßaufnahmen"). Beide Winkel können als entwicklungsgeschichtlicher Optimierungsprozeß aufgefaßt werden, der zu einem materialgerechten Kompromiß zwischen Druckbelastung im Hüftgelenk einerseits und Biegebeanspruchung des koxalen Femurendes andererseits geführt hat (4, 51, 58).

Die mechanische Kraftübertragung im proximalen Femur wird durch die im Erwachsenenalter zu Druck- und Zugtrajektorien umgewandelte Spongiosa gewährleistet. Zusätzlich ist die proximale, mediale Diaphysenkortikalis am inneren Schenkelhalsrand zu einer kompakten Knochenlamelle, dem Calcar femorale, mit hoher Bruchfestigkeit verstärkt. Dieser führt zu einer weiteren Stabilisierung des Schenkelhalses dorsomedial.

Neben biomechanischen Gesichtspunkten spielt für die Prognose der Frakturen des proximalen Femurs die Blutversorgung, speziell die des Femurkopfes, eine wichtige Rolle (4, 14, 74, 88). Das Besondere der Blutversorgung besteht darin, daß Kopf und Hals mit ihrer intraartikulären Lage von den umgebenden Weichteilen keine direkte Blutzufuhr erhalten (74). Die Blutversorgung erfolgt vielmehr über Gefäße, die entlang des Schenkelhalses von distal nach proximal verlaufen (58, 88). So werden Schenkelhals und -kopf hauptsächlich aus Ästen der Aa. circumflexae femoris medialis et lateralis versorgt, die an der Basis des Femurhalses einen Gefäßring bilden (Abb. 23.61). Von dort ziehen kleinere Äste nach kranial und versorgen die proximale Femurmetaphyse. Von entscheidender Bedeutung für die Kopfversorgung sind Gefäße, die von Trueta (74) laterale Epiphysengefäße genannt wurden und aus dem R. profundus der A. circumflexa femoris medialis, der hinter dem Schenkelhals nach kranial zieht, hervorgehen. Diese lateralen Epiphysengefäße durchdringen die Gelenkkapsel an ihrem Ansatz, ziehen unter der Membrana synovialis entlang der dorsalen Halskortikalis kopfwärts und treten dorsokranial, beim Erwachsenen etwa 5 mm distal der Knochen-Knorpel-Grenze, beim Kinde proximal der Epiphysenfuge, mit vier bis sechs kleinen Arterien in den Knochen ein (4, 14, 88).

Auf diese Gefäßeintrittsstelle wird bei der Besprechung der medialen Schenkelhalsfrakturen noch einmal besonders eingegangen. Der Anteil der lateralen Epiphysengefäße an der Blutversorgung des Hüftkopfes beträgt beim Erwachsenen ca. 60–70%, wohingegen die unteren Metaphysengefäße mit etwa 25% und die A. lig. capitis femoris mit weniger als 20% beteiligt sind (88).

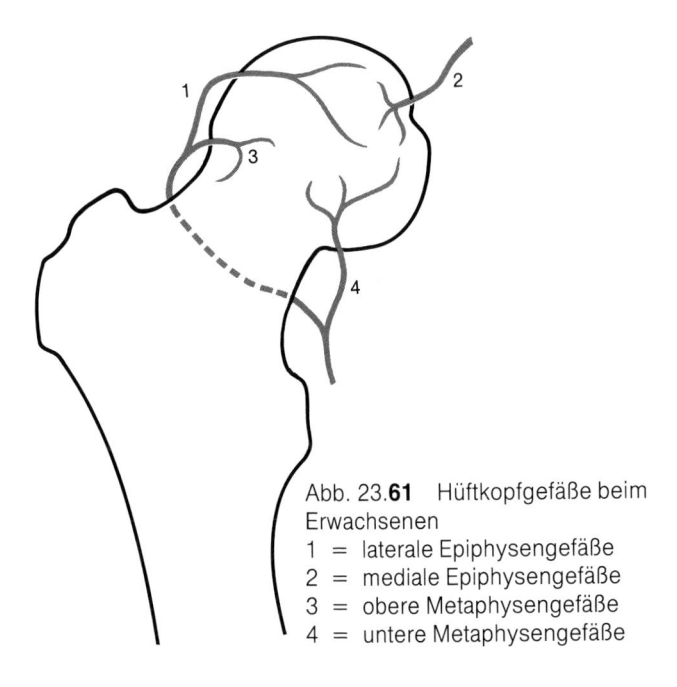

Abb. 23.**61** Hüftkopfgefäße beim Erwachsenen
1 = laterale Epiphysengefäße
2 = mediale Epiphysengefäße
3 = obere Metaphysengefäße
4 = untere Metaphysengefäße

Die lateralen Epiphysengefäße sind durch Schenkelhalsfrakturen, Epiphyseolysen beim Kind, pathologische Erhöhungen des Gelenkinnendruckes und unvorsichtiges operatives Vorgehen gefährdet (4).

Frakturen des proximalen Femurendes führen demnach in einem relativ hohen Prozentsatz zu einer Nekrose des Hüftkopfes. Aufgrund der hohen Instabilität dislozierter Frakturen des unter starker Druck- und Biegebeanspruchung stehenden proximalen Femurendes werden Pseudarthrosenbildungen oder Verheilungen in Fehlstellung häufiger beobachtet (14).

Radiologische Diagnostik

Radiologische Nativdiagnostik

Die Röntgennativdiagnostik ist bei der Diagnostik der Verletzungen des proximalen Femurs unverändert das bildgebende Verfahren der Wahl. Zur Beurteilung des koxalen Femurendes in der Traumatologie sollten folgende Projektionstechniken bekannt sein:

Beckenübersichtsaufnahme in a.-p. Projektion

Durchführung und Aussagemöglichkeit wurden schon in den Abschnitten „Becken" und „Hüftgelenk" abgehandelt.

Bei Verletzungen des Schenkelhalses und der Trochanterregion sowie im postoperativen Verlauf hat sich als Variante die tief eingestellte Beckenübersichtsaufnahme bewährt (55). Hüftgelenke und beide proximalen Femuranteile werden komplett und – im Falle einer endoprothetischen Versorgung oder Osteosynthese – das hier eingebrachte Metall vollständig mitabgebildet.

Aufnahme des Hüftgelenkes in a.-p. Projektion

Durchführung und Aussagemöglichkeit bezüglich des Azetabulums sind im Abschnitt „Hüftgelenk" abgehandelt.

Neben den Verletzungen des Azetabulums und des Femurkopfes stellen Frakturen des Schenkelhalses und der Trochanterregion sowie Epiphyseolysen beim Kind klare Indikationen zur a.-p. Aufnahme des Hüftgelenkes in der Traumatologie dar.

Aufnahme des Schenkelhalses in axialer Projektion bei kaudokranialem Strahlengang

Diese Projektionstechnik ist in den Fällen anzuwenden, in denen die Durchführung der Axialaufnahme nach Lauenstein (s. unten) kontraindiziert ist: bei Frakturverdacht, bei Verdacht auf traumatische Epiphyseolyse, nach Osteosynthesen im Bereich des Schenkelhalses oder bei Versteifung des Hüftgelenkes (55, 94).

Durchführung: Der Patient liegt auf dem Rücken, das Bein der gesunden Gegenseite wird in Hüft- und Kniegelenk um 90 Grad gebeugt und auf eine Stütze gelagert. Die Filmkassette wird proximal der aufzunehmenden Hüfte in einem Winkel von 45 Grad zur Medianlinie des Körpers an den Beckenkamm gelegt und steht senkrecht zur Tischebene.

Der Zentralstrahl verläuft horizontal durch die Mitte des Schenkelhalses von mediokaudal nach laterokranial und sollte senkrecht auf die Filmkassette treffen.

Aussage: Kriterium der gut eingestellten Aufnahme ist die freie Projektion des Schenkelhalses (Abb. 23.62). Sie gestattet die Beurteilung dorsal gelegener Knochenstrukturen des proximalen Femurs und erfaßt die Dislokation von Frakturen in der wichtigen axialen Ebene. Zusammen mit der Aufnahme des Hüftgelenkes in a.-p. Projektion erfüllt sie die Forderung, Röntgenaufnahmen einer Region in mindestens zwei senkrecht aufeinander stehenden Ebenen anzufertigen.

Aufnahme des Schenkelhalses in axialer Projektion nach Lauenstein

Durchführung: Der Patient liegt auf dem Rücken, das gesunde Bein ist gestreckt. Das Bein der zu untersuchenden Seite wird im Kniegelenk stark gebeugt, so daß der Fuß mit der Sohle flach auf dem Untersuchungstisch liegt, die Ferse berührt gerade das Gesäß. Der Oberschenkel steht damit fast senkrecht zur Tischplatte und wird anschließend geringgradig abduziert. Der Zentralstrahl verläuft ventrodorsal durch die Mitte der Hüftbeuge und trifft senkrecht auf die Filmkassette (94).

Aussage: Der Schenkelhals sollte übersichtlich und ohne Verkürzung oder Überlagerung dargestellt sein (Abb. 23.63). Die Aufnahme nach Lauenstein sollte besonders bei der Diagnostik kindlicher Hüftaffektionen, wie der Hüftdysplasie, der kongenitalen Hüftluxation, der nicht-

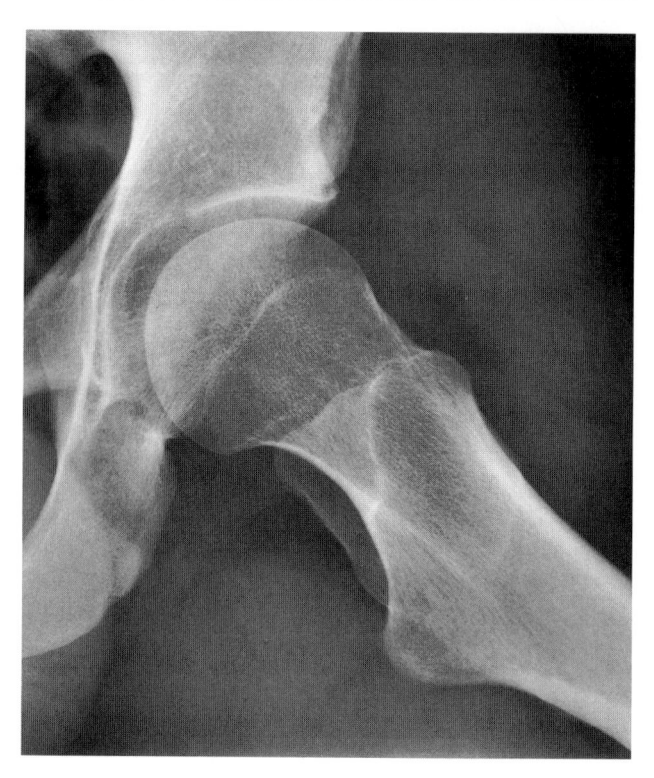

Abb. 23.**62** Axialaufnahme des Schenkelhalses links: Normalbefund

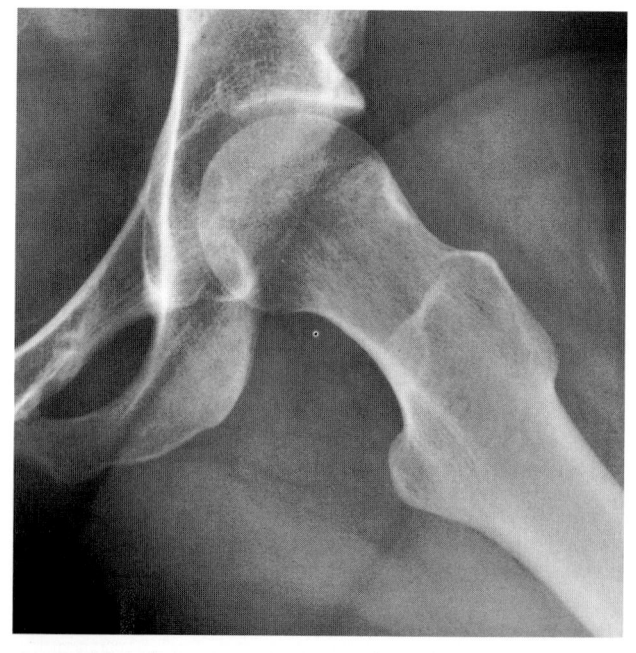

Abb. 23.**63** Axialaufnahme des Schenkelhalses links nach Lauenstein: Normalbefund

traumatischen Epiphyseolysis capitis femoris und des Morbus Perthes angewendet werden. Bei Frakturverdacht ist sie jedoch immer kontraindiziert.

Konturaufnahmen des Femurkopfes

Durchführung und Aussagemöglichkeiten wurden bereits im Abschnitt „Hüftgelenk" besprochen.

Konventionelle Tomographie

Tomographische Untersuchungen sind hilfreich zum Nachweis von Streßfrakturen des Schenkelhalses, wenn Übersichtsaufnahmen keine eindeutige Diagnose erlauben (Abb. 23.64). Weitere Indikationen ergeben sich bei der Diagnostik der Schenkelhalspseudarthrose und der posttraumatischen Hüftkopfnekrose: bei letzterer können in fortgeschrittenen Stadien sequestrierte Nekroseanteile abgegrenzt sowie kleine, freie Gelenkkörper und zentral gelegene zystische Veränderungen erfaßt werden (15).

Weitere Projektionen

Der Vollständigkeit halber sei an dieser Stelle noch auf folgende Projektionen verwiesen, die präoperativ vor Hüftoperationen mit Winkelkorrekturen angefertigt werden müssen (25, 94) (Näheres hierzu s. auch im Kapitel „Maßaufnahmen"):

– *Beckenaufnahme mit Schenkelhals bds. in a.-p. Projektion nach M. E. Müller:* Dabei liegt der Patient auf dem Rücken. Beide Knie sind um 90 Grad gebeugt, so daß beide Unterschenkel über die Tischkante hinunterhängen. Beide Schenkelhälse werden so unter identischen Bedingungen abgebildet. Sie wird benötigt zur Vorbereitung einer intertrochanteren Varisations- und Derotationsosteotomie (25, 55).

– *Becken mit Schenkelhals bds. in seitlicher Projektion, Antetorsionsaufnahme (Dunn):* Zusammen mit der Standardaufnahme nach M. E. Müller wird sie zur Bestimmung der Schenkelhalsantetorsion herangezogen. Rotationsfehlstellungen nach proximalen Femurfrakturen können erfaßt und quantifiziert werden.

– *Funktionsaufnahmen beider Hüftgelenke in maximaler Ab- und Adduktion:* Sie sind erforderlich für die Planung einer intertrochanteren Femurosteotomie bei Koxarthrose zur Beurteilung der Gelenkfunktion.

Nuklearmedizinische Untersuchungen

Nuklearmedizinische Untersuchungsmethoden wie vor allem die Knochenszintigraphie mit ^{99m}Tc-markierten Phosphonaten besitzen eine hohe Sensitivität zum Nachweis ischämischer Knochenbezirke (19). Diese Untersuchungstechnik kann somit zur Frühdiagnose einer posttraumatischen Hüftkopfnekrose oder eines Morbus Perthes im Kindesalter beitragen. Eine weitere Indikation zum Einsatz der Knochenszintigraphie in der Traumatologie des proximalen Femurs stellt der Nachweis von Streßfrakturen im Schenkelhalsbereich bei noch nicht eindeutigem Röntgenbefund dar (Näheres s. auch im Kapitel „Skelettszintigraphie").

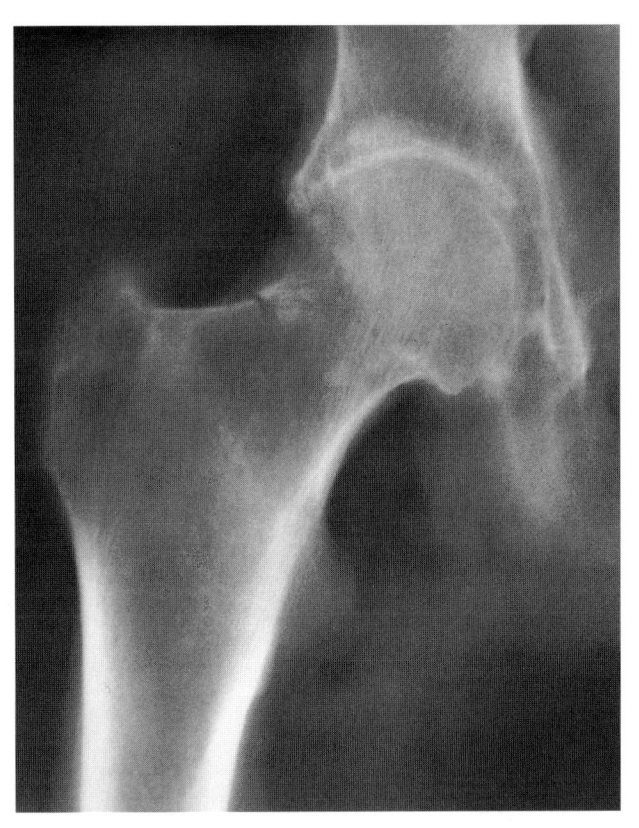

Abb. 23.**64** Ermüdungsfraktur des Schenkelhalses rechts. a.-p. Tomogramm

Computertomographie

Computertomographische Untersuchungen sind zum Nachweis und zur Dokumentation von frischen Verletzungen des proximalen Femurs im allgemeinen nicht notwendig (59). Die CT kann jedoch zur Diagnostik folgender Komplikationen bzw. Verletzungsfolgen eingesetzt werden:

– Posttraumatische Torsionsfehlstellungen: Die CT gestattet eine einfache und genau reproduzierbare Messung der Femurantetorsion bei relativ geringer Strahlenbelastung (Näheres s. im Kapitel „Maßaufnahmen").

– Frühe Stadien der posttraumatischen Hüftkopfnekrose können computertomographisch durch die Alteration des Asterisk-Zeichens, einer stilisierten Sternfigur, erkannt werden (15). Als typische Veränderungen gelten die zentrale Verplumpung des Asterisk, Pseudopodienfiguren, Sektorsklerose und periphere Verklumpung (Abb. 23.**65**).

Durch koronare und sagittale Rekonstruktionen können die Ausdehnung der Nekrosebezirke relativ genau bestimmt und das operative Vorgehen besser geplant werden.

Nur eingeschränkt oder überhaupt nicht einsetzbar ist die Computertomographie nach osteosynthetischer Versorgung aufgrund der teilweise erheblichen Artefaktbildung (59).

430 Spezielle Traumatologie

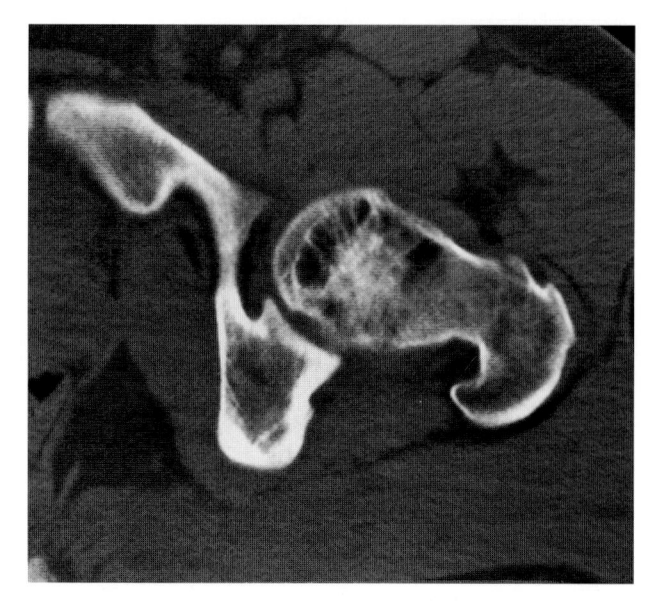

Abb. 23.**65** Femurkopfnekrose im Computertomogramm: Zystische Spongiosaresorption und Verplumpung der Spongiosa. 6 Monate nach traumatischer Hüftluxation

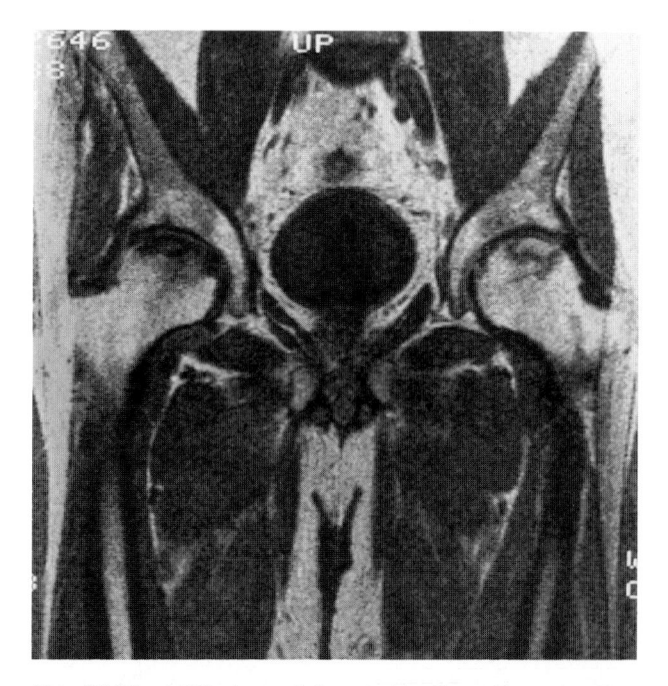

Abb. 23.**66** MRT einer adulten, beidseitigen Femurkopfnekrose (histologisch gesichert). In der T1-gewichteten Aufnahme Signalausfall in den kranialen Anteilen des Femurkopfes, rechts bis in den Bereich der ehemaligen Epiphysenfuge reichend

Magnetresonanztomographie

Frische knöcherne Verletzungen des proximalen Femurendes stellen keine Indikation für eine MRT-Untersuchung dar.

Einen hohen Stellenwert kommt ihr jedoch für die Frühdiagnose der Hüftkopfnekrose des Erwachsenen und des Morbus Perthes bei Kindern zu: Magnetresonanztomographisch können sie bereits zu einem Zeitpunkt nachgewiesen werden, an dem Röntgenuntersuchungen einschließlich der Computertomographie keine verwertbaren Veränderungen zeigen und die Skelettszintigraphie noch keinen diagnostisch positiven Befund ergibt (19, 39).

Kennzeichen in der MRT ist die Abnahme der Signalintensität des gesamten oder von Teilen des Femurkopfes in der T1-gewichteten Aufnahme, die bis in den Bereich der ehemaligen Epiphysenfuge reicht (Abb. 23.**66**). T2-betonte Untersuchungsparameter eignen sich zur Erkennung zystischer Formationen und von Gelenkergüssen. Koronare und sagittale Bildebenen erleichtern dem Therapeuten die Vorstellung über Ausmaß und Lokalisation der Veränderungen gerade vor geplanten operativen Eingriffen.

Daneben können MRT-Untersuchungen auch zur Vitalitätsbeurteilung von Spongiosatransplantaten im Rahmen von hüftkopferhaltenden Operationen herangezogen werden.

Wertung der verschiedenen diagnostischen Verfahren

Bei der Diagnostik frischer knöcherner Verletzungen des proximalen Femurendes ist die Röntgennativdiagnostik im allgemeinen ausreichend. Wichtig ist, daß Frakturen auch bei vermeintlich klaren Verhältnissen durch Aufnahmen in zwei verschiedenen, möglichst senkrecht aufeinander stehenden Ebenen dokumentiert werden. Die Anzahl der Fragmente sowie ihr Dislokationsgrad in der axialen Ebenen werden sicher erkannt und können so das weitere therapeutische Vorgehen beeinflussen.

Tomographische Untersuchungen können beim Verdacht auf eine Streßfraktur angeschlossen werden. Sie sind Methode der Wahl zum Nachweis einer Pseudarthrosenbildung, wenn kein breiter Pseudarthrosenspalt vorliegt.

Skelettszintigraphische Untersuchungen sind bei der Hüftkopfnekrose und beim Morbus Perthes indiziert. Bei einem positiven Befund ist die Diagnose gesichert. Des weiteren können sie die Diagnose einer Streßfraktur erhärten.

Alternativ zur konventionellen Bestimmung nach Rippstein kann die Computertomographie zur Bestimmung der Femurhalsantetorsion eingesetzt werden, falls posttraumatische Torsionsfehlstellungen operativ korrigiert werden sollen. Die Computertomographie weist eine beginnende Hüftkopfnekrose zu einem früheren Zeitpunkt als konventionelle Untersuchungen nach. Ihr Einsatz kann bei osteosynthetischer Versorgung im Schenkelhalsbereich jedoch deutlich limitiert sein.

Die Magnetresonanztomographie scheint bezüglich der Frühdiagnose derzeit das Untersuchungsverfahren der Wahl zur Vitalitätsbeurteilung von Knochengewebe im Rahmen einer Hüftkopfnekrose oder von Spongiosatransplantaten zu sein und ist dann indiziert, wenn bei weiterbestehendem Verdacht computertomographische oder skelettszintigraphische Untersuchungen einen negativen Befund ergeben haben.

Traumatologie

Schenkelhalsfrakturen

Schenkelhalsfrakturen sind typische Verletzungen des alten Menschen mit Bevorzugung des weiblichen Geschlechts. Knapp 50% der Patienten sind über 60 Jahre alt (3, 4, 37).

Die Ursache für die Häufung der Schenkelhalsfrakturen in diesem Alter liegt in der Abnahme der Knochenfestigkeit durch Zunahme der senilen Involutionsosteoporose, die beim weiblichen Geschlecht durch Wegfall der Östrogenproduktion verstärkt wird. Die Folge ist ein zunehmender Schwund des spongiösen Trabekelsystems, das für die Stabilität des proximalen Femurs verantwortlich ist. Die im Alter zunehmende Minderung des CCD-Winkels auf Werte um 115 Grad führt zusätzlich zu einer vermehrten Biegebeanspruchung des koxalen Femurendes (4, 14, 37, 48, 51). Als weitere prädisponierende Faktoren gelten unter anderem die zunehmende Gelenksteife, der Verlust der muskulären Koordination, die Verlangsamung der Schutzreflexe und eine verminderte Sehkraft.

Demzufolge genügen relativ geringe Traumata, um eine Fraktur des Schenkelhalses beim alten Menschen herbeizuführen. Hauptunfallmechanismus sind der Sturz auf die Hüfte bzw. auf den Trochanter major sowie zu rasche Rotationsbewegungen der unteren Gliedmaße, die zu Drehbrüchen führen.

Pathologische Frakturen treten bei primären Knochentumoren, Metastasen, Osteoradionekrose nach Strahlenbehandlung gynäkologischer Tumoren oder im Rahmen von Systemerkrankungen auf. In diesen Fällen folgt der Sturz dem Frakturereignis (4, 14).

Spontan- oder Streßfrakturen werden bei Patienten mit hochgradiger Osteoporose und meist gleichzeitig bestehender Varusfehlstellung beobachtet: Durch einen pathologischen Abbau der Trabekelstrukturen entsteht bei einem Mißverhältnis zwischen Beanspruchung und Tragfähigkeit des Knochens eine Fraktur ohne nachweisbares Trauma (48).

Bei Kindern und jungen Erwachsenen treten dagegen Schenkelhalsfrakturen aufgrund der noch dichten Knochenstruktur in der Regel nur bei sehr starken Gewalteinwirkungen, meist im Rahmen von Polytraumata, auf (13).

Einteilung und Klinik (Therapie)

Frakturen des Schenkelhalses können nach verschiedenen Gesichtspunkten eingeteilt werden, z. B. nach dem Alter der Verletzten, nach der Lokalisation oder nach statisch-funktionellen Überlegungen (48).

Nach anatomischen Gesichtspunkten werden, entsprechend dem Ansatz der Gelenkkapsel am Femurhals, die wesentlich häufigeren medialen von den lateralen Schenkelhalsfrakturen unterschieden. Letztere kommen fast nur bei Jugendlichen vor, sind bezüglich der Durchblutung des Femurkopfes kaum gefährdet und haben selten Frakturheilungsstörungen zur Folge. Nach dem Entstehungsmechanismus und der daraus resultierenden Stellung des proximalen Fragmentes zum distalen in der Frontalebene werden Abduktions- von Adduktionsbrüchen getrennt.

Einteilung der medialen Schenkelhalsfrakturen nach Pauwels

Eine weit verbreitete Einteilung medialer Schenkelhalsfrakturen geht auf Pauwels zurück (51). Entscheidend für die Prognose eines Schenkelhalsbruches ist dabei der Neigungswinkel der Bruchebene zur Horizontalen. Je steiler der Bruchlinienverlauf bzw. je größer der Neigungswinkel der Fraktur ist, desto mehr überwiegen ungünstige Schub- und Scherkräfte und desto näher reicht die Frakturlinie kranial an den kritischen Punkt der Eintrittstelle der lateralen Epiphysengefäße in den Hüftkopf heran (88). Die Tendenz zum Abrutschen der Fragmente sowie die Gefahr der Hüftkopfnekrose und Pseudarthrose nehmen zu.

Pauwels teilt die medialen Schenkelhalsfrakturen in drei Gruppen ein:

- *Pauwels-I-Fraktur* (Abb. 23.**67**): Der Winkel zwischen der Bruchfläche und der Horizontalen liegt unter 30 Grad. Bei dieser Fraktur treffen die Druckkäfte nahezu senkrecht auf die Bruchflächen, die die Bruchheilung störenden Scherkräfte sind gering. Die Frakturlinie endet kranial weit distal von der Eintrittsstelle der lateralen Epiphysengefäße. Diese wichtigen kopfernährenden Gefäße werden also normalerweise nicht tangiert. Allerdings kann es bei überstarker Valgusstellung zur Einstauchung des kranialen Schenkelhalsspornes in den Hüftkopf mit Verletzung der lateralen Epiphysengefäße kommen. Das sind dann die seltenen Fälle, bei denen sich bei dieser Frakturform später eine Hüftkopfnekrose entwickelt.
- *Pauwels-II-Fraktur* (Abb. 23.**68**): Die Bruchflächenneigung liegt zwischen 30 und 50 Grad. Die auf den Frakturspalt einwirkenden Scherkräfte überwiegen die Druckkräfte. Die Frakturlinie endet kranial in unmittelbarer Nähe der Gefäßeintrittsstelle. Da die lateralen Epiphysengefäße vor Eintritt in den Knochen in einer fibrösen Scheide geschlängelt verlaufen, kommt es erst bei einer stärkeren Verschiebung des distalen Fragmentes nach kranial zu einer Überdehnung und Schädigung dieser Gefäße durch den kranialen Schenkelhalssporn.
- *Pauwels-III-Fraktur* (Abb. 23.**69**): Der Neigungswinkel der Fraktur gegenüber der Horizontalen beträgt 50—70 Grad oder mehr, entsprechend groß sind die Scherkräfte. Die Frakturlinie endet medial von der Gefäßeintrittsstelle, so daß die Blutzufuhr über die lateralen Epiphysengefäße durch Zerreißung dieser Gefäße innerhalb des Knochens unterbrochen ist.

432 Spezielle Traumatologie

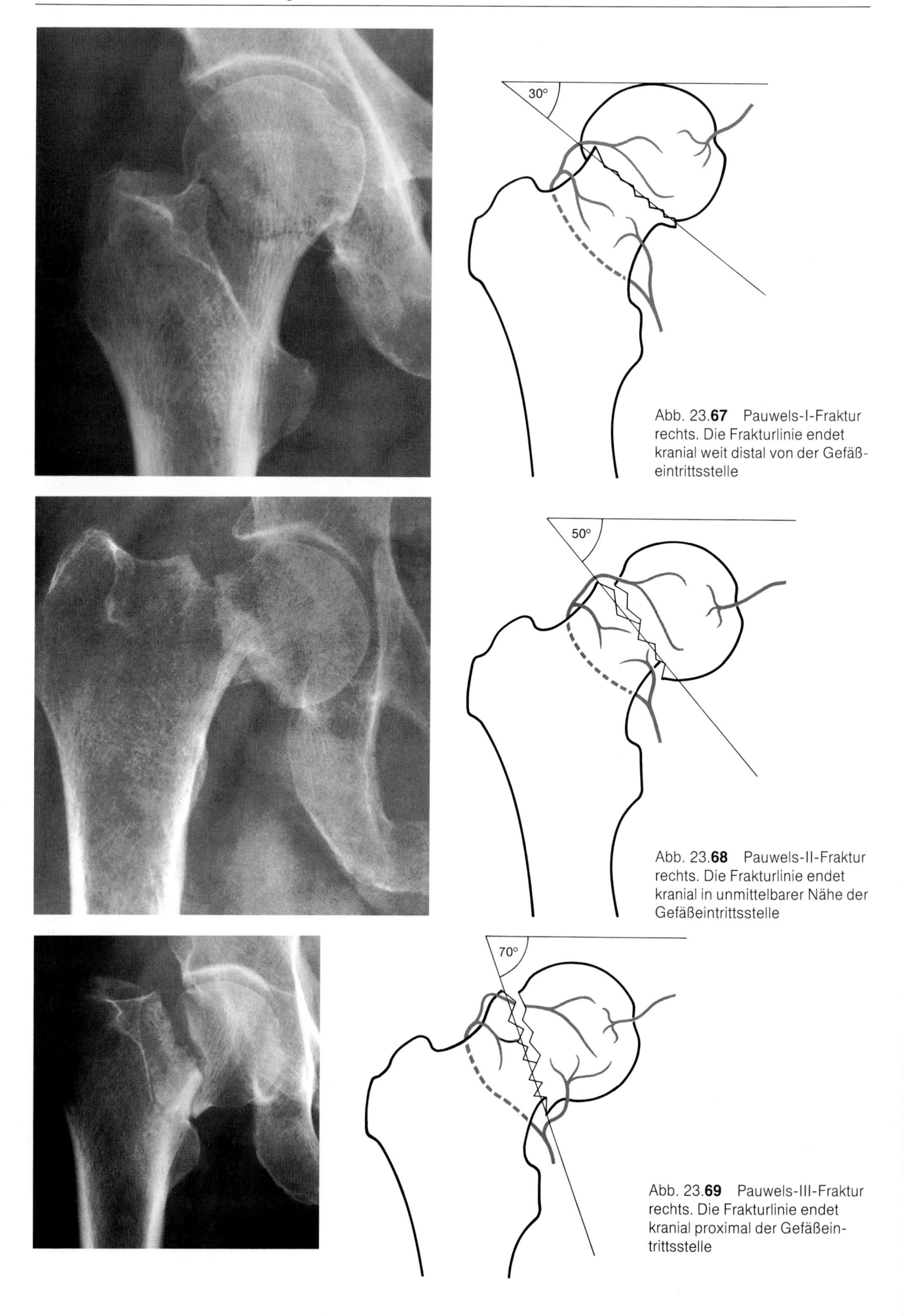

Abb. 23.**67** Pauwels-I-Fraktur rechts. Die Frakturlinie endet kranial weit distal von der Gefäßeintrittsstelle

Abb. 23.**68** Pauwels-II-Fraktur rechts. Die Frakturlinie endet kranial in unmittelbarer Nähe der Gefäßeintrittsstelle

Abb. 23.**69** Pauwels-III-Fraktur rechts. Die Frakturlinie endet kranial proximal der Gefäßeintrittsstelle

23 Becken, Hüftgelenk und proximales Femurende

Frakureinteilung nach Garden

Neben der Pauwelsschen Klassifikation findet vor allem in angloamerikanischen Schrifttum die Einteilung der Schenkelhalsfrakturen nach Garden (3, 22) breite Anwendung. Sie stellt den klinisch-röntgenologischen Dislokationszustand der Fraktur in den Vordergrund. Entscheidend dabei ist die Verschiebung der Fragmente in der axialen Ebene unter Bezugnahme auf die Intaktheit bzw. Zertrümmerung der dorsalen Halskortikalis: Sind bei einer Schenkelhalsfraktur bereits die im Knochen verlaufenden Gefäße unterbrochen, werden die für die Kopfversorgung wichtigen lateralen Epiphysengefäße, die im lockeren subsynovialen Gewebe verlaufen, mit wachsender Frakturdislokation zunehmend beeinträchtigt. Das primäre Ausmaß der Fragmentverschiebung steht also in einem unmittelbaren Zusammenhang mit der Nekrosegefährdung des Hüftkopfes. Garden unterscheidet insgesamt vier Stadien (14, 22):

- *Stadium I* (Abb. 23.**70**): Es handelt sich um eine eingestauchte Fraktur (eingekeilter, valgisierter Abduktionsbruch, entsprechend dem Typ Pauwels I). Dabei bleibt die kaudale Schenkelhalskortikalis unverschoben, die mediale Trabekelgruppe des Femurkopfes ist auf der a.-p. Aufnahme des Hüftgelenkes im Valgussinne abgeknickt.
- *Stadium II* (Abb. 23.**71**): Es liegt eine vollständige Fraktur ohne Fragmentdislokation vor. Die Trabekelstrukturen setzen sich ohne Abknickung vom Azetabulum zur Trochanterregion fort.

Bei den Stadien I und II ist die hintere Halskortikalis nicht zerstört, die Gefahr einer posttraumatischen Hüftkopfnekrose sehr gering.

- *Stadium III* (Abb. 23.**72**): Vollständige Schenkelhalsfraktur mit teilweiser Fragmentdislokation. Die Frakturflächen haben noch partiellen Kontakt, wodurch der Schenkelkopf in der Pfanne im Varussinne gekippt wird. Entsprechend zeigen die Kopftrabekel nicht auf das Pfannendach.
- *Stadium IV* (Abb. 23.**73**): Komplette Fragmentdislokation. Dadurch stellt sich der Hüftkopf wieder in seiner anatomischen Stellung in der Pfanne ein, und sein Trabekelmuster korrespondiert mit dem der Hüftpfanne.

Die Nekrosegefährdung des Hüftkopfes ist bei den Stadien III und IV sehr groß.

Typische klinische Zeichen der dislozierten Schenkelhalsfraktur sind Verkürzung und Außenrotation des Beines sowie der Trochanterhochstand gegenüber der gesunden Seite. Das betroffene Bein kann nicht von der Unterlage abgehoben werden (4, 14).

Diese Symptome können jedoch bei eingestauchten Abduktions- sowie Streßfrakturen fehlen. Charakteristisch sind Schmerzen in der Leistenregion, die sich bei Belastung und beim Beklopfen des Trochanter major verstärken und in Ruheperioden zurückbilden.

Der Schenkelhalsbruch stellt auch heute noch ein therapeutisches Problem dar (4, 8, 22, 64, 88). Bruchheilung und funktionelles Endergebnis weisen bei kopferhal-

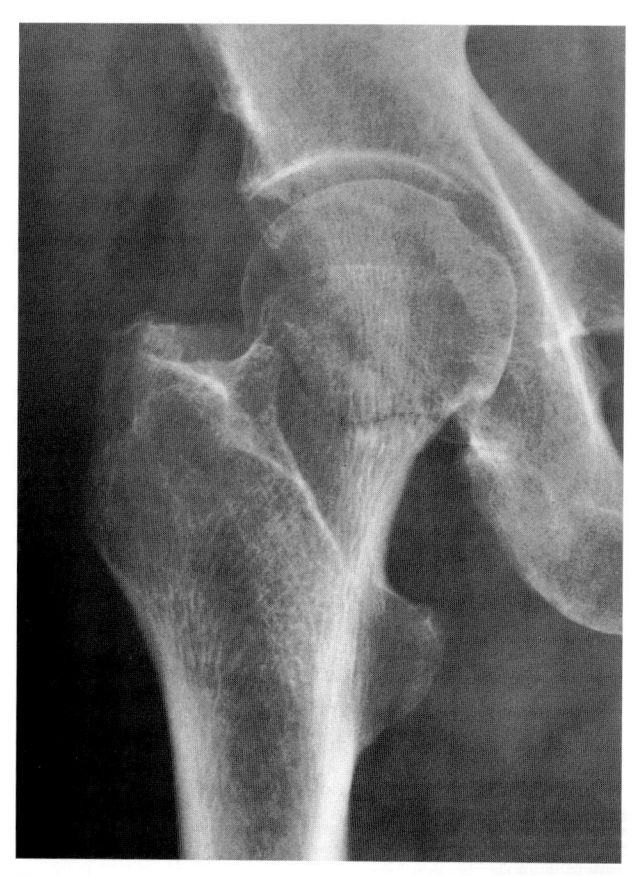

Abb. 23.**70** Garden-I-Fraktur rechts: Ausschnitt aus einer Beckenübersichtsaufnahme

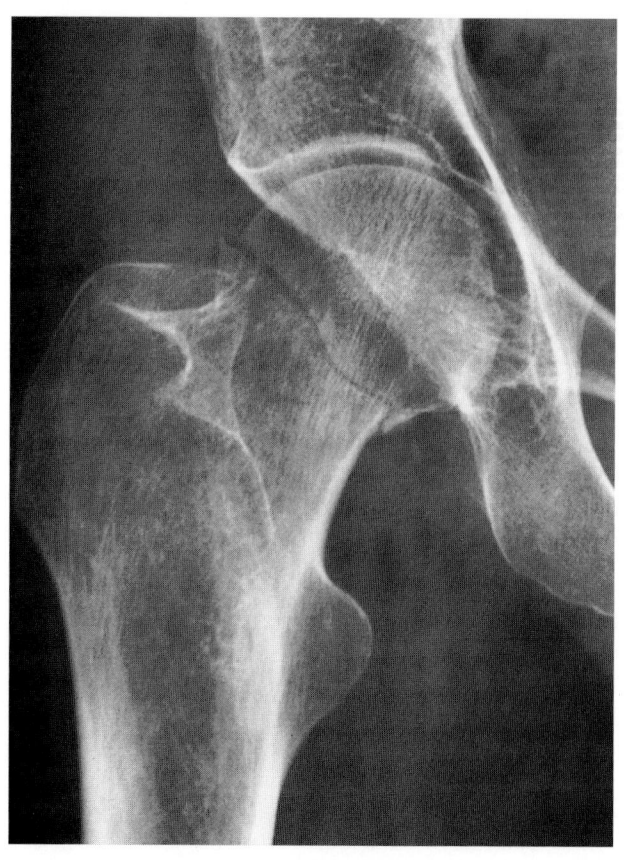

Abb. 23.**71** Garden-II-Fraktur rechts: Ausschnitt aus einer Beckenübersichtsaufnahme

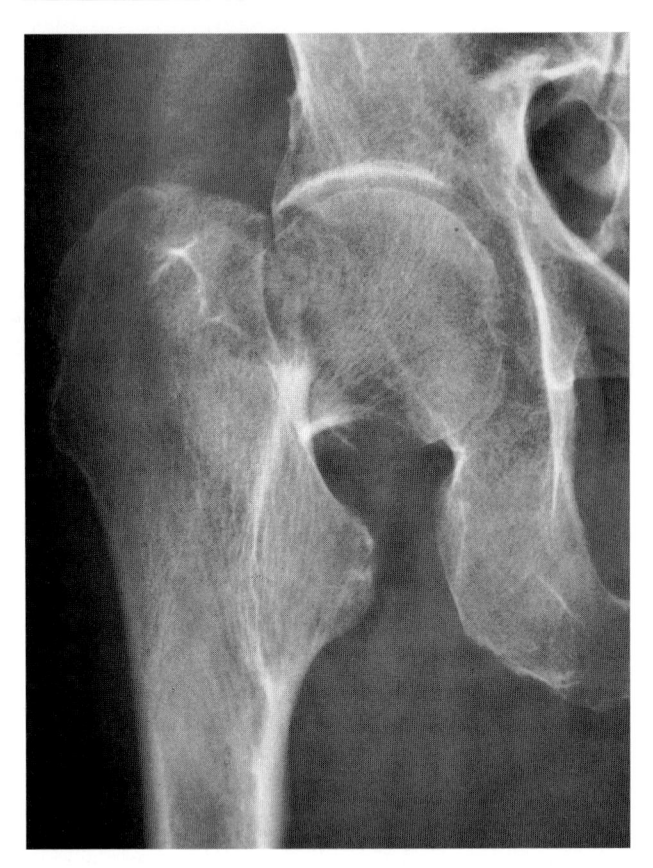

Abb. 23.72 Garden-III-Fraktur rechts: Ausschnitt aus einer Beckenübersichtsaufnahme

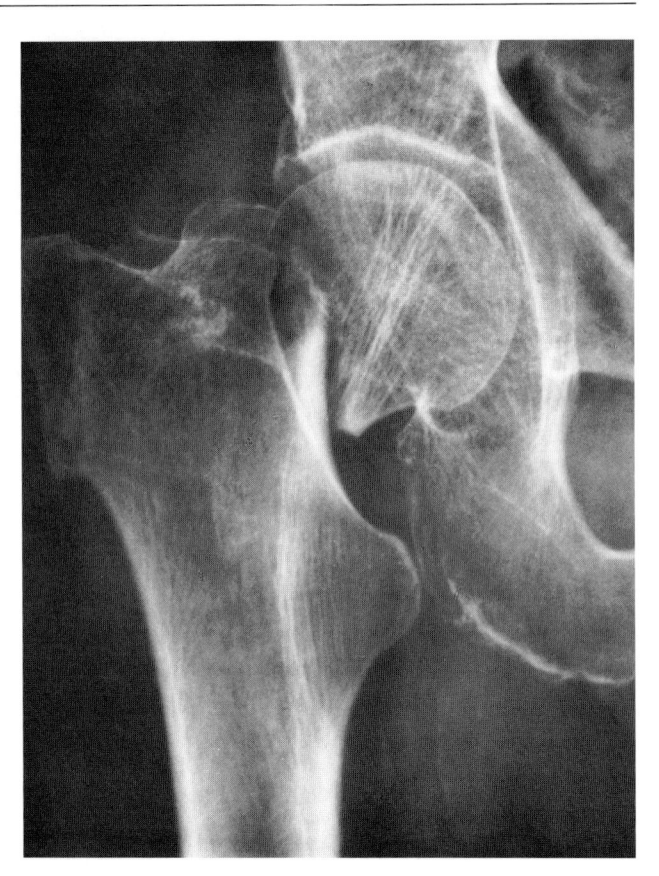

Abb. 23.73 Garden-IV-Fraktur rechts: Ausschnitt aus einer Beckenübersichtsaufnahme

tender Therapie eine weit niedrigere Erfolgsquote als bei anderen Frakturen auf. Entscheidend sind Alter und Allgemeinzustand des Patienten. Frakturtyp bzw. -stadium, Zeitspanne zwischen Trauma und Reposition, Art der Versorgung sowie Zusatzerkrankungen wie Osteoporose, Koxarthrose, zerebrale Insuffizienz u. a. Die Therapie der Schenkelhalsfrakturen erfordert deshalb ein differenziertes Vorgehen.

Die hohe Letalitätsquote von 60% nach konservativer Behandlung hat zur Entwicklung verschiedener operativer Verfahren (Osteosynthese, Hüftendoprothese) geführt. Durch die damit erreichte Frühmobilisation konnte die Gesamtletalität auf Werte zwischen 10 und 20% gesenkt werden (37). Die Indikation zur Osteosynthese ist prinzipiell gegeben bei Erwachsenen mit einer Lebenserwartung von noch über 15–20 Jahren sowie altersunabhängig bei Frakturstadien mit geringer Nekrose- und Pseudarthrosegefährdung (Pauwels I, Garden I und II) (8, 64). Verwendet werden Schrauben- und Plattenosteosynthesen. Die Indikation zur prothetischen Versorgung besteht bei Patienten über 65 Jahren, wenn Frakturstadien mit hoher Nekrosegefährdung des Hüftkopfes vorliegen (Pauwels II und III, Garden III und IV).

Problematisch sind stark dislozierte Brüche bei jungen Patienten. Hier sollte primär immer der Versuch einer kopferhaltenden Operation unternommen werden.

Laterale Schenkelhalsfrakturen sind bezüglich der Durchblutung des Femurkopfes kaum gefährdet, so daß hier auch beim alten Patienten die Indikation zur Osteosynthese gegeben ist.

Konservativ behandelt werden können alle fest verkeilten valgisierten Abduktionsbrüche (Pauwels I, Garden I). Allerdings können sekundäre Fragmentverschiebungen vorkommen, die eine osteosynthetische Versorgung oder einen Gelenkersatz erfordern (64).

Begleitverletzungen und Komplikationen

Bei jüngeren Patienten mit einer Schenkelhalsfraktur ist nach Kombinationsverletzungen mit besonderer Sorgfalt zu fahnden (4, 14): Typisch sind das gleichzeitige Vorliegen von Hüftluxationen, Läsionen des Beckenringes und Oberschenkelschaftfrakturen. Darüber hinaus sollte berücksichtigt werden, daß Schenkelhalsfrakturen im Rahmen einer Frakturenkette bei Sturz auf die Ferse und gestreckte untere Extremitäten zusammen mit Fersenbein-, Tibiakopf-, Wirbelkörper- und Schädelbasisfrakturen auftreten können. Ältere Patienten sind neben der Verletzung durch altersbedingte Vorerkrankungen vital gefährdet (37, 42). Eine zusätzliche Traumatisierung erfahren sie durch die Behandlung selbst und den Wechsel aus ihrer gewohnten Umgebung. Eine längere Immobilisation führt bei ihnen vermehrt zu kardiopulmonalen, thromboembolischen oder urologischen Komplikationen. Auch Dekubitalulzera, zunehmende Osteoporose, Muskelschwäche und zerebrale Dekompensation gefährden das Leben dieser Patienten. Dies unterstreicht die Notwendigkeit der frühzeitigen Operation und Mobilisation.

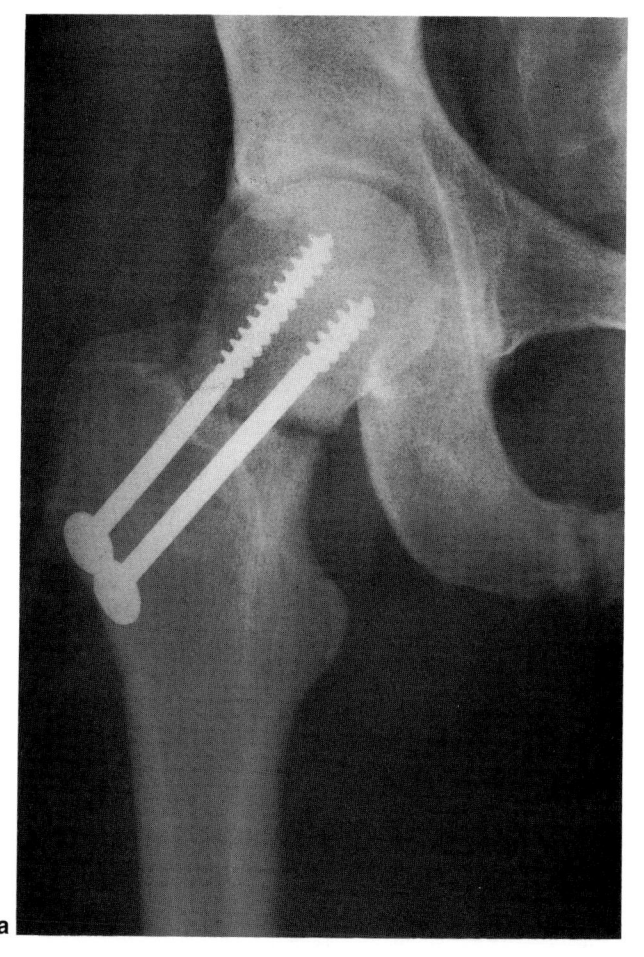

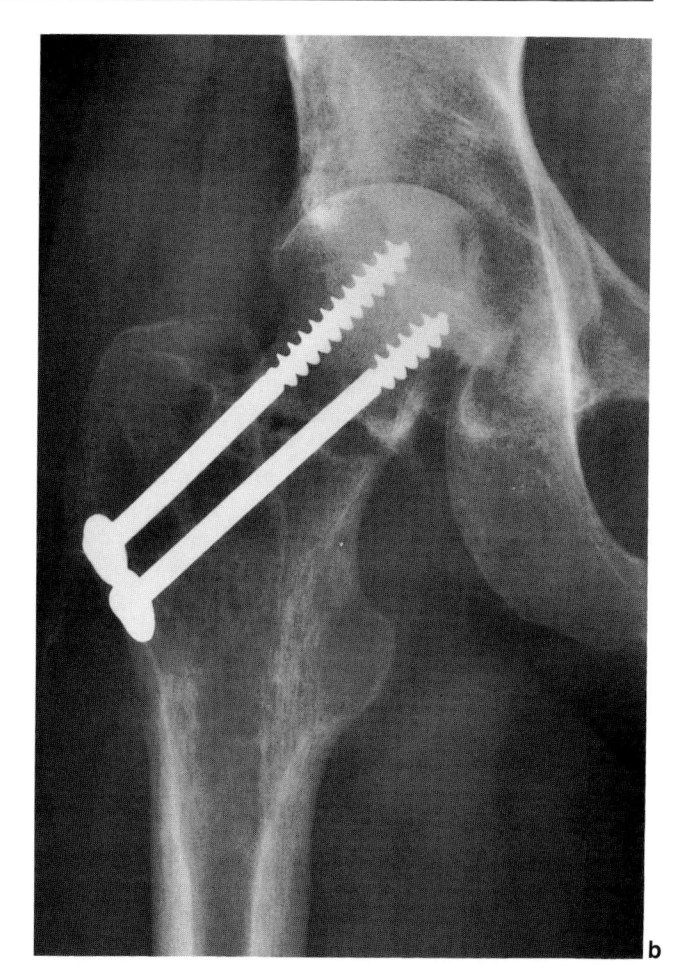

Abb. 23.**74a** u. **b** Posttraumatische Hüftkopfnekrose und Schenkelhalspseudarthrose nach Schenkelhalsfraktur rechts:
a Osteosynthetisch durch zwei Spongiosazugschrauben versorgte Schenkelhalsfraktur
b Totalnekrose des Hüftkopfes und Pseudarthrosenbildung nach 6 Monaten

Zu den Frühkomplikationen nach operativer Versorgung einer Schenkelhalsfraktur zählen neuerliche Fragmentverschiebungen sowie Implantatlockerungen oder -brüche, die durch ungenügende Repositionen, Trümmerzonen und Defekte sowie durch eine mangelnde primäre Stabilität bedingt sind (4).

Hüftkopfnekrose und Schenkelhalspseudarthrose sind die beiden wichtigsten Komplikationen nach Schenkelhalsfraktur; sie treten oft gemeinsam auf (3, 4, 8, 22, 64, 88) (Abb. 23.**74a** u. **b**).

Eine posttraumatische, aseptische Hüftkopfnekrose wird bei den Typen Pauwels II und III in bis zu 50% der Fälle beobachtet. Sie ist in erster Linie bedingt durch die Zerreißung der lateralen Epiphysengefäße. Als weitere Ursachen kommen die Unterbrechung spongiöser Gefäße sowie der pathologisch erhöhte Gelenkinnendruck durch das intraartikuläre Hämatom in Betracht. Neben dem Frakturverlauf spielen die Fragmentdislokation, der Zeitpunkt der Reposition, die Qualität der osteosynthetischen Versorgung und Repositionsmanöver sowie eine Redislokation bei ungenügender Stabilität eine Rolle (4, 14, 88). Die Behandlung besteht in einer Entlastung über mehrere Monate, später je nach Funktion und bereits eingetretener Arthrose in einer Osteotomie, Arthrodese oder Prothese. Bei Patienten über 60–65 Jahren ist der primäre Hüftgelenkersatz Behandlung der Wahl.

Die hohe Pseudarthrosenrate nach Schenkelhalsfraktur in mehr als einem Drittel der Fälle von Pauwels-II- und -III-Frakturen erklärt sich aus der biomechanischen Problematik dieser Brüche (88, 90): Frakturen mit steilem Bruchlinienverlauf, bei denen die Scherkräfte überwiegen, gelten als primär instabil. Defekte, Zertrümmerungen der dorsalen Schenkelhalskortikalis, die damit verbundenen Durchblutungsstörungen, eine ungenügende Reposition und unzureichende Stabilität bei fehlerhafter Osteosynthese begünstigen das Entstehen einer Pseudarthrose.

Grundsätzliches Behandlungsziel ist die knöcherne Ausheilung der Pseudarthrose (90). In Abhängigkeit vom Alter, Allgemeinzustand und Zustand des Hüftkopfes sollte durch einen hüftkopferhaltenden Eingriff versucht werden, die auf die Pseudarthrose einwirkenden Scherkräfte durch eine Umstellungsosteotomie in Druckkräfte umzuwandeln. Dieses Vorgehen, das nur bei Patienten unter 60 Jahren zur Anwendung kommen sollte, ist auch bei bereits eingetretener Kopfnekrose gerechtfertigt, da unter Umständen eine Konsolidierung der Nekrose nach erfolgter knöcherner Ausheilung der Pseudarthrose eintreten kann. Bei Patienten über

60 Jahren ist bei gleichzeitiger Hüftkopfnekrose der alloarthroplastische Gelenkersatz die Behandlung der Wahl.

Pertrochantere Femurfrakturen

Pertrochantere Frakturen machen etwa 40–45% der Frakturen des proximalen Femurendes aus und sind damit etwa gleich häufig wie Schenkelhalsfrakturen. Betroffen sind vorwiegend ältere Patienten, die durchschnittlich um 10–12 Jahre älter sind als Patienten mit Schenkelhalsfrakturen (4, 14, 37, 42).

Durch bestehende, altersbedingte Vorerkrankungen und das höhere Durchschnittsalter ist die Mortalität von Patienten mit pertrochanteren Frakturen größer als bei Patienten mit Schenkelhalsbrüchen (14). Der Einsatz operativer Verfahren, die eine frühe Mobilisation des Patienten erlauben, hat die Gesamtletalität von 30–40% auf 6–20% gesenkt (42).

Für die Entstehung sind stärkere Traumata notwendig als bei Schenkelhalsfrakturen. Häufigste Unfallursache sind Stürze auf die Hüfte mit gleichzeitiger Drehung des Körpers zur gesunden oder verletzten Seite und starker Außenrotation des Beines, wobei der Körper vom festgehaltenen Bein weggedreht wird (14, 48). Bei hochgradiger Osteoporose genügen in der Regel geringere Krafteinwirkungen. Pertrochantere Frakturen bei jüngeren Patienten setzen stärkere Traumata voraus.

Die Bruchflächen pertrochanterer Femurfrakturen sind umfangreicher als im Schenkelhals, die begleitenden Weichteilverletzungen mit ihren Hämatomen ausgedehnter. Pertrochantere Frakturen betreffen jedoch immer spongiösen Knochen mit einer ausgezeichneten Blutversorgung, auch beim alten Menschen. Demzufolge treten Komplikationen im Heilungsverlauf wie Pseudarthrosen und Kopfnekrosen selten auf (4, 14).

Einteilung und Klinik (Therapie)

Im Schrifttum liegen zur Einteilung der pertrochanteren Frakturen zahlreiche Vorschläge vor, die die Vielfalt der Verletzungsmöglichkeiten nicht in jedem Falle berücksichtigen (4, 14, 18, 42, 44, 48). Für praktische Belange sind neben einer mehr anatomisch-deskriptiven Betrachtungsweise biomechanische Gesichtspunkte in den Vordergrund gerückt.

Dementsprechend wird bei pertrochanteren Femurfrakturen zwischen stabilen und instabilen Brüchen unterschieden (42, 48). Instabil ist eine Fraktur dann, wenn nach weitgehend anatomischer Reposition und Stabilisierung eine belastungsstabile Nachbehandlung nicht möglich ist. Morphologisch findet die Instabilität ihr Korrelat in einem mehr oder weniger großen Kortikalisdefekt im Bereich des Calcar femorale nach anatomischer Reposition. Dabei gilt die alleinige Fraktur des dorsomedial gelegenen Trochanter minor nicht als Kriterium dafür, ob eine instabile Fraktur vorliegt oder nicht. Eine Instabilität liegt erst dann vor, wenn der kortikale Defekt die mediale Zirkumferenz erreicht hat. Weite Verbreitung hat diesbezüglich die Klassifikation von Evans gefunden (18) (Abb. 23.**75** und 23.**76 a–c**).

Die Klassifikation der Arbeitsgemeinschaft für Osteosynthesefragen für Frakturen der Trochanterregion berücksichtigt dagegen vorwiegend morphologische Gesichtspunkte (44) (Abb. 23.**77** und 23.**78 a–d**).

Die Diagnostik und Beurteilung pertrochanterer Frakturen setzt eine adäquate Röntgendiagnostik durch Aufnahmen in zwei senkrecht aufeinander stehenden Ebenen, auch bei vermeintlich klaren Verhältnissen in der a.-p.- Projektion voraus. Doch wird diese Forderung in vielen Fällen nicht zu erfüllen sein, wenn bei fehlender Kooperationsfähigkeit der oft sehr betagten und nicht selten verwirrten Patienten die Anfertigung einer zweiten Ebene nicht möglich ist.

Klinisch findet man bei pertrochanteren Frakturen zumeist eine Beinverkürzung mit Außenrotationsfehlstellung, die stärker ist als bei Schenkelhalsfrakturen. Die laterale Fußsohle liegt fest der Unterlage auf. Eine Belastung des Beines ist nicht möglich (4, 14).

Aufgrund einer hohen Letalitätsrate von 40–60% nach konservativer Therapie ist die operative Behandlung zur Methode der Wahl geworden (42). Ziel ist die möglichst belastungsstabile Versorgung der Fraktur mit frühzeitiger Mobilisation des Patienten. Dadurch konnte die Gesamtletalität pertrochanterer Frakturen in den letzten 10–20 Jahren auf Werte zwischen 10 und 20% gesenkt werden. Bei jungen Patienten werden durch die Operation Fehlstellungen und lange Arbeitsunfähigkeit vermindert (4).

Absolute Operationsindikationen sind die Verschiebungen des distalen Fragmentes um Schaftbreite nach lateral mit Weichteilinterposition.

Folgende operative Verfahren werden zur Stabilisierung pertrochanterer Oberschenkelbrüche eingesetzt (4, 14, 37, 42):

- bei stabilen Frakturen Osteosynthese mit Winkelplatte, Pohlscher Laschenschraube oder dynamischer Hüftschraube (DHS), Ender-Nagelung,
- bei instabilen Frakturen Osteosynthese mit Spongiosaplastik, eventuell auch die primäre valgisierende Umstellungsosteotomie mit und ohne Spongiosaplastik,
- bei sehr alten Patienten Kopf-Hals-Resektion und Implantation einer Kopfhalsendoprothese.

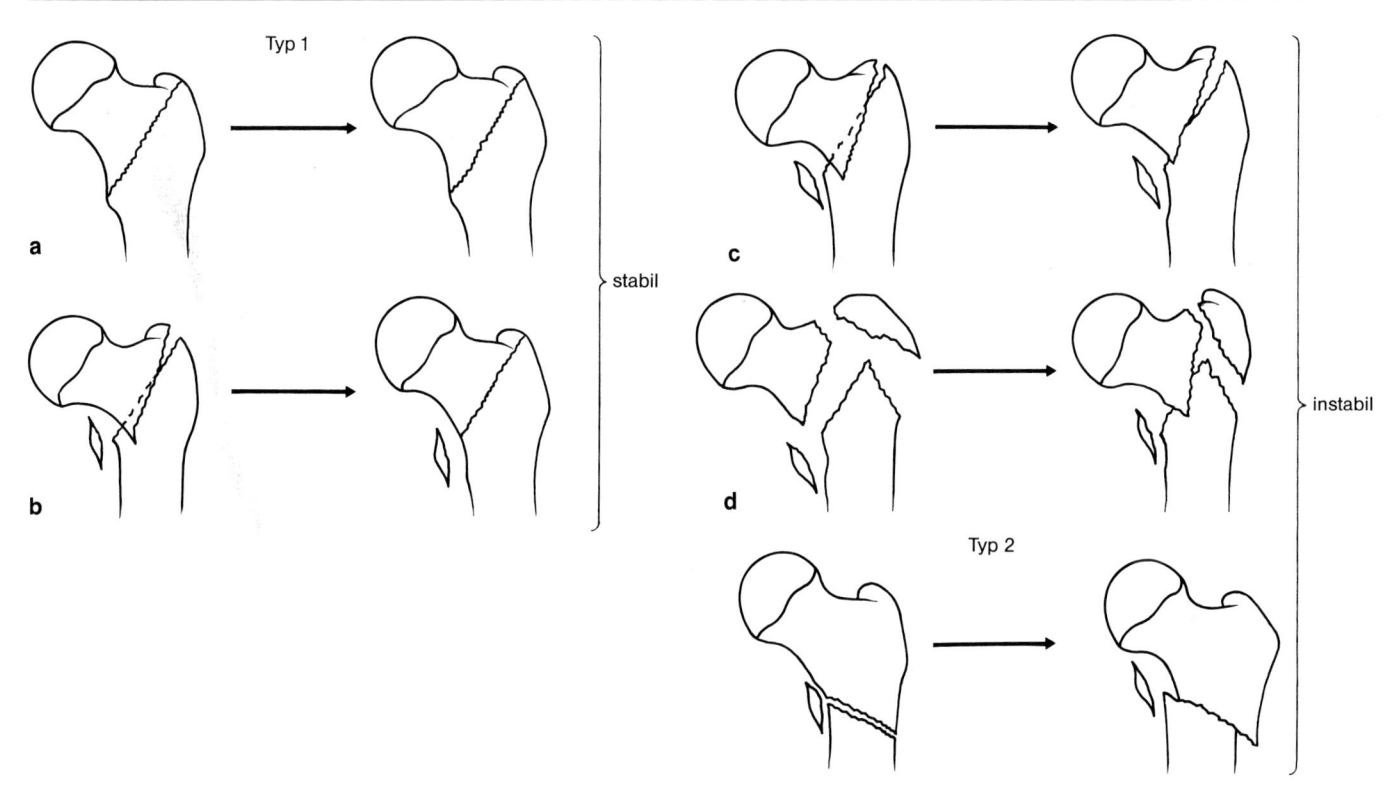

Abb. 23.**75** Einteilung der pertrochanteren Femurfrakturen nach Evans:
Typ 1: Die Frakturlinie läuft vom Trochanter minor nach oben und außen:
a nicht dislozierte Fraktur,
b Verschiebung der Kortikalis beider Fragmente an der Innenseite; Reposition ist möglich mit stabiler medialer Abstützung,
c nicht reponierbare Dislokation im Bereich des Calcar femorale,
d Zertrümmerung des Calcar femorale;
Typ 2: Fraktur mit „umgekehrtem" Verlauf

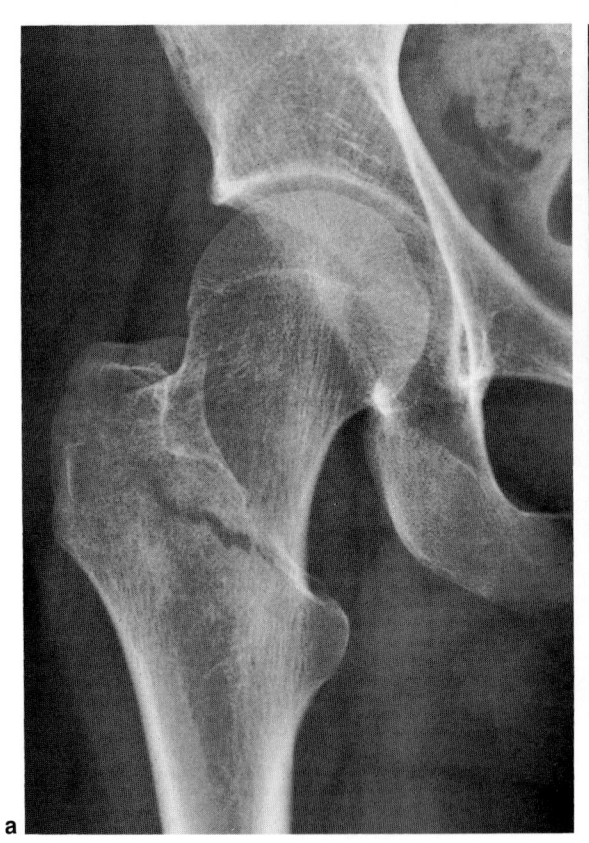

Abb. 23.**76 a–c**
a Nichtdislozierte, stabile pertrochantere Femurfraktur rechts (Typ 1a nach Evans)
b Instabile pertrochantere Femurfraktur mit Zertrümmerung des Calcar femorale rechts (Typ 1d nach Evans)
c Instabile Fraktur mit „umgekehrtem Frakturverlauf" rechts (Typ 2 nach Evans)

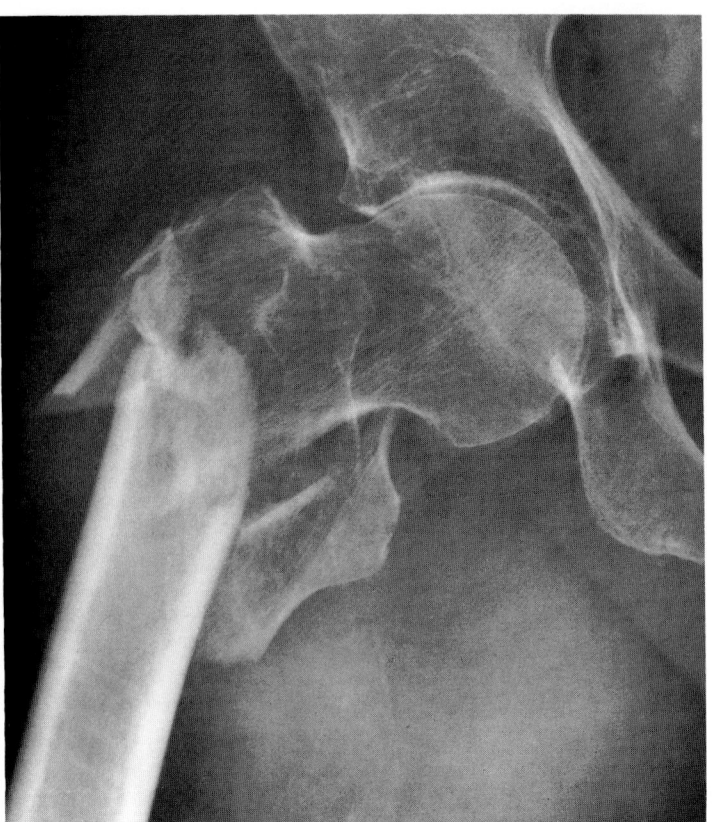

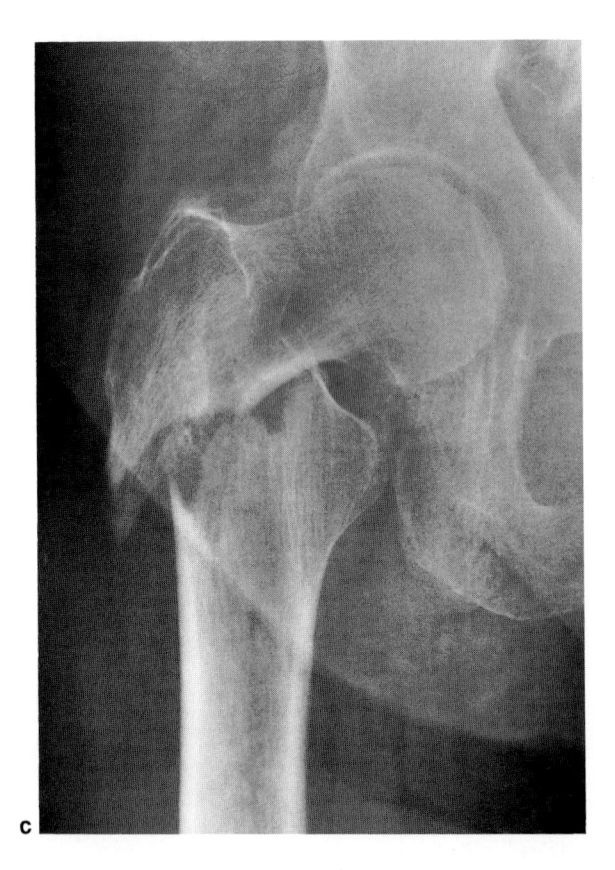

Abb. 23.**77** Einteilung der trochanteren Frakturen nach der AO (nach Müller)
A 1: Mediale Kortikalis einfach frakturiert, laterale Kortikalis intakt
1 = Zweifragmentbruch (ober- oder unterhalb des Trochanter minor)
2 = Adduktionsbruch (eingestaucht)
3 = Zusatzfragment dorsal
A 2: Mediale Kortikalis mehrfach frakturiert, laterale Kortikalis intakt
1 = ohne dorsales Zusatzfragment
2 = Zusatzfragment dorsokranial
3 = Trümmer dorsomediokranial
A 3: Laterale und mediale Kortikalis frakturiert
1 = Bruchverlauf horizontal
2 = Bruchverlauf umgekehrt
3 = Bruchverlauf umgekehrt mit Zusatzfragment medial

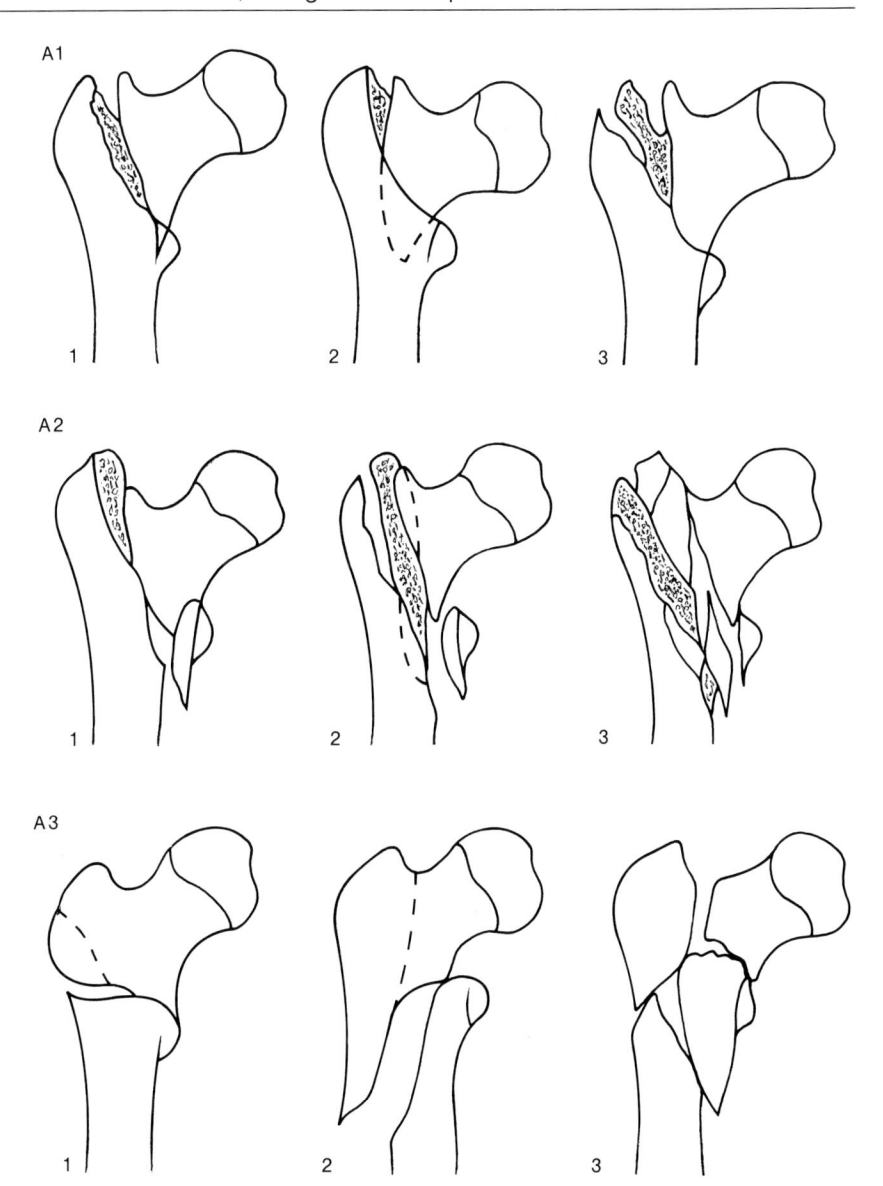

Begleitverletzungen und Komplikationen

Aufgrund des höheren Durchschnittsalters sind Patienten mit pertrochanteren Femurfrakturen vermehrt durch altersbedingte Vorerkrankungen gefährdet.

Lokale Komplikationen sind zumeist durch die operative Versorgung bedingt (14). Bei ungenügender anatomischer Reposition und Fixation mit fehlender Wiederherstellung der medialen Abstützung kommt es gehäuft zu Varusfehlstellungen. Damit verbunden sind in der Regel Implantatbrüche, Perforationen der Implantate aus dem Hüftkopf in das Azetabulum oder in das Knie (Ender-Nagelung). Pseudarthrosen sind in der Regel auf eine fehlende mediale Abstützung, technisch mangelhafte Zuggurtung des Trochanter major oder Infektionen zurückzuführen (4, 14, 42).

Isolierte Frakturen des Trochanter major

Isolierte Frakturen des Trochanter major sind seltene Verletzungen. Sie können bei Jugendlichen und Erwachsenen auftreten (14).

- Bei Jugendlichen zwischen 7 und 17 Jahren sind sie Folge plötzlicher, ruckartiger und unkoordinierter Kontraktionen der pelvitrochanteren Muskulatur. Es kommt – analog zu den Abrißfrakturen am Becken – zur Ablösung der gesamten Apophyse des Trochanter major, die nach kranial disloziert ist.
- Im Erwachsenenalter entstehen einfache, aber auch Trümmerfrakturen durch ein direktes Trauma. Betroffen ist häufig nicht der gesamte Trochanter, sondern lediglich Teile davon. Die Fragmente sind nach dorsal und proximal disloziert.

Klinisch stehen lokaler Druckschmerz, Schwellung und bewegungsabhängige Schmerzen im Vordergrund (4).

Nicht selten wird eine nicht verschobene Fraktur des Trochanter major auf der ersten, orientierenden Beckenübersichtsaufnahme übersehen. Dies liegt meist daran, daß die Trochanteren am seitlichen Bildrand zu dunkel dargestellt sind. Eine bestehende Fraktur ist dann oft nur beim Ausleuchten des Röntgenbildes vor einer hellen Lampe zu erkennen. Bei fehlendem Frakturnachweis auf der Beckenübersichtsaufnahme muß bei beste-

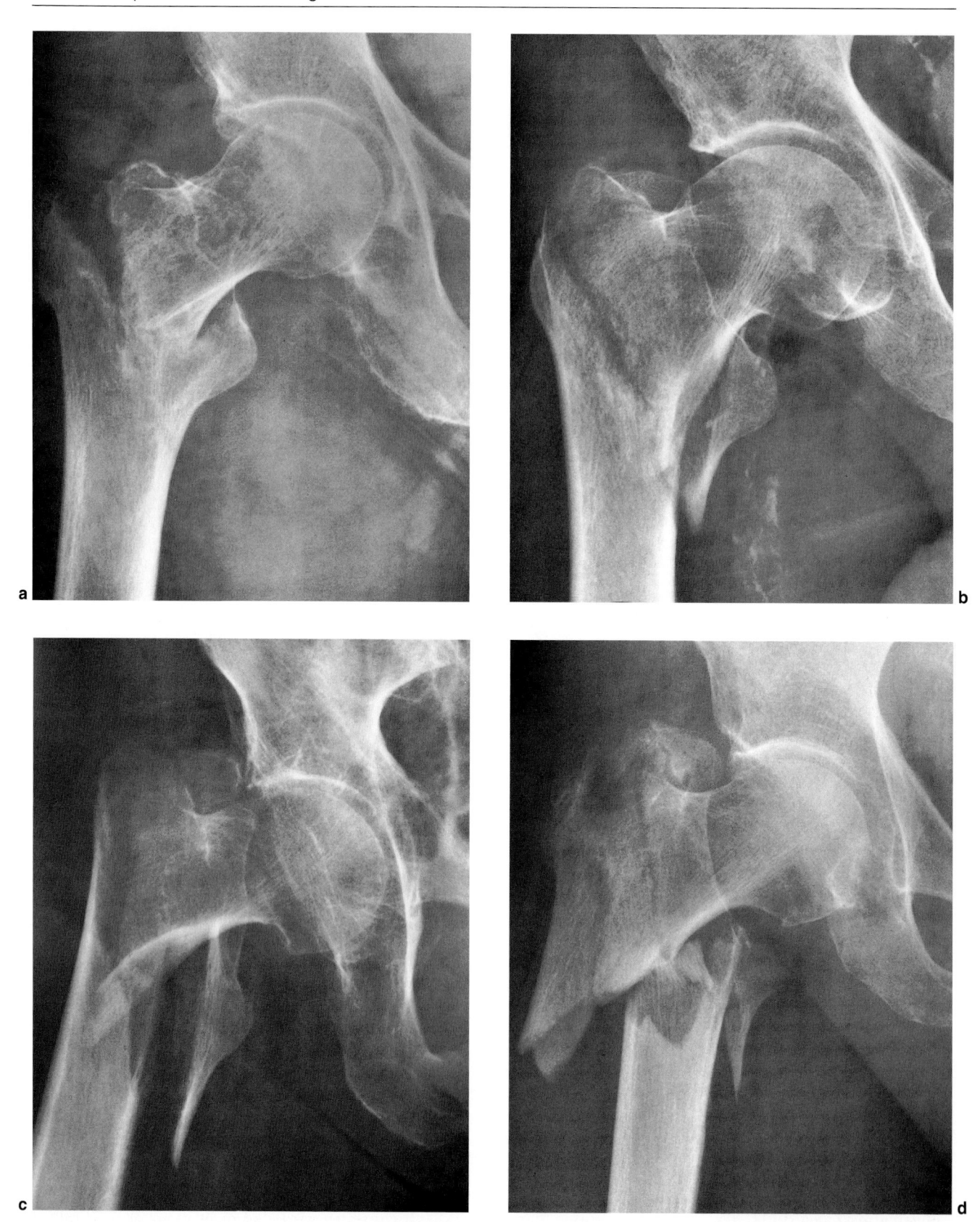

Abb. 23.**78a–d**
a Pertrochanterer, eingestauchter Adduktionsbruch rechts (Typ A 1.2 nach der AO)
b Pertrochantere Femurfraktur rechts mit mehrfach frakturierter medialer Kortikalis ohne dorsales Fragment (Typ A 2.1 nach der AO)
c Pertrochantere Femurfraktur rechts mit mehrfach frakturierter medialer Kortikalis mit dorsokranialem Zusatzfragment (Typ A 2.2 nach der AO)
d Pertrochantere Femurfraktur rechts mit umgekehrtem Bruchverlauf und medialem Zusatzfragment (Typ A 3.3 nach der AO)

hendem klinischen Verdacht auf eine Verletzung der Trochanterregion die Röntgendiagnostik fortgesetzt werden. Aufnahmen in zwei Ebenen sichern die Diagnose und schließen gleichzeitig pertrochantere und Schenkelhalsfrakturen aus.

Therapeutisch genügt bei unverschobenen Brüchen Bettruhe für 10–14 Tage. Dislozierte Frakturen alter Patienten werden ebenfalls konservativ mit früher Mobilisation nach Abklingen der Schmerzen behandelt. Ansonsten ist bei dislozierten Frakturen zur Verhinderung von Pseudarthrosen die Zuggurtungsosteosynthese indiziert.

Isolierte Abrißfrakturen des Trochanter minor

Sie stellen typische Verletzungen im Kindes- und Jugendalter dar (14, 92). Etwa 85% der Patienten sind unter 20 Jahre alt. Ursache ist eine plötzliche und unkoordinierte Anspannung des M. iliopsoas. Typische Sportarten hierfür stellen Lauf- und Sprungdisziplinen sowie Fußball dar. Abrißfrakturen des Trochanter minor werden selten bei alten Menschen mit hochgradiger Osteoporose beobachtet.

Charakteristisch sind der lokale Druckschmerz, die Schwellung im Bereich des kleinen Rollhügels sowie die Unmöglichkeit, auf dem verletzten Bein zu stehen (4). Der Oberschenkel kann im Sitzen bei gebeugtem Knie nicht angehoben werden (positives Ludloff-Zeichen).

Therapeutisch sind 8–10 Tage Bettruhe bei leicht gebeugtem Hüftgelenk ausreichend. Nur in Ausnahmefällen (Fragmentdiastase über 2 cm, junger athletischer Patient) kann eine operative Refixation erwogen werden.

Subtrochantere Femurfrakturen

Als „subtrochanter" werden alle diejenigen Oberschenkelbrüche bezeichnet, die im Bereich zwischen Trochanter minor und 5 cm distal davon gelegen sind. Subtrochantere Femurfrakturen sind relativ selten und machen etwa 7–10% der Brüche des proximalen Femurendes aus (14, 61).

Subtrochantere Brüche entstehen zumeist durch hochenergetische, direkte Traumata. Als Hauptunfallbereiche sind Verkehr, Sport und Arbeitswelt zu nennen. Etwa 60% der Verletzten sind zwischen 20 und 40 Jahren alt. Der Anteil polytraumatisierter Patienten ist mit 25% relativ hoch. Bei älteren Menschen treten subtrochantere Brüche meist im Rahmen einer hochgradigen Osteoporose oder subtrochanter gelegener Metastasen schon nach geringen Traumata oder spontan auf.

Einteilung und Klinik (Therapie)

Bezüglich der Frakturform können Schräg- und Querfrakturen, Torsionsbrüche mit und ohne Drehkeil sowie Mehrfragment- und Trümmerbrüche unterschieden werden (Abb. 23.**79**). In etwa 12% der Fälle handelt es sich um pathologische Frakturen (61).

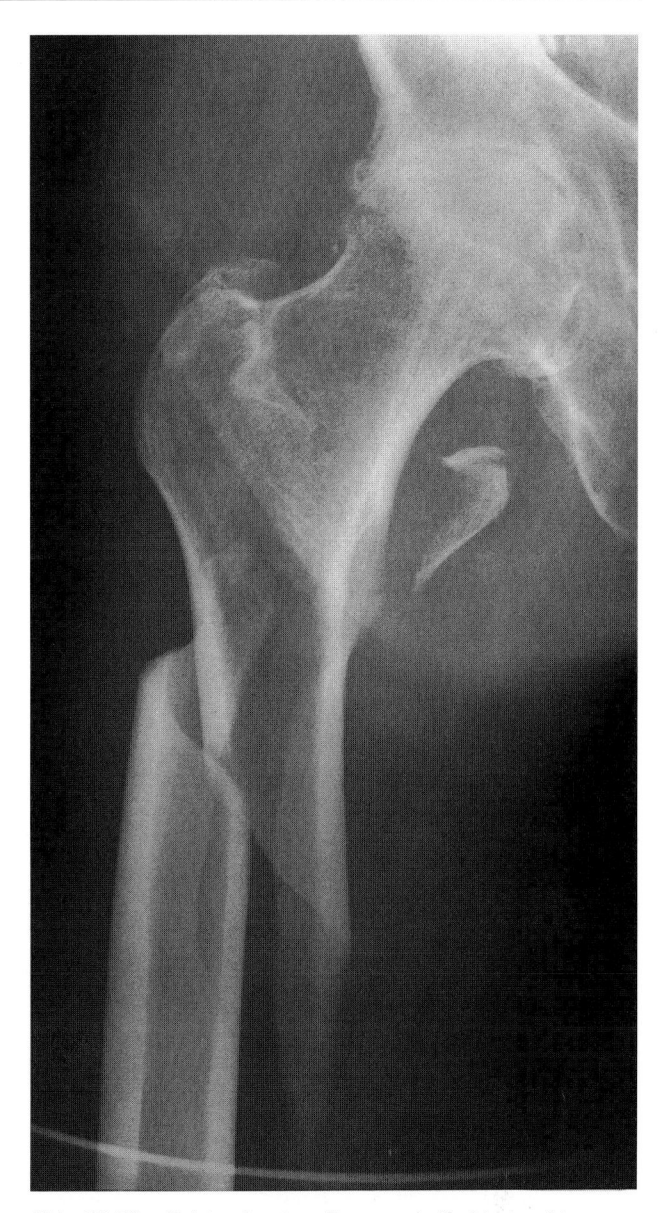

Abb. 23.**79** Subtrochantere Femurspiralfraktur rechts: a.-p. Projektion

Für klinische Belange werden die subtrochanteren Frakturen in stabile und instabile Bruchformen eingeteilt. Als stabil gelten diejenigen Frakturen, bei denen die anatomische Rekonstruktion der medialen und dorsalen Schenkelschaftkortikalis möglich ist. Bei instabilen Frakturen gelingt dies wegen Zertrümmerung oder schrägen Frakturverlaufs (von proximal-medial nach distal-lateral) nicht.

Klinisch steht die Varusfehlstellung der betroffenen Extremität im Vordergrund (4). Die an den Trochanteren ansetzende Muskulatur führt zu einer Flexion, Abduktion und Außenrotation des proximalen Fragmentes. Das distale Fragment wird durch die ansetzenden Adduktoren nach medial gezogen und außenrotiert. Ein teilweise erheblicher Bluterguß führt zur deutlichen Vergrößerung des Oberschenkelumfangs. Röntgenaufnahmen in zwei Ebenen dokumentieren das Frakturausmaß. Zum Ausschluß oder Nachweis weiterer Verletzungen sollte routinemäßig eine Beckenübersichtsaufnahme mit angefertigt werden.

Therapie der Wahl ist die osteosynthetische Versorgung der Frakturen (61), da eine konservative Behandlung schlechte Ergebnisse mit Fehlstellungen und Pseudarthrosenbildung erwarten läßt. Ausschlaggebend für ein gutes Resultat sind die anatomische Rekonstruktion und stabile Fixation der Fragmente unter Berücksichtigung einer gesicherten medialen Abstützung sowie die sofortige funktionelle Nachbehandlung.

Begleitverletzungen und Komplikationen

Aufgrund der Schwere des Traumas sind in einem hohen Prozentsatz weitere Frakturen, zumeist der gleichen Extremität oder des Beckens zu beobachten.

Bei den Komplikationen sind Früh- von Spätkomplikationen zu unterscheiden (61). Zu den Frühkomplikationen, meist bedingt durch die operative Versorgung, zählen das Wundhämatom, der oberflächliche Wundinfekt, die Osteitis und die sekundäre Fragmentdislokation, die zusammen in etwa 6% der Fälle auftreten.

Zu den Spätkomplikationen zählen Implantatbruch, Refraktur nach Metallentfernung und Pseudarthrosenbildung. Letztere ist häufiger anzutreffen als bei pertrochanteren Frakturen. Ursache hierfür ist oft eine Redislokation der Fragmente als Folge der großen Biegebeanspruchung der medialen Femurkortikalis, bevor eine knöcherne Heilung eingetreten ist. Implantatbrüche sind zumeist auf technische Operationsfehler mit resultierender ungenügender oder fehlender medialer Abstützung zurückzuführen.

Besonderheiten bei Verletzungen des Beckens, des Hüftgelenkes und des proximalen Femurendes im Kindesalter

Becken

Beckenfrakturen treten beim Kind seltener als im Erwachsenenalter auf (6). Ursachen sind die größere Plastizität des kindlichen Knochens sowie die vermehrte Elastizität von Iliosakralfugen und Symphyse. Das kindliche Becken ist somit in der Lage, auftreffende Krafteinwirkungen besser aufzufangen als das relativ starre Becken des Erwachsenen. Dies macht verständlich, daß zur Traumatisierung höhere Energien notwendig sind: Knöcherne oder ligamentäre Verletzungen des kindlichen Beckens – sieht man einmal von den Apophysenabrissen ab – ereignen sich in der Regel im Rahmen schwerer Rasanztraumen (13). Somit ist gerade beim Kind nach Mitverletzungen der vom knöchernen Becken geschützten Organe sowie nach weiteren Körperhöhlen- und Extremitätenverletzungen zu fahnden.

Analog zu den Beckenfrakturen im Erwachsenenalter werden kindlichen Beckenfrakturen in Beckenrand- und Beckenringbrüche eingeteilt (6).

Der Anteil an Beckenrandfrakturen liegt bei etwa zwei Drittel der Fälle und ist damit doppelt so hoch wie im Erwachsenenalter (13). Typische Verletzungen im Kindes- und Jugendalter sind die Abrißfrakturen der Apophysen (Spinae iliacae anteriores superiores et inferiores, Tuber ossis ischii). Sie sind bereits im Abschnitt „Becken" besprochen worden, so daß auf eine Wiederholung verzichtet werden kann. Dies gilt in gleichem Maße für Frakturen der Darmbeinschaufel (Duverney) sowie für isolierte Frakturen des Kreuz- und Steißbeines.

Bei den Beckenringfrakturen wird auch beim Kind zwischen stabilen und instabilen Ringbrüchen unterschieden. Die häufigsten Bruchformen stellen wiederum die Schambeinastfrakturen mit einem Anteil von etwa 40% aller Beckenbrüche dar. Verletzungen von Symphyse und Iliosakralfugen treten aufgrund ihrer großen Elastizität relativ selten im Rahmen instabiler Beckenringfrakturen auf. Generell zeigen kindliche Beckenfrakturen eine gute Heilungstendenz, teilweise kommt es zur Spontankorrektur verschobener Frakturen. Allerdings können disloziert verheilte Frakturen im vorderen Beckenring bei Mädchen zu einem potentiellen knöchernen Geburtshindernis werden (13).

Hüftgelenk

Verletzungen des Hüftgelenkes werden im Kindesalter relativ selten beobachtet (6, 13, 20, 67). Prinzipiell treten dabei mit Ausnahme der Hüftkopfkalottenfrakturen die gleichen Verletzungen wie im Erwachsenenalter auf, so daß hier nur auf für das Kindesalter spezifische Gesichtspunkte eingegangen werden soll.

Frakturen des Azetabulums weisen die typischen Probleme einer kindlichen Gelenkfraktur auf: im Zentrum der Hüftpfanne befindet sich als Wachstumsknorpel eine Y-Fuge. Die Prognose der kindlichen Azetabulumfraktur hängt also auch davon ab, ob eine Verletzung der Wachstumsfuge vorliegt oder nicht (6, 13). Jede Läsion der Wachstumszone führt zu einem vorzeitigen Schluß der Y-Fuge. Dadurch wird verhindert, daß sich das Azetabulum weiter koordiniert mit dem Femurkopf vergrößert. Der Hüftkopf wächst langsam aus der zu kleinen Pfanne heraus (Abb. 23.**80a** u. **b**). Die Folge ist eine Pfannendysplasie mit ungenügender Überdachung und Subluxation des Hüftkopfes sowie eine starke Verdickung des Pfannengrundes. Letzteres wird dadurch erklärt, daß der zunehmend lateralisierte Hüftkopf nicht mehr formgebend auf die Ausmodellierung des Azetabulums einwirken kann.

Abb. 23.**80a** u. **b** Azetabulumfraktur rechts mit Fraktur des vorderen Pfeilers und Beteiligung der knorpeligen Y-Fuge (→). Alter des Kindes: 7 Jahre
a Unfallaufnahme
b Verlaufskontrolle nach 6 Monaten: Vorzeitiger Schluß der Epiphysenfuge ventral
NB.: knöchern konsolidierte subtrochantere Femurfraktur links

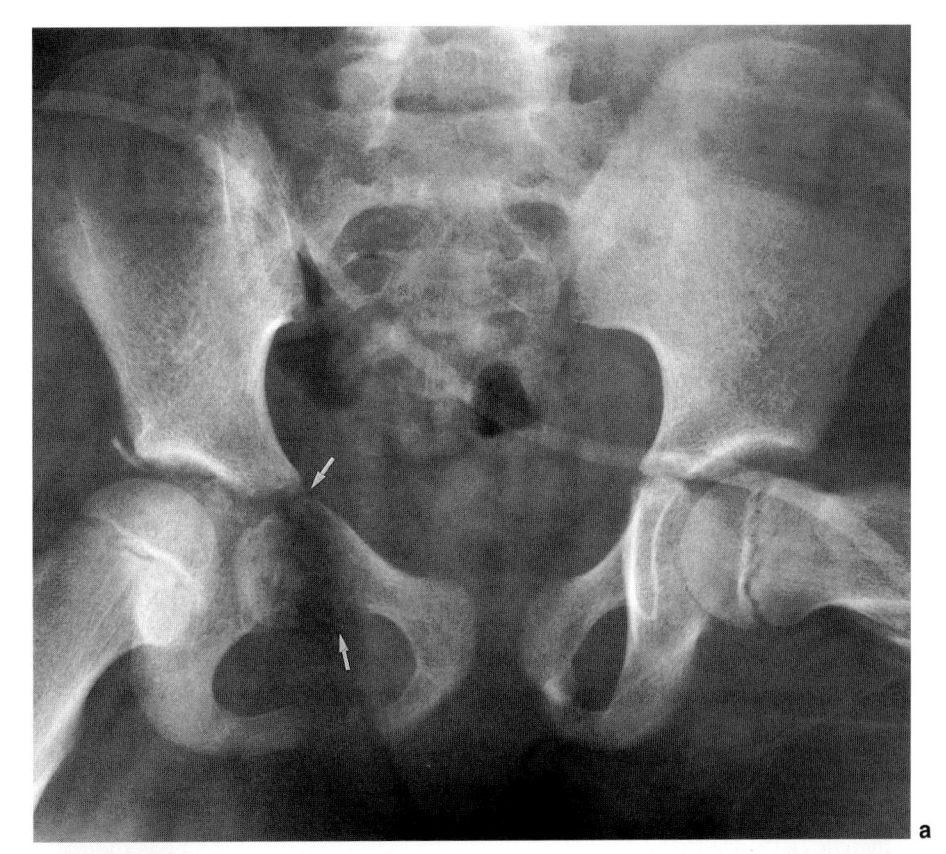

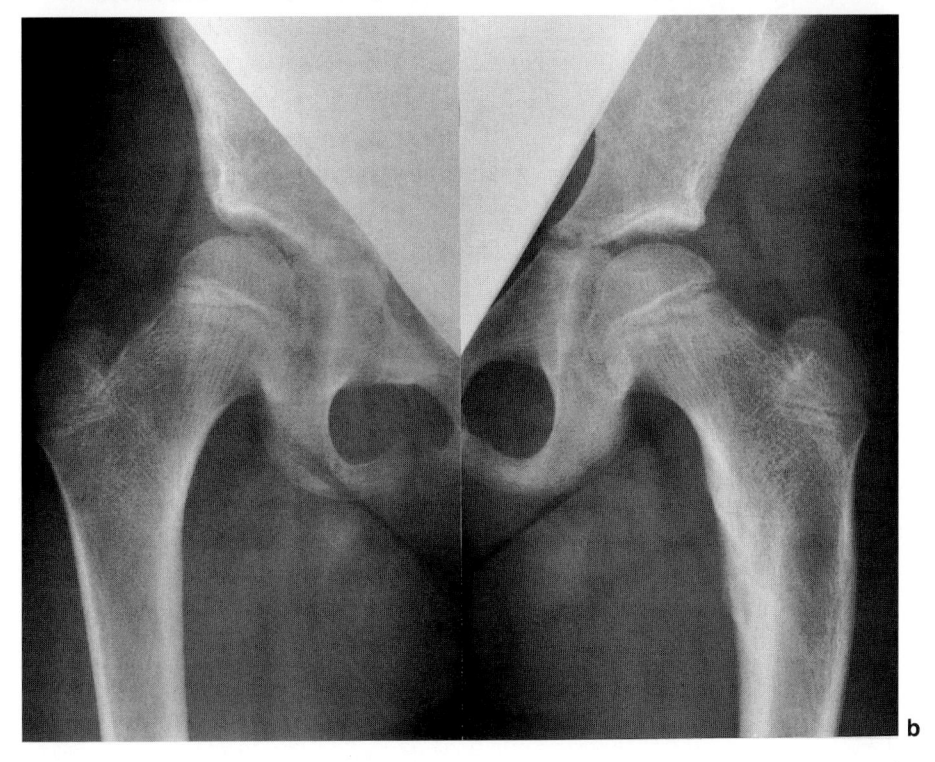

Die Diagnostik unverschobener Hüftpfannenbrüche kann bei Beteiligung der knorpeligen Wachstumsfuge deutlich erschwert sein (89). Neben den obligatorischen Aufnahmen des Hüftgelenkes in a.-p., Ala- und Obturatorprojekten sind zuweilen Vergleichsaufnahmen der Gegenseite oder Aufnahmen des Beckens mit um jeweils 30–40 Grad nach kranial oder kaudal gekippter Röntgenröhre erforderlich.

Reine traumatische Hüftluxationen im Kindesalter machen etwa 4–10% aller traumatischen Hüftluxationen aus (67). Während die Hüftverrenkungen bei Erwachsenen immer Folge einer starken Gewalteinwirkung sind, können kindliche Luxationen gelegentlich durch schwächere Traumata ausgelöst werden (20). Die Ursache dafür liegt vermutlich in der geringeren Stabilität des kindlichen Hüftgelenkes, bedingt durch eine größere Elastizität von Kapsel- und Bandstrukturen.

Analog zum Erwachsenenalter werden anteriore und posteriore Luxationen unterschieden, wobei letztere etwa 7- bis 10mal häufiger beobachtet werden. Therapeutisch sollte, soweit nicht weitere knöcherne Verletzungen des proximalen Femurs zur operativen Intervention zwingen, zunächst der Versuch der geschlossenen Reposition bei optimaler Muskelrelaxation unternommen werden (84).

Die Prognose einer kindlichen Hüftluxation ist unter anderem von der Schwere des Traumas, dem Zeitpunkt sowie der Art der Reposition (geschlossen / offen, brüsk / schonend) abhängig. Hüftkopfnekrosen treten in über 10% der Fälle und damit häufiger als beim Erwachsenen auf. Der Grund hierfür liegt in der größeren Vulnerabilität des kindlichen Hüftkopfes bei der Luxation, bedingt durch die spezielle Gefäßversorgungssituation (s. unten). Als weitere, aber seltene Komplikation der kindlichen Hüftluxation ist der vorzeitige Verschluß der proximalen Femurepiphysenfuge zu nennen (20).

Proximales Femurende

Frakturen des koxalen Femurendes treten im Kindesalter selten auf und machen etwa 1% der proximalen Oberschenkelbrüche aus (13). Die Verhältnisse am proximalen Femur des Kindes unterscheiden sich grundlegend von denen des Erwachsenen:

Das gesamte proximale Femur ist von fester Spongiosa ausgefüllt. Die Transformation der Spongiosa in das Trabekelsystem des Erwachsenen erfolgt erst am Ende des Wachstums. Die große Härte von Spongiosa und Kortikalis macht ein Ineinanderstauchen von Fragmenten kaum möglich, demzufolge treten Frakturheilungsstörungen häufig auf (4, 13).

Verletzungen des proximalen Femurs können Schädigungen der proximalen Wachstumsfugen verursachen. Ein vorzeitiger Schluß der Epiphysenfugen führt unweigerlich zu Wachstumsstörungen mit Ausbildung einer Coxa vara bei Schädigung der Femurkopfepiphyse oder einer Coxa valga bei Verletzung der Wachstumsfuge des Trochanter major.

Auch die Blutversorgung, speziell die des Femurkopfes, weist Unterschiede auf (58, 74): Erfolgt diese im Säuglings- und Kleinkindalter aus metaphysären Ästen der Aa. circumflexae medialis et lateralis, so übernehmen die aus der A. circumflexa femoris medialis stammenden lateralen Epiphysengefäße ab dem 3. bis 4. Lebensjahr nach Entwicklung der Epiphysenfuge, die eine „Gefäßbarriere" darstellt, die alleinige Kopfversorgung. Die im Lig. capitis femoris verlaufenden Gefäße entwickeln sich erst nach dem 6. Lebensjahr und spielen beim Kind keine Rolle.

Die proximalen Oberschenkelfrakturen des Kindes werden in etwa 80–90% der Fälle durch ein schweres Trauma verursacht. Dabei liegen entweder eine direkte Gewalteinwirkung (z. B. Überfahrenwerden) oder ein Sturz aus großer Höhe vor. Hauptunfallbereich ist der Straßenverkehr (4).

Wird ein leichtes Trauma als Frakturursache angegeben, sollte immer an das Vorliegen einer pathologischen Fraktur (z. B. bei aneurysmatischer Knochenzyste, fibröser Dysplasie etc.) oder an eine Kindesmißhandlung gedacht werden.

Einteilung und Klinik (Therapie)

Reine, traumatische Epiphysenlösungen

Reine, traumatische Lösungen einer normalen Epiphyse sind sehr selten. Im allgemeinen handelt es sich um Epiphysenlösungen vom Typ I nach Salter und Harris. Zwei Formen werden unterschieden (4):

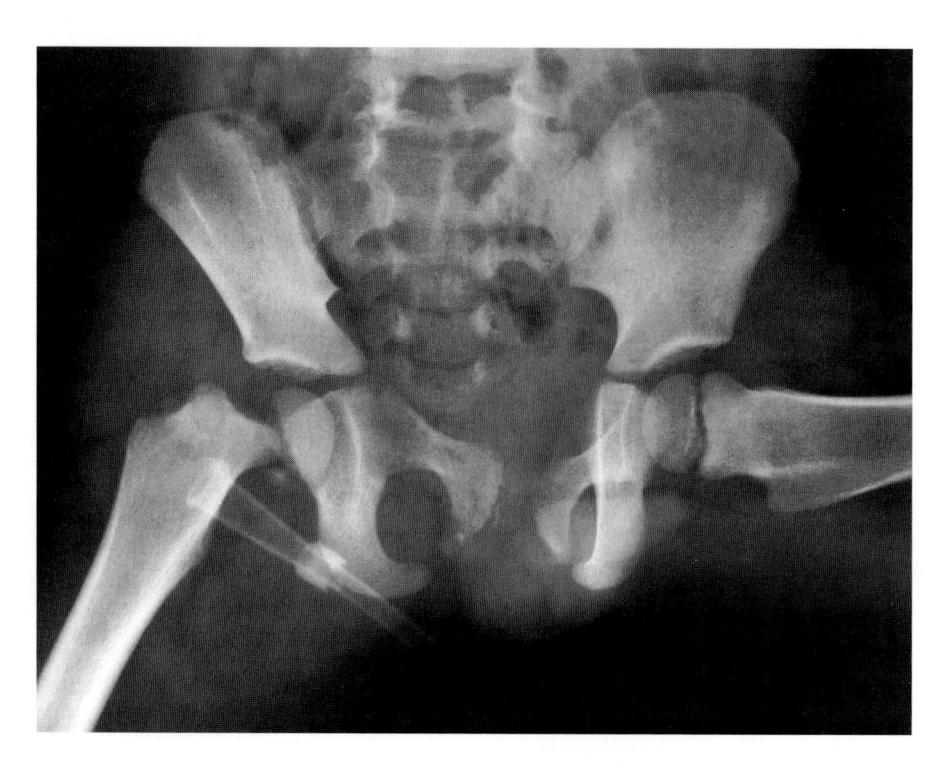

Abb. 23.**81** Traumatische Epiphysenlösung rechts. Alter des Kindes: 2 Jahre

a) Die Epiphyse verbleibt in der Hüftpfanne, der Femurhals ist mehr oder weniger stark nach kranial disloziert (Abb. 23.**81**).
b) Bei der selteneren Form befindet sich die Epiphyse außerhalb des Azetabulums, Wachstumszone und lateraler Femurhals sind in der Pfanne verblieben.

Reine, traumatische Epiphysenlösungen werden immer durch schwere Gewalteinwirkungen verursacht. Charakteristisch ist der erhebliche Bewegungsschmerz, klinisch im Vordergrund stehen Begleitverletzungen (Beckenfrakturen).

Therapeutisch sollte bei wenig oder nicht dislozierten Epiphysenlösungen eine geschlossene Reposition mit anschließender Anlage eines Becken-Bein-Gipsverbandes versucht werden. Die operative Behandlung ist bei größeren Dislokationen oder verspäteter Diagnose indiziert.

Schenkelhalsfrakturen

Schenkelhalsfrakturen machen den größten Anteil der proximalen Oberschenkelbrüche aus. Nach der Lokalisation werden transzervikale und basozervikale (laterale) Frakturen unterschieden, wobei letztere am häufigsten vorkommen (Abb. 23.**82a–c**). Entscheidend für die Prognose der kindlichen Schenkelhalsfraktur ist der Dislokationsgrad des Bruches. Entsprechend wird zusätzlich zwi-

Abb. 23.**82a–c** Laterale Schenkelhalsfraktur links mit Varusfehlstellung. Alter des Kindes: 7 Jahre
a Unfallaufnahme
b Osteosynthetische Versorgung mit Spickdrähten unter Schonung der Epiphysenfuge

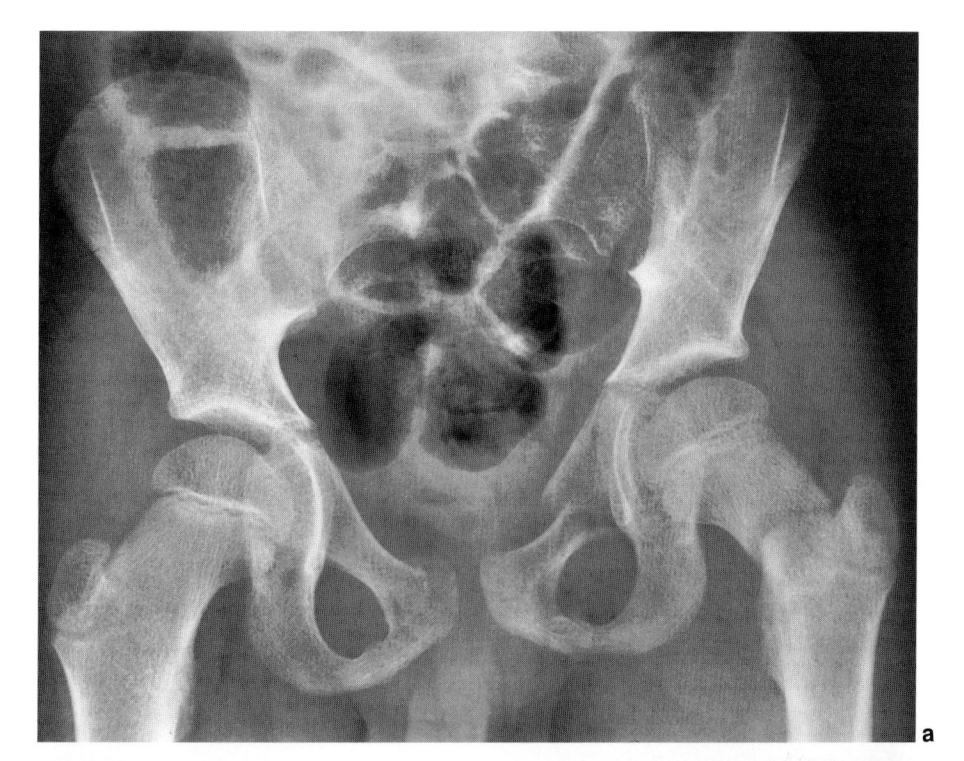

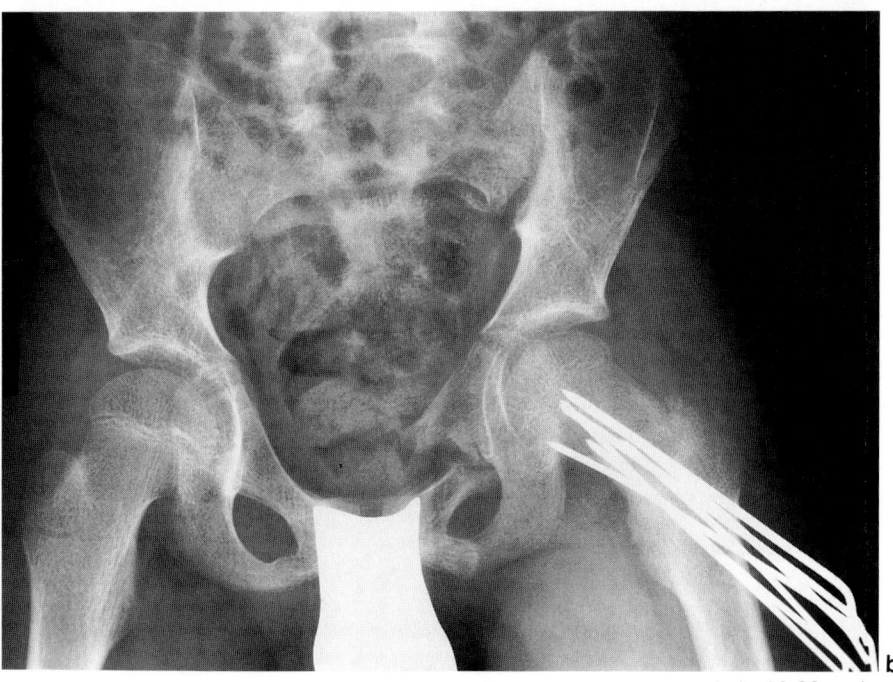

Abb. 23.**82c** ▶

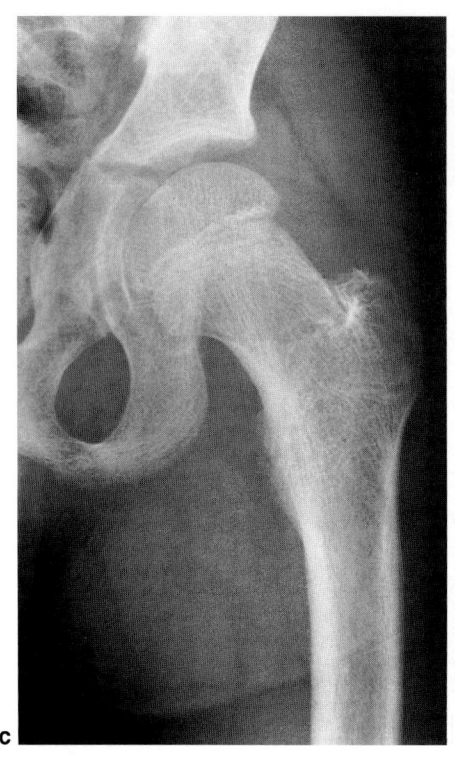

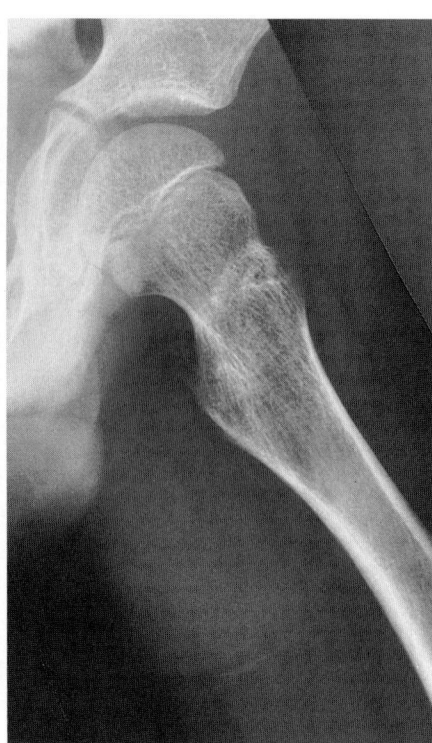

Abb. 23.82c Vollständige knöcherne Ausheilung nach 9 Monaten, offene Wachstumsfuge

schen dislozierten und nicht dislozierten Frakturen unterschieden (4, 13).

Klinisch steht die Schwere des Unfalltraumes im Vordergrund, sofern nicht eine pathologische Fraktur vorliegt.

Therapeutisch ist frühzeitig eine schonende und anatomisch exakte Reposition vorzunehmen. Grundsätzlich sollte die Wachstumsfuge dabei nicht verletzt werden. Nicht dislozierte oder anatomisch exakt reponierte Frakturen können konservativ behandelt werden: nach einer zwei- bis dreiwöchigen Extensionsbehandlung folgt eine Ruhigstellung im Becken-Bein-Gipsverband für weitere 1–2 Monate (4, 13).

Dislozierte und nicht exakt reponierte Frakturen sowie eine erneute Fragmentdislokation unter konservativer Behandlung sind Indikationen zum operativen Eingriff. Dabei sollte stabilisierenden und komprimierenden Zugschrauben der Vorzug gegeben werden.

Pertrochantere Frakturen

Sie sind im Kindesalter relativ selten, zumeist handelt es sich um stabile Frakturen (13).

Klinisch im Vordergrund stehen Klopf-, Stauchungs- und Bewegungsschmerzen im Hüftbereich sowie Schwellung und Hämatombildung am Trochanter major. Die im Erwachsenenalter typische Fehlstellung und Verkürzung des Beines können fehlen.

Therapeutisch lassen sich durch eine konservative Behandlung gute Ergebnisse erzielen. Eine Operationsindikation stellt die irreponible Coxa-vara-Stellung dar.

Subtrochantere Frakturen
(Abb. 23.82 a u. b)

Ähnlich wie im Erwachsenenalter werden subtrochantere Frakturen zumeist durch ein schweres Trauma verursacht. Häufig liegen Quer- und Schrägbrüche vor; Spiral-, Grünholz- und Splitterfrakturen sind seltener (4). Charakteristisch ist die im Abschnitt „Proximales Femurende" schon beschriebene Varusfehlstellung der Extremität.

Im Gegensatz zum Erwachsenen ist die konservative Behandlung der Frakturen fast immer angezeigt. Indikationen zur Osteosynthese stellen zweit- und drittgradig offene Brüche, Varus- und Rotationsfehlstellungen, die durch das Wachstum nicht ausgeglichen werden können, sowie das Vorliegen von Muskelinterponaten dar.

Begleitverletzungen und Komplikationen

Bei allen Frakturen des proximalen Femurendes ist im Kindes- und Jugendalter in einem hohen Prozentsatz mit Begleitverletzungen im Bereich des Schädels, des Thorax, des Abdomens und des Becken zu rechnen (13).

Die schwerwiegendste und häufiger als im Erwachsenenalter auftretende Komplikation stellt die Hüftkopfnekrose dar. Ihre Häufigkeit ist abhängig vom Frakturtyp (4, 13):

Traumatische Epiphysenlösungen führen aufgrund der Unterbrechung der Blutversorgung des Hüftkopfes nahezu immer zur Hüftkopfnekrose. Bei den Schenkelhalsfrakturen ist der Dislokationszustand der Fraktur entscheidend: bei stark verschobenen Brüchen muß in etwa 50% der Fälle mit einer Nekrose des Hüftkopfes gerechnet werden. Dagegen liegt die Nekroserate unverschobener Frakturen unter 10%. Als Sonderform im Kindesalter kann eine isolierte Halsnekrose ohne Ernährungsstörung des Hüftkopfes auftreten, wenn bei einer lateralen Schenkelhalsfraktur lediglich die metaphysären Gefäße unterbrochen sind.

Abb. 23.**83a** u. **b** Subtrochantere Femurspiralfraktur links. Alter des Kindes: 7 Jahre
a Unfallaufnahme
b Nach 6 Monaten vollständige knöcherne Ausheilung, Verdickung der medialen Femurkortikalis im ehemaligen Frakturbereich

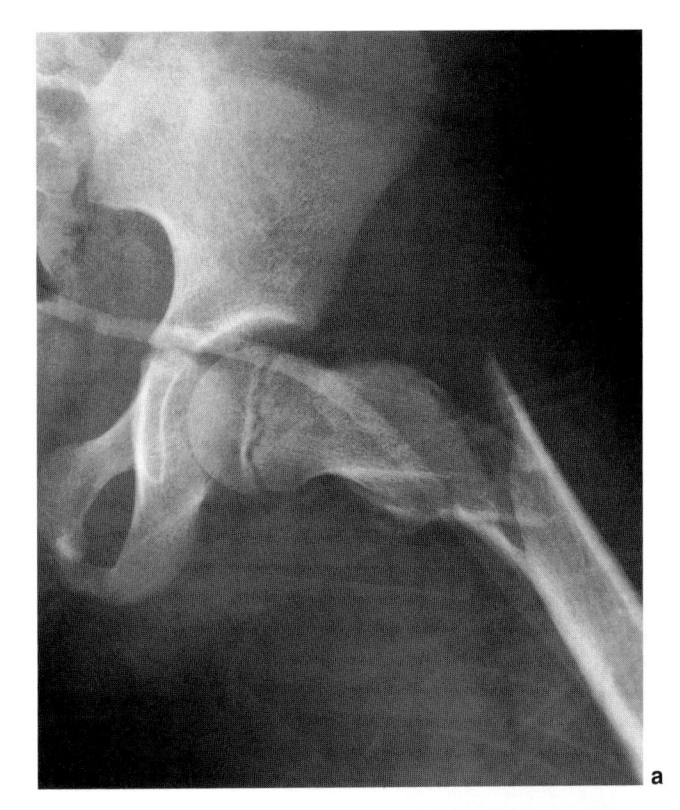

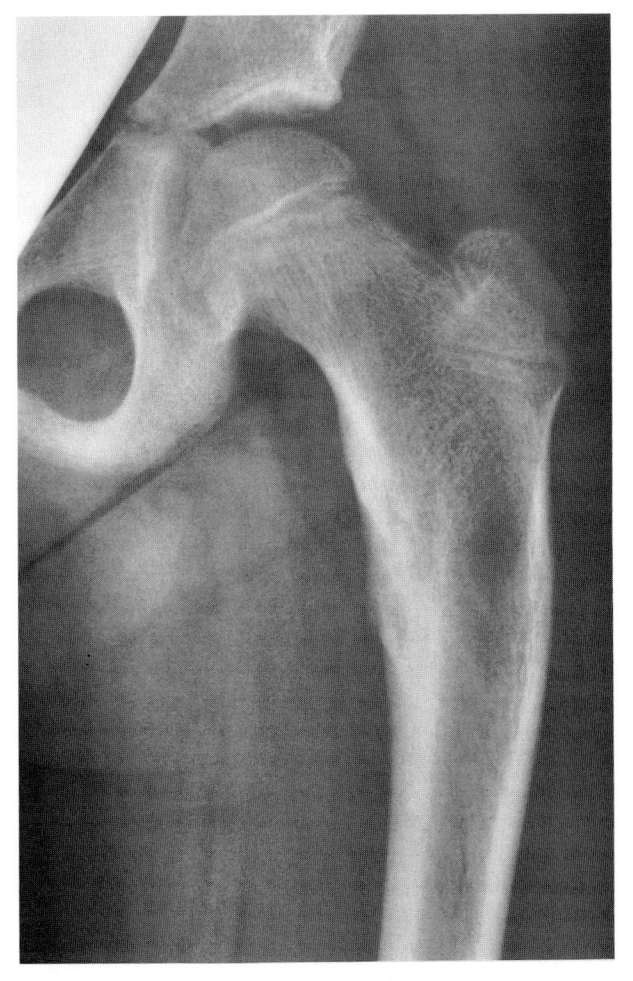

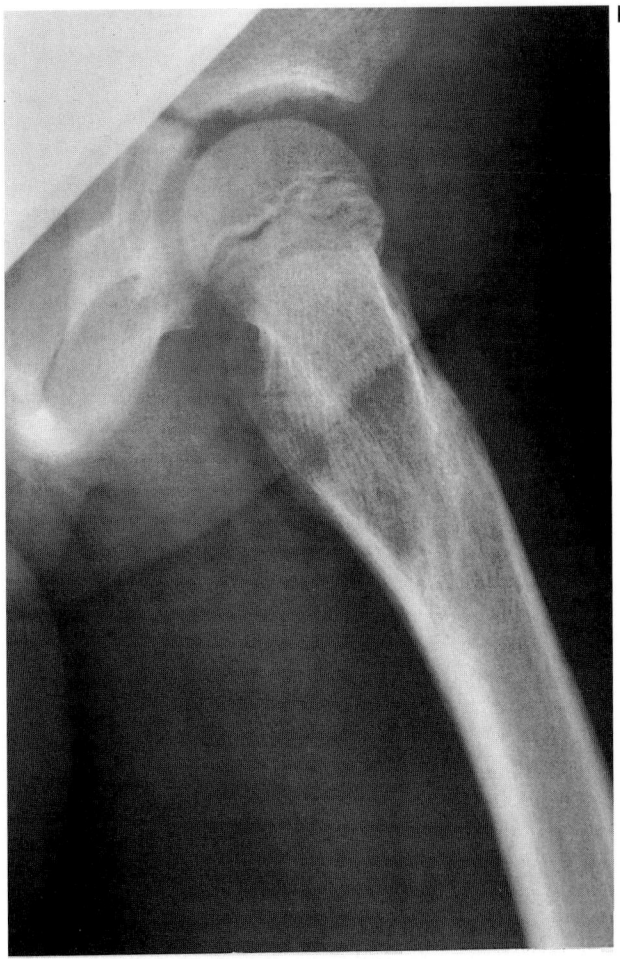

Eine Varusfehlstellung wird in etwa 20–30% der Fälle nach proximaler Femurfraktur beobachtet (13). Sie ist Folge einer ungenügenden anatomischen Reposition, einer erneuten Fragmentverschiebung oder eines vorzeitigen Schlusses der Wachstumsfuge. Eine erworbene Coxa vara kann zur Beinverkürzung führen, sie stellt immer eine präarthrotische Deformität dar und sollte durch eine subtrochantere, valgisierende Umstellungsosteotomie behandelt werden.

Pseudarthrosen werden etwa gleich häufig wie im Erwachsenenalter vorgefunden. Behandlung der Wahl ist die valgisierende Umstellungsosteotomie mit oder ohne Spongiosaplastik.

Ein vorzeitiger Schluß der Epiphysenfuge wird in etwa 20–60% der Fälle beobachtet. Ursächlich werden eine Kopfnekrose, die Wachstumsfuge kreuzende Osteosynthesematerialien sowie die Traumatisierung der Wachstumsfuge durch das eigentliche Unfallereignis diskutiert (20).

Literatur

1 Ahlers, J., C.-H. Schweikert, W. Schwarzkopf: Ergebnisse nach Symphysensprengung und Iliosacralgelenksluxationen. H. Unfallheilk. 140 (1979) 249–258
2 Baird, R. A., W. R. Schobert, M. J. Pais, M. Ahmed, W. J. Wilson, G. L. Farjalla, T. J. Imray: Radiographic identification of loose bodies in the traumatized hip joint. Radiology 145 (1982) 661–665
3 Barnes, R., J. T. Brown, R. S. Garden, E. A. Nicoll: Subcapital fractures of the femur. J. Bone Jt Surg. 58-B (1976) 2–24
4 Baumgartl, F., R. Hohenbleicher: Oberschenkel. In Baumgartl, F., K. Kremer, H. W. Schreiber: Spezielle Chirurgie für die Praxis. Thieme, Stuttgart 1980 (S. 267–489)
5 Berner, W., H.-J. Oestern, J. Sorge: Ligamentäre Beckenringverletzungen. Behandlung und Spätergebnisse. Unfallheilkunde 85 (1982) 377–387
6 Blatter, R.: Beckenfrakturen beim Kind. H. Unfallheilk. 140 (1979) 39–43
7 Blencke, B.: Die Hüftkopf-Epiphysenlösung. Diagnose und Therapie. Dtsch. Ärztebl. 31 (1981) 1485–1492
8 Böhler, J.: Differenzierte Indikationsstellung bei Schenkelhalsbrüchen. Unfallheilkunde 81 (1978) 155–163
9 Bonnin, J. G.: Sacral fractures and injuries to the cauda equina. J. Bone Jt Surg. 27 (1945) 113–127
10 Bowerman, J. W., J. M. Sena, R. Chang: The teardrop shadow of the pelvis: anatomy and clinical significance. Radiology 143 (1982) 659–662
11 Buchholz, R. W.: The pathological anatomy of malgaigne fracture-dislocations of the pelvis. J. Bone Jt Surg. 63–A (1981) 400–404
12 Burk, D. L., D. C. Mears, W. H. Kennedy, L.A. Cooperstein, D. L. Herbert: Three-dimensional computed tomography of acetabular fractures. Radiology 155 (1985) 183–186
13 Canale, S. T., R. E. King: Pelvic and hip fractures. In: Rockwood, C. R., D. P. Green: Fractures and Dislocations in Children. Lippincott, Philadelphia 1984 (p. 733–843)
14 Delee, J.: Fractures and dislocations of the hip. In Rockwood, C. R., D. P. Green: Fractures and Dislocations, Vol. II, 2nd ed. Lippincott, Philadelphia 1982 (p. 1211–1353)
15 Dihlmann, W., M. Heller: Asterisk-Zeichen und adulte ischämische Femurkopfnekrose. Fortschr. Röntgenstr. 142 (1985) 430–435
16 Dunn, M. H. D. Morris: Fractures and dislocations of the pelvis. J. Bone Jt Surg. 50–A (1968) 1639–1648
17 Ecke, H.: Rupturen von Symphyse und Ileosakralgelenk mit und ohne Kreuzbeinfrakturen. Krankenhausarzt 50 (1977) 453–454
18 Evans, E. M.: The treatment of trochanteric fractures of the femur. J. Bone Jt Surg. 31–B (1949) 190–203
19 Feine, U.: Nuklearmedizinische Diagnostik bei Erkrankungen des Hüftgelenkes. In: Frommhold, W., P. Gerhardt: Erkrankungen des Hüftgelenkes. Thieme, Stuttgart, 1988 (S. 35–45)
20 Fromm, B., C. Carstens: Die kindliche, traumatische Hüftgelenksluxation – Übersicht über das Thema anhand 9 eigenen, bisher noch nicht veröffentlichten Fällen. Akt. Traumatol. 18 (1988) 168–172

21 Furey, W. W.: Fractures of the pelvis with special reference to associated fractures of the sacrum. Amer. J. Roentgenol. 47 (1942) 89–96
22 Garden, R. S.: Low-angle fixation in fractures of the femoral neck. J. Bone Jt Surg. 43-B (1961) 647–663
23 Gay, B.: Stabilisierende Operationen im Beckenbereich. Chirurg 57 (1986) 15–21
24 Gradinger, R., J. Träger: Indikationen zur Operation des Hüftgelenkes. In Frommhold, W., P. Gerhardt: Erkrankungen des Hüftgelenkes. Thieme, Stuttgart 1988 (S. 86–96)
25 Hafner, E., H. Ch. Meuli: Röntgenuntersuchung in der Orthopädie, 2. Aufl. Huber, Bern 1976
26 Harley, J. D., L. A. Mack, R. A. Winquist: CT of acetabular fractures: comparison with conventional radiography. Amer. J. Roentgenol. 138 (1982) 413–417
27 Heller, M., D. Kötter, E. Wenzel: Computertomographische Diagnostik des traumatisierten Beckens. Fortschr. Röntgenstr. 132 (1980) 386–391
28 Heller, M., H.-H. Jend: Beckenverletzungen. In Heller, M., H.-H. Jend: Computertomographie in der Traumatologie. Thieme, Stuttgart 1984 (S. 92–105)
29 Huittinen, V.-M., P. Slätis: Fractures of the pelvis. Acta chir. scand. 138 (1972) 563–569
30 Jackson, H., J. Kam, J. H. Harris, T. S. Harle: The sacral arcuate lines in upper sacral fractures. Radiology 145 (1982) 35–39
31 Judet, R., J. Judet, E. Letournel: Fractures of the acetabulum: classification and surgical approaches for open reduction. J. Bone Jt Surg. 46-A (1964) 1615–1648
32 Jungbluth, K. H., H.-D. Sauer: Ergebnisse operativ versorgter schwerer Hüftpfannenbrüche. Chirurg 48 (1977) 786–792
33 Jungbluth, K. H.: Frakturen des Acetabulum. Langenbecks Arch. Chir. 361 (1983) 179–183
34 Kalman, M. A.: Radiologic soft tissue shadows: another look. Amer. J. Roentgenol. 130 (1978) 493–498
35 Kane, J.: Fractures of the pelvis. In Rockwood, C. R., D. P. Green: Fractures, Vol. II. Lippincott, Philadelphia 1975 (p. 905–1011)
36 Krueger, P., K. I. Pfeifer, L. Schweiberer: Frakturen und Luxationen des Beckenringes. Langenbecks Arch. Chir. 361 (1983) 173–177
37 Krueger, P., E. Wischhöfer, M. Oberniedermayr, L. Schweiberer: Die dynamische Hüftschraube. Chirurg 56 (1985) 9–15
38 Küsswetter, W.: Klinik der Hüftgelenkserkrankungen im Säuglings- und Kindesalter. In Frommhold, W., P. Gerhardt: Erkrankungen des Hüftgelenkes. Thieme, Stuttgart 1988 (S. 55–59)
39 Lehner, K.: Computertomographie und Kernspintomographie am Hüftgelenk. In: Frommhold, W., P. Gerhardt: Erkrankungen des Hüftgelenkes. Thieme, Stuttgart 1988 (S. 27–34)
40 Mack, L. A., J. D. Harley, R. A. Winquist: CT of acetabular fractures: analysis of fracture patterns. Amer. J. Roentgenol. 138 (1982) 407–412
41 Marincek, B., B. Porcellini, G. Robotti: Computertomographische Klassifikation von Acetabulumfrakturen. Radiologe 24 (1984) 205–210
42 Mischkowsky, T., W. Ruf: Die aufrichtende Umstellungsosteotomie zur Behandlung instabiler pertrochanterer Femurfrakturen. Chirurg 56 (1985) 25–29
43 Mockwitz, J.: Diagnostik und Therapie der Hüftgelenksluxation unter besonderer Berücksichtigung der Früh- und Spätkomplikationen. Krankenhausarzt 50 (1977) 457–469
44 Müller, M. E.: Klassifikation und internationale AO-Dokumentation der Femurfrakturen. Unfallheilkunde 83 (1980) 251–259
45 Müller-Färber, J., K.-H. Müller: Stabile und instabile Beckenringfrakturen. Behandlung und Ergebnisse. Arch. orthop. traum. Surg. 93 (1978) 29–41
46 Müller-Färber, J., S. Decker: Das stumpfe Bauchtrauma als Komplikation der Beckenfrakturen. Unfallheilkunde 82 (1979) 89–100
47 Müller-Färber, J., K. H. Müller: Die verschiedenen Formen der instabilen Beckenringverletzungen und ihre Behandlung. Unfallheilkunde 87 (1984) 441–455
48 Nigst, H.: Frakturen des proximalen Femurendes. In Nigst, H.: Spezielle Frakturen und Luxationslehre, Bd. III. Thieme, Stuttgart 1972 (S. 105–120)
49 Northrop, C. H., R. T. Eto, J. W. Loop: Vertical fracture of the sacral ala: significance of noncontinuity of the anterior superior sacral foraminal line. Amer. J. Roentgenol. 124 (1975) 102–106
50 Pannike, A.: Pathophysiologie und Systematik der ligamentären Beckenverletzungen und der traumatischen Hüftverrenkungen. H. Unfallheilk. 140 (1979) 205–220
51 Pauwels, F.: Atlas zur Biomechanik der gesunden und kranken Hüfte. Springer, Berlin 1973
52 Peltier, S. F.: Complications associated with fractures of the pelvis. J. Bone Jt Surg. 47-A (1965) 1060–1069
53 Pennal, G. F., M. Tile, J. P. Waddell, H. Garside: Pelvic disruption: assessment and classification. Clin. Orthop. 151 (1980) 12–21

54 Pipkin, G.: Treatment of grade IV fracture-dislocation of the hip. J. Bone Jt Surg. 39-A (1957) 1027–1042
55 Pirschel, J.: Konventionelle Röntgendiagnostik bei Erkrankungen des Hüftgelenkes. In Frommhold, W., P. Gerhardt: Erkrankungen des Hüftgelenkes. Thieme, Stuttgart 1988 (S. 14–26)
56 Poigenfürst, J.: Unfallmechanismen und Entstehungsarten von Beckenbrüchen. H. Unfallheilk. 140 (1979) 1–6
57 Poigenfürst, J.: Beckenringbrüche und ihre Behandlung. Unfallheilkunde 82 (1979) 309–319
58 Putz, R.: Anatomie und Funktion des Hüftgelenkes. In Frommhold, W., P. Gerhardt: Erkrankungen des Hüftgelenkes, Thieme, Stuttgart 1988 (S. 1–8)
59 Reiser, M., M. Heller: Extremitätenverletzungen. In Heller, M., H.-H. Jend: Computertomographie in der Traumatologie. Thieme, Stuttgart 1984 (S. 106–116)
60 Rogers, L. F., S. B. Novy, N. F. Harris: Occult central fractures of the acetabulum. Amer. J. Roentgenol. 124 (1975) 96–101
61 Rüedi, Th., A. Leutenegger: Die Osteosynthesen der subtrochanteren Frakturen. Unfallheilkunde 80 (1977) 183–186
62 Saks, B. J.: Normal acetabular anatomy for acetabular fracture assessment: CT and plain film correlation. Radiology 159 (1986) 139–145
63 Sauser, D. D., P. E. Bilimoria, G. A. Rouse, K. Mudge: CT evaluation of hip trauma. Amer. J. Roentgenol. 135 (1980) 269–274
64 Scharf, W., H. Hertz, R. Függer, R. Schabus, M. Wagner: Über Ursachen und Häufigkeit der aseptischen Hüftkopfnekrose nach medialer Schenkelhalsfraktur. Unfallheilkunde 87 (1984) 338–343
65 Schild, H., H. A. Müller, K. Klose, J. Ahlers, N. Hüwel: Anatomie, Röntgenologie und Klinik der Sakrumfrakturen. Fortschr. Röntgenstr. 134 (1981) 522–527
66 Schild, H., H. Weingand: Anatomie und Röntgenologie der normalen und verletzten Hüftpfanne. Röntgen-Bl. 37 (1984) 228–235
67 Schmelzeisen, H., S. Weller: Becken. In Baumgartl, F., K. Kremer, H. W. Schreiber: Spezielle Chirurgie für die Praxis. Thieme, Stuttgart 1980 (S. 165–239)
68 Schmiedt, E.: Frakturen und Luxationen im Beckenbereich: Urogenitale Verletzungen. H. Unfallheilk. 140 (1979) 57–62
69 Schmitt, R., G. Schindler, B. Gay, H. Brendel, J. Riemenschneider: Computertomographische Diagnostik bei Azetabulumfrakturen. Fortschr. Röntgenstr. 146 (1987) 628–635
70 Schneider, R.: Die intertrochantere Extensions- und Flexionsosteotomie bei traumatischen Hüftkopfdefekten. Unfallheilkunde 80 (1977) 177–181
71 Schweikert, C.-H., H. Weigand: Hüftkopfkalottenfrakturen. H. Unfallheilk. 140 (1979) 188–200
72 Smith, G. R., J. W. Loop: Radiologic classification of posterior dislocations of the hip: refinements and pitfalls. Radiology 119 (1976) 569–574
73 Trojan, E.: Gefäß- und Nervenverletzungen bei Frakturen und Luxationen im Beckenbereich. H. Unfallheilk. 140 (1979) 44–47
74 Trueta, J.: Die Anatomie der Gefäße des Oberschenkelkopfes und ihre Empfindlichkeit gegenüber traumatischer Schädigung. H. Unfallheilk. 97 (1968) 18–28
75 Vas, W. G., M. K. Wolverson, M. Sundaram, E. Heiberg, T. Pilla, J. B. Shields, L. Crepps: The role of computed tomography in pelvic fractures. J. Comput. assist. Tomogr. 6 (1982) 796–801
76 Vasey, H.: Frakturtypen des Beckenringes. H. Unfallheilk. 140 (1979) 7–12
77 Waldeyer, A., A. Mayet: Anatomie des Menschen, Teil 1, 13. Aufl. de Gruyter, Berlin 1975
78 Warmuth-Metz, M., R. Schmitt, G. Schindler, B. Gay: Die Computertomographie in der traumatologischen Diagnostik des hinteren Beckenrings. Fortschr. Röntgenstr. 148 (1988) 289–294
79 Weigand, H., D. Sarfert, W. Kurock: Diagnostik und Einteilung der Hüftpfannenbrüche. Unfallchirurgie 3 (1977) 121–130
80 Weigand, H., H.-D. Strube, C.-H. Schweikert: Die doppelseitige traumatische Hüftgelenksluxation. Akt. Traumatol. 7 (1977) 193–197
81 Weigand, H., G. Ritter, C.-H. Schweikert: Die operative Versorgung von Hüftpfannenbrüchen mit standardisiertem Verfahren nach anatomischen und biomechanischen Gesichtspunkten. Unfallchirurgie 4 (1978) 231–238
82 Weigand, H., D. Sarfert, C.-H. Schweikert, H.-J. Walde: Die reine traumatische Hüftluxation des Erwachsenen. Unfallheilk. 81 (1978) 20–27
83 Weigand, H., C.-H. Schweikert, H.-D. Strube: Die traumatische Hüftluxation mit Hüftkopfkalottenfraktur. Unfallheilkunde 81 (1978) 377–389
84 Weigand, H., C.-H. Schweikert: Spätergebnisse nach reinen traumatischen Hüftluxationen im Kindes- und Erwachsenenalter. H. Unfallheilk. 140 (1979) 239–248
85 Weigand, H., C.-H. Schweikert: Spätergebnisse von 103 operativ behandelten Hüftpfannenbrüchen. Unfallchirurgie 5 (1979) 150–155
86 Weigand, H.: Spätergebnisse von 204 konservativ behandelten Hüftpfannenbrüchen. Unfallchirurgie 5 (1979) 225–231
87 Weigand, H.: Kombinationsverletzungen des Hüftgelenkes mit Abscherfrakturen am coxalen Femurende. Akt. Traumatol. 10 (1980) 1–8
88 Weigand, H., G. Ritter, W. Roth, W. Schwarzkopf: Klinische Untersuchungen und theoretische Betrachtungen über die Beziehung zwischen Frakturform und Komplikationen der medialen Schenkelhalsfraktur anhand 150 kopfhaltend behandelter Fälle. H. Unfallheilk. 164 (1984) 669–673
89 Weisel, A., F. H. L. Hecht: Occult fracture through the triradiate cartilage of the acetabulum. Amer. J. Roentgenol. 134 (1980) 1262–1264
90 Wentzensen, A., S. Weller: Die Pseudarthrose als Komplikation der Schenkelhalsfraktur. Akt. Traumatol. 13 (1983) 72–76
91 Wetzel, E., L. R. Strauss, M. Göpfrich, B. Oellers: Möglichkeiten der radiologischen Diagnostik bei Verletzungen des dorsalen Beckenringes. Fortschr. Röntgenstr. 142 (1985) 291–295
92 Wirth, C. J., M. Kessler: Sinnvoller Einsatz der radiologischen Diagnostik bei Sportverletzungen und Sportschäden. Radiologe 23 (1983) 389–403
93 Young, J. W. R., A. R. Burgess, R. J. Brumback, A. Poka: Pelvic fractures: value of plain radiography in early assessment and management. Radiology 160 (1986) 445–451
94 Zimmer, E. A., M. Zimmer-Brossy: Lehrbuch der röntgendiagnostischen Einstelltechnik, 3. Aufl. Springer, Berlin 1982
95 Zwank, L., L. Schweiberer: Beckenfrakturen im Rahmen des Polytrauma. Unfallheilkunde 82 (1979) 320–326

24 Kniegelenk, distales Femur und proximale Tibia

M. Reuter, M. Heller und J. Ahlers*

Infolge der differenzierten biomechanischen Anforderungen, die sich aus der aufrechten Haltung des menschlichen Körpers ergeben, hat sich das Kniegelenk zu einem komplizierten Scharnier zwischen Ober- und Unterschenkel entwickelt. Als größtes Gelenk des menschlichen Körpers befindet es sich wegen der exponierten Lage und der geringen Weichteildeckung in einer vulnerablen Position und ist daher leicht direkten Traumata sowie Torsions- und Biegungskräften ausgesetzt. Die Stabilität des Gelenkes wird hauptsächlich durch komplexe Kapsel-Band-Verbindungen sowie die muskuläre Führung gewährleistet.

Knieverletzungen gehören zur täglichen Routine des radiologisch und unfallchirurgisch tätigen Arztes. Eine adäquate Therapie setzt eine suffiziente Röntgendiagnostik voraus, welche nur mit fundierten Kenntnissen sowohl der radiologischen Untersuchungstechnik als auch der normalen und pathologischen Röntgenanatomie bestritten werden kann.

Radiologische Diagnostik

Standardprojektionen

A.-p. Projektion

Der Patient liegt in Rückenlage auf dem Untersuchungstisch und hält das Bein der erkrankten Seite gestreckt, während das andere Bein gering abgespreizt wird. Der Fuß der zu untersuchenden Extremität ist leicht nach innen rotiert. Bei flach auf der Filmmitte liegendem Kniegelenk verläuft der Zentralstrahl senkrecht zum Film (82).

Auf der korrekt eingestellten Aufnahme überlagern sich die gegenüberliegenden Ränder der Femurkondylen und des Tibiaplateaus möglichst wenig (Abb. 24.**55a**). Die proximale Gelenkfläche des Tibiakopfes ist aus der Horizontalen von ventral-kranial leicht nach dorsal-kaudal geneigt und wird deshalb in der normalen a.-p. Einstellung nicht tangential abgebildet. Demzufolge projizieren sich vorderer und hinterer Rand des Tibiaplateaus nicht, wie bei einer tatsächlichen a.-p. Projektion

zu erwarten, exakt übereinander. Die tangentiale Darstellung des Tibiaplateaus erfolgt durch eine a.-p. Aufnahme mit kraniokaudal gerichtetem Strahlengang, wobei die Röhre entsprechend der Gelenkflächenneigung um 15 Grad nach kaudal gekippt wird (53).

Laterale Projektion

Die seitliche Kniegelenkaufnahme wird üblicherweise in Seitenlage des Patienten angefertigt. Das betreffende Kniegelenk liegt in leichter Beugestellung (20–35 Grad) mit der Außenseite dem Film auf. Das Bein der Gegenseite wird über den Oberschenkel der zu untersuchenden Seite hinweg nach vorn geführt. Dadurch sowie durch Unterstützung der Ferse der kranken Seite mit einem Keil wird die streng seitliche Lage des Kniegelenks erreicht. Der Zentralstrahl verläuft senkrecht zum Film (82). Die Dorsalneigung des Tibiaplateaus wird in der seitlichen Projektion nicht immer eindrucksvoll wiedergegeben, da die Tibialängsachse auf dem Röntgentisch meistens leicht schräg angeordnet ist. Die Deckungsgleichheit beider Femurkondylen ist das Kriterium der gut eingestellten Aufnahme (Abb. 24.**55b**). In Anbetracht der Tatsache, daß der mediale Kondylus größer ist als der laterale, wird eine vollständige Überlagerung beider Kondylen selten erreicht.

Sowohl für die Beurteilung knöcherner Strukturen als auch für die Ergußdiagnostik (S. 463f) wird die seitliche Kniegelenksaufnahme wie oben beschrieben in Seitenlage des Patienten bei vertikalem Strahlengang angefertigt. Für die Diagnostik eines Lipohämarthros (S. 462) ist die seitliche Kniegelenksaufnahme mit horizontalem Strahlengang Voraussetzung. Dazu legt sich der Patient auf den Rücken, die Kassette befindet sich senkrecht zum Film zwischen beiden Kniegelenken.

Aussage

Posttraumatisch angefertigte Übersichtsaufnahmen in den Standardprojektionen zeigen in der Mehrzahl der Fälle etwaig vorliegende Frakturen (10, 17). Im Falle eines ausbleibenden Frakturnachweises sind bei vorliegendem Gelenkerguß jedoch Zusatzaufnahmen erforderlich, um okkulte Frakturen nicht zu übersehen. Zusatzaufnahmen sind weiterhin anzufertigen bei der Suche nach freien Gelenkkörpern sowie zur Darstellung vertikal verlaufender Patellafrakturen, die infolge von Überlagerung häufig nicht ausreichend beurteilbar sind. Auch

---

* Für die freundliche Überlassung einzelner Abbildungen sind wir Frau Dr. Dahms und Herrn Prof. Vogel, beide Hamburg, sowie Herrn Prof. Jend, Bremen, zu besonderem Dank verpflichtet.

wenn die in zwei Ebenen angefertigten Übersichtsaufnahmen die meisten Frakturen darstellen, so reichen sie für eine detaillierte Abbildung komplexer Frakturen in der Regel nicht aus. Infolge der Dorsalneigung der Tibiagelenkfläche werden vordere Gelenkflächenabsenkungen häufig übersehen, während hintere Absenkungen eher überschätzt werden (56). Die tangentiale Darstellung des Tibiaplateaus im kraniokaudal gerichteten Strahlengang (s. oben) vermeidet derartige Fehleinschätzungen (53).

Andere Projektionen

Schrägprojektionen

Durchführung: Für die 45-Grad-Schrägaufnahmen liegt der Patient auf dem Rücken. Beide Beine werden leicht abgespreizt nebeneinander gelagert, die Kniescheiben zeigen nach oben. Die Kassette liegt flach auf dem Röntgentisch direkt medial (mediale Schrägprojektion) bzw. lateral (laterale Schrägprojektion) neben dem verletzten Knie. Zwischen beiden Aufnahmen darf das zu untersuchende Bein nicht bewegt werden. Der Fokus wird auf jeweils 45 Grad zur Gegenseite gekippt (11).

Auf den so erstellten Schrägaufnahmen werden sowohl das Tibiaplateau in der horizontalen Ausdehnung als auch die Patella vergrößert abgebildet. In der medialen Projektion ist das tibiofibulare Gelenk ebenso wie die mediale Patellafacette frei projiziert. In der lateralen Projektion werden Tibia und Fibula überlagernd dargestellt, der laterale Patellarand wird frei abgebildet.

Aussage: Insbesondere schräg verlaufende diskrete Frakturen des Tibiakopfes (Abb. 24.**36a–d**) und der Femurkondylen kommen ebenso wie Randabbrüche im Bereich der Tibiakonsole sowie manche Epiphysenverletzungen erst in den Schrägprojektionen zur Abbildung. In den Standardaufnahmen nicht eindeutig dargestellte Patellafrakturen werden auf den Schrägaufnahmen häufig frei projiziert (Abb. 24.**55a–d**). In der a.-p. Aufnahme durch erhaltene Gelenkflächenanteile verdeckte Konsolenabsenkungen können durch Schrägprojektionen dokumentiert werden.

Tunnelaufnahme

Durchführung: Diese auch als Brückenaufnahme bezeichnete Projektion ist eine Variante der normalen a.-p. Projektion, wobei die Kniegelenke leicht gebeugt sind. Entsprechend nimmt der Patient die Rückenlage ein, das Kniegelenk wird auf einem Keilkissen bzw. einer Holzbrücke gelagert. Bei der so erreichten mäßigen Beugestellung ist darauf zu achten, daß der Kniegelenkspalt maximal 15 cm von der Tischoberfläche entfernt ist. Eine elastische Kassette wird zwischen Keil und Knie gelegt. Die Filmmitte orientiert sich am Kniegelenkspalt. Der Zentralstrahl wird senkrecht zu der Tibiavorderkante ausgerichtet (82).

Die Eminentia intercondylaris stellt sich frei in der Einkerbung zwischen beiden Femurkondylen, der Fossa intercondylaris, dar. Infolge der Beugestellung wird das Tibiaplateau orthograd getroffen, vergleichbar mit der a.-p. Projektion bei kraniokaudal gerichtetem Strahlengang (S. 452).

Aussage: Durch die Tunnelaufnahme ergibt sich als wesentliche Information eine Freiprojizierung der Fossa intercondylaris (Abb. 24.**77b**). Dadurch können insbesondere auf der normalen a.-p. Projektion verborgene freie Gelenkkörper sowie die Kreuzbandansatzstellen an der Kondyleninnenseite dargestellt werden. Die Tunnelaufnahme bietet auch eine zusätzliche Ansicht der Eminentia intercondylaris.

Kniescheibe in axialer Projektion

Durchführung: Der Patient befindet sich in halbsitzender Position auf dem Untersuchungstisch, das Knie wird durch Unterlage eines Polsters um 20 Grad gebeugt. Der Patient selbst hält die Kassette, welche oberhalb des Kniegelenkes an den Oberschenkel gepreßt wird, senkrecht sowohl zum proximalen patellofemoralen Gelenkspalt als auch zum kaudokranial nahezu parallel zur Tibiavorderkante verlaufenden Zentralstrahl (Abb. 24.1). Infolge der Konkavität der Patellarückseite gibt die in drei verschiedenen Winkeleinstellungen bei 30, 60 und 90 Grad Kniebeugung (en defilé) erfolgende axiale Projektion wichtige Zusatzinformationen über die einzelnen Abschnitte der patellaren Gelenkfläche (Abb. 24.**68a–c**).

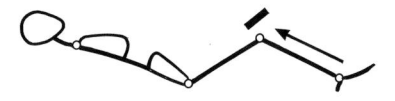

Abb. 24.**1** Patella in axialer Projektion (Rückenlage): Halbsitzende Position bei 20 Grad Kniebeugung, Fixierung der Kassette durch den Patienten oberhalb des Kniegelenkes senkrecht zum patellofemoralen Gelenkspalt, Zentrierung des parallel zur Tibiavorderkante verlaufenden Zentralstrahls auf den Mittelpunkt zwischen Kniegelenkspalt und Patella

Aussage: Die axiale Ansicht projiziert die Kniescheibe vollständig frei und ermöglicht damit einen Einblick in das patellofemorale Gelenk, was mit den bislang geschilderten Verfahren so nicht möglich ist. Neben der patellaren Gelenkfläche mit der medialen und lateralen Facette wird die Beziehung zwischen Patella und Femurkondylen dargestellt. Diese Ansicht ist unentbehrlich für die Bewertung dispositioneller Faktoren bei der Patellaluxation (Abb. 24.**68a–c**, 24.**69b**, 24.**70b** und 24.**72b**) (S. 489). Weiterhin werden osteochondrale Frakturen im patellofemoralen Gelenkabschnitt (Abb. 24.**67c**, 24.**68a–c**, 24.**69b**, 24.**70b** und 24.**72b**) sowie gering oder nicht dislozierte Patellafrakturen (Abb. 24.**57** und 24.**58a–c**), die mit den Standardprojektionen nicht zur Darstellung kommen, in der axialen Ansicht bevorzugt abgebildet.

452 Spezielle Traumatologie

Streßaufnahmen (gehaltene Aufnahmen)

Durchführung:

Mediale und laterale Kniegelenkinstabilität: Voraussetzung für die Prüfung der medialen und lateralen Instabilität ist eine bei fixierten Oberschenkeln in Ab- respektive Adduktion einwirkende Kraft. Die Untersuchung erfolgt in Rückenlage bei 15–25 Grad gebeugten Kniegelenken. Fixierung und Kraftausübung können entweder manuell oder besser mittels eines speziellen Haltegerätes (z. B. „Gerät für gehaltene Röntgenaufnahmen nach Scheuba") erfolgen. Vorteil der mechanischen Methode ist neben der exakten Lagerung die definierte und reproduzierbare Größe der Krafteinwirkung.

Das Ausmaß der kollateralen Instabilität wird wie folgt gemessen: Parallel zum Tibiaplateau sowie den Femurkondylen wird je eine Gerade gelegt. Die zwischen diesen beiden Geraden entlang einer medial bzw. lateral senkrecht an das Tibiaplateau gelegten Tangente gemessene Distanz entspricht dem Ausmaß der medialen bzw. lateralen Instabilität (Abb. 24.**2c–f**) (33).

Sagittale Kniegelenkinstabilität: Der auf dem Rücken liegende Patient hält das Kniegelenk in 10–20 Grad Beugestellung (Lachmann-Test [59]), während der Unterschenkel entweder manuell oder mit einem Haltegerät nach vorn gezogen (Prüfung der vorderen Schublade) bzw. nach hinten gedrückt (Prüfung der hinteren Schublade) (Abb. 24.**2g–j**) wird. Die seitlich an das Kniegelenk angebrachte Kassette wird während der Kraftausübung belichtet.

Das Ausmaß der Schublade wird wie folgt gemessen (Abb. 24.**2g–j**): Senkrecht zum Tibiaplateau wird je eine Tangente an die dorsale Begrenzung des lateralen und medialen Femurkondylus sowie des lateralen und medialen Tibiaplateaus gelegt. Die Größe der Schublade errechnet sich aus der Distanz zwischen den Mittelpunkten der jeweiligen, an die Femurkondylen bzw. an das Tibiaplateau gelegten Tangenten (33, 59).

Aussage: Eine seitliche Kniegelenkinstabilität entspricht nicht a priori einer Kollateralbandläsion, ebenso ist eine sagittale Instabilität nicht in jedem Fall einem Kreuzbandschaden gleichzusetzen. Bei der Interpretation von Streßaufnahmen ist immer zu berücksichtigen, daß am Knie nicht nur ein Band für eine bestimmte Funktion verantwortlich ist (Abb. 24.**3**).

Neben den Kollateralbändern beeinflussen auch die Kreuzbänder und die dorsale Gelenkkapsel die seitliche Aufklappbarkeit. So wird bei einem Kollateralbandriß das Aufklappen in Streckstellung durch intakte Kreuzbänder und insbesondere die dorsale Gelenkkapsel bzw. das dorsale Kapselband verhindert werden. Aus

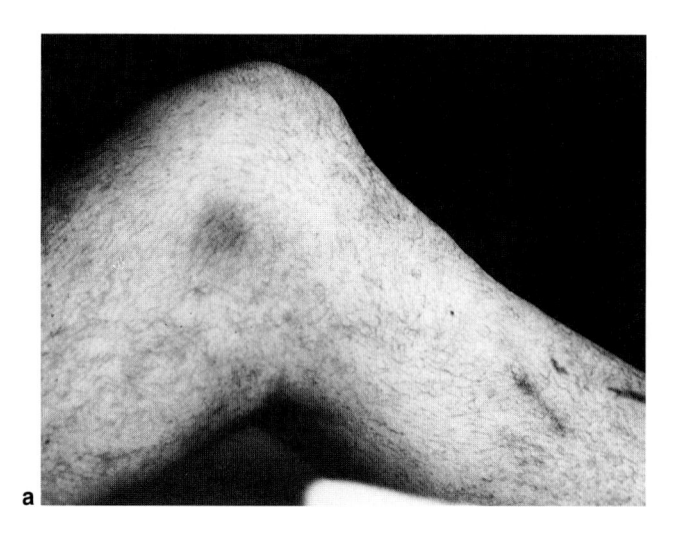

Abb. 24.**2a–j** Posterolaterale Instabilität des linken Kniegelenkes (Ruptur des hinteren Kreuzbandes und des Außenbandes):
a Ansicht von lateral: Dorsaldislokation der Tibia gegenüber dem Femur
b Linkes Knie frontal: Knöcherner Außenbandausriß am femoralen Ansatz

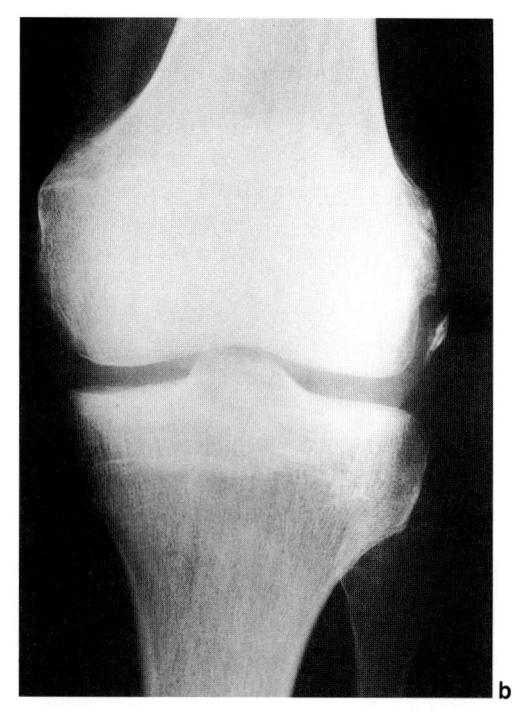

c–f Prüfung der lateralen Stabilität im Seitenvergleich (Druckpunkt medialer Kniegelenkspalt, 15 kp): Die Aufklappbarkeit beträgt links 22 mm (**e** u. **f**) gegenüber rechts 13 mm (**c** u. **d**). Die als physiologisch anzusehende Seitendifferenz von bis zu 2,0 mm (Jacobsen 1976) wird überschritten, es liegt links eine laterale Instabilität vor. Neben der Ausrißfraktur am femoralen Außenbandansatz findet sich im Bereich des Tuberculum intercondylare mediale als Hinweis auf den knöchernen Kreuzbandausriß eine Unregelmäßigkeit (**e**)
g–j Prüfung der hinteren Schublade im Seitenvergleich (Druckpunkt Tuberositas tibiae, 15 kp): Das Ausmaß der Schublade beträgt links 18 mm (**i** u. **j**) gegenüber rechts 1 mm (**g** u. **h**). Die physiologische Seitendifferenz von bis zu 3,1 mm (Jacobsen 1976) wird erheblich überschritten, es liegt links eine sagittale Instabilität vor

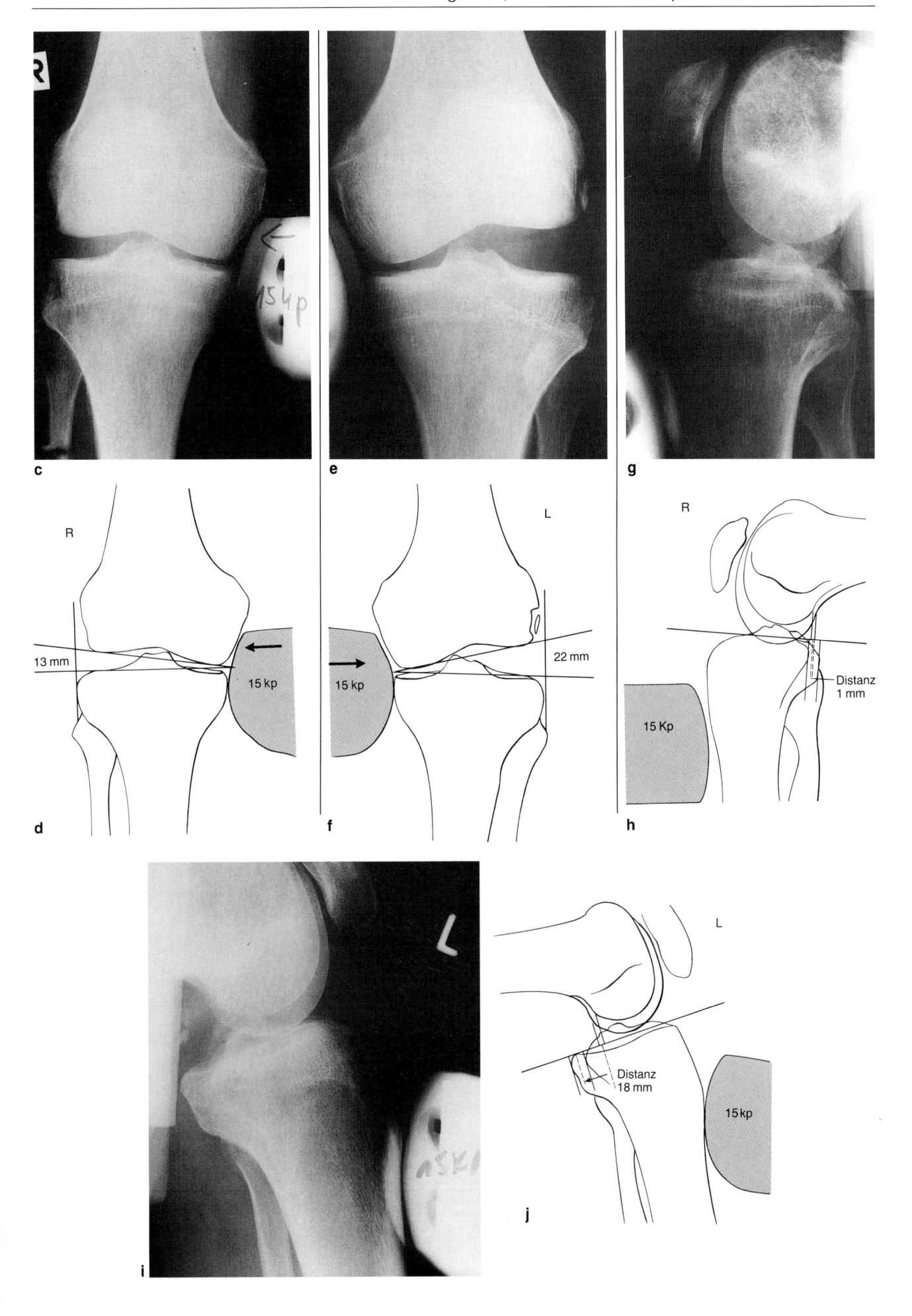

24 Kniegelenk, distales Femur und proximale Tibia 453

c

e

g

R
13 mm
15 kp

d

L
15 kp
22 mm

f

R
Distanz 1 mm
15 Kp

h

i

L
Distanz 18 mm
15 kp

j

diesem Grund wird bei der Seitenband-Stabilitätsprüfung eine leichte Kniebeugung angestrebt. Daraus ergibt sich eine wesentliche Differenzierungsmöglichkeit zwischen einer isolierten Seitenbandruptur und einer ausgedehnteren Komplexverletzung.

Die Kreuzbänder sind je nach Rotationsstellung des Unterschenkels unterschiedlich stark gespannt bzw. entspannt. Um bei der Kreuzbandprüfung zusätzliche Kapsel- und Bandverletzungen objektivieren zu können, müßten daher die vordere und hintere Schublade streng genommen in allen drei Rotationspositionen (Innenrotation, Neutralstellung und Außenrotation) dokumentiert werden (54). Daraus würden sich pro Knie mindestens 6, bei der Mituntersuchung der Gegenseite zum Seitenvergleich 12 Aufnahmen ergeben. Eine derart umfangreiche Dokumentation ist jedoch unverhältnismäßig aufwendig und hat sich daher nicht durchgesetzt. Das gleiche gilt im Grunde auch für die Stabilitätsprüfung der Kollateralbänder.

Aus den angeführten Gründen kann der radiologische Nachweis einer Kniegelenkinstabilität grundsätzlich nur eine topographische Schwerpunktdiagnose sein (13). Deshalb und in Anbetracht der eingeschränkten Untersuchungsbedingungen beim frisch Traumatisierten (muskuläre Gegenspannung) liegt der Nutzen der Streßaufnahmen weniger in der primären Diagnostik als vielmehr in der Bewertung chronischer Schädigungen und der Verlaufsbeurteilung nach Bandersatzplastiken. Eine Narkoseuntersuchung zur Überwindung der muskulären Spannung ist routinemäßig nicht durchführbar.

Bei der Bewertung der gehaltenen Aufnahmen ist zu bedenken, daß für die physiologische Beweglichkeit des Kniegelenkes bei Streßaufnahmen eine erhebliche Streubreite der Normalwerte angegeben wird (33, 59), wobei noch geschlechtsspezifische Unterschiede bestehen:

mediale Aufklappbarkeit (Abb. 24.**3**)
in 30 Grad Flexion   M   5,8–12,1 mm
                              W   5,2– 9,8 mm

laterale Aufklappbarkeit
in 30 Grad Flexion   M/W   9,2–16,9 mm

vordere Schublade
in 10–20 Grad Flexion   M/W   0,8– 4,2 mm
(Lachmann-Test)

hintere Schublade
in 10–20 Grad Flexion   M/W   1,6– 5,0 mm
(Lachmann-Test)

Wegen der großen interindividuellen Unterschiede kann eine Bewertung der Streßaufnahmen erst erfolgen, wenn eine Vergleichsuntersuchung der Gegenseite vorliegt. Von einer Instabilität wird dann ausgegangen, wenn die Seitendifferenz mehr als 2,0 mm für die seitliche Aufklappbarkeit (Abb. 24.**2c** u. **e**) und mehr als 3,1 mm für die Schubladenprüfung (Abb. 24.**2g** u. **i**) beträgt (33). Die Normalwerte der sagittalen Beweglichkeit werden durch Teilrupturen der Kreuzbänder nicht überschritten (34).

Tomographie

Durchführung: Die konventionelle Schichtuntersuchung wird routinemäßig in frontaler und lateraler (S. 452) Projektion mit einem Schichtabstand von 0,5 cm durchgeführt.

Aussage: Die Tomographie des Kniegelenkes ist bei jedem anderweitig nicht zu klärenden Frakturverdacht indiziert. Insbesondere, wenn bei einem Patienten mit starken unklaren Gelenkschmerzen ein Lipohämarthros (S. 464) nachgewiesen wird und die Routineröntgenuntersuchung nicht weiterführt, ist die Tomographie die Methode der Wahl, um die Lokalisation und Ausdehnung einer okkulten Fraktur zu erfassen (5).

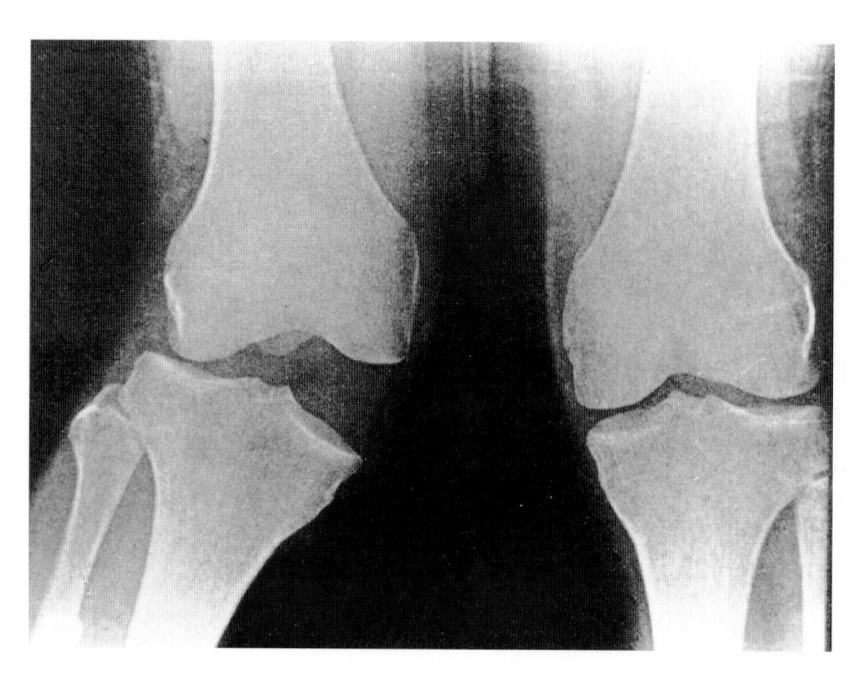

Abb. 24.**3** Prüfung der medialen Aufklappbarkeit im Seitenvergleich: Innenband- und Kreuzbandschaden (= komplexe Bandinstabilität) rechts

Die Klassifikation von Tibiaplateaufrakturen allein auf der Basis von konventionellen Röntgenaufnahmen muß unvollständig sein, da Gelenkflächenabsenkungen falsch eingeschätzt (Abb. 24.**40a–d**) und Meißelfrakturen übersehen werden. Gerade das Ausmaß der Gelenkflächenabsenkung ist jedoch maßgeblich für die Wahl des therapeutischen Prozedere. Mit der pluridirektionalen Tomographie steht eine Methode zur Verfügung, welche die Frakturanatomie präoperativ übersichtlich darstellt (18).

Arthrographie

Durchführung: Siehe Kapitel Arthrographie.

Aussage: Die Arthrographie des Kniegelenkes wird allgemein als das Röntgenstandardverfahren zur Meniskusdiagnostik bezeichnet. Meniskusläsionen werden mit einer Treffsicherheit von über 90% erkannt (Abb. 24.**4**–24.**7**) (16), wobei die Aussagefähigkeit der Arthrographie entscheidend von der Erfahrung des Untersuchers abhängig ist. Darüber hinaus stellt die Doppelkontrastarthrographie die Knorpelstrukturen im Gelenkinnern dar (21, 62). Der Knorpelüberzug von Femurkondylen und Tibiaplateau wird durch die Serienaufnahmen der Menisken miterfaßt, so daß Zusatzaufnahmen in der Regel nicht notwendig sind. Das Femoropatellargelenk kommt durch Defileaufnahmen zur Abbildung. Die arthrographische Darstellung der Knorpelstrukturen erreicht jedoch nicht die Treffsicherheit der Meniskusdiagnostik (16, 62). Die Arthrographie hat einen wesentlichen Teil ihres früheren Stellenwertes verloren und ist durch die Arthroskopie ersetzt worden. Für die Kreuzbanddiagnostik hat sich die konventionelle Arthrographie nicht bewährt. Die Magnetresonanztomographie bietet dagegen eine bessere Darstellungsmöglichkeit der Kniebinnenstrukturen (S. 460).

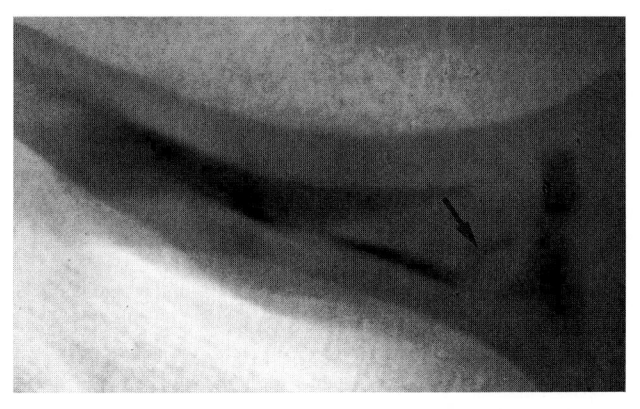

Abb. 24.**4** Doppelkontrastarthrographie des rechten Knies: Schrägriß von der Unterfläche (Pfeil) im Übergang Pars intermedia/Hinterhorn des Außenmeniskus

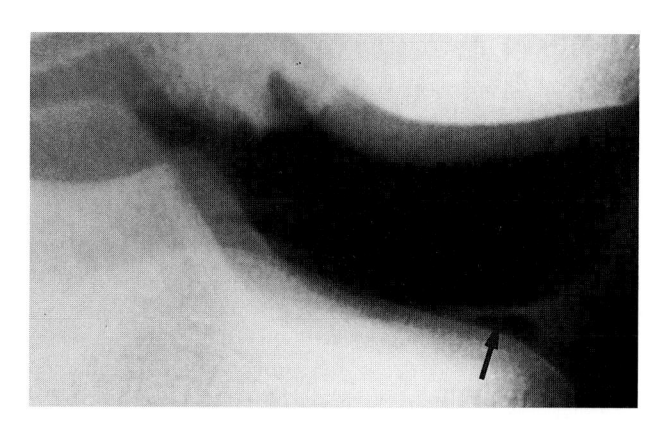

Abb. 24.**5** Doppelkontrastarthrographie: Innenmeniskusläsion im Bereich der Pars intermedia (Pfeil) sowie Verbreiterung des medialen Gelenkspalts als indirekter Hinweis auf Ruptur des medialen Kollateralbandes

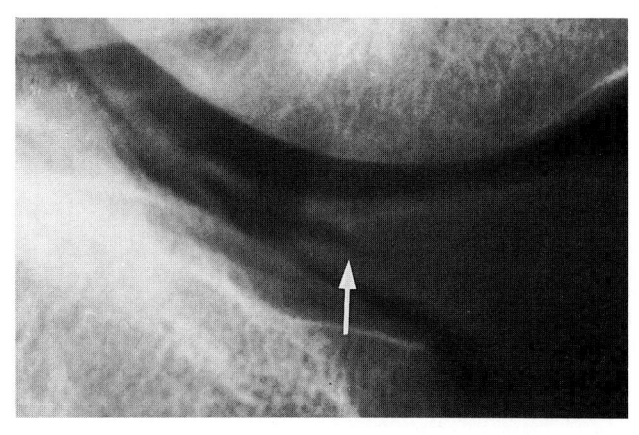

Abb. 24.**6** Doppelkontrastarthrographie: Horizontalriß (Pfeil) des rechten Außenmeniskus (Vorderhorn)

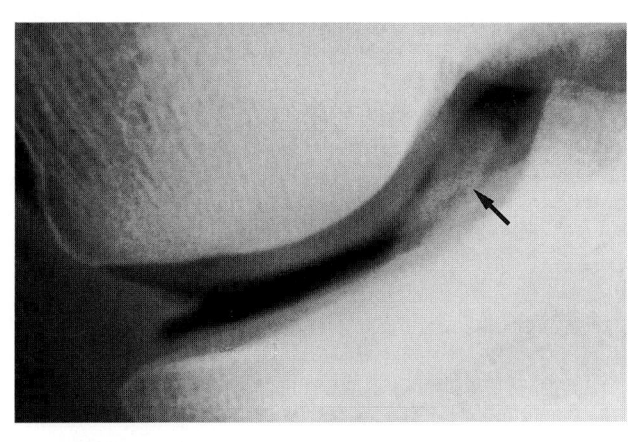

Abb. 24.**7** Doppelkontrastarthrographie: Aus der Pars intermedia des Innenmeniskus abgerissenes und disloziertes Fragment (Pfeil)

Computertomographie (CT)

CT bei Tibiakopffrakturen

Durchführung: Das gestreckte Kniegelenk wird mit nach oben zeigender Kniescheibe in der Gantry-Eingangsebene gelagert. Die axialen Schichten sollten parallel zum Tibiaplateau ausgerichtet werden, um artefizielle Defekte im Bereich des posterioren Tibiarandes zu vermeiden. Als Schichtdicke werden 4 mm empfohlen, der Tischvorschub beträgt in Gelenknähe 2 mm, gelenkferner 4 mm.

Aussage: Das Tibiaplateau wird computertomographisch aufgrund der axialen Schichtführung in der Weise abgebildet, wie der Operateur es intraoperativ zu sehen gewohnt ist. Dadurch ergibt sich eine übersichtliche räumliche Zuordnung der Frakturen; insbesondere die präzise Fragmentlokalisation sowie die Darstellung von Spongiosadefekten (Abb. 24.**44a** u. **b**) und Einstauchungen erleichtern die Operationsplanung. Die Beziehung eines Defektes zum Tibiarand wird eindrucksvoll abgebildet (61). Abrißfragmente werden anatomisch exakt zugeordnet (Abb. 24.**46a–d** und 24.**47a–c**). Aufwendige Umlagerungen, wie sie bei der konventionellen Schichtuntersuchung erforderlich sind, entfallen. Weiterhin ist die CT für die Abklärung einer nativ-okkulten Fraktur in besonderer Weise geeignet, da Fragmentdehiszenzen von weniger als 1 mm dargestellt werden (72). Demgegenüber werden geringe Fragmentverschiebungen in kraniokaudaler Richtung besser im konventionellen Röntgenbild bzw. Tomogramm erfaßt (Abb. 24.**41a–d**).

Trotz der angeführten Vorteile, die die CT bietet, läßt sich die Mehrzahl der Fragestellungen mit den Übersichtsaufnahmen und gegebenenfalls der Tomographie in zwei Ebenen ausreichend beantworten. Die CT ist aus Kosten- und Kapazitätsgründen nur dann als additives Verfahren einzusetzen, wenn konventionelle Röntgenaufnahmen zur Beurteilung nicht ausreichen und aus einer möglichen Mehrinformation eine therapeutische Konsequenz zu erwarten ist.

CT der Menisken

Durchführung: Die computertomographische Meniskusdarstellung erfolgt nativ. Das zu untersuchende Gelenk wird bei 8–10 Grad Kniebeugung im Zentrum der Gantry gelagert. Das Kniegelenk wird vom Tibiaplateau bis zur Eminentia intercondylaris im High-resolution-mode mit 2 mm Schichtdicke und 1 mm Tischvorschub in der Gelenkflächenneigung angepaßter axialer Schnittführung durchgemustert, eventuell in überlappender Schnittführung. Unverletzte Menisken sind durch eine homogene Dichte von 70–80 HE gekennzeichnet, der Außenmeniskus hat typischerweise eine kreisförmige und der Innenmeniskus eine halbmondförmige Konfiguration.

Aussage: Meniskusrisse manifestieren sich durch bogenförmige Dichteminderungen und Konturunterbrechungen (Abb. 24.**46a–d**) (38). Beim Korbhenkelriß finden sich auch dislozierte Fragmente (50). Differentialdiagnostisch abzugrenzen sind Meniskusdegenerationen. Parallel zur Schnittebene verlaufende horizontale Risse werden gelegentlich übersehen. Von der Eminentia intercondylaris ausgehende Artefakte können Meniskusläsionen vortäuschen.

Für die computertomographische Meniskusdiagnostik wird eine Sensivität von nahezu 90% bei geringerer Spezifität angegeben.

CT-Arthrographie

Durchführung: Die CT-Arthrographie dient der Darstellung von Kreuzbandläsionen. Damit die Bänder abgegrenzt werden können, ist eine ausreichende Distension des von Synovialhaut ausgekleideten Gelenkraumes durch Insufflation von 40–50 cm^3 Raumluft notwendig. Im Gegensatz zu den bisher beschriebenen computertomographischen Untersuchungen erfordert die Kreuzbanddarstellung eine aufwendigere Patientenlagerung, die auf dem anatomischen Bandverlauf beruht. Die in beiden Ebenen schräg zur Längsachse des Beines verlaufenden und sich bei 90 Grad kreuzenden Bänder müssen mit ihrer Längsachse parallel zur Gantry gebracht werden.

Für die Darstellung des vorderen Kreuzbandes wird die sogenannte laterale Position (Abb. 24.**8**, 24.**10** und 24.**11**) eingenommen. Der seitlich auf dem Untersuchungstisch sitzende Patient läßt das gesunde Bein herunterhängen, während die zu untersuchende Extremität im Kniegelenk um 90 Grad gebeugt und in der Hüfte flektiert, abduziert sowie außenrotiert wird. Durch diese, einem einseitigen Schneidersitz ähnelnde Haltung ragt das zu untersuchende Knie wie der „Bug eines Schiffes" in das Zentrum der Gantry. Das hintere Kreuzband wird weniger aufwendig in Bauchlage (Abb. 24.**9** und 24.**12**) untersucht: Beide Beine liegen parallel mit um 50 Grad gebeugten Kniegelenken in der Gantry. Tischvorschub bzw. Schichtbreite betragen für die Kreuzbanddarstellung je 2 mm. Die sagittale Rekonstruktion ermöglicht die Ansicht in der zweiten Ebene (Abb. 24.**13**).

Aussage: Die CT-Arthrographie vermittelt bei Kreuzbandläsionen Informationen, die mit konventionellen Methoden (Streßaufnahmen, konventionelle Arthrographie) nicht verfügbar sind. Aufgrund der direkten Abbildung zeigt die CT Ort sowie Ausmaß der Ruptur und gibt Auskunft über verbliebene Bandanteile (s. auch S. 480) (Abb. 24.**10**–24.**12**).

Die CT-Arthrographie der Kreuzbänder hat eine hohe diagnostische Aussagekraft mit einer Spezifität und einer Sensitivität von jeweils über 90% (63). Bei frischen Verletzungen mit blutigem Gelenkerguß wird die Abgrenzung der Bänder durch Ödem und Blutkoagula erschwert, während ältere Kreuzbandläsionen aufgrund der frühzeitig einsetzenden Schrumpfung gut zu beurteilen sind. Die computertomographische Untersuchung frischer Kreuzbandverletzungen, insbesondere wenn diese im Zusammenhang mit einer Tibiakopffraktur auftreten, wird auch wegen der erforderlichen Kniebeugung um 90 Grad schmerzbedingt häufig nicht möglich sein, so daß die Methode insgesamt eher bei subakuten und chroni-

24 Kniegelenk, distales Femur und proximale Tibia

Abb. 24.**8** Laterale Position zur Darstellung des vorderen Kreuzbandes: Ausrichtung des vorderen Kreuzbandes (schwarz) mit der Längsachse parallel zur Gantry (schraffiert) durch besondere Patientenlagerung (einseitiger Schneidersitz)

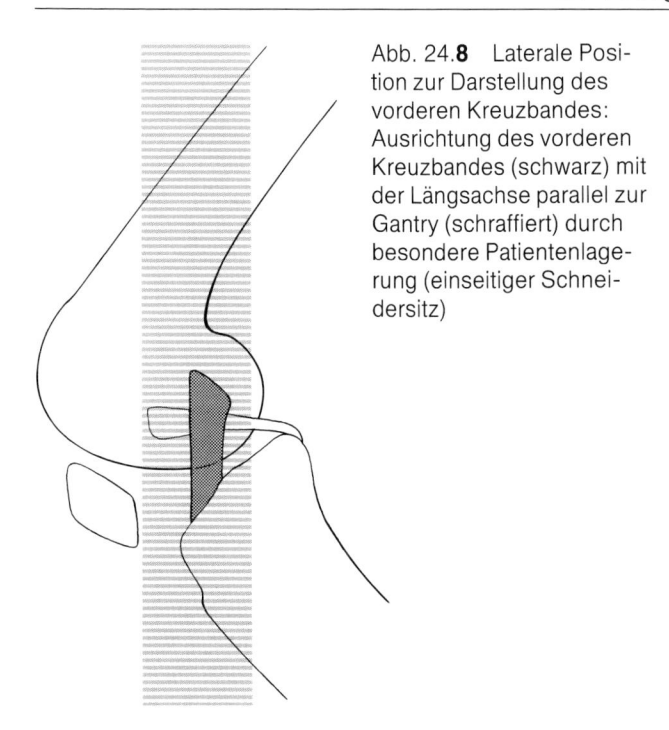

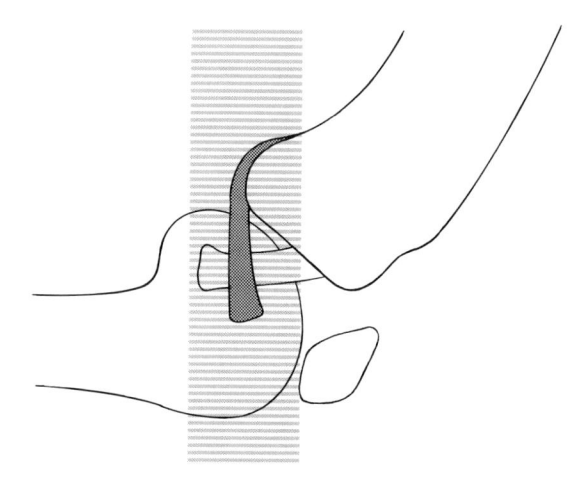

Abb. 24.**9** Bauchlage zur Darstellung des hinteren Kreuzbandes: Positionierung des hinteren Kreuzbandes (schwarz) mit der Längsachse parallel zur Gantry (schraffiert) durch 50 Grad Kniebeugung

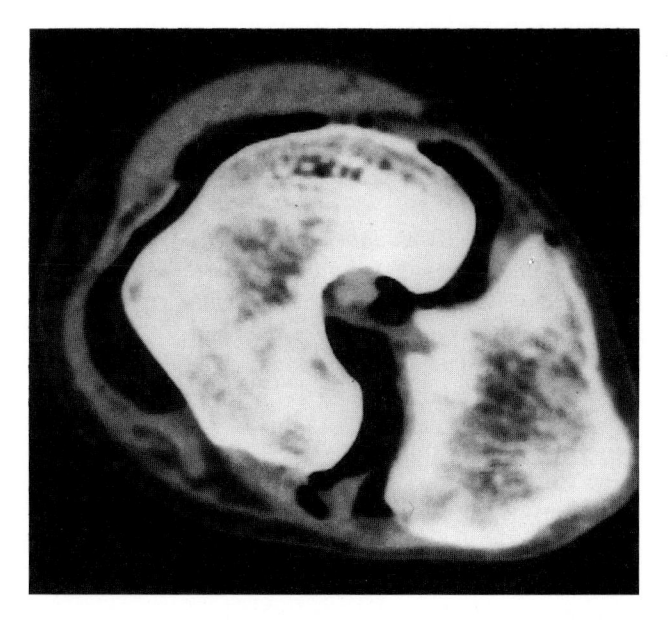

Abb. 24.**10** CT-Arthrographie des rechten Knies: Laterale Position zur Darstellung des vorderen Kreuzbandes, das in seinem Verlauf bei erhaltenem Ursprung und Ansatz deutlich verdünnt ist (Typ II nach Reiser)

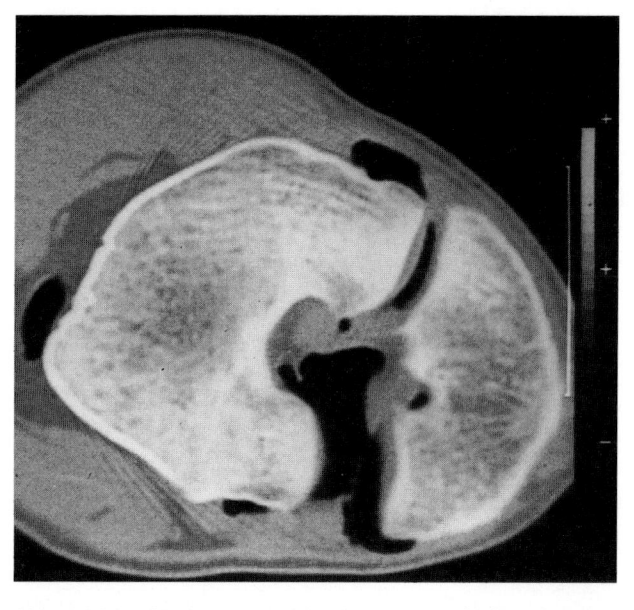

Abb. 24.**11** CT-Arthrographie des rechten Knies: Laterale Position zur Darstellung des vorderen Kreuzbandes, das im Bereich seines Ursprunges im lateralen Femurkondylus abgerissen und medialisiert ist (Typ I nach Reiser)

schen Verletzungen sowie zur morphologischen Beurteilung von Kreuzbandrekonstruktionen zur Anwendung kommt. Der Knorpelüberzug im Gelenkinnern kann unter Verwendung von positivem Kontrastmittel mit Einschränkung CT-arthrographisch indirekt dargestellt werden, das gilt insbesondere für die retropatellaren Knorpelstrukturen (Abb. 24.**14**).

Die CT wird in der Diagnostik von Läsionen der Kniebinnenstrukturen zunehmend durch die MRT verdrängt (S. 462).

458 Spezielle Traumatologie

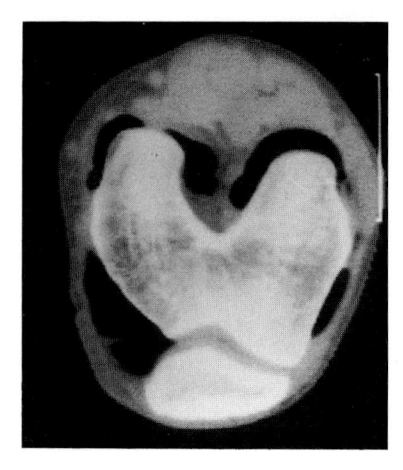

Abb. 24.12 CT-Arthrographie des rechten Knies: Bauchlage bei 50 Grad Kniebeugung zur Darstellung des hinteren Kreuzbandes nach Distension des Gelenkraumes mit Luft als negativem Kontrastmittel. Das posteriore Ligament stellt sich verdünnt und mit einem größeren Fettanteil dar

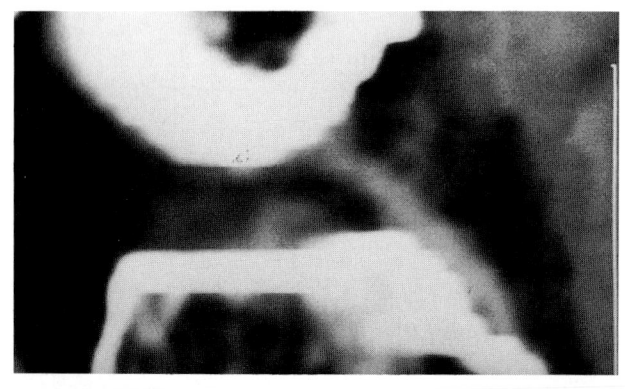

Abb. 24.13 Sagittale Rekonstruktion: Intaktes hinteres Kreuzband

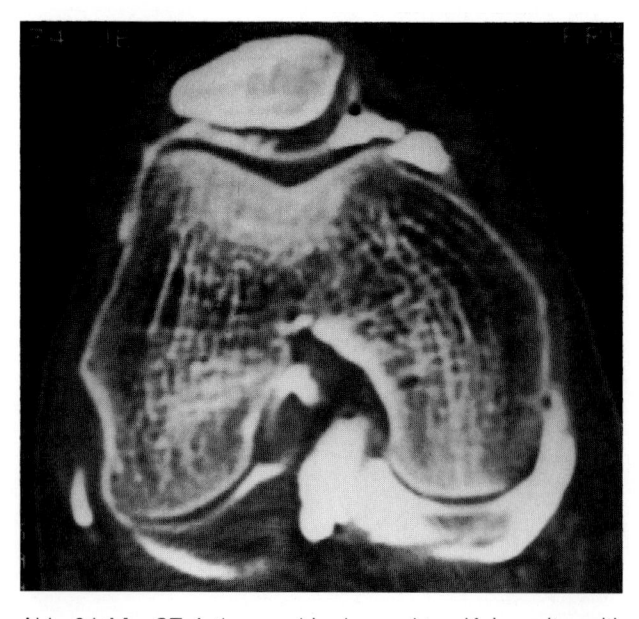

Abb. 24.14 CT-Arthrographie des rechten Knies mit positivem Kontrastmittel: Posttraumatischer, im Bereich der lateralen Facette lokalisierter retropatellarer Knorpelschaden

Sonographie

Durchführung: Auch das Kniegelenk eignet sich zur Arthrosonographie, da es einen großen Weichteilmantel aufweist und von allen Seiten relativ gut einsehbar ist.

Die Supra- und Infrapatellarregion sowie die Fossa poplitea werden orientierend sowohl in Längs- als auch Querschnitten mit einem hochauflösenden Schallkopf (Frequenz 5,0 bzw. 7,5 MHZ) durchgemustert (69).

Spezielle Untersuchungstechniken sind für die sonographische Darstellung der Menisken und der Kreuzbänder anzuwenden.

Zur Ultraschalluntersuchung der Menisken (75) liegt der Patient mit leicht gebeugtem Bein in Bauchlage auf dem Untersuchungstisch. Mit einem 7,5 MHZ-Schallkopf wird die Kniekehle in Längsschnitten (Abb. 24.15 und 24.16) untersucht, wobei die Schnittführung dem Verlauf der A. poplitea angepaßt wird. Durch Führung des Schallkopfes über den Gelenkspalt nach medial bzw. lateral kommt das Hinterhorn des Innen- bzw. Außenmeniskus zur Darstellung. Die Pars intermedia kann durch Führen des Schallkopfes auf die mediale bzw. laterale Seite des Gelenkes abgebildet werden. Das Meniskusvorderhorn zeigt sich, wenn der Schallkopf über den Gelenkspalt weiter nach vorn geschoben wird.

Drei Positionen des 5,0-MHZ-Schallkopfes eignen sich für die Kreuzbanddiagnostik (8):

Ventraler Longitudinalschnitt (Abb. 24.17): Das distale und mittlere Drittel des vorderen Kreuzbandes wird bei maximal gebeugtem Kniegelenk von ventral untersucht, wobei der zunächst in Längsrichtung des Beines gehaltene Schallkopf dem anatomischen Bandverlauf angepaßt wird.

Dorsaler Longitudinalschnitt (Abb. 24.18): Für die Darstellung des distalen und mittleren Drittels des hinteren Kreuzbandes befindet sich der Patient bei leicht angewinkelten Kniegelenken in Bauchlage. Der Schallkopf wird entsprechend dem Bandverlauf um die Beinlängsachse gedreht.

Dorsaler Transversalschnitt: Die proximalen Anteile beider Kreuzbänder werden ebenfalls in Bauchlage ohne Wasservorlaufstrecke, aber im Transversalschnitt untersucht. In der Fossa intercondylaris kommen dann die betreffenden Bandabschnitte zur Darstellung.

Aussage: Die Arthrosonographie hat in den letzten Jahren einen gewissen Stellenwert in der rheumatologischen Diagnostik erreicht, indem sie Weichteilveränderungen bei entzündlich-rheumatischen Erkrankungen erfaßt (69). So sind auch Entzündungsprozesse bei der Gonarthritis, insbesondere Knorpelveränderungen (2), sonographisch erkennbar.

Weiterhin ist die Sonographie zum Nachweis von Meniskusganglien, Baker-Zysten, freien Gelenkkörpern sowie Gelenkergüssen geeignet (69).

Zwei Strukturen interessieren den in der traumatologischen Diagnostik tätigen Radiologen besonders: die Menisken und die Kreuzbänder. Beide erfordern eine subtile Untersuchungstechnik.

24 Kniegelenk, distales Femur und proximale Tibia

Die Menisken sind als graufarbene Dreiecke gegenüber Femur und Tibia abgrenzbar (Abb. 24.**15** und 24.**16**). Risse sollen das homogene Bild des normalen Meniskus unterbrechen (Abb. 24.**16**) und nach einer neueren Studie (75) mit großer Zuverlässigkeit zur Darstellung kommen. Nach den Erfahrungen anderer Autoren sind die Möglichkeiten der sonographischen Meniskusdiagnostik zurückhaltender einzuschätzen, denn nur das Meniskushinterhorn soll mit ausreichendem Kontrast abgrenzbar sein (29).

Nach ersten Ergebnissen sollen sowohl das vordere als auch das hintere Kreuzband sonographisch gut beurteilbar sein. Als Korrelat der Läsion findet sich eine echoarme Auftreibung oder eine Unterbrechung der Randkonturierung (Abb. 24.**17** und 24.**18**) (8).

Im Gegensatz zu Arthrographie, Arthroskopie und CT-Arthrographie ist die Arthrosonographie wegen ihrer raschen Verfügbarkeit und Nichtinvasivität jederzeit beim akuten Trauma einsetzbar. Zum gegenwärtigen Zeitpunkt sind die vorläufigen Ergebnisse der sonographischen Meniskus- und Kreuzbanddiagnostik jedoch zurückhaltend zu bewerten.

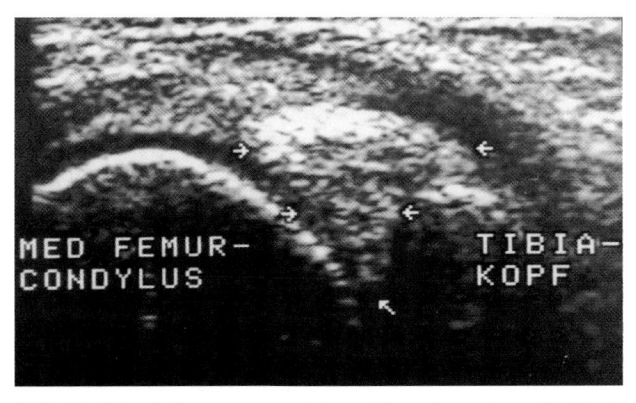

Abb. 24.**15** Arthrosonographie (dorsaler Longitudinalschnitt, mediale Schallkopfposition): Der normale Innenmeniskus ist als homogenes Dreieck (Pfeile) gegenüber dem medialen Femurkondylus und dem Tibiakopf abgrenzbar

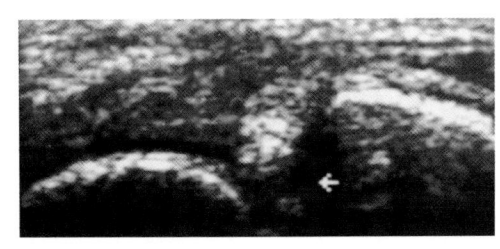

Abb. 24.**16** Arthrosonographie (dorsaler Longitudinalschnitt, mediale Schallkopfposition): Das homogene Bild des normalen Meniskus ist im Hinterhornbereich als Korrelat einer Läsion unterbrochen (Pfeil)

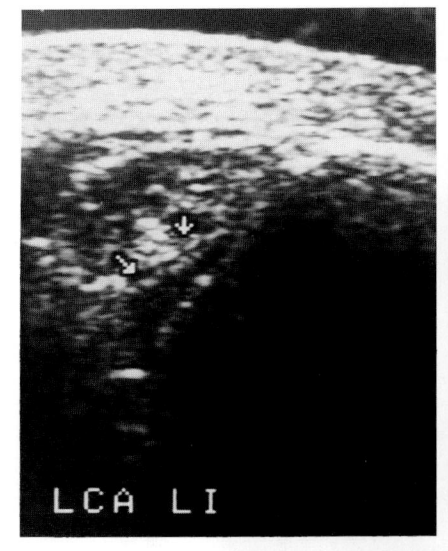

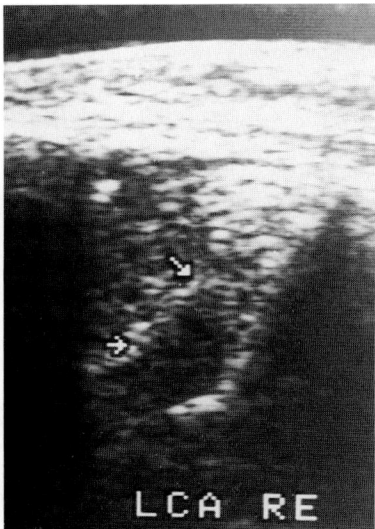

Abb. 24.**17** Arthrosonographie (ventraler Longitudinalschnitt): Im Vergleich zur Gegenseite deutliche echoarme Auftreibung des vorderen Kreuzbandes (rechts) als Zeichen einer Läsion mit Einblutung (Pfeile)

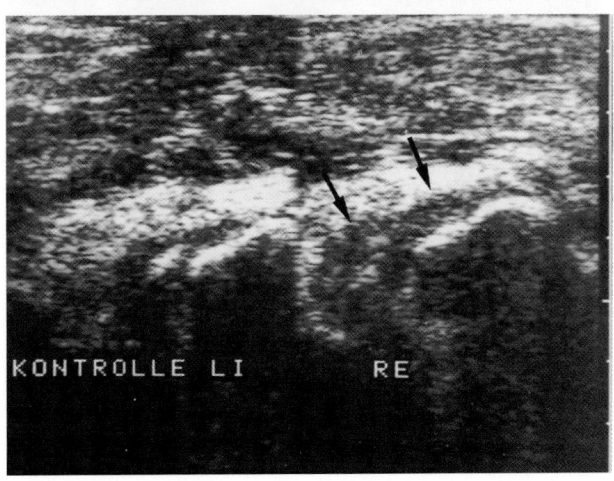

Abb. 24.**18** Arthrosonographie (dorsaler Longitudinalschnitt): Im Seitenvergleich echoarme Auftreibung (Pfeile) des hinteren Kreuzbandes (rechts) im Übergangsbereich vom distalen zum mittleren Drittel als Korrelat einer Kreuzbandläsion mit Einblutung

Magnetresonanztomographie (MRT)

Mit der MRT steht ein weiteres, nicht invasives Verfahren zur Darstellung der Binnenstrukturen des Kniegelenks zur Verfügung. Es liegen gute Erfahrungen über die Diagnostik von Meniskus- und Kreuzbandverletzungen, in geringerem Umfang auch über die Knorpeldiagnostik vor. Ossäre Läsionen sind keine Indikationen zur MRT.

Durchführung: Untersuchungen des Kniegelenks werden zur Verbesserung des Signal-Rausch-Verhältnisses und der räumlichen Auflösung mit einer Oberflächenspule durchgeführt.

Die Schichtebene wird der Anatomie der darzustellenden Struktur angepaßt: Meniskusvorder- und -hinterhorn werden im sagittalen Bild dargestellt (Abb. 24.**19**), während die Pars intermedia in der koronaren Ebene frei von Partial-Volumen-Effekten zur Abbildung kommt. Die Kreuzbänder sind durch sagittale Schnittbilder (Abb. 24.**20**) erfaßbar, welche parallel zum Bandverlauf ausgerichtet werden.

Für die Meniskus- und Kreuzbanddiagnostik werden T1-gewichtete Spinechosequenzen gewählt. Die normalen Menisken und Kreuzbänder kommen signalarm zur Abbildung und sind gegenüber dem Gelenkknorpel und Fettgewebe kontrastreich abgrenzbar. Gelenkknorpel und -flüssigkeit werden im T2- oder protonengewichteten Bild mit hoher Signalintensität dargestellt.

Aussage: Eine Meniskusläsion wird dann angenommen, wenn eine lineare, signalvermehrte Figur mit Verbindung zur Oberfläche im Meniskus ausgemacht wird (Abb. 24.**19**) (64). Kreuzbandverletzungen liegen nach MRT-Kriterien (64) vor, wenn Kontinuitätsunterbrechungen, Bandreste oder umschriebene Bezirke abnorm erhöhter Signalintensität erscheinen. Die ausbleibende Banddarstellung in anatomischer Position zeigt ebenfalls eine Verletzung an (Abb. 24.**21a** u. **b**).

Der wesentliche Vorteil der MRT gegenüber der CT liegt neben dem verbesserten Weichteilkontrast darin, daß aufgrund der variablen Bildebenen eine spezielle Patientenlagerung entfällt, welche für die computertomographische Kreuzbanddiagnostik obligat ist.

Durch arthroskopische Überprüfung der MRT-Befunde wurde die hohe diagnostische Aussagekraft der magnetresonanztomographischen Kreuzband- und Meniskusdiagnostik belegt (64, 76). Durch den Einsatz des 3-D-Verfahrens werden weitere Verbesserungen erzielt (76). Hinsichtlich der Diagnostik von Knorpelläsionen liegen derzeit noch keine größeren Studien mit arthroskopisch verifizierten Ergebnissen vor, wenngleich auch hier durch das 3-D-Verfahren deutliche Verbesserungen zu erwarten sind (1).

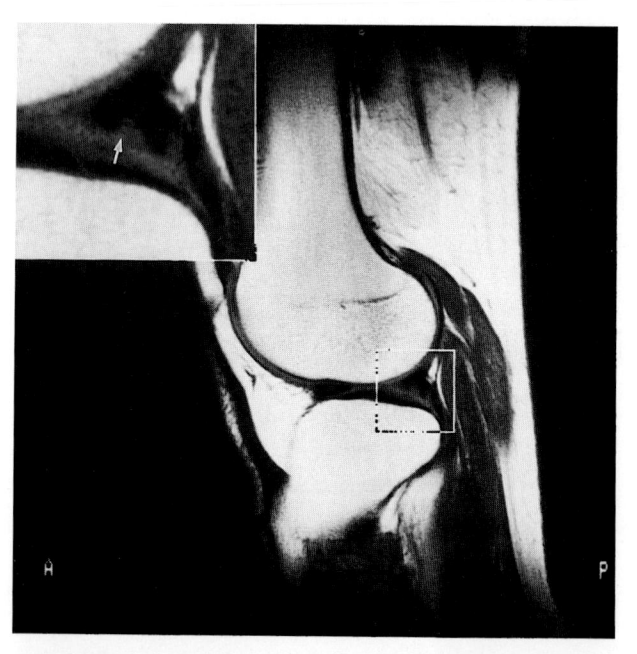

Abb. 24.**19** MRT (Sagittalschnitt, Ausschnittvergrößerung, T1-gewichtete SE-Sequenz): Vertikalriß (Pfeil) im Hinterhorn des Außenmeniskus

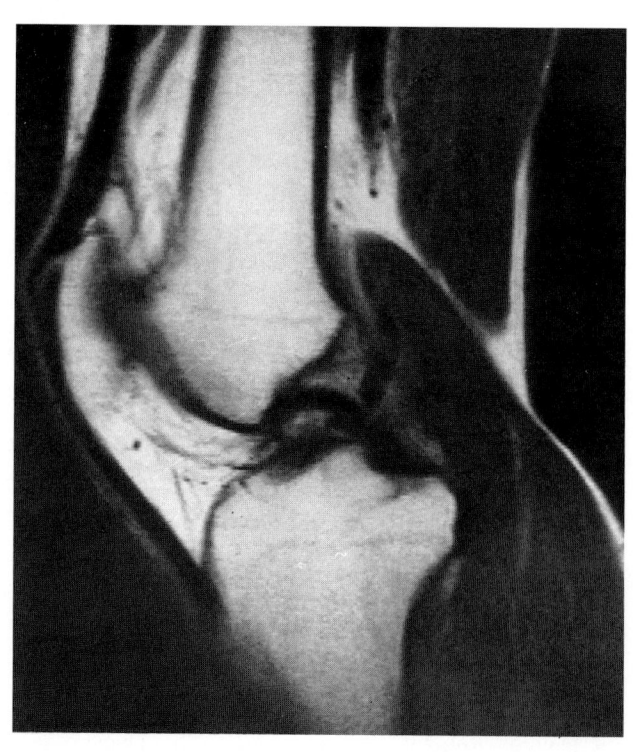

Abb. 24.**20** MRT (Sagittalschnitt T1-gewichtete SE-Sequenz): Intaktes vorderes und hinteres Kreuzband

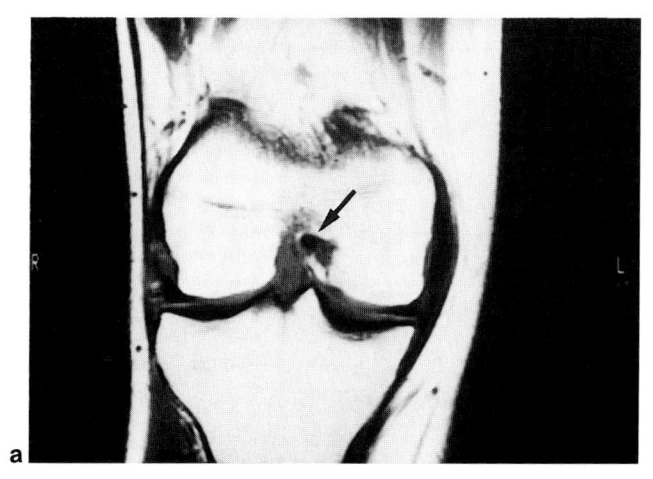

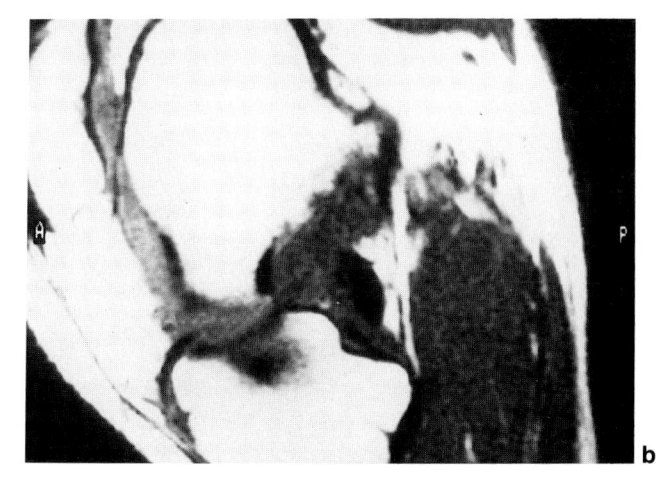

Abb. 24.**21a** u. **b** MRT (**a**) Koronarschnitt und (**b**) Sagittalschnitt, T1-gewichtete SE-Sequenz: Abgesehen von Bandresten am femoralen Ansatz (Pfeil) ausbleibende Darstellung des vorderen Kreuzbandes als Hinweis auf Ruptur. Erguß

Weichteilveränderungen und ihre Bedeutung als indirekte Frakturzeichen

Der in der traumatologischen Diagnostik tätige Arzt konzentriert sich oft überwiegend auf die Beurteilung ossärer Veränderungen und schenkt frakturbedingten Weichteilveränderungen zu wenig Beachtung, obwohl diesen als indirekte Frakturzeichen bei schwierigem direkten Frakturnachweis eine besondere Bedeutung zukommt. Voraussetzung ist ein Röntgenbild, bei dem nicht nur die Knochen, sondern auch die Weichteile gut zu beurteilen sind.

Zu den frakturbedingten Veränderungen gehören neben dem Frakturhämatom der traumatische Gelenkerguß sowie das Lipohämarthros (Fett und Blut im Gelenkraum). Das Frakturhämatom ist insofern ein unspezifisches Zeichen, als auch reine Weichteilverletzungen zu gleichartigen Veränderungen führen können. Entzündliche Prozesse hingegen sind in der Regel anamnestisch und laborchemisch leicht abgrenzbar.

Traumatischer Erguß

Ein Kniegelenkserguß ist ein Indikator für eine intraartikuläre Verletzung. Er ist relativ zuverlässig in der in Seitenlage des Patienten angefertigten lateralen Kniegelenkprojektion darstellbar, sofern die suprapatellaren Weichteile ausreichend abgebildet werden.

Der Bursa suprapatellaris kommt hier eine besondere Bedeutung zu. Dieser zwischen Quadrizepssehne und präfemoralem Fettgewebe gelegene Schleimbeutel erstreckt sich vom oberen Patellapol 4 Finger breit nach proximal und steht meist mit dem Gelenk in Verbindung (Abb. 24.**67b** und 24.**70a**). Die beiden gegenüberliegenden Synovialhäute der Bursa suprapatellaris stellen sich radiologisch als ein vom suprapatellaren Fettpolster kontrastierter schmaler, röntgendichter Streifen dar (Abb. 24.**22a**). Ein intraartikulärer Erguß drängt die Synovialhäute auseinander, was sich röntgenologisch in einer Verbreiterung des suprapatellaren Streifens manifestiert (Abb. 24.**22b**, 24.**23** und 24.**69a**) (9). Folgende anatomi-

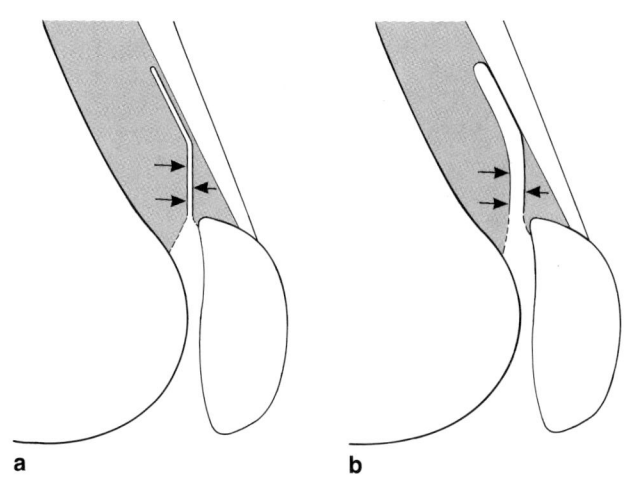

Abb. 24.**22a** u. **b** Ergußdiagnostik (Seitenlage, vertikaler Strahlengang) (nach Butt u. Mitarb.):
a Die zwischen Quadrizepssehne und präfemoralem Fettgewebe gelegenen gegenüberliegenden Synovialhäute der Bursa suprapatellaris (Pfeile) stellen sich radiologisch als ein vom Fettgewebe kontrastierter, schmaler röntgendichter Streifen dar
b Die Distension der Bursa suprapatellaris (Pfeile) durch intraartikuläre Ergußflüssigkeit manifestiert sich röntgenologisch in einer Verbreiterung des suprapatelaren Streifens

sche sowie technische Faktoren sind Voraussetzung für eine effiziente Ergußdiagnostik:

– ausreichend ausgebildetes suprapatellares Fettpolster,
– geringe Beugestellung (Kniebeugung nicht über 25 Grad),
– streng seitlich eingestellte und sorgfältig belichtete Aufnahme.

In Abhängigkeit von der an der Basis gemessenen sagittalen Ausdehnung der Bursa suprapatellaris kann ein Erguß beurteilt werden (28): Bei einer Breite von <5 mm ist ein Erguß unwahrscheinlich, während eine Breite von

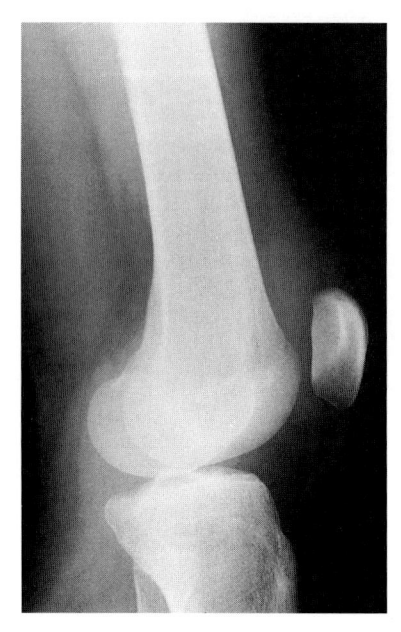

Abb. 24.23 Laterale Projektion: Verbreiterung des suprapatellaren Streifens als Korrelat eines intraartikulären Ergusses

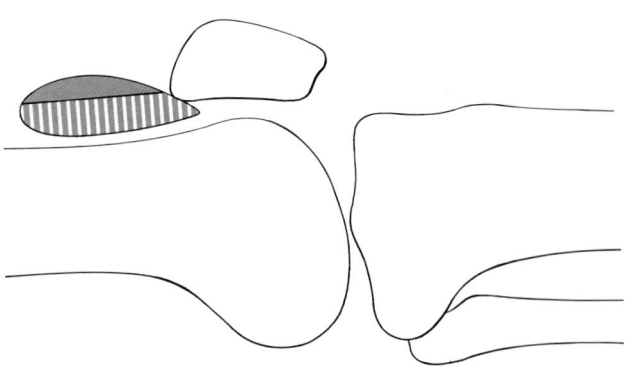

Abb. 24.24 Lipohämarthros (Rückenlage, horizontaler Strahlengang): Schichtenbildung in der Bursa suprapatellaris durch Ansammlung des spezifisch leichteren Fettes auf dem Blut

>10 mm für das Vorliegen eines Ergusses spricht. Die „diagnostische Grauzone" liegt also zwischen 5 und 10 mm. Eine sagittale Ausdehnung von größer oder gleich 10 mm entspricht einer Ergußmenge von gleich oder größer 10 ml. Ein weiteres diagnostisch verwertbares Röntgenzeichen in der Ergußdiagnostik ist der Verlust der üblicherweise scharfen Begrenzung der Quadrizepssehnenrückseite.

Bei technisch unzureichenden Aufnahmen wird mit der beschriebenen radiologischen Ergußdiagnostik eine Sensitivität von 88% sowie eine Spezifität von 90% erreicht (28). Es hat sich gezeigt, daß die Empfindlichkeit der Ergußdiagnostik durch die Position des Kniegelenkes beeinflußt wird. Die laterale Kniegelenksaufnahme kann grundsätzlich in zwei unterschiedlichen Positionen angefertigt werden: In Seitenlage des Patienten mit vertikalem Strahlengang oder in Rückenlage mit horizontalem Strahlengang. In Rückenlage findet eine Flüssigkeitsumverteilung von der Bursa suprapatellaris zu den abhängigen Gelenkpartien statt, so daß in dieser Position eine geringere Sensitivität erzielt wird (74). Für eine suffiziente Ergußdiagnostik ist daher also die Seitenlage vorzuziehen.

Lipohämarthros

Fetttropfen im Gelenkpunktat sind das klinische Korrelat des Lipohämarthros. Fett im Gelenkraum zeigt meistens, daß markhaltiger Knochen frakturiert ist und Fettmark freigesetzt wurde. Die Ansammlung des spezifisch leichteren Fettes auf dem Blut manifestiert sich radiologisch unter der Voraussetzung, daß der Strahlengang parallel zur Trennfläche Fett/Blut verläuft, in einer Schichtenbildung in der Bursa suprapatellaris (Abb. 24.24 und 24.25b) (71). Daher wird die Aufnahme mit gestrecktem Kniegelenk und bei horizontalem Strahlengang angefertigt. Vor der Röntgenaufnahme sollte der Patient etwa 5 Minuten in unveränderter Position liegen, damit sich Fett und Blut trennen können (9). Die radiologische Diagnostik des Lipohämarthros setzt eine Mindestmenge von 10–20 ml Fett voraus, welche auf mindestens 80–100 ml Blut schwimmt. Da diese Mengen eines Kniegelenkergusses bereits klinisch nachweisbar sind, ist eine Aufnahme mit horizontalem Strahlengang bei nicht geschwollenem, aber verletzten Knie nicht indiziert. Meistens wird bei intraartikulären Frakturen markhaltiger Knochen eine zu geringe Menge an Fett in den Gelenkraum eingeschwemmt, um im Röntgenbild zur Abbildung zu kommen.

Aussage

Intraartikuläre Frakturen führen zum Gelenkerguß. Andererseits entwickelt sich auch bei isolierten Kapsel-, Band- und Meniskusschädigungen ebenso wie bei entzündlichen Erkrankungen ein Begleiterguß. Daher ist der Gelenkerguß nur ein unspezifisches Frakturzeichen.

Ist bei älteren Menschen mit Osteoporose ein schmerzhafter Erguß mit oder ohne einem anamnestisch faßbaren Trauma aufgetreten, muß nach einer nativokkulten Fraktur (13) gefahndet werden. Dazu sollte neben einem konventionellen Tomogramm in zwei Ebenen die Diagnostik eines Lipohämarthros veranlaßt werden.

Ein positives Lipohämarthros bei negativem Frakturnachweis kann Folge einer Zerquetschung des infrapatellaren Fettkörpers oder der fetthaltigen Plicae alares sein.

Wertung der verschiedenen diagnostischen Verfahren

Das verletzte Kniegelenk erfordert eine sorgfältige radiologische Untersuchung, damit Frakturen und andere Verletzungen eindeutig dargestellt sowie klassifiziert werden und so eine Grundvoraussetzung für die Wahl des einzuschlagenden therapeutischen Weges geschaffen wird.

Durch die Einführung der modernen Schnittbildverfahren, die auch in der Kniegelenksdiagnostik ihren festen Platz haben, hat sich das Spektrum der bildgebenden Verfahren während der letzten Dekade beträchtlich erweitert. Gerade wegen der heute zur Verfügung stehenden Fülle diagnostischer Verfahren muß in jedem einzelnen Fall die Indikation zur betreffenden Untersuchung kritisch geprüft werden.

Unverändert müssen die Standardprojektionen (a.-p. und lateral) jeder weiterführenden Diagnostik vorangestellt werden. Mit diesem Minimalprogramm kann die Diagnostik in den meisten Fällen bereits abgeschlossen werden (10, 17). Nur bei noch bestehenden Unklarheiten sind andere Projektionen (Schräg-, Tunnelaufnahmen, Patella axial, Lateralprojektion in Rückenlage mit horizontalem Strahlengang, Streßaufnahmen) allein oder in Kombination hinzuzuziehen. Für die Klassifizierung komplexer Frakturen wird präoperativ häufig die Verwischungstomographie angefordert. Nativ-okkulte Frakturen sollten in gleicher Weise oder alternativ computertomographisch weiter abgeklärt werden. Gelegentlich wird die Diagnose anhand von Verlaufskontrollen nach 10 bis 14 Tagen durch Darstellung von Kallus oder Resorptionszonen gestellt.

Die nicht invasiven Methoden Sonographie, Computertomographie und besonders die Magnetresonanztomographie konkurieren mit der arthrographischen Meniskusdiagnostik, wobei sie sich an den Ergebnissen dieser klassischen Methode messen lassen müssen. Dabei bleibt zu beachten, daß sie entweder größeren Zentren (CT, MRT) vorbehalten oder aber außerordentlich untersucherabhängig (Sonographie) sind.

Für die Kreuzbanddiagnostik sind die genannten Verfahren, hier wiederum insbesondere die MRT, eine echte Bereicherung.

Die Kniegelenksarthroskopie gilt als Referenzmethode für alle die Kniebinnenstrukturen darstellenden bildgebenden Verfahren. Ein wesentlicher Vorteil dieser Methode besteht in den gleichzeitigen diagnostischen und therapeutischen Möglichkeiten.

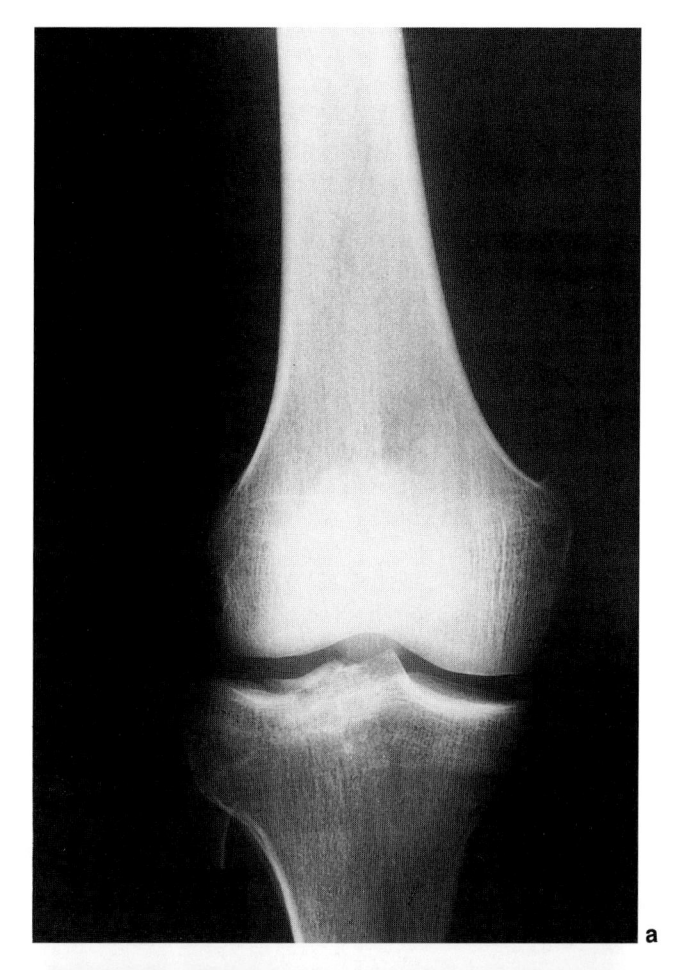

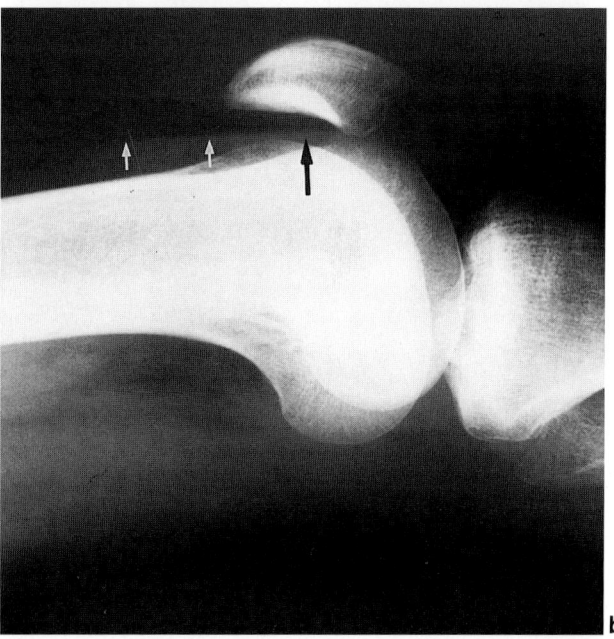

Abb. 24.**25a** u. **b** Rechtes Knie in zwei Ebenen: Schichtenbildung in der Bursa suprapatellaris (**b**, Pfeile) (Lipohämarthros) als indirekter Hinweis auf eine intraartikuläre Fraktur (hier: Fraktur der lateralen Tibiakonsole ohne wesentliche Gelenkflächenabsenkung)

464 Spezielle Traumatologie

Traumatologie

Distales Femur

Distale Femurschaft- und suprakondyläre Femurfrakturen

Pathomechanik

Als Ursache distaler Femurfrakturen kommen sowohl indirekte als auch direkte Gewalteinwirkungen in Betracht.

Als Beispiele indirekter Gewalteinwirkung auf das gebeugte Knie seien die Kollision des Motorradfahrers sowie die Armaturenbrettverletzung des Autofahrers genannt. Beide führen zu einer Biegungsfraktur mit schrägem Verlauf. Über die kraftübertragende Femurachse kann die gleiche Gewalt zu einer Schenkelhalsfraktur (Abb. 24.**26a–c**) oder einer Hüftgelenksluxation führen (Kettenverletzung) (37). Spiralfrakturen (Abb. 24.**27a** u. **b**) im suprakondylären Femurabschnitt sind

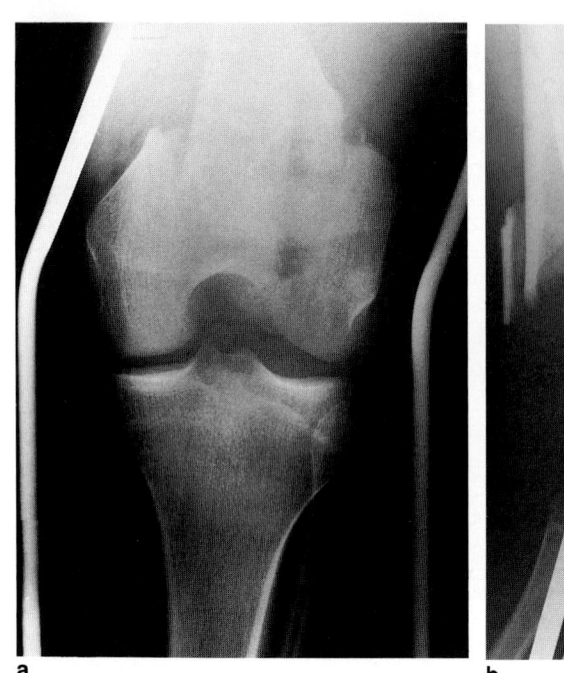

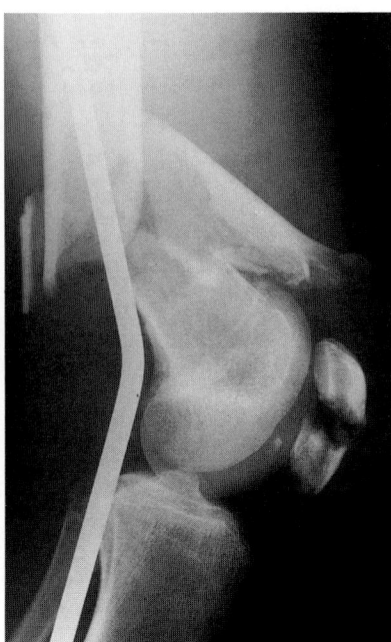

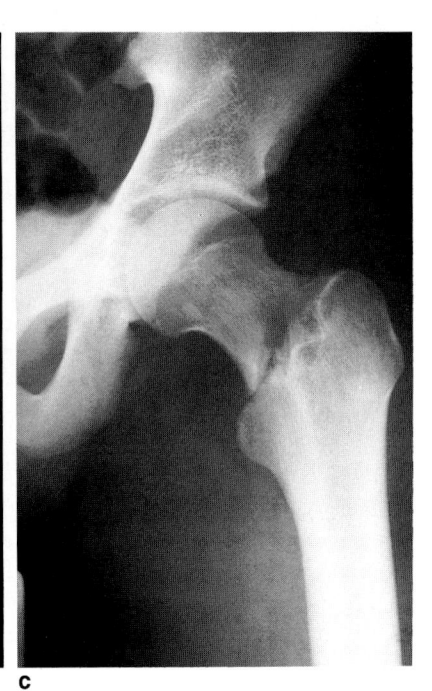

Abb. 24.**26a–c** Linkes Knie in zwei Ebenen: Biegungsfraktur des distalen Femurendes mit ventral gelegenem Biegungskeil:
a In die Fossa intercondylaris ziehende Frakturlinie als Hinweis auf eine Gelenkbeteiligung
b Patellaquerfraktur mit Fragmentdiastase
c Linke Hüfte a.-p.: Durch die gleiche Gewalt verursachte laterale Schenkelhalsfraktur ipsilateral

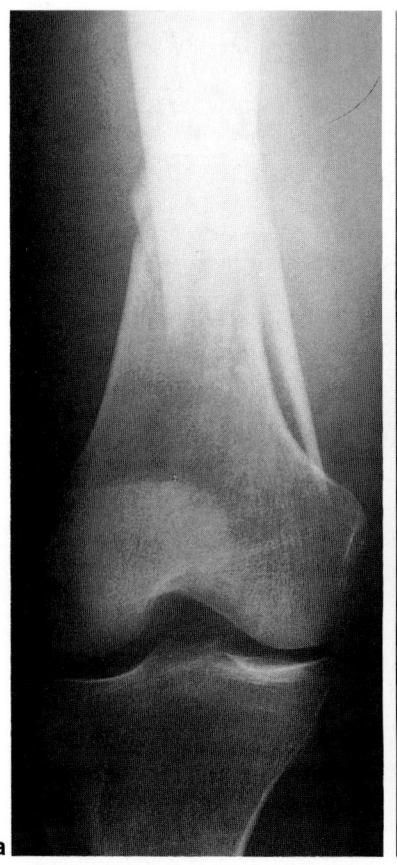

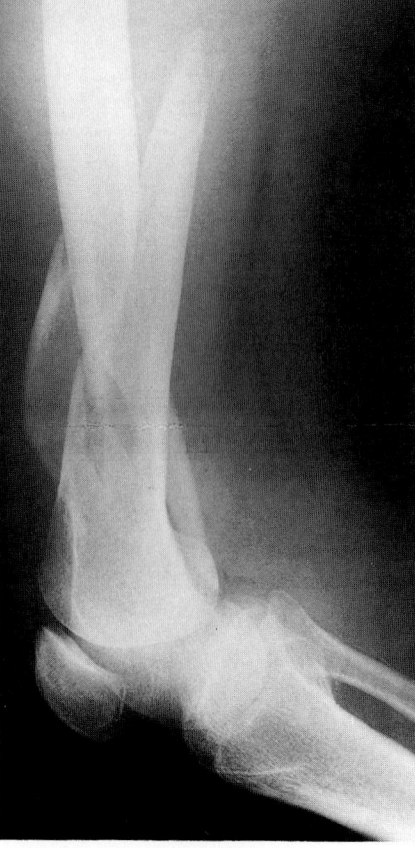

Abb. 24.**27a** u. **b** Rechts Knie in zwei Ebenen: Spiralfraktur des distalen Femurschaftes ohne Beteiligung des suprakondylären Abschnittes oder der Femurkondylen

24 Kniegelenk, distales Femur und proximale Tibia 465

selten und entstehen durch eine Drehbewegung des Körpers bei festgestelltem Unterschenkel, sofern das Kniegelenk mit seinem Bandapparat und der muskulären Führung nicht nachgibt. Quer- oder Trümmerbrüche (Abb. 24.**28a–d**) kommen durch unmittelbare oder direkte Gewalteinwirkung zustande.

Einteilung

Die Einteilung der Frakturen am distalen Femurdrittel erfolgt nach anatomischen Gesichtspunkten (67) (Abb. 24.**29**). Am Übergang der dicken Kompakta in spongiös aufgelockerten Knochen mit sehr dünner Rinde, also am Beginn der walzenartigen Erweiterung des distalen

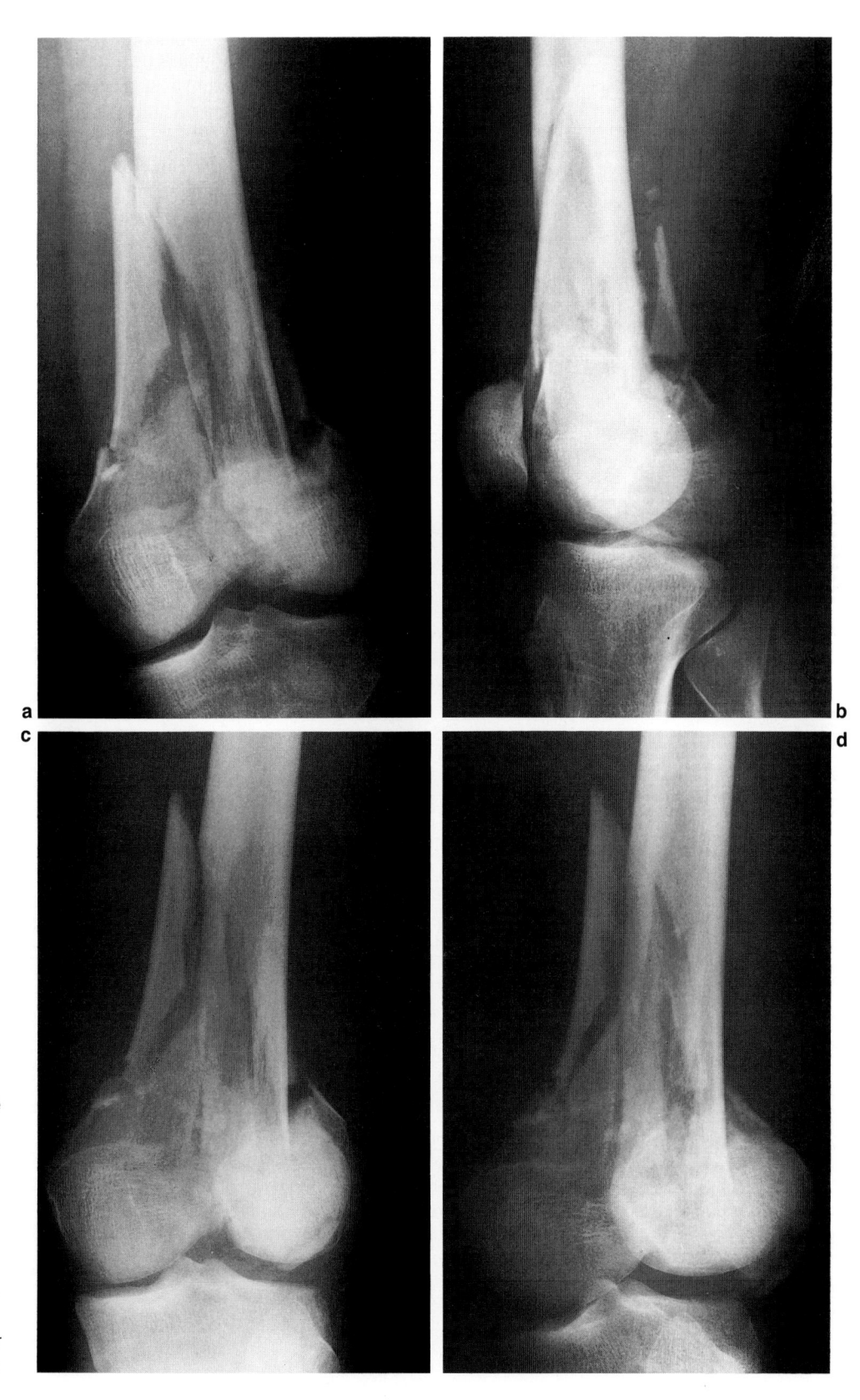

Abb. 24.**28a–d** Linkes Knie in drei Ebenen: Distale Femurtrümmerfraktur mit Gelenkbeteiligung (bikondyläre Fraktur). In der Schrägprojektion (**c**) wird durch einen unteren Patellapolabriß eine kondyläre Trümmerzone vorgetäuscht, durch weitere Drehung (**d**) werden lateraler Femurkondylus und unterer Patellapolabriß freiprojiziert

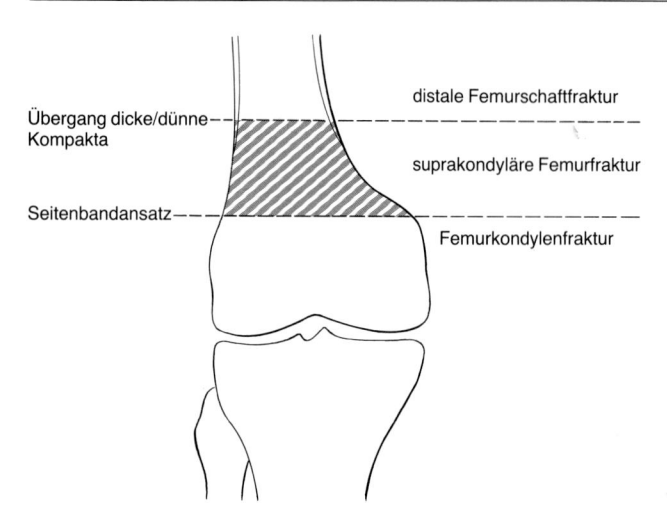

Abb. 24.29 Einteilung der distalen Femurfrakturen: Am Übergang der kräftigen in die dünne Kortikalis endet die distale Femurschaftfraktur und beginnt die suprakondyläre Femurfraktur. Distal des Seitenbandansatzes findet sich die Zone der Kondylenbrüche (nach Rüter u. Burri)

Femurs, enden die *distalen Femurschaftfrakturen* (Abb. 24.**27a** u. **b**). Von hier bis zu den Seitenbandansatzpunkten findet sich die Zone der *suprakondylären Brüche* (Abb. 24.**30**). Diese haben keine direkte Verbindung zum Kniegelenk und werden als kniegelenksnahe Frakturen bezeichnet. Eine Gefährdung des Kniegelenkes liegt dann vor, wenn die Bursa suprapatellaris so weit nach proximal reicht, daß sie durch Frakturfragmente eröffnet wird. Im Gegensatz zu Femurkondylenbrüchen bleiben suprakondyläre Frakturen auf die distale Metaphyse beschränkt und erstrecken sich nicht in die Fossa intercondylaris oder die Femurkondylen. Aus therapeutischen Gründen sollte bei suprakondylären Frakturen eine Gelenkbeteiligung sicher ausgeschlossen werden. Hierzu sind Aufnahmen in zwei Ebenen meistens ausreichend. Bei unklaren Befunden sind in jedem Fall Schrägaufnahmen zusätzlich anzufertigen.

Die Kombination einer distalen Femurfraktur mit einer ipsilateralen Tibiafraktur führt zur vollständigen Isolierung des Kniegelenkes von der übrigen Extremität (Abb. 24.**31**). Diese in der amerikanischen Literatur „floating knee" bezeichnete Verletzung (47) ist meist Folge schwerer Anpralltraumen im Straßenverkehr.

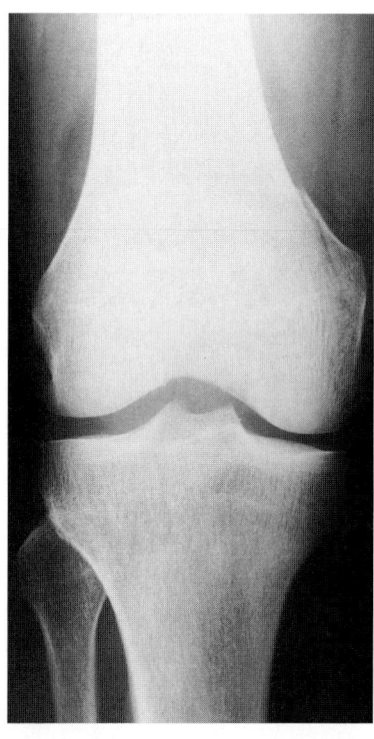

Abb. 24.30 Rechts Knie a.-p.: Stufe sowie Aufhellungslinie an der medialen Femurmetaphyse als Korrelat einer suprakondylären Femurfraktur

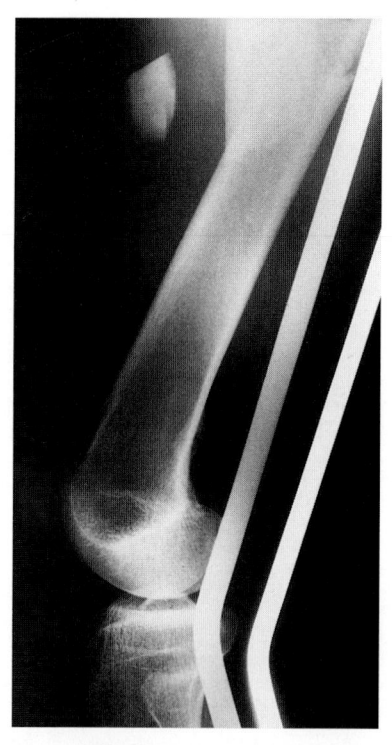

Abb. 24.31 Linkes Knie lateral: Isolierung des Kniegelenks durch Femurschaftquerfraktur und ipsilaterale proximale Tibiaschaftfraktur (floating knee). In den ventralen Weichteilen gelegenes größeres Fragment

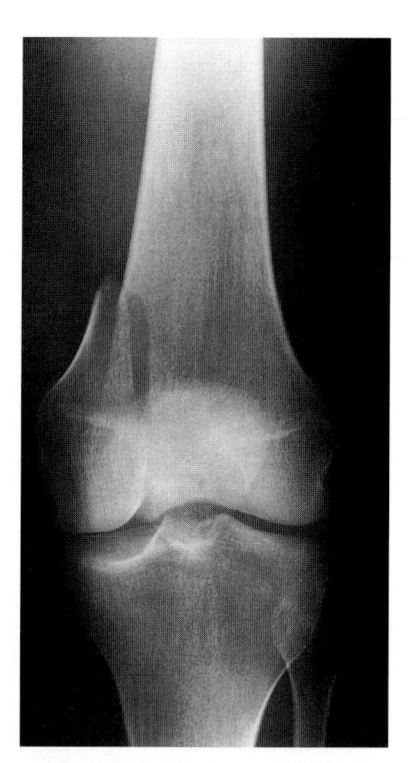

Abb. 24.32 Linkes Knie a.-p.: Monokondyläre Femurfraktur medial (Meißelfraktur)

Begleitverletzungen

Die Dislokationsrichtung der Fragmente bei der distalen Oberschenkelschaftfraktur und der suprakondylären Fraktur wird durch den Muskelzug der beiden Gastroknemiusköpfe und den Einfluß der Adduktoren bestimmt. So liegt typischerweise eine Abkippung des distalen Hauptfragmentes nach hinten sowie eine Medialverlagerung des proximalen Hauptfragmentes vor. Je kürzer das distale Fragment ist, desto ausgeprägter wird die Dorsaldislokation sein. Wegen der engen topographischen Beziehungen in der Fossa poplitea können durch das distale Fragment die Vasa poplitea oder auch der N. ischiadicus bzw. dessen Aufzweigungen verletzt werden.

Frakturen der Femurkondylen

Wegen der äußeren Kondylenform und der stärker ausgebildeten Kortikalis sind Kondylenbrüche seltener als Frakturen der proximalen Tibia.

Pathomechanik

Femurkondylenbrüchen können unterschiedliche Unfallmechanismen zugrunde liegen (40). Bikondyläre Frakturen entstehen durch axiale Stauchung bei gestrecktem Kniegelenk. Wenn zusätzlich eine Ab- oder Adduktionskraft hinzukommt, entsteht eine monokondyläre Femurfraktur (Abb. 24.**32**). Entsprechend der einwirkenden Kraft ist bei Abduktion der laterale, bei Adduktion der mediale Kondylus betroffen. Eine Fraktur des lateralen Femurkondylus mit lateraler Instabilität im Kniegelenk kann eine Läsion des lateralen Kapsel-Band-Systems vortäuschen (73). Neben indirekter Gewalteinwirkung kann auch direkte Gewalt zu einer Kondylenfraktur führen.

Kondylenfrakturen entstehen auch, wenn ein Sturz aus großer Höhe durch plötzliche verstärkte Beugung in Hockstellung aufgefangen wird und dadurch die Patella mit enormer Kraft gegen die Kondylen gepreßt wird. Wird bei starker Beugung des Kniegelenkes wie z. B. im Falle der Verschüttung von Bergleuten der hintere Rollenanteil abgeschert, entstehen koronare Frakturen. Zur Darstellung des Frakturverlaufes sind hier Schrägaufnahmen häufig notwendig.

Einteilung
(Abb. 24.**33**a–e)

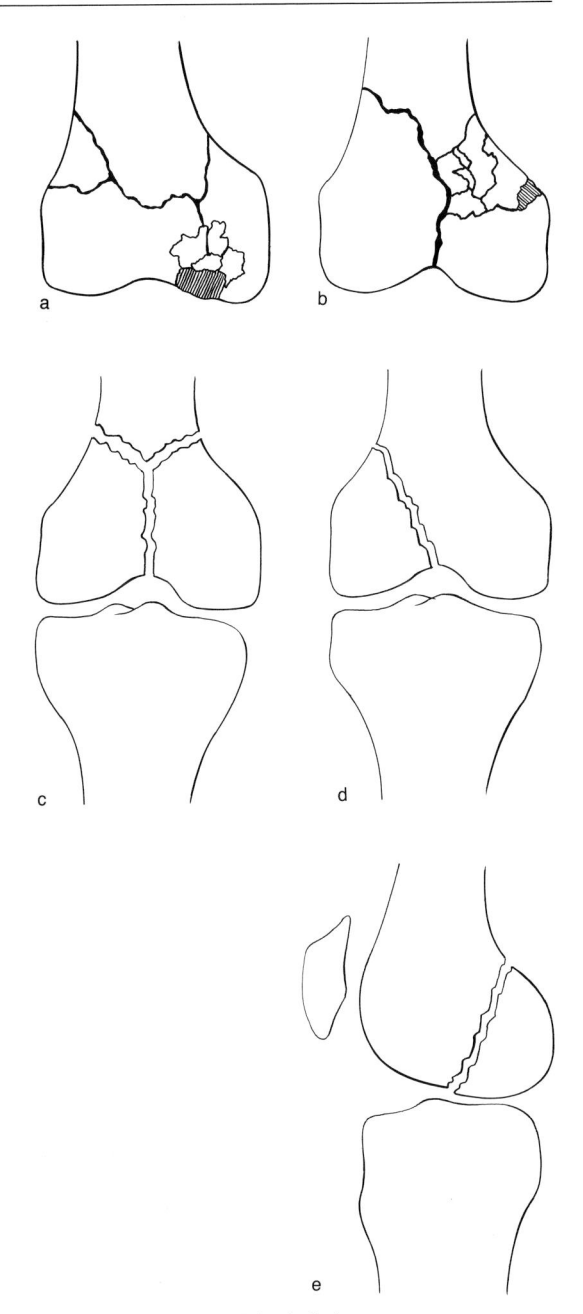

Femurkondylenbrüche sind definitionsgemäß intraartikuläre Frakturen und betreffen eine oder beide Kondylen. Im Gegensatz zur suprakondylären Fraktur besteht wegen der Gelenkbeteiligung fast immer ein blutiger Kniegelenkserguß. Kondylenbrüche werden nach dem Verlauf der Frakturlinien rein deskriptiv in V-, T- oder Y-Brüche (Abb. 24.**34**a u. **b**) unterteilt, wobei der sagittale Frakturanteil in die Fossa intercondylaris zieht. Diese Frakturen werden auch als interkondyläre Frakturen bezeichnet. Neben dem Verlauf der Frakturlinien ist es sehr wichtig zu wissen, ob eine Trümmerzone vorliegt und ob diese tragende oder nicht tragende Gelenkanteile betrifft (67).

Abb. 24.**33**a–e Femurkondylenbrüche:
a Suprakondyläre und interkondyläre Fraktur mit Trümmerzone im tragenden medialen Gelenkanteil
b Suprakondyläre und interkondyläre Fraktur mit kondylärer Trümmerzone im nicht tragenden Gelenkanteil
c Interkondyläre Fraktur mit Y-förmigem Frakturverlauf
d Monokondyläre Fraktur
e Koronare Fraktur mit Abscherung des hinteren Rollenanteils

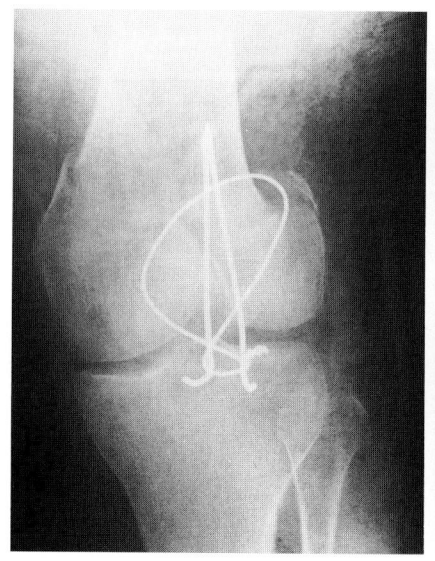

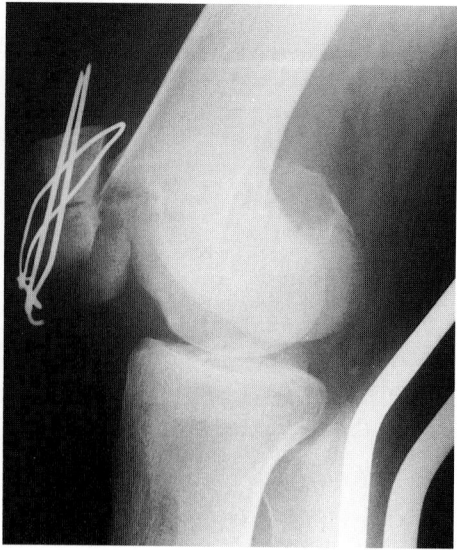

Abb. 24.34a u. b Linkes Knie in zwei Ebenen. Interkondyläre Femurfraktur mit Y-förmigem Verlauf. Der sagittale Frakturanteil zieht in die Fossa intercondylaris. Mit Drahtcerclage versorgte Patellaquerfraktur

Proximale Tibia

Vor Entdeckung der Röntgenstrahlen wurden Frakturen der proximalen Tibia selten beschrieben. Die klinische Diagnose wird durch die häufig geringen Verschiebungen und die fehlende Krepitation des von einem straffen Bandapparat umgebenen Tibiakopfes erschwert.

Vor der Besprechung der proximalen Tibiafrakturen werden einige anatomische Besonderheiten mitgeteilt, welche für die Entstehung und die nachfolgende Röntgendiagnostik dieser Frakturen von Bedeutung sind.

Anatomie

Der Tibiakopf schließt nach proximal mit zwei ovalär geformten Gelenkflächen ab, das mediale Plateau ist größer als das laterale. Beide Gelenkflächen sind leicht nach dorsal geneigt (Retroversion) und aus der Mittellinie nach hinten versetzt (Retroposition). Unter den Tibiagelenkflächen findet sich je eine Schicht horizontal bzw. vertikal ausgerichteter Knochenbälkchen, beide Zonen sind medial höher bzw. dichter als lateral. Die Tibiakonsolen artikulieren mit dem größeren medialen und dem schmaleren lateralen Femurkondylus, welcher nach lateral eine schärfere Kantenbildung aufweist. Die Krümmung beider Femurkondylen entspricht einer Spirallinie und nimmt von vorn nach hinten zu, die Krümmung des lateralen Kondylus ist ausgeprägter als die des medialen. Die Achsen von Femur und Tibia bilden in der Frontalebene einen Winkel von etwa 6 Grad im Sinne des Valgus.

Die Kongruenz der artikulierenden Flächen wird durch die Menisken verbessert. Im Gegensatz zum inneren C-förmigen Meniskus ist der größere, äußere Meniskus nicht mit dem Seitenband verwachsen und daher beweglicher. Darüber hinaus wird er durch die Sehne des M. popliteus zusätzlich gestützt.

Zwischen den Tibiagelenkflächen liegt die Eminentia interconylaris, welche in das Tuberculum intercondylare mediale und laterale ausläuft. Beide Höcker müssen bei Kreuzbandverletzungen dargestellt werden. Die Kreuzbänder selbst entspringen jedoch nicht von den Tuberkeln. Das vordere Kreuzband entspringt vor der Eminentia und inseriert an der Innenseite des Condylus lateralis femoris, das hintere Kreuzband ist hinter der Eminentia bis zur Tibiahinterkante angeheftet und verläuft zur Innenseite des Condylus medialis femoris.

Seitlich wird das Kniegelenk durch das Kollateralbandsystem verstärkt. Das innere, in der Bandführung durch den Pes anserinus und den M. semimembranosus unterstützte Seitenband ist fest mit der Kapsel und dem medialen Meniskus verwachsen. Es entspringt vom medialen Epicondylus femoris und inseriert breitgefächert am inneren Tibiakopf. Das schwächere äußere Seitenband zieht vom lateralen Epicondylus femoris zum Fibulaköpfchen. Es ist nicht mit dem Meniskus verwachsen und wird durch den M. biceps femoris sowie den Tractus iliotibialis verstärkt, welcher an der am lateralen Condylus tibiae gelegenen Tuberositas iliotibialis (Tuberculum Gerdy) inseriert. Neben dem Bandapparat übernehmen auch die Streck- und Beugemuskulatur wichtige Aufgaben der Kniestabilisierung.

Tibiakopffrakturen

Pathomechanik

In der amerikanischen Literatur wurden Tibiakopffrakturen ursprünglich als „bumper"- oder "fender"-Frakturen, also als durch Stoßstangeneinwirkung infolge von Anfahrtraumen entstandene Verletzungen bezeichnet. Tatsächlich macht dieser direkte Mechanismus aber nur etwa 20% (77) aller Tibiakopffrakturen und etwa 30% der lateralen Tibiakopffrakturen (60) aus.

Tibiakopffrakturen werden überwiegend durch indirekte Gewalteinwirkungen verursacht. Frakturen des lateralen Tibiakondylus sind Folge einer kombinierten Kompression und Abduktion, entsprechend führt eine axiale Krafteinwirkung in Verbindung mit forcierter Adduktion zu einer medialen Konsolenfraktur. Dominiert hingegen die axiale Komponente, resultieren bikondyläre Frakturen.

Der mediale Kondylus ist vor einer Adduktionsbelastung durch das andere Bein weitgehend geschützt. Deshalb und wegen der besonderen Anatomie des Kniegelenkes – Valgusposition, äußere Femurkondylenform und schwächere Trabekelstruktur des lateralen Tibiakondylus – dominiert in der Häufigkeit eindeutig die laterale Tibiakopffraktur (31). Nach Thiele (77) betreffen etwa 60% der Tibiakopffrakturen den lateralen Kondylus und nur etwa 10% den medialen, den Rest teilen sich bikondyläre und andere Frakturen. Die Einkeilung des Femurkondylus in die laterale Konsole bewirkt eine lokale Impression, Depression der gesamten Konsole oder zusätzliche Konsolenabspaltung, wobei der laterale Kondylus bei intakter Fibula vor stärkeren Dislokationen geschützt ist. Demgegenüber überwiegen medial komplette Abspaltungen mit entsprechender Dislokation.

Einteilung

In der überwiegenden Anzahl der Tibiakopffrakturen ist der ursächliche Mechanismus derart komplex, daß die Betonung einer überwiegenden Ab- oder Adduktionskraft reine Spekulation wäre. Eine auf dem Pathomechanismus beruhende Klassifizierung der Tibiakopffrakturen ist daher abzulehnen (31).

Wir schlagen eine verhältnismäßig einfache und übersichtliche Klassifizierung vor, die eine Einteilung anhand charakteristischer Röntgenzeichen zuläßt und gleichzeitig als Richtschnur für die Therapie dienen kann. Die Klassifikation von Hohl (30) basiert auf der Auswertung von 805 Patienten mit Tibiakopffrakturen und unterteilt in fünf verschiedene Gruppen, welche im folgenden zusammengefaßt werden (Abb. 24.**35a**–f). Die Häufigkeit der einzelnen Formen ist jeweils als Prozentangabe in Klammern angegeben.

Typ I: Nicht dislozierte Frakturen

Dieser Frakturtyp (24%) ist durch eine geringe Fragmentverschiebung (weniger als 3 mm) charakterisiert und bedingt eine nur geringe Inkongruenz der Gelenkfläche. Typischerweise handelt es sich um nicht dislozierte Meißelfrakturen. Begleitende Bandverletzungen (Seiten-, Kreuzbänder) kommen vor (Abb. 24.**36a**–**d** und 24.**37a, b**).

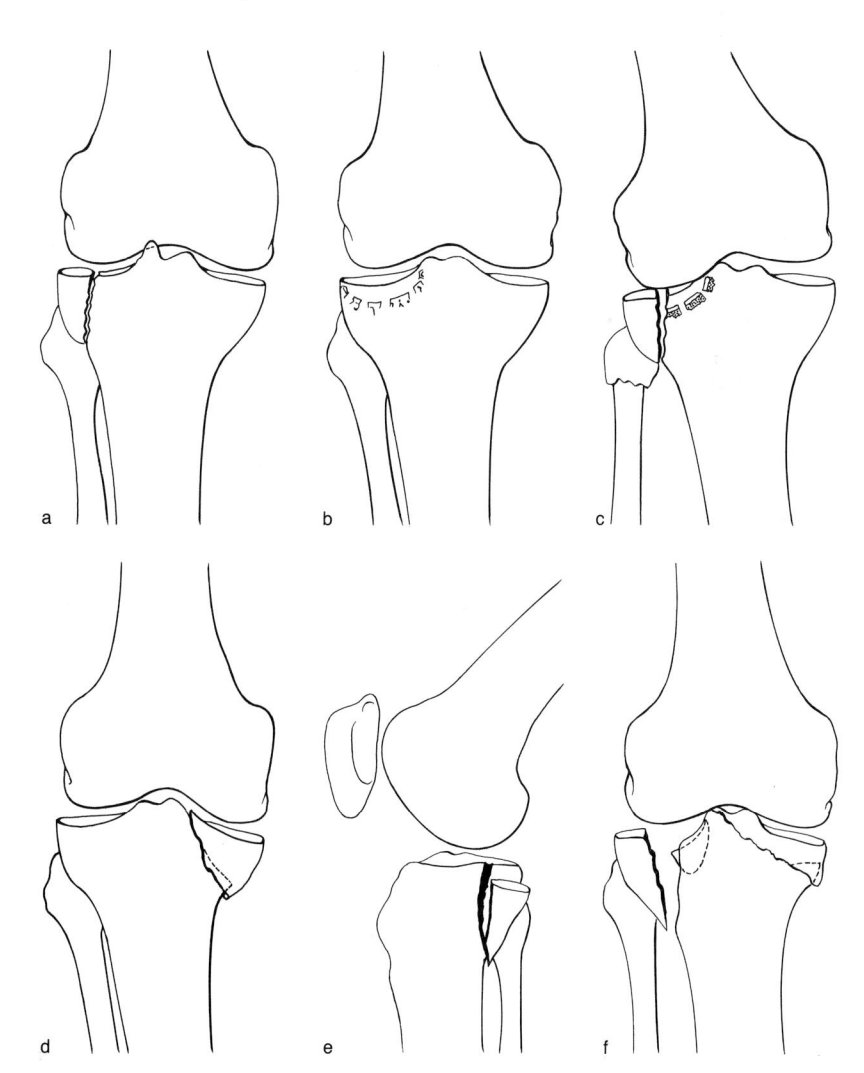

Abb. 24.**35a–f** Klassifikation der Tibiakopffrakturen nach Hohl:
a Typ I: Nicht dislozierte Frakturen (hier: Meißelfraktur)
b–f Typ II: Dislozierte Frakturen
b Typ II A: Lokale (zentrale) Depression
c Typ II A: Spaltfraktur mit lokaler Depression
d Typ II B: Totale Depression
e Typ II C: Spalt- oder Meißelfraktur
f Typ II D: Trümmerbruch des proximalen Tibiaendes

Spezielle Traumatologie

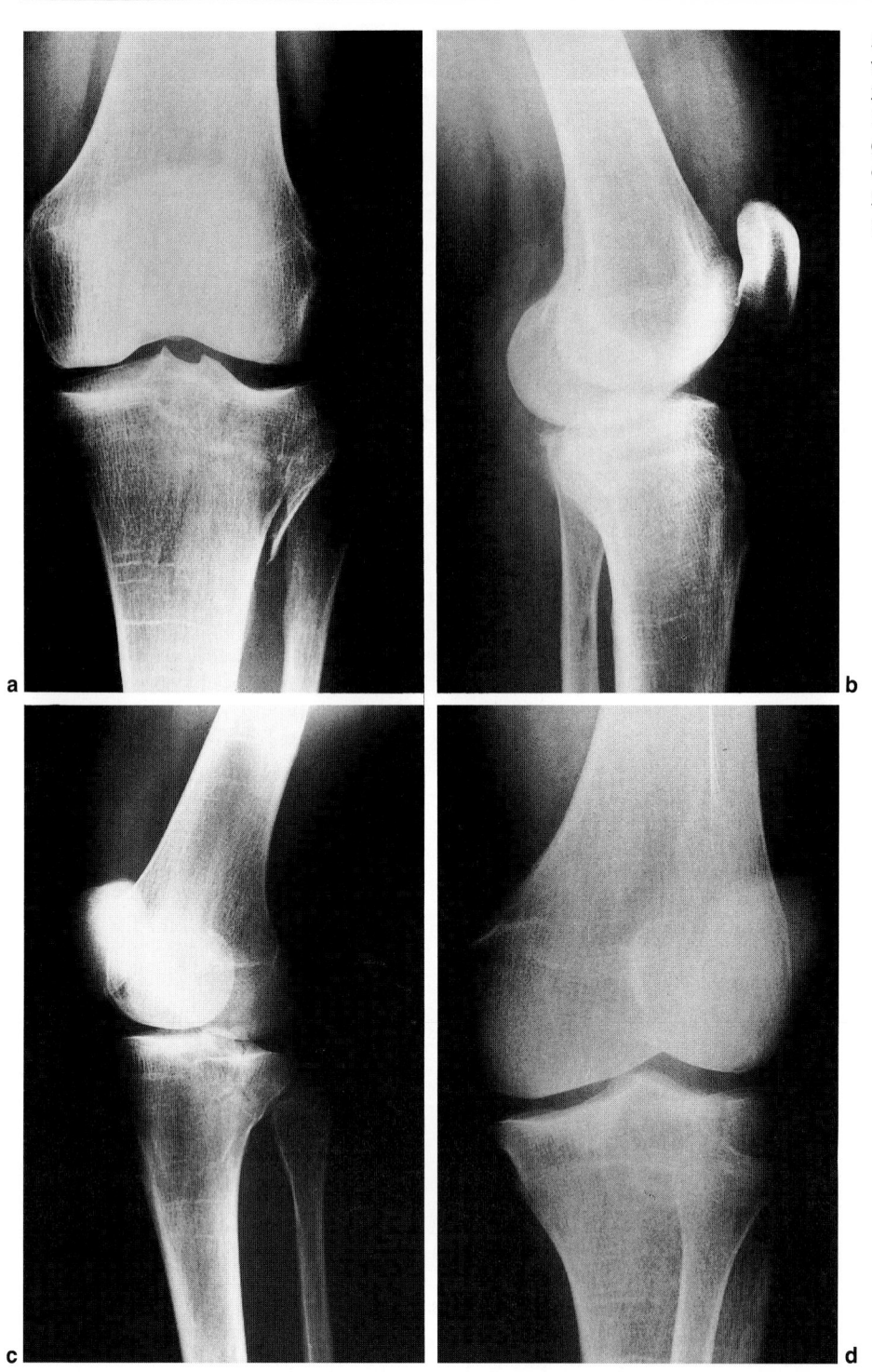

Abb. 24.**36a–d** Linkes Knie in vier Ebenen: Nicht wesentlich dislozierte Meißelfraktur des Condylus lateralis tibiae (Typ I nach Hohl) mit geringer Fragmentverschiebung. In den Schrägprojektionen Freiprojizierung der Frakturlinie in ihrem proximalen Anteil

Abb. 24.**37a** u. **b** Linkes Knie in zwei Ebenen: Nicht dislozierte Fraktur der medialen Tibiakonsole (Typ I nach Hohl) mit Spongiosaverdichtung (Pfeile) als Hinweis auf umschriebene Impression. Keine Gelenkflächenabsenkung. Randkantenabbruch im Bereich des medialen Tibiaplateaus. Knöcherner Außenbandabriß femoral

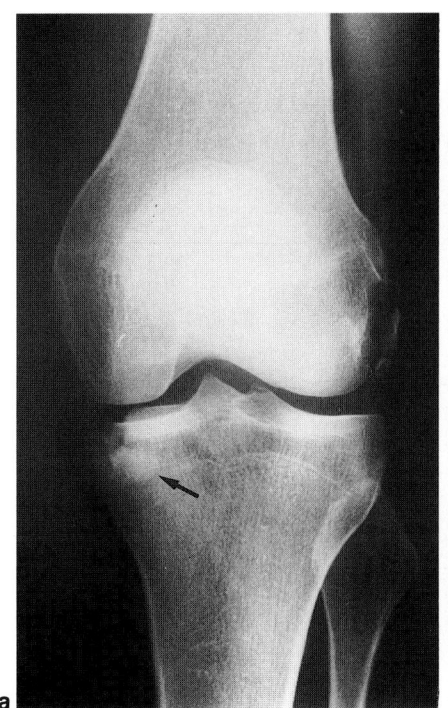

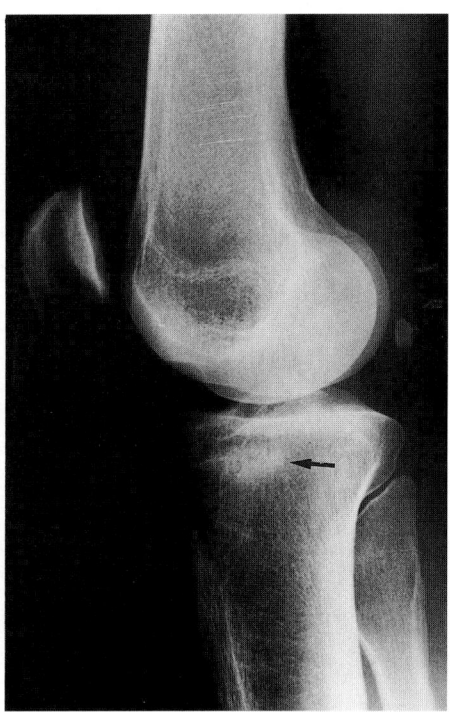

Typ II: Dislozierte Frakturen

Die dislozierten Frakturen werden nach dem Ausmaß der Gelenkflächenzerstörung in vier Gruppen unterteilt.

Typ II A – Lokale Depression: Es liegt eine Zertrümmerung der Tibiakonsole mit Gelenkflächenabsenkung unterschiedlichen Ausmaßes vor. Man unterscheidet die einfache *zentrale Depression* (26%) (Abb. 24.**38a–d** und 24.**39**) mit Gelenkflächenabsenkung durch überwiegende Einstauchung des subchondralen Knochens von der kombinierten *Spaltfraktur mit Depression* (26%) (Abb. 24.**40a–d** und 24.**41a–d**). Hier findet sich eine keilförmige Abspaltung des Konsolenrandes bei Absenkung zentraler Gelenkflächenanteile. Dieser Typ ist von der wesentlich selteneren einfachen Spalt- oder Meißelfraktur zu unterscheiden. Eine gleichzeitige Ruptur des inneren Seitenbandes wird beobachtet.

Typ II B – Totale Depression (Abb. 24.**39a, b** und 24.**42a–d**): Der gesamte Kondylus ist abgetrennt und nach distal und lateral verschoben, ohne daß eine eigentliche Zertrümmerung der Gelenkfläche vorliegt (11%).

Typ II C – Spalt- oder Meißelfraktur: Diese eher seltene Fraktur (3%) betrifft den ventralen oder dorsalen Konsolenrand, eine wesentliche Absenkung zentraler Anteile liegt nicht vor.

Typ II D – Trümmerbruch des proximalen Tibiaendes (Abb. 24.**43a–e** und 24.**44a, b**): Dieser Typ (10%) wird auch als T- oder Y-förmige Fraktur bezeichnet, weil beide Kondylen gespalten sind. Eine wesentliche Zerstörung der Gelenkflächen und Menisken liegt immer vor. Eine häufig transversal verlaufende subkondyläre Fraktur bedingt eine beträchtliche Instabilität der proximalen Tibia.

Postoperativ angefertigte Röntgenaufnahmen zeigen vielfach trotz guter klinischer Behandlungsergebnisse eine permanente Absenkung sowie Inkongruenz der Gelenkflächen. Sowohl arthrographisch, arthroskopisch als auch autoptisch wurde gezeigt, daß in diesen Fällen die Gelenkflächen weitgehend durch Faserknorpel wiederhergestellt worden waren (14).

Ermüdungsfrakturen

In der Hohl-Klassifikation sind Streß- bzw. Ermüdungsfrakturen nicht berücksichtigt. Sie entstehen durch starke Dauerbelastung bei ungewohnter körperlicher Tätigkeit oder durch nicht ausreichende Adaptation an eine repetitive muskuläre Belastungssituation. Ermüdungsbrüche werden besonders häufig bei jungen Soldaten beobachtet (19). Seltener können derartige Frakturen auch bei älteren Menschen (6) auf dem Boden einer Osteoporose entstehen. Während der ersten Wochen ist eine röntgenologische Diagnosestellung nicht möglich. Später können die Frakturen durch zarte Kallusbildung oder Sklerosezonen erkannt werden, welche unterhalb der Tibiakonsole zu beiden Seiten der Epiphysenlinie verlaufen. Eine szintigraphische Diagnosestellung ist bereits früher möglich, es zeigt sich eine Anreicherung der osteotropen Substanz im betreffenden Kondylus.

472   Spezielle Traumatologie

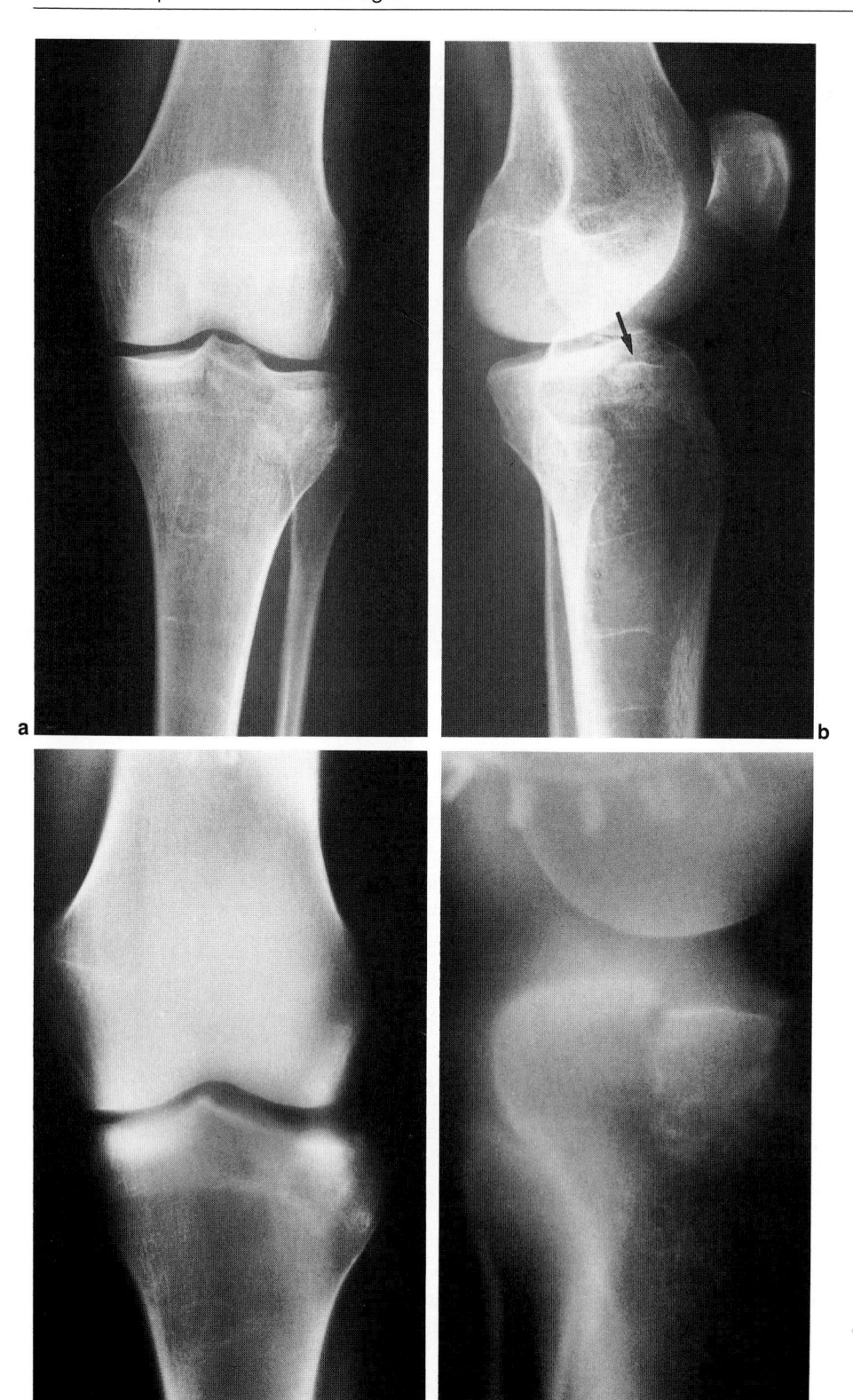

Abb. 24.**38a–d**
a u. **b** Linkes Knie in zwei Ebenen: Lokale Depression im Bereich der lateralen Tibiakonsole (Typ II A nach Hohl). Nur in der lateralen Projektion andeutungsweise zur Darstellung kommende umschriebene Spongiosaeinstauchung (Pfeil)
c u. **d** Tomographie a.-p. und lateral: In der frontalen sowie deutlicher in der lateralen Ansicht abgebildete umschriebene Absenkung um 5 mm im Bereich des lateralen Tibiaplateaus

24 Kniegelenk, distales Femur und proximale Tibia 473

Abb. 24.**39a** u. **b** Tomographie a.-p. und lateral des linken Knies: Abtrennung des gesamten medialen Tibiakondylus unter Miterfassung der Eminentia intercondylaris mit geringer Verschiebung nach medial bei vollständig erhaltener Gelenkfläche medial (Typ II B nach Hohl). Zertrümmerung der lateralen Konsole mit zentraler Gelenkflächenabsenkung durch Einstauchung des subchondralen Knochens (Typ II A nach Hohl)

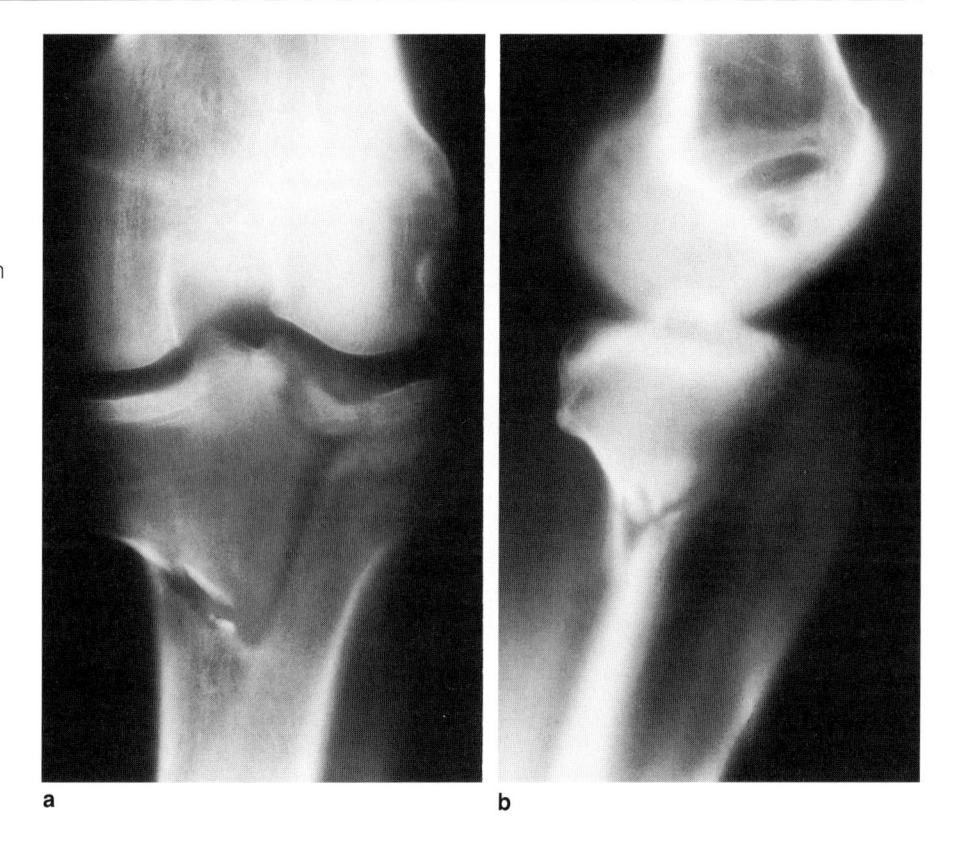

Abb. 24.**39c–f** Gesicherte Indikation zur MRT des Kniegelenkes: Verdrehtrauma bei einem 24jährigen Patienten
c Marködem (→) im posterioren Anteil des lateralen Tibiaplateaus (sagittale T1-gewichtete SE-Aufnahme)
d Abriß des vorderen Kreuzbandes (→). * Kniegelenkserguß (sagittale T2-gewichtete SE-Aufnahme)
e Ruptur des medialen Kollateralbandes am femoralen Ansatz (→) sowie des Lig. meniscofemorale (→) (koronare T2*-gewichtete GE-Aufnahme)
f Zur Unterfläche ziehender horizontaler Einriß (→) am Hinterhorn des Innenmeniskus (sagittale T1-gewichtete SE-Aufnahme)

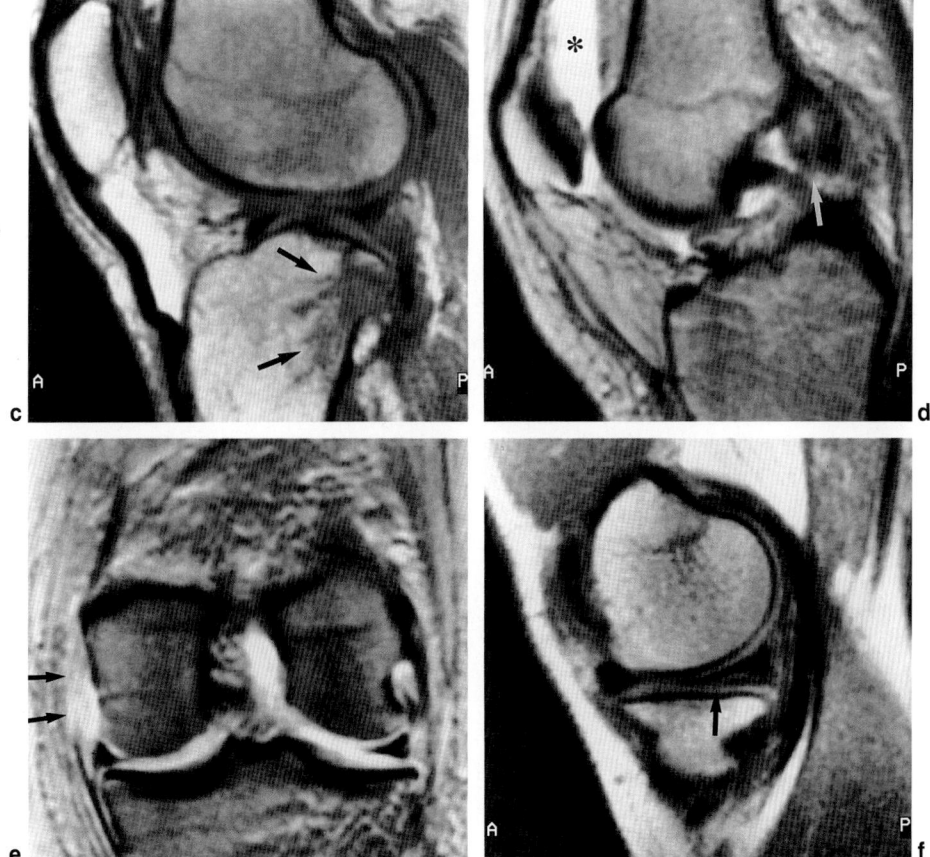

474 Spezielle Traumatologie

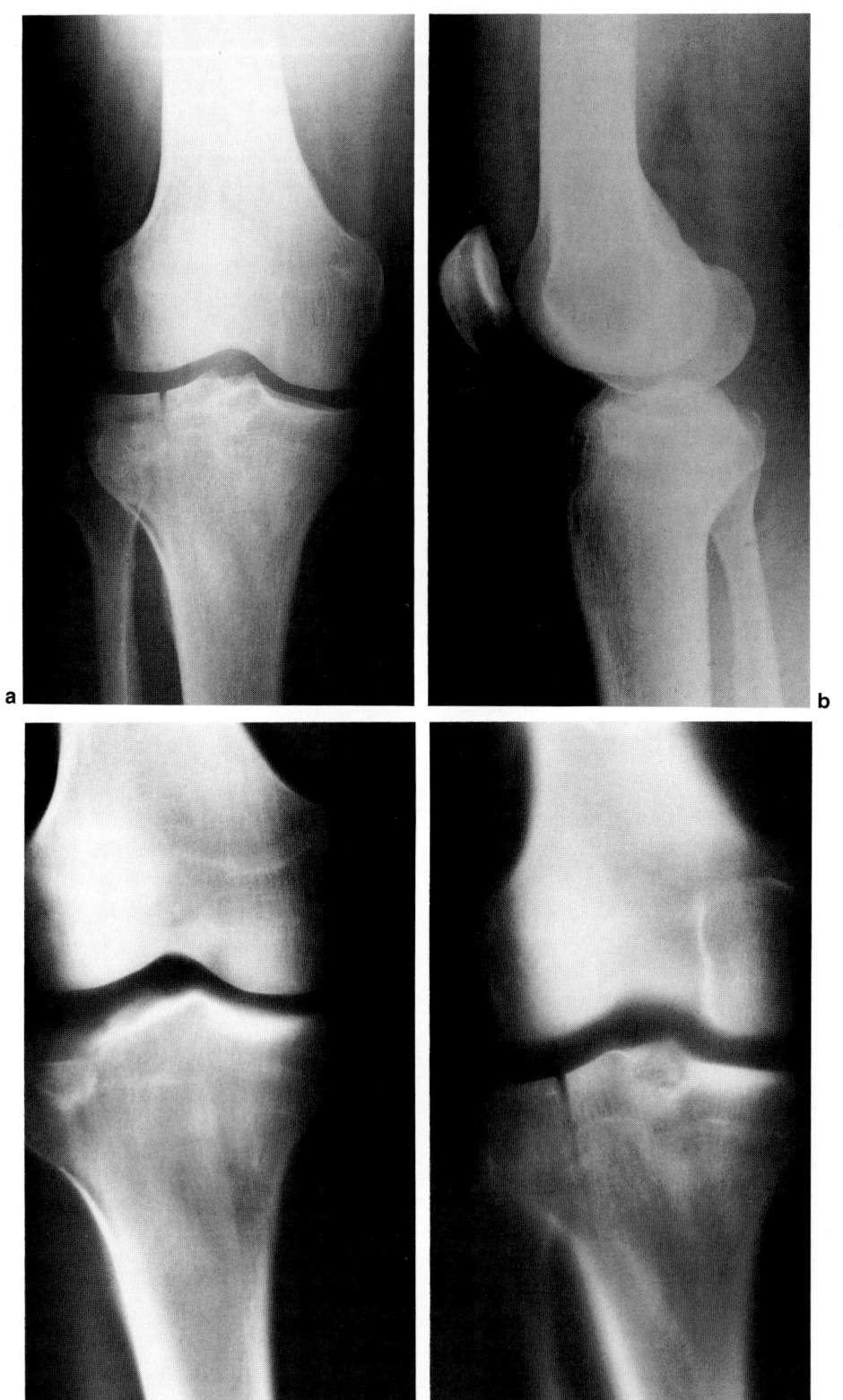

Abb. 24.**40 a–d** Spaltfraktur des Condylus lateralis tibiae mit zentraler Depression (Typ II A nach Hohl):
a u. **b** Rechtes Knie in zwei Ebenen: Keilförmige Abspaltung der lateralen Tibiakonsole. Auf den Summationsaufnahmen kein Anhalt für eine Gelenkflächenabsenkung
c u. **d** Tomographie a.-p.: Nachweis einer lateralen Gelenkflächenabsenkung um 7 mm

24 Kniegelenk, distales Femur und proximale Tibia 475

Abb. 24.**41a–d** Linkes Knie a.-p. (konventionell und Tomographie), CT linker Tibiakopf (kraniokaudale Schnittführung): Zertrümmerung der lateralen Tibiakonsole mit lokaler Gelenkflächenabsenkung und keilförmiger Abspaltung des Konsolenrandes (Typ II A nach Hohl). Computertomographisch übersichtliche räumliche Orientierung, insbesondere gute Darstellung der radiären Dislokation. Durch entsprechende Fensterwahl Darstellung sowohl der knöchernen Strukturen als auch der Weichteile (Pfeil: Frakturhämatom). Exakte Erfassung des Ausmaßes der Depression mittels konventioneller Technik

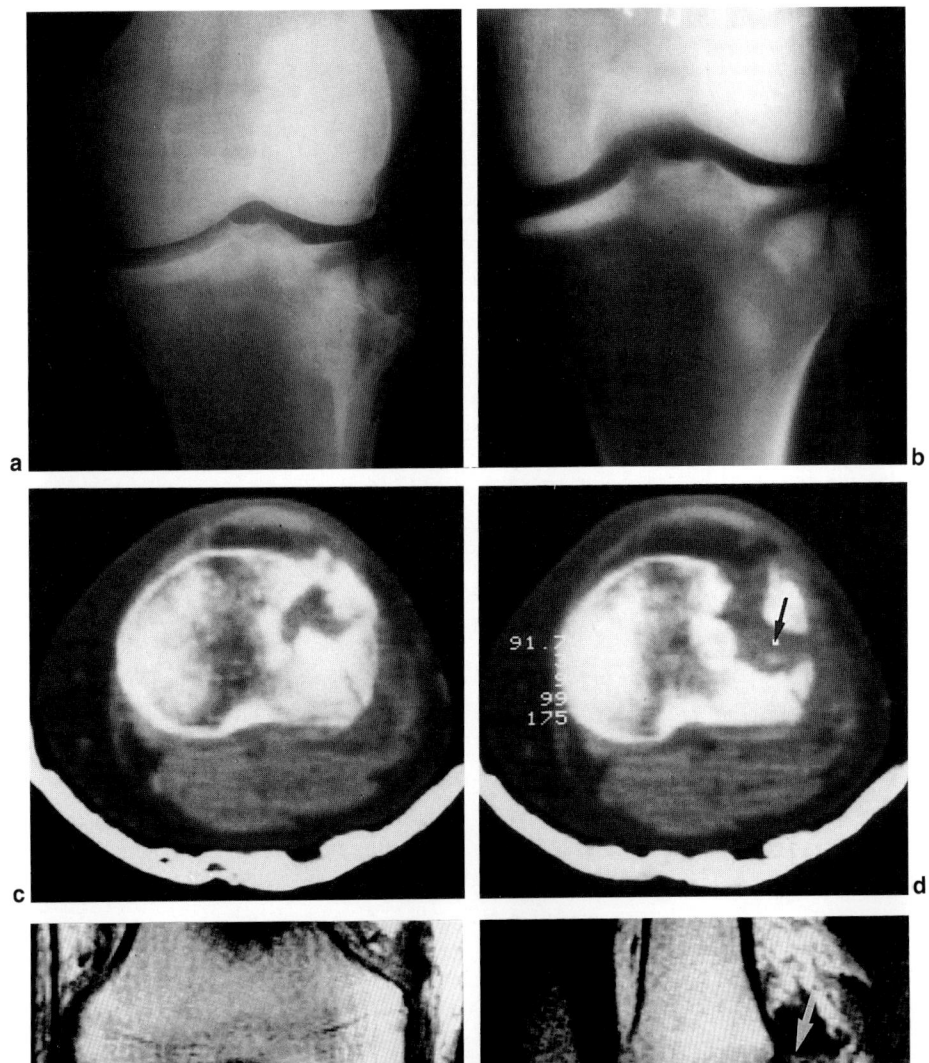

Abb. 24.**41e–h** Röntgenologisch zunächst übersehene laterale Tibiakopffraktur
e Fraktur des lateralen Tibiakopfes mit Kompression des Tibiaplateaus (→) (koronare T1-gewichtete SE-Aufnahme)
f Ruptur des hinteren Kreuzbandes am femoralen Ansatz (→) (sagittale T1-gewichtete SE-Aufnahme)
g Abriß des medialen Kollateralbandes am femoralen Ansatz (→) (koronare T2*-gewichtete GE-Aufnahme)
h Ruptur der dorsalen Gelenkkapsel (→), Austritt von Gelenkerguß (*) in die umgebenden Weichteile (sagittale T2-gewichtete SE-Aufnahme)

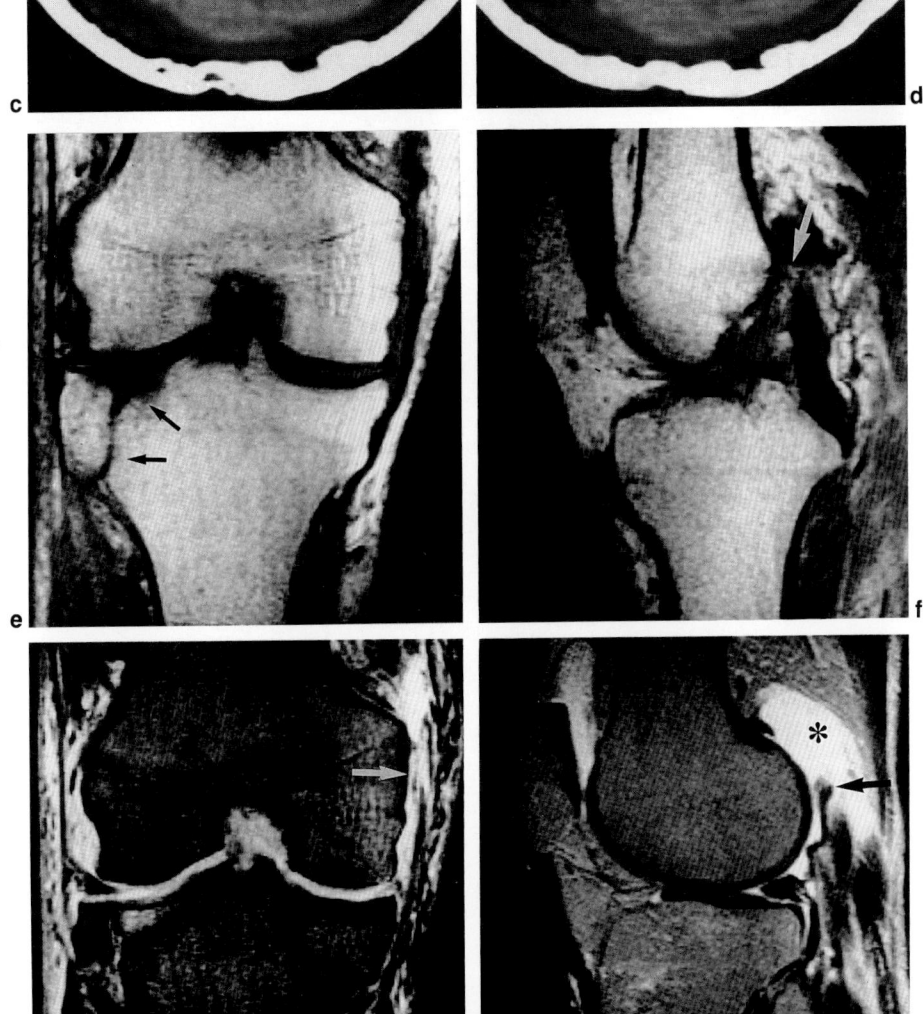

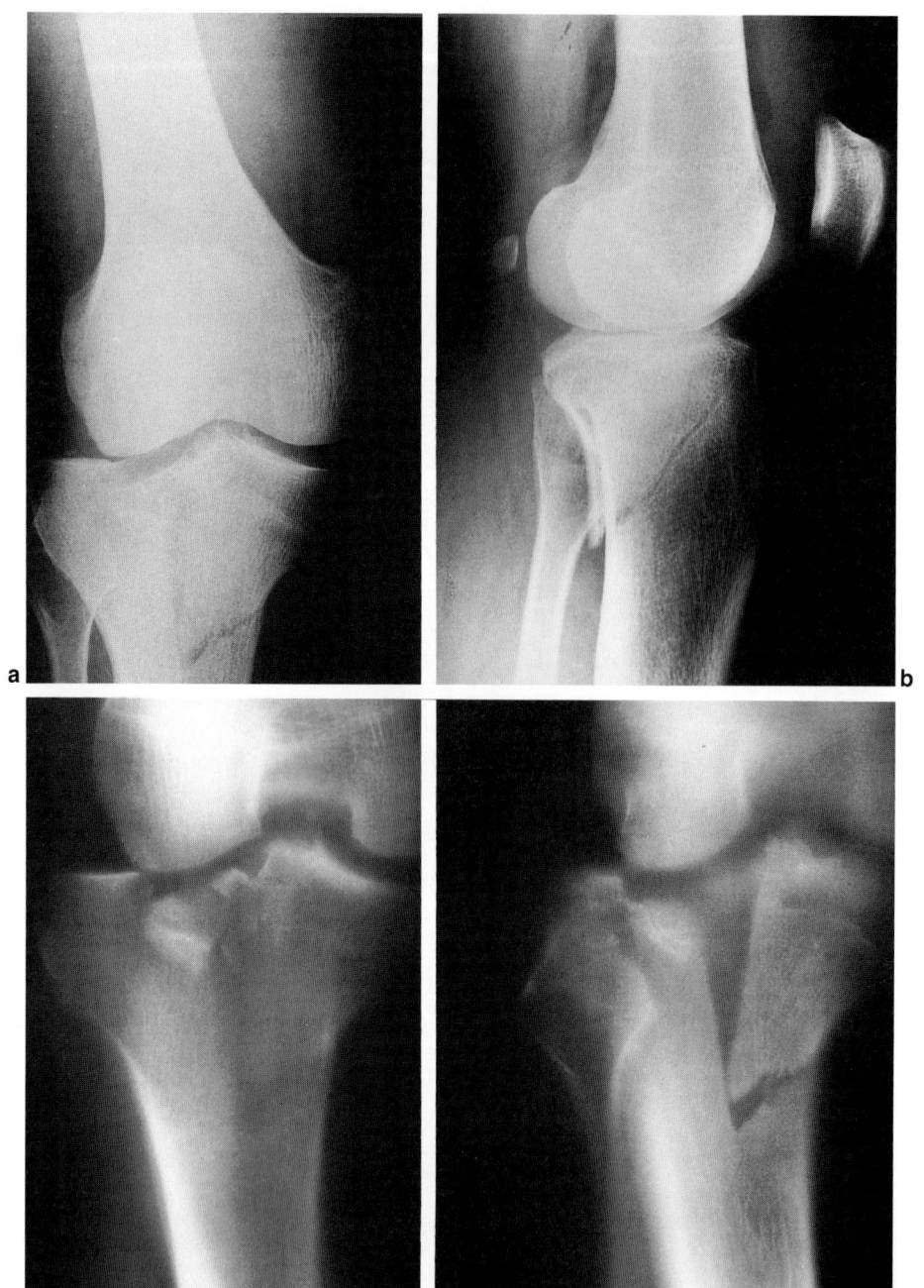

Abb. 24.**42a–d**
a u. **b** Rechtes Knie in zwei Ebenen: Abspaltung des gesamten medialen Tibiakondylus mit Zertrümmerung der Eminentia bei erhaltener Gelenkfläche (Typ II B nach Hohl)
c u. **d** Tomographie a.-p. und lateral: Durch Verwischung störender Überlagerungen kommen das genaue Ausmaß der Eminentiazerstörung sowie die Verschiebung des Hauptfragmentes deutlicher zur Darstellung

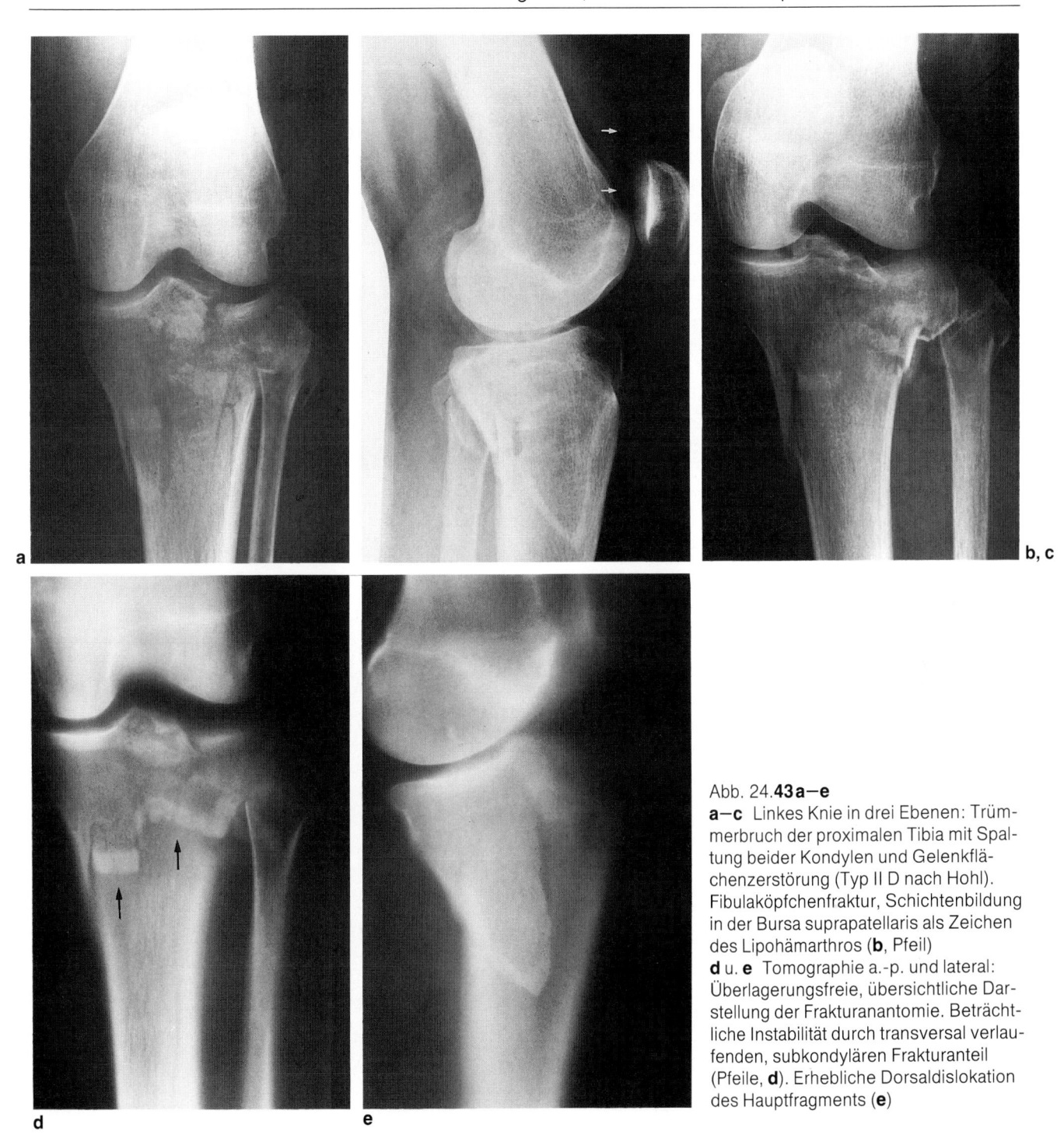

Abb. 24.**43a–e**
a–c Linkes Knie in drei Ebenen: Trümmerbruch der proximalen Tibia mit Spaltung beider Kondylen und Gelenkflächenzerstörung (Typ II D nach Hohl). Fibulaköpfchenfraktur, Schichtenbildung in der Bursa suprapatellaris als Zeichen des Lipohämarthros (**b**, Pfeil)
d u. e Tomographie a.-p. und lateral: Überlagerungsfreie, übersichtliche Darstellung der Frakturanantomie. Beträchtliche Instabilität durch transversal verlaufenden, subkondylären Frakturanteil (Pfeile, **d**). Erhebliche Dorsaldislokation des Hauptfragments (**e**)

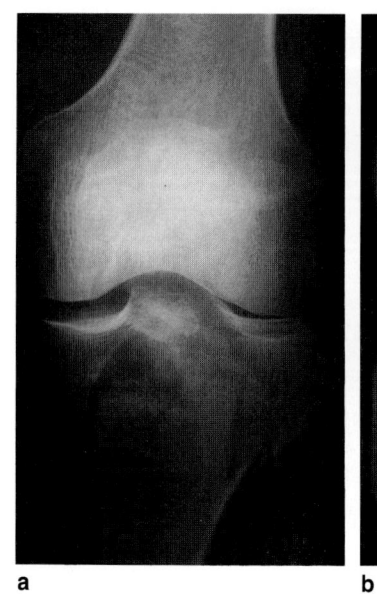

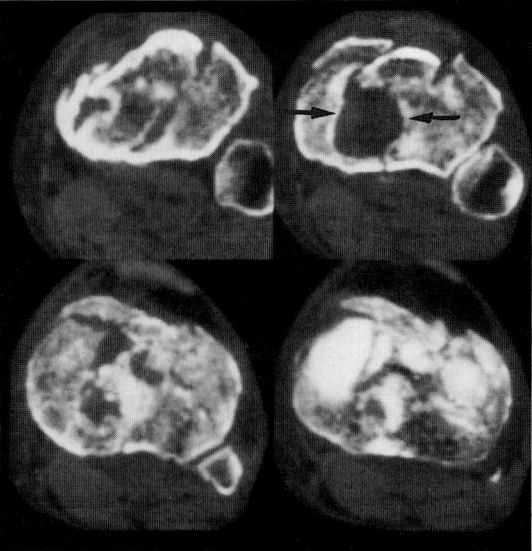

Abb. 24.44a u. b Linkes Knie a.-p., CT linker Tibiakopf (kaudokraniale Schichtführung): Trümmerbruch des proximalen Tibiaendes (Typ II D nach Hohl). Computertomographisch präzise Fragmentlokalisation und Darstellung eines zentral gelegenen ausgedehnten Spongiosadefektes (Pfeile)

a   b

Subkondyläre und interkondyläre Tibiafrakturen

Quer- oder schräg verlaufende Brüche der proximalen Tibiametaphyse werden als subkondyläre Frakturen bezeichnet, begleitende Fibulaköpfchenfrakturen kommen vor. Häufig handelt es sich um Trümmerbrüche, wobei einzelne Frakturen sich entweder bis in die Tibiakonsole oder die Eminentia erstrecken können. Diese vertikal verlaufenden Frakturen sind im frontalen und lateralen Strahlengang häufig nicht ersichtlich, im Zweifel sind Schrägprojektionen anzufertigen (s. oben).

Begleitverletzungen

Frakturen der proximalen Tibia können mit zum Teil erheblichen Begleitverletzungen verbunden sein. In der folgenden Zusammenstellung sollen nur die unmittelbar benachbarten Regionen berücksichtigt werden. Auf entferntere Verletzungen, wie solche der Femurkondylen (S. 467) und des Streckapparates (S. 494) wird an anderer Stelle eingegangen. Die Mitverletzungen betreffen die Eminentia intercondylaris und die Kreuzbänder, das Kollateralbandsystem, die Menisken, Nerven und Gefäße sowie die proximale Fibula. Läsionen der Nerven und Gefäße sind verhältnismäßig selten, hingegen werden Verletzungen des Bandapparates und der Menisken häufiger beobachtet (30).

Es gibt keine Möglichkeit, konventionell röntgenologisch eine Meniskusverletzung zu diagnostizieren. Allenfalls Meniskusverkalkungen sind nativdiagnostisch erkennbar (Abb. 24.45). Knöcherne Bandausrisse (Abb. 24.46a–d und 24.47a–c) sowie Abrisse der Eminentia intercondylaris (Abb. 24.48a u. b) sind dagegen auf den Standardaufnahmen eindeutig zu erkennen, wenngleich die Diagnose kleinerer knöcherner Kreuzbandausrisse infolge von Überlagerungen problematisch sein kann.

Schwieriger ist die radiologische Diagnostik interligamentärer Läsionen. Wird eine Fraktur offen eingerichtet, so erübrigt sich jede weitere bildgebende Diagnostik. Im Rahmen einer konservativen Therapie können gehaltene Aufnahmen (S. 452) dann indiziert sein, wenn eine klinisch festgestellte Instabilität nicht durch den radiologischen Knochenbefund erklärt werden kann (77). Im Falle einer schweren instabilen Tibiafraktur sind dagegen gehaltenen Aufnahmen kontraindiziert, da andernfalls eine zusätzliche Schädigung resultiert.

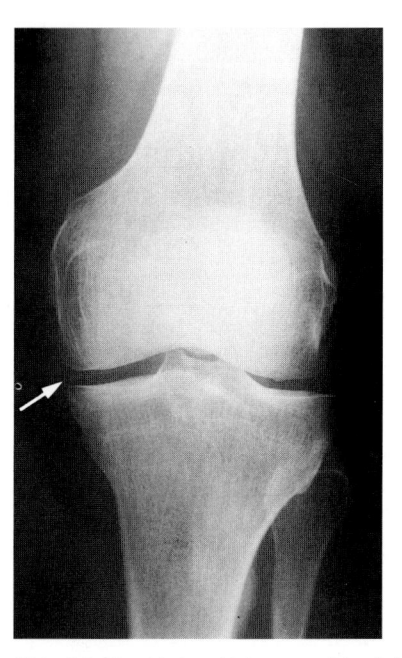

Abb. 24.45 Linkes Knie a.-p.: Meniskusverkalkung medial

Eminentia intercondylaris und Kreuzbänder

Die Kreuzbänder inserieren unmittelbar vor bzw. hinter der Eminentia intercondylaris, sie entspringen nicht von der Eminentia selbst. Daher ist grundsätzlich zwischen einem isolierten distalen knöchernen Kreuzbandausriß (Abb. 24.46a–d und 24.49a, b), der das direkte Insertionsgebiet (Area intercondylaris tibiae anterior bzw. posterior) betrifft und einer Eminentiaabrißfraktur als

Abb. 24.**46a–d**
a u. b Rechtes Knie in zwei Ebenen: Isolierter distaler knöcherner Ausriß des vorderen Kreuzbandes
c u. d CT der proximalen Tibiagelenkfläche im Weichteil- (**c**) und Knochenfenster (**d**): Durch eine bogenförmige Dichteminderung (Pfeil) markierter Vorderhornabriß des Außenmeniskus, intakter Innenmeniskus mit typischer C-förmiger Konfiguration, Hämarthros sowie isolierter knöcherner Ausriß des vorderen Kreuzbandes (Pfeil)

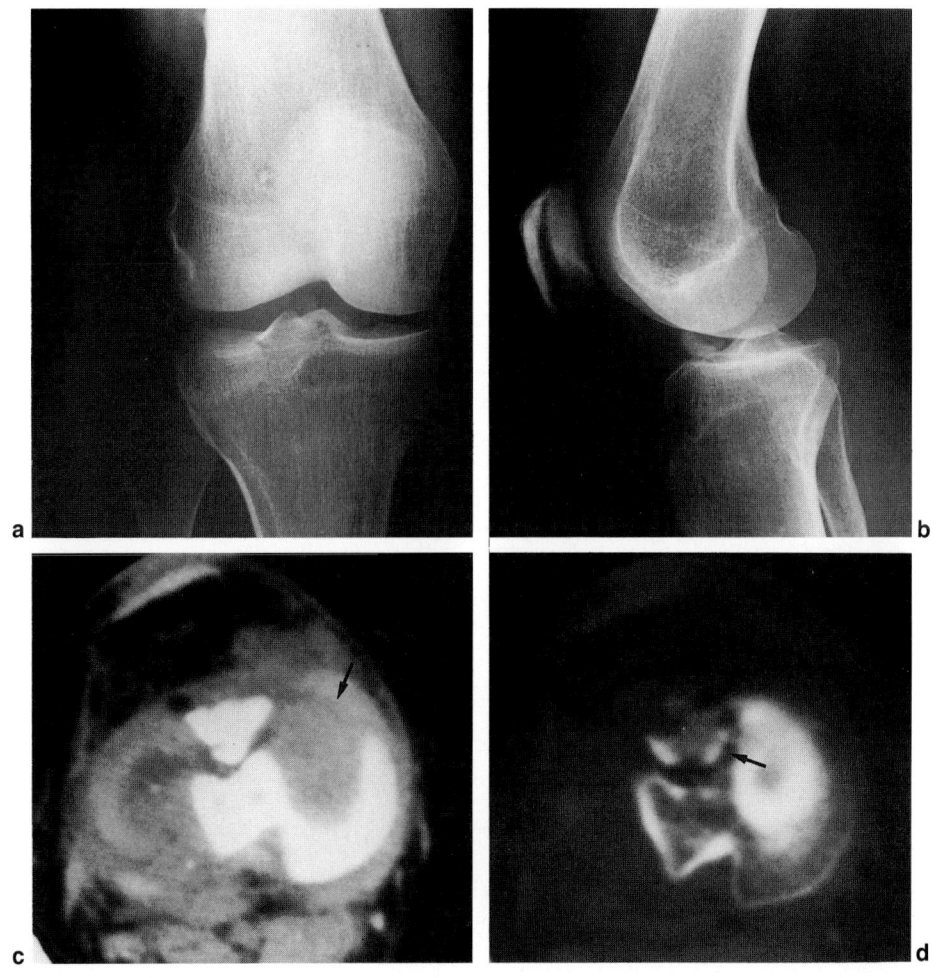

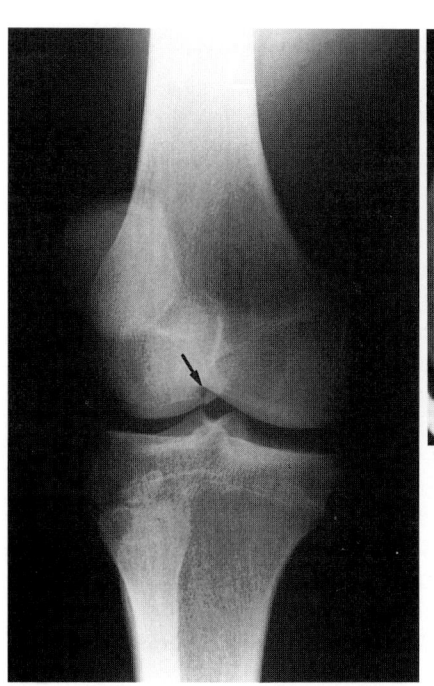

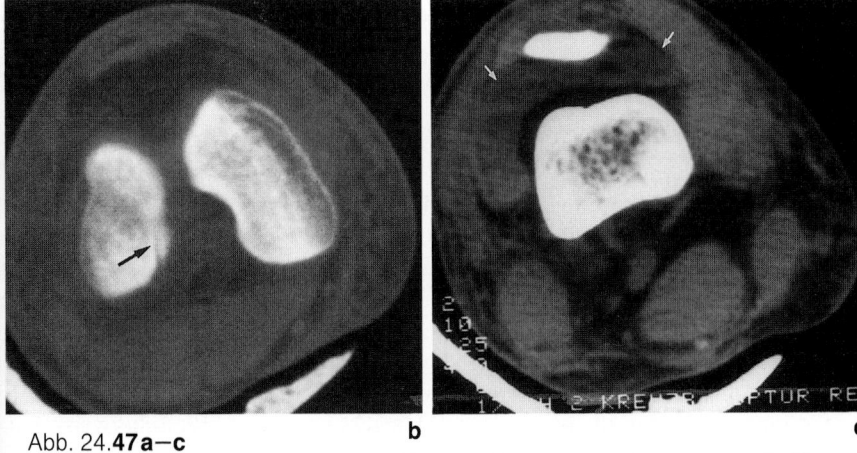

Abb. 24.**47a–c**
a Rechts Knie, laterale Schrägprojektion: Knöcherner Ausriß am proximalen Ansatz des vorderen Kreuzbandes (Innenseite des Condylus lateralis femoris, Pfeil)
b CT des rechten Knies (Schichthöhe Femurkondylen): An der Innenseite des lateralen Femurkondylus lokalisierte Stufe als CT-Korrelat der beschriebenen Abrißfraktur (Pfeil)
c CT des rechten Knies (Schichthöhe oberer Patellapol): Freie intraartikuläre Ergußflüssigkeit (Pfeile)

480 Spezielle Traumatologie

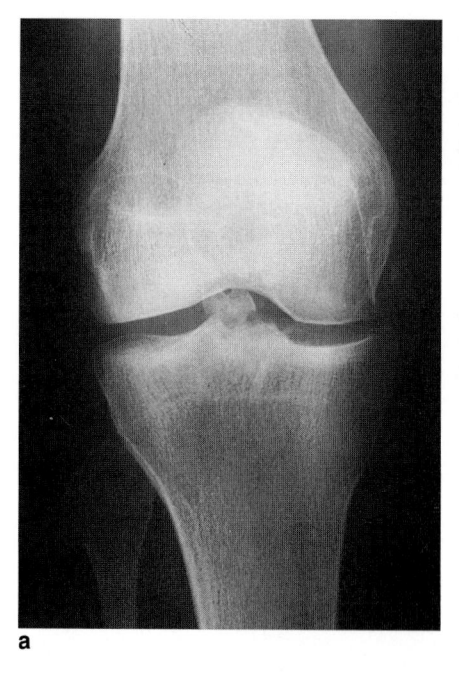

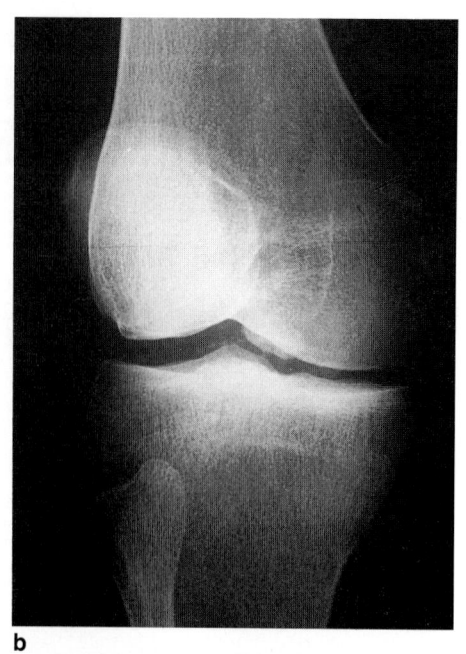

Abb. 24.**48a** u. **b** Rechtes Knie frontal und schräg: Ausriß des Eminentiamassivs (Typ III nach Meyers und McKeever)

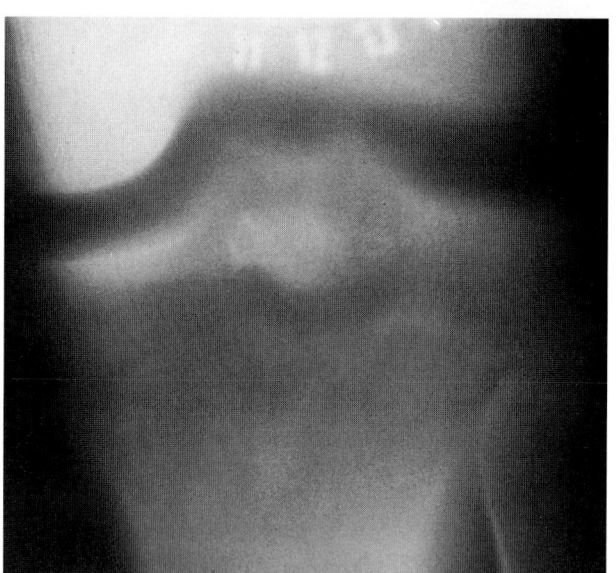

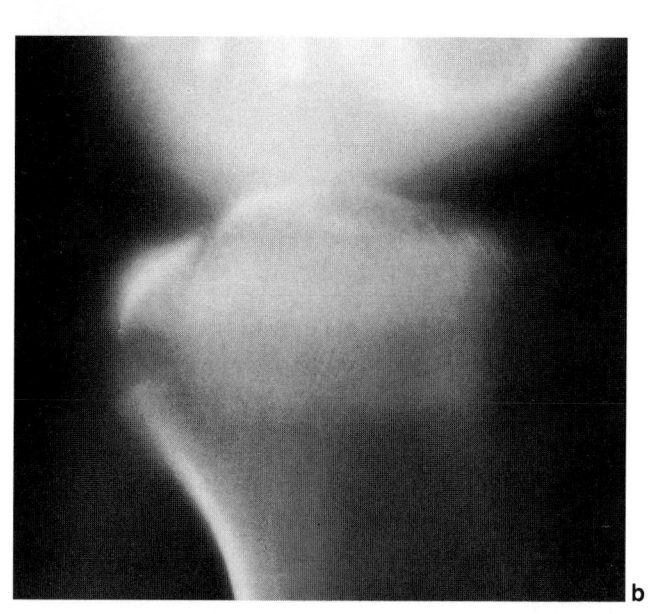

Abb. 24.**49a** u. **b** Tomographie des linken Knies a.-p. und lateral: Isolierter hinterer knöcherner Kreuzbandausriß ohne Eminentiabeteiligung

Folge eines ausgedehnteren Kreuzbandausrisses unter Mitbeteiligung des Eminentiamassivs (Abb. 24.**48a** u. **b**) zu unterscheiden (81). Beide Verletzungen sind im exakt seitlich eingestellten Röntgenbild genau voneinander zu trennen (Abb. 24.**50**), während gering verschobene Brüche im frontalen Strahlengang häufig übersehen werden. Davon abzugrenzen sind solche Tibiakopffrakturen, die direkt innerhalb oder in unmittelbarer Umgebung der Eminentia beginnen. Kreuzbandabrisse finden sich häufiger im Bereich der Eminentia als an den Femurkondylen (Abb. 24.**47a−c**). Ursachen der Kreuzbandabrisse sind Überstreckungstraumata, Anprallverletzungen und sogenannte Kombinationstraumata (23). Letztere sind z. B. das Abduktions-Flexions-Außenrotationstrauma des Skifahrers und das Abduktions-Flexions-Innenrotations- trauma des Fußballspielers. Thiele (77) beobachtete bei 378 frischen Tibiakopffrakturen 38 knöcherne Kreuzbandabrisse als Begleitverletzung.

Der knöcherne Ausriß der Eminentia intercondylaris wird bei Kindern und Jugendlichen häufiger als bei Erwachsenen beobachtet. Die Bänder sind bei jüngeren Menschen so kräftig, daß ein entsprechendes Trauma – typischerweise handelt es sich um einen Fahrradsturz – eine Abrißfraktur verursacht (81). Bei Erwachsenen wird die Eminentiaabrißfraktur durch ein stärkeres Trauma ausgelöst, so daß diese Verletzung häufig in Kombination mit Läsionen des Bandapparates und der Menisken auftritt. Daher müssen diese Verletzungen ausgeschlossen werden, wenn bei älteren Patienten ein Eminentiaausriß diagnostiziert wird (66).

Entsprechend der unterschiedlichen Dislokationsgrade werden Abrißfrakturen der Eminentia intercondylaris nach Meyers u. McKeever (51) in drei Typen eingeteilt (Abb. 24.**51 a–d**).

Kollateralbandsystem
(Abb. 24.**52**)

Abrißfrakturen der medialen und lateralen Kollateralbandsysteme betreffen nicht nur die Ansatz- bzw. Ursprungspunkte der Seitenbänder, sondern auch die der Kapselbänder sowie den Ansatzpunkt des Tractus iliotibialis. Häufige Unfallmechanismen sind Abduktions- und Adduktionstraumen, Drehsturzmechanismen und Luxationen. Läsionen des medialen Seitenbandes sind überaus häufig mit Frakturen der lateralen Tibiakonsole assoziiert (80). Meist handelt es sich hierbei um interligamentäre Verletzungen, Abrißfrakturen sind die Ausnahme. Abrisse des Processus styloideus fibulae betreffen die Ansatzpunkte des lateralen Seitenbandes und des M. biceps femoris. Abrißfrakturen des lateralen Kapselbandes haben typischerweise die Form einer Ellipse, sie sind

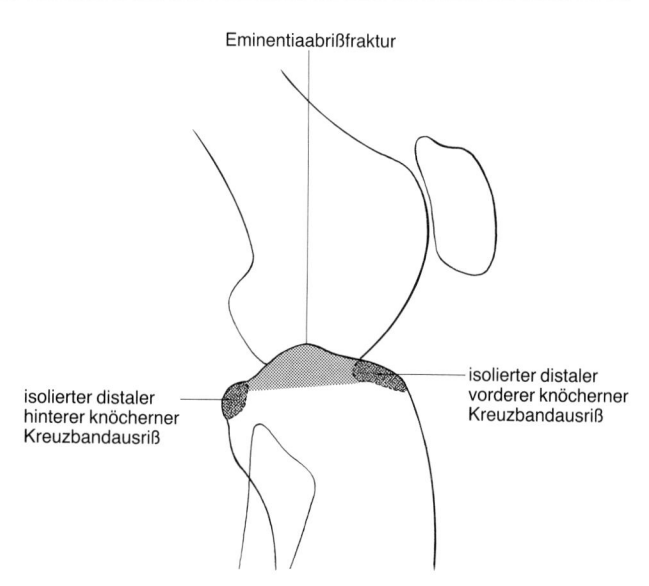

Abb. 24.**50** Distale knöcherne Kreuzbandausrisse betreffen entweder isoliert das Insertionsgebiet (Area intercondylaris tibiae anterioris bzw. posterioris) oder im Falle einer ausgedehnteren Verletzung das gesamte Eminentiamassiv

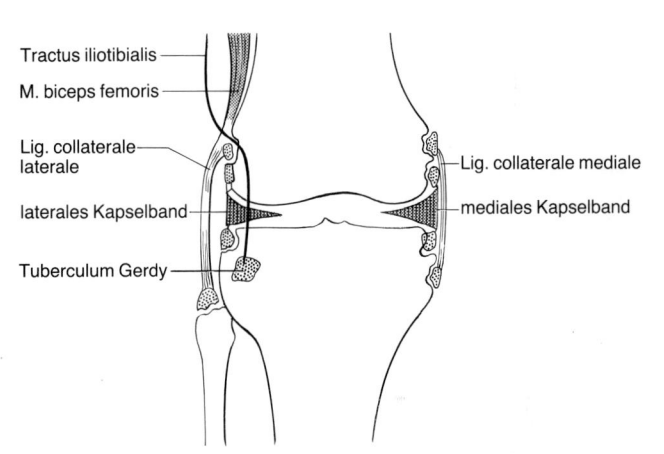

Abb. 24.**52** Kollateralbandsystem: Ansatz- bzw. Ursprungspunkte der Seiten- und Kapselbänder sowie die Ansatzpunkte des Tractus iliotibialis und des M. biceps femoris

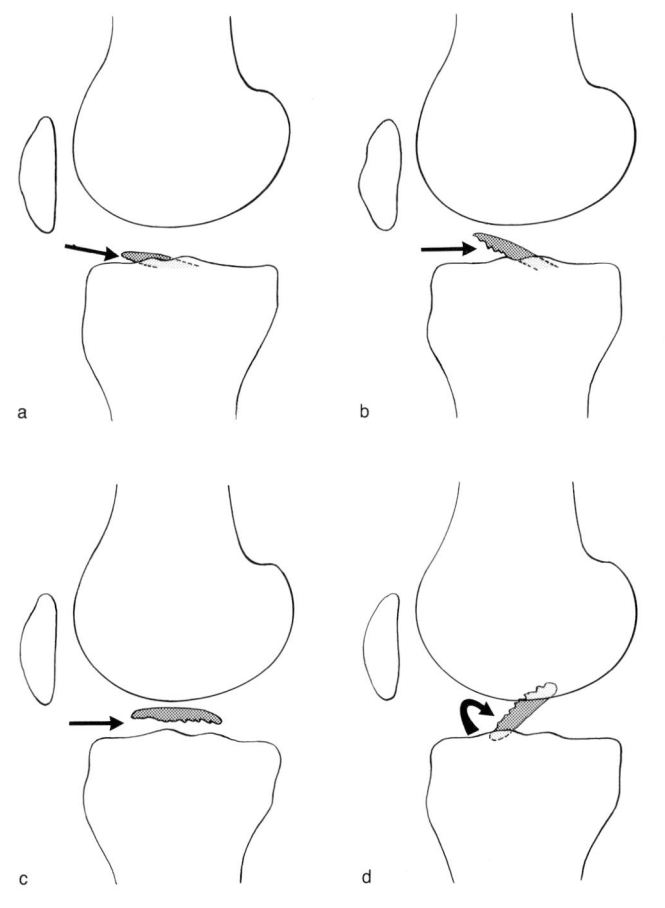

Abb. 24.**51 a–d** Einteilung der Eminentiaabrißfrakturen (nach Meyers u. McKeever):
a Typ I: Geringe Anhebung des vorderen Fragmentrandes
b Typ II: Anhebung des Fragmentes bis zur anterioren Hälfte bei noch bestehendem knöchernen Kontakt
c Typ III: Völlige Lösung des Fragmentes aus dem Knochenbett
d Typ III a: Zusätzliche Fragmentverdrehung

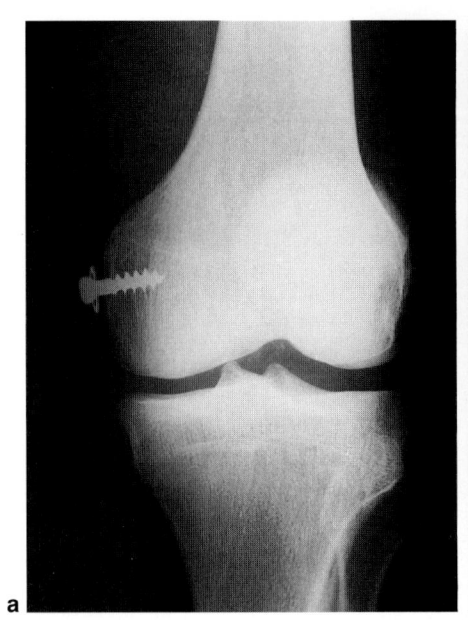

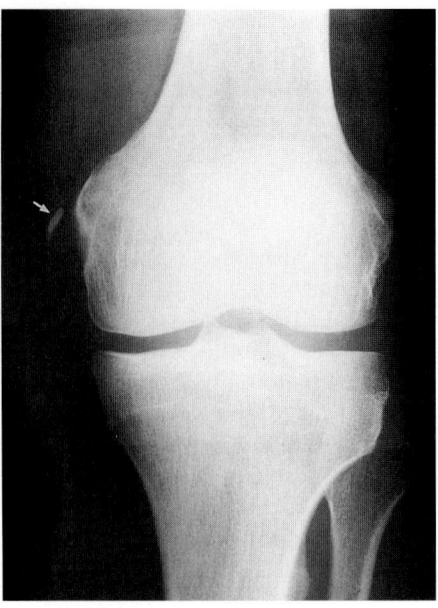

Abb. 24.53a u. b Posttraumatischer Stieda-Pellegrini-Schatten (Pfeil, **b**) bei Zustand nach schraubenosteosynthetischer Versorgung eines medialen Kollateralbandrisses vor 17 Monaten (**a**)

differentialdiagnostisch von Abrißfrakturen des Processus styloideus fibulae, von Abrissen des Tuberculum Gerdy und von diskreten lateralen Tibiakopffrakturen abzugrenzen (12). Nach Kollateralbandrissen auftretende Verknöcherungen oder Verkalkungen werden als Stieda-Pellegrini-Schatten bezeichnet (Abb. 24.**53a** u. **b**).

Menisken

Der größere laterale Meniskus wird in 90% aller lateralen Tibiakopffrakturen mitverletzt, während der kleinere innere Meniskus in nur 20% und auch nur bei bikondylären Frakturen geschädigt wird (57). Der verletzte Meniskus kann eingerissen oder zerrissen sein. Er kann aber auch bei völlig intakter Struktur mit der Basis partiell von der Tibiakonsole losgelöst sein. Diese Verletzungsform ist mit 76% die häufigste aller Meniskusverletzungen (77).

Nerven und Gefäße

Trotz enger Nachbarschaft zum Wadenbein sind primär unfallbedingte Verletzungen des N. peronaeus selten, das gleiche gilt für Verletzungen der A. femoralis oder der A. poplitea (77). Bei geringstem Verdacht einer Gefäßschädigung ist die Angiographie indiziert.

Proximale Fibula und Tibiofibulargelenk

Eine Fibulaköpfchenfraktur tritt selten isoliert auf. Sie ist häufiger in Kombination mit einer Läsion des Bandapparates, einer lateralen Konsolenfraktur oder als Folge einer Sprunggelenksfraktur nachweisbar (66). Daher sind bei Vorliegen einer proximalen Fibulafraktur die genannten Verletzungen immer auszuschließen. Die Fibulaköpfchenfraktur findet sich bei 20% aller Tibiakopffrakturen (Abb. 24.**43a–e**) und kann daher als typische Mitverletzung der proximalen Tibiafraktur bezeichnet werden. Während Anpralltraumen einfache Frakturen oder auch Trümmerfrakturen der proximalen Fibula bewirken, finden sich bei Varuskräften Abrißfrakturen des Processus styloideus fibulae.

Luxationen des proximalen Tibiofibulargelenkes sind insgesamt sehr selten. Sie werden gemäß der Verschiebung des Fibulaköpfchens in drei Formen eingeteilt (65): Die anterolaterale Luxation ist die häufigste Form, wesentlich seltener tritt die posteromediale Luxation auf. Die superiore Luxation ist mit einer Sprunggelenksfraktur oder distalen Tibiafraktur kombiniert. Daher müssen bei einer Sprunggelenksfraktur Tibia und Fibula in ganzer Länge auf dem Röntgenbild abgebildet werden. Die superiore Fibulaluxation ist Ausdruck einer frakturbedingten Tibiaverkürzung und sehr leicht zu übersehen bzw. fehlzudeuten.

Für die Diagnostik sind im allgemeinen streng a.-p. und lateral eingestellte Aufnahmen ausreichend, gelegentlich müssen Vergleichsaufnahmen der Gegenseite herangezogen werden. Normalerweise findet sich im frontalen Strahlengang eine Überlagerung von medialem Fibulaköpfchenanteil und lateraler Tibiakontur, im seitlichen Strahlengang überlagert das Fibulaköpfchen die Tibiahinterkante (Abb. 24.**38a–d**). Luxationen sind analog ableitbar.

Patella und Streckapparat

Die in die Quadrizepssehne eingelagerte Patella ist das größte Sesambein des menschlichen Körpers. Sie bildet mit der Facies patellaris der Femurkondylen und dem Streckapparat das femoropatellare Gelenk.

Patellafrakturen
(Abb. 24.**54a–g**)

Patellafrakturen können sowohl durch direkte als auch durch indirekte Gewalteinwirkung verursacht werden. Ohne direkte Gewalteinwirkung wird die Patella durch eine unkoordinierte maximale Kontraktion der Quadrizepsmuskulatur auseinandergerissen. Dieser seltene Frakturmechanismus findet sich bei einem Sturz aus größerer Höhe, wenn die Streckmuskulatur bei Kniebeugung

24 Kniegelenk, distales Femur und proximale Tibia

maximal kontrahiert wird. Häufiger ist der Kniescheibenbruch Folge einer kombinierten direkten und indirekten Gewalteinwirkung, z. B. einer Armaturenbrettverletzung (Anpralltrauma und zusätzliche kräftige Kontraktion der Quadrizepsmuskulatur).

In Abhängigkeit von der dominierenden Gewalt, Muskelzug oder Anpralltrauma, resultieren Quer- oder Trümmerbrüche sowie Mischformen (49). Die häufigste Frakturform ist der *Querbruch* (Abb. 24.**26a** u. **b**, 24.**55a–d** und 24.**56**), wobei die Fragmentdislokation in Abhängigkeit vom Ausmaß der Ruptur des Streckapparates variiert. *Schrägfrakturen* sind wahrscheinlich Formvarianten der Querfrakturen. *Längsfrakturen* (Abb. 24.**57** und 24.**58a–c**) sind zumeist wenig disloziert. *Stern-, Mehrfragment-* (Abb. 24.**59**) sowie *Trümmerbrüche* (Abb. 24.**60**) unterscheiden sich nur durch das Ausmaß der Zerstörung. *Abrißfrakturen* an der Patella finden sich als Abrisse des oberen (Abb. 24.**61**) oder unteren (Abb. 24.**62a** u. **b**) Patellapols in Zusammenhang mit der Quadrizepssehnenruptur bzw. dem knöchernen Ausriß des Lig. patellae. *Chondrale* oder *osteochondrale* Frakturen (S. 496) an der medialen Patellafacette sind pathognomonisch für eine vorausgegangene Patellaluxation nach lateral (S. 489) (24). Knorpelverletzungen an den Femurkondylen können als Begleitverletzungen nach einer Patellafraktur in Folge eines Abschermechanismus auftreten.

Quer- und Trümmerbrüche werden relativ einfach im frontalen und lateralen Strahlengang erkannt. Längsfrakturen sind wegen der geringen Fragmentdislokation auf den Standardprojektionen sehr schwer zu erkennen. Hierzu sind zusätzliche Projektionen (Schrägaufnahmen sowie axiale Patellaaufnahmen) notwendig (Abb. 24.**58a–c**). Das gleiche gilt für osteochondrale Frakturen. Die wichtigste röntgenologische Differentialdiagnose

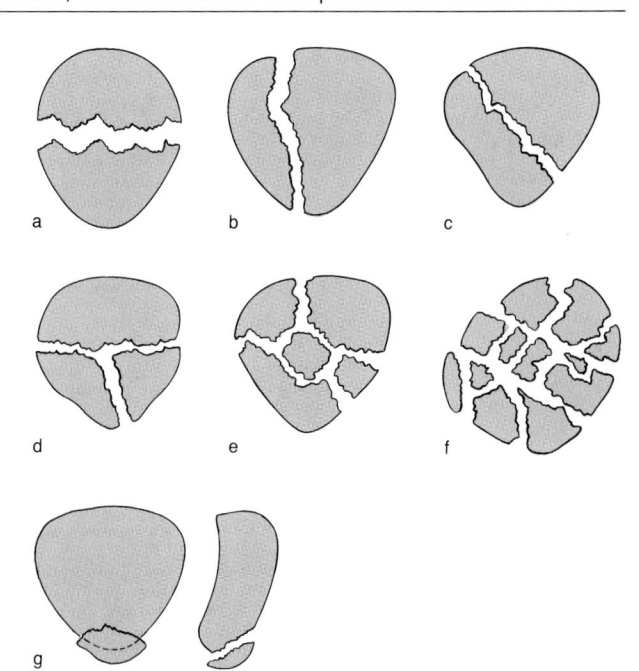

Abb. 24.**54a–g** Einteilung der Patellafrakturen:
a Querfraktur
b Längsfraktur
c Schrägfraktur
d Sternfraktur
e Mehrfragmentfraktur
f Trümmerfraktur
g Unterer Polabriß

der Patellafraktur ist die Patella partita. Diese ist durch die typische Form mit der häufigen Abtrennung der lateralen oberen Ecke und den deutlich sklerosierten, harmonisch gebogenen Konturen charakterisiert.

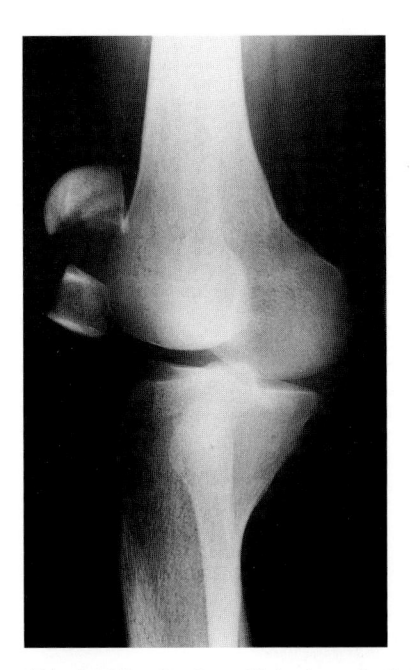

Abb. 24.**55** Rechtes Knie, laterale Schrägprojektion: Patellaquerfraktur mit Fragmentdiastase und -dislokation als Hinweis auf Mitverletzung des seitlichen Streckapparates

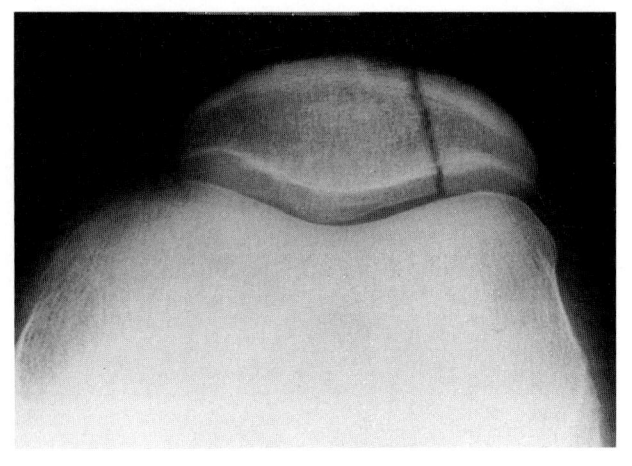

Abb. 24.**56** Patella axial: Nicht dislozierte Längsfraktur

484 Spezielle Traumatologie

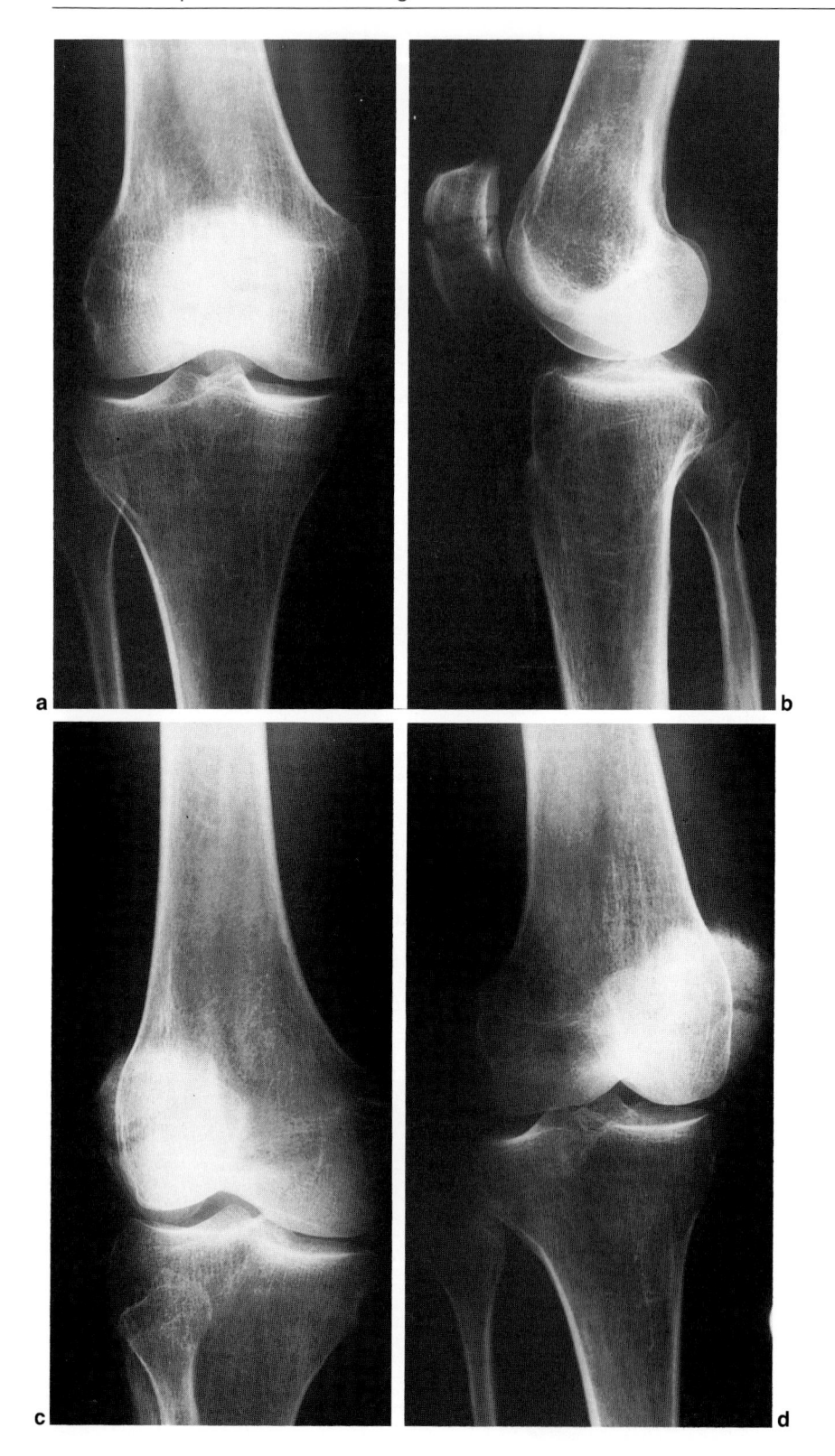

Abb. 24.**57a–d** Rechtes Knie in vier Ebenen: Nicht dislozierte Patellaquerfraktur

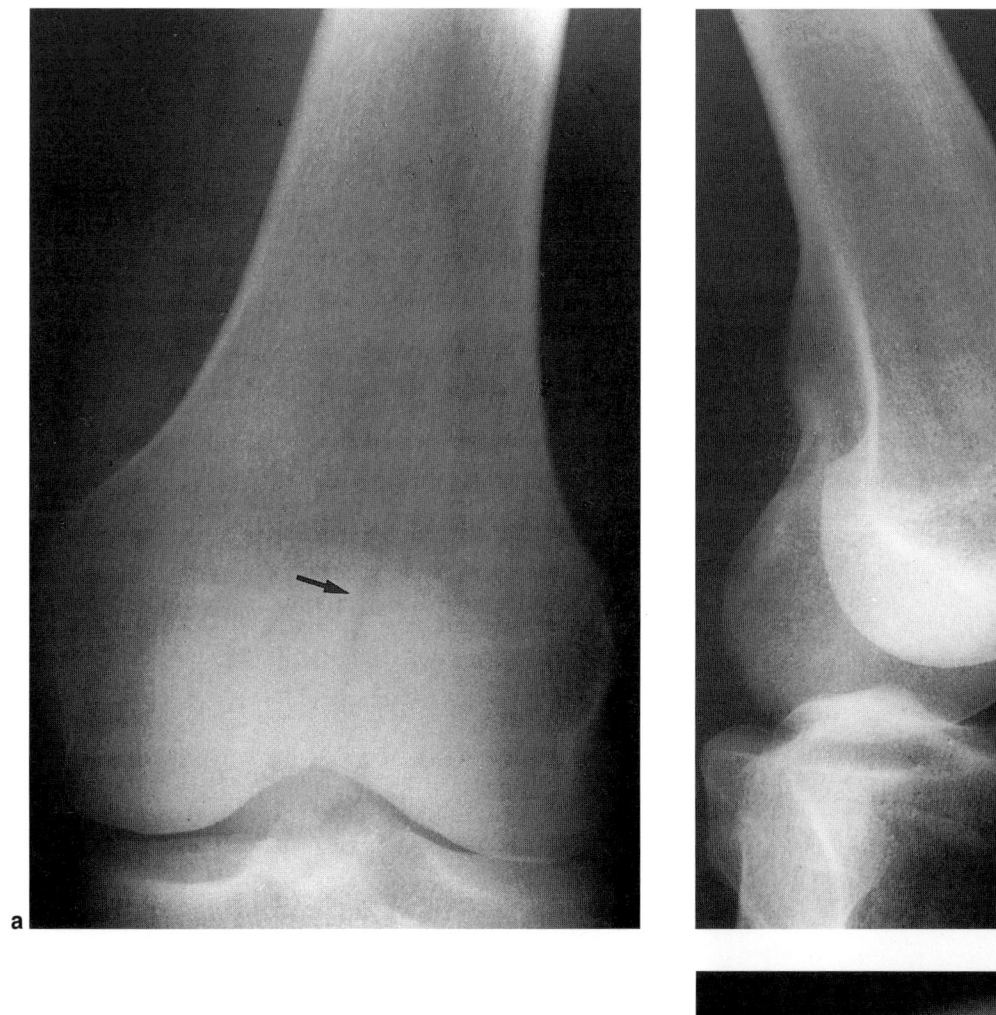

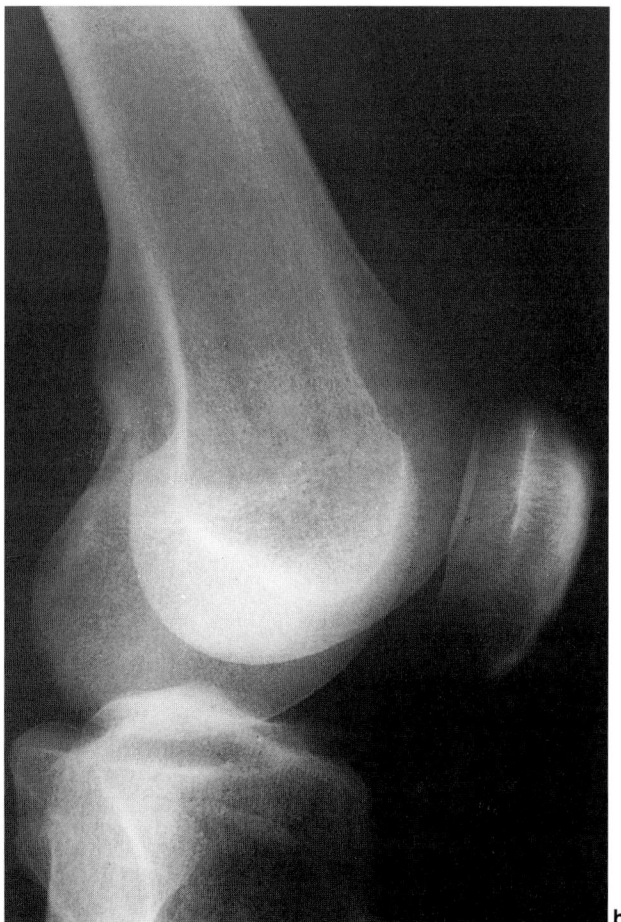

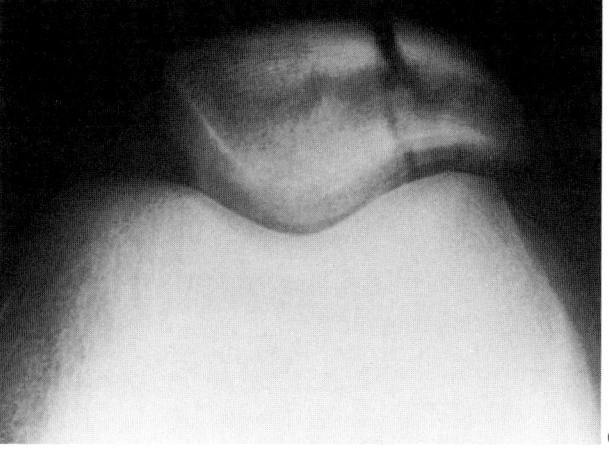

Abb. 24.**58a—c** Linkes Knie in zwei Ebenen und Patella axial: In der frontalen Projektion nur andeutungsweise erkennbare Patellalängsfraktur (Pfeil) ohne Korrelat in der lateralen Projektion. Das genaue Frakturausmaß kommt erst in der axialen Projektion zur Darstellung

486 Spezielle Traumatologie

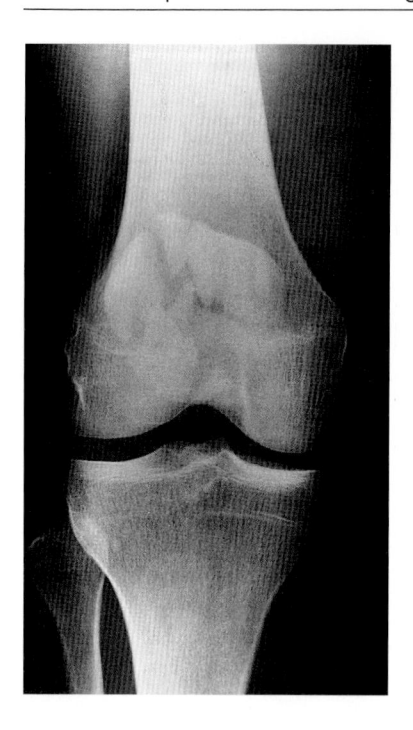

◀ Abb. 24.**59** Rechtes Knie a.-p.: Patella-Mehrfragmentfraktur

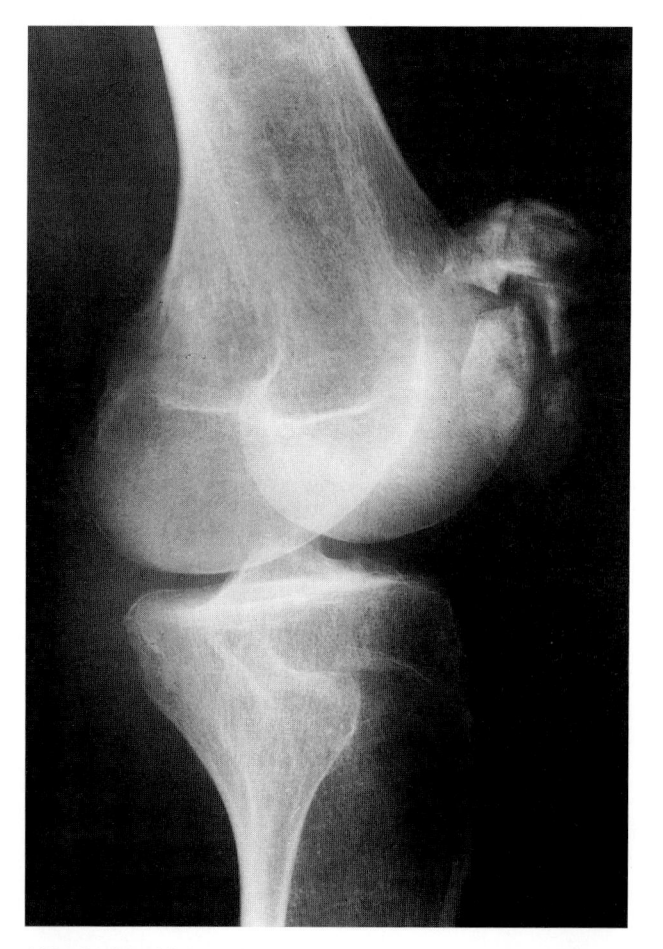

Abb. 24.**60** Linkes Knie, laterale Schrägprojektion: Patellatrümmerfraktur

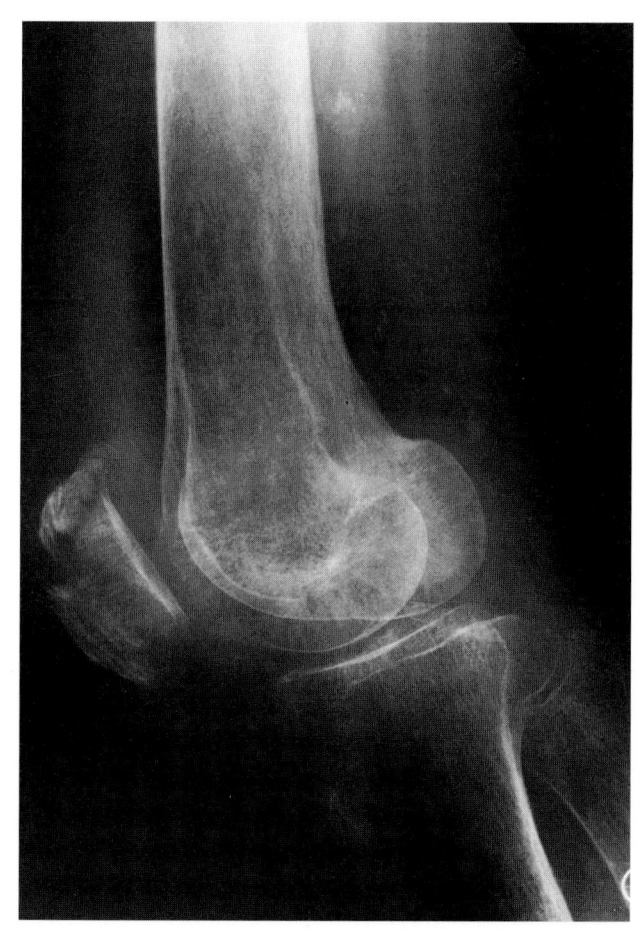

Abb. 24.**61** Linkes Knie lateral: Abriß des oberen Patellapols. Generalisierte Kalksalzminderung

Abb. 24.**62a** u. **b** Linkes Knie in zwei Ebenen: Abriß des unteren Patellapols

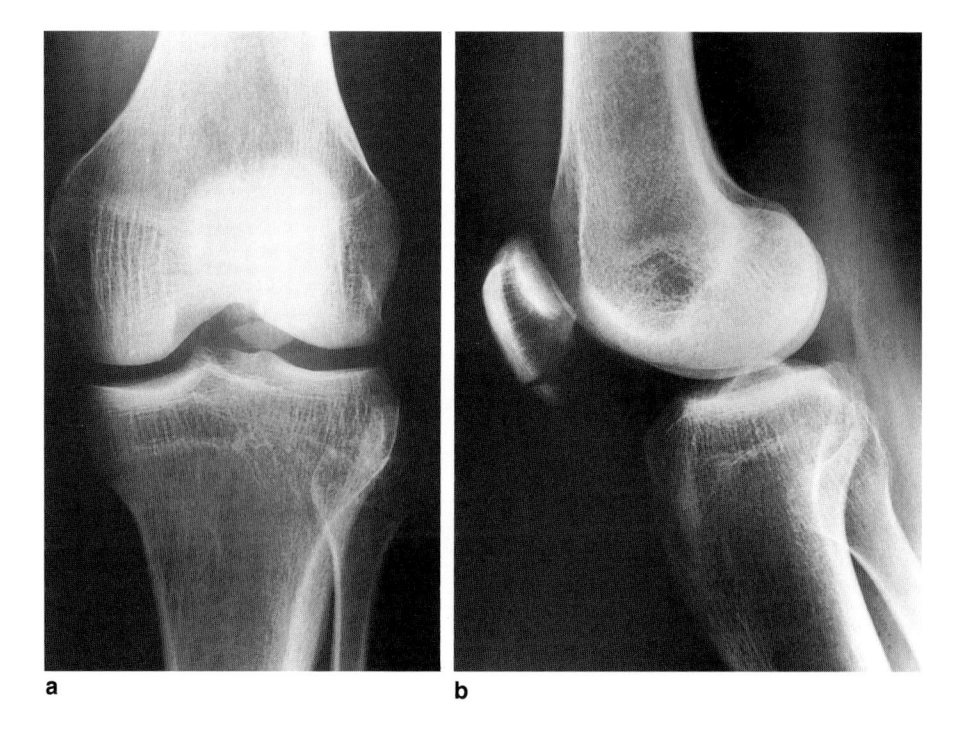

Patellaluxationen

Die Führung der Patella wird durch ossäre (Sulcus patellaris der Facies patellaris femoris, keilförmige Facies articularis patellae, nach ventral vorspringender lateraler Condylus femoris), ligamentäre (Verstärkungen der Gelenkkapsel bzw. der Retinakula) und muskuläre (M. vastus medialis, Adduktoren, Pes-anserinus-Gruppe) Faktoren gewährleistet (70).

Grundsätzlich sind die traumatische und die habituelle Patellaluxation zu unterscheiden. Erstere ist Folge einer erheblichen direkten oder indirekten Gewalteinwirkung bei Fehlen dispositioneller Faktoren, während die habituelle Luxation bei anlagebedingter femoropatellarer Dysplasie auftritt.

Traumatische Patellaluxationen

Am häufigsten erfolgt die Dislokation nach lateral, sehr selten nach medial. Ungewöhnlich ist eine Verrenkung um die horizontale oder vertikale Achse.

Die laterale Patellaluxation (Abb. 24.**63a**) ist eine typische Sportverletzung und kann beim Laufen als Folge einer abrupten Änderung der Bewegungsrichtung auftreten (66). Daraus resultiert eine entgegengesetzte Rotation von Ober- und Unterschenkel bei voller Belastung des Beines, während gleichzeitig die Neigung des Körpers zur Gegenseite im Sinne des Valgus den Zug der Quadrizepsmuskulatur verstärkt (48). Unter diesen Voraussetzungen wird die Patella durch eine plötzliche Anspannung der Streckmuskulatur über den lateralen Femurkondylus nach außen gezogen, so daß die mediale Facette unmittelbar neben dem lateralen Rand des lateralen Femurkondylus zu liegen kommt.

Die Röntgendarstellung der luxierten Patella ist die Ausnahme (Abb. 24.**64**), da zum Zeitpunkt der Röntgenuntersuchung die Kniescheibe üblicherweise bereits reponiert ist. Häufige Begleitverletzungen sowohl der traumatischen als auch der habituellen Luxation nach lateral sind chondrale und osteochondrale Verletzungen (S. 496). Diese Abscherungen entstehen häufig nicht bei der Luxation selbst, sondern erst bei der Reposition (24, 52). Die Patella stößt dabei mit ihrem medialen Rand gegen den lateralen Femurkondylus und verursacht dort einen Kompressionsdefekt (69, 70), während am medialen Patellarand ein mehr oder weniger kleines

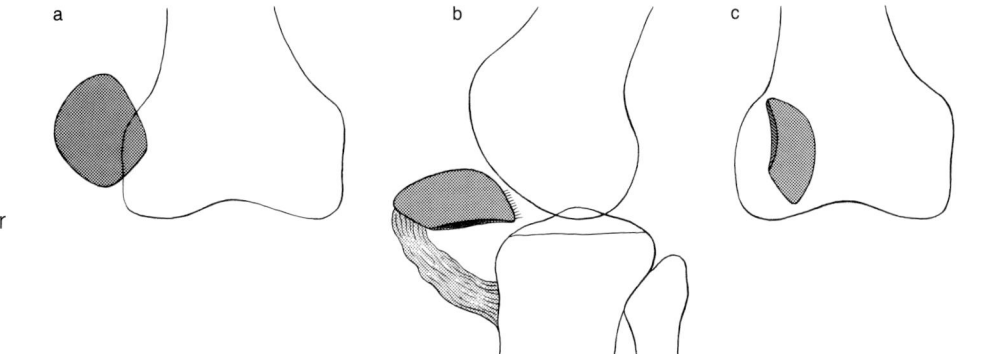

Abb. 24.**63a–c** Einteilung der Patellaluxationen (nach Dihlmann):
a Laterale Luxation
b Horizontale Luxation
c Interkondyläre Luxation

488 Spezielle Traumatologie

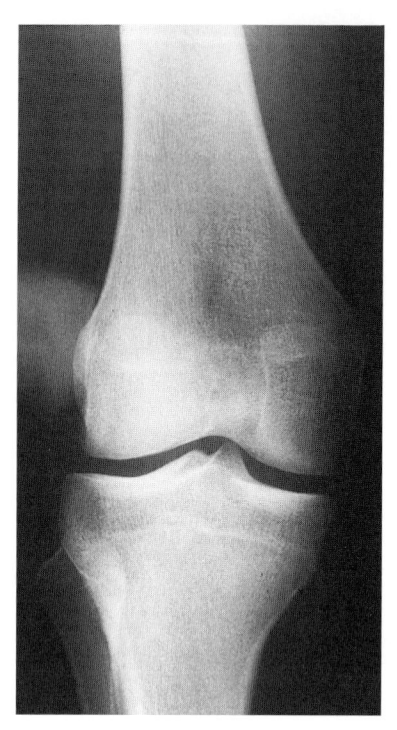

Abb. 24.**64** Rechtes Knie a.-p.: Röntgendarstellung der nach lateral luxierten Patella

osteochondrales Fragment abgeschert wird (Abb. 24.**67a–f**–24.**70a, b**).

Der Zusammenhang zwischen Patellaluxation und osteochondraler Fraktur wurde zuerst 1905 von Kroner (39) beschrieben (Abb. 24.**65a–d**). Nach stattgehabter Patellaluxation ist eine eingehende Röntgenuntersuchung in vier Ebenen inklusive Tangentialaufnahme sowohl zur Diagnose osteochondraler Begleitverletzungen als auch zur Beurteilung dispositioneller Faktoren (S. 490) erforderlich. Gegenüber Frakturen des medialen Patellarandes werden Läsionen des lateralen Femurkondylus seltener diagnostiziert. Osteochondrale Fragmente werden auf überbelichteten Filmen leicht übersehen. Rein chondrale Verletzungen ohne Beteiligung des subchondralen Knochens können nativradiologisch nur im Falle einer Knorpelverkalkung diagnostiziert werden.

Die sehr seltene und üblicherweise bei Jugendlichen auftretende Verrenkung der Patella um die horizontale Achse (22) (Abb. 24.**63b** und 24.**66a–d**) ist nicht notwendig mit einer Ruptur der Quadrizepssehne verbunden. Wenn das Kniegelenk gebeugt ist, liegt der obere Patellapol vor der Einziehung zwischen den beiden Femurkondylen. Durch einen Schlag auf den oberen Pol kann die Kniescheibe nach posterior in das Gelenk gedrückt werden, daher auch die Bezeichnung der intraartikulären Luxation. Durch den Zug der Streckmuskulatur wird die Quadrizepssehne bei gleichzeitig zunehmender Horizontalluxation bis zur Gelenkblockade von der Patellavorderfläche abgeschert. In der lateralen Ansicht liegt der obere Patellapol zwischen den Femurkondylen und der Gelenkfläche.

Die ebenfalls sehr seltene Patellaluxation um die Längsachse (Abb. 24.**63c**) ist die Folge einer direkten Gewalteinwirkung auf den medialen oder lateralen Rand der Kniescheibe bei gestrecktem Kniegelenk (66). Die Patella rotiert dann um 90 Grad um ihre Längsachse und wird zwischen den Femurkondylen eingekeilt (interkondyläre Luxation).

Habituelle Patellaluxationen

Gegenüber der traumatischen Luxation ist die habituelle Verrenkung der Kniescheibe wesentlich häufiger. Zur Auslösung ist meist schon eine geringfügige Krafteinwirkung, beispielsweise eine Abknickung oder Verdrehung ausreichend (Abb. 24.**67a–f**). Bei spontaner Reposition wird die Verrenkung oftmals nicht wahrgenommen, manchmal wird jedoch berichtet, das Knie sei „herausgesprungen". Die habituelle Patellaluxation kann nach einer einmaligen traumatischen Verrenkung infolge einer Schädigung des medialen Retinakulums auftreten. Meist liegen jedoch dispositionelle Faktoren zugrunde. Diese Form der Kniescheibenverrenkung tritt zum erstenmal überwiegend im jugendlichen Alter und insbesondere bei aufgeschossenen Jugendlichen auf.

Im folgenden werden die wichtigsten konstitutionellen Faktoren, welche die Luxationsbereitschaft der Kniescheibe erhöhen, angeführt (66, 70):

1. Fehlformen der Patella (Typen Wiberg/Baumgartl III und IV, Jägerhut) (Abb. 24.**68a–c**–24.**70a, b**),
2. Veränderungen der Patellagleitbahn (Hypoplasie des lateralen Femurkondylus, Flachheit des Sulcus patellaris der Facies patellaris femoris) (Abb. 24.**68a–c**),
3. Patellahochstand (Patella alta) (Insall-Index, Vergleich mit der Gegenseite) (Abb. 24.**71**),
4. Genu valgum mit Lateralisation der Patella (Abb. 24.**69a, b** und 24.**72a, b**).

Ad 1.: In Abhängigkeit von dem Größenverhältnis zwischen der medialen und lateralen Patellafacette teilt Wiberg (79) die knöcherne Kniescheibenform auf der tangentialen Patellaaufnahme in drei Gruppen ein. Baumgartl (7) hat die Typen II/III und IV hinzugefügt. Eine Extremform stellt die sogenannte Jägerhutpatella dar. Während Größe und Kontur der lateralen Facette bei sämtlichen Typen mehr oder weniger konstant sind, zeigt die mediale Facette deutliche Änderungen sowohl hinsichtlich der Größe als auch der Kontur (Abb. 24.**73**). Bei der Jägerhutpatella fehlt die mediale Facette vollständig, diese sogenannte Einfacettenpatella ist häufig mit einer habituellen Luxation assoziiert. Bereits die stark ausgeprägten Patelladysplasien der Typen III und IV nach Wiberg/Baumgartl erhöhen die Luxationsbereitschaft.

Ad 2.: Hypoplasien des lateralen Femurkondylus, welche auf der Tangentialaufnahme leicht zu erkennen sind, finden sich häufig bei habitueller Patellaluxation. Die Tiefe des Sulcus patellaris der Facies patellaris femoris, also der mit der keilförmigen Patellagelenkfläche artikulierenden Einziehung zwischen beiden Femurkondylen, wird ebenfalls mit der in 30 Grad Kniebeugung angefertigten Tangentialaufnahme beurteilt. Hierzu wird der Winkel zwischen den höchsten Punkten des medialen und des lateralen Femurkondylus und dem tiefsten Punkt

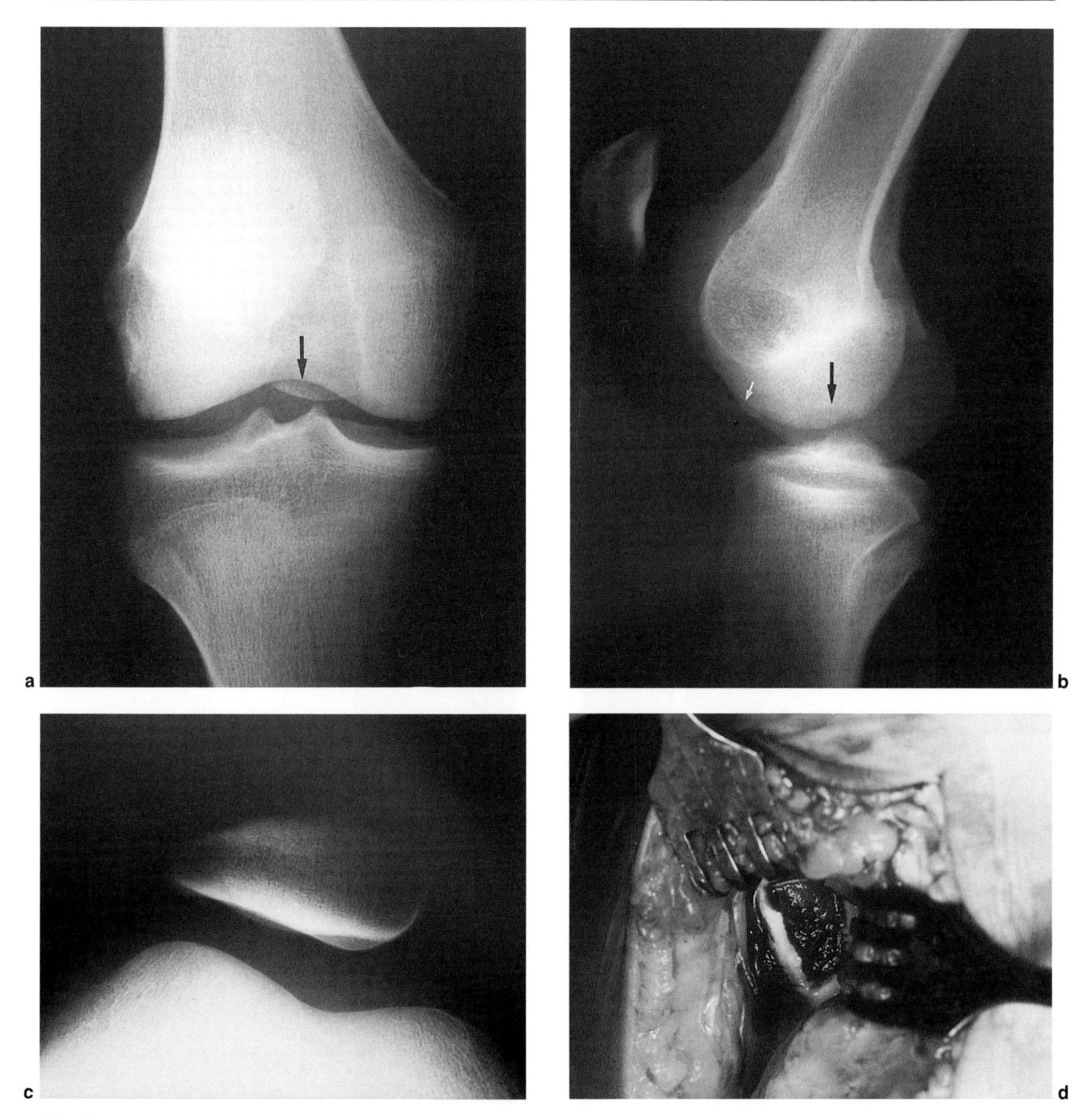

Abb. 24.65 a–d Osteochondrale Fraktur bei Zustand nach Patellaluxation nach lateral
a–c Rechtes Knie in zwei Ebenen und Patella axial: Substanzdefekt im lateralen Femurkondylus (Pfeil, **b**). In die Fossa intercondylaris disloziertes osteochondrales Fragment (**a** u. **b**, Pfeile)
d Intraoperative Ansicht des Knorpel-Knochen-Defekts am lateralen Femurkondylus

der Einziehung zwischen beiden Kondylen gemessen (Sulkuswinkel, Abb. 24.**74**). Ein flacher, über 139 Grad vergrößerter Sulkuswinkel ist mit einer Patellainstabilität verbunden (15).

Ad 3.: Insall u. Salvati (32) haben eine einfache Methode zur Bestimmung der Patellaposition beschrieben: Auf der seitlichen in leichter Beugung (30 Grad) exponierten Kniegelenksaufnahme wird die Patellasehnenlänge mit der Diagonallänge der Patella verglichen. Im Normalfall sind beide Durchmesser gleich groß und folglich ergibt sich ein Quotient Patellasehnenlänge/Diagonalstrecke der Patella von 1,0. Eine Patella alta liegt dann vor, wenn die Patellasehnenlänge die Diagonallänge der Patella um 20% übersteigt, entsprechend einem Quotienten von 1,2. Im Falle einer Patellainstabilität wird ein Insall-Index > 1,2 gemessen (15,45).

Ad 4.: Liegt ein Genu valgum vor, stehen Quadrizepsmuskel bzw. -sehne und Patellasehne abnorm zueinander mit der Folge einer verstärkten Tendenz zur Lateralisation der Patella. Diese Neigung wird verstärkt, wenn infolge einer Druckatrophie oder Schwäche der korrigierende Zug des M. vastus medialis verringert ist.

490 Spezielle Traumatologie

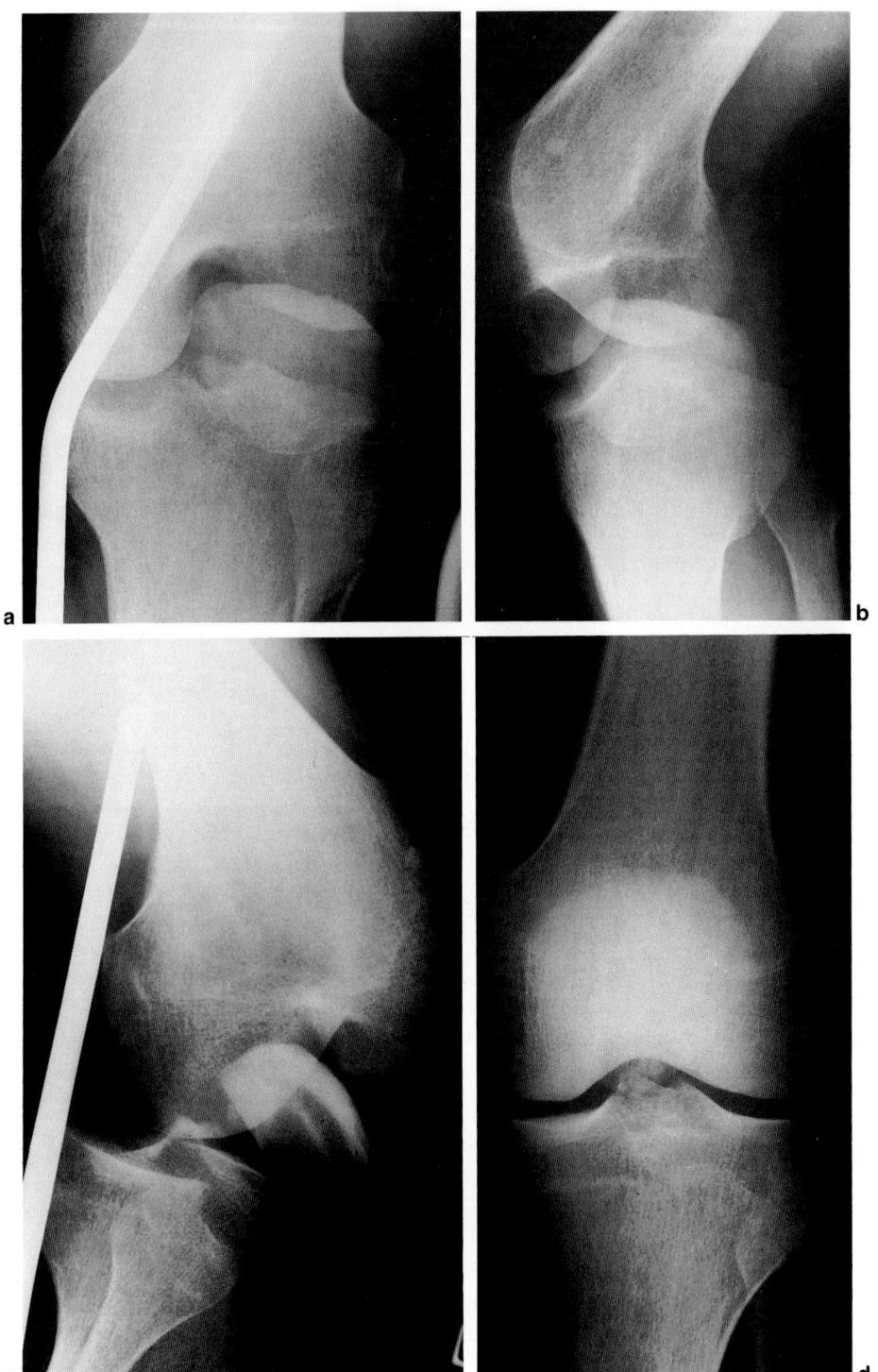

Abb. 24.66a–d
a–c Linkes Knie a.-p., Schrägprojektionen: Horizontale Patellaluxation. Der obere Patellapol ist nach posterior in das Gelenk zwischen die Femurkondylen und die Tibiagelenkfläche luxiert
d Linkes Knie a.-p. nach Reposition: Eine Abrißfraktur im Bereich der Eminentia intercondylaris kommt jetzt deutlich zur Darstellung

Durch computertomographische Torsionsmessungen wurde gezeigt, daß die Tibia- und Femurtorsion sowie die Lage der Tuberositas tibiae keine ätiologische Bedeutung für die Patellaluxation haben (35). Aufgrund des Ungleichgewichtes in der Band- sowie Muskelführung ist bei Patienten mit Patellaluxation die Tibia gegenüber dem Femur jedoch vermehrt nach außen rotiert.

Unabhängig davon, ob eine Dysplasie vorliegt oder nicht, sind – wie bereits im vorhergehenden Abschnitt erläutert – chondrale und osteochondrale Frakturen häufige Begleitverletzungen der Patellaluxation.

Die eindrucksvollen Begleitverletzungen sind eine zwangsläufige Folge der Luxation selbst und erlauben keinerlei Rückschlüsse auf das verursachende Ereignis. Daher dürfen im Rahmen einer gutachterlichen Stellungnahme zur Kausalfrage bei der Patellaluxation – akutes traumatisches Ereignis oder anlagebedingte femoropatellare Dysplasie – nur der Ereignisablauf und die Bewertung der dispositionellen Faktoren als Grundlage dienen (48).

24 Kniegelenk, distales Femur und proximale Tibia

Abb. 24.**67a–f** Osteochondrale Fraktur bei Zustand nach Patellaluxation nach lateral beim Bauchtanz:
a–c Frontale, laterale und axiale Projektionen: Mausbett an der medialen Patellafacette (**c**, Pfeil). Dislokation des osteochondralen Fragments in die Bursa suprapatellaris (**b**, Pfeil)
d–f Intraoperative Aufnahmen: Großer Defekt an der medialen Patellafacette (**d**), Refixation an die mediale Facette mit Ethipins (**f**)

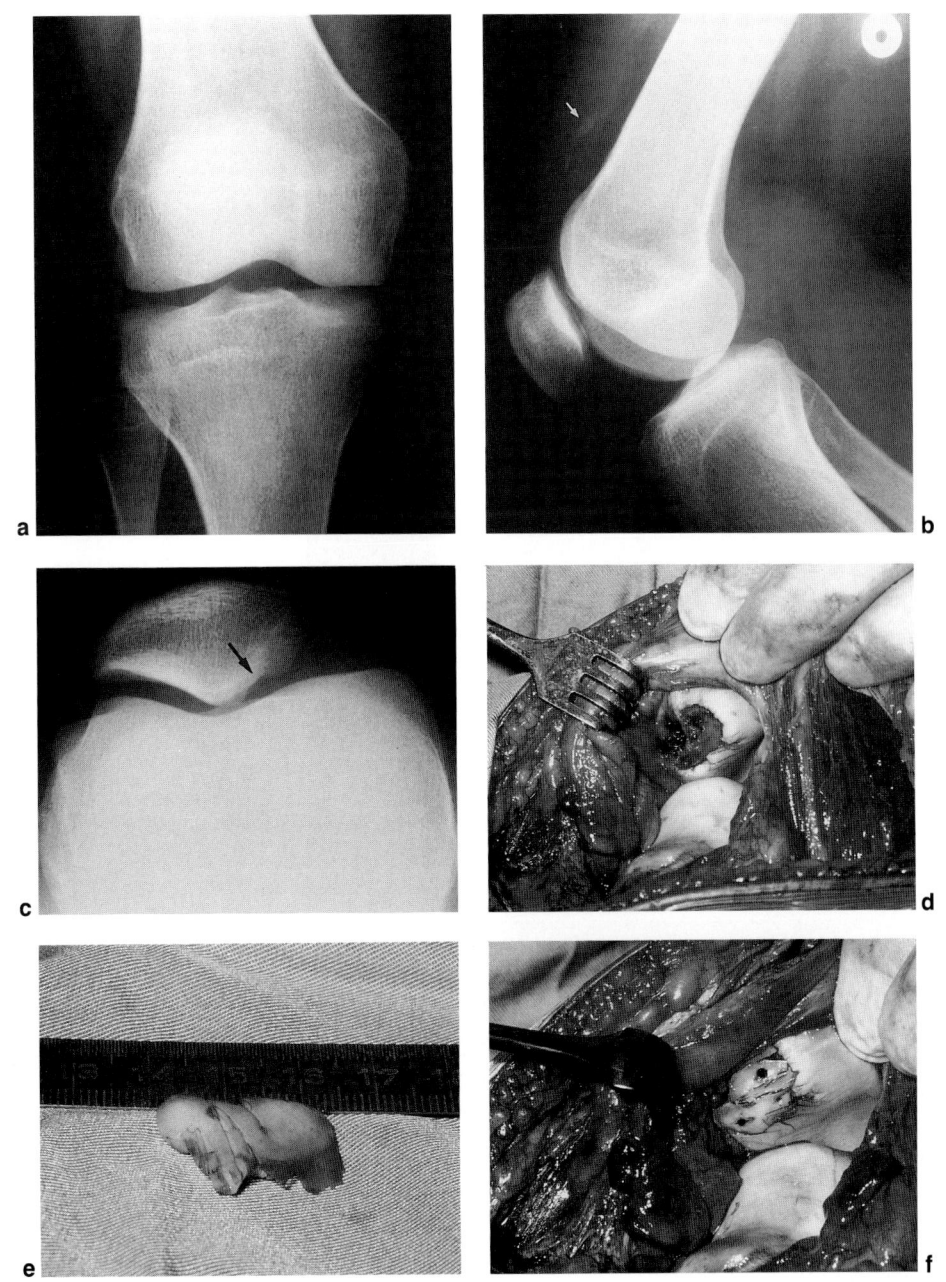

492 Spezielle Traumatologie

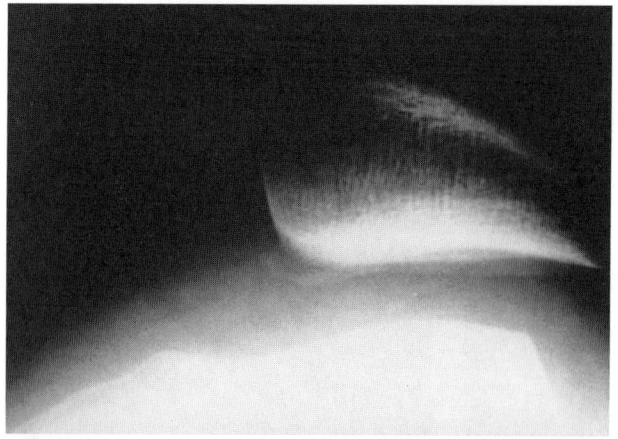

Abb. 24.**68a—c** Osteochondrale Fraktur der medialen Patellafacette rechts mit Übergreifen nach lateral bei Zustand nach Patellaluxation nach lateral.
Patella axial bei 30 (**a**), 60 (**b**) und 90 Grad (**c**) Kniebeugung (en défilé): Mit zunehmender Kniebeugung werden Fragment und Patelladefekt freiprojiziert
Patellafehlform Typ Wiberg/Baumgartl IV. Flacher Sulcuswinkel (160 Grad).

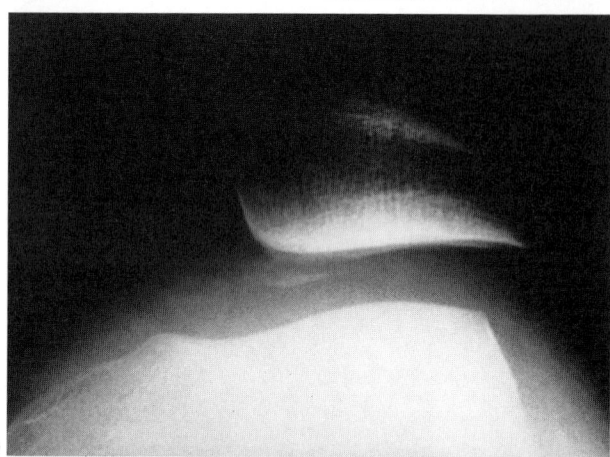

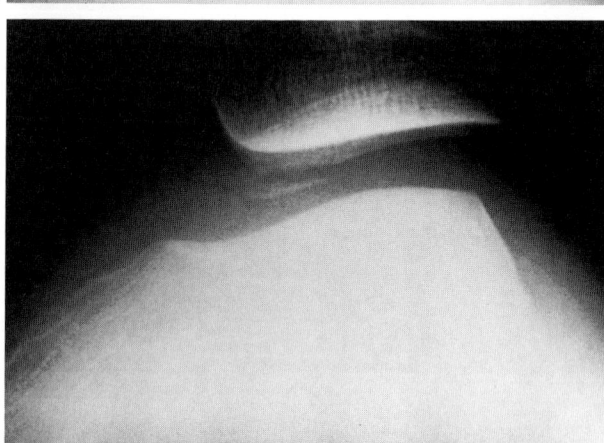

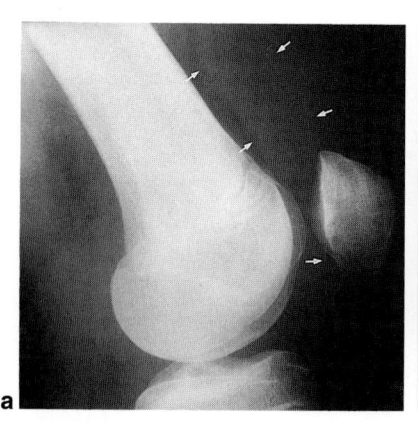

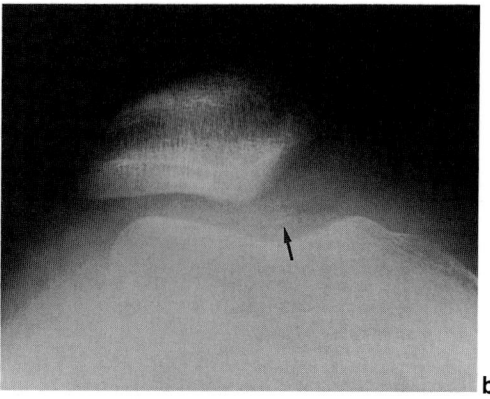

Abb. 24.**69a** u. **b** Osteochondrale Fraktur der medialen Patellafacette links bei Zustand nach Patellaluxation nach lateral:
a Laterale Projektion: Absprengung eines kleinen Fragments von der patellaren Gelenkfläche (Pfeil). Verbreiterung des suprapatellaren Streifens (Pfeile) als Hinweis auf einen traumatischen Kniegelenkerguß

b Axiale Projektion: Kleines, in der Einkerbung zwischen beiden Femurkondylen gelegenes osteochondrales Fragment (Pfeil). Konturunregelmäßigkeit an der medialen Patellafacette entsprechend dem Substanzdefekt. Lateralisation der Patella. Fehlform Typ Wiberg/Baumgartl III

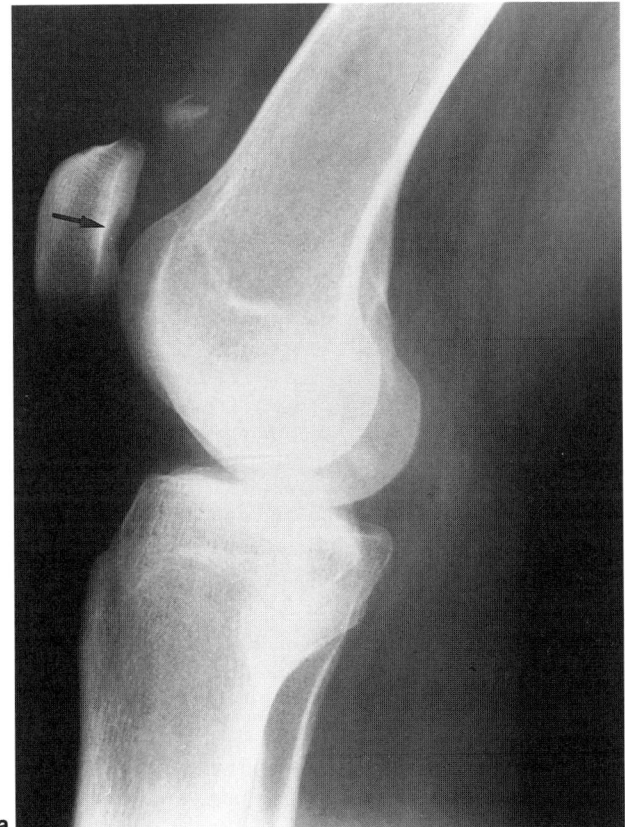

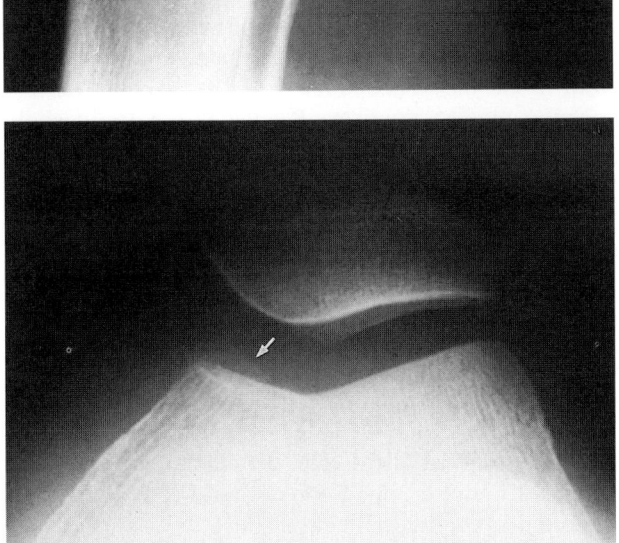

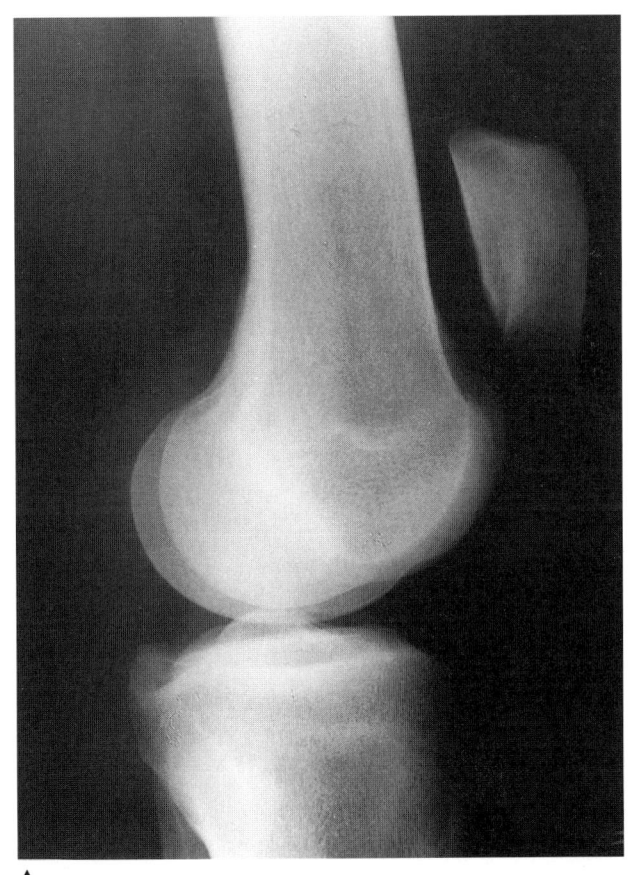

24 Kniegelenk, distales Femur und proximale Tibia

Abb. 24.71 Linkes Knie lateral: Patellahochstand als indirekter Hinweis auf eine Ruptur des Lig. patellae. Kein Anhalt für eine Abrißfraktur im Bereich des unteren Patellapols oder im Ansatzbereich der Tuberositas tibiae

Abb. 24.70 a u. b Osteochondrale Fraktur der medialen Patellafacette rechts bei Zustand nach Patellaluxation nach lateral:
a Laterale Projektion: In die Bursa suprapatellaris disloziertes osteochondrales Fragment. Defekt an der patellaren Gelenkfläche (Pfeil)
b Axiale Projektion: Von der medialen Facette abgeschertes osteochondrales Fragment (Pfeil). Fehlform der Patella Typ Wiberg/Baumgartl III

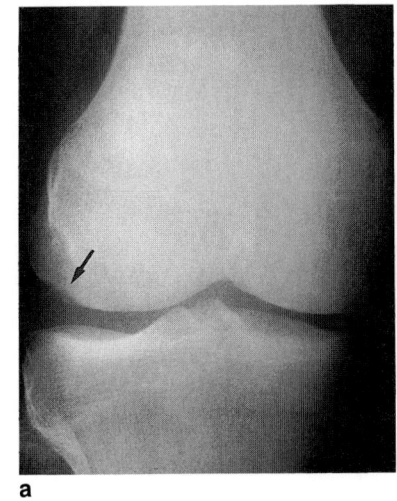

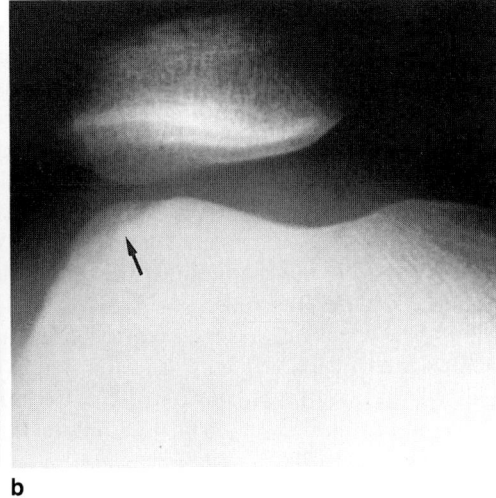

Abb. 24.72 a u. b Linkes Knie a.-p. und axial: Osteochondrale Fraktur des lateralen Femurkondylus links (Pfeil) bei Zustand nach Patellaluxation nach lateral. Ausbleibende Darstellung des freien Gelenkkörpers. Lateralisation der Patella

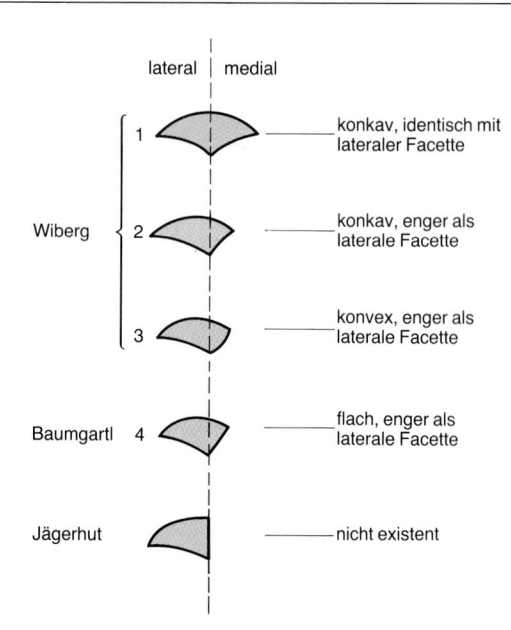

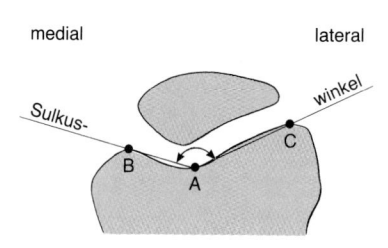

Abb. 24.74 Sulkuswinkel: Der Winkel (BAC) zwischen den höchsten Punkten des medialen (B) und lateralen (C) Kondylus und dem tiefsten Punkt der Fossa intercondylaris. Ein flacher, über 139 Grad vergrößerter Winkel ist mit einer Patellainstabilität assoziiert

◄ **Abb. 24.73** Einteilung der knöchernen Kniescheibenform in axialer Projektion, basierend auf der Inkonstanz von Größe und Kontur der medialen Facette

Verletzungen des Streckapparates

Der Streckapparat am Kniegelenk wird von dem M. quadriceps femoris, der Quadrizepssehne sowie dem Lig. patellae gebildet. Zwischen den beiden letztgenannten Strukturen liegt die Patella. Der Streckapparat ist allerdings mehr als eine einfache Aneinanderreihung der oben genannten Strukturen. Er ist ein kräftiger, aus Sehnen und Faszien zusammengesetzter Apparat, der sich kontinuierlich von den vier Muskeln des Quadrizeps zur Tuberositas tibiae erstreckt und dabei die Patella umhüllt. Ein Streckverlust im Kniegelenk kann Folge einer Ruptur des Streckapparates sein. Der Verletzungsmechanismus ist dabei entweder indirekt durch heftige Kontraktion der Quadrizepsmuskulatur bei fixierter Flexion im Kniegelenk oder durch ein direktes Trauma mit meist offener Verletzung (55).

Die *Quadrizepssehnenruptur* ist eine typische Verletzung des älteren Menschen und manifestiert sich üblicherweise als Abrißfraktur des oberen Patellapols (Abb. 24.61). Voraussetzung für eine röntgenologische Beurteilung ist ein Bild, bei dem nicht nur die Knochen, sondern auch die Weichteile zu beurteilen sind. Neben einem schalenförmigen Abriß findet sich häufig eine suprapatellare Weichteilvermehrung, die durch Ödem, Einblutung sowie Retraktion der Quadrizepssehne bedingt ist. Alternativ kann in der lateralen Ansicht unmittelbar oberhalb der Patella ein Weichteildefekt zur Darstellung kommen, der dem palpablen Substanzdefekt im Sehnenverlauf entspricht. Die Klinik der Verletzung ist eindrücklich und manifestiert sich durch den Streckverlust des Unterschenkels.

Die *Patella* ist das schwächste Glied im Streckapparat. Unterbrechungen im Niveau der Patella können in jedem Alter auftreten, obwohl diese Verletzungen im Kindesalter eher selten sind. Differentialdiagnostisch sind zum oberen Patellapolabriß Fehlformen der Patella abzugrenzen (Patella bi-, tri- und multipartita). Vom unteren Patellapolabriß sind die horizontale Teilungsform sowie die Osteopathia patellae juvenilis Larsen-Johannsson, eine aseptische Patellanekrose des Jugendlichen, zu unterscheiden.

Zerreißungen des *Lig. patellae* sind eine seltene Ursache für Verletzungen des Streckapparates und finden sich vornehmlich bei jungen Sportlern. Das Lig. patellae reißt knöchern am unteren Patellapol (Abb. 24.62a u. b), im Ansatzbereich an der Tuberositas tibiae oder interligamentär aus. Auf dem Röntgenbild imponiert ein Patellahochstand (Insall-Index, s. oben) (Abb. 24.71), ferner ist auf das abgerissene knöcherne Fragment zu achten. Eine Weichteilvermehrung im infrapatellaren Bereich ist die Folge der Einblutung und des Ödems. Klinisch ist eine Stufe tastbar. Die Streckung des Unterschenkels ist nicht mehr möglich.

Die Verschmelzung der Apophyse der Tuberositas tibiae mit dem Schienbein ist bis spätestens zum 18. Lebensjahr abgeschlossen. Abrißfrakturen finden sich daher überwiegend bei Kindern und Jugendlichen, spätere Abrisse sind sehr selten. Die Verletzung der Tuberositas tibiae tritt meistens beim Sport auf. Watson-Jones (78) hat die Abrißfrakturen der Tuberositas tibiae in drei Gruppen eingeteilt (Abb. 24.75a–c).

Radiologisch imponiert das angehobene oder ausgerissene Fragment. Die Differentialdiagnose zur Abrißfraktur der Tuberositas tibiae ist der Morbus Osgood-Schlatter und dessen Ausheilungszustände sowie die persistierende Apophyse der Tuberositas tibiae.

Chondrale und osteochondrale Frakturen

Chondralen und osteochondralen Frakturen liegt der gleiche Verletzungsmechanismus zugrunde, auch unterscheiden sie sich nicht hinsichtlich der vorherrschenden

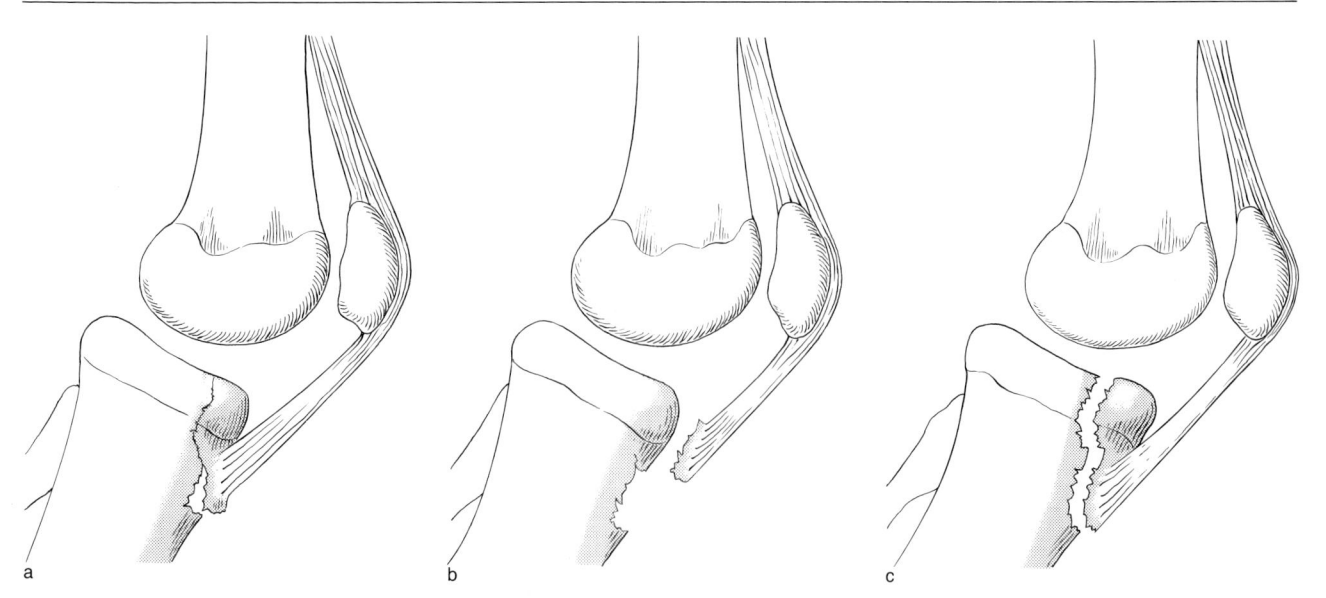

Abb. 24.**75a–c** Einteilung der Abrißfrakturen der Tuberositas tibiae nach Watson-Jones:
a Typ I: Abhebung der Tuberositas tibiae ohne Dislokation der proximalen Basis
b Typ II: Kleiner vollständiger Ausriß der Tuberositas tibiae ohne Gelenkbeteiligung
c Typ III: Abriß der Tuberositas tibiae mit Gelenkflächenbeteiligung

Lokalisation. Klinisch imponieren chondrale/osteochondrale Frakturen unter Umständen wie ein Meniskusschaden. Typisches Leitsymptom einer akuten Knorpel-Knochen-Läsion ist die Entwicklung eines Hämarthros bzw. die gelegentliche oder akute Einklemmung des Kniegelenkes mit einer Streckhemmung.

In Abhängigkeit vom Lebensalter ist entweder der Knorpel oder der subchondrale Knochen betroffen. Bei Jugendlichen finden sich diese Frakturen wegen der Elastizität des nicht verkalkten Gelenkknorpels gewöhnlich im subchondralen Knochen (osteochondrale Fraktur), was bedeutet, daß die Verbindung zwischen Knorpel und Knochen fester ist als der subchondrale Knochen selbst. Mit zunehmendem Alter verkalken die basalen Schichten des Gelenkknorpels, und es entwickelt sich eine sogenannte „Gezeitenmarke" zwischen verkalktem und nicht verkalktem Knorpel. Da diese Linie einen Locus minoris resistentiae darstellt, finden sich beim Erwachsenen überwiegend chondrale Frakturen (26, 36) (Abb. 24.**76a** u. **b**).

Chondrale und osteochondrale Frakturen sind radiologisch schwierig zu diagnostizieren, ihre Darstellbarkeit hängt vom Anteil des verkalkten Knorpels oder subchondralen Knochens ab (Abb. 24.**65a–d**, 24.**67a–f**–24.**70a, b** und 24.**72a, b**). (52). Für die Diagnose ist eine ausführliche Röntgenuntersuchung in verschiedenen Projektionen inklusive der Patellatangentialaufnahme erforderlich. Kleine Fragmente geringer Dichte dürfen nicht als Artefakte fehlgedeutet werden. Im Zweifelsfall sind sorgfältig belichtete Wiederholungsaufnahmen anzufertigen. Erschwerend für die Röntgendiagnostik ist, daß die Fragmente häufig nicht in Beziehung zum Mausbett stehen, sondern versteckt in der Bursa suprapatellaris (Abb. 24.**67a–f** und 24.**70a, b**), hinter der Patella, in der Fossa intercondylaris (Abb. 24.**65a–d**) oder neben den Kondylen im Gelenkraum liegen können. Daher werden arthroskopisch oder während der operativen Eröffnung des Gelenkraumes meistens mehr Fragmente gefunden, als radiologisch zur Darstellung kommen. Auch sind die einzelnen Fragmente wegen des strahlentransparenten Knorpelanteiles häufig größer als radiologisch dargestellt. Daraus folgt, daß das wahre Ausmaß der Gelenkschädigung wesentlich ausgedehnter ist, als zunächst angenommen. Insbesondere ist das Ausmaß rein chondraler Frakturen radiologisch schwierig einzuschätzen, oft können diese Verletzungen nur durch den begleitenden Erguß oder die Weichteilschwellung vermutet werden. Die meisten osteochondra-

Abb. 24.**76a** u.**b** Chondrale und osteochondrale Frakturen:
a Jugendlicher: Frakturierung des subchondralen Knochens bei elastischem, nicht verkalktem Gelenkknorpel (osteochondrale Fraktur)
b Erwachsener: Frakturierung entlang der sogenannten „Gezeitenmarke" zwischen verkalktem basalen und nicht verkalktem Knorpel (chondrale Fraktur)

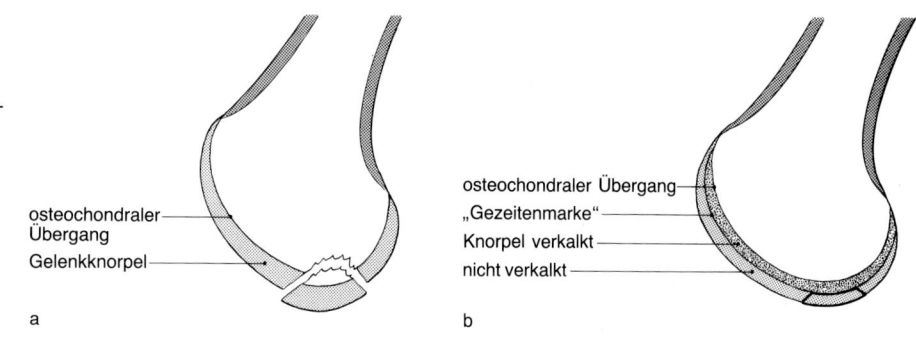

496 Spezielle Traumatologie

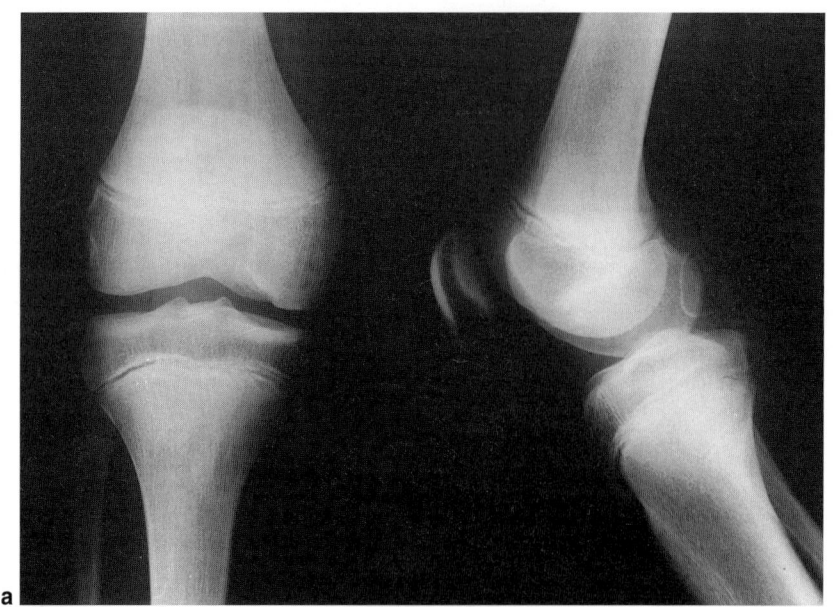

Abb. 24.**77a−c** Rechtes Knie in zwei Ebenen, Tunnelaufnahme, frontale Tomographie: Mausbett am lateralen Rand des medialen Femurkondylus mit sklerosierten Rändern bei Osteochondrosis dissecans. Auch operativ konnte eine Gelenkmaus nicht gefunden werden

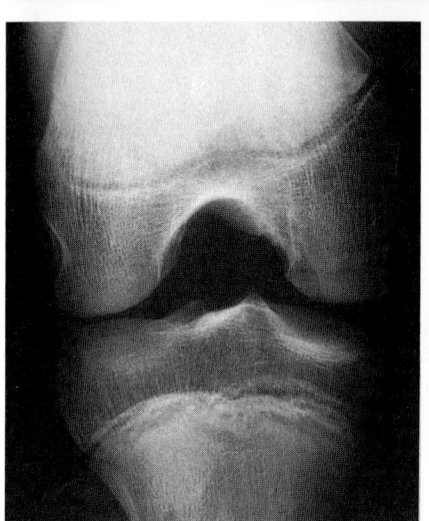

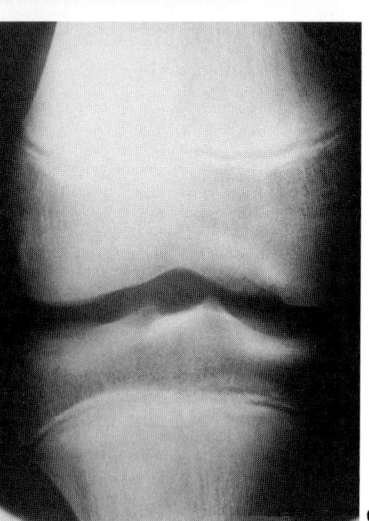

len Fragmente persistieren nicht als freie Gelenkkörper, sondern werden mit der Zeit resorbiert. Andererseits können ursprünglich nicht abgebildete Fragmente durch zunehmende Knorpelverkalkung oder appositionelles Knochenwachstum auf späteren Verlaufsaufnahmen sichtbar werden (52).

Osteochondrale Frakturen und Abrißfrakturen werden in der englischsprachigen Literatur als „flakefractures" zusammengefaßt (66). Abrißfragmente können infolge der Bandanheftung durch ihre charakteristische Lokalisation von osteochondralen Fragmenten abgegrenzt werden (Abb. 24.**2b**, 24.**37a**, 24.**46a−d**, 24.**47a−c** und 24.**49a, b**).

Die Differentialdiagnose der osteochondralen Fraktur ist die Osteochondritis dissecans (Abb. 24.**77a−c**). Typische Lokalisationen sind hierbei der laterale Rand des medialen Femurkondylus oder seltener der mediale Rand des lateralen Kondylus. Die Ränder der Dissekate sind typischerweise sklerosiert, das Mausbett gut erkennbar.

Kniegelenksluxationen

Die seltene echte Verrenkung ist Folge einer erheblichen Gewalteinwirkung (z. B. Autounfall, Sturz aus großer Höhe) und mit einer Zerreißung von Bändern, Kapsel, Sehnen und Weichteilen verbunden.

Gefürchtete Komplikation einer Luxation im Kniegelenk ist die in 32% beobachtete Mitverletzung der A. poplitea (27). Wegen des nur schwach ausgebildeten Umgehungskreislaufes besteht immer die Gefahr einer Ischämie des Unterschenkels. Zur Vermeidung einer Amputation muß die operative Gefäßversorgung innerhalb von 6, spätestens 8 Stunden nach Eintritt des Traumas abgeschlossen sein. Schon beim geringsten klinischen Verdacht einer Gefäßverletzung ist die Arteriographie zur Bestimmung von Art und Ausmaß der Läsion indiziert.

Die häufigere anteriore Luxation ist Folge eines akuten Überstreckungstraumas, hintere Kapselanteile und die Kreuzbänder sind oft zerrissen. Ebenso wie bei der selteneren posterioren Luxation sind Gefäßverletzungen eine häufige und gefährliche Komplikation. Bei den selteneren Luxationen nach medial und lateral sowie der Rotationsluxation besteht ein deutlich geringeres Risiko der Gefäßverletzung.

Vor und nach der Reposition ist insbesondere auf ossäre Begleitverletzungen zu achten. Nach gelungener Reposition können auf dem Röntgenbild manchmal Kapsel- und Bandeinklemmungen vermutet werden. Es verbleibt eine hochgradige Instabilität, die eine operative Behandlung erfordert.

Besonderheiten bei Verletzungen des Kniegelenkes im Kindesalter

Der Faktor Wachstum bedingt den entscheidenden Unterschied zwischen der Traumatologie im Kindes- und Erwachsenenalter. Er ist verantwortlich für zwei gegensätzliche Erscheinungen: den Vorteil der Fehlstellungskorrektur auf der einen und den Nachteil der Wachstumsstörung (stimulativ oder hemmend) auf der anderen Seite. Beide Phänomene werden ebenso wie die Einteilung kindlicher Frakturen im Kapitel „Spezielle Fragestellungen am wachsenden Skelett" beschrieben.

Im Bereich von Femur und Unterschenkel ist die Prognose der Seitverschiebung und der Verkürzungsfehlstellung als günstig anzusehen. In der Sagittalebene kniegelenksnah gelegene Achsenfehler haben eine bessere Prognose als in der Frontalebene (Varus und Valgus) gelegene Fehlstellungen, wobei die Rekurvation besser korrigiert wird als die Antekurvation. Rotationsfehler im Bereich der unteren Extremitäten zeigen, von Ausnahmen abgesehen, keine Spontankorrektur (43).

Distales Femur

Kindliche Oberschenkelfrakturen werden in *suprakondyläre Frakturen* und Frakturen der *distalen Femurepiphyse* unterteilt (44), diese Verletzungen sind insgesamt selten (Abb. 24.**78a–c**).

Suprakondyläre Frakturen sind extraartikuläre Verletzungen. Am Übergang von der Dia- zur Metaphyse gelegene *Stauchungsbrüche* zeigen eine typische wulstförmige Einstauchung der Kortikalis und zusätzlich oft eine angedeutete Antekurvationsfehlstellung. Suprakondyläre *Biegungsbrüche* sind häufig disloziert und zeigen einen schmalen metaphysären Saum. *Epiphysenlösungen* werden ebenfalls zu den suprakondylären Brüchen gezählt, meistens ist zusätzlich aus der Metaphyse ein lateral oder medial, selten ventral gelegener Keil ausgebrochen (Aitken I, Salter und Harris II).

Die genannten Verletzungen sind eigentlich problemlos zu diagnostizieren, lediglich undislozierte Epiphysenlösungen ohne metaphysäres Fragment können der Röntgendiagnostik entgehen. Hier ist um so mehr die Klinik zu beachten (Schwellung, Schmerz). Nach jeder dieser Frakturen findet sich eine Beinlängenalteration

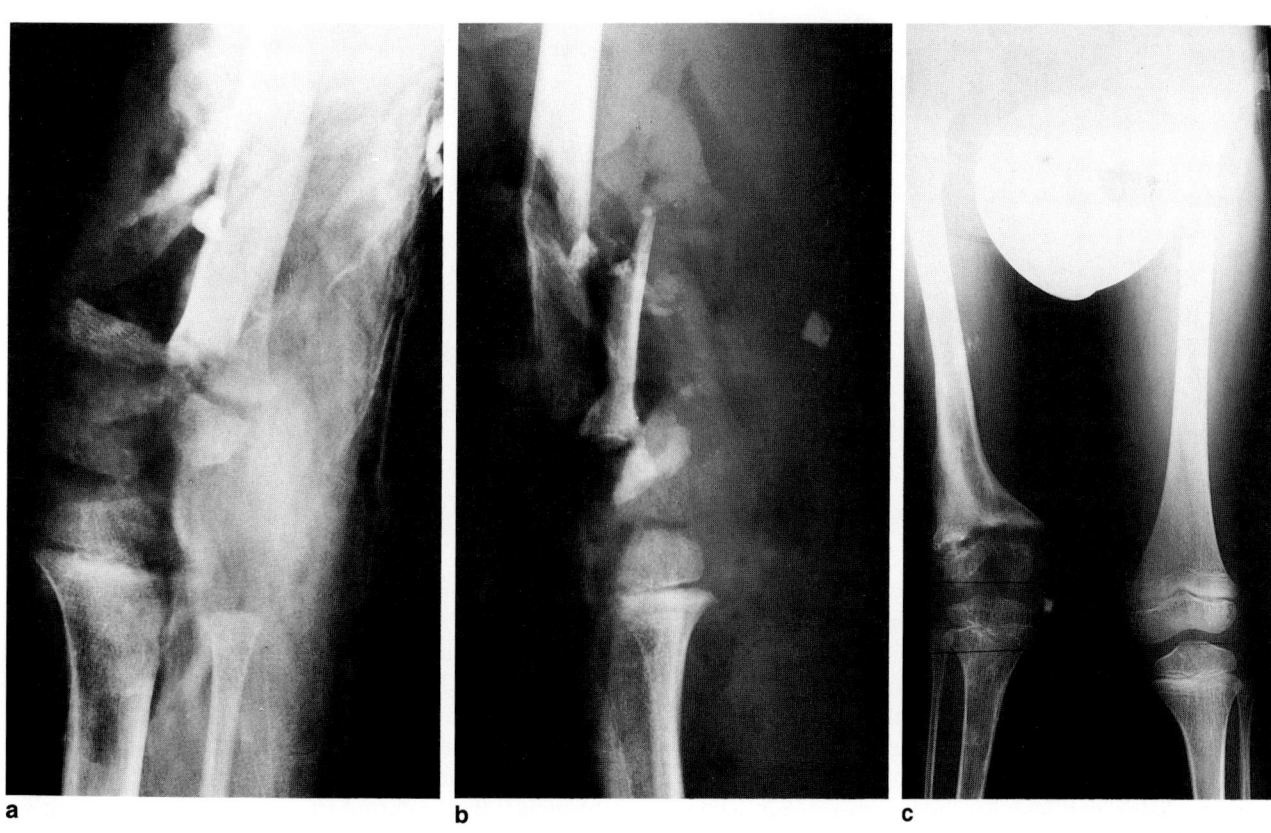

Abb. 24.**78a–c**
a u. **b** Rechtes Knie a.-p. und lateral (männlich, 4 Jahre): Komplizierte Gelenkfraktur des distalen Femurs mit Zertrümmerung der Wachstumsfuge
c Beide Knie a.-p. (3 Jahre später): Posttraumatische Beinlängenalteration um 3 cm infolge hemmender Wachstumsstörung

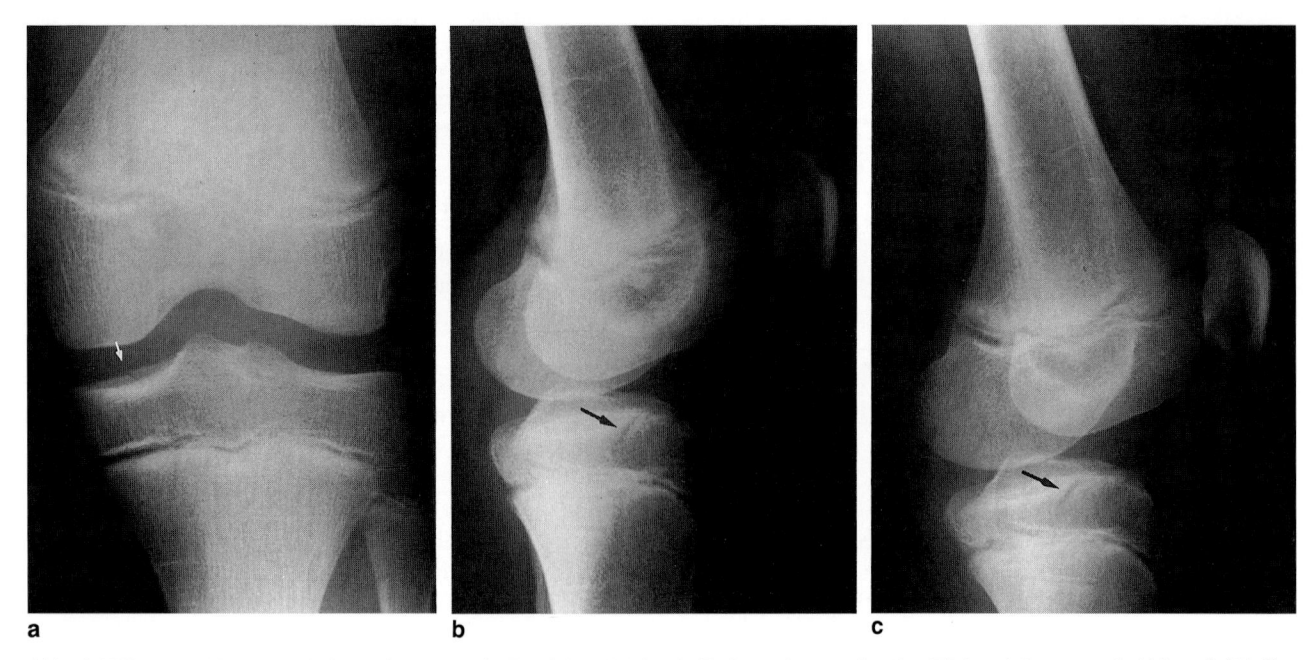

Abb. 24.**79a–c** Linkes Knie in drei Ebenen (männlich, 14 Jahre): Fraktur der proximalen Tibiaepiphyse nach Aitken II (Pfeil)

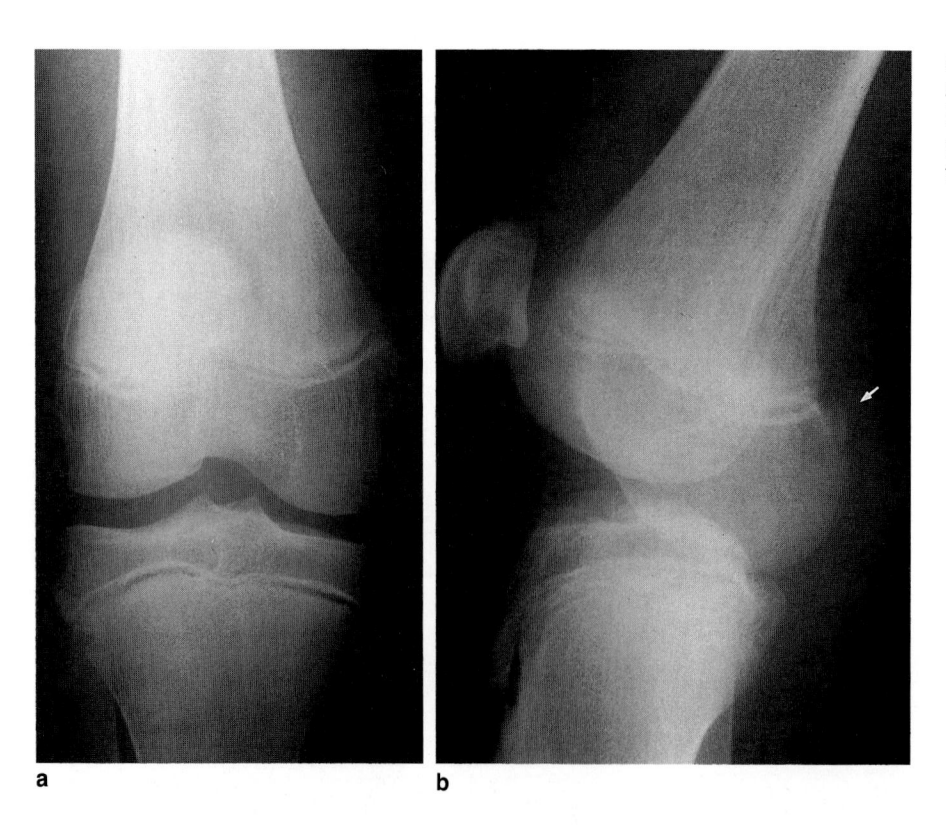

Abb. 24.**80a** u. **b** Rechtes Knie in zwei Ebenen (männlich, 15 Jahre): Knöcherner Ausriß des kurzen, epiphysär ansetzenden lateralen Kollateralbandzuges (Pfeil)

durch posttraumatische Fugenstimulation. Ein partieller oder subtotaler vorzeitiger Verschluß der distalen Femurfuge mit konsekutivem Fehlwachstum ist am häufigsten nach Epiphysenlösungen zu beobachten, kann aber auch nach fugennahen Frakturen auftreten.

Ein vorzeitiger Fugenschluß findet sich weiterhin nach medialen und lateralen metaphysären Seitenbandausrissen mit der Folge eines zunehmenden Fehlwachstums in der Frontalebene im Sinne des Varus bzw. Valgus. Bei noch weit offenen Fugen treten Seitenbandläsionen zumeist als ossäre Ausrisse auf, wobei sowohl die kurzen, epiphysär ansetzenden (Abb. 24.**80a** u. **b**) als auch die langen, metaphysär ansetzenden Züge betroffen sein können. Kleine, nicht dislozierte Ausrisse im Röntgenbild werden oft mit Fugenüberlagerungen verwechselt. Streßaufnahmen sind hier nicht indiziert, da bei noch weit offenen Fugen eine physiologische geschlechtsabhängige und interindividuell unterschiedlich ausgeprägte Aufklappbarkeit besteht.

Frakturen der distalen Femurepiphyse werden unterteilt in *typische Epiphysenfrakturen* und in die relativ häufigeren *Übergangsfrakturen* (s. Kapitel „Spezielle Fragestellungen am wachsenden Skelett"). Aitken (4) beobachtete innerhalb von 5 Jahren die nach ihm benannten typischen Frakturen der distalen Epiphysenfuge nur fünfzehnmal bei insgesamt 5500 Zugängen an Verletzten. Da bei Übergangsfrakturen neben der Epiphysenlösung zusätzlich ein Teil der Femurrolle ausgebrochen ist, muß, sofern der Verletzte älter als 10 Jahre ist und somit das entsprechende Übergangsalter erreicht hat, jede als Epiphyseolyse imponierende Verletzung des distalen Femurs in der lateralen Projektion sorgfältig auf eine Fraktur der Femurrolle hin untersucht werden. Eine stimulative Wachstumsstörung ist auch nach Frakturen der distalen Femurepiphyse zu erwarten. Hemmende Wachstumsstörungen infolge eines vorzeitigen Fugenschlusses können bei jüngeren Patienten mit typischen Epiphysenfrakturen auftreten. Nach Übergangsfrakturen sind diese Störungen infolge des bereits physiologischerweise eingetretenen partiellen Fugenschlusses nicht mehr zu erwarten.

Proximale Tibia

Kindliche Tibiakopffrakturen werden gegliedert in Frakturen der *proximalen Tibiaepiphyse* (Abb. 24.**79a—c**) und in Frakturen der *proximalen Tibiametaphyse* (44).

Frakturen der proximalen Tibiaepiphyse werden wiederum in typische Epiphysenfrakturen, Apophysenausrisse sowie Eminentiaausrisse unterteilt. *Typische Epiphysenfrakturen* zählen zu den am seltensten vorkommenden kindlichen Frakturen. Die Immunität der proximalen Tibiawachstumsfuge gegenüber Traumata ist auf das Fehlen kräftiger Bandansätze in der Peripherie der Epiphyse zurückzuführen. Daher sind derartige Verletzungen stets Folge direkter Gewalteinwirkung. Vor dem 12. Lebensjahr ist ein vorzeitiger partieller Fugenschluß mit konsekutivem Fehlwachstum möglich, jedoch nicht obligat.

Der *Ausriß der Apophyse* stellt unabhängig von der Lokalisation eine Epiphysenfraktur dar. Da Apophysenausrisse am häufigsten im Jugendalter, also zum Zeitpunkt des normalen Fugenschlusses, auftreten, sind üblicherweise keine Wachstumsstörungen (Genu recurvatum) mehr zu erwarten (58).

Die *Ausrißfraktur der Eminentia intercondylaris* (Abb. 24.**81a** u. **b**) stellt die häufigste Epiphysenfraktur der proximalen Tibia dar, die Epiphysenfuge wird dabei nicht tangiert. Klinisch findet sich immer ein Hämarthros, radiologisch wird die Diagnose in der lateralen Projektion gestellt. Ein isolierter Tuberkulumausriß bildet die Ausnahme, bei noch weit offenen Fugen findet sich meist ein Ausriß der gesamten Eminentia.

Die seltenen extraartikulären Frakturen der proximalen Tibiametaphyse beeinflussen die Statik des Knies mitunter erheblich. Im Falle einer seltenen *Epiphysenlösung* der proximalen Tibia disloziert die zur Epiphyse gehörende Tuberositas tibiae mit. Wenn kein metaphysäres Fragment vorliegt, wird eine nicht dislozierte Epiphysenlösung radiologisch leicht übersehen, in diesem Fall kann eine begleitende proximale Fibulafraktur wegweisend sein. Nach Epiphyseolysen sind hemmende Wachstumsstörungen ein seltenes Ereignis, hingegen ist eine

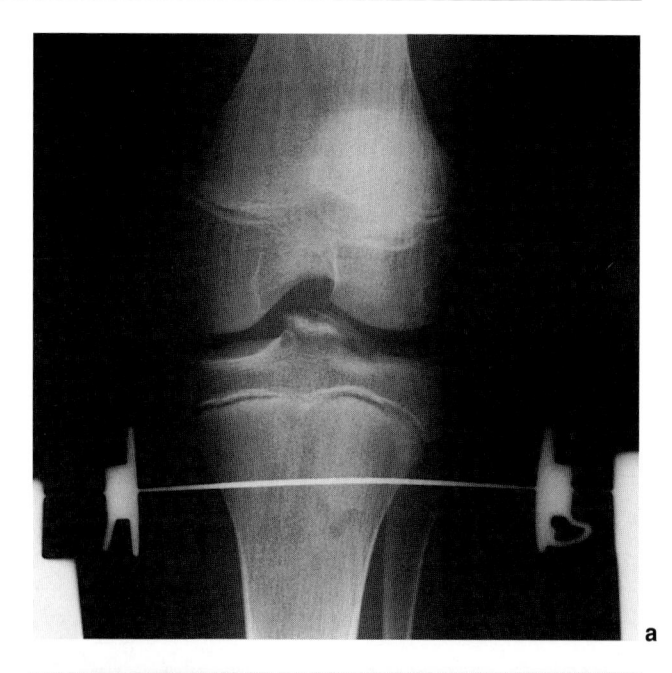

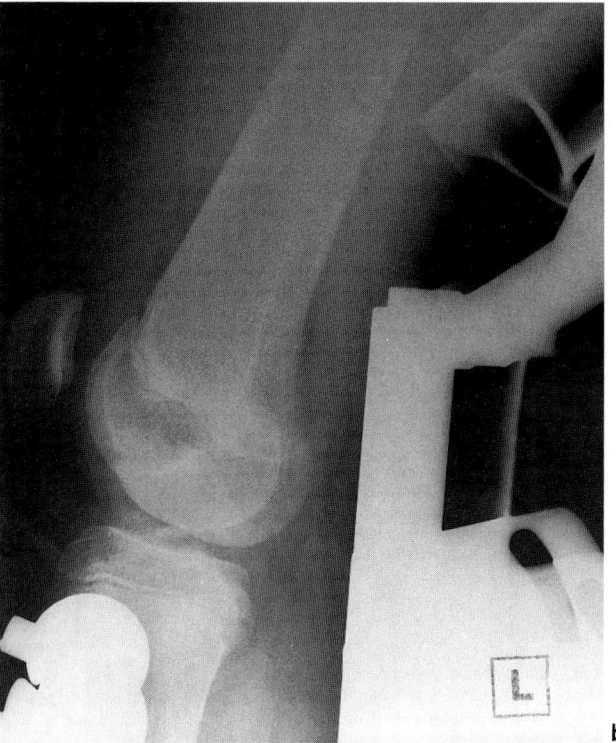

Abb. 24.**81a** u. **b** Linkes Knie in zwei Ebenen (männlich, 15 Jahre): Abrißfraktur der Eminentia intercondylaris

Stimulation der gesamten Fuge mit konsekutiver dezenter Beinlängenalteration immer zu erwarten. Besondere Beachtung verdienen posttraumatische Achsenfehler, sie müssen zwecks Rekonstruktion frühzeitig erkannt werden. Das gilt insbesondere für in der Frontalebene gelegene Fehlstellungen (Genu valgum, Genu varum), während in der Sagittalebene gelegene Achsenfehler relativ häufig spontan korrigiert werden.

Der metaphysäre *Stauchungsbruch* (Abb. 24.**82a** u. **b**) ist eine stabile Fraktur, bei der Wachstumsstörungen oder Achsabweichungen nicht zu erwarten sind. Der

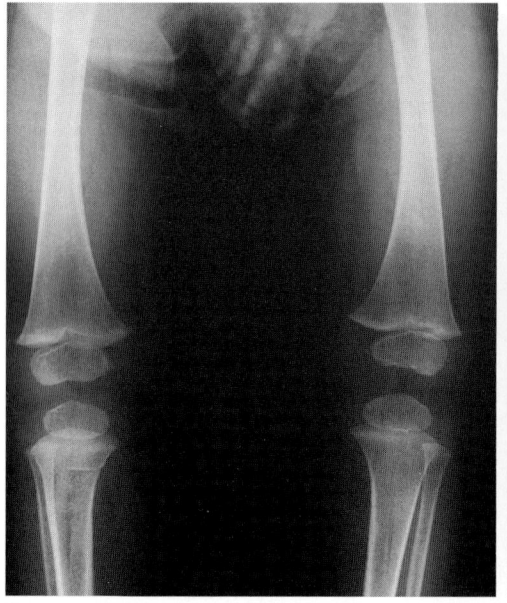

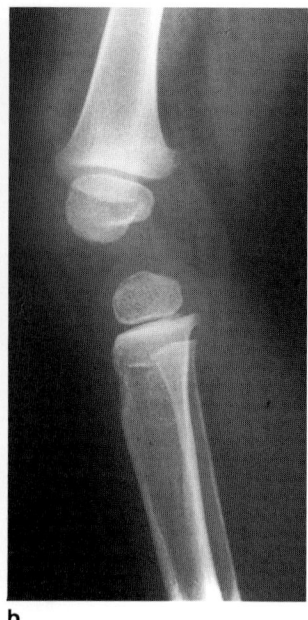

Abb. 24.**82a** u. **b** Beide Knie a.-p., rechtes Knie lateral (weiblich, 10 Monate): Metaphysärer Stauchungsbruch der rechten proximalen Tibia

isoliert oder in Kombination mit einer Fibulafraktur auftretende *Biegungsbruch* der proximalen Tibiametaphyse hingegen zeigt immer eine unterschiedlich ausgeprägte Valgusfehlstellung. Diese wird infolge des kleinen peripheren Fragments oft übersehen und bedingt dann im medialen Frakturbereich eine partielle passagere Stimulation der proximalen Tibiaepiphyse mit Zunahme der Valgusfehlstellung und konsekutivem einseitigen Genu valgum (42). Daher muß bei dieser Verletzung immer der Epiphysen-Achsen-Winkel berücksichtigt werden.

Literatur

1 Adam, G., K. Bohndorf, A. Prescher, M. Drobnitzky, R. W. Günther: Kernspintomographie der Knorpelstrukturen des Kniegelenkes mit 3 D-Volumen-Imgaging in Verbindung mit einem schnellen Bildrechner. Fortschr. Röntgenstr. 150 (1989) 44–48
2 Aisen, A. M., W. J. McCune, A. MacGuire, P. L. Carson, T. M. Silver, S. Z. Jafri, W. Martel: Sonographic evaluation of the cartilage of the knee. Radiology 153 (1984) 781–784
3 Aitken, A. P., L. Smith, C. W. Blackett: Supracondylar fractures in children. Amer. J. Surg. 59 (1943) 161–171
4 Aitken, A. P., H. K. Magill: Fractures involving the distal femoral epiphyseal cartilage. J. Bone Jt Surg. 34-A (1952) 96–108
5 Apple, J. S., S. Martinez, N. B. Allen, D. S. Caldwell, J. R. Rice: Occult fractures of the knee: tomographic evaluation. Radiology 148 (1983) 383–387
6 Bauer, G., M. Gustafsson, W. Mortensson, O. Norman: Insufficiency fractures in the tibial condyles in elderly individuals. Acta radiol., Diagn. 22 (1981) 619–622
7 Baumgartl, F.: Das Kniegelenk. Springer, Berlin 1964
8 Behrend, R., J. Hinzmann, U. Heise: Sonographische Darstellung von Kreuzbändern und deren Läsionen. Orthop. Prax. 7 (1988) 459–462
9 Butt, W. P., H. Lederman, S. Chuang: Radiology of the suprapatellar region. Clin. Radiol. 34 (1983) 511–522
10 Cockshott, W. P., N. T. Racoveanu, D. A. Burrows, M. Ferrier: Use of radiographic projections of knee. Skeletal. Radiol. 13 (1985) 131–133
11 Daffner, R. H., J. H. Tabas: Trauma oblique radiographs of the knee. J. Bone Jt Surg. 69-A (1987) 568–572
12 Dietz, G. W., D. M. Wilcox, J. B. Montgomery: Segond tibial condyle fracture: lateral capsular ligament avulsion. Radiology 159 (1986) 467–469
13 Dihlmann, W.: Röntgendiagnostik der Knochen und Gelenke. Thieme, Stuttgart 1987

14 Dovey, H., J. Heerfordt: Tibial condyle fractures. Acta chir. scand. 137 (1971) 521–531
15 Dowd, G. S. E., G. Bentley: Radiographic assessment in patellar instability and chondromalacia patellae. J. Bone Jt Surg. 68-B (1986) 297–300
16 Eckel, H., J. Lindner, M. V. Petzold, K. Meyne, J. Dörges: Die Bedeutung von Arthrographie und Arthroskopie in der Diagnostik der Meniskusverletzung. Eine vergleichende Untersuchung. Röntgen-Bl. 34 (1981) 43–50
17 Eisenberg, R. L., M. W. Hedgcock, E. A. Williams, B. J. Lyden, J. R. Akin, G. A. W. Gooding, C.-O. Ovenfors: Optimum radiographic examination for consideration of compensation awards: III. Knee, hand, and foot: Amer. J. Roentgenol. 135 (1980) 1075–1078
18 Elstrom, J., A. M. Pankovich, H. Sassoon, J. Rodriguez: The use of tomography in the assessment of fractures of the tibial plateau. J. Bone Jt Surg. 58-A (1976) 551–555
19 Engber, W.: Stress fractures of the medial tibial plateau. J. Bone Jt Surg. 59-A (1977) 767–769
20 Engelhardt, G. H.: Unfallheilkunde für die Praxis. de Gruyter, Berlin 1984
21 Fiedler, V., H. Schütt, D. Beyer, H. Roscheck: Zuverlässigkeit der Doppelkontrastarthrographie in der Abklärung von Knorpelschäden des Kniegelenkes. Fortschr. Röntgenstr. 131 (1979) 237–243
22 Frangakis, E. K.: Intra-articular dislocation of the patella. J. Bone Jt Surg. 56-A (1974) 423–424
23 Franke, J., W. Fischer, G. Rahn: Über die Abrißfrakturen (Teil 2) – Becken und untere Extremität (2). Z. ärztl. Fortbild. 77 (1983) 387–390
24 Freiberger, R. H., L. M. Kotzen: Fracture of the medial margin of the patella, a finding diagnostic of lateral dislocation. Radiology 88 (1967) 902–904
25 Friedman, A. C., T. D. Naidich: The fabella sign: Fabella displacement in synovial effusion and popliteal fossa masses. Radiology 127 (1978) 113–121
26 Gilley, J. S., M. I. Gelman, D. M. Edson, R. W. Metcalf: Chondral fractures of the knee. Radiology 138 (1981) 51–54
27 Green, N. E., B. L. Allen: Vascular injuries associated with dislocation of the knee. J. Bone Jt Surg. 59-A (1977) 236–239
28 Hall, F. M.: Radiographic diagnosis and accuracy in knee joint effusions. Radiology 115 (1975) 49–54
29 Hinzmann, J., R. Behrend, U. Heise: Synopsis sonographischer Diagnostik in der Orthopädie. Dtsch. Ärztebl. (im Druck)
30 Hohl, M.: Tibial condylar fractures. J. Bone Jt Surg. 49-A (1967) 1455–1467
31 Holz, U.: III. Die Tibiakopffraktur: Ursachen, Formen und Begleitverletzungen der Tibiakopffraktur.H. Unfallheilk. 120 (1975) 99–113
32 Insall, J., E. Salvati: Patella position in the normal knee joint. Radiology 101 (1971) 101–104
33 Jacobsen, K.: Stress radiographical measurement of the anteroposterior, medial and lateral stability of the knee joint. Acta ortop. scand. 47 (1976) 335–344

34 Jacobsen, K.: Stress radiographical measurements of post-traumatic knee instability. Acta ortop. scand. 48 (1977) 301–310
35 Jend, H.-H., H. Schöttle, J. Bahnsen, W. Crone-Münzebrock: Achsenanalyse bei Patienten mit Patellaluxation. Unfallchirurgie 12 (1986) 263–270
36 Johnson-Nurse, C., D. J. Dandy: Fracture-separation of articular cartilage in the adult knee. J. Bone Jt Surg. 67-B (1985) 42–43
37 Kimbrough, E. E.: Concomitant unilateral hip and femoral-shaft fractures – A too frequently unrecognized syndrome. J. Bone Jt Surg. 43-A (1961) 443–449
38 König, H., M. Majer, M. Konermann, S. Sell: Möglichkeiten der hochauflösenden Nativ-Computertomographie für die Meniskusdiagnostik. Fortschr. Röntgenstr. 150 (1989) 39–43
39 Kroner, M.: Ein Fall von Flächenfraktur und Luxation der Patella. Dtsch. med. Wschr. 31 (1905) 996–997
40 Kuner, E. H.: I. Die distale Oberschenkelfraktur: Ursachen, Formen und Begleitverletzungen der distalen Oberschenkelfraktur. H. Unfallheilk. 120 (1975) 1–8
41 Kurock, W., T. Sennerich: Knieanpralltraumen bei Fahrern und Beifahrern motorisierter Zweiräder. Helv. chir. Acta 54 (1987) 451–455
42 Laer, L. v., L. Jani, T. Cuny, P. Jenny: Die proximale Unterschenkelfraktur im Wachstumsalter. Ursache und Prophylaxe des posttraumatischen Genu valgum. Unfallheilkunde 85 (1982 215–225
43 Laer, L. v.: Skelett-Traumata im Wachstumsalter. H. Unfallheilk. 16 (1984)
44 Laer, L. v.: Frakturen und Luxationen im Wachstumsalter. Thieme, Stuttgart 1986
45 Lancourt, J. E., J. A. Cristini: Patella alta and patella infera. Their etiological role in patellar dislocation, chondromalacia, and apophysitis of the tibial tubercle. J. Bone Jt Surg. 57-A (1975) 1112–1115
46 Laurin, C. L., H. P. Lévesque, R. Dussault, H. Labelle, J. P. Peides: The abnormal lateral patellofemoral angle. A diagnostic roentgenographic sign of recurrent patellar subluxation. J. Bone Jt Surg. 60-A (1978) 55–60
47 Letts, M., N. Vincent, G. Gouw: The „floating knee" in children. J. Bone Jt Surg. 68-B (1986) 442–446
48 Ludolph, E., M. Roesgen: Patellaluxation und femoropatellare Dysplasie-Kausalität in der gesetzlichen Unfallversicherung. Unfallheilkunde 87 (1984) 273–276
49 Magerl, F.: II. Die Patellafraktur: Das patellofemorale Gelenk. Ursachen, Formen und Begleitverletzungen der Patellafraktur. H. Unfallheilk. 120 (1975) 45–60
50 Manco, L. G., M. E. Berlow, J. Czajka, R. Alfred: Bucket-handle tears of the meniscus: Appearance at CT. Radiology 168 (1988) 709–712
51 Meyers, M. H., F. M. McKeever: Fracture of the intercondylar eminence of the tibia. J. Bone Jt Surg. 41-A (1959) 209–220
52 Milgram, J. W., L. F. Rogers, J. W. Miller: Osteochondral fractures: Mechanisms of injury and fate of fragments. Amer. J. Roentgenol. 130 (1978) 651–658
53 Moore, T. M., J. P. Harvey: Roentgenographic measurement of tibial-plateau depression due to fracture. J. Bone Jt Surg. 56-A (1974) 155–160
54 Müller, W.: Das Knie. Form, Funktion und ligamentäre Wiederherstellungschirurgie. Springer, Berlin 1982
55 Nance, E. P., J. J. Kaye: Injuries of the quadriceps mechanism. Radiology 142 (1982) 301–307
56 Newberg, A. H, R. Greenstein: Radiographic evaluation of tibial plateau fractures. Radiology 126 (1978) 319–323
57 Nicolet, A.: Die Meniskusverletzung bei Tibiakopffrakturen. Langenbecks Arch. klin. Chir. 313 (1965) 544–545
58 Ogden, J. A., R. B. Tross, M. J. Murphy: Fractures of the tibial tuberosity in adolescents. J. Bone Jt Surg. 62-A (1980) 205–215
59 Pässler, H. H., S. März: Der radiologische Lachman-Test – eine einfache und sichere Methode zum Nachweis von Kreuzbandschäden. Unfallchirurgie 12 (1986) 295–300
60 Porter, B. B.: Crush fractures of the lateral tibial table. J. Bone Jt Surg. 52-B (1970) 676–687
61 Rafii, M., H. Firooznia, C. Golimbu, J. Bonamo: Computed tomography of tibial plateau fractures. Amer. J. Roentgenol. 142 (1984) 1181–1186
62 Rau, W. S., G. Kauffmann: Röntgendiagnostik des Knorpelschadens am Kniegelenk. Radiologe 18 (1978) 451–458
63 Reiser, M., N. Rupp, P. M. Karpf, S. Feuerbach, O. Paar: Erfahrungen mit der CT-Arthrographie der Kreuzbänder des Kniegelenkes. Fortschr. Röntgenstr. 137 (1982) 372–379
64 Reiser, M., R. Erlemann, A. Heuck, P. Lukas, G. Bongartz: Die MR bei Verletzungen der Binnenstrukturen des Kniegelenkes. 2. Internationales Kernspintomographie Symposium, Garmisch-Partenkirchen. Schnetztor, Konstanz 1987
65 Resnick, D., J. D. Newell, J. Guerra, L. A. Danzig, G. Niwayama, T. G. Goergen: Proximal tibiofibular joint: Anatomic-pathologic-radiographic correlation. Amer. J. Roentgenol. 131 (1978) 133–138
66 Rogers, L. F.: Radiology of Skeletal Trauma. Churchill Livingstone, New York 1981
67 Rüter, A., C. Burri: Distale Femurfrakturen: Diskussion und Empfehlungen. H. Unfallheilk. 120 (1975) 39–44
68 Salter, R. B., W. R. Harris: Injuries involving the epiphyseal plate. J. Bone Jt Surg. 45-A (1963) 587–622
69 Sattler, H., U. Harland: Arthrosonographie. Springer, Berlin 1988
70 Scharf, W., M. Wagner, R. Schabus: Zur Entstehung, Diagnostik und Behandlung der Kniescheibenverrenkung. Unfallheilkunde 86 (1983) 16–21
71 Schild, H., H. A. Müller, W. Dähnert, A. Brunier: Lipohämarthros. Röntgen-Bl. 35 (1982) 46–48
72 Schild, H., H. A. Müller, W. Menke: Die Tibiakopffraktur – eine CT-Indikation? Fortschr. Röntgenstr. 139 (1983) 135–142
73 Scudese, V. A., M. Scudese: Lateral knee compartment osseous pseudoligamentous instability. Arch. Surg. 110 (1975) 198–201
74 Singer, A. M., A. Naimark, D. Felson, J. H. Shapiro: Comparison of overhead and cross-table lateral views for detection of knee-joint effusion. Amer. J. Roentgenol. 144 (1985) 973–975
75 Sohn, C., H. Gerngroß, W. Bähren, W. Swobodnik: Sonographie des Meniskus und seiner Läsionen. Ultraschall 8 (1987) 32–36
76 Spritzer, C. E., J. B. Vogler, S. Martinez, W. E. Garret, G. A. Johnson, M. J. McNamara, J. Lohnes, R. J. Herfkens: MR Imaging of the knee: Preliminary results with a 3 DFT GRASS pulse sequence. Amer. J. Roentgenol. 150 (1988) 597–603
77 Thiele, K.: Schienbeinkopfbrüche: Bruchformen, Behandlung, Spätergebnisse bei 486 Fällen. H. Unfallheilk. 95 (1968)
78 Watson-Jones, R.: Fractures and Joint Injuries, 4 Ed., Vol. 2. Williams & Wilkins, Baltimore 1955
79 Wiberg, G.: Roentgenographic and anatomic studies on the femoropatellar joint. Acta orthop. scand. 12 (1941) 319–410
80 Wilppula, E., G. Bakalim: Ligamentous tear concomitant with tibial condylar fracture. Acta orthop. scand. 43 (1972) 292–300
81 Zifko, B., H. Naglik, T. Gaudernak: Behandlung und Ergebnisse von Eminentiaausrißfrakturen. H. Unfallheilk. 167 (1984) 165–173
82 Zimmer, E. A., M. Zimmer-Brossy: Lehrbuch der röntgendiagnostischen Einstelltechnik, 3. Aufl. Springer, Berlin 1982

25 Sprunggelenk und Fuß

H.-J. Triebel und J. Ahlers

In seiner Eigenschaft als Stützorgan ist der Fuß annähernd rechtwinklig zu den Unterschenkelknochen angeordnet. Er ist durch den Talus, der sich an der Bildung des oberen und des unteren Sprunggelenkes beteiligt, mit ihnen verbunden. Sprunggelenke und Fuß bilden eine funktionelle Einheit, der für die aufrechte Haltung und den aufrechten Gang des Menschen eine entscheidende Bedeutung zukommt.

Oberes Sprunggelenk

Im oberen Sprunggelenk artikulieren Tibia, Fibula und Trochlea tali. Die relativ flache Gelenkpfanne wird vom kaudalen Ende der Tibia gebildet, die sich dazu in kraniokaudaler Richtung verbreitert. Sie ist von hyalinem Knorpel überzogen, der sich auf die Innenseite des Malleolus medialis fortsetzt. Dieser knöcherne Ausläufer überragt auf der Medialseite die Gelenkfläche um ca. 1,5 cm. Er bildet zusammen mit dem kaudalen Fibulaende (Malleolus lateralis), das die Gelenkfläche um ca. 2,0 cm überragt und auf seiner Innenseite ebenfalls einen Knorpelüberzug trägt, die sogenannte Malleolengabel. Diese zweizinkige Gabel bewirkt eine strenge *knöcherne Führung* der Trochlea tali, vorausgesetzt Tibia und Fibula sind fest miteinander verbunden.

Im Gegensatz zur kranialen Verbindung von Tibia und Fibula, die ein echtes Gelenk darstellt, ist die kaudale Verbindung als Syndesmose (Bandhaft) ausgeführt. Die distale Fibula liegt in einer flachen Rinne auf der Lateralseite der Tibia, die durch kleine knöcherne Wülste an ihrem ventralen und dorsalen Rand (Tuberculum anterius bzw. posterius) begrenzt wird. Sie wird durch die derbe, flache Membrana interossea cruris und die Syndesmosenbänder (Ligg. tibiofibulare anterius und posterius) in dieser Lage fixiert (Abb. 25.1a u. b). Die sehr feste Verbindung läßt gleichwohl geringe Gleit- und Rotationsbewegungen der Fibula gegenüber der Tibia zu.

Mit der tibialen Gelenkfläche und dem Malleolus lateralis artikuliert die Trochlea tali. Sie besitzt, entsprechend der Malleolengabel, die überknorpelte Facies superior und zu beiden Seiten die Facies malleolaris bzw. lateralis. In der Sagittalebene hat die Trochlea einen annähernd halbrunden Querschnitt. Sie ist ventral etwas

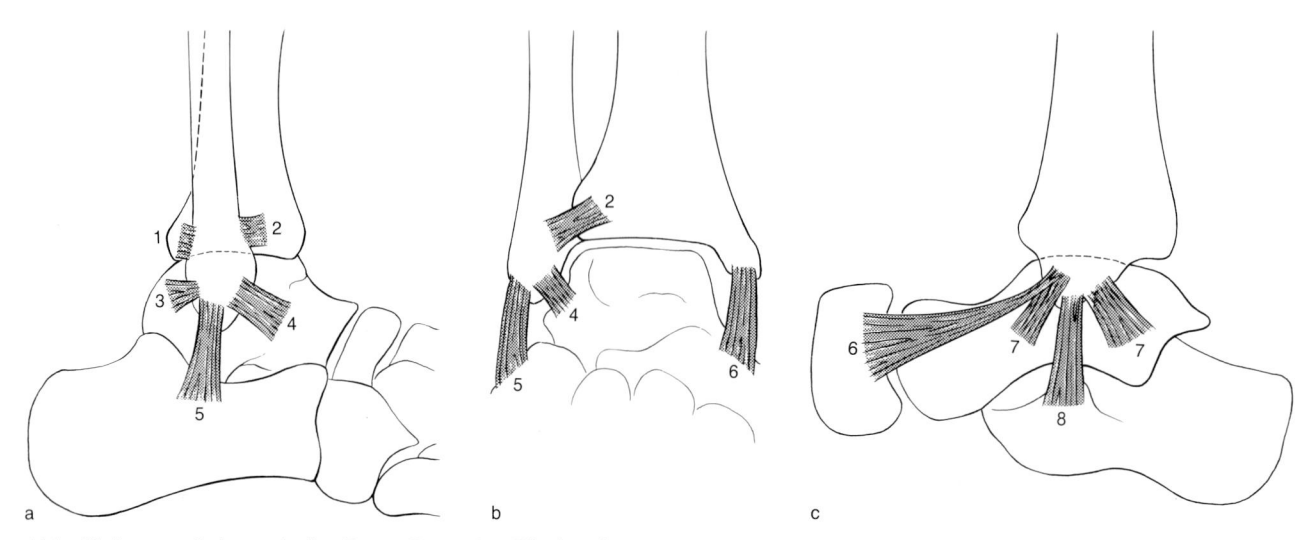

Abb. 25.**1a–c** Schematische Darstellung der Bänder des oberen Sprunggelenkes und der Syndesmose
1 = Lig. tibiofibulare posterius
2 = Lig. tibiofibulare anterius
3 = Lig. talofibulare posterius
4 = Lig. talofibulare anterius
5 = Lig. calcaneofibulare
6 = Pars tibionavicularis ⎫
7 = Pars tibiotalaris ⎬ des Lig. deltoideum
8 = Pars tibiocalanea ⎭

breiter als dorsal, d. h. sie verjüngt sich in ventrodorsaler Richtung. Diese Konfiguration ist für ihre Beweglichkeit von Bedeutung (s. unten). Der Talus ist der einzige Knochen des menschlichen Skelettsystems, an dem keine Muskeln ansetzen. Er wird in der Malleolengabel einerseits durch kräftige Bänder *ligamentär geführt*, andererseits durch die über ihn verlaufenden Sehnen verschiedener Unterschenkel- und Fußmuskeln gehalten.

Das größte Band ist das medial liegende Lig. deltoideum. Es entspringt aus der Spitze des Malleolus medialis und verbreitert sich nach kaudal, um an Talus, am Kalkaneus und am Os naviculare anzusetzen.

Der laterale Bandapparat ist schwächer ausgebildet als der mediale und besteht ebenfalls aus drei Teilen.

Annähernd horizontal vom Malleolus lateralis nach ventral zum Talushals bzw. nach dorsal zum Tuberculum posterior tali verlaufen die Ligg. talofibulare anterius bzw. posterius. Als dritter Teil zieht das Lig. calcaneofibulare etwa in vertikaler Richtung zur lateralen Kalkaneusseite (Abb. 25.**1a** u. **b**). Alle drei Bänder können in ihrem Verlauf erhebliche Variationen aufweisen (35).

Sie sind der bindegewebigen Gelenkkapsel unmittelbar benachbart und stehen auch mit den hier verlaufenden Sehnenscheiden in Verbindung. Außenbandrupturen werden daher meistens von Zerreißungen der Kapsel und Läsionen der Sehnenscheiden begleitet.

In seiner Gesamtheit ist der Bandapparat für die physiologische Funktion des oberen Sprunggelenkes ebenso wichtig wie die artikulierenden Skelettelemente.

Das obere Sprunggelenk wird oft als Scharniergelenk angesehen, tatsächlich ist seine Biomechanik aber sehr viel komplizierter (23). Die Trochlea rotiert um eine Achse, die unmittelbar kaudal der Malleolenspitzen läuft, der Bewegungsumfang von Dorsal- zur Plantarflexion beträgt 50–70 Grad (Abb. 25.**2a**). Während die Trochlea bei Dorsalflexion zunehmend in die Malleolengabel hineingezogen, immer rigider knöchern geführt und zu einer reinen Rotationsbewegung gezwungen wird, vergrößert sich bei Plantarflexion der Bewegungsspielraum. Die *knöcherne* Führung wird zunehmend von einer *ligamentären* abgelöst, geringe Wackelbewegungen (Abduktion, Adduktion sowie Inversion und Eversion) werden zusätzlich möglich.

Im Bewegungsspiel des oberen Sprunggelenkes hat der starre Malleolus medialis eine vorwiegend statische Funktion. In Verbindung mit dem Lig. deltoideum hemmt er die Pronation. Dagegen ist der Außenknöchel als „knöcherner Leitstab der Talusrolle" für die Gelenkmechanik von entscheidender Bedeutung. Beim Auftreten wird der Talus gegen den Malleolus lateralis gepreßt. Dabei treten erhebliche Druck- und Scherkräfte auf, die von der Syndesmose und der Fibula aufgefangen werden müssen. Beim Abstoßen vom Boden wird der Außenknöchel entlastet und der axiale Druck direkt an die tibiale Gelenkfläche weitergegeben.

Gleichberechtigt mit dem oberen ist das untere Sprunggelenk, das eine vordere und eine hintere Kammer besitzt, an den Bewegungen des Fußes beteiligt.

Das hintere und vordere untere Sprunggelenk wirken als eine funktionelle Einheit, ihre Achse verläuft von hinten unten außen nach vorn oben innen (Abb. 25.**2b**). Wie oben ausgeführt erlaubt das obere Sprunggelenk in erster Linie Plantar- bzw. Dorsalflexionsbewegungen. Die unteren Sprunggelenke ermöglichen eher eine Inversion bzw. Eversion. In seiner Gesamtheit resultiert das Bewegungsspiel der Sprung- und Fußgelenke in einer Supinationsbewegung (Plantarflexion im oberen, Inversion im unteren Sprunggelenk, Adduktion und Innenrotation des Gesamtfußes) bzw. umgekehrt einer Prona-

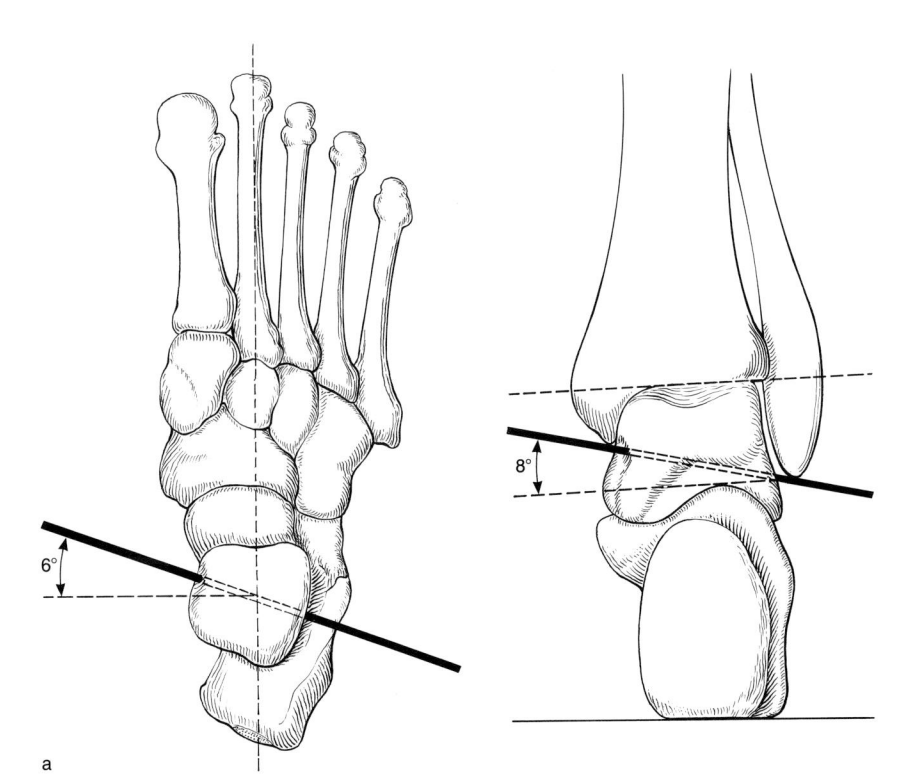

Abb. 25.**2a** u. **b** Lage und Verlauf der Sprunggelenksachsen (nach Inman):

a Verlauf der Achse des oberen Sprunggelenkes kaudal der Knöchelspitzen. Es resultiert eine Plantar-, Dorsalflexion

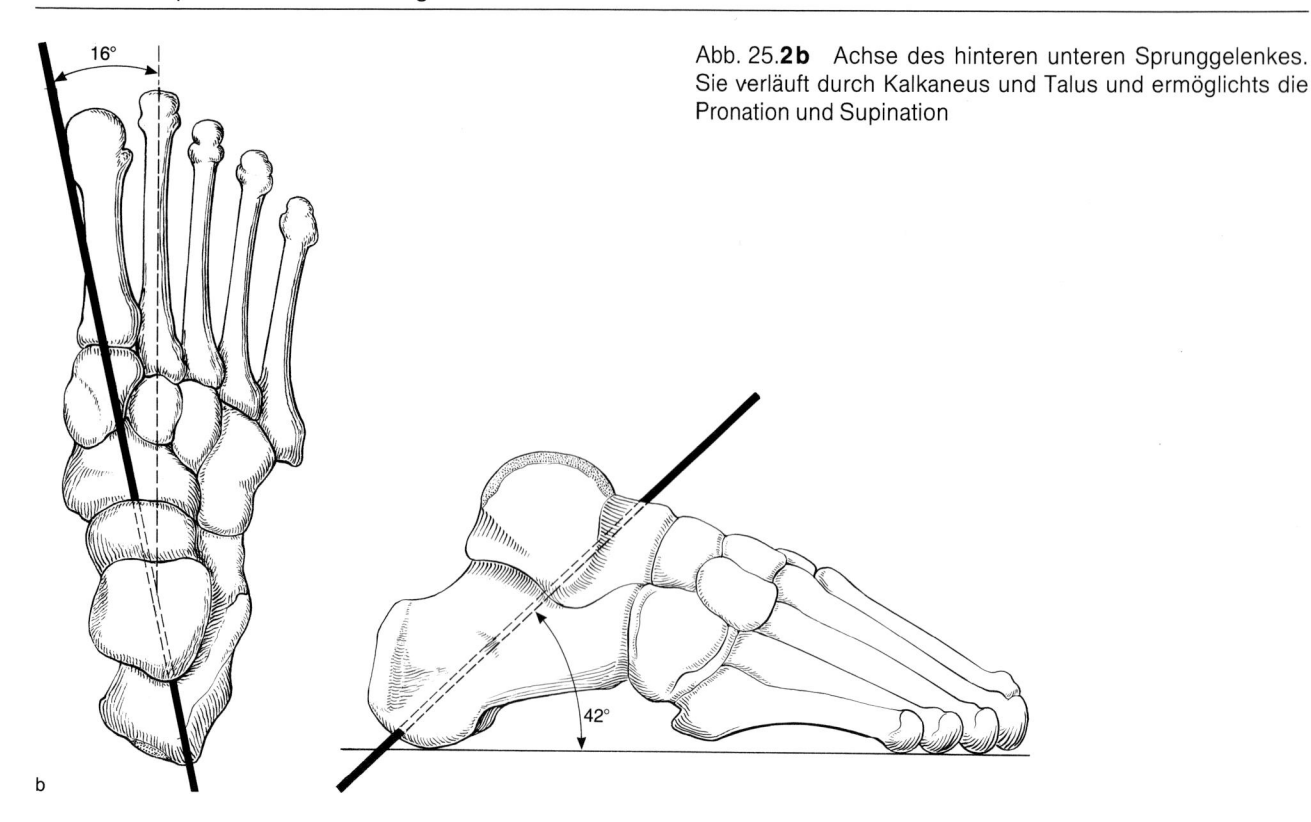

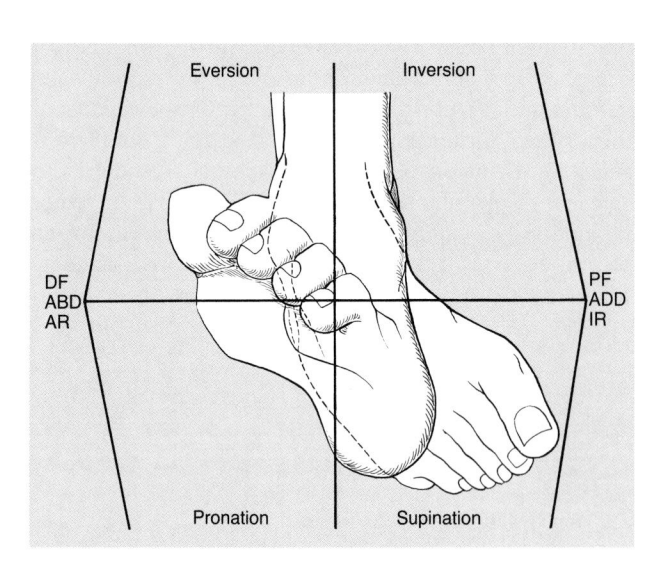

Abb. 25.**2b** Achse des hinteren unteren Sprunggelenkes. Sie verläuft durch Kalkaneus und Talus und ermöglichts die Pronation und Supination

Abb. 25.**3** Schematische Darstellung der sogenannten „Maulschellenbewegung" des Fußes (nach Fick).
DF = Dorsalflexion und PF = Plantarflexion laufen vorwiegend im oberen Sprunggelenk ab.
Die Eversion/Inversion wird mehr im Rückfuß (Grenzlinie im Chopart-Gelenk), die Pronation/Supination hauptsächlich im Vorfußbereich vollzogen. Die Gesamt-Fußbewegung beinhaltet zusätzlich eine Abduktions(ABD)- und Außenrotations(AR)-Komponente bzw. Adduktions(ADD)- und Innenrotations(IR)-Komponente

tionsbewegung (Dorsalflexion, Eversion, Abduktion und Außenrotation). Der komplexe Ablauf ist von Fick (16) als „Maulschellenbewegung" charakterisiert worden (Abb. 25.3).

Radiologische Diagnostik

Die Beurteilung von Verletzungen des oberen Sprunggelenkes stützt sich auf die klinische Untersuchung und die radiologische Diagnostik. Diese hat zwei Ziele:
Einerseits müssen *Frakturen* bzw. *knöcherne Ausrisse* erkannt und die Stellung der Fragmente genau beschrieben werden. Andererseits sind frakturbegleitende oder isolierte *Bandverletzungen* zu diagnostizieren.

Nachdem jahrzehntelang als bildgebendes Verfahren allein die konventionelle Röntgentechnik existierte, sind in neuerer Zeit weitere Methoden routinemäßig verfügbar geworden (s. unten).

Eine adäquate Indikationsstellung und korrekte Interpretation ist nur möglich, wenn der Untersucher mit der Technik vertraut ist und die diagnostischen Möglichkeiten und Grenzen der unterschiedlichen Verfahren genau kennt. Zudem sind Kenntnisse der verschiedenen Unfallmechanismen und der entsprechenden klinischen Befunde unerläßlich.

Knöcherne Verletzungen

Nativdiagnostik/Standardprojektionen

Grundlage der Nativdiagnostik sind Röntgenaufnahmen des oberen Sprunggelenkes in a.-p. und lateraler Projektion, d. h. in zwei etwa senkrecht aufeinander stehenden Ebenen.

A.-p. Projektion

Durchführung: Die Aufnahme im a.-p. Strahlengang wird in Rückenlage des Patienten mit leicht plantarflektiertem Fuß durchgeführt. Die Ferse liegt auf der Kassette, der

Zentralstrahl ist auf den Gelenkspalt gerichtet, er trifft senkrecht auf den Film. Ein Raster ist, wie auch bei allen anderen hier beschriebenen Aufnahmen, nicht erforderlich.

Bei dieser „exakten" a.-p. Projektion steht die Längsachse des Fußes senkrecht zur Filmebene, die Querachse ist ihr gegenüber um ca. 20 Grad gekippt, weil der Malleolus lateralis weiter dorsal steht als der Malleolus medialis.

Aussage: Die Außenkonturen der Malleolengabel sind gut beurteilbar. In Höhe der Syndesmose projiziert sich das Tuberculum anterius als konvexbogige Verdichtung in die distale Fibula. Das etwas kleinere Tuberculum posterius wird tangential getroffen, seine Kontur ist in der distalen Tibia, annähernd fibulaparallel erkennbar. Der mediale Gelenkspalt ist einsehbar, seine Weite wird mit durchschnittlich 2,9 mm angegeben (56). Die Facies superior der Trochlea wird tangential getroffen und verläuft parallel zur distalen tibialen Gelenkfläche. Die laterale Seite der Trochlea wird, ebenso wie das Tuberculum anterius der kaudalen Tibia von der Innenkontur des Malleolus lateralis überlagert. Diese Strukturen sind mitunter nicht eindeutig beurteilbar (Abb. 25.**5a** u. **b**).

A.-p. Projektion in Innenrotation

Durchführung: Auch diese Aufnahme wird in Rückenlage des Patienten bei leicht plantar flektiertem Fuß durchgeführt. Die Ferse liegt auf der Kassette. Der Zentralstrahl ist auf den oberen Sprunggelenkspalt zentriert und trifft senkrecht auf den Film. Anders als bei der „exakten" a.-p. Projektion wird die Fußquerachse senkrecht zum Zentralstrahl bzw. parallel zur Filmebene eingestellt. Dies gelingt problemlos, wenn der Unterschenkel so weit nach innen rotiert wird, bis eine gedachte oder auf der äußeren Haut markierte Verbindungslinie zwischen den Malleolen filmparallel liegt (ca. 15–25 Grad Innenrotation) (65).

Aussage: In dieser Projektion sind der laterale und der mediale Gelenkspalt einsehbar, die Innenkontur der Malleolengabel und die laterale sowie mediale Begrenzung der Trochlea sind freiprojiziert. Die Facies superior wird auch in dieser Einstellung von den Rändern der Gelenkpfanne überlagert.

Tuberculum anterius und Tuberculum posterius projizieren sich nebeneinander in die distale Tibia.

Manchmal ist neben der Kontur des Tuberculum anterius eine weitere zarte Verdichtungslinie in der distalen Tibia erkennbar, die dem tangential getroffenen Boden der Incisura fibularis entspricht (Abb. 25.**5c** u. **d**).

Laterale Projektion

Durchführung: Die Aufnahme wird in Seitenlage des Patienten durchgeführt. Der Malleolus lateralis liegt der auf der Filmkassette. Der Zentralstrahl ist auf den Mittelpunkt der Trochlea zentriert, er trifft senkrecht auf den Film. Ausnahmsweise kann bei sehr schwierigen Lagerungsbedingungen der Malleolus medialis filmnah plaziert werden. Dies ist gesondert auf dem Film zu vermerken, um mögliche geometrische Verzeichnungen korrekt zu interpretieren. Bei der Einblendung des Nutzstrahlbündels ist darauf zu achten, daß die Basis des Os metatarsale V mitabgebildet wird.

Aussage: In der lateralen Projektion wird die konvexbogige trochleare Gelenkfläche im Profil sichtbar. Sie verläuft parallel zur Kontur der Gelenkpfanne der Tibia. An der Dorsalseite der Trochlea findet sich gelegentlich ein kleines isoliertes Skelettelement, das Os trigonum, ein selbständiges Tuberculum laterale des Processus posterior tali (Abb. 25.**4a–c**).

Die distalen Abschnitte von Tibia und Fibula – insbesondere die Malleolen – überlagern einander (die Fibula wird dorsal in der Tibia erkennbar) und projizieren sich gemeinsam in die Trochlea tali. Die Konturen der Malleolenspitzen, an denen die Knöchelbänder inserieren, sind daher oft nicht sicher beurteilbar. Die ventrale und dorsale Kontur der Tibia und die Ränder der Gelenkpfanne (Tuberculum anterius und posterius) stellen sich überlagerungsfrei dar. Zudem können der Taluskörper und -hals sowie große Teile des Kalkaneus beurteilt werden. Die ventralen Anteile des Subtalargelenkes sind im Regelfall einsehbar.

Die Darstellung der Basis des Os metatarsale V ist erforderlich, um eventuelle knöcherne Ausrisse, die klinisch als Distorsionen oder Sprunggelenksfrakturen fehlgedeutet werden können, nicht zu übersehen (Abb. 25.**5e** u. **f**).

Zusätzliche Projektionen

Die Standardprojektionen sind bei unklaren Befunden durch *Schrägaufnahmen* zu ergänzen. Auch sie werden in Rückenlage mit leicht plantarflexiertem Fuß durchgeführt. Die Fußlängsachse wird jedoch durch Drehen des Unterschenkels nach innen bzw. außen etwa 45 Grad gegenüber der Filmebene geneigt eingestellt.

Neben einer zusätzlichen Projektion der Malleolen ist vor allem die vordere und hintere Tibiarandkante gut einsehbar.

Die anteriore Zirkumferenz des Malleolus medialis und die dorsale Begrenzung der tibialen Gelenkfläche (hintere Randkante) werden in *angehobenen seitlichen Aufnahmen* freiprojiziert (38). Die Untersuchung wird wie die seitliche Standardprojektion eingestellt jedoch mit dem Unterschied, daß die Ferse ca. 5 cm angehoben wird.

Zusätzlich zu den genannten Projektionen sind *Übersichtsaufnahmen des Unterschenkels* mit Einschluß des Kniegelenkes und des Sprunggelenkes unbedingt notwendig, wenn klinischer Befund und Frakturmechanismus (s. unten) auf eine proximale („hohe") Fibulafraktur hindeuten und wenn eine Rotationsfehlstellung ausgeschlossen werden soll.

Konventionelle Tomographie

Die konventionelle Tomographie ist indiziert, wenn bei klinischem Verdacht auf eine Fraktur die vorgenannten Einstellungen keinen krankhaften Befund zeigen.

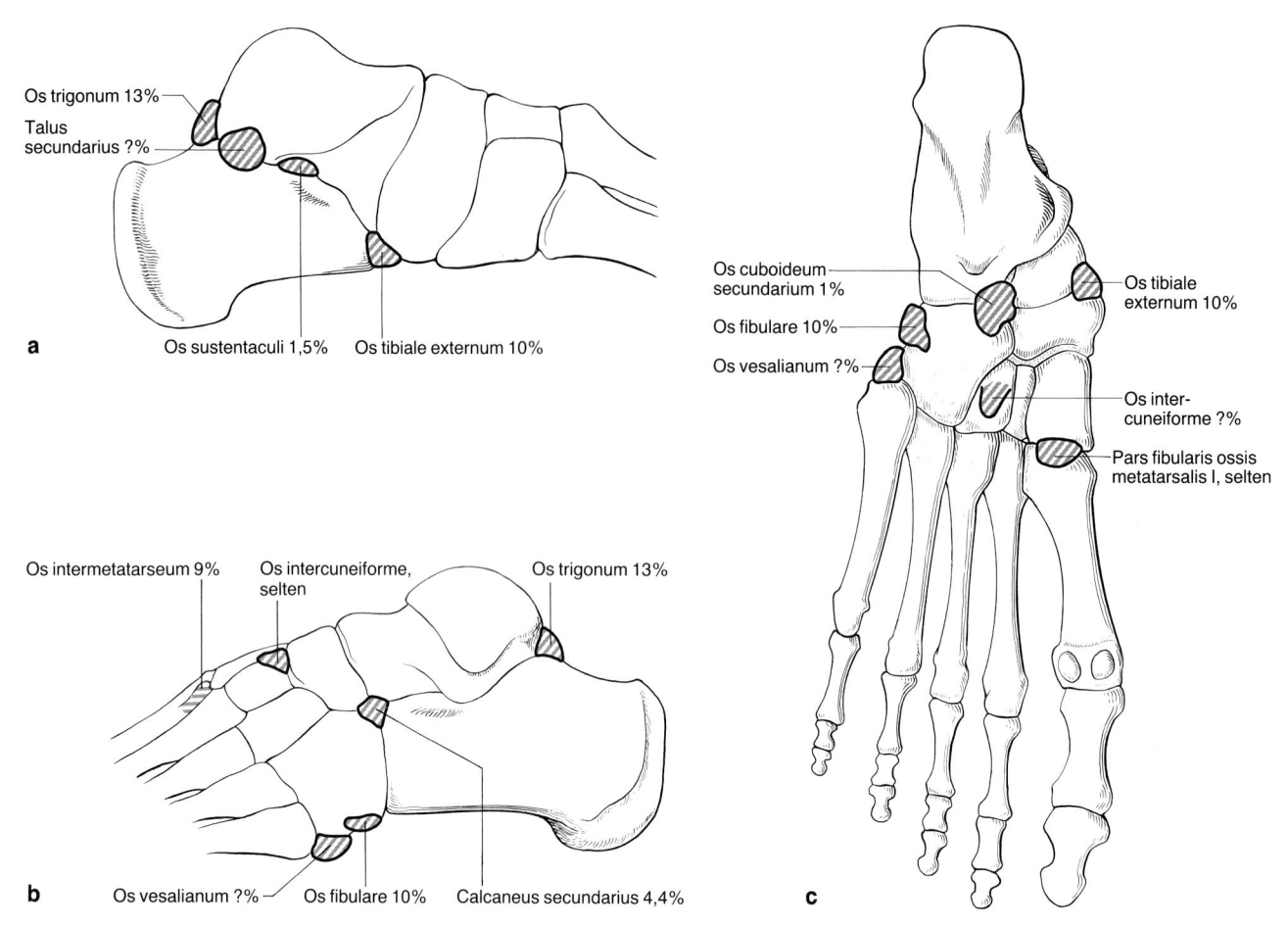

Abb. 25.**4a–c** Lage und Häufigkeit der echten überzähligen Fußknochen (nach Lanz u. Wachsmuth)

Durchführung: Die Untersuchung wird üblicherweise in a.-p. und/oder lateraler Projektion, vergleichbar den Standardprojektionen, durchgeführt. Der Patient muß auf die relativ lange Untersuchungsdauer, während der die Extremität nicht bewegt werden darf, hingewiesen werden. Eine sorgfältige Positionierung und Fixierung mit Lagerschalen und Sandsäcken ist unerläßlich. Wenn möglich sollten elliptische oder spiralförmige Verwischungsfiguren gewählt werden. Lineare Verwischungen können zu störenden Streifenschatten führen, die zarte Frakturlinien möglicherweise verdecken.

Aussage: Die konventionelle Flächentomographie ist vor allem geeignet zum Nachweis kleiner osteochondraler Aussprengungen aus der Trochlea („flake fractures"). Auch Infraktionen und nicht oder kaum dislozierte Frakturen der distalen Tibia und Fibula können dargestellt werden.

Domäne der konventionellen Tomographie am oberen Sprunggelenk sind aber vor allem entzündliche Gelenk- und Knochenprozesse sowie Osteonekrosen (12).

Bandverletzungen

Band- bzw. Weichteilverletzungen sind durch Standardübersichten nur indirekt und mit Einschränkungen zu diagnostizieren:

– Diffuse, flaue, unscharf berandete Verschattungen lassen auf eine Weichteilschwellung bzw. Einblutung schließen.
– Bei einem Hämarthros kann die aufgeweitete Kapsel als vordere oder hintere Gelenkkapsellinie sichtbar werden.
– Oft weisen Dichteanhebungen im Fettgewebe ventral der Achillessehne auf eine Kalkaneusfraktur hin.
– Die Vergrößerung der tibiofibularen Distanz macht eine Ruptur der Syndesmose wahrscheinlich (Abb. 25.**10b** u. **c** und 25.**17a**).
– Die Aufweitung des medialen oder lateralen Gelenkspalts muß ebenso an eine Läsion der Bänder denken lassen wie eine Subluxation des Talus in der Malleolengabel. In diesem Fall verläuft die Trochleakontur in den Standardprojektionen oft nicht mehr genau parallel zur tibialen Gelenkfläche.

Da alle genannten Röntgenzeichen oft nur diskret vorhanden sind, muß besonders sorgfältig nach ihnen gefahndet werden. In Zweifelsfällen kann ein Vergleich mit der gesunden Seite hilfreich sein.

Belastungsaufnahmen

(Gedrückte oder gehaltene Aufnahmen; s. auch Kapitel „Gehaltene Aufnahmen und Funktionsaufnahmen")

Belastungsaufnahmen des oberen Sprunggelenkes sind indiziert, wenn eine Fraktur ausgeschlossen ist, der klinische Befund aber auf eine Bandverletzung hinweist.

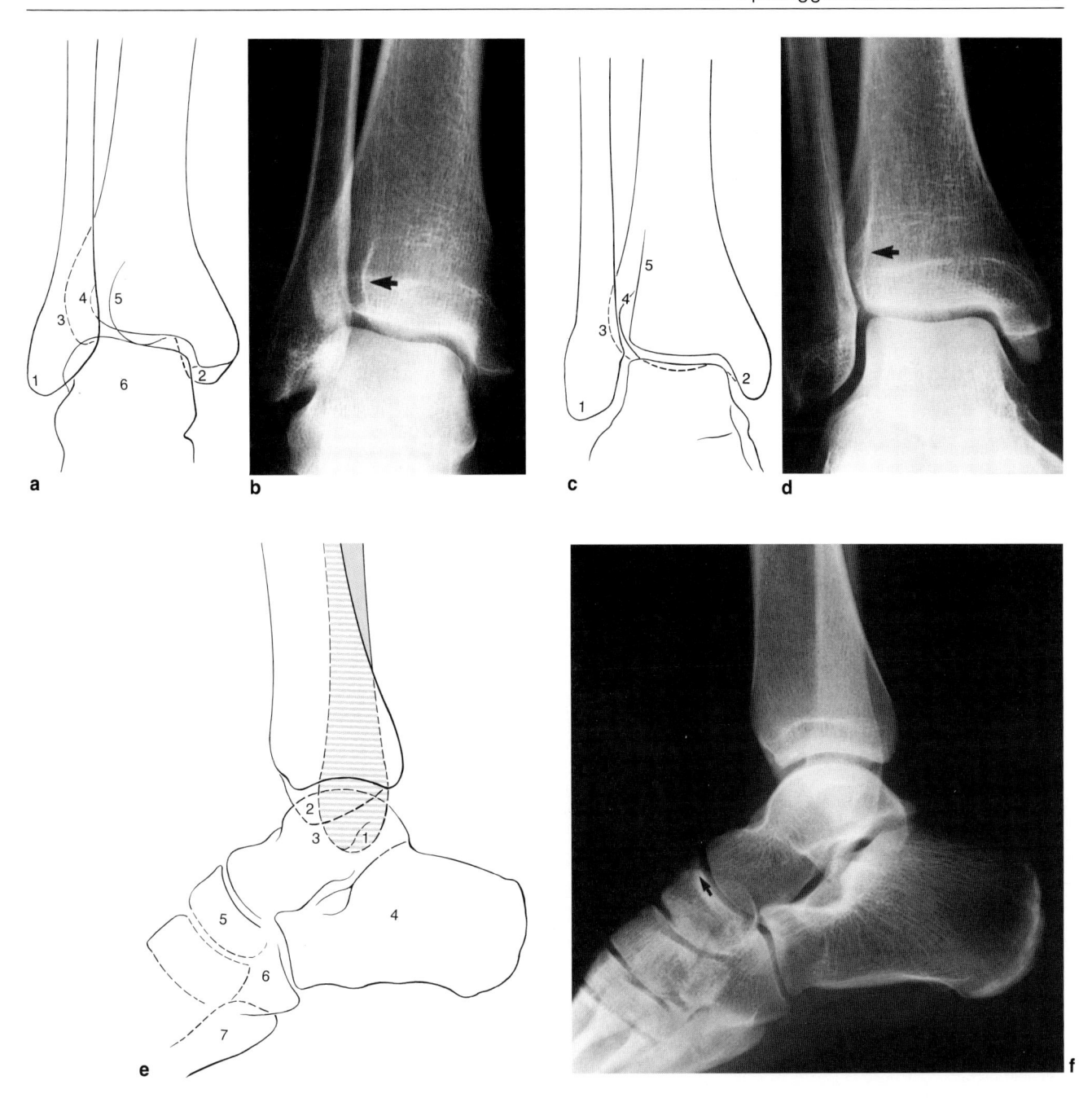

Abb. 25.**5a–f** Standardprojektionen des oberen Sprunggelenkes:
a a.-p. Projektion, schematische Darstellung
1 = Malleolus lateralis
2 = Malleolus medialis
3 = Tuberculum anterius
4 = Tuberculum posterius
5 = Boden der Incisura fibularis
6 = Trochlea tali
b Übersichtsaufnahme in „exakter" a.-p. Projektion. Lateraler und vor allem medialer Gelenkspalt nicht einsehbar, auch der obere Gelenkspalt ist nicht freiprojiziert. Boden der Incisura fibularis (→)
c a.-p. Projektion in ca. 20 Grad Innenrotation, schematische Darstellung (Erläuterung der Ziffern s. **a**)
d Übersichtsaufnahme, a.-p. Projektion in 20 Grad Innenrotation. Medialer und lateraler Gelenkspalt sind freiprojiziert. Die intakte Syndesmose kann nicht eingesehen werden, der Boden der Incisura fibularis ist erkennbar (→)

e Laterale Projektion, schematische Darstellung (Fibula schraffiert):
1 = Malleolus lateralis
2 = Malleolus medialis
3 = Trochlea tali
4 = Kalkaneus
5 = Os naviculare
6 = Os cuboideum
7 = Os metatarsale V
f Übersichtsaufnahme in lateraler Projektion. Die Knöchelspitzen sind übereinander in die Trochlea projiziert. Talus und Kalkaneus sind übersichtlich abgebildet, das vordere und hintere untere Sprunggelenk kann partiell eingesehen werden, ebenso das Chopart-Gelenk. Die Ossa tarsalia sind nur sehr eingeschränkt beurteilbar. Die Basis des Os metatarsale V ist erkennbar. Kleines Os supranaviculare (→)

Klinisch imponiert eine partielle oder vollständige Ruptur des Lig. talofibulare anterius als „Schubladenphänomen"; der Talus ist gegenüber der Malleolengabel in ventrodorsaler Richtung verschieblich. Ist das Sprungbein zusätzlich in der Malleolengabel verkippt, d. h. ist das Gelenk „aufklappbar", liegt eine zusätzliche Läsion des Lig. calcaneofibulare vor. Bei der sehr seltenen gleichzeitigen Ruptur aller drei Bänder resultiert bei einer noch weiter gesteigerten Verschieblichkeit bzw. Aufklappbarkeit zusätzlich eine hintere „Schublade" des Talus.

Durch Belastungsaufnahmen wird versucht, eine Subluxation der Trochlea zu provozieren, um die ligamentäre Instabilität im oberen Sprunggelenk zu objektivieren und zu dokumentieren.

Durchführung: Die Prüfung des Lig. talofibulare anterius erfolgt in Seitenlage durch Aufnahmen im lateromedialen Strahlengang. Der Unterschenkel wird im Kniegelenk um ca. 30 Grad gebeugt, kranialer Unterschenkel und Fuß (Kalkaneus) werden fixiert. Nach einer Übersichtsaufnahme (vergleichbar der lateralen Standardprojektion) wird in ventrodorsaler Richtung Druck auf die distale Tibiavorderkante ausgeübt und erneut geröntgt. Die zwischen dem hintersten Teil der Tibiagelenkfläche und dem nächstgelegenen Punkt der Talusoberfläche meßbare Distanz entspricht dem *Talusvorschub* (Abb. 25.**6a** u. **b**).

Das Lig. calcaneofibulare wird im Sitzen oder in Rückenlage des Patienten durch Aufnahmen in a.-p. Projektion untersucht. Das Kniegelenk wird um ca. 20 Grad gebeugt, kranialer Unterschenkel und Fuß werden fixiert. Durch Druck auf die Medialseite der distalen Tibia in lateraler Richtung wird versucht, den Talus zu einer Subluxation in der Malleolengabel zu zwingen. Das Ausmaß der Verkippung der Trochlea gegenüber der tibialen Gelenkfläche drückt der sog. *Öffnungswinkel* aus (Abb. 25.**6c** u. **d**).

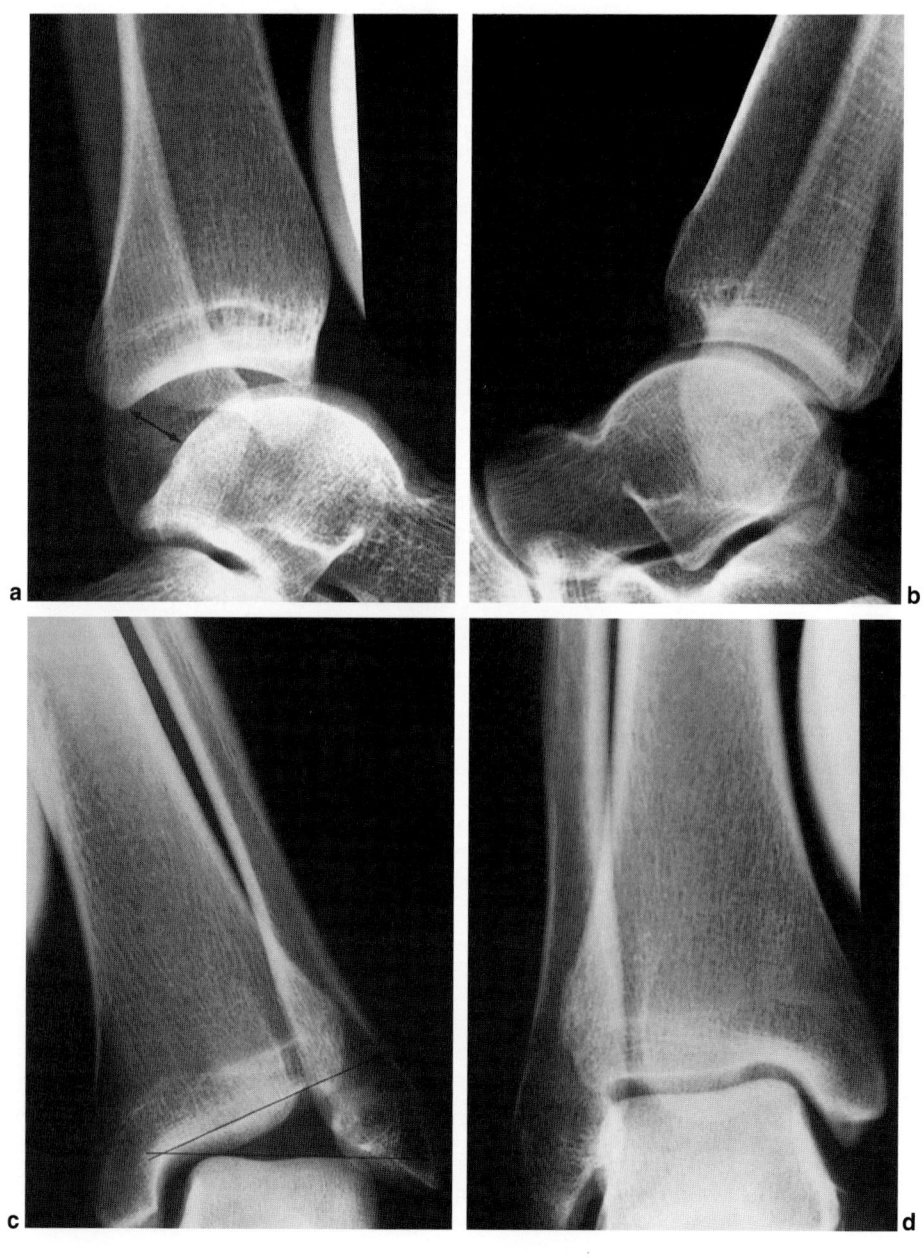

Abb. 25.**6a–d** Ruptur der Ligg. talofibulare anterius und calcaneofibulare links (operativ bestätigt), keine Fraktur:
a Belastungsaufnahme in lateraler Projektion (gehaltene Aufnahme) links: Talusvorschub ca. 10 mm (↔)
b Belastungsaufnahme in lateraler Projektion (gehaltene Aufnahme) rechts: Verprojizierte Aufnahme, Abstandsmessung problematisch; soweit einsehbar kein Talusvorschub. Nebenbefund: Os trigonum
c Belastungsaufnahme in a.-p. Projektion (gedrückte Aufnahme) links: Tibiotalarer Öffnungswinkel ca. 11 Grad
d Belastungsaufnahme in a.-p. Projektion (gedrückte Aufnahme) rechts: Keine Aufklappbarkeit des gesunden Gelenkes

Das Lig. deltoideum kann entsprechend untersucht werden. Dabei wird in medialer Richtung Druck auf die distale Tibiaaußenseite ausgeübt. Die Dokumentation erfolgt auch hier durch Übersichts- und Belastungsaufnahmen.

Da die Festigkeit der Bänder und damit die Verschieblichkeit bzw. Kippbarkeit des Talus interindividuell in gewissem Grade variieren, ist die Untersuchung auch des gesunden Gelenkes und die Beurteilung der gemessenen Werte im Seitenvergleich obligat. Dies gilt insbesondere für Kinder und Jugendliche (s. unten).

Angestrebt wird ein Druck von 15 kp. Da dies nicht von allen Patienten toleriert wird, sollte zuerst die verletzte Seite untersucht werden, um die größtmögliche Belastung feststellen zu können. Während die Extremität früher vom Untersucher gehalten bzw. gedrückt werden mußte, haben sich in neuerer Zeit spezielle Fixiervorrichtungen durchgesetzt (z. B. Gerät nach Scheuba, Fa. Telos). Diese Geräte erlauben eine standardisierte, reproduzierbare Lagerung der Patienten und einen langsam auf den festgesetzten Wert steigenden Druck. Die Strahlenbelastung des Untersuchers entfällt.

Aussage: Bei einer Belastung mit 15 kp werten wir einen Talusvorschub ≤ 5 mm bzw. eine Aufklappbarkeit ≤ 5 Grad als normal. Ein Vorschub zwischen 6 und 10 mm und eine Aufklappbarkeit zwischen 6 und 10 Grad werden als Überdehnung bzw. partielle Ruptur, darüberliegende Werte als komplette Ruptur interpretiert.

In der beschriebenen Form ist die Methode weit verbreitet (6, 15, 24, 53, 67) und wird routinemäßig zur Diagnostik von Bandverletzungen eingesetzt.

Dennoch sind sowohl die Untersuchungstechnik als auch die Interpretation der Aufnahmen noch immer Gegenstand der Diskussion:

– Die genannten Zahlenwerte für Vorschub und Aufklappbarkeit sind vielfach anerkannte Werte und in unserer Klinik akzeptiert. Andere Untersucher gehen von anderen, zum Teil weit höheren Werten aus.
– Unterschiedliche Vorstellungen bestehen über die Druckbelastung.
– Der Talusvorschub kann auch zwischen der dorsalen Tibiakante und dem Mittelpunkt der Trochlea gemessen werden.
– Während ein Teil der Untersucher die Messung des Talusvorschubs allein für ausreichend hält, fordern andere auch eine Beurteilung der Aufklappbarkeit (6). Die Untersuchung im Seitenvergleich ist weitgehend akzeptiert.

Über die uneinheitliche Technik und Auswertung hinaus sind weitere Probleme und Nachteile der Methode bekannt:

– Die Untersuchung (vor allem die Prüfung der Aufklappbarkeit) ist oft sehr schmerzhaft. Es kann eine reflektorische Muskelanspannung provoziert werden, die falsch negative Befunde entstehen läßt. Die Sensitivität der Methode läßt sich durch eine Leitungsanästhesie (68) oder eine Vollnarkose (18, 41) verbessern.
– Die exakte Einstellung, vor allem zum Seitenvergleich, ist unerläßlich, wenn Abstände und Winkel gemessen werden sollen. Fehleinstellungen können keine verläßlichen, vergleichbaren Meßergebnisse erwarten lassen (62).
– Vergrößerter Talusvorschub bzw. vermehrte Aufklappbarkeit können auch Folge einer älteren, unzureichend ausgeheilten Bandverletzung sein. Bei entsprechender Anamnese ist die Untersuchungstechnik nicht geeignet, zwischen Folgen des alten und Auswirkungen eines frischen Traumas zu unterscheiden.
– Syndesmosenrupturen sind nicht nachweisbar.
– Schließlich können Belastungsaufnahmen eine erneute Traumatisierung des verletzten Gelenkes darstellen.

Arthrographie (s. auch Kapitel „Arthrographie")

Die Arthrographie des oberen Sprunggelenkes ist indiziert bei klinischem Verdacht auf eine Verletzung der Syndesmose oder des lateralen bzw. medialen Bandapparates.

Durch eine akute Gewalteinwirkung, die zu einer Ruptur der Ligg. talofibulare anterius bzw. posterius führt, reißt auch die sehr viel schwächer ausgebildete Gelenkkapsel, wodurch es zu einem Kontrastmittelaustritt in die Weichteile kommt.

Da Einrisse einer verletzten Gelenkkapsel relativ schnell verheilen, sollte diese Untersuchung innerhalb der ersten Tage nach dem Unfall durchgeführt werden. In Einzelfällen können auch der Verdacht auf eine Osteochondrosis dissecans bzw. eine Gelenkchondromatose relative Indikationen zur Arthrographie darstellen.

Im Vergleich zur Kontrastmitteldarstellung anderer Gelenke (z. B. Schultergelenk, s. dort) ist die Technik hier problemlos.

Durchführung: Vor Beginn der Arthrographie ist der Patient eingehend über den Untersuchungsablauf und mögliche Risiken aufzuklären. Die Untersuchung erfolgt dann in Rückenlage. Die Umgebung der Punktionsstelle wird – falls erforderlich – rasiert, desinfiziert und steril abgedeckt.

Auf der Medialseite ist zwischen der besonders kräftigen Sehne des M. tibialis anterior und dem Malleolus medialis der obere Sprunggelenkspalt als querverlaufende Vertiefung tastbar und kann gut punktiert werden. Vor der Punktion sollte man sich über den Verlauf der A. dorsalis pedis orientieren.

Prinzipiell ist auch die Punktion des lateralen Gelenkspalts möglich. Dabei besteht aber die Gefahr, eventuelle iatrogene Kontrastmittelextravasate falsch (als laterale Bandruptur) zu interpretieren.

Die Kanüle wird unter wiederholter Injektion kleiner Mengen eines Lokalanästhetikums senkrecht eingeführt. Läßt sich die Nadel ca. 1,5 cm weit vorschieben, ist der Gelenkspalt erreicht. Vorzeitiger knöcherner Widerstand weist darauf hin, daß die Nadel nicht im Gelenkspalt liegt, sondern an die distale Tibia oder die Talusrolle anstößt. In Zweifelsfällen, vor allem, wenn wegen einer Weichteilschwellung der Gelenkspalt nicht tastbar ist, sollte die Lage der Kanüle unter Durchleuchtung kontrolliert und gegebenenfalls korrigiert werden. Nach richtiger Positionierung und Absaugen eines eventuell vorhandenen Gelenkergusses bzw. eines Hämarthros werden ca. 4–5 ml eines 35%igen Kontrastmittels injiziert. Dann wird die Kanüle entfernt, die Punktionsstelle verbunden und der Patient aufgefordert, den Fuß im oberen Sprunggelenk mehrmals zu beugen und zu strecken, um das Kontrastmittel im Gelenk zu verteilen. Ist eine aktive Bewegung nicht möglich, muß der untersuchende Arzt den Fuß vorsichtig bewegen.

Unmittelbar anschließend wird der Befund durch Aufnahmen in vier Ebenen (a.-p., laterale und schräge Projektionen) dokumentiert.

Aussage: Neben dem Gelenkspalt kontrastieren sich mehrere glatt konturierte Taschen, die dem Untersucher bekannt sein müssen (Abb. 25.**9a–d**), um nicht falsch interpretiert zu werden (63). In ca. 10% kommt es zusätzlich zu einer physiologischen Kontrastierung des hinteren Kompartimentes des unteren Sprunggelenkes (44). Zudem kann auch unter normalen Bedingungen (ca. 20%) ein Übertritt des Kontrastmittels in die Sehnenscheiden des über den Malleolus medialis verlaufenden M. flexor hallucis longus und des M. flexor digitorum longus beobachtet werden (8).

Die Darstellung der lateralen Sehnenscheiden ist dagegen stets suspekt.

Verletzungen des Lig. talofibulare anterius äußern sich in einem unregelmäßig berandeten, gefiedert erscheinenden Kontrastmittelaustritt in die kaudal der Spitze des Malleolus lateralis und der im Bereich der lateralen distalen Fibula liegenden Weichteile (Abb. 25.**7a–d**). Bei einer zusätzlichen Ruptur des Lig. calcaneofibulare tritt Kontrastmittel gewöhnlich in die unmittelbar benachbarten Sehnenscheiden der Peroneusmuskeln über und ist als längliche, in kaudokranialer Richtung verlaufende Anreicherung gut erkennbar.

Zerreißungen der Syndesmose (Abb. 25.**8a–d**) führen zu einer unregelmäßig berandeten, länglichen Kontrastmittelansammlung zwischen der distalen Tibia und Fibula (26).

Ist der mediale Bandapparat verletzt, tritt Kontrastmittel in die hier benachbarten Weichteile aus.

Rezidivierende Traumen bei chronischer anterolateraler Instabilität bieten ein anderes arthrographisches Bild. Die Kapsel des kontrastmittelgefüllten Gelenkes wölbt sich bogig, glatt konturiert nach lateral vor. An umschriebener Stelle ist ein kleiner, stiftartiger Kontrastmittelaustritt in die benachbarten Weichteile erkennbar (Abb. 25.**9a–d**).

Koagel in der Gelenkhöhle können als Kontrastmittelaussparungen imponieren.

Eine verläßliche Aussage kann die Arthrographie nur bis zu etwa 24–36 Stunden nach einem frischen Trauma liefern, da Risse in der Gelenkkapsel wieder verkleben können. Innerhalb dieses Zeitraums bietet die Arthrographie bei Rupturen des Lig. talofibulare anterius eine diagnostische Sicherheit von 96% (41).

Die prinzipiell möglichen Komplikationen entsprechen denen der Arthrographien anderer Gelenke, sie sind bei Untersuchungen des oberen Sprunggelenkes extrem selten (11, 17, 26, 40).

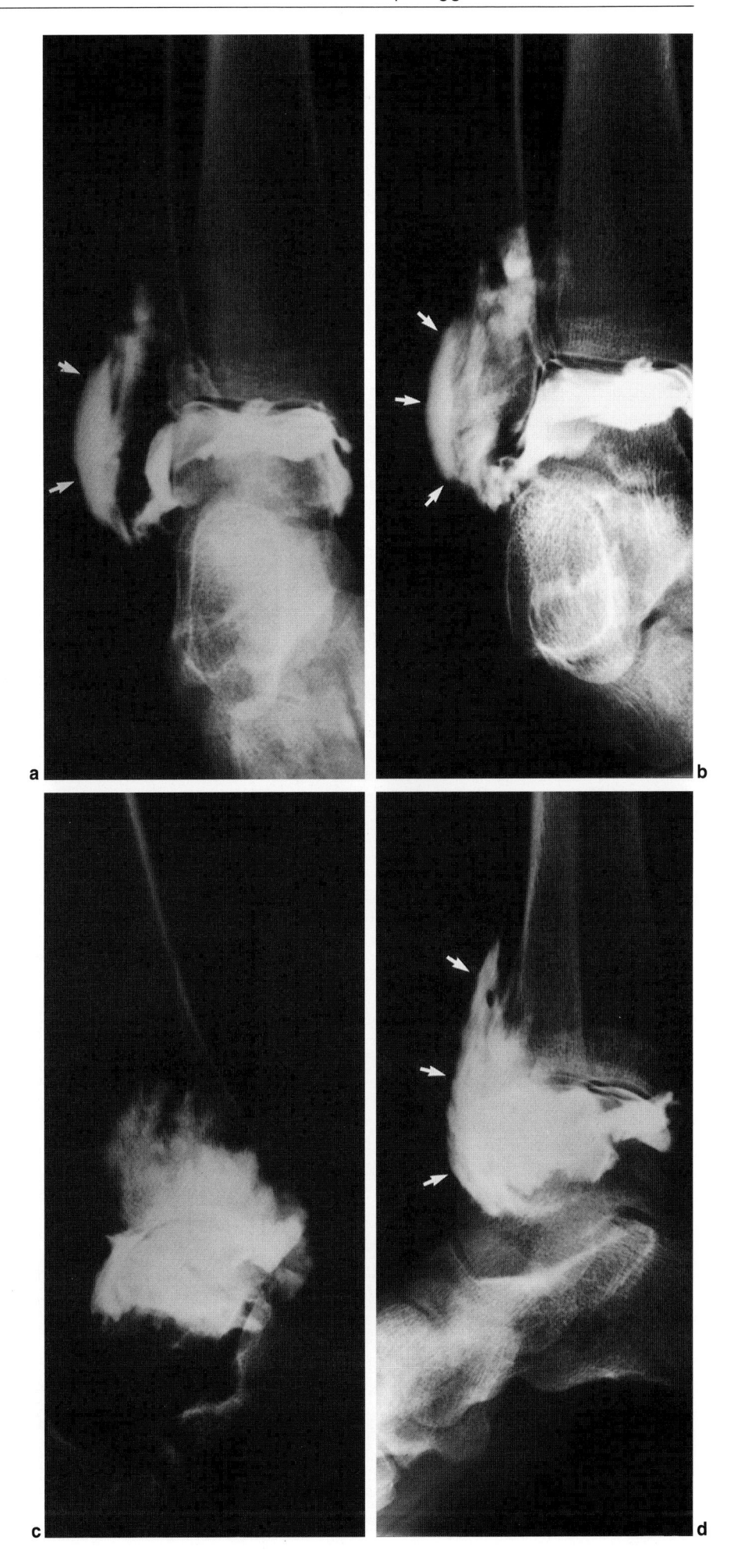

Abb. 25.7a–d Ruptur des Lig. talofibulare anterius rechts (operativ bestätigt), Arthrographie des oberen Sprunggelenkes in vier Ebenen: Deutlicher unregelmäßig-gefiederter Kontrastmittelaustritt in die Weichteile um den Malleolus lateralis (→)

512 Spezielle Traumatologie

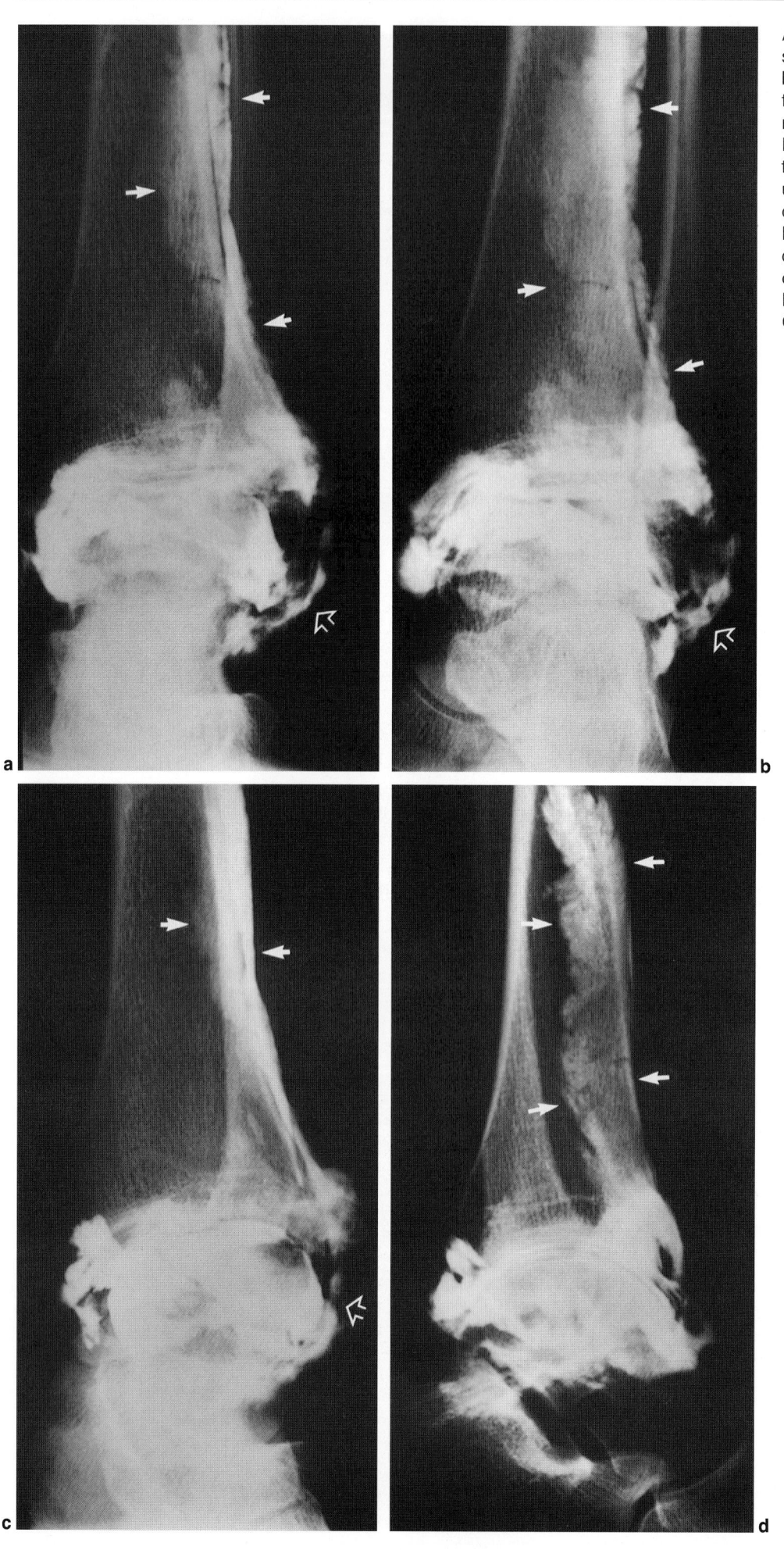

Abb. 25.**8a–d** Syndesmosenruptur, zusätzlich Außenbandruptur (operativ bestätigt), Arthrographie des oberen Sprunggelenkes in vier Ebenen: Kontrastmittelaustritt zwischen distale Tibia und Fibula (→) nach Ruptur der Syndesmose. Kleine Kontrastmittelansammlung in den Weichteilen im Bereich des Außenknöchels (▷). Kontrastaussparungen im Gelenk durch Koagel

25 Sprunggelenk und Fuß 513

Abb. 25.**9a–d** Frisches Trauma bei chronischer anterolateraler Instabilität, Arthrographie des oberen Sprunggelenkes in vier Ebenen: Rundliche Vorbuckelung der kontrastierten Gelenkkapsel (⇨), umschriebener, stiftförmiger Kontrastmittelaustritt nach ventrolateral (→). Kontrastierung einer physiologischen Tasche im Bereich der Syndesmose (▷)

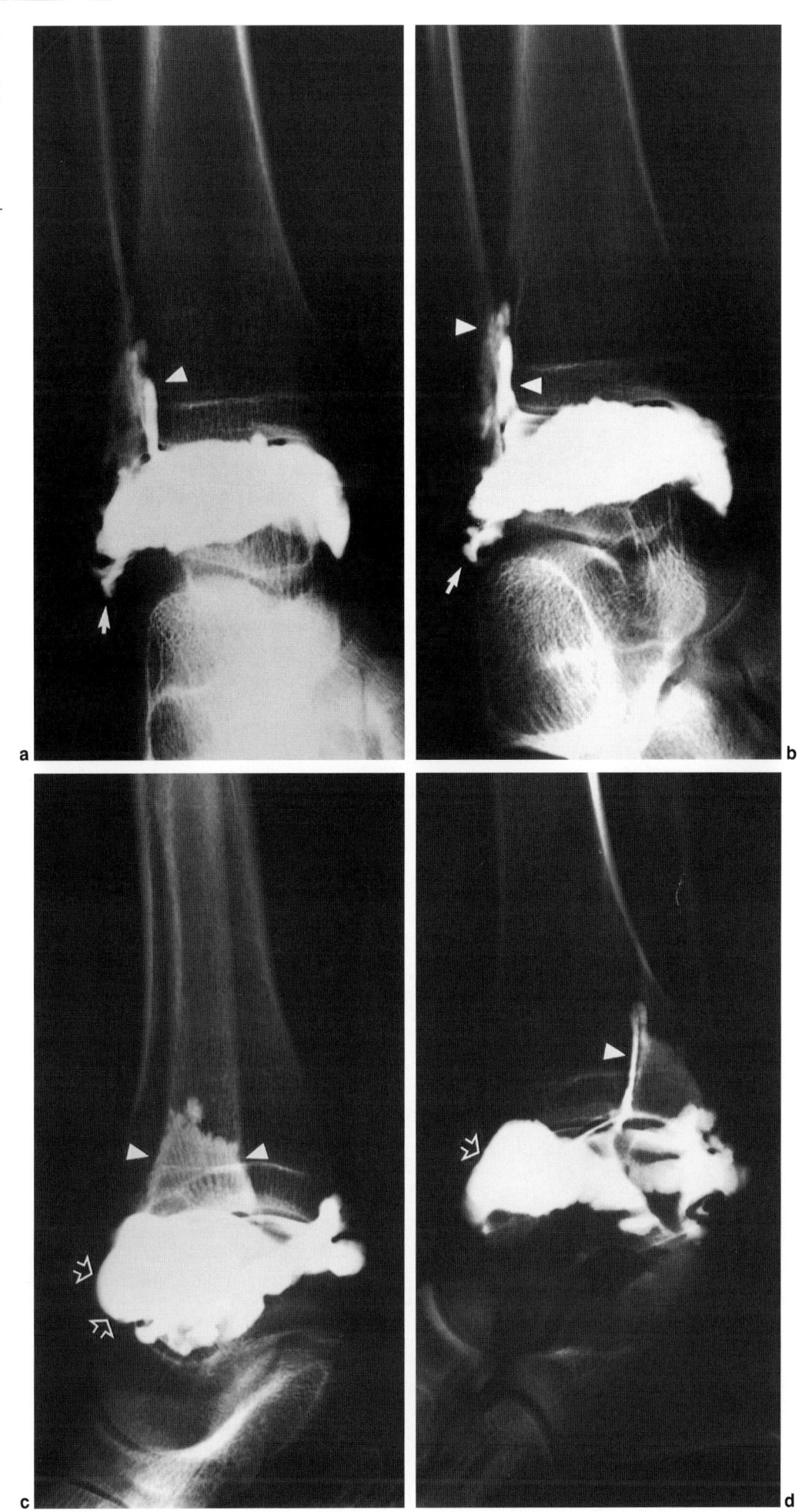

Computertomographie

Die Computertomographie (CT) ist vor allem zur Beurteilung dislozierter Mehrfragmentfrakturen bzw. Luxationsfrakturen indiziert (20). Bei trimalleolären oder Pilon-Tibial-Frakturen können das Ausmaß der Destruktion, die Lage der Fragmente und etwaige knöcherne Repositionshindernisse genau beschrieben werden (Abb. 25.**21c u. d**). Im Jugendalter kann die CT indiziert sein zur übersichtlicheren Darstellung von „tri-plane"-Frakturen (s. unten).

Neben Frakturen können computertomographisch auch Weichteilverletzungen diagnostiziert werden, insbesondere Syndesmosensprengungen und Achillessehnenrupturen.

Die Weite der Syndesmose ist durch die axialen Schnittbilder verläßlich zu bestimmen (Abb. 25.**21d**) und mit der Gegenseite zu vergleichen. Eine Ruptur des Lig. tibiofibulare anterius bzw. posterius führt zum Klaffen des vorderen bzw. hinteren Syndesmosenspaltes, sind beide Bänder gerissen, ist die tibiofibulare Distanz insgesamt vergrößert (Abb. 25.**10b u. c**).

Über diesen indirekten Hinweis hinaus ist häufig ein direkter Nachweis der Bandverletzung möglich (12). Die Ligg. tibiofibularia sind in vielen Fällen als mäßig hypodense Strukturen erkennbar. Reißen die Bänder, wird ihre Kontur durch Einblutung in die benachbarten Weichteile ausgelöscht.

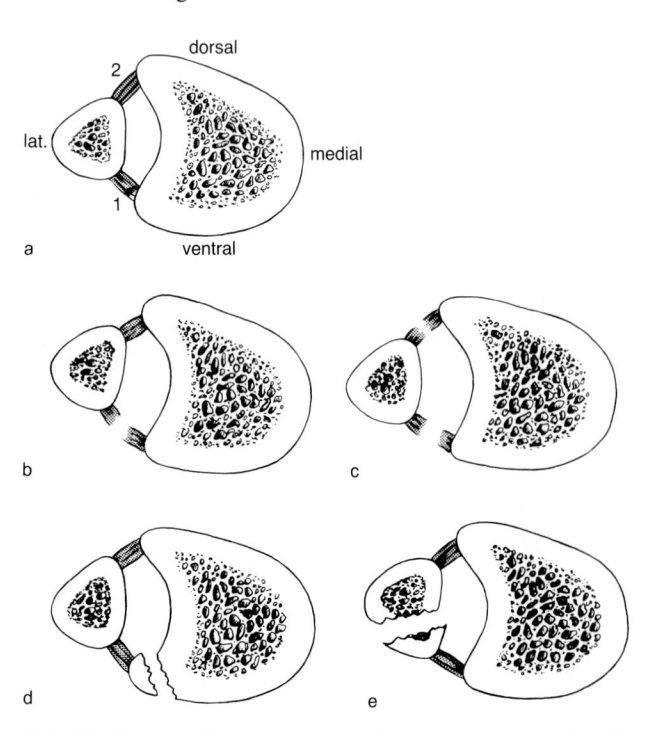

Abb. 25.**10a–e** Syndesmosenverletzungen, schematische Darstellung:
a Lig. tibiofibulare anterius (1) und Lig. tibiofibulare posterius (2) intakt, tibiofibulare Distanz nicht vergrößert
b Ruptur des Lig. tibiofibulare anterius (1), ventrale tibiofibulare Distanz vergrößert
c Komplette Syndesmosenruptur, Klaffen der Malleolengabel
d Tillaux-Fraktur
e Wagstaff-LeFort-Fraktur

Die computertomographische Diagnose der Achillessehnenruptur stützt sich auf den Nachweis einer Verdickung und Dichteminderung der Sehne im Seitenvergleich (49).

Abgesehen von diesen speziellen Fragestellungen kann die CT des oberen Sprunggelenkes in seltenen Fällen auch als Ergänzung zu den vorgenannten Untersuchungen bei unklarem klinischen Befund indiziert sein.

Die Computertomographie des oberen Sprunggelenkes wird in Rückenlage des Patienten mit senkrecht stehender Gantry durchgeführt. Nach Erstellung eines digitalen Übersichtsradiogrammes werden aneinandergereihte dünne Schichten (1,5–3 mm) durch den distalen Unterschenkel, das obere Sprunggelenk und den Talus gelegt. Die gleichzeitige Untersuchung beider Extremitäten bietet sich an und ist zum Seitenvergleich wünschenswert. Wichtig sind eine exakte Einstellung und sorgfältige Lagerung, um Bewegungsartefakte zu vermeiden.

Sonographie

In zunehmendem Maße sind in den letzten Jahren Indikationen für den Einsatz der Sonographie bei Erkrankungen bzw. Verletzungen des Bewegungsapparates entwickelt worden. Sie hat beispielsweise bei der Diagnostik von Rotatorenmanschettenrupturen des Schultergelenkes Eingang in die Routinediagnostik gefunden (s. oben). Die Sonographie des oberen Sprunggelenkes steht demgegenüber noch in den Anfängen. Bisher bewährt hat sie sich zum Nachweis von inkompletten oder vollständigen Rupturen der Achillessehne (4), aber auch entzündlichen und degenerativen Veränderungen ihres Gleitlagers (25).

Bandverletzungen lassen sich sonographisch indirekt durch Darstellung der vermehrten Aufklappbarkeit bzw. des Talusvorschubs nachweisen (55). Möglicherweise ergibt sich damit eine Alternative zu Belastungsaufnahmen und Arthrographie.

Magnetresonanztomographie

Pathologische Veränderungen der Extremitäten und ihrer Gelenke sind magnetresonanztomographisch – insbesondere unter Verwendung von Oberflächenspulen – nachweisbar. Die MRT ist z. B. aus der Diagnostik von Meniskusläsionen am Kniegelenk (s. dort) nicht mehr wegzudenken. Am oberen Sprunggelenk ist der Nachweis von Frakturen und chondralen Verletzungen möglich (42).

Ob sich Indikationen für die Routinediagnostik dieser sehr aufwendigen und teuren Methode ergeben und ob die spezifischen Vorteile der MRT – hohe Weichteilkontrastauflösung, beliebige Schnittführung – bei Verletzungen des oberen Sprunggelenkes wirklich diagnostische Informationen liefern können, bleibt abzuwarten.

Wertung der diagnostischen Verfahren

Grundlage und Ausgangspunkt der bildgebenden Diagnostik am oberen Sprunggelenk sind – bei klinisch hinreichendem Verdacht auf eine Verletzung – Röntgenaufnahmen in zwei senkrecht aufeinander stehenden Ebenen. Die a.-p. Projektion bei Innenrotation des Fußes ist wegen der besseren Einsicht in das obere Sprunggelenk der „exakten" a.-p. Projektion vorzuziehen. Die Untersuchungen sind technisch problemlos und auch bei polytraumatisierten Patienten in der Regel möglich. In der Mehrzahl der Fälle ist mit diesen beiden Aufnahmen die radiologische Diagnostik abgeschlossen. Bleibt eine Diskrepanz zwischen dem klinischen Befund und den Röntgenaufnahmen, sind zusätzliche Untersuchungen indiziert. Durch Schrägaufnahmen, eventuell eine konventionelle Tomographie (a.-p. oder seitlich) sollte eine abschließende Beurteilung knöcherner Verletzungen möglich sein.

Die konventionellen Techniken lassen im Regelfall keine sichere Aussage über Art und Ausmaß von Band- und Syndesmosenverletzungen zu.

Hierfür stehen routinemäßig Belastungsaufnahmen (gedrückte bzw. gehaltene Aufnahmen) und die Arthrographie als alternative Verfahren zur Verfügung. Die Indikation zur einen oder anderen Untersuchung wird je nach Erfahrung von Klinik zu Klinik unterschiedlich gestellt. Trotz der beschriebenen Nachteile haben Belastungsaufnahmen eine weite Verbreitung gefunden, die Arthrographie wird – als invasive Untersuchung – weniger häufig durchgeführt.

Die derzeit bestehenden Vorbehalte sind jedoch schlecht nachvollziehbar.

In geübten Händen ist die Untersuchung schmerzlos. Da nur ein Gelenk dargestellt werden muß, dauert sie nicht länger als die für die Patienten unter Umständen sehr unangenehmen Belastungsaufnahmen.

Zudem ist die diagnostische Aussagekraft der Arthrographie größer:

- frische Bandrupturen lassen sich zuverlässig nachweisen,
- eine chronische Instabilität infolge älterer Bandverletzungen kann durch einen typischen Arthrographiebefund objektiviert werden,
- Syndesmosenrupturen sind erkennbar.

Angesichts der großen diagnostischen Aussagekraft und der extrem geringen Komplikationsrate erscheint eine großzügigere Indikationsstellung zur Arthrographie des oberen Sprunggelenkes sinnvoll (19, 26).

Als eine weitere Möglichkeit zum indirekten Nachweis von Bandverletzungen bietet sich möglicherweise die Sonographie an. Sie ermöglicht ähnlich wie die Belastungsaufnahmen eine Messung der Aufklappbarkeit bzw. des Talusvorschubs.

Die Computertomographie wird bei Frakturen des oberen Sprunggelenkes nicht routinemäßig durchgeführt. Sie bleibt speziellen Fragestellungen, insbesondere komplexen Frakturen vorbehalten. In diesen Fällen ist der Informationsgehalt sehr hoch, die axialen Schichten ergänzen die konventionelle Diagnostik in idealer Weise.

Die Computertomographie ist derzeit die einzige Methode zur direkten Darstellung der Syndesmosenbänder.

Achillessehnenrupturen sind durch mehrere bildgebende Verfahren erkennbar. Entsprechende Indikationen werden jedoch selten gestellt, da die typische distale Ruptur aus Anamnese und klinischem Befund eindeutig diagnostiziert werden kann. Probleme können sich bei proximalen Rupturen (im Bereich des Sehnenspiegels) ergeben. Diese sind von der radiologischen Diagnostik noch nicht systematisch untersucht.

Indikationen für den routinemäßigen Einsatz der Magnetresonanztomographie bei Traumen des oberen Sprunggelenkes gibt es bisher noch nicht.

Traumatologie

Verletzungen des oberen Sprunggelenkes sind wegen seiner – im Verhältnis zu anderen lasttragenden Gelenken (Hüftgelenk, Kniegelenk) relativ geringen – Größe, seiner exponierten Lage, des dünnen Weichteilmantels und der erheblichen Belastungen häufig.

Von den Bandrupturen der Extremitätengelenke entfallen ca. 50% auf das Sprunggelenk (53). Knöchelbrüche machen ca. 10% aller Frakturen aus, damit liegen sie in der Unfallstatistik an dritter Stelle.

Die häufigsten Unfallmechanismen sind: Verdrehung, Verschiebung oder Verkippung (auch in unterschiedlichen Kombinationen) des Talus gegenüber der Malleolengabel durch Kräfte, die am Fuß oder Unterschenkel ansetzen. Die meisten Sportunfälle (vor allem bei Ballspielen) sind derartige *indirekte Traumen*, sie kommen z. B. aber auch bei der Hausarbeit oder dem Treppensteigen vor.

Die resultierenden Verletzungsmuster sind vielfältig: Von der Bandüberdehnung über die Ruptur (akute Instabilität) reichen sie bis zu knöchernen Ausrissen und komplexen Knöchelfrakturen.

Sehr viel weniger häufig sind Sprunggelenkfrakturen infolge eines *direkten axialen Stauchungstraumas*, etwa bei einem Sturz auf die Füße aus großer Höhe oder bei Auffahrunfällen (37). Die Talusrolle – die in vielen Fällen unversehrt bleibt – wird wie ein Keil in die Malleolengabel getrieben und zerstört die distale Tibia (Pilon-tibial-Fraktur).

Chronische Überlastung der Unterschenkel und Sprunggelenke kann zu *Streßfrakturen* führen.

Sehr selten werden andere Brüche durch direkte Gewalteinwirkung beobachtet (Anpralltraumen, Schußbrüche).

Bandverletzungen

Zu den häufigsten Bandverletzungen des menschlichen Körpers überhaupt gehören die lateralen Bandläsionen des oberen Sprunggelenkes infolge einer Supinationsdistorsion.

Normalerweise hat beim Gehen die Ferse den ersten Bodenkontakt, d. h. der Fuß ist dorsal flektiert (und zusätzlich leicht supiniert), der Talus somit streng knöchern geführt.

Beim Laufen und Springen, aber auch beim Gehen auf unebenem Boden oder hohen Absätzen berührt demgegenüber zuerst die Fußspitze den Boden. Bei plantarflektiertem Fuß hat der Talus eine vorwiegend ligamentäre Führung.

Die daraus resultierende relativ geringe Stabilität prädisponiert zum typischen *Supinationstrauma* (Adduktion und Inversion des Vorfußes, Supination des gesamten Fußes), die Patienten geben an, „umgeknickt" zu sein. Im einfachsten Fall resultiert eine *Überdehnung* des Lig. talofibulare anterius. Sie ist von der radiologischen Diagnostik nicht zu erfassen.

Schwerere Traumen führen zu einer *Bandruptur*, die in der Regel von einer Ruptur der Gelenkkapsel begleitet wird (akute anterolaterale Rotationsinstabilität). Am häufigsten resultiert eine Ruptur sowohl des Lig. talofibulare anterius als auch des Lig. calcaneofibulare (74%). Das Lig. talofibulare anterius allein reißt in ca. 21%, alle drei Bänder zusammen in ca. 2% (69). Extrem selten sind isolierte Rupturen des Lig. calcaneofibulare.

Prinzipiell sind Außenbandverletzungen auch in Plantarflexion möglich, wenn der Fuß gebremst wird, der übrige Körper sich aber weiterbewegt (etwa beim Skilaufen oder bei z. B. Ballspielen oder Tennis).

Verletzungen des Lig. deltoideum lassen sich meist auf eine mediale Verkippung der Trochlea bei einem Pronations-/Abduktions-Mechanismus zurückführen.

Verdrehungen der Trochlea gegenüber der Malleolengabel gehen einher mit Syndesmosenverletzungen (Ruptur des Lig. tibiofibulare anterius bei Außenrotation des dorsalflektierten Talus), sie sind in der Regel von Knöchelfrakturen begleitet.

Die letzteren Bandläsionen können durch Belastungsaufnahmen oder arthrographisch diagnostiziert werden. Syndesmosenverletzungen lassen sich nur arthrographisch verifizieren.

Alternativ zu intraligamentären Bandrupturen kann es (insbesondere bei Kindern und älteren Menschen) zu *knöchernen Ausrissen* der Bandinsertionen oder *Querfrakturen* der Malleolen kommen. Ein Ausriß der Insertion des vorderen Syndesmosenbandes aus dem Tuberculum anterius entspricht der „Tillaux"-Fraktur (47). Reißt das Band aus der Fibula aus, handelt es sich um eine „Wagstaff-LeFort"-Fraktur (Abb. 25.**10d** u. **e**). Röntgenaufnahmen zeigen knöcherne Ausrisse als kleine schalenartige Fragmente. Differentialdiagnostisch sind diese Fragmente unbedingt von isolierten Knochenkernen zu unterscheiden, die gelegentlich unmittelbar kaudal der Malleolenspitzen vorkommen (Abb. 25.**4a–c**). Prinzipiell gilt, daß akzessorische Knöchelchen eine geschlossene Kompakta und eine Spongiosa aufweisen, Fragmente demgegenüber nur partiell von Kompakta begrenzt sind. Dennoch fällt die Unterscheidung mitunter nicht leicht.

Darüber hinaus sind in den Weichteilen kaudal der Malleolenspitzen manchmal kleine Verkalkungen als Folge älterer Bandverletzungen zu finden. Auch sie sind gelegentlich nicht sicher von frischen knöchernen Aussprengungen zu unterscheiden. Die eingehende Anamneseerhebung kann zur Klärung beitragen.

Bandüberdehnungen werden konservativ durch Ruhigstellung im Gipsverband behandelt.

Die Therapie der fibularen Bandruptur ist vielfach umstritten. Sowohl die operative Versorgung (Adaptation und Naht der gerissenen Bandenden), die Ruhigstellung im Gipsverband als auch die funktionelle Behandlung in speziellen Schuhen oder Schienen führen zu vergleichbaren zufriedenstellenden funktionellen Ergebnissen. Die Indikationsstellung muß sich neben individuellen Gegebenheiten (Operationsindikation bei Hochleistungssportlern) auch nach dem Ausmaß der Verletzung richten.

Bei der chronischen anterolateralen Instabilität sind bandplastische Operationen (Sehnenplastik bzw. Periostlappen) indiziert.

Knöcherne Bandausrisse erfordern eine Spickdraht- oder Schraubenfixation.

Die Naht der rupturierten Syndesmosenbänder ist unbedingt erforderlich, da andernfalls eine Instabilität der Knöchelgabel verbleibt. Zur Sicherung der Naht ist eine „Syndesmosenstellschraube" erforderlich.

Frakturen des oberen Sprunggelenkes

Über rein ligamentäre Verletzungen hinaus können die oben angegebenen Unfallmechanismen zu Frakturen der Malleolengabel und der Talusrolle führen.

Zur genauen Beschreibung der Knöchelbrüche haben sich zwei Einteilungen bewährt:

– die „genetische" Klassifikation nach Lauge-Hansen und
– die pathologisch anatomische Klassifikation nach Weber.

Lauge-Hansen-Klassifikation

Aufbauend auf den bis dahin vorliegenden Erkenntnissen und umfangreichen eigenen anatomischen und biomechanischen Untersuchungen an Leichenextremitäten konnte der schwedische Orthopäde Lauge-Hansen im Jahre 1950 eine Klassifikation der Luxationsfrakturen des oberen Sprunggelenkes vorlegen, die bis heute im wesentlichen gültig ist (30, 31).

Lauge-Hansen definierte insgesamt fünf Unfallmechanismen. Sie werden durch Begriffspaare bezeichnet von denen der erste die Position des Fußes zum Unfallzeitpunkt, der zweite die Bewegungsrichtung der Talusrolle im Verhältnis zur Malleolengabel angibt. Diese Sprachregelung ist nicht ganz glücklich, weil der Fuß zum Unfallzeitpunkt fixiert ist und der Unterschenkel sich bewegt. Das ist beim Umgang mit den Begriffspaaren zu berücksichtigen.

Das große Verdienst dieser Klassifikation ist die Einsicht, daß unterschiedliche Fußpositionen und Bewegungsrichtungen zu charakteristischen Verletzungsmustern führen, das Trauma in Abhängigkeit von der Stärke der einwirkenden Gewalt stadienhaft abläuft und zu jedem Unfallmechanismus eine typische Fibulafraktur gehört. Lauge-Hansen hat seine Einteilung nach unterschiedlichen Entstehungsmechanismen „genetische" Klassifikation genannt, die jeweils typischen Röntgenbefunde die „genetische" Röntgendiagnostik. Die Einteilung kann heute als Ausdruck der im wesentlichen konservativen Therapiemöglichkeiten vor Beginn der AO-Ära begriffen werden, indem sie sich bemüht, unter Berücksichtigung des Unfallherganges eine möglichst gute Reposition der Fraktur – in umgekehrter Richtung des Entstehungsmechanismus – zu erreichen. Die einzelnen Unfalltypen – geordnet nach der Häufigkeit ihres Vorkommens – und ihre unterschiedlichen Stadien (d. h. Schweregrade) sind:

– *Supination-Außenrotation* (Abb. 25.**11a** u. **b**)
Stadium 1: Ruptur des ventralen Syndesmosenbandes,
Stadium 2: zusätzliche Schrägfraktur des Malleolus lateralis,
Stadium 3: zusätzliche hintere Randkantenabsprengung (sog. „Volkmannsches Dreieck"),
Stadium 4: zusätzliche Fraktur des Malleolus medialis oder Ruptur des Lig. deltoideum.
– *Supination-Adduktion* (Abb. 25.**12a** u. **b**)
Stadium 1: Läsion der lateralen Kollateralbänder oder Querfraktur des Malleolus lateralis,
Stadium 2: zusätzliche Fraktur des Malleolus medialis.
– *Pronation-Außenrotation* (Abb. 25.**13a** u. **b**)
Stadium 1: Läsion des Lig. deltoideum oder Querfraktur des Malleolus medialis,
Stadium 2: zusätzliche Ruptur des ventralen Syndesmosenbandes,
Stadium 3: zusätzliche Spiralfraktur der Fibula im distalen Drittel (kranial der Syndesmose) und Ruptur der Membrana interossea bis in diese Höhe,

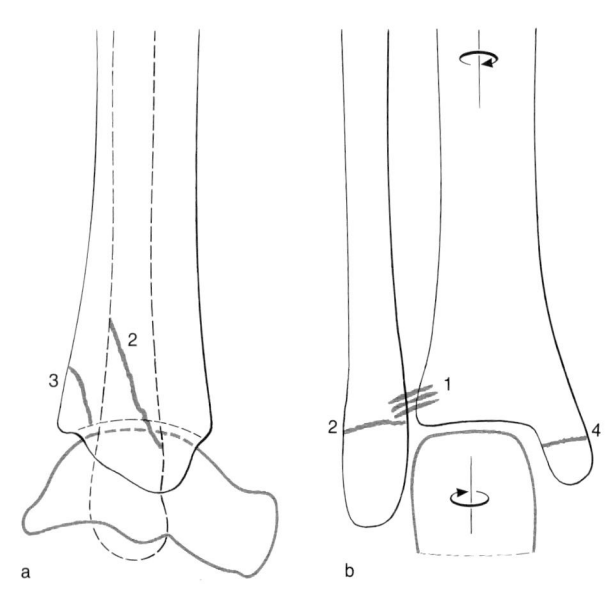

Abb. 25.**11a** u. **b** Stadien der Supinations-Außenrotations-Fraktur (nach Lauge-Hansen)
1 = Ruptur des ventralen Syndesmosenbandes
2 = Schrägfraktur des Malleolus lateralis auf Syndesmosenniveau
3 = dorsale Kantenabsprengung
4 = Fraktur des Malleolus medialis

Stadium 4: zusätzlicher knöcherner Ausriß im Bereich der tibialen Insertion des hinteren Syndesmosenbandes.
– *Pronation-Abduktion* (Abb. 25.**14a** u. **b**)
Stadium 1: Läsion des Lig. deltoideum oder Querfraktur des Malleolus medialis,

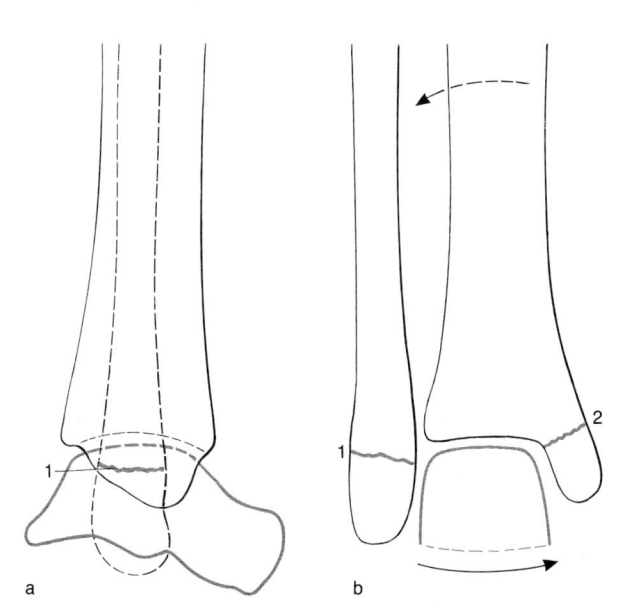

Abb. 25.**12a** u. **b** Stadien der Supinations-Adduktions-Fraktur (nach Lauge-Hansen)
1 = Querfraktur des Malleolus lateralis kaudal der Syndesmose
2 = Fraktur des Malleolus medialis

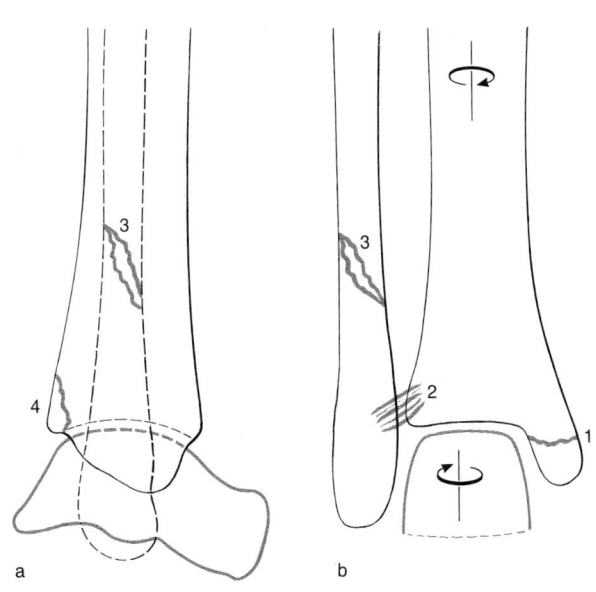

Abb. 25.**13a** u. **b** Stadien der Pronations-Außenrotations-Fraktur (nach Lauge-Hansen)
1 = Querfraktur des Malleolus medialis
2 = Ruptur des ventralen Syndesmosenbandes
3 = Fibulaspiralfraktur über Syndesmosenniveau
4 = dorsale Tibiakantenabsprengung

518 Spezielle Traumatologie

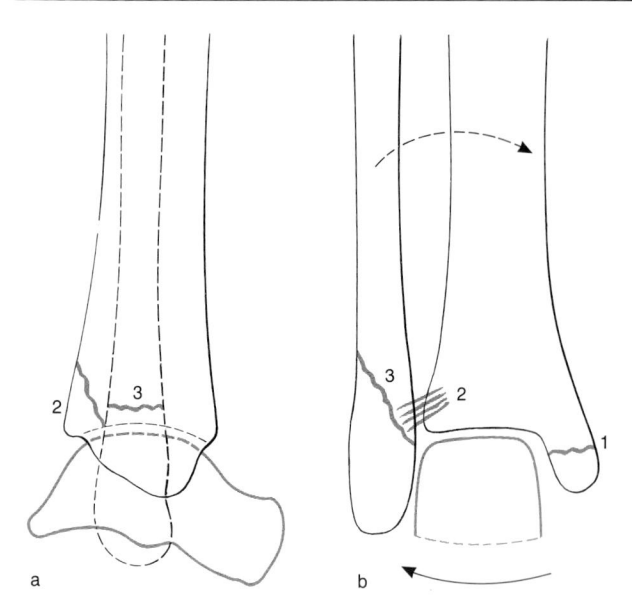

Abb. 25.**14a** u. **b** Stadien der Pronations-Abduktions-Fraktur (nach Lauge-Hansen)
1 = Querfraktur des Malleolus medialis
2 = Syndesmosenruptur
3 = Schrägfraktur der Fibula

Stadium 2: zusätzlich Sprengung der Syndesmose und hintere Randkantenabsprengung,
Stadium 3: zusätzliche Schrägfraktur der distalen Fibula (in Höhe der Syndesmose), keine Verletzung der Membrana interossea,
– *Pronation-Dorsalflexion*
Stadium 1: Fraktur des Malleolus medialis,
Stadium 2: zusätzliche ventrale Tibiarandkantenabsprengung,
Stadium 3: zusätzliche distale Fibulafraktur (in Syndesmosenhöhe oder darüber),
Stadium 4: zusätzliche dorsale Tibiafraktur (hinteres Volkmannsches Dreieck).

Supination-Außenrotation: Etwa 70% der Frakturen des oberen Sprunggelenkes entstehen durch Auswärtsrotation des supinierten Fußes bzw. Innenrotation des Unterschenkels bei aufgesetztem, fixiertem Fuß. Der mediale Bandapparat ist entspannt, die Trochlea hat in der Malleolengabel einen gewissen Bewegungsspielraum. Eine auswärtsdrehende Gewalt wird die Trochlea gegen den Malleolus lateralis pressen, die Syndesmose dehnen und zunächst das anteriore Syndesmosenband zerreißen (Stadium 1). Ist die einwirkende Kraft damit aufgebraucht, sistiert die Verletzung in diesem Stadium. Neben dem klinischen Befund wird im Zweifelsfall die Bandruptur arthrographisch diagnostiziert. Sie ist nativradiologisch meist aufgrund einer vergrößerten anterioren tibiofibularen Distanz zu vermuten. Fortgesetzte Außenrotation des Fußes bzw. der Trochlea führt zu einer Schrägfraktur der Fibula in Höhe der Syndesmose mit charakteristischem Verlauf des Frakturspalts von ventrokaudal nach dorsokranial (Stadium 2), die besonders in der lateralen Übersichtsaufnahme erkennbar wird. Nach Destruktion dieses knöchernen Widerlagers bricht die Trochlea ein Fragment aus der hinteren Tibiakante (sog. „Volkmannsches Dreieck", Stadium 3). In diesem Stadium wird eine weitere Luxation des Talus nach dorsal und lateral nur noch durch das Lig. deltoideum verhindert. Anhaltende Gewalteinwirkung zerreißt auch dieses (Stadium 4), alternativ kommt es zu einem knöchernen Ausriß der Bandinsertion aus dem Malleolus medialis mit kleinem, schalenförmigen Fragment oder einer distalen Querfraktur (trimalleoläre Fraktur) (Abb. 25.**15a** u. **b**).

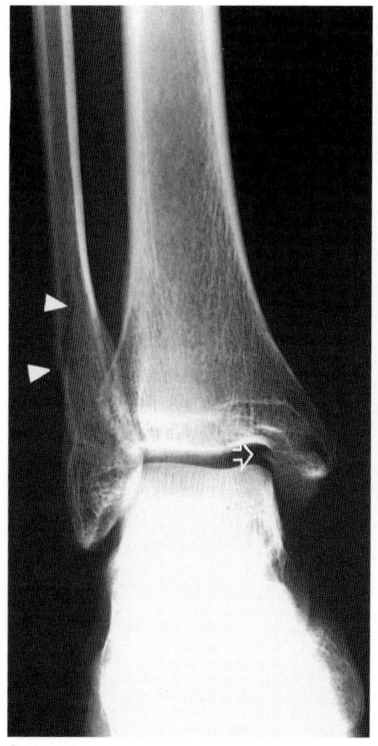

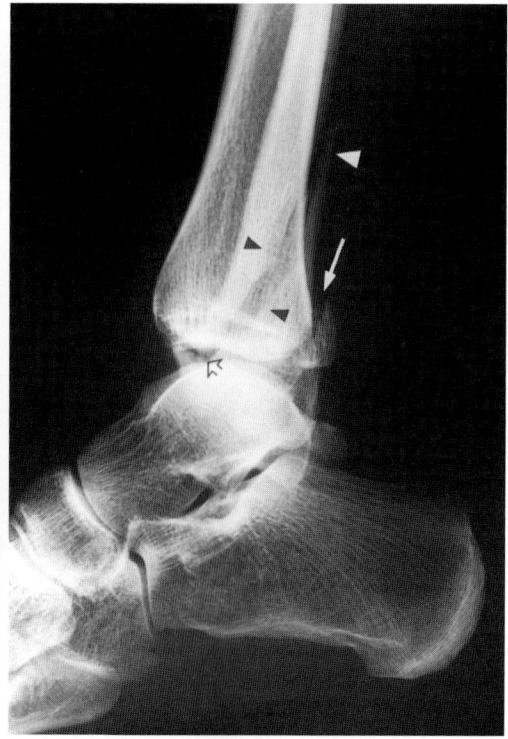

Abb. 25.**15a** u. **b** Supinations-Außenrotations-Fraktur rechts, Weber-B-Fraktur; Sportunfall (Fußball):
a Übersicht in a.-p. Projektion. Fibulafraktur auf Syndesmosenniveau (▷), tibiofibulare Distanz nicht vergrößert, gering dislozierte Fraktur des Innenknöchels (▷). Kein Hinweis auf die Ruptur des vorderen Syndesmosenbandes
b Übersicht in lateraler Projektion. Darstellung der distalen Fibulafraktur in ihrer ganzen Länge (▷), dorsales Tibiakantenfragment (→), Fraktur des Malleolus medialis (▷)

Die charakteristische Fibulafraktur muß Anlaß geben, nach einer dorsalen Tibiakantenabsprengung und klinischen oder bildlichen Hinweisen auf eine Syndesmosenruptur zur suchen.

Als Sonderform dieser Verletzung kann ein isoliertes dorsales Tibiakantenfragment vorkommen, wenn die Fibulafraktur ausbleibt und die einwirkende Gewalt mit der Ruptur des vorderen Syndesmosenbandes und der Aussprengung des Tibiafragments erschöpft ist. Ein isoliertes Volkmannsches Dreieck darf nur diagnostiziert werden, wenn durch klinische Untersuchung und Röntgenaufnahmen des gesamten Unterschenkels eine Maisonneuve-Fraktur (s. unten) ausgeschlossen ist.

Supination-Adduktion: Diesem Unfallmechanismus liegen ca. 15% der Frakturen des oberen Sprunggelenkes zugrunde. Durch die Supination ist der laterale Bandapparat angespannt. Forcierte Adduktion des Talus (Sturz nach medial) führt zu weiterer Anspannung, der die Bänder nicht mehr gewachsen sind. Entweder kommt es zur Ruptur des Lig. talofibulare anterius, häufig gepaart mit einer Ruptur des Lig. calcaneofibulare oder zu einem knöchernen Ausriß der fibularen Bandinsertion mit kleinem schalenförmigen Fragment oder einer Querfraktur des Malleolus lateralis. Diese Querfraktur liegt auf Höhe des Gelenkspaltes oder kaudal davon. Reine Bandverletzungen ohne knöchernes Trauma müssen durch gedrückte oder gehaltene Aufnahmen bzw. Arthrographie verifiziert werden. Die Syndesmose bleibt immer intakt (Stadium 1). Im Stadium 2 wird die Trochlea gegen den Malleolus medialis luxiert, der bei genügend großer Gewalteinwirkung bricht (bimalleoläre Fraktur). Der Talus luxiert nach medial. Einen typischen Frakturverlauf gibt es nicht. Der Bruchspalt kann annähernd vertikal, schräg, aber auch horizontal verlaufen. Eine Querfraktur des Malleolus medialis ohne knöchernes Trauma lateral erlaubt keinen Schluß auf den Frakturmechanismus, eine Querfraktur entsteht (alternativ zur Ruptur des Lig. deltoideum) in der Regel durch Zug. Schrägfrakturen müssen Anlaß geben, nach Hinweisen auf eine Verletzung des lateralen Bandapparates zu fahnden (Abb. 25.**16a−d**).

Pronation-Außenrotation: Diese Fraktur macht etwa 8% aller Knöchelbrüche aus. Wie bei der Pronations-Abduktions-Fraktur kommt es auch bei diesem Mechanismus zunächst zu einer Ruptur des Lig. deltoideum, knöchernem Ausriß oder Querfraktur des Malleolus medialis. Die Stadien 1 beider Verletzungen sind nicht zu unterscheiden. Die damit ermöglichte weitere Rotation des dorsalflektierten Talus in der Malleolengabel führt zur Anspannung und nachfolgenden Ruptur des vorderen Syndesmosenbandes (Stadium 2). Ist die einwirkende Kraft damit nicht erschöpft, entsteht die charakteristische kurze Schräg- oder Spiralfraktur der Fibula im distalen Drittel, ca. 6−10 cm kranial der Syndesmose, (Stadium 3). Schließlich reißt auch das hintere Syndesmosenband, oder es kommt zur Aussprengung eines kleinen hinteren Tibiakantenfragments (Stadium 4) (Abb. 25.**17a** u. **b**).

Die Fibulafraktur kann so weit kranial erfolgen, daß sie auf den Routineaufnahmen des oberen Sprunggelenkes nicht abgebildet wird.

In diesen Fällen müssen der klinische Befund, aber auch mögliche Hinweise auf eine Verletzung des medialen Bandapparates (Erweiterung des Gelenksspalts, Fraktur des Malleolus medialis) Anlaß zu einer Röntgenaufnahme des gesamten Unterschenkels geben.

Pronation-Abduktion: Die Verletzung (ca. 6% aller Knöchelfrakturen) durchläuft drei Stadien. Bei proniertem Fuß ist die Trochlea in die Malleolengabel hineingezogen, das Lig. deltoideum ist angespannt. Die Abduktion des Talus (entsprechend einem Sturz nach lateral) überdehnt und zerreißt das Band (Stadium 1), führt zu einem knöchernen Ausriß oder einer distalen Querfraktur des Malleolus medialis. Bei fortdauernder Abduktion wird die Fibula von der Tibia abgedrängt, vorderes und hinteres Syndesmosenband reißen, die Membrana interossea bleibt intakt. Zusätzlich kann ein kleines hinteres Randkantenfragment entstehen (Stadium 2). Schließlich bricht die Fibula unmittelbar kranial der Syndesmose. Der Frakturspalt der kurzen Schrägfraktur läuft im typischen Fall von mediokaudal nach laterokranial und ist vor allem auf a.-p. Aufnahmen erkennbar (Stadium 3) (Abb. 25.**14a** u. **b**).

Pronation-Dorsalflexion: Dieser seltene Frakturtyp (ca. 0,5%) wurde von Lauge-Hansen erst später den übrigen hinzugefügt, um axiale Stauchungstraumen erklären zu können. Der pronierte Fuß wird gewaltsam nach dorsal flektiert. Durch Einstauchen der breiten ventralen Trochlea in die Malleolengabel kommt es zunächst zu einer Querfraktur des Malleolus medialis (Stadium 1), gefolgt von einer ventralen Randkantenabsprengung der tibialen Gelenkfläche (Stadium 2). Fortschreitende Gewalteinwirkung resultiert in einer Fibulafraktur kranial der Syndesmose (Stadium 3). Das Stadium 4 ist gekennzeichnet durch eine Fraktur des kaudalen Tibiaendes (oft Trümmerfraktur). Typisch für den Verletzungsmechanismus ist das ventrale Kantenfragment, das − möglicherweise zusammen mit dem Talus − nach ventrokranial disloziert sein kann.

Kritisiert worden ist an der Einteilung vor allem eine gewisse Wirklichkeitsferne. Tatsächlich konnte Lauge-Hansen bei seinen Versuchen reaktive Muskelanspannungen im Sinne von Flucht- oder Schutzbewegungen nicht berücksichtigen. Zudem können nicht alle vorkommenden Verletzungen des oberen Sprunggelenkes subsumiert werden.

Dennoch ist die Lauge-Hansen-Klassifikation für die Beurteilung von Röntgenaufnahmen verletzter Sprunggelenke nach wie vor von Bedeutung. Das Wissen um die unterschiedlichen Traumamechanismen und ihren stadienhaften Ablauf ermöglicht dem Untersucher, gezielt nach einzelnen Frakturen bzw. Hinweisen auf Weichteilverletzungen zu suchen und gegebenenfalls Zusatzuntersuchungen zu veranlassen.

Weber-Klassifikation

Die genaue Kenntnis des Verletzungsmechanismus war in der Zeit der konservativen Frakturbehandlung von großer Bedeutung. Lauge-Hansens Frakturklassifikation ermöglichte eine präzisere, „genetische" Reposition und

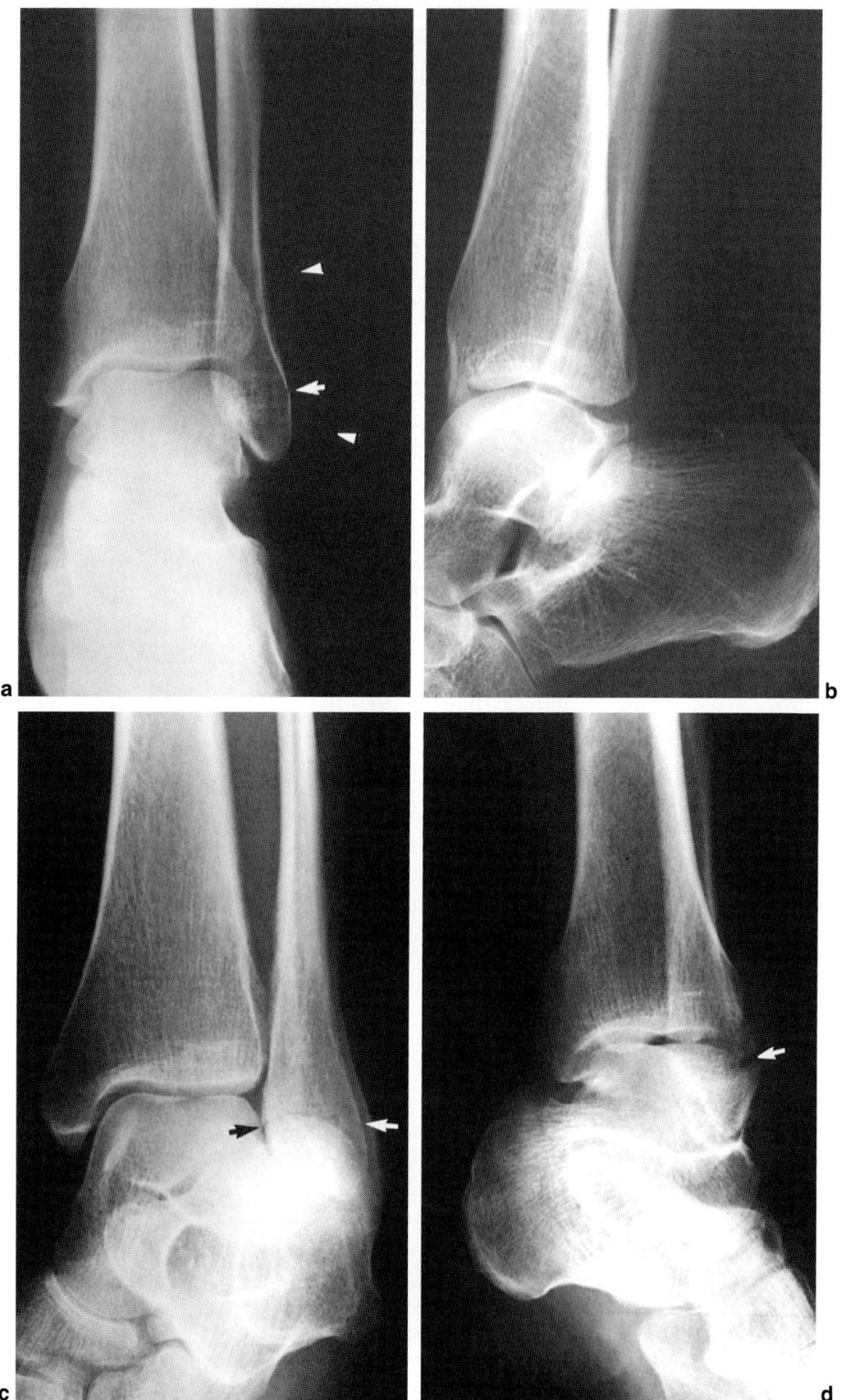

Abb. 25.**16a–d** Supinations-Adduktions-Fraktur links, Weber-A-Fraktur; Skateboard-Unfall:
a Übersicht in a.-p. Projektion. Querfraktur des Malleolus lateralis kaudal der Syndesmose ohne Dislokation (→), Weichteilschwellung (▶)
b Übersicht in lateraler Projektion. Kein Frakturnachweis
c Schrägaufnahme in Innenrotation. Darstellung der Querfraktur in ihrer ganzen Länge (→). Syndesmose und medialer Gelenkspalt normal weit
d Schrägaufnahme in Außenrotation. Der Frakturspalt ist besonders gut einsehbar (→). Übersichtliche Darstellung auch der dorsalen Tibiakante

führte zu einer Verbesserung der Behandlungsergebnisse konservativ versorgter Knöchelbrüche. Mit der Einführung und zunehmenden Verbreitung der operativen Frakturbehandlung ist die Einteilung, zumindest im deutschsprachigen Raum etwas in Vergessenheit geraten. An ihrer Stelle ist die pathologisch-anatomische Frakturklassifizierung von Weber (61) getreten. Diese Klassifizierung stellt den Fibula-Syndesmosen-Komplex, hauptverantwortlich für die Stabilität der Malleolengabel und die Kongruenz des oberen Sprunggelenks in den Mittelpunkt. Weber unterteilt die Luxationsfrakturen des oberen Sprunggelenkes je nach der Beziehung der Fibulafraktur zur Syndesmose in drei Gruppen (Abb. 25.**18**):

- Typ A: Fibulafraktur kaudal der Syndesmose, Syndesmose immer intakt,
- Typ B: Fibulafraktur in Höhe der Syndesmose, die Syndesmose kann unverletzt, teilweise oder vollständig zerrissen sein,

Abb. 25.**17a** u. **b** Pronations-Außenrotations-Fraktur links, Weber-C-Fraktur:
a Übersicht in a.-p. Projektion.
Erweiterung des medialen Gelenkspalts (Ruptur des Lig. deltoideum), Subluxation des Talus, distale Fibulaschrägfraktur kranial der Syndesmose mit kleinem Fragment; Syndesmosenruptur mit vergrößerter tibiofibularer Distanz
b Übersicht in lateraler Projektion.
Zusätzliche Darstellung eines kleinen dorsalen Tibiakantenfragments (→)

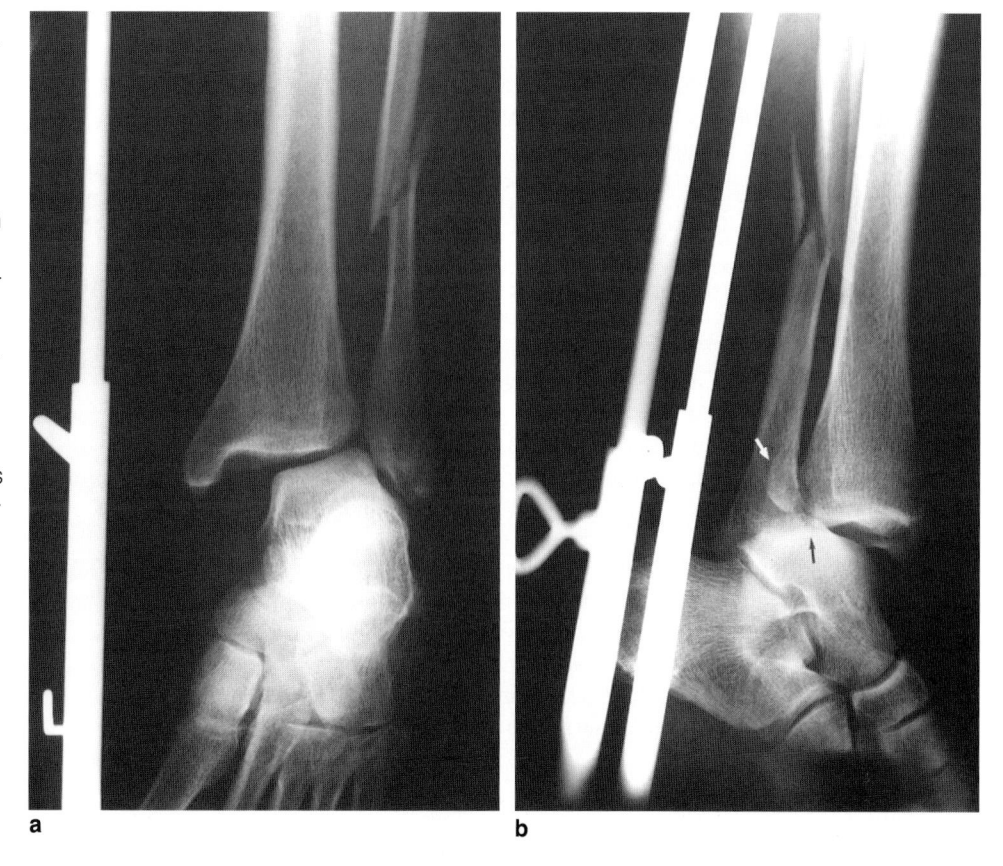

Abb. 25.**18** Die Einteilung der Malleolarfrakturen nach Weber:
Typ A: Fraktur des Malleolus lateralis kaudal der Syndesmose, Syndesmose intakt
Typ B: Fraktur des Malleolus lateralis auf Höhe der Syndesmose, Syndesmosenruptur möglich
Typ C: Fraktur des Malleolus medialis kranial der Syndesmose, Syndesmosenruptur obligat

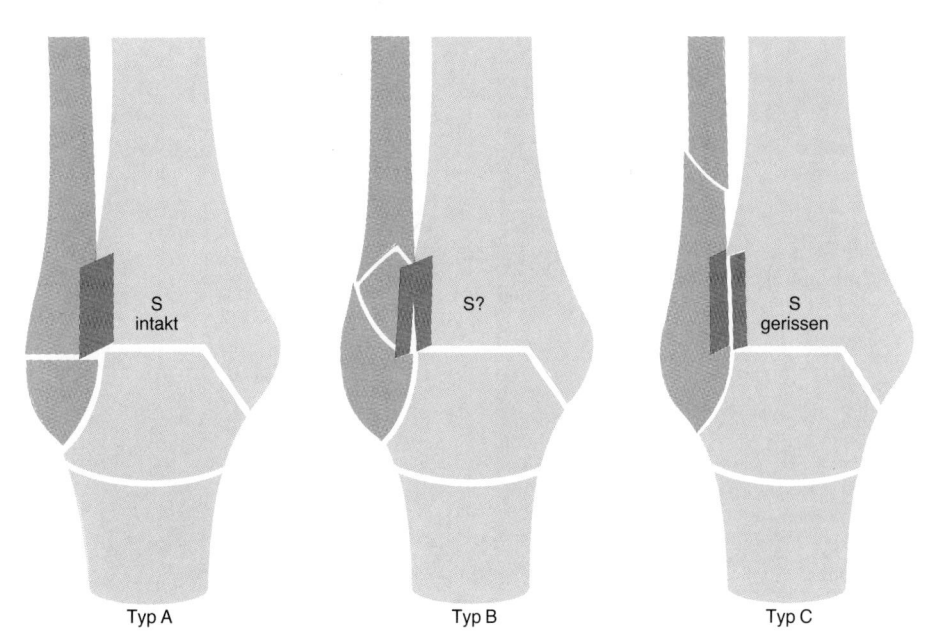

– Typ C: Fibulafraktur kranial der Syndesmose, Syndesmose immer zerrissen.

Typ A: Diese Verletzung tritt am seltensten auf (18%). Sie ist nach Weber auf eine reine Supination bzw. Supination-Innenrotation zurückzuführen und läßt sich etwa mit der Supinations-Adduktions-Fraktur nach Lauge-Hansen vergleichen. Je nach Stärke der Gewalteinwirkung kann die fibulare Läsion als partielle oder komplette Bandruptur, als knöcherner Ausriß der Insertion oder als Querfraktur des Malleolus lateralis imponieren. Begleitverletzungen in Form von Frakturen des Malleolus medialis und hinteren Tibiakantenfrakturen sind möglich (Abb. 25.**16a–d**).

Typ B: Der Verletzungstyp macht etwa 34% aus. Er entsteht auf dem Boden einer Außenrotation des pronierten oder supinierten Fußes und entspricht am ehesten dem Supinations-Außenrotations- bzw. Pronations-Abduktions-Mechanismus. In Höhe der Syndesmose kommt es zu einer kurzen Schräg- bzw. Spiralfraktur der Fibula.

Die Syndesmosenbänder können intakt, ruptiert oder knöchern ausgerissen sein. Als Begleitverletzungen kommen eine Innenbandruptur (alternativ knöcherner Ausriß oder Querfraktur des Malleolus medialis) und/ oder Tibiafrakturen (Volkmannsches Dreieck) vor (Abb. 25.**15a** u. **b**).

Typ C: Diese Verletzungsform war im Krankengut von Weber mit 48% am häufigsten. Weber führte diese schwerste Form der Luxationsverletzung auf eine Pronation-Außenrotation bei Lateraltranslokation des Fusses und gleichzeitiger Stauchung zurück. Der Typ C läßt sich in etwa mit dem Pronations-Außenrotations-Mechanismus von Lauge-Hansen vergleichen. Typisch ist eine Schrägfraktur des Fibulaschaftes (eventuell mit begleitendem Biegungskeil) immer kranial der Syndesmose. Die Syndesmose ist immer rupturiert, die Membrana interossea bis in Höhe der Fibulafraktur zerrissen (Abb. 25.**17a** u. **b**). Die möglichen Begleitverletzungen entsprechen den oben genannten. Eine kraniale Fibulafraktur mit vollständiger Zerreißung der Membrana interossea wird als „hohe" Weber-C-Verletzung bezeichnet.

Maisonneuve-Fraktur

Der Verletzung liegt ein Außenrotationstrauma (d.h. Innenrotation des Unterschenkels, „Dreh-Sturz-Verletzung") zugrunde. Charakteristikum ist die *proximale Fibulafraktur* (eventuell Fibulaköpfchen-Luxation). Auch diese Verletzung entwickelt sich stadienhaft (46), beginnend mit einer Ruptur des ventralen Syndesmosenbandes (Stadium 1). Anschließend kommt es zu einer proximalen Fibulafraktur mit kompletter Zerreißung der Membrana interossea (Stadium 2). Dadurch unterscheidet sich die Maisonneuve-Fraktur von der Supinations-Außenrotations-Verletzung. Im weiteren Verlauf kann es zu einer Ruptur des hinteren Syndesmosenbandes (oder einem knöchernen Ausriß/Volkmannsches Dreieck, Stadium 3) und einer Ruptur des Lig. deltoideum bzw. einer Querfraktur des Malleolus medialis (Stadium 4) kommen (Abb. 25.**19a–c**).

An eine Maisonneuve-Fraktur ist immer zu denken, wenn Hinweise auf eine Syndesmosenruptur oder ein isoliertes hinteres Volkmannsches Dreieck vorliegen und eine Fibulafraktur zunächst (auf den Standardprojektionen des oberen Sprunggelenkes) nicht erkennbar ist.

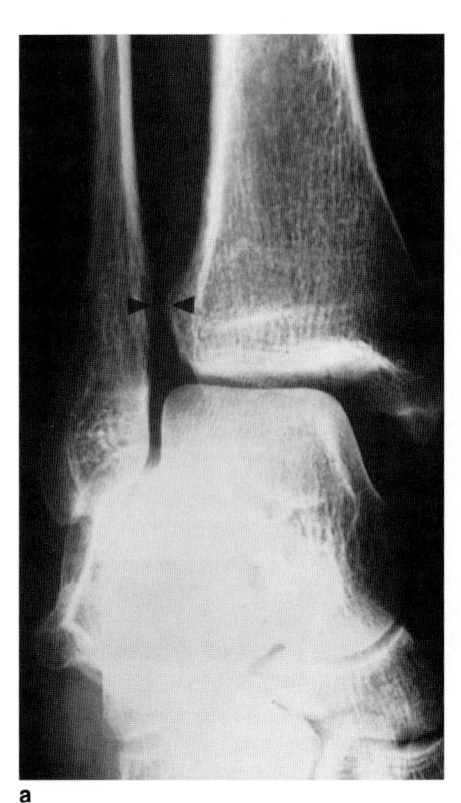

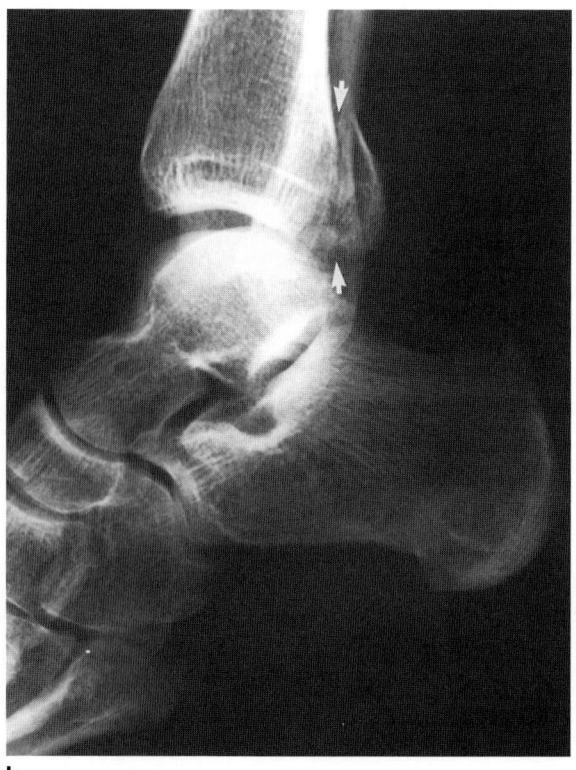

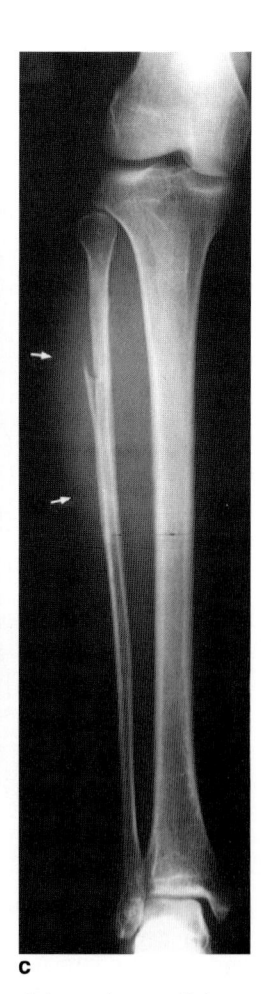

Abb. 25.**19a–c** Maisonneuve-Fraktur
a Übersicht in a.-p. Projektion: Vergrößerung der tibiofibularen Distanz (▶) als Hinweis auf die Syndesmosensprengung. Klaffen des medialen Gelenkspalts (Hinweis auf Innenbandruptur). Innen- und Außenknöchel unversehrt
b Übersicht in lateraler Projektion.
Dorsales Tibiakantenfragment (→). Klaffen des oberen Gelenkspaltes (die Trochleakontur verläuft nicht mehr parallel zur tibialen Gelenkfläche)
c Unterschenkel-Übersicht in a.-p. Projektion.
Proximale Fibulafraktur mit kleinem Fragment, erhebliche Weichteilschwellung (→).

Abb. 25.**20a** u. **b**   Pilon-tibial-Fraktur rechts. Übersichten in a.-p. und lateraler Projektion. Distale Tibiatrümmerfraktur mit Destruktion der Gelenkfläche, Fibulaquerfraktur in Syndesmosenhöhe (Syndesmosenruptur operativ bestätigt), Dislokation der frakturierten Malleolengabel nach lateral

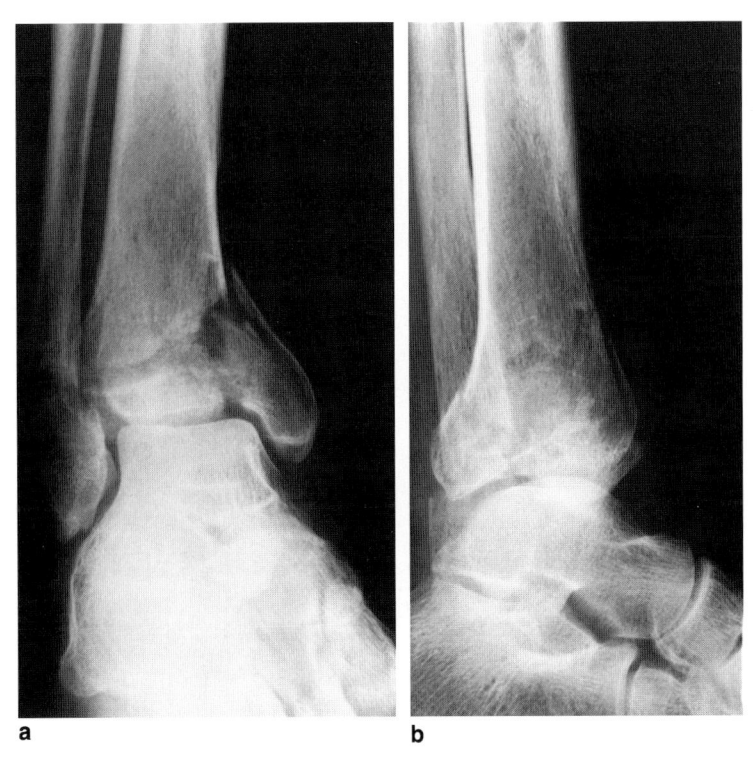

Pilon-tibial-Frakturen

Der Begriff Pilon-tibial beschreibt ein direktes *axiales Stauchungstrauma*, bei dem die Trochlea gewaltsam in die Malleolengabel gedrückt wird (Abb. 25.**20a** u. **b** und 25.**21a–d**). Zugrunde liegt im allgemeinen ein Sturz aus großer Höhe oder ein Autounfall (Bremsfuß beim Zusammenstoß oder Auffahrunfall). Durch diesen Mechanismus und die Schwere der Verletzung unterscheiden sich die Frakturen von den trimalleolären OSG-Frakturen. Pilon-tibial-Frakturen machen etwa 1% der Unterschenkelverletzungen aus, häufig werden sie von weiteren Frakturen begleitet (Talus, Kalkaneus, Becken, Wirbelsäule).

Ovadia u. Beals (45) haben aufbauend auf Arbeiten von Rüedi u. Mitarb. (52) eine Einteilung der Fraktur vorgeschlagen:

Typ 1:   Distale Tibiafraktur ohne Gelenkbeteiligung und ohne Dislokation.
Typ 2:   Distale Tibiafraktur mit Gelenkbeteiligung und geringer Dislokation.
Typ 3:   Mehrfragmentfraktur mit Destruktion der Gelenkfläche.
Typ 4:   Ausgedehnte, dislozierte Mehrfragmentfraktur mit Destruktion der Gelenkfläche.
Typ 5:   Distale Tibiatrümmerfraktur mit Dislokation und Destruktion der Gelenkfläche.

Die Behandlung der unterschiedlichen Frakturen muß die erheblichen Belastungen, denen das obere Sprunggelenk ausgesetzt ist, berücksichtigen. Sie führen schon bei minimalen Inkongruenzen in der Gelenkfläche bzw. Längenabweichungen der Fibula zu einer rasch fortschreitenden Arthrose mit zunehmendem Funktionsverlust.

Knöchelbrüche werden daher, sofern keine Kontraindikationen vorliegen, operativ versorgt. Die Rekonstruktion der Gelenkflächen und die Wiederherstellung der physiologischen Fibulalänge gelingen mit der erforderlichen Genauigkeit in der Regel nur durch offene Reposition und innere Fixation. Defekte bei z. B. Pilontibial-Frakturen müssen mit Spongiosa aufgefüllt werden.

Rupturierte Bänder werden adaptiert und genäht. Eine konservative Therapie ist lediglich bei unverschobenen Weber-A-Frakturen indiziert.

Streßfrakturen

Streßfrakturen (Überlastungsfrakturen) kommen sowohl bei Freizeit- (Marathontraining) als auch Hochleistungssportlern vor. Sie werden klinisch durch Schmerzen bei Belastung, gelegentlich eine Weichteilschwellung manifest. Das Röntgenbild zeigt zunächst zarte, horizontal verlaufende Verdichtungslinien in der distalen Fibula kranial der Syndesmose. Diese Befunde sind oft nur diskret und müssen bei entsprechender Anamnese sorgfältig gesucht werden.

Bei körperlicher Schonung können sie sich zusammen mit der Klinik zurückbilden. Fortgesetzte Belastung resultiert in einer kompletten Fraktur, die sich spätestens durch reaktive Kallusbildung verrät.

Osteochondrale Frakturen

Vor allem Luxationsverletzungen des oberen Sprunggelenkes, aber auch direkte Traumen können durch kleine osteochondrale – selten rein knorpelige (chondrale) – Frakturen kompliziert werden. Sie treten, etwa gleich häufig, an der lateralen und medialen Zirkumferenz der Trochlea tali auf. Die tibiale und die malleolären Gelenkflächen sind nur selten betroffen (22, 66).

524 Spezielle Traumatologie

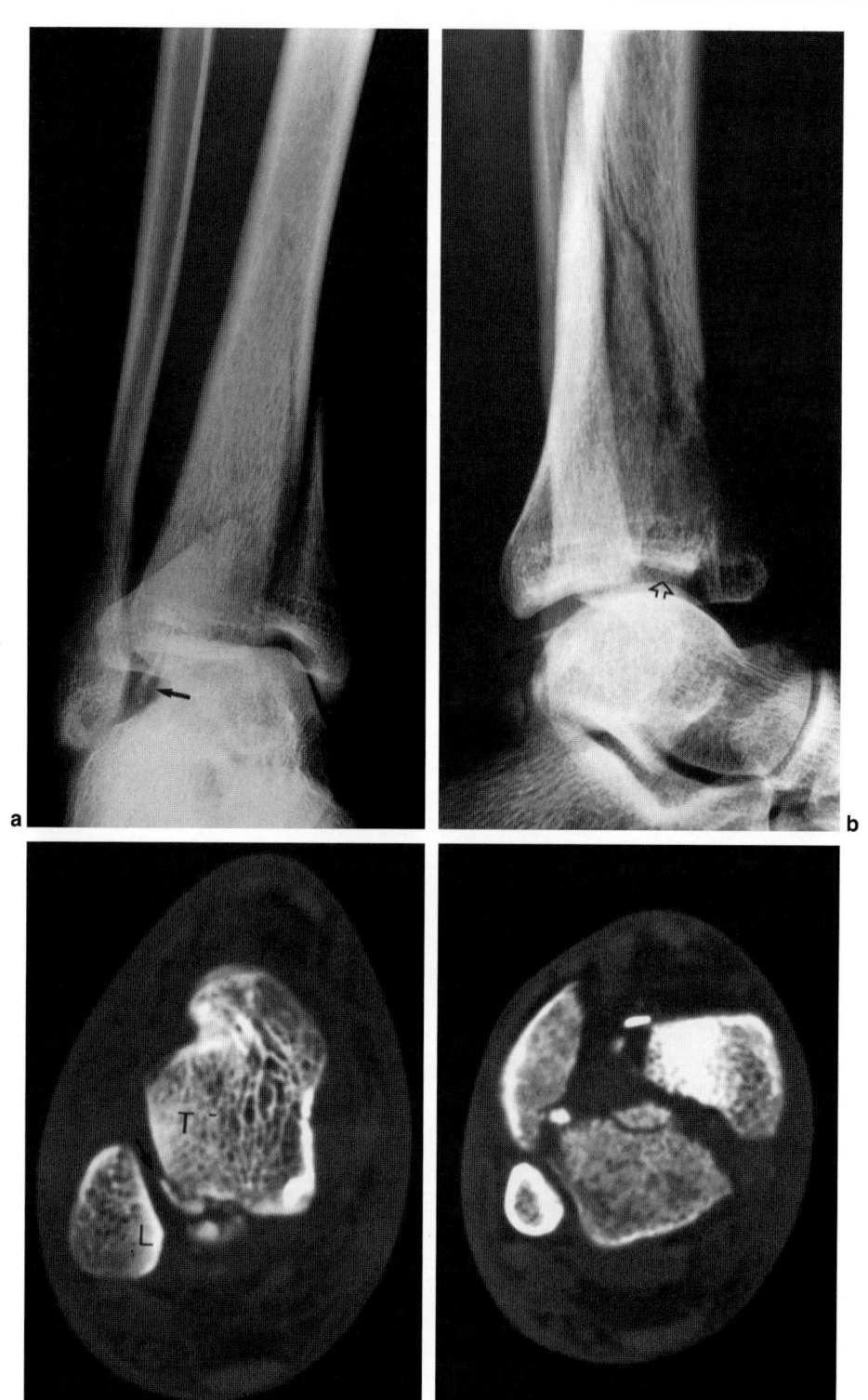

Abb. 25.21a–d Pilon-tibial-Fraktur rechts:
a Übersicht in a.-p. Projektion. Zertrümmerung der distalen Tibia, Malleolus medialis nach kraniomedial abgesprengt, lateraler Gelenkspalt erweitert, kleiner schalenförmiger Ausriß aus der Trochlea (→). Keine Fibulafraktur
b Übersicht in lateraler Projektion. Deutliche Darstellung der destruierten Gelenkfläche (▷). Kleine knöcherne Ausrisse aus der Trochlea (→). Os trigonum
c CT des Unterschenkels und des oberen Sprunggelenkes. Axiale Schicht durch die Trochlea (Schichtdicke 2 mm): Nachweis der kleinen ausgerissenen Fragmente (→), (Malleolus lateralis = L, Trochlea = T)
d CT des Unterschenkels und des oberen Sprunggelenkes. Axiale Schicht durch den distalen Unterschenkel (Schichtdicke 2 mm): Neben den bekannten großen Fragmenten werden mehrere kleine zusätzlich dargestellt. Syndesmose nicht erweitert, der Verdacht auf Ruptur des ventralen Syndesmosenbandes wurde später bei der operativen Versorgung bestätigt

Laterale osteochondrale Frakturen entstehen im Krümmungsscheitel der Trochlea in der Regel durch Abscherung bei einem Inversions- oder Inversions-/Dorsialflexionstrauma, wenn der Talus in der Malleolengabel verdreht wird (Abb. 25.**22a–c**). Sie sind fast ausnahmslos mit Läsionen des Lig. calcaneofibulare vergesellschaftet. Die Fragmente sind kommaförmig und selten größer als 1 cm.

Mediale osteochondrale Frakturen lassen sich nicht immer auf ein Trauma zurückführen. Wenn sie traumatischer Genese sind, liegen sie mehr dorsal auf der Trochlea. Als Ursache werden sowohl axiale Traumen (66) als auch Luxationsmechanismen (9) angegeben. Mediale Fragmente erscheinen im Gegensatz zu lateralen mehr halbkugelförmig.

Die radiologische Diagnose osteochondraler Frakturen ist oft problematisch. Einerseits werden das klinische und das Röntgenbild durch die viel eindrücklicheren Bandverletzungen und gegebenenfalls Malleolarfrakturen bestimmt. Andererseits können gerade wenig oder

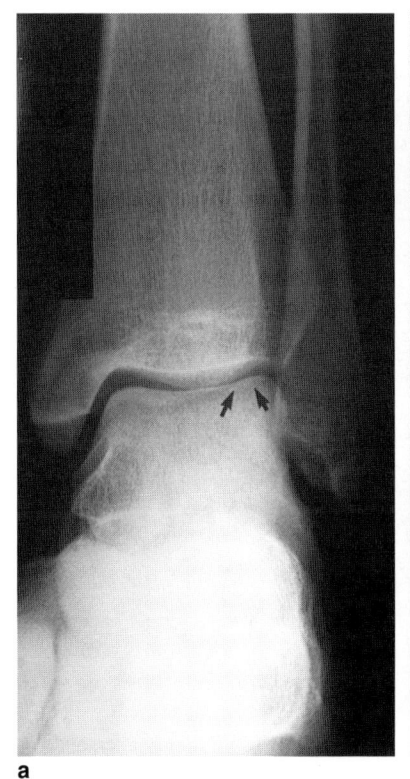

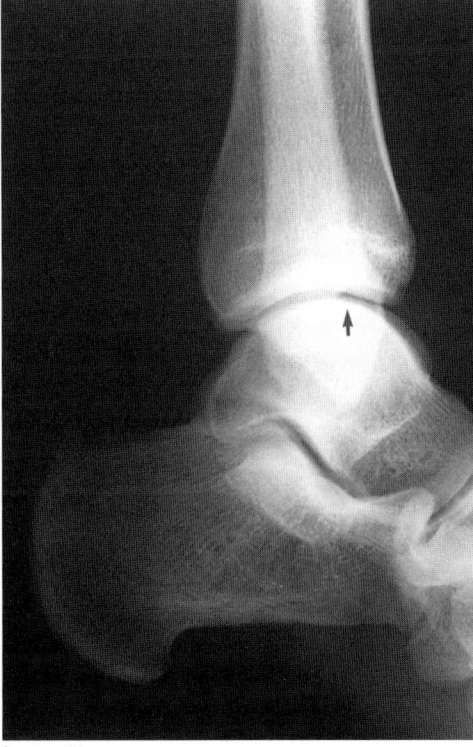

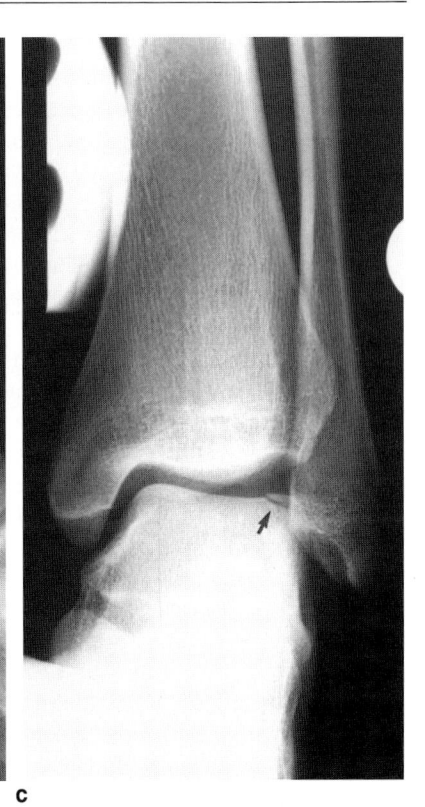

Abb. 25.**22a–c** Supinationstrauma, osteochondrale Fraktur der Talusrolle:
a Übersicht in a.-p. Projektion. Das Fragment ist nicht erkennbar (→), es wurde zunächst übersehen
b Übersicht in lateraler Projektion. Fragliche Darstellung des osteochondralen Fragmentes (→)
c Belastungsaufnahme in a.-p. Projektion. Talotibialer Öffnungswinkel ca. 11 Grad, Verdacht auf Außenbandruptur (Ruptur des Lig. talofibulare anterius später operativ bestätigt). Das osteochondrale Fragment ist gut erkennbar (→)

nicht dislozierte Fragmente durch überlagernde knöcherne Strukturen maskiert werden. Rein chondrale Fragmente sind naturgemäß nativradiologisch überhaupt nicht erkennbar. Ihr Nachweis bleibt der Arthroskopie vorbehalten, möglicherweise kann die Diagnose auch magnetresonanztomographisch gestellt werden (s. auch Kapitel „Kniegelenk").

Grundsätzlich sollte bei jeder Sprunggelenkverletzung aufmerksam nach osteochondralen Frakturen gefahndet werden. Von besonderer Bedeutung sind hier a.-p. Aufnahmen in 20 Grad Innenrotation, die die Seiten der Trochlea und die Gelenkflächen der Malleolen freiprojizieren (s. oben). Mitunter können Defekte durch Zielaufnahmen unter Durchleuchtung bei Plantar- und Dorsalflexion dargestellt werden. Laterale Fragmente fallen gelegentlich erst bei gedrückten bzw. gehaltenen Aufnahmen auf (Abb. 25.**22a–c**). In Zweifelsfällen sollte die konventionelle Tomographie, auf jeden Fall aber die CT (22) zur Diagnose führen.

Die Rekonstruktion der Gelenkfläche kann nur operativ durch eine exakte Reposition und Fixation des Fragmentes erfolgen. Eine frühzeitige Operation ist anzustreben. Veraltete Fragmente mit degenerativen Veränderungen müssen entfernt werden.

Eine standardisierte Therapie knorpeliger Läsionen existiert noch nicht, die alleinige Refixation mit Fibrinkleber kann versucht werden. Eine zusätzliche Sicherung mit einem resorbierbaren Pin oder einem Kirschner-Draht ist wegen der Gefahr einer sekundären Fragmentabscherung sinnvoll.

Besonderheiten bei Verletzungen des oberen Sprunggelenks im Kindesalter

Röntgendiagnostik

Die Röntgendiagnostik von Sprunggelenkverletzungen bei Kindern und Jugendlichen muß Besonderheiten berücksichtigen, die sich aus der fortschreitenden Entwicklung des Skelettsystems und Bandapparates ergeben.

Diaphysen und Metaphysen von Tibia und Fibula sind bei der Geburt verknöchert. Die distalen Epiphysen sind vorerst nur knorpelig angelegt, daher radiologisch nicht erfaßbar. Erst ab etwa dem 7. Monat erscheint das Ossifikationszentrum der distalen Tibiaepiphyse, das der Fibulaepiphyse ein Jahr später. Bis zum 10. Lebensjahr sind beide Epiphysen voll entwickelt. Sie werden von den Meatphysen noch durch die knorpeligen Epiphysenfugen getrennt. Zwischen dem 12. und 15. Lebensjahr verknöchern die distalen Epiphysenfugen, die tibiale etwas früher als die fibulare. Bis spätestens zum 18. Lebensjahr sollte dieser Prozeß abgeschlossen sein, d. h. die Epiphysenfugen sind radiologisch nicht mehr nachweisbar.

Form und Größe der wachsenden Epiphysen sowie Weite und Konfiguration der Epiphysenfugen können interindividuell in außerordentlichem Umfang variieren. Daraus ergibt sich, daß bei Kindern und Jugendlichen immer die gesunde Seite zum Vergleich mitgeröngt werden muß, wenn nach einem Sprunggelenkstrauma eine knöcherne Läsion gesucht wird.

Fragmente und Ausrißlamellen werden im Kindesalter häufig durch den Zug benachbarter Muskeln und Sehnen spontan reponiert (51). Sie sind daher radiologisch besonders schwer nachzuweisen.

Bandverletzungen können auch bei Heranwachsenden durch Belastungsaufnahmen diagnostiziert werden. Der Nachweis einer lateralen Aufklappbarkeit bei Untersuchung im a.-p. Strahlengang ist bei ihnen von größerer Bedeutung als die Beurteilung des Talusvorschubs in lateraler Projektion. Auf letztere Einstellung kann daher verzichtet werden (3, 54). Die Untersuchung muß die physiologische, altersabhängige laterale Aufklappbarkeit des oberen Sprunggelenkes berücksichtigen (54): Erst mit etwa dem 10. Lebensjahr erreicht der fibulare Bandapparat die funktionelle Stabilität des Erwachsenenalters. Vorher besteht eine symmetrische, physiologische Laxheit. Belastungsaufnahmen dürfen demnach immer nur im Seitenvergleich beurteilt werden, um die „individuelle Norm" der Aufklappbarkeit berücksichtigen zu können. In Abhängigkeit vom klinischen Befund ist von einer Bandverletzung auszugehen, wenn die Aufklappbarkeit der verletzten Seite die der gesunden um mehr als 5 Grad überschreitet.

Traumatologie

Den Verletzungen des oberen Sprunggelenkes liegen bei Kindern und Jugendlichen die gleichen Mechanismen zugrunde wie bei Erwachsenen. Die offenen Epiphysenfugen und die relativ festen Bänder lassen aber andere Verletzungsformen entstehen.

Während einer kurzen Übergangsperiode, in der die Epiphysenfugen erst partiell geschlossen sind, werden besondere Frakturen beobachtet („Übergangsfrakturen").

Erst nach dem vollständigen Schluß der Epiphysenfugen treten auch bei Jugendlichen die oben beschriebenen Frakturen des Erwachsenenalters auf.

Bandverletzungen

Den meisten Bandverletzungen Heranwachsender liegen Schul- bzw. Schulsportunfälle zugrunde. Wie bei Erwachsenen handelt es sich meist um Supinationstraumen mit einer Überdehnung oder Ruptur des Lig. talofibulare anterius, oft zusammen mit dem Lig. calcaneofibulare (58).

Vor der Pubertät sind intraligamentäre Rupturen wegen der relativen Festigkeit der Bänder selten.

Statt dessen kommt es eher (in etwa 80%) (54) zu chondralen, periostalen oder knöchernen Ausrissen der Bandinsertionen, häufiger aus der Fibulaspitze als aus dem lateralen Talus. Mediale Bandverletzungen sind

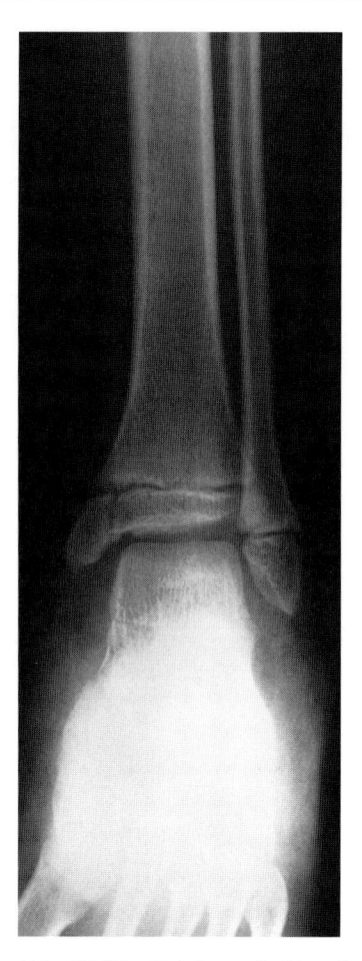

Abb. 25.**23** Epiphysenfraktur der distalen Tibia (Aitken II), 8jähriger Junge. Die Übersicht in a.-p. Projektion zeigt die in kraniokaudaler Richtung laufende Fraktur in Höhe der medialen Trochleakontur

ungewöhnlich. Sie entstehen bei Jugendlichen vor allem als Folge von Eversionstraumen.

Die oft sehr kleinen, lamellären knöchernen Ausrisse sind radiologisch nur schwer nachweisbar, insbesondere wenn sie nur wenig disloziert bzw. spontan reponiert sind. Bei entsprechender Klinik muß auf den Standardprojektionen und gegebenenfalls zusätzlichen Projektionen sorgfältig nach ihnen gesucht werden.

Distale Tibiafrakturen

Im Kindesalter sind Frakturen des oberen Sprunggelenkes in erster Linie Frakturen der distalen Tibiaepiphyse. Sie zählen zu den häufigsten Verletzungen bei Kindern, nur die distale Radiusepiphyse bricht öfter. Typisch ist eine Längsfraktur des Malleolus medialis, bei der die Frakturlinie als Fortsetzung der medialen Trochleakontur in kraniokaudaler Richtung verläuft (Abb. 25.**23**).

Epiphysenverletzungen können nach den Einteilungen von Aitken oder Salter-Harris beschrieben werden.

Epiphyseolysen bzw. partielle Ablösungen mit metaphysärem Fragment (Aitken I, Salter-Harris I und II) haben eine günstige Prognose, da das Stratum germinativum nicht tangiert wird.

Epiphysenfrakturen (Aitken II und III, Salter-Harris III und IV) kreuzen die Wachstumszone. Sie sind prognostisch ungünstiger, da es zu einem vorzeitigen Epiphysenschluß mit konsekutiven Wachstumsstörungen kommen kann. Vor allem besteht diese Gefahr bei den sogenannten „Crush-Verletzungen" der Epiphysenfuge durch eine axiale Stauchung (Salter-Harris-Typ V). Das Trauma wird nur selten diagnostiziert, weil es zunächst kein radiologisches Korrelat hat.

Die häufigsten Epiphysenverletzungen (36) sind partielle Lysen mit metaphysärem Fragment (46%), gefolgt von Epiphysenfrakturen ohne (25%) bzw. mit metaphysärem Fragment (10%, Salter-Harris Typ III bzw. IV). Reine Epiphyseolysen sind selten (ca. 6%).

Malleolarfrakturen

Vergleichbar mit der Lauge-Hansen-Klassifikation ist eine Einteilung kindlicher OSG-Luxationsfrakturen unter anderem von Crenshaw (10) vorgeschlagen worden. Auch diese Klassifikation geht von der Richtung der einwirkenden Gewalt und der Fußstellung zum Unfallzeitpunkt aus. Sie unterscheidet Traumen durch

- Außenrotation,
- Abduktion,
- Plantarflexion und
- Adduktion.

Außenrotation: Eine forcierte Außenrotation des supinierten Fußes liegt den meisten kindlichen Verletzungen des oberen Sprunggelenkes zugrunde (37%). In der Regel resultiert eine Salter-Harris Typ-II-Läsion der distalen Tibiaepiphyse mit posteriorem metaphysärem Fragment und dorsaler Dislokation. Begleitende distale Fibulaschaftfrakturen sind häufig.

Abduktion: Abduktionstraumen führen zu einer Abscherung der distalen Tibiaepiphyse (Salter-Harris I) mit Dislokation nach lateral, oft mit anterolateralem metaphysärem Fragment (Salter-Harris II). Auch hier kommt es zu begleitenden Fibulaschaftfrakturen.

Plantarflexion: Gewaltsame Plantarflexion kann ebenfalls zu einer Epiphyseolyse führen (Salter-Harris I oder II) mit dorsaler Dislokation bzw. dorsalem Fragment. Da eine rotierende Komponente fehlt, frakturiert die distale Fibula nicht.

Adduktion: Dem Trauma liegt eine Adduktion des supinierten Fußes zugrunde, die zunächst eine Überdehnung bzw. Ausrisse des fibularen Bandapparates oder eine Epiphyseolyse der distalen Fibula bewirkt. Vermittelt über den Talus entsteht dann eine Fraktur der distalen Tibiaepiphyse (Salter-Harris III oder IV).

Frakturen der distalen Fibulaepiphyse werden bei weniger als der Hälfte dieser Traumen gesehen (36). Sie sind – vor allem isoliert – selten.

Übergangsfrakturen

Die distale Tibiaepiphysenfuge schließt sich zwischen etwa dem 12. und 15. Lebensjahr. Die Ossifikation beginnt exzentrisch ventrolateral im Malleolus medialis. Sie schreitet zunächst nach medial, später nach lateral fort. Zuletzt wird der ventrolaterale Fugenabschnitt durchbaut. Hat der Prozeß einmal eingesetzt, ist keine reine Epiphysenlösung mehr möglich. Eine Fraktur wird vielmehr horizontal entlang der noch offenen Fuge ziehen, um an der Grenze zum schon geschlossenen Abschnitt nach kaudal abzubiegen. Resultat ist eine laterale Epiphysenfraktur vom Typ Salter-Harris III. Abhängig vom jeweils erreichten Stand der Durchbauung sind unterschiedlich große Fragmente möglich. Eine derartige

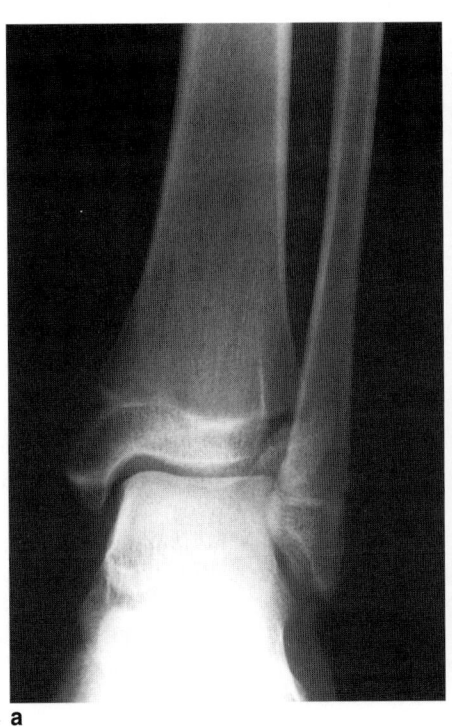

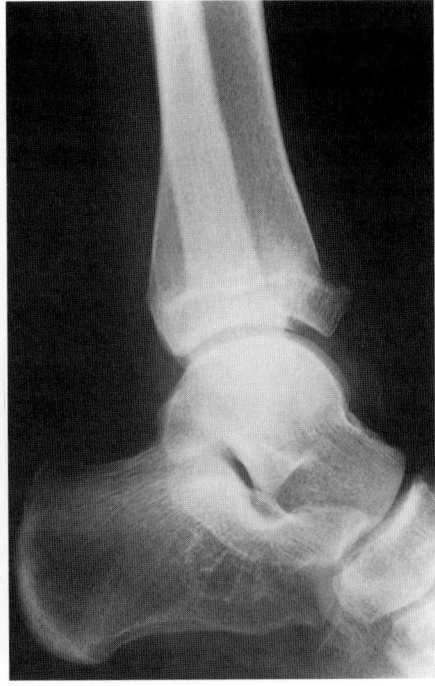

Abb. 25.**24a** u. **b** Tillaux-Fraktur links (15jähriger Junge): Übersichten in a.-p. und lateraler Projektion. Abrißfraktur des Tuberculum anterius der Tibia, auch die Fibulaepiphyse ist noch nicht vollständig geschlossen

Fraktur wird auch als „two plane-fracture" bezeichnet (28).

Beispiel ist die juvenile Tillaux-Fraktur (Abb. 25.**24a** u. **b**). Durch ein Außenrotationstrauma wird die Syndesmose gedehnt, das Lig. tibiofibulare anterius gedehnt und – bei ausreichend großer Gewalt – ein Fragment aus der distalen Tibiaepiphyse gerissen. Charakteristika der Fraktur sind der vertikal verlaufende Frakturspalt, möglicherweise eine Erweiterung der lateralen Fuge und eine ventrale Dislokation des Fragments in der seitlichen Übersicht.

Gegenstück dieser Epiphysenfraktur ist der Ausriß des Tuberculum anterius im Erwachsenenalter.

Eine „two plane-fracture" mit zusätzlichem metaphysärem Fragment wird als „tri plane-fracture" bezeichnet. Von dieser Fraktur existieren drei Varianten:

- Endet die metaphysäre Fraktur im Bereich der Epiphysenfuge, handelt es sich um eine „tri-plane-I"-Fraktur.
- Setzt sich die Fraktur eines posterioren metaphysären Fragments in die Epiphyse fort (im Sinne eines hinteren Volkmannschen Dreiecks), liegt eine „tri-plane-II"-Fraktur) vor. Sie kann als Zweifragment- oder Dreifragmentfraktur ausgebildet sein (28).

Die Behandlung richtet sich nach dem Schweregrad der Verletzung. Nicht dislozierte Frakturen können konservativ versorgt werden. Frakturen im Bereich der lasttragenden Gelenkanteile und dislozierte Frakturen werden offen reponiert und mit Einzelschrauben oder Drahtcerclagen fixiert.

Gefürchtet ist bei Epiphysenverletzungen ein vorzeitiger Schluß der Fuge mit konsekutiver Wachstumsstörung.

Andere Frakturen

Pilon-tibial-Frakturen kommen bei Kindern und Jugendlichen nicht vor.

Direkte Traumen können durch Auf- oder Anprall schwerer Gegenstände entstehen und zu unterschiedlich schweren Frakturformen führen.

Fuß

Der Fuß wird anatomisch, klinisch und radiologisch in drei Abschnitte unterteilt:

- Rückfuß (Talus, Kalkaneus),
- Mittelfuß (Os naviculare, Os cuboideum, Ossa cuneiformia),
- Vorfuß (Ossa metatarsalia, Phalangen).

Talus und Kalkaneus sind untereinander durch das hintere und vordere untere Sprunggelenk (Articulatio subtalaris und talocalcaneonavicularis) verbunden. Zudem artikuliert der Taluskopf mit dem Os naviculare, der Kalkaneus mit dem Os cuboideum. Diese gelenkige Verbindung von Rück- und Mittelfuß wird als „Chopart"-

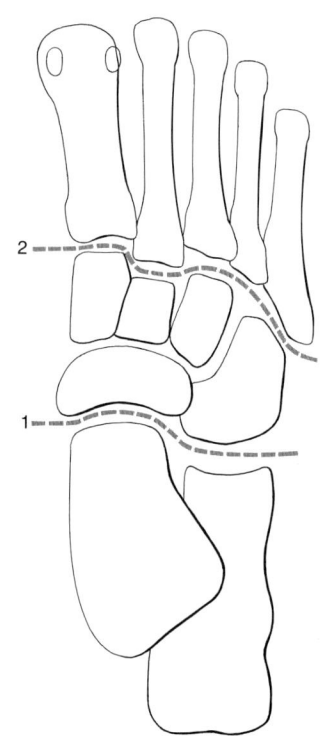

Abb. 25.**25** Verlauf der Chopartschen und Lisfrancschen Gelenklinie. Das Chopart-Gelenk (1) trennt Rückfuß und Mittelfuß, das Lisfranc-Gelenk Mittelfuß und Vorfuß (2)

Gelenk bezeichnet. An das Os cuboideum schließen die Ossa metatarsalia IV und V an, zwischen Os naviculare und die Ossa metatarsalia I–III sind die drei Ossa cuneiformia geschaltet. Das mittlere Os cuneiforme ist kürzer als seine Nachbarn, so daß die Basis des Os metatarsale II besonders eng mit ihnen verzahnt ist. Insgesamt werden die Gelenke zwischen Vor- und Mittelfuß als „Lisfranc"-Gelenk bezeichnet (Abb. 25.**25** und 25.**26 d**).

Zusammen mit seinen Bändern, der Plantaraponeurose bzw. dem Lig. plantare longum und muskulären Zügeln (M. tibialis anterior, M. peronaeus longus, M. flexor hallucis longus) bildet das Fußskelett eine federnde Gewölbekonstruktion.

Radiologische Diagnostik

Die radiologische Diagnostik bei Verletzungen des Fußes ist in der Regel die Diagnostik knöcherner Verletzungen. Nur selten wird die Indikation zur Untersuchung des Bandapparates gestellt.

Röntgenaufnahmen des ganzen Fußes sind technisch relativ schwierig durchzuführen:

- Eine Vielzahl kleiner Knochen liegt eng neben- und, bedingt durch die Gewölbekonstruktion des Fußes, teilweise übereinander.
- Die durchstrahlte Knochen- und Weichteilmasse nimmt zur Fußspitze immer mehr ab, die Belichtung ist daher sehr problematisch.

Abb. 25.**26a–f** Standardprojektionen des Fußes:
a Dorsoplantare Projektion, schematische Darstellung
1 = Talus
2 = Kalkaneus
3 = Os naviculare
4 = Os cuboideum
5 = Os cuneiforme mediale
6 = Os cuneiforme intermedium
7 = Os cuneiforme laterale
I–V = Ossa metatarsalia und Phalangen
A = Os tibiale externum
C = Sesambeine
b Übersicht in dorsoplantarer Projektion. Taluskopf und Chopart-Gelenk teilweise einsehbar. Os naviculare und Os cuneiforme können abgegrenzt werden. Die Ossa cuneiformia und die Basen der Metatarsalia projizieren sich übereinander. Übersichtliche Darstellung der Phalangen. Os tibiale externum
c Schrägprojektion, schematische Darstellung
d Übersichtsaufnahme in Schrägprojektion.
Vordere Kammer des hinteren unteren Sprunggelenkes und Chopart-Gelenk einsehbar. Übersichtliche Darstellung der Ossa tarsalia und der Basen der Ossa metatarsalia. Os cuneiforme laterale und intermedium projizieren sich ineinander

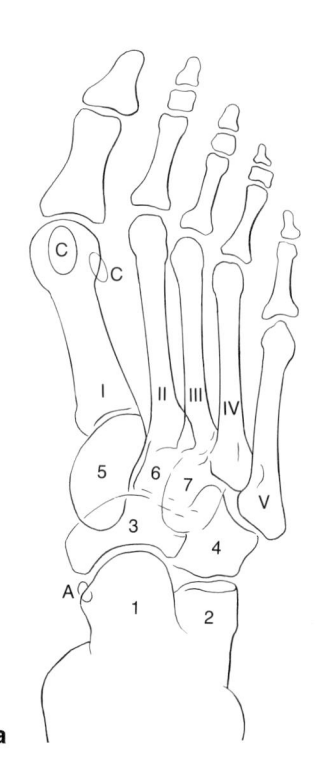

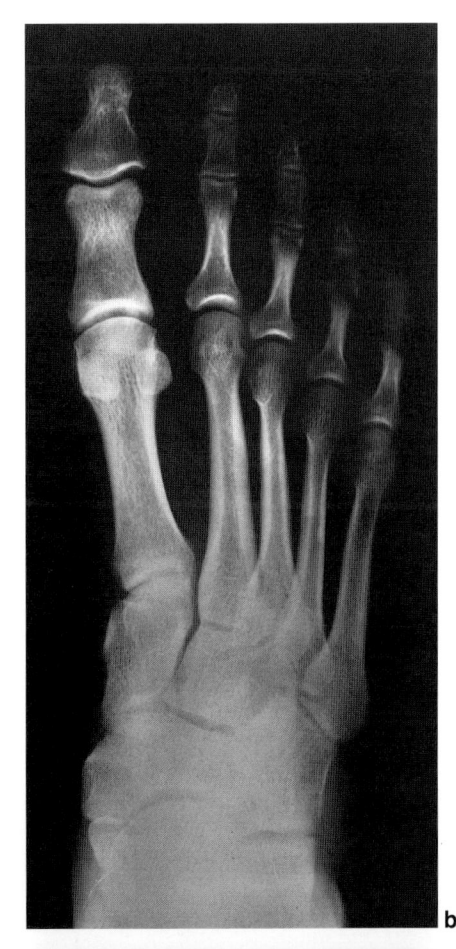

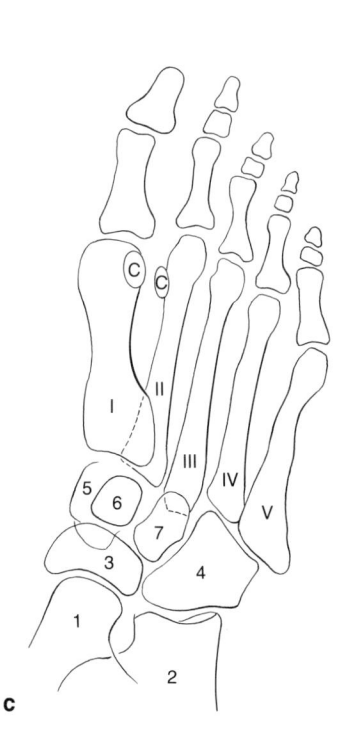

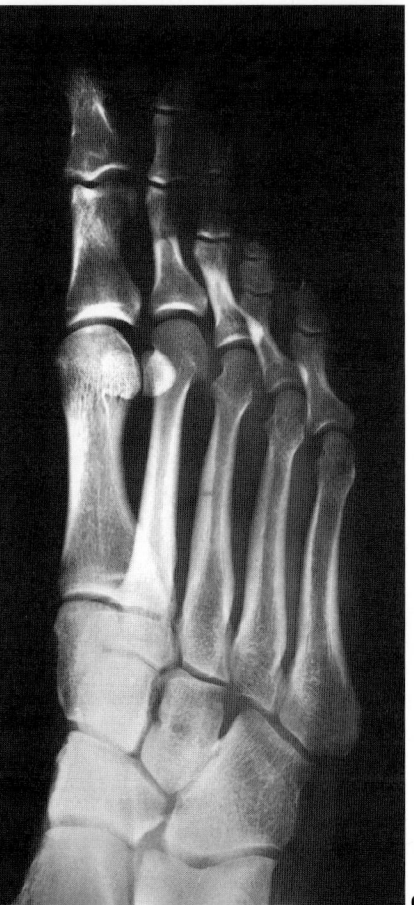

Abb. 25.**26e** u. **f** ▶

530   Spezielle Traumatologie

Abb. 25.**26e**   Laterale Projektion, schematische Darstellung
f Übersichtsaufnahme in lateraler Projektion. Tuber calcanei, Talushals und -kopf sowie Os naviculare sind – zumindest partiell – beurteilbar. Ossa tarsalia und metatarsalia projizieren sich weitgehend ineinander. Die Metatarsale-Köpfchen und die Phalangen sind erkennbar. Markierung des Tubergelenkwinkels

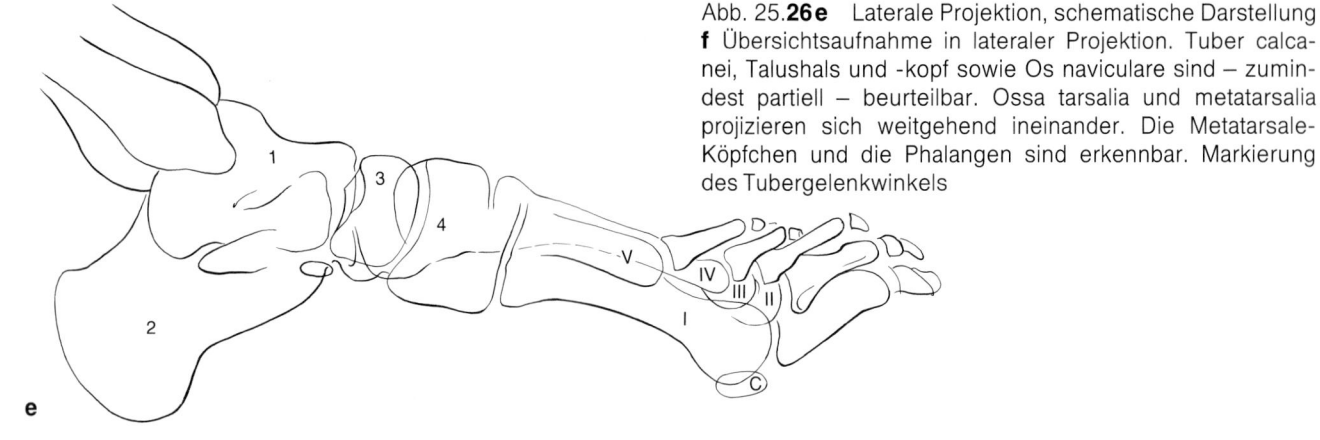

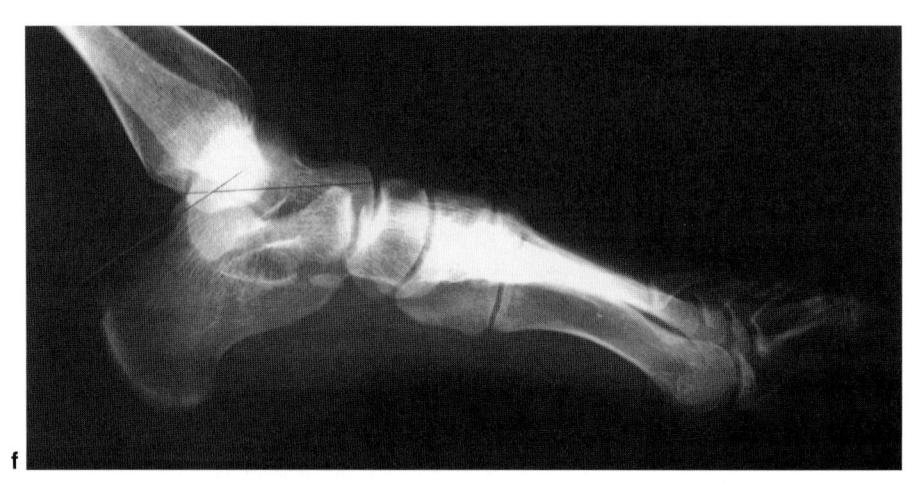

Knöcherne Verletzungen

Nativdiagnostik/Standardprojektionen

Die routinemäßige Nativdiagnostik umfaßt Aufnahmen in drei Ebenen, im dorsoplantaren, schrägen und seitlichen Strahlengang.

Dorsoplantare Projektion

Durchführung: Die Aufnahme im dorsoplantaren Strahlengang wird im Sitzen angefertigt, der Fuß ist auf die Filmkassette aufgestellt. Der Zentralstrahl ist auf das Os cuneiforme III zentriert und trifft senkrecht auf den Film. In einer Variante dieser Projektion wird die Röhre in kaudokranialer Richtung so weit gekippt, daß der Zentralstrahl in einem Winkel von ca. 20 Grad auf den Film trifft.

Aussage: Talushals und -kopf sind abgrenzbar, partiell auch der Processus anterior des Kalkaneus. Kalkaneokuboidgelenk und Talonavikulargelenk sind nicht einsehbar. Durch ihre räumliche Anordnung (Quergewölbe) projizieren sich die Ossa tarsalia und die Basen der Ossa metatarsalia (vor allem Os metatarsale II–IV) ineinander und sind nur sehr eingeschränkt beurteilbar.
   Die Beurteilung der Diaphysen und Köpfchen der Ossa metatarsalia und der Phalangen ist problemlos (Abb. 25.**26a** u. **b**). Durch die beschriebene Kippung der Röhre wird das Lisfranc-Gelenk besser einsehbar.

Dorsoplantare Schrägprojektion

Durchführung: Zur Erstellung einer Aufnahme in dorsoplantarer Schrägprojektion (vergleichbar mit der „Lautenspieler"-Aufnahme der Hand) steht der Fuß auf der Filmkassette. Er wird ca. 30 Grad einwärts rotiert, so daß der mediale Fußrand der Kassette anliegt, der laterale angehoben ist. Der Zentralstrahl ist auf das Os cuneiforme III gerichtet und trifft senkrecht auf den Film.

Aussage: Mit der Schrägprojektion gelingt es, sowohl Tuber und Processus anterior des Kalkaneus als auch Taluskopf und -hals überlagerungsfrei darzustellen. Das Chopart-Gelenk und die Ossa tarsalia sind teilweise freiprojiziert. Da sich die Ossa cuneiformia auch in dieser Einstellung nicht einzeln abgrenzen lassen, empfiehlt sich gelegentlich eine Wiederholung der Aufnahme in geringfügig geänderter Fußposition (Projektionsstudie). Die Basen der Ossa metatarsalia können besser als in der dorsoplantaren Projektion beurteilt werden (Abb. 25.**26c** u. **d**).

Laterale Projektion

Durchführung: Die laterale Projektion wird in Seitenlage des Patienten im mediolateralen Strahlengang angefertigt. Der Fuß liegt auf der Kassette, der Zentralstrahl trifft auf das Chopart-Gelenk und steht senkrecht zum Film.

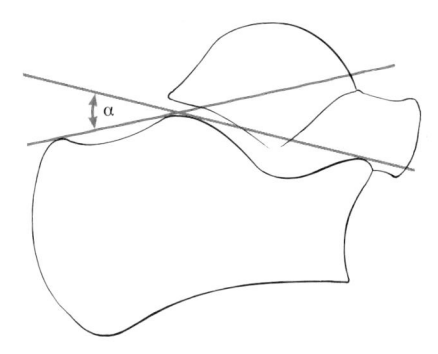

Abb. 25.**27** Messung des Tubergelenkwinkels (Böhlerscher Winkel), er beträgt beim Gesunden 20–40 Grad

Aussage: Naturgemäß überlagern sich alle Ossa tarsalia und metatarsalia in dieser Einstellung. Sie ist dennoch von Bedeutung bei Luxationen und Luxationsfrakturen sowie dorsoplantar dislozierten Metatarsalefrakturen (Abb. 25.**26**e u. **f**).

Obligat gehören zu den Standardprojektionen auch Aufnahmen des oberen Sprunggelenkes einschließlich Rückfuß (s. oben), von denen die seitliche Projektion den Tuber calcanei und die plantare Fersenbeinkontur überlagerungsfrei darstellt. Diese Projektion ist erforderlich zur Bestimmung des sogenannten *Tubergelenkwinkels* (Böhlerscher Winkel) (5). Er wird durch zwei Geraden gebildet, deren eine tangential zum Tuber calcanei gelegt wird. Die andere verläuft vom höchsten Punkt der posterioren Gelenkfacette zum höchsten Punkt des Processus anterior calcanei.

Der Winkel ist Ausdruck der physiologischen Kalkaneusform, beim Gesunden mißt er zwischen 20 und 40 Grad (Abb. 25.**27**). Kompressionfrakturen können den Winkel verkleinern, verstreichen oder sogar negativ werden lassen.

Aufnahmen des Kalkaneus

Die radiologische Beurteilung des Kalkaneus mit seinen gegeneinander versetzten vier Gelenkflächen ist schwierig. Grundlage der Untersuchung sind korrekt eingestellte Aufnahmen des oberen Sprunggelenkes in zwei, gegebenenfalls vier Ebenen (s. oben).

Zusätzlich ist eine *axiale* Projektion möglich. Diese Aufnahme erfolgt im Sitzen oder in Rückenlage des Patienten. Die Ferse liegt auf der Kassette, der Fuß ist soweit wie möglich dorsalflektiert. Kooperationsfähige Patienten sollten die Fußspitze mit einer Binde nach dorsal ziehen.

Der Zentralstrahl ist auf die Mitte des Kalkaneuskörpers gerichtet, er sollte um ca. 40 Grad zur Kassette geneigt von plantar her einfallen. Dargestellt werden in dieser Projektion die Konturen und Binnenstruktur der Tuberositas und des Kalkaneuskörpers bis zum Sustentaculum tali (Abb. 25.**28**a u. **b**).

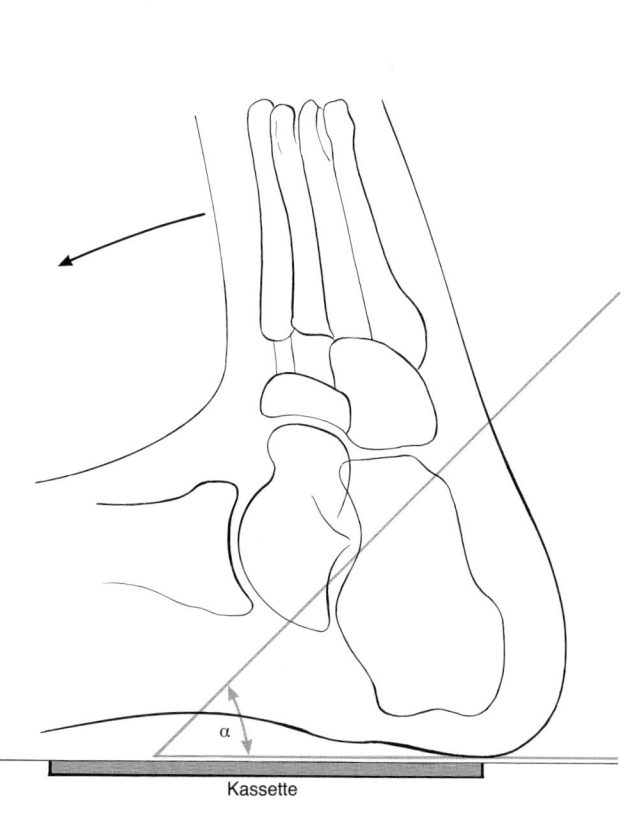

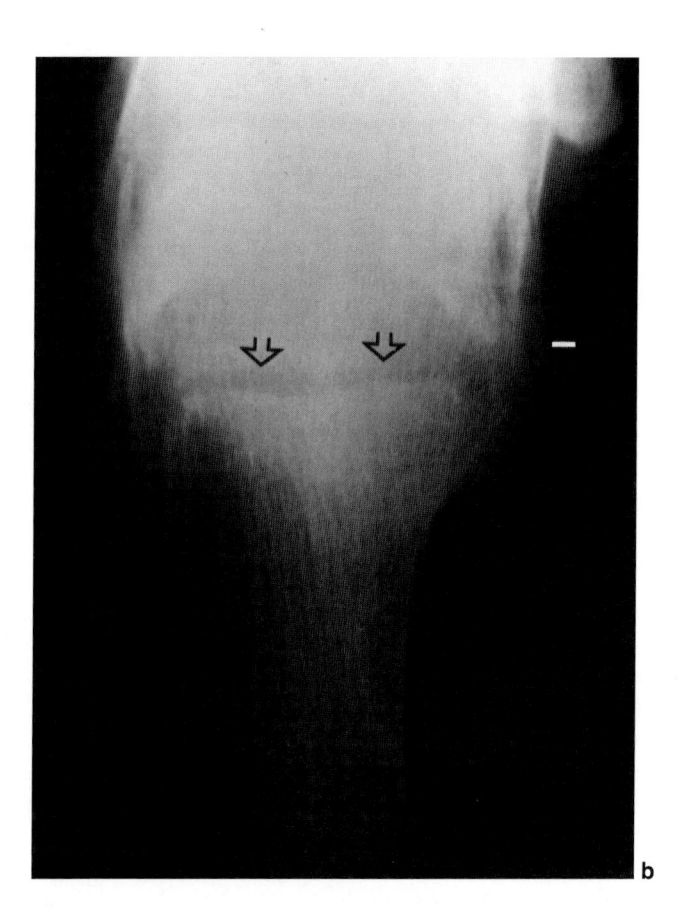

Abb. 25.**28**a u. **b** Axiale Projektion des Kalkaneus:
a Schematische Darstellung der Aufnahme
b Normalbefund (rechter Kalkaneus); glatte Kontur und unauffällige Spongiosastruktur, unteres Sprunggelenk (⇩) und Sustentaculum tali (→) sind abgebildet

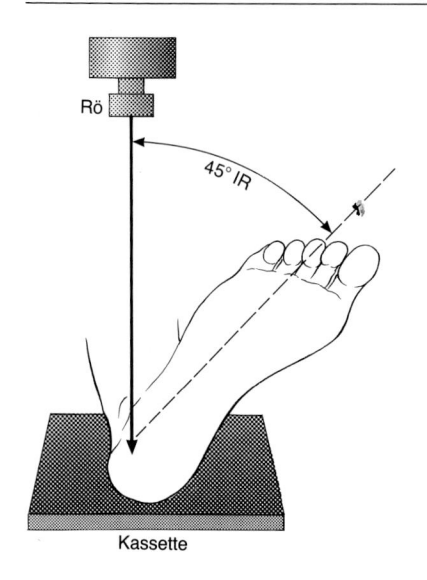

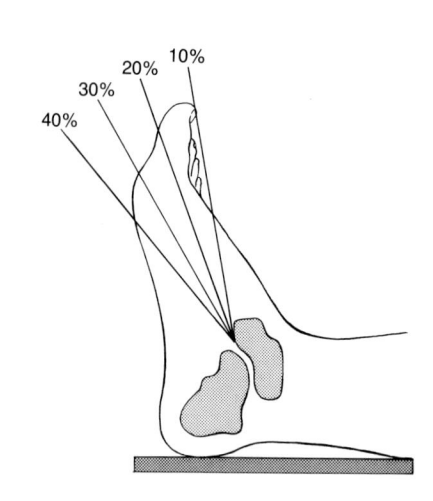

Abb. 25.**29** Schematische Darstellung der Brodén-Aufnahmen (nach Reiser u. Mitarb.)

Zusätzliche Projektionen

Brodén (7) hat Spezialaufnahmen zur Beurteilung des hinteren unteren Sprunggelenkes (mit Einschränkungen auch des vorderen) beschrieben. Die Untersuchung erfolgt in Rückenlage des Patienten. Bei 45 Grad innenrotiertem Fuß werden vier Aufnahmen mit 10, 20, 30 und 40 Grad in kaudokranialer Richtung aus der senkrechten gekippten Röhre angefertigt. Der Zentralstrahl ist auf die Mitte einer gedachten Verbindungslinie zwischen Malleolus lateralis und Os-metatarsale-V-Basis gerichtet (Abb. 25.**29**).

Weiterhin werden Aufnahmen des Rückfußes in 60 Grad Innen- und Außenrotation angegeben (64). Der Fuß soll dabei um 10 Grad dorsal flektiert sein, der Zentralstrahl verläuft senkrecht. Die Innenrotationsaufnahme trifft den Canalis tarsi orthograd und stellt die mediale Facette des vorderen unteren Sprunggelenkes sowie die ventralen Anteile des hinteren dar. In 60 Grad Außenrotation wird der dorsale Anteil des hinteren unteren Sprunggelenkes einsehbar.

Aufnahmen des Mittelfußes

Eine bessere Darstellung der Ossa tarsalia und der Basen der Ossa metatarsalia gelingt durch Einblenden des Nutzstrahlbündels. Wenn der Rückfuß und die Zehen vernachlässigt werden können, sind die Belichtung unkompliziert und die geometrischen Verzeichnungen geringer. Im allgemeinen sind dorsoplantare und Schrägaufnahmen ausreichend.

Aufnahmen des Vorfußes

Ossa metatarsalia und Zehen werden durch Standardaufnahmen in zwei Ebenen (dorsoplantar, schräg) untersucht. Die Aufnahmen sind technisch unproblematisch, zur dorsoplantaren Aufnahme sollte die Röhre um ca. 15 Grad in kaudokranialer Richtung aus der Senkrechten gekippt werden, um die Zehengrundgelenke besser einsehen zu können. Bei entsprechenden Fragestellungen ist eine noch weitergehende Einblendung auf z. B. nur einen Strahl oder eine Phalanx empfehlenswert.

Konventionelle Tomographie

Die konventionelle Tomographie in einer oder in zwei Ebenen erlaubt eine weitgehend überlagerungsfreie Darstellung vor allem der Ossa tarsalia. Sie ist auch bei Verletzungen des Talus indiziert, die nativröntgenologisch nicht eindeutig beurteilt werden können. Am Kalkaneus lassen sich durch die konventionelle Tomographie Frakturlinien zuverlässiger nachweisen und eine Gelenkbeteiligung erkennen.

Bandverletzungen

Wie am oberen Sprunggelenk können ligamentäre Verletzungen auch am unteren durch *Belastungsaufnahmen* nachgewiesen werden (48). Bei fixiertem oberen Sprunggelenk wird versucht, den Kalkaneus gegenüber dem Talus zu abduzieren. Läsionen des lateralen Bandapparates äußern sich in einer vermehrten Aufklappbarkeit des unteren Sprunggelenkes, zusätzlich in einer Medialverlagerung des Kalkaneus.

Im Rahmen eines Supinationstraumas ist eine Verletzung der Bänder der Articulatio calcaneocuboidea möglich. Auch diese Läsion ist durch Belastungsaufnahmen nachweisbar, Druck wird auf die Tuberositas ossis navicularis ausgeübt. Eine Bandruptur führt zu einer vermehrten Aufklappbarkeit bzw. einer Distanzierung der Gelenkflächen des Kalkaneokuboidgelenkes. Eine Ruptur ist anzunehmen, wenn der Abstand beider Knochen ≥ 5 mm ist (normal ~ 2 mm) und die Aufklappbarkeit 10 Grad übersteigt (32).

Auch diese Belastungsaufnahmen sollten stets im Seitenvergleich beurteilt werden.

Computertomographie

Die Computertomographie des Fußes erfolgt in Rückenlage des Patienten. Nach Erstellung eines digitalen Übersichtsradiogrammes wird die darzustellende Region mit dünnen Schichten (1,5–2 mm) untersucht.

Durch geeignete Lagerung der Extremität und Kippen der Aufnahmeeinheit lassen sich Schnittbilder in unterschiedlichen Orientierungen erzielen. Unter Umständen können annähernd senkrecht zueinander stehende Schnitte gelegt werden (2, 34). Damit ist die CT vor allem bei Verletzungen des Kalkaneus und des Talus sowie der verbindenen Gelenke indiziert. Der Verlauf der Frakturlinien, Anzahl und Lage von Fragmenten sowie mögliche Repositionshindernisse können beschrieben werden. Insbesondere ist eine Beurteilung der Gelenkflächen des unteren Sprunggelenkes möglich (Abb. 25.**32 c**), darin ist die CT der konventionellen Tomographie überlegen (33).

Eine besonders anschauliche Darstellung der Fraktur-Pathologie ist von speziellen Rechnerprogrammen zu erwarten, die dreidimensionale Rekonstruktionen ermöglichen.

Die Peronealsehnen und die Sehne des M. flexor hallucis longus als wichtigste Weichteilstrukturen am Rückfuß sind computertomographisch darstellbar. Traumatische Läsionen oder Einklemmungen dieser Strukturen lassen sich nachweisen (2).

Sonographie, Magnetresonanztomographie

Systematische Untersuchungen über den Einsatz der Sonographie und der Magnetresonanztomographie bei Fußverletzungen liegen noch nicht vor. Als eine mögliche Indikation für die Magnetresonanztomographie ist der frühe Nachweis von Knochennekrosen denkbar (Talus).

Wertung der diagnostischen Verfahren

Wie am oberen Sprunggelenk sind auch am Fuß die Standardprojektionen Grundlage der radiologischen Diagnostik. In Abhängigkeit vom klinischen Befund ist zu entscheiden, ob der ganze Fuß oder nur Teile untersucht werden, gegebenenfalls sind einzelne Knochen (z. B. Phalangen) gesondert darzustellen.

Verletzungen des Rückfußes erfordern zusätzliche Projektionen: Die axiale Einstellung läßt Frakturen des Kalkaneuskörpers bzw. eine frakturbedingte Verbreiterung des Knochens erkennen. Zur Beurteilung der Gelenkflächen sind Aufnahmen nach Brodén und Schrägprojektionen hilfreich. Diese Untersuchungen sind jedoch zeitintensiv, technisch anspruchsvoll und erfordern möglicherweise schmerzhafte Fußbewegungen. Daher erscheint – sofern die apparativen Voraussetzungen gegeben sind – die Indikation zur CT bereits zu einem frühen Zeitpunkt sinnvoll, insbesondere wenn eine osteosynthetische Versorgung der Fraktur erwogen wird.

Traumatologie

Ursache von Fußverletzungen sind sowohl indirekte Gewalteinwirkungen im Rahmen von Distorsionstraumen als auch direkte Auf- oder Anprallverletzungen. Chronische Überlastung kann zu Streßfrakturen des Kalkaneus bzw. der Metatarsalia führen. Vor allem an den Zehen werden Amputationsverletzungen beobachtet (Rasenmäher). Luxationen einzelner Knochen sowie ganzer Skelettabschnitte kommen vor, oft begleitet von Abrißfrakturen.

Frakturen des Kalkaneus

Der Kalkaneus ist der größte Knochen des Fußskeletts und der am häufigsten verletzte. Er ist entscheidend an der Bildung des Fußlängsgewölbes beteiligt und überträgt

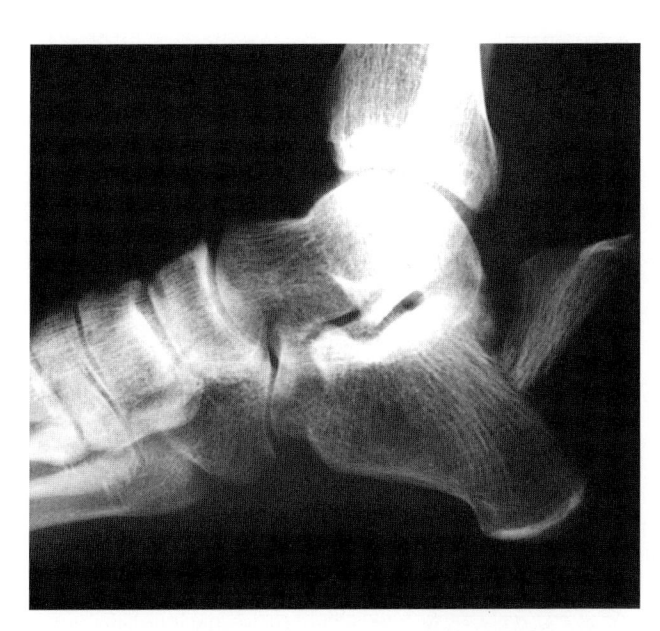

Abb. 25.**30** Periphere Kalkaneusfraktur; Abrißfraktur der Achillessehnen-Insertion, „Entenschnabelbruch"

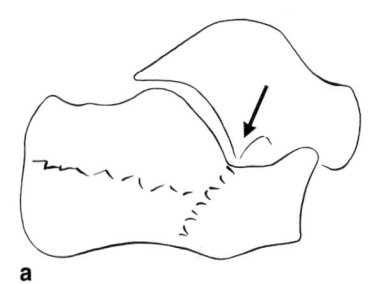

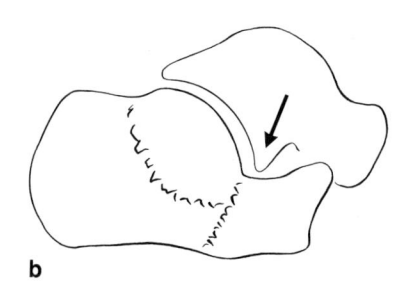

Abb. 25.**31 a** u. **b** Zentrale Kalkaneusfrakturen; schematische Darstellung der „Tounge type"- und der „Joint-depression-type"-Fraktur (nach Essex-Lopresti). Beiden Typen gemeinsam ist eine vertikale Fraktur des Kalkaneuskörpers (→), sie unterscheiden sich durch Größe und Lage des dritten Hauptfragmentes

534 Spezielle Traumatologie

als hinterer Tragpfeiler des Fußes den Hauptanteil der Körperlast auf den Boden.

Am Kalkaneus können periphere Frakturen von zentralen unterschieden werden.

Periphere Brüche sind meist knöcherne Ausrisse bzw. Abrißfrakturen, aber auch isolierte Brüche des Tuber calcanei, des Sustentaculum tali und des Processus anterior. Oft kommt es bei Supinationstraumen zu einem Ausriß der Insertion des Lig. bifurcati (Lig. calcaneo naviculare et Lig. calcaneo cuboideum) aus dem Processus anterior. Wegen der Häufigkeit dieser Verletzung ist auf Röntgenaufnahmen besonders sorgfältig nach ihnen zu suchen (51). (Die reine Bandläsion kann durch Belastungsaufnahmen als vermehrte Aufklappbarkeit des Kalkaneokuboidgelenkes nachgewiesen werden.)

Weiter ist der sogenannte „Entenschnabelbruch" („break-fracture"), die horizontale Abrißfraktur der Achillessehneninsertion, zu nennen (Abb. 25.30).

Zentrale Kalkaneusfrakturen (Abb. 25.**31a** u. **b**) resultieren in der Regel aus einem axialen Kompressionstrauma, meist einem Sturz aus großer Höhe. Alternativ sind Kalkaneusfrakturen auch möglich durch einen heftigen Schlag auf die Fersen von plantar. Derartige Verletzungen sind von Matrosen auf Dampfschiffen überliefert, die zum Zeitpunkt einer Kesselexplosion an Deck gestanden hatten.

Die Unfallmechanismen erklären die hohe Anzahl beidseitiger Kalkaneusfrakturen (Abb. 25.**33a** u. **b**) und die häufigen Begleitverletzungen.

In etwa 10–12% kommt es zum gleichzeitigen Bruch beider Fersenbeine. Etwa 10% der Patienten erleiden zusätzlich eine LWK-Fraktur (50). Insgesamt sind ca. 50% der Kalkaneusfrakturen mit einer anderen Verletzung vergesellschaftet (Fuß, Unterschenkel, Becken, Wirbelsäule). Bei entsprechenden klinischen Hinweisen sind daher weitere Röntgenaufnahmen zu veranlassen und auf mögliche Begleitverletzungen hin zu untersuchen.

Zentrale Fersenbeinfrakturen erstrecken sich in der Regel in das untere Sprunggelenk. Etwa 25% dieser Brüche mit Gelenkbeteiligung sind nicht disloziert (60),

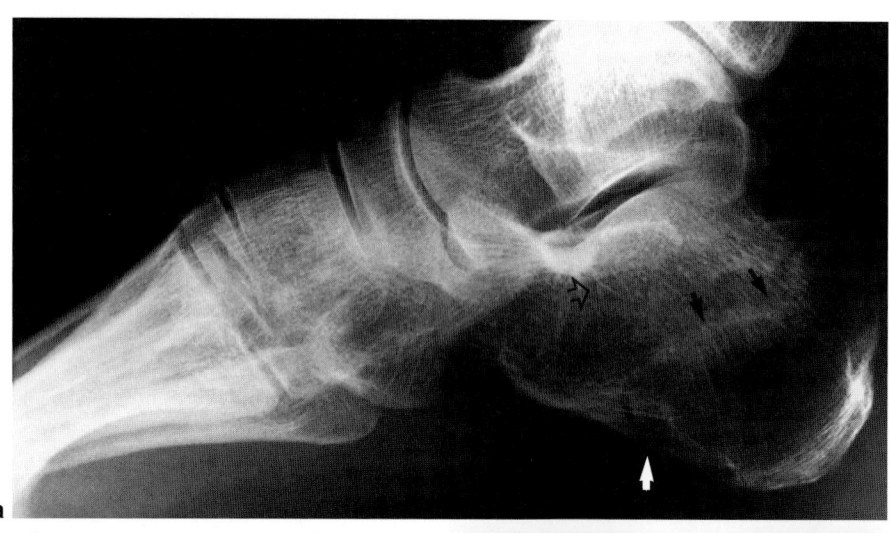

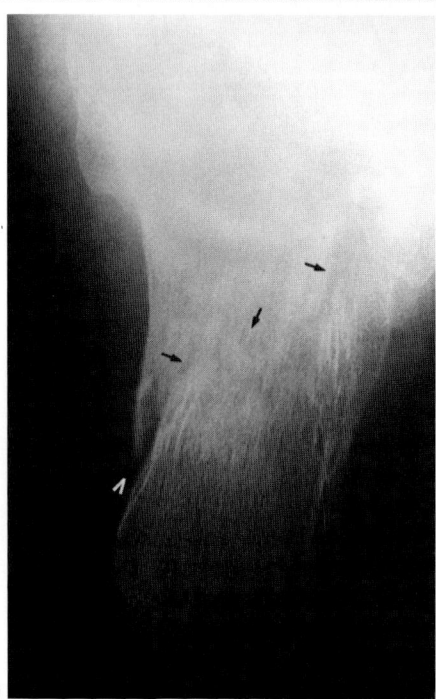

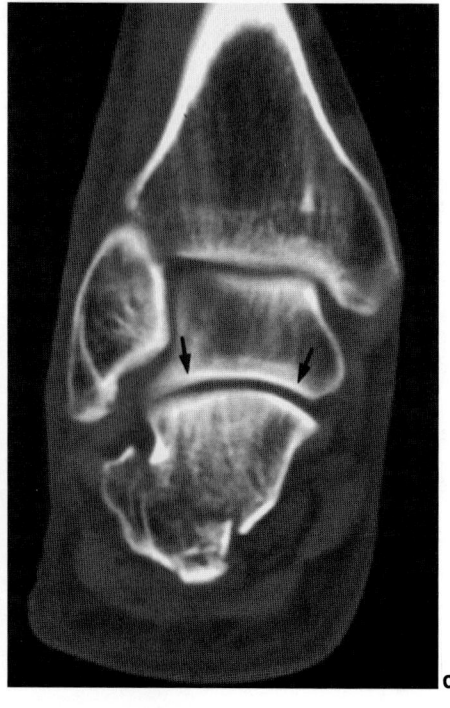

Abb. 25.**32a–c** Zentrale Kalkaneusfraktur („Joint depression type"):

a Übersicht in lateraler Projektion. Frakturlinien verlaufen annähernd vertikal durch den Kalkaneuskörper (⇨) bzw. bogig durch die Tuberositas (→). Kein Formverlust, Tubergelenkwinkel erhalten

b Axiale Projektion. Stufenbildung in der medialen Kontur (▶), Nachweis der Frakturlinie im Kalkaneuskörper (→)

c Kalkaneus-CT. Koronare Schicht (Schichtdicke 2 mm). Die Fraktur ist nach medial abgerutscht, das hintere untere Sprunggelenk ist nicht beteiligt (→)

25 Sprunggelenk und Fuß 535

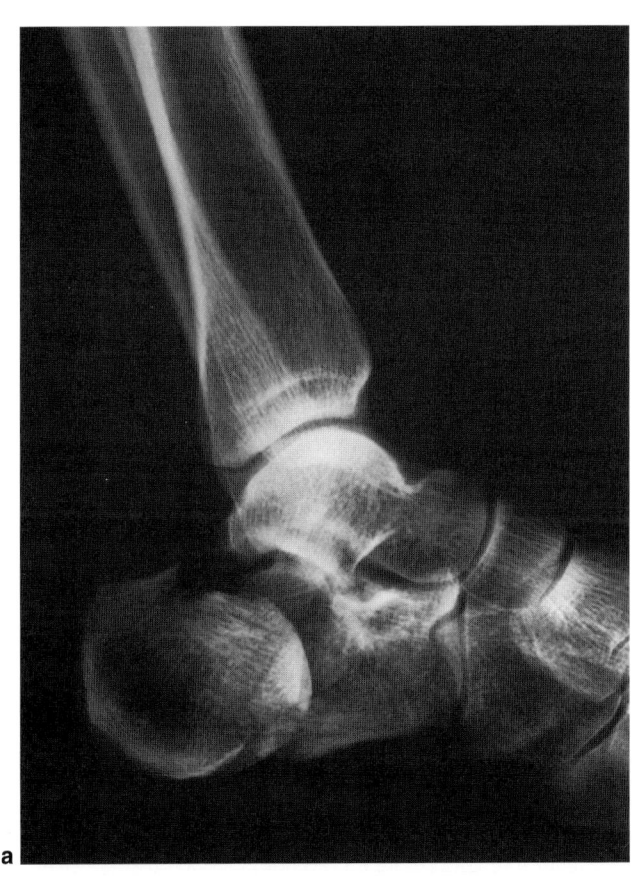

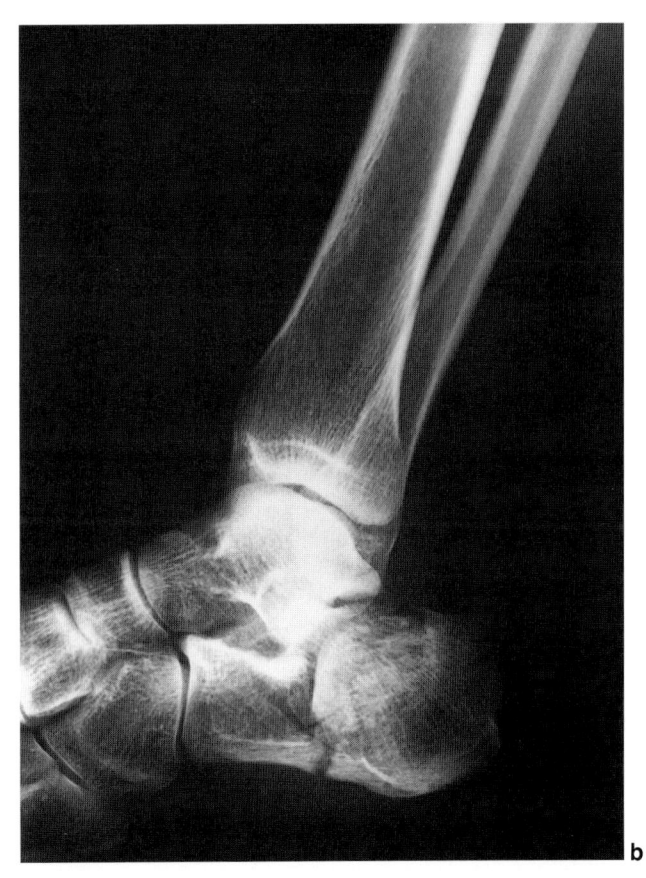

Abb. 25.**33 a** u. **b** Beidseitige Kalkaneusfraktur. Suizidversuch mit Sprung aus dem 3. Stock: Ausgedehnte Kalkaneus-Mehrfragmentfraktur beidseits mit Formverlust („Joint depression type"). Tubergelenkwinkel verstrichen

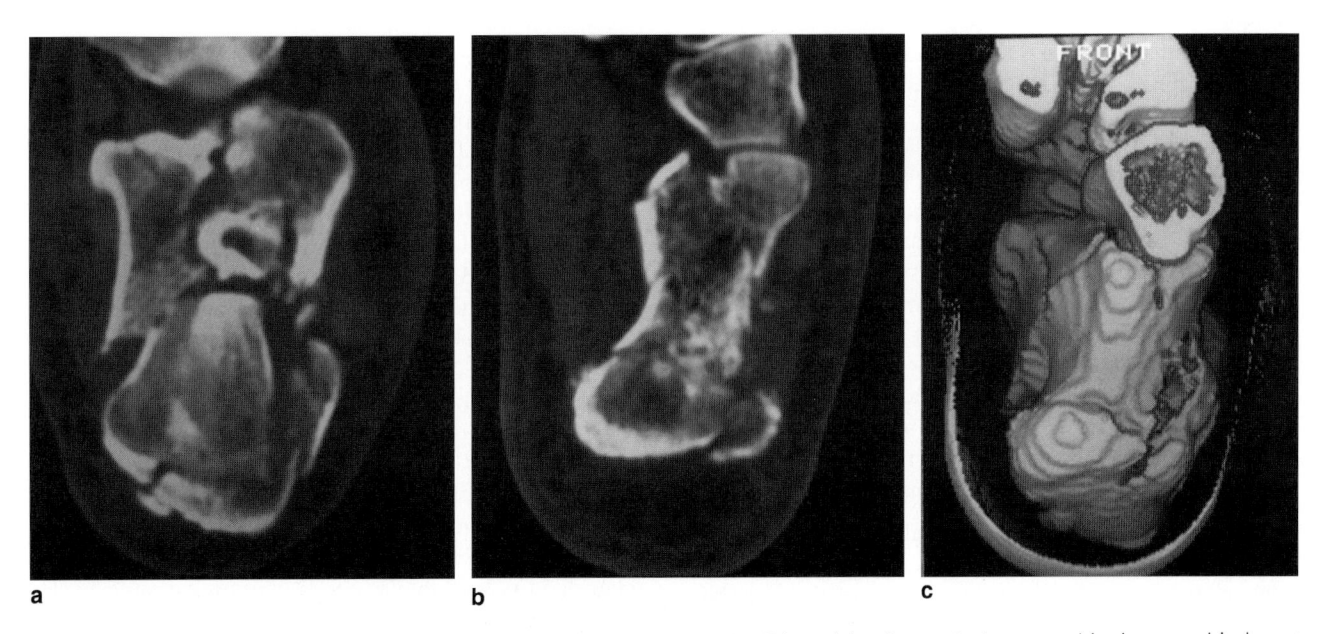

Abb. 25.**34 a–c** Kalkaneustrümmerfraktur durch Stauchungstrauma. Die axiale Computertomographie in verschiedenen Schnitthöhen zeigt eine Berstungsfraktur des Fersenbeins vor allem in den zentralen Abschnitten. Die dreidimensionale Rekonstruktion zur Lagebeurteilung der Fragmente ist bei liegendem Gipsverband möglich:
a Axiale Computertomographie des Fersenbeins in Kalkaneusmitte
b Plantarnahe axiale Computertomographie des Fersenbeins
c Dreidimensionale Rekonstruktion im Gipsverband

die Kalkaneusform ist erhalten, der Tubergelenkwinkel nicht vermindert (Abb. 25.**32a–c**). Die überwiegende Mehrzahl der zentralen Kalkaneusfrakturen (65%) jedoch sind Stückbrüche (60) mit unterschiedlich schwerer Dislokation der Fragmente (Abb. 25.**34a–c**). Durch den Formverlust des Fersenbeins ist der Tubergelenkwinkel verkleinert, eventuell sogar negativ, das Fußlängsgewölbe abgeplattet (Abb. 25.**33a** u. **b**). Nach Essex-Lopresti (13) können bei diesen Frakturen ein typischer „Joint depression type" und ein „Tounge type" unterschieden werden (Abb. 25.**31a** u. **b**).

Nicht dislozierte periphere Kalkaneusfrakturen werden konservativ-funktionell behandelt, bei stärkerer Fragmentdislokation (Abb. 25.**30**) ist eine operative Versorgung indiziert.

Die operative Versorgung zentraler Frakturen, die eine Wiederherstellung der Kalkaneusform und eine Rekonstruktion der Gelenkflächen anstrebt (Abb. 25.**34a–c**), wird bislang erst in wenigen Zentren versucht. Die Infektionsrate bei der offenen Rekonstruktion ist relativ hoch und die Spätergebnisse noch nicht überzeugend. Da durch einen Formverlust des Fersenbeines das Fußquergewölbe abgeplattet ist, muß orthopädisches Schuhwerk angemessen werden. Bei persistierenden Beschwerden ist eine Arthrodese des unteren Sprunggelenkes indiziert.

Frakturen des Talus

Der Talus bildet das Bindeglied zwischen den Unterschenkelknochen und dem Tarsus. Er ist durch anatomische Besonderheiten ausgezeichnet, aus denen spezielle Verletzungsfolgen resultieren können:

– Durch Beteiligung am oberen und unteren Sprunggelenk sind etwa 60% der Talusoberfläche mit hyalinem Gelenkknorpel bedeckt.
– Zuführende Blutgefäße können dadurch nur in relativ begrenztem Ausmaß den Knochen erreichen. Die Blutversorgung erfolgt im wesentlichen aus der A. sinus tarsi (Ast der A. dorsalis pedis) und der A. canalis tarsi (Ast der A. tibialis posterior). Leichter als bei anderen Knochen können bei Talusfrakturen Fragmente von der Versorgung abgeschnitten und nekrotisch werden.
– Am Talus setzen keine Muskeln an. Er wird in seiner Lage nur knöchern, ligamentär und durch über ihn verlaufende Sehnen verschiedener Muskeln gehalten. Dies prädestiniert ihn für Luxationen.

Talusfrakturen machen ca. 0,3% aller Knochenbrüche aus (27), sind also insgesamt selten. Sie entstehen überwiegend beim Sturz aus großer Höhe, aber auch bei Verkehrsunfällen und beim Sport.

Zu unterscheiden sind
– periphere Frakturen ⎱ ohne/mit Dislokation/
– zentrale Frakturen   ⎰ Luxation,
– osteochondrale Frakturen der Trochlea (s. oben).

Zu den peripheren Frakturen zählen Brüche des Taluskopfes, des Processus lateralis bzw. posterior und knöcherne Ausrisse.

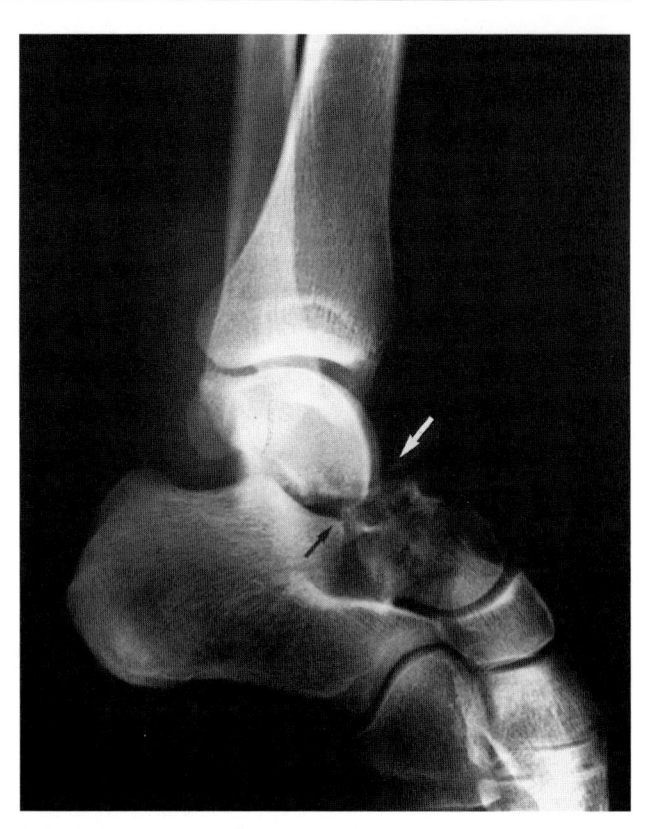

Abb. 25.**35** Talushalsfraktur (→). Harte Landung nach Fallschirmsprung. Das zentrale Fragment ist nach plantar rotiert, subtalare Subluxation

Am häufigsten wird ein Ausriß aus der dorsalen Oberfläche des Talushalses im Ansatzbereich der Kapsel des oberen Sprunggelenkes gesehen (50).

Distorsionen dieses Gelenkes können zu Ausrissen der talaren Bandinsertionen führen, die dann als kleine, schalenförmige Fragmente an der Medial- bzw. Lateralseite der Trochlea und des Taluskörpers liegen.

Unfälle mit forcierter Plantarflexion bzw. Sturz auf den plantar flektierten Fuß führen zu einem Abbruch des Processus tali posterior, der zwischen Kalkaneus und Tibiahinterkante eingeklemmt bzw. gegen die Tibiahinterkante abgeschert wird. Diese Verletzungen sollten auf korrekt eingestellten Übersichtsaufnahmen des oberen Sprunggelenkes (s. oben) nachweisbar sein (a.-P. Übersicht in 20 Grad Innenrotation).

Diagnostische Probleme können sich durch das Vorhandensein akzessorischer Knöchelchen (Abb. 25.**4a–c**) ergeben (Os supratalare, Os tibiale externum, Os trigonum), die mit knöchernen Ausrissen verwechselt werden. Abgesehen von einer oft möglichen morphologischen Unterscheidung (s. oben) können Aufnahmen der Gegenseite (akzessorische Knochen sind oftmals symmetrisch) und der klinische Befund zur Klärung der Situation beitragen.

Taluskopffrakturen entstehen durch eine Längsstauchung des plantarflektierten Fusses. Sie können in unterschiedlichen Richtungen verlaufen und als Ein- oder Mehrfragmentfraktur imponieren. Begleitende Verletzungen des Talonavikulargelenkes bzw. des Os naviculare sind möglich. Insbesondere einfache, nicht oder nur

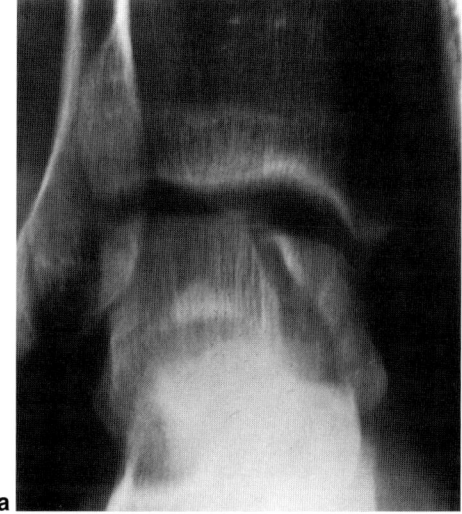

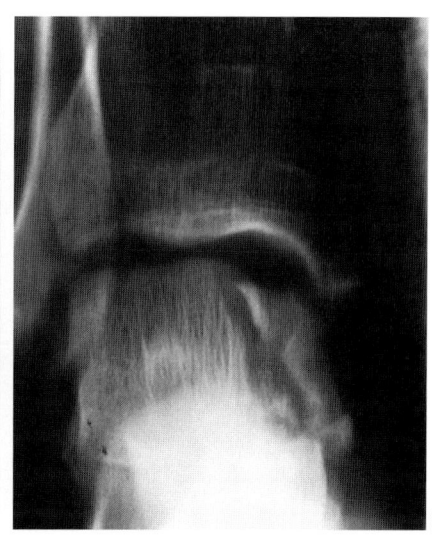

Abb. 25.**36a** u. **b** Fraktur der Trochlea tali, a.-.p Tomographie: Medial, in Sagittalebene verlaufende Fraktur mit mehreren kleinen Fragmenten. Knöcherner Ausriß aus dem Malleolus lateralis

gering dislozierte Taluskopffrakturen sind oft schwer zu erkennen. In diesen Zweifelsfällen ist eine Tomographie oder eine CT indiziert.

Nach den knöchernen Ausrissen sind Brüche des Talushalses die zweithäufigsten Talusfrakturen (Abb. 25.**35**). Sie entstehen durch eine schlagartige Gewalteinwirkung auf den vorderen und auch mittleren Teil der Fußsohle. Der Fuß wird nach dorsal flektiert, die Trochlea in die Malleolengabel gepreßt, der Talushals gegen die Tibiavorderkante geschlagen. In größerem Umfang wurden derartige Frakturen erstmals im Ersten Weltkrieg bei Kampfflugzeug-Piloten beobachtet, die Bruchlandungen überlebt und versucht hatten, sich beim Aufprall auf den Seitenruderpedalen abzustützen. Heutzutage entstehen Talushalsfrakturen oft bei Auffahrunfällen, wenn der Fuß auf dem Bremspedal steht. In Abhängigkeit von der Stärke der einwirkenden Gewalt sind unterschiedliche Schweregrade der Verletzung (43) möglich. Die einfachste Talushalsfraktur ist die vertikale, nicht dislozierte Fraktur, die im Bereich des subtalaren Gelenkes zwischen mittlerer und hinterer Gelenkfacette verläuft. Die Integrität der Sprunggelenke bleibt erhalten.

Bei den schwereren Formen kommt es zur Dislokation des Taluskörpers nach dorsal mit einer Luxation im oberen und/oder unteren Sprunggelenk, eventuell zusätzlich einer Luxation im Talonavikulargelenk.

Taluskörperfrakturen sind selten. Sowohl koronare als auch sagittale Brüche werden beobachtet (Abb. 25.**36a** u. **b**).

Periphere und zentrale Talusfrakturen können mit Verletzungen des oberen Sprunggelenkes vergesellschaftet sein (57). In diesen Fällen ist die Röntgenuntersuchung von entscheidender diagnostischer Bedeutung, da klinisch das ganze Ausmaß der Läsion oft nicht erfaßt wird.

Tabelle 25.**1** Einteilung der Talusfrakturen unter Berücksichtigung möglicher Zirkulationsstörungen

Frakturtyp	Durchblutung	Nekrosen
Typ I periphere Fraktur Processus fibularis Processus posterior Kopf-, distale Halsfraktur	Zirkulation intakt	keine Nekrosen
Typ II zentrale, nicht dislozierte Fraktur: nicht dislozierte proximale Hals- oder Körperfraktur	Zirkulation weitgehend intakt	selten Nekrosen
Typ III zentrale, dislozierte Fraktur: dislozierte proximale Kopf- oder Körperfraktur	intraossäre Zirkulation unterbrochen, auxiliäre Zirkulation intakt	häufig Nekrosen
Typ IV Luxationsfrakturen: proximale Hals- oder Körperfraktur mit Luxation des Taluskörpers im oberen und/oder unteren Sprunggelenk	intraossäre und auxiliäre Zirkulation unterbrochen	fast immer Nekrosen

Spezielle Traumatologie

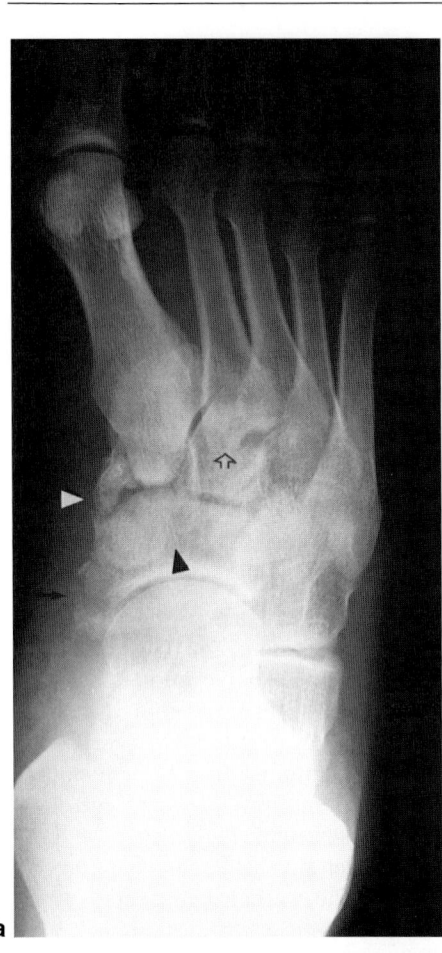

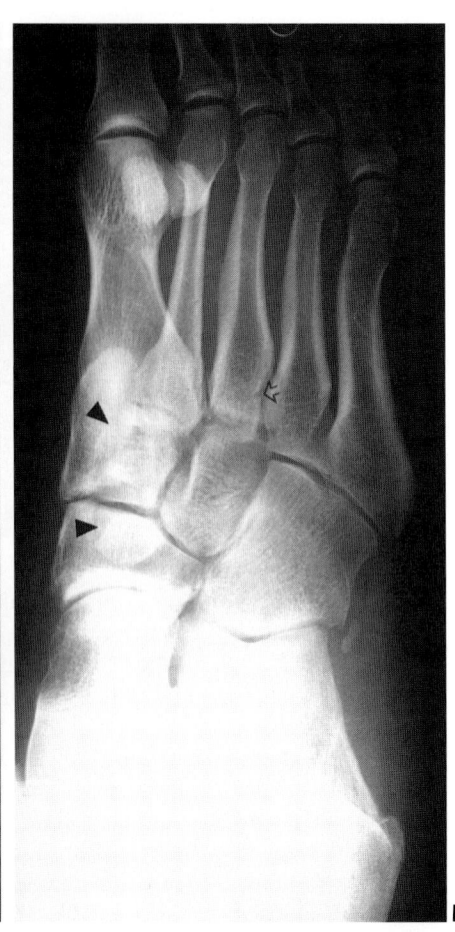

Abb. 25.**37 a–c** Mittelfußfraktur, Motorradunfall:
a Übersicht in dorsoplantarer Projektion. Mehrfragmentfrakturen des Os naviculare (→) sowie der Ossa cuneiformia mediale und intermedium (>). Verdacht auf knöcherne Ausrisse aus den Basen der Ossa metatarsalia II und III (⇨) (später operativ bestätigt)
b Übersicht in Schrägprojektion. Fraktur des Os naviculare und des Os cuneiforme mediale weitgehend maskiert, die Fragmente des Os cuneiforme intermedium sind erkennbar (▷). Knöcherner Ausriß aus der Basis des Os metatarsale III
c Übersicht in lateraler Projektion. Die Frakturen des Os naviculare (→) und der Ossa cuneiformia (▶) sind gut erkennbar

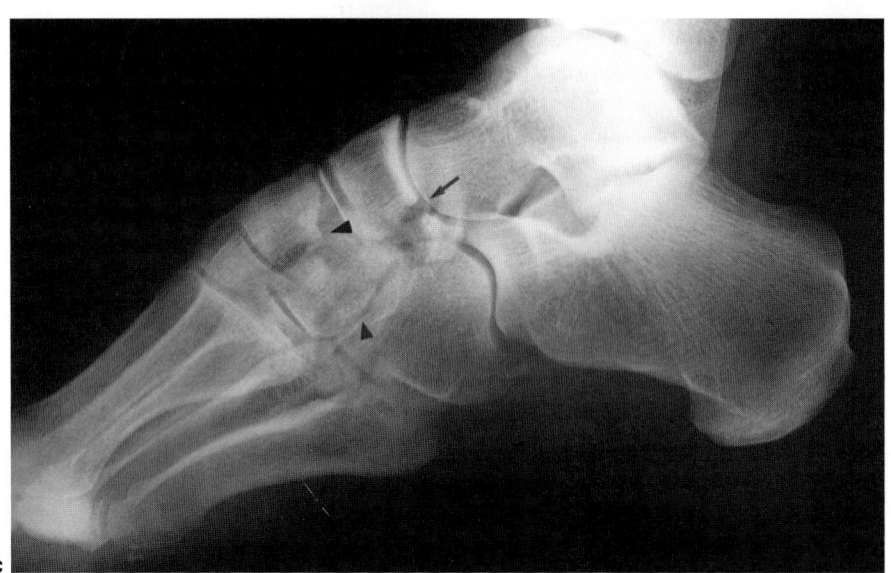

Marti (39) hat eine Klassifikation der Talusfrakturen vorgeschlagen, die Zirkulationsstörungen und damit eine Nekrosegefahr berücksichtigt (Tab. 25.**1**).

Die Behandlung der Talusverletzungen erfolgt, abhängig von ihrer Lage und Ausdehnung, konservativ oder operativ.

Nicht dislozierte bzw. exakt reponierbare zentrale und periphere Frakturen können im Gipsverband ruhiggestellt werden. Bei allen stärker dislozierten oder luxierten Brüchen ist eine übungsstabile Osteosynthese indiziert. Auch hier gilt, daß die Kontinuität der Gelenkflächen unbedingt wiederhergestellt werden muß, um eine posttraumatische Arthrose zu vermeiden. Gelingt dies nicht, ist eine Arthrodese zu erwägen.

Frakturen des Os naviculare

Brüche des Os naviculare am Fuß zählen zu den selteneren Verletzungen. Geläufig sind knöcherne Ausrisse am dorsalen Rand im Bereich des Talonavikulargelenkes.

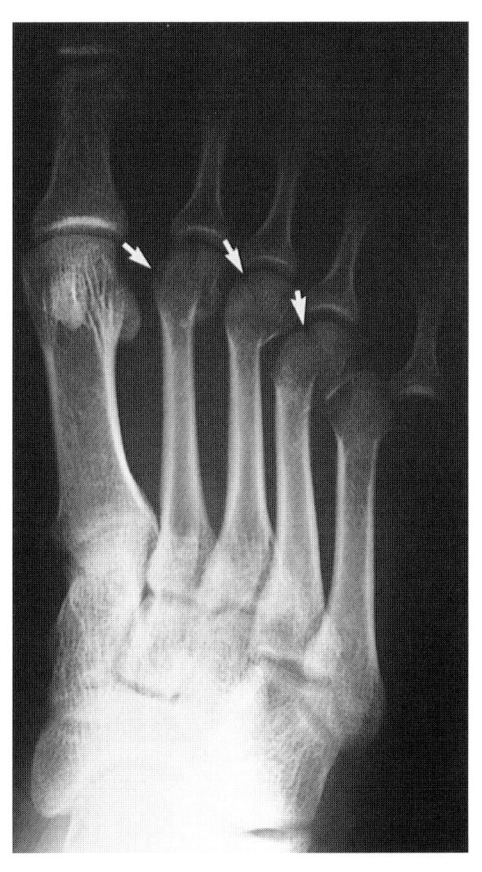

Abb. 25.**38** Metatarsaleköpfchen-Fraktur II–IV (→) rechts, Luxation der Phalanx V im Metatarsophalangealgelenk

Auch die Insertion des medialen Anteils der Sehne des M. tibialis posterior an der Tuberositas kann ausreißen (Eversionstrauma). Das Fragment ist typischerweise nicht disloziert, weil der an den Ossa cuneiformia ansetzende laterale Strang der Sehne intakt bleibt und eine Gefügelockerung verhindert (50). Die radiologische Diagnostik ist daher problematisch. Das Fragment darf nicht mit dem an dieser Stelle vorkommenden Os tibiale externum verwechselt werden. Quer- und Längsfrakturen des Os naviculare, unter Umständen auch Mehrfragmentfrakturen werden beobachtet (Abb. 25.**36** a u. **b**).

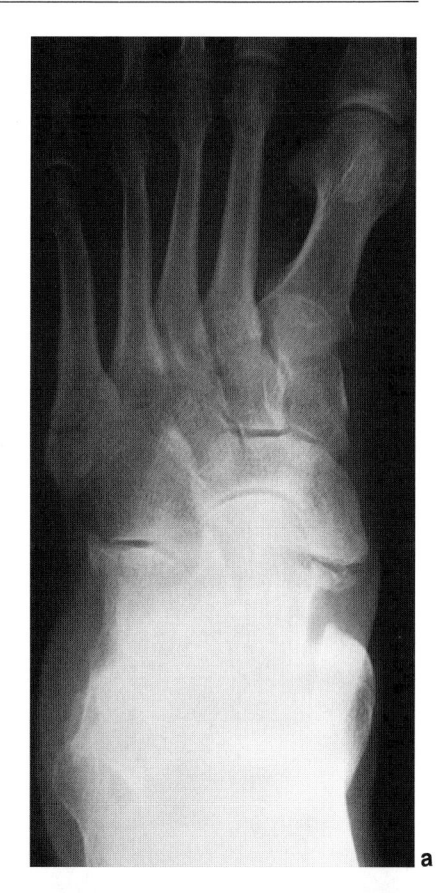

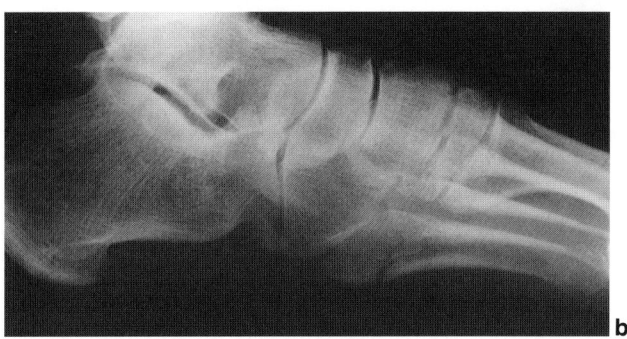

Abb. 25.**39 a** u. **b** Querfraktur der Basis des Os metatarsale V: In der dorsoplantaren und lateralen Projektion eindeutige Darstellung der Fraktur. Os tibiale externum und Os fibulare

Frakturen der Ossa cuneiformia und des Os cuboideum

Isolierte Frakturen dieser Knochen sind sehr selten. Kleinere Absprengungen können durch direkte Traumen (Auftreffen schwerer Gegenstände) entstehen. Häufiger sind knöcherne Ausrisse bei tarsometatarsalen Luxationen (Abb. 25.**37** a–c). Die radiologische Diagnose dieser Verletzungen kann schwierig sein, weil sich die Konturen der eng benachbarten, teils übereinander liegenden Knochen ineinander projizieren.

Frakturen der Ossa metatarsalia

Auch Brüche der Ossa metatarsalia resultieren häufig aus dem Fall schwerer Gegenstände auf den Fuß. Anprallverletzungen sind seltenere Ursachen. Die Frakturen können einen oder mehrere Knochen betreffen (Abb. 25.**38**), gerade oder schräg verlaufen und in unterschiedlichem Ausmaß disloziert sein. Stückfrakturen werden gelegentlich gesehen. Röntgenaufnahmen in zwei Ebenen sollten eine Diagnose erlauben. Die laterale Projektion ist zum Nachweis einer plantaren bzw. dorsalen Dislokation wichtig.

Eine typische Verletzung ist der Ausriß der M.-peronaeus-brevis-Sehne aus ihrem Ansatz an der Basis des Os metatarsale V im Rahmen eines Inversionstraumas (Abb. 25.**39 a** u. **b**). Diese Fraktur darf nicht mit den hier gelegentlich anzutreffenden akzessorischen Knochen (Os vesalianum, Os peronaeum) bzw. einer persistierenden Apophyse verwechselt werden.

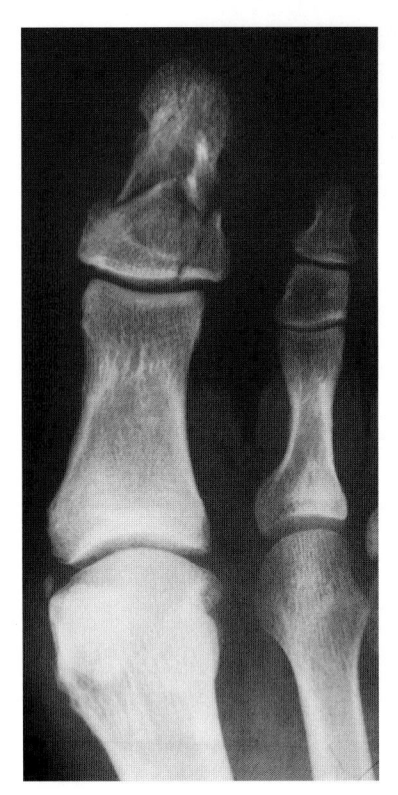

Abb. 25.**40** Trümmerfraktur des Großzehen-Endgliedes mit Beteiligung des Interphalangealgelenkes; Gehwegplatte auf den Fuß gefallen. Kleine Weichteilverkalkung in Höhe des Grundgelenks nach älterem Trauma

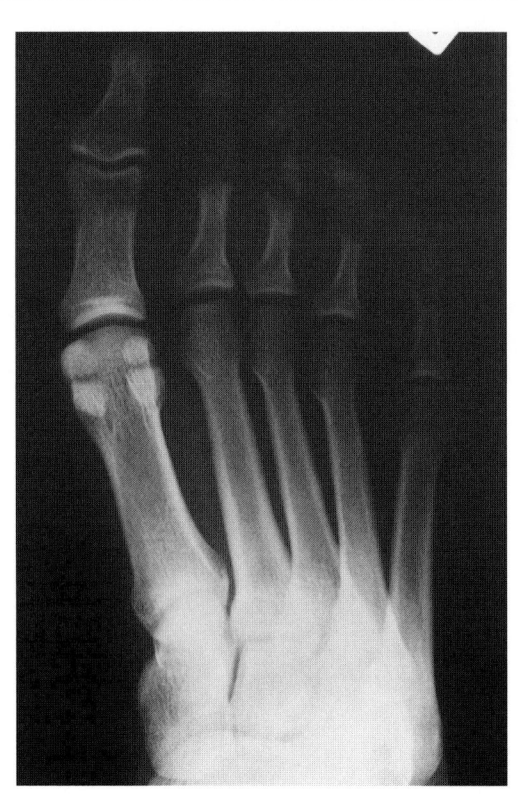

Abb. 25.**41** Geteilte Sesambeine. Zufallsbefund, keine Fraktur

Die Ossa metatarsalia werden am häufigsten von allen Knochen von Stressfrakturen betroffen (Marschfraktur bei Infantristen). Die chronische Überlastung äußert sich zunächst in einer quer verlaufenden Sklerosierungslinie distal im Os metatarsale II oder III. Bei fortdauernder Belastung kommt es zur manifesten Fraktur.

Frakturen der Zehen und der Sesambeine

Zehenfrakturen zählen zu den häufigeren Verletzungen am Fuß, in der Regel kommen sie bei Anpralltraumen vor. Die radiologische Diagnostik ist unproblematisch. Wegen möglicher therapeutischer Konsequenzen muß auf eine Gelenkbeteiligung geachtet werden (Abb. 25.**40**).

Auch die Sesambeine der Großzehe können brechen (14). Quer- und Schrägfrakturen werden beschrieben, häufiger als das laterale ist das mediale Sesambein betroffen. Probleme können sich beim Vorliegen von zweigeteilten Sesambeinen ergeben (Abb. 25.**41**), die manchmal nicht von frakturierten zu unterscheiden sind. Da zweigeteilte Sesambeine oft symmetrisch vorkommen, kann eine Aufnahme des anderen Fußes nützlich sein. Vor allem aber sollte der klinische Befund eine Diagnose ermöglichen.

Frakturen der Mittel- und Vorfußknochen können konservativ behandelt werden, wenn sie nicht disloziert sind.

Ansonsten ist eine operative Versorgung erforderlich.

Luxationen und Luxationsfrakturen

Einzelne Knochen oder zusammenhängende Skelettabschnitte können durch massive Gewalt aus ihrem physiologischen Verband gerissen und in unterschiedlichem Ausmaße disloziert werden. Begleitende (Abriß-) Frakturen sind häufig.

Die knöchernen Verletzungen sind durch Röntgenaufnahmen in unterschiedlichen Projektionen erkennbar, die ebenso gravierenden Band- und Weichteilverletzungen entgehen der radiologischen Diagnostik. Ihr volles Ausmaß wird erst bei der operativen Versorgung dieser Verletzungen deutlich.

Talusluxationen

Drei Luxationsformen des Talus sind bekannt:

- subkrurale Luxation (Luxatio pedis cum talo),
- subtalare Luxation (Luxatio pedis sub talo),
- komplette Talusluxation.

Luxationen des *Fußes einschließlich Talus* können sich bei Distorsionstraumen des oberen Sprunggelenkes entwickeln (s. oben). Sie sind relativ selten und in der Regel mit Malleolarfrakturen vergesellschaftet.

Häufiger ist die *subtalare Luxation*. Nach der Richtung die der Fuß nimmt, unterscheidet man eine mediale, laterale und eine hintere und vordere Form. Wenn es zu einer Luxation im talonavicularen und/oder

Abb. 25.**42a** u. **b** Divergierende Luxationsfraktur des Lisfranc-Gelenkes links; Bruchlandung mit Segelflugzeug:
a Übersicht in dorsoplantarer Projektion. Fraktur des Os cuneiforme mediale (⇨), Verdacht auf knöcherne Ausrisse aus den Ossa cuneiformia intermedium und laterale. Abrißfrakturen der Basen der Ossa metatarsalia II–V (▶)
b Übersicht in Schrägprojektion. Die Fehlstellung der Ossa metatarsalia ist in dieser Projektion weniger gut erkennbar. Zusätzlich Verdacht auf kleinen Ausriß aus dem Os cuboideum (→)

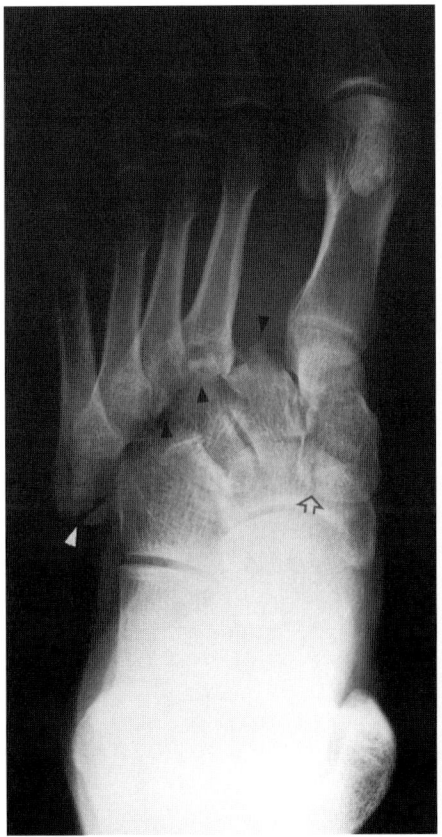

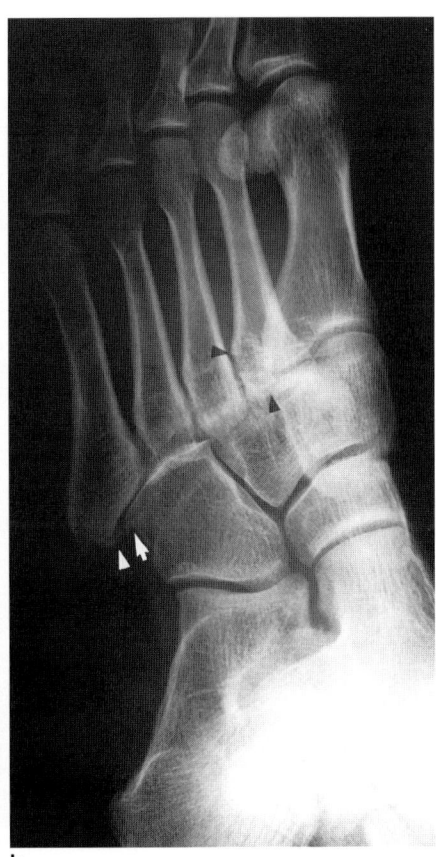

talocalcanearen Gelenk kommt, bleibt das obere Sprunggelenk unversehrt.

Die mediale Luxatio sub talo ist die häufigste dieser Luxationsformen. Sie entsteht durch forcierte Inversion (Aufprall auf die laterale Fußkante), wobei das Sustentaculum tali als Widerlager wirkt. Zuerst kommt es zu einer Luxation im Talonavikulargelenk, bei anhaltender Gewalteinwirkung zu einer Rotation des Fußes aus dem Gelenk. Röntgenaufnahmen weisen die Inkongruenz bzw. das Fehlen des Taluskopfes im Talonavikulargelenk nach (21). Das Kalkaneokuboidgelenk bleibt intakt, Abscherungen des Malleolus medialis sind möglich.

Sehr selten ist die *komplette Talusluxation*. In diesen Fällen wird der Talus aus allen seinen gelenkigen Verbindungen gerissen, wobei es zur vollständigen Destruktion des Bandapparates und zur Unterbrechung der Gefäßversorgung kommt.

Luxationen der Chopart-Gelenklinie

Vollständige und reine Luxationen des Talonavikular- und des Kalkaneokuboidgelenkes sind selten. Meist sind sie kombiniert mit knöchernen Bandausrissen bzw. Frakturen der gelenkbildenden Knochenanteile (59).

Statt einer Luxation des Talonavikulargelenkes ist eine Verrenkung in der Kuneiformia-Navikulare-Gelenklinie möglich (51). Durch sorgfältige Auswertung der Röntgenuntersuchung ist eine Chopart-Luxation von einer subtalaren Talusluxation zu unterscheiden.

Luxationen der Lisfranc-Gelenklinie

Reine Luxationen sind selten, meist handelt es sich um Luxationsfrakturen mit knöchernen Ausrissen der Bandinsertionen, häufig entstehen Querfrakturen der Os-metatarsale-II-Basis, die besonders mit der Ossa-cuneiformia-Reihe verzahnt ist (Abb. 25.**42a** u. **b**).

Im wesentlichen können drei Luxationsformen unterschieden werden (Abb. 25.**43a–c**):

– die *medio-dorsale Luxation* des I. bzw. des I. und II. Strahls nach dorsal,
– die sogenannte *homolaterale Luxation* nach lateral (selten nach medial), die alle oder nur einen Teil der Metatarsalia (II–V, III–V) betreffen kann und
– die sogenannte *divergierende Luxation* mit Verrenkung des Metatarsale I nach medial und der Metatarsalia II–V nach lateral.

Luxationen der Phalangen

Zu Verrenkungen kann es auch in den Grundgelenken oder Interphalangealgelenken der Zehen kommen. Auch hier sind kleine knöcherne Ausrisse möglich.

Andere Verletzungen

Insbesondere an den Phalangen (selten an den Ossa metatarsalia bzw. an der Ferse) werden unterschiedlich ausgedehnte Knochen- und Weichteildefekte bei Amputationsverletzungen (Rasenmäherverletzungen) gefunden.

542 Spezielle Traumatologie

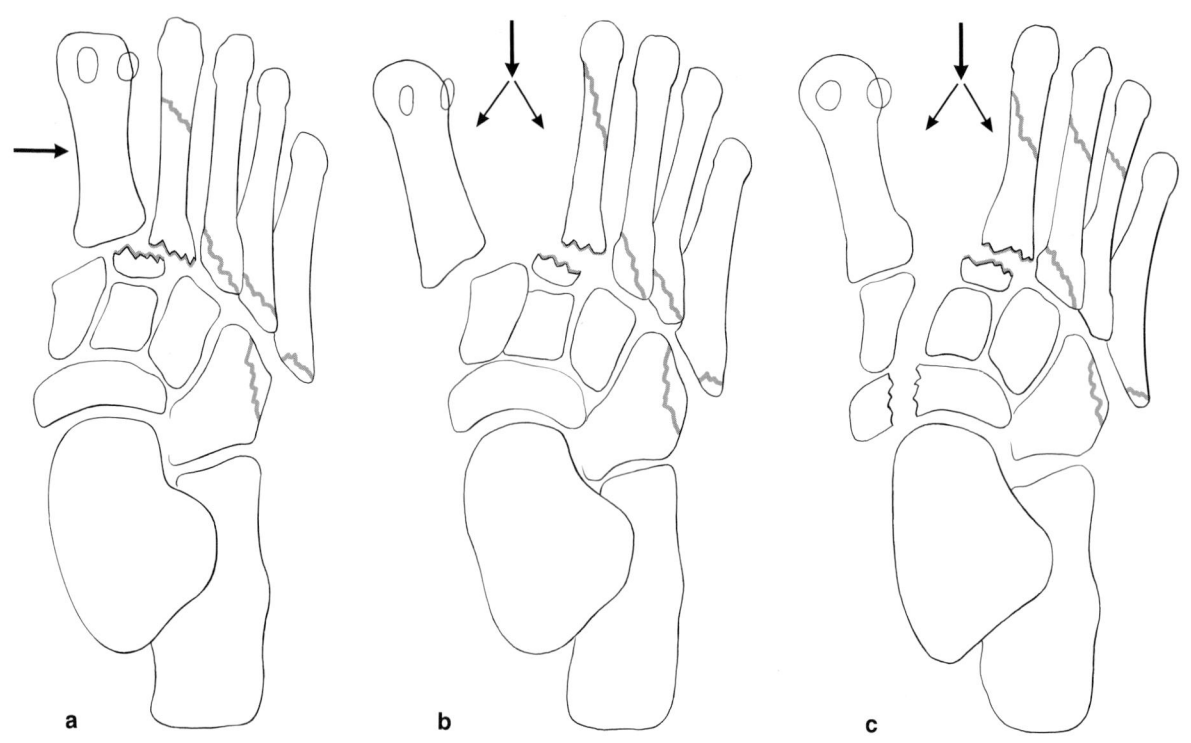

Abb. 25.**43a–c** Schematische Darstellung der Luxationen im Lisfranc-Gelenk (nach Aitken u. Poulson), mögliche Begleitverletzungen sind angedeutet:

a Homolaterale Luxationsfraktur des gesamten Vorfußes
b u. **c** Divergierende Luxationsfrakturen

Probleme bei der Behandlung von Luxationen bzw. Luxationsfrakturen ergeben sich weniger aus der offenen oder geschlossenen Reposition und gegebenenfalls erforderlichen osteosynthetischen Versorgung, sondern vor allem aus den oft erheblichen Weichteilverletzungen.

Besonderheiten bei Fußverletzungen im Kindesalter

Fußverletzungen bei Kindern und Jugendlichen sind selten. Sie unterscheiden sich, abgesehen von möglichen Epiphysenfrakturen bzw. Grünholzfrakturen im Bereich der Ossa metatarsalia, nicht prinzipiell von den Verletzungen Erwachsener (Abb. 25.**44**).

Exakte Informationen über das Auftreten der einzelnen Knochenkerne in der Entwicklung des kindlichen Fußskeletts sind Voraussetzung für die korrekte Interpretation der Röntgenaufnahme.

Literatur

1 Aitken, A. P., D. Poulson: Dislocations of the tarsometatarsal joint. J. Bone Jt Surg. 45-A (1963) 246
2 Bauer, G., W. Mutschler, T. Heuchemer, G. Lob: Fortschritte in der Diagnostik der intraartikulären Calcaneusfrakturen durch die Computertomographie. Unfallchirurg 90 (1987) 496
3 Benz, G., U. Schütze: Laterale Bandrupturen im oberen Sprunggelenk beim Kind. Unfallchirurgie 11 (1985) 53
4 Blei, C. L., R. P. Nirschi, E. G. Grant: Achilles tendon: US diagnosis and pathologic conditions. Radiology 159 (1986) 765
5 Böhler, L.: Technik der Knochenbruchbehandlung, Bd. II/2, 12./13. Aufl. Maudrich, Wien 1957 (S. 2145)

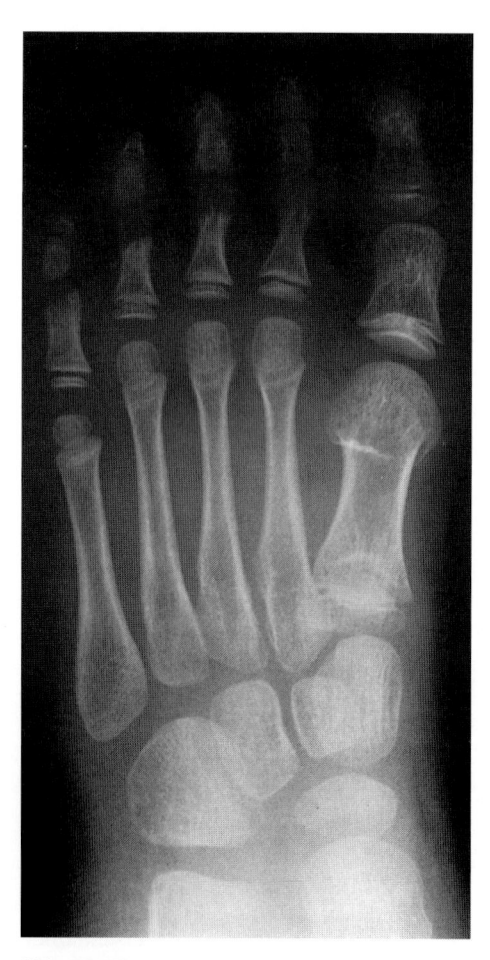

Abb. 25.**44** Eingestauchte Fraktur des Os metatarsale I. 5jähriges Mädchen. Keine Epiphysenverletzung

6 Börner, M., H. Contzen: Technik und Aussagewert von sogenannten gehaltenen Röntgenaufnahmen bei Verletzungen des fibularen Kapsel-Band-Apparates. Unfallchirurgie 8 (1982) 99
7 Brodén, B.: Roentgen examination of the subtaloid joint in fractures of the calcaneus. Acta. Radiol. 31 (1949) 85
8 Broström, L, S. O. Liljedahl, N. Lindvall: Sprained ankles. II: Arthrographic diagnosis of recent ligament ruptures. Acta. chir. scand. 129 (1965) 485
9 Canale, S. T., R. H. Belding: Osteochondral lesions of the talus. J. Bone Jt Surg. 62-A (1980) 97
10 Crenshaw, A. H.: Injuries of the distal tibial epiphysis. Clin. Orthop. 41 (1965) 98
11 Crespi Porro, R., A. Zellner, G. Puricelli, R. Quaglia, G. Chelazzi: Die Arthrographie des oberen Sprunggelenks. Fortsch. Röntgenstr. 140 (1984) 191
12 Dihlmann, W.: Computertomographie des Talocruralgelenkes. Chirurg 53 (1982) 123
13 Esssex-Lopresti, P.: The mechanism, reduction technique, and results in fractures of the os calcis. Brit. J. Surg. 39 (1952) 395
14 Feldman, F., R. Pochaczevsky, H. Hecht: The case of the wandering sesamoid and other sesamoid affections. Radiology 96 (1970) 275
15 Felson, B., H. G. Jacobsen: Ankle injury. The need for stress film. J. Amer. med. Ass. 240 (1978) 1182
16 Fick, R.: Spezielle Gelenk- und Muskelmechanik. In Bardeleben, K.: Handbuch der Anatomie und Mechanik der Gelenke, Bd. II/3, Fischer, Jena 1911 (S. 5)
17 Flötteröd, K., H. G. Reichelt: Arthrographie – erweiterte Diagnostik bei Kapsel-Band-Verletzungen des oberen Sprunggelenkes. Unfallchirurgie 13 (1987) 207
18 Fordyce, A. J. W., C. V. Horn: Arthrography in recent injuries of the ligaments of the ankle. J. Bone Jt Surg. 54-B (1972) 116
19 Franke, D., U. Weiher, N. P. Sossinka, K. Fenn: Die Wertigkeit der Arthrographie im Vergleich zur gehaltenen Aufnahme in der Diagnostik von Kapselbandläsionen am oberen Sprunggelenk. Röntgenpraxis 39 (1986) 41
20 Friedburg, H., V. Hendrich, B. Wimmer, U. N. Riede: Computertomographie bei komplexen Sprunggelenksfrakturen. Radiologe 23 (1983) 421
21 Hendrich, V.: Frakturen und Luxationen des Talus. Unfallchirurg 92 (1989) 110
22 Holzheimer, R., K. Kunze: Osteochondrale Fraktur im Sprunggelenkbereich. Unfallchirurgie 13 (1987) 223
23 Inman, V. T.: The Joints of the Ankle. Williams & Wilkins, Baltimore 1976
24 Jend, H.-H., M. Daase, M. Heller, D. Holzrichter: Zur Diagnostik von Bandverletzungen des oberen Sprunggelenks mit gedrückten Aufnahmen. Fortschr. Röntgenstr. 139 (1983) 540
25 Kainberger, F., F. Frühwald, A. Engel, R. Windhagen, B. Schwaighofer, G. Seidl: Die Sonographie der Achillessehne und ihres Gleitlagers. Fortschr. Röntgenstr. 148 (1988) 394
26 Karl, E.-L., W. Wrazidlo: Die frische Syndesmosenruptur am oberen Sprunggelenk. Unfallchirurg 90 (1987) 92
27 Kuner, E. H., T. Müller, H. L. Lindenmaier: Einteilung und Behandlung der Talusfrakturen. In Burri, C., A. Rüter: Verletzungen des oberen Sprunggelenks. H. Unfallheilk. 131 (1978) 197
28 Laer, L. v.: Classification, Diagnosis, and treatment of transitional fractures of the distal part of the tibia. J. Bone Jt Surg. 67-A (1985) 687
29 Lanz, T. v., W. Wachsmuth: Praktische Anatomie. Bd. I/4, Springer, Berlin 1938
30 Lauge-Hansen, N.: Fractures of the ankle. III. Genetic Roentgenologic diagnosis of fractures of the ankle. Amer. J. Roentgenol. 71 (1954) 456
31 Lauge-Hansen, N.: Fractures of the ankle. V. Pronation-Dorsiflexion Fracture. Arch. Surg. 67 (1953) 813
32 Lindner, H.-O., H.-K. Kaufner: Der Bänderriß im lateralen Chopartgelenk. Zbl. Chir. 111 (1986) 1250
33 Lob, G., Maier, W.: Die Wertigkeit verschiedener bildgebender Verfahren für die Beurteilung von Calcaneusfrakturen. H. Unfallheilk. 181 (1986) 411
34 Lowrie, I. G., D. B. Finlay, I. J. Brenkel, P. J. Gregg: Computerised tomographic assessment of the subtalar joint in calcaneal fractures. J. Bone Jt Surg. 70-B (1988) 247
35 Ludolph, E., G. Hierholzer, K. Gretenkort: Untersuchungen zur Anatomie und Röntgendiagnostik des fibularen Bandapparates am Sprunggelenk. Unfallchirurg 88 (1985) 245
36 MacNealy, G. A., L. F. Rogers, R. Hernandez, A. K. Poznanski: Injuries of the distal tibial epiphysis: Systematic radiographic evaluation. Amer. J. Roentgenol. 138 (1982) 683
37 Mainwaring, B. L., R. H. Daffner, B. L. Riemer: Pylon fractures of the ankle: A distinct clinical and radiologic entity. Radiology 168 (1988) 215

38 Mandell, J.: Isolated fractures of the posterior tibial lip at the ankle as demonstrated by an additional projection, the "poor" lateral view. Radiology 101 (1971) 319
39 Marti, R.: Talus- und Calcaneusfrakturen. In Weber, B. G., C. Brunner, F. Freuler: Die Frakturenbehandlung bei Kindern und Jugendlichen. Springer, Berlin 1978
40 Mayer, F., U. Herberger, H. Reuber, U. Meyer: Vergleich der Wertigkeit gehaltener Aufnahmen und der Arthrographie des oberen Sprunggelenks bei Verletzungen des lateralen Bandkapselapparates. Unfallchirurg 90 (1987) 86
41 Moppes van, F. I., C. R. van den Hoogenband, J. M. A. van Engelshoven, A. Betts-Brown: Arthrography, talar tilt and surgical findings after inversion trauma of the ankle. Fortschr. Röntgenstr. 34 (1981) 413
42 Oesterreich, F. U., M. Heller, R. Maas, J. H. Langkowski, T. Hemker: Magnetresonanztomographie der Füße und Sprunggelenke. Fortschr. Röntgenstr. 148 (1988) 169
43 Ochwat, G. F., D. W. Hugar: Fractures of the neck of the talus: A review of the literature based on Hawkin's Classification with two case presentations. J. Foot Surg. 23 (1984) 308
44 Olson, R. W.: Arthrography of the ankle: Its use in the evaluation of ankle sprains. Radiology 92 (1969) 1439
45 Ovadia, D. N., R. K. Beals: Fractures of the tibial plafond. J. Bone Jt Surg. 68-A (1986) 543
46 Pankovich, A. M.: Maisonneuve fracture of the fibula. J. Bone Jt Surg. 58-A (1976) 337
47 Protas, J. M., B. A. Kornblatt: Fractures of the lateral margin of the distal tibia. The Tillaux fracture. Radiology 138 (1981) 55
48 Reichelt, S., H. Zwipp, M. Prokop: Röntgendiagnostik des Fußes. Unfallchirurg 92 (1989) 103
49 Reiser, M., N. Rupp, K. Lehner, O. Paar, R. Gradinger, P. M. Karpf: Die Darstellung der Achillessehne im Computertomogramm. Fortschr. Röntgenstr. 143 (1985) 173
50 Rogers, L. F., R. E. Campbell: Fractures and dislocations of the foot. Semin. Roentgenol. 13 (1978) 157
51 Rogers, L. F.: Radiology in Sceletal Trauma. Churchill Livingstone, New York 1982
52 Rüedi, T., R. Matter, M. Allgöwer: Die intraartikulären Frakturen des Unterschenkelendes. Helv. chir. Acta (1968) 556
53 Schmit-Neuerburg, K. P., F. Schmülling, H. Weiß: Funktionelle Anatomie und röntgenologische Diagnostik frischer Bandverletzungen am Sprunggelenk. Bericht über die Unfallmedizinische Tagung des Landesverbandes Rheinland-Westfalen der gewerblichen Berufsgenossenschaften. Düsseldorf 1981 (S. 129)
54 Schneider, A., L. v. Laer: Die Diagnostik der fibularen Bandläsion am oberen Sprunggelenk im Wachstumsalter. Unfallheilkunde 84 (1981) 133
55 Schricker, T., N. M. Hien, C. J. Wirth: Klinische Ergebnisse sonographischer Funktionsuntersuchungen bei Kapselbandläsionen am Knie- und Sprunggelenk. Ultraschall 8 (1987) 27
56 Sclafani, S. J. A.: Ligamentous injury of the lower tibiofibular syndesmosis: Radiographic evidence. Radiology 156 (1985) 21
57 Sneppen, O., O. Buhl: Fractures of the talus. Acta. Orthop. Scand. 45 (1974) 307
58 Starke, W.: Zur fibularen Bandruptur im Wachstumsalter. Unfallchirurg 92 (1989) 6
59 Suhren, E. G., H. Zwipp: Luxationsfrakturen im Chopart- und Lisfranc-Gelenk. Unfallchirurg 92 (1989) 130
60 Vidal, J.: Resultats therapeutiques dans les lesion recentes. Rev. Chir. Orthop. 58, Suppl. 132 (1972)
61 Weber, B. G.: Die Verletzungen des oberen Sprunggelenks. Huber, Bern 1972
62 Weiß, C.: Die gehaltene Aufnahme des oberen Sprunggelenks – eine einfache Routineuntersuchung? Röntgenpraxis 38 (1985) 385
63 Weissmann, J. A., K. Lazis: Über die röntgenologischen Symptome der distalen tibiofibularen Syndesmose. Fortschr. Röntgenstr. 133 (1980) 46
64 Wenda, K., G. Zocholl, J. Rudigier: Erweiterte Röntgendiagnostik des unteren Sprunggelenks. Unfallchirurgie 13 (1987) 218
65 Wentzlik, G.: Zur Einstelltechnik des oberen Sprunggelenks. Fortschr. Röntgenstr. 84 (1961) 362
66 Zilch, H., G. Friedbold: Diagnostik und Therapie chondraler und osteochondraler Frakturen im Bereich des oberen Sprunggelenks. Unfallheilkunde 86 (1983) 153
67 Zwipp, H., H.-J. Oestern, W. Dralle: Zur radiologischen Diagnostik der antero-lateralen Rotationsinstabilität im oberen Sprunggelenk. Unfallheilkunde 85 (1982) 419
68 Zwipp, H., H. Tscherne, H.-J. Oestern: Die frischen Bandverletzungen am oberen Sprunggelenk. Unfallheilkunde 86 (1983) 275
69 Zwipp, H.: Die anterolaterale Rotationsinstabilität des oberen Sprunggelenkes. H. Unfallheilk. 177 (1986) 42

Sachverzeichnis

A

Abbruchfraktur 79
Abrißfraktur 79
Abszeß 143
Achillessehne, Sonographie 59
Achillessehneninsertion, Abrißfraktur, horizontale 533f
Achillessehnenruptur, Computertomographie 514
– Diagnostik 515
– Sonographie 514
Adaptationsosteosynthese 117
Adrenalin 18
Agraffe 129
Aitken-Klassifikation 85, 497f, 527
Akromialfraktur, Kindesmißhandlung 95
Akromioklavikulargelenk 320f
– Funktionsaufnahme 12f
– Instabilität 12
– Luxation 321
– Röntgendiagnostik 316
– Sprengung 12, 320f
– – Therapie 321
– – Einteilung 320f
– Verletzung, Einteilung 12f
– – Kindesalter 324
Akromion 273, 278
Akromiondislokation, Rotatorenmanschettenruptur 314
Akromionfraktur 312, 314
Ala iliaca, Fraktur 384, 390f, 397, 442
– – Schrägfraktur 396
Ala-Aufnahme 384, 390
– Hüftgelenk 402, 404
– Spina iliaca anterior inferior, Abrißfraktur 390
Algodystrophie s. Sudecksche Dystrophie
Alveolarfortsatz 202f
– Computertomographie 192
– Fraktur 200f
Amaurose 199
Amboß 183
Aneurysma falsum 26f, 29
– Sonographie 60
– spurium s. Aneurysma falsum
Angiographie 265, 272
– Indikationen 27ff
– konventionelle 25ff
– Sensitivität 30
– Spezifität 30
– transbranchiale 28
– transfemorale 28
– Untersuchungstechnik 29
– Wertigkeit 30
Angulus mandibulae 200f
Ankylose 77
Anode 3
Antetorsionswinkel 69
– Bestimmung, computertomographische 70f
– – nach Rippstein 70f
– beim Säugling 69

Antibiotikum-Kollagen-Schwamm 147
Antigranulozytenantikörper 38, 47
Antrum mastoideum 165
Anulus fibrosus 97, 215f, 222
– – Ruptur 33
Aortenaneurysma 264
– Magnetresonanztomographie 55
Aortenbogen, Doppelkonturierung 272
Aortenläsion, Magnetresonanztomographie 52
Aortenruptur 26, 28, 264, 271
AO-Universalmarknagel 115
Apophysenfuge 87
Arcus anterior atlantis 162
– zygomaticus 192
Area intercondylaris tibiae anterior 478, 481
– – – posterior 481
Arm, Pseudolähmung 324
Armaturenbrettverletzung 411
Arteria arcuata 302
– axillaris, Abriß 28
– – Verschluß 309, 315
– basilaris, Verschluß 182
– brachialis 337, 342, 349
– canalis tarsi 536
– carotis 320
– – interna 162
– circumflexa femoris lateralis 427, 444
– – – medialis 427, 444
– dorsalis pedis 21, 509
– femoralis 482
– – Kompression 27
– – superficialis, Verschluß 27
– ligamenti capitis femoris 427
– meningea media 162f
– – – Gefäßfurche 170
– – – Verletzung, Symptome 188
– poplitea 458, 482, 496
– radialis, Angiographie 28
– sinus tarsi 536
– subclavia 320
– transversa scapulae 312
– ulnaris, Verschluß 28
– vertebralis, Impingement 104
– – sinistra, Läsion 225
– – Verschluß 182
Arterienverletzung, Klassifikation 26
Arthritis, rheumatoide 104f, 147f
– – Dens, Resorption 107
– – Halswirbelsäule, Gefügelockerung 106
– – Instabilität, antlantodentale 223
– – sekundäre 147
Arthro-Computertomographie 18
– Kniegelenk 36
– Schultergelenk 35
Arthrographie 18ff
– Adrenalin 18
– digitale 23
– Indikationen 18
– Komplikationen 19
– Nebenwirkungen 19

– Punktionsset 18
– röntgenologisch-szintigraphische 48
Articulatio subatalaris 528
– talocalcaneonavicularis 528
Asterisk-Zeichen 429
Atelektase 270f
Atembeweglichkeit, paradoxe 268
Atemgymnastik 266
Atemstillstand 252
Atlantoaxialgelenk 104
– Hypermobilität 223
– Instabilität 100, 220
Atlantodentaldistanz, beim Kind 250
Atlantodentalgelenk, Instabilität 220, 223
– Luxation 223f
– – anteriore 225
– – Kindesalter 253
Atlantookzipitalgelenk, Hypermobilität 223
– Instabilität 221
Atlantookzipitalluxation 223
– Gradbestimmung 253
– Kindesalter 252f
– Therapie 255
Atlas 161
– Reposition 104f
– Rotationsinstabilität 100
– Schiefstellung 100
– Ventralluxation 252
– Überhang 222
– Zielaufnahme 217
Atlasberstungsfraktur 33, 222, 224f
– Therapie 255
Atlasbogen 106
– Abgleiten 107
– hinterer 161
Atlasbogenfraktur, hintere 255
Atlasfraktur 225
– Computertomographie 220
AT-Winkel s. Antetorsionswinkel
Aufnahme, gehaltene s. Röntgenaufnahme, gehaltene
Augenhintergrundsblutung 94
Augenmuskulatur, Beeinträchtigung 204
– Motilitätsstörung 197
Außenknöchel s. Malleolus lateralis
Außenmeniskus 468
– Computertomographie 456
– Horizontalriß 455
– Läsion, bei Tibiakopffraktur 482
– Pars-intermedia-Riß 455
– Vorderhornabriß 479
Axisfraktur, Computertomographie 220
Azetabulum 400
– Pfeiler 400
– quadrilateral surface 401, 403f
Azetabulumdach 400, 418
Azetabulumdysplasie 442
Azetabulumfraktur 391, 395, 398
– Begleitverletzung 419, 421
– beider Pfeiler 418f
– Computertomographie 34f, 405

– – Indikationen 408
– Einteilung 411
– Grundtypen 411ff
– Hüftkalottenfraktur, kraniale 426
– Kindesalter 442f
– – Diagnostik 443
– kombinierte 416ff
– Komplikationen 407, 419, 421
– Leitlinienunterbrechung 417
– Obturator-Aufnahme 412f
– Pfannengrundquerfraktur 416f, 422
– Pfeilerfraktur 419f
– – dorsale 414
– Therapie 421
– – operative 421
– Trümmerfraktur 406
– Ursache 411
Azetabulum-Obturator-Linie 401f, 415, 419
Azetabulumrandfraktur, Computertomographie 34
– dorsokraniale 422
– hintere 403f, 419, 411ff
– vordere 401, 403f, 419

B

Baker-Zyste 458
– Sonographie 58
Banana-peeling 324
Bandläsion, akute, Szintigraphie 42
Bandscheibe, Distraktion 243f
– Druck, axialer 97
Bandscheibenausräumung 110
Bandscheibendegeneration 259
Bandscheibenprolaps 216, 239, 256
– Computertomographie 32
Bandscheibenraum, Veränderung 104, 106
Bandscheibenraumkollaps 108
Bandscheibenschaden 234, 257
– Segmenthypermobilität 108
Bandschwäche 11
Bandsonographie 59
Bandverletzung, Röntgenaufnahme, gehaltene 11
Bankart-Läsion 291f
Barton-Fraktur, umgekehrte 365
Battered-Child-Syndrom s. Kindesmißhandlung
Bauchtrauma, stumpfes 57
Baumannsche Orientierungsgerade 334f
Becken 381ff
– Computertomographie 386ff
– kindliches 404
– Knochenszintigraphie 386, 388
– Kompression, anteroposteriore 395
– – laterale 396
– – vertikale 396
– Magnetresonanztomographie 388
– Malrotation 398
– Nativdiagnostik, radiologische 381ff

Nativdiagnostik, outlet-view-Aufnahme 382
– Tomographie, konventionelle 384f
Beckenangiographie 399
Beckenantetorsionsaufnahme 429
Beckenaufnahme nach M.E. Müller 429
Beckenfraktur 388ff
– Abrißfraktur 389f
– Begleitverletzung 396ff
– – extrapelvine 396
– – intrapelvine 396f
– Computertomographie 33ff
– Gefäßverletzung 399
– Kindesalter 442
– Komplikationen 396ff
– Letalitätsrate 399
– Nervenläsion 399
– okkulte 38
– Schock, hypovolämischer 399
Beckengürtel 381
Beckenrandfraktur 389f
– Einteilung 389
– Kindesalter 442
Becken-Rekonstruktionsplatte 123
Beckenring, hinterer 381
– Verspannung, syndesmale 381
– vorderer, Stabilisierung 394
Beckenringfraktur, Einteilung 390ff
– hintere 391
– – Computertomographie 387
– – instabile 394ff
– – inkomplette 392ff
– – komplette 392
– – Therapie 396f
– Kindesalter 442
– – stabile 392f
– Therapie 394
– Tomographie, konventionelle 384
– Vertikalfraktur, doppelte 391
– vordere 391, 397, 399
– – Computertomographie 386, 406f
– – doppelseitige 396
– – – dislozierte 392
– – – unverschobene 392f
– – – einseitige 392f
Beckenringluxation 394ff
Beckenringverletzung 381
– Azetabulumfraktur 419
– Schenkelhalsfraktur 434
– vordere 35
Beckenschwebe 394
Beckenübersichtsaufnahme 35
– a.-p. Projektion 382f, 402, 427
– Einbeinstand 386
– Strahlengang, kaudokranialer 383
– – kraniokaudaler 382
Beinhaltegerät 70
Beinlängenalteration 497ff
Beinlängendifferenz 67ff
– Diagnostik, radiologische 68f
Beinphlebographie 29
Beinverkürzung 448
Belichtungszeit 4
Bending-fracture 345
Bennett-Fraktur 368, 375f
– Reluxationsneigung 375
– Sattelgelenksarthrose 375
Bewegungsapparat, Sonographie 58ff
Bewußtlosigkeit 90
Biegungsfraktur, plastische 40, 92f
Bizepssehne, lange 273, 285f
– – Interposition 327
– – Kontrastmittelübertritt 19
– – Sonographie 59
Bizepssehnenruptur, Arthrographie 283
Blattfilm-Serienangiographie 29
Bleilamellen 4f
Blockwirbelbildung 101
Blood-Pool-Phase 147, 154
Blow-in-Fraktur 197f

Blow-out-Fraktur 197
Blutung 26f
– epidurale 220, 251
– intraabdominelle 57
– orbitale, bilaterale 90
– paravertebrale 251
– periorbitale 204
– spinale 251
– subkonjuktivale 204
Bogenwurzel, Distanzierung 216
Böhlerscher Winkel s. Tubergelenkwinkel
Bowing fracture s. Biegungsfraktur, plastische
Break-fracture s. Achillessehneninsertion, Abrißfraktur, horizontale
Bronchographie 265
Bronchopneumonie 270
Bronchoskopie 265
Bronchusruptur 264, 269
Brückenvenenzerreißung 168, 187
Brustwirbelkörper, Segmentationsstörung 101
Brustwirbelkörperfraktur 85
Brustwirbelsäule, a.-p.-Projektion 236
– Berstungsfraktur 239
– Computertomographie 236f, 245, 249
– Diagnostik, radiologische 236f
– Epiphysiolyse 254
– Fehlbildung 101
– Flexions-Distraktions-Trauma 239f, 243f, 251
– Flexions-Kompressions-Trauma 239ff
– Fraktur, Klassifikation 217
– Instabilität 101
– Kompressionsfraktur 241
– Luxationsfraktur 245
– Magnetresonanztomographie 99, 236f, 243, 251
– Metastase 105
– Projektion, seitliche 236
– Pseudarthrose 259
– Rotations-Abscher-Trauma 245ff
– Rotationstrauma 239
– Stabilitätsbeurteilung 238
– Tomographie, konventionelle 236
– Verletzung 236f
– – Therapie 257ff
Brustwirbelsäulenkyphose 110
– Klassifizierung 102
– Spondylitis ankylopoetica 105
Bucket handle deformity 95
Bucky-Tisch 4
Bulbusverletzung 197, 200, 208
Bündelnagelung 115f
Bursa, Sonographie 59
– subachillea 59
– subacromialis 273, 287
– – Kontrastmittelfüllung 19f, 288
– – subdeltoidea 273, 287
– – Kontrastmittelfüllung 20, 283, 288
– – subscapularis 282f
– – suprapatellaris 466, 491, 493
– – Distension 461f
– – Fragment 495
– – Schichtenbildung 462f, 477

C

Calcaneus secundarius 506
Calcar femorale 427, 436f
– Zertrümmerung 437
Canalis caroticus 165, 182
– facialis 182, 184
– hypoglossus 182
– infraorbitalis 192
– nervi optici 191, 199

– semicircularis anterior 165
– – lateralis 165
– – posterior 165
Capitulum humeri, flake fracture 340
– – Fraktur 339ff
– – – Halbmondzeichen 340ff
– – – Typ Hahn-Steinthal 340
– – – Typ Kocher-Lorenz 340
– – – Typ Krösl 340
– – Knochenkern 347
– – Knorpelkontusion 340
– – Knorpelsequestration 340
– – Osteochondrosis dissecans 340
– radii s. Radiusköpfchen
Caput mandibulae 161f, 164f, 192f
– – Fraktur 200
– – Kompressionsfraktur 211
Caput-Collum-Diaphysen-Winkel 69ff, 427
– – Bestimmung nach Rippstein 70f
– – vergrößerter 69
– – Verminderung 69, 431
Caspar-Halswirbelplatte 125
Cavitas glenoidalis, Stufenbildung 312f
Cavum tympani 165, 183
CCD-Winkel s. Caput-Collum-Diaphysen-Winkel
Cerclagedraht 128
Chance fracture 33, 243f
Child abuse s. Kindesmißhandlung
Chondropathie 61
Chondrosarkom 103
Chopart-Gelenk 528
– Luxation 541
– Projektion, laterale 507
– Schrägprojektion, dorsoplantare 530
Chordom 103
Chylothorax 265, 270
Citelli-Winkel s. Sinus-Dura-Winkel
Cobb-Meßmethode 102
Cobra-Konfiguration 29
Colles-Fraktur 365
Commotio cordis 272
Compton-Streuung 4
Computertomographie 31ff, 84
– quantitative 62ff
– Topogramm 69
Conchae nasales, Schwellung 8
Condylus lateralis tibiae, Meißelfraktur 470
– – – Spaltfraktur 474
– – medialis tibiae 468, 476
Condylus-radialis-Fraktur 339
– dislozierte 350
– Kindesalter 349f
– Pseudarthrose 349
Condylus-ulnaris-Fraktur 339
– Kindesalter 350
Contusio cordis 261, 268, 272
Corpus axis 161
– – mandibulae 200f
Coxa valga 69
– – Trochanter major, Wachstumsfugenverletzung 444
– vara 69, 448
– – Femurkopfepiphysenschädigung 444
Crenshaw-Klassifikation 527
Crista galli 160
– iliaca 390, 404
– occipitalis interna 165
CT-Arthrographie s. Arthro-Computertomographie
Cubitus valgus 349
– varus 349
Cupping 94

D

Darmbein s. Os ilium
Darmbeinschaufel s. Ala iliaca
Darmwandhämatom 94
Dash-board-injury s. Armaturenbrettverletzung
Daumen, Aufklappbarkeit, ulnare 13
– Karpometakarpalgelenk 353
– Projektion, seitliche 374
– – volardorsale 374
– Seitenbandverletzung 12
Daumensattelgelenk, Luxation 370
– Seitenbandruptur, ulnare 373, 377
Daumensattelgelenksarthrose s. Rhizarthrose
Daumenübersichtsaufnahme 373f
DC-Plättchen 122
DC-Platte s. Spann-Gleitloch-Platte
DCS s. Kondylenschraube, dynamische
Deckplattenkompression, instabile 255
Defektpseudarthrose 138
Demineralisation 151
Denis-Einteilung 239
Dens 161f
– Lateraldislokation 100
– Resorption 107
Dens-Atlas-Distanz 222
Dens-Basion-Distanz 222
Densbasisfraktur, Kindesalter 252
– Tomographie, konventionelle 220
Densfraktur 226ff
– Einteilung nach Anderson und D'Alonzo 226
– Schädelaufnahme, axiale 164
– Therapie 255
– Typ I 226f
– Typ II 226f
– Typ III 226f
– – dislozierte 228
Denshypoplasie 100
Denspseudarthrose 256
Denszielaufnahme 218f
DER s. Zwei-Energie-Radiodensitometrie
Detailkassette 5
Dezelerationstrauma 26
DHS s. Hüftschraube, dynamische
Dihlmann-Klassifikation 487
Di-Kalium-Hydrogen-Phosphat-Lösung 64
Diphotonenabsorptionsspektroskopie s. Zwei-Energie-Photonenabsorptionsmessung
Diplopie 197
Discus articularis, Handgelenk 361f
– – Verletzung 23
– triangularis, Magnetresonanztomographie 363
Dislocatio ad axim 80
– – latus 80
– – longitudinem cum contractione 80
– – – distractione 80
– – – peripheriam 80
– – cum implantatione 80
Dislokation, atlanto-axiale 104, 106f
– – Operationsindikation 107
– atlantookzipitale 105f
Diving fracture 232
Doppelkontrastdarstellung 18
Dornfortsatz, Fächerung 216, 221f, 238
Dornfortsatzfraktur 233ff
– Computertomographie 33
Dorsum sellae 161
DPA s. Zwei-Energie-Photonenabsorptionsmessung
Drehgleiten, lumbales 108f
Dreifuß-Fraktur 203

Sachverzeichnis

Drei-Pfeiler-Fraktur s. Dreifuß-Fraktur
Drei-Phasen-Skelettszintigraphie 145, 147
– Sudecksche Dystrophie 151
Drei-Säulen-Modell nach Denis 216f, 239
Drittelrohrplatte 114, 117f
Dual Energy Radiography s. Zwei-Energie-Radiodensitometrie
– photon absorptiometry s. Zwei-Energie-Photonenabsorptionsmessung
Ductus nasofrontalis 199
– nasolacrimalis 192, 208
– thoracicus 265, 270, 320
Duraeinriß 91, 172, 182, 208
Durchblutungsstörung 27
Dysplasie, fibröse 100, 103, 105, 444
Dystrophie, sympathische, reflektorische s. Sudecksche Dystrophie

E

ECT s. Emissions-Computertomographie
EDC-Platte 119
Ehlers-Danlos-Syndrom 11
Ein-Energie-Photonenabsorptionsmessung 62
Einzeldetektorverfahren 7
Elefantenfuß-Pseudarthrose 138f
Ellenbogenbereich, Knochenkern-Entwicklung 347, 350
Ellenbogenfraktur, Begleitverletzung 344
Ellenbogengelenk 331
– 45-Grad-Schrägaufnahme 331f, 336
– Achse 334
– a.-p. Projektion 331f, 336
– Arthrographie 335
– Arthrosonographie 60, 336
– Computertomographie 336
– Fettkörperzeichen 333f
– – negatives 333f
– – positives 333, 339, 344, 347
– Gelenkkörper 333, 335
– Lipohämarthros 335
– Magnetresonanztomographie 336
– Projektion, axiale 331f, 336
– – seitliche 331f, 336
– Raumforderung 333
– Standarddiagnostik, radiologische 331f
– Tomographie, konventionelle 333
– Traumatologie 336ff
– Winkel 334f
Ellenbogengelenkserguß 333
Ellenbogengelenksverletzung, Kindesalter 346ff
Ellenbogenluxation 336ff
– Differentialdiagnose 338
– dorsale 336
– dorsoradiale 336f
– dorsoulnare 337
– hintere 77
– Processus-coronoideus-Fraktur 345
– Rezidiv 338
– ulnare 337
– Weichteilverkalkung 337
Embolisation, therapeutische, superselektive 30
Eminentia arcuata 165
– intercondylaris 468, 473
– – Abrißfraktur 490
– – – Einteilung 481
– – – kindliche 499
– – Ausriß, knöcherner 480
– – Schrägaufnahme 83
– – Standardaufnahme 478, 480f

– – Tunnelaufnahme 451
– – Zertrümmerung 476
Emissions-Computertomographie 37
Emphysem, periorbitales 193, 195
– subkutanes 204, 269
Ender-Nagelung 115ff
– Femurfraktur, pertrochantere 436
Endoprothese, Szintigraphie 47ff
Endoprothesenlockerung, infektiös bedingte 48
Energiefalle 6
Enophthalmus 197
Entenschnabelbruch s. Achillessehneninsertion, Abrißfraktur, horizontale
Enthesiopathie 41
Ependymitis 187
Epicondylitis radialis, Szintigraphie 42
Epicondylus femoris 468
– humeri, Absprengung 77
– radialis 346f
– – Fraktur 339
– – – Kindesalter 351f
– ulnaris 346f
– – Fraktur 339
– – – Kindesalter 350f
– – Verletzung bei Ellenbogenluxation 337
Epiphyse, Gefäßversorgung 88f
Epiphysenfraktur 527
– Szintigraphie 40
Epiphysenfuge 87
Epiphysenfugenschluß, vorzeitiger 47
Epiphysenfugenverletzung 92f
– Klassifikation 92f
Epiphysenlösung 41, 89f, 497f
– einfache 85
– Salter-Harris-Klassifikation 444
– Teillösung mit epiphysärem Fragment 85
– – mit epiphysär-metaphysärem Fragment 85
– – mit metaphysärem Fragment 85
– Wirbelsäule 254
Epiphysenschraube 113, 125, 127
Epiphysenverletzung 85
– Einteilung 85
Epiphysiolysis capitis femoris 429
– – – Sonographie 61
– – – Szintigraphie 40f
Epistaxis 195, 204
Erbsenbeingelenk 361f
Ermüdungsfraktur, Szintigraphie 40ff
– Tibiakopffraktur 471
Essex-Lopresti-Klassifikation 344, 533, 536
Ethipins 491
Ethmoidalzellen 160, 162f, 198
– Fraktur 199, 206
Evans-Klassifikation 436ff
Ewing-Sarkom 103
Extremität, obere, Achsenfehler 73
– untere, Achsenfehler 67ff
Extremitätenfraktur, distale, Heilung 44
– Kindesalter 91ff
Extremitätenschwäche 222

F

Facettengelenkfläche 222
Facettenverhakung 232f
Facies articularis patellae 487
Faserknochen 135
Faserknorpel 136
Faustgips 374
Faux-Profil-Aufnahme nach Lequensne 69
Federnägel 117
Felsenbein 161f, 164

– Pars petrosa 164f
– Spezialaufnahme 164ff
Felsenbeinfraktur 169, 183ff
– Computertomographie 166f
– komplexe 183f
– Längsfraktur 164, 183f
– Querfraktur 165f, 183f
– Therapie 185
– Tomographie, konventionelle 166
Felsenbeinoberkante 160
Femoralisangiographie 27
Femur, Antetorsionswinkelbestimmung 69f
– Epiphysenfugenverschluß, vorzeitiger 444
– Osteotomie, intertrochantere 404, 429
– Projektion, axiale 69
– proximales 427ff
– – Computertomographie 429f
– – Epiphysenfugenschluß, vorzeitiger 448
– – Epiphysenlösung 444f, 497
– – Kindesalter 444ff
– – Knochenszintigraphie 429
– – Kraftübertragung 427
– – Magnetresonanztomographie 430
– – Röntgennativdiagnostik 427ff
– – Streßfraktur 430
– – Tomographie, konventionelle 429f
– – Valgisationsosteotomie, intertrochantere 119f
Femurfraktur, chondrale 494ff
– distale 94
– – Begleitverletzung 467
– – Biegungsfraktur 497
– – Einteilung 465f
– – Epiphysenfraktur 497
– – – Übergangsfraktur 498f
– – mit ipsilateraler Tibiafraktur 466
– – Kindesalter 497ff
– – Schaftfraktur, Achsenabknickung 68
– – Stauchungsfraktur 497
– – Szintigraphie 43
– – Trümmerfraktur 27, 465
– – Epiphysenlösung 497
– – interkondyläre 467f
– – monokondyläre 466f
– – osteochondrale 494ff
– – perkondyläre, Kondylenschraube, dynamische 121
– – pertrochantere 436ff
– – – Begleitverletzung 439
– – – Einteilung 436f
– – – Evans-Klassifikation 436ff
– – – instabile 436, 438
– – – Kindesalter 446
– – – Klassifikation der Arbeitsgemeinschaft für Osteosynthese 436, 439f
– – – Komplikationen 439
– – – Mortalität 436
– – – Operationsindikation 436
– – – stabile 436
– – – 130-Winkelplatte 119
– – proximale, Frakturheilungsstörung 444
– – – Kindesalter, Begleitverletzung 446, 448
– – – – Komplikationen 446
– – – pathologische 444
– – – Varusfehlstellung 448
– – – Spiralfraktur 447, 464
– – – Stückfraktur 131
– – subtrochantere 441f, 447
– – – Begleitverletzung 442
– – – Einteilung 441
– – – instabile 441
– – – Kindesalter 446f

– – – Komplikationen 442
– – – pathologische 441
– – – stabile 441
– – suprakondyläre 464, 466f, 497
Femurhals s. Schenkelhals
Femurkondylenfraktur 83, 466f
– Einteilung 467
– koronare 467
– osteochondrale 493
– Pathomechanik 467
Femurkondylus, Einkeilung 469
– lateraler 493
– – Hypoplasie 488f
– medialer 468
– – Mausbett 496
– – Sonographie 459
– Schrägprojektion 451
Femurkopf s. Hüftkopf
Femurmeißelfraktur s. Femurfraktur, monokondyläre
Femurmetaphyse, Kantenabsprengung 95
– Osteomyelitis 141
Femurosteotomie, intertrochantere 120
– – Winkelplatte 124
Femurpseudarthrose 448
Femurschaftachse 68f
Femurschaftfraktur 434
– distale 464ff
Femurtorsion 490
Femurtorsionsfehlstellung 429
Fersenbein s. Kalkaneus
Fettgewebe, Sonographie 59
Fettkörperzeichen, positives 333, 339, 344, 347
Fibroblasten 134
Fibula, distale 502
– Zuggurtungsplatte 117
Fibulaepiphyse, distale, Ossifikationszentrum 525
Fibulaepiphysenfraktur 527
Fibulafraktur 520f
– distale 518
– hohe 82
– Kindesalter 500
– proximale 505, 522
– Querfraktur 523
– Schrägfraktur 518f
– Spiralfraktur 517, 519
Fibulaköpfchenfraktur 477f
– bei proximaler Tibiafraktur 482
Fibulaköpfchenluxation 522
Film-Folien-Kombination 5
Finger 353
– Bandläsion 377
– Diagnostik, radiologische 371ff
– Epiphysenlösung 378f
– Fehlwachstum, posttraumatisches 379
– Fraktur 376f
– Funktionsaufnahme 12ff
– Luxationsfraktur 372
– – karpometakarpale 373
– Projektion, dorsopalmare 372
– – seitliche 372
– Seitenband, ulnares 13
– Seitenbandruptur 12f
– Strecksehnenausriß, dorsaler 373
Fingergelenk, Ankylose 379
– Luxation 377
Fingergelenkkopf-Plättchen 122
Fischschwanzdeformität 349f
Fischwirbel 110
Fissur 79
Fissura orbitalis inferior 206
– – superior 160, 162, 189, 193
Fissura-orbitalis-superior-Syndrom 199
Fistel, arteriovenöse 26f, 29
Fixateur externe 115f, 128
– – Beckenringfraktur 396

Fixatur interne 116, 127f, 256ff
– unilateraler 128
Fixationskallus 130f, 135
– spindelförmiger 136
Fixationsplatte 125
Flake fracture 496
– – Capitulum humeri 340
– – Trochlea 506
Fluoreszenzfolie 5
Fokus-Objekt-Abstand 4
Foramen(ina) infraorbitale 190
– jugulare 182
– lacerum 162, 181, 183f
– magnum 161, 164, 181
– obturatorium 382, 390, 404, 414
– ovale 162, 181f
– rotundum 193
– spinosum 162, 182
– sacralia pelvina 384
Fossa acetabuli 400, 403
– coronoidea 333, 347
– glenoidalis 273
– – Fraktur 312
– infratemporalis 192
– intercondylaris 458, 464, 468, 494f
– jugularis 184
– lacrimalis 208
– olecrani 333, 347
– poplitea 458, 467
– radialis 333
Fovea capitis femoris 424
Fragmentdevitalisierung 130f
Fragmentdislokation 80
Fragmentnekrose 137f
Fragmentschienung 115
Fraktur 77ff
– Aufnahmetechnik, weiterführende 83f
– Entstehung 77
– infizierte 47
– inkomplette 91f
– Instabilität 131
– Kindesmißhandlung 95
– kindliche 90ff
– – Szintigraphie 40f
– Kontrollaufnahme 81
– offene 140
– – Fixateur externe 116
– okkulte, Szintigraphie 38f
– osteoporotische 38, 40
– pathologische 431, 441, 444
– Periostreaktion 81f
– pyramidale s. Le Fort II
– Sonographie 58
– T-förmige 79
– trimalare s. Dreifuß-Fraktur
– unkomplizierte, Szintigraphie 38
– wachsende 91
– Weichteilzeichen 85
– Y-förmige 79
Frakturdislokation 132
Frakturform 78f
Frakturhämatom 85, 134f, 461
Frakturheilung 130ff
– Definition 130
– Grundvoraussetzung 130
– indirekte s. Frakturheilung, sekundäre
– Komplikationen 44ff
– bei Marknagelung 136f
– primäre 130
– sekundäre 130, 134ff
– – Blutgefäßproliferation 134
– – Störung 136
– Spaltheilung 130
– spontane s. Frakturheilung, sekundäre
– Stimulation, elektrische 49
– Szintigraphie 44ff
– verzögerte 44f

Frakturheilungsstörung, bei Marknagelung 136
– nach Osteosynthese 131ff
– Ursachen 131
– Verknöcherung 137
Frakturspalt 135
Frakturstabilisierung, intramedulläre 115
Frakturvitalität, Störung 140
Frakturzeichen, indirektes 85, 461
Fremdkörper, intrakranieller 178
– intraorbitaler 199f
Frozen shoulder 283
Funktionsaufnahme 11
Fuß 528ff
– Computertomographie 532f
– Diagnostik, radiologische 528ff
– Dorsalflexion 504
– Eversion 504
– Inversion 504
– Knochenresorption 152
– Luxation 540f
– Luxationsfraktur 540f
– Magnetresonanztomographie 533
– Maulschellenbewegung 504
– Plantarflexion 504
– Projektion, dorsoplantare 529f
– – laterale 530f
– – Schrägprojektion, dorsoplantare 530
– Sesambeine 506, 529
– Sonographie 533
– Tomographie, konventionelle 532
– Traumatologie 533ff
– – Kindesalter 542
Fußknochen, überzähliger s. Sesambein

G

Galeazzi-Fraktur 82, 366, 378
Gallium-67-zitrat 37, 47ff
Galliumszintigraphie 145, 147
Ganzbeinaufnahme 68
Ganzkörper-Scanner 31
Ganzkörperszintigramm, Sudecksche Dystrophie 155
Garden-Einteilung 433f
Gasabszeß 142
Gasansammlung, intraossäre 145
Gasbrand 142f
– Befunde 148
– Therapie 149
Gasphlegmone 142
Gaumen, harter 189, 191
Geburtsverletzung 95
Gefäß, Sonographie 60
Gefäßläsion 25, 261
– akute 28f
– Befunde 26
– chronische 29
– Häufigkeit 25
– Verletzungsmechanismus 25f
– Zeichen, indirektes 29
– – sicheres 29
Gefäßspasmus 30
Gefäßverschluß 27
– peripherer 42
Geflechtknochen 130, 135
Gehörknöchelchen, Dislokation 183
Gehörknöchelchenkette 166
Gelenk, Bewegungsamplitude 11
Gelenkempyem 147
Gelenkentzündung, Arthrographie 19
– Pathophysiologie 147f
– Therapie 147
Gelenkerguß 85, 148, 461f
– Abpunktion 18, 20
– Magnetresonanztomographie 53
– Sonographie 60f
Gelenkkapselansatz 89

Gelenkknorpel, Gezeitenmarke 495
Gelenkkontraktur 150
Gelenkkopfplatte 114
Gelenkkörper, freier, Arthrographie 18
– – Sonographie 60f
Gelenkpunktat, Fettropfen 462
Gelenkverletzung 26
– Magnetresonanztomographie 53ff
Gentamycin 147
Genu valgum 488, 499
– varum 499
Gesichtsschädelfraktur 188ff
– Computertomographie 192f
– – axiale 192
– – koronare 192f
– Fragment, fehlendes 193, 195
– Frakturzeichen, direktes 193f
– Hilfslinien 190f
– kindliche 210f
– Konturunterbrechung 193f
– Panoramaaufnahme 191
– Projektion, axiale 191
– – laterale 189ff
– Spezialaufnahme 191
– Standarddiagnostik, radiologische 188ff
– Tomographie, konventionelle 192
– Weichteilschwellung 193f
Gesichtsschädelverletzung 31
– umschriebene 195ff
Gewindebolzen 127
Gewindeloch 113
Glasknochen 151f
Glaskörperblutung 200, 206
Gleitloch 113
Goetze-Cerclage 116, 129
Gonarthritis 61, 458
Goyrand fracture s. Smith-Fraktur
Granulom, eosinophiles 103
Granulozytenszintigraphie 37, 47f, 145
Großflächendetektorverfahren 7
Großzehe, Fraktur 78
– Trümmerfraktur 540
Grünholzfraktur 91f
– Gesichtsschädel 211
– Humerus 347
– Klavikula 323
– Olekranon 344
– Ulna 345
– Unterarm 377f

H

Hakenlasche 121, 124
Hakenplatte 121
Halbmondzeichen 340ff
Halbrohrplatte 114, 117
Halbwirbelbildung 101
Haloweste 255f
Halswirbelarthrodese 125
Halswirbel-Hakenplättchen 125
Halswirbelkörper, Karzinommetastase 98
Halswirbelkörperfraktur, Schädelaufnahme, axiale 164
Halswirbelplättchen 124f
Halswirbelplatte 114
Halswirbelsäule, a.-p.-Projektion 218
– Aufklappbarkeit 12
– Aufnahme, weiterführende 84
– Berstungsfraktur 233
– Beugefähigkeit, Minderung 222
– Computertomographie 33, 220f
– Diagnostik, radiologische 218ff
– Disartikulation 221
– Dornfortsatzfraktur 233ff
– Flexionsaufnahme 219f
– Flexions-Distraktions-Verletzung 233

– Flexions-Kompressions-Verletzung 232f
– Flexionstrauma 222
– Fraktur, Zeichen, indirektes 229
– Funktionsaufnahme 11f, 107, 218ff
– Gefügelockerung 104, 106
– Gefügestörung 221
– Hyperextensionstrauma 221
– Hypermobilität 100
– Hypomobilität 222f
– Instabilität 104
– Instabilitätslinie 221
– Instabilitätszeichen 222
– Keilwirbel 254
– Kontakttrauma 11
– Kyphosierung 223
– locked facet 221
– Luxation 223, 231
– – bilaterale 233
– – unilaterale 233
– Luxationsfraktur 231
– Magnetresonanztomographie 99, 220f
– mittlere 222
– – Fraktur 229, 231ff
– Projektion, seitliche 218
– Retroflexionsaufnahme 219f
– Rotationsluxation 223f
– Rotationsverletzung 233
– Schrägaufnahme 213, 220
– Seitverbiegung 104
– Skoliose 223
– Stabilitätsbeurteilung 221f
– Steilstellung 39
– Subluxation 84
– Tomographie, konventionelle 220
– Traumatologie 221ff
– übergang, kraniozervikaler 221f
– untere 222
– – Fraktur 229, 231ff, 256
– Verletzung, Therapie 255f
Hämangiom 103
Hämatom 26f
– epidurales 53, 90, 168, 188
– – Therapie 171
– epipleurales 263, 265f
– extraperitoneales 388
– intranasales 205
– intraorbitales 197, 200
– intrazerebrales 168, 186f
– parasymphysäres 388
– paravertebrales 85, 249
– pulsierendes s. Aneurysma falsum
– Sonographie 60
– subdurales 53, 90, 168, 187f
– – Computertomographie 188
– – Kindesalter 210
– – Kindesmißhandlung 94
– – Spinechobild, koronares 54
– – Therapie 171
– – Transversalschicht, protonengewichtete 54
– subgaleales 209
– subunguales 377
Hämatoperikard 261
Hämatothorax 236, 261f, 266f, 270
– Sternoklavikulargelenksverletzung 322
Hämatotympanon 183f
Hammer 183
Hämoperikard 264, 272
Hamulus ossis hamati 361
Hand, Anatomie 353
– Computertomographie 362f
– Knochenresorption 153
– Magnetresonanztomographie 363f
– Projektion, dorsopalmare 371f
– – radioulnare 372
– – schräg seitliche 371
– Schreibfederstellung 356f
– Sonographie 60, 374

- Traumatologie 365 ff
Handgelenk, Arthrographie 22 f, 361 f
- - Indikationen 23
- Bandverbindung 353
- Projektion, seitliche 358
- Sekundärarthrose 370
Handgelenksfraktur, Kapseleinriß 23
Handgelenksschmerzen, chronische 369
Handverletzung, Kindesalter 377 ff
Handwurzel 353
- Funktionsaufnahme 358 ff
- Hyperpronationsaufnahme 357
- Projektion, dorsovolare 354 ff
- - seitliche 356
- Schrägaufnahme 357 f
- Standarddiagnostik, radiologische 354 ff
- Streßaufnahme 358 ff
- Tomographie, konventionelle 361
Handwurzelfraktur 81, 359, 366 ff
- okkulte 38
Handwurzelgelenk, Kontrastmittelübertritt 23
Handwurzelluxation 359, 368 ff
Handwurzelluxationsfraktur 359, 368 ff
Handwurzelverletzung, Kindesalter 378
Hangmans fracture s. Spondylolisthesis C2, traumatische
Harnblasenläsion 397
Harnblasenruptur 388, 397
- extraperitoneale 398
Haverscher Kanal 151
- internal remodelling 130
Headbunter-Konfiguration 29
Heizstromstärke 3 f
Henkeltopfaufnahme 197
Herz, Luxation 272
- Verletzung 261, 272
Herzbeutelperforation 272
Herzbeuteltamponade 261
Herzpulsation, verminderte 264
Hexa-Methyl-Propylen-Amin-Oxin 47
Hill-Sachs-Läsion 83, 277, 290 ff
- Arthrosonographie 285
- Humeruskopfdefekt, dorsokranialer 290 ff
- Magnetresonanztomographie 55, 287
- Projektion, axial-axilläre 284
- Röntgenaufnahme nach Mukherjee-Sivaya 281
- umgekehrte 279 f, 284, 293
Hinterhaupt 164
Hirn, Herniierung 184
Hirnkontusion 94, 186
Hirnkontusionsherd 168, 209
Hirnnerveneinklemmung 182
Hirnödem 171, 186 f
- Kindesalter 210
Hirnschädel 159 ff
- a.-p. Projektion 159 f
- Computertomographie 166 f
- Magnetresonanztomographie 167
- p.-a. Projektion 159 f
- Standarddiagnostik, radiologische 159 ff
- Tomographie, konventionelle 166
Hirnschädelfraktur, Kindesalter 209 f
Hirnstamm, Lufteinschluß 182
Hirnstammläsion 53
Hirnverletzung, Entstehungsmechanismus 168
Histiozytosis X s. Granulom, eosinophiles
HMPAO s. Hexa-Methyl-Propylen-Amin-Oxin
Hodgkin-Lymphom 103
Hohl-Klassifikation 469 ff

Holmgrensches Zeichen 142
Hologic QDR-1000 63
Hüftarthrodese 114
- Kreuzplatte 121
Hüftbein 381
Hüftdysplasie 60, 428
Hüftfehlanlage, Sonographie 57
Hüftgelenk 400 ff
- Ala-Aufnahme 384, 402, 404
- a.-p. Projektion 384, 402 ff, 428
- Computertomographie 405 ff
- - Indikationen 408
- - Diagnostik, radiologische 401 ff
- Endoprothesenlockerung 48 f
- Funktionsaufnahme 429
- Leitlinien 401 ff
- Magnetresonanztomographie 408
- Obturatoraufnahme 384, 403 ff
- Röntgendiagnostik 408
- Tomographie, konventionelle 405
- Traumatologie 381, 408 ff
- - Kindesalter 442 ff
Hüftgelenkersatz, primärer 435
Hüftgelenkfraktur, Computertomographie 35
Hüftkopf, Blutversorgung 427, 444
- Epiphysenlösung 80 f
- Ischämie 421
- Konturaufnahme 404 f
- Schneider-I-Aufnahme 404 ff
- Schneider-II-Aufnahme 405 f
Hüftkopfimpression 407
Hüftkopfkalottenfraktur, kaudale s. Pipkin-Fraktur
- kraniale 426
Hüftkopfluxation, hintere 80, 412 f
- Obturatoraufnahme 404
Hüftkopfnekrose 411
- nach Azetabulumfraktur 421
- Computertomographie 408, 429 f
- Femurfraktur, kindliche 446
- - proximale 427
- Frühdiagnose 430
- Kindesalter 444
- Magnetresonanztomographie 55, 430
- Pipkin-Fraktur 424
- Schenkelhalsfraktur 431, 433 f
- Skelettszintigraphie 430
- Sonographie 61
- Therapie 435
- Tomographie, konventionelle 429
Hüftkopfreposition 421
- Zeitpunkt 411
Hüftkopfsubluxation 442
Hüftluxation, Begleitverletzung 411
- Einteilung 409 f
- Komplikationen 411
- kongenitale 428
- Luxatio anterior, Hüftkalottenfraktur, kraniale 426
- - - obturatoria 409 f
- - - suprapubica 409 f
- - iliaca eversa 410 f
- - infracotyloidea 411
- - perinealis 411
- - posterior, habituelle 408
- - - iliaca 409 f
- - - ischiadica 409 f
- - - obere, Pipkin-Fraktur 421 f
- - - scrotalis 411
- - - supracotyloidea 411
- - Schenkelhalsfraktur 434
- - traumatische 408 ff
- - doppelseitige 410 f
- - Kindesalter 443 f
Hüftpfanne s. Azetabulum
Hüftschraube, dynamische 115, 120
Humeroulnargelenk 332
Humerus, distaler, Epiphysenlösung 338, 350

- Fettkörperzeichen, positives 333 f, 339, 344, 347
- Fischschwanzdeformität 349 f
- Fissur, suprakondyläre 334
- Knochenkerne 346 f
- proximaler, Epiphysenlösung 324, 326 ff
- - - Reposition, offene 327
- - - Therapie 327
Humerusfraktur, diakondyläre 339, 347
- Extensionsfraktur, suprakondyläre 348
- geburtstraumatische 88
- interkondyläre 339
- kondyläre 338
- proximale 294 ff
- - Begleitverletzung 83
- - Bündelnagelung 115
- - Collum-chirurgicum-Fraktur 298 f, 304 f
- - Drei-Fragment-Fraktur 295, 299 f
- - - Tuberculum-majus-Abriß 299 f
- - - Tuberculum-minus-Abriß 300 f
- - Drei-Fragment-Luxationsfraktur 295, 304 f
- - Einteilung 295
- - Fragmentdislokation 296
- - Kindesalter 326 ff
- - Luxationsfraktur 302
- - Luxations-Impressions-Fraktur 295
- - minimal verschobene 296
- - Vier-Fragment-Fraktur 295, 301 f
- - Vier-Fragment-Luxationsfraktur 295, 306 f
- - Zwei-Fragment-Fraktur 295 ff
- - - Collum-chirurgicum-Fraktur 298 ff
- - - Tuberculum-majus-Abriß 297
- - - Tuberculum-minus-Abriß 297 f
- - Zwei-Fragment-Luxationsfraktur 295, 302 f
- - - Tuberculum-majus-Ab 302 ff
- - subkapitale 280, 327 ff
- - suprakondyläre 338, 347 ff
- - - Extensionstyp 347
- - - Flexionstyp 347
- - - Folgeschäden 349
- - - Grünholzfraktur 347
- - - unverschobene, Kindesalter 82
- - transkondyläre 339, 347
- - Wulstbruch 327 f
Humeruskalottenfraktur 308 f
Humeruskondylus-Kapitulum-Winkel 334 f
Humeruskopf, Röntgendiagnostik 276
Humeruskopfdefekt, dorsokranialer 290 ff
- ventromedialer 293
Humeruskopfhochstand 281, 288
Humeruskopfluxation 311
Humeruskopfnekrose 301
Humeruslängsachse, ventrale 334 f
- Verlagerung 347
Humerusmetaphyse, proximale, Wulstbruch 92
Humeruspseudarthrose, Zuggurtungsplatte 118
Humerusschaft-Mehrfragmentfraktur 146
Humerustorsion, Bestimmung 73
Hydrocephalus externus 187
- internus 187
Hydrothorax 271
Hyperhydrosis 150

Hypernephrom 103, 105
Hyperostose, kortikale, infantile 95
Hyperparathyreoidismus 100, 105
Hypoplasie, okzipitale s. Impression, basiläre
Hypoxie 270

I

Iliosakralfuge s. Iliosakralgelenk
Iliosakralgelenk 381
- Bandzerreißung 395
- Computertomographie 386
Iliosakralgelenksläsion 35
- Vakuumphänomen 386 f
- Verletzungsgrade 386 ff
Iliosakralgelenksprengung 387, 390, 392 ff, 397
- bei instabiler Beckenringfraktur 395
Impingement 36
Implantat, Eigenschaften 112
- Korrosionsvermeidung 112
Implantatauslockerung 131, 135
Implantatbruch 131, 133, 140
Impression, basiläre 100, 105
- - angeborene 100
- - erworbene 100
Impressionsfraktur 79
Inaktivitätsosteoporose 47, 150
Incisura acetabuli 400
- fibularis 507
- frontalis 199
- ischiadica major 414
- supraorbitalis 198
Indium-111-Granulozytenszintigraphie 37, 47
Infektion, posttraumatische 140 ff, 149
Infektionsrate 140
Infektpseudarthrose 139
Inkabein 171
Innenknöchel s. Malleolus medialis
Innenmeniskus 468
- Computertomographie 456
- Einriß 21
- Läsion 455
- bei Tibiafraktur 482
- Pars-intermedia-Riß 455
- Sonographie 459
Innenohrschwerhörigkeit 183
Insall-Index 488 f
Instabilität, atlantoaxiale 100
- karpale, Projektion, seitliche 356
- kraniozervikale 222
Instabilitätszeichen, thorakolumbales 238
Interkostalgefäßverletzung 266
Interphalangealgelenk, Osteoarthritis, eitrige 148
- proximales, Aufklappbarkeit 13
- - Luxation 78
Intervertebralgelenk 33
Intimaeinrollung 27
Involutionsosteoporose 431

J

Jägerhutpatella 489, 494
Jefferson fracture s. Atlasberstungsfraktur
Jochbein, Computertomographie 192
Jochbeinfraktur 202 ff
- Definition 203
- Impressionsfraktur 194
- Symptome 204
Jochbeinplättchen 118, 122
Jochbogen 162, 165, 190
Jochbogenfraktur 194, 197

K

Kahnbein s. Os scaphoideum, s. Os naviculare
Kalkaneokuboidgelenk, Bandruptur 532
– Luxation 541
Kalkaneus 528 f
– Computertomographie 534
– Knochenmassequantifizierung 64
– Processus anterior 530
– Projektion, axiale 83, 531
– – laterale 507
– Röntgendiagnostik 531 f
– Tomographie, konventionelle 532
Kalkaneusfraktur 84, 434, 533 ff
– beidseitige 535
– Computertomographie 36
– Joint-depression-type 533 ff
– periphere 533
– Röntgendiagnostik 506
– Tounge type 533, 536
– Trümmerfraktur 535
– zentrale 533 f
– – Therapie 536
Kallusbildung 134
Kallusformation, wolkige 131
Kallusreaktion, exzessive 136
Kältetrauma 42
Kambiumschicht 89
Kapselband 481
Kapselverletzung, Röntgenaufnahme, gehaltene 11
Kapselweichteilschwellung 147
Karotis-Kavernosus-Fistel 182
Karpaltunnelaufnahme 358
Karpaltunnelsyndrom 374
– Sonographie 60
Karpometakarpalgelenk 353, 372
– Arthrose 370
– Kontrastmittelfüllung 362
– Luxation 370
– Luxationsfraktur 375
Katheter 29
Kathode 3
Kehlkopfverletzung 322
Keilbein 184
Keilbeinhöhle 162
– Einblutung 180
Keilwirbel 101, 106
– Osteoporose 110
– traumatischer 254
Kephalhämatom 90 f
Kieferfraktur, Kindesalter 211
Kiefergelenk 165
Kiefergelenksluxation 202
Kiefergelenkspfanne, Fraktur, zentrale 200
Kieferhöhle 191
– Computertomographie 192
Kieferhöhlenwand, laterale 204
– Fraktur 193
– – beidseitige 207
Kieferköpfchen s. Caput mandibulae
Kieferplättchen 124
Kiefer-Rekonstruktionsplatte 124
Kieferschraube 127
Kienboeck-Malazie s. Lunatummalazie
Kinder-Hüftplatte 115, 120
Kindesmißhandlung 94 f, 444
– Hinweiszeichen 94
– Skelettszintigraphie 42 ff
Kirschner-Draht 116, 129
Klavikula, a.-p. Projektion 316
– Aufnahme, axiale nach Hobbs 318
– banana-peeling 324
– Diagnostik, radiologische 316 ff
– Projektion, axial-axilläre 316 f
– Pseudoluxation 324
– Röntgenaufnahme, transthorakale 316 f
– 45-Grad-Schrägaufnahme 316
– Subluxation 12
– Tangentialaufnahme nach Zimmer-Brossy 316
Klavikuladislokation 12
– prästernale 322
– retrosternale 322
– suprasternale 322
Klavikulafraktur 236, 262, 319 f
– Begleitverletzung 320
– Einteilung 319
– Fragmentdislokation 319
– Grünholzfraktur 323
– Hypomochlion-Fraktur 319
– Kindesalter 323 f
– Komplikationen 320
– Kugelkallus 324 f
– laterale 317 f, 324
– mediale 318, 323
– Pathomechanik 319
– Szintigraphie 155
– Therapie 319 f
– Trümmerfraktur 316
Klavikulapseudarthrose, posttraumatische 319
Klavikulaschaft 316
Kleeblattplatte 114, 123
Klippel-Feil-Syndrom, okzipitozervikales 100
Klivus 161, 181
– Längsfraktur 182
Kneifzangenfraktur 254
Knieanpralltrauma, Pipkin-Fraktur 421
Kniegelenk 450 ff
– a.-p. Projektion 450
– Arthro-Computertomographie 36, 456 ff
– Arthrographie 20 f, 455
– – Indikationen 20
– – Kontrastmittelmenge 20
– Arthroskopie 463
– Aufklappbarkeit 452
– – dorsale 15
– – laterale 14 f
– – – Normalwerte 454
– – mediale 14 f
– – – Normalwerte 454
– – ventrale 15 f
– Aufnahme, gehaltene 14 ff
– – Auswertung 14 f
– Bandersatzplastik, Verlaufsbeobachtung 454
– Brückenaufnahme s. Kniegelenk, Tunnelaufnahme
– Computertomographie 456
– Diagnostik, radiologische 450 ff
– Doppelkontrastarthrographie 455
– Fettkörperzerquetschung, infrapatellare 462
– Gelenkkörper, freier 450 f, 458
– Hämarthros 479, 495, 499
– Knorpelschaden, retropatellarer 457 f
– Kollateralbandsystem s. Kollateralbandsystem
– Kombinationstrauma 21, 480
– Lipohämarthros 335, 450, 454
– Magnetresonanztomographie 460 f
– Projektion, laterale 450
– Röntgendiagnostik 477
– Rotationsinstabilität 14
– Schrägaufnahme 83, 451
– Sonographie 61, 458 f
– Stabilitätsprüfung 14
– Streckapparat 494
– Streckhemmung 495
– Streifen, suprapatellarer 461 f
– Streßaufnahme 452 ff
– Tomographie 454 f, 480
– Tunnelaufnahme 451
– Verwischungstomographie 463
– Weichteilveränderung 461 f
Kniegelenksempyem 144
Kniegelenksendoprothese 48
– Infektion 49
Kniegelenkserguß 461 f
– Abpunktion 20
– Computertomographie 479
– Diagnostik 450, 461 f
– Femurkondylenfraktur 467
– Magnetresonanztomographie 461
– rezidivierender 20
– Röntgendiagnostik 462
– Sonographie 455
Kniegelenksinstabilität 14
– hintere 14 f
– laterale 452 f
– mediale 452
– posterolaterale 452
– sagittale 452
– vordere 14 f
Kniegelenksluxation 496 f
Kniegelenksquerachse 72
Kniegelenksverletzung, Kindesalter 497 ff
– Magnetresonanztomographie 55
Knöchelfraktur s. Malleolusfraktur
Knochen, akzessorischer s. Sesambein
– Druckfestigkeit 79
– Sonographie 58
Knochenbau 151
Knochendefekt, Überbrückung 116
Knochendensitometrie 62 ff
– CT-ermittelte 99
– Indikationen 65
– Reliabilität 63
– Sensitivität 63
– Techniken 63
– Validität 63
Knochenentzündung, akute, Therapie 147
– chronische, Therapie 147
– Szintigraphie 47
Knochenheilung s. Frakturheilung
Knochenklammer 129
Knochenmarksszintigramm 46
Knochenmineralgehalt 62
Knochennagel 129
Knochennekrose, avaskuläre 46, 363
– posttraumatische 84
Knochenneubildung, periostale 89, 94 f
– – Differentialdiagnose 95
Knochenresorption 151 f
– endostale 151 f
– intrakortikale 151 f
– periostale 151 f
– subchondrale 151 f
– Sudecksche Dystrophie 150
– trabekuläre 151 f
Knochenstoffwechsel 37
Knochentransplantation 49
Knochenverletzung, Gefäßläsion 26
– Wachstumsalter 85 f
Knochenzement 116
Knochenzyste, aneurysmatische 103, 444
Knorpel, Sonographie 58
Kobraplatte s. Kreuzplatte
Kochersche Fraktur s. Condylus-radialis-Fraktur
Kochlea 165, 184
Köhlersche Tränenfigur 401, 403 f, 415
Kolinearität, radiokarpometakarpale 356
Kollagenfibrille 135
Kollateralband, Festigkeit 14
– laterales 481
– mediales 481
Kollateralbandläsion 469
Kollateralbandruptur 452
– laterale 452 f, 498
– mediale 455
Kollateralbandsystem 481 f
Kolloidszintigraphie 147
Kolonkontrasteinlauf 265
Kombinationsverletzung 83
Kompakta 151
Kompartmentsyndrom 30, 42
Kompressionsnagelung 115
Kondylenabstützplatte 114, 122
Kondylenplatte 119, 131
Kondylenquerachse 69
Kondylenschraube, dynamische 115, 121
Kontrastmittel, jodhaltiges 18
Kontrastmittelallergie 18
Kontrastmitteluntersuchung 264 f
Korbhenkelriß, Computertomographie 456
Koronoidlinie 334 f
Kortikalis, Konturunterbrechung 193 f
– Rarifizierung 133
Kortikalisschraube 113, 125 f
Kortison 147
Koxarthrose 60, 411, 421
Koxitis 60
Kraniozervikalübergang, Instabilitätszeichen 222
Kreuzband, Ansatzstelle, Tunnelaufnahme 451
– hinteres, Anatomie 468
– – Arthro-Computertomographie 456 f
– – Magnetresonanztomographie 54
– – Prüfung 14
– – Magnetresonanztomographie 460
– – Prüfung 454
– – Sonographie 59, 458 f
– – Longitudinalschnitt, dorsaler 458 f
– – – ventraler 458 f
– – Transversalschnitt, dorsaler 458
– vorderes, Anatomie 468
– – Arthro-Computertomographie 456 f
– – Magnetresonanztomographie 54
Kreuzbandausriß, knöcherner, distaler 478 f, 481
– – hinterer 480
– – Ursachen 480
Kreuzbandläsion, Arthro-Computertomographie 21
– Arthrographie 18
– Computertomographie 35 f
– Magnetresonanztomographie 21
– Tibiakopffraktur 469
– vordere, Sonographie 459
Kreuzbandnaht 129
Kreuzbandruptur, hintere 54, 452
– isolierte 21
– Kniegelenksluxation 496
– Nachweis 14
– Reiser-Einteilung 457
– vordere, Arthro-Computertomographie 36
– – Aufnahme, gehaltene 16
– – Magnetresonanztomographie 54, 461
Kreuzbein 101, 381
– a.-p. Projektion 383 f
– Beckenübersichtsaufnahme 382
– Computertomographie 386
– Einstauchung 241
– Knochenszintigraphie 386
– Projektion, seitliche 384
Kreuzbeinfraktur, Diagnostik 35
– dislozierte 388
– Frakturzeichen 384
– bei instabiler Beckenringfraktur 395
– Längsfraktur 384 f, 399

– Querfraktur 390, 392
– mit Symphysenruptur 392
Kreuzbeinsubluxation 387
Kreuzplatte 114, 121
Kugelspannfixateur s. Fixateur, unilateraler
Kyphose 101f, 110
– Halswirbelsäule 223
– nach Laminektomie 110
– progrediente 104, 106
Kyphosewinkel 102

L

Labitzke-Draht 128f
Labrum acetabulare 400
– glenoidale 273
– – Abriß 20, 284
– – Arthrographie 283
– – Magnetresonanztomographie 287
L-Abstützplatte 122, 129
Lachap/lesche Hundefigur 237, 250
Lachmann-Test 14f, 452, 454
Lähmung, Dislokation, atlantoaxiale 105
Lamellenknochen 130, 135
Lamina cribrosa 166, 208
– papyracea 160, 189f
– – Fraktur 195, 198
– perpendicularis 189, 192, 195
Laminektomie 104, 110, 257
Lauenstein-Aufnahme 80f
Lauge-Hansen-Klassifikation 516ff
Le-Fort-Fraktur, Therapie 207
Le-Fort-I-Fraktur 196, 204f
Le-Fort-II-Fraktur 197, 204ff
– – Computertomographie 205f
Le-Fort-III-Fraktur 197, 204, 206f
– – Varianten 207
Leistenschmerzen 433
Lendenwirbel, Deckplatte, eingestauchte 242f
Lendenwirbelkörper, Berstungsfraktur 33
– Computertomographie 32
– Fraktur 534
– Knochenzyste, aneurysmatische 103
– Querfortsatzfraktur 385, 397
– Seitverschiebung 109
– Tumor 99
Lendenwirbelsäule, Abschertrauma, laterales 246
– a.-p. Projektion 237
– Berstungsfraktur 239, 258f
– Computertomographie 99, 238
– Deckplattenkompression 255
– Diagnostik, radiologische 237f
– Epiphysiolyse 254
– Flexions-Distraktions-Trauma 239, 243f
– Flexions-Kompressions-Trauma 239ff, 242, 258
– Fraktur, Klassifikation 217
– Instabilität 101
– Kompressionsfraktur 241
– Luxationsfraktur 245
– Magnetresonanztomographie 238, 246f
– Metastase 105
– Projektion, seitliche 237
– Pseudarthrose 259
– Rotations-Abscher-Trauma 245ff
– Rotationstrauma 239
– Schrägaufnahme 237
– Spondylolyse 102
– Stabilitätsbeurteilung 238
– Tomographie, konventionelle 238
– Verletzung 236ff
– – Therapie 257ff

Leptomeningealzyste 210
Leukozytenszintigraphie 145, 147
Ligamentum(a) acromioclaviculare 12, 316, 319ff
– anulare radii 347
– bifurcatum, Ausriß 534
– calcaneocuboideum 534
– calcaneofibulare 16, 502f
– – a.-p. Projektion 508
– – Fraktur, osteochondrale 524
– – Ruptur 508, 516, 519
– – – Kindesalter 526
– – – Kontrastmittelaustritt 510
– calcaneonaviculare 534
– capitis femoris 444
– collaterale s. Kollateralband
– coracoacromiale 273
– coracoclaviculare 316, 318ff
– – Ruptur 12, 321
– costoclaviculare 322
– costotransversaria 238
– deltoideum 502f
– – Ausriß, knöcherner 16
– – Läsion, Trochleaverkippung 516
– – Röntgendiagnostik 509
– – Ruptur 517, 519
– – – Maisonneuve-Fraktur 522
– flavum 215f, 232f
– interspinosum 11, 221f, 215f, 232f, 244
– intertransversarium 215
– longitudinale anterius 215f, 232
– – posterius 104, 215f, 232
– metacarpalia transversa 375
– metacarpotrapezium 375
– nuchae, Ossifikation 233
– palpebrale mediale 208
– patellae, Ausriß 483, 493f
– – Sonographie 61
– plantare longum 528
– radiata 238
– sacroiliaca interossea dorsalia 381
– – ventralia 381
– sacrospinale 381
– sacrotuberale 381
– scapholunare 359
– sternoclaviculare 321f
– supraspinale 216, 232
– talofibulare anterius 16, 22, 502
– – Arthrographie 510f
– – Kontrastmittelaustritt 509
– – Ruptur 508, 516, 519, 525
– – – Kindesalter 526
– – – Überdehnung 516
– – posterius 16, 502f
– – Kontrastmittelaustritt 509
– teres 424
– tibiofibulare anterius 502f
– – Ruptur 514
– – posterius 502
– transversum 104, 222, 224f
Limbus acetabuli 400, 403
– – Sonographie 60
Linder-Klassifikation 26
Linea ilioischiadica 401, 403, 414f, 418f
– innominata 160, 189f
– terminalis 384, 401, 403f, 414f, 418f
Linsenluxation 200
Lipohämarthros 85, 335, 461ff
– Diagnostik 450
– Tomographie 454
Liquorfistel 182
Liquorrhoe 90, 184, 208
Lisfranc-Gelenk 528
– Luxation 541f
Little leaguer's elbow 351
Locked facet 221, 233
Löffelplatte 114, 123
Lordose 101, 104
Ludloff-Zeichen, positives 441

Luft, intrakranielle 169, 177, 180f
Luftwegdeformation, bajonettähnliche 271
Lumbalgie 101
Lumbalisation 101
Lumbalskoliose 108
Lumineszenzradiographie, digitale 6ff
– – Funktionsdiagramm 7
– – Schipperfraktur 235
– – Wirbelsäulenverletzung 213
– – – Kindesalter 252
Lunar DPX 63
Lunatum 353
– Subluxationsstellung 369
– Volarsubluxation 367
Lunatumdislokation, Projektion, seitliche 356
Lunatumfraktur 361, 368
Lunatumgelenkfläche, distale, Dorsalverkippung 356
Lunatumluxation 368f
Lunatummalazie 363, 367f, 371
– Handgelenksarthrographie 23
– Szintigraphie 46
Lunatumnekrose, Magnetresonanztomographie 363
Lunatumsklerose 367
Lunge, Hernierung 266
– Weichteilverletzung 261
Lungenhämatom 270f
Lungenkontusion 270f
Lungenkontusionsherd 264, 269
Luque-Instrumentarium 110
Luxatio antebrachii divergens 337
– anterior suprapubica 409f
– erecta 294
– infracotyloidea 411
– pedis cum talo s. Talusluxation, subkrurale
– – sub talo s. Talusluxation, subtalare
– perinealis 411
– posterior iliaca 409f
– – ischiadica 409f
– scrotalis 411
– supracotyloidea 411
Luxation, begleitende 82
– Definition 77
– perilunäre 359, 368f
– tarsometatarsale 539
Lymphographie 265

M

Magen, Hernierung 265
Magen-Darm-Passage 265
Magerl-Klassifikation 217
Magnetresonanztomographie 52ff
– Gefäßläsion 25
– Gradientenecho-Verfahren 52
– Indikationen 52, 56
– Spinecho-Methode 52
– Wertigkeit 56
Maisonneuve-Fraktur 82, 519, 522
Malgaigne-Fraktur 396
Malleolarfraktur, Fußluxation 540
– Kindesalter 527
– Querfraktur 516
– Weber-Klassifikation 521
Malleolarschraube 113, 126
Malleolengabel 502
– a.-p. Projektion 505
– Fraktur 523
– Klaffen 514
Malleolus lateralis 502f, 507
– – Computertomographie 524
– – Fraktur, Osteosynthese 114
– – Kontrastmittelaustritt 510
– – Querfraktur 517, 519
– – Tomographie 537

– medialis 502f, 507, 510
– – Abriß 524, 541
– – Fraktur 81f, 521f
– – – dislozierte 518
– – Längsfraktur 526
– – Querfraktur 522
– – Schrägfraktur 517
Malokklusion 200, 204
Mambrana tectoria 104
Mammakarzinom 103
Mandibula 160ff, 191, 193
– Panoramaaufnahme 200f
Mandibulafraktur 191, 200ff
– Einteilung 200
– Kindesalter 210
– offene 200
– subkondyläre 200f
– Therapie 202
– Trümmerfraktur 200
Mantelpneumothorax 268
Marknagel 116f
– runder 117
Marknagelung 115
– Frakturheilung 136f
– Frakturheilungsstörung 132, 136
– gedeckte 137
– Gelenkschädigung 133
– Indikationen 115
– Knochenreaktion 44
– offene 137
Marschfraktur 540
Marti-Klassifikation 537f
Massae laterales, Kompression 224
– – pillar view 220
Maßaufnahme 67ff
Mastoidzelle 164f, 169
Maxilla 160f, 208
– Abtrennung 204
– Fraktur 191
McGregor-Basallinie 100
McRae-Linie 100
Meatus acusticus externus 164f, 202
– – internus 160f, 164f
Mediastinalemphysem, Ösophagusruptur 271
– persistierendes 271
Mediastinalhämatom 268
Mediastinalverlagerung 268
Mediokarpalgelenk 353
Medulla oblongata 252
Mehrfragmentplättchen 125
Meißelfraktur 79
Membrana interossea 82, 502, 522
– tectoria 221
Meningealarterien, Zerreißung 168
Meningitis 182
Meningoenzephalozele 184
Meningozele 101, 184
Meniskus (s. auch Außen-, s. auch Innenmeniskus), Fehlbildung 20
– Gelenkkongruenz 468
– Pars intermedia 458
– – Magnetresonanztomographie 460
– Sonographie 59, 458f
– Veränderung, traumatische 20f
Meniskusganglion 458
Meniskushinterhorn, Arthroskopie 21
– Magnetresonanztomographie 460
– Riß 455
– Sonographie 459
Meniskusläsion, Arthrographie 18, 455
– Computertomographie 456
Meniskusriß, Computertomographie 456
– Magnetresonanztomographie 55
– Sonographie 459
– Unterteilung 21
Meniskusverkalkung 478
Meniskusvorderhorn 458
– Magnetresonanztomographie 460

Menkes-Syndrom 95
Mesenchymzellen, pluripotente 134
Metakarpophalangealgelenk, Luxation 372
Metallose 112
Metaphysenkantenabsprengung 89f
– Kindesmißhandlung 95
Metastase, osteoblastische 103
– osteolytische 103
Meteorismus 268
Meyerding-Einteilung 109, 250
Meyers-McKeever-Klassifikation 481
Mini-DC-Plättchen 119, 122
Minifixateur 127
Mini-H-Plättchen 122, 125
Mini-Kinder-Hüftplättchen 120
Mini-Kondylenplättchen 122
Minimalosteosynthese 116
Miniplättchen, gerades 118
Mini-T-Plättchen 122
Mittelfuß, Röntgendiagnostik 532
Mittelfußfraktur 538
Mittelgesichtsaufnahme, halbaxiale 8
Mittelgesichtsfraktur 188, 202ff
– frontale 208
– Le Fort I 196
– Le-Fort-Fraktur 204ff
– nasoethmoidale 208
– smash injuries 208
– zentrale 208
Mittelhand 353
– Diagnostik, radiologische 371ff
– Traumatologie 374ff
– – Kindesalter 378
Monteggia-Fraktur 82, 344ff
Monteggia-Schaden 345
Morbus s. Eigenname
Musculus abductor pollicis longus 375
– adductor 389
– biceps femoris 468, 481
– brachialis 345
– – Verkalkung 338
– deltoideus 273
– extensor carpi ulnaris 375
– – digitorum 23
– – pollicis longus 23
– flexor carpi ulnaris 353, 368
– – digitorum longus 510
– – hallucis longus 36, 510, 528, 533
– gluteus minimus 406
– iliopsoas 441
– infraspinatus 273, 285ff
– latissimus dorsi 319
– obliquus inferior 197
– obturatorius 406
– pectoralis 299
– – major 296, 319
– – minor 319
– peronaeus brevis 36, 539
– – longus 16, 36, 528
– piriformis 406
– popliteus 468
– quadriceps femoris 494
– rectus femoris 389
– – inferior 193, 197
– – lateralis 193
– – medialis 193, 197, 206
– – superior 193
– sartorius 389
– semimembranosus 468
– sternocleidomastoideus 12, 319
– subscapularis 273, 285, 287, 299
– supinator 334
– supraspinatus 273, 285, 287
– tensor fasciae latae 389
– teres minor 273, 285ff
– tibialis anterior 509, 528
– – posterior, Eversionstrauma 539
– trapezius 319
– vastus medialis 487, 489

Muskelatrophie 150
Muskelfibrose 150
Muskelgewebe, Sonographie 59f
Muskelruptur 59
Muskulaturfiederung 143
Myelographie 98, 214
– computerassistierte 214, 221
Myelomeningozele 101
Myelon, Impingement 104
Myositis ossificans circumscripta 337f

N

Nackenschmerzen 222
Nasenbein 161, 190
Nasenbeinfraktur 195f, 208
– Impressionsfraktur 196
– Kindesalter 210
– Typen 196
Nasenfraktur 205
– Trümmerfraktur 196
Nasennebenhöhle, Spiegelbidung 180f
– Verschattung 169, 193f
Nasenseptum 208
– Computertomographie 192
Nasenseptumhämatom, perichondrales 195
Nasenwand, laterale 189
Nasoorbitoethmoidalfraktur 207f
Nasopharynx 191
Naviculo-Capitate-Fracture-Syndrome 359, 368ff
Neersche Klassifikation 295, 309f
Nervenwurzelausriß 52, 221
Nervenwurzeleinengung 108
Nervus ethmoidalis 195
– facialis 183, 184
– infraorbitalis, Hypästhesie 197
– ischiadicus 411f, 419, 467
– mandibularis 162
– medianus 337, 342, 349, 365
– – Formveränderung 374
– opticus 193
– – Dekompression 199
– peronaeus 412, 419, 482
– phrenicus 322
– suprascapularis 312, 314
– trigeminus, Ramus supraorbitalis 199
– ulnaris 337, 349f
Neuroblastom 103
Neuroforamen 242
– Einengung 247
Neutralisationsplatte 114, 118
Nierenkontusion 397
Nierenverletzung 42
Norland XR 2600 63
Nucleus pulposus, Turgorverlust 108
Nuklidangiographie 154

O

Oberarmmarknagel 116
Oberkieferfraktur s. Maxilla
Oberschenkelmarknagel 116
Objekt-Film-Abstand 4
Obturator-Aufnahme 384, 390f
– Azetabulumfraktur 412
– Hüftgelenk 403ff
– Spina iliaca anterior inferior, Abrißfraktur 390
Ödem, entzündliches 144
Off-line-System 7
Öffnungswinkel, tibiotalarer 508, 525
Ohrverletzung 183
Olekranon 335
– Apophysiolyse 343f
– Fraktur, distale 345

– – Kindesalter 344
– – Grünholzfraktur 344
– – Knochenkernentwicklung 347
– – Mehrfragmentfraktur 114
– – Verletzung bei Ellenbogenluxation 337
On-line-System 7
Open-book-Verletzung s. Becken, Kompression, anteroposteriore
Orbita 161, 202
– Computertomographie 192
– Weichteilverletzung 199f
Orbitaboden 189f
– Absenkung 194, 205
Orbitabodenfraktur 8, 197f
– beidseitige 207
– Therapie 199
Orbitadach 162, 189f
Orbitaemphysem 195
Orbitafraktur 197ff
– Fremdkörper 199f
Orbitahämatom 8
Orbitarand, lateraler 191
– oberer 160
– unterer 190, 208
– – Fraktur 194
Orbitaspitze, Fraktur 199
Orbitaspitzensyndrom 199
Orbitaübersichtsaufnahme 194, 199
Orbitawand, laterale 198
– mediale 197ff
– obere 198f
– untere 198
Orthoradiographie 69
Os(sa) acetabuli 390
– acromiale 314
– capitatum 353
– – Fraktur 368f
– coxae s. Hüftbein
– cuboideum 507, 528f
– – Fraktur 539
– – secundarium 506
– cuneiforme 528f
– – intermedium 529, 538
– – laterale 529
– – mediale 529, 538
– ethmoidale, Fraktur 208
– fibulare 506, 539
– frontale 159, 161, 202
– – Computertomographie 192
– hamatum 353
– – Fraktur 368
– – Karpaltunnelaufnahme 358
– ilium, Fraktur 35, 387
– – – bei instabiler Beckenringfraktur 395
– – Längsfraktur 392
– intercuneiforme 506
– intermetatarseum 506
– ischii, Fraktur 390
– lunatum s. Lunatum
– metacarpale, Epiphysenlösung 378
– – Fraktur 374ff
– – – Bohrdrahtfixation, perkutane 374
– – subkapitale 374
– – Therapie 374
– – Köpfchenfraktur 374
– – Luxation 370
– – Luxationsfraktur 368, 374ff
– – Osteosyntheseplatte 114
– – Schaftfraktur 375
– – Osteosynthese 375
– – Stauchungsfraktur, metaphysäre 378
– metacarpale I, Luxationsfraktur s. Bennett-Fraktur
– – Y-Fraktur 375f
– metacarpale III, Fraktur 375
– metacarpale IV, Fraktur 375
– metacarpale V, Basisfraktur 375
– – Schaftschrägfraktur 376

– metatarsale 528ff
– – Amputationsverletzung 541
– – Ausriß 538ff
– – Luxation 541
– – – divergierende 541
– – – homolaterale 541
– – – medio-dorsale 541
– – Röntgendiagnostik 532
– – Streßfraktur 540
– metatarsale I, Fraktur 542
– – Pars fibularis 506
– metatarsale V 539
– – Darstellung, röntgenologische 505
– – Projektion, laterale 507
– nasale s. Nasenbein
– naviculare 507, 528ff, 536
– – Fraktur 82, 538f
– – Malazie 46
– – Nekrose 55
– occipitale 159, 161
– odontoideum 100
– parietale 160f
– peronaeum 539
– pisiforme 23, 353, 358
– – Fraktur 368
– pubis s. Schambein
– sacrum s. Kreuzbein
– scaphoideum 353
– – Arthrographie 23
– – Fraktur 359, 366f, 369
– – – dislozierte 369
– – – proximale 367
– – – Symptome 367
– – – Therapie 367
– – – vertikal-schräge 367
– – Luxationsfraktur 365
– – Nekrose 363, 367
– – Palmarflexion 356
– – Pseudarthrose 23, 367, 371
– – – MRT 364
– – – Spanverblockung nach Matti-Rousse 361, 371
– – Querfraktur 357
– – Ring sign 359f
– – Röntgenaufnahme 23, 354
– – Rotationssubluxation 359
– – Subluxationsstellung 369
– – Volarabkippung 359
– – Zielaufnahme 356f
– supranaviculare 507
– supratalare 536
– sustentaculi 506
– tarsalia 530, 532
– temporale 161
– tibiale externum 506, 529, 536, 539
– trapezium 353
– – Fraktur 357, 368
– – Sklerose 370
– – Tuberkelfraktur, volare 358
– trapezoideum 353
– – Fraktur 368
– trigonum 505f, 508, 524, 536
– triquetrum 353, 357f
– – Fraktur 368
– vesalianum 506, 539
Osgood-Schlatter-Krankheit, Differentialdiagnose 494
Ösophagoskopie 264
Ösophaguspassage 264
Ösophagusruptur 264, 271
Ösophagusverletzung, Pneumothorax 268
Ossifikationszentrum 87
Osteitis 140, 442
– Frühdiagnostik 145
– lokale 142
– paraartikuläre 147
Osteoarthritis, eitrige 144, 147f
Osteoblasten 130, 134
Osteoblastom 103

Osteochondritis dissecans, Differentialdiagnose 496
Osteogenese, Störung 136
Osteogenesis imperfecta 95
– – Impression, basiläre 100, 105
– – Pars-interarticularis-Verlängerung 109
Osteoidosteom 103
Osteoklasten 130
Osteoklastom 103
Osteolyse 142, 144
Osteomalazie 100, 105
Osteomyelitis 95, 140 f, 182
– Computertomographie 145
– Frühdiagnostik 145
– postoperative 145 f
Osteon 151
Osteopathia patellae juvenilis Larsen-Johannsson 494
Osteoporose 62
– Knochendensitometrie 65
– – CT-ermittelte 99
– posttraumatische s. Sudecksche Dystrophie
– Wirbelsäuleninstabilität 109 f
Osteosarkom 103
Osteosynthese 112 ff
– Fehler, operationstechnische 132
– Frakturheilungsstörung 131 ff
– Grundprinzipien 112 ff
– Infektion 131
– Knochenheilung 44
– Kompression, dynamische 113
– – interfragmentäre 112 f
– – statische 112
– Materialkatalog 116 ff
– Metallentfernung 133
– Refraktur 133
– Skelettszintigraphie 47
Osteosyntheseplatte 117 ff
– Auslockerung 132
– Bruch s. Implantatbruch
– Formen 114 f
– Funktion, abstützende 114
– gerade 117 ff
– Länge 132
– Neutralisation 113 f
– Stärke 132
Otoliquorrhoe 184
Oxygenierung, hyperbare 149

P

Paget-Krankheit 100, 105
Paraplegie 243, 245 f, 251, 259
Paraspinallinie 241
– verbreiterte 85, 244, 248
Patella 482
– alta s. Patellahochstand
– a.-p.-Aufnahme 84
– Führung 487
– Knorpelschaden 457 f
– partita 483
– Projektion, axiale 451, 483, 492
– Schrägaufnahme 451, 483
– Tangentialaufnahme 495
Patella-cubiti-Fraktur 345
Patellafacette, Fraktur, osteochondrale 491 f
– Mausbett 491
– mediale, Fraktur, chondrale 483
– – Schrägprojektion 451
Patellafehlform 488, 494
– Einteilung 494
– Wiberg/Baumgartl III 492 f
– Wiberg/Baumgartl IV 492
Patellafraktur 482 ff
– Abrißfraktur 483
– Einteilung 483
– Längsfraktur 483, 485
– Mehrfragmentfraktur 486

– Projektion, axiale 451
– Querfraktur 464, 468, 483 f
– Röntgendiagnostik 450 f
– Schrägprojektion 451
– Trümmerfraktur 483, 486
Patellagleitaufnahme 83 f
Patellagleitband, Veränderung 488
Patellahochstand 488 f, 493 f
Patellainstabilität, Sulcuswinkel 489, 494
Patellalateralisation 488 f, 492 f
Patellaluxation 487 ff
– Begleitverletzung 490
– – osteochondrale 488
– Einteilung 487
– habituelle 488 ff
– horizontale 487, 490
– interkondyläre 487 f
– intraartikuläre 488
– bei Jugendlichen 488
– laterale 487 f, 492 f
– Projektion, axiale 451
– traumatische 487 f
Patellapolabrißfraktur 465
– obere 486
– untere 487
Patellarsehne, Sonographie 59
Patellasehnenlänge-Patelladiagonallänge-Quotient 489
Patellaverletzung 412
Patellofemoralgelenk, Projektion, axiale 451
Pauwels-I-Fraktur 431 f
Pauwels-II-Fraktur 431 f
Pauwels-III-Fraktur 431 f
Penisverletzung 388
Periarthropathia humeroscapularis 281
Perikarderguß 261
Periost 151
Periostabhebung 145
Periostaufbau 89
Periostitis, akute 145
Periostreaktion 41, 81 f
– Sonographie 58
Peritendineum externum 59
– internum 59
Perthessche Krankheit 61, 397
– – Magnetresonanztomographie 430
– – Skelettszintigraphie 430
Pes anserinus 468, 487
Pfanne s. Azetabulum
Pfannenrandlinie, vordere s. Azetabulum-Obturator-Linie
Pferdefuß-Pseudoarthrose 138
Phalanx 528 ff
Phalanx V, Luxation 539
Phalanxluxation 541
Phlebographie 29
Photonenabsorptionsmessung 62 f
– rektolineare 62 f
Photonenstrahlung 3 f
Physe s. Epiphysenfuge
Physiotherapie, forcierte 95
Pigtail-Katheter 29
Pillar's view 220, 231
Pilon-Tibial-Fraktur 114, 515, 523 f
– Computertomographie 514
– Einteilung 523 f
Ping-pong-Fraktur 90 f, 209
Pinhole-Aufnahme 46 f
Pipkin-Fraktur 421 ff
– Begleitverletzung 424
– Computertomographie 406 f
– Einteilung 423 f
– Komplikationen 424
– Therapie 424
– Tomographie, konventionelle 405
– Typ 1 423 f
– Typ 2 424, 426
– Typ 3 424 f

– Typ 4 424 f
Plantaraponeurose 528
Planum sphenoidale 161 f, 189, 191, 193
Plasmozytom 99, 103 f
Plattenosteosynthese 113 f
Plattenspanngerät 114
Pleuraerguß 261
– doppelseitiger 271
– Sonographie 264
Pleuraverletzung, Klavikulafraktur 320
Plexus brachialis 314 f, 320, 324
Plicae alares, Zerquetschung 462
PMMA k Kette 147
Pneumatozele 264
Pneumomediastinum 269
Pneumoperikard 269, 272
Pneumothorax 261 f, 266, 268 f
– a.-p. Aufnahme in Exspiration 261
– Computertomographie 264
– therapieresistenter 271
Pohlsche Laschenschraube 436
Polyarthritis, chronische s. Arthritis, rheumatoide
Polytrauma, Kombinationsverletzung 83
Processus anterior tali 46, 534
– clinoideus anterior 161, 193
– – posterior 161
– coracoideus 13, 273, 278 f
– – Fraktur 312, 314
– coronoideus 162, 332, 335
– – Einklemmung 197
– – Fraktur 200, 345
– – mandibulae 161
– – Pseudarthrose 338
– – Verletzung bei Ellenbogenluxation 337
– epitransversarii 100
– frontalis maxillae 189, 192, 195, 208
– – ossis zygomatici 161, 189, 204
– infraorbitalis 202
– mastoideus 160 f, 165
– orbitalis 202, 204
– paracondylicus 100
– posterior tali 536
– – Tuberculum laterale 505
– pterigoideus 192, 202, 206
– spinosus s. Dornfortsatz
– styloideus fibulae 481
– – Abrißfraktur 482
– – ossis temporalis 165
– – radii, Abriß 359, 365, 367
– – ulnae 23
– – Abriß 354, 362, 365, 367
– – Pseudarthrose 367
– supracondylaris 337, 342 f
– temporalis 194, 202
– zygomaticus 160 f, 189 f, 202
Pronation doloreux Chassaignac 338, 346
Prostaglandin-Langzeittherapie 95
Prostatakarzinom 103
Pseudarthrose 131, 136 ff
– atrophische 138
– avaskuläre 138
– avitale 138 f
– – Therapie 139
– Definition 136
– dystrophische 138
– hypertrophische 138
– – Therapie 138
– nekrotische 138
– oligotrophische 138
– Osteosynthese 135
– reaktionslose 45
– Szintigraphie 44 f, 47
– vitale 138 f
– zeitabhängige 137
– zeitunabhängige 137

Pseudoaneurysma s. Aneurysma falsum
Pseudo-Bennett-Fraktur s. Winterstein-Fraktur
Pseudospondylolisthesis 108 f
Pulsabschwächung 26, 28
Pyramidenspitze 165

Q

QCT s. Computertomographie, quantitative
Quadrizepssehne 482
– Begrenzungsverlust 462
Quadrizepssehnenruptur 483, 488, 494
Querfraktur 79
Querschnittslähmung 257
– hohe 223
deQuervainscher Verrenkungsbruch s. Transskaphoideoperilunarluxationsfraktur

R

Radiokarpalgelenk 353
– Arthrographie 23
– Arthrose 370
– Gelenkwinkel 355
– Kontrastmittelfüllung 362
– Luxation 366
Radionuklidangiographie 37, 147
Radionuklidarthrographie 38
Radiopharmaka 37
Radioulnargelenk, distales 23
– – Arthrose 362
– – Computertomographie 362
– – Kontrastmittelfüllung 362
– – Luxation 366
– – Subluxation 363
– Sprengung 345
Radius, distaler, Epiphysiolyse 378
– Dislokation, kongenitale 337
– Knochendichte 64
– proximaler, 45-Grad-Schrägaufnahme 332
– Zuggurtungsplatte 117
Radiusfraktur 77
– Biegungsfraktur, metaphysäre 378
– Discus-articularis-Verletzung 23
– distale 365 f
– – Begleitverletzung 344
– – dislozierte 370
– – Extensionsfraktur 354
– – Grünholzfraktur 92
– – Operationsindikation 365
– – mit distaler Ulnaluxation 82
– okkulte 38
– – proximale 342 ff
Radiushalsfraktur 334, 342, 344
– Begleitverletzung 344
– mit distaler Olekranonfraktur 345
– Stauchungsfraktur, metaphysäre 377 f
– Trümmerfraktur, distale 365 f
Radius-Kapitulum-Achse 334, 345, 350
Radiusköpfchen, Auftreibung 337
– Epiphysiolyse 342 f
– – mit distaler Olekranonfraktur 345
– Infraktion 334
– Knochenkern 347
– Subluxation 338, 346
– Zertrümmerung 346
Radiusköpfchenfraktur 334, 342, 344
– mit Capitulum-humeri-Fraktur 340
– Computertomographie 336
– mit distaler Olekranonfraktur 345
– Meißelfraktur 332, 342

Radiusköpfchenluxation, Sonographie 60
- mit Ulnafraktur 82, 93, 345
Radiusköpfchenverletzung 339
- bei Ellenbogenluxation 337
Radiusluxation 337
- Radius-Kapitulum-Achse 345
Radiuspseudarthrose 45
Rahmenfixateur 127
Raster 4f
Rasterkassette, mobile 4
Rasterwandstativ 4
Recessus axillaris 283
- sacciformis 23
Reflexdystrophie, sympathische s. Sudecksche Dystrophie
Refraktur 133
Region of interest 47, 64
Reizkallus 131
Rekonstruktionsplatte 114, 123f
Retikulumzellsarkom 103
Retrobulbärraum 193
Retrolisthesis 108
Rhabdomyolyse 42
Rhizarthrose 354, 370
Riesenzelltumor s. Osteoklastom
Ring sign 359f
Rippenaufnahme in zwei Ebenen 263
Rippenfraktur 262f, 265ff, 269, 317
- Frakturzeichen, indirektes 265
- Heilung 44
- kostovertebrale 44
- okkulte 38f
- Tracheal-Bronchus-Ruptur 271
- unkomplizierte 266
Rippenserienfraktur 236, 262, 265ff, 270, 320
- Kindesmißhandlung 95
- Szintigraphie 43
Rippenstückfraktur 266
Rippenzielaufnahme 265f, 269
Röhrenknochen, Gefäßversorgung 88f
- langer, Fraktur 83
- Versorgungstyp, adulter 89
- - fetaler 88f
- - kindlicher 88f
Röhrenknochenschaftfraktur, Kindesmißhandlung 95
Rohrplatte 114
ROI s. Region of interest
Rolando-Fraktur s. Os metacarpale I, Y-Fraktur
Röntgen, konventionelles 3ff
Röntgenaufnahme nach Brod)n 532
- nach Caldwell 189, 194, 197, 204
- - Le Fort III 206
- nach Dunlap 69f
- nach Frik 83
- gehaltene 11, 84
- nach Hobbs 318
- nach Lauenstein 428
- nach Mayer 165f
- nach Mukherjee-Sivaya 281
- nach M.E. Müller 429
- nach Rhese 191
- nach Rippstein 69ff
- nach Ryder und Crane 69f
- nach Schneider-I 404ff
- nach Schneider-II 405f
- nach Schüller 164, 183
- nach Stenvers 164f, 184
- nach Towne 161, 191, 200, 204
- nach Waters 189f, 194, 197, 204
- - Le-Fort-I-Fraktur 205
- - Le-Fort-II-Fraktur 207
- - Le-Fort-III-Fraktur 206
- nach Zimmer-Brossy 316
Röntgenbild, digitales 7
Röntgenbildentstehung 4ff
Röntgenbildqualität 4
Röntgenfilm, Schwärzungsgrad 4

Röntgenfilmkassette 5
- hochverstärkende 5
Röntgenröhre 3
Röntgenstrahlen 3
- Durchdringungsfähigkeit 4
Röntgenverfahren, Wertigkeit 9
Roser-Nelatonsche Linie 409
Rotationsfehler 81
Rotationsfehlstellung 67
Rotationssubluxation, atlantoaxiale 253
Rotatorenmanschette, Sonographie 57, 285
Rotatorenmanschettenruptur, Akromiondislokation 314
- Arthrographie 18ff
- Computertomographie 35
- Differentialdiagnose 312
- Humeruskopfhochstand 281
- Längsriß 296f, 300, 302f, 305
- Magnetresonanztomographie 55, 286
- partielle 287f
- totale 287f
- - Arthrographie 281
Rotatorenmanschettenverletzung 287f
Rückenmarkskompression 104
- zervikale 227
Rückenmarksruptur, zervikale 253
Rückenmarksverletzung 52, 257
- Magnetresonanztomographie 214, 243
- Teardrop fracture 233
Rückfuß 528
- Aufnahme, weiterführende 83f
- Computertomographie 36
Rucksackverband 324
Rush pin 117, 132

S

Sakralisation 101
Salter-Harris-Klassifikation 85, 92f, 444, 497f, 527
Säuglingsspondylitis 106
Schädel, Computertomographie 31f
- Nahtsprengung 177
- Projektion, axiale 162ff
- - halbaxiale nach Towne 161f, 171, 177, 180
- - laterale 162f
- Röntgenbild, digitales 7
- Schußverletzung 178
- - perforierende 179
- - Therapie 179
- Synchondrose 209
Schädelbasis, Computertomographie 182
Schädelbasisfraktur 162, 169, 180ff, 434
- Computertomographie 166f, 181ff
- Komplikationen 182
- Projektion, axiale 164
- Therapie 182
- Tomographie, konventionelle 166
- Zeichen, indirektes 180
Schädelfraktur (s. auch Hirnschädelfraktur, s. auch Gesichtsschädelfraktur), Aufhellungslinie 168
- Diagnostik 90
- Entstehungsmechanismus 169
- Fragmentabsenkung 167
- Frakturheilung 185f
- Frakturspalt, klaffender 92
- Frakturtypen 169ff
- Frakturzeichen 168ff
- - direktes 168
- - indirektes 169
- Fremdkörper 177ff
- frontobasale 182

- frontotemporale 163
- geburtstraumatische 90f
- Impressionsfraktur 90f, 169, 172ff
- - Computertomographie 166f, 172f
- - frontale 180
- - Kindesalter 209
- - parietale 159f
- - Pathomechanik 167
- - Röntgenbild 172
- - temporale 159f
- - Therapie 172
- - Zeilaufnahme, tangentiale 172
- Impressions-Trümmerfraktur 175f
- Kindesalter 90, 209
- Kindesmißhandlung 95
- Komplikationen, extrazerebrale 187f
- - intrazerebrale 186f
- Konturunterbrechung 168
- lineare 167, 169ff
- Lochfraktur 169, 177ff
- Luft, intrakranielle 169
- multiple 174ff
- okzipitobasale 180f
- Pathomechanik 167f
- Röntgenuntersuchung 159
- Trümmerfraktur 169, 174ff
- - Pathomechanik 167
- wachsende 209f
- Weichteilschwellung 169
Schädelgrube, mittlere 165
- vordere 161, 191
Schädel-Hirn-Trauma, Computertomographie 31, 167
- Magnetresonanztomographie 52f
Schädelkalottenfraktur 169
- multiple 176
Schädelübersicht 170
- Suturen 170
- Synchondrosen 170f
Schaftpseudarthrose 138
Schalleitungsschwerhörigkeit 183
Schallempfindungsstörung 183
Schambeinfraktur 390
- Harnblasenläsion 397
- laterale 407
Schanzscher Kragen 255f
Schanz-Schraube 257
Scheibenmeniskus 20
Schenkelhals, Axialaufnahme 428
- - nach Lauenstein 428
- - - Kontraindikation 428
Schenkelhalsachse 69ff
Schenkelhalsantetorsion 430
Schenkelhalsfraktur 80, 396, 431ff
- basozervikale 445
- Begleitverletzung 434
- dislozierte 433, 446
- Einteilung 431ff
- Federnagel 117
- Frühkomplikation 435
- Garden-Einteilung 433f
- Heilung 44
- Hüftschraube, dynamische 120f
- Kindesalter 445f
- Komplikationen 434f
- laterale 431, 434, 464
- Leistenschmerzen 433
- Letalitätsquote 434
- mediale 424, 431
- nicht dislozierte 446
- Nekrose, avaskuläre 46
- Osteosyntheseindikation 434
- pathologische 431
- Pauwels-Einteilung 431f
- Röntgendiagnostik 427f
- Stadium I 433
- Stadium II 433
- Stadium III 433f
- Stadium IV 433f
- Streßfraktur 431

- Therapie 445
- - konservative 434
- - transzervikale 445
- - 130-Winkelplatte 119
Schenkelhalsnagel 121
Schenkelhalsplatte 119f
Schenkelhalspseudarthrose 120, 427, 429, 435
- Therapie 435
Schenkelhals-Schaft-Winkel s. Caput-Collum-Diaphysen-Winkel
Scheuba-Haltegerät 14, 452, 509
Scheuermann-Syndrom 102
Schiefhalsstellung 100
Schienung 115
Schilddrüsenkarzinom 103
Schipperfraktur 233, 235
Schleudertrauma 11, 222f
- Funktionsaufnahme 220
- beim Kind 251
Schlüsselbein s. Klavikula
Schmelzeisen-Weller-Klassifikation 391
Schmetterlingsfraktur s. Beckenringfraktur, vordere, doppelseitige, unverschobene
Schock, hypovolämischer 270
- - Beckenfraktur 399
Schocksymptomatik 26
Schrägfraktur 79
Schraube 113, 125ff
Schraubenloch, ovales 114
Schublade, hintere 14f, 452f
- - Normalwerte 454
- - vordere 14f, 452
- - Normalwerte 454
Schulterblatt, Projektion, transskapuläre 315
Schulterblattfraktur 310ff
- a.-p. Projektion 310f, 313
- - - modifizierte 310
- Arteria-axillaris-Abriß 28
- dislozierte 269
- Kindesalter 325f
- bei Klavikulafraktur 320
- Projektion, axial-axilläre 310f
- - transskapuläre 310, 313
- Szintigraphie 43
- Trümmerfraktur 315
Schulterblatthalsfraktur 268, 312ff, 317
- eingestauchte 313
Schulterblattkörper 278f
Schulterblattkörperfraktur 312, 314f
- Kindesalter 326
Schulterblattpfannenfraktur 312
Schultergelenk, a.-p. Projektion 274ff, 309
- Arthro-Computertomographie 20, 35, 284
- Arthrographie 281ff
- - Aussage 283
- - Durchführung 281f
- - Indikation 281
- - Patientenlagerung 281
- - Untersuchungstechnik 281
- Aufnahmetechnik, weiterführende 83
- Computertomographie 35, 275, 283f
- Erguß 284
- Magnetresonanztomographie 55, 287
- Funktionseinschränkung, schmerzhafte 19
- Gelenkkörper, freier 283
- Kapselruptur 282f
- Kapselschrumpfung 20
- Arthrographie 281f
- Lipohämarthros 335
- Luxationsfraktur, hintere 284
- Magnetresonanztomographie 286f

- Projektion, axial-axilläre 279f, 284, 308
- – glenoidal-tangentiale 277
- – indische s. Röntgenaufnahme nach Mukherjee-Sivaya
- – transskapuläre 278f
- – transthorakale 280
- Sonographie 57, 60, 284ff
- – Funktionsuntersuchung 60
- Stabilisierung 273
- Standarddiagnostik, radiologische 273ff
- Standard-Projektionstechniken 274
- Stryker notch view 281
- Subluxation, ventrale 284
- Traumatologie 287ff
- Velpeau-Technik 280
Schultergelenkdach, Zertrümmerung 293
Schultergelenkpfanne 273ff, 278
- Leere 277, 290
Schultergürtel 273ff
- Belastungsaufnahme 316, 318
Schultergürtelverletzung, Kindesalter 323ff
Schulterinstabilität 20, 60
Schulterluxation 288ff
- Einteilung 288
- habituelle 291
- – Computertomographie 284
- – Humerustorsionsmessung 73
- – Kindesalter 326
- hintere 289f
- – a.-p.-Aufnahme 81
- – Projektion, axial-axilläre 279
- – subakromiale 276f, 289ff, 293
- – subglenoidale 276
- Humerusfraktur, proximale 83
- intrathorakale 294
- Kindesalter 325f
- Luxatio erecta 294
- Magnetresonanztomographie 55
- Projektion, glenoidal-tangentiale 276
- superiore 293f
- suprakorakoidale s. Schulterluxation, superiore
- vordere 83, 288ff
- – Humeruskopfdefekt 281
- – subglenoidale 276, 289
- – subklavikuläre 289
- – subkorakoidale 278f, 289
Schulterschmerz, therapieresistenter 281
Schwindel 183
Scotty dog s. Lachapelesche Hundefigur
Seatbelt fracture 33, 243
- – Typen 244
Sehne, ödematös geschwollene 59
- Sonographie 59
Sehnenimpression 59
Sehnenruptur 59
Sehnenscheide 59
Seitenband s. Kollateralband
Seitenventrikel, Flüssigkeitsspiegel 169
- Luft 181
Sekundärarthrose 77
- postinfektiöse 144
Sella turcica 161f, 189
Septum sinuum frontalium 160
Sequester 141
Sequestrierung 130
Sequestrotomie 147
Sesambein 506, 516, 529, 536
- Trizepssehne 345
Sesambeinfraktur 377, 540
Sharpey-Fasern 89
Sherman-Platte 125
Shin splint 41
Sidewinder-Konfiguration 29

Siebbein s. Os ethmoidale
Single photon absorptiometry s. Ein-Energie-Photonenabsorptionsmessung
Single-Emissions-Computertomographie 37, 41, 46f
Sinus ethmoidalis 180, 193
- frontalis 160f, 173, 180, 189ff
- – Impressionsfraktur 199
- – Verschattung 180
- maxillaris 160ff, 189f, 192
- – Verschattung 194, 198
- sagittalis superior 161
- sigmoideus 161
- sphenoidalis 160ff, 191
- – Einblutung 184
- – Spiegelbildung 162
- – Verschattung 180
Sinus-Dura-Winkel 164
Sitzbein s. Os ischii
Skapholunardissoziation 359f, 369
Skapholunargelenk, Spaltweite 359
Skapholunarwinkel 356, 359f
Skapulafraktur s. Schulterblattfraktur
Skelett, wachsendes 87ff
Skelettszintigraphie 37ff, 84, 105
- Blood-Pool-Phase 147
- Gerät 37
- Indikation 38ff
- Kindesmißhandlung 94
- Skelettveränderung, entzündliche, akute 145, 147
- Sudecksche Dystrophie 151ff
- Therapiekontrolle 47f
- Untersuchungstechnik 37f
- Weichteilveränderung, entzündliche, akute 145, 147
Skelettveränderung, entzündliche, akute 145f
- – – Computertomographie 145
- – – Magnetresonanztomographie 145
- – – Szintigraphie 145, 147
Skelettverletzung, Kindesalter 94
Ski-Daumen 12
Skistockverletzung 377
Skoliose 101f
- dekompensierte 102
- Halswirbelsäule 223
- idiopathische 102
- kongenitale 102
- lumbale 101
- neuromuskuläre 102
Skoliosewinkel 102
Skorbut 95
Smash injuries 203, 208
Smith-Fraktur 365
Sonographie 57ff
- Indikationen 60f
- Untersuchungstechnik 58
SPA s. Ein-Energie-Photonenabsorptionsmessung
Spanngleitloch 121
Spanngleitlochplatte 114, 118f, 123
Spannungspneumothorax 261, 268
- Kriterien, radiologische 268
Spanverblockung nach Matti-Russe 361, 371
SPECT s. Single-Emissions-Computertomographie
Spina bifida 101
- iliaca anterior inferior 389f, 415, 442
- – – superior 389f, 442
- ischiadica 397, 400ff, 404
- – anterior inferior 384
- nasalis anterior 161, 195f
- scapulae, Fraktur 312, 314f
Spinalkanal, Magnetresonanztomographie 214
- Einengung 217, 227f, 240, 259
- – Magnetresonanztomographie 53

- – Tomographie 213
- Fragmentdislokation 242, 249
- Obliteration 233, 243, 245
Spiralfraktur 79
Spitzenpneumothorax 268f
Spondylitis 104
- ankylopoetica 105, 245
- unspezifische 106
Spondylodese 105, 258
- dorsale 110, 118
- Skelettszintigraphie 47
- ventrale 259
- Wirbelsäuleninstabilität 110
Spondylolisthesis 250
- Gradeinteilung nach Meyerding 109, 250
- pedunkuläre 109
- Wirbelsäuleninstabilität 108f
Spondylolisthesis-C2 33, 229f
Spondylolisthesis-C5 231
Spondylolyse 81, 102, 229, 250
- belastungsbedingte 41
- Wirbelsäuleninstabilität 108f
Spondylolyse-C2, traumatische, Therapie 256
Spongiosa 151
Spongiosakompressionsschraube 396
Spongiosaplastik 114, 131, 139
Spongiosaschraube 113, 125f
- mit durchgehendem Gewinde 113
Spongiosatransplantat, Vitalitätsbeurteilung 430
Spongiosierung 133
Spontannystagmus 183
Sprengelsche Deformität 101
Sprunggelenk, oberes 502ff
- – Abduktionsfraktur 527
- – Achsenverlauf 503
- – Adduktionsfraktur 527
- – a.-p. Projektion 504f, 507
- – – Innenrotation 505
- – Arthrographie 17f, 21f, 509ff, 515
- – Aufklappbarkeit 16f, 508, 526
- – Außenbandruptur 16f, 85, 503, 512, 516, 525
- – Außenrotationsfraktur 527
- – Bandapparat 16, 85
- – Bandruptur, fibulare 516
- – – totale 82
- – Bandverletzung 506ff, 515f, 526
- – Begleitverletzung 537
- – Belastungsaufnahme 16f, 85, 506, 508f
- – Biomechanik 503
- – Computertomographie 514f
- – Diagnostik, radiologische 504ff
- – Distorsionstrauma 16, 540
- – Fraktur 516f
- – – Fibulaköpfchenfraktur 482
- – – Lauge-Hansen-Klassifikation 516ff
- – – okkulte 38
- – – osteochondrale 523ff
- – – Weber-Klassifikation 519ff
- – Hämarthros 506
- – Instabilität, anterolaterale, chronische 510, 513, 516
- – Kindesalter 325
- – Röntgendiagnostik 525f
- – Luxationsfraktur 527
- – Magnetresonanztomographie 514
- – Öffnungswinkel 508, 525
- – Plantarflexion 527
- – Projektion, laterale 505, 507
- – Pronations-Abduktionsfraktur 517ff
- – Pronations-Außenrotationsfraktur 517, 519, 521

- – Pronations-Dorsalflexionsfraktur 518f
- – Pronationsverletzung 16
- – Querachse 72
- – Schrägaufnahme 505
- – Schraubenfehllage 133
- – Schubladenphänomen 508
- – Sonographie 514f
- – Stauchungstrauma, axiales 515
- – Streßfraktur 515, 523
- – Supinations-Adduktionsfraktur 517, 519ff
- – Supinations-Außenrotationsfraktur 517ff
- – Supinationsdistorsion 515f
- – Supinationstrauma 16
- – Tomographie, konventionelle 505f
- – Traumatologie 515ff
- – Weite 505
- Sonographie 61
- unteres 22, 503f, 507, 528
- – Achsenverlauf 503f
- – Belastungsaufnahme 532
- – Brod(e)n-Aufnahme 532
- – Röntgendiagnostik 531
- – Verletzung, Kindesalter 88
Spül-Saug-Drainage 147
Stacksche Schiene 377
Staphylococcus aureus 104, 106, 140
Stauchungsfraktur 79
Steinmann-Nagel 129
Steißbeinfraktur 390
Sternoklavikulargelenk 321f
- Luxation 318, 322, 325
- Verletzung, Einteilung 322
- – Kindesalter 325
- – Komplikationen 322
Sternumaufnahme 264
Sternumfraktur 264, 268, 272
Sternumpseudarthrose 268
Stieda-Pellegrini-Schatten 482
Strahlenhärte 4
Strahlenmenge 3f
Strahlungserzeugung 3f
Streßaufnahme 84
Streßfraktur 48
- Szintigraphie 40ff
Streustrahlung 4
Striae 151
Stryker notch view 281
Stückfraktur 79
Subarachnoidalblutung 53, 187
- Kindesalter 210
Subtraktionsangiographie, digitale 25ff, 29, 265
Subtraktionstechnik, digitale 23
Sudecksche Dystrophie 47, 150ff
- – Diagnostik, radiologische 150f
- – Drei-Phasen-Knochenszintigramm 47f
- – Endatrophie 151, 155
- – Genese 150
- – Initialphase 150, 153
- – Klinik 150
- – Phase der Dystrophie 151, 153f
- – Szintigraphie 151ff
- – – Durchführung 152f
- – – Spätaufnahme, statische 153
Sulcus intertubercularis 273ff, 285
- nervi ulnaris 332
- – – Projektion, axiale 336
- patellaris 487
- – Flachheit 488
- sinus sigmoidei 165
Sulcuswinkel 489, 492, 494
Supinator-Fettkörper 332, 334
Supraspinatussyndrom 60, 287
Sustentaculum tali, Fraktur 531, 534
Sutura biinterparietalis 171
- coronalis 161

Sachverzeichnis

Sutura coronalis, Weite 177
– frontalis 170
– frontozygomatica 8, 161, 189f, 194
– internasalis, Sprengung 196, 208
– – Unterbrechung 205
– lambdoidea 159ff, 171, 177
– – Weite 177
– mendosa 209
– metopica 209
– nasofrontalis 208
– nasomaxillaris 195f, 205
– occipitomastoidea 165, 181
– sagittalis 159ff
– squamosa 161
– transversa 171
Sutursprengung, Gesichtsschädel 210
Symphyse 381
– Zielaufnahme 386
Symphysendiastase 390, 392f, 395
Symphysenruptur 388, 395, 397
– Harnblasenläsion 397f
– bei instabiler Beckenringfraktur 395
– Plattenosteosynthese 394, 398
Symphysis mandibulae 200f
Synchondrose 87
Synchondrosis intraoccipitalis anterior 182, 209
– – posterior 171, 209
– petrooccipitalis 182
– sphenooccipitalis 182
– sphenopetrosa 182
– sterni cranialis 268
Syndesmose 502
– a.-p. Projektion 505
– Weite 514
Syndesmosenruptur 518
– Arthrographie 510, 512
– Computertomographie 514
– Röntgendiagnostik 506
– Trochleaverkippung 516
– ventrale 517
Syndesmosenstellschraube 516
Syndesmosenverletzung, Arthrographie 17f
– Magnetresonanztomographie 55
– Sprunggelenksarthrographie 22
Synostose 93f
Synovektomie 148
Synovia, Sonographie 58
Synovialzyste 58
Synovitis, sterile 19
– traumatische 38
Syringomyelie 253

T

Tabati/re, Druckschmerz 356, 367
T-Abstützplatte 122, 129
Talonavikulargelenk 536
– Luxation 541
Talus 528f
– Blutversorgung 536
– Projektion, axiale 83
– Schublade, hintere 508
– secundarius 506
– Subluxation 16
– Tomographie, konventionelle 532
– verschieblicher 508
Talusfraktur 536ff
– Einteilung 537f
– periphere 536
– Szintigraphie 46
– Therapie 538
Talushals 530
Talushalsfraktur 536f
Taluskopf 530
Taluskopffraktur 536f
Talusluxation 540f
– komplette 540f
– subkrurale 540
– subtalare 540f
– – Differentialdiagnose 541
Talusluxationsfraktur 537
Talusnekrose 533
– Magnetresonanztomographie 55
– Szintigraphie 46
Talusrolle 16f
– Fraktur, osteochondrale 525
Talusvorschub 16f, 508f
Teardrop fracture 11, 216, 222, 232ff
– – Darstellung, schematische 234
Technetium 99m 37
Telekanthus 208
Teleradiographie 68
– Film-Fokus-Abstand 68
Tenovaginitis 59
Tetraplegie, Klippel-Feil-Syndrom, okzipitozervikales 101
Thorax, Computertomographie 264
– knöcherner 261ff
– Sonographie 264
– Tomographie 264
– Traumatologie 265ff
Thoraxdurchleuchtung 264
Thoraxsaugdrainage 269
Thoraxübersichtsaufnahme 248, 261ff
– a.-p. Projektion in Exspiration 261
– – – im Liegen 261f, 266ff
– – – in Seitenlage 261
– Brustwirbelsäule, Scherfraktur 236
– Schulterblattfraktur 310
– in zwei Ebenen 261
Thoraxwandemphysem 267, 269
Thoraxwandinstabilität 266
Thrombose, traumatische 26f
Tibia, Achsenfehler 499f
– distale 502
– Neutralisationplatte 118
– proximale 468ff
– – Anatomie 468
Tibiaepiphyse, distale, Ossifikation 525, 527
Tibiaepiphysenfraktur 526f
– proximale 498f
Tibiafraktur, distale 523
– – intraartikuläre 114
– – Kindesalter 526f
– – Tibiofibulargelenkluxation, superiore 482
– – Übergangsfraktur 527f
– mit distaler Femurfraktur 466
– dorsale 518
– Heilung 44
– instabile 478
– interkondyläre 478
– proximale, Begleitverletzung 478ff
– Spiralfraktur, Kindesalter 93
– Stauchungsfraktur, metaphysäre 499f
– Streßfraktur, Szintigraphie 42
– subkondyläre 478
– Tri-plane-fracture 514, 528
– Trümmerfraktur, distale 523
– – proximale 469, 471, 477f
Tibiakantenabsprengung, dorsale 517
Tibiakondylus s. Condylus tibiae
Tibiakonsolenfraktur, laterale 463, 474f
Tibiakopf 468
– a.-p. Projektion 450
– Computertomographie 475
– Sonographie 459
– Osteotomie 121, 129
Tibiakopf-Abstützplatte, laterale 122
Tibiakopffraktur 434, 468ff
– Computertomographie 456
– Depression, lokale 469
– – totale 469ff
– – zentrale 471
– dislozierte 469
– Einteilung 469ff
– Ermüdungsfraktur 471
– kindliche 499
– laterale 469
– Meißelfraktur 469f
– – Tomographie 455
– nicht dislozierte 469ff
– Schrägprojektion 451
– Spaltfraktur 469, 471
– Tibiakopfverletzung 412
Tibiametaphyse, Kantenabsprengung 95
Tibiametaphysenfraktur, proximale 499
– – Biegungsfraktur 500
Tibiaplateau, Darstellung, tangentiale 450
– Randkantenabbruch 471, 518
– Schrägprojektion 451
Tibiaplateaufraktur, Tomographie 455
Tibiaschaft, Pseudarthrose 139
Tibiaschaftfraktur, Szintigraphie 43
Tibiatorsion 490
– Bestimmung 71f
– – computertomographische 72
Tibiatorsionswinkel 71f
Tibiofemoralgelenk, Dreh-Gleit-Bewegung 14
Tibiofibulardistanz 506, 514
Tibiofibulargelenk, proximales, Luxation 482
– Schrägprojektion 451
Tillaux-Fraktur 514, 516
– Kindesalter 527f
Tischtennisballfraktur s. Ping-pong-Fraktur
Titan 112
Toddler's fracture 40
Tomographie, konventionelle 5f, 84
– – Belichtungszeit 5
– – Verwischungsformen 6
Tossy I 12, 320f
Tossy II 12f, 321
Tossy III 12f, 321
T-Platte 114, 122, 129
Trabekel 151
Tracheal-Bronchus-Ruptur 268, 271
– Befund, radiologischer 271
Trachealruptur 269
Tracheaverletzung 322
Tractus iliotibialis 468f, 481
Transmissionssonographie 58
Transskaphoideoperilunarluxationsfraktur 359, 363, 365, 367ff
Trauma, elektrisches 42
– spinales, Magnetresonanztomographie 55
Tri-plane-fracture 514, 528
Trizepssehne, Sesambein 345
Trochanter major, Fixation 121
– – Fraktur 439ff
– – Symptome 439
– – Wachstumsfugenverletzung 444
– minor, Abrißfraktur 441
Trochanterhochstand 433
Trochlea humeri, Deformierung 338
– – Fraktur 340f
– – Knochenkern 346f
– – Wachstumszoneschädigung 350
– tali 502f, 507
– – Ausriß 524
– – Computertomographie 524
– – Facies superior 505
– – Fraktur, osteochondrale 523ff
– – – flake fracture 506
– – – Tomographie 537
– – Verkippung 516
Trommelfellperforation 183
Trough-line 277, 291, 293

Trümmerfraktur 79, 131
– intraartikuläre 123
Tuba Eustachii 183
Tuber calcanei 530
– – Fraktur 534
– ossis ischii, Abrißfraktur 389f, 442
Tuberculum anterius tibiae 505, 507
– – – Abrißfraktur 527
– Gerdy s. Tuberositas iliotibialis
– intercondylare laterale 468
– – mediale 452, 468
– majus 273f
– – Abriß 295, 297, 299f, 302ff
– – Fraktur 77, 83, 291f
– – Impressionsfraktur 287
– minus 273ff
– – Abriß 280, 295, 297f, 300f, 304f, 311
– posterior tali 503
– posterius tibiae 505, 507
– supraglenoidale scapulae 273
Tubergelenkwinkel 530f
– verstrichener 535
Tuberkulose 104
Tuberositas iliotibialis 468
– tibiae, Abrißfraktur, Einteilung nach Watson-Jones 494f
– – Apophyse, persistierende 494
– – Apophysenverschmelzung 494
– – Ausriß 78
– – Dislokation 499
Two-plane-fracture 528

U

Übergang, lumbosakraler, Stabilitätsbeurteilung 238
– thorakolumbaler, Fehlstellung, kyphotische 257
– – Seatbelt fracture 243
– – Stabilitätsbeurteilung 238
– – zervikothorakaler 236
Übergangswirbel 101
Ulna, Minusvariante 371
– Neutralisationplatte 118
Ulnafraktur, Bending-fracture 345
– Biegungsfraktur, metaphysäre 378
– Bowing-fracture 93
– Grünholzfraktur 345
– proximale 343ff
– mit Radiusköpfchenluxation 82, 345
Ulnaköpfchenverletzung 365
Ulnaluxation 337
– mit Radiusfraktur s. Galeazzi-Fraktur
Ulnapseudarthrose 45
Ulnaschaftfraktur 343
– distale 378
Unruhekallus 131, 138
Unstellungsosteotomie 124
Unterarmfraktur, distale, Szintigraphie 43
Unterarmverletzung 82
– distale, Kindesalter 377f
Unterkieferfraktur s. Mandibulafraktur
Unterkiefer-Rekonstruktionsplatte 124
Unterlegscheibe 127
Unterschenkelfraktur 132
– Osteosynthese 134
Unterschenkelischämie 496
Unterschenkelmarknagel 116f
Unterschenkelverletzung 82
Urethralläsion 388, 397, 399
Urogenitalläsion 397

Sachverzeichnis

V

Vanishing lungtumor s. Lungenhämatom
Vasa poplitea 467
Velpeau-Technik 280
Vena cava inferior 26
– portae 26
– subclavia 320
Venenläsion 26
Venenligatur 26
Venenthrombose, Sonographie 60
Ventrikeleinbruch 186
Verbundosteosynthese 116
Verkalkung, periostale 95
Verlängerungsosteotomie 114
Verlängerungsplatte 114, 121, 123
Verlaufsfolie 5
Verriegelungsmarknagelung 115, 136 f
– dynamische 115
– statische 115
Vestibulum 165 f
Viertelrohrplättchen 118
Viertelrohrplatte 114
Vitallium 112
Volkmannsche Kontraktur 349
Volkmannscher Kanal 151
Volkmannsches Dreieck 517 f, 522
– – hinteres 528
Volumenmangelschock s. Schock, hypovolämischer
Vomer 189 f, 195
Vorfuß, Röntgendiagnostik 532

W

Wachstumsalter 87 ff
– Fraktur 90 ff
– Knochenverletzung 85 f
– Periostaufbau 89
Wachstumsfuge s. Epiphysenfuge
Wachstumsschub 94
Wachstumsstörung, posttraumatische 94
– Szintigraphie 47
Wachstumsverzögerung, posttraumatische 94
Wagner-Spanner 128
Wagstaff-LeFort-Fraktur 514, 516
Warzenfortsatz s. Processus mastoideus
Watson-Jones-Klassifikation 494 f
Weber-A-Fraktur 520 f
Weber-B-Fraktur 520 f
Weber-C-Fraktur 521 f
– hohe 522
Weber-Klassifikation 519 ff
Weichteilaufhellung 142
Weichteildebridement 147
Weichteilemphysem 142, 262, 266, 269 f
– persistierendes 271

Weichteilentzündung, akute 141 ff
– – Diagnostik, radiologische 142 ff
– – Szintigraphie 145, 147
– – Therapie 147
– – Computertomographie 144 f
– – Magnetresonanztomographie 144 f
Weichteilfibrose 155
Weichteilgasansammlung, entzündliche 142
Weichteilläsion, Szintigraphie 42
Weichteilödem 150
Weichteilschatten, prävertebraler 222, 228, 251
Weichteilschwellung 193 f
Weichteilsonographie 61
Weichteilverschattung 144
Weichteilvolumenveränderung 142
Weichteilzeichen 85
Winkelplatte 113 ff, 119 ff
– Femurosteotomie 124
Winterstein-Fraktur 376
Wirbelbogen, Pars interarticularis, Spaltbildung 108
Wirbelbogendislokation 33
Wirbelbogenfraktur 33
Wirbelbogengelenk 97
Wirbelfraktur, Heilung 44
– Szintigraphie 38
– thorakolumbale, Operationsindikation 257
Wirbelfrakturrisiko 64
Wirbelgelenk, Luxation 215
– Subluxation 247
Wirbelhinterkante, Konturunregelmäßigkeit 216
Wirbelkörper, Berstungsfraktur 33, 215
– Dichte 64
– Distraktion 243
– Fraktur 32 f, 434
– – osteoporotische 40
– Höhenminderung 240
– Impressionskeilbruch 216
– Kantenabsprengung 248 f
– Kippung 216, 238
– Kompression 217, 238
– Luxation 33
– Ossifikationszentrum 252
– Rotation 102
– Segmentationsstörung 101
– Skleroselinie 243
– traction spurs 108
– Vorwärtsbewegung 108
– Zusammenbruch 98
Wirbelkörperhinterkante, Distanzierung 222
– Höhenminderung 221
– Verlagerung 256
Wirbelsäule, angular stress 239
– Bandapparat, ligamentärer 215
– Distraktionstrauma 215
– Drei-Säulen-Modell 98, 216, 239
– Druck, axialer 97, 215
– Fehlbildung 100 ff

– Flexions-Distraktions-Trauma 254, 256
– Flexions-Kompressions-Trauma 218, 254
– – Plattenosteosynthese 255
– Flexionstrauma 33, 215
– Fraktur, Kindesalter 254
– – okkulte 38 f
– – thorakale, Magnetresonanztomographie 53
– – thorakolumbale, Klassifikation 217
– Funktionsaufnahme 98
– Hyperextensionstrauma 215
– Infektion, bakterielle 104
– Kompressionsfraktur 215
– – Magnetresonanztomographie 53
– Metastase 103 f
– non angular stress 239
– Pilzinfektion 104
– Processus-articularis-Lateralverschiebung 216
– Rotationsverletzung 215, 218, 254
– Scherkraft 97, 215
– Torsionskraft 97
– Verankerung, transpedunkuläre 257
– Wachstumszentren 252
– Zwei-Säulen-Modell 216
Wirbelsäuleninstabilität 215
– akute 98
– Computertomographie 99
– Definition 97 f
– degenerative 108 f
– Diagnose 98 ff
– entzündlich bedingte 104 ff
– Ganzkörperszintigraphie 98
– Halswirbelsäulenfehlbildung, angeborene 100 f
– Instabilitätslinie 216, 221
– Instabilitätszeichen 216
– Kyphose 101
– ligamentäre 215
– Magnetresonanztomographie 98 f
– neoplastisch bedingte 103 f
– operativ bedingte 110
– Osteoporose 109 f
– postoperative 108
– retrolisthetische 108
– rotatorische 108
– schleichend verlaufende 98
– segmentale 108
– Skoliose 101 f
– thorakolumbale 238
– translationale 108
Wirbelsäulen-Kerbenplatte 118, 123
Wirbelsäulenplatte 118, 124
Wirbelsäulenprozeß, herdförmiger 99
Wirbelsäulensegment, Druckbelastung 97
– Hypermobilität 108
Wirbelsäulenstab 128
Wirbelsäulenstabilität, Beurteilung 215

– Biomechanik 97
– Definition 97
Wirbelsäulentumor, benigner 103
– maligner 103 f
Wirbelsäulenveränderung, pathologische 97 ff
Wirbelsäulenverletzung 213 ff
– Beurteilung 99
– Computertomographie 32 f, 214
– diskoligamentäre 11
– Kindesalter 250 ff
– – Diagnostik, radiologische 252
– – Stabilitätsbeurteilung 252
– – Traumatologie 252 ff
– Klassifikation 216 ff
– Lumineszenzradiographie, digitale 213
– Magnetresonanztomographie 214
– Myelographie 214
– Röntgendiagnostik, konventionelle 213 ff
– Therapie 255 ff
– Tomographie, konventionelle 213
– Übersichtsradiogramm, digitales 214
– Verlaufskontrolle, radiologische 255
– Verletzungsmechanismen 214 f
– Verletzungsschema 216 f
Wolframheizspirale 3
Wolter-Klassifikation 216 f
Wulstfraktur, Humerus 92, 327 f
– Radius 377 f
Wurzelkompression 233

Y

Y-Platte 114, 123 f

Z

Zahn, Dislokation 200
Zahnkeimschädigung 211
Zapfenepiphyse 94
Zehenfraktur 540
Zeilendetektorverfahren 7
Zephalozele 210
Zonarc-Panorama-Aufnahme 206
Zonographie 5
Zuggurtung 113, 129
Zuggurtungsplatte 113 f
Zugschraube 113
Zwei-Energie-Photonenabsorptionsmessung 62 ff, 99
– Fettsensitivität, ossäre 64
Zwei-Energie-Radiodensitometrie 63
Zweitfraktur, begleitende 82
Zwerchfellruptur 265, 271
Zwerchfelltiefstand 268
Zwerchfellverletzung 264
Zyste, leptomeningeale s. Fraktur, wachsende